E. Burgis

Intensivkurs Allgemeine und spezielle Pharmakologie

E. Burgis

Intensivkurs Allgemeine und spezielle Pharmakologie

Zum klinischen Studienabschnitt

3., aktualisierte Auflage

Mit 66 farbigen Abbildungen und 325 Tabellen

ELSEVIER
URBAN & FISCHER

URBAN & FISCHER
München · Jena

Zuschriften und Kritik an:
Elsevier GmbH, Urban & Fischer Verlag, Lektorat Medizinstudium, Karlstraße 45, 80333 München oder e-mail an medizinstudium@elsevier.de

Wichtiger Hinweis für den Benutzer
Die Erkenntnisse in der Medizin unterliegen laufendem Wandel durch Forschung und klinische Erfahrungen. Herausgeber und Autoren dieses Werkes haben große Sorgfalt darauf verwendet, dass die in diesem Werk gemachten therapeutischen Angaben (insbesondere hinsichtlich Indikation, Dosierung und unerwünschten Wirkungen) dem derzeitigen Wissensstand entsprechen. Das entbindet den Nutzer dieses Werkes aber nicht von der Verpflichtung, anhand der Beipackzettel zu verschreibender Präparate zu überprüfen, ob die dort gemachten Angaben von denen in diesem Buch abweichen und seine Verordnung in eigener Verantwortung zu treffen.
Wie allgemein üblich wurden Warenzeichen bzw. Namen (z.B. bei Pharmapräparaten) nicht besonders gekennzeichnet.

Bibliografische Information Der Deutschen Bibliothek
Die Deutsche Bibliothek verzeichnet diese Publikation in der Deutschen Nationalbibliografie; detaillierte bibliografische Daten sind im Internet unter http://dnb.ddb.de abrufbar.

3. Auflage 2005

Der Urban & Fischer Verlag ist ein Imprint der Elsevier GmbH.

05 06 07 08 09   5 4 3 2 1 0

Planung: Dr. med. Dorothea Hennessen
Leitung Team Klinik: Nathalie Blanck
Lektorat: Kerstin Popp
Redaktion: Dr. Susanne Waldmann-Rex
Herstellung: Cornelia Reiter
Satz: Mitterweger & Partner, Plankstadt
Druck und Bindung: Printer Trento, Italien
Grafiken: Stefan Elsberger, München; Graphik & Text Studio, Dr. Wolfgang Zettlmeier, Barbing
Umschlaggestaltung: spieszDesign, Neu-Ulm
Gedruckt auf 90 g Nopacoat prestige

ISBN 3-437-42612-5

Aktuelle Informationen finden Sie im Internet unter www.elsevier.com und www.elsevier.de

Vorwort zur 3. Auflage

Die überarbeitete 3. Auflage des „Intensivkurs Allgemeine und spezielle Pharmakologie" 2004 wurde zum Anlass genommen, Anregungen aus Leserbriefen und die neuesten Medikamente einzuarbeiten sowie aktuelles Prüfungswissen (Prüfungsfragen von 2000 bis 2003) einzubeziehen.

Ich danke dem Elsevier-Verlag, dass er nach so kurzer Zeit nicht Mühen und Kosten gescheut hat, um eine Neubearbeitung der 3. Auflage zu ermöglichen.

Das bewährte und bei den Studenten beliebte Konzept der farblich getrennten Darstellung von allgemeiner und spezieller Pharmakologie in einem Buch wurde beibehalten, ebenso die GK-nahe Gliederung und die aus den bisherigen Auflagen bewährten Charakteristika wie:

- knappe Einführung in die jeweilige Thematik mit physiologischen bzw. biochemischen Hinweisen
- zusätzliche grafische Darstellungen von Wirkungsmechanismen
- nur wenige, wichtige Strukturformeln
- neue und erweiterte Tabellen die häufige Prüfungsinhalte auflisten
- viele neue Merksätze und Eselsbrücken
- Markierung der Prüfungsrelevanz
- Literaturhinweise zur Vertiefung und zum Nachschlagen von Details
- Internetadressen aus dem Bereich der Pharmakologie und verwandten Gebieten, um dem Studenten eigene Recherchen zu erleichtern.

Selbstverständlich wurden neue Klassen von Medikamenten eingearbeitet, die im GK nicht erwähnt sind, weil es sie damals nicht gab. So gewinnen Stoffe des Immunsystems und Pharmaka, die auf Bestandteile des Immunsystems wirken, immer mehr an Bedeutung. Gleiches gilt für gentechnisch hergestellte Medikamente. Erstmals wurden in diesem Buch auch Literaturzitate im Text aufgenommen, wenn es sich um neue oder strittige Erkenntnisse handelt. Einige Kapitel wie die Pharmakotherapie der arteriellen Hypertonie sind wegen ihrer enormen medizinischen und volkswirtschaftlichen Bedeutung ausführlicher dargestellt als vom GK gefordert. Als Gegengewicht zur überbordenden Theorie wurde immer wieder versucht, Bezüge zum ärztlichen Praxisalltag herzustellen (Handelsnamen mehrerer Hersteller genannt). Die Handelsnamen können natürlich innerhalb der Laufzeit dieses Buches wechseln. Ursache sind die Gesundheitsreformen, deren Preisbremsen verschiedene Hersteller zum Anlass nehmen, den gleichen Wirkstoff unter neuem Handelsnamen auf den Markt zu bringen und gleichzeitig den Preis zu erhöhen.

Die Therapieempfehlungen für die Behandlung von Krankheiten wie Asthma, Rheuma, Hypertonie und Herzinsuffizienz haben sich in den letzten Jahren teilweise erheblich verändert und sind nicht immer international gleich. Auch diesen Tatsachen wurde versucht, bei der speziellen Pharmakologie Rechnung zu tragen.

Durch die zahlreichen Ergänzungen stieg unvermeidlich auch der Umfang des Buches. Der Verlag trug dem Rechnung, indem er zusätzlich Lernkarten auf der Basis des Buches „Intensivkurs der allgemeinen und speziellen Pharmakologie" ausarbeiten ließ, die den Studenten demnächst zur Verfügung stehen und das Prüfungswissen kurz, pägnant und übersichtlich anbieten und eine effiziente Wiederholung vor der Prüfung erlauben.

Verlag und Autor hoffen, dass Studenten und Ärzte auch diese Neuauflage wohlwollend aufnehmen und noch ausführlicher nutzen als bisher schon.

Fuerteventura, August 2003 Dr. Eduard Burgis

Vorwort zur 1. Auflage

Die „Allgemeine Pharmakologie und Toxikologie" erschien erstmals 1977 als Skript nach dem damals neuen Gegenstandskatalog für das 1. Staatsexamen. Dieses stichwortartige Mediscript der Pharmakologie fand sofort begeisterte Aufnahme durch die Studenten und wurde als einziges GK-Skript bundesweit vertrieben. Die Neubearbeitung 1979 setzte Maßstäbe als GK-Kurzlehrbuch und diente unverändert 15 Jahre lang den Studenten als Lern- und Prüfungshilfe.

Die Veränderungen des GK2 1991 und des GK3 1994 machten eine komplette Überarbeitung erforderlich. Wie anhand einer Studentenbefragung ermittelt, fordern die Studenten von einem Kurzlehrbuch Pharmakologie:

- Gliederung nach dem Gegenstandskatalog
- Einführung in die jeweilige Thematik mit physiologischen bzw. biochemischen Hinweisen
- Grafische Darstellung von Wirkungsmechanismen
- Nur wenige, aber wichtige Strukturformeln
- Überschaubare Tabellen, die häufige Prüfungsinhalte auflisten
- Anhang mit Tabellen und Listen zum Wiederholen und Lernen
- Merksätze und Eselsbrücken
- Markierung der Prüfungsrelevanz
- Literaturhinweise zur Vertiefung und zum Nachschlagen von Details

Die Trennung der Pharmakologie in einen allgemeinen und einen speziellen Abschnitt dient vorrangig didaktischen bzw. prüfungstechnischen Gründen. Diese Zweiteilung führt dazu, dass der Student zunächst in der allgemeinen Pharmakologie für den ersten Abschnitt der ärztlichen Prüfung Fakten auswendig lernen muss, ohne die Verbindung zur Anwendung am Patienten herstellen zu können. In der speziellen Pharmakologie wird dieses Faktenwissen wiederholt und die Therapierichtlinien sowie die Dosierung hinzugefügt. Bei genauer Betrachtung des Gegenstandskatalogs für die spezielle Pharmakologie stellt sich heraus, dass fast zwei Drittel der Inhalte bereits im allgemeinen Teil besprochen worden sind.

Mein Ziel war, diese Überschneidungen zu vermeiden und beide Teile in einem Buch unterzubringen. Die Gliederung und Reihenfolge der Kapitel der allgemeinen Pharmakologie wurde beibehalten, und die Kapitel der speziellen Pharmakologie sind an geeigneter Stelle eingefügt. Zur besseren Unterscheidung sind Kapitel und Fragen zum GK2 hellgrau, Kapitel und Fragen zum GK3 schwarz hinterlegt.

Ich hoffe, dass dieses Konzept gut aufgenommen wird, und bin für Anregungen und konstruktive Kritik dankbar.

Fuerteventura, Juli 2000 Dr. Eduard Burgis

Abkürzungsverzeichnis

ABC-Regel	Atemwege-Beatmung-Circulation
ACE	Angiotensin-Converting-Enzyme
Ach	Acetylcholin
AChE	Acetyl-Cholin-Esterase
ACTH	Adreno-Cortico-Tropes-Hormon
ADH	Anti-Diuretisches Hormon = Adiuretin = Vasopressin
ADP	Adenosin-Di-Phosphat
AIDS	Acquired-Immune-Deficiency-Syndrome
AMP	Adenosin-Mono-Phosphat
amp.	Ampulle(n)
AP	Aktions-Potential
AP	Alkalische Phosphatase
AS	Aminosäure
ASS	Acetylsalicylsäure
AT	Angiotensin
ATP	Adenosin-Tri-Phosphat
AV-Block	Atrio-Ventrikulärer Block
AVK	Arterielle Verschlusskrankheit
BB	Blutbild
BfArM	Bundesinstitut für Arzneimittel und Medizinprodukte
BKS	Blutkörperchensenkung
BtM	Betäubungs-Mittel
BtMVV	Betäubungs-Mittel-Verschreibungs-Verordnung
C	Konzentration
C	Kohlenstoff
CA	Carbo-Anhydrase
cAMP	cyclisches Adenosin-Mono-Phoshat
CAST	Cardiac-Arrhythmia-Suppression-Study
CBG	Corticoid-Binding-Globulin = Transcortin
cGMP	cyclisches Guanosin-Mono-Phosphat
ChE	Cholin-Esterase
CO	Kohlenmonoxid
CO_2	Kohlendioxid
CoA	Coenzym A
COMT	Catecholamin-O-Methyl-Transferase
COPD	Chronic Obstructive Pulmonary Disease
COX	Cyclooxygenase
CRH	Corticotropin Releasing Hormon
CSE	Cholesterin-Synthese-Enzyme
CSF	Colony-Stimulating-Factor
CT	Computer Tomogramm
CTP	Cytitin-Tri-Phosphat
CYP	Cytochrom P Enzym
D	Dosis
d	Tag
DAB	Deutsches Arzneimittel Buch
DBH	Dopamin-Beta-Hydroxylase
DD	Differential-Diagnose
DDT	Dichlor-Diphenyl-Trichlorethan
Dep.	Depot
DIT	Di-Jod-Thyrosin
DMARD	Disease Modifying Antirheumatic Drugs
DMPS	Di-Mercapto-Propan-Sulfonsäure
DMSO	Di-Methyl-Sulf-Oxid
DNA	Desoxyribo-Nucleid-Acid = Desoxyribonukleinsäure DNS
Drg.	Dragees
EC	Efficency
ECR	Extra-Cellulär-Raum
ECV	Extra-Cellulär-Volumen
ED	Effektive Dosis
EDTA	Ethylen-Diamin-Tetraessigsäure
EKG	Elektro-Kardio-Gramm (engl. ECG)
EMD	Maximale Einzel-Dosis
EPH	Edema-Proteinurie-Hypertension
EPO	ErytroPOetin
ER	Endoplasmatisches Retikulum
Ery	Erythrozyt(en)
ES	Extrasystolen
FCKW	Fluor-Chlor-Kohlen-Wasserstoffe
FSH	Follikel-Stimulierendes-Hormon
FSME	Früh-Sommer-Meningo-Enzephalitis
GABA	Gamma-Amino-Butyric-Acid = Gamma-Aminobuttersäure
GK	Gegenstandskatalog des IMPP
GnRH	Gonadotropin-Releasing-Faktor
GPD	Guanosin-Di-Phospat
GTP	Guanosin-Tri-Phosphat
h	Stunde
HAES	Hydroxy-AEthyl-Stärke
HAV	Hepatitis-A-Virus
Hb	Hämoglobin
HBV	Hepatitis-B-Virus
HCG	Human-Chorion-Gonadotropin
HCl	Salzsäure
HCN	Blausäure
HCV	Hepatitis-C-Virus
HDL	High-Densitiy-Lipoprotein

HIT	Heparin-Induzierte-Thrombozytopenie
HIV	Human-Immunodeficiency-Virus
HLA	Human-Leucocyte-Antigen
HMG	Human-Menopausal-Gonadotropin
HMG	Human-Menopausal-Gonadotropin
HMG-CoA	ß-Hydroxy-ß-Methyl-Glutaryl-Coenzym-A
HMV	HerzMinutenVolumen
H-Rezeptor	Histamin-Rezeptor
HT	Hydroxy-Tryptamin = Serotonin
HWZ	HalbWertsZeit
i.a.	intraarteriell
I.E.	Internationale Einheit
i.m.	intramuskulär
I.U.	International Unit
i.v.	intravenös
IA	Intrinsic Activity
ICR	IntraCellulärRaum
ICSH	Interstitial-Cell-Stimulating-Hormon
IDDM	Insulin-Dependent-Diabetes-Mellitus = Typ-I-Diabetes
IDL	Intermediate-Densitiy-Lipoprotein
IFN	InferFeroN
Ig	Immunglobulin
IL	InterLeukin
Inf.	Infusion
INH	Isoniazid
ISA	Intrinsische-Sympathomimetische-Aktivität
ISDN	Iso-Sorbid-Di-Nitrat
ISMN	Iso-Sorbid-Mono-Nitrat
ITP	Inositol-Tri-Phospat
IUPHAR	International Union of Pharmacology
KG	Körper-Gewicht
KHK	Koronare-Herz-Krankheit
KW	Kohlenwasserstoff
LD	Letale Dosis
LDL	Low-Density-Lipoprotein
LH	Luteinisierendes Hormon
LH-RH	Luteinisierendes Hormon-Releasing-Factor
LMWH	Low-Molecular-Weight-Heparine
LSD	Lysergsäure-Diethyl-Amid
M.	Morbus = Krankheit
MAC	Minimal-Alveolar-Concentration
MAK	Maximale-Arbeitsplatz-Konzentration
MAO	Mon-Amin-Oxidase
MCH	Mittleres Corpusculäres Hämoglobin
MCHC	Mittlere Corpusculäre-Hämoglobin-Concentration
MCV	Mittleres Corpusculäres Volumen
MDMA	Methylen-Dioxy-Meth-Amphetamin = Ecstasy
MIT	Mono-Jod-Thyrosin
mmol	milli-mol
MR	Muskel-Relaxanzien
m-Rezeptor	muskarinischer Rezeptor
MS	Multiple Sklerose
N	Nervus
NA	Noradrenalin
NAD	Nicotinsäureamid-Adenin-Dinukleotid
NADH	reduziertes Nicotinsäureamid-Adenin-Dinukleotid
NADP	Nicotinsäureamid-Adenin-Dinukleotid-Phosphat
NADPH	reduziertes Nicotinsäureamid-Adenin-Dinukleotid-Phosphat
NIDDM	Non-Insulin-Dependent-Diabetes-Mellitus
NMD	Nieder-Molekulare-Dextrane
NMDA	N-Methyl-D-Aspartat
NMH	Nieder-Molekulares-Heparin
NMR	Nuclear-Magnetic-Resonanze
NN	Nebenniere
NNR	Nebennieren-Rinde
NO	Stickstoff-Monoxid
n-Rezeptor	nikotinischer Rezeptor
NSAID	Non Steroidal Antiinflammatory Drugs
NSAR	Nicht Steroidale Anti Rheumatika
NSSNRI	Nicht Selektive Serotonin-Noradrenalin Reuptake Inhibitors
NYHA	New York Heart Association
OH-	Hydroxylgruppe
Ox.	Oxidation
PAF	Platelets-Activating-Factor = Plättchen-Aktivierender-Faktor
PAS	Para-Amino-Salicylsäure
PCP	Phencyclidin = Angel Dust
pcP	primär chronische Polyarthritis
PDE	Phospho-Di-Esterase
PG	Prostaglandin
pH	pondus Hydrogenii
PIF	Prolactin-Inhibiting-Factor
pK	Dissoziations Konstante
pp	post-prandial = nach dem Essen
PRIND	Prolonged-Reversible-Ischaemic-Neurological-Deficit
PTH	Parathormon
PTT	Partial-Thromboplastin-Time
R	organischer Rest
®	eingetragenes Warenzeichen
REHA	ReHilitation
REM	Rapid-Eye-Movement
RES	Reticulo-Endotheliales System
RM	RückenMark
RNA	Ribo-Nucleid-Acid = Ribonukleinsäure RNS
RSV	Respiratory-Syncytial-Virus
s.c.	subcutan
SA-Block	Sinu-Atrialer-Block
SARS	Severe-Acute-Respiratory-Syndrom

SD	Schilddrüse
SKAT	Schwell-Körper-Autoinjektions-Therapie
SNRI	Selective Noradrenalin Reuptake Inhibitors
SSNRI	Selective Serotonin-Noradrenalin Reuptake Inhibitors
SSRI	Selective Serotonin Reuptake Inhibitors
T_3	Trijodthyronin
T_4	L-Thyroxin = Levothyroxin
Tbl.	Tablette(n)
TCDD	Tetra-Chlor-Dibenzo-Dioxin
TD	Therapeutische Dosis
TGB	Thyroxin-Bindendes-Globulin
TIA	Transitorische Ischämische Attacke
TMD	Maximale Tages Dosis
TMP	Thymidin-Mono-Phosphat
TNF	Tumor-Nekrose-Faktor
TNM	Tumor-Nodulus-Metastase
TPA	Tissue-Polypeptid-Antigen
t-PA	tissue-type-Plasminogen-Activator
TPO	ThromboPOetin
TRF	Thyreotropin-Releasing-Faktor
TSH	Thyreoidea-Stimulierendes-Hormon
TTS	Transdermales-Therapeutisches-System
u. a.	unter anderem
VES	Ventrikuläre Extrasystolen
VLDL	Very-Low-Densitiy-Lipoprotein
W	Wirkung
WHO	World Health Organization
WPW	Wolf-Parkinson-White
z. B.	zum Beispiel
z. Z.	Zur Zeit
ZNS	Zentral-Nerven-System

Inhaltsverzeichnis

1 Allgemeine Prinzipien der Pharmakodynamik

IMPP-Hits

- Kompetitive Antagonisten
- Toleranzentwicklung, Mechanismus, Pharmaka
- Therapeutische Breite
- Dosis-Wirkungs-Kurve
- Welche Stoffe stimulieren cAMP?

Lernziel!
In diesem Kapitel lernen Sie, welchen Gesetzmäßigkeiten Aufnahme, Verteilung, Metabolismus und Ausscheidung von Pharmaka unterliegen, wie sie biochemisch und physiologisch zu erklären sind und wie man diese Prozesse beeinflussen kann.

Merke!
Pharmakodynamik ist die Lehre von der biologischen Wirkung der Pharmaka.

Die **Pharmakodynamik** versucht, die Art der Wirkung und den Wirkungsmechanismus eines Pharmakons zu beschreiben und aufzuklären, was meist sehr schwierig ist. Die Pharmakodynamik beschäftigt sich mit den Reaktionen des Organismus auf den Arzneistoff, wobei die Reaktionen erwünschte und unerwünschte Wirkungen umfassen.

1.1 Wirkungsmechanismen

Merke!
Eine Wirkung eines Pharmakons liegt vor, wenn der Ausgangszustand eines biologischen Systems durch Art, Dosis und Applikationsform eines Stoffes qualitativ und quantitativ erfassbar verändert wurde. Man unterscheidet unspezifische und spezifische Pharmakonwirkungen.

Unspezifische Wirkungen von Pharmaka sind beispielsweise die Änderung von Membraneigenschaften durch physikalische Lösung in der Membran.

Dieser Effekt wird für die Wirkung von Narkosemitteln vermutet. Eine weitere unspezifische Wirkung ist die pH-Änderung von Blut und Körperflüssigkeiten und eine damit einhergehende Veränderung von Enzymaktivitäten.

Für die **spezifische Wirkung** von Pharmaka ist immer die Wechselwirkung des Pharmakons mit definierten Gewebsstrukturen erforderlich.

Die wichtigsten molekularen Wirkorte (Bindungspartner) der Pharmaka sind:

- Rezeptoren, G-Protein gekoppelt (z. B. Clonidin, Neurotransmitter) ☞ Kap. 3.6, 1.1.2, Tab. 1.1
- Ionenkanäle
- Kalziumkanäle (z. B. Nifedipin, Verapamil, Diltiazem) ☞ Kap. 11.2, 7.5
- Kaliumkanäle (z. B. Diazoxid, Minoxidil, Amiodaron) ☞ Kap. 11.5, 7.3
- Natriumkanäle (z. B. Bupivacain, Carbamazepin, Vecuronium, Chinidin, Lidocain) ☞ Kap. 6.1, 28.7, 5.1, 7.2.1
- Enzyme (z. B. Captopril, Omeprazol, Amrinon, Fluorchinolon) ☞ Kap. 11.3, 26.2.3, 7.4, 47,6
- Carrier (z. B. Furosemid, Hydrochlorothiazid, Amitryptilin, Omeprazol, Digoxin) ☞ Kap. 15.4, 15.3, 28.4.1, 26.2.3 9.2.

1.1.1 Spezifische Wirkung von Pharmaka, Rezeptorbegriff

Pharmaka oder Gifte können mit Atomen oder Molekülen des biologischen Systems reagieren. Um Arzneiwirkungen zu erklären, wurden bereits von Paul Ehrlich gewebsspezifische Rezeptoren postuliert. Mittlerweile ist es gelungen, eine Reihe dieser Rezeptoren nachzuweisen und zu charakterisieren. Es handelt sich um membranständige, also fest in die Zellstruktur integrierte, oder intrazelluläre Proteine. Die Rezeptoren weisen Stellen mit struktureller Komplementarität zum Liganden auf, d. h., die beiden Moleküle ergänzen sich und passen wie Schlüssel (Agonist) und Schloss (Rezeptor) zusammen. Beispiele für Liganden sind Neurotransmitter, Hormone, Pharmaka, Gifte, Antigene und Antikörper.

Merke!

Rezeptoren sind membranständige oder intrazelluläre **Proteine,** die spezifische Bindungsstellen für Liganden besitzen und nach Bindung eines Liganden spezifische Wirkungen auslösen.

Alle Rezeptorwirkungen sind Folge einer physikalischen oder chemischen Reaktion. Die Bindung von Ligand und Rezeptor kann reversibel oder irreversibel sein. Folgende Arten von Bindungen kommen vor:

- Atombindung (kovalente Bindung)
- Ionenbindung
- elektrostatische Bindung
- Wasserstoffbrückenbindung
- Van-der-Waals-Bindung.

Merke!

Natürlicher Agonist (Transmitter) und Rezeptor reagieren immer reversibel, d. h., nach Sekunden oder Minuten wird die Bindung zwischen den beiden wieder gelöst und der reizlose Ausgangszustand des Systems wieder hergestellt.

Ein künstlicher **Agonist** (Pharmakon, Gift) kann den Rezeptor tagelang blockieren (E 605) oder die Struktur des Rezeptors schädigen, wie dies z. B. Kanzerogene tun.

Die Bindung eines Liganden an den Rezeptor wird als **Primärreaktion** bezeichnet. Durch die Bindung ändert sich das Ladungsmuster und/oder die Konformation des Rezeptorkomplexes. Dadurch wird ein Reiz erzeugt, der zu einer biologischen Funktionsänderung führt, der so genannten **Sekundärreaktion.** Je mehr Rezeptoren pro Zeiteinheit besetzt werden, desto stärker ist der Reiz. Die Bindungsart ist nicht entscheidend für die Reizstärke. Die Rezeptorenzahl ist begrenzt und die Bildung von Rezeptor-Liganden-Komplexen ist sättigbar.

Die verschiedenen Konformationen des Rezeptormoleküls befinden sich in einem dynamischen

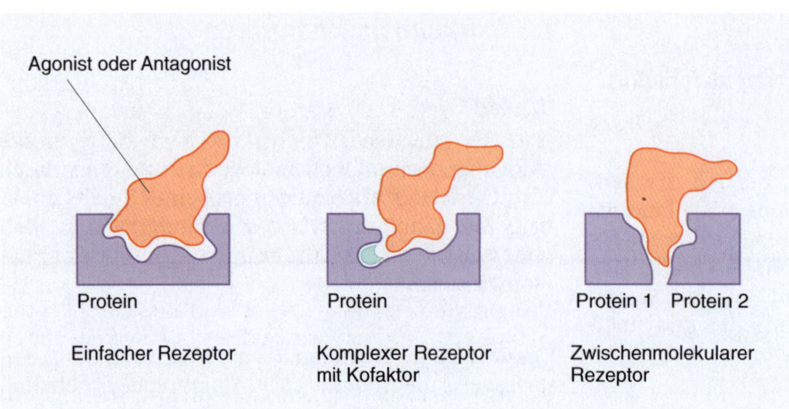

Abb. 1.1: Schematische Darstellung der Rezeptortypen.

Gleichgewicht. In Abwesenheit eines Agonisten liegt das Gleichgewicht auf der Seite der inaktiven Konformation. In Anwesenheit des Agonisten verschiebt es sich auf die aktive Seite. Agonisten können die natürlichen Transmitter oder Pharmaka sein. Auch Gifte können mit Rezeptoren reagieren, doch sind dies in der Regel irreversible Schädigungen und man bezeichnet sie daher nicht mehr als Agonisten (Abb. 1.1).

Agonisten können stimulierende (Adrenalin, Noradrenalin) oder hemmende (Glycin) oder beide (Dopamin) Wirkungen haben, je nachdem in welchem Gewebe die Rezeptoren lokalisiert sind (Adrenalin, Dopamin, Acetylcholin, Glutamat). Der Transmitter Glycin wirkt ausschließlich inhibitorisch.

Intrinsic Activity

Das Wirkstoffmolekül, das am Rezeptor andockt, der so genannte **Agonist** oder **Ligand,** muss zwei Eigenschaften besitzen, um eine Wirkung am Rezeptor hervorzurufen:

1. **Bindungsfähigkeit** = Affinität zum Rezeptormolekül
2. Veränderung von Ladungsverteilung oder **Konformation** des Rezeptors.

Die Bindung an den Rezeptor allein reicht nicht.

Die Beeinflussung des Rezeptors nach dem Schlüssel-Schloss-Modell mit Änderung der Zellfunktion bezeichnet man als **Intrinsic Activity.** Diese kann je nach Agonist unterschiedlich stark sein.

Merke!

$$\text{Intrinsic Activity oder relative Wirkungsstärke} = \frac{\text{Maximalwirkung eines Agonisten}}{\text{Theoretischer Maximaleffekt}}$$

Normalerweise handelt es sich um eine lockere, reversible Bindung, beispielsweise um eine Wasserstoffbrückenbindung. Kovalente Bindungen sind selten, da durch kovalente Bindung der Rezeptor irreversibel blockiert ist, so dass ein neuer Rezeptor gebildet oder der Ligand chemisch bzw. enzymatisch abgespalten werden muss. Irreversible Agonisten sind Acetylsalicylsäure, Reserpin und Phenoxybenzamin.

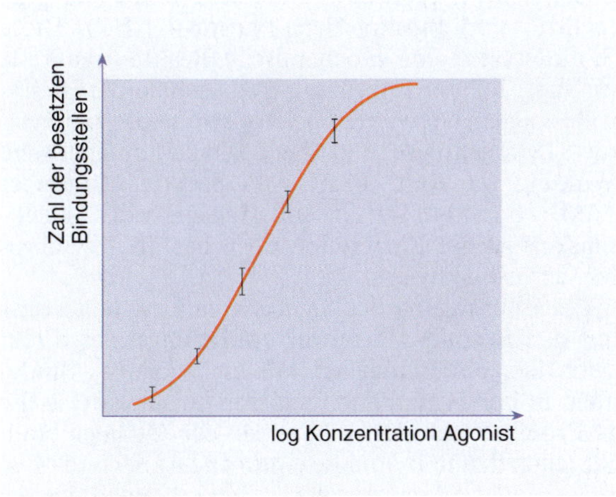

Abb. 1.2: Konzentrations-Bindungs-Kurve.

Ein Agonist kann verschiedene Rezeptortypen aktivieren, wenn die Rezeptoren nicht besonders spezifisch sind. Man denke an ein Schranktürschloss und ein Sicherheitsschloss. Die Schranktür lässt sich auch mit einem Stück Draht öffnen.

Die Zahl der Rezeptoren eines Organismus ist begrenzt und kann durch entsprechende Zufuhr des Agonisten gesättigt werden. Die reversible Bindung von Agonisten oder Pharmaka (Liganden) an den Rezeptor lässt sich mit Hilfe des **Massenwirkungsgesetzes** beschreiben und auch graphisch darstellen. Wenn man auf der Y-Achse die Zahl der besetzten Rezeptoren aufträgt und auf der X-Achse die Konzentration des Agonisten, dann ergibt sich bei logarithmischer Darstellung eine S-förmige **Konzentrations-Bindungs-Kurve** (Abb. 1.2).

Bei geringerer Affinität des Agonisten zum Rezeptor verschiebt sich die Konzentrations-Bindungs-Kurve nach rechts (1). Bei abnehmender Rezeptorenzahl wird die Kurve abgeflacht (2).

Substanzen, die in Abhängigkeit vom Rezeptorzustand am selben Rezeptortyp als Agonisten oder als Antagonisten wirken können, bezeichnet man als **partielle Agonisten.** So wirken Betablocker bei hohem Sympathikotonus als Antagonisten (Hemmwirkung) und bei niedrigem Sympathikotonus als Agonisten (Stimulation).

Merke!

- Aktives Rezeptor-Transmitter-System + partieller Agonist → Hemmung (antagonistische Wirkung).
- Inaktives Rezeptor-Transmitter-System + partieller Agonist → Aktivierung (agonistische Wirkung).

Partielle Antagonisten haben eine geringere Intrinsic Activity als der Agonist.

Partielle Agonisten sind unfähig, eine maximale Rezeptorantwort auszulösen, gleichgültig, wie hoch ihre Konzentration ist (☞ Kap. 1.2.1).

Antagonismus

Substanzen, die eine hohe Affinität zum Rezeptor, aber keine Intrinsic Activity besitzen, nennt man **Antagonisten.** Sie binden sich an den Rezeptor und blockieren ihn für das natürliche Schlüsselmolekül (Agonist). Die Stärke der Bindung von Agonist oder Antagonist an den Rezeptor nennt man **Affinität.** Je höher die Affinität, desto niedriger ist die zur Rezeptoraktivierung notwendige Konzentration des Agonisten. Man unterscheidet verschiedene Arten von Antagonismus: kompetitiv, nicht kompetitiv, allosterisch, invers, chemisch (pharmakokinetisch) und funktionell.

- **Kompetitiver Antagonismus.** Konkurrenz von Agonist und Antagonist um den gleichen spezifischen Rezeptor. Der Antagonist hat zwar eine Rezeptoraffinität, aber keine Intrinsic Activity und verändert die Zellfunktion nicht. Affinität und Konzentration entscheiden, ob Agonist oder Antagonist am Rezeptor gebunden werden. Die Bindung ist für beide reversibel. Es kommt zur Parallelverschiebung der Dosis-Wirkungs-Kurve nach rechts, weil die Konzentration des Agonisten erhöht werden muss, um in Anwesenheit des Antagonisten die gleiche Wirkung zu erreichen. Beispiele für kompetitiven Antagonismus sind die Gegenspieler:
  - Aldosteron ↔ Spironolacton (Aldosteronrezeptor)
  - Acetylcholin ↔Butylscopolamin (m-Rezeptor)
  - Acetylcholin ↔ Biperiden (m-Rezeptor)
  - Isoprenalin ↔ Propranolol (ß-Rezeptoren)
  - Morphin ↔ Naloxon (Opiatrezeptoren)
  - Histamin ↔ Diphenhydramin, Clemastin (H_1-Rezeptor)
  - 5-Hydroxytryptamin (Serotonin) ↔ Ondansetron ($5HT_3$-Rezeptor)
  - Bromocriptin ↔ Fluphenazin (D_2-Rezeptor)
  - Dopamin ↔ Metoclopramid (D_2-Rezeptor).
- **Nichtkompetitiver Antagonismus.** Der Antagonist unterbricht die Wirkungskette Rezeptor → Reiz → Effekt an irgendeiner Stelle. Die **Bindung** des Antagonisten am Rezeptor kann **reversibel** oder **irreversibel** sein. Abflachung der Steilheit der Dosis-Wirkungs-Kurve, d. h. der Maximaleffekt des Agonisten wird verringert und lässt sich auch durch Konzentrationserhöhung des Agonisten nicht ausgleichen.
  Formen von nichtkompetitivem Antagonismus:
  - **Allosterischer Antagonismus.** Agonist und Antagonist wirken an verschiedenen Stellen des gleichen Rezeptormoleküls. Der Antagonist dockt irgendwo am Rezeptormolekül an und ändert dessen Konformation. Die Affinität des Rezeptors für den Agonisten kann steigen oder sich vermindern.
  - **Inverser Antagonismus.** Der Antagonist führt am Rezeptor zur entgegengesetzten Reaktion des Agonisten.
  - Der **chemische Antagonismus** bezeichnet eine chemische Reaktion zwischen Agonist und Antagonist, die auch außerhalb des Körpers stattfinden könnte, beispielsweise Protamin + Heparin oder EDTA + Ca^{2+}.
  - **Funktioneller Antagonismus.** Wirken zwei Agonisten am gleichen Zielorgan (z. B. Bronchiolen) in entgegengesetzter Richtung, wie dies Histamin und Adrenalin tun oder Insulin und Adrenalin, dann spricht man von funktionellem Antagonismus. Wirkorte sind aber verschiedene Rezeptoren. Die Wirkungen sind meist nicht vorhersehbar. Ein weiteres Beispiel ist der Angriff von Noradrenalin und Kalziumkanalblockern vom Nifedipintyp an den glatten Muskelzellen der Gefäße. An manchen Gefäßen überwiegt die Vasodilatation von Nifedipin gegenüber der Vasokonstriktion von Noradrenalin, an anderen nicht.

Regulation der Rezeptorzahl

Die Zahl der Rezeptoren im Organismus kann schwanken. Durch Erhöhung (**Up-Regulation**) oder Erniedrigung (**Down-Regulation**) der Rezeptorzahl verfügt der Körper über eine zusätzliche Regulationsmöglichkeit.

So nimmt bei Morphinabhängigen die Zahl der Endorphinrezeptoren ab, bei chronischer Herzinsuffizienz sinkt die Zahl der β_1-Rezeptoren unter dem Einfluss ständig erhöhter Katecholamine, und bei Dauertherapie des Asthma bronchiale mit β_2-Sympathomimetika nimmt die Zahl der β_2-Rezeptoren ab. Klinisch beobachtet man jeweils eine Wirkungsabschwächung des Medikaments bzw. eine Toleranzentwicklung.

Auch die Zunahme von Rezeptoren ist möglich. Unter Dauertherapie mit Betablockern steigt die Zahl der β-Rezeptoren und man beobachtet eine erhöhte Katecholaminempfindlichkeit, die zu einem Reboundphänomen führen kann.

Merke!
Rezeptorenabnahme = Down-Regulation
Rezeptorenzunahme = Up-Regulation

1.1.2 Zelluläre Signaltransduktionssysteme

Die Aktivierung des Rezeptors durch den Agonisten (**First Messenger**) führt nicht direkt zur Änderung der Zellfunktion. Zunächst muss das Signal an die Zelle weitergeleitet werden. Dies bezeichnet man als **Signaltransduktion.** An dieser Signalweiterleitung sind in der Regel biochemische Reaktionen beteiligt. Moleküle oder Ionen, die das Signal vom Rezeptor weiterleiten, werden als Mediatoren oder **Second Messenger** bezeichnet. Wichtige Second Messenger sind Kalziumionen, cyclisches Adenosin-Mono-Phosphat (cAMP), cyclisches Guanosin-Mono-Phosphat (cGMP) und Inositol-Hexa-Phosphat (IHP). Diese Stoffe setzen eine biochemische Reaktionskaskade in Gang, bei der Enzyme und Phosphate die Hauptrolle spielen. So werden beispielsweise die Lipolyse, die Glykogenolyse und die β-sympathomimetische Wirkung (☞ Kap. 3.3.3) vom Second Messenger cAMP vermittelt. Der Second Messenger des Skelettmuskels ist das Kalziumion Ca^{2+}, das die Myofibrillen-ATPase aktiviert.

Die Übertragung des Signals vom First Messenger auf den Second Messenger erfolgt entweder direkt oder über ein Bindeglied. Als ein wichtiges Bindeglied in der Signalkette fungieren beispielsweise die **G-Proteine** auf der Innenseite der Zellmembran. Sie leiten den Reiz vom Rezeptor an den Second Messenger, z. B. Adenylatcyclase, weiter. Je nach Art des vermittelnden G-Proteins wird der Second Messenger

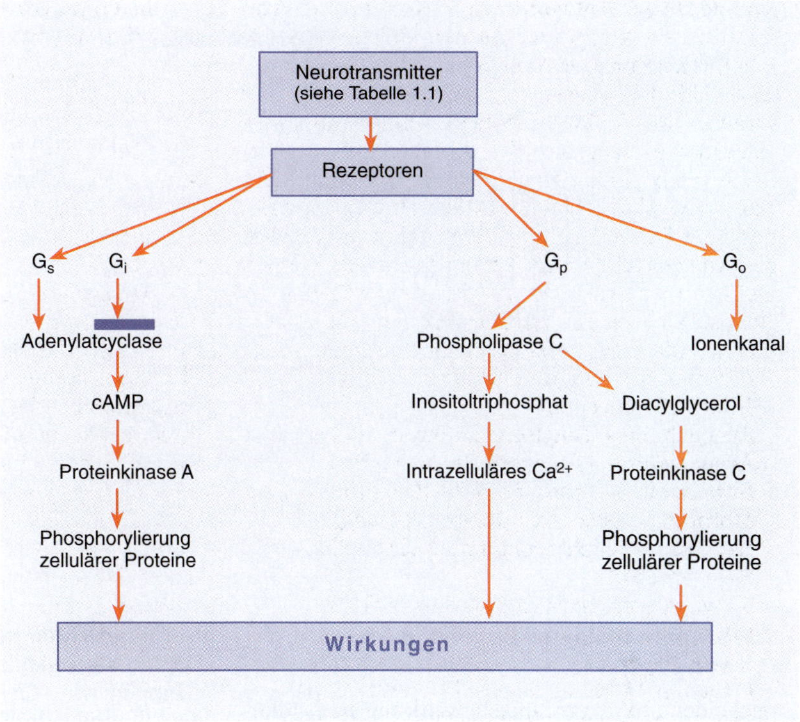

Abb. 1.3: Wirkungsmechanismen der G-Protein-gekoppelten Rezeptorfamilie (modifiziert n. K.F. Fischbach).

inhibiert (G_i) oder aktiviert (G_a). Hemmende Rezeptoren, wie beispielsweise M_2-Cholinozeptoren, arbeiten mit inhibierendem G-Protein (G_i) zusammen und hemmen die Adenylatcyclase, während stimulierende Rezeptoren über aktivierendes G-Protein (G_a) die Adenylatcyclase stimulieren (Abb. 1.3). Beispiele für Pharmaka, die durch Stimulation von G-Protein-gekoppelten Rezeptoren einen Anstieg der Konzentration von intrazellulärem cAMP verursachen, sind Prostacyclin, Dobutamin, Clonidin, Salbutamol und Ranitidin.

Die Familie der G-Proteine

Das gemeinsame Prinzip chemischer Synapsen ist, dass an der postsynaptischen Membran Rezeptoren vorhanden sind, die Transmittermoleküle binden können. Bei vielen dieser Rezeptoren handelt es sich um Ionenkanäle, die das chemische Signal direkt in eine Permeabilitätsänderung für bestimmte Ionen umwandeln. Hierdurch wird ein **postsynaptisches Potenzial** hervorgerufen, das erregend (EPSP) oder hemmend (IPSP) sein kann.

Die **G-Protein-gekoppelten Rezeptoren** bilden eine Molekülfamilie, bei der modifizierte Moleküle nach dem gleichen Muster den jeweiligen Rezeptor aufbauen. Das Prinzip, einen entwickelten, funktionierenden Baustein zu multiplizieren und zu modifizieren, ist ein bewährtes Konzept der Natur. Rezeptoren für neue Aufgaben wurden nicht neu erschaffen, sondern durch Modifikation vorhandener Proteine zusammengesetzt.

Die Mitglieder der G-Proteinfamilie, die mit den Synapsenrezeptoren wechselwirken, sind **Membranproteine,** die bei Erregung Guanosinphosphate (GTP, GDP) binden und das Signal vom Rezeptor auf Ionenkanäle, auf die Adenylatcyclase oder auf die Phospholipase C übertragen. Hierdurch können zelluläre Reaktionen bis hin zur Genaktivierung ausgelöst werden (Abb. 1.5).

Die verschiedenen G-Proteine sind untereinander homolog und bestehen aus drei **Untereinheiten** (Abb. 1.4). Die große α-Untereinheit hat ein Molgewicht von 40 000–50 000 Dalton, die kleine β-Untereinheit hat ein Molgewicht von 35 000 Dalton und die kleine γ-Untereinheit ein Molgewicht von 8 000 Dalton. Die Spezifität der G-Proteine wird vor allem durch die α-Untereinheit festgelegt.

Tab. 1.1 Die wichtigsten Neurotransmitter in alphabetischer Reihenfolge.

Acetylcholin	Glycin
Adrenalin	Histamin
Aspartat	Neuropeptide
Dopa	Noradrenalin
Dopamin	Octopamin
GABA	Serotonin
Glutamat	

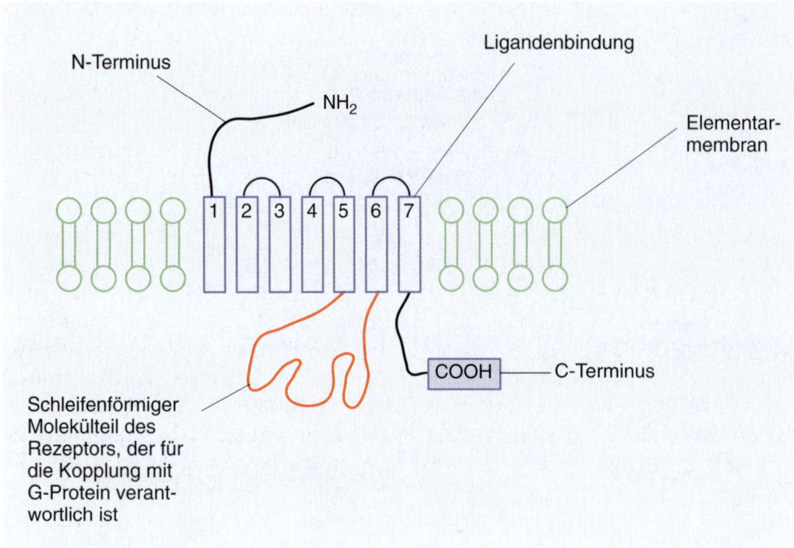

Abb. 1.4: Die Abbildung zeigt am Beispiel eines muskarinischen Acetylcholinrezeptors den schematischen Aufbau des Rezeptors und die Interaktionsstellen mit G-Protein. 1–7 sind die Proteinuntereinheiten des Rezeptors, die die Kanalpore bilden.

1.1.3 Struktur-Wirkungs-Beziehung von Pharmaka

Entscheidend für die spezifische Wirkung eines Pharmakons ist seine **chemische Struktur,** die auch die physikalischen Eigenschaften wie Löslichkeit oder optische Aktivität bestimmt. Wie sich selbst kleine Änderungen des Moleküls auf die Wirkung auswirken, wird exemplarisch an den Sympathomimetika gezeigt (☞ Kap. 3.2). Welche Rolle die chemische Affinität spielt, wurde bereits oben dargelegt (☞ Kap. 1.1.1). Die in der Natur verwendeten Enantiomere haben in der Regel die L-Form und die Rezeptoren haben sich darauf „spezialisiert". So ist L-Adrenalin 50-mal stärker wirksam als D-Adrenalin.

Die Zellmembranen sind lipophil und lassen fettlösliche, unpolare Substanzen leichter passieren (☞ Kap. 2.1).

Ionisierung und Hydratisierung eines Moleküls sind weitere Eigenschaften, die die Reaktionen und Wirkungen eines Pharmakons beeinflussen. Durch „Moleküldesign" versucht der Chemiker, die Struktur zu verändern und damit die Wirkung zu optimieren. Die Wasserlöslichkeit wird durch Einführung polarer Gruppen wie –OH, –COOH oder $-NH_2$ verbessert, die Lipophilie durch Entfernen oder Alkylieren dieser Gruppen. Die Einführung sperriger Reste ins Molekül, wie beispielsweise der Tertiär-Butylrest bei den Sympathomimetika, kann den Abbau des Moleküls behindern und die Löslichkeit beeinflussen.

1.1.4 Unspezifische Wirkungen von Pharmaka

Im Gegensatz zu den oben genannten spezifischen Wirkungen am Rezeptor stehen die unspezifischen Wirkungen von Pharmaka, die chemisch oder physikalisch bedingt sind und ohne Rezeptor ablaufen, beispielsweise die Urinansäuerung mit Uralyt U® oder die Neutralisierung von Magensaft mit Antazida.

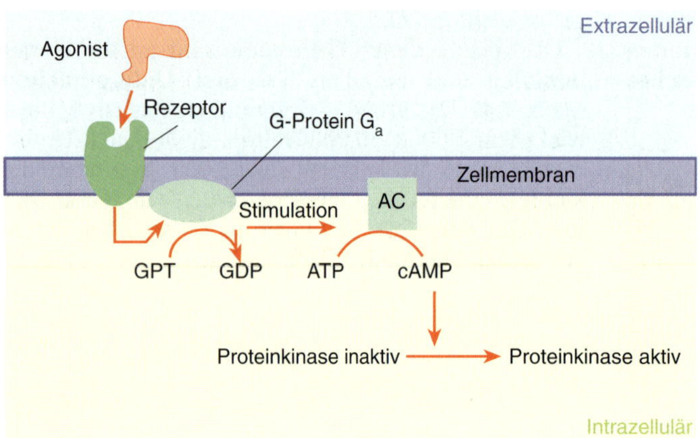

Abb. 1.5: Signaltransduktion eines stimulierenden Rezeptors mit G_a und Adenylatcyclase.

1.2 Dosis-Konzentrations-Wirkungs-Beziehung

1.2.1 Grundbegriffe

Affinität, Efficacy, Potency, Intrinsic Activity und Wirkungsstärke

Die **Affinität** ist ein Maß für die Bindungsstärke zwischen Agonist und Rezeptor.

Efficacy (**EC**) oder **Effektivdosis** (**ED**) ist die **maximal erreichbare Wirkungsstärke** eines Pharmakons. Entsprechend bezeichnet $Efficacy_{50}$ (EC_{50}) die Hälfte der maximalen Wirkung. Wenn man die Beziehung zwischen verabreichter Dosis und gemessener Wirkung eines Medikamentes in einem linearen oder logarithmischen Koordinatensystem darstellt, erhält man eine Kurve, aus der man die Efficacy entnehmen kann (100 % Wirkung, ☞ Abb. 1.6).

Merke!

Efficacy ist der höchste Wert auf der Ordinate der Dosis-Wirkungs-Kurve.

Der Begriff Efficacy wurde 1956 von Stephenson eingeführt, der damit die unterschiedliche Wirkungsstärke verschiedener Agonisten am gleichen Rezeptortyp beschrieb, auch wenn sie die gleiche Zahl von Rezeptoren besetzen. Agonisten mit hoher Efficacy erreichen bereits ihre maximale Wirkung, wenn sie nur einen relativ kleinen Teil der vorhandenen Rezeptoren besetzen. Agonisten mit geringer Efficacy können die Rezeptoren nicht in gleicher Stärke aktivieren wie Agonisten mit hoher Efficacy und sie können auch nicht die gleiche maximale Wirkung hervorrufen, auch wenn sie sämtliche Rezeptoren besetzen. Agonisten mit niederer Efficacy oder Effektivdosis agieren als **partielle** Agonisten.

Relative Efficacy: Stephenson schlug für die Efficacy ursprünglich eine numerische Definition vor. Hierbei wurde die Efficacy des reinen Antagonisten mit Null festgesetzt und der Agonist mit maximaler Wirkung mit Eins. Eine praktischere Methode, die Efficacy von Agonisten zu vergleichen, ist die Bestimmung der relativen Efficacy. Hierzu wird das Verhältnis der Rezeptorbelegung (Occupancy) der beiden Agonisten bestimmt, bei der beide Agonisten die gleiche Rezeptorantwort auslösen.

Potenz (Potency) ist ein Maß für die Wirkungspotenz eines Pharmakons. Gemessen wird die Konzentration des Pharmakons, bei der eine Wirkung auftritt. Ein Pharmakon mit hoher Potenz hat auch in geringer Konzentration eine starke Wirkung. Potency ist ein sehr vager Begriff, der durch zusätzliche Angaben erläutert werden muss. Für Agonisten gibt man meist EC_{50} (Exiting Concentration) oder IC_{50} (Inhibiting Concentration) an. EC_{50} ist die molare Konzentration des Agonisten, die 50 % der für diesen Agonisten maximal möglichen Reaktion auslöst. Entsprechend ist IC_{50} die molare Konzentration des Agonisten, die 50 % der maximal möglichen inhibitorischen Wirkung erzielt. Die Potency wird auf der Abszisse der Dosis-Wirkungs-Kurve abgelesen

Die **Intrinsic Activity** ist ebenfalls ein Maß für die Wirkungsstärke eines Agonisten, aber bezogen auf den Rezeptor. Ariens versuchte 1954, die Beziehung zwischen Rezeptorbelegung (Occupancy) und Gewebeantwort mathematisch zu erfassen. Je höher die Intrinsic Activity, desto stärker ist der Effekt des Transmitters (Agonisten) auf den Rezeptor. Für einen bestimmten Agonisten variiert die Intrinsic Activity von Gewebe zu Gewebe. Daher wurde der Begriff Intrinsic Activity weitgehend durch den empirischen Begriff Efficacy ersetzt. Mathematisch gefasst ist die Intrinsic Activity der Quotient aus **maximaler individueller Wirkung** (miW) auf einen Testagonisten und der **maximal möglichen Wirkung** (mmW) eines vollen Agonisten der gleichen pharmakologischen Klasse.

$$\textbf{Intrinsic Activity} = \frac{\text{miW}}{\text{mmW}}$$

Die **Wirkungsstärke** eines Pharmakons hängt von der verabreichten **Dosis** ab. Da man die Konzentration des Pharmakons am Rezeptor nicht direkt messen kann – was ideal wäre – muss man sich mit Hilfskonstruktionen begnügen und die verabreichte Men-

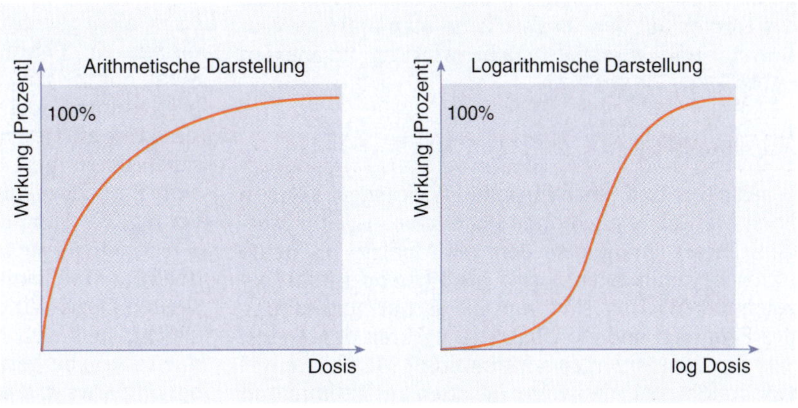

Abb. 1.6: Lineare Dosis-Wirkungs-Kurve und logarithmische Dosis-Wirkungs-Kurve. Bei der linken Kurve ist die Dosis auf der Abszisse arithmetisch aufgetragen, bei der rechten Kurve logarithmisch.

ge abwiegen. An die Stelle der Konzentration am Wirkort tritt also die verabreichte Dosis. Die Dosis wird in der Regel auf das Körpergewicht des Probanden bezogen.

Die **Dosis-Wirkungs-Kurve** erhält man, wenn man die verabreichte Dosis auf der Abszisse aufträgt und die prozentuale Wirkung auf der Ordinate. Wird die Dosis arithmetisch dargestellt, ergibt sich meist eine hyperbole Kurve mit schnellem Wirkungsanstieg und einer asymptotischen Annäherung ans Wirkungsmaximum. Trägt man dagegen die Dosis logarithmisch auf, dann ergibt sich eine S-förmige Kurve (Abb. 1.6), deren Wendepunkt bei 50 % liegt.

Der Dosis-Wirkungs-Kurve können die Affinität, die Intrinsic Activity und die Steilheit entnommen werden.

Dosis-Wirkungs-Beziehungen

Man unterscheidet grundsätzlich drei Arten von Dosis-Wirkungs-Beziehungen:

- **Alles-oder-nichts-Beziehung:** ab einer Schwellenkonzentration volle Wirkung mit Efficacy 100, darunter gar keine Wirkung
- **lineare Beziehung:** doppelte Dosis → doppelte Wirkung
- **logarithmische Beziehung:** je höher die Dosis, desto stärker die Wirkung auf den Organismus. Die logarithmische Dosis-Wirkungs-Beziehung tritt am häufigsten auf. Diese Beziehung ist nichtlinear; bei graphischer Darstellung ergibt sich eine Kurve, die sich dem Grenzwert 100 % nähert. Weitere Dosiserhöhung führt zu keiner Wirkungssteigerung. Die logarithmische Dosis-Wirkungs-Kurve hat einen Wendepunkt bei 50 %.

Die beiden wichtigsten Kriterien einer Dosis-Wirkungs-Kurve sind ihre **Steilheit** und ihre **Lage.** Therapeutisch unerwünscht sind steile Kurven, da das Medikament dann schlecht steuerbar ist. Zeichnet man die Wirkungskurven zweier Pharmaka ins gleiche Koordinatensystem ein, so kann man ihre Wirksamkeit direkt vergleichen, wenn beide Kurven die gleiche Steilheit aufweisen. Wenn nicht, können nur die Dosen miteinander verglichen werden. Sehr nützlich ist diese graphische Darstellung, wenn es darum geht, Wirkung und Nebenwirkung eines Medikaments zu vergleichen. An der verschiedenen Lage der Kurven auf der Abszisse kann man optimale Dosierung und minimale Nebenwirkung ausmessen (Abb. 1.7).

Placebo-Effekt

Wirkungen und unerwünschte Wirkungen können beim Menschen auch ohne Pharmaka ausgelöst werden. Dieses Phänomen, dem die Medizin bis heute ratlos gegenübersteht, wird als **Placebo-Effekt** bezeichnet. Wichtig sind nur die Erwartungshaltung des Patienten und die Überzeugungskraft des Arztes. Werden dem Patienten wirkungslose „Medikamente" verabreicht, beispielsweise Tabletten aus Talkum und

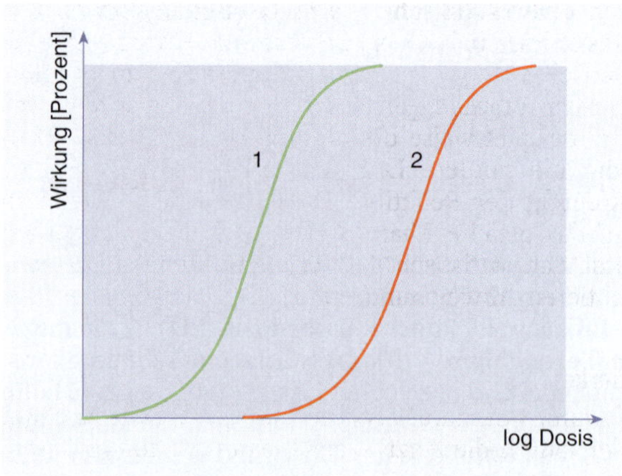

Abb. 1.7: Dosis-Wirkungs-Kurven von Wirkung und Nebenwirkung des gleichen Pharmakons. Kurve 1 zeigt die erwünschte Hauptwirkung und Kurve 2 die unerwünschte Nebenwirkung.

Zucker, und wird ihm ein Beipackzettel zum Lesen gegeben, der Nebenwirkungen auflistet, dann klagen viele Patienten über eben diese Nebenwirkungen wie Kopfschmerz, Herzklopfen, Schlafstörung etc. Umgekehrt lassen sich durch Placebos auch erwünschte Wirkungen ohne Wirkstoff hervorrufen, sogar eine Digitaliswirkung. Um den Placebo-Effekt zu eliminieren, werden Medikamente im **Doppelblindversuch** getestet, d. h., weder Arzt noch Patient kennen den Inhalt der verabreichten Tabletten oder Injektionen, nur der Versuchsleiter kennt ihn. Leider ist das Wort „Placebo-Effekt" in der Medizin schon fast zum Schimpfwort geworden – ganz zu Unrecht. Solange unser Wissen vom menschlichen Körper noch so unvollständig ist, muss jede Gelegenheit, dem Patienten zu helfen, ergriffen werden. Eine solche Möglichkeit ist der Placebo-Effekt. Der Erfolg eines Arztes hängt nicht von den Tabletten ab, die er verabreicht, sondern in großem Maße von seiner Persönlichkeit und seiner Überzeugungskraft („Wer heilt, hat recht").

Artspezifische und individuelle Unterschiede in der Empfindlichkeit

Es ist nicht gleichgültig, welchem biologischen Organismus ein Pharmakon appliziert wird. Es genügt nicht, nur die Wirkung pro kg Körpergewicht anzugeben, es muss auch der Empfänger genannt werden. Versuche an Tieren lassen sich nur begrenzt auf Menschen übertragen, da Tiere andere Enzymmuster haben. Eine Zyankalidosis, die einen Menschen tötet, verträgt ein Igel problemlos.

Jeder Organismus ist einzigartig und reagiert individuell auf Medikamente. Wenn man die individuell erstellten Dosis-Wirkungs-Kurven eines Kollektivs vergleicht, stellt sich heraus, dass einige wenige Individuen schon bei geringen Dosen reagieren, die meisten bei mittleren und wenige bei hohen Dosen. Es ergibt sich eine **Gauß'sche Normalverteilungskurve**. Die Dosis, die bei einer bestimmten Person die erwünschte Wirkung hervorruft, muss also ausprobiert werden. Voraussagen lassen sich nur statistische Dosen, beispielsweise die mittlere Wirkungsdosis ED_{50} oder die mittlere Letaldosis LD_{50} (☞ unten). Die Streuung der Reaktionen verschiedener Individuen auf das gleiche Pharmakon bei gleicher Dosierung lässt sich statistisch mit Hilfe der Varianz oder der mittleren Abweichung des Mittelwertes erfassen.

Merke!
Varianz = Summe Σ der Abweichungsquadrate dividiert durch die Anzahl der Messungen minus 1:

$$V = \frac{\Sigma x^2}{n - 1} = s^2$$

Die Dosis, bei der 50 % der getesteten Individuen eine Wirkung zeigen, bezeichnet man als **mittlere Wirkungsdosis ED_{50}** (ED steht für effektive Dosis). Die Dosis, bei der 50 % der Versuchskandidaten sterben, ist die **mittlere Letaldosis (LD_{50})**. Am gebräuchlichsten ist die ED_{50}.

Daneben werden noch verwendet:

- ED = empirisch ermittelte therapeutische Einzeldosis
- TD = empirisch ermittelte therapeutische Tagesdosis
- EMD = im DAB (Deutsches Arzneimittelbuch) festgelegte maximale Einzeldosis
- TMD = maximale Tagesdosis, ebenfalls im DAB festgelegt. Bedeutung hat TMD bei Betäubungsmitteln. Die Dosis kann vom Arzt jedoch bei therapeutischer Notwendigkeit überschritten werden.

Der Abstand zwischen therapeutisch wirksamer und letaler Dosis heißt **therapeutische Breite.** Gemessen wird der Abstand von Dosis-Wirkungs-Kurve und Dosis-Letalitäts-Kurve im gleichen Koordinatenkreuz. Dieser Wert ist aber nur brauchbar, wenn beide Kurven parallel verlaufen.

Eine gebräuchliche Maßzahl zur Charakterisierung der Sicherheit eines Pharmakons ist der **therapeutische Quotient:**

Merke!
Therapeutischer Quotient =
$\log LD_{50} - \log ED_{50} = \log LD_{50} : ED_{50}$

Den vereinfachten therapeutischen Quotienten erhält man aus

$$\frac{LD_{50}}{ED_{50}}$$

Merke!
Der therapeutische Quotient ist unbrauchbar, wenn die Dosis-Wirkungs-Kurve und die Dosis-Letalitäts-Kurve nicht parallel verlaufen.

Ein gebräuchliches Maß der therapeutischen Breite ist der **therapeutische Index** nach Brock. Hierunter versteht man den Quotienten aus LD_5 und ED_{95}.

Merke!

$$\text{Therapeutischer Index} = \frac{LD_5}{ED_{95}}$$

Der Kurvenverlauf bei LD_5 bzw. bei ED_{95} ist jedoch zu ungenau. Aufgrund der statistischen Ungenauigkeit wird deshalb der Quotient von LD_{25} und ED_{75} vorgezogen, weil er mehr Sicherheit bietet. Die therapeutische Sicherheit kann nur bei Kenntnis des gesamten Kurvenverlaufes abgeschätzt werden.

Merke!
Je größer der Quotient von LD_{25} und ED_{75}, desto größer die therapeutische Breite.

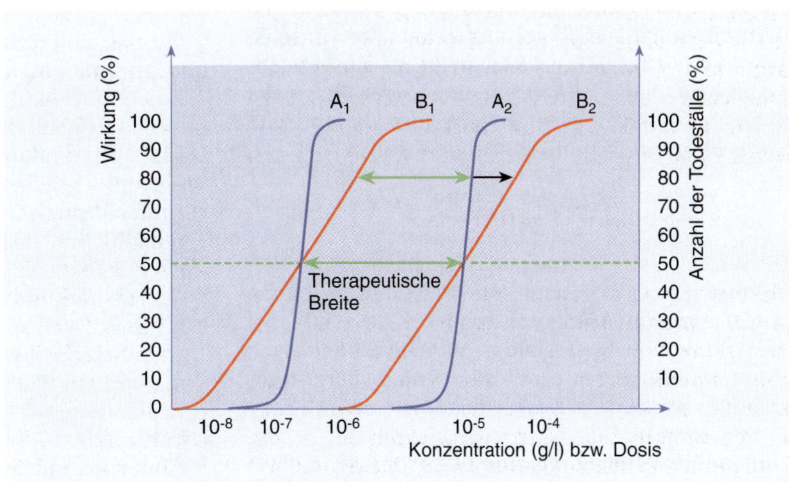

Abb. 1.8: Konzentrations-Wirkungs-Kurve und Konzentrations-Letalitäts-Kurven zweier verschiedener Pharmaka A und B. Wobei A_1 = Dosis-Wirkungs-Kurve von Substanz A und A_2 = Konzentrations-Letalitäts-Kurve der Substanz A. B_1 und B_2 analog.

Tab. 1.2 Therapeutischer Index.

Pharmakon	LD_{50}/ED_{50}	LD_{25}/ED_{75}	LD_{10}/ED_{90}
A	1 000	500	250
B	1 000	10	0,25

Um mit Substanz A eine 100 %ige Wirkung auszulösen, benötigt man eine Pharmakonkonzentration von 10^{-7} g/l (Abb. 1.8). Die minimale letale Dosis von Pharmakon A liegt bei etwa 10^{-5} g/l (Kurve A_2), d. h., der therapeutische Sicherheitsabstand für Substanz A beträgt zwei Zehnerpotenzen. Substanz B hat ihre maximale Wirkung bei 10^{-5} g/l (Kurve B_1). Dies entspricht jedoch bereits einer LD_{20} in Kurve B_2. Wenn man demnach einen maximalen „therapeutischen“ Effekt erzielen will, sterben bereits 20 % der Patienten! Bei B ist also der therapeutische Sicherheitsabstand zu gering.

Wichtig ist es, den gesamten Kurvenverlauf der Pharmaka zu kennen und nicht nur die ED_{50}, wie Tabelle 1.2 zeigt. In diesem Beispiel müsste man den Quotienten LD_{25}/ED_{75} wählen, da der Quotient LD_{50}/ED_{50} für die Substanzen A und B (☞ Abb. 1.8) denselben Wert ergibt und somit eine falsche Aussage liefert.

Bei klinischen Versuchen am Menschen kann man natürlich die therapeutische Breite nicht auf die Letalitätskurve beziehen, man wählt statt dessen die Dosis-Toxizitäts-Kurve, die durch das Auftreten gravierender Nebenwirkungen gekennzeichnet ist.

1.2.2 Beeinflussung von Konzentrations-Wirkungs-Beziehungen – Zusammenwirken mehrerer Pharmaka

Die Darstellung von Wirkung und Nebenwirkungen von Pharmaka bezieht sich im Allgemeinen auf definierte Einzelstoffe. In der Praxis liegen jedoch häufig Kombinationspräparate vor, also mehrere Verbindungen gleichzeitig, was völlig neue Wirkungen ergeben kann. Es können therapeutisch erwünschte Effekte auftreten, in der Regel aber treten unerwünschte Interaktionen auf. Formal kann man das Zusammenwirken bzw. Aufeinandertreffen mehrerer Pharmaka im Organismus einteilen in **pharmakodynamische** und in **pharmakokinetische Interaktionen**.

Pharmakodynamische Interaktionen

Die Wirkung der beteiligten Pharmaka kann sich abschwächen oder verstärken. Bei Abschwächung spricht man von **Antagonismus** (☞ Kap. 1.1.1), bei Verstärkung von **Synergismus** oder **Potenzierung.**

Man unterscheidet drei Arten von Synergismus: den additiven, den überadditiven und den funktionellen Synergismus.

- Ein **additiver Synergismus** liegt vor, wenn zwei Pharmaka A und B, die jedes für sich in einer bestimmten Dosis die Wirkungsstärke X haben, bei gemeinsamer Anwendung beide niedriger dosiert werden können und dennoch dieselbe Wirkung X erzielen. Dabei ist die Dosierung prozentual: A allein = 100 %, B allein = 100 %; dieselbe Wirkung ergibt A= 40 % + B = 60 % oder ein anderes Mischungsverhältnis.
- Von einem **überadditiven Synergismus** spricht man, wenn der Gesamteffekt größer ist als die Summe der Einzelwirkungen. Pharmakon A erreicht in einer bestimmten Dosierung die Wirkung X und Pharmakon B in einer bestimmten Dosierung ebenfalls die Wirkung X. Wenn nun 50 % A und 50 % B gegeben werden, oder ein anderes Verhältnis, das in der Summe 100 % ergibt, dann ist bei Vorliegen eines überadditiven Synergismus die Wirkung größer als X, d. h., die beiden Pharmaka haben sich gegenseitig verstärkt.
- Ein **funktioneller Synergismus** liegt vor, wenn die Wirkung eines Medikaments am Organ durch ein verändertes Milieu verstärkt wird, z. B. die Digitaliswirkung am Herzen durch einen erhöhten Kalziumspiegel.

Dementsprechend ist unter einem **funktionellen Antagonismus** eine Wirkungsabschwächung durch veränderte Umgebung zu verstehen. So vermindert beispielsweise ein erhöhter Kaliumspiegel die Wirkung von Digitalis.

Von **Potenzierung** spricht man, wenn ein ursprünglich wirkungsloses Medikament A durch gleichzeitige Gabe eines anderen Medikaments B plötzlich eine Wirkung entfaltet. Potenzierung wird auch synonym mit überadditivem Synergismus gebraucht.

Pharmakokinetische Interaktionen (☞ 2.8)

Toleranzentstehung und Tachyphylaxie

Unter **Toleranzentstehung** versteht man die Abschwächung der Wirkung eines Pharmakons bei mehrmaliger Gabe. Um die gleiche Wirkung wie beim ersten Mal zu erzielen, muss die Dosis erhöht werden. Toleranz kann also durchbrochen werden.

Formal unterscheidet man **pharmakokinetische** und **pharmakodynamische** Toleranz.

Eine **pharmakokinetische Toleranz** ist die Enzyminduktion durch Barbiturate oder Isoniazid.

Eine **pharmakodynamische Toleranz** kann verschiedene Ursachen haben:

- **Änderungen am Rezeptor oder an der Rezeptorenzahl:** Ein Beispiel sind übergewichtige Patienten mit Diabetes Typ II, bei denen trotz ausreichender Insulinproduktion der Blutzuckerspiegel zu hoch ist, weil die Insulinrezeptoren nicht ausreichend aktiviert werden können bzw. ihre Zahl vermindert ist. Beispiele für Pharmaka, die zu Down-Regulation und Tachyphylaxie führen, sind Glukokortikoide, β_2-Sympathomimetika und Opioide.
- **Änderung am Second Messenger:** Auch dem Rezeptor nachgeschaltete Systeme, wie der Second

Messenger, können die Ursache von Toleranzentstehung sein. So führt möglicherweise Morphin durch Beeinflussung des cAMP-Systems zu Toleranz.

- **Erschöpfung des SH-Gruppenpools**

Toleranzentwicklung ist in der Regel reversibel, wenn das Pharmakon eine Weile abgesetzt wird. Unter **Tachyphylaxie** versteht man einen schlagartigen Wirkungsverlust nach anfänglich guter Wirkung wenn das Medikament mehrmals kurz hintereinander gegeben wird. Auch Tachyphylaxie ist reversibel (Mechanismus, ☞ Kap. 3.3). Eine Dosiserhöhung hat keinen Effekt, da es sich nicht um eine Adaption handelt, sondern um die Erschöpfung eines Mechanismus, wie beispielsweise die Entleerung eines Transmitterspeichers.

2 Allgemeine Prinzipien der Pharmakokinetik

IMPP-Hits

- Aufnahme, Aktivierung und Bindung von Pharmaka
- Hydrolysereaktionen
- Phase-I-Stoffwechsel
- Elimination, Halbwertszeit, Kinetik
- Genetik, Enzyminduktoren

Lernziel!
Die Trennung des Kapitels Pharmakodynamik vom Kapitel Pharmakokinetik hat nur didaktische Gründe. Beide Kapitel zusammen bilden die Grundlage für das Verständnis, wie Pharmaka wirken. In diesem Abschnitt lernen Sie die Aufnahme von Pharmaka durch die Membran, ihre Applikation und Verteilung im Körper und die Faktoren, die Transport, Verteilung und Elimination beeinflussen oder bestimmen.

Merke!

Die Pharmakokinetik beschäftigt sich mit der Kinetik von Freisetzung, Resorption, Verteilung, Metabolisierung und Ausscheidung von Pharmaka oder anderen Stoffen.

Während die Pharmakodynamik die biologischen Wirkungen untersucht, erforscht die Pharmakokinetik die Gesetzmäßigkeiten der Konzentrationsverläufe von Pharmaka in den verschiedenen Körperkompartimenten. Die Pharmakokinetik versucht auf folgende Fragen Antwort zu geben:

Welche Beziehung besteht zwischen der zugeführten Wirkstoffmenge eines Pharmakons und seiner Konzentration im Plasma und in anderen Körperflüssigkeiten?

Wie ändert sich die Konzentration einer Wirkstoffmenge in den Körperflüssigkeiten?

Diese Änderungen werden mit **Invasionskinetik** und **Eliminationskinetik** beschrieben. Aus den Teilprozessen wird die Gesamtkinetik bestimmt.

Der Wirkung eines Arzneimittels liegt eine Reaktionskette zugrunde, die schematisch in Phasen eingeteilt werden kann (Abb. 2.1).

2.1 Permeation durch Membranen

Wenn sich ein appliziertes Pharmakon auf die Kompartimente verteilt hat, gelangt es an den eigentlichen Wirkungsort, die Zellmembran. Wegen ihrer Wichtigkeit für alle Kompartimente oder Stoffwechselräume wird daher zunächst Aufbau und Funktion der Elementarmembran dargestellt.

Die **Elementar- oder Einheitsmembran** (Unit Membrane) ist bei allen Zellen im Tier- und Pflanzenreich ziemlich gleichartig aufgebaut (Abb. 2.2). Sie ist 80–100 Å dick und setzt sich aus Lipiden, Proteinen und Polysacchariden zusammen. Die Membran besteht aus zwei Lipidfilmen mit einer Vielzahl verschiedener Lipide, wobei Cholesterin den Hauptanteil stellt. Die Zusammensetzung der Phospholipide an Außen- und Innenseite unterscheidet sich, so dass die Elementarmembran asymmetrisch ist. In die Lipiddoppelschicht sind zu beiden Seiten Proteine aufgelagert bzw. eingelagert. Diese Proteine binden Wasser und sorgen dafür, dass die lipophile Elementarmembran nicht wasserabstoßend wirkt. Einige Proteine erfüllen eine Transportfunktion und reichen durch beide Lipidschichten hindurch. Zusätzlich sind an den Außenschichten der Membran Glykoproteine, Glykolipide und Polysaccharide angelagert. Sie werden in ihrer Gesamtheit als Glykokalix bezeichnet und sind für die antigenen Eigenschaften der Zellmembran verantwortlich, die Außen- und Innenseite unterscheidet.

Die Elementarmembran ist selektiv-permeabel und stellt eine **Diffusionsbarriere** dar.

Merke!

Asymmetrie, Semipermeabilität, Potenzialdifferenz und Carrierproteine sind das Substrat der verschiedenen Transportmechanismen, über die die Zellmembran verfügt.

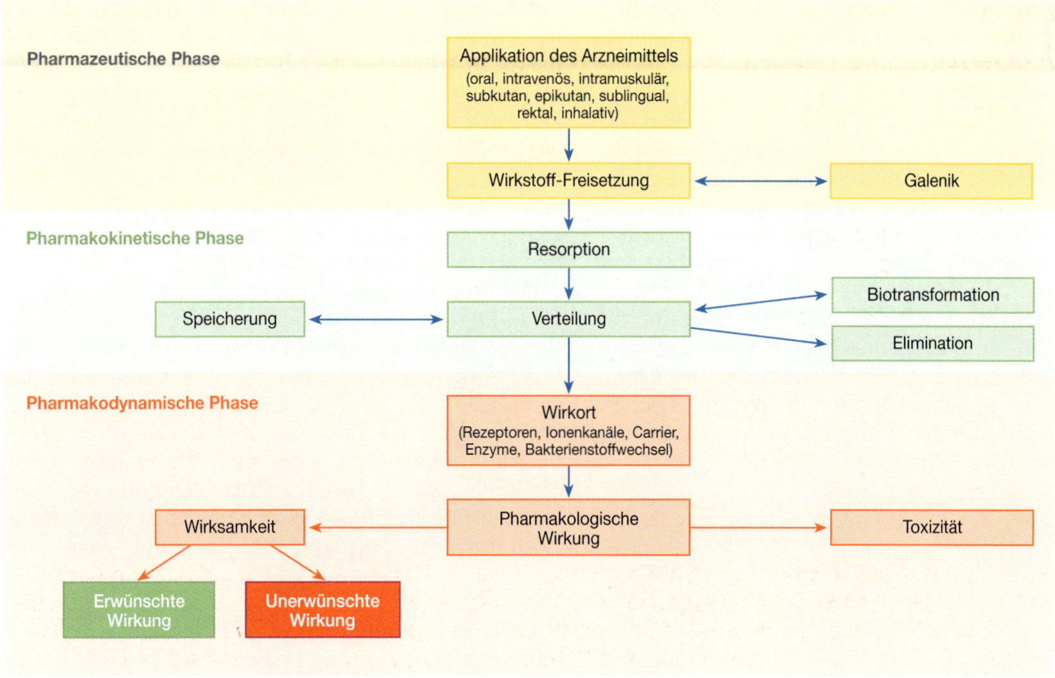

Abb. 2.1: Schematische Reaktionskette der Arzneimittelwirkung.

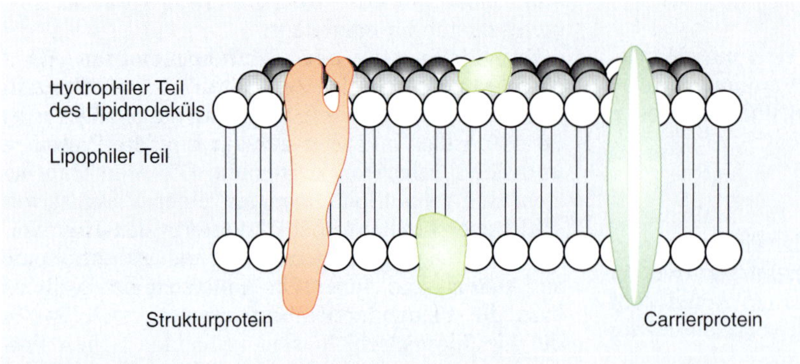

Abb. 2.2: Schematischer Aufbau der Elementarmembran.

Pharmaka können auf unterschiedliche Weise die Einheitsmembran passieren. Die wichtigsten Mechanismen sind:

- freie Diffusion
- erleichterte Diffusion
- Filtration
- Endo- bzw. Exozytose
- aktiver Transport.

Bei der **freien Diffusion** verteilt sich eine gelöste Substanz entlang des Konzentrationsgradienten im Lösungsmittel, d. h., sie wandert vom Ort höherer Konzentration zu Orten niedrigerer Konzentration. Die Energie dafür stammt aus der Brownschen Molekularbewegung, also aus Umgebungswärme. Es ist keine Energiezufuhr aus chemischen Reaktionen nötig. Für die meisten lipophilen Moleküle stellt die Elementarmembran kein Diffusionshindernis dar, sie „lösen" sich in der Lipidschicht der Zellmembran und dringen so in die Zelle ein. Eine Diffusion entgegen dem Konzentrationsgradienten ist nicht möglich. Bei therapeutischer Konzentration eines Pharmakons tritt keine kompetitive Hemmung auf. Hydrophile kleine Moleküle diffundieren durch Membranporen entlang dem Konzentrationsgradienten.

Bei der **erleichterten Diffusion** werden Ionen, die aufgrund ihrer Ladung nicht allein in die Zellen diffundieren können, von einem lipophilen Carriermolekül „huckepack" genommen und mit ihm durch die selektiv-permeable Membran transportiert. Auch diese Transportart ist nicht endotherm, erfordert also keine chemische Energiezufuhr. Energielieferant ist die Brownsche Molekularbewegung (Wärme).

Bei der **Filtration** wandert das Lösungsmittel zusammen mit den gelösten, hydrophilen Teilchen durch die Membran. Ausgelöst wird die Bewegung durch einen verschieden hohen hydrostatischen Druck oder durch einen osmotischen Gradienten (z. B. glomeruläre Filtration).

Merke!
Die Einschleusung von Flüssigkeit oder Teilchen in die Zelle unter Energieaufwand nennt man **Endozytose.**

Handelt es sich um Flüssigkeit, spricht man von **Pinozytose.** Die Aufnahme von Feststoffen wird als **Phagozytose** bezeichnet. Hierbei stülpt sich ein Teil der Zellmembran nach innen und umschließt den zu transportierenden Stoff. Dann wird ein Bläschen abgeschnürt und das Vesikel ins Zellinnere transportiert. Die Endozytose kann mit oder ohne Vermittlung von Rezeptoren ablaufen. Ist ein Rezeptor beteiligt, verläuft die Aufnahme unabhängig vom Konzentrationsgradienten. Die Exozytose ist die Umkehrung der Endozytose.

Unter **aktivem Transport** versteht man die Permeation von Pharmaka und anderen Stoffen durch die Membran, unabhängig von den Konzentrationsverhältnissen und den Eigenschaften der Elementarmembran. Voraussetzung für einen aktiven Transport ist, dass die Substanz eine Affinität zum Transportsystem besitzt. Bei Pharmaka ist aktiver Transport eher selten. Ein wichtiger Carrier ist die Na^+/K^+-ATPase, ein Enzymkomplex, der durch die Membran reicht und Natriumionen aus der Zelle und Kaliumionen in die Zelle schafft. Auch Aminosäuren, basische Polypeptide und Eisen werden mit Hilfe von **Carriern** in die Zelle geschleust. Es gibt Medikamente, die solche Carrier benutzen, weil sie eine strukturelle Ähnlichkeit mit dem normalerweise vom Carrier transportierten Stoff besitzen, wie beispielsweise Dopa und Aminosäuren sowie Gentamycin und Polypeptide. Der aktive Transport erfolgt unter Energieaufwand. Die Energie wird möglicherweise durch Kopplung mit der Na^+/K^+-ATPase bereitgestellt.

Der **Verteilungskoeffizient** ist eine Kennzahl zur Charakterisierung der hydrophilen (polaren) und der lipophilen (apolaren) Eigenschaften eines Stoffes. Der Verteilungskoeffizient wird experimentell bestimmt, in dem man Wasser und ein wasserunlösliches organisches Lösungsmittel (Octanol) in einen Schütteltrichter gibt und das Pharmakon durch Schütteln darin verteilt. Anschließend wird die Konzentration der Untersuchungssubstanz in beiden Lösungsmitteln gemessen.

$$\text{Verteilungskoeffizient} = \frac{C_{\text{Stoff in Octanol}}}{C_{\text{Stoff in Wasser}}}$$

Formel 2.1

Je hydrophiler eine Verbindung, desto kleiner ist der Verteilungskoeffizient.

2.2 Aufnahme von Pharmaka

Vor der Aufnahme ins Blut oder in Körperkompartimente (☞ Kap. 2.3) muss ein Pharmakon Barrieren überwinden, die den Körper von seiner Umgebung abgrenzen. In erster Linie sind das die Haut und die Schleimhäute von Mund, Lunge und Darm.

Die **Bioverfügbarkeit** ist ein Maß, das angibt, welcher Anteil eines nicht intravenös verabreichten Pharmakons im Kreislauf ankommt und Wirkungen entfaltet.

Merke!
Die Bioverfügbarkeit gibt an, in welchem Ausmaß und in welcher Geschwindigkeit der Wirkstoff an seinem Wirkort ankommt.

Definitionsgemäß hat ein intravenös appliziertes Pharmakon eine Bioverfügbarkeit von 100 %. Die Bioverfügbarkeit wird bestimmt, indem der Wirkstoff intravenös injiziert wird und eine Plasmaspiegelkurve erstellt wird. Hierbei wird die Plasmakonzentration auf der Ordinate und die Zeit auf der Abszisse aufgetragen. Dann wird der gleiche Wirkstoff nicht parenteral gegeben, sondern beispielsweise oral, und wieder eine Plasmaspiegelkurve gezeichnet. Die beiden Flächen unter den Kurven werden ausgemessen und der Quotient der Flächen gebildet. Dieser Quotient ist die Bioverfügbarkeit des Wirkstoffs.

Mit Hilfe der **relativen Bioverfügbarkeit** lassen sich verschiedene Darreichungsformen des gleichen Wirkstoffs vergleichen (Tablette, Suppositorium, Retardtablette).

Faktoren, die die Bioverfügbarkeit eines Pharmakons bei oraler Gabe vermindern können, sind:
- unvollständige Auflösung des Pharmakons, beispielsweise im Magen
- geringe Lipophilie
- Wirkungsverlust durch den First-Pass-Effekt.

D/L-Konfiguration, Racemat

Kohlenstoffatome, die 4 verschiedene Substituenten enthalten, sind der Sitz einer spiegelsymmetrischen Molekülasymmetrie und können in der L-Konfiguration (L = links) oder der D-Konfiguration (D = dexter = rechts) vorliegen. Auch Verbindungen mit N, S oder P als Zentralatom können als Asymmetriezentrum fungieren und in L- oder D-Form vorliegen. Solche Verbindungen sind optisch aktiv, d.h., sie drehen polarisiertes Licht nach rechts (+) oder nach links (-). Physiologische Verbindungen wie Aminosäuren oder Milchsäure liegen in der L-Form vor, und auch Enzyme sind auf diese Konfiguration spezialisiert. Bei der Synthese optisch aktiver Pharmaka erhält man immer ein Gemisch aus 50 % L-Konfiguration und 50 % D-Konfiguration. Diese Mischung wird als Racemat bezeichnet. Die selektive Synthese einer Konfiguration ist sehr aufwendig und teuer, weshalb auch optisch aktive Pharmaka in der Regel als Racemat verabreicht werden. Das hat Auswirkungen auf die Dosierung. So ist beispielsweise L-Hyoscyamin 100-mal wirksamer als D-Hyoscyamin. Atropin ist ein Racemat aus L- und D-Hyoscyamin. Um die gleiche Wirkung wie 0,5 mg L-Hyoscyamin zu erzielen benötigt man also die doppelte Dosis Atropin (1,0 mg).

Metabolische Aktivierung

Eine Reihe von Pharmaka wird erst nach einer Biotransformation wirksam. Solche Verbindungen bezeichnet man als Prodrug. Beispiele sind: Omeprazol, Enalapril, α-Methyldopa, Cyclophosphamid und Sulfasalazin.

2.2.1 Applikationsarten von Pharmaka

Intravenös (i.v.)

Die intravenöse Applikation ist durch einen raschen Wirkungseintritt bei raschem Wirkungsabfall charakterisiert. Immer wenn rasches Handeln erforderlich ist (Lungenödem) oder eine enterale Gabe nicht möglich ist (Gastroenteritis), werden Medikamente i.v. verabreicht. Die meisten Medikamente müssen langsam injiziert werden, um unerwünschte Nebenwirkungen zu vermeiden. Bei langsamer Injektion werden auch lokal reizende Pharmaka wie Metamizol oder Kalzium rasch verdünnt und gut vertragen. Ölige Lösungen dürfen nie intravenös gespritzt werden, da sie zu Embolien führen können. Parenterale Medikamente müssen blutisoton sein.

Intramuskulär (i.m.)

Die Resorption ist abhängig von der Muskeldurchblutung. Daher dürfen Medikamente im Schock nie intramuskulär gespritzt werden, weil sie nicht verteilt werden. Da bei intramuskulärer Applikation das Pharmakon erst zum Blut- oder Lymphgefäß diffundieren muss, tritt die Wirkung später als bei intravenöser Applikation ein und hält länger an. **Depotpräparate** wie Primobolan® (Anabolikum), Gynodian® (Östrogen) oder Imap® (Neuroleptikum) können nur intramuskulär verabreicht werden und wirken wochenlang. Meist wird in den M. gluteus medius injiziert. Bei bestimmten Impfungen empfiehlt es sich, in den M. deltoideus zu injizieren, da bei versehentlicher subkutaner Injektion bis zu 40 % Impfversager auftreten (Hepatitis-B-Impfung). Falsche Technik oder lokal reizende Medikamente wie Phenylbutazon können zu Abszessen und Nekrosen führen.

Subkutan/intrakutan (s.c./i.c.)

Die Resorption und die Verteilung nach sub- oder intrakutaner Applikation erfolgen langsamer als bei intramuskulärer Anwendung und sind stark von der lokalen Durchblutung abhängig. Indikationen für subkutane Applikation sind bestimmte Impfungen wie Cholera oder die BSG-Impfung sowie die Heparinprophylaxe. Die intrakutane (i.c.) Injektion wird bei der Desensibilisierung angewandt.

Merke!
Die Resorptionsgeschwindigkeiten bei den verschiedenen Arten der Injektion sind: s.c. < i.m. < i.v.

Intraarteriell (i.a.)

Die intraarterielle Injektion wird selten angewendet. Indikationen sind Vasodilatatoren wie Buflomedil (Bufedil®) oder Röntgenkontrastmittel. Die Verdünnung nach intraarterieller Applikation ist langsamer als nach intravenöser Injektion. Die versehentliche intraarterielle Applikation von lokal reizenden Medikamenten wie Barbituraten oder Diazepam kann zu Nekrosen und Thrombosen führen.

Seltene Injektionsarten

Die intraperitoneale Applikation ist vergleichbar mit der intramuskulären Injektion im Hinblick auf die Geschwindigkeit von Resorption und Verteilung.

Die intrakardiale Injektion wird bei Herzstillstand angewandt. Injiziert wird meist Lidocain.

Oral und rektal

Der Gastrointestinaltrakt hat von der Mundhöhle bis zum Rektum die Resorptionseigenschaften einer Lipidmembran. Es werden hauptsächlich kleinmolekulare, lipophile Stoffe resorbiert. Die Schnelligkeit und das Ausmaß der Resorption eines Pharmakons werden von der Lösungsgeschwindigkeit der Substanz, der Geschwindigkeit der Magen-Darm-Passage sowie vom Inhalt, von der Füllungsmenge und dem pH des Magen-Darm-Traktes bestimmt.

Um resorbiert zu werden, muss ein Pharmakon gelöst vorliegen. Die **Lösungsgeschwindigkeit** des Pharmakons bestimmt daher die Resorptionsgeschwindigkeit. Die Löslichkeit hängt von den Eigenschaften der Substanz (z. B. Größe) und der Arzneiform (z. B. Überzug) ab.

Nahrungsaufnahme wirkt sich durch Verzögerung der Magenentleerung hemmend auf die Resorption aus. Der **Mageninhalt** bestimmt die Resorption. Fett verlangsamt die Resorption hydrophiler Substanzen. Kalzium-, Eisen- und Aluminiumsalze können mit Pharmaka wie Tetracyclin Komplexe bilden und die Resorption vermindern.

Eine schnelle **Magen-Darm-Passage** führt zu einer geringen Resorption, insbesondere dann, wenn der resorbierende Magen-Darm-Abschnitt kurz ist. Bei Durchfall haben die meisten oral verabreichten Medikamente nur eine geringe Wirkung. Die Resorption wird vom Magen-Darm-pH beeinflusst. Basische Stoffe werden im Magen schlecht, saure Substanzen hingegen gut resorbiert.

Säuren und Basen werden besser resorbiert, wenn sie in **undissoziierter,** unpolarer Form vorliegen. In saurem Milieu sind schwache Säuren undissoziiert und Basen dissoziiert, in basischem Milieu ist es umgekehrt. Basen werden daher bevorzugt in unteren Darmabschnitten resorbiert, da hier ein leicht alkalisches Milieu herrscht. Die Resorption bestimmter Stoffe wie Vitamin K und Cholecalciferol ist an die Anwesenheit von Gallensaft gebunden.

Eine rektale Applikation von Medikamenten ist beispielsweise bei Erbrechen oder bei schlecht magenverträglichen Medikamenten indiziert.

Merke!
Amine sind polare Gruppen, quartäre Ammoniumverbindungen sind hydrophile Ionen.

Bukkal, nasal und transdermal

Haut und Schleimhäute begünstigen die Resorption lipophiler Stoffe. Substanzen, die sowohl lipophile als auch hydrophile Gruppen tragen, werden besser aufgenommen als rein lipophile oder rein hydrophile Stoffe. Lipophile Pharmaka werden transdermal besser resorbiert, wenn sie mit einer hydrophilen Salbengrundlage gemischt werden und umgekehrt. Mit Rubefacientien, d. h. Pharmaka, die die Hautdurchblutung erhöhen (Benzylnicotinat), lässt sich die Resorption weiter verbessern. Auch **Keratolytika** (Salicylsäure, Harnstoff) erleichtern den Hautdurchtritt. Ferner steigern Schleppersubstanzen wie **Dimethylsulfoxid** (DMSO), das sehr gute Lösungsmitteleigenschaften für polare und unpolare Stoffe hat, die Resorption. Als Grundlage für Salben und Cremes werden meist Pflanzenöle (Avocado, Erdnuss), Paraffin (Vaseline), Azulen, Eucerin, Kolloide und Polyäthylenglykole verwendet, um die Resorption zu verbessern.

Eine Reihe von Medikamenten wie Östrogene, Testosteron, Scopolamin, Fentanyl, Glyceroltrinitrat und Nikotin werden als Hautpflaster (Membranpflaster) oder **transdermale Systeme** angeboten. Aus einer auf die Haut geklebten Matrix wird der Wirkstoff im Verlauf von Stunden oder Tagen freigesetzt.

Eine gute Resorption über die Mundschleimhaut haben Nitrate und Kokain. Das Proteinhormon ADH wird als Nasenspray (Minirin®) verabreicht, da Proteine im Magen denaturiert werden. Auch α-Sympathomimetika werden als Nasenspray angeboten.

Die Vaginalschleimhaut besitzt ähnliche Resorptionseigenschaften wie die Rektumschleimhaut.

Die Blasenschleimhaut spielt therapeutisch keine Rolle, hat aber gute Resorptionseigenschaften. So werden in die Blase instillierte Lokalanästhetika resorbiert und können Herzrhythmusstörungen verursachen.

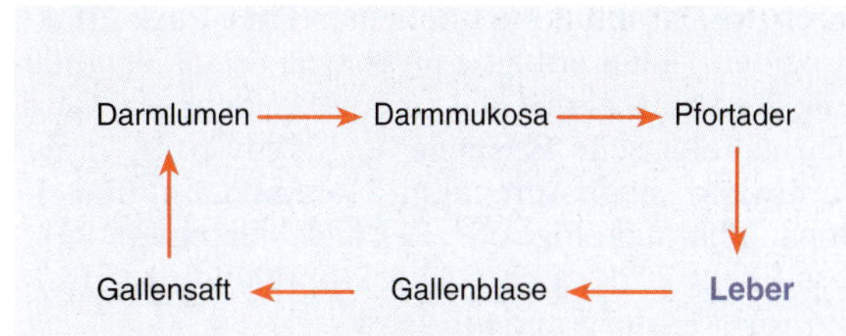

Abb. 2.3: Enterohepatischer Kreislauf (☞ Abb. 2.4).

Pulmonal

Werden Stäube, Aerosole, Dämpfe und Gase eingeatmet, dann beobachtet man eine rasche Resorption ab der Bronchialschleimhaut und den Alveolen. Der Wirkungseintritt ist fast so rasch wie bei intravenöser Applikation. Lipophile Stoffe werden dabei besser resorbiert als hydrophile. Gase und Dämpfe sind einfach zu applizieren und verteilen sich in der Lunge durch Diffusion nach dem Fickschen Gesetz. Therapeutisch verwendete Gase sind Inhalationsnarkotika wie Lachgas oder Halothan®. Bedeutung haben auch Giftgase wie Schwefelwasserstoff (H_2S), Phosgen ($COCl_2$) oder Lösungsmitteldämpfe (☞ Kap. 52.8).

Aerosole sind Gemische aus Tröpfchen und Gas und spielen eine große Rolle in der Asthmatherapie. So werden β-Sympathomimetika und Glukokortikoide als Aerosolsprays angeboten. Optimale Resorptionsbedingungen liegen bei einer Teilchengröße $< 2\ \mu m$ vor. Will man hingegen eine Laryngitis mit einem Aerosol behandeln, sind die Tröpfchen oder Teilchen größer zu belassen ($> 100\ \mu m$), damit sie im Mund-Rachen-Raum hängen bleiben. Mikronisierte Stäube finden ebenfalls in der Asthmatherapie Anwendung. So können Cromoglycin und Glukokortikoide in Form eines feinen Pulvers mit Hilfe eines Inhalers inhaliert werden.

2.2.2 First-Pass-Effekt und enterohepatischer Kreislauf

Erreicht ein Pharmakon nach der Resorption den Pfortaderkreislauf, wird es direkt zur Leber transportiert (Abb. 2.3). In der Leber wird es biotransformiert oder es wird von dort über den Gallesaft wieder in den Darm abgegeben (Abb. 2.4). In beiden Fällen sinkt die zur Verfügung stehende Wirkstoffmenge teilweise erheblich ab. Diesen Wirkungsverlust beim ersten „Leberdurchgang" oder beim Durchtritt

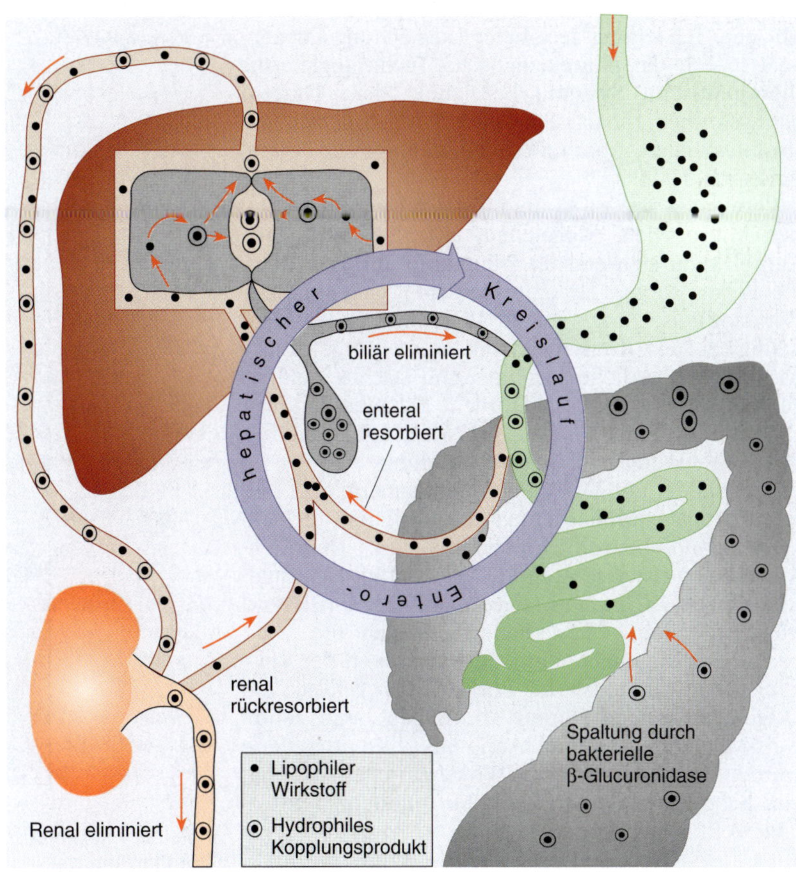

Abb. 2.4: Ausscheidungsorgane und enterohepatischer Kreislauf.

durch die Darmmukosa nennt man **First-Pass-Effekt.** In beiden Fällen erfolgt eine enzymatische Veränderung des Pharmakons, die bis zu 95 % betragen kann. Pharmakologische Beispiele für Inaktivierung in der Darmwand sind Adrenalin, Noradrenalin und L-Dopa. Pharmakologische Beispiele für einen First-Pass-Effekt in der Leber sind Propranolol, Lidocain und trizyklische Antidepressiva.

Pharmaka werden in der Regel im Magen oder im oberen Dünndarm resorbiert. Das Rektum ist nicht ans Pfortadersystem angeschlossen, deshalb kann man durch rektale Applikation den First-Pass-Effekt vermeiden. Auch sublinguale oder parenterale Gabe eines Medikaments umgeht den First-Pass-Effekt.

Der **First-Pass-Effekt** ist interindividuell und intraindividuell verschieden und starken Schwankungen unterworfen. Bei Lebererkrankungen mit verminderter Leberfunktion ist der First-Pass-Effekt vermindert und die Bioverfügbarkeit erhöht.

Merke!
Durch rektale, sublinguale oder intravenöse Gaben kann der First-Pass-Effekt umgangen werden.

2.2.3 Galenik von Pharmaka

Eine Verbindung wird erst in der geeigneten resorbierbaren Darreichungsform zum Pharmakon. Die Darreichungsform bezeichnet man auch als **Galenik.** Mit der Herstellung geeigneter Darreichungsformen befasst sich die pharmazeutische Technologie. Als **therapeutische Systeme** bezeichnet man Darreichungsformen, die das Pharmakon in definierten gastrointestinalen Abschnitten zu definierten Zeiten freisetzen.

Verwendet werden säureunlösliche Kapseln, in denen Mikropellets (Kügelchen) enthalten sind. Die Kapsel kann sich erst im Dünndarm auflösen, und die Pellets sorgen für eine langsame, gleichmäßige Wirkstofffreisetzung. Solche Retardformen werden häufig bei Herz-Kreislauf-Medikamenten angewandt, da hier ein plötzliches Anfluten und rasches Abklingen der Wirkung lebensgefährliche Schäden verursachen könnte. Auch Dragees und Matrixtabletten finden als Retarddarreichung Verwendung.

Der Handel mit gefälschten Medikamenten ist ein internationaler Milliardenmarkt und nimmt auch in Deutschland bedrohliche Formen an. Betroffen waren beispielsweise Atenolol (Heumann), Berodual (Boehringer), Ciprobay (Bayer) und Zerit (Bristol-Meyers Squibb). Meist handelt es sich um Umpackungen originaler Wirkstoffe, aber auch der Verkauf illegal synthetisierter Wirkstoffe in gefälschten Originalpackungen nimmt zu. Beliebt sind teure Aids-Medikamente und Antibiotika. In Brasilien wurden Kontrazeptiva ohne Wirkstoff in der Packung von Schering verkauft, woraufhin hunderte Frauen ungewollt schwanger wurden.

Merke!
Bei Auftreten unerwarteter Nebenwirkungen oder bei Wirkungslosigkeit eines Medikaments muss auch an Fälschungen gedacht werden.

2.3 Bindung und Verteilung von Pharmaka

Nach der Resorption verteilt sich das Pharmakon in den verschiedenen Stoffwechselräumen des Organismus, den so genannten **Kompartimenten,** wobei unter Verteilung ein reversibler Substanztransport verstanden wird. Sowohl der Gesamtorganismus als auch die Zelle sind durch Membranen unterschiedlicher Durchlässigkeit unterteilt. Wichtige Körperkompartimente sind (Abb. 2.5):
- Erythrozyten und Plasma
- Blut und interstitielle Flüssigkeit
- Blut und Liquor
- Blut und Muttermilch
- interstitielle Flüssigkeit und intrazelluläre Flüssigkeit
- intravasales Kompartiment.

Die Pharmakokinetik bildet aus den Kompartimenten Modelle, mit deren Hilfe Aufnahme, Verteilung und Elimination simuliert werden können.

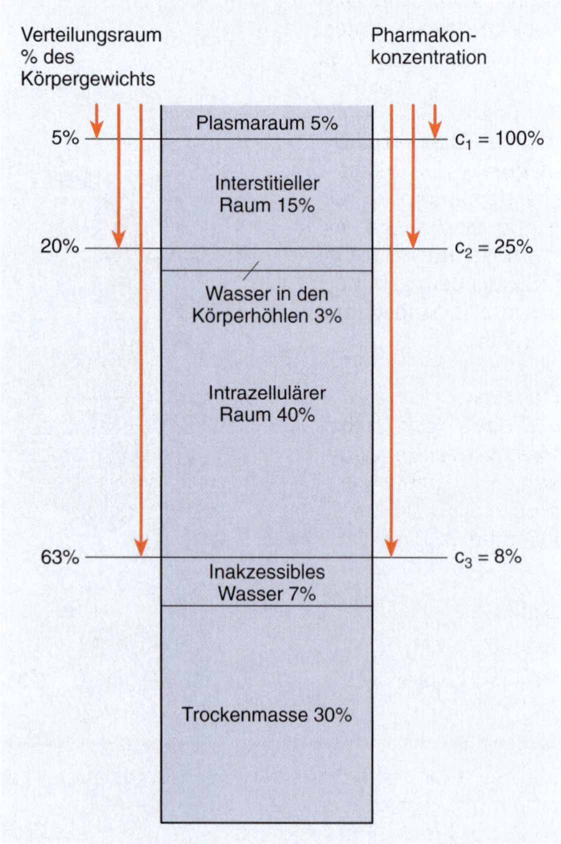

Abb. 2.5: Schematische Darstellung wichtiger Körperkompartimente.

Merke!
Unter Verteilung versteht man den Wechsel eines Pharmakons von einem Kompartiment zu anderen Kompartimenten.

Die Verteilung einer Substanz hängt von einer Reihe von Faktoren ab, von denen die wichtigsten sind:
- Plasmaeiweißbindung
- Gewebsproteinbindung
- Blutumverteilung und Organdurchblutung
- Molekülgröße
- pH-Differenz von Gewebe und Plasma
- Nernst-Verteilungskoeffizient α für Öl/Wasser.

Unter dem Verteilungsvolumen V versteht man die Größe des Raumes, in dem sich eine Substanz verteilt, wobei zur Vereinfachung unterstellt wird, dass der gesamte Organismus sich wie ein Verteilungsraum verhält (Einkompartiment-Modell). Bei rascher i.v.-Injektion einer Substanz entspricht der Verteilungsraum dem Quotienten aus Dosis D und der (fiktiven) Anfangskonzentration C_0 (☞ Kap. 2.7).

Plasmaeiweißbindung

Die Bindung von Pharmaka an Proteine erfolgt unspezifisch und meist reversibel über Ionenbindung, van-der-Waal-Kräfte oder Wasserstoffbrücken. Die Bindung und die Dissoziation des Protein-Pharmakon-Komplexes unterliegt dem Massenwirkungsgesetz und zeigt eine Sättigungskinetik, d. h., je mehr Wirkstoff in die Blutbahn gelangt, desto geringer ist der prozentuale Anteil von eiweißgebundenem Pharmakon. Das Verhältnis von $\text{Pharmakon}_{\text{frei}}$ zu $\text{Pharmakon}_{\text{gebunden}}$ bleibt ziemlich konstant. Verringert sich der Anteil des freien Pharmakons durch Elimination oder Bindung an Rezeptoren, werden zur Wiederherstellung des Gleichgewichts Pharmakonmoleküle aus dem gebundenen Anteil durch Dissoziation freigesetzt. Sind mehrere Pharmaka gleichzeitig in der Blutbahn vorhanden, kann es zu einem **Antagonismus** (☞ Kap. 1.1.1) am Plasmaeiweiß kommen: Das Pharmakon mit der stärkeren Affinität verdrängt das mit der schwächeren Affinität aus der Plasmaeiweißbindung. Diese Arzneimittelinteraktion kann therapeutische Konsequenzen haben. Phenylbutazon beispielsweise verdrängt Phenprocoumon (Marcumar®) aus der Plasmaeiweißbindung.

Merke!
Bei Verdrängung von Marcumar® aus der Plasmaeiweißbindung fällt der Quickwert ab, und die Marcumar®-Dosis muss gesenkt werden.

Pharmakologisch wirksam sind nur die freien, nicht an Eiweiß gebundenen Pharmaka.

Das für die Bindung von Pharmaka wichtigste Plasmaeiweiß ist das **Albumin** (Normwert 4,6 g/dl). Die Eiweißkonzentration bestimmt das Ausmaß der Proteinbindung. Beim **nephrotischen Syndrom** und bei anderen Erkrankungen ist die Plasmaeiweißmenge erniedrigt.

Merke!
Wenig Eiweiß – viel freies Pharmakon.

Der Pharmakon-Protein-Komplex kann die Blutbahn nicht verlassen. An Eiweiß gebundene Pharmaka sind unwirksam und werden nicht metabolisiert. Plasmaeiweißbindung verhindert Hämodialysierbarkeit und glomeruläre Filtration eines Pharmakons. Je lipophiler ein Pharmakon, desto höher ist die Plasmaeiweißbindung. Die Bindungsstellen an Plasmaproteinen können von einigen Pharmaka bereits bei therapeutischer Konzentration gesättigt werden.

Gewebsproteinbindung

Außerhalb der Blutbahn binden sich Pharmaka an Gewebsproteine. Die Bildung und die Dissoziation des Pharmakon-Gewebsprotein-Komplexes verlaufen wie bei der Plasmaeiweißbindung. Die Aufnahme und die Speicherung eines Pharmakons verlaufen aber träger als bei der Plasmaeiweißbindung, da sie von der Durchblutungsstärke der Organe abhängen.

Blutumverteilung

Die Verteilung eines in der Blutbahn befindlichen Medikaments zwischen Plasma und Interstitium erfolgt in Minutenschnelle, egal ob das Pharmakon polar oder unpolar ist.

Die lokal unterschiedliche Durchblutungsstärke ist für die Anreicherung von Pharmaka und für die Bindung an Gewebsproteine mitbestimmend (Tab. 2.1). Nach intravenöser Gabe eines Pharmakons reichert es sich zunächst in den am stärksten durchbluteten Organen an und wird dann in weniger gut durchblutete Organe umverteilt.

Ein wichtiges Beispiel für die Abhängigkeit der Wirkungsdauer von der Durchblutungsgröße ist die so genannte **Rückverteilung** bei Barbituraten und anderen Narkosemitteln. Man versteht darunter einen charakteristischen Konzentrationsverlauf des Pharmakons. Thiopental ist ein Barbiturat kurzer Wirkungsdauer, das für Narkosen verwendet wird. Nach der intravenösen Injektion steigt der Thiopentalspiegel im ZNS schnell an, da das Pharmakon lipophil und das Gehirn immer besser durchblutet ist als Fett- oder Muskelgewebe. Die Narkose setzt sofort ein. Die schlechter durchbluteten Muskeln und das Fettgewebe beginnen langsam, Thiopental zu binden. Der Blutspiegel sinkt und Thiopental diffundiert aus dem Hirn ins Blut. Sinkt die Thiopentalkonzentration im Gehirn unter einen bestimmten Schwellenwert, dann lässt die Narkose nach. Da sich das Gleichgewicht langsam einstellt, muss man sich vor voreiligem Nachspritzen von Thiopental hüten (Überdosie-

Tab. 2.1 Durchblutungsgrößen wichtiger Organe.

ORGAN	ml/min	% vom HMV
Leber	1500	27,8
Nieren	1260	23,3
Gehirn	750	13,9
Haut	462	8,6
Skelettmuskel	840	15,6
Herzmuskel	250	4,7
übriger Körper	336	6,2

rung!). Auch beim Opiat Fentanyl, das ebenfalls für intravenöse Kurznarkosen verwendet wird, tritt eine Rückverteilung auf.

Permeationsbarrieren, Membranschranken

Die **Blut-Liquor-Schranke** ist von besonderer Bedeutung für den Übertritt von Pharmaka ins ZNS.

Die normalen Gefäßkapillaren des Körpers sind für Pharmaka gut durchlässig, da sie Poren von etwa 30 Å haben. Die Hirnkapillaren bilden eine Ausnahme. Sie sind von einer dichten Gliazellschicht umgeben, die als Lipidbarriere wirkt und ionisierte Verbindungen nur in sehr geringem Umfang passieren lässt.

Dies gilt beispielsweise für Antibiotika (Erythromycin), Antiepileptika (Phenytoin), Antiparkinsonmittel (Biperiden), Antihypertensiva (Clonidin), Antitussiva (Codeinphosphat) u. a.

Eselsbrücke

Lipophiler Liquor.

Die **Blut-Milch-Schranke** ist keine besonders dichte Barriere und kann von vielen lipophilen Stoffen und Pharmaka passiert werden. Der pH der Muttermilch ist saurer als der des Plasmas, deshalb können sich basische Stoffe in der Milch anreichern. Kleine neutrale Moleküle erscheinen in Milch und Plasma in gleicher Konzentration. Saure Pharmaka wie Penicillin sind in der Milch geringer konzentriert als im Plasma.

Die **Plazentaschranke** ist ebenfalls nicht sehr dicht und lässt sowohl kleine Moleküle wie Alkohol oder Benzodiazepine als auch große Moleküle (Immunglobuline) passieren. Deswegen ist bei der Verordnung von Pharmaka für Schwangere Vorsicht geboten, da davon auszugehen ist, dass die Pharmaka auf den kindlichen Organismus übergehen.

2.4 Biotransformation von Pharmaka

Merke!

Unter Biotransformation versteht man den biochemischen Umbau oder Metabolismus von Pharmaka bzw. anderen Substanzen im Organismus.

Die Biotransformationen erfolgen vorwiegend in Leber, Nieren, Lunge und Darm.

Einige Pharmaka wie Äther werden unverändert wieder ausgeschieden, die meisten Stoffe aber werden transformiert. Entsprechend der großen Zahl der Pharmaka gibt es eine ganze Reihe chemischer Reaktionen, die der Organismus zur Biotransformation einsetzt und die von lokalen oder ubiquitären Enzymen katalysiert werden. Die Enzyme können spezifisch oder unspezifisch sein und unterscheiden nicht zwischen nützlichen und schädlichen Biotransformationen.

Die Umbaureaktionen lassen sich auf einige wenige chemische Prinzipien zurückführen, erlauben aber im Einzelfall keine Voraussage über die Metaboliten. Dies wäre aber wünschenswert, da Biotransformation sowohl die Inaktivierung als auch die Giftung eines Stoffes bedeuten kann. Bei manchen Pharmaka entfalten erst die Metaboliten die gewünschte Wirkung. So ist bei Demetrin® nicht das Prazepam, sondern der Metabolit 3-Hydroxyprazepam die Wirksubstanz. Prinzipiell unterscheidet man bei der Biotransformation zwischen **Katabolismus** und **Anabolismus.** Bei der katabolen Reaktion wird das Ausgangsmolekül in Bruchstücke gespalten, während bei der anabolen Reaktion komplexere Moleküle aufgebaut werden. Die meisten Reaktionen der Biotransformation finden in der Leber statt. Für die Biotransformation und die Elimination ist der Grad der Plasmaeiweißbindung eines Pharmakons wesentlich, da nur das freie, ungebundene Pharmakon in die Leberzelle eindringen kann.

Merke!

Die Leber ist das Hauptorgan für die Biotransformation.

Das Endothel in den Lebersinus erlaubt selbst Proteinen, die Blutbahn rasch zu verlassen. Vor dem Übertritt in die Leberzelle (Hepatozyt) muss der Protein-Pharmakon-Komplex jedoch dissoziieren. Der Hepatozyt ist mit zahlreichen Mitochondrien, Lysosomen und Mikrosomen ausgestattet, ferner mit rauem und glattem endoplasmatischen Retikulum, hat also eine hohe enzymatische Aktivität. Bei Lebererkrankungen ist die Funktion des Hydroxylase-Enzym-Systems eingeschränkt, was zu erhöhter Toxizität von Pharmaka führt.

Die Biotransformation wird formal in den **Phase-I-** und den **Phase-II-Stoffwechsel** unterteilt (Abb. 2.6).

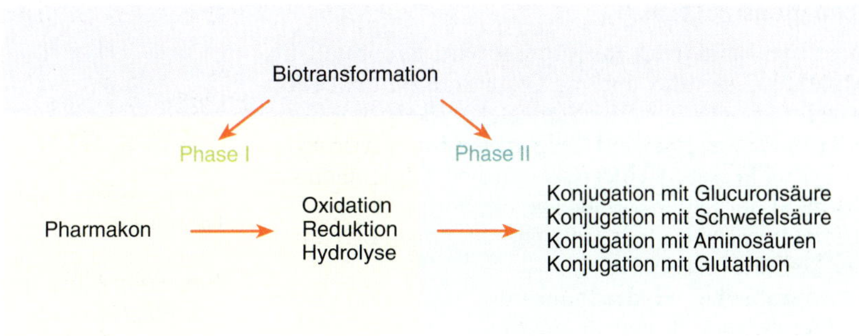

Abb. 2.6: Phasen der Biotransformation.

Im **Phase-I-Stoffwechsel** wird das Pharmakon oxidiert, reduziert oder hydrolysiert, in jedem Fall zu einem polaren Metabolit umgebaut oder gespalten. Im **Phase-II-Stoffwechsel** wird der entstandene Metabolit an hydrophile Gruppen gekoppelt und nierengängig gemacht (Ausnahme: Methylierung).

Manche Konjugationsreaktionen können primär, also ohne Phase-I-Reaktionen erfolgen.

2.4.1 Reaktionen des Phase-I-Stoffwechsels

Die wichtigsten Enzyme des Phase-I-Stoffwechsels sind mischfunktionelle **Hydroxylasen und Oxidasen.** Mischfunktionell bedeutet, dass diese Enzyme die oxidative Spaltung oder die Hydroxylierung von -N-C- oder -O-C-Bindungen katalysieren können. Zu den Oxidasen zählen Cytochrome P_{450}, Peroxidasen, Monoaminoxidasen, Alkoholdehydrogenase und Aldehyddehydrogenase.

Wichtigster Bestandteil dieses Enzymsystems sind die **Cytochrome P_{450}**. (☞ Abb. 2.7) Sie befinden sich im endoplasmatischen Retikulum der Leber. Um zu ihnen zu gelangen, müssen die Pharmaka die Leberzellmembran passieren.

Die Enzyme des Cytochrom-P_{450}-Systems oxidieren Pharmaka und andere Verbindungen mit Hilfe von O_2 und NADPH als Wasserstofflieferant.

$$R\text{-}X + 2\,NADPH + O_2 <=> R\text{-}OH + 2\,NADP^+ + H_2O$$

Formel 2.2

Bei Lebererkrankungen und bei Cholestase ist die Funktion der Hydroxylasen eingeschränkt und die Toxizität von Pharmaka erhöht. Hydroxylasen können durch Giftung (☞ Kap. 2.4.3) auch zu hepatotoxischen Verbindungen führen. Enzyminduktoren wie Barbiturate können das Hydroxylasen-System aktivieren und den Abbau auch anderer Substanzen beschleunigen.

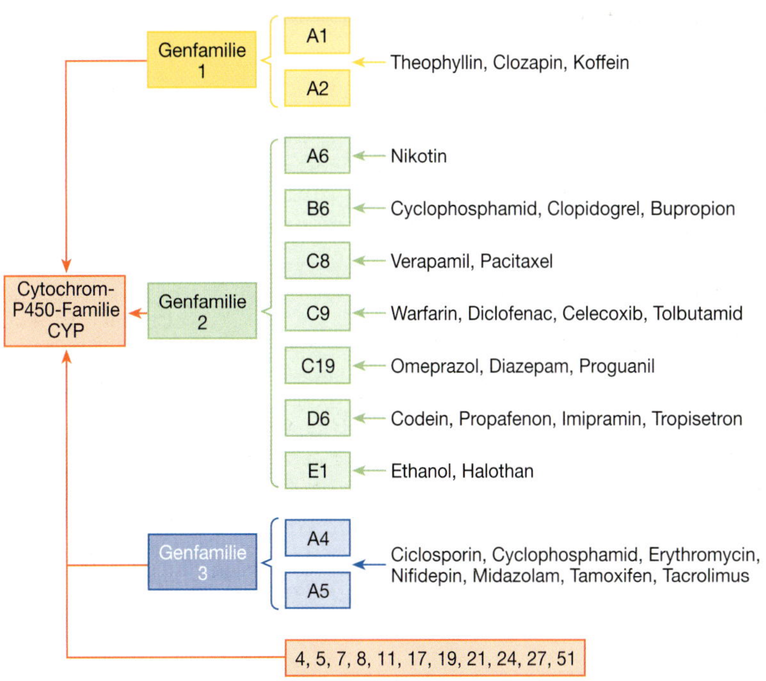

Abb. 2.7: Die Familie der Cytochrom-P_{450}-Enzyme und Pharmaka, deren Biotransformation von den verschiedenen Isoformen katalysiert wird (n. Matthias Schwab et al. Dtsch. Ärztebl. 2002; 99: A 497—504, Heft 8).

Oxidationsreaktionen

Bei allen oxidativen Reaktionen wird Sauerstoff ins Molekül eingeführt und die Oxidationszahl am Kohlenstoff-, Stickstoff- oder Schwefelatom erhöht. Katalysierende Enzyme sind Oxigenasen und Hydroxylasen. Zur besseren Übersicht wird in den folgenden Formeln der Sauerstoff hervorgehoben. <**O**> symbolisiert atomaren Sauerstoff. Die wichtigsten oxidativen Reaktionen sind:

- **aromatische Hydroxylierung:** Einführen einer -OH-Gruppe in den Phenylring

$$C_6H_6 + \langle \mathbf{O} \rangle \Rightarrow C_6H_5\text{-}OH$$

Formel 2.3

Beispiele: Propranolol, Salicylsäure, Benzpyren

- **aliphatische Hydroxylierung:** Einführen einer -OH-Gruppe in den Alkylrest

$$R\text{-}CH_3 + \langle \mathbf{O} \rangle \Rightarrow R\text{-}CH_2\text{-}OH$$

Formel 2.4

Beispiele: Pentobarbital oder Phenobarbital

- **Epoxidierung:** Epoxidbildung mit Sauerstoff

$$R_1\text{-}CH = CH\text{-}R_2 + \langle \mathbf{O} \rangle \Leftrightarrow R_1\text{-}\overset{\overset{O}{/\ \backslash}}{CH\text{-}CH}\text{-}R_2$$

Formel 2.5

Beispiele: Benzol, Benzpyren, Cyclohexen

- **O-Desalkylierung:** Ätherspaltung

$$R\text{-}O\text{-}CH_3 + \langle \mathbf{O} \rangle \Leftrightarrow R\text{-}O\text{-}CH_2\text{-}OH$$
$$\Leftrightarrow R\text{-}OH + H_2CO$$

Formel 2.6

Beispiele: Codein, Papaverin

- **N-Desalkylierung:** Aminspaltung

$$R\text{-}NH\text{-}CH_3 + \langle \mathbf{O} \rangle \Leftrightarrow R\text{-}NH\text{-}CH_2\text{-}OH$$
$$\Leftrightarrow R\text{-}NH_2 + H_2CO$$

Formel 2.7

Beispiele: Lidocain, Pethidin

- **oxidative Desaminierung:** Ersatz von $-NH_2$ durch = O

$$R_1/R_2 = \overset{\overset{H}{|}}{C}\text{-}NH_2 + \langle \mathbf{O} \rangle \Leftrightarrow R_1/R_2 = \overset{\overset{OH}{|}}{C}\text{-}NH_2$$
$$\Leftrightarrow R_1/R_2{=}C{=}O + NH_3$$

Formel 2.8

Beispiele: Noradrenalin, Amphetamin, Serotonin

- **Stickstoffoxidation:** Hydroxylaminbildung

$$R\text{-}NH_2 + \langle \mathbf{O} \rangle \Leftrightarrow R\text{-}NH\text{-}OH$$

Formel 2.9

Beispiele: Paracetamol, Anilin

- **Desulfurierung:** Ersatz von = S durch = O

$$R_1/R_2/R_3 \in P{=}S + \langle \mathbf{O} \rangle$$
$$\Leftrightarrow R_1/R_2/R_3 \in P{=}O + S$$

Formel 2.10

Beispiel: Parathion

- **Schwefeloxidation**

$$R_1\text{-}S\text{-}R_2 + \langle \mathbf{O} \rangle \Leftrightarrow R_1\text{-}\overset{\overset{O}{\|}}{S}\text{-}R_2$$

Formel 2.11

Beispiele: Chlorpromazin und andere Phenothiazine

- **Dehydrogenierung:** Alkohol- und Aldehydoxidation

$$R\text{-}CH_2\text{-}OH + \langle \mathbf{O} \rangle \Leftrightarrow R\text{-}CHO \overset{\langle O \rangle}{\Leftrightarrow} R\text{-}COOH$$

Formel 2.12

Beispiel: Ethanol.

Reduktionsreaktionen

Reduktionsreaktionen spielen eine vergleichsweise geringe Rolle. Vor allem Nitrogruppen werden mit NADPH oder NADH reduziert. Ein Beispiel ist die Reduktion der Nitrogruppe in Nitrazepam (Mogadan®) zur Aminogruppe oder die der Nitrogruppe im Chloramphenicol.

$$R\text{-}NO_2 + 6\ NADPH \Leftrightarrow R\text{-}NH_2 + 2\ H_2O + + 6\ NADP^+$$

Formel 2.13

Auch die Reduktion der Ketogruppe im Kortison zur -OH-Gruppe des Hydrokortison und die Dehalogenierung von Halothan sind Reduktionsreaktionen.

Hydrolysereaktionen

Merke!

Eine Hydrolyse ist eine Bindungsspaltung durch Wasser. „Angreifer" ist das OH^--Ion. Beteiligte Enzyme sind Esterasen, Hydrolasen und Peptidasen.

Esterspaltungen sind sehr rasch ablaufende Reaktionen, wie das Beispiel Acetylcholin zeigt. Es wird durch das Enzym Acetylcholinesterase so rasch gespalten, dass es nicht als Medikament eingesetzt werden kann. Auch Procain und Acetylsalicylsäure werden hydrolytisch von Esterasen gespalten.

Wichtige Reaktionen sind Esterspaltungen bei **Prodrugs** oder bei physiologischen Peptiden.

Prodrugs werden erst nach Spaltung bzw. Umbau im Körper wirksam. Beispiele sind Enalapril, Erythromycinsuccinat oder Testosteronundecanoat. **Amide** werden durch **Peptidasen** hydrolisiert. Ein Beispiel ist der Abbau des Lokalanästhetikums **Procainamid** (Säureamid). Auch die Abspaltung von **Fibrin** aus Fibrinogen und von **Angiotensin II** aus Angiotensin I sind durch Peptidasen katalysierte Hydrolysen.

Wichtige Pharmaka, die als Prodrugs fungieren, sind:

- Enalapril, Ramipril — Esterspaltung (☞ Kap. 11.3)
- Erythromycinsuccinat — Esterspaltung (☞ Kap. 47.8)
- Testosteronundecanoat — Esterspaltung (☞ Kap. 45.13)
- Levodopa — Decarboxylierung (☞ Kap. 28.6.4)
- Omeprazol — Reduktion, Wasserabspaltung (☞ Kap. 26.2.3)
- Sulfasalazin — Hydrierung (Reduktion) durch Bakterien (☞ Kap. 27.5)
- Olsalazin — Hydrierung (Reduktion) durch Bakterien (☞ 27.5).

Tab. 2.2 Glukuronidierung verschiedener funktioneller Gruppen.

Funktionelle Gruppe	+ UDPGA → Kopplungsprodukt
R-OH	+ UDPGA → Ätherbindung
R-COOH	+ UDPGA → Esterbindung
$R\text{-}NH_2$	+ UDPGA → N-Glukuronid
R-SH	+ UDPGA → Thioglukuronid

2.4.2 Reaktionen des Phase-II-Stoffwechsels

Auch diese Reaktionen finden in der Leberzelle am endoplasmatischen Retikulum statt.

Die wichtigsten **Kopplungsreaktionen** des Phase-II-Stoffwechsels sind Glukuronidierung, Sulfatierung, Acetylierung, Methylierung, Glycinierung und Glutathion-Kopplung.

Glukuronidierung

Die Glukuronidierung ist die wichtigste Kopplungsreaktion. Hierbei übertragen Glucuronyltransferasen die Uridin-Diphosphat-Glucuronsäure UDPGA auf funktionelle Gruppen des Pharmakons. UDPGA kann an Hydroxylgruppen, Carboxylgruppen, Aminogruppen und Sulfhydrylgruppen ankoppeln (Tab. 2.2).

Es entstehen stets **hydrophile,** weniger aktive und leichter eliminierbare Verbindungen, die sich folgendermaßen charakterisieren lassen:

Merke!

Das Molekulargewicht steigt → die Wirkungsdauer sinkt.
Die Hydrophilie steigt → die tubuläre Rückresorption sinkt.
Die biliäre Sekretion steigt → der p_K-Wert sinkt.

Beim Neugeborenen ist die Fähigkeit zur Glukuronidierung noch nicht voll entwickelt, so dass es bei Chloramphenicolbehandlung zur Kumulation und zum **Grey-Syndrom** kommen kann.

Sulfatierung

Die Sulfatierung verläuft analog zur Glukuronidierung. Aromatische und aliphatische -OH-Gruppen sowie $-NH_2$-Gruppen reagieren mit PAPS (= 3′-Phosphoadenosin-5′-Phosphosulfat) zu wasserlöslichen, renal gut eliminierbaren Verbindungen.

Acetylierung

Bei der Acetylierung überträgt die Acetyltransferase einen Acetylrest CH_3-CO- (aktivierte Essigsäure) auf Alkohole, Phenole oder Amine. Wasserlöslichkeit und Elimination werden nicht beeinflusst, aber die funktionellen Gruppen werden blockiert und unwirksam.

Methylierung

Hierbei wird eine Methylgruppe von S-Adenosyl-Methionin auf funktionelle Gruppen wie -OH, $-NH_2$ und -SH mit Hilfe der Methyltransferase übertragen. Die Wasserlöslichkeit und die Elimination verändern sich nicht, aber das Pharmakon wird inaktiviert (☞ Kap. 3.1.2 COMT).

Glycinierung

Bei der Glycinierung wird die Aminosäure Glycin auf eine Carbonsäuregruppe des Pharmakons übertragen, und es bildet sich ein Säureamid. Analog verläuft die Übertragung von Glutamin.

Glutathionkopplung

Glutathion ist ein schwefelhaltiges Oligopeptid, dessen Übertragung von der Glutathion-S-Transferase katalysiert wird. Das Kopplungsprodukt ist besser wasserlöslich. Glutathionkonjugation spielt eine Rolle bei der Biotransformation von aromatischen Kohlenwasserstoffen, von halogenhaltigen Verbindungen und von Paracetamol. Stabiles Endprodukt ist eine Mercaptursäure.

2.4.3 Giftung und Entgiftung

Der Sinn der Biotransformation ist Entgiftung und Eliminierung von Stoffen. Da die meisten Biotransformationsreaktionen aber ziemlich unspezifisch sind, kann es auch zum Gegenteil, der Giftung, kommen. Bei der **Giftung** entsteht aus einer harmlosen oder inaktiven Verbindung eine toxische oder wirksame Verbindung. Beispiele für die Bildung **aktiver Metaboliten** nach Biotransformation von Pharmaka sind in Tabelle 2.3 aufgeführt.

Tab. 2.3 Aktive Metabolite und Giftungsreaktionen.

Wirkstoff	Metabolit
Bildung wirksamer Metabolite	
Spironolacton	Canrenon
Sulfasalazin	5-Aminosalicylsäure
Amitriptylin	Nortriptylin
Diazepam	Oxazepam und Desmethyldiazepam
Allopurinol	Oxipurinol
Imipramin	Desimipramin
Salazosulfapyridin	5-Aminosalicylsäure
Bildung toxischer Metabolite	
Methanol	Formaldehyd → Ameisensäure
Ethanol	Acetaldehyd
Nitrostigmin	Diäthyl-p-Nitrophenylposphat
Parathion	Paraoxon
Cyclophosphamid	N,N-Bis(2-chlorethyl)-phosphorsäurediamid

2.5 Pharmakogenetik

☞ 9.2 GK Humangenetik

Merke!
Pharmakogenetik befasst sich mit genetisch bedingten, individuellen Wirkungsunterschieden eines Pharmakons.

Unterschiedliche Reaktionen auf Pharmaka werden in der Regel durch genetisch bedingte Enzymdefekte oder multifaktoriell vererbte Stoffwechseldefekte verursacht. Pharmakogenetische Wirkungsunterschiede sind von Allergien des Immunsystems zu unterscheiden.

Genetisch bedingte Wirkungsunterschiede

Veränderte Arzneimittelwirkungen finden sich bei Störungen der Acetylierung, der Hämsynthese und bei genetisch bedingtem Mangel an Glucose-6-Phosphatdehydrogenase, Oxidase, Methämoglobinreduktase, Hypoxanthin-Guanin-Phosphoribosyltransferase und Cholinesterase.

Ein genetischer Enzympolymorphismus ist für die **Acetyltransferase** nachgewiesen. Die Störungen in der Acetylierung sind multifaktoriell bedingt. Die Enzymaktivität kann entweder erhöht („Schnellacetylierer“) oder vermindert („Langsamacetylierer“) sein. Die langsame Acetylierung wird autosomal-rezessiv, die schnelle Acetylierung autosomal-dominant vererbt. Bei Mitteleuropäern beträgt der Anteil der Schnellacetylierer 50 % der Gesamtbevölkerung, bei Chinesen und Japanern 90 %. Weitere Enzympolymorphismen zeigt die Tabelle 2.4.

Die Medikamente Procainamid, Hydralazin, Salazosulfapyridin und Isoniazid werden bei der Biotransformation acetyliert. Bei Langsamacetylierern kann eine Isoniazidtherapie zu Polyneuritis führen.

Beim genetisch bedingten **Glucose-6-Phosphatdehydrogenase-Mangel** (Häufigkeit 35 %) können Malariamittel (Primaquin, Resochin), Sulfonamide, Nitrofurantoin, Paracetamol und Fava-Bohnen (Favismus) zu Hämolyse führen. Die Vererbung erfolgt X-chromosomal; betroffen sind vor allem Männer. Durch den Glucose-6-Phosphatdehydrogenase-Mangel sind auch NADPH und Glutathion vermindert, so dass die Erythrozyten anfällig gegen Oxidation werden und bei oxidativem Stress hämolysieren.

Ein genetisch bedingter **Oxidasemangel** ist die Ursache einer verlangsamten Oxidation von Propranolol, Nortriptylin und Phenytoin (Häufigkeit 10 %).

Pharmaka wie Sulfonamide und Nitroglycerin können bei **Methämoglobinreduktase-Mangel** (Häufigkeit 1 %) zu Methämoglobinbildung führen (☞ Kap. 52.6).

Der **Hypoxanthin-Guanin-Phosphoribosyltransferase-Mangel** (Häufigkeit 0,5 %) kann homozygot oder heterozygot auftreten. Homozygote Träger zeigen auch ohne Pharmaka Methämoglobinbildung. Bei Heterozygoten führt dieser Enzymdefekt zur Xanthinerhöhung unter Allopurinoltherapie und zur Wirkungsabschwächung bei Zytostatikabehandlung mit Purin-Antimetaboliten. Aber auch Malariamittel wie Primaquin oder Chloroquin rufen Methämoglobinbildung hervor.

Ein **Pseudocholinesterasemangel** (Häufigkeit 1 : 2 500) wird autosomal-rezessiv vererbt und kann bei Narkosen mit Succinylcholin (Suxamethoniumchlorid) durch Wirkungsverlängerung zu schweren Zwischenfällen führen. Deshalb muss vor jeder Narkose die Cholinesterase im Blut bestimmt werden. Die Wirkung von Suxamethonium wird mit dem Abbau durch die Pseudocholinesterase beendet. Bei Mangel an Pseudocholinesterase wird die Wirkungsdauer dieses neuromuskulären Blockers, die normalerweise nur 10 Minuten beträgt, auf mehrere Stunden ausgedehnt.

Bei gestörter **Hämsynthese** (Häufigkeit 0,1 ‰) kann es zu veränderten Arzneiwirkungen kommen. So führen Barbiturate zu Porphyrie.

Eine **defekte Ca^{2+}-Ionenbindung** im Muskel (Häufigkeit 0,2 ‰) kann bei Narkosen mit Suxamethonium und Inhalationsnarkotika, wie z. B. Halothan, eine maligne Hyperthermie zur Folge haben.

Genetischer Polymorphismus der Cytochrom-P_{450}-Enzyme (CYP)

Sehr viele Pharmaka werden in der Leber von Enzymen der CYP-Enzyme oxidiert, an der Biotransformation von Verapamil sind beispielsweise 6 verschiedene CYP-Enzyme beteiligt. Den genetisch mutierten Isoenzymen der CYP-Familie kommt daher große Bedeutung zu, weil die Wirkungsdauer der einzelnen Pharmaka und ihre Dosierung individuellen Schwankungen unterliegen (Tab. 2.4).

Altersbedingte Wirkungsunterschiede

Die Medikamentenwirkungen können in Abhängigkeit vom Alter unterschiedlich sein. So beobachtet man insbesondere bei **alten Patienten** paradoxe Arzneimittelreaktionen. Hierunter versteht man, dass ein Medikament das Gegenteil der beabsichtigten Wirkung hervorbringt. So können Diazepam (Tranquilizer) oder Barbiturat (Hypnotikum) erregend wirken und das Analeptikum Captagon® wirkt einschläfernd. Neben der veränderten Enzymaktivität im Alter sind auch Durchblutung, Nierenfunktion und Leberfunktion wichtig für die Arzneimittelwirkung. Beim **Neugeborenen** sind Enzyme des Phase-I- und Phase-II-Stoffwechsels der Leber noch nicht ausgereift, so dass die Wirkung von Pharmaka länger andauert. Die noch unreife Nierenfunktion von Neugeborenen mit einer noch nicht so effektiven Filtration und tubulären Sekretion wie bei Erwachsenen ist die Ursache für eine verlängerte Wirkungsdauer nierengängiger Medikamente. Bei Neugeborenen sind aufgrund des hohen Bilirubinspiegels die Plasmaeiweißbindungsstellen besetzt und die Bindungsstellen für Pharmaka verringert. Medikamente mit hoher Affinität zum Plasmaeiweiß (Phenylbutazon, Sulfonamide) verdrängen Bilirubin aus der Eiweißbindung und können einen **Kernikterus** bewirken.

Enzyminduktion

Merke!
Enzyminduktion ist die Aktivitätszunahme eines Enzymsystems durch Medikamente, die wiederholt gegeben werden.

Die Enzyminduktion beschleunigt den Abbau des induzierenden Pharmakons und den Abbau anderer

Tab. 2.4 Genetisch bedingte Polymorphismen von Enzymen und davon betroffene Pharmaka.

Pharmakon/Substrat	Häufigkeit	Betroffenes Enzym
Ajmalin, Amitriptylin, Desipramin, Codein; Oycodon; Dextromethorphan, Fluoxetin, Encainid, Flecainid, Haloperidol, Metoprolol, Nortriptilin, Paroxetin, Perazin, Propafenon, Timolol, Tramadol, Tropisetron, Venlafaxin	5–10 %	CYP 2D6
Mephenytoin, Barbiturate, Diazepam, Flunitrazepam, Citalopram,Omeprazol, Pantoprazol, Proguanil, Sertalin, Moclobemid, Tolbutamid	3–5 %	CYP 2C19
Tolbutamid, Phenytoin, Warfarin, Celexoxib, Ibuprofen, Indomethazin, Meloxicam, Piroxicam, Diclofenac, Naproxen, Irbesartan, Losartan	$<$ 1 %	CYP 2C9
Isoniazid, Hydralazin, Procainamid	40–70 %	NAT2 (Acetylierung)
6-Mercaptopurin, 6-Thioguanin, Azathioprin	0,3 %	TPMT (Thiopurin-Methyltransferase)
5-Fluorouracil	0,1 %	DPD (Dihydropyrimidin-Dehydrogenase)

Tab. 2.5 Induktoren mikrosomaler Enzyme.

Induktor	Stoffgruppe	Beschleunigter Abbau
Phenobarbital	Hypnotika	Barbiturate, Salicylate Digitoxin, Cumarine, Phenytoin
Meprobamat	Tranquilizer	Pethidin, Phenylbutazon
Chlorpromazin	Neuroleptikum	Pethidin, Phenylbutazon
Phenytoin	Antiepileptikum	Tolbutamid, Cortisol, Vit. D
Phenylbutazon	Antirheumatikum	Ethylbiscoumacetat
Pethidin	Opiat	Ethylbiscoumacetat
Diphenhydramin	Antihistaminikum	Dicumarol, Warfarin
Tolbutamid	Antidiabetikum	Bilirubin
Orphenadrin	Muskelrelaxanzien	Cortisol, Östradiol
Chlordan	Insektizid	Testosteron, Thyroxin
Griseofulvin	Antimykotikum	CYP-450-Isoenzyme
DDT	Insektizid	Testosteron, Thyroxin
Rifampicin	Tuberkulostatikum	CYP-450-Isoenzyme

Pharmaka. Eine Enzyminduktion tritt schnell ein, oft schon nach der zweiten Applikation des Pharmakons. Die Stärke des Effektes ist begrenzt und erreicht nach wenigen Tagen ein Maximum, das sich nicht steigern lässt. Die Enzyminduktion ist nach Absetzen des Induktors reversibel, und die Enzymaktivität fällt nach Tagen oder Wochen wieder auf das normale Niveau zurück. Enzyminduktion ist eine mögliche Ursache für **Toleranzentstehung.** Pharmakologisch wichtige Enzyminduktoren zeigt Tabelle 2.5.

Enzyminhibition

Unter Enzyminhibition versteht man eine Hemmung von Enzymen. Enzymhemmende Pharmaka sind zum Beispiel Phenylbutazon, Phenobarbital, Valproinsäure, Isoniazid, Disulfiram und Cimetidin. Gehemmt werden meist die Oxidasen des Cytochrom-P_{450}-Systems in den Leberzellen. Bei Gabe mehrerer Pharmaka kann es zu unvorhersehbaren Wirkungen kommen, wenn gleichzeitig Enzyminduktion und Enzyminhibition auftreten. Insbesondere bei Gabe mehrerer Antiepileptika wie Phenytoin plus Valproinsäure muss der Plasmaspiegel der Pharmaka bestimmt werden, da gleichzeitig Induktion und Inhibition auftreten.

2.6 Ausscheidung von Pharmaka (Elimination)

Die Ausscheidung eines Pharmakons führt zur Abnahme der Wirkstoffkonzentration im Körper.

Die wichtigsten Ausscheidungsorgane sind Niere, Leber und Lunge.

2.6.1 Renale Ausscheidung

Der größte Teil der Pharmaka und ihrer Metaboliten verlässt den Organismus über die Niere durch glomeruläre Filtration; ein geringerer Teil wird durch tubuläre Sekretion ausgeschieden. An beide Vorgänge kann sich eine tubuläre Rückresorption anschließen.

Für die **glomeruläre Filtration** sind die Löslichkeitseigenschaften von Pharmaka bedeutungslos. Lipidlösliche Arzneimittel werden ebenso gut filtriert wie wasserlösliche. An Plasmaeiweiß gebundene Pharmaka können nicht filtriert werden, da das Molekulargewicht von Plasmaeiweiß zu hoch ist. Das maximale Molekulargewicht für eine Filtration liegt bei etwa 50 000 Dalton.

Die eigentliche Filterschicht ist die **Basalmembran** der Glomerulumkapillare. Sie besteht aus geladenen Glykoproteinen und bildet für hochmolekulare geladene bzw. hydrophile Stoffe ein Filtrationshindernis. Die Kinetik der Filtration hängt unter anderem von hämodynamischen Faktoren ab, wie dem Blutdruck in der Glomerulumkapillaren. Daher ist bei Patienten mit **Niereninsuffizienz** die renale Elimination vermindert und der Plasmaspiegel des Pharmakons erhöht. Zur richtigen Dosierung des Pharmakons ist die Bestimmung der glomerulären Filtrationsrate des Patienten von Bedeutung.

Merke!

Je besser die Nierengängigkeit eines Pharmakons, desto höher der Plasmaspiegel bei Niereninsuffizienz. Hohe Pharmakon-Clearance – hohe Gefahr bei Niereninsuffizienz!

Tab. 2.6 Renale Ausscheidung von Pharmaka in Abhängigkeit vom Urin-pH.

Schwache Base (Wirkstoff)	Handelsname	Schwache Säure (Wirkstoff)	Handelsname®
renale Ausscheidung		erhöht bei	
Harn sauer	Eusaprim®	Harn basisch	
Trimethoprim	Eusprim®	Acetylsalicylsäure	Aspirin®
		Phenobarbital	Luminal®
		Liponsäure	Thioctacid®
Fenfluramin	Ponderax® (außer Handel)	Amoxicillin	Clamoxyl®
Levomethadon	L-Polamidon Hoechst®	Phenprocoumon	Marcumar®
Pethidin	Dolantin®	Phenylbutazon	Butazolidin®
Chinidin	Chinidin duriles®	Nitrofurantoin	Furadantin®
Imipramin	Tofranil®	Nalidixinsäure	Nogram®
Amitryptilin	Saroten®	Acetazolamid	Diamox®

Die **tubuläre Rückresorption** (Rückdiffusion) ist eine passive Diffusion durch die Lipidmembran des Tubulusepithels. Für die tubuläre Rückdiffusion ist die Löslichkeit des Pharmakons wichtig. Lipophile Substanzen werden gut, hydrophile oder ionisierte Substanzen hingegen kaum rückresorbiert. Circa 99 % des Ultrafiltrats werden durch Rückdiffusion wieder der Blutbahn zugeführt. Das Ausmaß der Rückdiffusion einer Substanz ist abhängig von ihrer Dissoziation, d. h. ihrem p_k-Wert und vom pH-Wert des Urins.

Merke!
Der p_k-Wert gibt an, bei welchem pH-Wert die Hälfte der Substanz protoniert bzw. nicht protoniert vorliegt.

Diesen Mechanismus kann man sich bei Pharmaka mit saurem oder basischem Charakter zunutze machen, indem man den Urin mit Medikamenten ansäuert oder alkalisiert. Da sich der Urin-pH in physiologischen Grenzen bewegt (pH = 5–9) kommen dafür nur schwache Säuren ($p_{ks} > 3 < 7{,}5$) und schwache Basen ($p_{kB} > 7{,}5 < 10{,}5$) in Frage. Ein Amin mit $P_{kB} = 7$ liegt beispielsweise bei einem pH 7 zur Hälfte in dissoziierter Form vor. Diese Hälfte kann nicht rückdiffundieren und wird ausgeschieden. Die restliche Hälfte dissoziiert nach und wird wieder zur Hälfte ausgeschieden. Es ergibt sich eine exponentielle Gesetzmäßigkeit. Die **Dissoziationsgleichgewichte** können von außen gesteuert werden. So kann bei Vergiftungen mit Barbituraten die renale Elimination durch Alkalisierung des Urins, bei Intoxikationen mit Amphetaminen die Ausscheidung durch Ansäuerung des Urins beschleunigt werden. Eine **Alkalisierung des Urins** wird therapeutisch durch Gabe von **Natriumhydrogencarbonat,** Acetazolamid oder vegetarischer Kost erreicht. Eine **Ansäuerung des Urins** erfolgt mit **Ammoniumchlorid,** Ascorbinsäure oder eiweißreicher Kost.

Merke!
Wirkstoff ist schwache Base → bei saurem Urin → Elimination ↑.
Wirkstoff ist schwache Säure → bei basischen Urin → Elimination ↑.

Tabelle 2.6 zeigt für einige Pharmaka den Zusammenhang zwischen Urin-pH und Rückdiffusion bzw. renaler Elimination.

Merke!
Ionisierte und hydrophile Pharmaka werden kaum, lipophile sehr gut rückresorbiert.

Diuretika können die renale Elimination von Pharmaka beschleunigen, da die Passagezeit in den Tubuli vermindert ist und weniger Zeit für die Rückresorp-

Tab. 2.7 Pharmaka, die tubulär sezerniert werden.

Anionische Pharmaka	Kationische Pharmaka
Penicillin	Neostigmin
Sulfonamide	Dopamin
Glucuronide	Tolazolin
Sulfate	
Harnsäure	
Salicylate	
Thiazide	
Probenecid	

Tab. 2.8 Interaktionen bei tubulärer Sekretion.

Tubulär seziertes Pharmakon	Konkurrent am Carrier
Probenecid	Indometacin, Penicilline
Sulfonamide	Tolbutamid
Phenylbutazon	Penicilline
Salicylate	Probenecid, Phenylbutazon

tion bleibt. Ein Beispiel ist die gesteigerte Ausscheidung von Indometazin bei gleichzeitiger Gabe von Furosemid.

Die **tubuläre Sekretion** ist ein aktiver Vorgang. Viele körpereigene Substanzen wie Harnsäure sowie manche Pharmaka werden durch ein energieverbrauchendes **Carriersystem** im proximalen Tubulus sezerniert (Tab. 2.7). Säuren und Basen haben je ein eigenes Transportsystem. Konkurrieren mehrere Stoffe um das gleiche Transportsystem, wie beispielsweise Penicillin G und Probenecid (Tab. 2.8), dann wird die Elimination für einen oder für beide gehemmt.

Merke!

Die **Clearance** bezeichnet das pro Zeiteinheit vom Wirkstoff befreite Plasmavolumen. Man unterscheidet renale und hepatische Clearance.

Bei der Clearance handelt es sich um eine fiktive Rechengröße, da ja nicht ein bestimmtes Teilvolumen vollständig vom Wirkstoff befreit wird, sondern sich der restliche Stoff entlang des Konzentrationsgradienten wieder gleichmäßig über das ganze Volumen verteilt.

Manche Pharmaka werden filtriert, rückresorbiert und sezerniert, so dass genaue Angaben zur Elimination kaum möglich sind.

Folgende Eliminationssysteme unterliegen einer **Sättigung:**

- tubuläre Elimination organischer Säuren
- tubuläre Elimination organischer Basen
- biliäre Elimination von Pharmaka.

2.6.2 Extrarenale Ausscheidung

Die Ausscheidung von Pharmaka kann auf extrarenalem Weg mit den Fäzes oder mit der Atemluft erfolgen. Geringe Mengen von Pharmaka können auch mit Schweiß, Speichel, Tränenflüssigkeit oder Muttermilch eliminiert werden.

Fäkale und biliäre Ausscheidung

In die Fäzes gelangen Pharmaka hauptsächlich durch Ausscheidung mit der Galle, aber auch durch Sekretion über die Darmmukosa. Die biliäre Ausscheidung spielt eine wesentlich größere Rolle als die Mukosasekretion. Eine direkte Mukosasekretion ist für Digitalis und Schwermetalle nachgewiesen. Die Gallegängigkeit eines Pharmakons und seiner Metaboliten hängt von Molekulargewicht, Polarität und Molekülform ab. Biliär in den Darm ausgeschiedene lipophile Verbindungen können über den enterohepatischen Kreislauf wieder rückresorbiert werden.

Eselsbrücke

Polare Molekülgestalt.

Die **Molekulargewichtsschwelle** ist artspezifisch und beträgt beim Menschen etwa 500 Dalton. Moleküle < 300 Dalton werden renal, Moleküle über 400 Dalton werden bevorzugt biliär eliminiert. Je nach Kopplungsprodukt im Phase-II-Stoffwechsel erhöht sich das Molgewicht eines Pharmakons unterschiedlich, so dass aus dem intakten Pharmakon nicht auf den Ausscheidungsweg geschlossen werden kann. Eine Glukuronierung bringt beispielsweise einen Molekülgewichtszuwachs von 177 Dalton, die Konjugation mit Glutathion eine Erhöhung des Molekulargewichts um 307 Dalton. Gallegängige Stoffe können in der Gallenflüssigkeit stark angereichert werden und zeigen eine Sättigungskinetik, die für einen aktiven Transportmechanismus spricht. Die biliäre Ausscheidung wird durch hohe Östrogenspiegel behindert.

Merke!

Pharmaka mit vorwiegend biliärer Ausscheidung und gutem enterohepatischem Kreislauf können zu Kumulation führen.

Exhalative Ausscheidungen

Eine Reihe von Pharmaka wird über die Lunge eliminiert. Hierzu gehören Inhalationsnarkotika wie Äther, Halothan und Lachgas, ferner die Verbindungen Äthanol und Kohlenmonoxid.

2.7 Pharmakokinetische Größen und Modelle

Der Organismus ist ein offenes System, in dem sich die Konzentration eines Pharmakons aus dem Zusammenspiel von Zustrom (Invasion) und Abfluss (Evasion) ergibt. Evasion und Elimination werden synonym gebraucht.

Merke!

Invasion ist die Aufnahme eines Pharmakons in die Blutbahn oder das Verteilungsvolumen. **Evasion** ist der Abstrom des Pharmakons aus der Blutbahn oder dem Verteilungsvolumen.

Könnte sich ein Pharmakon frei verteilen, wäre nach einiger Zeit seine Konzentration überall im intra- und extrazellulären Raum gleich. Dies ist jedoch fast nie der Fall, weil der Körper in Kompartimente (☞ Kap. 2.3) eingeteilt ist, die das Verteilungsvolumen des Pharmakons bestimmen.

Das **Verteilungsvolumen** eines Pharmakons ist eine **fiktive Größe.** Man setzt voraus, dass sich das Pharmakon sofort und homogen vollständig verteilt hat. Dann ist das Verteilungsvolumen definiert als Quotient aus applizierter Dosis D des Pharmakons bzw. einer Substanz und seiner Plasmakonzentration C_0 (Formel 2.14).

$$\text{Verteilungsvolumen} = \frac{\text{Dosis}_{\text{Substanz}}}{\text{Plasmakonzentration}_{\text{Substanz}}} = \frac{D}{C_0}$$

Formel 2.14

Das Verteilungsvolumen ist eine für jedes Pharmakon charakteristische Größe. Bei Pharmaka, die an Eiweiß gebunden oder im Fettgewebe gespeichert werden, kann das Verteilungsvolumen ein Vielfaches des Körpervolumens betragen. Es wäre daher besser, von scheinbarem Verteilungsvolumen zu sprechen.

Das **Körpervolumen** wird mit 1 bzw. 100 % als Bezugsgröße festgelegt, worauf die einzelnen Kompartimente anteilig bezogen werden, beispielsweise Blutplasma mit 0,05 oder 5 %.

Merke!
Das Verteilungsvolumen ist eine Rechengröße zur Beschreibung der Verteilung eines Pharmakons aus dem Plasma in die Gewebe.

Lipophile Pharmaka haben meist ein größeres Verteilungsvolumen als hydrophile Pharmaka.

Verteilungsvolumen und Dosis bestimmen die Konzentration, die ein Pharmakon nach der Verteilung erreicht. Ein Pharmakon A, das sich nur im Blut verteilen kann, erreicht eine höhere Konzentration im Blut als die gleiche Dosis des Pharmakons B, das sich auch im interstitiellen Raum, also in einem größeren Verteilungsvolumen, ausbreiten kann.

Merke!
Das Verteilungsvolumen beeinflusst die Plasmakonzentration einer Substanz.

Im **Einkompartimentmodell** gilt die Beziehung:

$$C_0 = \frac{D}{V}$$

Formel 2.15

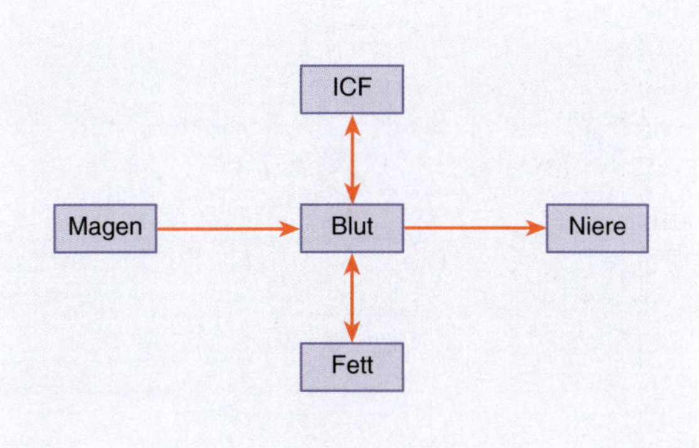

Abb. 2.8: Pharmakogenetisches Mehrkompartimentenmodell.

Die Konzentration C_0 ist proportional zur Dosis D und umgekehrt proportional zum Verteilungsvolumen. Eine direkte Messung des Verteilungsvolumens ist nicht möglich.

Merke!
Die für ein Pharmakon homogenen Verteilungsräume des Körpers werden **Kompartimente** genannt.

Die **Kompartimente** sind eine schematische Einteilung, um die Verteilung eines Pharmakons wenigstens näherungsweise beschreiben zu können. Plasmaeiweiß, Fettgewebe, Knochengewebe und Nervengewebe sind ebenso Kompartimente wie Plasma, Blut, Liquor oder Intrazellulärflüssigkeit (☞ Kap. 2.3). Jeder Übergang von einem Kompartiment zum nächsten hat seine eigene, für das Pharmakon charakteristische Kinetik (Abb. 2.8).

Das **Zentralkompartiment** ist die willkürlich festgelegte „Verteilerzentrale“. Die anderen Kompartimente werden als **periphere Kompartimente** bezeichnet. In Abbildung 2.8 ist das Blut das Zentralkompartiment, die Intrazellulärflüssigkeit ICF und das Fett sind die peripheren Kompartimente. Der Magen ist das Eingangskompartiment und die Niere das Ausgangskompartiment. Jeder Übergang hat seine eigene Kinetik.

Einkompartimentmodell

Im offenen Einkompartimentmodell sinkt die Konzentration des Pharmakons durch Biotransformation und Elimination, nicht durch Verlassen des Kompartiments. Meist unterliegt die Abnahme des Plasmaspiegels eines intravenös verabreichten Pharmakons einer Kinetik erster Ordnung. Hierbei ist die Eliminationsgeschwindigkeit der jeweiligen Konzentration des Pharmakons proportional. Trägt man auf der Ordinate den log der Pharmakonkonzentration und auf der Abszisse die Zeit auf, dann ergibt sich eine Gerade.

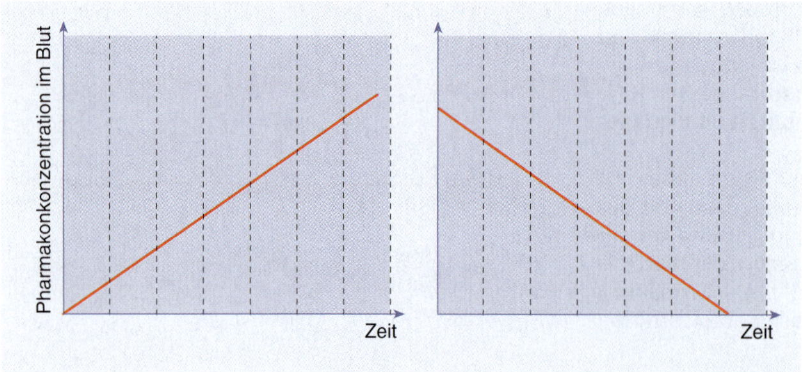

Abb. 2.9: Invasionskinetik nullter Ordnung und Evasionskinetik nullter Ordnung.

Zwei- und Mehrkompartimentmodelle

Bei vielen Pharmaka ist die Verteilung mit dem Einkompartimentmodell nicht ausreichend zu beschreiben. Bei Eintragung der Konzentrationsverhältnisse in ein Koordinatenkreuz entspricht der Kurvenverlauf einer biexponentiellen Gleichung.

Kinetik der Konzentrationsänderung

Für pharmakologische Vorgänge sind vor allem zwei Verlaufsweisen von Interesse, die **Kinetik nullter Ordnung** und die **erster Ordnung**. Beide beschreiben die Konzentrationsänderung eines Stoffes in einem betrachteten Kompartiment im Zeitverlauf.

Kinetik nullter Ordnung

Bei der Kinetik nullter Ordnung wird pro Zeiteinheit, also beispielsweise pro Stunde, immer die gleiche Menge Pharmakon resorbiert oder eliminiert und zwar unabhängig von der Höhe der Ausgangskonzentration. Mathematisch ausgedrückt:

Invasion $C = k_1 \times t$
Evasion $C = C_o - k_2 \times t$

Formel 2.16

Hierbei sind C die Konzentration, t die Zeit, C_o die Ausgangskonzentration, k_1 die Invasionskonstante und k_2 die Evasionskonstante. Trägt man diese Beziehung graphisch auf, dann erhält man eine Gerade (Abb. 2.9).

Leider ist das zu einfach, um wahr zu sein: Es gibt fast keine pharmakokinetischen Reaktionen nullter Ordnung. Ein Beispiel für eine Invasion nullter Ordnung wäre eine Infusion mit Perfusor oder ein mit Substrat gesättigtes Enzym. Bei Sättigung läuft die Reaktion mit konstanter Geschwindigkeit unabhängig von der Substratkonzentration. Die Plasmakonzentration fällt kontinuierlich ab. Liegt keine Sättigung des Enzymsystems mehr vor, dann geht die Kinetik nullter Ordnung in eine Kinetik erster Ordnung über.

Beispiele für eine Elimination nullter Ordnung sind der Ethanolabbau durch die Alkoholdehydrogenase und die Elimination von Phenytoin.

Kinetik erster Ordnung

Der häufigste Fall in der Pharmakologie ist eine Invasion oder Evasion nach einer Kinetik erster Ordnung. Hierbei verläuft Invasion oder Evasion proportional der momentanen Konzentration des Pharmakons, zuerst rasch und dann immer langsamer. Mathematisch ausgedrückt lautet eine Kinetik erster Ordnung:

Invasion $C = a \times (1 - e^{-k_1 t})$
Evasion $C = C_o \times e^{-k_2 t}$

Formel 2.17

Hierbei sind C die Konzentration, t die Zeit, C_o die Ausgangskonzentration, a die Konzentration im Verteilungsgleichgewicht und k_1/k_2 die Konstanten. Bei einer arithmetischen Darstellung ergibt sich eine Kurve, die sich asymptotisch einem Grenzwert nähert, wie Abbildung 2.10 zeigt. Die exponentielle Gesetzmäßigkeit bedeutet, dass die Zeitspanne, in der sich

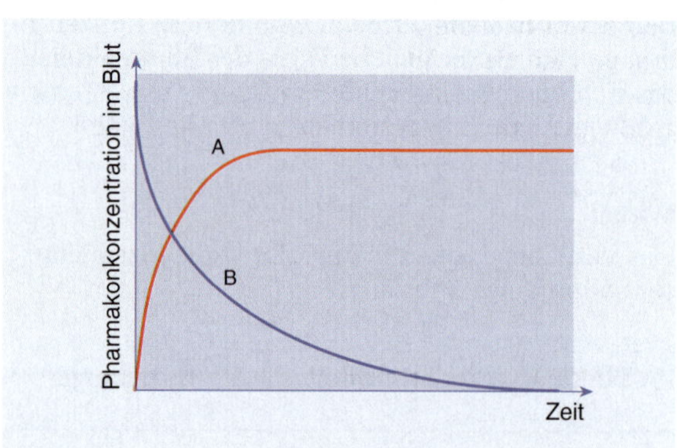

Abb. 2.10: Invasionskinetik und Evasionskinetik Erster Ordnung. A: Invasion, B: Evasion.

die Konzentration jeweils halbiert, konstant ist. Ein Beispiel für eine Elimination erster Ordnung bei einer Konzentration von 4 g/l und einer Halbwertszeit von 30 min: Nach 30 min sind noch 2 g/l (50 %) vorhanden, nach weiteren 30 min 1 g/l (25 %), nach weiteren 30 min 0,5 g/l (12,5 %) usw.

Merke!

Die Kinetik nullter Ordnung ist dosisunabhängig. Die Kinetik erster Ordnung ist dosisabhängig.

Halbwertszeit

Wegen des asymptotischen Verlaufs bei der Evasion erster Ordnung lässt sich das Ende der Elimination nicht direkt aus der graphischen Darstellung ablesen. Zur Bestimmung von Konzentrationen leistet der Begriff der Halbwertszeit nützliche Dienste. Die **Halbwertszeit** (HWZ) gibt an, nach welcher Zeit die Hälfte der ursprünglichen Menge aus einem Kompartiment (**Eliminationshalbwertszeit**) oder dem ganzen Körper (**biologische Halbwertszeit**) eliminiert ist. Meist wird die Halbwertszeit aufs Plasma bezogen und man spricht von Plasmahalbwertszeit. Biologische Halbwertszeit und **Plasmahalbwertszeit** können sich erheblich unterscheiden, ebenso wie Eliminationshalbwertszeit und Plasmahalbwertszeit. Bei einer Eliminationskinetik erster Ordnung ist die Eliminations-HWZ beim gleichen Pharmakon unabhängig von der Dosis. Aus der Halbwertszeit kann man die Wirkungsdauer des Medikaments abschätzen. Als Faustregel kann gelten:

Merke!

Bei wiederholter Gabe wird nach 4 Halbwertszeiten eine Konzentration von 90 % erreicht. Anders herum formuliert: Nach 4 Halbwertszeiten sind 90 % des Medikaments eliminiert.

Bei Medikamenten mit sehr langer HWZ wie beispielsweise Digitalisglykoside oder trizyklischen Antidepressiva bedeuten 4 Halbwertszeiten einen Zeitraum von mehreren Wochen, d. h., auch bei täglicher Einnahme des Medikaments dauert es mehr als 5 Wochen, bis der therapeutische Wirkspiegel erreicht ist. Gleiches gilt für Dosisänderungen: Erst nach Wochen stellt sich ein neues Gleichgewicht ein.

$$\text{Eliminations-Halbwertszeit (HWZ } T_{1/2}) = \frac{\ln 2}{\text{Eliminationskonstante } k_e}$$

Formel. 2.18

Die **Eliminationskonstante** gibt die Substanzmenge an, die pro Zeiteinheit eliminiert wird. Je größer die Eliminationskonstante (k_e) ist, desto kürzer ist die Eliminationshalbwertszeit ($T_{1/2}$).

Im Zweikompartimentmodell wird zwischen α- und β-Halbwertszeit unterschieden. Die α-HWZ ist die HWZ der initialen Verteilung des Pharmakons zwischen den Kompartimenten, die β-HWZ ist die HWZ der terminalen Elimination des Pharmakons.

Zusammenwirken von Invasion und Evasion im Modell

Bisher haben wir die Kinetik der Teilprozesse isoliert betrachtet, aber leider war das wieder unzulässig einfach: In der Natur laufen Invasion und Evasion gleichzeitig ab. Invasion und Evasion sind für jedes Pharmakon typisch und maßgebend für seine Wirkung. Sie bestimmen den Verlauf der Konzentrationskurve des Pharmakons in den Verteilungsräumen. Die einfachste Modellkombination wäre die Invasion nullter Ordnung und die Evasion nullter Ordnung. Aber so etwas kommt in der Natur nicht vor (näherungsweise wäre das eine Tropfinfusion von Ethanol).

Der nächste Modellfall ist die **Invasion nullter Ordnung** und die **Evasion erster Ordnung** im Einkompartimentmodell. Invasion und Elimination des Pharmakons laufen simultan ab. Die zugeführte Menge an Pharmakon ist konstant, die eliminierte Menge ist proportional der Konzentration. Es stellt sich ein **Fließgleichgewicht** (Steady State) ein, bei dem Invasion und Evasion gleich groß sind. Bleibt die Geschwindigkeit der Zufuhr gleich, kann die Konzentration beliebig lange aufrechterhalten werden. Wird die Geschwindigkeit der Zufuhr geändert, stellt sich ein neues Gleichgewicht ein (Abb. 2.11).

Der nächste Modellfall ist die **Invasion erster Ordnung** und die **Evasion erster Ordnung.** Eine derartige Kombination findet sich näherungsweise, wenn das Pharmakon oral, intramuskulär oder subkutan verabreicht wird. Die **Bateman-Funktion** beschreibt den Kurvenverlauf der beiden Exponentialfunktionen von Invasion und Elimination. Diese Funktion wurde von Bateman ursprünglich entwickelt, um den radioaktiven Zerfall eines Elements und seiner radioakti-

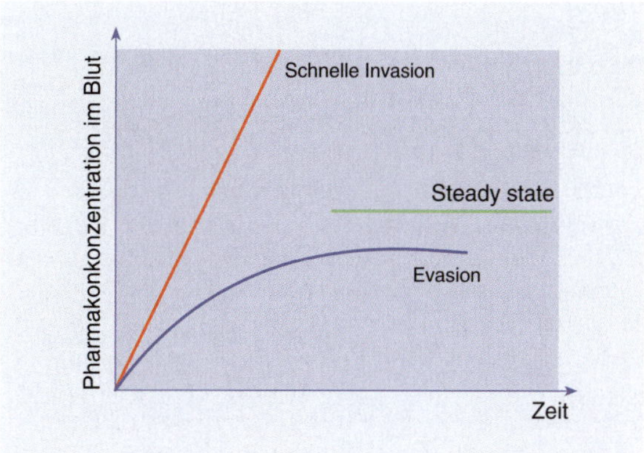

Abb. 2.11: Konzentrationsverlauf bei Invasion nullter Ordnung (z. B. i.v.-Infusion) und Evasion erster Ordnung.

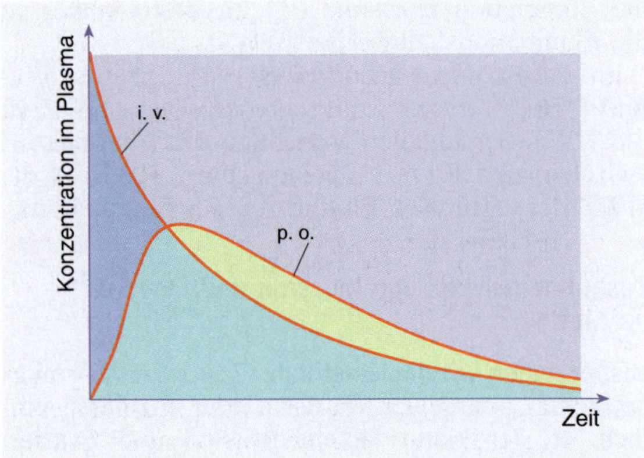

Abb. 2.12: Bateman-Funktion, Invasion und Evasion erster Ordnung.

ven Zerfallsprodukte mathematisch zu formulieren (Abb. 2.12).

Pharmakokinetische Vorgänge sind in der Regel komplizierter, als im Modell dargestellt, da sich im Organismus viele Vorgänge überlagern und gleichzeitig ablaufen. Ferner beschränkt sich ein Pharmakon nicht auf ein einzelnes Kompartiment, sondern verteilt sich auf viele Kompartimente. Die Einzelvorgänge nähern sich jedoch häufig einer Kinetik erster Ordnung im Blut, so dass dies als Grundform für die Konzentrationsverläufe im Organismus betrachtet werden kann.

Einfluss von Dosis und Dosierungsintervall auf die Konzentration

Ziel der Pharmakotherapie ist es, eine möglichst gleichmäßige Wirkung zu erreichen. Dazu muss die Konzentration am Wirkungsort gleich bleiben. In der Praxis ist das nicht möglich, da hierzu das Pharmakon kontinuierlich verabreicht werden müsste. Statt dessen werden wiederholte Einzeldosen verabreicht. Die Konzentration des Pharmakons schwankt und bewegt sich im Intervall zwischen minimaler therapeutisch wirksamer Konzentration und minimaler toxisch wirksamer Konzentration.

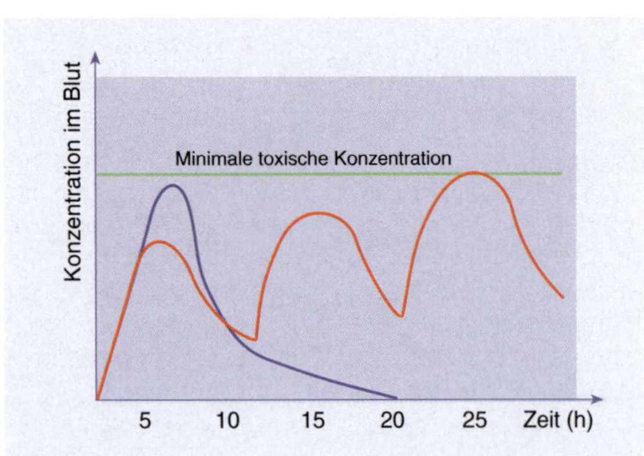

Abb. 2.13: Konzentrationsverlauf eines Pharmakons im Blut bei Einmalgabe einer hohen Dosis und bei Mehrfachgabe einer Normaldosis.

Die Gleichmäßigkeit der Wirkung eines Pharmakons wird bestimmt von **Dosis, Dosierungsintervall** (bei gleicher Applikationsart) und **Eliminations-HWZ.** Je kürzer das Dosierungsintervall, desto geringer sind die Schwankungen der Plasmakonzentration des Pharmakons. Als **Dosierungsintervall** wird häufig die **durchschnittliche HWZ** des Pharmakons gewählt. Bei Einmalgabe einer Normaldosis wird eine kurz anhaltende Wirkung erzielt, und der toxische Bereich wird nicht erreicht. Bei Dosiserhöhung steigt die Wirkung und fällt etwas langsamer ab als bei der Normaldosis, es wird jedoch der toxische Bereich erreicht. Empfehlenswert ist daher die mehrfache Gabe der Normaldosis (Abb. 2.13).

Eine mehrfache Gabe hat ihre Grenzen, wenn die Halbwertszeit des Pharmakons sehr kurz ist. Ein Medikament mehr als viermal einzunehmen, kann man dem Patienten nicht zumuten. Hier muss man zu Retard- oder Depotdarreichungen greifen.

Aber auch bei einer langen Halbwertszeit sind der Mehrfachgabe eines Medikaments Grenzen gesetzt. Wird pro Zeiteinheit dem Organismus mehr zugeführt, als abgebaut werden kann, spricht man von **Kumulation.** Bei kumulierenden Pharmaka ist daher das Dosierintervall zu reduzieren. Manche Medikamente wie z. B. Piroxicam (Felden®) kommen mit einer Einmalgabe pro Tag aus. Sie kumulieren schnell, wenn der Patient wegen Schmerzen zwei oder drei Kapseln pro Tag nimmt.

2.8 Arzneimittelinteraktionen

Synonym gebrauchte Ausdrücke für Interaktion sind Wechselwirkung und Interferenz. Man kann zwischen unerwünschten und therapeutisch verwertbaren Interaktionen unterscheiden. Pharmakodynamische Interaktionen sind immer dann zu erwarten, wenn zwei oder mehr Wirkstoffe am Rezeptor oder an einem biochemischen Regelkreis synergistisch oder antagonistisch wirken.

Merke!

Unter **Arzneimittelinteraktion** versteht man die qualitative und/oder quantitative Veränderung des Wirkungsprofils eines Pharmakons, die bei therapeutischer Anwendung erst in Gegenwart eines anderen Pharmakons auftritt.

Pharmakokinetische und **pharmakodynamische Interaktionen** sind grundsätzlich auf zwei Mechanismen zurückzuführen. Entweder Pharmakon **A** verändert die Möglichkeiten von Pharmakon **B,** die Membranbarrieren zu überwinden, oder Pharmakon **A** beeinflusst die Möglichkeiten von Pharmakon **B,** an ein

Transportprotein oder ein Enzymprotein gebunden zu werden. Je nachdem in welcher Richtung diese Vorgänge ablaufen, ergibt sich eine Wirkungsverstärkung oder Wirkungsverminderung. Die wichtigsten Mechanismen von Arzneimittelinteraktionen werden hier kurz zusammengefasst.

2.8.1 Interaktionen bei der Resorption

Die Resorption aus dem Magen-Darm-Trakt kann verändert sein durch die Bildung nicht resorbierbarer, unlöslicher Komplexe, wie z. B. zwischen Kationen (Al^{3+}, Ca^{2+}, Mg^{2+}) und Tetracyclin. Die Veränderung der **Darmmotilität** beeinflusst ebenfalls die Resorption. So beschleunigt Metoclopramid die Magen-Darm-Passage von Digoxin und vermindert damit dessen Aufnahme. Bei einer **Schädigung der Darmmukosa**, wie z. B. durch Neomycin, wird die Resorption von Vitaminen beeinträchtigt. Durch die Nahrungsaufnahme wird die **Darmdurchblutung** gesteigert und die Resorption von Pharmaka beeinflusst. Wechselwirkungen von Arzneimitteln können auch den **Resorptionsvorgang** betreffen. So wird beispielsweise der aktive Transport von L-Dopa durch die Mukosa mit Chlorpromazin gehemmt.

2.8.2 Interaktionen bei der Plasmaproteinbindung

Physiologische Stoffe haben meist ihre spezifischen **Transportproteine.** Pharmaka und andere Fremdstoffe sind im Körper an **Albumin** gebunden. Die Affinität des Pharmakons zum Albumin liegt meist um Zehnerpotenzen niedriger als zum Rezeptormolekül. Der an Plasmaeiweiß gebundene Anteil des Pharmakons hat Depotcharakter, nur der freie Anteil ist wirksam. Besitzt ein zweites Pharmakon eine ähnliche Affinität zum Albumin wie das erste, so konkurrieren sie um die Bindungsstellen des Albumins, und es stellt sich ein Gleichgewicht ein. Von klinischer Relevanz ist dies aber nur, wenn die therapeutische Breite des Erstpharmakons gering und die Verdrängung stark ist. Die Folge eines erhöhten Plasmaspiegels an freiem Erstpharmakon kann aber sein, dass Elimination und/oder Metabolisierung verstärkt werden, so dass dennoch keine Wirkungsverstärkung eintritt.

Beispielsweise sind Cumarine (Marcumar®) zu 99 % an Plasmaeiweiß gebunden und werden von Phenylbutazon und Clofibrat verdrängt.

2.8.3 Interaktionen beim Metabolismus

Die arzneimittelabbauenden Enzyme der Leber sind nicht in der Lage, beliebige Mengen verschiedener Pharmaka gleichzeitig abzubauen. Es kann zu einer Konkurrenz verschiedener Pharmaka oder Substrate am gleichen, katabolen Enzym kommen. Diese Form der Interaktion tritt rasch ein. Da das Erstpharmakon langsamer abgebaut wird, kommt es zu einer **Wirkungsverstärkung.** Die Dosis muss dann reduziert und später, wenn das Zweitpharmakon abgebaut ist, wieder erhöht werden. Beispielsweise wird der Cumarinabbau durch Chloramphenicol, Methylphenidat, Disulfiram und Clofibrat, der Tolbutamidabbau durch Phenylbutazon gehemmt.

Der Abbau des Erstpharmakons kann aber auch als Folge einer **Enzyminduktion** durch das Zweitpharmakon beschleunigt werden, so dass die Dosis erhöht werden muss. So verstärken Barbiturat, Griseofulvin und Rifampicin den Abbau von Cumarin. Phenytoin beschleunigt den Abbau von Dexamethason.

Weitere Möglichkeiten für eine Verstärkung oder eine Abschwächung eines Erstpharmakons ergeben sich, wenn dieses Pharmakon im Körper erst zu seiner biologisch aktiven Form umgewandelt werden muss, beispielsweise durch Esterhydrolyse. Über diesen Mechanismus steigert Phenobarbital die Toxizität von Cyclophosphamid.

2.8.4 Interaktionen bei der Elimination

Bei der tubulären Sekretion werden körpereigene Substanzen wie Harnsäure sowie manche Pharmaka durch ein energieverbrauchendes **Carriersystem** im proximalen Tubulus sezerniert. Konkurrieren mehrere Stoffe um das gleiche Transportsystem, wie dies z. B. Penicilline und Probenecid tun, dann wird die Elimination für einen oder beide gehemmt.

Die **renale Elimination** von Pharmaka kann durch Diuretika beschleunigt werden, da diese die Passagezeit in den Tubuli vermindern und so weniger Zeit für die Rückresorption des Pharmakons bleibt. Ein Beispiel ist die gesteigerte Ausscheidung von Indometacin bei gleichzeitiger Gabe von Furosemid.

In die **Fäzes** gelangen Pharmaka hauptsächlich durch Ausscheidung mit der Galle, aber auch durch Sekretion über die Darmmukosa. Durch Unterbrechung des enterohepatischen Kreislaufs, durch Erhöhung des Galleflusses oder durch biliäre Transporthemmung kann ein Pharmakon die Wirkung eines anderen hemmen oder verstärken.

2.9 Wichtige Begriffe zur Beurteilung von Medikamentenwirkungen

In der therapeutischen Praxis spielen heutzutage Nachahmerpräparate eine große Rolle, weil sie meist billiger sind als das Original bzw. das Markenpräparat. Nach 8 Jahren erlischt der Patentschutz einer Neueinführung und der Wirkstoff kann auch von anderen vermarktet werden. Die Nachahmerfirmen kaufen den Wirkstoff beim Hersteller und verarbeiten ihn zu verschiedenen Darreichungsformen.

Für diese Darreichungsformen ist jedoch sehr wichtig:

- Wird das Medikament aus dieser Form auch freigesetzt?
- Wie schnell wird es freigesetzt?
- Wie lange hält die Wirkung an?

Die verschiedenen Medikamente können über die Bioverfügbarkeit und die Bioäquivalenz beurteilt werden.

Die **Bioverfügbarkeit** gibt an, in welchem Ausmaß und mit welcher Geschwindigkeit der Wirkstoff an seinem Wirkort ankommt.

Die **Bioäquivalenz** ist ein Maß zum Vergleich identischer Darreichungsformen des gleichen Wirkstoffes von verschiedenen Anbietern. Die Dosis muss dabei die gleiche sein.

2.10 Allergische Arzneimittelreaktionen (AAR)

Etwa **26 % aller Erwachsenen** erleiden in ihrem Leben allergische oder pseudoallergische Arzneimittelreaktionen. Diese gehören zu den **Typ-B-Reaktionen,** die im Gegensatz zu den Typ-A-Reaktionen nicht nur von den pharmakologischen Charakteristika der einzelnen Medikamente, sondern auch von individuellen Risikofaktoren des Patienten abhängen (☞ Kap. 25).

Die Haut ist ein Signalorgan für die meisten AAR. Am häufigsten tritt das **Arzneimittelexanthem** auf, daneben anaphylaktische, bullöse und photoallergische Reaktionen. Gut erforscht sind die Zwischenfälle bei β-Lactamantibiotika. Hier liegt die Häufigkeit von AAR zwischen 0,7 und 8 %. Zu Anaphylaxien kommt es in einer Häufigkeit von 1 : 50 000.

Sofortreaktion (Typ I) und pseudoallergische Reaktion

Symptome der allergischen Sofortreaktion (Allergen → IgE-Antikörperreaktion) sind Urtikaria, Angioödem, Rhinitis, Asthma und, im Extremfall, Schock. Häufige Auslöser sind:

- β-Lactamantibiotika und Sulfonamide
- Fremdeiweiße wie Protamin, Trasylol und Chymopapain
- nichtsteroidale Antirheumatika wie ASS, Diclofenac sowie Pyrazolone
- Muskelrelaxanzien und Plasmaexpander
- Kontrastmittel
- Opiate.

Bei der **pseudoallergischen Reaktion** erfolgt eine Freisetzung von **Entzündungsmediatoren** aus Mastzellen und basophilen Zellen direkt durch toxische oder pharmakologische Wirkung, also ohne vorausgegangene Sensibilisierung und **ohne spezifisches IgE.**

Häufigste Verursacher von pseudoallergischen Reaktionen sind nichtsteroidale Antirheumatika (NSAID) (☞ Kap. 34). Diese Medikamente wirken durch Hemmung der Cyclooxigenase (COX). Die Allergie scheint durch übermäßige Bildung von Cysteinyl-Leukotrienen ausgelöst zu werden. Bei COX-2-Hemmern ist die Allergiegefahr geringer. Ferner kann man Leukotrienantagonisten geben.

Häufige pseudoallergische Reaktionen in Form eines therapieresistenten Reizhustens werden von ACE-Hemmern hervorgerufen, die nicht nur das Angiotensinsystem, sondern auch Bradykinin und die Substanz P hemmen.

Spätreaktionen und verzögerte allergische Reaktionen

Verzögerte allergische Reaktionen vom **Typ II und III** treten mehrere Stunden nach Einnahme des Medikaments auf. Mögliche Ursachen sind eine Komplexbildung von Antikörpern mit dem Arzneimolekül und nachfolgende Komplementaktivierung oder gleichzeitige Bindung eines Antikörpers und des Allergens an die Zelle. Beispiele für allergische Reaktionen vom Typ II + III sind:

- makulopapulöses Arzneimittelexanthem (größte Häufigkeit)

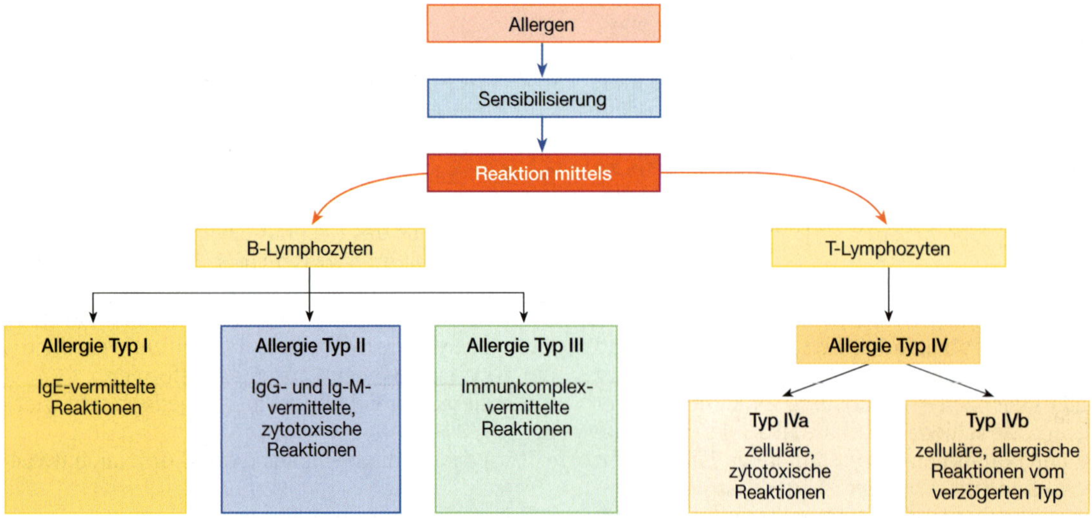

Abb. 2.14: Einteilung der Überempfindlichkeitsreaktionen, modifiziert n. E. Mutschler.

- Purpura
- Vaskulitis
- Erythema nodosum
- bullöse allergische Arzneimittelreaktionen
- Erythema-exsudativum-multiforme-ähnliche Hautreaktionen
- Stevens-Johnson-Syndrom
- toxische epidermale Nekrolyse.

2.11 Chronopharmakologie

Alle Lebewesen, vom Einzeller bis zum Menschen, unterliegen Biorhythmen, die genetisch programmiert sind. Taktgeber können oszillierende chemische Reaktionen in der Zelle sein. Exogene Rhythmen der Außenwelt, wie Tag-Nacht-Rhythmus oder Mondphasen, wirken nur synchronisierend, geben aber nicht den Takt vor. Pflanzen unterscheiden nicht nur nach hell und dunkel, sondern messen auch die Dauer der Hell-dunkel-Phasen. Menschen können im Gegensatz zu anderen Lebewesen den endogenen Rhythmus ignorieren (Nachtarbeit), aber nicht ändern. Das Ergebnis ist eine erhöhte Morbidität bei Schichtarbeitern.

Dem zirkadianen Rhythmus (24-Stunden-Rhythmus) kommt die größte Bedeutung zu. Daneben kennt man noch den zirkamensuellen Rhythmus (Monatsrhythmus), den zirkaannualen Rhythmus (Jahresrhythmus) und den zirkahoralen Rhythmus (Stundenrhythmus). Organfunktionen und Hormonausschüttung unterliegen einer zirkadianen Rhythmik. Nachgewiesen ist dies für Körpertemperatur, Blutdruck, Herzfrequenz, Nierenfunktion, Gallenfunktion, Elektrolythaushalt, Blutzuckerspiegel sowie für verschiedene Hormone und Neurotransmitter.

Tab. 2.9 Pharmakotherapie und zirkadiane Rhythmik.

Wirkstoff	Indikation	Einnahmezeit	Begründung
Ranitidin	Ulcus, Gastritis	1 x abends	erhöhte Säuresekretion bei Nacht
Famotidin	Ulcus, Gastritis	1 x abends	erhöhte Säuresekretion bei Nacht
Opiate	Schmerztherapie	nachts höher dosieren	Endorphin ↓ Schmerzempfindlichkeit↑
Metamizol	Schmerztherapie	nachts höher dosieren	Endorphin ↓ Schmerzempfindlichkeit↑
Lokalanästhetika	Schmerztherapie	nachts höher dosieren	Endorphin ↓ Schmerzempfindlichkeit↑
Mequitazine	Allergie	1 x abends	Cortisol niedrig
Glukokortikoide	rheumatische Arthritis	morgens 6 Uhr	Cortisol hoch, Wirkungsverstärkung
NSAID • Acetylsalicylsäure • Ketoprofen • Indomethazin	rheumatische Arthritis	20–22 Uhr	besser verträglich, Ursache unklar
Theophyllin	Asthma bronchiale	20–22 Uhr Retardpräparat	nachts geringe Sympathikusaktivität
Glukokortikoide	Asthma bronchiale	früh morgens	Wirkungsverstärkung
Betablocker	Hypertonie	morgens	Anstieg der Sympathikusaktivität
Nifedipin	Hypertonie	morgens	höherer Plasmaspiegel als nachts
Diltiazem	Hypertonie	morgens	höherer Plasmaspiegel als nachts
Zytostatika • Cisplatin • Adriamycin • Doxorubicin	 Tumortherapie Tumortherapie Tumortherapie	 18 Uhr 6 morgens 6 morgens	 geringere Nephrotoxizität besser verträglich und wirksamerbesser verträglich und wirksamer
Hepatitis-B-Impfstoff	Impfschutz	nachmittags	weniger Impfversager

Es ist daher nicht verwunderlich, dass auch die Wirkung von Pharmaka zirkadianen Rhythmen unterworfen ist, was leider zu wenig beachtet wird. Man spricht von **Chronopharmakokinetik,** wenn sich der Blutspiegel in Abhängigkeit von der zirkadianen Rhythmik ändert, und von **Chronopharmakodynamik**, wenn sich die Empfindlichkeit der Zielorgane im Tagesverlauf ändert. Auch Erkrankungen weisen eine zirkadiane Rhythmik auf. So sind Myokardinfarkte und plötzlicher Herztod am häufigsten morgens zwischen 8 und 12.00 Uhr. Die Winterdepression tritt im Herbst bei abnehmender Lichteinstrahlung auf. Asthmaanfälle sind am häufigsten zwischen 3 und 4 Uhr morgens, da zu dieser Zeit die Nebenniere wenig Adrenalin produziert.

Ein Beispiel für zirkahoralen Rhythmus liefert LH-RH aus dem Hypothalamus, das in Schüben jede Stunde sezerniert wird. Will man bei der Sterilitätsbehandlung der Frau Erfolg haben, dann muss auch die Gabe von Gonadorelin (Kryptocur®) schubweise („pulsatil") erfolgen. Eine Dauerinfusion würde eine Hemmung der LH-Freisetzung bewirken.

Beispiele für Pharmakotherapie in Abhängigkeit von der Tageszeit gibt die Tabelle 2.9.

3 Beeinflussung des sympathischen Nervensystems

IMPP-Hits

- Adrenozeptortypen, Wirkprofile, sympathomimetische Wirkstoffe
- Adrenalinumkehr, Phentolamin, Prazosin
- Dopamin, Rezeptorwirkung, Wirkungsmechanismus, Interaktion
- Betablocker, Wirkungen, Indikation, Interaktionen
- Zentral wirksame α_2-Adrenozeptoren-Agonisten

Lernziel!

Sie lernen die neurochemische Funktion der sympathischen Nervensynapsen kennen, deren Neurotransmitter und ihre Wirkung an α- und β-Rezeptoren sowie die Beeinflussung dieser Rezeptoren mit Pharmaka. Wenn Sie mit diesem Kapitel fertig sind, sollten Sie in der Lage sein, Verteilung und Wirkung der verschiedenen Rezeptoren an den verschiedenen Erfolgsorganen zu nennen, wichtige Vertreter der Sympathomimetika aufzuzählen, ihre Wirkungen an den verschiedenen Rezeptortypen und ihre Biotransformation. Ferner sollten Sie wichtige Pharmaka aus den Gruppen Alphablocker, Betablocker und zentrale Sympathomimetika aufzählen sowie ihre Wirkungen, Nebenwirkungen und ihre Pharmakokinetik beschreiben können.

3.1 Das Nervensystem

Das Nervensystem wurde im Laufe der Evolution entwickelt, um eine effiziente Steuerung und Koordinierung der verschiedenen Organsysteme zu gewährleisten und es den immer komplexeren Lebewesen zu ermöglichen, rasch auf wechselnde Umwelteinflüsse zu reagieren. Bei den höher entwickelten Lebewesen wie beispielsweise den Säugetieren und dem Menschen besteht das Nervensystem aus Gehirn, Rückenmark und zwei neuronalen Systemen zur Kommunikation mit peripheren Organen, nämlich dem somatischen und dem vegetativen Nervensystem.

Das **somatische Nervensystem** ist für die Oberflächen- und Tiefensensibilität zuständig, ferner für die Sinnesorgane und die Skelettmuskulatur. Das somatische Nervensystem dient der Umwelterfassung und der Steuerung der Körperbewegungen.

Das **vegetative Nervensystem** kontrolliert zusammen mit den Hormonen die inneren Organe. Die nervale Steuerung erlaubt eine rasche Anpassung an veränderte Umweltbedingungen. Das endokrine System ist träger und auf langfristige Anpassung ausgelegt. Das vegetative Nervensystem ist weitgehend der willkürlichen Kontrolle entzogen, es arbeitet sozusagen automatisch. Beispiele dafür sind die Atemregulation oder die Regulation der Herztätigkeit; daher heißt es auch **autonomes Nervensystem.** Die zentralen Anteile des vegetativen Nervensystems liegen im Rückenmark, im Hirnstamm und im Hypothalamus.

Das vegetative Nervensystem hat einen **sympathischen** und einen **parasympathischen Anteil.**

Die vegetative Aktivität der Organe wird im Wesentlichen durch die Balance zwischen sympathischen und parasympathischen Einflüssen bestimmt. Der **Sympathikus** wirkt antreibend und ergotrop, der **Parasympathikus** wirkt dämpfend und trophotrop. Im Allgemeinen haben sympathomimetische und parasympathomimetische Pharmaka entgegengesetzte Wirkung, jedoch wirken Pharmaka, die Transmittereffekte nachahmen, unabhängig von der Innervation.

Sympathikus und Parasympathikus wirken mit den aus ihren Neuronen freigesetzten Transmittern auf verschiedene Rezeptoren an Ganglien und Erfolgsorganen. Nach pharmakologischen Gesichtspunkten lassen sich beim **Sympathikus** verschiedene Adrenozeptor-Subtypen unterscheiden (α_1, α_2, β_1, β_2). Beim **Parasympathikus** unterscheidet man n- und m-Rezeptoren und deren Subtypen.

Als Beispiel für das Zusammenwirken von Sympathikus und Parasympathikus wird in Tabelle 3.1 die nervale Steuerung der Herzaktivität dargestellt.

Merke!

Der Sympathikus wirkt ergotrop; der Parasympathikus wirkt trophotrop.

3.1.1 Aufbau des Sympathikus

Der Sympathikus entspringt in den Thorakalsegmenten 1–12 und in den Lumbalsegmenten 1–3 des Rückenmarks.

Eine Reihe von paarigen segmentalen Ganglien, die sich von den Spinalganglien des Rückenmarks ableiten, bilden die Grundlage des sympathischen Nervensystems. Die Ganglien sind paravertebral zum so genannten **Grenzstrang** verbunden. Die von ihnen aus-

Tab. 3.1 Wirkungen von Sympathikus und Parasympathikus am Herzen.

Regelgröße	Sympathikusaktivierung	Parasympathikusaktivierung
Herzmuskelkraft (Inotropie)	Zunahme	leichte Abnahme
Herzfrequenz (Chronotropie)	Zunahme	leichte Abnahme
Erregungsleitung (Dromotropie)	Zunahme	Abnahme
Lunge	Bronchodilatation	Atemfrequenz sinkt
Nahrungsresorption und Verdauung	Hemmung	Steigerung
Stoffwechselreserven	Mobilisierung	Einschränkung des Energieverbrauchs

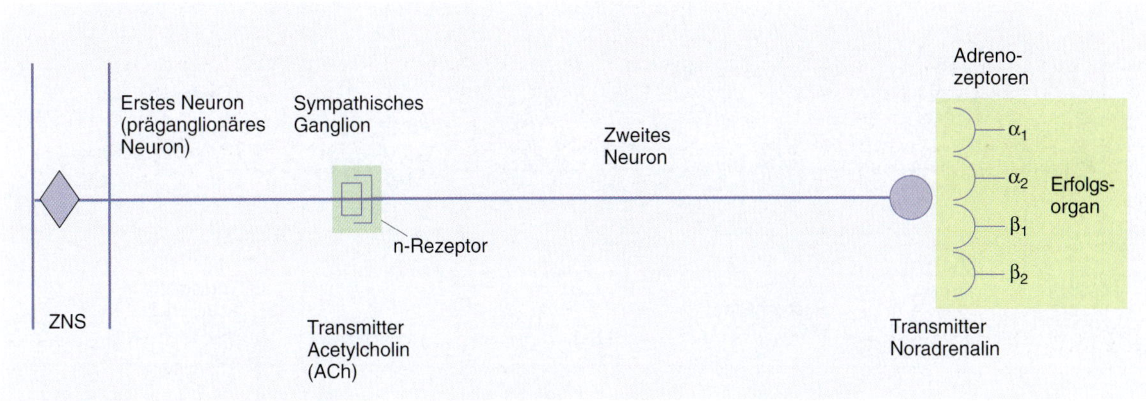

Abb. 3.1: Transmitter des Sympatikus.

gehenden Nerven ziehen zu allen Organen des Körpers. Unter **Ganglien** versteht man eine Anhäufung von neuronalen Kontaktstellen, so genannten **Synapsen.** Ganglien sind Kontaktstellen zwischen dem ersten oder präganglionären Neuron und dem zweiten oder postganglionären Neuron. Daneben gibt es präganglionäre Neurone, die erst im Erfolgsorgan umgeschaltet werden, und präganglionäre Neurone, die ohne Umschaltung zum Nebennierenmark verlaufen.

Der Transmitter des präganglionären (ersten) Neurons des Sympathikus ist das **Acetylcholin** (ACh). Man bezeichnet es daher auch als **cholinerges Neuron.** Der postganglionäre Transmitter des Sympathikus ist das **Noradrenalin.** Das postganglionäre (zweite) Neuron wird daher als **noradrenerges Neuron** bezeichnet.

Das Mark der Nebenniere (NN) wird direkt von präganglionären sympathischen Neuronen innerviert und stimuliert. Transmitter ist Acetylcholin, das die n-Rezeptoren im Nebennierenmark stimuliert. Aus dem Mark der NN werden Adrenalin und Noradrenalin in die Blutbahn abgegeben (Abb. 3.1).

Überträgerstoffe des Sympathikus

Merke!

Der Überträgerstoff oder Transmitter ist bei sympathischen wie bei parasympathischen präganglionären Neuronen das **Acetylcholin** (ACh). Beim **sympathischen System** wechselt der Transmitter in den postganglionären Neuronen meist zu **Noradrenalin,** während beim **Parasympathikus** weiterhin **Acetylcholin** der Transmitter bleibt.

Einige der zweiten sympathischen Neurone verwenden Acetylcholin als Transmitter. Ein Beispiel sind die sympathisch innervierten Schweißdrüsen.

Ein postganglionäres sympathisches Neuron kann sich verzweigen und mit den Fortsätzen zu mehreren Zellen Kontakt aufnehmen. Im Bereich dieser Kontaktstellen oder Synapsen finden sich Verdickungen des Nervenaxons, für die der Ausdruck **Varikosität** (englisch: Varicosity) gebräuchlich ist. Die Varikositäten sind wie Perlen auf einer Schnur angeordnet und erlauben bei Erregung des Nerven die Aktivierung größerer Zellabschnitte, obwohl die Wirkung des freigesetzten Transmitters auf die Synapse beschränkt bleibt.

3.1.2 Aufbau des Parasympathikus

Die **parasympathischen Nerven** entspringen aus den Kernen der Hirnnerven III (N. oculomotorius), VII (N. facialis), IX (N. glossopharyngeus) und X (N. vagus) sowie aus den Sakralsegmenten 2–4 des Rückenmarks. Die Umschaltung der präganglionären parasympathischen Neurone auf die postganglionären Neurone erfolgt erst in den Organen. Es gibt also keinen parasympathischen Grenzstrang.

Überträgerstoffe des Parasympathikus

Beim Parasympathikus ist sowohl das prägänglionäre wie das postganglionäre Neuron cholinerg. Transmitter ist das **Acetylcholin.** Die cholinergen Rezeptoren, auf die der Transmitter Acetylcholin wirkt, werden differenziert in Nikotinrezeptoren oder **n-Cholinozeptoren,** welche selektiv durch Nikotin erregbar sind, und Muskarinrezeptoren oder **m-Cholinozeptoren,** die durch Muscarin stimulierbar sind (Abb. 3.2).

Die somatomotorischen Nerven sind cholinerg. Erfolgsorgan ist die Skelettmuskulatur. Die Stimulation der Skelettmuskulatur wird über n-Rezeptoren vermittelt.

Adrenerge Synapse

Im Bereich der Varikositäten des sympathischen Nervenaxons ist der Transmitter **Noradrenalin** in kleinen, von einer Membran umschlossenen Bläschen, den so genannten **Vesikeln** gespeichert. Noradrenalin kann auch aus dem Zytoplasma mittels Exozytose freigesetzt werden.

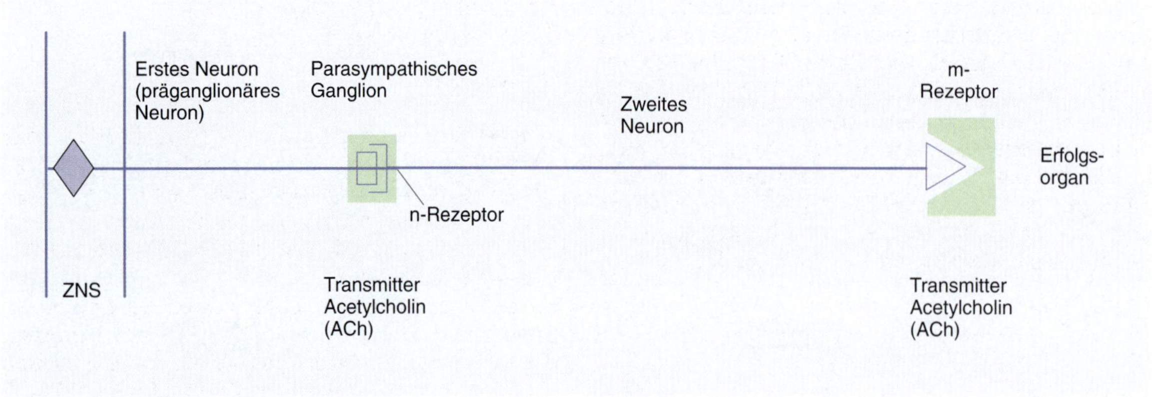

Abb. 3.2: Transmitter des Parasympathikus.

In die Vesikel wird **Dopamin** aufgenommen und dort vom Enzym **Dopamin-β-Hydroxylase** (DBH) zu Noradrenalin umgewandelt. Das Dopamin wird im Axonplasma aus Tyrosin über verschiedene Zwischenstufen synthetisiert.

Bei elektrischer Erregung des sympathischen Nerven entleert ein Teil der Vesikel seinen Inhalt und damit das Noradrenalin in den synaptischen Spalt. Das freigesetzte Noradrenalin (NA) reagiert mit den **Adrenozeptoren** an der postsynaptischen Membran der Erfolgszelle oder mit präsynaptischen Adrenozeptoren an der Membran der Varikosität. Die Stimulierung der präsynaptischen α_2-Rezeptoren führt zu einer Hemmung der Noradrenalin-Freisetzung, also zu einer negativen Rückkopplung.

Die Wirkung des freigesetzten NA klingt schnell ab. Circa 90 % des NA werden durch aktiven Transport aus dem synaptischen Spalt ins Axonplasma und von dort in die Speichervesikel transportiert. Diesen Vorgang bezeichnet man als **neuronale Wiederaufnahme.** Man unterscheidet bei Noradrenalin und anderen verwandten Aminen mit Transmitterfunktion drei Arten von Wiederaufnahme:

- die durch Kokain oder Imipramin hemmbare neuronale Wiederaufnahme (Re-Uptake)
- die durch Reserpin hemmbare vesikuläre Wiederaufnahme
- die kokain- und imipraminresistente extraneuronale Wiederaufnahme.

Alle drei Mechanismen zusammen sorgen dafür, dass die mittlere Lebensdauer von Noradrenalin am Rezeptor sehr kurz bleibt, so dass die sympathische Regulation sehr rasch erfolgen kann.

Der geschwindigkeitsbestimmende Schritt der Transmitterinaktivierung ist die kokainempfindliche neuronale Aufnahme, nicht der aktive reserpinempfindliche Transport von NA in die Vesikel. Ein Teil des Noradrenalins wird durch das Enzym **Catecholamin-O-Methyl-Transferase** (COMT), das im Cytosol von Erfolgszellen und anderen nichtneuronalen Zellen vorhanden ist, inaktiviert. Ein anderer Teil des NA wird durch das Enzym **Monoaminooxidase** (MAO), das intrazellulär in den Mitochondrien von Nervenzellen und Zellen des Erfolgsorgans vorhanden ist, inaktiviert.

Die Leber verfügt über eine reichhaltige Ausstattung an den Enzymen **COMT** und **MAO** und bewirkt einen großen Teil des Abbaus von im Blut kreisendem Adrenalin und Noradrenalin.

Endprodukt des Abbaus der Katecholamine ist **Vanillinmandelsäure,** die im Urin erscheint.

Neben den Katecholamin-Transmittern Adrenalin und Noradrenalin gibt es noch Co-Transmitter, die prä- und postsynaptisch wirken und bei der Regulierung kleiner Gefäße an Darm und Niere eine Rolle spielen. Solche **Co-Transmitter** sind vor allem ATP und NPY.

3.2 Sympathikus

3.2.1 Adrenalin, Noradrenalin und Dopamin

☞ GK 3.1

Vorkommen und Struktur der Transmitter des sympathischen Nervensystems

Adrenalin und Noradrenalin finden sich in den Neuronen des peripheren und des zentralen Nervensystems.

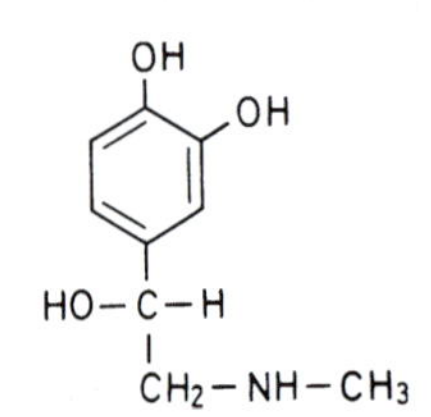

Formel 3.1 Adrenalin

Eine hohe Konzentration von Noradrenalin ist im Hypothalamus und in der Formatio reticularis vorhanden. Zellen, die Adrenalin oder Noradrenalin enthalten, werden wegen der charakteristischen histochemischen Reaktion ihrer Granula als **chromaffine Zellen** bezeichnet. Dazu gehören die Zellen des Nebennierenmarks und des Nebenhodens. Da Adrenalin und Noradrenalin nicht nur in den synaptischen Spalt abgegeben, sondern von der Nebenniere auch in die Blutbahn ausgeschüttet werden, kann man diese Verbindungen auch als Hormone bezeichnen und die Nebenniere als sympathisches Ganglion.

Dopamin findet sich im Pallidum und im Putamen des ZNS.

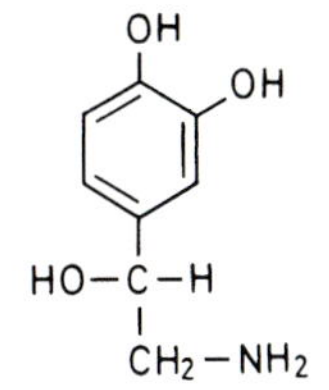

Formel 3.2 Noradrenalin

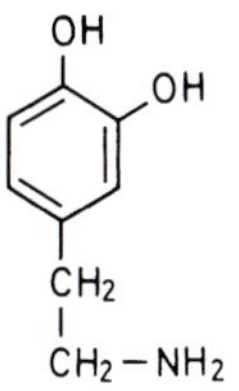

Formel 3.3 Dopamin

Transmittersynthese, Synthese der Katecholamine

☞ GK 3.1.1

Adrenalin, Noradrenalin und Dopamin werden im Körper aus Phenylalanin gebildet und als **Katecholamine** bezeichnet (früher Brenzkatechine).

> L-Phenylalanin ⇒ L-Tyrosin ⇒ L-Dopa ⇒ Dopamin ⇒ L-Noradrenalin ⇒ L-Adrenalin

Die Synthese erfolgt im Neuron. Tyrosin wird aus dem Blut ins Neuron transportiert und im Neuroplasma zu Dopa hydroxyliert. Katalysierendes Enzym ist die Tyrosinhydroxylase. Das ZNS-gängige Dopa wird durch die Dopadecarboxylase zu Dopamin decarboxyliert und in die Vesikel transportiert. In den dopaminergen Neuronen des ZNS ist der Transmitter das Dopamin. In noradrenergen Neuronen geht die Synthese weiter zu Noradrenalin, indem das Dopamin durch die Dopamin-β-Hydroxylase zu Noradrenalin hydroxyliert wird. Die Bildung von Adrenalin erfolgt nur im NNM durch Methylierung von Noradrenalin durch die Phenylethanolamin-Methyltransferase.

Inaktivierung und Pharmakokinetik der Katecholamine

☞ GK 3.1.2

Der bei Nervenerregung in den synaptischen Spalt ausgeschüttete Transmitter Noradrenalin wird zu etwa 90 % aktiv ins sympathische Neuron rückresorbiert (Rückspeicherung). Dieser Transport ist durch Kokain hemmbar. Die restlichen 10 % werden enzymatisch inaktiviert.

Der Abbau der Katecholamine erfolgt durch verschiedene Enzymgruppen. Die beiden wichtigsten davon sind die **Catechol-O-Methyl-Transferasen** (COMT) und die **Mono-Amin-Oxidasen** (MAO). Die Catechol-O-Methyl-Transferasen katalysieren die Methylierung der OH-Gruppe am aromatischen Ring der Katecholamine, also die Übertragung der $-CH_3$-Gruppe, meist in meta-Position. Die Monoaminooxidasen katalysieren die oxidative Desaminierung, also den Ersatz der Aminogruppe $-NH_2$ durch die Hydroxylgruppe -OH.

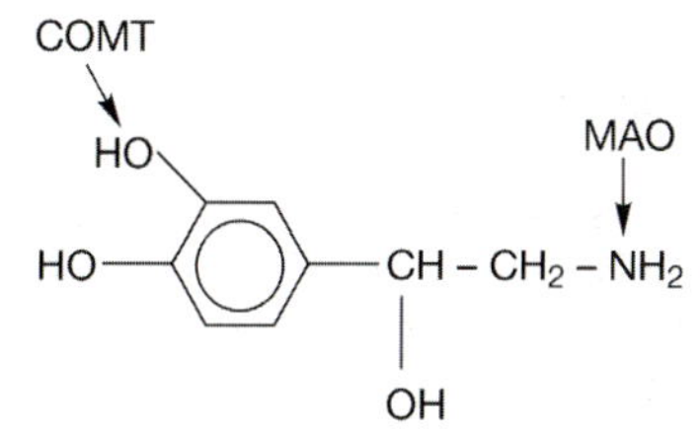

Formel 3.4 Angriffspunkte von COMT und MAO am Beispiel Noradrenalin

Adrenalin und Noradrenalin werden beim intraneuronalen Abbau zuerst durch die mitochondriale MAO oxidativ desaminiert und damit inaktiviert. Die Metabolite werden extraneuronal von COMT O-metyliert. Als Abbauprodukt erscheint Vanillinmandelsäure, die renal ausgeschieden wird. Auch in den Zellen des Erfolgsorgans wird Noradrenalin durch COMT zu Normetadrenalin (Normetanephrin) und Adrenalin zu Metadrenalin (= Metanephrin) methyliert und damit inaktiviert. Normetadrenalin und Metadrenalin werden durch MAO ebenfalls zu Vanillinmandelsäure metabolisiert. In der Blutbahn kreisende Katecholamine werden in der Leber von denselben Enzymsystemen inaktiviert. Auch beim Abbau von Serotonin, Dopamin und Histamin ist MAO beteiligt.

Merke!
Der geschwindigkeitsbestimmende Schritt bei der Inaktivierung der Katecholamine ist die neuronale Wiederaufnahme und nicht der enzymatische Abbau.

Rezeptoren und Wirkungsmechanismus

☞ GK 3.1.3

Die Übertragung der elektrischen Erregung von einer Nervenzelle auf andere Nervenzellen oder auf Zellen des Erfolgsorgans erfolgt über **Synapsen,** die als elektrochemische Ventile wirken. Ein Neuron kann viele Synapsen haben und dadurch zu verschiedenen Zellen gleichzeitig Kontakt aufnehmen, so dass die Wirkungsbeschreibung ziemlich unübersichtlich wird. Der Transmitter des zweiten sympathischen Neurons ist das Noradrenalin. Die Transmitter werden bei elektrischer Erregung des Axons aus den synaptischen Vesikeln in den synaptischen Spalt freigesetzt und diffundieren zu den Rezeptoren. Die Rezeptoren sind prä- und postsynaptisch lokalisiert.

Adrenerge und dopaminerge Rezeptoren

Die Rezeptoren sind Proteinmoleküle in der Zellmembran mit einem Molgewicht zwischen 50 000 und 80 000 Dalton. Man unterscheidet vier adrenerge, also hauptsächlich auf Adrenalin und Noradrenalin ansprechende Rezeptoren: **α_1-, α_2-, β_1- und β_2-Rezeptoren.**

Alle vier Rezeptortypen kommen postsynaptisch an den Erfolgsorganen vor. α_2- und β_2-Rezeptoren können auch präsynaptisch lokalisiert sein.

Die Nomenklatur der verschiedenen Rezeptortypen richtet sich nach den Empfehlungen der International Union of Pharmacology **(IUPHAR).** Allerdings sind diese Bezeichnungen so unübersichtlich, dass im Buch nur die gebräuchlichen Abkürzungen verwendet werden (Tab. 3.2).

Wirkungen der Transmitter an den Rezeptoren

Die Katecholamine stimulieren die einzelnen Rezeptortypen unterschiedlich:

- **Adrenalin:** Stimulation von α_1-, α_2-, β_1- und β_2-Rezeptoren. Stärkere Wirkung als Noradrenalin.
- **Noradrenalin:** Erregung der α_1- und α_2-Rezeptoren und der β_1-Rezeptoren.
- **Dopamin:** leichte Stimulation der α- und β-Rezeptoren, Hauptwirkung über die Dopaminrezeptoren D1 und D2 (dopaminerge Rezeptoren).

Das Andocken der Katecholamine am Rezeptor löst eine Konformationsänderung des Rezeptors aus und setzt biochemische Reaktionsabläufe in Gang, die letztlich zur Wirkung am Zielorgan führen. Die charakteristischen Organwirkungen werden von der Art der Rezeptoren und von ihrer Verteilung bestimmt. Eine Dauererregung führt zu einer Verminderung der Rezeptorenzahl (Down-Regulation).

Postsynaptische Rezeptoren

- **α_1-Rezeptoren:** Die Stimulation dieser Rezeptoren führt zu einer Kontraktion der glatten Muskeln an Gefäßen, im Gastrointestinaltrakt und an der Harnblase.
- **α_2-Rezeptoren:** Kontraktion der glatten Muskeln an den Gefäßen, Senkung der Lipolyse, verminderte Insulinsekretion, verstärkte Degranulation der Mastzellen.
- **β_1-Rezeptoren:** Die Stimulation der β_1-Rezeptoren wirkt am Herzen positiv inotrop, positiv chronotrop und positiv dromotrop. Die Automatie des Herzens steigt. Im Stoffwechsel vermitteln β_1-Rezeptoren eine erhöhte Lipolyse und eine erhöhte Reninfreisetzung aus der Niere.
- **β_2-Rezeptoren:** Die Stimulation dieser Rezeptoren führt zu einer Erschlaffung (Relaxation) der glatten Muskeln der Gefäßwand, der Bronchien, des Gastrointestinaltraktes und des Urogenitaltraktes. Im Stoffwechsel vermitteln die β_2-Rezeptoren eine Steigerung der Glykogenolyse und der Insulinausschüttung sowie eine Verminderung der Degranulation von Mastzellen.

Tab. 3.2 Nomenklatur der Alpha- und Beta-Adrenozeptoren nach IUPHAR.

Rezeptor-Subtyp	IUPHAR-Code	Agonisten
α_1a/A	2.1.ADR.A1A.000.00.00	Oxymetazolin
α_1b/B	2.1.ADR.A1B.000.00.00	Noradrenalin, Adrenalin
α_1d/D	2.1.ADR.A1D.000.00.00	Noradrenalin, Adrenalin
α_2a	2.1.ADR.A2A.000.00.00	Oxymetazolin (partial) Clonidin
α_2b	2.1.ADR.A2B.000.00.00	Alphamethyl-NA, Clonidin
α_2c	2.1.ADR.A2C.000.00.00	Alphamethyl-NA, Clonidin
β_1	2.1.ADR.B1.000.00.00	Dopamin, Xamoterol
β_2	2.1.ADR.B2.000.00.00	Salbutamol, Formoterol, Fenoterol
β_3	2.1.ADR.B3.000.00.00	
β_4	2.1.ADR.B4 000.00.00	

Präsynaptische Rezeptoren

- **α_2-Rezeptor:** Die Stimulation dieses Rezeptors führt zu einer Hemmung der Noradrenalinfreisetzung am Sympathikus.
- **β_2-Rezeptor:** Die Aktivierung der präsynaptischen β_2-Rezeptoren führt zu einer vermehrten Noradrenalinfreisetzung.

Signaltransduktion an Adrenozeptoren

Die Signaltransduktion verläuft vom Rezeptor über das G-Protein (Guanin-Nukleotid-Regulationsprotein) weiter zur Adenylatcyclase, die gefördert oder gehemmt werden kann (☞ Kap. 1.1.2).

Wichtige Prozesse bei der **Signaltransduktion** der adrenergen Rezeptoren sind:

- Stimulierung der **α_1-Rezeptoren** führt zu einem Anstieg von Inositoltriphosphat (ITP) und bewirkt die Aktivierung der Guanylatcyclase und die Synthese von Guanyltriphosphat (GTP) aus cyclischem Guanylmonophosphat (cGMP).
- Stimulierung der **α_2-Rezeptoren** bewirkt die Öffnung der langsamen Kalziumkanäle und die Hemmung der Adenylatcyclase.
- Stimulierung der **β_1-Rezeptoren** bewirkt eine Öffnung der Kalziumkanäle und einen Anstieg des Kalziumeinstroms in die Zelle. Dadurch kommt es zu einem Anstieg der Inotropie, der Chronotropie und der Dromotropie durch intrazellulären Kalziumanstieg.
- Stimulierung der **β_1/β_2-Rezeptoren** aktiviert die Adenylatcyclase an der Membranaußenseite der Zelle und führt zur Spaltung von ATP zu cAMP und Diphosphat. Der Anstieg von cyclischem Adenosin-Mono-Phosphat (cAMP) im Zellinnern aktiviert die Proteinkinasen, die ihrerseits durch Phosphorylierung Struktur und Funktion von Enzymen und Ionenkanälen verändern.

CAMP und **ITP** werden als **Second Messenger** bezeichnet, da sie nach ihrer Aktivierung bzw. Bildung ihrerseits als Signalstoffe dienen und andere Funktionen aktivieren. CAMP wird durch das Enzym **Phosphodiesterase** gespalten und inaktiviert. Hemmstoffe der Phosphodiesterase wie Methylxanthine verstärken daher die Wirkung von β-Sympathomimetika. Die Stimulation von m-Cholinrezeptoren hemmt ebenfalls die Adenylatcyclase (negatives Feedback).

Wirkungen von Adrenalin und Noradrenalin im Körper

☞ GK 3.1.4

Adrenalin und Noradrenalin sind **Stresshormone.** Der Organismus aller Säugetiere und des Menschen reagiert auf bestimmte Reize immer mit demselben, erblich fixierten Programm, das eine optimale Reaktionsbereitschaft des Körpers sichern soll. Die Katecholamine Adrenalin und Noradrenalin entfalten an den verschiedenen Organen bestimmte Wirkungen:

- Das Herzminutenvolumen wird erhöht, Herzfrequenz und Blutdruck steigen, um die Muskeln besser mit Blut zu versorgen. Herzkontraktilität und Überleitungsgeschwindigkeit steigen.
- Die Bronchiolen werden dilatiert, um das Sauerstoffangebot zu verbessern.
- Die Glykogenolyse in Skelettmuskeln und Leber wird erhöht, um Energie für die Muskelarbeit bereitzustellen.
- Die Lipolyse im Fettgewebe wird gesteigert, um Energiereserven bereitzustellen.
- Blutgerinnungsfaktoren werden vermehrt gebildet, um bei Verletzungen nicht zu verbluten.
- Die Pupillen werden erweitert, um Nahakkommodation und Nachtsehen zu verbessern.
- Darm und Magen werden entleert und dann durch Hemmung der Peristaltik und erhöhten Sphinktertonus ruhig gestellt, da sie für Flucht und Kampf nicht benötigt werden.
- Die Hautgefäße werden verengt, und das Blut wird zu den Muskeln umgeleitet.
- Die Sexualfunktionen werden unterdrückt, da sie störend wären.
- Der Sphinktertonus der Blase wird erhöht und der M. detrusor erschlafft.

Eselsbrücke

A	Aufmerksamkeit	
N	Neugier	löst das adrenerge,
G	Gefahr	sympathikotone
S	Stress	Stressprogramm aus
T	Tremor	

Adrenalinumkehr

Die Wirkung von Adrenalin am Erfolgsorgan kommt durch die Summe der Reizungen verschiedener Rezeptoren zustande (α_1, α_2, β_1, β_2). An den Gefäßen führt Adrenalin normalerweise zu Vasokonstriktion. Werden selektiv die α-Rezeptoren blockiert, beispielsweise mit dem Alphablocker Phentolamin, dann bewirkt Adrenalin eine Vasodilatation mit Blutdruckabfall, da nur die β-Rezeptoren stimuliert werden können. Diesen Effekt nennt man Adrenalinumkehr (Tab. 3.3).

3.2.2 Pharmakologische Beeinflussung des sympathischen Nervensystems

☞ GK 3.1.5

Die Wirkung der physiologischen Transmitter Adrenalin und Noradrenalin kann durch Pharmaka oder andere Stoffe abgeschwächt oder verstärkt werden.

Tab. 3.3 Wichtige Wirkungen der adrenergen Rezeptortypen an verschiedenen Organen.

Rezeptor	Organ/Angriffsort	Postsynaptische Wirkungen	Präsynaptische Wirkungen
α_1	glatte Muskulatur	Vasokonstriktion, erhöhter Sphinktertonus der Harnblase	keine
α_2	glatte Muskulatur	Vasokonstriktion	keine
	Stoffwechsel	Verminderung von Lipolyse und Insulinausschüttung	keine
		Degranulation der Mastzellen	Hemmung der Noradrenalinausschüttung
β_1	Herz	pos. inotrop, chronotrop, dromotrop	keine
	Stoffwechsel	Stimulation der Lipolyse	keine
	Niere	Reninfreisetzung	keine
β_2	glatte Muskulatur	Vasodilatation	keine
	Bronchien	Bronchodilatation	keine
	Harnwege	Erschlaffung	keine
	Magen-Darm	Relaxation	keine
	Stoffwechsel	Steigerung von Glykolyse und der Insulinkonzentration	keine
Verminderte Degranulation der Mastzellen, Förderung der Noradrenalinfreisetzung			

Wirkungsverstärkung – Adrenozeptor-Agonisten oder Sympathomimetika

Pharmaka dieser Gruppe stimulieren den Sympathikus. Nach ihrem Wirkungsmechanismus unterscheidet man:

- **Direkte Sympathomimetika**, die wie Adrenalin oder Noradrenalin die Adrenozeptoren stimulieren. Je nach Erregung der α- oder β-Rezeptoren wird zwischen α- und β-Sympathomimetika differenziert.
- **Indirekte Sympathomimetika**, die durch eine verstärkte Freisetzung der physiologischen Transmitter Adrenalin und/oder Noradrenalin aus der präsynaptischen Membran zu einer Sympathikusstimulierung führen. Cave: Auch Reserpin setzt Noradrenalin aus den Vesikeln frei, ist aber kein indirektes Sympathomimetikum.

Wirkungsabschwächung – Betablocker und Antisympathotonika

- **Adrenozeptor-Antagonisten oder Sympatholytika,** die kompetitiv die Wirkung von Adrenalin oder Noradrenalin hemmen. Substanzen, die eine Affinität zu α-Rezeptoren besitzen, werden als α-Adrenozeptor-Antagonisten (Alphablocker) bezeichnet, solche mit Affinität zu β-Rezeptoren als β-Adrenozeptor-Antagonisten (Betablocker).
- **Antisympathotonika**, die den Sympathikotonus durch Hemmung von Synthese, Speicherung oder Freisetzung von Noradrenalin vermindern.

Struktur-Wirkungs-Beziehungen

☞ GK 3.1.6

Die Grundstruktur der Katecholamine und fast aller Sympathomimetika ist das **Phenylethylamin.**

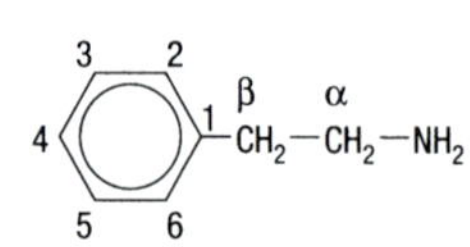

Formel 3.5 Phenylethylamin

Phenylethylamin selbst reagiert nicht mit den adrenergen Rezeptoren, sondern wirkt als indirektes Sympathomimetikum. Die Affinität zum Adrenozeptor wird durch unterschiedliche Substituenten hergestellt, wodurch gleichzeitig Resorption, Abbau und zentrale Wirksamkeit beeinflusst werden. Durch eine oder mehrere der folgenden Substitutionen am Phenylethylamin lassen sich die Wirkungen verändern:

- Einführung phenolischer OH-Gruppen am aromatischen Ring
- Einführung alkoholischer -OH-Gruppen in α- oder β-Position des Ethylrestes
- Substitutionen an der Aminogruppe.

Hydroxylgruppen am Phenylring in Position 3 und 4 steigern die Affinität zu den adrenergen Rezeptoren stark, eine indirekte Wirkung ist kaum vorhanden. Befindet sich nur eine Hydroxylgruppe in Position 3, steigt die indirekte Wirkung wesentlich. Steht die Hydroxylgruppe in Position 4 (para), wie dies beim Tyramin der Fall ist, dann dominiert die indirekte Wirkung.

Eine OH-Gruppe am Ethylrest in Position α steigert die Affinität ebenfalls stark. Damit haben wir nichts anderes als **Noradrenalin** erzeugt (☞ Formel 3.6).

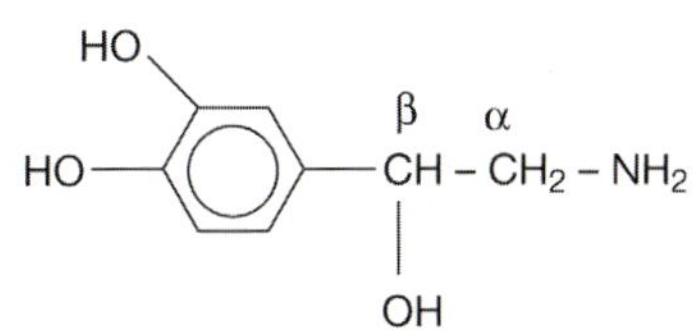

Formel 3.6 Noradrenalin

Durch die Einführung einer OH-Gruppe am β-C-Atom wird dieses asymmetrisch, d. h., es sind zwei optisch aktive Stereoisomere möglich. Die physiologischen Katecholamine sind linksdrehend (L-Form) und 20- bis 50-mal wirksamer als die rechtsdrehenden.

Eine weitere Wirkungsverstärkung wird erreicht, wenn in die Aminogruppe ein Methylrest eingeführt wird. Diese Substitution führt zu **Adrenalin** (☞ Formel 3.7).

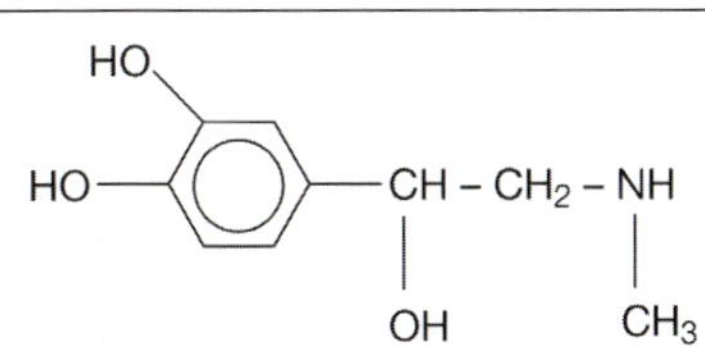

Formel 3.7 Adrenalin

Durch die Substitution an der Aminogruppe wird nicht nur die Affinität zu α-Rezeptoren gesteigert, sondern auch die Affinität zu β-Rezeptoren um ein Vielfaches erhöht. **Je größer der Substituent, desto höher ist die β-Affinität!** Dies zeigt sich beispielsweise am **Isoprenalin**, das einen Isopropylrest an der Aminogruppe trägt und dadurch zu einem reinen β-Sympathomimetikum wird (Formel 3.8).

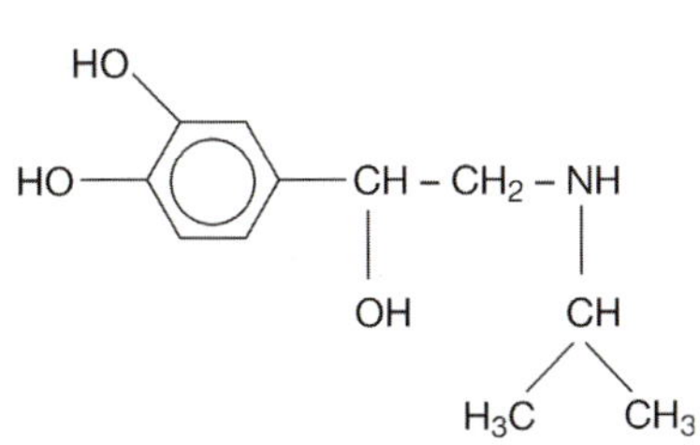

Formel 3.8 Isoprenalin

Wird die Aminogruppe in einem Imidazolring „versteckt", dann entstehen reine α-Sympathomimetika wie beispielsweise **Naphazolin** (Formel 3.9).

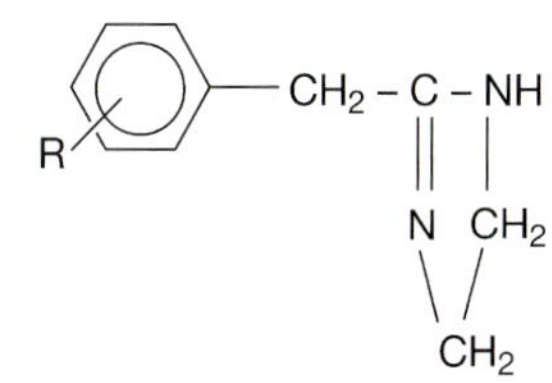

Formel 3.9 Grundkörper für Naphazolin, Tetryzolin, Xylometazolin

Bedeutung der chemischen Struktur für die Pharmakokinetik

Resorption und zentrale Wirkung sind umso besser, je lipophiler das Molekül ist.

Die OH-Gruppen am Phenylring machen das Molekül aber polar und hydrophil. Die Hydroxylgruppe in Position 3 wird deshalb entfernt und die Hydroxylgruppe in Position 4 (para) nach Position 5 (meta) verschoben. Die Resorption wird dadurch verbessert, die Wirkung jedoch vermindert. Die beste ZNS-Gängigkeit wird erreicht, wenn der Phenylrest keine OH-Gruppen trägt.

Sperrige Substituenten an der Aminogruppe oder am α-C-Atom des Ethylgerüstes behindern die Desaminierung durch MAO und COMT beim First Pass in der Leber und verlängern so die Wirkungsdauer des Sympathomimetikums.

Merke!

Zunahme der **α-sympathomimetischen Wirkung** durch eine OH-Gruppe in β-Position am Ethylrest, durch phenolische OH-Gruppen in Position 3 und 4 des Phenylkerns und durch Methylsubstitution an der Aminogruppe.
Zunahme der **β-sympathomimetischen Wirkung** durch die OH-Gruppe in β-Stellung am Ethylrest, durch die phenolischen OH-Gruppen in Position 3 und 4 und durch große Alkylsubstituenten an der Aminogruppe. Je größer der Alkylrest, desto deutlicher ist die β-sympathomimetische Wirkung.

Merke!

Gute Resorption und starke Wirkung sind nicht gleichzeitig zu haben.

3.3 Katecholamine und Sympathomimetika

☞ GK 3.1

Nach ihrem Wirkungsmechanismus unterscheidet man direkte und indirekte Sympathomimetika. Zu den **direkten Sympathomimetika** zählen die natürlichen adrenergen Transmitter Adrenalin und Noradrenalin, aber auch Verbindungen mit einer ähnlichen chemischen Struktur. Sie imitieren die Wirkung der natürlichen Transmitter an Adrenozeptoren. Die Affinität wichtiger Sympathomimetika zu Adrenozeptoren ist in Tabelle 3.4 zusammengestellt.

Indirekte Sympathomimetika setzen den natürlichen Transmitter Noradrenalin aus den synaptischen Vesikeln frei und hemmen dessen Wiederaufnahme. Die Wirkung ist nur an intakten sympathischen Axonen, also nicht an denervierten Organen zu beobachten. Bei mehrmaliger Anwendung kommt es zur Entleerung der Speichervesikel des Transmitters und zu einem Wirkungsverlust (Tachyphylaxie ☞ Kap. 1.2.2). Zu den indirekten Sympathomimetika zählen neben Tyramin, das nur experimentell von Bedeutung ist, die zentral wirkenden Sympathomimetika Ephedrin, Amphetamin, Metamphetamin und Fenetyllin.

3.3.1 α- und β-Sympathomimetika

Wirkungen an α- und β-Adrenozeptoren

☞ GK 3.2.1 und GK 3.1.3

Sympathomimetika, die sowohl α- als auch β-Rezeptoren direkt stimulieren, sind in Tabelle 3.5 zusammengestellt.

Noradrenalin (Arterenol®)

Pharmakokinetik

Noradrenalin kann nur parenteral gegeben werden und hat eine sehr kurze Wirkungsdauer von 1–2 Minuten.

Tab. 3.4 Wichtige Sympathomimetika und ihre Rezeptoren.

α und β	α	β_1 und β_2	β_2
Adrenalin	Naphazolin	Isoprenalin	Fenoterol
Noradrenalin	Tetryzolin	Orciprenalin	Terbutalin
Norfenefrin	Xylometazolin	Buphenin	Salbutamol
Etilefrin	Oxymetazolin		Reproterol
Dopamin			Clenbuterol

Tab. 3.5 Direkte Sympathomimetika mit Wirkung auf Alpha- und Betarezeptoren.

Wirkstoffname	Handelsname
Adrenalin	Suprarenin®
Noradrenalin	Arterenol®
Etilefrin	Effortil®
Norfenefrin	Novadral®

Wirkung

Noradrenalin stimuliert α-Rezeptoren und in geringerem Maße auch β_1-Rezeptoren. Die α-Stimulierung führt an den Gefäßen zu einer ausgeprägten Vasokonstriktion mit Erhöhung des peripheren Widerstandes. Systolischer und diastolischer Blutdruck steigen. Afterload und Sauerstoffverbrauch des Herzens steigen ebenfalls. Durch Stimulation der Pressorezeptoren in den Gefäßen wird der N. vagus gereizt, und es kommt zu einer reflektorischen Abnahme der Herzfrequenz trotz der Wirkung von Noradrenalin auf die β_1-Rezeptoren.

Am Uterus führt Noradrenalin in der Schwangerschaft zu Kontraktionen. In höheren Dosen kann Noradrenalin eine Hyperglykämie auslösen.

Indikationen

Bei Schockzuständen wie anaphylaktischer oder neurogener Schock mit minimalem Gefäßwiderstand kann Noradrenalin intravenös eingesetzt werden. Bei anderen Schockformen sind andere Medikamente vorzuziehen, da Noradrenalin die Durchblutung von Nieren und Splanchnikusgebiet vermindert und den Sauerstoffbedarf des Herzens erhöht.

Bei Lokalanästhetika kann Noradrenalin als Vasokonstriktor zugemischt und lokal eingesetzt werden.

Kontraindikationen

Kontraindikationen für Noradrenalin sind Hypertonie, Thyreotoxikose, Phäochromozytom, Engwinkelglaukom, Blasenentleerungsstörung, paroxysmale Tachykardie, absolute Arrhythmie, schwere Nierenfunktionsstörung, Koronar- und Herzmuskelerkrankung, Arteriosklerose und Cor pulmonale.

Adrenalin (Suprarenin®)

Pharmakokinetik

Auch Adrenalin kann nur parenteral gegeben werden. Es besitzt eine geringe Bioverfügbarkeit und eine kurze Wirkungsdauer von 1–2 Minuten, da die Aminogruppe schutzlos dem MAO-Abbau ausgesetzt ist.

Tab. 3.6 Unerwünschte Wirkungen von Adrenalin.

Wirkort	Wirkung
Haut	Vasokonstriktion
Herz-Gefäße	Die Stimulierung von Betarezeptoren kann zu tachykarden Herzrhythmusstörungen führen. Erhöhter Sauerstoffbedarf des Herzens mit Gefahr der Auslösung einer Angina pectoris. Verstärkung der Hypokaliämie- und Hyperkalzämie-Wirkungen.
Stoffwechsel/Organe	Alphaadrenerge Stimulation hemmt die Insulinfreisetzung, β_2-adrenerge Stimulation erhöht die Insulinfreisetzung und den Glykogenabbau in der Leber. Durch Überwiegen der Alpharezeptoren in den Pankreaszellen steht die Hemmung der Insulinfreisetzung im Vordergrund und führt zu Glykogenolyse und Hyperglykämie, erhöhtem Sauerstoffbedarf des Herzens und verstärkter Reninfreisetzung aus der Niere.
Urogenitaltrakt	Uteruskontraktionen in der Schwangerschaft. Vasokonstriktion der Nierengefäße.
Psyche/ZNS	Unruhe, Angst

Wirkung

Adrenalin stimuliert α- und β-Rezeptoren.

Am Herzen wirkt Adrenalin positiv **chronotrop** (Frequenzzunahme), positiv **inotrop** (Zunahme der Kontraktionskraft) und positiv **dromotrop** (Verkürzung der AV-Überleitungszeit). Die Herzautomatie und damit die Gefahr von Herzrhythmusstörungen steigt.

An den Koronargefäßen und an den Mesenterialgefäßen bewirkt Adrenalin eine Vasodilatation, an Haut und Muskeln überwiegt in höherer Dosis die Vasokonstriktion. In Haut und Nierengefäßen überwiegt die Wirkung an den α-Rezeptoren, in Muskeln und Mesenterialgefäßen die der β-Rezeptoren.

Da die Sensibilität von α- und β-Rezeptoren auf Adrenalin unterschiedlich ist, beobachtet man eine **Dosisabhängigkeit** der Adrenalinwirkung auf den Kreislauf. In geringer Dosis überwiegt die Stimulation von β_1- und β_2-Rezeptoren, in mittlerer Dosis werden α- und β-Rezeptoren gleichermaßen erregt, und in hoher Dosis (das 10fache der niedrigen Dosis) überwiegt die Stimulation der α-Rezeptoren. Erwünschte Wirkungen sind Blutdrucksteigerung und Gefäßverengung.

Auch an der Niere führt Adrenalin zu Gefäßverengung und dadurch zur Aktivierung des Renin-Angiotensin-Aldosteron-Systems.

Als Stresshormon führt Adrenalin zu gesteigerter Lipolyse und Glykogenolyse.

An der Bronchialmuskulatur kommt es zu Bronchospasmolyse und Bronchodilatation (β_2-Wirkung).

Indikationen

Indikationen für den Einsatz von Adrenalin sind Reanimation, Kreislaufkollaps, Schock, Anaphylaxie und als Zusatz bei Lokalanästhetika zur Wirkungsverlängerung.

Anwendungsbeschränkungen

Anwendungsbeschränkungen für Adrenalin sind Diabetes mellitus, Hyperkalzämie und Hypokaliämie. Cave: Auch bei lokaler Anwendung von Adrenalin können systemische Nebenwirkungen auftreten.

Unerwünschte Wirkungen

Die unerwünschten Wirkungen von Adrenalin zeigt die Tabelle 3.6.

Kontraindikationen

Kontraindikationen für die Gabe von Adrenalin stellen Hypertonie, Thyreotoxikose, Phäochromozytom, Engwinkelglaukom, Blasenentleerungsstörung, paroxysmale Tachykardie, absolute Arrhythmie, schwere Nierenfunktionsstörung, Koronar- und Herzmuskelerkrankung, Arteriosklerose und Cor pulmonale dar. Kontraindikation für die lokale Gabe von Adrenalin zusammen mit Lokalanästhetika ist die Injektion in Akren (Fingerspitzen, Zehen, Nase) und Penis.

Interaktionen

Die Hemmung von Antidiabetika führt zum Anstieg des Blutzuckers. Die Interaktion mit Halothan kann Herzrhythmusstörungen auslösen. Antidepressiva und Guanethidin steigern die sympathomimetische Wirkung. Alphablocker kehren die sympathomimetische Wirkung um und führen zu Blutdruckabfall (Adrenalinumkehr ☞ Kap. 3.2.1).

Norfenefrin (Novadral®)

Norfenefrin kann oral oder parenteral verabreicht werden und hat eine Halbwertszeit von etwa 4 Stunden. Wie Noradrenalin führt es zu Vasokonstriktion und Erhöhung des peripheren Widerstandes und wird bei hypotonen Kreislaufstörungen eingesetzt.

Die Nebenwirkungen und Kontraindikationen entsprechen denen von Noradrenalin.

Etilefrin (Effortil®)

Etilefrin wirkt wie Adrenalin auf α-, $β_1$- und $β_2$-Rezeptoren direkt stimulierend. Es ist oral oder parenteral verabreichbar und hat eine Wirkungsdauer von mehreren Stunden. Bei häufiger Gabe kann es durch Downregulation zu einer Wirkungsabschwächung kommen. Etilefrin wird seit Jahrzehnten bei hypotonen Kreislaufstörungen („niedriger Blutdruck") eingesetzt. Bei unerwünschter Dauererektion durch SKAT-Therapie (→ Prostaglandine) kann es als Gegenmittel in den Penis injiziert werden.

3.3.2 α-Sympathomimetika

Wirkungen am α-Adrenozeptor

Die Stimulierung der α-Rezeptoren durch Sympathomimetika führt an den Gefäßen von Haut, Muskeln, Herz, Leber, Niere, Milz und Darm zu einer **Konstriktion.** An den glatten Sphinktermuskeln von Gallenblase, Blase und Darm kommt es zu einer **Kontraktion.** Die Kontraktion der Pupillenmuskeln am Auge führt zu Mydriasis. Durch Gefäßkontraktion an der Nasenschleimhaut kommt es zur Abschwellung der Nase. Die wichtigsten α-Sympathomimetika sind in Tabelle 3.7 aufgeführt.

Oxymetazolin, Xylometazolin, Naphazolin, Tetryzolin

Alle vier Pharmaka sind α-Sympathomimetika, die millionenfach als abschwellende Nasentropfen lokal angewendet werden. Sie sind jedoch nicht harmlos, sondern entfalten nach der Resorption auch systemische Wirkungen und können insbesondere bei Säuglingen zu Kreislaufstörungen und Atemdepression führen.

Bei mehr als einwöchiger Anwendung kommt es nach dem Absetzen zu einer reaktiven Vasodilatation und einer Schleimhautschwellung (Arzneimittelrhinitis), die von den Patienten meistens mit noch mehr „Nasentropfen" bekämpft wird, bevor sie dann mit chronisch geschwollener Nasenschleimhaut zum Arzt kommen. Nasentropfen sind bei Rhinitis sicca kontraindiziert.

Tab. 3.7 Lokale und systemische Alphasympathomimetika.

Wirkstoffname	Handelsname®	Verwendung
Synephrin = Oxedrin	Dacrin®	lokales Mydriatikum
Oxymetazolin	Nasivin®	lokales Rhinologikum
Naphazolin	Piniol®, Rhinex® Spray	lokales Rhinologikum
Tetryzolin	Tyzine®	lokales Rhinologikum
Xylometazolin	Otriven®	lokales Rhinologikum

3.3.3 β-Sympathomimetika

Wirkungen an β-Adrenozeptoren

β-Sympathomimetika wirken auf $β_1$- und $β_2$-Rezeptoren und sind seit vielen Jahrzehnten als Pharmaka in Gebrauch. Während die frühen β-Sympathomimetika Orciprenalin und Isoprenalin noch auf beide β-Rezeptor-Subtypen annähernd gleich stark stimulierend wirkten, sind die neueren Stoffe dieser Klasse fast reine $β_2$-Sympathomimetika. Die Tabelle 3.8 zeigt häufig verwendete β-Sympathomimetika.

Isoprenalin und Orciprenalin

Beide Pharmaka sind nichtselektive β-Sympathomimetika und wirken auf $β_1$- und $β_2$-Rezeptoren annähernd gleich stark. Orciprenalin hat eine längere Wirkungsdauer als Isoprenalin und ist schlecht steuerbar.

Isoprenalin wird parenteral oder inhalativ, Orciprenalin oral als Bronchospasmolytikum eingesetzt.

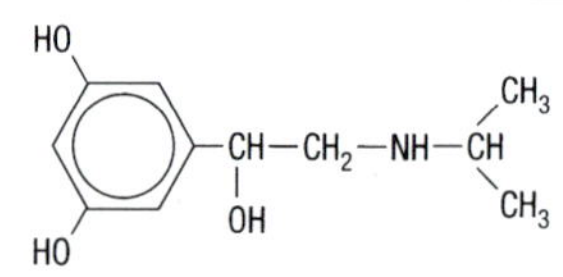

Formel 3.10 Orciprenalin

Wirkung

Die kardialen Wirkungen von Isoprenalin und Orciprenalin werden durch Stimulation der $β_1$-Rezeptoren bewirkt. Es kommt zu einer Zunahme der Herzfrequenz, einer positiven Inotropie und zu einer beschleunigten AV-Überleitung.

Die Stimulation von $β_2$-Rezeptoren durch Isoprenalin und Orciprenalin führt zu Bronchodilatation, Wehenhemmung und Vasodilatation.

Indikationen

Bradykarde Herzrhythmusstörungen und AV-Überleitungsstörungen sind die Indikationen.

Unerwünschte Wirkungen

Unerwünschte Wirkungen von Orciprenalin und Isoprenalin sind tachykarde Herzrhythmusstörungen, Angina pectoris, Zittern, Hyperglykämie und Toleranzentwicklung.

Kontraindikationen

Bei Hypertonie, koronarer Herzkrankheit, Angina pectoris und Tachyarrhythmie ist die Gabe von Orciprenalin und Isoprenalin kontraindiziert.

Tab. 3.8 Betasympathomimetika.

Wirkstoffname	Handelsname	Rezeptorwirkung	Verwendung
Orciprenalin	Alupent®	$\beta_1 = \beta_2$	bradykarde Rhythmusstörung; früher als Bronchospasmolytikum
Isoprenalin	Ingelan Gel®	$\beta_1 = \beta_2$	früher als Bronchospasmolytikum
Clenbuterol	Spiropent®	$\beta_2 >> \beta_1$	Bronchospasmolyse, Tokolyse, Anabolikum (Doping)
Fenoterol	Berotec®, Partusisten®	$\beta_2 >> \beta_1$	Bronchospasmolyse, Tokolyse
Formoterol	Foradil P®, Oxis®	$\beta_2 >> \beta_1$	Bronchospasmolyse, Tokolyse
Reproterol	Bronchospasmin®	$\beta_2 >> \beta_1$	Bronchospasmolyse, Tokolyse
Salbutamol	Sultanol®B, Salbuhexal®	$\beta_2 >> \beta_1$	Bronchospasmolyse, Tokolyse
Terbutalin	Bricanyl® Aerodur®	$\beta_2 >> \beta_1$	Bronchospasmolyse, Tokolyse
Salmeterol	Serevent®, aeromax®	$\beta_2 >> \beta_1$	Bronchospasmolyse, Tokolyse

β_2-Sympathomimetika

Diese Medikamente sind heute die Mittel der Wahl bei Asthmaerkrankung, da sie nur geringe kardiale Wirkungen, aber gute broncholytische Wirkung haben. Als häufigste Nebenwirkung beobachtet man einen Tremor durch β_2-Stimulation der Skelettmuskulatur.

Neben der Asthmatherapie finden β_2-Sympathomimetika auch als Wehenhemmstoffe in der Gynäkologie Verwendung. Eingesetzt wird meist Fenoterol (Partusisten®).

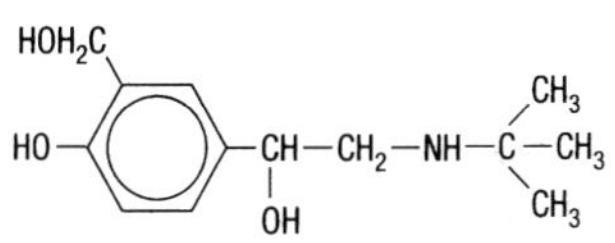

Formel 3.11 Salbutamol

Die Tabelle 3.9 zeigt die durch β_1- und β_2-Rezeptoren vermittelten Organwirkungen von β-Sympathomimetika.

Tab. 3.9 Betaadrenerge Wirkungen an verschiedenen Organen.

Organ	Wirkung	Rezeptor
Herz-Muskel	Kontraktionskraft ↑	β_1
Herz-Reizleitungssystem	Erregbarkeit, Reizleitung ↑	β_1
Herz-AV-Knoten	Überleitungsgeschwindigkeit ↑	β_1
Herz-Sinusknoten	Automatie ↑, Tachykardie	β_1
Herz-Vorhof	Leitungsgeschwindigkeit ↑	β_1
Darm	Motilität nimmt ab	β_1
Niere	Reninfreisetzung ↑	β_1
Gefäße	Erweiterung	β_2
Skelettmuskel	Glykogenolyse ↑	β_2
Lunge	Bronchospasmolyse	β_2
Uterus	Erschlaffung, Tokolyse	β_2
Leber	Glykogenolyse ↑, Glucose ↑	β_2
Fettgewebe	Lipolyse, freie Fettsäuren ↑	β_2
Pankreas	Insulin ↑, Glucose ↓	$\beta_2 > \beta_1$

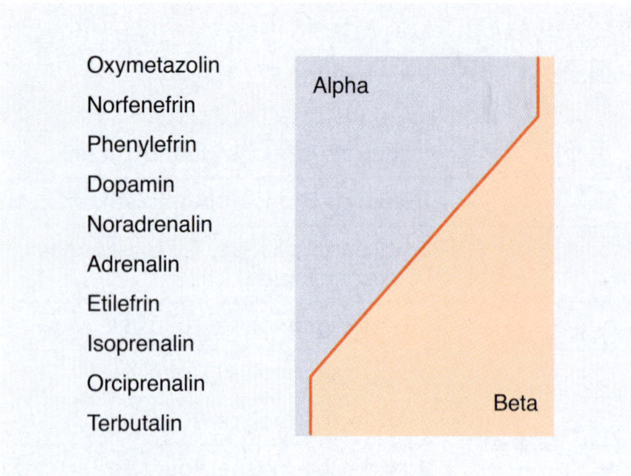

Abb. 3.3: Selektivität von Katecholaminen und Sympathomimetika für α- und β-Rezeptoren.

3.3.4 Wirkungen an Dopaminrezeptoren

Dopamin

Dopamin (Dopamin Giulini®) ist ein physiologisches **Katecholamin** und ein wichtiger **Transmitter** im Gehirn, der über **D_2-Rezeptoren** hemmend auf das extrapyramidale System wirkt. Im Hypophysenvorderlappen hemmt Dopamin die Prolaktinsekretion. Außer in den dopaminergen Neuronen des ZNS findet sich Dopamin auch in postganglionären sympathischen Neuronen sowie im Nebennierenmark als Vorstufe von Noradrenalin.

Dopamin lässt sich jedoch auch als peripheres Therapeutikum einsetzen, da sich seine Kreislaufwirkung von der anderer α- und β-Sympathomimetika unterscheidet.

Pharmakokinetik

Dopamin kann die Blut-Hirn-Schranke nicht passieren und ruft keine zentralnervösen Nebenwirkungen hervor. Es hat einen ausgeprägten First-Pass-Effekt und kann nur intravenös gegeben werden.

Die Halbwertszeit beträgt etwa 2 Minuten. Die Inaktivierung erfolgt durch MAO und COMT. Bei Vorliegen höherer Dopaminkonzentrationen wird Dopamin teilweise zu Noradrenalin metabolisiert. Bei mehrtägiger kontinuierlicher Infusion kommt es zur **Toleranzentwicklung.**

Wirkungsmechanismus und Wirkungen

In der Peripherie wirkt Dopamin nicht nur auf D_1-Rezeptoren, sondern auch als direktes Sympathomimetikum auf α-, β_1- und β_2-Rezeptoren, wenn auch schwächer.

Die Wirkungen von Dopamin sind dosisabhängig. In niedriger Dosierung von 1,5–4,0 µg/kg/min erweitern sich die Nieren- und Mesenterialarterien. Bei einer Infusion im Schock nimmt die Durchblutung von Niere und Splanchnikusgebiet zu und der systolische Blutdruck steigt. Die Diurese nimmt ebenfalls zu. In mittlerer Dosierung (4–10 µg/kg/min) werden auch die β_1-Rezeptoren erregt. Die Folge ist eine direkte sympathomimetische Wirkung mit Zunahme von Herzkontraktilität, Herzfrequenz und AV-Überleitungsgeschwindigkeit.

Therapeutisch erwünscht ist nur die positive Inotropie. In hohen Dosen (10–20 µg/kg/min) überwiegt die indirekte sympathomimetische Wirkung von Dopamin durch Freisetzung von Noradrenalin. Es kommt zur Vasokonstriktion mit Blutdruckanstieg und Verminderung der Nierendurchblutung. Die Diurese nimmt ab. Auch an der Haut kommt es zu Vasokonstriktion (Abb. 3.4).

Indikationen

Indikationen für Dopamin sind Schockzustände, schwere Hypotension, drohender Schock und drohendes Nierenversagen.

Merke!
Ein Volumenmangel muss **vor** einer Dopamininfusion behoben werden.

Unerwünschte Wirkungen

Unerwünschte Wirkungen des Dopamins sind Zunahme der Herzfrequenz, Herzrhythmusstörungen, Hautnekrosen, Blutungsgefahr im Gastrointestinaltrakt wegen der Umverteilung des Blutflusses ins Splanchnikusgebiet, lokale Reaktionen bei paravasaler Applikation.

Kontraindikationen sind dieselben wie bei Adrenalin.

Anwendungsbeschränkungen sind akrale Durchblutungsstörungen. Strenge Indikationsstellung in der Schwangerschaft.

Dobutamin

Dobutamin (Dobutrex®) ist eine synthetische Substanz, die **keine dopaminergen** Wirkungen besitzt. Im Gegensatz zu allen bisher besprochenen Sympathomimetika hat Dobutamin kein Hydroxyphenyl-Ethyl-Grundgerüst, sondern ein **Hydroxyphenyl-Propyl-Gerüst,** ist also verwandt mit den Betablockern (☞ Kap. 3.5). Dobutamin kann nur parenteral gegeben werden und hat eine sehr kurze Halbwertszeit von 2 Minuten.

Dobutamin wirkt gleichzeitig als schwaches α- und β-Sympathomimetikum. Vasokonstriktion und Vasodilatation heben sich gegenseitig weitgehend auf und es resultiert eine **β_1-Wirkung.** Diese führt zu einer Erhöhung des HMV.

Dobutamin stimuliert hauptsächlich die Rezeptoren am Herzen und wirkt nicht vasokonstriktorisch.

Wirkungen und Nebenwirkungen entsprechen denen der Sympathomimetika. Dobutamin wird zur Be-

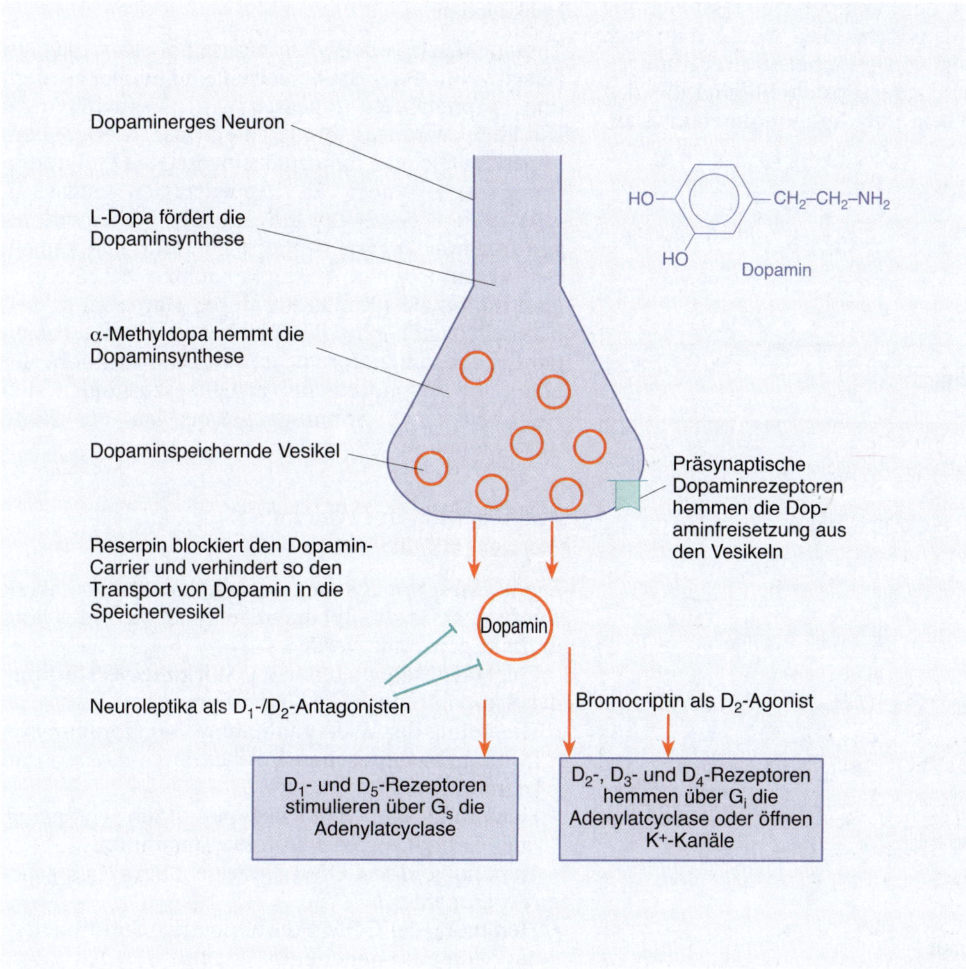

Abb. 3.4: Wirkungen des Dopamins.

kämpfung des kardiogenen Schocks und der akuten Herzinsuffizienz eingesetzt. **Kontraindikationen** sind Volumenverlust, Perikardtamponade und obstruktive Kardiomyopathie.

Tab. 3.10 Wichtige zentral wirkende Sympathomimetika und ihre Verwendung.

Wirkstoff	Handelsname	Verwendung
Ephedrin	Fomagrippin N®, Wick MediNait®, Perdiphen®	Husten- und Grippemittel
Methylphenidat	Ritalin®, Medikinet®	kindliche Hyperkinesie
Fenetyllin	Captagon®	Psychoanaleptikum
Fenfluramin	Ponderax® *	Appetitzügler

* Ponderax® ist wegen seiner gefährlichen Nebenwirkungen nicht mehr im Handel.

3.3.5 Zentral wirkende Sympathomimetika

Zentral, also im ZNS wirkende Sympathomimetika haben eine **psychoanaleptische Wirkung,** d. h., sie wirken anregend und aufregend. Sie beseitigen Müdigkeit und Hemmungen und steigern kurzfristig die körperliche Leistungsfähigkeit, weshalb sie auch im Sport zum Doping verwendet werden.

Der gedopte Sportler überschätzt die Leistungsfähigkeit seines Körpers unter Amphetamineinfluss, weil Warnsignale wie Müdigkeit oder Muskelschmerz fehlen und er sich bis zum Zusammenbruch verausgabt. Wichtige zentral wirkende Sympathomimetika sind in Tabelle 3.10 aufgelistet.

Auch andere Stoffe wie Metamphetamin („Speed"), 3,4-Metamphetamin („Ecstasy") und Designerdrogen haben zentral erregende Wirkungen, zählen aber nicht zu den Medikamenten (☞ Kap. 28.8.5).

Pharmakokinetik

An den Strukturformeln der Amphetamine erkennt man, dass die OH-Gruppen am Phenylring fehlen. Das Molekül wird dadurch lipophil und liquorgängig.

Durch Protonierung der Aminogruppe lässt sich die Eliminierung beschleunigen. Dies macht man sich bei der Behandlung von Amphetaminvergiftungen zunutze, indem man zur besseren Elimination den Urin durch orale Gabe von Ammoniumchlorid ansäuert.

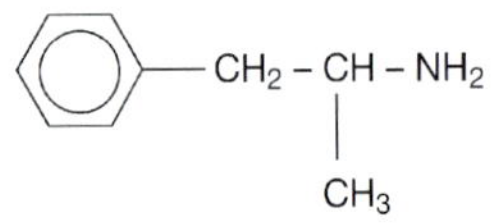

Formel 3.12 Amphetamin

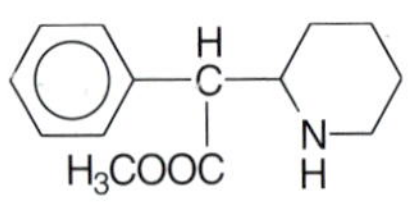

Formel 3.13 Methylphenidat

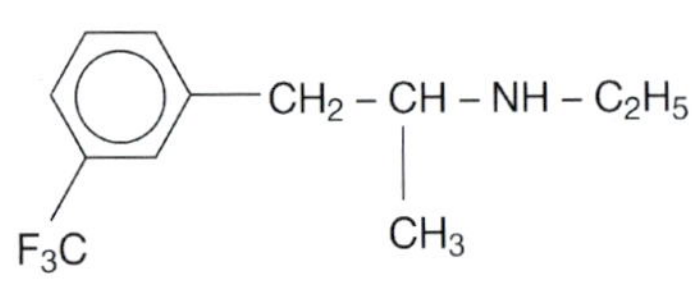

Formel 3.14 Fenfluramin

Wirkungsmechanismus

Zentrale Sympathomimetika sind indirekte Sympathomimetika. Sie setzen im ZNS den natürlichen Transmitter **Noradrenalin** aus den präsynaptischen Vesikeln frei und hemmen dessen Wiederaufnahme. Bei mehrmaliger Anwendung kommt es zur Entleerung der Speichervesikel und zu einem Wirkungsverlust (Tachyphylaxie). Neben Noradrenalin setzen die zentralen Sympathomimetika im ZNS auch die Transmitter **Dopamin** und **Serotonin** frei und hemmen das neuronale Reuptake von Dopamin.

Neben den ZNS-Wirkungen haben zentrale Sympathomimetika auch periphere Wirkungen, die durch α_1-, β_1- und β_2-Rezeptoren vermittelt werden.

Wirkungen

Amphetamine können Erregungszustände und Psychosen auslösen und haben eine **euphorisierende Wirkung.** Atmung, Herztätigkeit und Katabolismus werden beschleunigt. Der Appetit wird gehemmt. Längere Einnahme von Amphetaminen führt zu psychischer Abhängigkeit. Amphetamine haben **Suchtpotenzial** und unterliegen deshalb der Betäubungsmittel-Verschreibungsverordnung (BtMVV).

Die peripheren Wirkungen zentraler Sympathomimetika sind Vasokonstriktion (α-Rezeptoren), Koronarspasmen, Herzrhythmusstörungen und Tremor.

Indikationen

Therapeutisch von Bedeutung ist Ephedrin, das zur Abschwellung der Bronchialschleimhaut bei Husten- und Grippemitteln zugesetzt wird. Methylphenidat (Ritalin®) wird als Medikament bei Kindern mit hyperkinetischem Syndrom eingesetzt. Fenfluramin (Ponderax®) wurde als Appetitzügler eingesetzt, aber 1998 wegen seiner gravierenden Nebenwirkungen (pulmonale Hypertonie) vom Markt genommen. Bei Vergiftungen mit Amphetaminen beschleunigt man die renale Elimination durch Harnansäuerung. Zusätzlich gibt man Betablocker gegen die Tachykardie, Vasodilatatoren bei Vasokonstriktion der Haut und Hypnotika bei Erregungszuständen. Bei Auftreten eines Sphinkterspasmus an der Blase muss katheterisiert werden.

Beeinflussung der Wirkungen von Sympathomimetika

Die Wirkung von Sympathomimetika kann verlängert werden, wenn die abbauenden Enzyme direkt oder indirekt gehemmt werden.

Folgende Möglichkeiten zur **Wirkungsverstärkung** der Sympathomimetika sind bekannt:

- Hemmung der Wiederaufnahme von Noradrenalin in die präsynaptischen Vesikel durch Kokain und Imipramin
- Hemmung der MAO-Enzyme durch Hydrazine oder Tranylcypromin (direkte Hemmung)
- Hemmung der COMT-Enzyme durch Pyrogallol (experimentell)
- Hemmung der COMT durch sperrige Substituenten am Sympathomimetikum
- Hemmung des Abbaues von cAMP durch Theophyllin
- gleichzeitige Gabe von zentralen Sympathomimetika oder Schilddrüsenhormon.

Eine **Wirkungsabschwächung** der Sympathomimetika ist möglich durch:

- Betablocker (Sympatholytika)
- Tachyphylaxie
- Dauerstimulation der Rezeptoren mit konsekutiver Abnahme der Rezeptorenzahl (Downregulation).

3.4 Alphablocker oder α-Adrenozeptoren-Antagonisten

☞ GK 3.2

Die **α_2-Rezeptoren** finden sich vorwiegend auf der präsynaptischen Membran, die **α_1-Rezeptoren** hingegen auf der postsynaptischen Membran, also an den Erfolgsorganen. Pharmaka oder Verbindungen, die die Wirkung des Noradrenalins und anderer Katecholamine an α_1- und/oder α_2-Rezeptoren hemmen, bezeichnet man als α-Adrenozeptoren-Antagonisten oder kurz als **Alphablocker.** Die ersten therapeutisch genutzten Alphablocker wie Phenoxybenzamin (Dibenzyran®) oder Phentolamin (außer Handel) waren unspezifische Alphablocker. Unspezifisch deswegen, weil sie α_1- wie α_2-Rezeptoren blockieren und damit nicht zu der erwünschten Blutdrucksenkung führen. Die Hemmung der α_1-Rezeptoren und damit die gefäßerweiternde Wirkung wird durch einen erhöhten Noradrenalinspiegel zunichte gemacht. Da die unspezifischen Alphablocker gleichzeitig die α_2-Rezeptoren an der präsynaptischen Membran blockieren, kann die Noradrenalinfreisetzung nicht durch negative Rückkopplung reguliert werden. Es kommt zu einer verstärkten Noradrenalinausschüttung, die am Herzen durch Stimulation der β_1-Rezeptoren eine Steigerung der Herzfrequenz mit erhöhtem HMV auslöst.

Spezifische α_1-Blocker wie Prazosin und seine Derivate Terazosin und Doxazosin hemmen die Bindung und die Freisetzung von Noradrenalin.

Merke!

α_2-Stimulation führt zur Hemmung der Noradrenalinausschüttung.
α_2-Blockierung führt zu verstärkter Ausschüttung von Noradrenalin.

Wirkstoffe

Die heute verwendeten Alphablocker sind weitgehend α_1-spezifisch, können aber dennoch zu einer Adrenalinumkehr (☞ Kap. 3.2.1) führen, weil die Blockierung der α_1-Rezeptoren zum Überwiegen der β_2-Stimulation und damit zur Vasodilatation führt. Therapeutisch verwendete α_1-Blocker sind in Tabelle 3.11 aufgeführt. Auch Mutterkornalkaloide vom Peptid-typ (☞ Kap. 24.7) wie Ergotamin oder Ergocristin sind partielle Antagonisten an α-Rezeptoren, darüber hinaus wirken sie auch an Dopamin- und Serotonin- Rezeptoren, sind also keine typischen Alphablocker.

Merke!

α_1-Blocker sind kompetitive Antagonisten von Noradrenalin und Adrenalin an den postsynaptischen α_1-Rezeptoren.
Der unspezifische Alphablocker Phenoxybenzamin ist kein kompetitiver Antagonist, sondern führt zu irreversibler Hemmung an den α-Rezeptoren.
Yohimbin (Yohimbin Spiegel®) ist ein fast selektiver α_2-Blocker und wurde früher bei Erektionsstörungen eingesetzt.

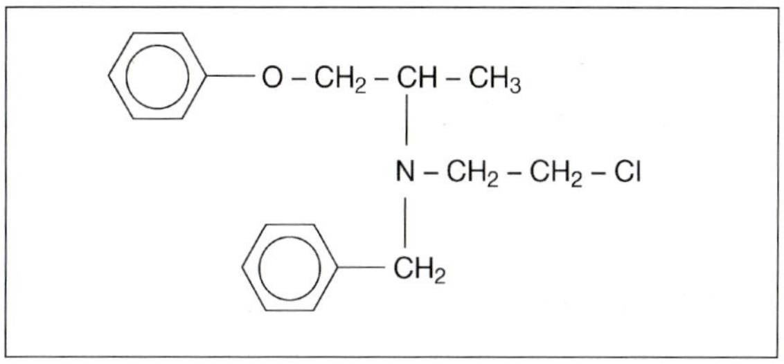

Formel 3.15 Phenoxybenzamin

Tab. 3.11 Selektive und unselektive α-Alphablocker.

Wirkstoff	Handelsname	Rezeptorwirkung	Indikation
Prazosin	Minipress®, Eurex®	$\alpha_1 >> \alpha_2$	arterielle Hypertonie und Prostatahyperplasie
Doxazosinmesilat	Cardular®, Diblocin®	$\alpha_1 >> \alpha_2$	arterielle Hypertonie
Terazosin	Heitrin®, Flotrin®	$\alpha_1 >> \alpha_2$	arterielle Hypertonie Prostatahyperplasie
Alfuzosin	Urion®, UroXatral®	$\alpha_1 >> \alpha_2$	Prostatahyperplasie
Tamsulosin	Alna®, OMNIC®	$\alpha_1 >> \alpha_2$	Prostatahyperplasie Blasenentleerungsstörung
Urapidil	Ebrantil®	$\alpha_1 >> \alpha_2$, unspezifischer 5-HT_{1A}-Agonist	Hypertonie
Tolazolin	Priscol®	$\alpha_1 + \alpha_2$	Gefäßspasmus der Retina-Zentralarterie
Phenoxybenzamin	Dibenzyran®	$\alpha_1 + \alpha_2$	Phäochromozytom
Phentolamin	–	$\alpha_1 + \alpha_2$	
Yohimbin	Yohimbin Spiegel®	$\alpha_2 >> \alpha_1$	Erektionsstörung

Prazosin, Doxazosin, Terazosin, Alfuzosin, Urapidil und Tamsulosin

Pharmakokinetik

Alle diese α_1-Blocker werden oral gut resorbiert. Die Bioverfügbarkeit liegt bei 60 % für Prazosin und Doxazosin und bei 90 % für Terazosin. Die Plasmaeiweißbindung schwankt zwischen 80 und 98 %. Die Wirkungsdauer liegt für Prazosin bei 8–10 Stunden, für Doxazosin bei 20 Stunden und für Terazosin bei 10–18 Stunden. Prazosin wird in der Leber metabolisiert und überwiegend biliär ausgeschieden.

Wirkungen der Alphablocker

- **Erwünschte Wirkungen:** Durch Blockierung der α_1-Adrenozeptoren erschlaffen die glatten Muskeln an Arterien und Venen und führen so am gesamten Gefäßsystem zu Dilatation. Dadurch sinkt der periphere Gefäßwiderstand und der Blutdruck. Der diastolische Blutdruck nimmt stärker ab als der systolische. Das Afterload des Herzens vermindert sich durch Abnahme des peripheren Widerstandes und das Preload sinkt durch venöses Pooling, so dass Alphablocker auch bei Herzinsuffizienz eingesetzt werden können. In der Leber, wo ebenfalls α-Rezeptoren vorhanden sind, kommt es zur Verminderung von Triglyzeriden und Cholesterin. An der Prostata und den ableitenden Harnwegen sinkt der Tonus und die Blasenentleerung wird erleichtert.
- **Unerwünschte Wirkungen**: Zu Therapiebeginn werden Orthostasesyndrom, Schwindel oder Schwäche beobachtet (Erstdosis-Phänomen). Diese sind bei einschleichender Dosierung und abendlicher Gabe vermeidbar. Eine Zusammenfassung der unerwünschten Wirkungen von α_1-Rezeptorenblockern zeigt die Tabelle 3.12

Indikationen

Alphablocker sind Medikamente der dritten Wahl zur Behandlung der arteriellen Hypertonie. Bei speziellen Indikationen wie Hypertonie und Prostata-Adenom oder therapieresistenter Hypertonie können sie als zweite Wahl eingesetzt werden (☞ Kap.13). Alphablocker können mit Betablockern und mit Diuretika kombiniert werden.

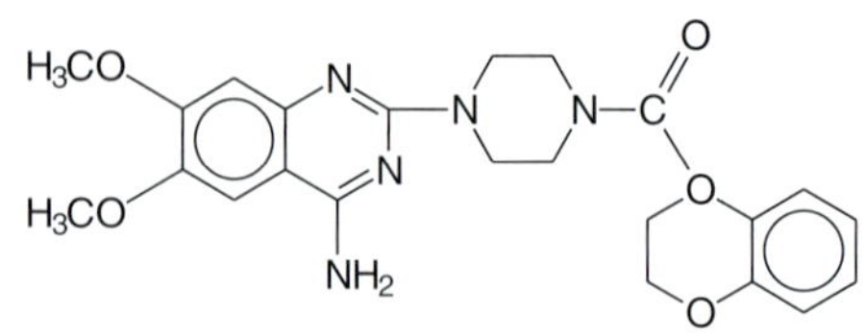

Formel 3.16 Doxazosin

Kontraindikationen

Kontraindikationen für eine Therapie mit Alphablockern sind eine dekompensierte Herzinsuffizienz und mechanisch bedingte Herzinsuffizienz durch Aortenstenose, Mitralstenose, Perikarderkrankung oder Lungenembolie sowie Linksherzinsuffizienz mit niedrigem Füllungsdruck. Während der Schwangerschaft und bei Kindern unter 12 Jahren sollten Alphablocker nicht eingesetzt werden.

Die Behandlung der Überdosierung oder Intoxikation mit Alphablockern besteht in Volumensubstitution und Verabreichung von Dopamin, das eine Vasokonstriktion bewirkt. Die Gabe von Adrenalin würde zu einer Adrenalinumkehr mit Vasodilatation führen und ist kontraindiziert.

Interaktionen

Die gleichzeitige Verabreichung von Diruretika, Betablockern, Cimetidin und Vasodilatatoren verstärkt

Tab. 3.12 Unerwünschte Wirkungen der α_1-Rezeptorenblocker.

Organ/Wirkort	Symptome
Haut	Rötung, Juckreiz, Schwitzen (selten)
Bewegungsapparat	Gelenkschmerzen (selten)
Blut	Abnahme der Thrombozyten-Aggregationsfähigkeit
Nerven	Parästhesien, Stimmungsschwankung (selten)
Augen	Sehstörung, Rötung (selten)
Gastrointestinal	Mundtrockenheit, Erbrechen, Diarrhö, Obstipation
Stoffwechsel	Wasserretention, Ödeme (selten)
Herz-Kreislauf	Palpitationen, Angina pectoris, Tachykardie (selten), Orthostase-Syndrom
Urogenital	Miktionsstörungen, Priapismus, Impotenz (selten), Ejakulationsstörung
Nasenschleimhaut	verstopfte Nase durch Schleimhautschwellung
Andere	Allgemeinsymptome wie Müdigkeit, Kopfschmerz und Schwäche

die Wirkung von Alphablockern. Die Kombination von Alphablockern mit ACE-Hemmern kann zu Kreislaufkollaps führen. Cave! Die gleichzeitige Gabe von Adrenalin verstärkt die Gefäßdilatation durch Stimulation der β_2-Rezeptoren.

Phenoxybenzamin

Phenoxybenzamin verursacht eine irreversible Blockade der α_1- und α_2-Rezeptoren, die bereits bei Einmalgabe 3 Tage anhält. Phenoxybenzamin ist kein kompetitiver Antagonist, sondern bindet sich durch Alkylierung kovalent an die α-Rezeptoren. Die Wirkung wird erst durch die Neusynthese von Rezeptoren beendet.

Indikationen für Phenoxybenzamin sind das Phäochromozytom und eine neurogene Blasenentleerungsstörung.

3.5 Betablocker oder β-Adrenozeptoren-Antagonisten

☞ GK 3.3

Betablocker sind Antagonisten von Noradrenalin und Adrenalin an den β-Rezeptoren und sollten keine Affinität zu α-Rezeptoren besitzen. Leider gibt es auch hier wieder Ausnahmen, nämlich Verbindungen, die sowohl α- als auch β-Rezeptoren blockieren, wenn auch unterschiedlich stark. Carvedilol (Dilatrend®) ist eine Verbindung mit überwiegender β-Rezeptoren-Blockade und starker blutdrucksenkender Wirkung, hat aber sowohl die Nebenwirkungen von Alpha- als auch die von Betablockern.

Chemie

Typische Betablocker sind strukturell nahe Verwandte der Sympathomimetika. Das Grundgerüst der Betablocker ist das **Phenoxypropanolamin.**

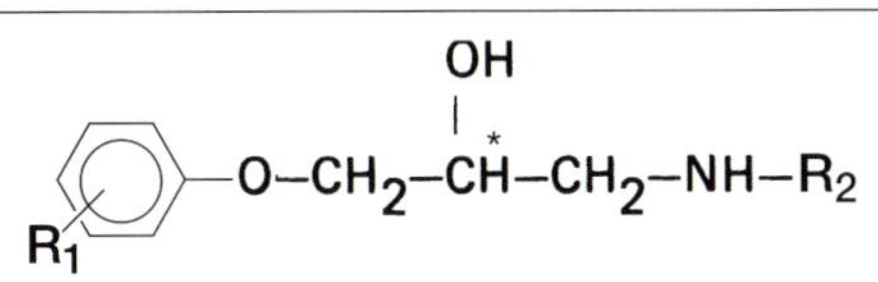

Formel 3.17 Phenoxypropanolamin, *= chirales Zentrum

Im Phenoxypropanolamin gibt es am C_2-Atom des Propylrestes ein Chiralitätszentrum und damit L- bzw. D-Enantiomere. Die L-Form ist 1000-mal aktiver als die D-Form. Die im Handel befindlichen Betablocker sind Racemate, enthalten also gleichviel L- und D-Form. Die aliphatische Seitenkette und der Substituent R_2 an der Aminogruppe bestimmen die Affinität zu β-Rezeptoren. Der aromatische Substituent R_1 ist für die sympathomimetische Restaktivität, die so genannte **intrinsische sympathomimetische Aktivität** (ISA) verantwortlich. Je höher die ISA, desto größer ist der partielle sympathomimetische Agonismus des Betablockers. Anstelle des Begriffes ISA wird heute PAA = partielle agonistische Aktivität verwendet.

Wirkungsmechanismus und Wirkungen

Betablocker agieren als kompetitive Hemmstoffe von Adrenalin und Noradrenalin, weswegen man sie auch als Adrenozeptorenblocker bezeichnet. Betablocker hemmen aber auch exogen zugeführte adrenerge Verbindungen an den β-Rezeptoren. Je höher der Sympathikotonus, desto ausgeprägter die Betablockade.

Betablocker wirken an β_1- und β_2-Rezeptoren. Da aber diese Rezeptoren an den verschiedenen Organen eine ganz unterschiedliche Verteilung aufweisen, ist auch die Wirkung verschieden (☞ Tab. 3.13). So genannte β_1-selektive Betablocker weisen eine **relative** Selektivität auf, d.h. eine stärkere Affinität zu β_1- als zu β_2-Rezeptoren. In hoher Dosis geht diese Selektivität meist verloren, weil zunehmend mehr β_2-Rezptoren besetzt werden. Am Herzen ist die Dichte der β_1-Rezeptoren besonders groß, daher ist das wichtigste Zielorgan der Betablockertherapie das Herz.

> **Merke!**
> Die β_1-Prävalenz am Herzen ist abhängig von der Konzentration des β_1-Blockers.

Wirkungen der β_1-Blockade am Herzen sind:

- Verlangsamung der Erregungsleitung, insbesondere im AV-Knoten **(negativ dromotrop)**
- Reduktion der Frequenz im Sinusknoten und in anderen Reizbildungszentren **(negativ chronotrop)**
- Verminderung der Automatie
- Reduktion der Kontraktionskraft und Kontraktionsgeschwindigkeit des Herzmuskels **(negativ inotrop).** Das Herz arbeitet im „Schongang" und ist vor Sympatikuserregung geschützt
- Abnahme von HMV und Senkung des Blutdruckes
- Reduktion des Sauerstoffbedarfs des Herzmuskels (Ökonomisierung der Herzarbeit)
- Extrakardiale Wirkungen der β_1-Blockade sind Hemmung der Lipolyse und Verminderung der Reninfreisetzung.

Für die Charakterisierung von Betablockern sind folgende Wirkungsqualitäten maßgebend:

- β_1-Selektivität („Kardioselektivität")
- PAA = partielle agonistische Aktivität (früher ISA)
- unspezifische Membranwirkung
- zusätzliche Wirkungen wie Vasodilatation (Nebivolol) oder antiarrhythmische Wirkung (Sotalol).

Tab. 3.13 Wirkungen von Betablockern an verschiedenen Organen.

Organ/Wirkort	Wirkung
Niere	Hemmung der Reninfreisetzung ($\beta_1 > \beta_2$)
Bronchien	Konstriktion durch β_2-Blockade
Gefäße	Vasokonstriktion auch an den Koronargefäßen, welche aber durch den verminderten Sauerstoffbedarf wieder aufgefangen wird. Außerdem führen azidotische Abbauprodukte zu einer lokalen Gefäßerweiterung an den Koronarien. Der systemische Blutdruck sinkt.
Darm	Zunahme der Kontraktion
Uterus	Zunahme der Kontraktionen, Verstärkung von Wehen
Leber	Hemmung von Glykogenolyse und Lipolyse, Anstieg von LDL
ZNS	Verringerung von Angstzuständen, Müdigkeit, Verminderung von zentralem Tremor
Auge	Senkung des Augendrucks
Pankreas	Hemmung der Insulinsekretion (β_2)
Glatte Muskeln	Hemmung der Dilatation und Tonuserhöhung (β_2)
Skelettmuskeln	Hemmung von Glykogenolyse (β_2)
Fettgewebe	Hemmung der Lipolyse

β_1-selektive Betablocker

Hierzu zählen: Acebutolol, Atenolol, Betaxolol, Bisoprolol, Celiprolol, Metoprolol, Nebivolol und Talinolol.

Bei Patienten mit Glukoseintoleranz oder Diabetes sind β_1-selektive Betablocker vorzuziehen, da sie den Kohlenhydratstoffwechsel und den Lipidstoffwechsel weniger beeinflussen. Auch der Tokolyse-Effekt von β_2-Blockern (Fenoterol) wird durch β_1-selektive Betablocker kaum beeinträchtigt. Jedoch können auch β_1-Betablocker Asthma verschlechtern.

Nicht β_1-selektive Betablocker sind:

Alprenolol, Bupranolol, Carvedilol, Nadolol, Oxprenolol, Pindolol, Propranolol und Timolol.

Betablocker mit PAA bzw. ISA

Partielle agonistische Aktivität (PAA) bei Betablockern bedeutet, dass sie an Betarezeptoren überwiegend antagonistisch wirken, aber auch noch eine agonistische Teilwirkung haben, also wie β-Sympathomimetika wirken. Früher wurde PAA als intrinsische sympathomimetische Aktivität (ISA) bezeichnet. Betablocker mit PAA sind Acebutolol, Carteolol, Celiprolol, Pindolol, Penbutolol und Oxprenolol (☞ Tab. 3.13). Studien ergaben, dass Betablocker mit PAA bei den meisten Indikationen den Betablockern ohne PAA unterlegen sind. Beispielsweise ist bei Hyperthyreose PAA schädlich, ebenso bei bradykarden Arrhythmien.

Betablocker mit membranstabilisierender Wirkung

In hoher Konzentration hemmen Betablocker den Natriumkanal und damit die Erregungsausbreitung an der Membran (membranstabilisierender Effekt). Dieser Effekt ist unabhängig von der sterischen Konfiguration und beruht nicht auf einer β-Rezeptorenblockade, wie sich durch Gabe von reinen D-Enantiomer-Betablockern zeigen lässt. Trotz fehlender Betablockade wirkt das +Entantiomer negativ inotrop am Herzen. Die membranstabilisierende Wirkung steigt mit der Lipophilie der Betablocker. Für die meisten Indikationen ist die Membranwirkung kaum bedeutsam, weil der Effekt erst jenseits der therapeutischen Dosierung auftritt.

Betablocker mit unspezifischer Membranwirkung sind:

Acebutolol, Alprenolol, Bupranolol, Carvedilol, Oxprenolol, Pindolol, Propranolol und Timolol.

Betablocker mit speziellen Zusatzwirkungen

Die Betablocker Carvedilol und Celiprolol sowie der neu (2001) in den Handel gekommene β_1-selektive Betablocker Nebivolol (Nebilet®) wirken vasodilatierend aufgrund unterschiedlicher Mechanismen:

- Carvedilol: Antagonist an α_1-Rezeptoren
- Celiprolol: Agonist an β_2-Rezeptoren
- Nebivolol: indirekte Freisetzung von NO
- Nebivolol und Carvedilol haben keine PAA.

Der Betablocker Sotalol blockiert Kaliumkanäle und hat antiarrhythmische Wirkung (☞ Kap. 7.4).

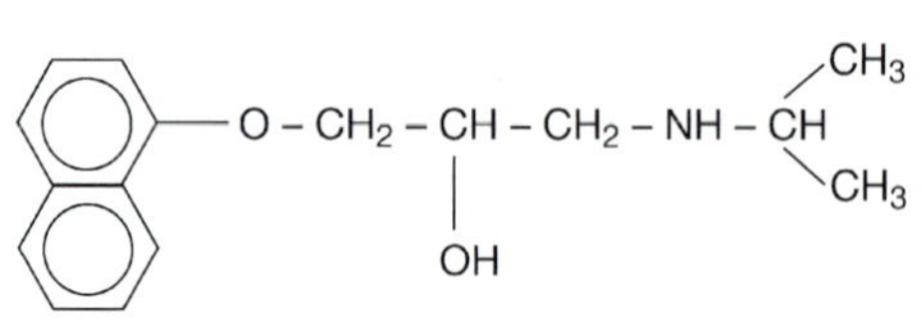

Formel 3.18 Propranolol

Der Konkurrenzkampf auf dem Betablockermarkt ist hart, da es mittlerweile über einhundert Handelspräparate aus zwanzig verschiedenen Wirkstoffen gibt. Als Werbeargument wird die so genannte **Kardioselektivität** ins Spiel gebracht. Dies ist kein pharmakologischer Begriff, da es keinen Betablocker gibt, der ausschließlich auf die β_1-Rezeptoren des Herzens wirkt, sondern immer auch β_2-Wirkungen an anderen Organen hat. Je höher die Dosis, umso geringer die „Kardioselektivität".

Wirkstoffe

Die Wirkstoffvielfalt darf nicht darüber hinwegtäuschen, dass die therapeutischen Wirkungsunterschiede nicht sehr groß sind. Tabelle 3.14 zeigt die wichtigsten Betablocker Der erste Betablocker war Propranolol und kam 1965 in den Handel.

Merke!
Die Wirkungsdauer von β-Blockern beträgt etwa das 3fache der Halbwertszeit.

Pharmakokinetik

Hinsichtlich Resorption, Verteilung und Elimination bestehen deutliche Unterschiede zwischen den einzelnen Betablockern. Mit Ausnahme einiger hydrophiler Vertreter wie Atenolol, Acebutolol, Nadolol und Carteolol werden Betablocker enteral sehr gut resorbiert und renal eliminiert. Einige Betablocker wie Acebutolol, Bupranolol und Propranolol unterliegen einem ausgeprägten First-Pass-Effekt und einer schwankenden Metabolisierungsrate in der Leber. Die kurze HWZ von Acebutolol ist auf den First-Pass-Effekt zurückzuführen, da es als hydrophiler Betablocker eigentlich eine lange HWZ haben sollte.

Der Substituent am C-Atom 1 des Propylrestes bestimmt Lipophilie oder Hydrophilie. Da die meisten Substituenten aromatische Ringsysteme mit oder ohne zusätzliche aliphatische Seitenketten sind, sind die meisten Betablocker lipophil. Sperrige Substituenten an der Aminogruppe behindern den enzymatischen Abbau und verlängern dadurch die Wirkungsdauer. Lipophile Betablocker haben meist eine kurze, hydrophile Betablocker eine lange Halbwertszeit. Die Konzentration des lipophilen Propra-

Tab. 3.14 Pharmakokinetische Daten verschiedener Betablocker.

Wirkstoff	Handelsname	Halbwertszeit (h)	Elimination renal in %	PAA	Bioverfügbarkeit
Atenolol	Tenormin®, duratenol®, Atenolol STADA®	6–8	40	-	50 %
Betaxolol	Kerlone®	16–22	70	-	85 %
Bisoprolol	Cordalin®, Bisoprolol-ratiopharm®	10	50	-	90 %
Bupranolol	Betadrenol®	2–4	50	–	–
Carazolol	Conducton®	1–2	70	+	10–15 %
Metoprolol	Beloc®, Prelis®, Metoprolol STADA®	3–4	95	–	50 %
Nadolol	Solgol®	14	30	–	30–40 %
Propranolol	Dociton® Propra® Propranolol STADA®	2–3	95	–	30 %
Sotalol	Sotalex®, Sotalol ratiopharm®, Darob®	10–12	90	–	100 %
Timolol	Timo-COMOD®, Timolol ratiopharm®	4–5	65	–	50 %
Acebutolol	Prent®	2–4	35	+	60 %
Oxprenolol	Trasicor®	1–2	90	+	20–70 %
Penbutolol	Betapressin®	2–3	70	+	70 %
Pindolol	Visken®	3–4	95	+	100 %

nolol ist in der Lunge 60-mal höher als im Plasma (Atenolol 4-mal). Aufgrund seiner Lipophilie reichert sich Propranolol auch stark im ZNS an.

Merke!
Betablocker mit großer Lipophilie besitzen eine gute orale Resorption, einen ausgeprägten First-Pass-Effekt, eine hohe Plasmaeiweißbindung und eine hohe Metabolisierungsrate in der Leber.

Indikationen

Betablocker sind mittlerweile die Medikamente der ersten Wahl bei **arterieller Hypertonie.** Meist werden sie mit Diuretika kombiniert. Die volle antihypertensive Wirkung der Betablocker setzt erst nach Tagen oder Wochen ein. Wichtig sind β-Blocker auch bei der Prophylaxe und Therapie von **Angina pectoris,** zur Behandlung des **Myokardinfarktes** und zur **Reinfarktprophylaxe** (Senkung des Sauerstoffverbrauchs). Bei Therapiebeginn innerhalb der ersten 2 Tage nach Infarkt lässt sich mit Betablockern eine Senkung der Mortalität um 25 % erreichen. Ferner werden Betablocker bei **Tachykardien** und **Tachyarrhythmien** unterschiedlicher Genese (Hyperthyreose, Phäochromozytom, Amphetaminvergiftung) eingesetzt. Ideal sind Betablocker bei **Prüfungsangst,** da sie die Konzentration nicht mindern und nicht müde machen. Eingesetzt werden β-Blocker ferner zur Behandlung von zentralem Tremor und zur Anfallsprophylaxe bei Migränepatienten. Timolol (Chibro-Timoptol®) wird in der Augenheilkunde lokal zur Senkung des Augendrucks bei Weitwinkelglaukom angewendet. Der Wirkungsmechanismus ist nicht geklärt.

Unerwünschte Wirkungen

Unerwünschte Wirkungen von Betablockern zeigt die Tabelle 3.15.

Nach längerer Einnahme von Betablockern kann es bei abruptem Absetzen des Medikamentes zu einem **Rebound-Phänomen** kommen das gekennzeichnet ist durch Schweißausbrüche, Blutdruckanstieg, Unruhe und Tachyarrhythmien, Angina pectoris und Myokardinfarkt. Ursache ist eine erhöhte Empfindlichkeit auf Sympathomimetika, da unter Betablockertherapie die Zahl der β-Rezeptoren zunimmt (Upregulation). Betablocker sollten daher ausschleichend abgesetzt werden.

Einen Reboundeffekt zeigen auch eine Reihe anderer Pharmaka wie Clonidin, Barbiturate, Benzodiazepine (insb. Nitrazepam), Carbamazepin, Imipramin und Kokain.

Durch β_2-Blockade verursachte NW sind kardiale NW, Bronchokonstriktion und Hypoglykämie. Bei Vergiftungen mit Betablockern werden β-Sympathomimetika und Glukagon gegeben.

Kontraindikationen

- **Anwendungsbeschränkungen** für eine Therapie mit Betablockern sind schwer einstellbarer Diabetes mellitus, schwere Allergien in der Anamnese, das Vorliegen eines Phäochromozytoms oder einer Psoriasis. In der Schwangerschaft, der Stillzeit oder

Tab. 3.15 Unerwünschte Wirkungen von Betablockern.

Organ/Wirkort	Wirkung
Herz-Kreislauf	Bradykardie (negativ chronotrop), AV-Überleitungsstörung (negativ dromotrop), Herzinsuffizienz (negativ inotrop), Angina pectoris, Hypotonie, Verstärkung peripherer Durchblutungsstörungen durch Hemmung der Dilatation der glatten Gefäßmuskeln
Haut	Exantheme, Lupus, Verschlechterung einer bestehenden Psoriasis, Verstärkung einer Atopie (Heuschnupfen, allergisches Asthma) durch verstärkte Mastzellen-Degranulation
Bewegungsapparat	Muskelkrämpfe, Muskelschwäche
Nerven/Psyche	Müdigkeit, Kopfschmerz, Schwindel, Schwitzen, Schlafstörung, Halluzination, Depression, Parästhesien
Lunge	Bronchokonstriktion
Augen	Konjunktivitis, verminderte Tränenbildung
Gastrointestinal	Mundtrockenheit, Bauchschmerz, Durchfall
Stoffwechsel	Verschlechterung eines Diabetes durch Hemmung der Insulinsekretion und Verstärkung einer Hypoglykämie beim Diabetiker durch Hemmung der Glykogenolyse und Unterdrückung der Hypoglykämiesymptome Zittern, Schwitzen, Zittern und Tachykardie
Atemwege	obstruktive Ventilationsstörung
Urogenital	Potenzstörung
Immunsystem	allergische Hautreaktionen

während des Fastens sind β-Blocker zu meiden. Vorsicht ist auch bei Raynaud-Syndrom und Hypothyreose geboten. Die alleinige Gabe von Betablockern bei Schock erhöht den peripheren Widerstand.

- **Absolute Kontraindikationen** für β-Blocker sind AV-Block II u. III, SA-Block, Sick-Sinus-Syndrom, kardiogener Schock, Bradykardie < 50/min, Hypotonie, obstruktive Bronchialerkrankung, Asthma bronchiale, AVK III und IV und metabolische Azidose.

Alle Hersteller von Betablockern geben als Kontraindikation eine Herzinsuffizienz NYHA III und IV an, doch können Betablocker in geringer Dosis und mit großer Vorsicht auch hier versucht werden. Die Wirkung hinsichtlich Mortalität ist jedoch nicht besser als in der Placebogruppe ohne Betablocker.

Interaktionen

Eine Verstärkung des **kardiodepressiven Effektes** von β-Blockern wird durch Narkosemittel, Antiarrhythmika, Verapamil und Diltiazem ausgelöst.

Eine Verstärkung der **Hypoglykämie** tritt zusammen mit Insulin und Sulfonylharnstoffen (z. B. Euglucon®) auf.

Eine Verstärkung der **negativ chronotropen Wirkung** von β-Blockern wird bei gleichzeitiger Gabe von Antihypertensiva und Vasodilatatoren beobachtet.

Eine Verstärkung der **negativen Dromotropie** wird durch Gabe von Reserpin, Methyldopa, Clonidin und Guanfacin ausgelöst. Auch Herzglykoside verstärken die negativ chronotrope und dromotrope Wirkung.

Cimetidin (Tagamet®) führt zu einer Erhöhung des Plasmaspiegels lipophiler β-Blocker wie Alprenolol, Metoprolol und Propranolol.

Betablocker verstärken die Vasokonstriktion von **Ergotaminen.**

3.6 Zentral wirksame α_2-Adrenozeptoren-Agonisten

☞ GK 3.4

Verbindungen dieser Gruppe werden auch als **Antisympathotonika** (Antisympathomimetika) bezeichnet, da sie den Sympathikotonus herabsetzen. Typische α_2-Agonisten sind Clonidin, Guanfacin und α-Methyldopa. Zur Gruppe der Antisympathotonika werden auch Reserpin, Monoxidin und Urapidil gerechnet, die ebenfalls den Sympathikotonus senken, aber einen anderen Wirkmechanismus haben. Reserpin hemmt die Wiederaufnahme und die Speicherung von Noradrenalin, Monoxidin ist ein Imidazolrezeptor-Agonist und Urapidil ist ein peripherer α-Blocker und gleichzeitig ein zentraler $5\text{-}HT_{1A}$-Agonist.

Clonidin (Catapresan®)

Clonidin ist ein Imidazolderivat und hat keine chemisch-strukturelle Ähnlichkeit mit Alpha- oder Betablockern.

Pharmakokinetik

Clonidin ist sehr lipophil und passiert daher leicht die Blut-Liquor-Schranke. Es kann oral oder parenteral verabreicht werden. Clonidin wird vorwiegend renal ausgeschieden. Die Plasmahalbwertszeit beträgt etwa 10 Stunden.

Wirkungen und Wirkungsmechanismus

Clonidin ist seit langem ein beliebtes Antihypertensivum. Im Vordergrund seines Wirkmechanismus steht die Erregung postsynaptischer **α_2-Rezeptoren** von inhibitorischen Neuronen im ZNS, wodurch efferente sympathische Fasern gehemmt werden und es somit zu einer Verminderung des Sympathikotonus kommt. Aber auch präsynaptische periphere α_2-Rezeptoren werden erregt, wodurch die Noradrenalinfreisetzung sinkt. Ferner stimuliert Clonidin die **Imidazolrezeptoren** in der Medulla oblongata. Diese Stimulierung trägt wesentlich zur Senkung des systemischen Gefäßwiderstandes und zur blutdrucksenkenden Wirkung von Clonidin bei.

Die Wirkung von Clonidin besteht in einer Senkung des Sympathikotonus und einer Abnahme des Gefäßwiderstandes und des Herzzeitvolumens. Die Impulsfrequenz in sympathischen Neuronen und die pro Impuls aus sympathischen Nervenendigungen freigesetzte Noradrenalinmenge nimmt ab.

Peripher kommt es, besonders zu Therapiebeginn, zu einer Vasokonstriktion durch vermehrt zirkulierendes Noradrenalin und zu Blutdrucksteigerung. Erst später fällt der Blutdruck durch den Barorezeptorenreflex ab. Durch Abnahme des Sympathikotonus überwiegt am Herzen der Parasympathikus und führt zu Bradykardie und Absinken des HMV. In der Niere hemmt Clonidin die Freisetzung von Renin und die Bildung von Aldosteron. Die Nierendurchblutung sinkt.

Indikationen

Indikationen für eine Behandlung mit Clonidin sind arterielle Hypertonie (Reservetherapeutikum), hypertensive Krise und Prophylaxe von Migräneanfällen. Bei der hypertensiven Krise wird Clonidin unter EKG-Monitor-Kontrolle i.v. gegeben.Bei Opiatentzug oder Alkoholentzug wird Clonidin zur Bekämpfung der Entzugssymptome eingesetzt.

Unerwünschte Wirkungen

Nach plötzlichem Absetzen höherer Dosen von Clonidin und verwandten Pharmaka kann in seltenen Fällen ein **Rebound-Phänomen** mit Blutdruckanstieg, Nervosität, Kopfschmerz, Zittern und Übelkeit auftreten. Ursache ist eine reaktive Noradrenalin-

Tab. 3.16 Unerwünschte Wirkungen von Clonidin an verschiedenen Organsystemen.

Organ/Wirkort	Wirkung
Nerven und Psyche	häufig zentrale Dämpfung mit Müdigkeit (α_2-Wirkung); ferner Schlafstörung, Halluzinationen, Depression (selten), Parästhesien
Gastrointestinal	Mundtrockenheit, Obstipation, Parotisschmerz. Verminderung der Speichel- und Magensaftproduktion, verursacht durch eine verminderte ACh-Freisetzung an cholinergen Neuronen, die präsynaptisch ebenfalls α_2-Rezeptoren tragen
Herz-Kreislauf	orthostatische Dysregulation, Bradykardie, Blutdruckschwankung
Urogenital	Potenzstörungen (selten)
Immunsystem	allergische Reaktionen
Niere	Abnahme der Nierendurchblutung

ausschüttung und eine Upregulation der Rezeptoren. Bei intravenöser Injektion kann es zu einem initialen Blutdruckanstieg kommen (Biphasic Response). Ursache ist die Stimulation peripherer, postsynaptischer α_2 -Rezeptoren an den glatten Gefäßmuskeln. Weitere unerwünschte Wirkungen von Clonidin zeigt die Tabelle 3.16.

Kontraindikationen für die Anwendung von Clonidin sind ein Sick-Sinus-Syndrom und eine Bradykardie.

Interaktionen

Das Auftreten von Bradykardie und AV-Blockierung ist möglich, wenn Clonidin mit β-Blockern und/oder Herzglykosiden kombiniert wird. Es entsteht eine sympathische Überaktivität **(Rebound).** Bei der Kombinationsbehandlung Betablocker/Clonidin muss erst der Betablocker ausgeschlichen werden, bevor Clonidin langsam abgesetzt werden kann, um ein Rebound zu vermeiden.

Zentral dämpfende Pharmaka und Alkohol verursachen eine Wirkungsverstärkung von Clonidin. Trizyklische Antidepressiva schwächen die Wirkung von Clonidin ab.

Clonidin verstärkt die Wirkung von Diuretika und Vasodilatatoren.

Guanfacin (Estulic Wander®)

Die Resorption von Guanfacin erfolgt schneller und besser als die von Clonidin. In Wirkungen und Nebenwirkungen unterscheidet sich Guanfacin kaum von Clonidin.

α-Methyldopa (Presinol®)

☞ GK 3.5

α-Methyldopa ist wie Clonidin ein seit Jahrzehnten in der Hypertonietherapie verwendetes Medikament. Es wurde jedoch – nicht zuletzt wegen seiner zahlreichen Nebenwirkungen – von den Betablockern in den Hintergrund gedrängt.

Wirkstoff

α-Methyldopa hat ein Phenylethyl-Grundgerüst.

Pharmakokinetik

α-Methyldopa wird ebenso wie Clonidin oral resorbiert (25–50 %) und kann die Blut-Liquor-Schranke durchdringen. Der Wirkungseintritt ist verzögert (Latenz). Bei oraler Gabe setzt die Wirkung erst nach etwa sechs Stunden ein, hält dann aber lange an, so dass Kumulationsgefahr besteht. Bei i.v. Gabe erfolgt der Wirkungseintritt nach drei Stunden. Die Elimination ist überwiegend renal.

Wirkungsmechanismus

α-Methyldopa greift zentral und peripher in die Funktion des Sympathikus ein und führt zu einer Verminderung der Sympathikusaktivität (Sympathikolyse). Überschwemmt man den Organismus mit α-Methyldopa, wie dies bei einer antihypertensiven Therapie der Fall ist, dann wird im Katecholaminstoffwechsel α-**Methylnoradrenalin** statt Noradrenalin gebildet (zur Erinnerung: Noradrenalin wird aus Dopamin gebildet). α-Methylnoradrenalin kann daher als aktiver Metabolit des Methyldopa bezeichnet werden. Aufgrund seiner chemischen Ähnlichkeit mit Noradrenalin wird Methylnoradrenalin wie der Transmitter Noradrenalin in den Vesikeln der Synapse gespeichert und freigesetzt. Dieser **falsche Transmitter** Methylnoradrenalin hat eine höhere Affinität zu den α_2-Rezeptoren als Noradrenalin. Außerdem wird Methylnoradrenalin von MAO nicht desaminiert und akkumuliert daher langsam. Die Umkehrung nach Absetzen dauert etwa eine Woche. Im ZNS gebildetes Methylnoradrenalin kann die Blut-Hirn-Schranke nicht passieren. Es stimuliert die α_2-Rezeptoren im Hirn und verstärkt den Barorezeptorenreflex.

Wirkungen

Erwünschte Wirkung von α-Methyldopa, wie auch anderer zentraler α-Rezeptor-Agonisten, ist die zentrale Minderung des Sympathikotonus. Der periphere Widerstand sinkt durch Gefäßerweiterung. Das HMV

Tab. 3.17 Unerwünschte Wirkungen von Alpha-Methyldopa.

Organ/Wirkort	Wirkung
Haut	Exanthem, LE-Syndrom, Allergie
Nerven und Psyche	Sedierung, Depression, Halluzination
Gastrointestinal	Mundtrockenheit, Durchfall, Verstopfung
Leber	Hepatitis, Leberschäden
Stoffwechsel	Ödeme (Natrium-Wasser-Retention), Gynäkomastie
Herz/Kreislauf	Bradykardie, Orthostase-Syndrom, Perikarditis
Atemwege	trockene Schleimhäute
Blut	Blutbildveränderung, hämolytische Anämie
Urogenital	Potenzstörung, Libidominderung, Urinverfärbung
Immunsystem	Überempfindlichkeitsreaktionen (Haut, Blut, Leber)

nimmt ab. Alle Teilwirkungen zusammen führen zu einer deutlichen **Blutdrucksenkung.**

Unerwünschte Wirkungen von α-Methyldopa sind vor allem die **orthostatische Dysregulation** und eine Retention von Natrium und Wasser, die die antihypertensive Wirkung des α-Methyldopa teilweise wieder aufheben. α-Methyldopa sollte daher mit Diuretika kombiniert werden. Weitere Nebenwirkungen zeigt die Tabelle 3.17.

Indikationen

Die **Indikation** für α-Methyldopa ist die Behandlung der arteriellen Hypertonie, wenn andere Antihypertensiva nicht infrage kommen, eventuell auch in der Schwangerschaft.

Bei Parkinsonismus ist die Anwendung von α-Methyldopa eingeschränkt.

Kontraindikationen

Kontraindiziert ist die Anwendung von α-Methyldopa bei akuten Lebererkrankungen, Nierenfunktionsstörung, Phäochromozytom und Depression.

Interaktionen

Zentraldämpfende Pharmaka verstärken die Wirkung von α-Methyldopa. Trizyklische Antidepressiva, Barbiturate und Sympathomimetika verursachen eine Abschwächung der blutdrucksenkenden Wirkung. α-Methyldopa verstärkt die Lithium-Toxizität und wird vermindert resorbiert, wenn gleichzeitig Eisenpräparate gegeben werden.

Reserpin (in Modenol®)

☞ GK 3.6

Reserpin wird seit Jahrzehnten als Antihypertensivum, vor allem in Kombinationspräparaten, eingesetzt. Wegen seiner Nebenwirkungen sollte es nur noch verwendet werden, wenn andere Antihypertensiva wie Betablocker, ACE-Hemmer oder Kalziumkanalblocker nicht in Frage kommen. Der Wirkstoff wird auch angeboten in Bendigon®, Darebon® und Durotan®.

Wirkstoff

Reserpin ist ein Alkaloid aus der südasiatischen Pflanze Rauwolfia serpentina. Es ähnelt der chemischen Struktur des Yohimbin.

Pharmakokinetik

Reserpin wird bei oraler Gabe gut resorbiert. Es hat einen verzögerten Wirkungseintritt (Latenz) und eine lange Wirkungsdauer. Aufgrund der langen Wirkungsdauer neigt Reserpin zu **Kumulation.** Freies, nicht irreversibel an die Vesikelmembran gebundenes Reserpin wird relativ schnell eliminiert. Reserpin kann die Blut-Hirn-Schranke gut überwinden.

Wirkungsmechanismus

Reserpin setzt Noradrenalin, Serotonin und Dopamin aus den Speichervesikeln ins Zytoplasma frei. Es bindet **irreversibel** an die Membran der Noradrenalin-speichernden Vesikel und hemmt die membranständige ATPase, die für die aktive Wiederaufnahme des Transmitters in die Vesikel verantwortlich ist (Abb. 3.5). Zum Abklingen der Reserpinwirkung kommt es erst, wenn der axoplasmatische Transport neue Transmittervesikel in die Varikosität bringt. Ebenso wie die Wiederaufnahme von NA wird auch die Wiederaufnahme von Dopamin gehemmt. Es erfolgt ein vermehrter extraneuronaler Transmitterabbau durch COMT und MAO. Das zytoplasmatische Noradrenalin wird intraneuronal desaminiert, da es im Neuron keine COMT gibt.

In hohen Dosen verabreicht, führt Reserpin zur Entleerung der Noradrenalinspeicher.

Wirkungen

Zu Beginn kann es durch vermehrte Noradrenalinfreisetzung zu einer leichten Blutdruckerhöhung kommen, dann jedoch sinkt der Blutdruck, weil die Gewebe an Katecholaminen verarmen und dadurch HMV und peripherer Widerstand abnehmen.

Indikationen

Die **Indikation** für Reserpin stellt die sympathikotone Hypertonie mit Angst und Spannung dar. Die Anwendung ist eingeschränkt in der Schwangerschaft, in der Stillzeit und bei Behandlung mit Psychopharmaka.

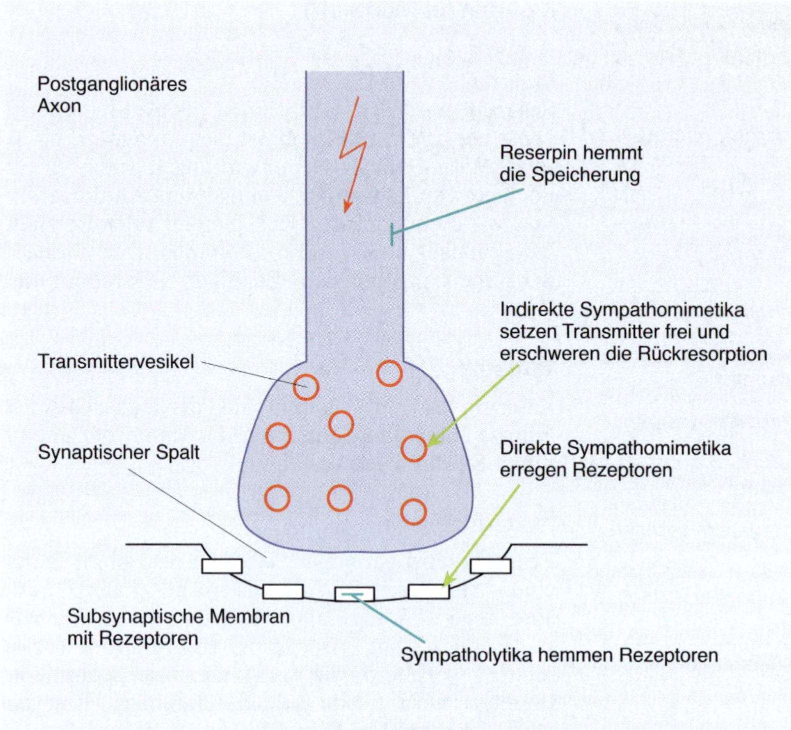

Abb. 3.5: Angriffspunkte wichtiger Verbindungen, die an der postganglionären sympathischen Synapse wirken.

Unerwünschte Wirkungen

Nebenwirkungen von Reserpin sind hauptsächlich orthostatische Dysregulation, Bradykardie, Flush und depressive Verstimmungen. Die Retention von Natrium und Wasser hebt die blutdrucksenkende Wirkung von Reserpin teilweise wieder auf. Weitere unerwünschte Wirkungen von Reserpin zeigt die Tabelle 3.18.

Als **Kontraindikationen** für Reserpin gelten Depressionen, Elektrokrampftherapie, Magen-Darm-Ulzera, Kolitis, Asthma bronchiale, Alkohol- oder Barbituratvergiftung, Status epilepticus, M. Parkinson, Niereninsuffizienz, operative Eingriffe und die Einnahme von MAO-Hemmern.

Interaktionen

- Bradykardie bei Kombination von Reserpin und Digitalis
- Wirkungsverstärkung von Reserpin durch zentral wirksame Pharmaka und Alkohol
- Wirkungsverstärkung von Reserpin durch andere Antihypertonika
- Verstärkung des kardiodepressiven Effektes von Chinidin durch Reserpin
- Verminderung der Wirkung von Levodopa durch Reserpin.
- Wirkungsverstärkung von Antihistaminen, Analgetika, Morphinen und MAO-Hemmern durch Reserpin.

Tabelle 3.18 Unerwünschte Wirkungen von Reserpin.

Organ/Wirkort	Wirkung
Haut	Flush, Schwellung der Nasenschleimhaut
Nerven/Psyche	Sedierung (auch beim Säugling durch Stillen), extrapyramidale Symptome, depressive Verstimmung
Gastrointestinal	gesteigerte Magen-Darm-Motilität durch erhöhten Vagotonus, Magen-Darm-Ulzera durch verstärkte HCl-Produktion
Stoffwechsel	Ödeme durch Natrium- und Wasserretention, Gynäkomastie durch erhöhte Prolactinausschüttung
Herz/Kreislauf	Sinusbradykardie bei hoher Dosis, Orthostase
Atemwege	verstopfte Nase (auch beim gestillten Säugling)
Urogenital	Libidoabnahme, Potenzstörungen

Tab. 3.19 Periphere und zentrale Wirkungen wichtiger Antihypertensiva.

Wirkstoff	Herzfrequenz	HMV	peripherer Widerstand	renale Durchblutung	zentrale Wirkung
Reserpin	↓	(↓)	↓	0	Sedierung
Methyldopa	↓	(↓)	↓	(↑)	Sedierung

4 Beeinflussung des parasympathischen Nervensystems

IMPP-Hits

Acetylcholin: Wirkungen, Wirkmechanismus
Carbachol, Wirkung

Lernziel!

In diesem Kapitel lernen Sie das Acetylcholin kennen, den einzigen Transmitter des parasympathischen Nervensystems, und die beiden Rezeptortypen, an denen es wirkt. Sie werden mit den parasympathischen Organwirkungen vertraut gemacht, sowie mit Pharmaka, die die Wirkung des Acetylcholins imitieren oder hemmen.

4.1 Der Parasympathikus

Das parasympathische Nervensystem reguliert Vorgänge, die mit der Aufnahme, Resorption, Verdauung und Speicherung von Nahrung zusammenhängen. Diese Funktionen laufen bei körperlicher Ruhe ab. Atmung und Herztätigkeit sind reduziert, die Sekretion bzw. Exkretion von Speicheldrüsen, Pankreas und Darmdrüsen ist vermehrt. Man spricht von trophotroper Wirkung des Parasympathikus. Der Tonus der Sphinkteren ist reduziert und die Darmperistaltik beschleunigt. Die Pupille ist eng gestellt, also auf Nähe akkommodiert.

Eselsbrücke

Parasympathische Essens-Pause (PP).

Merke!

Der einzige physiologische Transmitter im prä- und postganglionären parasympathischen Neuron ist das Acetylcholin (ACh).

Verbindungen oder Medikamente, die das parasympathische Nervensystem erregen, nennt man **Parasympathomimetika.** Je nachdem ob die Erregung direkt oder indirekt erfolgt, unterscheidet man direkte und indirekte Parasympathomimetika. **Direkte Para-**

sympathomimetika imitieren den natürlichen Transmitter Acetylcholin, **indirekte Parasympathomimetika hemmen** den Abbau des Acetylcholins. Zu den direkt wirkenden Parasympathomimetika zählen Cholinester und Alkaloide. Die indirekt wirkenden Parasympathomimetika sind Hemmstoffe der Cholinesterase.

Acetylcholin und die Parasympathomimetika wirken auf verschiedene synaptische Rezeptoren. Aus historischen Gründen unterscheidet man nikotinische und muskarinische ACh-Rezeptoren, da bereits vor Entdeckung des natürlichen Transmitters Acetylcholin die parasympathomimetische Wirkung von Nikotin und Muskarin bekannt war. Die historische Namensgebung nikotinische und muskarinische ACh-Rezeptoren wurde beibehalten und gilt heute noch. Sowohl Nikotin als auch Muskarin sind Alkaloide. Nikotin wird von der Tabakpflanze gebildet, Muskarin ist eine Verbindung des roten Fliegenpilzes Amanita muscaria.

Substanzen, die die Wirkung von Parasympathomimetika am **muskarinischen** Rezeptor aufheben, werden als **Parasympatholytika** bezeichnet. Substanzen, die die Wirkung von Nikotin am **nikotinischen** Rezeptor antagonisieren, werden als **Ganglienblocker** bezeichnet (Kap. 5).

Acetylcholin

Chemie und Metabolismus von Acetylcholin

Der physiologische Transmitter Acetylcholin ist eine einfache chemische Verbindung mit einem **Aminoethanol**-Grundgerüst.

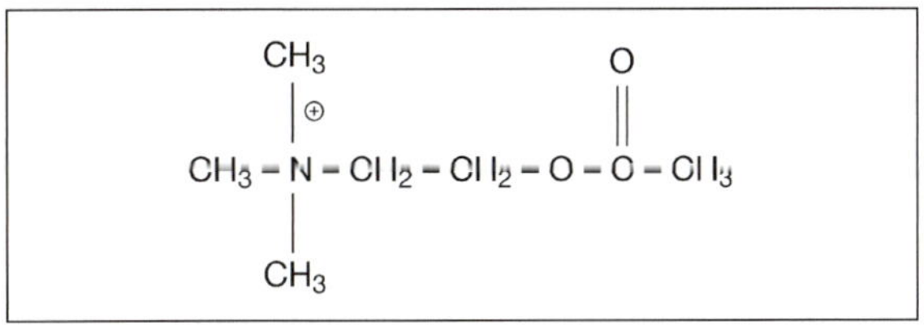

Formel 4.1 Acetylcholin

Gebildet wird Acetylcholin durch Acetylierung von Cholin mit Hilfe des Acetyl-Co-A und des Enzyms Cholin-Acetyl-Transferase. Der Abbau von Acetylcholin ist eine **Esterhydrolyse,** die nur Millisekunden dauert und von der spezifischen **Acetylcholinesterase** oder von der unspezifischen **Pseudocholinesterase** katalysiert wird.

Acetylcholin enthält drei Wirkungszentren:

- das positive Stickstoffatom der Ammoniumgruppe
- den Carbonylsauerstoff = O der Acetylgruppe mit negativer Partialladung
- das Sauerstoffatom der Esterbindung.

Für die Wirkung sind zwei dieser Zentren nötig, eines davon muss der positive Stickstoff sein.

Das Ammoniumion macht das Molekül hydrophil und bewirkt, dass Acetylcholin **nicht liquorgängig** ist und keine zentrale Wirkung hat.

Pharmakokinetik

Acetylcholin wird im cholinergen Neuron aus Cholin und Acetyl-Co-A synthetisiert und in den präsynaptischen Vesikeln des Axonplasmas gespeichert. Katalysiert wird die Reaktion vom Enzym **Cholin-Acetyl-Transferase.** Durch ein am Nervenende eintreffendes Aktionspotenzial wird Acetylcholin in den synaptischen Spalt ausgeschüttet und ändert die Permeabilität der postsynaptischen Membran für Na^+- und K^+-Ionen. Danach wird das Acetylcholin durch Cholinesterasen in Cholin und Essigsäure gespalten. Das Cholin wird ins cholinerge Neuron aufgenommen und zur Neusynthese von Acetylcholin verwendet. Die Cholinesterasen können spezifisch oder unspezifisch sein. Die spezifische Acetylcholinesterase (AChE) ist membranständig im synaptischen Spalt lokalisiert und die unspezifische Cholinesterase oder Pseudocholinesterase (ChE) findet sich hauptsächlich im Blut und in der Leber. Die ChE wird auch als Plasma-ChE bezeichnet.

Die Acetylcholinesterase kann spezifisch durch **Physostigmin** (früher Eserin) gehemmt werden. Seine Anwendung verlängert das lokale postsynaptische Potenzial, weil ACh im synaptischen Spalt nicht mehr abgebaut wird. In Kombination mit Curare, das das Aktionspotenzial im Muskel unterdrückt, ist Physostigmin (Anticholinum®) deshalb zum Studium des Endplattenpotenzials an der Nerv-Muskel-Synapse eingesetzt worden.

Wirkungen und Wirkungsmechanismus

Die Wirkung von Transmittern ist abhängig von den postsynaptischen Rezeptoren. Dies gilt auch für Acetylcholin. Schon ganz zu Beginn der Synapsenforschung stand fest, dass die postsynaptischen Auswirkungen eines Transmitters sowohl hemmend als auch erregend sein können. Heute weiß man, dass dafür unterschiedliche Rezeptoren in der postsynaptischen Membran verantwortlich sind. **Nikotinische** Acetylcholinrezeptoren (n-AChR) sind ligandengesteuerte Kationenkanäle und vermitteln die schnelle, erregende Wirkung von ACh an der motorischen Endplatte (s. u.) und in einigen zentralnervösen Neuronen. Sie haben ihren Namen daher, dass mit Nikotin die Wirkung von ACh auf die postsynaptische Membran simuliert werden kann. **Muskarinische** Acetylcholinrezeptoren (m-AChR) des Herzmuskels und vieler zentralnervöser Neurone werden durch Muskarin aktiviert und können durch Vermittlung eines G-Proteins beispielsweise K^+-Kanäle öffnen.

Nikotinische und muskarinische Acetylcholinrezeptoren besitzen ein negativ geladenes (anionisches) Zentrum, an dem das quarternäre Ammoniumion des Transmitters Acetylcholin bzw. des Parasympathomimetikums andocken kann, sowie eine Bindungsstelle für die Estergruppe.

m-ACh-Rezeptoren sind an den parasympathischen Nervenendigungen lokalisiert und können von Acetylcholin, Muskarin und Parasympathomimetika stimuliert werden. n-ACh-Rezeptoren finden sich in vegetativen Ganglien des ZNS und an der motorischen Endplatte und werden von Acetylcholin und Nikotin erregt. Die Wirkung von Cholinesterasehemmern macht sich an allen Synapsen bemerkbar, die ACh als Transmitter einsetzen, da sie die ACh-Konzentration erhöhen. Cholinesteraseinhibitoren (indirekte Parasympathomimetika) wirken also an m-ACh-Rezeptoren und an n-ACh-Rezeptoren. Der Begriff „indirekte Parasympathomimetika" ist nicht sehr glücklich gewählt, da der Wirkungsmechanismus ein völlig anderer ist als bei indirekten Sympathomimetika. Aber da er sich in Lehrbüchern findet, muss er hier erwähnt werden.

Merke!

Direkte Parasympathomimetika und Parasympatholytika wirken nur am m-ACh-Rezeptor, Cholinesterasehemmstoffe wirken an m- und n-ACh-Rezeptoren und Ganglienblocker wirken nur an n-ACh-Rezeptoren.

Acetylcholin erhöht die Membranpermeabilität für Na^+, K^+ und Ca^{2+}. Wenn der Natriumeinstrom überwiegt, kommt es zur Depolarisation, wenn der Kaliumeinstrom überwiegt, kommt es zur Hyperpolarisation.

Der nikotinische Acetylcholin-Rezeptor ist aus 5 homologen Untereinheiten aufgebaut (Pentamer), die in ihrer Mitte eine Kanalpore bilden, die vier hydrophobe Membrandurchgänge besitzt. Die Untereinheiten sind miteinander verwandte Polypeptide. Auch der muskarinische ACh-Rezeptor ist aus Untereinheiten aufgebaut.

Zur **Freisetzung des Transmitters ACh** führen folgende molekularen Vorgänge:

1. Das Aktionspotenzial depolarisiert die präsynaptische Membran.
2. Es öffnen sich potenzialabhängige Ca^{2+}-Kanäle. Dieser Schritt ist relativ langsam und für die synaptische Übertragungszeit von etwa 0,5 ms verantwortlich.
3. Ca^{2+}-Ionen strömen ein.
4. Die Ca^{2+}-Ionen bewirken die Exozytose von präsynaptischen Vesikeln, die mit dem Transmitter Acetylcholin gefüllt sind.

Das freigesetzte Acetylcholin führt zur Erregung parasympathischer n- und m-Rezeptoren und zu einer Änderung der Ionenleitfähigkeit an der postsynaptischen Membran. Diese macht sich an den verschiedenen Erfolgsorganen unterschiedlich bemerkbar: An glatten Muskelzellen wird vorwiegend die Na^+-Leitfähigkeit erhöht, und das Membranpotenzial sinkt ab. Die Depolarisation führt zu einer erhöhten Ca^{2+}-Konzentration im Cytosol und zu verstärkter Muskelkontraktion. An den Schrittmacherzellen des Herzens wird die K^+-Leitfähigkeit gesteigert und eine Hyperpolarisation erzeugt. Das Schwellenpotenzial für die Auslösung eines Schrittmacherpotenzials wird später erreicht, so dass die Schlagfrequenz des Herzens abnimmt.

Die **postsynaptischen Vorgänge** nach der Transmitterfreisetzung laufen in folgender Reihenfolge ab:

1. Das Acetylcholin diffundiert durch den synaptischen Spalt und besetzt nikotinische ACh-Rezeptormoleküle in der postsynaptischen Membran.
2. Die Kanalproteine des Rezeptors öffnen sich daraufhin für die Kationen Na^+ und K^+.
3. Das postynaptische Potenzial ruft im Muskel ein Aktionspotenzial und eine Kontraktion hervor.

4.2 m-Cholinozeptoren

Der muskarinische Rezeptor des Acetylcholins (mAChR) kann durch ein G-Protein indirekt an einen Ionenkanal (z. B. für K^+) gekoppelt sein. Dieser Mechanismus ist beispielsweise für die Hemmung des Herzmuskels durch den N. vagus verantwortlich. Auch der muskarinische Acetylcholin- Rezeptor ist aus Untereinheiten aufgebaut. Es gibt mehrere mAChR-Subtypen, die mit verschiedenen G-Proteinen agieren. Tabelle 4.1 zeigt die Subtypen der m-Rezeptoren.

Wirkungen und Nebenwirkungen über m-Rezeptoren

Die Tabelle 4.2 zeigt die wichtigsten Wirkungen von Acetylcholin und Parasympathomimetika an den verschiedenen Organen.

Tab. 4.1 Subtypen der m-Rezeptoren.

Rezeptorsubtyp/Vorkommen		Signaltransduktion
m_1	hauptsächlich an Neuronen	G-Protein gekoppelt, IP_3
m_2	hauptsächlich am Herzen	G-Protein gekoppelt, K^+-Kanal geöffnet
m_3	hauptsächlich an glatten Muskeln	G-Protein gekoppelt, IP_3

Tab. 4.2 Wirkungen von Acetylcholin und parasympathomimetisch wirkenden Verbindungen.

Organ/Wirkort	Wirkung
Herz	Verzögerung der AV-Überleitung, Bradykardie
Lunge	Bronchialkonstriktion, erhöhte Sekretion
Auge	Miosis, Muskelkontraktion (M. ciliaris, M. sphincter iridis), Nahakkommodation, erweiterter Kammerwinkel
Gefäßmuskel	ausgeprägte Dilatierung bei i.v. Gabe von Acetylcholin
Skelettmuskel	Aufrechterhaltung des Muskeltonus
Drüsen	erhöhte Sekretion
Magen-Darm	Zunahme der Motilität, Erschlaffung der Sphinkteren vermehrte Sekretion von Speichel und Magensaft
Blase	Erschlaffung des Sphinktermuskels
Schweißdrüsen	Zunahme der Schweißsekretion, da die Schweißdrüsen von sympathischen (!) cholinergen Neuronen innerviert werden

4.3 m-Cholinozeptoren-Agonisten oder direkte Parasympathomimetika

Acetylcholin wird durch Hydrolyse rasch inaktiviert und kann daher nicht als Medikament eingesetzt werden. Seine Wirkung lässt sich aber mit bestimmten Pharmaka imitieren. Diese Pharmaka heißen Parasympathomimetika oder **Cholinergika.**

Wirkstoffe

Tabelle 4.3 zeigt direkt wirkende Parasympathomimetika, also Imitatoren des Acetylcholins, die als Pharmaka verwendet werden.

Tab. 4.3 Direkt parasympathomimetisch wirkende Pharmaka.

Wirkstoff	Handelsname	chemische Gruppe
Carbachol	Doryl®, Carbamann®, Jestryl®, Augentropfen	Carbaminsäure-Cholinester
Pilocarpin	Chibro-Pilocarpin®, Pilomann®, Pilocarpol®, ATr Salagen® Filmtabl.	Alkaloid

Carbachol (Doryl®, Carbamann®, Jestryl®)

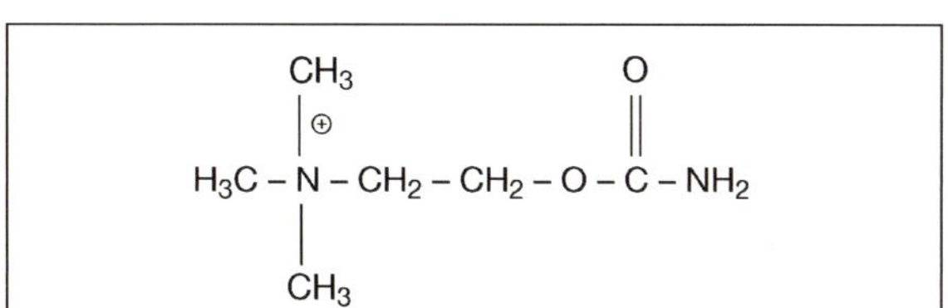

Formel 4.2 Carbachol

Wirkungen

Carbachol ist ebenso wie Acetylcholin eine hydrophile Verbindung, die die Blut-Liquor-Schranke nicht überwinden kann. Carbachol wirkt länger als ACh und wird lokal in Form von Augentropfen beim Engwinkelglaukom eingesetzt. Es führt zu Miosis und damit zur Erweiterung des Kammerwinkels und zur Verbesserung des Kammerwasserabflusses. Bei Darmatonie oder Harnverhaltung kann es oral oder parenteral gegeben werden. Bei systemischer Gabe setzt die Wirkung von Carbachol nach 10–20 Minuten ein und hält etwa 1 Stunde an. Obwohl Carbachol genau wie ACh vasodilatatorisch wirkt, kann man bei s.c.-Gabe keine Gefäßdilatation sehen, da der Blutdruckabfall über den Barozeptorenreflex den Sympathikus aktiviert und gegenreguliert.

Nebenwirkungen von Carbachol sind verstärktes Schwitzen, verstärkter Speichelfluss und Bradykardie.

Anwendungsbeschränkungen

Carbachol ist bei Bradykardie, Hypotonie, Herzinsuffizienz, frischem Myokardinfarkt und Ulcus ventriculi nur beschränkt anwendbar. In der Schwangerschaft sollte es nicht intravenös gegeben werden. Eine Plazentapassage von Carbachol ist nicht erwiesen.

Kontraindikationen für Carbachol sind Asthma bronchiale und Thyreotoxikose.

Pilocarpin (Pilomann®, Salagen®)

Pilocarpin erregt nur die m-Rezeptoren und wird nur in Form von Augentropfen verwendet (z. B. Chibro-

Timoptol® 0,1 %, 0,25 %, 0,5 %). Es wird in Form einer wässrigen oder öligen Lösung in den Bindehautsack geträufelt. Von dort wird es innerhalb von Minuten resorbiert, heftet sich an die Augenmuskulatur und wirkt etwa 6 Stunden lang.

Indikationen

Pilocarpin wird eingesetzt bei erhöhtem Augeninnendruck, chronischem Offenwinkelglaukom, Aphakieglaukom, bestimmten Formen von Sekundärglaukomen und beim kindlichen Glaukom als Zusatztherapie, wenn andere Glaukombehandlungen nicht ausreichen.

Nebenwirkungen von Pilocarpin sind Diplopie, Ptosis, Sehstörungen, Reizung von Hornhaut oder Lidrand, Herabsetzung der Hornhautsensibilität. Zerebrale Durchblutungsstörungen, Schwindel, Synkope, Übelkeit, Schmerzen im Brustbereich, Bronchospasmus, Alopezie sowie die Verstärkung der Symptomatik einer Myasthenia gravis.

Kontraindikationen

Anwendungsbeschränkung ist eine starke Hypotonie. Strenge Indikationsstellung besteht während der Schwangerschaft und der Stillzeit.

Kontraindikation für Pilocarpin ist eine schwere allergische Rhinitis.

Interaktionen

Orale Betablocker verstärken die Wirkung von Pilocarpin. Der kardiodepressive Effekt von Narkosemitteln und Antiarrhythmika wird durch Pilocarpin verstärkt. Zusammen mit oralen Antidiabetika verstärkt Pilocarpin die Hypoglykämieneigung. Die blutdrucksenkende Wirkung von Reserpin, Methyldopamin, Clonidin und Guanfacin wird von Pilocarpin verstärkt.

Merke!

Es ist eine regelmäßige Überwachung des intraokulären Druckes und der Hornhaut erforderlich. Pilocarpin eignet sich nicht zur Behandlung von Patienten, die weiche Kontaktlinsen tragen.

4.4 Cholinesterase-Hemmstoffe (indirekt wirkende Parasympathomimetika)

4.4.1 Reversible Hemmstoffe der Cholinesterase

Die Tabelle 4.4 zeigt wichtige, als Pharmaka verwendete Cholinesterase-Hemmstoffe und ihre Wirkungsdauer bei systemischer Gabe.

Physostigmin, Neostigmin und Pyridostigmin sind **Ester der Carbaminsäure** (Aminoessigsäure ☞ Formel 4.3). Physostigmin enthält zwei tertiäre Stickstoffatome, Neostigmin enthält ein tertiäres und ein quartäres Stickstoffatom und Pyridostigmin enthält ein tertiäres sowie ein aromatisches Stickstoffatom, das drei- oder vierwertige Zustände annehmen kann. Distigmin besteht aus 2 Molekülen Pyridostigmin, die über eine Methylenkette miteinander verbunden sind.

Tab. 4.4 Reversible Hemmstoffe der Cholinesterase, die als Pharmaka eingesetzt werden.

Wirkstoff	Handelsname	Wirkungsdauer
Physostigmin	Anticholium®	20–45 min
Neostigmin	Neostigmin Curasan®, Neostigmin Curamed®	1–2 h
Pyridostigminbromid	Mestinon®, Kalymin®	3–4 h
Distigminbromid	Ubretid®	> 24 h
Tacrin	außer Handel	4–6 h
Donepezil	Aricept®	> 70 h
Galantamin	Reminyl®	6–10 h
Rivastigmin	Exelon®	2 h

$$R_1 - O - \overset{\overset{\displaystyle O}{\|}}{C} - N < R_2 / R_3$$

Formel 4.3 Carbaminsäureester = Aminoessigsäureester

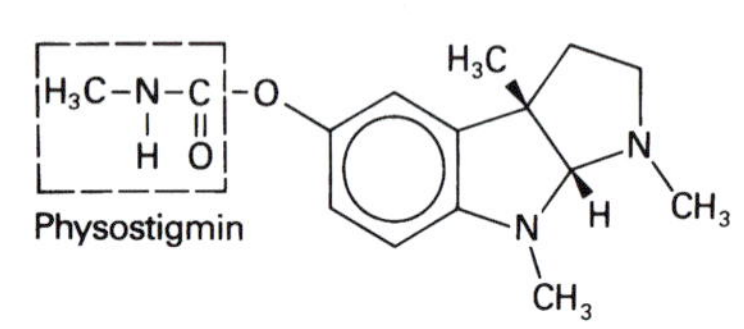

Formel 4.4 Physostigmin

Physostigmin ist ein Alkaloid aus der afrikanischen Schlingpflanze. Neostigminbromid, Pyridostigminbromid und Distigminbromid sind synthetische Verbindungen.

Bei Tacrin handelt es sich chemisch gesehen um Tetrahydroaminoacridin, also nicht um ein Derivat der Carbaminsäure. Acridin ist eine trizyklische Verbindung mit einem Stickstoffatom im mittleren Ring.

Wirkungsmechanismus und Wirkungen.

Cholinesterase-Hemmstoffe wirken über eine **reversible Hemmung** der Acetylcholinesterase. Dadurch wird der Abbau von Acetylcholin gehemmt, und es steht an der postsynaptischen Membran länger zur

Verfügung. Die Wirkung der Cholinesterase-Inhibitoren entspricht der von Acetylcholin, hält aber unterschiedlich lange an.

Eselsbrücke

Stigmine **st**imulieren Acetylcholin.

Ester der Carbaminsäure

Zu dieser Gruppe zählen Physostigmin = Eserin (Anticholium®), Neostigminbromid (Neostigmin Curasan®), Pyridostigminbromid (Mestinon®), Distigminbromid (Ubretid®) und Rivastigmin (Exelon®).

Pharmakokinetik

Neostigmin, Pyridostigmin und Distigminbromid enthalten in der Seitenkette ein quartäres positives Ammoniumion (Neostigmin) bzw. ein positiv geladenes N-Atom eines aromatischen Ringes, sind daher hydrophil und nicht liquorgängig. Physostigmin und Rivastigmin enthalten nur tertiäre Aminogruppen und sind liquorgängig.

Physostigmin steht nur als Injektionslösung zur Verfügung. Neostigmin steht in Form von Augentropfen und Ampullen zur Verfügung. Pyridostigmin kann oral oder parenteral gegeben werden und Rivastigmin wird oral verabreicht. Die Wirkungsdauer der verschiedenen Carbaminsäure-Ester zeigt die Tabelle 4.4.

Physostigminsalicylat (Anticholium® Amp. i.v.)

Indikationen

Indikationen sind Steigerung der Vigilanz in der postnarkotischen Phase; zentralanticholinergische Symptome (ZAS), Antidot bei akuten u. chronischen Vergiftungen mit Atropin, Amphetaminen, Phenothiazinen, Benzodiazepinen, Anithistaminika, Alkohol oder tri- und tetrazyklischen Antidepressiva.

Nebenwirkungen

Unerwünschte Wirkungen von Physostigmin sind Brechreiz, vermehrter Speichelfluss, Harn- und Stuhlinkontinenz, tonisch-klonische Krämpfe Asthmaanfall und Schock. Die Nebenwirkungen lassen sich durch langsame Injektion weitgehend vermeiden. Antidot ist Atropin.

Kontraindikationen sind Asthma bronchiale, Diabetes mellitus, koronare Herzkrankheit , mechanische Harnsperre und Gangrän.

Anwendungsbeschränkungen sind Intoxikationen mit Cholinergika und Barbituraten sowie gleichzeitige Gabe von anderen Cholinesterasehemmern.

Pyridostigminbromid (Mestinon® Tabl.)

Indikationen

Anwendungen für Pyridostigmin sind Darmatonie, Röntgenvorbereitung zur Entfernung von Darmgasen, Meteorismus, Harnverhaltung, paroxysmale Tachykardie und Myasthenia gravis. Ferner hebt Pyridostigmin die Wirkung nichtdepolarisierender Muskelrelaxanzien auf.

Nebenwirkungen

Nebenwirkungen von Pyridostigmin sind Akkommodationsstörungen, Tränenfluss und erhöhte Bronchialsekretion.

Kontraindikationen

Kontraindikationen sind spastische Bronchitis und Stillzeit.

Anwendungsbeschränkungen sind vorgeschädigte Leber, Bradykardie, Diabetes mellitus und frische Magen-Darm-Operationen. Strenge Indikationsstellung in der Schwangerschaft.

Interaktionen

Pyridostigmin verstärkt die Wirkung von Opioiden, Barbituraten, Betablockern und anderen Cholinergika.

Merke!

Pyridostigminbromid wird hauptsächlich unverändert über die Niere ausgeschieden. Für Nierenkranke kann daher eine niedrigere Dosierung erforderlich sein.

Neostigmin (Neostigmin Curasan® i.v. Amp.)

Indikationen

Anwendungen für Neostigmin sind Antagonisierung der Muskelrelaxation nach Gabe von nichtdepolarisierenden Muskelrelaxanzien vom Curaretyp sowie Myasthenia gravis.

Nebenwirkungen

Nebenwirkungen sind erhöhte Schweißsekretion, erhöhter Speichelfluss, Muskelspasmen, Muskelschwäche bis zu Lähmungserscheinungen; ferner Krämpfe des Magen-Darm-Traktes, Durchfall, Bradykardie, Hypotonie bis zum Kollaps und Bronchospasmus. Bei Vergiftungen mit Neostigmin wird Atropin in einer initialen Dosis von 1–2 mg i.v. gegeben, dann erfolgt eine Titration nach Pupillengröße.

Kontraindikationen

Nach Gabe von depolarisierenden Muskelrelaxanzien wie Suxamethonium oder Decamethonium darf Neostigmin nicht angewendet werden. Ebenso ist es kontraindiziert bei Iritis, Asthma bronchiale, Thyreotoxikose, Darmileus, Darmstenosen sowie Spasmen oder Stenosen von Gallenwegen oder Harnwegen. Ferner darf es nicht angewendet werden bei M. Parkinson und bei postoperativem Schock oder hypotonen Krisen.

Anwendungsbeschränkungen sind Bradykardie, Hypotonie, Herzinsuffizienz, frischer Myokardinfarkt, Ulcus ventriculi und Schwangerschaft.

Interaktionen

Neostigmin verstärkt die Wirkung von Opioiden, Barbituraten, Betablockern und anderen Cholinergika. Propafenon erhöht das Risiko einer Bradykardie. Aminoglykoside, Polypeptid-Antibiotika, Lincomycin, Clindamycin und Chloroquin schwächen die Wirkung von Neostigmin ab. Antiarrhythmika Typ Ia und Ib schwächen die Wirkung von Neostigmin ebenfalls.

Distigmin (Ubretid®)

Distigmin kann oral oder parenteral gegeben werden. Die Indikationen sind die gleichen wie für Neostigmin. Distigmin wird zur Prophylaxe und Therapie der postoperativen Darm-, Ureter- und Blasenatonie eingesetzt, ferner bei Blasensphinkterinkontinenz, bei hypotoner chronischer Obstipation, bei Megakolon und Myasthenia gravis.

Kontraindikationen für Distigmin sind erhöhte Spannung des parasympathischen Nervensystems (Vagotonie), Tetanie, Epilepsie und Dünndarmentzündung (Enteritis).

Zentral wirksame Hemmstoffe der Acetylcholinesterase

Wirkstoffe

Zentral wirksame Hemmstoffe der Acetylcholinesterase sind:

- Donepezil (Aricept®)
- Galantamin (Reminyl®)
- Rivastigmin (Exelon®).

Alle drei Verbindungen sind synthetische tertiäre Amine. Rivastigmin ist zwar auch ein Carbaminsäureester, hat aber vornehmlich zentrale Wirkungen und soll daher in dieser Gruppe besprochen werden. Donepezil und Galantamin leiten sich **nicht** von der Carbaminsäure ab. Tacrin gehört ebenfalls in diese Gruppe, ist aber wegen seiner Lebertoxizität außer Handel.

Pharmakokinetik

Die zentralen ACh-Esterasehemmer werden nach oraler Gabe gut resorbiert, unterliegen aber einem First-Pass-Effekt. Die Plasmahalbwertszeit ist sehr unterschiedlich und beträgt bei Donezepil 70 h, bei Galantamin 6 h und bei Rivastigmin 1 h. Die Elimination erfolgt vorwiegend renal (Dosisanpassung!)

Indikationen

Alle drei Cholinesterasehemmer werden zur Behandlung der leichten bis mittelschweren Alzheimer-Demenz eingesetzt.

> **Merke!**
> Anwendung zur Therapie nur durch einen in Diagnose und Behandlung des M. Alzheimer erfahrenen Arzt.

Nebenwirkungen

Unerwünschte Wirkungen sind Durchfall, Muskelkrämpfe, Müdigkeit, Schlafstörung, Übelkeit, Erbrechen, Kopfschmerz, Appetitlosigkeit, Synkopen, Bradykardie, Krampfanfälle (selten), Ulzera von Magen und Duodenum, Erregung, Halluzinationen und extrapyramidale Symptome.

Kontraindikationen

Bei schweren Erkrankungen der Leber oder Niere sowie in Schwangerschaft und Stillzeit dürfen die zentralen Cholinesterasehemmer nicht gegeben werden.

Anwendungsbeschränkungen sind Magenulzera, Krampfanfälle, Sick-Sinus-Syndrom, Reizleitungsstörungen, Asthma bronchiale und Blasenobstruktion.

Interaktionen

Wirkungsabschwächung durch Anticholinergika (z.B. Atropin). Donezepil wird teilweise von CYP3A4 (Cytochrom–P-Enzyme) abgebaut. Chinidin, Makrolidantibiotika und orale Azol-Antimykotika können den Plasmaspiegel von Donezepil erhöhen, weil sie ebenfalls von CYP-Enzymen metabolisiert werden.

Donezepil verstärkt die Wirkung von Succinylcholin. Enzyminduktoren wie Rifampicin, Phenytoin, Carbamazepin und Ethanol senken den Plasmaspiegel von Donezepil.

Zur Therapie des M. Alzheimer werden auch nichtkompetitive NMDA-Antagonisten eingesetzt. Ein Vertreter dieser Gruppe ist Memantin (Axura®, Ebixa®, Akatinol Memantine®). Dieses wirkt der pathologischen Überstimulierung der NMDA-Rezeptoren bei degenerativen Hirnerkrankungen entgegen (NMDA = N-Methyl-D-Aspartat).

In Erprobung ist das altbekannte Antibiotikum Clioquinol (Linola-sept®-Creme), das sich überraschend als wirksam bei M. Alzheimer erwies. Es hemmt die Progression und vermindert die Proteinablagerungen im ZNS. Vermuteter Wirkungsmechanismus ist die Bindung von Cu^{+2} und Zn^{+2}-Ionen, die bei der Bildung von toxischem H_2O_2 in den Ablagerungen eine Rolle spielen. Clioquinol reduziert die Bildung von Wasserstoffperoxid.

4.4.2 Irreversible Hemmstoffe der Cholinesterase

Auch bestimmte Alkylphosphate wie Paroxon **(E600)**, Nitrostigmin **(E605)**, Fluostigmin und Tabun hemmen die Acetylcholinesterase – aber irreversibel. Diese Verbindungen sind deshalb gefährliche Gifte (☞ Kap. 52.10.2).

4.5 m-Cholinozeptoren-Antagonisten (Parasympatholytika)

Die Verbindungen dieser Gruppe werden auch **Anticholinergika** genannt. Alle Pharmaka dieser Gruppe sind Spasmolytika und wirken als **kompetitive Antagonisten** zu Acetylcholin an den Muskarinrezeptoren der postganglionären cholinergen Neurone.

Bedeutung der chemischen Struktur

Die Cholinozeptoren-Antagonisten lassen sich grob in drei chemische Gruppen einteilen:

- **Tertiäre Amine:** Hierzu zählen die natürlichen Alkaloide Atropin und Scopolamin, die Inhaltsstoffe von Belladonna und anderen Nachtschattengewächsen; ferner Homatropin und Tropicamid. Alle diese Verbindungen sind Derivate der Tropasäure.
- **Quartäre Ammoniumverbindungen:** In diese Gruppe gehören die synthetischen oder halbsynthetischen Verbindungen Methylscopolamin, Butylscopolamin und Ipratropiumbromid.
- **Pirenzepin:** Pirenzepin ist eine synthetische Verbindung mit mehreren tertiären Aminogruppen, aber es ist kein Derivat der Tropasäure, sondern ein Benzodiazepin, also ein Verwandter der Tranquilizer.

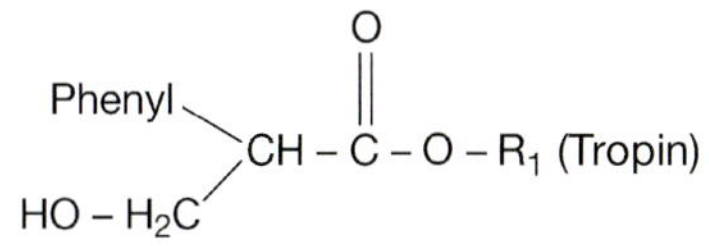

Formel 4.5 Tropasäure als Grundgerüst wichtiger Parasympatholytika

R_1 trägt immer eine tertiäre oder quartäre Aminogruppe, kann aber sonst sehr variabel sein (aromatischer Ring, aliphatischer Ring, aliphatische Kette).

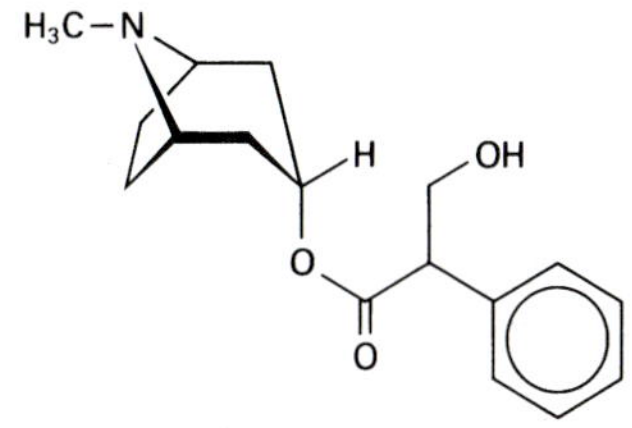

Formel 4.6 Atropin

Tab. 4.5 Die wichtigsten Parasympatholytika und ihre Halbwertszeiten.			
Wirkstoff	**Handelsname**	**Amintyp**	**Halbwertszeit bei oraler Gabe**
Parasympatholytika zur systemischen Behandlung			
Atropin	Atropinsulfat Braun®	tertiär	4 h
Scopolamin	Scopoderm TTS®	tertiär	4 h
Ipratropiumbromid	Atrovent®	quartär	4–6 h
Butylscopolamin	Buscopan®	quartär	4 h
Methylscopolamin	Oragallin®	quartär	8 h
Methanteliniumbromid	Vagantin®	quartär	6 h
Pirenzepin	Gastrozepin®	tertiär	12 h
Glycopyrroniumbromid	Robinul®	quartär	4 h nur parenteral
Tolterodin	Detrusitol®	tertiär	10–12 h
Asthmamedikamente zur Lokalbehandlung			
Ipratropiumbromid	Atrovent®	quartär	4–6 h
Tiotropiumbromid	Spiriva®	quartär	4–6 h
Oxitriopiumbromid	Ventilat®	quartär	4–6 h
Augentropfen			
Homatropin	Homatropin-POS® Augentropfen	tertiär	24–48 h
Tropicamid	Mydrum®	tertiär	1–2 h

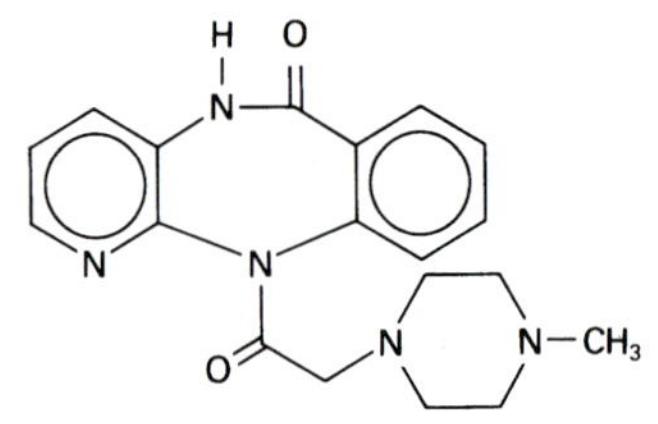

Formel 4.7 Pirenzepin

Typische Wirkstoffe

Der Hauptvertreter der Parasympatholytika ist das **Atropin.** Weitere Vertreter dieser Gruppe sind in Tabelle 4.5 aufgelistet.

Pharmakokinetik

Alle Derivate der Tropasäure (Atropin, Ipratropium, Methylscopolamin und Butylscopolamin) werden nach oraler Zufuhr schnell resorbiert. Die Synthetika werden weniger gut resorbiert, da sie ein hydrophiles quartäres Ammoniumion enthalten, weniger lipophil sind und aus diesem Grund auch nicht ins ZNS eindringen können. Auch die Anreicherung in der Muttermilch ist geringer als bei den tertiären Aminen. Die natürlichen **Parasympatholytika** Atropin und Scopolamin dringen ins ZNS ein, Butylscopolamin nicht. Atropin passiert die Plazenta und die Milchschranke. Die Parasympatholytika werden meist in der Leber hydrolysiert (Esterhydrolyse) oder unverändert über die Niere ausgeschieden. Tertiäre Amine haben eine längere Wirkungsdauer. Insgesamt gilt: langsame Elimination vom Wirkort, schnelle Elimination aus der Blutbahn.

Die orale Resorption von Pirenzepin beträgt nur ca. 20 %. Es kann aber auch parenteral gegeben werden. 90 % des Pirenzepin werden unverändert über Galle und Nieren ausgeschieden, der Rest wird metabolisiert.

Die Geschwindigkeit des Durchtritts durch die Blut-Hirn-Schranke sinkt in der Reihenfolge:

Scopolamin ⇒ Atropin ⇒ Pirenzepin

Wirkungsmechanismus und Wirkungen

Alle in Tabelle 4.5 aufgeführten Pharmaka sind Spasmolytika und wirken als kompetitive Antagonisten zu Acetylcholin am **Muskarinrezeptor,** nicht jedoch am Nikotinrezeptor. Die neuromuskuläre Übertragung wird daher nicht beeinträchtigt. Pirenzepin wirkt bevorzugt am m_1-Rezeptor.

Merke!
Parasympatholytika wirken auf die vegetative Innervation von glatten Muskelzellen und werden daher auch neurotrope Spasmolytika genannt. Sie dürfen nicht mit den neuromuskulären und mit den zentralen Blockern der quergestreiften Muskulatur verwechselt werden.

Atropin ist eine Verbindung aus der Pflanze Atropa belladonna. Sie trägt den Beinamen „Belladonna" (schöne Frau), weil sich im Mittelalter venezianische Frauen diesen Pflanzensaft in die Augen träufelten, um die Pupillen zu erweitern und schöner auszusehen. Atropin ist ein Razemat (☞ Kap. 2.2) aus (+)- und (-)-Hyoscyamin.

Die Organwirkungen von Atropin und anderen Parasympatholytika sind vielfältig. Tabelle 4.6 zeigt die wichtigsten Wirkungen.

Die Wirkungen von Atropin sind dosisabhängig. Bei steigender Dosis treten zuerst Mundtrockenheit und beschleunigter Herzschlag auf. Es folgen Tachykardie und Mydriasis und schließlich trockene, rote Haut, Darmatonie, Hyperthermie und Halluzinationen.

Tab. 4.6 Wirkungen von Atropin und Parasympatholytika an verschiedenen Organen.

Organ/Wirkort	**Wirkung**
Herz	Beschleunigung von Erregungsbildung und AV-Überleitung, Steigerung der Herzfrequenz
Gefäße	Erweiterung der Hautgefäße
Bronchien	leichte Broncholyse und Verminderung der Bronchialsekretion
Magen-Darm	Verminderung von Tonus und Motilität des Magen-Darm-Traktes
Gallenwege	Tonusminderung
ZNS	Erregung durch Atropin, Halluzinationen, Hemmung des Atemzentrums, Sedierung durch Scopolamin und gute antiemetische Wirkung
Augen	Mydriasis, Steigerung des Augeninnendruckes
Harnblase	Tonusminderung
Schweißdrüsen	Verminderung der Schweißbildung

Indikationen

Parasympatholytika werden zur Parasympathikolyse eingesetzt. Sie dienen zur Krampflösung und zur Steigerung der Herzfrequenz. Parasympatholytika lindern Spasmen im Magen-Darm-Bereich sowie an Gallen- und Harnwegen.

Butylscopolamin (Buscopan®)

Insbesondere Nierenkoliken, Harnleitersteinkoliken und Gallenkoliken sind eine Indikation für die Anwendung von Butylscopolamin. Zusätzlich wird meist ein Analgetikum wie Metamizol (Novalgin®) gegeben. Aber auch Darmkoliken bei Salmonelleninfektionen oder Magenkrämpfe bei Gastritis sprechen gut auf die Gabe von Butylscopolamin an.

Atropin (Atropinsulfat Braun®)

Atropin wird zur Hemmung der Sekretion von Magensaft und Pankreassaft bei Endoskopien und OP-Vorbereitungen intravenös verabreicht. Bei Bradyarrhythmien führt die Gabe von Atropin zu einer Beschleunigung der Herzfrequenz. Bei Vergiftung mit Insektiziden dient Atropin als Antidot.

Als krampflösendes Medikament sollte Atropin wegen seiner zentralen Nebenwirkungen nicht gegeben werden. In der Augenheilkunde wird Atropin als lang anhaltendes Mydriatikum eingesetzt. Bei Patienten mit Myasthenia gravis, die mit einem Cholinesterase-Hemmstoff wie Pyridostigmin (Mestinon®) behandelt werden, kann man ebenfalls Atropin geben, um die Nebenwirkungen von Pyridostigmin zu unterdrücken.

Glycopyrroniumbromid (Robinul®) und Tolterodin (Detrusitol®)

Diese beiden synthetischen Verbindungen haben keine chemische Verwandtschaft mit Belladonna-Alkaloiden. Sie sind neueren Datums und dienen zur systemischen Behandlung.

Glycopyrroniumbromid wird als Spasmolytikum und bei Narkosen eingesetzt. Es steht nur parenteral zur Verfügung (i.v., i.m., s.c.).

Tolterodin wird zur Behandlung der Dranginkontinenz und bei Blasenentleerungsstörung oral eingesetzt

Ipratropiumbromid (in Berodual®)

Ipratropiumbromid wird, gemischt mit dem β_2-Sympathomimetikum Fenoterol, seit Jahrzehnten erfolgreich in der Asthmatherapie als Spray eingesetzt.

Scopolamin (Scopoderm TTS®)

Scopolamin wird aufgrund seiner **antiemetischen** und seiner **zentral dämpfenden Wirkung** als Membranpflaster gegen Reisekrankheit eingesetzt. Auch in Augentropfen ist Scopolamin als Mydriatikum enthalten.

Homatropin und Tropicamid sind Parasympatholytika die, ebenso wie Atropin, als Mydriatika in der Ophthalmologie eingesetzt werden. Die längste Wirkungsdauer bei lokaler Anwendung hat Atropin mit 7 Tagen, gefolgt von Homatropin mit 1–2 Tagen. Tropicamid wirkt nur 1–2 Stunden.

Nebenwirkungen

Stellvertretend für die Parasympatholytika werden die unerwünschten Wirkungen des Atropins in Tabelle 4.7 aufgeführt.

Anwendungsbeschränkung (nur für Augentropfen). Bei Säuglingen und Kleinkindern sollte die Anwendung von Parasympatholytika nur eingeschränkt erfolgen, Blasenentleerungsstörungen mit Restharnbildung sowie Tachyarrhythmien, Megakolon und Lungenödem stellen weitere Anwendungsbeschränkungen dar.

Kontraindikationen

Kontraindikationen für Parasympatholytika sind Engwinkelglaukom, Blasenentleerungsstörung mit Restharnbildung, Tachyarrhythmien, Megakolon, Lungenödem sowie Pylorusstenose, obstruktiver Ileus, Zerebralsklerose, Hyperthyreose oder Thyreo-

Tab. 4.7 Unerwünschte Wirkungen von Atropin.

Organ/Wirkort	Wirkung
Augen	Akkommodationslähmung, Glaukomauslösung durch Behinderung des Kammerwasserabflusses
Haut	Wärmestau, Verminderung der Schweißsekretion, Hautrötung
Nerven/Psyche	Unruhe, Halluzination (bei Überdosierung)
Gastrointestinal	Mundtrockenheit
Herz/Kreislauf	Tachykardie
Urogenital	Miktionsbeschwerden*

* Miktionsbeschwerden verursachen auch andere Pharmaka wie Amitryptilin, Opioide und Disopyramin.

Tab. 4.8 Neuromuskulotrope Spasmolytika.

Wirkstoff	Handelsname	Indikationen
Denaverin	Spasmalgan®	gastrointestinale und urogenitale Spasmen
Drofenin	in Spasmo-Cibalgin S®	gastrointestinale und urogenitale Spasmen
Mebeverin	Duspatal®	Kolon irritabile (Reizdarm)
Oxybutynin	Cystonorm®, Dridase®	Blasenentleerungsstörungen, Nykturie
Propiverin	Mictonetten®, Mictonorm®	Blasenentleerungsstörungen, Nykturie

toxikose. Kontraindiziert ist die Gabe von Anticholinergika in der Stillzeit, da Anticholinergika in die Milch gelangen und die Milchproduktion sinkt.

Interaktionen

Amantadin, Chinidin, Antidepressiva (tri- und tetrazyklisch) und Neuroleptika verstärken die anticholinerge Wirkung. Die gleichzeitige Gabe von Dopaminantagonisten wie Metoclopramid schwächt die Wirkung auf die Darmmotorik.

Merke!

Antidot bei Atropinvergiftungen ist Physostigmin. Zusätzlich gibt man Betablocker und Diuretika. Eine Urinansäuerung führt zur Protonierung der tertiären Aminogruppe im Atropin und zu rascherer Elimination.

4.6 Muskulotrope und neuromuskulotrope Spasmolytika

Muskulotrope Spasmolytika

Die glatte Muskulatur kann unabhängig von ihrer vegetativen Innervation durch direkte Einwirkung bestimmter Pharmaka (muskulotrope Spasmolytika) relaxiert werden. Prototyp dieser Substanzen ist das Papaverin, ein Opiumalkaloid aus dem Saft des Schlafmohns, das aber heute nicht mehr in Gebrauch ist. Der momentan einzige Vertreter dieser Gruppe ist Tiropramid (Alfospas®), eine synthetische Verbindung, die zwei tertiäre Aminogruppen enthält. Tiropramid wirkt erschlaffend auf alle glatten Muskelzellen und wird bei Spasmen des Darmtrakts und des Urogenitaltrakts eingesetzt.

Neuromuskulotrope Spasmolytika

Die Wirkstoffe dieser Gruppe haben atropinartige und papaverinartige Wirkungen. Tabelle 4.8 zeigt die wichtigsten Vertreter.

5 Beeinflussung des motorischen Nervensystems und der vegetativen Ganglien

IMPP-Hits

Depolarisierende Muskelrelaxanzien
Wirkungen von Nikotin, Vergiftungen

Lernziel!

In diesem Kapitel werden Sie mit direkt am Muskel angreifenden Muskelrelaxanzien bekannt gemacht, mit ihrem Wirkungsmechanismus, ihren Antagonisten und mit ihrer Verwendung bei Narkosen. Ferner gewinnen Sie nützliche Erkenntnisse über die zentralen und peripheren Wirkungen von Nikotin und anderen Ganglienblockern.

5.1 Beeinflussung des motorischen Nervensystems

Die funktionelle Einheit der natürlichen Muskelkontraktion ist die **motorische Einheit.** Man versteht darunter die von **einer** Nervenfaser innervierten Muskelfasern eines Muskels.

Bei Muskeln für Feinbewegungen, beispielsweise am Auge, ist die motorische Einheit klein, d.h., eine Nervenzelle versorgt nur 5–10 Muskelfasern. Bei Extremitätenmuskeln ist die motorische Einheit groß.

Die Nervenzellen, die eine Muskelfaser innervieren, bezeichnet man als **Motoneurone.** Sie entspringen aus der motorischen Vorderhornzelle des Rückenmarks, werden also direkt vom ZNS innerviert. Der Kontakt zwischen Nervenzelle und Muskelzelle wird über eine spezielle chemische Synapse, die so genannte **motorische Endplatte,** hergestellt. Elektrische Erregung des Neurons führt zur Freisetzung von **Acetylcholin,** des Transmitters an der motorischen Endplatte.

Am Motoneuron enden mehrere tausend Axonkollateralen mit ihren Synapsen, die teils hemmende, teils erregende Informationen aus Körperperipherie und ZNS übermitteln.

5.1.1 Muskelrelaxanzien

Nach ihrem Wirkungsangriff lassen sich periphere und zentrale Muskelrelaxanzien unterscheiden. **Periphere Muskelrelaxanzien** hemmen die neuromuskuläre Übertragung an der Skelettmuskulatur.

Dies kann durch Verdrängung von Acetylcholin von den Rezeptoren ohne Rezeptorstimulation geschehen (nichtdepolarisierende Muskelrelaxanzien) oder durch Bindung am Rezeptor mit nachfolgender Dauerdepolarisation (polarisierende Muskelrelaxan-

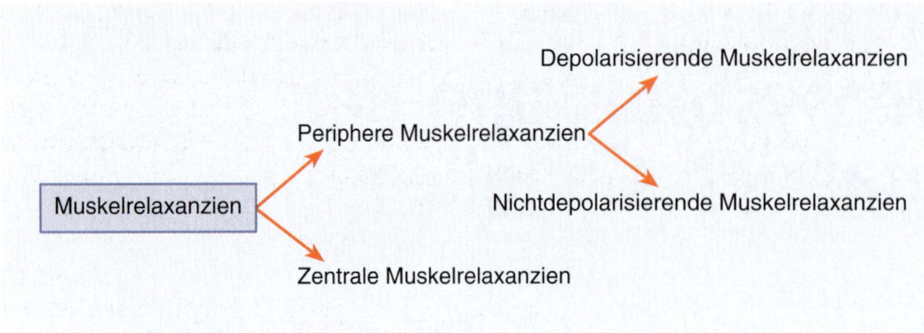

Abb. 5.1: Unterteilung der Muskelrelaxanzien.

zien). Die Pharmaka der Gruppe der nicht polarisierenden und der polarisierenden Muskelrelaxanzien werden auch als **neuromuskuläre Blocker** bezeichnet. Im angelsächsischen Sprachraum heißen diese Medikamente Neuromuscular Blocking Agents (NMBA). Dieser Ausdruck beschreibt ihre Wirkung treffender als die deutsche Bezeichnung Muskelrelaxanzien.

Zentrale Muskelrelaxanzien wirken im ZNS und haben einen anderen Wirkungsmechanismus. Sie zählen nicht zur Gruppe der neuromuskulären Blocker. Abbildung 5.1 zeigt eine schematische Unterteilung der Muskelrelaxanzien.

Nichtdepolarisierende Muskelrelaxanzien

Nichtdepolarisierende Muskelrelaxanzien zählen ebenso wie die depolarisierenden Muskelrelaxanzien zu den peripheren Muskelrelaxanzien.

Chemie und Pharmakokinetik

Nichtdepolarisierende Muskelrelaxanzien sind komplexe **quartäre Ammoniumverbindungen** mit mehreren positiv geladenen vierwertigen Stickstoffatomen. Die quartären Ammoniumgruppen binden an die negativ geladenen Untereinheiten des n-ACh-Rezeptors. Nichtdepolarisierende Muskelrelaxanzien werden bei oraler Gabe schlecht resorbiert und müssen daher parenteral verabreicht werden. Sie können die Blut-Hirn-Schranke nicht überwinden, wohl aber die Plazentaschranke. Alle nichtdepolarisierenden Muskelrelaxanzien haben eine kurze Wirkungsdauer (Tab. 5.1) und unterliegen der **Umverteilung** wie die Barbiturate. Voreilige Nachinjektion nichtdepolarisierender Muskelrelaxanzien kann zu Kumulation führen. Pancuronium und Alcuronium werden unverändert renal eliminiert, Vecuronium wird teils unverändert renal, teils biliär eliminiert.

Atracurium wird organunabhängig durch Hofman-Elimination ausgeschieden (s. unten).

Wirkungsmechanismus

Die nichtdepolarisierenden Muskelrelaxanzien sind **kompetitive Hemmstoffe** des Acetylcholins. Sie lagern sich an die postsynaptischen n-Cholinozeptoren der motorischen Endplatte an, ohne diese zu depolarisieren, also ohne ein Aktionspotenzial am Muskel auszulösen, und verdrängen das Acetylcholin kompetitiv vom Rezeptor, haben aber keine intrinsische Aktivität.

> **Merke!**
> Die Wirkung von nichtdepolarisierenden Muskelrelaxanzien kann durch Cholinesteraseblocker wie Neostigmin antagonisiert werden.

Tab. 5.1 Wirkungsprofile nichtdepolarisierender Muskelrelaxanzien.

Wirkstoff	Wirkungseintritt	Wirkungsdauer
Tubocurarin	4 min	25–40 min
Alcuroniumbromid	3 min	20–30 min
Pancuroniumbromid	2 min	40–50 min
Gallamin	5 min	30 min
Vecuronium	3 min	20–30 min
Rocuronium	1 min	20–30 min
Atracurium	2 min	20–30 min

Tab. 5.2 Therapeutisch verwendete Wirkstoffe.

Wirkstoff	Handelsname
Rocuroniumbromid	Esmeron®
Alcuronium	Alloferin®
Pancuroniumbromid	Pancuronium Curamed®, Pancuronium ratiopharm®
Vecuroniumbromid	Norcuron®
Atracuriumbesilat	Tracrium®, Atracurium Abbott®

Dimethyltubocurarin und Toxiferin haben wegen ihrer langen Wirkungsdauer keine praktische Bedeutung mehr. Mit Ausnahme des rein synthetischen Gallamin handelt es sich um sehr komplexe Naturstoffe unterschiedlicher Gruppen, die chemisch verändert wurden. Gallamin ist nicht mehr als Handelspräparat verfügbar und hat nur theoretisches Interesse.

Wirkungen und Indikationen

Am häufigsten werden nichtdepolarisierende Muskelrelaxanzien bei **Narkosen** zur Muskelrelaxation verabreicht (Tab. 5.2). Zuerst wird die Narkose, beispielsweise mit Barbiturat, eingeleitet. Wenn der Patient bewusstlos ist, wird das Muskelrelaxans intravenös gegeben. Der Patient muss künstlich beatmet werden. Weniger bekannt ist die Verwendung von neuromuskulären Blockern auf Intensivstationen zur Erleichterung der Intubation oder bei maschinell beatmeten Patienten, vor allem dann, wenn sedierende oder analgetische Medikamente allein nicht ausreichen. Neuromuskuläre Blocker haben keine sedativen, anxiolytischen oder analgetischen Wirkungen.

Der Grad der Muskelentspannung kann während der Operation oder der intensivmedizinischen Betreuung des beatmeten Patienten durch externe elektrische Reizung der Muskulatur beurteilt werden (Nervenstimulator).

Die Muskeln werden nicht alle gleichzeitig relaxiert, sondern der Effekt setzt in den gut durchbluteten kleinen motorischen Einheiten zuerst ein:

- äußere Augenmuskeln ↓
- andere von Hirnnerven innervierte Muskeln ↓
- schnelle Extremitätenmuskeln ↓
- Rumpf und Nackenmuskeln ↓
- Interkostalmuskeln ↓
- Zwerchfellmuskel ↓.

Beim Nachlassen der Pharmakonwirkung kehrt die Kontraktionsfähigkeit in gleicher Reihenfolge zurück. Das erste Anzeichen für ein Nachlassen der Relaxierung ist, dass der Patient die Augen öffnet. Erst später kann er den Kopf heben oder die Zunge herausstrecken.

Merke!

Bei jeder Injektion von nichtdepolarisierenden Muskelrelaxanzien muss mit einer Atemlähmung gerechnet werden. Sie dürfen daher nur angewandt werden, wenn eine künstliche Beatmung möglich ist. Vor Gabe von Muskelrelaxanzien muss das Bewusstsein mit Narkotika ausgeschaltet werden.

Tubocurarin

Tubocurarin ist der Wirkstoff im **Curare,** das die Indianer Südamerikas als tödliches Pfeilgift verwenden. In der Medizin ist es nur noch von historischen Interesse und hat keine klinische Verwendung mehr. Tubocurarin ist das älteste Muskelrelaxans.

Tubocurarin ist eine optisch aktive Verbindung, wobei die rechtsdrehende (+)-Form 50-mal wirksamer ist als die linksdrehende. Tubocurarin wird zwar auch enteral resorbiert, aber nur langsam. Da die Biotransformation und die renale Elimination schneller laufen als die Resorption, kann es nicht zu oralen Vergiftungen kommen. Bei Tubocurarin kann es zur Umverteilung kommen. Dies ist wahrscheinlich die Ursache dafür, dass auch bei Niereninsuffizienz die Wirkungsdauer von Tubocurarin kaum verlängert ist. Tubocurarin setzt Histamin frei (direkte Wirkung).

Pancuroniumbromid (Pancuronium Curamed®)

Pancuronium war das erste Aminosteroid unter den nichtdepolarisierenden Muskelrelaxanzien. Pancuronium wirkt schneller und 5-mal stärker als Tubocurarin. Die Wirkung hält aber genauso lange an wie bei Tubocurarin. Pancuronium wird nicht metabolisiert und unverändert renal ausgeschieden, so dass bei niereninsuffizienten Patienten Vorsicht geboten ist. Pancuronium ist sehr preisgünstig. Daher ist es immer noch in Gebrauch, obwohl es vagolytische Nebenwirkungen hat und bei Allergie auf Pancuronium Histamin freigesetzt wird. Pancuroniumbromid verursacht keine Ganglienblockade.

Alcuroniumchlorid (Alloferin®)

Alcuroniumchlorid hat das gleiche Wirkungsspektrum wie Tubocurarin, aber nicht seine unerwünschten Wirkungen. Alcuroniumchlorid wird unverändert renal ausgeschieden und muss deshalb bei Niereninsuffizienz vorsichtig dosiert werden. Die Wirkungsdauer liegt bei 20 Minuten.

Atracuriumbesilat (Tracrium®, Atracurium Abbott®)

Atracurium war der erste mittellang wirkende neuromuskuläre Blocker auf dem Markt. Als einziges nichtdepolarisierendes Muskelrelaxans kann es auch bei Niereninsuffizienz und Leberfunktionsstörungen gegeben werden, da es organunabhängig im Plasma einem chemischen Zerfall unterliegt, also nicht enzymatisch abgebaut wird wie die anderen Pharmaka dieser Gruppe. Diese chemische Zerlegung, beispielsweise durch pH-abhängige Esterhydrolyse, wird auch als **Hofman-Abbau** bezeichnet. Die Zerfallsprodukte haben keine neuromuskuläre Aktivität, können aber Nebenwirkungen verursachen.

Cisatracuriumbesilat (Nimbex®)

Cisatracurium ist eines der 10 Stereoisomere des Atracuriums. Es unterliegt dem Hofman-Abbau und wirkt 3-mal stärker als Atracurium. Histaminfreisetzung tritt seltener auf als bei Atracurium.

Mivacuriumchlorid (Mivacron®)

Mivacurium ist ein Isomerengemisch und wird von der Plasma-Cholinesterase hydrolytisch gespalten, daher ergeben sich, in Abhängigkeit vom Isoenzymtyp, Unterschiede in der Wirkungsdauer. Bei Patienten mit homozygoter atypischer Cholinesterase kann die Wirkung bis zu 3,5 Stunden anhalten. Die Histaminfreisetzung erfolgt dosisabhängig.

Die Verbindungen Atracurium, Cisatracurium und Mivacurium gehören chemisch zur Gruppe der Isochinoline.

Vecuroniumbromid (Norcuron®)

Vecuronium ist ein Derivat von Pancuronium mit kürzerer Wirkungsdauer. Es kumuliert kaum und hat keine ganglienblockierenden Eigenschaften. Die Elimination erfolgt zu 50 % über die Galle, so dass sich Vecuronium auch für niereninsuffiziente Patienten eignet. Eine Histaminfreisetzung wird nur selten beobachtet. Es hat die geringsten kardiovaskulären Nebenwirkungen dieser Gruppe.

Rocuroniumbromid (Esmeron®)

Rocuronium ist ein neueres Muskelrelaxanz mit sehr geringer Histaminfreisetzung. Die Wirkungsdauer ist wesentlich kürzer als die von Vecuronium und seine muskelrelaxierende Wirkung ist 6-mal geringer als die von Vecuronium. Die kardiovaskulären Nebenwirkungen sind gering. Bei intravenöser Gabe setzt die Wirkung sehr rasch (1 min) ein, deshalb muss Rocuronium nicht wie andere nichtdepolarisierende Muskelrelaxanzien mit Succinylcholin, einem depolarisierenden Muskelrelaxans, kombiniert werden, um die Intubation zu erleichtern. Rocuronium ist leicht handhabbar, da es in injektionsfertigen Ampullen vorliegt. Rocuronium wird hauptsächlich biliär eliminiert.

Pancuronium, Vecuronium und Rocuronium enthalten das Steroidgrundgerüst (☞ Formel 5.1).

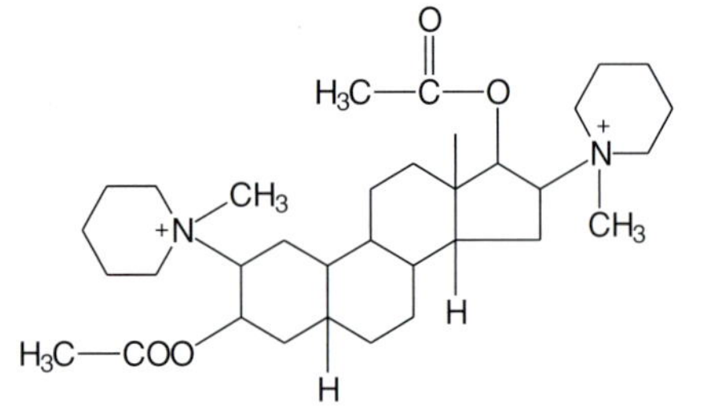

Formel 5.1 Pancuronium mit den Steroidgrundgerüst

Gallamin

Gallamin steht nicht als Medikament zur Verfügung. Es wird nicht metabolisiert, sondern unverändert renal ausgeschieden. Es erfolgt keine Histaminfreisetzung.

Unerwünschte Wirkungen

Tubocurarin hat die stärksten Nebenwirkungen aller nichtdepolarisierenden Muskelrelaxanzien. Man beobachtet Histaminfreisetzung mit Bronchospasmus, Urtikaria und Blutdruckabfall, ferner Ganglienblockade mit Senkung des Blutdrucks. Herzfrequenz und Augendruck steigen aufgrund der parasympatholytischen Wirkung von Tubocurarin leicht an.

Pancuroniumbromid wirkt auf die mCh-Rezeptoren des Herzens und führt zu Tachykardie und Blutdruckanstieg. Die Histaminfreisetzung ist gering, so dass Urtikaria und Bronchospasmen selten sind. Pancuronium durchdringt die Blut-Plazenta-Schranke und ist daher bei Schwangeren kontraindiziert.

Alcuroniumchlorid bewirkt im Vergleich zu Tubocurarin nur eine geringere Blutdrucksenkung. Auch Histaminfreisetzung und Ganglienblockade sind gering.

Bei **Atracurium** liegt die Häufigkeit von histaminvermittelten kardiovaskulären und pulmonalen Reaktionen unter 1 %. Es kann zu Hautrötung, Blutdruckabfall, Bronchospasmus und Tachykardie kommen. Bei Patienten mit zerebraler Vorschädigung wurden Krampfanfälle berichtet. Bei längerer Anwendung tritt eine Tachyphylaxie auf.

Vecuronium hat die geringsten kardiovaskulären Nebenwirkungen unter den nichtdepolarisierenden Muskelrelaxanzien. Auch die Histaminfreisetzung ist vernachlässigbar gering. Bei mehrstündiger Anwendung kann es zu lang anhaltender Muskelschwäche und Lähmungserscheinungen kommen, deren Ursache aber meist eine Überdosierung oder die Interaktion mit anderen Pharmaka, wie beispielsweise Glukokortikoide, oder unzureichende Nervenstimulation ist.

Rocuronium hat nur geringe kardiovaskuläre Nebenwirkungen und führt nicht zu Histaminfreisetzung. Vereinzelt können Hautrötung und Juckreiz auftreten.

Gallamin wirkt parasympatholytisch und verursacht dadurch eine Sinustachykardie. Es durchdringt Liquor- und Plazentaschranke und ist bei Schwangeren kontraindiziert.

Interaktionen

Verschiedene Medikamente wie Aminoglykoside, Lincosamide, Amphotericin B, Chinidin, Ajmalin und Schleifendiuretika verstärken die neuromuskuläre Blockade von nichtdepolarisierenden Muskelrelaxanzien. Auch fluorierte Inhalationsnarkotika wie Halothan verstärkten die Wirkung. Patienten mit Myasthenia gravis reagieren stärker auf nichtdepolarisierende Muskelrelaxanzien als Gesunde.

Merke!

Bei Patienten mit Myasthenia gravis können schon geringe Dosen von nichtdepolarisierenden Muskelrelaxanzien zu einer vollständigen Lähmung führen.

Antagonisten

Cholinesterase-Hemmstoffe (☞ Kap. 4) wie Neostigmin und Pyridostigmin führen zu einer Erhöhung der Acetylcholinkonzentration an der motorischen Endplatte. Da die Muskelrelaxanzien vom Curaretyp kompetitive Hemmstoffe sind, werden sie bei erhöhter Acetylcholinkonzentration vom Rezeptor verdrängt. Es stellt sich ein neues Gleichgewicht ein, das zur Aufhebung der Relaxation, aber auch zu einer erneuten Relaxation führen kann, wenn die Neostigminwirkung nachlässt (Recurarisierung). Auch Adrenalin, Noradrenalin und direkte Parasympathomimetika, die auf N-Rezeptoren wirken, sind Antagonisten von nichtdepolarisierenden Muskelrelaxanzien.

Pyridostigmin und **Neostigmin** werden verabreicht, um die Wirkung von nichtdepolarisierenden Muskelrelaxanzien abzukürzen oder zu beenden.

Bei intravenöser Gabe erfolgt der Wirkungseintritt von Pyridostigmin (Mestinon®) nach 5–10 Minuten und hält etwa 4 Stunden an. Neostigmin (Prostigmin®) wirkt nach 2–5 Minuten und seine Wirkung hält etwa 3 Stunden an.

Nebenwirkungen der Cholinesteraseinhibitoren sind Bradykardie und Bronchokonstriktion (☞ Kap. 4, indirekte Parasympathomimetika). Bei Überdosierung von Neostigmin oder Pyridostigmin kann ein neuromuskulärer Block auftreten. Recurarisierung kann zu Atemstillstand führen.

Depolarisierende Muskelrelaxanzien

Bei den depolarisierenden Muskelrelaxanzien handelt es sich um Verbindungen, die eine anhaltende Depolarisierung der motorischen Endplatte hervorrufen. Sie binden sich fest an den Rezeptor, so dass Acetylcholin keine Wirkung entfalten kann.

Chemie und Pharmakokinetik

Als Pharmakon wird hauptsächlich **Suxamethonium** (Lysthenon®, Pantolax®) therapeutisch eingesetzt. Suxamethonium (synonym: Succinylcholin) ist ein Bischolinester der Bernsteinsäure und enthält wie die curareähnlichen Muskelrelaxanzien zwei positive quartäre Stickstoffzentren. **Hexacarbacholin** ist ebenfalls ein Cholinester mit zwei quartären Ammoniumionen, jedoch nicht mehr im Handel (früher Imbretil®). Beide Pharmaka können die Blut-Hirn-Schranke nicht überwinden.

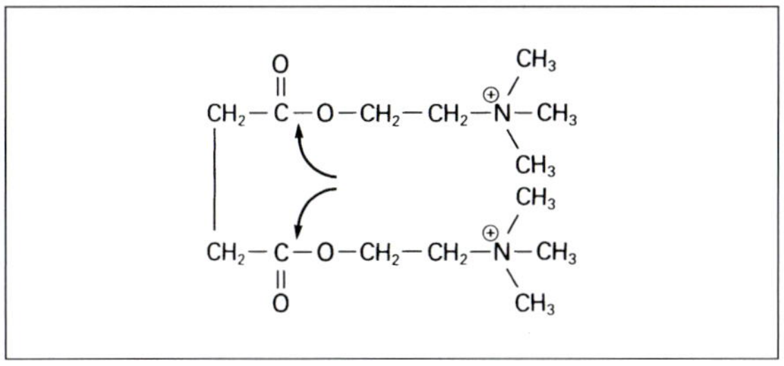

Formel 5.2 Suxamethonium (Succinylbischolin)

Suxamethonium muss intravenös gegeben werden, weil es bei oraler Gabe hydrolysiert wird, bevor es die Blutbahn erreicht. Nach intravenöser Gabe wird Suxamethonium vom Blutstrom verteilt und gelangt auch an die neuromuskulären Synapsen. Eine Injektion im Bolus bewirkt eine Muskelerschlaffung innerhalb von 2–6 Minuten. Gute Bedingungen für eine endotracheale Intubation sind bereits nach 30–60 Sekunden erreicht. Die Wirkung hält etwa 10 Minuten an. Plasmaeiweißbindung und Verteilung spielen für die Wirkung von Suxamethonium keine Rolle, da die Metabolisierung sehr rasch verläuft. Suxamethonium wird von der unspezifischen Serumcholinesterase (ChE, Pseudocholinesterase) innerhalb einiger Minuten zu Succinylmonocholin und dann weiter zu Bernsteinsäure und Cholin **hydrolysiert** und damit inaktiviert. Die Inaktivierung geschieht so rasch, dass nur ein kleiner Teil intaktes Succinylcholin die motorische Endplatte erreicht. In alkalischem Milieu wird Suxamethonium rasch inaktiviert, in saurem Milieu ist es relativ stabil. Bei Patienten mit genetisch bedingtem Defekt der Serumcholinesterase (Häufigkeit 1 : 2500) oder bei Pseudocholinesterasemangel hält die Wirkung von Suxamethonium stundenlang an, und der Patient muss künstlich beatmet werden. Als **Antidot** zu Suxamethonium kann **Serumcholinesterase** intravenös gegeben werden (Cholinesterase Behringwerke®).

> **Merke!**
> Succinylcholin hat die kürzeste Wirkungsdauer aller neuromuskulären Blocker.

Wirkungsmechanismus

Ebenso wie Acetylcholin wirkt Suxamethonium an den **Nikotinrezeptoren** der motorischen Endplatte als **Agonist,** indem es den physiologischen Transmitter ACh kompetitiv vom Rezeptor verdrängt und zu einer Depolarisation mit nachfolgender Muskelerschlaffung führt. Suxamethonium kann von der Acetylcholinesterase AChE nicht gespalten werden und führt daher zu einer **Dauerdepolarisation** der motorischen Endplatte. Die Depolarisation ruft zunächst ein Aktionspotenzial auf der Muskelmembran hervor, das fortgeleitet wird und ein kurzes Muskelzucken verursacht (Faszikulationen). Weitere Aktionspotenziale sind nicht möglich, da die vom Agonist Suxamethonium verursachte Depolarisation anhält und keine Repolarisation möglich ist. Nach wenigen Millisekunden schließen sich die Natriumkanäle der Muskelmembran.

Werden Succinylcholin oder Hexacarbacholin wiederholt im Verlauf einer Narkose nachinjiziert oder infundiert, so ändern sich ihre blockierenden Eigenschaften. Die Membran der motorischen Endplatte muss immer weniger depolarisiert werden, um eine Blockierung zu erreichen. Schließlich tritt die Blockade auch ohne Depolarisation auf, obwohl keine kompetitive Wirkung nachweisbar ist. Dieser Vorgang wird als **Phase-II-Block** oder **Dual-Block** bezeichnet. Im Gegensatz zum Phase-I-Block lässt sich der Phase-II-Block in gewissem Ausmaß durch Cholinesterasehemmer antagonisieren.

Anwendungen und Indikationen

Suxamethonium wird zu Beginn einer Narkose gegeben, um die Intubation zu erleichtern, oder zur Muskelrelaxation bei kurz dauernden operativen Eingriffen. Wird eine längere Wirkung gewünscht, kann Suxamethoniumchlorid auch als Dauertropfinfusion gegeben werden. Angewendet wird Suxamethonium auch als Muskelrelaxans bei der Elektrokrampftherapie. Hexacarbacholin wirkt wesentlich länger als Suxamethonium und wird zur Behandlung von Tetanuspatienten eingesetzt.

Merke!
Cholinesterasehemmer heben die Wirkung von Suxamethonium nicht auf!

Unerwünschte Wirkungen

Als Nebenwirkungen von Suxamethonium werden bradykarde und tachykarde Herzrhythmusstörungen beobachtet. Die von Suxamethonium verursachte Histaminausschüttung (gering) kann vereinzelt zu Bronchospasmus und Urtikaria führen. Die Dauerdepolarisation an der motorischen Endplatte ist mit einem **Kaliumausstrom** ins Serum verbunden. Die folgende Hyperkaliämie kann zu Herzrhythmusstörungen führen. Insbesondere Patienten mit Sepsis oder Verbrennungen sind durch die Hyperkaliämie gefährdet. Bei Defekten der intrazellulären Kalziumspeicherung (sehr selten) kommt es zur intrazellulären Hyperkalzämie mit extrem hohem Fieber bis 43 °C **(maligne Hyperthermie)** und zu Begleitsymptomen wie Hyperventilation und Kreislaufstörungen. Bei Patienten mit Läsionen von peripheren motorischen Nerven oder des Rückenmarks sollte Suxamethonium nicht als Muskelrelaxans angewendet werden, weil es an denervierter Skelettmuskulatur zu einer Rezeptorzunahme (Upregulation) und zu einer bedrohlichen Kaliumfreisetzung bei Depolarisation kommen kann. Bei wiederholter Injektion von Suxamethonium kann es insbesondere bei Kindern zur Bradykardie kommen, die sich durch Gabe von Atropin verbessern lässt. Suxamethonium erhöht den Augendruck und führt zu Muskelfaszikulationen und zu Druckerhöhung im Magen.

Kontraindikationen für Succinylcholin sind Myotonia congenita, Duchenne-Muskeldystrophie, Glaukom, schwere Traumen, schwere Verbrennungen und maligne Hyperthermie in der Anamnese. Bei Patienten mit denervierten Muskeln (periphere Nervenläsion, Rückenmarksverletzungen) darf Suxamethonium nicht als Muskelrelaxans verwendet werden, weil es an dieser Muskulatur zu einer bedrohlichen Kaliumfreisetzung kommen kann.

5.1.2 Muskulotrope und neuromuskulotrope Spasmolytika

Dantrolen (Dantamacrin®)

Dantrolen nimmt eine Sonderstellung unter den Muskelrelaxanzien ein. Man kann es zu den peripheren Muskelrelaxanzien rechnen, da es in der Muskelzelle wirkt; es hat aber einen anderen Wirkungsmechanismus als alle anderen peripheren Muskelrelaxanzien. Dantrolen wirkt nicht an den Rezeptoren der motorischen Endplatte, sondern greift in der Muskelzelle in die **elektromechanische Kopplung** ein, indem es die Ca^{2+}-Abgabe aus dem Sarkoplasma hemmt. Nach oraler Gabe wird Dantrolen nur langsam und unvollständig (20–30 %) resorbiert und anschließend zu 5-Hydroxydantrolen metabolisiert und renal eliminiert. Die Plasmahalbwertszeit beträgt 8–10 Stunden.

Indikationen

Indikationen für Dantrolen sind Skelettmuskelspastik nach Schädigungen des ZNS wie bei Apoplexie, zerebralen Lähmungen, zervikaler Spondylose, Querschnittsmyelitis oder multipler Sklerose; bei Blasenentleerungsstörungen (Reflexblase) infolge von Spastik des äußeren Blasenschließmuskels oder der Beckenbodenmuskulatur wird es ebenfalls verwendet. Ganz wichtig ist Dantrolen bei der o.g. **malignen Hyperthermie.**

Nebenwirkungen

Unerwünschte Wirkungen von Dantrolen sind gelegentliche Müdigkeit, Schwindel, Schwäche, Unwohlsein oder Durchfall. Vereinzelt beobachtet man lebertoxische Nebenwirkungen, meist in Form von Hepatitis mit Ikterus, und photoallergische Reaktionen. Sehr selten sind gastrointestinale, urogenitale, zentralnervöse und kardiovaskuläre Störungen, Blutbildveränderungen, Atemstörungen, abnormer Haarwuchs, Akne, Juckreiz, erhöhte Schweißsekretion. Ferner können Schüttelfrost, Fieber, Rücken- und Muskelschmerzen vorkommen.

Kontraindikationen

Kontraindikationen für Dantrolen sind Lebererkrankungen, eingeschränkte Lungenfunktion, schwerer Herzmuskelschaden, Schwangerschaft und Alter unter 5 Jahren.

Die Anwendung von Dantrolen ist eingeschränkt bei amyotrophischer Lateralsklerose und bei bulbärparalytischen Symptomen, da Paresen verstärkt werden können.

Interaktionen

Tranquilizer vom Typ der Benzodiazepine können die muskelrelaxierende Wirkung von Dantrolen verstärken. Bei gleichzeitiger Gabe von Östrogenen besteht ein erhöhtes Risiko einer Leberschädigung.

Clostridium-botulinum-Toxin (BOTOX®)

Clostridium-botulinum-Toxin Typ A (☞ 52.17.1) ist ein Gift, kann aber in starker Verdünnung als Medikament eingesetzt werden. Es hemmt die Ca^{+2}-abhängige Freisetzung von Acetylcholin und verursacht eine irreversible Hemmung der neuromuskulären Übertragung. Clostridium-botulinum-Toxin spaltet das an der ACh-Freisetzung beteiligte Protein Synaptobrevin. Erst durch Neubildung von Neuronen wird die neuromuskuläre Übertragung wiederhergestellt.

Indikationen

Medizinische Indikationen für Clostridium-botulinum-Toxin sind Blepharospasmus, muskulärer Schiefhals (Torticollis spasmodicus), Hyperhidrosis und dynamische Spitzfußstellung. Bekannt wurde Botulinustoxin jedoch als Lifestyledroge zur Faltenbehandlung (Botox-Partys). Durch Unterspritzung von Faltengewebe erschlaffen die glatten Muskelzellen der Haut. Die Wirkung hält monatelang an und muss dann wiederholt werden.

Nebenwirkungen

Nebenwirkungen am Auge: Blepharoptosis, Lidschwellung, Engwinkelglaukom.

Nebenwirkungen am Hals: Entzündung an der Einstichstelle, Übelkeit, Hämatome, Kopfschmerzen, Muskelschwäche und grippeartige Symptome. Allergien sind selten (0,01 %).

Kontraindikationen

Bei Myasthenia gravis, bei Behandlung mit Aminoglykosiden, bei Dysphagie und in der Schwangerschaft darf Botulinustoxin nicht angewendet werden.

Interaktionen

Botulinustoxin kann die Wirkung von nichtdepolarisierenden Muskelrelaxanzien (z. B. Alcuronium) verstärken. Aminoglykosidantibiotika wirken synergistisch.

5.2 Beeinflussung der vegetativen Ganglien

5.2.1 N-Cholinozeptor-Agonisten an den Ganglien

Agonisten am n-ACh-Rezeptor sind **Acetylcholin** (☞ Kap. 4.1) und **Nikotin.**

Nikotin

Chemie

Nikotin ist ein einfach gebautes Alkaloid aus der Tabakpflanze, das zwei Stickstoffatome enthält. Es wird über Haut, Schleimhäute, Magen-Darm-Trakt und Lunge leicht resorbiert und gelangt durch Blut-Hirn-, Plazenta- und Milchschranke.

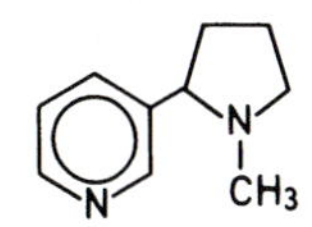

Formel 5.3 Nikotin

Pharmakokinetik

Bei Inhalation von Nikotin beträgt die Resorption über die Alveolen fast 100 %. Nikotin unterliegt nicht dem enterohepatischen Kreislauf, sondern gelangt sofort in Herz und Hirn. Dieses plötzliche Anfluten mit zentraler Entspannung und Beruhigung macht Nikotin zum Suchtmittel. Bei der Entwöhnungstherapie durch Gabe von Nikotinpflastern tritt dieses rasche Anfluten nicht auf, so dass es trotz Nikotinzufuhr zu Entzugssymptomen kommt. Über die Schleimhaut von Nase, Mund und Magen erfolgt die Resorption von Nikotin nur teilweise. Nikotin kann in seiner lipidlöslichen Form die Blut-Hirn-Schranke, die Plazentarschranke und die Milchschranke fast ungehindert passieren. Die Halbwertszeit von Nikotin beträgt etwa zwei Stunden. 90 % des Nikotins werden durch Oxidasen abgebaut und renal ausgeschieden. 10 % werden unverändert renal eliminiert.

Wirkungsmechanismus

Nikotin wirkt wie Acetylcholin auf die **n-Rezeptoren** im peripheren und im zentralen Nervensystem und öffnet die Ionenkanäle der nikotinischen Rezeptoren. Die n-Rezeptoren an Ganglien und motorischer Endplatte sind verschieden, so dass durch Nikotin eine ziemlich spezifische Hemmwirkung entweder an den Ganglien oder an den Endplatten ausgelöst werden kann.

An der motorischen Endplatte und an den vegetativen Ganglien von Sympathikus und Parasympathikus führt Nikotin zu **Depolarisierung,** ebenso an den nACh-Rezeptoren im Nebennierenmark. Bei geringer Nikotindosis werden die Ganglien erregt, bei hoher Dosis tritt eine Ganglienblockade durch Dauerdepolarisierung ein. Erregungs- und Lähmungswirkungen liegen dicht beieinander und unterliegen so starken Schwankungen, dass Nikotin als Medikament nicht in Frage kommt.

Wirkungen

Nikotin ist ein **Kreislauf- und Nervengift.** Die wichtigsten Nikotinwirkungen sind Vasokonstriktion, Blutdruckanstieg und Anstieg der Herzfrequenz durch Erregung sympathischer Ganglien mit Katecholaminfreisetzung aus dem NN-Mark. Ferner wird die Magen-Darm-Peristaltik durch das Überwiegen der Erregung von parasympathischen Ganglien verstärkt. Zu den weiteren Wirkungen zählen zentrale Erregung, beschleunigte Atmung, Tremor, Übelkeit und Erbrechen. Tabelle 5.3 zeigt die Nikotinwirkungen im Überblick.

Tab. 5.3 Wirkungen des Nikotins durch Erregung von n-Rezeptoren an Ganglien und Muskelendplatte.

Angriffsort	Wirkungsmechanismus	Wirkung
Glomus caroticum	Erregung	Atemfrequenz steigt
sensible Nervenenden	Erregung	Sensibilität steigt
Chemorezeptoren	Erregung Brechzentrum	Erbrechen
Ganglien	Parasympathikuserregung	Verstärkung Darmmotorik
Ganglien	Sympathikuserregung	Steigerung Herzfrequenz
Nebennierenmark	Adrenalinfreisetzung	Glykogenabbau steigt, Glukose steigt
Barorezeptoren	Stimulation	Sympathikuserregung
Hypophysenhinterlappen	ADH-Freisetzung	antidiuretische Wirkung
motorische Endplatte	Nikotinrezeptorenerregung	Muskelkontraktion

In geringer Dosis erregt Nikotin die autonomen Ganglien von Sympathikus und Parasympathikus, in hoher Dosis führt es zu einer Ganglienblockade durch Dauerdepolarisation.

Bei chronischen Rauchern bildet sich vor allem gegen die Kreislaufwirkungen eine **Toleranz** aus. Die Langzeitschäden bleiben davon unberührt. Die letale Dosis von Nikotin liegt bei 1 mg/kg Körpergewicht. In einer Zigarette sind 10 mg Nikotin enthalten, so dass z. B. beim Säugling das Aufessen einer Zigarette ausreicht, um Intoxikationserscheinungen hervorzurufen. Beim Erwachsenen sind 6 Zigaretten nötig. Der Regelfall ist jedoch nicht die akute, sondern die chronische Nikotinvergiftung des Rauchers. Die Bronchialzilien werden zerstört, so dass der Schleim nicht mehr aus den Bronchien abtransportiert werden kann und es zum charakteristischen Raucherhusten kommt. Vegetative Labilität mit Blutdruckschwankungen und Orthostasesyndrom ist häufig. Als Langzeiteffekt kommt es zu Obstruktion und Sklerosierung sämtlicher Gefäße, insbesondere der Koronarien. Cholesterin- und Triglyceridspiegel im Blut steigen an, wie auch die Kohlenmonoxidkonzentration im Blut, da CO leichter ans Häm gebunden wird als O_2. Beim chronischen Raucher liegen bis zu 7 % CO-Häm vor. Häufig treten Übelkeit und Durchfall auf. Die schlimmste Nebenwirkung aber ist das signifikant häufigere Auftreten von **malignen Tumoren** beim Raucher. Meist handelt es sich um Adenokarzinome und kleinzellige Karzinome der Lunge (5-mal häufiger als bei Nichtrauchern), aber auch Kehlkopf- und Mundkrebs sind häufig.

Nikotinvergiftung

Bei der **akuten Nikotinvergiftung** nimmt zunächst die Durchblutung von Haut und Koronarien ab. Die Haut ist kalt und schweißig. Der Blutdruck fällt ab bis zum Schock. Hinzu kommt eine Bradykardie. Es kommt zu Erbrechen und Durchfall. Später treten aufgrund der ZNS-Stimulation durch Nikotin tonisch-klonische Krämpfe, zerebrale Krämpfe und Atemlähmung auf.

Die Therapie der Nikotinvergiftung besteht in Magenspülung mit Kaliumpermanganat, forcierter Diurese und symptomatischer Kreislauftherapie. Bei Muskelkrämpfen und zur Erleichterung der Intubation kann Diazepam verabreicht werden.

Merke!
Nikotin ist ein Genussgift.

Cholinesterasehemmstoffe

Cholinesterasehemmstoffe hemmen den Abbau von Acetylcholin und wirken an allen Neuronen, an denen auch ACh wirkt. Die Wirkung erstreckt sich auf m-ACh- und n-ACh-Rezeptoren (☞ Kap. 4).

Ganglienblocker

Die ganglionären n-ACh-Rezeptoren können durch verschiedene Stoffe gehemmt werden. Zu diesen Ganglienblockern zählt beispielsweise **Tetraäthylammonium, Pentamethonium, Hexamethonium** und **Trimetaphan.** Es handelt sich um Verbindungen mit einem oder zwei quartären Ammoniumionen. Diese Ganglienblocker haben keine intrinsische Aktivität wie das Nikotin. Sie wirken auch in niederer Dosis nicht ganglienerregend, sondern sind **reine Antagonisten.** Hervorstechende Wirkungen von Ganglienblockern sind Blutdrucksenkung, Steigerung der peripheren Durchblutung durch Blockade der sympathischen Ganglien, Lähmung von Darm und Harnblase sowie eine Mydriasis mit Akkommodationsstörung durch Blockade parasympathischer Ganglien. Neostigmin ist ein spezifischer Antagonist für Ganglienblocker und kann ihre Wirkung wieder aufheben. Ganglienblocker werden nicht als Medikamente eingesetzt, sondern sind nur in der experimentellen Pharmakologie von Interesse.

5.2.2 Zentral wirkende Muskelrelaxanzien

Wirkstoffe

Muskelrelaxanzien, die nur zentral relaxierende Wirkungen aufweisen, werden kaum verwendet, wohl aber eine Reihe von Verbindungen, die zentrale Muskelrelaxation als Nebenwirkung aufweisen. Hierzu zählen hauptsächlich Tranquilizer und Neuroleptika. Diazepam (Valium®) ist seinerzeit als Muskelrelaxans in den Markt eingeführt und erst später zum Tranquilizer umfirmiert worden. Tabelle 5.4 zeigt Pharmaka mit zentral muskelrelaxierender Wirkung.

Wirkungsmechanismus

Zentrale Muskelrelaxanzien bringen ebenso wie periphere Muskelrelaxanzien die Muskulatur zum Erschlaffen, sie haben aber einen anderen Wirkungsmechanismus. Zentrale Muskelrelaxanzien greifen nicht an der motorischen Endplatte, sondern an den Schaltstellen des **ZNS** an, die für die Regulation des Muskeltonus verantwortlich sind. Zentrale Muskelrelaxanzien dämpfen die supraspinal gesteuerten polysynaptischen Reflexe und werden auch als **Myotonolytika** bezeichnet. Grundlage für die Regulation des Muskeltonus ist der Muskeldehnungsreflex, der durch die Muskelspindeln vermittelt wird. Der Dehnungsreflex ist monosynaptisch, die bahnenden und hemmenden Einflüsse aus Peripherie und ZNS sind polysynaptisch. Die ZNS-Einflüsse kommen aus Kortex, Formatio reticularis, Kleinhirn und den Basalganglien. Wenn Erregungen überwiegen oder Hemmungen wegfallen, kommt es zu einer pathologischen Änderung des Dehnungsreflexes und zu Spastik oder Rigor. Spastik beobachtet man beispielsweise bei Vergiftungen mit Tetatustoxin.

Tab. 5.4 Pharmaka mit zentral muskelrelaxierender Wirkung.

Wirkstoff	Handelsname
Carisoprodol	Sanoma®
Baclofen	Lioresal®, Baclofen ratiopharm®, Baclofen AWD®
Chlormezanon	Muskeltrancopal® außer Handel
Dantrolen	Dantrolen i.v.®, Dantamacrin® Kps.
Diazepam	Valium®, Diazepam ratiopharm®
Tetrazepam	Musaril®, Mobiforton N®, Musapam®, Myospasmal®
Mephenesin	DoloVisano M®
Tolperison	Mydocalm®
Pridinolmesilat	Myoson®
Orphenadrin-hydrogencitrat	Norflex®
Methocarbamol	Ortoton®
Tizanidin	Sirdalud®

Wirkungen

Charakteristisch für zentrale Muskelrelaxanzien ist, dass sie polysynaptische Reflexe in Hirnstamm und Rückenmark dämpfen. Es werden jedoch nicht nur die Muskelreflexe beeinträchtigt, sondern auch die sensorischen Funktionen im Sinne einer zentralen Sedierung mit Müdigkeit und Dysphorie.

GABA (Gamma-Amiono-Butyric-Acid) ist ein hemmender Neurotransmitter im ZNS. Es wirkt auf GABA-Rezeptoren, deren Stimulation zu einem verstärkten Anioneneinstrom in die Zelle und zu einer Hyperpolarisierung der Zellmembran führt. Benzodiazepine verstärken hemmende Einflüsse über $GABA_A$-Rezeptoren.

Baclofen

Baclofen verstärkt zentral hemmende Einflüsse über $GABA_B$-Rezeptoren. Auf diese Weise vermindert es Spastik und Beugesynergismen.

Indikationen

Spastizität der Skelettmuskulatur bei Rückenmarkserkrankungen (MS), Rückenmarksverletzungen sowie gesteigerter Muskeltonus zerebralen Ursprungs.

Nebenwirkungen

Unerwünschte Wirkungen sind Tremor, Agitiertheit, Desorientierung, Myoklonien, Muskelschwäche, Koordinationsstörungen, Dysphorie, Bradypnoe und Reboundeffekt nach Absetzen mit Parästhesien, Kopfschmerzen, Schlaflosigkeit und Desorientiertheit.

Kontraindikationen

Bei Epileptikern, bei Kindern und Jugendlichen, bei Patienten mit terminaler Niereninsuffizienz und während Schwangerschaft und Stillzeit darf Baclofen nicht angewendet werden.

Interaktionen

m-Rezeptor-Antagonisten wie **Atropin** oder **Pirenzepin** wirken, ebenso wie NMDA-Rezeptor-Antagonisten (N-Methyl-D-Aspartat), durch eine Schwächung zentral erregender Einflüsse muskelentspannend. Die Kombination mit Barbituraten führt zu Atemdepression und Nystagmus. Baclofen verstärkt die Wirkung von Antihypertensiva. Andere Muskelrelaxanzien verstärken die Wirkung von Baclofen.

6 Beeinflussung des sensiblen Nervensystems

IMPP-Hits

Lokalanästhetika: Pharmakokinetik, Wirkmechanismen, Wirkungen und unerwünschte Wirkungen
Lidocain, Tetracain, Pharmakokinetik, Wirkungen, Nebenwirkungen

Lernziel!
Hier lernen Sie die wichtigsten Medikamente kennen, die zur lokalen Schmerzausschaltung eingesetzt werden. Sie sollten wissen, wie diese Pharmaka wirken, wann sie nicht wirken und wie sich die Wirkungsdauer der einzelnen Lokalanästhetika unterscheidet. Ferner müssen Sie wissen, was geschieht, wenn solche Medikamente in die Blutbahn gelangen.

Schmerz wird von freien Nervenendigungen registriert und über dünne, marklose C-Fasern (langsame Fasern) sowie über dünne, markhaltige A-Fasern (schnelle Fasern) zum Rückenmark geleitet.

Die peripheren Nerven, in denen die schmerzleitenden A- und C-Fasern verlaufen, enthalten daneben noch andere sensible und motorische Fasern, beispielsweise die für Wärme, Kälte, Muskel-, Stellungs- und Tastsinn, so dass bei Nervenblockaden immer mehrere Qualitäten gleichzeitig ausfallen.

Die A-Fasern vermitteln den hellen **Oberflächenschmerz,** während die C-Fasern für den dumpfen, bohrenden **Tiefenschmerz** verantwortlich sind. Die Schmerzrezeptoren sind unspezifisch, das bedeutet, dass es keinen adäquaten Reiz für Schmerz gibt. Schmerzrezeptoren adaptieren nicht, jedoch kann sich die subjektive Einstellung zum Schmerz ändern. Man unterscheidet daher Schmerzwahrnehmung und Schmerzempfindung.

6.1 Lokalanästhetika

Merke!
Lokalanästhetika sind Medikamente, die Reizbildung und Reizleitung in Nerven unspezifisch und reversibel hemmen, ohne das Bewusstsein zu beeinträchtigen.

Lokalanästhetika werden zur reversiblen, örtlich begrenzten Ausschaltung der Schmerzempfindung verwendet. Eine schmerzblockierende Wirkung an sensiblen Nerven ist bei chirurgischen Eingriffen oder bei schmerzhaften Infektionserkrankungen wie Herpes zoster erwünscht.

Tab. 6.1 Therapeutisch verwendete Lokalanästhetika.

Wirkstoff	Handelsname	Bindungstyp	Art der Anästhesie
Bupivacain	Carbostesin®	Amidtyp	Infiltration und Leitung (Langzeitwirkung)
Lidocain	Xyloneural®, Lidoject®	Amidtyp	Infiltration, Leitung und Oberfläche
Etidocain	Dur-Anest®	Amidtyp	Leitung
Mepivacain	Scandicain®	Amidtyp	Infiltration und Leitung
Prilocain	Xylonest®	Amidtyp	Infiltration und Leitung
S-Ropivacain	Naropin ®	Amidtyp	Infiltration und Leitung
Articain	Ultracain®	Amidtyp	Infiltration und Leitung
Procain	Novocain®	Estertyp	Infiltration und Leitung
Benzocain	Anaesthesin®	Estertyp	Oberfläche (in Lutschtabletten und Supp.)
Oxybuprocain	Novesine Wander®	Estertyp	Oberfläche (Sprühlösung)
Tetracain	Ginkikain B®	Estertyp	Oberfläche (Sprühlösung)

Wirkstoffe

Kokain wird nur noch in der Zahnheilkunde als Lokalanästhetikum verwendet. In der Medizin ist es vollständig von synthetischen Präparaten abgelöst worden, da es Suchtpotenzial hat (☞ Kap. 28.8.4). Tabelle 6.1 zeigt therapeutisch verwendete Lokalanästhetika. Das wichtigste und am häufigsten verwendete ist Lidocain.

Chemie

Das einzige natürlich vorkommende Lokalanästhetikum ist das Alkaloid **Kokain.** Alle therapeutisch verwendeten Lokalanästhetika sind synthetische Verbindungen. Entsprechend der im Molekül vorhandenen Struktur unterscheidet man Lokalanästhetika vom Estertyp und solche vom Säureamidtyp.

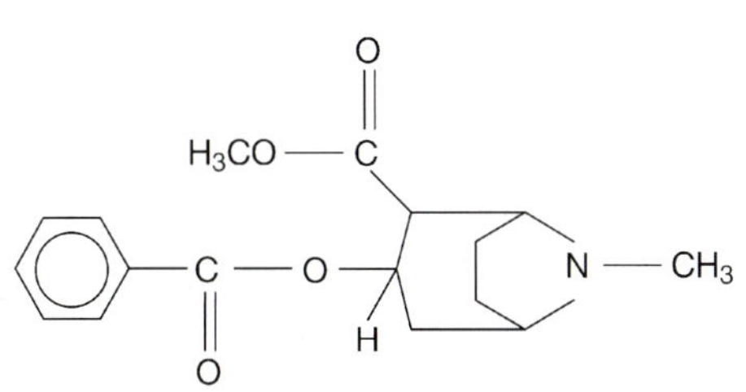

Formel 6.1 Kokain

Für die Entfaltung der lokalanästhetischen Wirkung sind die Carboxylgruppe > C = O und ein tertiäres Stickstoffatom in einem Abstand von 2–3 nm erforderlich.

Die gemeinsamen Strukturelemente der synthetischen Lokalanästhetika zeigen die folgenden Formeln 6.2 und 6.3.

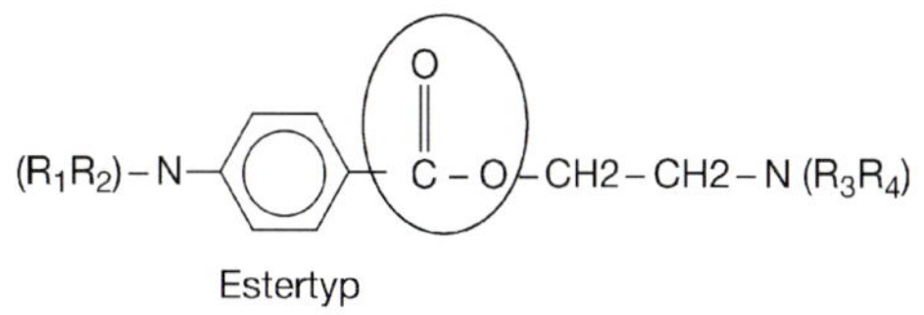

Formel 6.2 Gemeinsames Strukturelement der Lokalanästhetika vom Estertyp

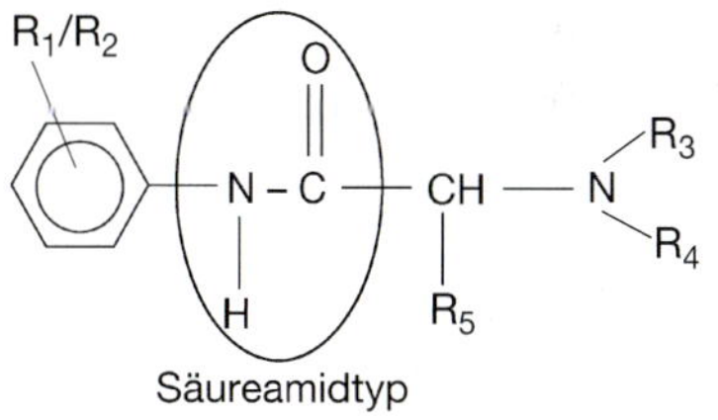

Formel 6.3 Gemeinsames Strukturelement der Lokalanästhetika vom Säureamidtyp

Pharmakokinetik

Lokalanästhetika enthalten eine tertiäre Aminogruppe und sind **schwache Basen.** Der p_k-Wert liegt zwischen 8 und 9. Im Gewebe, das normalerweise einen pH von 7,4 hat, liegen 80–97 % des Lokalanästhetikums in der protonierten, wasserlöslichen Form vor (Salzform). Kationisches Zentrum ist das quartäre Ammoniumion. Zwischen 3 und 20 % des Lokalanästhetikums ist undissoziiert, also lipophil. Nur die **undissoziierte** Form kann in die lipophile Nervenfaser eindringen. In saurem Gewebe, wie man es bei Entzündungen vorfindet, herrscht ein

Tab. 6.2 Wirkungsstärke und Anästhesiedauer wichtiger Lokalanästhetika.

Wirkstoff	Wirksamkeit (analgetische Potenz)	Wirkungseintritt (min)	Wirkungsdauer (min)	Toxizität
Procain	gering	5–10	45–60	gering
Tetracain	hoch	5–10	120–240	hoch
Lidocain	mittel	4–8	120–240	gering
Mepivacain	mittel	2–4	120–180	mäßig
Prilocain	mittel	4–8	90–180	gering
Bupivacain	hoch	2–4	300–700	hoch

* bei Leitungs- oder Infiltrationsanästhesie

pH von 6, und das Lokalanästhetikum liegt fast vollständig in der ionisierten Form vor. Lokalanästhetika, die in ionisierter Form vorliegen, wirken nicht in Entzündungsgebieten. Die undissoziierte Form kann die Blut-Hirn-Schranke überwinden und zentrale Nebenwirkungen verursachen. Je höher die Plasmakonzentration des undissoziierten Lokalanästhetikums ist und je schneller seine Anflutung, desto stärker ist seine Wirkung.

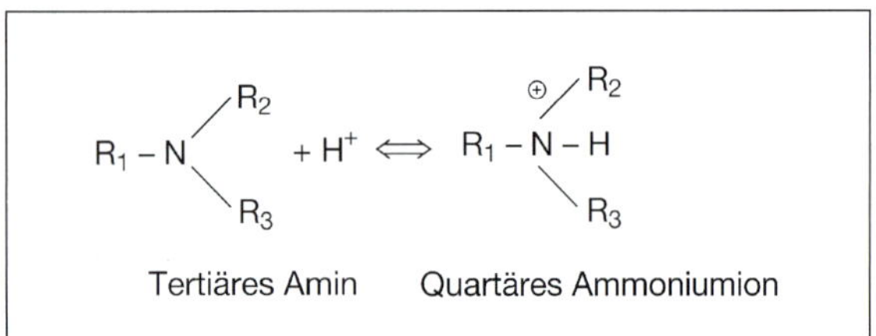

Formel 6.4 Gleichgewicht zwischen tertiärem Amin und quartärem Ammoniumion

Die Resorption einiger Lokalanästhetika, insbesondere von Lidocain, über die Schleimhaut im Mund (Oberflächenanästhesie) ist möglich (Xylocain®-Pumpspray) Eine Resorption über die Epidermis ist nur mit spezieller Galenik möglich (Xylocain®-Salbe, EMLA®-Pflaster). Eine Resorption aus dem Magen-Darm-Trakt ist nicht möglich, da die Verbindungen rasch hydrolysiert werden. Üblicherweise werden Lokalanästhetika an den Nerven injiziert (Leitungsanästhesie). Zuerst fallen die dünnen, unmyelinierten Schmerznervenfasern (< 1 µm) aus, dann die dickeren myelinierten Nervenfasern für Wärme, Berührung, Druck und Motorik (2–15 µm).

Merke!
Die undissoziierte, nichtionische Form des LA dringt zum Wirkort Nerv vor, die dissoziierte, ionische Form dringt in die Nervenmembran und wirkt durch Blockade der Natriumkanäle.

Die lipophile Form der Lokalanästhetika, also die freie Base (tertiäres Amin), dringt in die Blutgefäße ein, wird weggespült und in der Blutbahn oder in der Leber enzymatisch gespalten. Die Spaltung der Amidbindung dauert wesentlich länger als die Esterhydrolyse. Die Spaltprodukte haben keine lokalanästhetische Wirkung, sind nicht toxisch, aber **allergen.** So wird zum Beispiel das Procain zu p-Aminobenzoesäure und Diäthylaminoäthanol hydrolysiert. Beim Estertyp der Lokalanästhetika ist der Abbau in der Leber von untergeordneter Bedeutung, während Säureamide wie das Lidocain ausschließlich in der Leber metabolisiert werden. Lidocain wird von Monooxygenasen oxidativ desalkyliert und durch die Carboxylesterase des endoplasmatischen Retikulums hydrolysiert. Die Abbaugeschwindigkeit beträgt beim liquorgängigen Procain etwa 1 mg/min. Beschleunigend für den Abbau wirkt bei beiden Typen von Lokalanästhetika die gefäßerweiternde Wirkung der Lokalanästhetika (Ausnahme Kokain).

Wirkungsmechanismus

Lokalanästhetika hemmen reversibel den Na^+-Einstrom in die Nervenzelle und verhindern am peripheren Nerven eine Depolarisation der Nervenmembran durch das Aktionspotenzial, so dass eine Erregungsfortleitung nicht mehr möglich ist. Die Depolarisationswelle ist am blockierten Nervenabschnitt nicht mehr in der Lage, die Na^+-Permeabilität zu erhöhen, da Natriumeinstrom und Kaliumausstrom behindert sind. Das Bewusstsein des Patienten wird bei sachgerechter Anwendung der Lokalanästhetika nicht beeinträchtigt.

Merke!
Lokalanästhetika blockieren den Natriumkanal der Nervenzelle reversibel. Die Schmerzausschaltung hält länger an als die Ausschaltung des Berührungsempfindens.

Wirkungen und Applikationsformen

Die Lokalanästhesie ist bei korrekter Anwendung eine sehr schonende Form der Schmerzausschaltung, die auch bei Patienten in schlechtem Allgemeinzustand und mit Organerkrankungen von Herz und Lunge möglich ist (Tab. 6.2). Man unterscheidet folgende Formen der Lokalanästhesie:

- **Oberflächenanästhesie:** Für die Oberflächenanästhesie von Schleimhäuten und Augen werden **Benzocain, Lidocain, Tetracain** und **Kokain** eingesetzt. Aufgebracht werden die Lokalanästhetika in Form von Gel, Spray oder Lösungen. Das Lokalanästhetikum gelangt per Diffusion an die sensiblen Nerven.
- **Infiltrationsanästhesie:** Bei der Infiltrationsanästhesie wird das Lokalanästhetikum, meist **Lidocain,** diffus ins Gewebe injiziert und so **an** den Nerven gebracht. Es darf nicht **in** den Nerven injiziert werden, da sonst irreversible Nervenschädigungen auftreten können. Die Infiltrationsanästhesie wird häufig bei der **Neuraltherapie** nach Huneke zur Störfeldausschaltung eingesetzt. Durch Diffusion des Lokalanästhetikums in die Blutbahn kommt es zu einem Absinken der Konzentration des Pharmakons am Nerven. Dadurch lässt die Blockade nach bzw. hört ganz auf.
- Die **Leitungsanästhesie** wird zur Blockade peripherer Nerven oder Nervenplexus eingesetzt. Bei der Leitungsanästhesie werden nicht nur die sensiblen Nervenfasern blockiert, sondern alle Fasern, die im Nerven vorliegen, also auch motorische und sensorische Fasern. Umfang und Stärke der Wirkung des Lokalanästhetikums bei der Leitungsanästhesie hängt von der Konzentration des Lokalanästhetikums und von der Dicke und Beschaffenheit des Nerven bzw. der Nervenfasern ab. Die präganglionären sympathischen Fasern werden am schnellsten blockiert. Diese Blockade führt zu Vasodilatation und Wärmegefühl. Als nächstes werden die sensorischen Fasern von Temperatur- und Schmerzempfindung gehemmt. Anschließend werden die Nervenfasern der Berührungs- und Drucksensoren ausgeschaltet, und zuletzt die motorischen Neurone. Durch entsprechende Dosierung des Lokalanästhetikums kann erreicht werden, dass die motorischen Funktionen erhalten bleiben und alle anderen Fasern blockiert werden. Sinkt die Konzentration des Lokalanästhetikums ab, dann werden die neuralen Funktionen in umgekehrter Reihenfolge wiederhergestellt.

Anwendung findet die Leitungsanästhesie bei kleineren Verletzungen, die versorgt werden müssen, bei Herpes-zoster-Neuralgie und auch bei großen operativen Eingriffen wie Amputationen, da sich herausgestellt hat, dass der Phantomschmerz nach Amputationen kaum noch auftritt, wenn neben der Allgemeinnarkose noch eine lokale Nervenblockade erfolgt. Als Lokalanästhetika bei der Leitungsblockade kommen bevorzugt Lidocain, Mepivacain und Prilocain zum Einsatz.

- **Intravenöse Leitungsanästhesie**: Da bei intravenöser Gabe von Lokalanästhetika ein Schock ausgelöst werden kann, darf die Injektion nur erfolgen, wenn der venöse Rückstrom per Blutdruckmanschette unterbunden ist („Blutleere“) und für 20–30 Minuten aufrechterhalten wird. Das Lokalanästhetikum diffundiert dann aus der Vene ins umliegende Gewebe.
- Die **Spinalanästhesie** und die **Periduralanästhesie** sind zentrale Formen der Leitungsanästhesie. Blockiert wird nicht ein peripherer Nerv, sondern werden Nervenwurzeln des Rückenmarks. Bei der Spinalanästhesie wird Lidocain oder Bupivacain in den **Subarachnoidalraum** an den lumbalen Spinalwurzeln injiziert. An den lumbalen Spinalwurzeln besteht keine Gefahr, dass das Rückenmark versehentlich verletzt wird. Eingesetzt wird die Spinalanästhesie beispielsweise in der Geburtshilfe zur Verminderung des Wehenschmerzes, bei Prostataresektionen und bei anderen operativen Eingriffen unterhalb des Bauchnabels. Bereits mit geringen Mengen Lokalanästhetikum erzielt man eine rasch einsetzende, gute Anästhesie und eine motorische Blockade. Wird das Lokalanästhetikum in den **Periduralraum** injiziert, dann spricht man von **Periduralanästhesie.** Diese Technik kann an allen Abschnitten der Wirbelsäule angewandt werden. Man benötigt eine größere Menge Lokalanästhetikum als bei der Spinalanästhesie, und der Wirkungseintritt erfolgt langsamer. Die Wirkung der Periduralanästhesie ist nicht so stark wie die der Spinalanästhesie, hält aber länger an. Die motorische Blockierung ist geringer. Eingesetzt wird die Periduralanästhesie beispielsweise bei Patienten mit schweren Tumorschmerzen und in der Geburtshilfe.

Unerwünschte Wirkungen

Als **lokale Nebenwirkungen** am Applikationsort beobachtet man eine Gefäßerweiterung durch synthetische Lokalanästhetika und ihre Spaltprodukte. Selten treten allergische Reaktionen auf (Procain). Die Schutzreflexe am Auge erlöschen.

Durch zu große Resorptionsgeschwindigkeit oder durch versehentliche intravasale Injektion kann es zu einer Reihe gefährlicher, ja sogar tödlicher **systemischer Nebenwirkungen** kommen.

> **Merke!**
> Vor Injektion immer auf die Konzentration des Lokalanästhetikums achten!

So sind beispielsweise 0,5- bis 4 %ige Bupivacain-Lösungen (Meaverin®) im Handel, das bedeutet einen 8fachen Konzentrationsunterschied. Wenn 4 %iges Bupivacain intravasal injiziert wird, kann das fatale Folgen haben, insbesondere wenn das Lokalanästhetikum im Hals- und Kopfbereich verabreicht wird. Die wichtigsten **systemischen Nebenwirkungen** sind:

- **Herz:** Man beobachtet eine chinidinartige Hemmung der Erregungsausbreitung bis zum AV-Block und Kammerstillstand. LA wirken bei systemischer Gabe negativ inotrop, negativ chronotrop und negativ dromotrop, d.h., Herzfrequenz, Erregbarkeit und Kontraktionskraft des Herzens nehmen ab. Lidocain wird aufgrund seiner systemischen Wirkungen auch als Antiarrhythmikum intravenös verabreicht.
- **Gefäße:** An den Gefäßen kommt es zu Vasodilatation, Blutdruckabfall und Kreislaufversagen.
- **ZNS:** Vorboten einer Vergiftung mit Lokalanästhetika sind Nausea, Erbrechen, Rededrang, Euphorie, Angst, Unruhe, Schwindel, Erregung und Desorientiertheit. In schweren Fällen treten klonische Krämpfe und Atemlähmung auf. Bei hoher intravasaler Dosis kommt es sofort zum Atemstillstand. Erregung und Krämpfe werden durch die Blockierung inhibitorischer Neurone verursacht.
- **Immunsystem:** Die Reaktionen des Immunsystems auf Lokalanästhetika können von Urtikaria bis zum anaphylaktischen Schock reichen, sind aber insgesamt selten. Allergische Reaktionen werden am häufigsten von Procain durch den Metaboliten p-Aminobenzoesäure verursacht. Lokalanästhetika sind in zahlreichen Kombinationspräparaten als **Zusatz** enthalten. Insbesondere Depotpräparate von Penicillin, Kortison und Schmerzmitteln enthalten Lidocain oder Procain, so dass auch mit solchen Medikamenten eine Sensibilisierung erfolgen kann.

Kontraindikationen

Zu den Kontraindikationen zählen eine Allergie auf Lokalanästhetika, Epilepsie, Hypovolämie, Schock, Antikoagulanzientherapie, Polyneuritis, schwere akute Herzinsuffizienz, schwere Bradykardie und Infektionen am Ort der Lokalanästhesie.

Vasokonstriktorische Zusätze

Da die meisten Lokalanästhetika gefäßerweiternd wirken, werden sie schnell vom Wirkort weggeschwemmt, so dass die lokale neuroblockierende Wirkung abnimmt und die Gefahr systemischer Nebenwirkungen besteht. Um die Wirkung von Lokalanästhetika zu verlängern, mischt man sie daher mit Vasokonstriktoren wie **Adrenalin, Noradrenalin** oder **Ornipressin.** Maximal dürfen pro Anästhesie nicht mehr als 0,25 mg Katecholamine injiziert werden. Der Zusatz der Vasokonstriktoren Adrenalin und Noradrenalin muss sehr genau dosiert werden, da schon geringe Konzentrationen toxisch sind. Lokale Überdosierung führt zu Ischämie und zu Gewebsnekrosen. Insbesondere an Fingern, Zehen, Ohren und Penis sind Vasokonstriktoren kontraindiziert. In der Zahnheilkunde werden Vasokonstriktoren regelmäßig benutzt, um die Zahnfleischblutung zu stoppen. Bei kurz wirkenden Lokalanästhetika wie **Procain** lässt sich durch Zusatz von Vasokonstriktoren die Wirkungsdauer verdoppeln. Bei dem lang wirkenden, starken Lokalanästhetikum **Bupivacain** bewirkt ein Zusatz von Vasokonstriktoren nur eine geringe Wirkungssteigerung. Systemische Überdosierung von Vasokonstriktoren führt zu Blutdruckanstieg, Tachykardie und ventrikulärer Arrhythmie. Je nach Verwendungszweck liegt die Zumischung von Adrenalin und Noradrenalin zwischen 1 : 50 000 und 1 : 500 000.

6.2 Kokain

Kokain ist ein Alkaloid aus der Kokapflanze mit lokalanästhetischer Wirkung. Kokain ist ein **Lokalanästhetikum vom Estertyp** und wird in der Leber durch Cholinesterase gespalten. Es hat als einziges Lokalanästhetikum eine **vasokonstriktorische Wirkung.** Von Schleimhäuten wird Kokain langsam resorbiert. Bei intravenöser Gabe flutet es rasch an und durchdringt die Blut-Hirn-Schranke. Kokain wirkt nicht wie die synthetischen Lokalanästhetika über eine Hemmung der Natriumkanäle, sondern Kokain hemmt die Wiederaufnahme von Adrenalin und Noradrenalin in die präsynaptische Membran **(Reuptake-Hemmer).** Kokain ist ein indirektes Sympathomimetikum. Die **peripheren Wirkungen** von Kokain sind hauptsächlich Vasokonstriktion, Blutdruckanstieg, Zunahme der Herzfrequenz und Mydriasis. Die **zentralen Wirkungen** sind Antriebssteigerung, Euphorie, Selbstüberschätzung, verstärkte Aggressivität und Libido. Appetit, Hungergefühl und Müdigkeit werden vermindert. Kokain ist ein Suchtmittel mit **starker Abhängigkeit.** Zu den **wichtigsten Nebenwirkungen** nach längerem Gebrauch zählen lokale **Schleimhautnekrosen** (Nasenscheidewand, Mund) durch Vasokonstriktion. Beim Nachlassen der Kokainwirkung kommt es zu Depressionen und aggressiver Reizbarkeit (Reboundphänomen) sowie zu anderen organischen Psychosyndromen. Wegen seines Suchtpotenzials wird Kokain in der Medizin nicht mehr verwendet.

6.3 Fomocain (in Pellit®)

Fomocain ist ein Wirkstoff mit lang anhaltender lokalanästhetischer Wirkung, der sich chemisch keiner der oben besprochenen Gruppen von Lokalanästhetika zuordnen lässt (☞ Formel 6.5). Es wird als Oberflächenanästhetikum bei Verbrennungen eingesetzt. Chemisch gesehen handelt es sich um einen Äther.

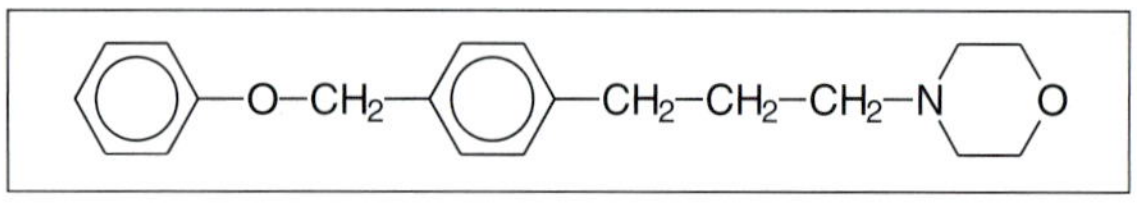

Formel 6.5 Fomocain

7 Antiarrhythmika

IMPP-Hits

Chinidinartige Wirkungen, Pharmakokinetik und Indikationen
Ajmalin, Wirkungen
Diisopyramid: Indikationen, unerwünschte Wirkungen
Lidocain, Wirkungen
Klasse-III-Antiarrhythmika: Wirkungen und Indikationen

Lernziel!

In diesem Kapitel werden Sie mit den verschiedenen Formen der Herzrhythmusstörung und ihrer Beeinflussung durch Pharmaka vertraut gemacht. Sie lernen die vier Klassen von Antiarrhythmika und ihre typischen Vertreter kennen, sowie Antiarrhythmika, die sich nicht diesen Klassen zuordnen lassen. Wenn Sie das Kapitel durchgearbeitet haben, sollten Sie in der Lage sein zu sagen, welches Antiarrhythmikum bei den verschiedenen Herzrhythmusstörungen indiziert ist, wie es wirkt und welche Vor- und Nachteile es gegenüber anderen herzwirksamen Pharmaka hat.

7.1 Einführung

Das Funktionselement des Herzens ist die **Herzmuskelzelle.** Am Herzen lassen sich Arbeitsmuskelfasern für die Pumparbeit und spezialisierte Muskelfasern für Erregungsbildung und Erregungsleitung unterscheiden. Herzmuskelzellen haben ebenso wie Nervenzellen oder Skelettmuskelzellen ein Ruhepotenzial und reagieren auf überschwellige Reize mit einem Aktionspotenzial (AP), das ohne Verminderung (Dekrement) fortgeleitet wird. Die morphologischen Zellgrenzen der Herzmuskelzellen, die sog. **Glanzstreifen,** bilden dabei kein elektrisches Hindernis. Die Vorhöfe und die Ventrikel verhalten sich wie ein **Synzytium,** so dass die Erregung alle Zellen erfasst. Im Gegensatz zum Skelettmuskel, bei dem der Reiz von außen über das Motoneuron kommt, erfolgt die Erregungsbildung im Herzen selbst (Abb. 7.1).

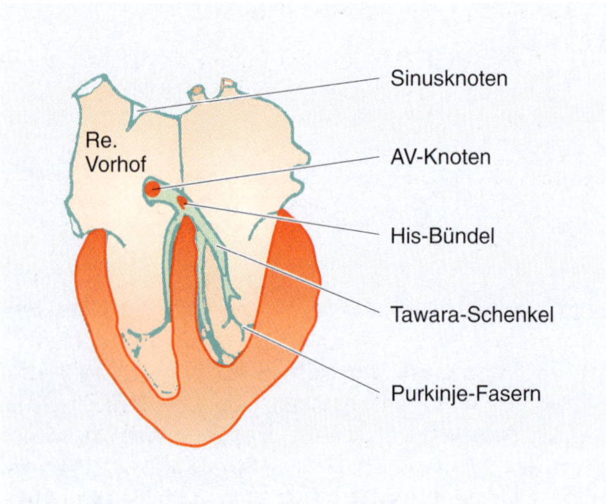

Abb. 7.1: Erregungsbildung im Herzen.

Dieses Phänomen wird als **Autoarrhythmie** oder **Autonomie des Herzens** bezeichnet. Das Herz verfügt über eine Hierarchie von Reizbildungszentren. Der primäre physiologische Schrittmacher ist der **Sinusknoten** mit einer Ruhefrequenz von 70/min. Fällt der Sinusknoten aus, so springt der **Atrioventrikularknoten** (AV-Knoten) als sekundäres Erregungsbildungszentrum mit einer Frequenz von 40–60/min ein. Bei einem totalen AV-Block kann ein tertiäres Zentrum im Ventrikel mit einer Frequenz von 30–40/min einspringen. In diesem Falle schlagen dann allerdings die Vorhöfe und die Kammern völlig unabhängig voneinander.

Die **Erregungsausbreitung** erfolgt vom Sinusknoten über das Arbeitsmyokard der Vorhöfe zum Atrioventrikularknoten. Die weitere Erregungsübertragung erfolgt über das Hissche Bündel (His-Bündel), die Kammerschenkel (Tawara-Schenkel), die Purkinje-Fasern und das Arbeitsmyokard der Ventrikel.

Merke!
Der Herzmuskel reagiert auf Reize nach dem Alles-oder-nichts-Gesetz.

Nur die Zellen in den Erregungsbildungszentren zeigen eine spontane, langsame Depolarisation, das so genannte **Schrittmacherpotenzial** oder Präpotenzial, das einen lokalen Erregungsvorgang darstellt und nicht wie ein AP fortgeleitet wird. Erst wenn dieses Potenzial die kritische Schwelle von –75 mV erreicht, kann es an den Zellen der Arbeitsmuskulatur als Generatorpotenzial wirken und ein AP auslösen. Die schnelle Depolarisationsphase dauert 1–2 ms und geht dann in eine Plateauphase von 100 ms über, bevor die Repolarisation erfolgt. Das gesamte Aktionspotenzial dauert 200–400 ms und ist damit etwa 100-mal länger als das Aktionspotenzial einer Nervenzelle.

Merke!
Die Zellen im Erregungsbildungs- und -leitungssystem des Herzens haben kein konstantes Ruhepotenzial.

Das **Ruhepotenzial** des Myokards ist vorwiegend ein **K^+-Potenzial** und beträgt –90 mV gegenüber dem extrazellulären Raum (ECR). Wie bei der Nervenzelle kommt die schnelle Aufstrichphase von 1–2 ms des Aktionspotenzials durch eine kurze, schnelle Erhöhung der Na^+-Leitfähigkeit zustande, die zu einem starken Na^+-Einstrom führt (Abb. 7.2). Je höher das Ruhepotenzial, desto rascher der Natriumeinstrom und desto höher ist die Leitungsgeschwindigkeit. Dieser Einstrom wird jedoch bei –50 mV rasch wieder inaktiviert. Für die **langsame Repolarisation** sind hauptsächlich zwei Mechanismen verantwortlich:

1. Zwischen –40 mV und –50 mV erfolgt ein zusätzlicher langsamer Einstrom von positiven Ionen aus dem ICR, hauptsächlich Ca^{2+}, der den repolarisierenden K^+-Ausstrom teilweise kompensiert und die Plateauphase bildet. Je mehr Ca^{2+}-Ionen einströmen, desto kräftiger ist die nächste Kontraktion.
2. Eine Verminderung der K^+-Leitfähigkeit bei der Depolarisation, besonders im Plateaubereich.

Die Plateauphase fehlt bei Nerven- und Skelettmuskelzellen.

Hyperkaliämie, eine Erhöhung der extrazellulären K^+-Konzentration, hebt das maximale diastolische Potenzial an, **Hypokaliämie** erhöht den Betrag des Ruhepotenzials. Dadurch wird bei einer Erregung das Schwellenpotenzial später erreicht, und die Abstände zwischen den Aktionspotenzialen nehmen zu. Es kann zu Herzrhythmusstörungen durch ektope Reizzentren kommen, insbesondere bei gleichzeitiger Digitalisbehandlung. Eine **Hyperkalzämie** erniedrigt das Schwellenpotenzial, eine **Hypokalzämie** erhöht das Schwellenpotenzial. Der Normalwert des Schwellenpotenzials liegt bei –80 mV.

Ein lang andauerndes Aktionspotenzial am Herzmuskel führt zu einer langen **Refraktärperiode,** in welcher der Herzmuskel gar nicht oder nur ungenügend erregbar ist. Dadurch wird die Pumpfunktion geschützt und ein Wiedereintritt der Erregung (Reentry) verhindert. Bei einem lang andauernden Aktionspotenzial überlappen sich Aktionspotenzial und Muskelpotenzial zeitlich weitgehend, so dass der Herzmuskel **nicht tetanisierbar,** allerdings auch schlechter steuerbar ist.

Merke!
Man unterscheidet zwischen der **absoluten Refraktärzeit** (Unerregbarkeit) und der **relativen Refraktärzeit** (verminderte Erregbarkeit) der Herzzelle.

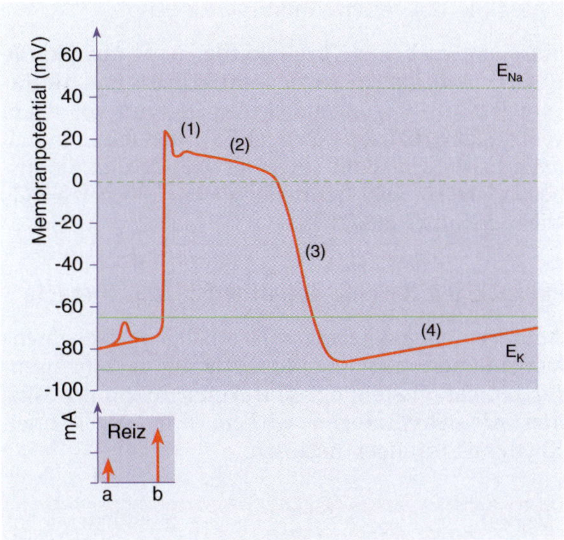

Abb. 7.2: Aktionspotenzial der Purkinje-Faser (0): rasche Depolarisation durch schnellen Natriumeinstrom; (1): AP-Spitze durch unvollständige Repolarisation; (2): Plateauphase durch langsamen Kalziumeinstrom (kommt nur bei Herzzellen vor, nicht bei Nerven- und Muskelzellen); (3): Repolarisationsphase durch langsamen Kaliumausstrom; (4): diastolische Depolarisation durch langsam abnehmenden Kaliumausstrom und Kalziumeinstrom.

Merke!
Das **Aktionspotenzial** (AP) der Herzmuskelzelle ist gekennzeichnet durch schnellen Anstieg des AP (Phase 0), Spitzenabschnitt des AP (Phase 1), Plateauphase (Phase 2), Repolarisationsphase (Phase 3) und diastolische Depolarisation (Phase 4).

Aufgrund seiner **Autonomie** kann das Herz zwar ohne äußere Nervenversorgung schlagen, aber die Anpassung der Herztätigkeit an den Bedarf des Organismus geschieht durch Nervenimpulse von Sympathikus und Parasympathikus. Geregelt werden:
- Schlagfrequenz (**Chronotropie)**
- Geschwindigkeit der Erregungsleitung (**Dromotropie)**
- Kraft der Muskelkontraktion **(Inotropie).**

Merke!
Vagus bremst, Sympathikus treibt an.

Prinzipien antiarrhythmischer Effekte

(GK Abs. 7.1)

Den Herzrhythmusstörungen können eine gestörte Erregungsbildung, eine gestörte Erregungsleitung oder eine gestörte Erregungsrückbildung zugrunde liegen.

Störungen der Erregungsbildung

Der Zeitpunkt für das Erreichen des kritischen Schwellenpotenzials der Erregungszentren ist von drei Faktoren abhängig:
- Steilheit der langsamen diastolischen Spontandepolarisation
- Höhe des kritischen Schwellenpotenzials
- Höhe des maximalen diastolischen Potenzials

Alle drei Faktoren können verändert sein, so dass es zu einer Änderung der Spontanfrequenz und zu einer heterotopen Schrittmacherbildung kommen kann. Die wichtigsten Ursachen für eine Änderung der diastolischen Spontandepolarisation sind Einflüsse des vegetativen Nervensystems, Hypoxie und Änderungen der extrazellulären Kationenkonzentration. Nach dem **Erregungsursprung** werden supraventrikuläre (Vorhof) und ventrikuläre (Kammer) Arrhythmien unterschieden.

Störungen der Erregungsleitung

Die Erregungsüberleitung vom Sinusknoten über den Vorhof und den Atrioventrikularknoten (AV-Knoten) ist besonders wichtig und störanfällig. Schon unter physiologischen Bedingungen hat der AV-Knoten eine gewisse Siebfunktion gegenüber exzessiver Steigerung der Impulsfrequenz, verlangsamt also die Leitgeschwindigkeit. Dieser Effekt kann verstärkt werden durch:
- Vaguserregung
- K^+-Mangel
- Anoxie
- mechanische Dehnung des Herzens

Klinisch unterscheidet man drei Grade von **Störungen der Erregungsleitung** von den Vorhöfen zu den Kammern:
- Grad I: verlängerte Überleitungszeit (0,2–0,7 Sekunden).
- Grad II: Nur ein Teil der Erregungen wird übergeleitet, die Zahl der Vorhofaktionen steht in einem festen Verhältnis zu den Kammeraktionen (z. B. 2:1 oder 3:1).
- Grad III: totaler Block; Vorhöfe und Kammern schlagen unabhängig voneinander.

Bei unkoordinierter Reizleitung kann es zum **Flattern** (bis 350/min) oder zum **Flimmern** (bis 600/min) des Myokards kommen. Wichtigste Ursache hierfür sind wahrscheinlich kreisende Erregungen **(Reentry),** die durch unterschiedliche Leitungsgeschwindigkeit benachbarter Myokardfasern hervorgerufen werden. Das Herz ist von Natur aus inhomogen. Diese Inhomogenität bewirkt eine unterschiedliche Erregungsausbreitung in den verschiedenen Herzabschnitten. Faktoren, die diese Inhomogenität verstärken, wie beispielsweise Infarktnarben, Myokarditisnarben oder akzessorische Leitungsbahnen (Kent-Bündel), verstärken auch die Bereitschaft zur Rhythmusstörung.

Die **Chaostheorie** der Erregungsausbreitung nimmt an, dass die Erregung im Herzen sich nicht linear aus-

Tab. 7.1 Einteilung ventrikulärer Rhythmusstörungen nach Lown und Wolf.

Lown-Typ	Art der Rhythmusstörung
0	normale Herzaktion
I	weniger als 30 VES* pro Stunde
II	mehr als 30 VES pro Stunde
IIIa	polymorphe VES
IIIb	ventrikulärer Bigeminus
IVa	ventrikuläre Couplets
IVb	Salven, mehr als 3 konsekutive VES
V	R auf T Extrasystolen

* VES = ventrikuläre Extrasystole

breitet, sondern in unterschiedlich schnellen **Erregungsfronten,** die miteinander interferieren und zu Störungen führen können. Insbesondere für den plötzlichen Herztod werden solche chaotischen Erregungsvorgänge verantwortlich gemacht.

Einteilung der Herzrhythmusstörungen

Man unterscheidet **bradykarde** und **tachykarde** Rhythmusstörungen sowie **ventrikuläre** und **supraventrikuläre** Störungen. Gefährlich sind vor allem ventrikuläre Extrasystolen **(VES),** die international nach Lown und Wolf eingeteilt werden und die insbesondere für die Beurteilung von Langzeit-EKGs wichtig sind (Tab. 7.1).

Indikationen für eine antiarrhythmische Therapie

Antiarrhythmika haben teils erhebliche Nebenwirkungen und senken die Mortalität nur bei sehr strenger Indikationsstellung. **Alle Antiarrhythmika können proarrhythmogen wirken,** d.h., sie können Rhythmusstörungen auslösen.

Merke!
Eine Hypokaliämie begünstigt die proarrhythmische Wirkung der Antiarrhythmika.

Notwendig ist eine antiarrhythmische Therapie bei akutem Myokardinfarkt, bei symptomatischen VES ab Lown IIIb und bei Arrhythmia absoluta. Entscheidend ist die Behandlung der Grunderkrankung. So

Tab. 7.2 Klasseneinteilung der Antiarrhythmika und wichtige Vertreter der verschiedenen Klassen.

Klasse	Wirkstoff	Wirkung
Ia	Chinidin Ajmalin Prajmalin Disopyramid	Verlangsamung der Leitungsgeschwindigkeiten Verlängerung der Refraktärzeit Verlängerung des AP Senkung der Amplitude des AP Zunahme von QRS und QT im EKG
Ib	Lidocain Mexiletin Phenytoin Tocainid	geringe Verzögerung der Überleitung Verkürzung des AP QRS normal oder leicht verbreitert QT-Senkung
Ic	Flecainid Propafenon	Verzögerung der Reizleitung, QRS-Komplex verbreitert Verminderung der Anstiegssteilheit des AP
II	Acebutolol Alprenolol Atenolol Betaxolol Bisoprolol Bupranolol Carazolol Carteolol Celiprolol	indirekte antiarrhythmische Wirkung durch Abschwächung adrenerger Effekte am Arbeitsmyokard Abnahme der Sinusfrequenz Zunahme der AV-Überleitung
	und andere Betablocker außer Sotalol	
III	Amiodaron Sotalol	Verlängerung von Refraktärzeit und AP-Dauer Verlängerung der QT-Zeit
IV	Verapamil Diltiazem Gallopamil	Verminderung von Erregungsbildung und Erregungsleitung („medikamentöser AV-Block“)

wird bei einer Tachykardie zunächst nach einer Hyperthyreose gefahndet. Auch Elektrolytstörungen, Herzinsuffizienz und Myokarditis sind häufige Ursachen von Herzrhythmusstörungen. Bei korrekter Behandlung der Grunderkrankung sind meist keine Antiarrhythmika nötig.

Einteilung der antiarrhythmisch wirkenden Pharmaka

Alle Antiarrhythmika hemmen über unterschiedliche Mechanismen die Ionenkanäle der Zellmembran. Alle Antiarrhythmika greifen in die Erregungsbildung, Erregungsleitung und in die elektromechanische Kopplung des Myokards ein. Infolgedessen haben alle Antiarrhythmika spezifische Nebenwirkungen und erlauben keine selektive Wirkung auf die Ursache einer bestimmten Herzrhythmusstörung.

Antiarrhythmika werden seit Jahrzehnten in **vier Kategorien** eingeteilt, die auf M. Vaughan Williams zurückgehen:

- Klasse-I-Antiarrhythmika (IA, IB, IC) hemmen die Natriumkanäle der Herzmuskelzelle.
- Klasse-II-Antiarrhythmika blockieren die β-Rezeptoren.
- Klasse-III-Antiarrhythmika hemmen die Kaliumkanäle.
- Klasse-IV-Antiarrhythmika hemmen die Kalziumkanäle.

Diese Klassifizierung wurde im Laborversuch durch elektrische Ableitung an isolierten Myokardfasern gewonnen und berücksichtigt daher keine frequenzabhängigen Effekte der Antiarrhythmika.

Insgesamt sind in Deutschland fast 50 Antiarrhythmika im Handel. Die wichtigsten zeigt die Tabelle 7.2. Daneben gibt es noch einige Antiarrhythmika wie Adenosin oder Magnesium, die sich nicht in das 4-Klassen-Schema einordnen lassen (☞ Kap. 8).

7.2 Klasse-I-Antiarrhythmika (Natriumkanalblocker)

☞ GK 7.2

Wirkungen

Die Klasse-I-Antiarrhythmika werden auch als Natriumantagonisten oder Natriumkanalblocker bezeichnet. Die gemeinsame Hauptwirkung der 3 Gruppen von Klasse-I-Antiarrhythmika besteht in der Hemmung des Natriumeinstroms durch die Zellmembran ins Zellinnere; daher werden sie auch als membranstabilisierende Antiarrhythmika bezeichnet. Folge der Hemmung der schnellen bzw. langsamen Natriumkanäle ist eine Verringerung der Leitungsgeschwindigkeit. Darüber hinaus bewirken Klasse-I-Antiarrhythmika einen langsameren Anstieg des Generatorpotenzials, eine Erhöhung der Potenzialschwelle, eine Zunahme der Gesamtrefraktärzeit und eine negative Inotropie.

Unterschiedlich dagegen ist bei den Antiarrhythmika Ia, Ib und Ic:

- Wirkung auf die Dauer des AP (QT-Zeit)
- Ausmaß und Dauer der Hemmung des schnellen Natriumeinstroms in Phase 0 des APs (QRS-Intervall)
- Frequenzabhängigkeit der Wirkung (Use Dependence).

Zusätzliche Einflüsse sind unter anderem die anticholinergen Wirkungen der Klasse-Ia-Antiarrhythmika oder unterschiedlich starke Wirkungen an den verschiedenen Abschnitten des Reizleitungssystems. So wirken die Klasse-Ib-Antiarrhythmika im Unterschied zu den Klasse-Ia-Antiarrhythmika nicht an allen Abschnitten des Reizleitungssystems gleich. Klasse-Ic-Antiarrhythmika wirken vorwiegend auf die

Tab. 7.3 Antiarrhythmika der Klasse I.

Klasse	Wirkstoff	Handelsname	Applikation
Ia	Chinidin	Chinidin Duriles®	oral
	Ajmalin	Gilurytmal®	intravenös
	Prajmaliumbitartrat	Neo-Gilurytmal®	oral
	Detajmiumbitartrat	Tachmalcor®	oral
	Disopyramid	Rythmodul®, Norpace®, Diso-Duriles®	oral
Ib	Lidocain	Xylocain®, Xyloneural®, Lidoject®	intravenös
	Mexiletin	Mexitil®	oral und intravenös
	Phenytoin	Phenhydan®, Epanutin®	oral und parenteral
	Tocainid	Xylotocan®	oral
Ic	Flecainid	Tambocor®	oral und intravenös
	Propafenon	Rytmonorm®, Rytmogenat®, Propafenon STADA®	oral

schnell leitenden Anteile des Reizleitungssystems (His-Purkinje-System) des Herzens.

Wirkstoffe

Die typischen Wirkstoffe der Klasse-I-Antiarrhythmika sind in Tabelle 7.3 aufgelistet.

7.2.1 Antiarrhythmika der Klasse Ia (Chinidintyp)

Diese Gruppe umfasst Chinidin, Ajmalin, Prajmalin, Detajmiumbitartrat und Disopyramid. Alle Verbindungen blockieren den schnellen Natriumeinstrom und verlängern das AP. Im EKG sind QRS und QT-Strecke verbreitert (verlängert). Chinidin und Disopyramid haben anticholinerge Wirkungen.

Chinidin (Chinidin Duriles®)

Pharmakokinetik

Chinidin wird bei oraler Gabe zu 90 % resorbiert. Die Bioverfügbarkeit beträgt ebenfalls 90 %. Die Plasmaproteinbindung liegt zwischen 70 und 95 %, wobei die Gewebskonzentration 10- bis 30-mal höher ist als die Plasmakonzentration (Depotwirkung). Der therapeutische Plasmaspiegel liegt bei 2–4 µg/ml. Die Eliminationshalbwertszeit von Chinidin beträgt 6–7 Stunden. Der First-Pass-Effekt ist gering. Der Abbau erfolgt in der Leber durch Hydroxylierung am aromatischen Ringsystem und ist bei schweren Funktionsstörungen der Leber verlangsamt. Es entstehen mehrere aktive Metaboliten, die mit den Fäzes ausgeschieden werden. 15–40 % des Chinidins werden unverändert renal ausgeschieden. Die renale Elimination kann durch Urinansäuerung beschleunigt werden. Die Therapie mit Chinidin sollte ausschließlich oral erfolgen, da die Resorption sehr gut ist und die i.v. Gabe zu erheblichen Nebenwirkungen wie Blutdruckabfall führen kann. Die pharmakokinetischen Daten der Antiarrhythmika der Klasse Ia sind in Tabelle 7.4 zusammengefasst.

Merke!
Bei Funktionsstörungen der Leber oder der Niere ist die Halbwertszeit von Chinidin verlängert.

Wirkungen

Durch Chinidin und verwandte Antiarrhythmika vom Chinidintyp wird die Depolarisationsgeschwindigkeit des „schnellen" Aktionspotenzials der Herzmuskelzellen dosisabhängig vermindert. Die Amplitude des Aktionspotenzials wird verkleinert. Die Dauer des AP und die Refraktärzeit werden verlängert. Am Herzen werden Leitungsgeschwindigkeiten und Refraktärzeiten von Vorhofmuskulatur, Kammermuskulatur und His-Purkinje-System dosisabhängig verlängert. Chinidin verfügt neben den lokalanästhetischen auch über **anticholinerge** und **α-sympatholytische** Wirkungen. Die Sinusfrequenz steigt unter Chinidin meist geringfügig an, die AV-Überleitung wird verkürzt.

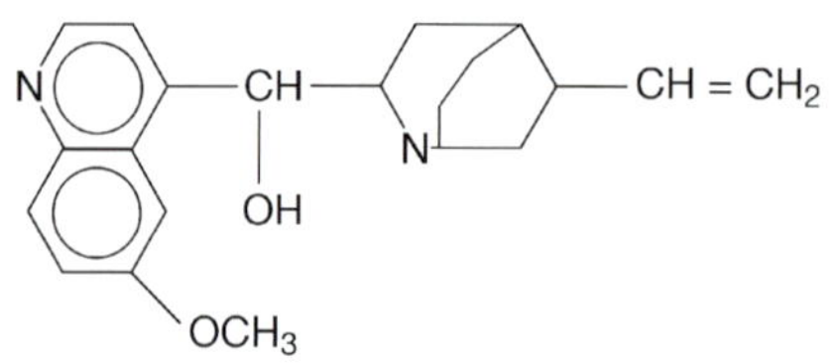

Formel 7.1 Strukturformel von Chinidin

Chinidin und chinidinartige Antiarrhythmika hemmen die Depolarisation in den Herzzellen und verzögern die Repolarisation. Diese Wirkungen sind **dosisabhängig.** Je nach Dosis wird eine unterschiedlich große Anzahl von Na^+-Kanälen blockiert und der schnelle Natriumeinstrom gehemmt. In geringerem Umfang werden auch die Kaliumkanäle gehemmt.

Am Herzen beobachtet man folgende Wirkungen:

- dosisabhängige Verminderung der Depolarisationsgeschwindigkeit des „schnellen" Aktionspotenzials
- Verkleinerung der Amplitude des Aktionspotenzials
- Verlängerung der Dauer des Aktionspotenzials durch Verzögerung der Repolarisation
- Verlängerung der Refraktärzeit an Vorhof, Kammer, His- und Purkinje-Fasern aufgrund der Regenerierungszeit der Natriumkanäle
- Abnahme der Erregbarkeit durch Anhebung des Schwellenpotenzials
- Verminderung der Steilheit der diastolischen Depolarisation an den Purkinje-Zellen
- Verkürzung der AV-Überleitung, geringer Anstieg der Sinusfrequenz
- zusätzlicher anticholinerger Effekt (parasympatholytisch und α-sympatholytisch)
- negativ inotrope Wirkung, Verminderung des HMV und reflektorischer Anstieg der Herzfrequenz
- Verbreiterung des QRS-Komplexes im EKG.

Die Wirkungen von Chinidin am Herzen sind **frequenzabhängig.** Je höher die Frequenz ist, desto häufiger sind die Na^+-Kanäle geöffnet und desto stärker ist die Wirkung (Use-dependent Block). Unter Behandlung mit Chinidin und seinen Verwandten sinkt die Herzfrequenz (negativ chronotrope Wirkung). Die Leitungsgeschwindigkeit nimmt ab (negativ dromotrope Wirkung), und die Refraktärzeit nimmt zu. Die Kraft des Arbeitsmyokards nimmt ab (negativ inotrope Wirkung), was bei herzinsuffizienten Patienten bedrohlich werden kann. Vor Gabe von Chinidin muss die Herzinsuffizienz behandelt werden.

Merke!
Unter der **paradoxen Chinidinwirkung** versteht man eine Beschleunigung der AV-Überleitung durch Chinidin.

Tab. 7.4 Elektrophysiologische Wirkungen von Antiarrhythmika der Klasse I.

Wirkung	Pharmaka			
	Chinidin	Disopyramid	Lidocain	Flecainid
Automatie (spontane Depolarisation)	↓	↓	↓	↓
Depolarisationsgeschwindigkeit	↓	↓	↓	↓
Dauer des AP	↑	↑	↓	↑
Erholungsphase	0	0	0	0
Langsames AP	0	0	0	0
Refraktärzeit	↑	↑	↓	↓
Anticholinerge Wirkung	ja	ja	nein	nein
Sinusfrequenz-Änderung	(↑)	(↓)	(↓)	(↓)
Kontraktionskraft	↓	↓	↓	↓

Chinidin kann am AV-Knoten zu einer Verkürzung der Refraktärzeit führen, da sich hier die direkte und die parasympatholytische Wirkung von Chinidin gegenseitig aufheben. Der AV-Knoten lässt mehr Impulse passieren, so dass eine Monotherapie von supraventrikulären Tachykardien und Vorhofflimmern mit Chinidin zu einer Verschlechterung des Vorhofflimmerns und zu einem plötzlichen Anstieg der Kammerfrequenz führen kann.

Merke!

Der N. vagus verstärkt die Siebwirkung des AV-Knotens, Chinidin schwächt sie ab.

Indikationen

Chinidin ist vor allem bei bestimmten Formen von supraventrikulären Arrhythmien (supraventrikuläre ES, Vorhoftachykardie mit Block, Vorhofflattern, Vorhofflimmern) und bei ventrikulären ES indiziert (Tab. 7.5). Der Einsatz bei supraventrikulären Tachyarrhythmien erfolgt mit dem Ziel, den Sinusrhythmus wiederherzustellen. Infolge anticholinerger Wirkungen kann eine Beschleunigung der AV-Überleitung auftreten, so dass eine Kombination mit Digitalis oder besser mit Verapamil empfohlen wird. Im EKG ist das PQ-Intervall verlängert (> 0,2 s) und der QRS-Komplex verbreitert (> 0,12 s).

Unerwünschte Wirkungen

Dosisabhängig können Klasse-Ia-Antiarrhythmika eine bestehende Dysfunktion des Sinusknotens sowie intraventrikuläre Leitungsstörungen verstärken. **Chinidin** wirkt bei intravenöser Gabe deutlich negativ inotrop. Bei oraler Gabe wird die arterielle Vasodilatation weitgehend antagonisiert. Peripherer Widerstand und Blutdruck sinken. Durch den paradoxen Chinidineffekt kann es zu einer Kammertachykardie kommen.

Zentralnervöse und anticholinerge Nebenwirkungen sowie gastrointestinale Störungen sind relativ häufig. Man beobachtet Nausea, Schwindel, Farbsehstörungen und Ohrensausen. Ferner finden sich Mundtrockenheit, verschwommenes Sehen, Miktionsstörungen, Diarrhö und andere gastrointestinale Störungen. Allergische Reaktionen können zu

Tab. 7.5 Indikationen und Dosierung von Klasse-Ia-Antiarrhythmika.

Substanz	Indikationen	mittlere Tagesdosis (laut Hersteller)*
Chinidin	Vorhoftachykardie mit Block, Vorhofflattern, Vorhofflimmern, ventrikuläre Extrasystolen und ventrikuläre Tachykardien	0,4–0,8 g/d oral
Ajmalin	supraventrikuläre Tachyarrhythmien, WPW-Syndrom und ventrikuläre Herzrhythmusstörungen, Tachyarrhythmien	0,5–1 mg/kg i.v.
Prajmalium	wie Ajmalin	3–4 x 20 mg
Detajmium	wie Ajmalin	3–4 x 25–50 mg
Disopyramid	supraventrikuläre ES, ventrikuläre ES und Tachykardien, Vorhoftachykardie mit Block, Vorhofflattern, Vorhofflimmern	400–800 mg/d oral

* In der Praxis werden diese Dosen häufig überschritten.

Tab. 7.6 Kontraindikationen für Klasse-Ia-Antiarrhythmika.

Erkrankung	Begründung
Herzinsuffizienz	negativ inotrope Wirkung von Chinidin
totaler AV-Block	Lähmung der Kammerautomatie durch Chinidin
Sinustachykardie	parasympatholytische Wirkung von Chinidin
anfallsweiser und partieller AV-Block	Verschlechterung des AV-Blocks
Überdigitalisierung	totaler AV-Block, Herzstillstand

Thrombozytopenie und anderen Blutbildveränderungen führen. Die Therapie bei Intoxikationen ist symptomatisch. Eine Elimination durch Hämodialyse oder Hämoperfusion ist nicht bewiesen. **Disopyramid** hat eine noch stärkere negativ inotrope Wirkung als Chinidin und eine stärkere anticholinerge Wirkung. Von allen Klasse-Ia-Antiarrhythmika hat Disopyramid den schlechtesten hämodynamischen Effekt.

Kontraindikationen

Kontraindikationen für Chinidin und andere Klasse-Ia-Antiarrhythmika zeigt die Tabelle 7.6.

Interaktionen

Die Wirkung von oralen Antikoagulanzien und Muskelrelaxanzien wird durch Chinidin verstärkt. Barbiturate und Phenytoin verkürzen die Chinidinwirkung. Reserpin verlängert die Chinidinwirkung. Bei Digitalistherapie ist eine Dosisreduktion von Digitalis erforderlich, da Chinidin dessen Plasmaspiegel erhöht.

Ajmalin (Gilurytmal®)

Ajmalin steht nur intravenös zur Verfügung. Es wird nach Injektion fast vollständig an Plasmaeiweiß gebunden. Die Wirkungsdauer beträgt nur 10–15 Minuten. Die Elimination erfolgt zu 90 % hepatisch, 10 % werden über die Niere entfernt (Tab. 7.7).

Ajmalin wirkt an der Herzzelle membranstabilisierend, die Erregungsausbreitung in den schnell leitenden Teilen des Reizleitungssystems wird gehemmt (His, Purkinje). Der membranstabilisierende Effekt von Ajmalin ist dosisabhängig. Ajmalin hat keine parasympatholytische Aktivität, ansonsten wirkt es wie Chinidin. Ajmalin wirkt durch Verlangsamung von Depolarisation und Repolarisation stark antiarrhythmisch. Die heterotope Reizbildung wird gehemmt.

Indikationen

Indikationen für eine Ajmalinbehandlung sind supraventrikuläre Tachyarrhythmien, Präexzitationssyndrome wie das Wolff-Parkinson-White-Syndrom (WPW-Syndrom) oder das Lown-Ganong-Levine-Syndrom (LGL-Syndrom) und ventrikuläre Herzrhythmusstörungen.

Unerwünschte Wirkungen von Ajmalin sind zentralnervöse Störungen (wie Chinidin), ferner vereinzelt Leberschäden und Ikterus. Als schwere Nebenwirkung wurden mehrfach **Agranulozytosen** beobachtet, weshalb empfohlen wird, Ajmalin nur bei lebensbedrohenden Rhythmusstörungen unter häufigen Blutbildkontrollen einzusetzen. Ajmalin verzögert die Erregungsleitung signifikant und hat negativ inotrope Wirkung.

Kontraindikationen für Ajmalin sind schwere intraventrikuläre Leitungsstörungen, Herzinsuffizienz, Myokardinfarkt und andere Ventrikelstörungen sowie Asystolie.

Interaktionen von Ajmalin mit anderen Antiarrhythmika und mit Betablockern verstärken die Wirkung von Ajmalin.

Tab. 7.7 Pharmakokinetische Daten von Antiarrhythmika der Klasse Ia.

Pharmakon	Chinidin	Disopyramid	Procainamid	Ajmalin
Applikation	oral	oral	oral	i. v.
Bioverfügbarkeit	80 %	85 %	75 %	50 %
First-Pass-Effekt	gering	gering	gering	–
Eliminations-HWZ	6 h	5–6 h	2–4 h	12–15 min
Elimination renal	25 %	75 %	40–60 %	
Dosierung	900–1500 mg	400–800 mg	3–4 g	
Therapeut. Plasmaspiegel	2–4 µg/ml	2–5 µg/ml	4–8 µg/ml	

Prajmaliumbitartrat (Neo-Gilurytmal®) und Detajmiumbitartrat (Tachmalcor®)

Beide Verbindungen sind Derivate von Ajmalin. Sie wirken wie Chinidin, haben aber eine geringere negativ inotrope Wirkung. Prajmalium wird oral gut resorbiert, obwohl es ein quartäres Ammoniumion enthält. Der Abbau erfolgt in der Leber durch CYP2D6 und ist bei 10 % der Patienten stark eingeschränkt.

Disopyramid (Rythmodul®)

Disopyramid erreicht bei oraler Gabe eine Bioverfügbarkeit von 80 % und hat eine Plasma-HWZ von etwa 6 Stunden. 50 % von Disopyramid werden unverändert renal eliminiert. Bei Niereninsuffizienz muss daher eine Dosisanpassung erfolgen.

Disopyramid wirkt chinidinähnlich, hat aber stärkere anticholinerge Wirkungen bzw. Nebenwirkungen als Chinidin.

Indikationen für eine Behandlung mit Disopyramid sind Vorhofflimmern und Vorhofflattern, supraventrikuläre Tachyarrhythmien und ventrikuläre Rhythmusstörungen. Der Einsatz von Disopyramid muss sehr sorgfältig abgewogen werden und sollte auf lebensbedrohliche Herzrhythmusstörungen beschränkt bleiben.

Unerwünschte Wirkungen von Disopyramid sind negative Inotropie, periphere Vasokonstriktion, schlechte hämodynamische Effekte und starke parasympatholytische Wirkungen, die sich als Mundtrockenheit, beschleunigte AV-Überleitung, Akkommodationsstörungen und Blasenentleerungsstörungen äußern.

Procainamid (Procainamid-Duriles®)

Procainamid hat eine kurze HWZ von 2–4 Stunden und wird überwiegend renal eliminiert. Es wirkt wie Chinidin, hat aber geringere anticholinerge Wirkungen. Aufgrund heftiger **allergischer** Nebenwirkungen (Urtikaria, Agranulozytose, LE, Paragruppenallergie) war Procainamid ein Reservetherapeutikum bei ventrikulären und supraventrikulären Arrhythmien und ist nicht mehr im Handel.

7.2.2 Antiarrhythmika der Klasse Ib (Lidocaintyp)

Zu dieser Gruppe zählen:

- Lidocain (Xylocain®, Xyloneural®)
- Mexiletin (Mexitil®)
- Phenytoin (Phenhydan®, Epanutin®)
- Tocainid (Xylotocan®).

Die pharmakokinetischen Daten bei den Antiarrhythmika innerhalb der Gruppe Ib differieren stark und unterscheiden sich auch deutlich von den Werten der Klasse Ia (Tab. 7.8).

Mexiletin und Phenytoin werden zu 85–95 % oral resorbiert und haben eine Bioverfügbarkeit von 90 %. Der First-Pass-Effekt ist gering. Die Rate der Lebermetabolisierung beträgt bei Mexiletin 90–95 % und bei Phenytoin 100 %.

Die Kanäle des schnellen Natriumeinstroms werden durch Antiarrhythmika der Klasse Ib blockiert und die Erholung der Kanäle wird verzögert (Filtereffekt). Lidocain und Verwandte bewirken eine dosisabhängige Verminderung der Anstiegsgeschwindigkeit des schnellen Aktionspotenzials. Besonders ausgeprägt ist diese Wirkung bei hoher Frequenz und niedrigem Ruhepotenzial der Herzzelle. Die Dauer des Aktionspotenzials wird verkürzt, die Gesamtrefraktärzeit steigt. Der Kaliumausstrom während des AP steigt und bewirkt eine erhöhte diastolische Reizschwelle. Die Erholungszeit ist bei Antiarrhythmika Typ Ib am kürzesten innerhalb der Gruppe I:

Erholungszeit Ib < Ia < Ic.

Lidocain (Xylocain®)

Pharmakokinetik

Lidocain hat einen ausgeprägten First-Pass-Effekt von 80 % und eine Halbwerstzeit von nur 100 Minuten und eignet sich daher nur zur intravenösen Gabe. Zur besseren Steuerbarkeit wird Lidocain meist infundiert. Lidocain wird fast vollständig in der Leber metabolisiert und die Metabolite werden über die Fäzes ausgeschieden. Nur 3 % Lidocoin werden unverändert renal ausgeschieden. Bei intravenöser Gabe liegt die Dosierung bei 100 mg, bei Infusion bei 2–4 mg/min.

Wirkungen

Lidocain hemmt den schnellen Natriumeinstrom an der Zellmembran, erlaubt aber eine rasche Reaktivierung der Natriumkanäle (schnellere Lösung am Na-

Tab. 7.8 Pharmakokinetische Daten von Antiarrhythmika der Klasse Ib.

Substanz	Applikation	Bioverfügbarkeit	Eliminations-HWZ (h)	Renale Elimination	Dosierung
Lidocain	i.v.	15–25 %	1–2	10 %	2 x 50–100 mg
Mexiletin	i.v./ oral	80–90 %	5–12	10 %	0,6 g oral
Phenytoin	i.v./ oral	90 %	20–40	90–95 %	125–250 mg i.v. 300 mg oral
Tocainid	oral	95 %	12–15	40 %	1,2–1,6 g

triumkanal im Vergleich zu anderen). Lidocain wirkt hauptsächlich am **Ventrikel.** Die elektrophysiologischen Wirkungen von Lidocain am Herzen sind bei therapeutischer Dosis gering. Die Automatie des Sinusknotens wird nicht beeinflusst. AV-Knoten und Vorhöfe arbeiten unverändert. Die intrakardialen Leitungszeiten werden nur in höherer Dosis geringfügig gebremst. Ebenfalls bei hoher Dosis von Lidocain beobachtet man eine negativ inotrope Wirkung.

Indikationen

Lidocain ist das Mittel der ersten Wahl bei ventrikulären Extrasystolen und ventrikulären Tachyarrhythmien bis zum Kammerflimmern. Lidocain kommt hauptsächlich bei **Reanimationen** und bei Kardiokonversionen zum Einsatz.

Unerwünschte Wirkungen

Lidocain hat nur eine geringe kardiodepressive Wirkung. Beim Sinusknotensyndrom kann allerdings eine Bradykardie und ein Herzstillstand auftreten. Die extrakardialen Nebenwirkungen sind dosisabhängig und betreffen hauptsächlich das ZNS. Man beobachtet Schwindel, Seh- und Sprachstörung, Krämpfe und Koma.

Kontraindikationen AV-Block II und III.

Interaktionen treten mit Sulfonamiden auf, wobei deren Wirkung vermindert wird.

Phenytoin (Phenhydan®)

Phenytoin hat eine stark schwankende HWZ, da die Metabolisierung dosisabhängig ist (Enzymsättigung). Die Bioverfügbarkeit kann 90 % erreichen. Die Metabolisierung erfolgt in der Leber. Es wird zu 90 % renal eliminiert.

Phenytoin wird wegen seiner zentral dämpfenden Wirkung normalerweise als **Antiepileptikum** eingesetzt. Am Herzen wirkt es ähnlich wie Lidocain. Die AV-Überleitung wird nicht beeinflusst.

Indikationen

Die Gabe von Phenytoin bei ventrikulären und supraventrikulären Tachyarrhythmien ist auf die **Digitalisintoxikation** beschränkt.

Nebenwirkungen

Extrakardiale **unerwünschte Wirkungen** von Phenytoin sind Nystagmus, Schwindel, Ataxie und Polyneuropathie. Ferner beobachtet man organtoxische Wirkungen wie Blutbildveränderungen, Lymphadenopathie, cholestatische Hepatose, Lupus-erythematodes-ähnliche Krankheitsbilder, Gingivahyperplasie und Allergien. Insbesondere bei Überdosierung kommt es an den Augen zu Diplopie und Nystagmus.

Kontraindikationen für Phenytoin sind Herzinsuffizienz, Hepatopathien, Knochenmarkerkrankungen, AV-Block II–III, Sick-Sinus-Syndrom und Schwangerschaft.

Interaktionen von Phenytoin mit anderen Pharmaka sind häufig. Phenobarbital, Primidon, Carbamazepin und Alkohol vermindern den Phenytoin-Plasmaspiegel. Sulfonylharnstoffe, Benzodiazepine, Cimetidin, Chloramphenicol, Cycloserin, Disulfiram, Halothan, Isoniazid, Antirheumatika, p-Aminosalicylsäure, Sulfonamide und trizyklische Antidepressiva erhöhen den Phenytoinspiegel. Durch Phenytoin wird die Wirkstoffkonzentration von oralen Antikoagulanzien, Verapamil, Doxycyclin, Kortikosteroiden, Antikonzeptiva und trizyklischen Antidepressiva vermindert.

Mexiletin (Mexitil®)

Mexiletin lässt sich chemisch vom iso-Aminopropanol ableiten. Es steht oral und parenteral zur Verfügung. Bei oraler Gabe ist die Resorption sehr gut, die HWZ beträgt etwa 12 Stunden. Die Bioverfügbarkeit liegt bei 80 %, die Metabolisierung findet in der Leber statt, es wird renal ausgeschieden.

Mexiletin wirkt ähnlich wie Lidocain. Automatie und Überleitung werden kaum beeinflusst, es hat eine schwache negativ inotrope Wirkung und wirkt gering kardiodepressiv.

Indikationenen

Indikation für Mexiletin sind lebensbedrohliche ventrikuläre Tachyarrhythmien.

Unerwünschte Wirkungen

Unerwünschte Wirkungen sind die leitungsverzögernden und negativ inotropen Nebenwirkungen von Mexiletin sind gering und entsprechen denen des Lidocain. Extrakardiale NW betreffen das ZNS (Übelkeit, Schwindel, Sehstörungen, Verwirrung, Nystagmus). Gastrointestinale NW sind selten.

Kontraindikationen für Mexiletin sind frischer Myokardinfarkt, Sick-Sinus-Syndrom, AV-Block II–III, schwere Hypotonie oder Bradykardie, Leberzirrhose und schwere Niereninsuffizienz.

Tocainid (Xylotan®)

Tocainid wirkt ähnlich wie Mexiletin. Beide können oral gegeben werden und haben eine lange HWZ. Tocainid ist wie Lidocain nur gering kardiodepressiv und wird unter strenger Indikationsstellung bei ventrikulären Arrhythmien eingesetzt.

7.2.3 Antiarrhythmika der Klasse Ic

Zu dieser Gruppen zählen die Pharmaka Flecainid (Tambocor®) und Propafenon (Rytmonorm®)

Antiarrhythmika der Klasse Ic hemmen den schnellen Natriumeinstrom in der Phase 0 des AP stark und verzögern die Wiederherstellung der Natriumkanäle. Die Dauer des AP wird kaum beeinflusst.

Antiarrhythmika der Klasse Ic hemmen den schnellen Natriumeinstrom und verzögern die Wiederherstellung der Natriumkanäle.

Tab. 7.9 Pharmakokinetische Daten von Antiarrhythmika der Klasse Ic.

Substanz	Applikation	Bioverfügbarkeit	Eliminations-Halbwertszeit	Renale Elimination	Dosierung
Flecainid	i.v./oral	90 %	13–20 h	95 %	1,5–6 mg/kg i.v. 100 mg oral
Propafenon	i.v./oral	50 %	4–5 h	20–40 %	1–2 mg/kg i.v. 450–600 mg oral

Flecainid (Tambocor®)

Pharmakokinetik

Flecainid wird bei oraler Gabe zu 90 % resorbiert und hat eine Halbwertszeit von 12–20 Stunden. Der First-Pass-Effekt ist unbedeutend, die Metabolisierung erfolgt über die Leber, die Elimination über die Nieren (Tab. 7.9).

Wirkungen

Flecainid bewirkt eine Verminderung der Anstiegssteilheit des Aktionspotenzials und zwar umso stärker, je höher die Herzfrequenz ist. AP und Refraktärzeit werden verlängert. Die Wiederverfügbarkeit der Natriumkanäle wird verzögert.

Flecainid beeinflusst den Sinusknoten kaum. Die AV-Überleitung wird geringfügig verlangsamt. Die Erregungsausbreitung distal des His-Bündels wird deutlich verzögert, weshalb Flecainid hauptsächlich bei ventrikulären Herzrhythmusstörungen und bei Reentry-Tachykardie eingesetzt wird. Die intraventrikuläre Erregungsausbreitung sinkt deutlich. Die effektiven Refraktärzeiten von Vorhof- und Ventrikelmuskulatur nehmen zu.

Indikationen

Indikationen für Flecainid sind vor allem **supraventrikuläre Tachyarrhythmien** bei ventrikulärer Präexzitation, AV-Knoten-Reentry-Tachykardien (bei Wirkungslosigkeit von Digitalis, Kalziumkanalblockern und Betablockern), Therapie und Prophylaxe von Vorhofflimmern, Wiederherstellung des Sinusrhythmus (bei Wirkungslosigkeit von Chinidin und Verapamil), ventrikuläre Ektopien und Tachykardien. In der **CAST-Studie** (Cardiac Arrhythmia Suppression Study), die das Risiko des plötzlichen Herztods von Postinfarktpatienten erforschen sollte, verstarben in der Verumgruppe mit Flecainid mehr Patienten als in der Placebogruppe. Eine mögliche Ursache ist der proarrhythmische Effekt von Flecainid. CAST und andere Untersuchungen führten zu einer strengeren Indikationsstellung von Flecainid und anderen Antiarrhythmika.

Unerwünschte Wirkungen

Flecainid verursacht eine deutliche ventrikuläre Leitungsverzögerung. Proarrhythmische Effekte wie Tachykardie, Bradykardie, Kammerflimmern oder AV-Block treten normalerweise erst bei höherer Dosierung auf. Extrakardial überwiegen ZNS-Symptome wie Schwindel, Übelkeit, Kopfschmerz, Doppelsehen, Müdigkeit, Angst, Fieber, Mundtrockenheit. In seltenen Fällen führen Leberstörungen zu einer Erhöhung der Transaminasen und Cholestase. Insbesondere bei schneller intravenöser Injektion kommt es zu einem Blutdruckabfall. Eine intravenöse Anwendung muss unter EKG-Kontrolle stattfinden!

Kontraindikationen

Kontraindikationen für Flecainid sind Herzinsuffizienz, Myokardinfarkt, schwere Überleitungsstörungen, AV-Block II–III, SA-Block, Sick-Sinus-Syndrom, Bradykardie, Elektrolytstörungen, Leberzirrhose und schwere Niereninsuffizienz.

Interaktionen von Flecainid mit Verapamil und Betablockern verstärken die negativ inotrope Wirkung von Flecainid. Cimetidin verlangsamt die Elimination von Flecainid.

Propafenon (Rytmonorm®)

Pharmakokinetik

Propafenon kann ebenfalls oral gegeben werden und wird gut resorbiert, allerdings hat es einen ausgeprägten **First-Pass-Effekt** von 50 %. Die Bioverfügbarkeit liegt bei 50 %, die Eliminationshalbwertszeit bei 5–17 Stunden. 20–40 % des Propafenon werden unverändert renal ausgeschieden. Der Rest wird metabolisiert und zu 60 % mit den Fäzes und zu 40 % renal eliminiert. Man beobachtet einen genetischen Polymorphismus beim Abbau von Propafenon. 5–10 % der Mitteleuropäer sind so genannte „defiziente Metabolisierer". Aufgrund der gestörten Metabolisierung kann es zu β-Rezeptorblockade kommen.

Wirkungen

Die elektrophysiologischen Wirkungen von Propafenon lassen sich nicht eindeutig dem Lidocain- oder Chinidintyp zuordnen. Die Hauptwirkung von Propafenon beruht auf der Hemmung des Natriumeinstroms. Darüber hinaus hat Propafenon schwache β-sympatholytische Aktivität und geringe kalziumkanalblockierende Effekte. Dosisabhängig reduziert Propafenon die Anstiegsgeschwindigkeit des schnellen Aktionspotenzials und verzögert die intraventrikuläre Erregungsausbreitung.

Propafenon bewirkt am Herzen eine Verlängerung der intraatrialen Leitungszeiten sowie einen leichten Anstieg der intraventrikulären Leitungszeiten. Die Refraktärperioden steigen, die Erholungszeit des Sinusknotens nimmt zu und die Periodendauer sinkt. Wie alle Antiarrhythmika der Gruppe Ic hat auch Propafenon eine **direkte Membranwirkung**.

Indikationen

Die Indikationen für eine Behandlung mit Propafenon sind:

- supraventrikuläre Ektopien und Extrasystolen
- supraventrikuläre Tachyarrhythmien bei ventrikulärer Präexzitation. Hier hemmt Propafenon die Leitungsgeschwindigkeit der akzessorischen Bahnen, unterbricht die Tachykardie und vermindert die Überleitungsfrequenz.
- AV-Knoten-Reentry-Tachykardie, nur wenn Digitalis, Verapamil oder Betablocker nicht wirken
- Vorhofflimmern (in Kombination mit Digitalis); wegen seiner proarrhythmischen Effekte sollte Propafenon (Rytmonorm®) bei Vorhofflimmern nicht allein gegeben werden
- ventrikuläre Extrasystolen und Tachykardien. Bei diesen Indikationen wirkt Propafenon besser als Chinidin oder Lidocain.

Unerwünschte Wirkungen

Propafenon hat bei therapeutischer Dosierung nur geringe kardiodepressive Wirkung. Die negativ inotrope Wirkung ist geringer als bei Chinidin, jedoch stärker als bei Lidocain. Am Herzen treten Leitungsverzögerungen und proarrhythmische Effekte bis zum Herzstillstand auf. Es kann zu Tachykardie oder Bradykardie kommen. Extrakardiale Nebenwirkungen betreffen das ZNS (Kopfschmerz, Angst, Schlafstörungen) und das Blut (Leukozytopenie, Thrombozytopenie; Einzelfälle von Agranulozytose sind beschrieben). Ferner können Lupus erythematodes, Leberschäden und Bronchospasmen ausgelöst werden. Die Mehrzahl der extrakardialen Nebenwirkungen von Propafenon ist dosisabhängig und betrifft hauptsächlich das ZNS. Vereinzelt finden sich gastrointestinale Störungen und reversible Störungen der Potenz und der Spermiogenese.

Kontraindikationen

Kontraindikationen für die Behandlung mit Propafenon sind Herzinsuffizienz, kardiogener Schock, Kreislaufschock, Myokardinfarkt, schwere Bradykardie, schwere Hypotonie, AV-Block II–III, SA-Block, obstruktive Lungenerkrankungen, Myasthenia gravis und Hypo- oder Hyperkaliämie.

Tab. 7.10 Die wichtigsten Betablocker und ihre Dosierung.

Substanz	Handelsname	Dosierung i.v. (Herstellerangaben)	Dosierung oral
Acebutolol	Prent®	12,5–25 mg initial max. 100 mg/d	400–800 mg
Atenolol	Tenormin®		50–100 mg
Betaxolol	Kerlone®		10–20 mg
Bisoprolol	Concor®, Bisohexal®		5–10 mg
Bupranolol	Betadrenol®		100–400 mg
Carazolol	Conducton®		5–15 mg
Carteolol	Endak®		5–20 mg
Celiprolol	Selectol®, Celipro®		300–400 mg
Mepindolol	Corindolan®		2,5–10 mg
Metoprololtartrat	Beloc®, Lopresor®, Metoprolol STADA®	5–15 mg	100–200 mg
Metoprololsuccinat	Beloc-Zok®		47,5–95 mg
Nadolol	Solgol®		60–120 mg
Oxprenolol	Trasicor®	1–2 mg	40–120 mg
Penbutolol	Betapressin®		20–80 mg
Pindolol	Visken®	0,5–2 mg	5–20 mg
Propranolol	Dociton®, Propra ct®		80–240 mg
Sotalol	Sotalex®, Darob®, Sotaryt®		80-480 mg

Interaktionen

Propafenon verstärkt die Wirkung von Betablockern und trizyklischen Antidepressiva. Phenobarbital und Rifampicin vermindern die Wirkung von Propafenon.

7.3 Klasse-II-Antiarrhythmika (Beta-Adrenozeptoren-Antagonisten)

(GK Kap. 7.3)

Die Klasse-II-Antiarrhythmika umfassen die β-Sympatholytika (☞ Kap. 3.5).

Wirkstoffe

Die wichtigsten **Betablocker** und ihre Dosierung bei intravenöser oder oraler Gabe sind in Tabelle 7.10 zusammengefasst. In der Regel werden Betablocker oral als Tabletten oder Retardtabletten verabreicht. Von einigen Präparaten gibt es auch Ampullen zur intravenösen Anwendung. **Pindolol** (Visken®), darauf sei hier ausdrücklich hingewiesen, gibt es auch in Tropfenform. Diese Darreichung ist auch bei Kindern leicht handhabbar, wirkt in Minutenschnelle, ist überall schnell zur Hand und variabel dosierbar.

Wirkungen

Die Wirkung der Betablocker als Antiarrhythmika besteht in einer Abschwächung bzw. einer Blockade adrenerger Effekte. Betablocker sind kompetitive Hemmstoffe von adrenergen Transmittern und von exogenen adrenergen Verbindungen an den Betarezeptoren. Je höher der Sympathikotonus ist, desto stärker die Wirkung der Betablocker.

Adrenalin verstärkt die Entstehung und Automatie tachykarder Herzrhythmusstörungen. Die antiarrhythmische Wirksamkeit von Betablockern am Arbeitsmyokard von Vorhof und Kammer ist also indirekt. Die antiarrhythmische Wirksamkeit hängt von der Stärke der sympathischen Stimulation und der dadurch ausgelösten Rhythmusstörungen ab. Bei Langzeitbehandlung kann die zusätzliche Gabe von Klasse-III-Antiarrhythmika sinnvoll sein. Ruhepotenzial und schnelle Aktionspotenziale werden durch Betablocker nicht verändert. Bei pathologischer Senkung des Ruhepotenzials und dem Auftreten langsamer Aktionspotenziale können Betablocker jedoch die Leitungsgeschwindigkeit verändern. Unter der Therapie mit Betablockern wird die Sinusknotenautomatie vermindert, die Sinusfrequenz nimmt ab. Die AV-Überleitung nimmt zu, es kann sogar zum AV-Block kommen. Die Präexzitation kann zunehmen. Bei hohen Dosen beobachtet man zusätzlich eine unspezifische chinidinartige Wirkung (membranstabilisierender Effekt, MSA), der sich im EKG als Verlängerung der QT-Zeit nachweisen lässt. Betablocker haben **keine proarrhythmische Aktivität** und senken die Flimmerschwelle bei erhöhtem Sympathikotonus. Betablocker mit sympathomimetischer Eigenwirkung (**ISA** = intrinsische sympatomimetische Aktivität) haben eine etwas schwächere antiarrhythmische Wirkung, die jedoch keine therapeutischen Konsequenzen hat. Die so genannte **Kardioselektivität** hat keinen Einfluss auf die antiarrhythmische und antifibrillatorische Wirkung der Betablocker.

Am AV-Knoten verlangsamen die Betablocker die Erregungsleitung **(negativ dromotrop)** und verlängern die Refraktärzeit. Am Sinusknoten und an anderen Reizbildungszentren reduzieren Betablocker die Frequenz (**negativ chronotrop**) und verlangsamen die diastolische Depolarisation. Betablocker verringern die Kontraktionskraft und Kontraktionsgeschwindigkeit des Herzmuskels (**negativ inotrop**). Das Herz arbeitet sozusagen im „Schongang" und ist vor Sympathikuserregung geschützt. Der Sauerstoffbedarf des Herzmuskels wird durch Betablocker herabgesetzt, und es kommt zu einer **Ökonomisierung der Herzarbeit.** In den Purkinje-Fasern wird die Automatie vermindert und das Aktionspotenzial verkürzt. Im Vorhofmyokard werden die Refraktärzeit und das Aktionspotenzial verringert.

Tab. 7.11 Indikationen für Betablocker.

Ursprung	Rhythmusstörung/Indikation
Supraventrikulär	Sinustachykardie bei hyperkinetischem Herzsyndrom, Hyperthyreose, Phäochromozytom Sinusknoten-Reentry-Tachykardie AV-Knoten-Reentry-Tachykardie supraventrikuläre Tachyarrhythmien mit dem Ziel der Verlangsamung einer schnellen AV-Überleitung supraventrikuläre Extrasystolen belastungsinduzierte, supraventrikuläre Arrhythmien
Ventrikulär	belastungsinduzierte ventrikuläre Extrasystolen bzw. Tachykardien ventrikuläre Tachyarrhythmien bei QT-Syndrom
Zusatzmedikation als Prophylaxe von Kammerflimmern	
Prophylaxe nach Myokardinfarkt und bei koronarer Herzerkrankung	

Tab. 7.12 Unerwünschte Wirkungen von Betablockern.

Organ/Wirkort	Unerwünschte Wirkung
Haut	Exantheme, Verschlechterung einer Psoriasis, Lupus erythematodes
Bewegungsapparat	Muskelkrämpfe, Muskelschwäche
Nerven/Psyche	Müdigkeit, Kopfschmerz, Schwindel, Schwitzen, Schlafstörung, Halluzination, Depression, Parästhesie
Augen	Konjunktivitis, verminderte Tränenbildung
Gastrointestinal	Mundtrockenheit, Bauchschmerz, Durchfall
Stoffwechsel	Verschlechterung eines Diabetes, Verstärkung einer Hypoglykämie
Herz-Kreislauf	Bradykardie, AV-Überleitungsstörung, Angina pectoris, Herzinsuffizienz, Hypotonie, Durchblutungsstörung
Atemwege	obstruktive Ventilationsstörung
Urogenital	Potenzstörung
Immunsystem	allergische Hautreaktionen

Indikationen

Indikationen für Betablocker sind **Sinustachykardien** infolge des hyperkinetischen Herzsyndroms oder Hyperthyreose. Auch supraventrikuläre Extrasystolen bei Sympathotonie sprechen auf Betablocker gut an, ebenso die AV-Knoten-Reentry-Tachykardie. Die Wirksamkeit der Betablocker wird durch Digitalis verstärkt. Bei koronarer Herzkrankheit und bei Postinfarktpatienten wirken Betablocker lebensverlängernd.

Eine Übersicht über die Indikationen für Betablocker zeigt Tabelle 7.11.

Unerwünschte Wirkungen

Die unerwünschten Wirkungen von Betablockern sind in Tabelle 7.12 aufgelistet (☞ Kap. 3.5).

Kontraindikationen

Absolute Kontraindikationen für Betablocker sind Herzinsuffizienz NYHA III–IV (Ausnahme idiopathische dilatative Kardiomyopathie), AV-Block II–III, SA-Block, Sick-Sinus-Syndrom, kardiogener Schock, Bradykardie $\leq$ 50/min, Hypotonie, obstruktive Bronchialerkrankung, Asthma bronchiale, AVK III und IV und metabolische Azidose.

Relative Kontraindikationen sind Raynaud-Syndrom, Diabetes mellitus, Hypothyreose und Schwangerschaft.

Interaktionen

Betablocker dürfen nicht mit Kalziumkanalblockern vom Verapamiltyp kombiniert werden, da es sonst zu einem AV-Block kommen kann (Verstärkung der negativen Dromotropie).

Die Kombination von Betablockern mit Adrenalin, Noradrenalin oder MAO-Hemmern kann zu einem überschießenden Blutdruckanstieg führen.

7.4 Klasse-III-Antiarrhythmika

Zu dieser Gruppe zählen Amiodaron und Sotalol. Manche Autoren rechnen Sotalol auch zu den Betablockern.

Amiodaron (Cordarex®, Amiohexal®)

Pharmakokinetik

Amiodaron kann oral oder intravenös gegeben werden. Amiodaron ist schlecht steuerbar. Seine Pharmakokinetik ist noch nicht vollständig geklärt. Amiodaron wird zu 40–50 % aus dem Darm resorbiert und hat eine Bioverfügbarkeit von 40–50 %. Auch bei intravenöser Gabe setzt die Wirkung erst nach 4–5 Tagen ein, bei oraler Gabe gar erst nach zwei Wochen. Die Halbwertszeit nach Absetzen beträgt 4–10 Tage. Erst nach drei Monaten ist alles ausgeschieden! Die orale Dosierung liegt initial bei 450–900 mg. Die Erhaltungsdosis beträgt 150 mg. Intravenös werden initial langsam 5 mg/kg gegeben und nach 15 Minuten wiederholt.

Wirkungen

Die antiarrhythmische Wirkung von Amiodaron beruht nicht auf einer Hemmung des transmembranären Natriumeinstroms, sondern vermutlich auf der **Blockade der Kaliumkanäle.** In höher Dosierung besitzt Amiodaron zusätzlich lokalanästhetische und β-sympatholytische Wirkungen.

Der Mechanismus der Wirkung von Amiodaron (Cordarex®) ist nur unvollständig geklärt. Diskutiert wird eine Beeinflussung des repolarisierenden Kaliumausstroms. Die Verlängerung der Repolarisationsphase allein wirkt nicht antiarrhythmisch, wie das Beispiel Triamteren (☞ Kap. 15; Diuretika) zeigt: Triamteren verlängert ebenfalls die QT-Zeit, wirkt aber nicht antiarrhythmisch. Amiodaron bewirkt am Sinusknoten und am AV-Knoten eine Verminderung der diastolischen Depolarisationsgeschwindigkeit, eine Abnahme der AP-Höhe und eine Verlängerung von AP-Dauer und Refraktärzeit. Die Verlängerung der AP-Dauer basiert auf einer Unterdrückung des Kaliumausstroms während der Repolarisation. Bei normaler Herzfrequenz findet keine Beeinflussung der Na^+-Kanäle statt („Use Dependence"). Daneben bestehen noch antiadrenerge (Klasse II) und kalziumkanalblockierende (Klasse IV) Effekte. Es liegt also ein **multifaktorielles Wirkungsprofil** vor (Klasse I, II, III und IV).

Die Repolarisation der Myokardzellen in Vorhof, Kammer und His-Purkinje-System wird deutlich verzögert, das schnelle Aktionspotenzial und die Refraktärzeiten werden verlängert. Am Herzen kommt es zu einer Abnahme der Sinusknotenfrequenz und zu einer Verzögerung der AV-Überleitung, besonders bei hoher Frequenz. Die negativ inotrope Wirkung und die intraventrikuläre Leitungsverzögerung von Amiodaron ist nur gering. Amiodaron hat einen ausgeprägten **vasodilatierenden Effekt** und senkt den arteriellen Blutdruck.

Indikationen

Klasse-III-Antiarrhythmika wirken bei allen Formen ektoper und tachykarder Arrhythmien, unabhängig vom Ursprungsort. Der Sinusknoten wird gebremst. Die Refraktärperiode in Vorhof, AV-Knoten, His-Bündel und Purkinje-Fasern wird verlängert. Dadurch nehmen Reentry-Mechanismen und AV-Überleitung ab. Die Indikationen für Amiodaron zeigt Tabelle 7.13.

Amiodaron ist ein sehr wirksames Antiarrhythmikum, aber seine massiven extrakardialen Nebenwirkungen und die mangelhafte Steuerbarkeit machen es zu einem Pharmakon der letzten Wahl.

Tab. 7.13 Indikationen für die Behandlung mit Amiodaron.

Ursprung	Rhythmusstörung
Supraventrikulär	AV-Knoten-Reentry-Tachykardie atrioventrikuläre Reentry-Tachykardie supraventrikuläre Tachyarrhythmie mit ventrikulärer Präexzitation Vorhofflimmern zur Wiederherstellung von Sinusrhythmus
Ventrikulär	ventrikuläre Extrasystolen ventrikuläre Tachykardie

Unerwünschte Wirkungen

Amiodaron sollte wegen seiner Nebenwirkungen nur eingesetzt werden, wenn andere Antiarrhythmika versagen und eine Behandlung zwingend notwendig ist.

Kardiale Nebenwirkungen sind bei Beachtung der Kontraindikationen sehr selten. Häufig und schwer dagegen sind die extrakardialen Nebenwirkungen. Sie sind abhängig von der Dosis und der Therapiedauer. Bei Langzeittherapie muss man mit 10–20 % schwerwiegenden Nebenwirkungen rechnen. Tabelle 7.14 listet die wichtigsten Nebenwirkungen von Amiodaron auf.

Unter einer Therapie mit Amiodaron müssen ständig die Laborwerte von Schilddrüse und Leber kontrolliert werden, ferner sind Kontrollen von Augen, Haut und Lungenfunktionen erforderlich.

Kontraindikationen für Amiodaron sind Sick-Sinus-Syndrom, AV-Block II–III, SA-Block, Bradykardie, Schilddrüsenerkrankungen, Jodallergie, Lungenerkrankungen und eine antidepressive Behandlung mit MAO-Hemmern.

Tab. 7.14 Nebenwirkungen von Amiodaron.

Organ/Wirkort	Unerwünschte Wirkung
Schilddrüse	Amiodaron enthält wie Thyroxin einen aromatischen Ring mit 2 Jodatomen. Man beobachtet häufig Hyper- und Hypothyreosen. Auch die Auslösung einer thyreotoxischen Krise ist möglich.
Auge	Fast regelmäßig treten Mikroablagerungen in der vorderen Kornea auf, die zu Sehstörungen führen (Schleiersehen, Farbhalo). Die Sehstörungen sind reversibel.
Haut	Erythema nodosum, phototoxische Reaktionen, Haarausfall
Lunge	interstitielle Alveolitis, interstitielle Fibrose
ZNS und peripheres NS	Kopfschmerz, Schlafstörungen, Schwindel, Tremor, Ataxie, Parästhesien
Magen-Darm-Trakt	Übelkeit, Erbrechen, Obstipation, Geschmacksstörungen
Leber	Hepatitis, Transaminasenanstieg
EKG	Verlängerung der PQ und QT-Strecke, Deformierung der T-Welle

Interaktionen von Amiodaron mit Betablockern, Kalziumkanalblockern (Verapamil) und anderen Antiarrhythmika verstärken die leitungsverzögernde Wirkung am AV-Knoten und die Depression des Sinusknotens. Amiodaron darf nicht mit Medikamenten kombiniert werden, die die Repolarisation am Herzen verlängern, weil sonst Rhythmusstörungen auftreten. Amiodaron erhöht den Digitalisspiegel und verstärkt die Wirkung oraler Antikoagulanzien. Die Kombination von Amiodaron mit diesen Verbindungen erfordert Kontrollen und eine Dosisanpassung.

Sotalol (Sotalex®)

Sotalol ist ein **Betablocker,** der schon seit 1984 auf dem Markt ist und der innerhalb der Gruppe der Betablocker eine Sonderstellung einnimmt. Aufgrund seiner antiarrhythmischen Wirkungen wird er auch zu den Klasse-III-Antiarrhythmika gerechnet.

Die antiarrhythmische Wirkung basiert neben der **Sympatholyse** (Klasse-II-Wirkung) auf einer Blockade der schnellen Komponente der **Kaliumkanäle** (IK), den IK_r-Kanälen, ohne die langsamen Kaliumkanäle (IK_s) zu beeinflussen (Klasse-III-Wirkung). Das Aktionspotenzial wird verlängert, ebenso wie die effektive Refraktärzeit in den Vorhöfen, im AV-Knoten und im Ventrikel. Bei niedriger Dosis kommt es zur β-Blockade, bei hoher Dosis zur IK_r-Blockade. Ein selektiver Blocker des IK_r- und IK_s-Kanals ist beispielsweise Dofetilid (Tikosyn®)

Sotalol kann oral oder intravenös verabreicht werden. Die HWZ beträgt etwa 15 Stunden, was die schlechte Steuerbarkeit von Sotalol erklärt.

Sotalol hat nur eine geringe proarrhythmische Wirkung und wird zur Behandlung von supraventrikulären und ventrikulären Herzrhythmusstörungen eingesetzt.

Aufgrund seiner betasympatholytischen Wirkung wird Sotalol auch zur Behandlung der Hypertonie und der KHK eingesetzt.

Kontraindikationen für Sotalol sind akuter Herzinfarkt, AV-Block II. und III. Grades, Bradykardie < 50/min, Herzinsuffizienz NYHA IV, Antiarrhythmika der Klasse I, insb. Chinidin und Schock.

Neu entwickelte Klasse-III-Antiarrhythmika

Wirkstoffe und Wirkungen

Seit 1997 richtet sich das Interesse der Kardiologen auf die neu entwickelten Klasse-III-Antiarrhythmika **Dofetilid** und **Azimilid.** 2002 kam Dofetilid (Tikosyn® von Pfizer) in den USA auf den Markt. Dofetilid ist ein Methansulfonanilid, Azimilid hat keine chemische Ähnlichkeit mit anderen Klasse-III-Antiarrhythmika. Beide hemmen nicht nur den schnellen Kaliumkanal wie die klassischen Klasse-III-Antiarrhythmika, sondern auch den langsamen Kaliumkanal. Dies ist der Grund dafür, dass beide Verbindungen **keine proarrhythmischen Effekte** haben wie Sotalol. Auch die negativ inotrope und negativ dromotrope Wirkung von Sotalol fehlt bei Azimilid und Dofetilid, sie verursachen also keine Bradykardie. Die SWORD-Studie hat gezeigt, dass Sotalol keine lebensverlängernde Wirkung hat. Dies scheint auch auf Azimilid zuzutreffen.

Ein entscheidender Vorteil der beiden neuen Klasse-III-Antiarrhythmika ist, dass die **Reverse Use Dependence** fehlt, die den klassischen Antiarrhythmika eigen ist. Man versteht darunter das Nachlassen der antiarrhythmischen Wirkung mit steigender Herzfrequenz. Die Reverse Use Dependence hat zur Folge, dass die Wirkung der bisherigen Antiarrhythmika gerade dann eingeschränkt ist, wenn man sie am nötigsten braucht. Azimilid hat keine extrakardialen NW wie beispielsweise Amiodaron.

Pharmakokinetik

Azimilid wird bei oraler Gabe fast vollständig resorbiert und zu über 90 % an Plasmaprotein gebunden. Die HWZ ist so lang, dass eine Einmalgabe täglich genügt. Azimilid wirkt auch im ischämischen Herzgewebe, hat keine hämodynamisch ungünstigen Effekte und verlängert nicht die PQ-Zeit. Seine Metaboliten sind inaktiv. Azimilid führt zu keinen Interaktionen mit Digoxin oder Cumarin. Auch bei Patienten mit Lebererkrankungen ist eine Dosisanpassung nicht erforderlich.

Dofetilid hat eine Bioverfügbarkeit von > 90 % und erreicht sein Wirkungsmaximum nach 1–2 Stunden, die Plasma-HWZ beträgt 6–12 Stunden. Es wird in der Leber oxidativ metabolisiert. Bis jetzt sind vier aktive Metabolite bekannt. Das Hauptabbauprodukt ist N-Desmethyl-Dofetilid. Die Elimination erfolgt renal.

Indikationen

Azimilid wird in den klinischen Studien vor allem bei Patienten mit Vorhofflimmern und Vorhofflattern eingesetzt. Es gibt Hinweise, dass Azimilid wirksamer vor Arrhythmierezidiven schützt als Klasse-I-Antiarrhythmika.

Dofetilid wurde in der DIAMOND-Studie bei Vorhofflimmern und bei Kammerflattern eingesetzt. Die Konversionsrate zum Sinusrhythmus betrug bei Kammerflattern 50 % und bei Vorhofflimmern 28 %.

7.5 Klasse-IV-Antiarrhythmika (Kalziumkanalblocker)

(☞ Kap. 11.2)

Als Klasse-IV-Antiarrhythmika werden die herzwirksamen Kalziumkanalblocker (früher: Kalziumantagonisten) bezeichnet.

Wirkstoffe

Tabelle 7.15 zeigt Kalziumkanalblocker, die als Antiarrhythmika verwendet werden.

Tab. 7.15 Antiarrhythmisch wirksame Kalziumkanalblocker.

Wirkstoff	Handelsname
Diltiazem	Dilzem®, Diltahexal®, Diltiazem ratiopharm®, Diltiazem STADA®
Gallopamil	Procorum®, Gallobeta®
Verapamil	Isoptin®, Azupamil®, Verahexal®, Verapamil ratiopharm®

Pharmakokinetik

Die Bioverfügbarkeit von **Verapamil, Gallopamin** und **Diltiazem** ist gering, so dass bei oraler Gabe Retardpräparate zu bevorzugen sind. Gallopamil wirkt etwas stärker als Verapamil. Verapamil und Gallopamil werden überwiegend renal ausgeschieden, während bei Diltiazem die renale Elimination nur 40 % beträgt (Tab. 7.16).

Wirkungen

Die Wirkungen von Verapamil, Gallopamil und Diltiazem unterscheiden sich kaum. Kalziumkanalblocker blockieren den Einstrom von Ca^{2+} in die glatten Muskelzellen und in die Zellen von Myokard, Erregungsbildungs- und Erregungsleitungssystem des Herzens.

Kalziumkanalblocker wirken antiarrhythmisch durch Hemmung des langsamen Kalziumeinstroms in den Zellen von Sinusknoten und AV-Knoten am Beginn der Erregungsausbreitung. Dabei werden an Zellen mit langsamen Aktionspotenzialen (Sinusknoten und AV-Knoten) Erregungsbildung und Erregungsausbreitung unterdrückt. Unter bestimmten physiologischen Bedingungen können auch Rhythmusstörungen, die ihren Ursprung im Arbeitsmyokard haben, mit Kalziumkanalblockern unterdrückt werden.

Die Kalziumkanalblocker vom **Nifedipintyp** (Nifedipin, Nitrendipin, Nimodipin, Nisoldipin, Nicardipin) sind am Herzen nicht antiarrhythmisch wirksam.

Merke!
Kalziumkanalblocker wirken am Sinusknoten negativ chronotrop, am AV-Knoten negativ dromotrop und am Arbeitsmyokard negativ inotrop.

Verapamil vermindert die Erregbarkeit und die Erregungsleitung des Sinus- und des AV-Knotens. Je höher die Frequenz und je niedriger das Zellpotenzial ist, desto stärker ist die Wirkung von Verapamil. Die Sinusfrequenz sinkt leicht ab, die Erholungszeit des Sinusknotens nimmt zu. Leitungszeit und Refraktärzeit des AV-Knotens steigen. Unbeeinflusst bleiben Vorhof- und Kammermuskulatur sowie das His-Purkinje-System. Im EKG zeigt sich eine Zunahme der PQ-Zeit und im His-EKG der AH-Zeit. QRS und QT bleiben unbeeinflusst.

Gallopamin unterscheidet sich von Verapamil chemisch nur durch eine zusätzliche Methoxygruppe, und auch die Wirkungen entsprechen weitgehend denen von Verapamil.

Diltiazem vermindert die Spontanautomatie im Sinus- und im AV-Knoten. Leitungszeit und effektive Refraktärzeit von Sinus- und AV-Knoten werden verlängert. Wie bei Verapamil bewirkt auch Diltiazem keine Veränderung an der Muskulatur von Vorhof, Ventrikel und His-Purkinje-System. Die Sinusfrequenz sinkt leicht. Leitungszeit und Refraktärzeit des AV-Knotens nehmen dosisabhängig zu. Im EKG zeigt sich eine Zunahme der PQ-Zeit und im His-Bündel-EKG der AH-Zeit. QRS und QT bleiben unbeeinflusst.

Indikationen

Indikationen für Verapamil und Gallopamin sind tachykarde Vorhofrhythmusstörungen mit schneller Vorhof-Kammer-Überleitung (Vorhoftachykardie mit Block, Vorhofflattern, Vorhofflimmern), AV-Knoten-Reentry-Tachykardie, supraventrikuläre Tachyarrhythmien mit schneller Vorhofüberleitung und belastungsinduzierte ventrikuläre Arrhythmien, besonders bei Myokardischämie. Ferner wird das WPW-Syndrom mit Verapamil behandelt. Man gibt 20 mg Verapamil im Bolus i.v.

Tab. 7.16 Pharmakokinetische Daten und Dosierung von herzwirksamen Kalziumkanalblockern.

Substanz	Applikation/ Dosierung	Bioverfügbarkeit	First-Pass-Effekt	Eliminations-HWZ	Renale Elimination
Verapamil	i. v./oral 5–10 mg i. v. 240–480 mg	15–20 %	hoch	4–7 h	80 %
Gallopamin	oral 150–200 mg	15–20 %	hoch	4–8 h	50–60 %
Diltiazem	i. v./oral 12–25 mg i. v. 180–270 mg	50 %	mäßig	4–8 h	40 %

Therapieziel ist meist eine Verlangsamung der schnellen AV-Überleitung.

Diltiazem ist indiziert bei AV-Knoten-Reentry-Tachykardie und supraventrikulären Tachyarrhythmien mit schneller Vorhof-Kammer-Überleitung über den AV-Knoten (Cave: ventrikuläre Präexzitation). Auch bei der dilatativen Kardiomyopathie wird es eingesetzt.

Hauptanwendung für Diltiazem sind tachykarde Vorhofrhythmusstörungen mit schneller Vorhof-Kammer-Überleitung (Vorhoftachykardie mit Block, Vorhofflattern, Vorhofflimmern). Therapieziel ist meist eine Verlangsamung der schnellen AV-Überleitung.

Unerwünschte Wirkungen

Bei höherer Dosierung von Verapamil, Gallopamil und Diltiazem kommt es aufgrund der negativ inotropen Wirkung und der Abnahme des peripheren Widerstands zum **Blutdruckabfall.** Dieser Effekt ist bei Herzinsuffizienz oder Herzinfarkt verstärkt. Überleitungsstörungen können bis zum AV-Block verstärkt werden. Im Tierversuch hat Diltiazem eine teratogene Wirkung.

Kontraindikationen

Kontraindikationen für Verapamil, Gallopamil und Diltiazem sind höhergradige SA- und AV-Überleitungsstörungen und Sick-Sinus-Syndrom. Eine Herzinsuffizienz muss vor der Gabe von Kalziumkanalblockern digitalisiert werden, wobei zu beachten ist, dass Verapamil durch Interaktion den Digitalisspiegel beträchtlich ansteigen lässt. Bei Herzinsuffizienz mit paroxysmaler Tachykardie sollte daher mit Digitalis allein gearbeitet werden. Bei hoher anterograder Leitungsgeschwindigkeit (z. B. WPW-Syndrom) und kurzer Refraktärzeit ist Diltiazem kontraindiziert, nicht dagegen Verapamil. Einen Überblick über die Angriffsorte der verschiedenen Antiarrhythmika gibt Tabelle 7.17.

Tab. 7.17 Einteilung der Antiarrhythmika nach Angriffsort bzw. Wirkungsmechanismus.

Antiarrhythmikum (Typ)	Kanäle					Rezeptoren			Pumpen Na^+/K^+-ATPase
	Na^+			Ca^{+2}	K^+	β	A_1	M_2	
	s	mi	la						
Lidocain (Ib)	● (rot)								
Mexiletin (Ib)	● (rot)								
Tocainid (Ib)	● (rot)								
Chinidin (Ia)		● (rot)			● (grün)			● (grün)	
Procainamid (Ia)		● (rot)			● (grün)			● (grün)	
Disopyramid (Ia)		● (rot)			● (grün)			● (grün)	
Propafenon (Ic)			● (rot)			● (grün)			
Flecainid (Ic)			● (rot)						
Prajmalium (Ia)			● (rot)						
Verapamil (IV)				● (rot)					
Diltiazem (IV)				● (rot)					
Sotalol (III)					● (rot)	● (grün)			
Amiodaron (III)	● (grün)			● (grün)	● (rot)	● (grün)			
Betablocker (II)	● (grün)					● (rot)			
Adenosin							● (rot)		
Atropin								● (rot)	
Digoxin									● (rot)

Erklärung: ● (rot) = roter Punkt steht für „Hauptwirkung" bei klassischen Antiarrhythmika
● (grün) = grüner Punkt steht für „zusätzliche Wirkung"
s = schneller Natriumkanal, mi = mittelschneller Natriumkanal, la = langsamer Natriumkanal

Antiarrythmika, die eine Herzinsuffizienz verstärken bzw. verschlechtern, ☞ Tab. 7.18.

Tab. 7.18 Antiarrhythmika mit negativ inotroper Wirkung.

Wirkstoff	Gruppe	Bemerkung
Chinidin	Klasse Ia	
Disopyramid	Klasse Ia	
Procainamid	Klasse Ia	
Ajmalin	Klasse Ia	
Lidocain	Klasse Ib	nur in hoher Dosis
Mexiletin	Klasse Ib	gering kardiodepressiv
Tocainid	Klasse Ib	gering kardiodepressiv
Flecainid	Klasse Ic	
Propafenon	Klasse Ic	geringer als Chinidin, stärker als Lidocain
Betablocker	Klasse II	
Sotalol	Klasse III	geringer als Betablocker
Verapamil	Klasse IV	zusätzliche Digitalisierung erforderlich
Gallopamin	Klasse IV	dito
Diltiazem	Klasse IV	dito

7.6 Andere Wirkstoffe mit antiarrhythmischen Effekten

Nicht alle Pharmaka mit antiarrhythmischer Wirkung lassen sich in das Schema von M. Vaughan Williams einordnen, insbesondere:

- Digitalisglykoside
- Adenosin
- Magnesiumsalze.

Digitalisglykoside (Novodigal®, Lanitop®)

Digitalisglykoside können insbesondere zur Behandlung von **Vorhofflimmern, Vorhofflattern** und anderen **supraventrikulären Tachykardien** eingesetzt werden, da sie die AV-Überleitung verzögern und die Ventrikelfrequenz herabsetzen. Bei ventrikulären Arrhythmien sind Digitalispräparate kontraindiziert, da sie Kammerflimmern auslösen können.

Adenosin (Adenoscan®, Adrekar®)

Indikationen

Adenosin wird eingesetzt zur Behandlung paroxysmaler supraventrikulärer Tachykardien,

vor allem wenn Verapamil oder andere Antiarrhythmika nicht gegeben werden können.

Pharmakokinetik

Adenosin wirkt nur wenige Sekunden und muss intravenös im Bolus verabreicht werden.

Wirkungsmechanismus und Wirkungen

Adenosin stimuliert A_1-Rezeptoren und hemmt die Adenylatcyclase. Im Sinusknoten werden Kaliumkanäle geöffnet, im AV-Knoten Kalziumkanäle blockiert. Das Ruhemembranpotenzial steigt, die AV-Überleitung wird gehemmt (negativ dromotrop) und die Herzfrequenz sinkt. Auf das Kammermyokard hat Adenosin keine Wirkung.

Nebenwirkungen

Nebenwirkungen von Adenosin sind Hitzegefühl, Schwindel, Flush, Palpitationen, Bronchospasmus und in seltenen Fällen ventrikuläre Arrhythmie.

Kontraindikationen

Bei AV-Block Grad II und III, bei Vorhofflattern und -flimmern und bei obstruktiven Erkrankungen der Lunge darf Adenosin nicht gegeben werden.

Interaktionen

Dipyridamol steigert und Xanthine schwächen die Wirkung von Adenosin.

Magnesiumsalze (Magnesiocard®, Magnesium Verla®, Magnesium Diasporal®)

Im Gegensatz zum Skelettmuskel, der auf Ca^{+2} angewiesen ist, benötigt der Herzmuskel Mg^{2+}-Ionen als „Schalter“ für die Kontraktion. Vorteil einer antiarrhythmischen Behandlung mit Magnesium ist das Fehlen von Nebenwirkungen bei korrekter Dosierung.

Indikationen für Magnesiumpräparate (meist Mg-Sulfat) sind vegetative Herzrhythmusstörungen, Torsade de pointes, von Digitalisglykosiden verursachte Herzrhythmusstörungen und akuter Myokardinfarkt. Bei Letzterem muss Magnesium möglichst rasch noch vor der Lysetherapie infundiert werden.

8 Die Pharmakotherapie von Herzrhythmusstörungen

8.1 Therapieprinzipien

Herzrhythmusstörungen sind keine eigenständigen Erkrankungen, sondern nur Symptome oder Komplikationen. Den Rhythmusstörungen können **Herzerkrankungen** wie Herzklappenfehler, koronare Herzkrankheit, Kardiomyopathie oder Myokarditis zugrunde liegen. Auch **systemische Erkrankungen** wie Diabetes, Nierenerkrankungen, Schilddrüsenerkrankungen, Anämie oder Elektrolytstörungen können sich am Herzen als Rhythmusstörung bemerkbar machen. Häufig sind **vegetative Störungen** ohne fassbare organische Erkrankung die Ursache einer Herzrhythmusstörung. Nicht zu vergessen sind **Medikamente** (Sympathomimetika, Antiarrhythmika, Theophyllin, trizyklische Antidepressiva, Neuroleptika) und **Genussgifte** wie Koffein, Alkohol und Nikotin, die ursächlich für eine Rhythmusstörung verantwortlich sein können.

Zunächst wird die Grunderkrankung behandelt. Die Behandlung der Rhythmusstörungen ist eine symptomatische Therapie, die sich an den EKG-Veränderungen orientiert.

Ob eine Therapie mit Antiarrhythmika erfolgt oder nicht, richtet sich nach den subjektiven **Beschwerden** des Patienten, nach dem Ausmaß des **hämodynamischen Effekts** der Arrhythmie in Ruhe und unter Belastung und nach der **Prognose.** Subjektive Symptome treten bei etwa 50 % der Herzrhythmusstörungen auf. Sie sind häufig und sehr variabel (Herzklopfen, Herzrasen, Herzstolpern, Kloßgefühl, Unruhe, Angst). Schweregrad der Rhythmusstörung und subjektive Symptome stimmen selten überein. Die hämodynamischen Auswirkungen von Rhythmusstörungen werden durch eine Vielzahl verschiedener Faktoren bestimmt. Die wichtigsten sind:

- Herzfrequenz
- Ventrikelfunktion
- Entstehungsort der Rhythmusstörung
- Vorhof-Kammer-Sequenz
- Faktoren peripherer Gefäße.

In der Vergangenheit wurden Antiarrhythmika viel zu großzügig angewandt. Erst als verschiedene Studien, wie z. B. die CAST-Studie (Cardiac Arrhythmia Suppression Study), nachwiesen, dass antiarrhythmische Pharmaka die Häufigkeit tödlicher Rhythmusstörungen bei vielen Indikationen nicht vermindern (Placebovergleich) wurden diese Medikamente vorsichtiger verordnet. Vor einer antiarrhythmischen Therapie ist immer zu beachten, dass Antiarrhythmika selber Rhythmusstörungen verursachen können (**Proarrhythmie**) und meist erhebliche extrakardiale Nebenwirkungen aufweisen. Das Bundesgesundheitsamt erließ 1993 weitreichende Zulassungsbeschränkungen für Antiarrhythmika der Klassen I und III, die unter anderem vorschreiben, dass Klasse-I-Antiarrhythmika nicht innerhalb von 3 Monaten nach einem Myokardinfarkt eingesetzt werden dürfen. Die Einstellung muss unter Monitorkontrolle erfolgen. Die Indikation ist auf lebensbedrohliche ventrikuläre und supraventrikuläre Tachykardien beschränkt. Klasse-III-Antiarrhythmika werden bei denselben Indikationen eingesetzt, auch wenn keine vitale Bedrohung vorliegt. Die Hürde für eine antiarrhythmische Therapie ist so hoch gelegt worden, dass die Ersteinstellung eigentlich immer in der Klinik erfolgen muss.

Zwingende Indikationen für eine antiarrhythmische Behandlung sind:

- **Anhaltende ventrikuläre Tachykardien,** besonders in Verbindung mit koronarer Herzerkrankung (ab Lown IIIb).
- **Sudden-Death-Syndrom.** Dieses Syndrom liegt vor bei arrhythmiebedingtem Kreislaufstillstand und Z. n. Reanimation. Ursächlich ist ein primäres Kammerflimmern.
- **Tachykarde supraventrikuläre Arrhythmien** mit zusätzlicher Ventrikelfunktionsstörung und der Gefahr drohender Dekompensation.
- **Bradykardie mit Pausenbildung.** Hierbei ist die Schrittmachertherapie der medikamentösen Therapie überlegen.

Merke!
Die Therapieziele einer antiarrhythmischen Behandlung sind die Verhinderung eines plötzlichen Herzstillstands, die Verbesserung der Hämodynamik und die Verbesserung der subjektiven Symptome.

Akuttherapie

Ziel: Beenden der Rhythmusstörung.

Vorgehen: Medikamente, elektrische Kardioversion (bei Vorhofflimmern) wird nur bei bedrohlichen Rhythmusstörungen eingesetzt.

Langzeittherapie

Ziel: Verhinderung von Rückfällen.

Vorgehen: zunehmend Katheterablation (Verödung des Fokus der Rhythmusstörung), Schrittmacher- oder Defibrillatorimplantation anstatt Pharmaka.

Formal lassen sich **primäre Prophylaxe** (Risikopatienten), **Sekundärprophylaxe** (Patienten nach schweren Herzattacken wie Infarkt oder Herzstillstand) und **symptomatische Therapie** (subjektive Besserung) unterscheiden.

Herzrhythmusstörungen werden nach ihrem Ursprung unterteilt in:
- supraventrikuläre Herzrhythmusstörungen (vom Vorhofmyokard ausgehend)
- atrioventrikuläre Herzrhythmusstörungen (akzessorische Leitungsbahnen von Vorhof und Kammer
- ventrikuläre Herzrhythmusstörungen (von den Kammern ausgehend).

Herzrhythmusstörungen lassen sich untergliedern in Störungen der Herzfrequenz mit regelmäßiger Herzaktion, Störungen der Herzfrequenz mit unregelmäßiger Kammeraktion und Störungen der Erregungsleitung (Tab. 8.1).

Die Feststellungen **bradykard/tachykard, regelmäßig/unregelmäßig** sowie **periodisch/unperiodisch** lassen sich per Auskultation oder beim Blutdruckmessen treffen. Die Lokalisation **ventrikulär** oder **supraventrikulär** erfolgt dann mittels EKG. Die häufigsten Herzrhythmusstörungen in der Praxis sind Sinustachykardie, Sinusbradykardie, Vorhofflattern, ventrikuläre und supraventrikuläre Extrasystolen. Vereinzelte Extrasystolen sind meist vegetativ bedingt und werden – wenn überhaupt – nicht mit Antiarrhythmika, sondern mit Magnesium und Sedativa behandelt. Die Kammertachykardie ist eine ernste Herzrhythmusstörung und tritt meist bei fortgeschrittener koronarer Herzerkrankung auf.

Allgemein gilt für die Pharmakotherapie von Herzrhythmusstörungen, dass nach Möglichkeit nur **ein** Antiarrhythmikum zum Einsatz kommen sollte. Ist eine Kombinationstherapie nicht zu vermeiden, dann sollte das zweite Antiarrhythmikum aus einer anderen Klasse stammen. Die Kombination von Antiarrhythmika der Klasse I mit solchen der Klasse IV kann zu verstärkter negativer Chronotropie und Dromotropie führen sowie AV-Blockierungen und Bradykardien auslösen. Die Tabelle 8.2 zeigt die Dosierung wichtiger Antiarrhythmika.

Tab. 8.1 Einteilung der Herzrhythmusstörungen.

I	**Störungen der Herzfrequenz bei regelmäßiger Herzaktion**	
	1. Tachykardie (> 90 Schläge/min)	
	normotop	Sinustachykardie
	heterotop	Supraventrikuläre Tachykardie, Vorhofflattern, Kammertachykardie
	2. Bradykardie (< 60 Schläge/min)	
	normotop	Sinusbradykardie
	heterotop	Ersatzrhythmen
	AV-Blöcke	2:1-Block, 3:1-Block, AV-Block 3. Grades
II	**Störungen der Herzschlagfolge mit unregelmäßiger Kammeraktion**	
	1. Sinusarrhythmie 2. Extrasystolie 3. Vorhofflimmern mit absoluter Kammerarrhythmie 4. AV-Block 2.Grades Typ I (Wenckebach) 5. Wettstreit zweier Automatiezentren	
III	**Störungen der Erregungsleitung**	
	1. AV-Block 1. Grades 2. AV-Block 2. Grades Typ I und II 3. AV-Block 3. Grades 4. SA-Block	

Tab. 8.2 Pharmakotherapie mit Antiarrhythmika.

Klasse	Wirkstoff	Handelsname	Mittlere Tagesdosis	Hauptindikation
I a	Chinidin	Chinidin Duriles®	0,4–0,8 g	Vorhofflimmern, SVES, VES
I a	Ajmalin	Gilurytmal®	0,5–1 mg/kg	VT, VES, SVES, Präexcitations-S.
I a	Prajmalin	Neogilurytmal®	60–80 mg	VT, VES, SVES, Präexcitations-S.
I a	Disopyramid	Rythmodul®	400–600 mg	SVES, VES supraventr. Tachykardie
I a	Procainamid	Procainamid Duriles®	1–1,5 g	Vorhofflimmern, VES
I b	Lidocain	Xylocain®	2–4 mg/min Infusion	VT, VF, VES
I b	Mexiletin	Mexitil®	600 mg	VES, VT
I b	Phenytoin	Phenhydan®	125–250 mg	VES, VT bei Digitalis-Intoxikation
I b	Tocainid	Xolotocan®	1,2 g	VES, VT
I c	Flecainid	Tambocor®	100 mg	paroxysmales Vorhof-flimmern, VES
I c	Propafenon	Rytmonorm®	450–600 mg	VES, SVT, VT, Präexcitations-S.
II	Propranolol	Dociton®	160 mg	SVT, VES, Vorhofflimmern
II	Metoprolol	Beloc®	100–200 mg	SVT, VES, Vorhofflimmern
II	Esmolol	Brevibloc®	500 µg/kg/min initial	SVT, VES, Vorhofflimmern
III	Amiodaron	Cordarex®	200 mg	VES, VT (Prophylaxe)
III	Sotalol	Sotalex®	160–320 mg	VT, SVT, VES (Prophylaxe)
III	Dofetilid	Tikosyn®	250–500 µg initial	Vorhofflimmern, Vorhofflattern
IV	Verapamil	Isoptin®	240–480 mg	Vorhofflimmern, Kammerflattern
IV	Diltiazem	Dilzem®	180–270 mg	SVES, Vorhofflimmern, Vorhofflattern
Andere Pharmaka mit antiarrhythmischer Wirkung:				
	Magnesiumsulfat	Cormagnesin®	200–400 mg i.v.	Torsade de pointes
	Adenosin	Adenoscan®	140 µg/kg KG/min Infusion	SVT
	Atropin	Atropinsulfat Braun®	0,5 mg i.v.	Bradykardie
	Digoxin	Lanicor®	25 mg oral oder 2–3 × 25 mg/d i.v.	Tachyarrh. absoluta, Vorhofflimmern, SVT, SVES, supraventr. Tachykardie
	Orciprenalin	Alupent®	0.25–0,5 mg i.v.	Bradykardie

VES = Ventrikuläre Extrasystolen, SVES = supraventrikuläre Extrasystolen, VT = ventrikuläre Tachykardie, VF = Kammerflimmern, SVT = supraventrikuläre Tachykardie

8.2 Antiarrhythmisch wirkende Pharmaka

Antiarrhythmisch wirkende Pharmaka werden nach dem Schema von Vaughan-Williams in 4 Klassen eingeteilt, obwohl einige Verbindungen, wie beispielsweise Adenosin, damit nicht zugeordnet werden können. Antiarrhythmika sind eine sehr heterogene Wirkstoffgruppe, gemeinsam ist ihnen die Wirkung an Ionenkanälen.

Merke!

Blockade der schnellen Na^+-Kanäle → Verlangsamung der Erregungsausbreitung, QRS-Verbreiterung.
Blockade repolarisierender K^+-Kanäle → Verlängerung AP-Dauer.
Öffnung der K^+-Kanäle → Verkürzung AV-Überleitung.
Blockade von Ca^{2+}-Kanälen → Verzögerung AV-Überleitung, Senkung Sinusfrequenz.
Hyperpolarisierung der ACh-abhängigen K^+-Kanäle ($I_{K\text{-}ACh}$) durch Adenosin → Verlängerung AV-Überleitung, Senkung Sinusfrequenz.

Das Wirkungsspektrum der Antiarrhythmika ist konzentrationsabhängig. In höherer Konzentration können auch andere Ionenkanäle oder Rezeptoren blockiert werden. Beispielsweise blockieren Antiarrhythmika der Klasse I die Na^+-Kanäle, in höherer Dosis aber zusätzlich K^+-Kanäle. Disopyramid (Ia) blockiert extrakardiale m-Rezeptoren (NW Mundtrockenheit).

8.2.1 Supraventrikuläre Herzrhythmusstörungen

Supraventrikuläre Herzrhythmusstörungen können tachykard oder bradykard sein, wobei die tachykarden Rhythmusstörungen häufiger sind.

Die Gruppe der supraventrikulären Tachykardien umfasst folgende Rhythmusstörungen:

- Sinustachykardie oder Sinusknotentachykardie
- Vorhofextrasystolen
- ektope atriale Tachykardie
- AV-Knoten-Reentry-Tachykardie
- Vorhofflattern
- Vorhofflimmern.

Sinustachykardie

Eine antiarrhythmische Therapie der Sinustachykardie ist nicht erforderlich. Behandelt wird die Grundkrankheit. Häufige Ursachen sind Fieber, Anämie, Herzmuskelinsuffizienz, Ateminsuffizienz, Cor pulmonale, Mitralklappenstenose, Aortenklappeninsuffizienz, Vorhofseptumdefekt, hyperkinetisches Herzsyndrom, Hyperthyreose, Medikamente, Genussgifte und Angstzustände. Wenn nötig werden 2–3 × 20 mg Propranolol oder 100–200 mg Metoprolol und ein Sedativum (Baldrian Dispert®, Lexotanil®) verabreicht.

Vorhofextrasystolen (supraventrikuläre Extrasystolen)

Supraventrikuläre Extrasystolen sind meist Ausdruck einer Grunderkrankung oder der Überdehnung der Vorhofmuskulatur und bedürfen in der Regel keiner antiarrhythmischen Behandlung. Bei gehäuftem Auftreten und bei subjektiven Beschwerden können Betablocker gegeben werden.

Ektope atriale Tachykardien

Diese Rhythmusstörung ist meist von kurzer Dauer und ohne hämodynamische Auswirkungen, so dass eine Akuttherapie selten indiziert ist. Meist genügen Betablocker oder Propafenon (Ic). Liegt eine organische Herzerkrankung vor, dann sollten Ic-Antiarrhythmika nicht gegeben werden, da sie proarrhythmisch wirken. Bei multifokalen Formen kommen Magnesiumsulfat und Verapamil in Betracht. Zur Langzeitbehandlung sind Betablocker (II) die 1. Wahl. Möglich ist auch Sotalol (III) oder Dofetilid. Informationen zu Dofetilid unter www.tikosyn.com.

AV-Knoten-Reentry-Tachykardien

Erste Wahl bei der Akuttherapie ist Adenosin, das im Bolus i.v. gegeben wird (6–18 mg). Nach 10–15 Sekunden stoppt die Tachykardie, eventuell gefolgt von einer kurzen Asystolie 4–12 s). Zur Dauertherapie eignen sich Verapamil und Betablocker. In schweren Fällen ist eine Katheterablation in Betracht zu ziehen.

Vorhofflattern

Vorhofflattern ist seltener als Vorhofflimmern. Während das Flimmern durch unaufhörliche, unvollständige Kontraktionen gekennzeichnet ist, kontrahiert sich die Vorhofmuskulatur beim Flattern regelmäßig mit einer Frequenz von etwa 150/min (2:1-Überleitung). Wie beim Vorhofflimmern erreicht auch hier infolge eines partiellen AV-Blocks nur ein Teil der Vorhoferregungen die Kammern. Eine Tachykardie von 140/min sollte immer auch an ein Vorhofflattern denken lassen. Das Überleitungsverhältnis ist in der Regel in einem Verhältnis von 2 : 1 blockiert. Es kann auch regellos zwischen 1 : 1 und 1 : 4 wechseln und sich als **absolute Arrhythmie** äußern. Erklärt werden diese Phänomene mit kreisenden Erregungen. Im EKG sieht man eine große Zahl regelmäßiger P-Zacken. Die Ursache von Vorhofflattern und Vorhofflimmern ist zumeist eine Druck- und Volumenerhöhung im linken Vorhof. Grundkrankheiten können Koronarsklerose, Mitralvitien, Herzinfarkt, Linksherzinsuffizienz, Hyperthyreose, Digitalisintoxikation und Herzkatheteruntersuchung sein.

Ziel der Therapie ist, die Kammerfrequenz zu drosseln und den Sinusrhythmus wiederherzustellen. Dies wird durch intravenöse Gabe eines Betablockers wie Metoprolol (Beloc®) oder eines Kalziumkanalblockers wie Verapamil (Isoptin®) erreicht. Infrage kommen auch, als Medikamente der zweiten Wahl, Antiarrhythmika Ia oder Ic, wobei hier die Gefahr einer 1:1-Überleitung des Flatterns besteht. Daraus folgt eine Erhöhung der Kammerfrequenz, die nur durch elektrische Kardioversion behandelt werden kann.

Zur Langzeitbehandlung eignen sich Betablocker und Kalziumkanalblocker nicht, hier wird Amiodaron (III) bevorzugt, da es geringere proarrhythmische Wirkung als Pharmaka der Klasse Ia und Ic hat. QT-Zeit und Schilddrüsenfunktion (Iod!) müssen überwacht werden. Ebenso ist zu beachten, dass Amiodaron eine Alveolitis und eine Lungenfibrose verursachen kann. Eine Alternative zur medikamentösen Langzeitbehandlung ist die Katheterablation.

Durch die früher übliche Schnelldigitalisierung gelingt es meist, Vorhofflattern in Flimmern überzuführen (2 x 1 Amp./d Lanitop®) Der Übergang ist abrupt. Sobald er eintritt, wird die Digitalisbehandlung abgebrochen. Wenn kein Sinusrhythmus erscheint, wird mit normaler Dosis oral weiterbehandel (z. B. 1 x 1 Tabl. Lanitop E®), da Digitalis hemmend auf die AV-Überleitung wirkt und dadurch eine Kammertachykardie verhindert. Die Mehrzahl der Patienten mit Vorhofflimmern oder Vorhofflattern ist herzinsuffizient, eine Dauerdigitalisierung ist aber nur bei NYHA III und IV erforderlich. Chinidin und Procainamid sollten nur zusammen mit Digitalis gegeben werden, um eine paradoxe Reaktion des Chinidin zu verhindern (Überleitungsbeschleunigung!). Bei WPW-Syndrom mit Vorhofflattern kann die Konversion auch mit 1–2 Amp. Verapamil (Isoptin ®) i.v. erfolgen (Tab. 8.4).

Vorhofflimmern

Je länger das Vorhofflimmern besteht, desto geringer ist die Chance auf eine Normalisierung des Rhythmus und desto höher das Risiko der Bildung von Vorhofthromben.

Akuttherapie

- Frequenzkontrolle durch Änderung der AV-Überleitung → Betablocker, Kalziumkanalblocker.
- Rhythmusänderung, d. h. Konversion zum Sinusrhythmus → Chinidin oder Disopyramid (Ia-Antiarrhythmikum), Dofetilid oder Sotalol.

Alternativ kommt die Elektrokardioversion infrage, die häufig sofort wirkt, aber das Risiko von Thrombembolien enthält. Daher ist vor Kardioversion ein Herzultraschall durchzuführen, wenn das Vorhofflimmern seit mehr als 2 Tagen besteht. Auch eine Marcumarisierung 4 Wochen vor Kardioversion verringert das Risiko. Nach neueren Untersuchungen ist das Thrombembolierisiko bei Vorhofflimmern höher als bisher angenommen und liegt auch nach Kardioversion noch bei 3 % (Heyder, Omran et al., Dtsch. Ärzteblatt 2002, Heft 46).

Langzeittherapie

- Frequenzkontrolle: Betablocker oder Kalziumkanalblocker, bei Bedarf jeweils kombiniert mit Digitalisglykosiden (z. B. Lanitop®). Bei Vorliegen einer kardiovaskulären Erkrankung zusätzliche Marcumarisierung.

Rezidivprophylaxe

- Betablocker oder Kalziumkanalblocker kombiniert mit Antiarrhythmika wie Chinidin (Klasse Ia), Flecainid (Klasse Ic) oder Dofetilid (Klasse III) bzw. Amiodaron (Klasse III), das sich in einer Studie (Roy et al. 2000) überlegen gegenüber Sotalol und Propafenon erwiesen hat.

Merke!
Herzinsuffiziente Patienten mit Vorhofflimmern haben ein erhöhtes Risiko für proarrhythmische Herzrhythmusstörungen durch antiarrhythmische Pharmaka.

Sick-Sinus-Syndrom

Das Syndrom des kranken Sinusknotens ist gekennzeichnet durch abwechselndes Auftreten von tachykarden und bradykarden Rhythmusstörungen und Synkopen. Ursache der Sinusknotenschädigung können Infekte (Viren, Diphtherie), Herzinfarkt, KHK oder Hypertonie sein. Die Therapie besteht in Schrittmacherimplantation, um Bradykardie zu verhindern. Anschließend kommen antiarrhythmische Medikamente wie Digoxin, Chinidin, Verapamil oder Betablocker zum Einsatz. Eine Embolieprophylaxe mit Antikoagulanzien ist sinnvoll.

Paroxysmale supraventrikuläre Tachykardie

Unter einer paroxysmalen supraventrikulären Tachykardie wird eine anfallsweise auftretende Tachykardie mit unterschiedlicher Frequenz und Dauer verstanden. Beginn und Ende sind abrupt. Die Frequenz liegt meist zwischen 160 und 220/min. Die Attacken können Minuten oder Stunden anhalten und von Schwindel oder Synkopen begleitet sein. Die Kammerkomplexe im EKG können normal oder leicht deformiert sein.

Ätiologisch überwiegen funktionelle Ursachen, also vegetative Störungen bei Herzgesunden. Weitere Möglichkeiten sind koronare Herzkrankheit, rheumatische Erkrankungen, WPW-Syndrom, Vorhofseptumdefekt, Hyperthyreose und Z.n. Herzkatheteruntersuchung. Wenn die paroxysmale supraventrikuläre Tachykardie nach dem 40. Lebensjahr auftritt, liegt normalerweise eine organische Erkrankung vor.

Die **Therapie** besteht zunächst in physikalischen Reizen zur Stimulation des Vagus (Pressen, kaltes Wasser trinken, Brechreiz auslösen). Versagen diese Maßnahmen, dann müssen Medikamente eingesetzt

Tab. 8.3 Medikamente zur Therapie der supraventrikulären paroxysmalen Tachykardie.

Pharmakon	Handelsname	Dosierung/Tag
Gut bewährt haben sich:		
Verapamil	Isoptin®	5–10 mg i.v.
Propranolol	Dociton®	1 mg i.v.
Sotalol	Sotalex®	20 mg i.v.
Ajmalin	Gilurytmal®	50–100 mg i.v. (beim WPW-Syndrom)
Bei zusätzlicher Herzinsuffizienz kommen in Frage:		
Digoxin	Lanicor®	0,5–0,75 mg i.v.
β-Acetyldigoxin	Novodigal®	0,5–0,75 mg i.v.
β-Methyldigoxin	Lanitop®	0,2–0,4 mg i.v.
Digitoxin	Digimerck®	0,5–1 mg i.v.

werden. Die Tabelle 8.3 gibt einen Überblick über gebräuchliche Antiarrhythmika.

Zur Behandlung der paroxysmalen supraventrikulären Tachykardie (PSVT) mit Beteiligung des AV-Knotens und bei WPW mit PSVT wird auch **Adenosin** (Adenosin Item™ D+T) eingesetzt. Adenosin ist kein Antiarrhythmikum, sondern ein potenter Vasodilatator, der normalerweise bei der Koronarangiographie verwendet wird.

Zur **Anfallsprophylaxe** ist eine Dauerdigitalisierung erforderlich oder 3–4 Tabletten (à 25 mg) Chinidin Duriles® zur Kardioversion. Manchmal wirken auch Betablocker.

Supraventrikuläre Bradykardien

SV-Bradykardien nehmen ihren Ausgang vom Sinusknoten oder von AV-Blockierungen (I–III) und können intermittierend oder permanent auftreten. Häufig sind solche bradykarden Rhythmusstörungen harmlos und bedürfen keiner speziellen Therapie. Ausnahme sind höhergradige AV-Blockierungen mit klinischen Symptomen wie Synkopen.

Merke!
Unter Bradykardie versteht man eine vorübergehende oder anhaltende Senkung der Herzfrequenz unter 60 Schläge pro Minute.

Sinusbradykardien können bedingt sein durch Konstitution (Vagotoniker), Leistungssport, reflektorische Vagusreizung (Schreck, Kälte, Druck auf Karotissinus, Ohrakupunktur), Hypothyreose, Hirndruck, Typhus, Digitalisierung, Gifte (z. B. E605).

Bei den **Überleitungsstörungen** handelt es sich um inkomplette oder komplette, vorübergehende oder dauernde **Blockierungen der Erregungsleitung** zwischen Sinusknoten und Vorhof (SA-Block = sinuatrialer Block) oder im AV-Knoten zwischen Vorhof und Kammer (AV-Block = atrioventrikulärer Block). Überleitungsstörungen mit normaler Refraktärphase sind im Allgemeinen funktionell bedingt. Eine Überleitung mit abnormer Verlängerung der Refraktärzeit ist dagegen ein Späthinweis auf eine organische Erkrankung. Häufige Grunderkrankungen sind Myokarditis und Überdigitalisierung. Die Verlängerung des AV-Intervalls selbst ist nicht therapiebedürftig, solange kein kompletter AV-Block mit einer Kammerfrequenz von unter 35/min auftritt. Bei Herzinsuffizienz wird zuerst Digitalis gegeben. Sympathomimetika fördern die AV-Erregungsleitung. Man gibt 0,5–1 mg Orciprenalin (Alupent®) i.v. oder 6 x 20 mg oral. Bei schweren Überleitungsstörungen erfolgt eine Schrittmacherimplantation.

Der **SA-Block** ist eine seltene Rhythmusstörung, die meist durch schwere Infektionen oder Koronarsklerose verursacht ist. Symptomatisch kann Atropinsulfat versucht werden (0,5 mg i.v. oder 4 x 1 Tablette Atropinum sulfuricum®).

Akuttherapie

Bei Sinusknotenbradykardie erfolgt primär ein **medikamentöser Therapieversuch** mit dem Betasympathomimetikum Orciprenalin (Alupent®) oder mit Atropin (m-Rezeptor-Antagonist) bzw. Ipratropiumbromid. Bei erhöhtem Vagotonus wird Atropin in hoher Dosis (0,5–1 mg) i.v. gegeben, was allerdings mit zahlreichen Nebenwirkungen verbunden ist (☞ Kap. 4.5.). Orciprenalin steigert insbesondere bei Sauerstoffmangel und Hypokaliämie die Automatie und die Erregbarkeit im Schrittmachergewebe. Es besteht das Risiko ektoper Erregungsbildung und VES. Hinzu kommen NW wie Tachykardie, Tremor und Schweißausbrüche.

Bei **symptomatischen AV-Blockierungen** wird ebenso wie bei der Sinusknotenbradykardie verfahren. Die Wirksamkeit der Medikamente hängt von der Lokalisation des AV-Blocks ab. Bei intranodalen

AV-Blockierungen sind Betablocker oder Atropin wirksam. Bei schwerer Schädigung des AV-Knotens, z. B. durch Infarkt, oder AV-Block im Bereich des His-Bündels muss meist ein Schrittmacher implantiert werden.

Dauertherapie

Aufgrund der Nebenwirkungen kommt eine medikamentöse Dauertherapie mit Atropin oder Ipratropiumbromid nicht infrage. Behandlung der Wahl ist die Schrittmacherimplantation. Dies gilt insbesondere für das Karotissinus-Syndrom und die Bradyarrhythmia absoluta.

Merke!
Ursache einer Bradykardie können auch Medikamente wie Betablocker, Clonidin, Verapamil und Herzglykoside sein.

8.2.2 Atrioventrikuläre Rhythmusstörungen

In diese Gruppe gehören die sog. Präexzitationssyndrome wie das Wolff-Parkinson-White-Syndrom (WPW). Ursache sind schnelle akzessorische Leitungsbahnen, deren Zellen schnelle Na^+-Kanäle aufweisen. Häufig äußern sich Präexzitationssyndrome als paroxysmale supraventrikuläre Tachykardie. Im EKG sieht man deformierte QRS-Komplexe. Die Tachykardie kann anterograd über den AV-Knoten oder retrograd über akzessorische Bahnen auftreten.

Akuttherapie

Zunächst wird eine Vagusreizung durch Druck auf den Karotissinus oder auf den Augenbulbus und Pressatmung versucht. Wenn das keinen Erfolg hat, gibt man Ajmalin (Ia), Flecainid (Ic) oder Propafenon (Ic). Verapamil, Adenosin und Digitalis sind kontraindiziert, da sie die AV-Überleitung blockieren und die Umleitung der Erregung auf die akzessorischen Bündel begünstigen.

Dauertherapie

Pharmaka der Wahl sind Ajmalin oder Prajmalin (Ia) oder ein Antiarrhythmikum der Klasse Ic. Diese Therapie erfordert häufige EKG-Kontrollen. Zu erwägen ist eine Katheterablation.

8.2.3 Ventrikuläre Rhythmusstörungen

Die Entdeckung der proarrhythmischen Wirkung (Förderung der Arrhythmie) von antiarrhythmisch wirksamen Pharmaka und Studien wie CAST (1991) bzw. SWORD (1996) haben in den letzten Jahren zu einer einschneidenden Änderung der Therapie von ventrikulären Herzrhythmusstörungen geführt.

Merke!
In den ersten 3 Monaten nach Myokardinfarkt und bei Patienten mit organischen Herzerkrankungen sind Antiarrhythmika der Klasse I kontraindiziert. Erlaubt sind Klasse-III-Pharmaka wie Amiodaron und Sotalol oder Betablocker.

Die Wirksamkeit von Amiodaron bei Infarktpatienten mit ventrikulären Rhythmusstörungen wurde in der CAMIAT-Studie (1997) belegt.

Wichtig für die Therapie der ventrikulären Rhythmusstörung (VR) sind die Unterscheidung von akuten und chronischen VR, ferner ihre hämodynamischen Auswirkungen, Schweregrad und Prognose.

Ventrikuläre Extrasystolen

Vereinzelte ventrikuläre Extrasystolen (VES) sind die häufigste Rhythmusstörung überhaupt. Sie können psychisch, durch Genussgifte oder durch Organerkrankungen verursacht sein. Gehäufte Kammerextrasystolen können nomokard, bradykard oder tachykard sein. Ursachen sind meist Myokardinfarkt, koronare Herzkrankheit, Myokarditis, Kardiomyopathie, Digitalisintoxikation und Hyperthyreose. Eine Behandlung mit antiarrhythmischen Medikamenten wird meist erst ab Lown III b (☞ Tab. 7.1) begonnen. Zur Therapie eignen sich Betablocker, Sotalol, Dofetilid und eventuell Amiodaron. Bei Amiodaron ist zu beachten, dass die Wirkung erst nach 3 Wochen einsetzt und es erhebliche Nebenwirkungen hat. VES Lown I–III werden wegen der Gefahr der Proarrhythmie nur in Ausnahmefällen mit Antiarrhythmika behandelt.

Kammertachykardien

Ventrikuläre tachykarde Arrhythmien sind lebensbedrohlich, immer therapiebedürftig und müssen rasch beseitigt werden. Der Übergang von Kammertachykardie zu Kammerflattern und -flimmern ist fließend. Als gefährdet gelten insbesondere Patienten mit ventrikulären Arrhythmien und:

- schlechter linksventrikulärer Pumpfunktion
- Myokardschäden wie Infarktnarben, Tumoren, Ischämiebezirke
- KHK sowie komplexe ventrikuläre Rhythmusstörungen.

Mögliche Ursachen für Kammertachykardien sind die gleichen wie bei VES (s. oben). Begünstigend wirkt eine Hypokaliämie.

Akuttherapie

Für die Therapie aller ventrikulären Störungen gilt:

- Unterbrechung der Arrhythmie durch Defibrillation (Kardioversion), notfalls Brustschlag
- Bettruhe
- Normalisierung des Elektrolythaushalts
- Überprüfung des Digitalisspiegels bei Digitalispatienten
- antiarrhythmische Pharmaka: 50–100 mg Lidocain 2%ig i.v. (1. Wahl).

Lidocain ist gut steuerbar und hat eine ausgeprägte Use-Dependence, d.h. dass hohe Frequenzen und früh einfallende VES unterdrückt werden. Bei niederfrequenten Kammertachykardien werden Ajmalin, Phenytoin, Flecainid, Propafenon und Aprindin empfohlen, weil sie länger am Ionenkanal gebunden bleiben. Bei VES durch Digitalisintoxikation gibt man 0,1 mg Phenytoin i.v.

Dauertherapie

Patienten mit Kammertachykardie haben eine hohe Rezidivrate und das Risiko des plötzlichen Herztods. Eine prophylaktische Therapie ist daher unverzichtbar. Bei Patienten mit organischen Herzerkrankungen wird ein Defibrillator/Kardioverter implantiert. Die einzige medikamentöse Alternative wäre Amiodaron (III). Antiarrhythmika der Klasse I sind nicht indiziert. Bei Spitzenumkehr-Tachykardie (Torsade de pointes) gilt die Gabe von Magnesiumsulfat i.v. (2 g) als Mittel der Wahl.

Kammerflimmern und Kammerflattern

Kammerflimmern und Kammerflattern wirken hämodynamisch wie ein Herzstillstand (Pulslosigkeit!). Die Frequenz schwankt zwischen 180 und 300/min. Die Therapie besteht in Reanimation, Herzmassage, Beatmung, Defibrillation in Stufen von 200, 300 und 400 Joule, 0,5 mg Adrenalin (Suprarenin®) i.v. mit 10 ml NaCl-Lösung verdünnt und 100 mg Lidocain (Xylocain®) intravenös. Zur Rezidivprophylaxe wird Lidocain in einer Dosis von 100 mg/h infundiert. Bei Kammerflattern kann 150–300 mg Amiodaron i.v. im Bolus injiziert werden. Eine Beendigung des Kammerflimmerns mit Antiarrhythmika allein ist in der Regel nicht möglich daher ist die Erstmaßnahme immer die Defibrillation.

Unter einem Adams-Stokes-Anfall bzw. -Syndrom versteht man eine zerebrale Hypoxämie aufgrund schwerer Herzrhythmusstörungen mit Asystolie. Sowohl extreme Bradykardie als auch Kammerflimmern können die Ursache eines Adams-Stokes-Anfalls sein. Der Patient ist kurzzeitig bewusstlos. Die Therapie besteht in Beatmung, Herzmassage und Schrittmacherimplantation.

9 Positiv inotrope Substanzen

IMPP-Hits

Digitalis, Wirkungen
Digitalis, Pharmakokinetik
Digitalis, Indikationen
Digitalis, Nebenwirkungen und Interaktionen
Digitalis, Vergiftung

Lernziel!

Hier lernen Sie die Digitalisglykoside und ihre Wirkung auf die Herzkraft kennen. Sie lernen die wichtigsten therapeutisch verwendeten Pharmaka kennen, ihre Wirkungsunterschiede und ihre Indikationen. Nach Bearbeitung dieses Kapitels sollten Sie wichtige Digitaliswirkstoffe nennen können, sowie Pharmaka, die mit Digitalis Interaktionen verursachen. Ferner sollten Sie wissen, wie man eine Digitalisvergiftung erkennt und behandelt.

9.1 Einführung

Zu den positiv inotropen Pharmaka zählen in erster Linie Digitalisglykoside, aber auch Sympathomimetika und Phosphodiesterase-Hemmstoffe. Die Wirkungsmechanismen dieser Pharmaka sind unterschiedlich, gemeinsam ist aber allen, dass sie die Herzkraft verstärken.

- Sympathomimetika wirken durch Aktivierung der Adenylatcyclase
- PDE-Hemmstoffe sind kompetitive Hemmstoffe des Enzyms Phosphodiesterase
- Digitalisglykoside hemmen die Na^+/K^+-ATPase.

9.2 Herzwirksame Glykoside

Inhaltsstoffe von Pflanzen der Gattung Digitalis (Fingerhut) gehören seit Jahrhunderten zum festen Bestand der Medizin und werden zur Behandlung der **Herzinsuffizienz** eingesetzt. Heute sind etwa 20 Digitalisarten bekannt, die mehr als 70 verschiedene herzwirksame **Glykoside** enthalten, wenn auch meist in geringer Konzentration. Die Reindarstellung von Herzglykosiden gelang erst nach dem Zweiten Weltkrieg. Heute werden natürliche und halbsynthetische Verbindungen verwendet, die in großer Zahl als Mono- oder Kombinationspräparate angeboten werden.

Alle Herzglykoside bestehen aus einem **Aglykon (Genin)** und einer **Zuckerkette** von bis zu fünf Zuckermolekülen. Alle natürlichen Herzglykoside lassen sich von fünf verschiedenen Geninen ableiten.

Wesentlich variabler ist dagegen der Zuckeranteil, an dessen Aufbau sechs verschiedene Zucker beteiligt sein können: Glukose, Allomethylose, Glukomethylose, Fukose, Digitalose und Digitose. Alle Zucker gehören der **D-Form** an. In **einer** Zuckerkette kommen jedoch nur ein oder zwei verschiedene Zucker vor.

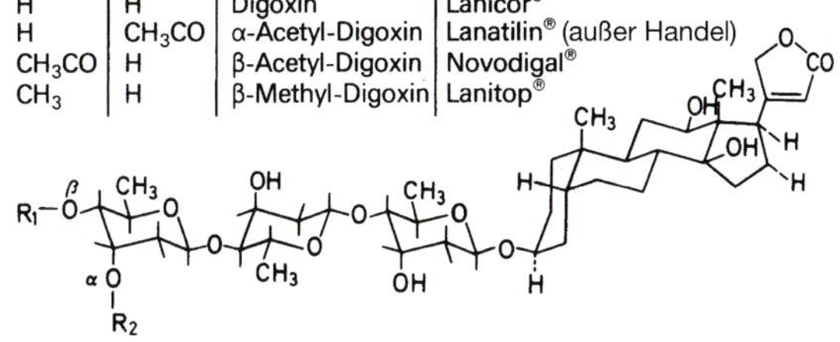

R_1	R_2	intern. Freiname	Handelsname
H	H	Digoxin	Lanicor®
H	CH_3CO	α-Acetyl-Digoxin	Lanatilin® (außer Handel)
CH_3CO	H	β-Acetyl-Digoxin	Novodigal®
CH_3	H	β-Methyl-Digoxin	Lanitop®

Formel 9.1 Strukturformel von Digoxin

Der **Geninteil** der Digitalisglykoside weist folgende Besonderheiten auf:

- Steroidgrundgerüst aus 4 cis-trans verknüpften Ringen (A, B, C, D in Formel 9.1)
- eine OH-Gruppe in Stellung 14β (obligatorisch)
- ungesättigter Lactonring an C_{17}
- OH-Gruppe in Stellung 3β, teils mit Zucker veräthert.

Die chemische Konfiguration bestimmt Qualität und Quantität der Wirkung. Die Wirkungsqualität ist bei allen Herzglykosiden gleich und durch den Geninteil bedingt. Die Zucker und die OH-Gruppen sind für die Wirkungsquantität und die Pharmakokinetik verantwortlich.

Wirkstoffe

Die wichtigsten Wirkstoffe herzwirksamer Glykoside sind in Tabelle 9.1 zusammengefasst.

Daneben werden auf dem Pharmamarkt eine Reihe **Glykosidmixturen** wie Maiglöckchenextrakt mit Convallariaglykosiden (Convacard®), Extrakt der Meerzwiebel mit Scillaglykosiden (Scillase N®) bzw. Mischungen von Convallaria und/oder Scilla mit Weißdornextrakt (Oxacant-forte N®) angeboten. Diese Verbindungen bieten keine Vorteile. Sie haben den gleichen Wirkungsmechanismus wie die Digitalisglykoside, eine geringe therapeutische Breite und sind gefährlich, weil sie häufig in Tropfenform angeboten werden, wodurch besonders ältere Patienten dazu verleitet werden, die Dosis selbstständig zu erhöhen, wenn sie sich schlecht fühlen.

Tab. 9.1 Wichtige Vertreter der Herzglykoside.

Wirkstoff	Handelsname
β-Acetyldigoxin	Novodigal®, Digotab®, Gladixol®, β-Acetyl-Digoxin ratiopharm®
β-Methyldigoxin	Lanitop®
Digoxin	Lanicor®, Lenoxin®, Digacin®, Digoxin Gödecke®
Digitoxin	Digimerck minor®, Digimed®, Coramedan®, Digitoxin AWD®
Proscillaridin A	Talusin®
Strophanthin	außer Handel

Wirkungsmechanismus

Digitalis und andere Herzglykoside binden an die Na^+-K^+-aktivierbare Membran-ATPase im phosphorylierten Zustand und hemmen sie. Die Na^+-K^+-ATPase hält den Kationengradienten aufrecht (Natriumpumpe). Natriumausstrom aus der Zelle und Kaliumeinstrom werden gehemmt (Abb. 9.1). Es kommt es zu einem Anstieg der intrazellulären Na^+-Konzentration und zu einem Absinken der intrazellulären K^+-Konzentration, in summa zu einer Abflachung des K^+-Gradienten in der Herzzelle und damit zu verminderter Erregbarkeit. Die Depolarisation ist abhängig von der Glykosidkonzentration und von der Reizfrequenz. Digitalisglykoside binden sich an das Enzym ATPase und bewirken eine Konformationsänderung, wodurch die ATPase inaktiviert wird.

Merke!
Erhöhtes extrazelluläres K^+ hemmt die Bindung von Digitalis an die ATPase.

Da die ATPase auch für den aktiven Transport von Ca^{2+} aus dem intrazellulären Raum in das retikuloendotheliale System der Herzmuskelzelle verantwortlich ist, steht bei Hemmung der ATPase mehr intrazelluläres Ca^{2+} für die Muskelkontraktion zur Verfügung und es resultiert eine positive Inotropie. Digitalis führt auch zu einer Konformationsänderung der membranständigen, mit der ATPase assoziierten **Phospholipide,** wodurch die Bindungskapazität der Membran für Ca^{2+} sinkt. Insgesamt erhöht sich die pro Aktionspotenzial freigesetzte Ca^{2+}-Menge und bewirkt eine **verbesserte elektromechanische Kopplung** (Troponin, Aktin, Myosin). Dadurch wird die Kontraktilität des Herzmuskels gesteigert (positive Inotropie).

Merke!
Jeder Anstieg des intrazellulären Na^+ führt zu einer Zunahme des Natrium-Kalzium-Austauschs durch die Zellmembran. Das erhöht die zytoplasmatische Kalziumkonzentration.

Bei therapeutischer Dosierung von Digitalis und normaler Herzfrequenz sind genügend unblockierte ATPase-Moleküle vorhanden, um das Na^+K^+-Gleichgewicht der Zellmembran aufrechtzuerhalten. Bei

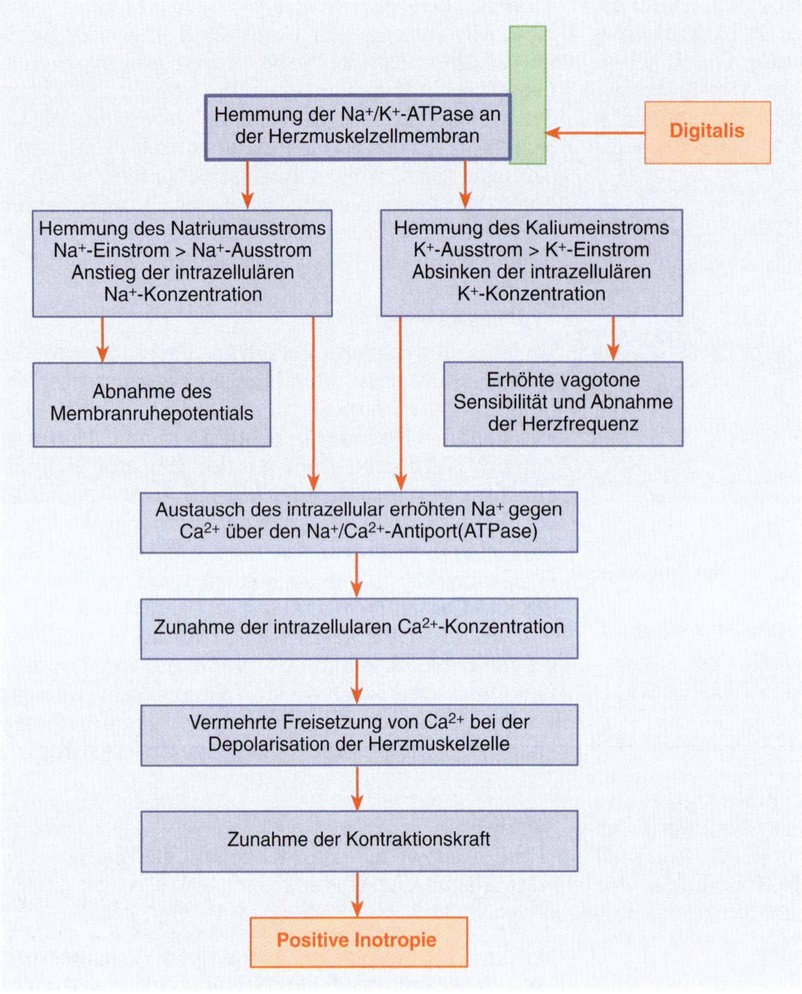

Abb. 9.1: Wirkungsmechanismus der Herzglykoside schematisch.

hoher Frequenz kommt es bereits bei therapeutischer Digitalisierung zur Überforderung des Pumpsystems. Bei Überdigitalisierung sinkt die kritische Frequenz immer weiter. Die ATPase ist überfordert, die intrazelluläre Na^+-Konzentration steigt, und die K^+-Konzentration fällt ab. Das Membranpotenzial sinkt. Es kommt zu einer Zunahme der spontanen Erregungsbildung, einer Deformation des Aktionspotenzials und zu einer verminderten Leitungsgeschwindigkeit. Die passive Membranpermeabilität für Natrium und Kalium steigt, der Kalziumausstrom sinkt. Die intrazelluläre Akkumulation von Kalzium bewirkt eine weitgehend irreversible Kontraktur des Herzmuskels.

Wirkungen

Die Wirkung der Digitalisglykoside am Herzen ist dosisabhängig. Die Gesamtwirkung von Digitalis setzt sich aus den **direkten Wirkungen** auf die Herzmuskelzellen und den **indirekten Wirkungen** auf das kardiovaskuläre System, vermittelt durch das autonome Nervensystem, zusammen. Die indirekten Wirkungen von Digitalis kommen durch Stimulation der zentralen Vaguskerne und der Karotissinus durch Digitalisglykoside zustande. Die vagomimetische Wirkung von Digitalis ist für seine Wirkung auf den sinuatrialen Knoten (SA-Knoten) und auf den atrioventrikulären Knoten (AV-Knoten) verantwortlich. Aufgrund des erhöhten Vagotonus nimmt die Herzfrequenz ab (negative Chronotropie) Die Stimulation der Barorezeptoren der Karotissinus durch Digitalisglykoside bewirkt eine Abnahme des Sympathikotonus und dadurch eine Verminderung des peripheren Widerstands sowie der Nachlast (Afterload).

Eselsbrücke!
Fingerhut tut dem schwachen Herzen gut.

Am gesunden Herzen bewirkt Digitalis eine Erhöhung der Kontraktionsgeschwindigkeit und eine Verminderung des Schlagvolumens. Der Wirkungsgrad verschlechtert sich. Am **insuffizienten Herzen** verbessert sich der Wirkungsgrad der Herzarbeit, das Schlagvolumen nimmt zu. Die Förderung der Kontraktionskraft des Arbeitsmyokards nennt man **posi-**

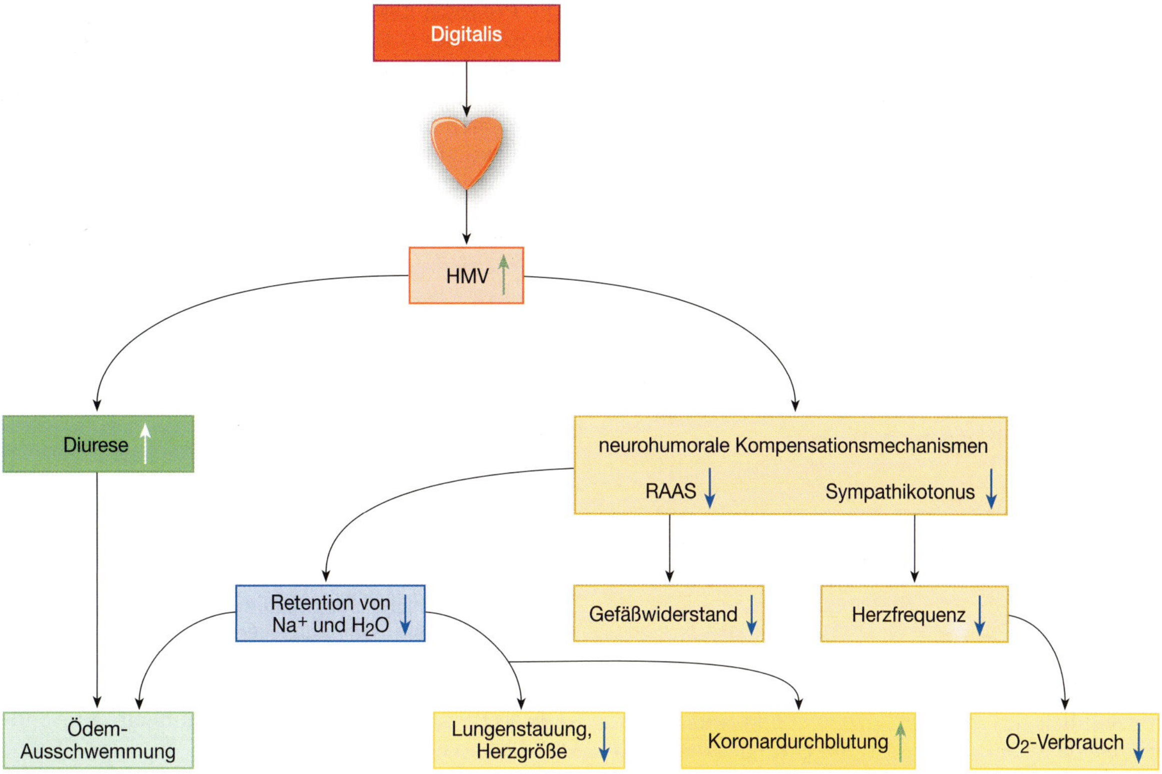

Abb. 9.2: Wirkungen der Digitalisglykoside bei manifester Herzinsuffizienz.

tive Inotropie. Dieser Digitaliseffekt ist unabhängig vom Grad der Vordehnung des Herzmuskels, jedoch abhängig von der Kontraktionsamplitude vor Digitalisgabe.

Merke!
Der Begriff Herzinsuffizienz bezeichnet einen krankhaften Zustand des Herzens, bei dem der Blutbedarf des Organismus aufgrund ungenügender Förderleistung des Herzens nicht befriedigt werden kann.

Durch das gesteigerte HMV nimmt auch die Durchblutung der Koronarien zu, nicht dagegen der Blutdruck. Durch das gesteigerte HMV werden die Nieren besser durchblutet und dadurch Ödeme und Natrium ausgeschwemmt. Bei länger bestehenden Ödemen liegt meist ein sekundärer **Hyperaldosteronismus** vor, weil die Niere versucht, mithilfe von Aldosteron das vermehrte Volumen loszuwerden. Unter Digitalistherapie führt dieser Hyperaldosteronismus dann zu einem beträchtlichen **Kaliumverlust.** Eine Hypokaliämie verstärkt die Wirkung der Digitalisglykoside und engt deren therapeutische Breite weiter ein. Auch die arrhythmogene Wirkung von Digitalis erhöht sich bei Kaliummangel. Wenn das Herz wieder suffizient arbeitet, normalisiert sich der Aldosteronspiegel. Auch Kalium ausschwemmende Diuretika verstärken die arrhythmogene Wirkung von Digitalis. Eine dekompensierte Herzinsuffizienz aufgrund entzündlicher Myokardschäden spricht weniger gut auf Digitalis an. Digitalis führt am Herzen zu einer Abnahme der Erregungsleitungsgeschwindigkeit in Vorhof, AV-Knoten und His-Bündel. An den Sinuszellen nimmt durch direkte Wirkung von Digitalis die Dauer des Aktionspotenzials und die Refraktärzeit ab. Im AV-Knoten nimmt die Refraktärzeit zu. Diese negativ chronotropen und dromotropen Effekte werden aber durch die positive inotrope Wirkung von Digitalis am insuffizienten Herzen kompensiert.

Merke!
Digitalis ökonomisiert die Herzarbeit am insuffizienten Herzen: mehr Arbeit bei gleichem Sauerstoffverbrauch.

Die direkten und indirekten Digitaliswirkungen am Herzen zeigt die folgende Liste im Überblick:
- Verstärkung der elektromechanischen Kopplung (positive Inotropie)
- Senkung der Herzfrequenz (negative Chronotropie) bereits bei therapeutischer Dosierung
- vagale Wirkung am gesunden Herzen (indirekte Digitaliswirkung)
- Abnahme der Leitungsgeschwindigkeit (negative Dromotropie) bereits bei therapeutischer Dosierung von Digitalis (initial geringer Anstieg möglich)

- Verlängerung der Refraktärperiode im AV-Knoten mit erhöhter Siebwirkung
- keine Abschwächung dieses vagusähnlichen Effekts der Digitalisglykoside durch Atropin
- Verkürzung der Refraktärzeit im Sinusknoten
- Verkürzung der Refraktärzeit in Arbeitsmyokard von Vorhof und Ventrikel sowie in den Purkinje-Fasern, sichtbar an der Verkürzung der QT-Zeit im EKG
- Verlängerung der Refraktärzeit im atrioventrikulären Leitungsgewebe und im His-Bündel
- Steigerung der ektopischen Reizbildung und Automatie, besonders im Ventrikel
- muldenförmige ST-Senkung, Verkürzung der QT-Zeit, Verlängerung der PQ-Strecke, Abflachung und Negativierung der T-Welle.

Merke!
Kalium hemmt die Digitaliswirkung, Kalzium fördert sie.

Pharmakokinetik

Die Herzglykoside unterscheiden sich beträchtlich hinsichtlich Resorption, Verteilung und Elimination. Ein erheblicher Nachteil ist ihre **geringe therapeutische Breite,** die nur das 1,5- bis 3fache der therapeutischen Dosis beträgt. Das ideale Digitalisglykosid, das vollständig oral resorbiert wird, rasch wirkt und rasch wieder ausgeschieden wird, also eine gute Steuerbarkeit zeigt, ließ sich in der Natur nicht finden. Es hat deshalb nicht an Versuchen gefehlt, durch synthetische Abwandlung der natürlichen Glykoside die Pharmakokinetik zu verbessern. Durch Acetylierung und Methylierung von OH-Gruppen am Genin und/oder am Zuckerteil wurde eine Abschwächung der Molekülpolarität und eine bessere enterale Resorption erreicht. Als besonders erfolgreich erwies sich die Verätherung der 4-OH-Gruppe des Digoxins zum **β-Methyldigoxin.** Dieses wird fast vollständig resorbiert, zeigt einen raschen Wirkungseintritt und eine rasche Elimination. Hingegen gelang es in keinem Fall, die therapeutische Breite zu vergrößern. Digoxin hat einen schnellen Wirkungseintritt (15–30 min), eine mittlere Abklingquote (25 %) und wird überwiegend renal eliminiert.

Das Genin ist der lipophile Teil des Digitalisglykosids. Mit **zunehmender Lipidlöslichkeit** steigen enterale Resorbierbarkeit, Plasmaeiweißbindung, Verweildauer und Wirkungsdauer.

Die erhöhte Lipidlöslichkeit steigert die tubuläre Rückdiffusion, während die renale Elimination sinkt.

Merke!
Digitoxin ist lipophiler als Digoxin hat einen langsameren Wirkungseintritt (60–120 min), eine geringere Abklingquote (7 %), neigt zu Kumulation und unterliegt einer hepatischen Metabolisierung.

Die **Polarität des Aglykons** sinkt in der Reihenfolge Strophanthin > Digoxin > Digitoxin, d. h., Strophanthin hat am meisten und Digitoxin am wenigsten Hydroxylgruppen am Steroidgrundgerüst.

Strophanthin ist so hydrophil, dass es nur i.v. gegeben werden sollte.

Die enterale Resorption der Herzglykoside kann durch gastrointestinale Störungen wie Sprue oder Malabsorptionssyndrom beträchtlich absinken. Ein Unterschied zwischen Nüchterngabe und Gabe mit dem Essen besteht bei längerer Einnahme nicht. Wesentlich ist hingegen die Galenik oder Darreichungsform, wobei je nach Hersteller die Resorption bei gesunden Probanden zwischen 30 % und 70 % schwanken kann.

Plasmaeiweißbindung und Verteilung

Im Blut sind Herzglykoside an Plasmaproteine, vorwiegend an Albumin, gebunden. Polare Substituenten am Genin sowie lange Zuckerketten vermindern die Plasmaeiweißbindung. Die Bindung ist reversibel, so dass die Glykoside an Gewebeproteine abgegeben und dort gebunden werden können. Eine starke Plasmaeiweißbindung verlangsamt den Wirkungseintritt. Die **Verteilung** von Herzglykosiden nach intravenöser Gabe verläuft in drei Phasen:

- **Phase 1:** rasche Verteilungsphase (0–10 min) mit Bevorzugung der gut durchbluteten Organe Herz, Leber und Niere.
- **Phase 2:** Umverteilungsphase (8–10 h) von den gut durchbluteten, lipoidarmen zu den minder durchbluteten, lipoidreichen Organen. Umverteilung von Muskel in Fettgewebe, erhöhte Glykosidkonzentration in allen Organen (Ausnahme: Hirn) gegenüber dem Blut. Gleichzeitig läuft die Metabolisierung und der enterohepatische Kreislauf.
- **Phase 3:** späte Phase eines einfach exponentiell abfallenden Blutspiegels. Diese Phase ist bestimmt durch Rückdiffusion von Digitalis aus den Geweben und die renale bzw. intestinale Ausscheidung. Die Elimination ist bestimmt durch die Halbwertszeiten der einzelnen Digitalisglykoside.

Digitoxin hat eine hohe Proteinbindung, Acetyldigoxin und Methyldigoxin eine niedrige.

Elimination

Die **hepatische Biotransformation** spielt nur bei **Digitoxin** eine nennenswerte Rolle. 58 % von Digitoxin werden glukuroniert und renal eliminiert. Zur Wirkungsverlängerung trägt der enterohepatische Kreislauf bei. Bei Patienten mit eingeschränkter Leberfunktion (Leberzirrhose, Hepatitis) ist die Halbwertszeit von Digitoxin signifikant verlängert. Sowohl Glukuronierung als auch Epimerisierung führen zu herzunwirksamen Verbindungen, die rasch ausgeschieden werden.

Digoxin bleibt zu 80–90 % unverändert, **β-Methyldigoxin** wird teilweise in der Leber zu Digoxin demethyliert, **α-Acetyldigoxin** wird teilweise desacetyliert

Tab. 9.2 Pharmakokinetische Daten wichtiger Herzglykoside.

Kinetik	Digoxin	β-Acetyldigoxin	β-Methyldigoxin	Digitoxin
enterale Resorption in %	70	80	75–100	90–100
Wirkungseintritt i.v. in min	15–30	5–20	5–20	30–120
oral in h	2–3	2–3	0,5	3–4
Abklingquote in %	20	20	20	7
Halbwertszeit in min	36–50	52	63	120
Wirkungsmaximum oral in h	5–7	5–7	0,5–2	7–12
Wirkungsdauer	6–8 d	6–8 d	6–8 d	20 d
Plasma-Eiweißbindung in %	20–30	25	25	95
renale Elimination in %	70–80	70–80	70–80	27
enterohepatischer Kreislauf in %	10	10	10	25
Vollwirkspiegel in mg/100 ml	1,2–2	2	2	1,2–2

und **β-Acetyldigoxin** wird zu Digoxin abgebaut und renal eliminiert. Methyldigoxin ist lipophil und dringt ins ZNS.

Eine **Niereninsuffizienz** kann insbesondere bei β-Acetyldigoxin und Methyldigoxin zu einem gefährlichen Anstieg des Blutspiegels dieser Pharmaka führen.

Merke!
Digitalisbedarf und Digitalisempfindlichkeit sind individuell verschieden.

Die Messung des Plasmaspiegels von Digitalisglykosiden liefert nur Anhaltspunkte, aber keine exakte Aussage, ob der Patient ausreichend digitalisiert oder überdigitalisiert ist. Entscheidend sind die klinischen Befunde. Wenn Atemnot, Zyanose und Ödeme verschwinden, ist die Digitalisierung erfolgreich. Therapeutische Plasmakonzentration für Digoxin ist 0,8–2,0 ng/ml und für Digitoxin 9–30 ng/ml.

Faktoren, die die Glykosidempfindlichkeit erhöhen bzw. vermindern, sind in Tabelle 9.3 zusammengefasst.

Merke!
Halbwertszeit und Wirkungsdauer von Digitoxin ist etwa doppelt so lang wie die der anderen Digitalisglykoside.

Tab. 9.3 Faktoren, die die Glykosidempfindlichkeit beeinflussen.

erhöhte Glykosidempfindlichkeit	verminderte Glykosidempfindlichkeit
Elektrolytstörungen wie Hyperkalzämie, Hypermagnesiämie oder Hypokaliämie Hypoxämie saurer Gewebe-pH (Myokarditis) kardiale Erkrankungen schwere Herzinsuffizienz koronare Herzkrankheit Myokarditis Myokardinfarkt Hypothyreoidismus Niereninsuffizienz Diabetes mellitus (Kaliumverschiebung durch Glucose) Untergewicht höheres Lebensalter Interaktionen mit anderen Pharmaka Thiazid-Diuretika Laxanzien (Abführmittel) Corticosteroide	Sympathotonie (Fieber, Hyperthyreose) Hyperkaliämie (kaliumsparende Diuretika) Adipositas Hemmung der enteralen Resorption durch Cholestyramin und Aktivkohle

Auch Cholestyramin und Aktivkohle vermindern die Glykosidwirkung, aber das liegt nicht an einer veränderten Empfindlichkeit, sondern an einer Verminderung der Resorption aus dem Darm.

Indikationen (☞ Kap. 10)

Die wichtigste Indikation für Digitalis ist die manifeste Herzinsuffizienz. Weitere Indikationen sind Angina pectoris, supraventrikuläre Tachykardien und Vorhofflimmern, nicht jedoch ventrikuläre Rhythmusstörungen. Eine prophylaktische Gabe von Digitalis ist nicht indiziert. Digitalisglykoside sind sehr potente Pharmaka für die eine sorgfältige Überprüfung der Indikation und eine strenge Kontrolle der Dosierung erforderlich sind.

Merke!

Die Hauptindikation für Herzglykoside ist die manifeste Herzinsuffizienz.

Auf Digitalisierung spricht am besten eine manifeste Herzinsuffizienz an, die durch linksventrikuläre Überlastung (Hypertonie, Aortenklappeninsuffizienz, Ventrikelseptumdefekt) verursacht ist. Bei Rechtsherzinsuffizienz, also beim akuten oder chronischen Cor pulmonale, ist eine vorsichtige, einschleichende Digitalisierung erforderlich, um eine akute Drucksteigerung in den Lungenarterien zu vermeiden. Bei starker Aorten- oder Mitralklappenstenose ist ebenfalls eine vorsichtige Digitalisierung geboten. Ein dilatiertes, insuffizientes Herz verkleinert sich unter Digitalistherapie in wenigen Tagen wieder auf seine normale Größe.

Klinik

Im Vergleich zu anderen europäischen Ländern und den USA wird in Deutschland immer noch viel zu häufig unter falscher Indikation digitalisiert und überdigitalisiert. Die Nebenwirkungen einer falschen Digitalisbehandlung übertreffen häufig die Symptome der behandelten Krankheit.

Unerwünschte Wirkungen

Da ATPasen nicht nur am Herzen, sondern im gesamten Organismus vorkommen, können Digitalisgykoside an einer Reihe von Organen zu unerwünschten Wirkungen führen. Die therapeutische Breite der Herzglykoside ist gering. Die Empfindlichkeit auf Digitalisglykoside ist individuell stark schwankend, so dass es zu Nebenwirkungen kommen kann, bevor die therapeutische Dosis erreicht ist. Bereits bei Überschreitung der therapeutischen Dosis um das 1,5- bis 3fache treten Vergiftungssymptome auf. Im Alter und bei Niereninsuffizienz ist die Toxizität der Digitalisglykoside erhöht.

Mindestens 70 % der unerwünschten Wirkungen der Digitalisglykoside treten am Herzen auf.

Grundsätzlich kann durch Überdigitalisierung am vorgeschädigten Herzen fast jeder Typ von Rhythmusstörung auftreten. Am gesunden Herzen kommt es durch Digitalis hauptsächlich zu Störungen an Vorhof- und AV-Knoten (Tab. 9.4).

Die Digitalisierung führt zu folgenden **EKG-Veränderungen:**

- Verlängerung des PQ-Intervalls (AV-Knoten)
- Verkürzung der QT-Zeit (Abnahme der Refraktärzeit im Myokard)
- Muldenförmige Senkung der ST-Strecke (Elektrolytverschiebung)
- Abflachung oder Negativierung der T-Welle.

Tab 9.4 Unerwünschte Wirkungen der Digitalisglykoside.

Organ/Wirkort	Unerwünschte Wirkung
Herz	ektopische Schrittmacher mit Kammerrhythmusstörungen, Kammerautomatie, AV-Überleitungsstörungen, AV-Block I–III, Vorhofflimmern, ventrikuläre Extrasystolen, Bigeminus, Trigeminus und Kammerflimmern. Seltener treten supraventrikuläre ES und supraventrikuläre Tachyarrhythmien auf.
Magen-Darm-Trakt	Übelkeit, Erbrechen, Durchfall, Bauchschmerz, Appetitlosigkeit
ZNS	Herzglykoside wirken erregend auf die Chemorezeptoren im dorsolateralen Vaguskern in der Area postrema der Medulla oblongata. Dies führt zu Nausea, Kopfschmerz, Müdigkeit oder Schlaflosigkeit. Bei Patienten mit hirnorganischen Defekten (z. B. M. Alzheimer) kann es zu Verwirrtheit, Aphasien und Halluzinationen kommen. Typisch für Digitalisüberdosierung sind Störungen des Farbsehens (grün/gelb) und Skotome.
Gefäßsystem	bei Dauertherapie führt Digitalis zu Gefäßverengungen. Betroffen sind insbesondere die Mesenterialarterien und die Nierenarterien.
Stoffwechsel	in sehr seltenen Fällen kann eine Gynäkomastie auftreten.

Kontraindikationen

Bei Hyperkaliämie, Hypokaliämie, Hyperkalzämie, Kammertachykardie, hypertropher obstruktiver Kardiomyopathie, Karotissinussyndrom, WPW-Syndrom und AV-Block II. und III. Grades ist eine Behandlung mit Digitalisglykosiden kontraindiziert. Die Anwendung von Digitalis ist eingeschränkt bei Sinusknotenerkrankung mit Bradykardie, Hypothyreose, Hypoxie, akutem Myokardinfarkt, Niereninsuffizienz, Myokarditis, Schwangerschaft und Stillzeit.

Therapie der Digitalisvergiftung

Bei der Intoxikation mit Digitalisglykosiden wird die Na^+/K^+-ATPase übermäßig gehemmt und kann kein Gleichgewicht aufrechterhalten. Das intrazelluläre K^+ sinkt und das extrazelluläre K^+ steigt. Intrazelluläres Na^+ und Ca^{+2} steigen. Das Ruhemembranpotenzial sinkt, und die Erregbarkeit nimmt zu. Es kommt zu übermäßiger Kontraktur des Herzmuskels und zu Herzrhythmusstörungen, die in 80 % der Fälle zum Tod führen (ventrikuläre Tachykardie, Kammerflimmern). Weitere NW sind Übelkeit und Erbrechen (40 %), neurotoxische Symptome wie Müdigkeit, Kopfschmerz, Sehstörungen, Farbsehstörungen (gelbgrün), Halluzinationen und Koma (10 %).

Die Behandlung umfasst folgende Maßnahmen:

- **Absetzen** der Digitalispräparate und aller Diuretika bei Überdigitalisierung.
- **Magenspülung** und Gabe von **Aktivkohle** bei akuter Digitalisvergiftung. Zu beachten ist, dass durch Vagusreizung im Ösophagus eine Bradykardie ausgelöst werden kann. Deshalb sind Atropinampullen bereitzuhalten.
- Infusion von **Kalium** zur Stabilisierung der Membran der Herzzellen, es sei denn, es liegt eine Hyperkaliämie vor. Eine Digitalisintoxikation kann eine Hyperkaliämie verursachen, da Digitalis den Kaliumeinstrom in die Herzmuskelzelle hemmt.
- **Phenytoin** und **Lidocain** intravenös geben, da diese Pharmaka antifibrillatorisch wirken und das Auftreten von Extrasystolen vermindern.
- **EDTA-Na^+** intravenös geben, um Ca^{2+}-Ionen zu binden und den Kalziumspiegel zu senken.
- **Cholestyramin** oral mit viel Wasser verabreichen. Cholestyramin ist ein Ionenaustauscher, der Gallensäuren im Darm bindet und den enterohepatischen Kreislauf unterbricht. Dadurch wird **Digitoxin** vermehrt ausgeschieden.
- **Atropin** intravenös injizieren, wenn eine Bradykardie auftritt.
- **Digitalis-Antitoxin** per Infusion (Digitalis Antidot BM®) verabreichen. Diese Antikörperfragmente aus Schafserum binden Digoxine und Digitoxin schnell zu unwirksamen Antigen-Antikörper-Komplexen. Vor der Infusion ist ein Allergietest empfehlenswert. Außer Allergien sind keine Nebenwirkungen von Digitalis-Antitoxin bekannt.

Bei einer Intoxikation mit Digitoxin kann eine Hämoperfusion angezeigt sein. Bei Digoxin ist sie unwirksam. Eine Hämodialyse ist bei Digitoxin-Intoxikation nicht sinnvoll.

Interaktionen

Digitalisglykoside können mit zahlreichen Medikamenten interagieren.

Die Wirkung von Digitalis wird verstärkt durch Kalziumkanalblocker, Chinidin, Phenylbutazon und Ca^{2+}-Injektion.

Sympathomimetika, Methylxanthine und Reserpin verstärken die arrhythmogene Wirkung von Digitalis.

Eine **indirekte Digitalisverstärkung** verursachen Laxanzien, Diuretika, Glukokortikoide, Insulin und Glukoseinfusionen, da sie das Serumkalium erniedrigen und die Glykosidtoleranz senken.

Eine **direkte Wirkungsabschwächung** von Digitalis ist mit Aldosteronantagonisten (Kaliumerhöhung), Antazida, Cholestyramin und Kohle (Resorptionshemmung von Digitalis) zu beobachten.

9.3 Sympathomimetika

(☞ Kap. 3.3)

Wirkstoffe

Typische Sympathomimetika, die zur Herz-Kreislauf-Therapie eingesetzt werden, zeigt Tabelle 9.5.

Pharmakokinetik

Dopamin und **Dobutamin** sind nur als i.v. Ampullen und als Infusionskonzentrat verfügbar. Beide Medikamente sind gut steuerbar. Die Wirkung setzt 5 min nach Infusionsbeginn ein und hält etwa 15 Minuten an. Als Dosiskriterien für Dopamin werden Blutdruck und Diurese herangezogen.

Während der Therapie sind kurzzeitige Herz-Kreislauf-Kontrollen und entsprechende Dosiskorrekturen vorzunehmen. Die Richtdosen für Dopamin liegen für den niedrigen Dosisbereich bei 1,5–3,5 µg/kg KG/min (= 100–250 µg/min). Diese Dosierung kommt zur Anwendung bei forcierter Diurese („Nierendosis") oder Inotropieerhöhung. Der mittlere Dosisbereich liegt bei 4–10 µg/kg KG/min (= 300–700 µg/min) und wird beispielsweise in der chirurgischen Intensivmedizin benötigt. Der hohe Dosisbereich liegt bei 10,5–21,5 µg/kg KG/min (= 750–1500 µg/min) und wird z. B. im septischen Schock benötigt. Dopamin darf nur intravenös als verdünnte Infusionslösung angewendet werden.

Tab. 9.5 Sympathomimetika.

Wirkstoff	Handelsname
Dopamin	Dopamin® AWD
Dobutamin	Dobutrex®

Dobutamin wird nach Wirkung auf Puls, Blutdruck, Diurese und Herzleistung dosiert. Empfohlen werden vom Hersteller 2,5–10 µg/kg KG/min als i.v. Infusion, maximal 40 µg/kg KG/min.

Wirkungsmechanismus

Dopamin stimuliert α_1-, β_1-, β_2- und dopaminerge Rezeptoren. Dobutamin liegt als Racemat aus (+)- und (-)-Dobutamin vor und wirkt sowohl als schwaches β- wie auch als α-Sympathomimetikum.

Wirkungen

Die Wirkung von **Dopamin** ist **dosisabhängig.** In niedriger Dosierung stimuliert Dopamin vorwiegend die **Dopaminrezeptoren** der Nieren- und Splanchnikusgefäße und bewirkt dort eine Erweiterung der Arteriolen und eine Steigerung der Durchblutung. In höherer Dosis überwiegen die direkten und indirekten sympathomimetischen Wirkungen, die insbesondere an der Niere zu Vasokonstriktion und zu einer Verschlechterung der Durchblutung führen. Die **indirekte Wirkung** wird durch Freisetzung von Noradrenalin hervorgerufen. Gleichzeitig steigt das HMV durch β_1-mimetische Wirkung. Die adrenerge Wirkung von Dopamin führt am Herzen zur Überleitungsbeschleunigung und zu vermehrtem Sauerstoffbedarf. Die **α-sympathomimetische** Wirkung führt zu peripherer Vasokonstriktion und konsekutiv zu einer Minderdurchblutung und Blutdruckerhöhung.

Dobutamin wirkt gleichzeitig als schwaches β-Sympathomimetikum und als schwaches α-Sympathomimetikum. Vasokonstriktion und Vasodilatation heben sich gegenseitig weitgehend auf und es resultiert eine β_1-Wirkung. Die β_1-Wirkung führt zu einer Erhöhung des HMV. Dobutamin bindet nicht an Dopaminrezeptoren.

> **Merke!**
> Die Hauptwirkung von Dobutamin ist die positiv inotrope Wirkung.

Indikationen

Indikationen für **Dopamin** und **Dobutamin** sind schwerer Blutdruckabfall, Kreislaufversagen bis hin zum Kreislaufschock. Dobutamin ist zusätzlich beim kardiogenen Schock indiziert.

Kontraindikationen

Kontraindikationen sind Tachyarrhythmien, Kammerflimmern, Schwangerschaft, Hyperthyreose, Phäochromozytom, Asthma und Engwinkelglaukom.

Unerwünschte Wirkungen

Unerwünschte Wirkungen sind häufig Kopfschmerzen und pektanginöse Beschwerden. Ferner werden Palpitationen, Tachykardie, Blutdruckabfall oder Blutdrucksteigerung, Bradykardie, QRS-Verbreiterung, Erregungszustände, Dyspnoe, Erbrechen, Übelkeit, Mydriasis, Asthma durch Sulfit im Lösungsmittel und Entzündungen bei paravasaler Injektion beobachtet.

Interaktionen

Die Interaktionen von Dopamin und Dobutamin sind die gleichen wie bei Sympathomimetika. Zusätzlich finden sich Hochdruckkrisen bei gleichzeitiger Gabe von **MAO-Hemmern.** Zusammen mit **Phenytoin** können Blutdruckabfall, Bradykardie, Krampfanfälle auftreten. Bei gleichzeitiger Gabe von **Betablockern** kann es zu einem schweren Blutdruckabfall kommen. Die Kombination von Dopamin und Dobutamin kann Hypertonie hervorrufen. Herzrhythmusstörungen können durch Kombination von Dopamin/Dobutamin mit **Cimetidin** auftreten.

9.4 Phosphodiesterase-Hemmstoffe

9.4.1 Phosphodiesterase-Hemmstoffe zur Behandlung der Herzinsuffizienz

Phosphodiesterase-Hemmstoffe (PDE-Hemmer) sind Pharmaka neueren Datums mit positiv inotroper und vasodilatierender Wirkung. Zu dieser Gruppe zählt auch Sildenafil (Viagra®, ☞ Kap. 9.4.2), das von Pfizer als Herzmedikament entwickelt wurde, aufgrund seiner PDE-Hemmung im Schwellkörper aber dann zum Potenzmittel umfirmiert wurde.

Wirkstoffe

Chemisch handelt es sich um Pyridin- bzw. Imidazolderivate. Typische Vertreter der Phosphodiesterase-Hemmstoffe sind in Tabelle 9.6 aufgeführt. Alle drei Substanzen stehen nur zur i.v. Injektion zur Verfügung.

Wirkungsmechanismus

Amrinon, Enoximon und **Milrinon** hemmen die Phosphodiesterase (PDE), die den Abbau von cAMP katalysiert. Genauer gesagt hemmen sie das Isoenzym III der PDE. Dadurch steigt die intrazelluläre Konzentration des Second Messenger cAMP. Im Myokard steigt die Konzentration des intrazellulären Ca^{2+}, und es resultiert eine **positiv inotrope Wirkung** am Herzen. An den glatten Gefäßmuskeln der peripheren Gefäße und der Koronarien führen die

Tab. 9.6 Phosphodiesterase-Hemmstoffe zur Behandlung der Herzinsuffizienz.

Wirkstoff	Handelsname
Amrinon	Wincoram®
Enoximon	Perfan®
Milrinon	Corotrop®

PDE-Hemmer zu einem Absinken der Ca^{2+}-Konzentration und zu einer **Vasodilatation.** Phosphodiesterase-Hemmer wirken nicht an den membranständigen Rezeptoren.

Methylxanthine wie Theophyllin hemmen unspezifisch alle 4 Isoenzyme der PDE.

Wirkungen

Die Wirkung der PDE-Hemmstoffe ist positiv inotrop und mehr oder minder vasodilatatorisch. Die Herzfrequenz und das HMV werden gesteigert, die Überleitung beschleunigt (positiv chronotrop). Der periphere Widerstand, der Pulmonalarteriendruck sowie Preload und Afterload werden gesenkt.

Für den Einsatz von Amrinon und Milrinon bei chronischer Herzinsuffizienz liegen größere Studien vor, die zeigen, dass Amrinon bei Patienten in den NYHA-Stadien III und IV keine Verbesserung bringt, wenn es zu einer Standardtherapie (Digitalis, Diuretika, evtl. ACE-Hemmer) dazugegeben wird. Dagegen treten in 83 % der Fälle Nebenwirkungen auf, die in 34 % zum Therapieabbruch führen. Milrinon bewirkt nur bei diuretisch vorbehandelten Patienten mit mittelschwerer Herzinsuffizienz eine kurzfristige Besserung, die aber denen von Digitalis unterlegen sind. Bei Patienten mit Digitalis und Diuretika hat Milrinon keine Wirkung, wohl aber wieder häufige Nebenwirkungen. Für Enoximon sind günstige hämodynamische Kurzzeiteffekte nachgewiesen. Langzeitergebnisse liegen jedoch für Enoximon nicht vor.

Indikation

Indikation für PDE-Hemmer ist daher die **kurzfristige** Behandlung von herzinsuffizienten Patienten mit NYHA IV, die nicht auf Digitalis, Diuretika oder ACE-Hemmer ansprechen. Aufgrund der Senkung des arteriellen Blutdrucks in der Lunge werden PDE-Hemmer auch bei primärer oder sekundärer pulmonaler Hypertonie und bei Patienten mit Zustand nach Herz-Lungen-Transplantation eingesetzt.

Anwendungsbeschränkungen für PDE-Hemmer sind Vorhofflattern, Vorhofflimmern, komplexe ventrikuläre Herzrhythmusstörungen und schwere Nierenerkrankungen.

Kontraindikationen

Kontraindikationen für PDE-Hemmer sind Volumenmangel, Herzrhythmusstörung, Niereninsuffizienz, Thrombozytopenie, Schwangerschaft und Stillzeit. Ferner schwere obstruktive Aorten- oder Pulmonalklappenerkrankungen, hypertrophe obstruktive Kardiomyopathie, ventrikuläres Aneurysma, schwere, bislang unbehandelte Hypovolämie, Alter unter 12 Jahren, akuter Myokardinfarkt sowie Herzinsuffizienz infolge Hyperthyreose oder akuter Myokarditis.

Unerwünschte Wirkungen

Als unerwünschte NW von PDE-Hemmstoffen treten häufig **ventrikuläre Arrhythmien** auf, ferner supraventrikuläre und ventrikuläre Tachykardien bis zum Kammerflimmern. Weiterhin beobachtet man Übelkeit, Erbrechen, Bauchschmerzen, Blutdruckabfall, Fieber, Myalgien, Geschmacksstörungen, Milzschwellung, Lungeninfiltrate, Vaskulitis, Erhöhung von Transaminasen und Cholestase. Gelegentlich kann es zu Hypotonie, Angina-pectoris-Schmerzen und Thrombozytopenie kommen.

Interaktionen

Die gleichzeitige Gabe von **Diuretika** verstärkt die diuretische Wirkung der PDE-Hemmer. Die Gabe von **Dobutamin** verstärkt die positiv inotrope Wirkung der PDE-Hemmer additiv.

9.4.2 Phosphodiesterase-Hemmstoffe zur Behandlung der erektilen Impotenz

Die unter 9.4.1 besprochenen Phosphodiesterase-Hemmstoffe sind nur zur Injektion verfügbar. Die Firma Pfizer wollte ein neues Herzmedikament aus dieser Gruppe entwickeln, das in Tablettenform verabreicht werden kann. Die klinischen Versuche verliefen aber enttäuschend, zumindest was die Wirkung am Herzen betraf. Die Versuchspersonen waren trotzdem begeistert und wollten teilweise das Medikament nicht mehr hergeben, weil es starke Erektionen auslöste. Das war die Geburtsstunde von Sildenafil (Viagra®), Pfizer war auf eine Goldader gestoßen, die Aktien schnellten in die Höhe, der Umsatz ebenfalls.

Wirkungsmechanismus und Wirkungen

Sildenafil (Viagra®) (Formel 9.2) und seine Nachfolger hemmen die Phosphodiesterase-5- (PDE-5). Dieses Enzym spaltet den Signalstoff cGMP (zyklisches Guanosin-Mono-Phosphat) und verhindert so, dass sich die Ringmuskeln um die Schwellkörperarterien wieder zusammenziehen und die Erektion abflaut.

Die Enzyme PDE-5 sowie in geringerem Umfang auch PDE-2 und PDE-3 befinden sich im Corpus cavernosum des Penis und katalysieren dort die Reaktion **cGMG ↔ 5-GMP.**

Sexuelle Erregung führt zur Ausschüttung von NO und, mithilfe des cGMP als Second Messenger, zu Vasodilatation. CGMP wird von PDE-5 gespalten und so der Ausgangszustand wiederhergestellt. Wird PDE-5 gehemmt, dann steigt der cGMP-Spiegel an und potenziert die NO-vermittelte Vasodilatation.

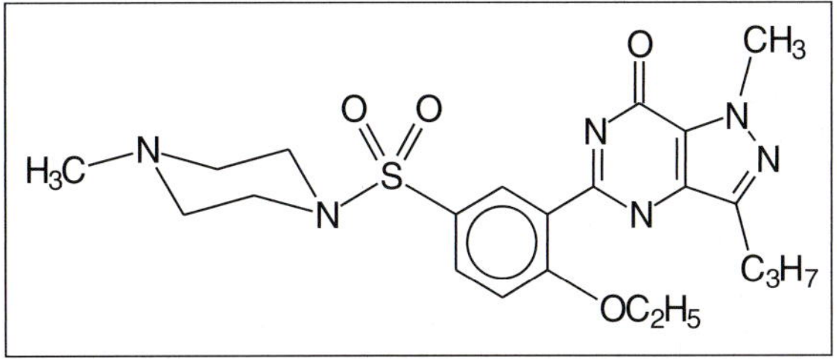

Formel 9.2 Sildenafil (Viagra®)

Bei sexuellen Reizen wird cGMP aus den Muskelzellen ausgeschüttet und lässt die normalerweise angespannten Ringmuskeln der Penisarterien erschlaffen, dadurch strömt mehr arterielles Blut in die Schwellkörper, als über die Venen abfließen kann. Die Folge ist eine Erektion. Wird cGMP nicht vom Enzym PDE-5 gespalten, dann dauert die Erektion an. PDE-5 lässt sich gezielt durch Medikamente wie Sildenafil oder Vardenafil hemmen.

PDE-5-Hemmstoffe erzeugen keine Lust, bewirken also ohne sexuelle Reize (optisch, Fantasie, Partner) keine Erektion, aber sie führen auch bei schwacher sexueller Erregung zu einer Erektion und mindern so Versagensängste.

Die Wahrscheinlichkeit eines erfolgreichen Geschlechtsverkehrs nach Einnahme von Sildenafil steigt mit der Zahl der Versuche wie 12 double-blind, placebokontrollierte Studien mit variablen Dosen ergaben. 60 % der Männer mit schwerer erektiler Dysfunktion (ED) und 80 % mit leichter bis mäßiger ED hatten nach 8–10 Versuchen eine Erektion.

Bei seelisch verursachter Impotenz, die nicht länger als 6 Monate besteht, kann Sildenafil die Dauer der Psychotherapiebehandlung verkürzen, wenn die Partnerschaft intakt ist.

Bei etwa 30 % der Männer entfaltet Viagra keine Wirkung. Männer mit Diabetes mellitus I oder II bekamen in 56 % der Fälle eine Erektion. Aber auch Placebotabletten führten bei einer Vergleichsgruppe noch bei 24 % zum Erfolg.

Weltweit leiden mehrere hundert Millionen Männer an ED. Häufige organische Ursachen sind Prostatahyperplasie und Erkrankungen, die zu Gefäßverengungen führen, wie Hyperlipidämie, Hypertonie und vor allem Diabetes mellitus. 40 % der Männer mit ED leiden an koronarer Herzkrankheit.

Pharmakokinetik

Sildenafil wird innerhalb von 30–120 Minuten resorbiert und erreicht eine Bioverfügbarkeit von 41 %. Zusammen mit Nahrung ist die Resorption vermindert. Sildenafil ist zu 96 % an Plasmaeiweiß gebunden und wird durch P_{450}-Enzyme in der Leber abgebaut. Die Halbwertszeit beträgt 4 Stunden, die Ausscheidung erfolgt zu 80 % über den Stuhl.

Indikation

Behandlung der erektilen Dysfunktion (ED) bei Männern, die keine oder eine unzureichende Erektion haben, so dass kein befriedigender Geschlechtsverkehr ausgeführt werden kann. Für Frauen ist Viagra nicht zugelassen. Darreichung: Tabletten zu 25, 50 und 100 mg.

Dosierung

1 Tablette mit 50 mg eine Stunde vor dem Geschlechtsverkehr. Die Maximaldosis ist 100 mg, die Einnahme darf nur einmal am Tag erfolgen.

Nebenwirkungen

Am häufigsten treten Kopfschmerzen (16 %) und Gesichtsrötung (10 %) durch Gefäßerweiterung auf. Verstärkt werden die Kopfschmerzen noch durch gleichzeitige Einnahme von Alkohol. Häufig ist auch ein Absinken des Blutdrucks mit Schwindel, ebenfalls eine Folge der Gefäßerweiterung durch Sildenafil. Magen und Verdauungsbeschwerden lassen sich durch die muskelentspannende Wirkung von Sildenafil am Speiseröhrenverschluss erklären (7 %). 3 % der Sildenafil-Patienten klagen über Sehstörungen (blaue Schleier), da auch die Phosphodiesterase in der Netzhaut gehemmt wird.

Weltweit sind mittlerweile 600 Todesfälle beim Beischlaf bekannt geworden (Deutschland 30). Meist handelte es sich um Patienten mit Herzkreislauferkrankungen, die ihren kranken Körper mit der Potenzpille überfordert haben. Sildenafil fördert jedoch auch die Thrombozytenaggregation und erhöht so das Infarktrisiko.

Warnhinweise

Bei Erkrankungen von Leber und Niere, sowie bei alten Menschen ist die Wirkungsdauer von Sildenafil verlängert und die Dosis muss auf 25 mg vermindert werden. Gleiches gilt für AIDS-Patienten, die mit Proteasehemmstoffen wie Ritonavir oder Saquinavir behandelt werden.

Kontraindikationen

- Nitrattherapie bei Angina pectoris (blutdrucksenkende Wirkung von Nitraten wird verstärkt)
- schwere Herz-Kreislauferkrankungen
- Infarktpatienten
- schwere Lebererkrankungen
- Schlaganfall
- niedriger Blutdruck
- Retinitis pigmentosa
- Priapismus in der Anamnese.

Neue oral wirksame PDE-5-Hemmstoffe

Im Jahr 2003 kamen zwei neue PDE-5-Hemmstoffe zur Behandlung der ED auf den Markt, die sich aber nur pharmakokinetisch von Sildenafil unterscheiden. Vardenafil (Levitra®) flutet schneller an als Sildenafil, die Wirkung setzt schon nach 25 Minuten ein und hält etwa 5 Stunden an. Die Wirkung von Tadalafil (Cialis®) beginnt nach 40 Minuten, hält aber bis zu 17 Stunden an, was von den Patienten als sehr angenehm empfunden wird, weil der Beischlaf nicht auf die Minute geplant werden muss.

Die Selektivität von Tadalafil für PDE-5 20.000-mal höher als für PDE-3 (mitverantwortlich für die Herzmuskelkontraktion). Die PDE-5 zu PDE-6 Selektivität ist 800 und damit um Größenordungen höher als die von Sildenafil. PDE-6 findet sich in der Retina des Auges.

10 Die medikamentöse Therapie der Herzinsuffizienz

10.1 Herzinsuffizienz-Begriffsbestimmung

Die Herzinsuffizienz ist eine Störung der Herzfunktion, bei der die vom Organismus benötigte Blutmenge (HMV = Herzminutenvolumen) nicht oder nur unter Erhöhung des Füllungsdrucks geliefert werden kann. Herzinsuffizienz ist eine häufige Erkrankung. In den USA rechnet man mit 400.000 Neuerkrankungen pro Jahr. Häufige Ursachen sind:

- koronare Herzkrankheit
- arterielle Hypertonie
- Kardiomyopathien/Myokarditis
- Herzrhythmusstörungen.

Merke!

Unter einer Herzinsuffizienz versteht man die Unfähigkeit des Herzens, eine dem venösen Angebot und dem Bedarf der Peripherie entsprechende Förderleistung zu erbringen.

Die Bezeichnung Herzinsuffizienz ist ein pathophysiologischer Begriff, der nichts über die Ursache der Erkrankung aussagt. Die Einteilung der Herzinsuffizienz erfolgt nach:

- **Lokalisation:** Linksherzinsuffizienz, Rechtsherzinsuffizienz, Globalinsuffizienz
- **Schweregrad:** Einteilung nach einem Vorschlag der New York Heart Association (NYHA) in vier Stadien (NYHA I–IV, Tab. 10.1)
- **Verlauf:** akut, chronisch
- **Grunderkrankung:** KHK, Hypertonie, Kardiomyopathie etc.

Die wichtigsten Symptome der Herzinsuffizienz sind Stauungserscheinungen im kleinen und großen Kreislauf (Rückwärtsversagen = Backward Failure) und Zeichen peripherer Minderdurchblutung (Vorwärtsversagen = Foreward Failure). Die klassischen Symptome der Herzinsuffizienz sind Ödeme in Peripherie und Lunge, Herzvergrößerung, Dyspnoe, Hypotonie, kalte Extremitäten, Zyanose und Tachykardie.

Der Herzinsuffizienz liegt in der Mehrzahl der Fälle eine **Herzmuskelschwäche** oder eine Herzmuskelentzündung zugrunde. Grunderkrankungen für eine Herzinsuffizienz können koronare Herzkrankheit, Myokardinfarkt, Myokarditis, Perikarditis und Intoxikationen sein. Aber auch **Herzrhythmusstörungen** oder eine übermäßige Belastung des Herzens können zu einer Herzinsuffizienz führen. Eine Überlastung des Herzens kann verursacht sein durch:

- erhöhten Widerstand in der Ausstrombahn: Low Output Failure bei Hypertonie, Pulmonalstenose, Aortenklappenstenose
- vergrößertes Schlagvolumen: High Output Failure bei Mitralinsuffizienz, Trikuspidalinsuffizienz, Aorteninsuffizienz, Links-rechts-Shunt
- erhöhten HMV-Bedarf des Körpers bei Hyperthyreose, Anämie, Schwangerschaft oder arteriovenösen Fisteln.

Bei der Herzinsuffizienz versucht der Organismus, mit Kompensationsmechanismen möglichst lange eine ausreichende Organperfusion aufrechtzuerhalten. Der **Sympathikotonus** steigt, die **Herzfrequenz** wird erhöht, ebenso der **Gefäßtonus** an Arterien und Venen. Das **Renin-Angiotensin-System** wird aktiviert und führt zu einer Salz-Wasser-Retention und

Tab. 10.1 Einteilung der Schweregrade der Herzinsuffizienz nach NYHA (New York Heart Association).

Stadium	Beschwerden	HMV	Enddiastolischer Ventrikeldruck
I	auch bei Belastung keine Beschwerden	normal bei Belastung	erhöht bei Belastung
II	Beschwerden bei stärkerer Belastung	normal bei Belastung	erhöht in Ruhe
III	Beschwerden bei leichter Belastung	vermindert bei Belastung	erhöht in Ruhe
IV	Beschwerden in Ruhe	vermindert in Ruhe	stark erhöht in Ruhe

zu einer Vasokonstriktion mit erhöhtem Blutdruck. Die Noradrenalinausschüttung steigt. Das erhöhte Volumen führt über den **Frank-Starling-Mechanismus** zu einem erhöhtem Schlagvolumen, konsekutiv zu einem erhöhten **HMV.** Es erfolgt außerdem eine Blutumverteilung von der Peripherie ins Zentrum.

Bei weiterer Verschlechterung der Herzinsuffizienz entwickelt sich aus der kompensierten eine dekompensierte Herzinsuffizienz: Trotz Steigerung der Vorlast (Preload) kann das HMV nicht mehr erhöht werden, die Myokardfasern werden überdehnt, die Herzwand verdickt sich und das Herz vergrößert sich (Herzhypertrophie), wodurch sich die Sauerstoffversorgung des Herzmuskels verschlechtert und die Herzinsuffizienz weiter verstärkt wird. Außerdem wird durch die neurohumorale Stimulation die Nachlast (Afterload) erhöht, was ebenfalls zur Verschlechterung der Herzinsuffizienz führt.

Eine **Rechtsherzinsuffizienz** führt durch Backward Failure zu peripherer venöser Stauung, sichtbar an der Einflussstauung der Halsvenen, ferner durch Foreward Failure zu vermindertem HMV und Zyanose. Bei **Linksherzinsuffizienz** führt das Backward Failure klinisch zu Lungenstauung mit Lungenödem sowie zu Beinödemen. Das Foreward Failure äußert sich klinisch in Schwäche, Atemnot und peripherer Zyanose. Besteht die Linksherzinsuffizienz längere Zeit, dann wird auch der rechte Ventrikel in Mitleidenschaft gezogen, und es kommt zur Globalinsuffizienz.

10.2 Herzinsuffizienz-Therapieprinzipien

Therapieziele bei der Behandlung der Herzinsuffizienz sind:

- Steigerung der Kontraktionskraft des Herzens → HMV steigt, Sympathikotonus sinkt
- Senkung der Herzarbeit.

Eine **kausale Therapie** der Herzinsuffizienz ist durch Beseitigung der Grunderkrankung (z. B. Hypertonie, rheumatische Karditis, Hyperthyreose, Herzvitien) möglich. Die Mehrzahl der herzinsuffizienten Patienten kann nur symptomatisch behandelt werden. Ziel der symptomatischen Therapie ist es, die Kontraktilität des Herzmuskels zu steigern, die abnorme Retention von Wasser und Natrium zu beseitigen und Vor- und Nachlast zu reduzieren. Zur Entlastung des Herzens durch Senkung von Preload und Afterload werden verschiedene Medikamente eingesetzt (☞ Tab. 10.2).

- Die neurohumorale Aktivierung kann mit ACE-Hemmern, AT_1-Rezeptorblockern und β-Blockern vermindert werden.
- Vor- und Nachlast können mit Diuretika und Vasodilatanzien (☞ Kap. 11) gesenkt werden.
- Die Kontraktionskraft des Herzens lässt sich mit Herzglykosiden verbessern.

Zusätzlich sollten **Allgemeinmaßnahmen** wie Gewichtsreduktion, Flüssigkeitsbeschränkung und Ruhe zur Entlastung des Herzens beitragen.

10.3 Die Therapie der akuten Herzinsuffizienz

Ursachen einer akuten Rechtsherzinsuffizienz sind meist Lungenembolien oder eine dekompensierte Linksherzinsuffizienz. Ursachen der Linksherzinsuffizienz sind meist Myokardinfarkte, KHK, schwere Hypertonie und Herzbeuteltamponade. Die wichtigsten Maßnahmen zur Behandlung der akuten Herzinsuffizienz sind:

- **Lagerung**; Oberkörper hoch, Beine herunterhängen, nicht hinlegen
- **Nitrate**, zunächst eine Infusion mit Glyceroltrinitrat, später Nitroliqual®-Spray und Retardtabletten (MonoMack® Retard)
- **Diuretika,** 40–100 mg Furosemid (Lasix®) i.v.
- **Dobutamin** (Dobutrex®) 5–10 µg/kg/min i.v., wenn Nitrate und Diuretika nicht ausreichend entlastend wirken oder Dopamin (Dopamin Fresenius®) 2–5 µg/kg/min
- **Sauerstoff** (6 l/min)
- **Digitalis.** Methyldigoxin (Lanitop®) i.v. und dann oral weiterbehandeln, aber nur wenn kein akuter Myokardinfarkt vorliegt. Bei Rechtsherzinsuffizienz, Hyperthyreose, Amyloidose des Herzmuskels und bei Myokarditis ist die Wirkung von Digitalisglykosiden gering.
- **Sedierung** mit 5–10 mg Diazepam i.v. (Valium®). Vorsicht bei Rechtsherzinsuffizienz!
- **Restriktion** von Salz- und Wasserzufuhr
- Zu **meiden** sind β-Sympathomimetika, trizyklische Antidepressiva, MAO-Hemmer und Alkohol.

Vasodilatatoren vom Nitrattyp sowie Molsidomin senken hauptsächlich die Vorlast, Dihydralazin senkt hauptsächlich die Nachlast und Alphablocker wie

Tab. 10.2 Pharmaka zur Behandlung der Herzinsuffizienz.

Wirkstoffgruppe/Pharmaka	Wirkung
Digitalisglykoside – Digoxin (Lanicor®) – Methyldigoxin (Lanitop®) – β-Acetyldigoxin (Novodigal®) – Digitoxin (Digimerck®)	Positiv inotrop, Verbesserung der Hämodynamik, negativ dromotrop
Sympathomimetika – Dopamin (Dopamin Fresenius®, Dopamin ratiopharm®, Dopamin Solvay® – Dobutamin (Dobutamin Hexal®, Dobutamin ratiopharm®, Dobutamin Solvay®	Steigerung der Kontraktilität des Myokards
Phosphodiesterase-Hemmer – (PDE-Hemmer) – Amrinon (Wincoram®) – Enoximon (Perfan®) – Milrinon (Corotrop®)	positive Inotropie
Diuretika – Spironolacton (Aldactone®) – Furosemid (Lasix®) – Piretamid (Arelix®) – Xipamid (Aquaphor®) – Hydrochlorothiazid (Esidrix®)	Verminderung von extrazellulärem und intravasalem Volumen → Senkung des Preload
ACE-Hemmer – Enalapril (Xanef®) – Captopril (Lopirin®)	Reduktion des peripheren Widerstandes (Afterload), Verminderung des Preload durch Volumenverminderung, insgesamt Verbesserung der Herzarbeit
Nitrate – Isosorbidmononitrat (Ismo®) – Isosorbiddinitrat (Isoket®)	Verringerung des peripheren Widerstands durch venöses Pooling, senkt das Preload
Kalziumkanalblocker – Amlodipin (Norvoasc®) – Felodipin (Modip®)	Abnahme des arteriellen Drucks, reduziert das Afterload
α_1-Blocker – Prazosin (Minipress®) – Urapidil (Ebrantil®)	Die Verminderung des peripheren Widerstands durch Erweiterung von Arteriolen und Venolen reduziert das Afterload.
Dihydralazin (Nepresol®)	Direkte Wirkung an glatter Gefäßmuskulatur. Peripherer Widerstand und Afterload sinkt.

Prazosin oder Terazosin senken Vor- und Nachlast. Vasodilatatoren sind nur bei der akuten Herzinsuffizienz indiziert, nicht bei der chronischen. Alphablocker sollten nicht mehr eingesetzt werden, da sie weder bei der Herzinsuffizienz noch bei der Hypertonie die Prognose verbessern. Dihydralazin (Nepresol®) in Kombination mit Isosorbiddinitrat (Isoket®) verbessert zwar die Überlebenswahrscheinlichkeit von herzinsuffizienten Patienten, wirkt aber nicht so gut wie ACE-Hemmer (V-HeFT II 1991). Hinzu kommt die schlechtere Verträglichkeit dieser Vasodilatatorkombination.

Die **Kriterien** einer ausreichenden **Digitalisierung** sind:

- Ausreichende Ausschwemmung von Ödemen, gute Diurese
- Abnahme der Herzgröße im Röntgenbild
- Abnahme der Herzfrequenz
- Normalisierung von Stauungsorganen (Lunge, Leber, Milz)
- Normalisierung des venösen Drucks und der Kreislaufzeit
- Verschwinden der Halsvenenstauung
- Abnahme der Atemnot (Dyspnoe)
- Abnahme des Körpergewichts.

Im EKG beobachtet man eine Verlängerung der PQ-Zeit, eine Verkürzung der QT-Dauer, eine muldenförmige ST-Senkung und eine Abflachung oder Negativierung der T-Welle. Alle diese Zeichen können bei der Herzinsuffizienz auch ohne Digitalis auftreten, daher lässt sich die therapeutische Wirkung von Digitalis nicht am EKG, sondern nur am klinischen Bild (s. oben) und an der Plasmakonzentration des Herzglykosids ablesen.

10.4 Therapie der chronischen Herzinsuffizienz

Die Therapie richtet sich nach dem NYHA-Stadium der Herzinsuffizienz und dem Vorliegen zusätzlicher Störungen (z. B. Herzrhythmusstörungen):

NYHA I

Schonung, Gewichtsreduktion, Reduzierung der NaCl-Zufuhr, ACE-Hemmer.

NYHA II–IV

Die manifeste Herzinsuffizienz **NYHA II–IV** wird heute grundsätzlich mit einer **Kombinationstherapie** behandelt. Auch hier wird mit **ACE-Hemmern** begonnen, da für diese eine deutliche (34–40 %) Senkung der Mortalität nachgewiesen ist. Hinzu kommen **Diuretika** und **Betablocker** (→ bessere Prognose nachgewiesen). **Herzglykoside** werden bei **NYHA III** und **IV** eingesetzt, wenn Sinusrhythmus vorliegt.

Bei Vorliegen von **Vorhofflimmern** kommen Digitalisglykoside schon ab NYHA II zum Einsatz.

Digitalisglykoside wirken positiv inotrop und antiarrhythmisch, stärken die Herzkraft und verbessern die Pumpleistung (Abb. 10.1). Die Verordnung von Digitalispräparaten ist in den letzten 10 Jahren um 50 % zurückgegangen, was einmal daran liegt, dass Digitalis häufig falsch indiziert war und zum anderen an der häufigeren Verordnung von ACE-Hemmern, für die eine lebensverlängernde Wirkung bei Herzinsuffizienz und Hypertonie nachgewiesen ist.

Die positiven Wirkungen der ACE-Hemmer scheinen unabhängig von der Ursache der Herzinsuffizienz zu sein.

Merke!
ACE-Hemmer sind bei jeder Form der manifesten Herzinsuffizienz indiziert.

10.4.1 ACE-Hemmer und AT_1-Blocker

Wirkung der ACE-Hemmer bei Herzinsuffizienz, die durch die Hemmung von Angiotensin II und des Bradykininabbaus zustande kommt, beruht auf folgenden Teilmechanismen:

- Wegfall der Vasokonstriktion durch Angiotensin II → Senkung von Vor- und Nachlast
- Abnahme von Aldosteron → geringere Retention von Salz und Wasser
- Abnahme der präsynaptischen Noradrenalinfreisetzung → Verhinderung der reflektorischen Tachykardie, antiarrhythmische Wirkung
- Verminderung von Herzhypertrophie und Herzdilatation (Remodeling)
- Die Hemmung des Bradykininabbaus verstärkt die Vasodilatation und die blutdrucksenkende Wirkung von PGI_2 und verbessert die Durchblutung der Skelettmuskulatur.
- AT_1-Blocker hemmen nicht die Bildung, aber die Wirkungen von Angiotensin II, nicht dagegen den Bradykininabbau. Die Bedeutung dieses Unterschieds für die Herzinsuffizienz ist noch unklar. Daher kommen AT_1-Blocker bei Herzinsuffizienz nur zum Einsatz wenn ACE-Hemmer nicht vertragen werden.

10.4.2 Betablocker

Therapie der **leichten bis mittelschweren Herzinsuffizienz** werden Betablocker eingesetzt. Eine große Multicenterstudie (2708 Patienten) in den USA untersuchte mit dem Betablocker Bucindolol, ob auch Patienten mit NYHA III und IV von Betablockern profitieren. In der Betablockergruppe war zwar die linksventrikuläre Ejektionsfraktion verbessert, hinsichtlich der Mortalität bestand aber kein Unterschied zur Placebogruppe (The Beta-Blocker Evaluation of Survival Trial Investigators N. Eng J. Med 2001; 344; 1659–1667).

Bei der Herzinsuffizienz kommt es zu einer permanenten sympathischen Stimulation der β-Rezeptoren im Myokard und nachfolgend zu **Downregulation** und **Katecholaminabhängigkeit** des Myokards. Die Gabe von Betablockern kann daher zu einer kardialen Dekompensation führen. Wenn sie aber einschleichend in geringer Dosis gegeben werden („titrieren") haben sie eine lebensverlängernde Wirkung. Der Effekt von β-Blockern tritt erst nach Wochen ein und ist bei allen Formen der chronischen Herzinsuffizienz in allen Altersgruppen und vermutlich bei allen Schweregraden gleich gut. Die Betablocker, die zur Therapie der Herzinsuffizienz zugelassen sind, zeigt die Tabelle 10.3.

Merke!
Betablocker wirken am Herzen negativ chronotrop, dromotrop, inotrop und bathmotrop.

Tab. 10.3 Betablocker zur Therapie der chronischen Herzinsuffizienz.

Wirkstoff	Handelsname	Selektivität	Bioverfügbarkeit (%)	HWZ	Startdosis	Zieldosis
Bisoprolol	Concor®	β_1	82–94	10–12 h	1 × 1,25 mg/d	1 × 10 mg/d
Carvedilol	Dilatrend®	unselektiv	25–35	6–10 h	2 × 3,125 mg/d	2 × 25 mg/d
Metoprolol	Beloc-Zok®	β_1	65–70	> 12 h	1 × 12,5 mg/d	1 × 200 mg/d

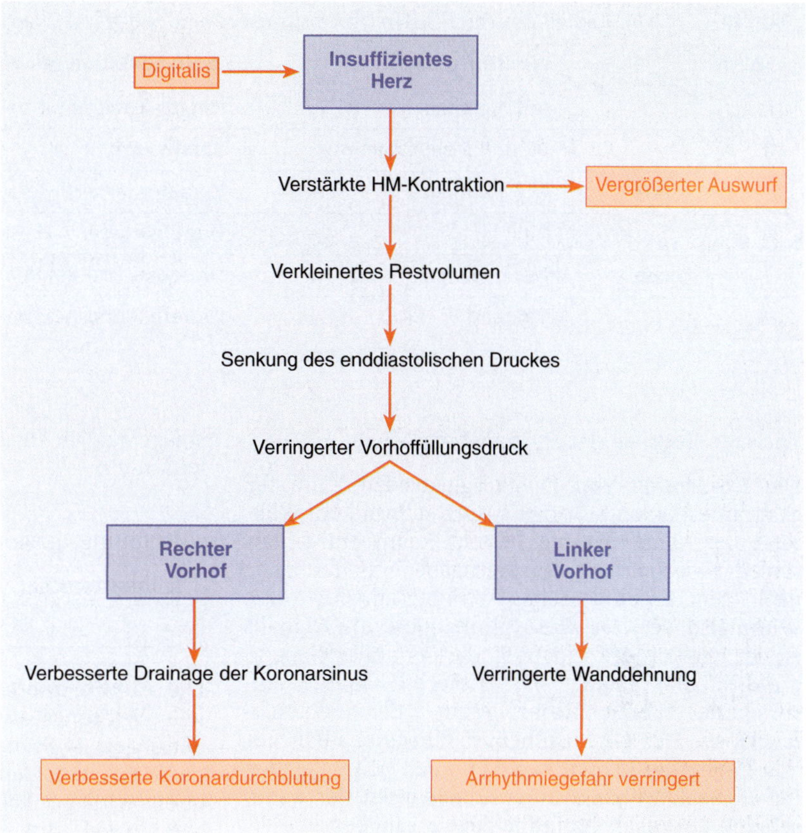

Abb. 10.1: Auswirkungen der verbesserten Herzkraft am Herzen.

10.4.3 Diuretika

Diuretika vermindern das Blutvolumen und senken damit die Vorlast. Bei Dauerbehandlung kommt noch eine Senkung der Nachlast hinzu (Ursache ungeklärt). In hohen Dosen aktivieren Diuretika das RAA-System und sollten daher mit ACE-Hemmern kombiniert werden.

- Die Pharmakotherapie der chronischen Herzinsuffizienz wird meist mit Thiaziddiuretika wie Hydrochlorothiazid (25 mg/d)) begonnen. Wenn diese nicht ausreichend wirken, kommen Schleifendiuretika wie Furosemid (20–80 mg/d) in allen Stadien der Herzinsuffizienz zum Einsatz, insbesondere wenn gleichzeitig eine Niereninsuffizienz vorliegt.
- Bei Dauertherapie mit Schleifendiuretika wird die Na^+-Rückresorption im distalen Tubulus kompensatorisch erhöht, und die Diurese sinkt. Die gleichzeitige Gabe von Thiaziddiuretika gleicht diese Kompensation durch Hemmung des Ionentransports im distalen Tubulus aus. Beide Diuretika führen zu K^+-Verlust und erhöhen das Risiko für tödliche Arrhythmien. Sie sollten daher mit kaliumsparenden Diuretika wie Triampteren oder Amilorid kombiniert werden. Noch besser scheint Spironolacton zu sein. In der RALES-Studie (1999) an herzinsuffizienten Patienten (NYHA III + IV) hat der Aldosteron-Rezeptor-Antagonist Spironolacton als Zusatzmedikament zu einer Kombinationstherapie aus ACE-Hemmer und Herzglykosid zu einer Senkung der Gesamtletalität um 35 % geführt, vermutlich, weil er die inkomplette Angiotensin-II-Blockade von ACE-Hemmern ergänzt.

10.4.4 Herzglykoside

Herzglykoside (Digitalisglykoside) wie Methyldigoxin, Acetyldigoxin, Digoxin und Digitoxin sind bis heute die einzige Wirkstoffgruppe mit positiv inotroper Wirkung (☞ Abb. 10.1), die bei chronischer Herzinsuffizienz nicht zu erhöhter Mortalität führt (DIG-Studie, 1997).

Indikationen für Herzglykoside sind:

- Herzinsuffizienz NYHA III und IV mit Sinusrhythmus
- Herzinsuffizienz NYHA II–IV mit Vorhofflimmern und Arrhythmia absoluta.

Formal lässt sich die Digitalistherapie bei chronischer Herzinsuffizienz unterteilen in die initiale Behandlung bis zum Erreichen der Vollwirkdosis und in die Dauertherapie bzw. Erhaltungsdosis. Am besten wirkt Digitalis bei Myokardinsuffizienz, die durch Koronarsklerose bedingt ist.

Tabelle 10.4 zeigt die Indikationen für verschiedene Pharmaka bei der Behandlung der chronischen Herzinsuffizienz in verschiedenen NYHA-Stadien.

Tab. 10.4 NYHA-Stadien der chronischen Herzinsuffizienz und indizierte Pharmaka.

NYHA		Wirkstoffgruppe	in Kombination mit Wirkstoffgruppe
I		ACE-Hemmer	Herzglykoside (nur bei Vorhofflimmern)
II		Diuretika bei Ödemen	Betablocker
	oder	ACE-Hemmer	Betablocker und Herzglykoside bei Vorhofflimmern
III		Digitalis	Diuretika oder ACE-Hemmer und Betablocker
	oder	ACE-Hemmer	Diuretika und Betablocker
IV		Digitalis	Diuretika und ACE-Hemmer und Betablocker

Wichtige Begriffe der Digitalisbehandlung

Die **Resorption** von Digitalisglykosiden kann bei gastrointestinalen Störungen stark schwanken. Während der Dauertherapie besteht kaum ein Unterschied zwischen der Nüchterngabe und der Gabe nach dem Essen (rascher Wirkungseintritt; kurze Wirkungsdauer). Die **Resorptionsquote** von Digitalis ist der Digitalisglykosidanteil, der bei oraler Gabe in die Blutbahn gelangt. Die Resorptionsquote entspricht der enteralen Resorption in % der verabreichten Dosis. Der **Glykosidbedarf** schwankt nicht nur von Patient zu Patient, sondern auch beim gleichen Patienten. Dies hängt unter anderem mit der wechselnden Glykosidempfindlichkeit zusammen.

Der **Wirkungsbeginn** und das **Wirkungsmaximum** schwanken bei Digitalisglykosiden erheblich. Soll die Wirkung schnell einsetzen, kommt nur Strophanthin in Frage. Digitoxin wirkt am langsamsten. Die Zeit zwischen der Applikation und dem Wirkungsmaximum gibt auch den zeitlichen Abstand an, der zwischen zwei Digitalisgaben mindestens eingehalten werden muss, um die Wirkung der Therapie beurteilen zu können.

Der **Vollwirkspiegel** (Vollwirkdosis) ist die Glykosidmenge (in mg), die sich im Körper befindet, wenn der optimale therapeutische Effekt eingetreten ist, d. h., wenn die klinischen Insuffizienzzeichen verschwunden sind. Der Vollwirkspiegel ist ein Maß für die Wirksamkeit des Glykosids. Er errechnet sich aus der bis zur Kompensation insgesamt zugeführten Glykosidmenge abzüglich der Menge, die in der gleichen Zeit eliminiert worden ist (Abklingquote). Die minimale Wirkdosis beträgt 50 % der Vollwirkdosis. Die toxische Dosis beträgt 150 % der Vollwirkdosis (enge therapeutische Breite).

Unter der **Wirkungsdauer** versteht man die Zeitspanne, in welcher die Digitaliswirkung nach Absetzen des Medikamentes noch anhält. Die Wirkungsdauer wird vom Vollwirkspiegel aus berechnet.

Zur Therapiekontrolle bei digitalisierten Patienten wird der Digitalisspiegel im Plasma bestimmt. Die therapeutische Plasmakonzentration beträgt bei Digoxin 0,7–2 ng/ml und bei Digitoxin 10–25 ng/ml.

Die **Erhaltungsdosis** ist diejenige Glykosidmenge in mg/d, die zur Aufrechterhaltung des Vollwirkspiegel täglich zugeführt werden muss. Bei i.v. Applikation gilt:

$$\text{Erhaltungsdosis} = \frac{\text{Vollwirkspiegel} \cdot \text{Abklingquote}}{100}$$

Die **Abklingquote** ist der klinisch-empirisch ermittelte Wirkungsverlust der Herzglykoside innerhalb der ersten 24 Stunden. Sie ist ein Maß für den täglichen prozentualen Wirkungsverlust. Die Abklingquote wird bei Digoxin und Strophanthin überwiegend durch die renale Elimination bestimmt, bei Digitoxin durch die Lebermetabolisierung. Aus der Abklingquote lässt sich abschätzen, wie lange nach Absetzen des Glykosids die Wirkung noch anhält und ab wann mit Insuffizienzzeichen zu rechnen ist. Ferner ist die Abklingquote für die Berechnung der Erhaltungsdosis erforderlich.

Die **Eliminationsquote** ist der Glykosidanteil, der pro Tag aus dem Körper entfernt wird. Es besteht eine gute Korrelation zwischen Glykosid-Clearance und Kreatinin-Clearance. Eine Überdosierung aufgrund einer Niereninsuffizienz ist bei Digitoxin (Digimerck®) am seltensten.

Merke!

Die minimale Wirkdosis beträgt 50 % der Vollwirkdosis. Die toxische Dosis beträgt 150 % der Vollwirkdosis (enge therapeutische Breite).

Diagnostik vor einer Digitalisierung

Bevor bei einem Patienten eine Digitalisierung begonnen wird, müssen folgende Punkte geklärt sein:

- Diagnose und Indikation
- Einnahme von Digitalis in den letzten 2 Wochen
- Bestimmung der Nierenfunktion und des Kreatinins
- Bestimmung der Elektrolyte K^+, Na^+, Ca^{2+} und Mg^{2+}
- Untersuchung der Lungenfunktion

- Analyse der Herzfunktion, EKG
- Ermittlung von Risikofaktoren mit veränderter Glykosidempfindlichkeit.

Auswahl und Dosierung von Digitalisglykosiden bei der Therapie der chronischen Herzinsuffizienz

Die Auswahl des Digitalisglykosids richtet sich nach der **Dringlichkeit** der Digitalisierung und den **Applikationsmöglichkeiten.** Man sollte nur wenige Präparate in sein Repertoire aufnehmen und nur standardisierte Reinsubstanzen bzw. Monosubstanzen verwenden. In den meisten Fällen kommt man mit β-Methyldigoxin (Lanitop®) gut zurecht. Es wird sehr gut resorbiert, wirkt schnell, ist gut steuerbar und steht in verschiedenen Darreichungsformen zur Verfügung. Schnell und kurz wirkende Digitalisglykoside wie Strophanthin oder Proscilaridin eignen sich nur für die intravenöse Gabe bei der akuten Herzinsuffizienz. Mittellang wirkende Herzglykoside wie Digoxin, β-Methyldigoxin und β-Acetyldigoxin eignen sich besonders zur oralen Langzeittherapie, die in jedem Fall der parenteralen Therapie vorzuziehen ist. Lang wirkende Glykoside wie Digitoxin neigen zu Kumulation, können aber auch bei eingeschränkter Nierenfunktion gegeben werden und sind billig. Die pharmakokinetischen und therapeutischen Daten der einzelnen Digitalisglykoside sind in Tabelle 10.5 zusammengefasst.

Merke!

Leitspruch der Digitalisierung: so viel wie nötig, so wenig wie möglich.

Eine **schnelle Aufsättigung** mit Digitalis ist nur in lebensbedrohlichen Fällen indiziert und erfolgt durch intravenöse Gabe von 3 x 0,4 mg/d Digoxin (Lanicor®) für zwei Tage oder 3 x 0,25 mg Digitoxin (Digimerck®) für zwei Tage. Mit dieser Dosierung wird der Vollwirkspiegel erreicht.

Die **mittelschnelle Aufsättigung** erfolgt oral durch dreitägige Gabe der doppelten Erhaltungsdosis von Digoxin bzw. der vierfachen Erhaltungsdosis von Digitoxin. Bei der **langsamen Aufsättigung** wird vom ersten Tag an nur die Erhaltungsdosis gegeben. Die Vollwirkdosis ist dann bei Digoxin nach 7–8 Tagen erreicht, bei Digitoxin nach 3–4 Wochen.

Die Empfindlichkeit für Herzglykoside kann durch verschiedene Faktoren erhöht oder erniedrigt sein (Tab. 10.6).

Digoxine werden überwiegend renal eliminiert und erfordern bei Niereninsuffizienz eine Dosisanpassung (Tab. 10.7). Dagegen wird Digitoxin in der Leber abgebaut und erfordert keine Dosisanpassung bei Niereninsuffizienz.

Tab. 10.5 Pharmakokinetische und therapeutische Angaben zu Digitalisglykosiden.

Wirkstoff	Digitoxin	Digoxin	β-Acetyldigoxin	β-Methyldigoxin
Handelsname	Digimerck®	Lanicor®	Novodigal®	Lanitop®
Konfektion Tabletten	à 0,1 mg	à 0,25 mg	à 0,2 mg	à 0,1 mg (0,15 mg)
1.Tag	0,6	1,25	0,8	0,4
2.Tag	0,5	1,25	0,8	0,4
3.Tag	0,4	1,25	0,8	0,4
4.Tag	0,4			0.4
5.Tag	0,3			
Orale Erhaltungsdosis in mg	0,1–0,15	0,25–0,50	0,2–0,4	0,2–0,3
Vollwirkdosis in mg	0,8–1,2	0,8–1,2	0,8–1,2	0,8–1,2
Therapeutischer Serumspiegel	10–25 ng/ml	0,7–2 ng/ml	0,7–2 ng/ml	0,7–2 ng/ml
Resorptionsquote in %	90–100	60–70	80–100	> 90
Wirkungseintritt (min) i.v.	30–120	60–90	30	15–20
Wirkungsdauer in Tagen	10–21	6–8	6–8	6
Abklingquote in %	7	20	15–20	20
Halbwertszeit in h	145–190	52	52	63
Renale Elimination in %	40–60	70–80	70–80	70–80

Tab. 10.6 Faktoren, welche die Glykosidempfindlichkeit beeinflussen.

Erhöhte Glykosidempfindlichkeit	Verminderte Glykosidempfindlichkeit
Kaliummangel (Störung der Reizbildung)	Fieber
Kaliumüberschuss (Störung der Überleitung)	Hyperthyreose
Hyperkalzämie	
Hypomagnesiämie	
Hypoxie	
Myokardinfarkt	
Koronarsklerose	
AV-Überleitungsstörung	
höheres Lebensalter	
geringes Körpergewicht	
Hypothyreose	
Niereninsuffizienz	

Kontraindikationen für Digitalisglykoside

Kontraindikationen für eine Therapie der Herzinsuffizienz mit Digitalis sind Digitalisintoxikation, Sick-Sinus-Syndrom, Karotissinussyndrom, WPW-Syndrom, obstruktive Kardiomyopathie und hochgradige Bradykardie. Besondere Vorsicht ist bei Pericarditis constrictiva und bei der Mitralstenose geboten. Elektrolytstörungen, insbesondere Hypokaliämie sind vor einer Digitalisierung zu korrigieren.

Interaktionen

- Hypokaliämie erhöht die Empfindlichkeit auf Digitalisglykoside.
- Hyperkaliämie vermindert die Empfindlichkeit auf Digitalisglykoside.
- Kaliumsparende Diuretika wie Amilorid und Triamteren vermindern die Empfindlichkeit auf Digitalisglykoside.
- Antiarrhythmika, Kalziumkanalblocker und Betablocker vermindern die positiv inotrope Wirkung von Herzglykosiden und verstärken deren negativ dromotrope und negativ chronotrope Wirkung.
- Betasympathomimetika und Methylxantine verstärken die heterotope Reizbildung.
- M-Cholinozeptor-Antagonisten wie Butylscopolamin sowie Erythromycin und Tetracyclin fördern die Resorption von Digitalisglykosiden und führen zu Wirkungsverstärkung.
- Chinidin, Verapamil, Diltiazem, Nifedipin und Amiodaron erhöhen den Plasmaspiegel von Digoxin.
- Laxanzien, Antazida, Kohle, Cholestyramin, Colestipol, Neomycin, Phenytoin, p-Aminosalicylsäure,

Tab. 10.7 Dosisanpassung von Digoxin bei Niereninsuffizienz.

Kreatinin-Clearance (ml/min)	Erhaltungsdosis von Digoxin (%)
100	100
75	82
50	65
25	47
0	33

Sulfasalazin und Zytostatika hemmen die Resorption von Herzglykosiden und vermindern deren Wirkung.
- Phenytoin, Phenobarbital, Spironolacton und Rifampicin (Enzyminduktoren) beschleunigen den Abbau von Herzglykosiden und verursachen eine Wirkungsminderung.

10.4.5 Kalziumkanalblocker

Kalziumkanalblocker haben einen negativ inotropen Effekt und können eine Herzinsuffizienz verschlechtern. Sie senken zwar die Nachlast durch Gefäßdilatation, doch konnte in keiner Studie eine Verbesserung der Prognose nachgewiesen werden. Wenn überhaupt, dann können aus dieser Gruppe nur Amlodipin, Felodipin oder Nisoldipin eingesetzt werden. Verapamil, Diltiazem und Nifedipin sind bei Herzinsuffizienz kontraindiziert.

10.4.6 Phosphodiesterase-Hemmstoffe

Phosphodiesterase-Hemmstoffe Amrinon (Wincoram®), Milrinon (Corotrop®) und Enoximon (Perfan®) sind nur kurzfristig bei akuter Herzinsuffizienz indiziert. Da sie nur parenteral gegeben werden können, eignen sie sich nicht zur Dauertherapie der Herzinsuffizienz. Sie wirken positiv inotrop und zusätzlich gefäßerweiternd. Mehrere Studien (z.B. PROMISE, 1991) zeigten, dass sie die cAMP-Konzentration im Myokard erhöhen, Rhythmusstörungen begünstigen und die Mortalität erhöhen.

10.5 Zusammenfassung der medikamentösen Therapie der Herzinsuffizienz

Ein Medikament, das die Progression und die Mortalität der Herzinsuffizienz bessert und gut verträglich ist, wurde bis heute nicht gefunden. Bis vor 15 Jahren dominierten Digitalis (seit 200 Jahren in der Therapie) und Thiaziddiuretika (seit 35 Jahren in der Therapie) die Behandlung der Herzinsuffizienz. Die Einführung der ACE-Hemmer in die Herzinsuffizienztherapie brachte einen deutlichen Fortschritt, auch wenn ihre Wirkung erst nach Wochen hervortritt. Diuretika bessern in allen Stadien der chronischen Herzinsuffizienz rasch die klinische Symptomatik. Die Symptome einer Volumenüberlastung lassen sich mit Diuretika besser als mit ACE-Hemmern kontrollieren. Unter einer Kombinationstherapie von Diuretikum + Digitalis oder Diuretikum + ACE-Hemmer treten Dekompensationen seltener auf als unter einem Diuretikum allein, auch wenn bis jetzt keine lebensverlängernde Wirkung einer Diuretikumtherapie nachgewiesen ist. Bei herzinsuffizienten Patienten mit absoluter Arrhythmie sind die Indikation und die Wirkung von Digitalis unbestritten. Auch bei Herzinsuffizienz mit Sinusrhythmus ist Digitalis wirksam, was lange umstritten war. Bei Patienten, die bereits Diuretika und ACE-Hemmer einnehmen, bewirkt Digitalis eine Besserung der Auswurfleistung des Herzens. Die Verträglichkeit von Digitalis ist in der Regel besser als die von ACE-Hemmern oder Phosphodiesterasehemmern (Milrinon). Von den neueren Mitteln zur Behandlung der Herzinsuffizienz sind die ACE-Hemmer am besten erprobt. Sie wirken bei allen Schweregraden der chronischen Herzinsuffizienz, da das RAS-System eine wichtige Rolle bei der Progression der linksventrikulären systolischen Dysfunktion spielt. Ebenso wirken AT_1-Rezeptorenblocker, die weniger Nebenwirkungen als ACE-Hemmer haben. In der ELITE-II-Studie wurden Losartan und Captopril in der Behandlung von Herzinsuffizienz und linksventrikulärer Dysfunktion miteinander verglichen. Hinsichtlich der Mortalität ergaben sich keine signifikanten Unterschiede. Dennoch wird empfohlen als 1. Wahl ACE-Hemmer einzusetzen und nur im Fall von Unverträglichkeit auf AT_1-Blocker zu wechseln. Da ACE-Hemmer das Angiotensin II nur inkomplett hemmen, kann die zusätzliche Gabe eines AT_1-Blockers wie Valsartan zu einer Wirkungsverbesserung führen.

Die zusätzliche Gabe von Diuretika und Digitalis verbessert die hämodynamischen Parameter wie Auswurfleistung und pulmonalen Kapillardruck. Enalapril (Pres®, Xanef®), das lange wirkt, ruft häufiger eine anhaltendere Hypotonie hervor als Captopril (Lopirin®, Tensobon®). Nur für Enalapril ist bisher eine Senkung der Mortalität bei chronischer Herzinsuffizienz nachgewiesen. Für die klassischen Vasodilatatoren wie den Alphablocker Prazosin (Minipress®) und Hydralazin (Nepresol®) lassen sich bisher keine günstigen Langzeitwirkungen auf Hämodynamik, klinische Symptomatik und Mortalität bei chronischer Herzinsuffizienz nachweisen.

Bei der Behandlung einer chronischen Herzinsuffizienz aufgrund einer idiopathischen Kardiomyopathie haben sich Betablocker als wirksam erwiesen, obwohl sie sonst bei Herzinsuffizienz kontraindiziert sind. Als Wirkungsmechanismen werden der Schutz des Herzens vor zu starker Sympathikusstimulierung und vor Tachyarrhythmien diskutiert.

11 Relaxanzien der glatten Gefäßmuskulatur

IMPP-Hits

- Glyceryltrinitrat, Wirkungen, Mechanismus, Kinetik
- Isosorbitdinitrat, Wirkungen
- Toleranzentwicklung Nitrate und andere Vasodilatatoren
- Wirkstoffe gegen Koronarspasmus

Lernziel!

In diesem Kapitel lernen Sie wichtige Medikamentengruppen kennen, die für die Behandlung von Herz- und Gefäßerkrankungen eingesetzt werden. Allen gemeinsam ist die relaxierende Wirkung an der glatten Gefäßmuskulatur, wenn auch mit verschiedenen Mechanismen. Sie werden vertraut gemacht mit organischen Nitraten, Kalziumkanalblockern, ACE-Hemmern, Angiotensin-II-Rezeptor-Antagonisten, Kaliumkanalöffnern und Dihydralazin, von denen Sie Wirkungsmechanismus, Wirkung und Indikationen, insbesondere bei der Behandlung der Hypertonie kennen sollten. Am Ende des Kapitels werden neue Antihypertensiva vorgestellt, deren Wirkungsmechanismus sich von allen anderen unterscheidet.

Pharmaka, die als Relaxanzien der glatten Gefäßmuskulatur agieren, spielen eine wichtige Rolle bei der Behandlung der Angina pectoris und der arteriellen Hypertonie. In körperlicher Ruhe beträgt das Schlagvolumen des Herzens 70 ml/min (beim Erwachsenen) und die Herzfrequenz 70 Schläge/min. Das Herzzeitvolumen (HZV) oder Herzminutenvolumen (HMV) ergibt sich aus dem Produkt: Schlagvolumen × Herzfrequenz und entspricht 4,9 Litern. Die Anpassung der Förderleistung bei Belastung erfolgt maßgeblich durch Sympathikusaktivierung, welche die Kontraktionskraft des Herzens und die Herzfrequenz erhöht. Arterien vom muskulären Typ und Arteriolen werden als Widerstandsgefäße bezeichnet, Venolen und kleine Venen als Kapazitätsgefäße. Durch Erhöhung des Herzzeitvolumens und/oder des peripheren Widerstands steigt der Blutdruck. Von einer Hypertonie spricht man, wenn der Blutdruck in Ruhe systolisch > 140 mmHg und/oder diastolisch > 90 mmHg beträgt.

Merke!

Blutdruck = Herzzeitvolumen × peripherer Widerstand.

11.1 NO-Donatoren

Chemie

Zur Gruppe der NO-Donatoren zählen die organischen **Nitrate** sowie **Molsidomin** und **Nitroprussid.** Allen diesen Verbindungen ist gemeinsam, dass aus ihnen im Organismus **Stickstoffmonoxid (NO)** freigesetzt wird. Die Verbindung NO ist ein Gas, das frei durch alle Membranen diffundieren kann, und zwar schneller als O_2. Die Verbindung NO ist ein extrem kurzlebiges freies Radikal, das nach seiner Freisetzung sofort mit Sauerstoff, Kationen oder organischen Verbindungen zu zahlreichen Metaboliten reagiert, die ihrerseits wieder als NO-Donatoren wirken können.

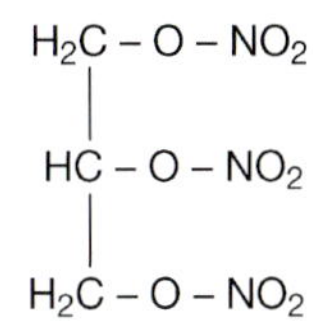

Formel 11.1 Glyceryltrinitrat oder Nitroglycerin

$$Na_2\,[\,Fe\,(CN)_5\,NO\,]$$

Formel 11.2 Nitroprussid-Natrium

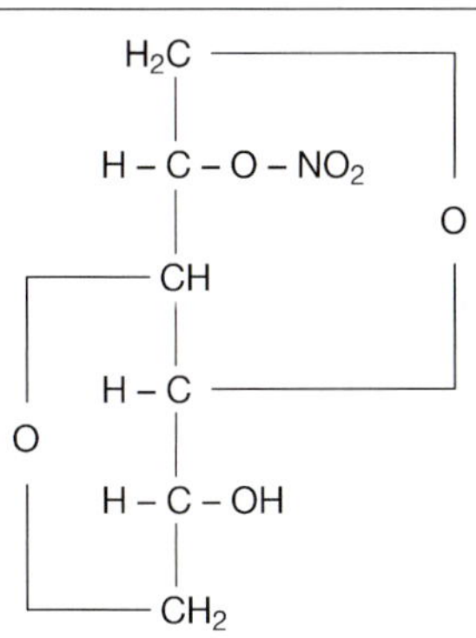

Formel 11.3 Isosorbitmononitrat

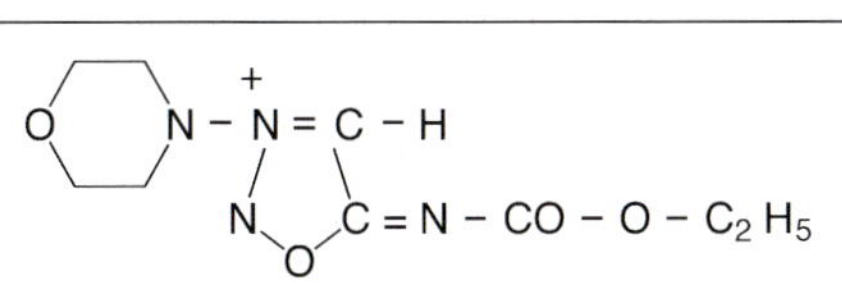

Formel 11.4 Molsidomin

Chemisch gesehen handelt es sich bei den organischen Nitraten um Ester der Salpetersäure. Molsidomin ist eine organische, heterozyklische Verbindung und Nitroprussid ein anorganischer Cyano-Nitroso-Komplex des Eisens.

Wirkungsmechanismus

Stickstoffmonoxid (NO) ist ein wichtiger und vielseitiger **biologischer Messenger.** Als erstes wurde die Wirkung von NO auf das Gefäßsystem entdeckt. Dies trug der Verbindung den Namen EDRF (Endothelium Derived Relaxing Factor) ein. Erst später wurde erkannt, dass EDRF und NO identisch sind. Stickstoffmonoxid wurde aber auch als Neurotransmitter und als zytotoxischer Faktor des Immunsystems identifiziert. NO wird nur von unbeschädigten Endothelzellen aus **Arginin** durch Katalyse der Nitroxid-Synthase III (NOS) gebildet. NOS wird durch einen Anstieg der intrazellulären Ca^{2+}-Konzentration aktiviert.

ACh-Rezeptoren, Serotoninrezeptoren und Histaminrezeptoren können die Endothelzellen aktivieren. In stenosierten oder arteriosklerotisch veränderten Gefäßen herrscht NO-Mangel. In dieser Situation wirken die Rezeptoren von ACh, Histamin und Serotonin vasokonstriktorisch und aggregationsfördernd.

Die Hauptwirkung der NO-Donatoren ist die Relaxation der glatten Gefäßmuskulatur durch direkten Angriff, insbesondere auf die Muskelzellen peripherer Venen. Diese Wirkung wird durch spezifische Nitratrezeptoren vermittelt. Organische Nitrate sind Prodrugs. Sie werden im Organismus von der Nitratreduktase (Glutathionreduktase) reduziert und spalten die NO-Gruppe ab. Die Nitrosogruppe ist instabil und verbindet sich mit der Sulfhydrylgruppe (-SH) von Glutathion zu einem ebenfalls instabilen Nitrosothiol:

$$\text{Glutathion} - SH + NO \longleftrightarrow \text{Glutathion} - S - NO$$

Formel 11.5 Reaktion der Nitrosogruppe mit Glutathion zu S-Nitrosothiol

Das Oligopeptid Glutathion und andere Peptide, die schwefelhaltige Aminosäuren wie Methionin oder Cytosin enthalten, können als Thiol fungieren. NO und die S-Nitrosothiole aktivieren die Guanylatcyclase im Zytoplasma, welche die Reaktion GTP → cGMP katalysiert. cGMP bewirkt als Second Messenger die Abnahme der Ca^{+2}-Konzentration in der Zelle, und es kommt zur Relaxation der glatten Gefäßmuskelzelle.

Der Wirkungsmechanismus von Nitroprussid-Natrium ist der gleiche wie bei organischen Nitraten, d.h. NO-Freisetzung und Vasodilatation. Allerdings aktiviert Nitroprussid-Natrium die Guanylatcyclase direkt, ohne Umweg über Nitrosothiol (s. Abb. 11.1).

Molsidomin ist ein **Prodrug.** Intaktes Molsidomin hat keine gefäßrelaxierende Wirkung. Erst nach Metabolisierung zum SIN-1A in der Leber entfaltet dieser aktive Metabolit ohne Umweg über enzymatisch gebildete Nitrosothiole eine direkt stimulierende Wirkung auf die Guanylatcyclase.

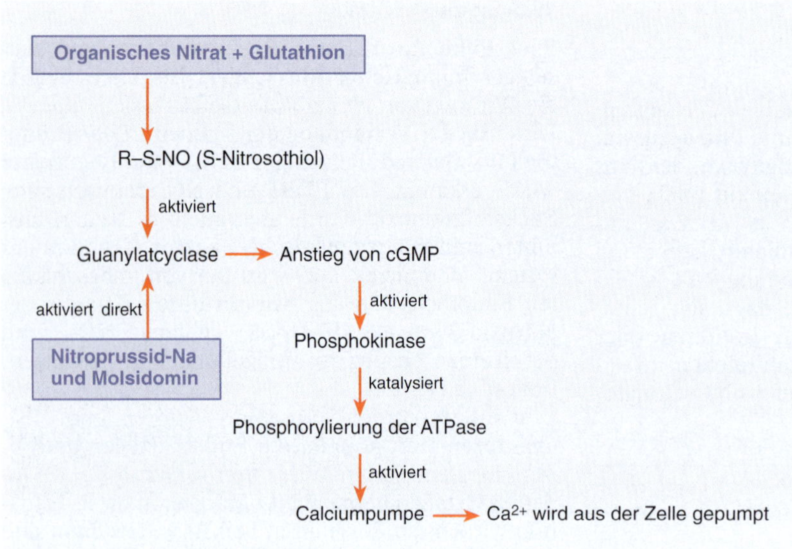

Abb. 11.1: Zellulärer Wirkungsmechanismus von organischen Nitraten und Nitriten.

Da kein Verbrauch von Thiolen erfolgt, zeigt Molsidomin auch **keine Toleranzentwicklung.**

Nitroprussid-Natrium dissoziiert in Lösung und spaltet die NO-Gruppe ab.

Wirkungen

Da fast 50 % der Todesfälle auf Herz- und Gefäßerkrankungen zurückzuführen sind, kommt den Medikamenten zur Behandlung von Koronargefäßerkrankungen und Bluthochdruck eine besondere Bedeutung zu.

Das Herz ist ein „Sauerstofffresser" und braucht pro Gewichtseinheit 23-mal so viel Sauerstoff wie andere Gewebe. Da der Herzmuskel den Blutsauerstoff bis zu 90 % ausschöpft, kann eine Verbesserung der Sauerstoffversorgung nur über eine Erweiterung der Koronarien und eine Beschleunigung der Koronardurchblutung stattfinden. Gesunde Koronarien können dilatieren und erlauben eine Durchblutungssteigerung auf das Vierfache (Koronarreserve)! Bei Sauerstoffmangel von mehr als 5 % kommt es bereits zu einer Dilatation der Koronarien. Bei Stenosen der Koronarien durch Arteriosklerose oder Thrombosen funktioniert dieser Mechanismus nicht mehr oder nicht ausreichend, und es muss mit Medikamenten eingegriffen werden.

Am Gefäßsystem bewirken Nitrate und Molsidomin eine periphere **Vasodilatation** und **Blutdruckabfall.** Die Koronarien werden dilatiert, ebenso die Hautgefäße von Kopf, Hals und Meningen. Angriffsort der NO-Donatoren sind aber auch die postkapillaren Kapazitätsgefäße, so dass es zum venösen Pooling und zum Absacken des Blutes in die größeren Venen der unteren Extremitäten kommt. Der venöse Rückstrom und der zentrale Venendruck sinken ab, und es kommt zu einer verminderten diastolischen Ventrikelfüllung. Die diastolische Wandspannung sinkt (Vorlastsenkung) und nachfolgend das HMV und der O_2-Bedarf. Die Belastbarkeit der Patienten verbessert sich.

In **therapeutischer Dosierung** führen Nitrate nicht zu einem Abfall des diastolischen Drucks. Der systolische Druck sinkt geringfügig ab. Besonders ausgeprägt ist die Wirkung der Nitrate auf die Meningealgefäße. Die Gefäßdilatation an den Hirnhautgefäßen führt zu intrakranieller Drucksteigerung und zu pulsierenden Kopfschmerzen (Nitratkopfschmerz). Der diastolische Blutdruck in der Pulmonalstrombahn fällt kurzfristig ab. Die Koronardurchblutung steigt und damit das O_2-Angebot. Positive Inotropie am Herzen ist ein sekundärer Gefäßeffekt, da der enddiastolische Druck und damit das HMV abfällt und das Herz weniger Sauerstoff verbraucht. Preload und Afterload sinken. Nitroglycerin und Amylnitrit bewirken eine signifikante, kurz dauernde Relaxation der Bronchialmuskulatur, der Muskeln der Gallenwege und der Muskeln von Dünn- und Dickdarm, einschließlich der Sphinkteren. Nitrate können daher auch bei Gallenkoliken eingesetzt werden.

Pharmakokinetik

Die Resorption der verschiedenen Nitrate ist sehr unterschiedlich. Glyceroltrinitrat und Amylnitrit werden in Sekundenschnelle über Lunge oder Mundschleimhaut resorbiert. Die Wirkung bei einem akuten Angina-pectoris-Anfall setzt nach 1–2 Minuten ein und hält etwa eine halbe Stunde an. Über die Haut dauert die Resorption etwas länger und ist auch gleichmäßiger, deshalb werden Nitratpflaster (Nitroderm TTS®) nur zur Prophylaxe der Angina pectoris benutzt. Schnell wirkende Nitrate wie Glyceroltrinitrat werden zwar auch im Darm resorbiert, aber aufgrund des ausgeprägten First-Pass-Effekts in der Leber so rasch abgebaut, dass sie im Anfall keine Wirkung haben.

Angeboten wird Glyceroltrinitrat (Nitrogylcerin) in Form von Spray (Nitrolinqual®-Spray), Hautpflastern (Nitroderm TTS®) und Gelatinekapseln zum Zerbeißen (Nitrolinqual®-Kapseln). Isosorbitdinitrat (ISDN, Isoket Spray®) und Isosorbitmononitrat (ISMN, Mono Mack®) werden über die Mundschleimhaut ebenfalls gut resorbiert. Normalerweise gibt man diese Präparate oral als Retardtabletten. So wirkt beispielsweise die Retardform von Isosorbitdinitrat (Isoket Retard®) 8–12 Stunden. Die Resorption aus dem Magen erfolgt wesentlich langsamer und hält mehrere Stunden an.

Nitrate unterliegen einem First-Pass-Effekt. Der First-Pass-Effekt von Glyceryltrinitrat ist hoch, der von Isosorbiddinitrat (ISDN) ist gering und der von Isosorbitmononitrat (ISMN) sehr gering. Nitrate werden in der Leber von der Nitratreduktase reduziert. ISDN wird unter Abspaltung von NO_2 zunächst zu ISMN transformiert. Im zweiten Schritt wird mittels Nitratreduktase nochmals NO_2 abgespalten, und es entsteht inaktives Isosorbid.

Molsidomin ist ein Prodrug und wird in der Leber zur aktiven Form metabolisiert. Es eignet sich daher nicht zur Akuttherapie.

Toleranzentwicklung

Bei regelmäßig wiederholter bzw. kontinuierlicher (i.v., transdermal) Gabe von organischen Nitraten und bei Membranpflastern ist nach wenigen Tagen eine Toleranzentwicklung nachweisbar, die zehn Tage nach Absetzen des Medikaments wieder verschwindet. Die Ausbildung ist abhängig von der Applikationsform und von der Dosis. Durch 12-stündige nitratfreie Intervalle lässt sich die Toleranzentwicklung vermeiden. Die Ursache der Toleranzentwicklung ist multifaktoriell und beruht auf beschleunigtem Abbau von NO. Auch die Konzentrationsabnahme der SH-Gruppen-Donatoren und eine Enzyminduktion der Nitratreduktase wird vermutet. Die Toleranzentwicklung erstreckt sich nicht nur auf die Herz-Kreislauf-Wirkungen, sondern auch auf die Nebenwirkungen. Der so genannte Nitratkopfschmerz wird schneller als der Herz-Kreislauf-Effekt abgeschwächt.

Tab. 11.1 Organische Nitrate und Molsidomin.

Wirkstoff	Handelsname
Glyceroltrinitrat	Nitrolinqual®, Nitro Mack®, Corangin®, Nitroderm TTS Membranpflaster®
Isosorbitdinitrat	Isoket®, Isomack®, ISDN STADA®, Ispostenase®
Isosorbitmononitrat	Ismo®, Elantan®, Corangin®, ISMN STADA®, Mono Mack ®
Molsidomin	Corvaton®, Molsihexal®, Molsidomin STADA®

Merke!
Je höher die Nitratdosis und je kürzer die Behandlungsintervalle, desto schneller erfolgt die Toleranzentwicklung.

Bei kontinuierlicher Nitratinfusion kann bereits nach 24 Stunden eine Toleranz auftreten. Molsidomin zeigt keine Toleranzentwicklung und bietet sich als Ersatz für Nitrate an. Therapeutisch verwendete NO-Donatoren zeigt Tabelle 11.1.

Indikationen

Organische Nitrate und Molsidomin sind die klassischen Medikamente zur Behandlung der **Angina pectoris**, aber auch bei Lungenödem, Schocklunge, arterieller und pulmonaler Hypertonie können sie eingesetzt werden. Nitrate können bei akutem Myokardinfarkt und zur Nachbehandlung eines Myokardinfarkts eingesetzt werden, da sie nicht nur die Koronardurchblutung und die Myokarddurchblutung verbessern, sondern auch die Thrombozytenaggregation hemmen. Auch Molsidomin ist beim akuten Infarkt anwendbar. Bei akuter und chronischer Herzinsuffizienz können Nitrate oder Mosidomin zusammen mit Digitalis verabreicht werden. Nitroglycerin ist ein myotropes Spasmolytikum an der glatten Muskulatur und kann auch bei **Gallenkoliken** eingesetzt werden.

Auch bei Lungenödem, Schocklunge, arterieller und pulmonaler Hypertonie können Nitrate eingesetzt werden.

Ist ein schneller Initialeffekt erwünscht, dann verordnet man ISDN, steht die protrahierte Wirkung im Vordergrund, dann greift man zu ISMN.

Unerwünschte Wirkungen

Die Nebenwirkungen der organischen Nitrate und des Molsidomins unterscheiden sich nicht. Man beobachtet vor allem folgende Symptome:

- Kopfschmerz durch Erweiterung der Meningealgefäße. Hirndruck steigt. Der „Nitratkopfschmerz" führt in 20 % der Fälle zum Therapieabbruch.
- Gesichtsröte („Flush") durch erweiterte Hautgefäße
- Benommenheit
- orthostatische Regulationsstörungen (Synkopen, Kreislaufkollaps bei Langzeitnitraten)
- Methämoglobinbildung durch direkten Angriff der Nitrate an den Erythrozyten
- Reflextachykardie durch Blutdruckabfall
- Bradykardie, Erbrechen Atemlähmung bei Vergiftungen.

Kontraindikationen

Kontraindikationen für Nitrate sind schwere Hypotonie, kardiogener Schock, Aortenstenose, Schwangerschaft und toxisches Lungenödem.

Nitroprussidnatrium (nipruss®)

Nitroprussidnatrium ist ein Eisen-II-Komplex (Dinatrium-pentacyano-nitrosylferrat-II) und liegt in Form roter Kristalle vor, die in 5 %iger Glukoselösung aufgelöst und dann langsam infundiert werden. Die Lösung des Komplexes zersetzt sich an Licht. Die Wirkung setzt sofort ein, hält aber nur wenige Minuten an. Eine orale Gabe ist nicht möglich. Die Wirkung ist dosisabhängig, so dass der Blutdruck „titriert" werden kann. Normaldosis ist 3 µg/kg/min. Die Wirkung beruht auf der Freisetzung von Stickstoffmonoxid (NO), das zu einer Erweiterung der präkapillären Arteriolen und der postkapillären Venolen führt.

Nebenwirkungen von Nitroprussid

Nebenwirkungen sind Schwäche, Müdigkeit, Nausea, Erbrechen, Muskelzuckungen, Tachypnoe, Tachykardie und Schweißausbrüche. Teilursache sind die Cyanidionen, die aus dem Komplex abgespalten werden. Bei Kombination mit Natriumthiosulfat ist Nitroprussid besser verträglich (Komplexbildung). Bei rascher Blutdrucksenkung kann es zu unerträglichen Kopfschmerzen und Bewusstlosigkeit kommen. Nitroprussidnatrium sollte nur bei schweren hypertensiven Krisen angewendet werden, wenn andere Medikamente, wie z. B. Betablocker, nicht ansprechen. Nitroprussid hemmt die Cytochromoxidase in der Leber.

Merke!
Bei Überdosierung von Natriumnitroprussid kann es zu einer Cyanidvergiftung (☞ Kap. 52.5.2) kommen.

11.2 Kalziumkanalblocker (Kalziumantagonisten)

Wirkstoffe

Die wichtigsten, therapeutisch verwendeten Kalziumkanalblocker sind in den Tabellen 11.2 und 11.3 aufgelistet.

Chemie

Mit Ausnahme von Diltiazem und Nifedipin sind alle Kalziumkanalblocker optisch aktiv und werden als Razemate angeboten.

Verapamil war der erste Kalziumkanalblocker, der 1975 von Fleckenstein unter der Bezeichnung „Kalziumantagonist" in die medizinische Therapie eingeführt wurde. Mittlerweile ist der Wirkungsmechanismus dieser Pharmaka besser bekannt, und man bezeichnet diese Gruppe heute als Kalziumkanalblocker. Seit ihrer Markteinführung haben sich die Kalziumkanalblocker einen festen Platz in der Therapie von Herz- und Gefäßerkrankungen erobert.

Tab. 11.2 Kalziumkanalblocker der 1. Generation.

Wirkstoff	Handelsname
Verapamil	Isoptin®, Azupamil®, Verahexal®, Veramex®, Verapamil ratiopharm®
Gallopamil	Procorum®
Nifedipin	Adalat®, durafin®, Nifedipat®, Nifedipin STADA®, Nifehexal®
Diltiazem	Dilzem®, Diltahexal®, Diltiazem STADA®, Diltiazem ratiopharm®

Tab. 11.3 Kalziumkanalblocker der 2. Generation.

Wirkstoff	Handelsname
Isradipin	Vascal®, LOMIR®
Nisoldipin	Baymycard®
Nitrendipin	Bayotensin®, Nitrendimerck®, Nitrendipin STADA®, Nitrepress®
Nicardipin	Antagonil®
Nimodipin	Nimotop®, Nim 30®
Amlopidin	Norvasc®

Chemisch gesehen sind die drei Kalziumkanalblocker der 1. Generation nicht miteinander verwandt:

- Typ Phenylalkylamin: Verapamil und Gallopamil sind komplizierte tertiäre Amine.
- Typ Benzodiazepin: Diltiazem ist ein Verwandter der Benzodiazepine
- Typ Dihydropyridin: Nifedipin ist ein substituiertes Pyridin

Die Kalziumkanalblocker der 2. Generation hingegen sind alle Modifikationen des Nifedipins.

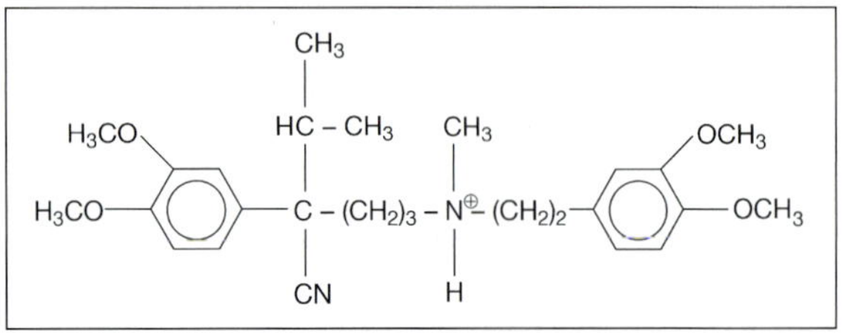

Formel 11.6 Verapamil (Typ Phenylalkylamin)

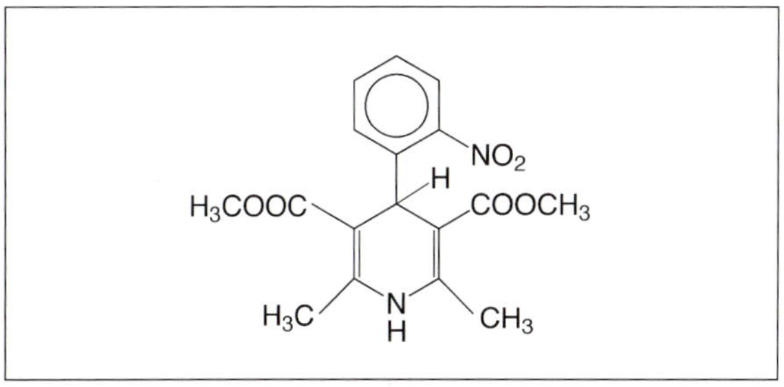

Formel 11.7 Nifedipin (Typ Dihydropyridin)

Wirkungsmechanismus

Die intrazelluläre Ca^{+2}-Konzentration bestimmt den Zustand der Kontraktilität der glatten Gefäßmuskelzellen. Stimulation der langsamen spannungsabhängigen Ca^{+2}-Kanäle vom L-Typ führt zu erhöhter intrazellulärer Kalziumkonzentration und zu gesteigerter Kontraktilität der glatten Muskeln an Herz und Gefäßen. Die intrazelluläre Konzentration von Ca^{+2} beträgt nur 0,1 ‰ der extrazellulären.

Kalziumkanalblocker hemmen den Kalziumeinstrom und wirken über die Blockade der spannungsabhängigen Kalziumkanäle vom L-Typ. Sie binden an verschiedenen Stellen an die Untereinheit α_{1C}, welche den transmembranären Kanal darstellt.

- Verapamil bindet an der zytosolseitigen Öffnung des Kalziumkanals (Ionenpore) und versperrt den Kanal.
- Nifedipin bindet extrazellulär an α_{1C}.
- Diltiazem bindet ebenfalls extrazellulär an α_{1C}, aber an einer anderen Stelle als Nifedipin und seine Analogen.

Aufgrund der verminderten Ca^{+2}-Konzentration wird die Aktivität der Myosin-ATPase verringert, so dass weniger ATP gespalten wird. Damit steht weniger Energie für die elektromechanische Kopplung in der Muskelzelle zur Verfügung, und es kommt zu einer Verminderung von Tonus und Kontraktilität, insbesondere an den glatten Muskelzellen der Arteriolen und Koronarien. Gleichzeitig sinkt der O_2-Bedarf.

Merke!
Katecholamine, Angiotensin II und Endothelin aktivieren die Kalziumkanäle vom L-Typ und erhöhen den Kalziumeinstrom.

Wirkungen

Nicht nur aus chemischer, sondern auch aus pharmakologischer Sicht stellen die Kalziumkanalblocker eine heterogene Gruppe dar. Alle Kalziumkanalblocker bewirken eine arterielle Vasodilatation. Unterschiedlich und wichtig sind jedoch die Wirkungen am Herzen. Kalziumkanalblocker vom Nifedipintyp beeinflussen die Erregungsbildung und die AV-Überleitung nicht (☞ Tab. 11.4) wirken aber stärker vasodilatierend und blutdrucksenkend.

Merke!
Verapamil und Diltiazem wirken negativ inotrop, negativ chronotrop und negativ dromotrop.

Die Koronardurchblutung steigt, ohne dass es zu einem Steal-Effekt kommt. Durch Abnahme des peripheren Widerstands und (in höheren Dosen) durch venöses Pooling kommt es zu einer Abnahme von Nachlast und in wesentlich geringerem Umfang auch zu einer Abnahme der Vorlast. Blutdruck und Herzarbeit sinken. Der O_2-Verbrauch sinkt ebenfalls, das HMV nimmt nur geringfügig ab. Insgesamt kommt es zu einer **Ökonomisierung der Herzarbeit.** Die Wirkung der Kalziumkanalblocker ist also ähnlich wie die der Nitrate. Zusätzlich haben Kalziumkanalblocker eine leicht negativ inotrope Wirkung. Die Überleitungszeit in Vorhof und AV-Knoten ist verlängert, die Anfälligkeit gegen Herzrhythmusstörungen nimmt ab.

Die Kalziumkanalblocker der **2. Generation** weisen einige Unterschiede auf. Sie wirken selektiver auf die Kalziumkanäle der glatten Gefäßmuskulatur, weniger auf die der Herzmuskelzelle. Derivate des Nifedipin wie Nicardipin, Nimodipin, Nisoldipin, Nitrendipin und Isradipin verringern die Überleitungszeit am Herzen nicht. Sie sind frequenzneutral und haben keine negativ inotrope Wirkung.

Tab. 11.4 Wirkungsunterschiede der verschiedenen Kalziumkanalblocker an Herz und Gefäßen.

Wirkort	Wirkung	Verapamil	Diltiazem	Nifedipin und Derivate
Sinusknoten	Herzfrequenz	▼	▼	▲ reflektorisch
AV-Knoten	AV-Überleitung	▼	▼	○
Myokard	Kontraktionskraft	▼	▼	○
Arteriolen	Dilatation	▲	▲	▲ (stark)
Epikardiale Koronarien	Dilatation	▲	▲	▲ (stark)
System	Blutdrucksenkung	▲	▲	▲ (stark)

▲ (groß) stark gesteigert, ▲ gesteigert, ○ gleichbleibend, ▼ gesenkt.

Merke!

Verapamil und Diltiazem haben einen kardiodepressiven Effekt, Nifedipin und seine Derivate nicht.

Nifedipin (Adalat®) entfaltet auch außerhalb der Gefäße interessante Wirkungen. 1999 teilte S. Benoff mit, dass Nifedipin mit hoher Zuverlässigkeit verhindert, dass Spermien an der Eizelle andocken können und diese befruchten. Nifedipin würde sich ideal als Pille für den Mann eignen, da es nicht in den Hormonhaushalt eingreift und kaum Nebenwirkungen hat. Es ist jedoch unter dieser Indikation nicht zugelassen, und die Pharmaindustrie zeigt auch kein Interesse daran, da dann der lukrative Markt für den Einsatz von Nifedipin als Antihypertonikum geschädigt würde. Wirkungsmechanismus von Nifedipin an Spermien ist die Erhöhung der Cholesterinproduktion im Spermium. Cholesterin lagert sich auf die Membran und verhindert das Ausstülpen der Rezeptoren aus der Spermienmembran, die zum Andocken an die Eizelle nötig sind. Wird Nifedipin abgesetzt, stellt sich die Zeugungsfähigkeit nach 3 Monaten wieder ein.

Pharmakokinetik

Kalziumkanalblocker werden bei oraler Gabe zu etwa 90 % enteral resorbiert und haben bereits nach 30 Minuten ihren maximalen Plasmaspiegel erreicht. Allerdings haben alle Kalziumkanalblocker einen ausgeprägten First-Pass-Effekt, so dass die Bioverfügbarkeit nicht besonders hoch ist. Bei Verapamil beträgt sie ca. 20 %, bei Diltiazem 50 % und bei Nifedipin 60 %. Besonders schnell ist die Resorption über die Mundschleimhaut. Die Wirkungsdauer beträgt nur wenige Stunden (HWZ 2–5 h). Die Plasmaeiweißbindung liegt bei 80–90 %. Bei entsprechender Indikation kann man Kalziumkanalblocker auch i.v. geben. In der Regel verwendet man jedoch orale Retardpräparate. Kalziumkanalblocker werden in der Leber vorwiegend an CYP3A4 metabolisiert. Dabei entstehen teilweise aktive Metaboliten. Die Abbauprodukte von Verapamil und Nifedipin werden zu 70 % über die Niere ausgeschieden. Ein kleiner Teil wird biliär eliminiert. Die Eliminationshalbwertszeit beträgt für Verapamil 3–7 Stunden, für Nifedipin 2–5 Stunden und für Diltiazem 4–7 Stunden. Bei Niereninsuffizienz oder Lebererkrankungen besteht für Verapamil und Nifedipin Kumulationsgefahr. Diltiazem wird überwiegend biliär eliminiert, so dass seine Anwendung nur bei Leberfunktionsstörungen eingeschränkt ist.

Indikationen

Indikationen für **Verapamil, Gallopamil** und **Diltiazem** sind:
- Supraventrikuläre tachykarde Herzrhythmusstörungen, paroxysmale supraventrikuläre Tachykardien, Vorhofflimmern, Tachyarrhythmien, Vorhofflattern
- koronare Herzkrankheit
- stabile Angina pectoris
- Hypertonie leichteren Grades
- Raynaud-Syndrom.

Indikationen für **Nifedipin** sind:
- koronare Herzkrankheit
- chronisch stabile Angina pectoris, instabile Angina pectoris einschließlich der vasospastischen Angina pectoris, Angina pectoris nach Herzinfarkt (außer in den ersten 8 Tagen nach dem akuten Myokardinfarkt)
- Hypertonie (gilt nicht für Adalat 5®), hypertensive Krise (gilt nur für Adalat®)
- Raynaud-Syndrom.

Indikationen für **Nimodipin** sind:
- hirnorganisch bedingte Leistungsstörungen im Alter mit deutlichen Beschwerden wie Gedächtnis-, Antriebs- und Konzentrationsstörungen sowie Stimmungslabilität

Indikation für **Isradipin, Nicardipin und Nitrendipin** ist vorwiegend die Hypertonie, da diese Derivate des Nifedipins gefäßselektiver sind. Nisoldipin wird bei Hypertonie und bei Angina pectoris eingesetzt. Nicardipin wird auch als Wehenhemmer eingesetzt.

Unerwünschte Wirkungen

Kalziumkanalblocker sind sehr gut verträgliche Medikamente, die millionenfach eingesetzt werden und selten wegen Nebenwirkungen abgesetzt werden müssen. Mögliche unerwünschte Wirkungen sind:
- **Herz:** Bradykardie,AV-Blockierung, negative Inotropie und Hypotonie (Verapamil und Diltiazem); erhöhte Mortalität durch Nifedipin bei akutem Myokardinfarkt
- **Haut:** Flush, Urtikaria, Pruritus, Exanthem
- **Bewegungsapparat:** Muskel und Gelenkschmerzen, Knöchelödeme
- **Gastrointestinaltrakt:** Obstipation, Übelkeit, Gingivahyperplasie
- **Lunge:** allergischer Bronchospasmus
- **Leber:** Transaminasenerhöhung als allergische Reaktion
- **Nervensystem:** Schwindel, Benommenheit, Kopfschmerzen, Müdigkeit.

Merke!

Kalziumkanalblocker vom Verapamil und Diltiazemtyp sollten nicht mit Nitraten kombiniert werden, da es zu verstärkter blutdrucksenkender Wirkung kommen kann.

Kontraindikationen

Kontraindikationen für Kalziumkanalblocker sind:
- dekompensierte Herzinsuffizienz
- Sick-Sinus-Syndrom, SA-Block und AV-Block II. und III. Grades, WPW-Syndrom
- Schock

- akuter Myokardinfarkt
- gleichzeitige Gabe von Betablockern und Verapamil, da die negativ inotrope Wirkung verstärkt wird.

Kontraindikationen für **Diltiazem, Gallopamil und Verapamil** sind Herzinsuffizienz (NYHA III und IV), Sick-Sinus-Syndrom, AV-Block II. und III. Grades, Vorhofflimmern bei WPW, Schock, akuter Myokardinfarkt, gleichzeitige i.v. Gabe von Betablockern.

Kontraindikationen für **Amlodipin, Felodipin, Isradipin, Nicardipin, Nifedipin, Nilvadipin, Nisoldipin und Nitrendipin** sind Schock, Hypotonie < 90 mmHg und schwere Aortenstenose.

Interaktionen

Wie viele andere Pharmaka auch werden alle Kalziumkanalblocker an CYP3A4 metabolisiert, daher haben Interaktionen eine erhebliche Relevanz. So schwächt Rifampicin die Wirkung von Kalziumkanalblocker erheblich ab, Antihistaminika, Antimykotika, Immunsuppressiva und Proteaseinhibitoren verstärken oder schwächen sie.

11.3 ACE-Hemmer (Konversionsenzym-Hemmstoffe)

Als erster ACE-Hemmer kam 1982 Captopril auf den Markt. Seither sind 10 neue Substanzen und zahlreiche Kombinationspräparate dazugekommen. Die ACE-Hemmer haben die klassischen Blutdruckmedikamente wie Clonidin und Reserpin weitgehend verdrängt. Allerdings muss man sagen, dass sie oft mit falscher Indikation eingesetzt werden und dass es sich um Medikamente mit zahlreichen lästigen und teils lebensgefährlichen Nebenwirkungen handelt. Bei richtiger Indikationsstellung haben ACE Hemmer jedoch eine lebensverlängernde Wirkung.

Wirkstoffe

Tabelle 11.5 zeigt die wichtigsten therapeutisch verwendeten ACE-Hemmstoffe.

Tab. 11.5 ACE-Hemmstoffe.

Wirkstoff	Handelsname
Benazipril	Cibacen®
Captopril	Tensobon®, Acenorm®, Lopirin®, Captopril STADA®, ACE-Hemmer ratiopharm®
Cilazapril	Dynorm®
Enalapril	Xanef®, Pres®, Benalapril®, Enahexal®, Enalapril STADA®
Fosinopril	Fosinorm®, Dynactil®
Lisinopril	Acerbon®, Lisihexal®, CORIC®
Moexipril	Fempress ®
Perindopril	Coversum Cor®
Quinapril	Accupro®
Ramipril	Delix®, Vesdil®
Spirapril	Quadropril®
Trandolapril	Gopten®, Udrik®

Chemie

Chemisch handelt es sich bei den ACE-Hemmern um mehr oder minder komplexe **Carbonsäuren.**

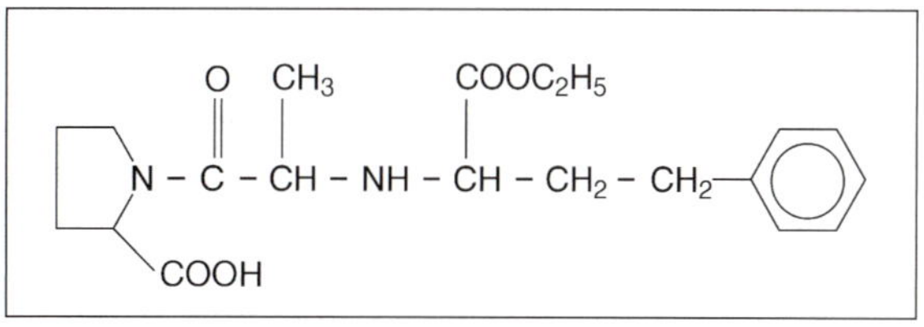

Formel 11.8 Enalapril

Wirkungsmechanismus

Am Glomerulum der Niere, dort wo afferente und efferente Arteriole des Nephrons eng beieinander verlaufen (Abb. 11.2), befindet sich der so genannte

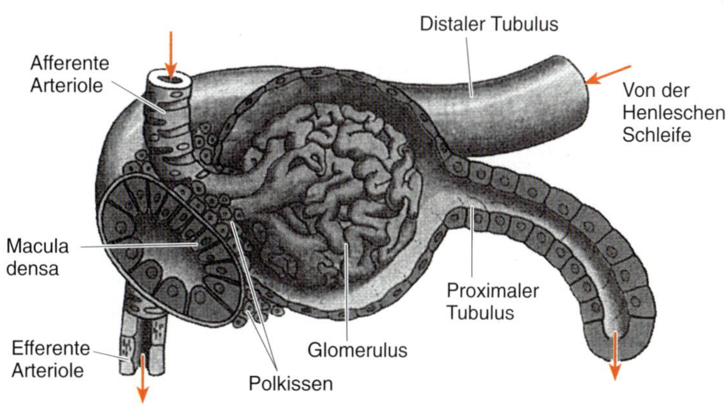

Abb. 11.2: Juxtaglomerulärer Apparat.

juxtaglomeruläre Apparat. Er dient als Sensor und Effektor zugleich. Als Sensor misst er die Urinzusammensetzung, als Effektor schüttet er Renin aus und steuert damit die Durchblutung des Glomerulums.

Bei niedriger Natriumionenkonzentration und bei geringer Durchblutung des Glomerulums schüttet der juxtaglomeruläre Apparat das Oligopeptid **Renin** aus, eine Protease, die über die Blutbahn verteilt wird, also Hormoncharakter hat. Renin wird im juxtaglomerulären Zellen gebildet und spaltet vom Angiotensinogen das Angiotensin I ab. Von diesem Angiotensin I spaltet die Protease **Converting Enzyme** (CE) zwei Aminosäuren ab, und es entsteht das Octapeptid **Angiotensin II.** Angiotensin II wird über die Blutbahn verteilt, ist also ebenfalls ein **Hormon** und entfaltet im Körper vielfältige Wirkungen:

- Freisetzung des Hormons Aldosteron in der Niere
- direkte Vasokonstriktion an den Arteriolen (40-mal stärker als durch Noradrenalin) und an den Koronarien
- zentrale Stimulierung des Kreislaufzentrums und weitere Vasokonstriktion
- Verminderung der Nierendurchblutung durch Vasokonstriktion
- Freisetzung von Adrenalin und Noradrenalin in Peripherie und Nebenniere
- reversibles Wachstum und Hypertrophie der Muskulatur von Gefäßen und Herz.

Aldosteron hemmt in der Niere die Ausscheidung von Na^+ und Wasser, wodurch das Blutvolumen und der Blutdruck ansteigen. Der Na^+/K^+-Quotient ändert sich, und das Renin-Angiotensin-System wird gebremst, d.h. die Reninausschüttung vermindert. Angiotensin II wirkt über spezielle **Angiotensin-Rezeptoren** (AT_1) direkt hemmend auf die Reninfreisetzung. Eine Hyperkaliämie und eine Stimulierung der β_1-Rezeptoren an den juxtaglomerulären Zellen führen ebenfalls zu einer verstärkten Reninfreisetzung (Abb. 11.3).

ACE (Angiotensin-Converting-Enzym) findet sich besonders in den Gefäßwänden von Arteriolen und in geringerer Menge auch in allen anderen Organen.

Das Renin-Angiotensin-System kann mit Medikamenten an verschiedenen Stellen gehemmt werden. Aldosteron lässt sich mit dem Antagonisten Kaliumcanrenoat hemmen (☞ Kap. 15). **ACE-Hemmer** hemmen das ACE und vermindern so die Bildung von Angiotensin II.

Wirkungen

Merke!

ACE-Hemmer wirken durch Hemmung des Angiotensin-Converting-Enzyms.

Die blutdrucksenkende Wirkung der ACE-Hemmer hängt vom Aktivitätszustand des organgebundenen, lokalen Renin-Angiotensin-Aldosteron-Systems (RAAS) ab. Je aktiver RAAS, desto besser ist die blutdrucksenkende Wirkung von ACE-Hemmern. Das RAAS des Plasmas spielt für die Blutdrucksenkung nur eine geringe Rolle. Die Wirkungen von ACE-Hemmern sind:

- Senkung des peripheren Widerstands. Der Gefäßtonus an Venen und Arterien nimmt ab (Vasodilatation), so dass Vorlast und Nachlast am Herzen

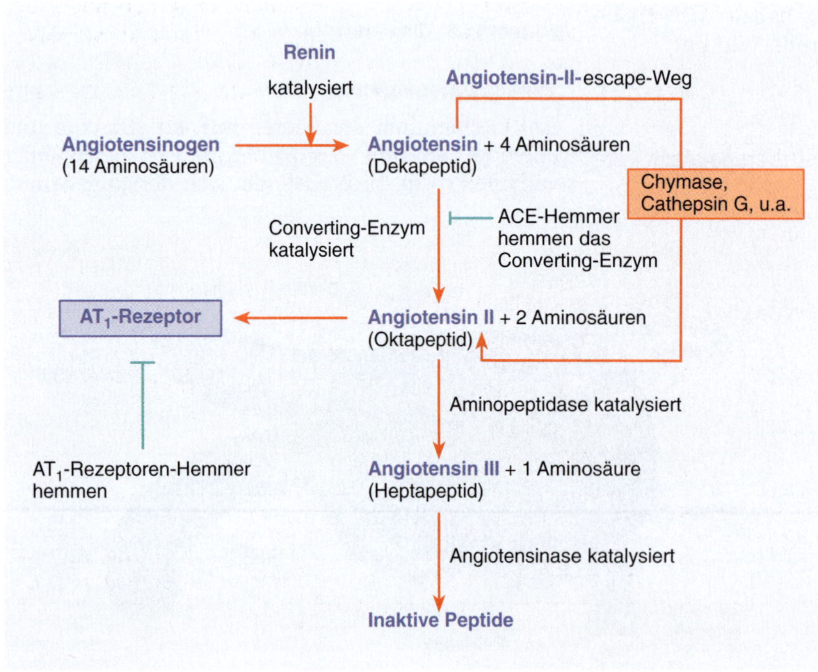

Abb. 11.3: Renin-Angiotensin-System. Wie im Schema zu sehen ist, hat der Stoffwechsel die Möglichkeit die Hemmwirkung von ACE-Hemmern teilweise zu umgehen, nicht jedoch die von AT_1-Rezeptorenblockern. Bei unzureichender Wirkung können ACE-Hemmer daher mit AT_1-Blockern kombiniert werden.

abnehmen. Bei Herzinsuffizienz steigt aufgrund des verminderten Afterload das HMV.
- Hemmung der Noradrenalinfreisetzung aus synaptischen Neuronen und aus dem Nebennierenmark. Aufgrund der verminderten Ausschüttung von Noradrenalin sinkt auch der Tonus der Venen (Kapazitätsgefäße), da die adrenergen Rezeptoren (α, β) weniger stimuliert werden.
- Wirkungsverlängerung des vasodilatierenden Bradykinins
- Hemmung der Freisetzung von Katecholaminen aus dem Nebennierenmark
- Verminderung der Aldosteronfreisetzung. Dadurch sinkt die Reabsorption von Na^+ und Wasser in der Niere
- Abnahme der renalen Vasodilatation
- Abnahme des renalen Sympathotonus
- Blockierung der Angiotensin-II-induzierten Hypertrophie von Myokard und Gefäßen.

Merke!

Durch Vasodilatation und verminderte Natriumretention senken ACE-Hemmer den Blutdruck.

ACE-Hemmer sind keine Medikamente, die man leichter Hand verordnen sollte. Bei undifferenzierter Behandlung von Bluthochdruck mit ACE-Hemmern beobachtet man bis zu 40 % Therapieversager.

Pharmakokinetik

Mit Ausnahme von Captopril und Lisinopril sind alle ACE-Hemmer Prodrugs, aus denen durch Esterhydrolyse die biologische aktive Verbindung entsteht. Die geringste Resorptionsquote nach oraler Gabe haben Lisinopril (15–5 %) und Fosinoprol (36 %). Alle anderen ACE-Hemmer werden zu mehr als 60 % resorbiert.

Die Wirkungsdauer der ACE-Hemmer reicht von 8–48 Stunden. Da der Wirkungsmechanismus bei allen ACE-Hemmern gleich ist, teilt man sie am besten nach der Wirkungsdauer in mittel- und langwirkende Hemmstoffe ein. Captopril hat die kürzeste Wirkungsdauer aller ACE-Hemmer und muss zweimal täglich verabreicht werden. Alle anderen ACE-Hemmer haben eine so lange Wirkungsdauer, dass eine tägliche Einmalgabe genügt. ACE-Hemmer werden in der Leber metabolisiert und renal ausgeschieden (☞ Tab. 11.6).

Indikationen

Indikationen für ACE-Hemmer sind vor allem Herzinsuffizienz, koronare Herzkrankheit, linksventrikuläre Dysfunktion, dilatative Kardiomyopathie, Hypertonie bei Herzinsuffizienz und Hypertonie bei Diabetikern.

ACE-Hemmer senken den Blutdruck und entlasten das Herz durch sinkendes Afterload. Die systolische und die diastolische Funktion des linken Ventrikels werden verbessert. Deshalb gibt man ACE-Hemmer bei Herzinsuffizienz oder **herzinsuffizienten Hypertonikern.** Bei diesen Patienten liegt die Überlebensrate höher als in einem Vergleichskollektiv ohne ACE-Hemmer. Der periphere Gefäßwiderstand sinkt. Das HMV steigt nur beim herzinsuffizienten Patienten. Die linksventrikuläre Herzhypertrophie bildet sich zurück. Die Herzfrequenz wird von ACE-Hemmern nicht beeinflusst. Nur bei Herzinsuffizienz kann sie absinken. Die Koronardurchblutung steigt.

Zur Behandlung der Herzinsuffizienz mit ACE-Hemmern liegen verschiedene Studien vor. Nach Captopril wurde auch für Ramipril eine Erhöhung der Überlebensrate bei herzinsuffizienten Patienten nach akutem Myokardinfarkt nachgewiesen (AIRE-Studie 1993), die auch nach 5 Jahren noch nachweisbar war (Hall et al. 1997). Dabei wurden ACE-Hemmer meist zusätzlich zu einer Basistherapie aus Diuretika und Digitalis gegeben. Bei Vorliegen einer Herzinsuffizienz können ACE-Hemmer auch bei normalem oder erniedrigtem Blutdruck gegeben werden. Manchmal führen ACE-Hemmer bei solchen Patienten auch zu einer Normalisierung eines niederen Blutdrucks.

Tab. 11.6 Pharmakokinetische Daten von ACE-Hemmern.

Pharmakokinetische Daten	Captopril	Cilazapril	Enalapril	Fosinopril	Lisinopril	Ramipril
Prodrug	nein	ja	ja	ja	Nein	Ja
Resorption enteral (%)	70	75	60	36	15–25	60
Wirkungsbeginn (min)	15–30	60–120	60–120	60	60	60–120
Wirkungsdauer (h)	8–12	12–18	18	24	24	48
Bioverfügbarkeit (%)	60–70	60	40	30	15–25	28
Eliminierung	renal	renal	renal	renal, hepatisch	Renal	60 % renal, 40 % hepatisch
Resorption in Interaktion mit Nahrung	↓	↓	=	↓	=	=

Bei Diabetikern mit Hypertonie sind ACE-Hemmer Mittel der ersten Wahl, da sie die Glomerulumdurchblutung verbessern und Diabetiker in der Regel unter einer Glomerulonephritis mit Proteinurie leiden. Da ACE-Hemmer die Wirkung von oralen Antidiabetika und Insulin verstärken können, ist eine Dosisanpassung nötig. Betablocker sind aufgrund ihrer diabetogenen Wirkung kontraindiziert.

Da ACE-Hemmer indirekt die Aldosteron-Ausschüttung hemmen, scheidet die Niere vermehrt Na^+ und Wasser aus. Die resultierende Volumenminderung hat ebenfalls blutdrucksenkenden Effekt.

In der DIABHYCAR-Studie 2003 (Diabetes Hypertension Cardiovascular Events) an normotonen Diabetikern Typ II verminderte sich durch die Gabe von 1.25 mg/d Ramipril zwar die pathologische Proteinausscheidung im Urin, nicht aber die kardiovaskulären und renalen Komplikationen.

Unerwünschte Wirkungen

Da ACE-Hemmer alle den gleichen Wirkungsmechanismus haben, treten auch bei allen die gleichen unerwünschten Wirkungen auf. Zu Therapiebeginn kann es zu einem überschießenden Blutdruckabfall kommen. Es empfiehlt sich daher mit einer niederen Dosis zu beginnen. Bei etwa 20 % der ACE-Hemmer-Patienten beobachtet man einen trockenen, unstillbaren Reizhusten, der meist zum Absetzen des Medikaments zwingt. Auch Antihistaminika und Kodein lindern diesen Hustenreiz kaum. Ursache ist eine Akkumulation von Bradykinin in der Bronchialschleimhaut.

Bei Patienten mit Nierenarterienstenose können ACE-Hemmer Niereninsuffizienz auslösen.

Weitere Nebenwirkungen sind Trockenheit in Mund und Rachen, vermindertes Geschmacksempfinden und in seltenen Fällen ein Glottisödem. ACE-Hemmer können auch allergische Hautreaktionen bis hin zur nekrotisierenden Vaskulitis sowie ein angioneurotisches Ödem und phototoxische Reaktionen verursachen. Selten kommt es unter ACE-Therapie zu Thrombozytopenie, Leukopenie und Agranulozytose.

Nicht selten, insbesondere bei älteren Patienten mit Volumenmangel, kommt es zum Orthostasesyndrom und hypotonem **Kreislaufkollaps**. Gefährdet sind Patienten, die nicht ausreichend trinken und/oder mit Diuretika zusätzlich behandelt werden (Wasser- und Salzdefizit, Exsikkose). Unter diesen Bedingungen ist das RAAS-System maximal stimuliert.

ACE-Hemmer können eine Hyperkaliämie verursachen (Abnahme der Aldosteron-Sekretion!) daher kein gleichzeitiger Einsatz von kaliumsparenden Diuretika. Die Gabe von Aldosteronantagonisten ist sinnvoll.

Bei Patienten mit sympathikotonem Bluthochdruck kommt es gelegentlich zu einer reaktiven Blutdrucksteigerung über 220 mmHg, die zwei bis drei Stunden nach Einnahme des Medikaments auftritt.

ACE-Hemmer sind bei fortgeschrittener Schwangerschaft teratogen.

Bei Patienten mit **frischem Herzinfarkt** kann ein AV-Block II. oder III. Grades auftreten. Gefürchtete Nebenwirkung bei frischem Herzinfarkt und schwerer Herzinsuffizienz ist eine lang dauernde Absenkung des ohnehin meist niedrigen Blutdrucks. Durch niedrige Dosis des ACE-Hemmers und Vermeidung von Hyponatriämie (Diuretika!) lässt sich diese Nebenwirkung in Grenzen halten.

Insbesondere bei Patienten mit **vorgeschädigter Niere** kann es zu Proteinurie und zu nephrotischem Syndrom kommen. Bei **diabetischer Nephropathie** beobachtet man eine Verbesserung der Nierenfunktion. ACE-Hemmer können eine bestehende Niereninsuffizienz bis hin zum Nierenversagen verstärken. Ursache ist eine Verminderung des Perfusionsdrucks am Glomerulum der Niere. Bei **Nierenarterienstenose** können ACE-Hemmer zum Nierenversagen führen. ACE-Hemmer können eine interstitielle Nephritis auslösen.

Zentralnervöse Symptome von ACE-Hemmern sind Schwindel, Kopfschmerz, Müdigkeit, Schlafstörung, depressive Verstimmung und Verwirrtheit. In Einzelfällen kann Hepatitis und cholestatischer Ikterus auftreten. Am Magen-Darm-Trakt beobachtet man Übelkeit, Erbrechen, Durchfall oder Verstopfung.

Kontraindikationen

Kontraindikationen für die Therapie mit ACE-Hemmern sind Aortenstenose, Mitralstenose, primärer Hyperaldosteronismus, angioneurotisches Ödem, Nierenarterienstenose und Niereninsuffizienz; ferner Schwangerschaft und Stillzeit, Exsikkose, Zytostatikatherapie und Autoimmunerkrankungen.

Interaktionen

Bei einer Kombinationsbehandlung von ACE-Hemmern mit anderen Antihypertensiva wie Betablockern oder Kalziumkanalblockern kann es zu überschießendem Blutdruckabfall kommen. Prostaglandinsynthetase-Hemmer wie nichtsteroidale Antirheumatika schwächen die Wirkung der ACE-Hemmer ab. Die blutzuckersenkende Wirkung von oralen Antidiabetika und Insulin kann durch ACE-Hemmer verstärkt werden. Schleifendiuretika können mit ACE-Hemmern zu Hypotonie und Kreislaufkollaps führen.

11.4 Antagonisten am Angiotensin-II-Rezeptor

Die Angiotensin-II-Rezeptor-Antagonisten sind eine neue Gruppe von Antihypertensiva. **Losartan** (Lorzaar®) kam als erster Vertreter dieser Pharmakaklasse 1996 auf den deutschen Markt. Mittlerweile ist eine Reihe analoger Verbindungen als Monosubstanzen oder als Kombinationspräparate im Handel (Tab. 11.7). Im Jahr 2001 wurden bereits 350 Millionen Tagesdosen in Deutschland verordnet.

Tab. 11.7 Angiotensin-II-Rezeptor-Antagonisten und ihre pharmakokinetischen Daten.

Wirkstoff	Handelsname	Halbwertszeit (h)	Bioverfügbarkeit (%)	Renale Elimination (%)
Candesartan-cilexetil	Blopress®, Atacand®	6–9	42	59
Eprosartan	Tevetten®	5–9	13	37
Irbesartan	Aprovel®, Karvea®	11–15	80	23
Losartan	Lorzaar®	2 (aktiver Metabolit: 6–9)	33	43
Telmisartan	Micardis®	24	50	2
Valsartan	Diovan®, Provas®	6–9	25	30

Wirkstoffe

Chemie

Chemisch gesehen sind die meisten der Angiotensin-II-Rezeptor-Antagonisten Imidazolderivate. Die Gruppe der AT_1-Rezeptorblocker wird auch als Sartane bezeichnet.

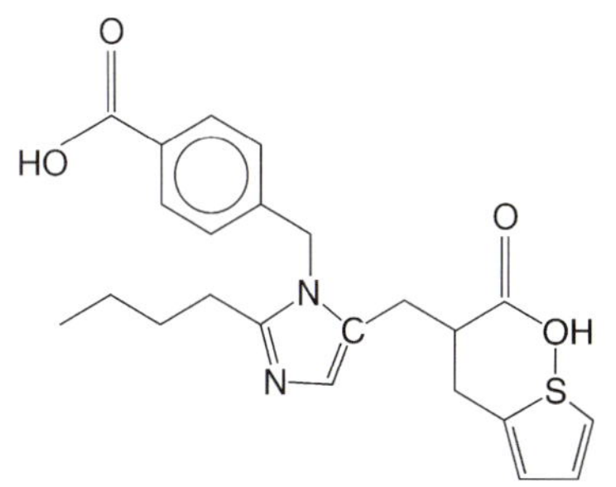

Formel 11.9 Strukturformel von Eprosartan

Wirkstoffe

Tabelle 11.7 zeigt die therapeutisch verwendeten AT_1-Blocker.

Wirkungsmechanismus

Sartane hemmen das Converting-Enzym nicht, sondern vermindern die Wirkung von Angiotensin II direkt an den AT-Rezeptoren. Losartan und sein aktiver Metabolit sowie die übrigen AT_1-Blocker hemmen die Wirkung von Angiotensin II am AT_1-Rezeptor, der an vielen Geweben vorhanden ist (Gefäße, glatte Muskeln, Nebenniere). Die Affinität von Losartan zum AT_2-Rezeptor ist 1000-mal geringer. Die Hemmwirkung am AT_1-Rezeptor ist kompetitiv. Der aktive Carboxylmetabolit von Losartan ist am AT_1-Rezeptor 10- bis 40-mal wirksamer und scheint eine nichtkompetitive Hemmung hervorzurufen (Losartan und sein Metabolit verhalten sich verschieden). Losartan hat keine Wirkung auf Bradykinin und scheint auch die glomeruläre Filtrationsrate nicht zu beeinflussen.

Wirkungen

Alle AT_1-Blocker senken allein oder in Verbindung mit anderen Antihypertensiva den Blutdruck. Die blutdrucksenkende Wirkung ist bei der weißen Bevölkerung stärker ausgeprägt als bei Afrikanern. Vergleichsstudien zwischen dem ACE-Hemmer Captopril und Losartan konnten hinsichtlich der Mortalität keine Unterschiede feststellen (Pitt et al. 2000), allerdings waren Therapieabbrüche aufgrund von Nebenwirkungen unter Captopril signifikant häufiger.

Ebenso wie ACE-Hemmer verbessern AT_1-Blocker die Herzinsuffizienz und sind als gleichwertig zu betrachten.

Pharmakokinetik

Losartan wird bei oraler Gabe gut resorbiert, unterliegt aber einem ausgeprägten **First-Pass-Effekt** aufgrund der Metabolisierung durch Cytochrom-P450-Enzyme in der Leber. Bei der Biotransformation entsteht als aktiver Metabolit eine Carbonsäureverbindung, die hauptsächlich für die Angiotensin II blockierende Wirkung verantwortlich ist. Die Bioverfügbarkeit von Losartan beträgt etwa 33 % und die Eliminationshalbwertszeit 2 Stunden. Die Eliminationshalbwertszeit des aktiven Metaboliten liegt zwischen 6 und 9 Stunden. Bei täglicher Einmalgabe kommt es nicht zu Kumulation. Die maximale Konzentration von Losartan wird nach 1 Stunde erreicht, die des aktiven Metaboliten nach 3–4 Stunden. Losartan und sein Metabolit sind zu 99 % an Plasmaeiweiße gebunden. Beide Verbindungen können nur in geringem Umfang die Blut-Hirn-Schranke passieren. Weder Losartan noch der aktive Carboxylmetabolit sind hämodialysierbar.

Die Bioverfügbarkeit der anderen Sartane ist sehr unterschiedlich und beträgt für Candesartan-cilexetil und Eprosartan 15 %, für Valsartan 25 %, für Telmisartan 40 % und für Irbesartan 50–80 %. Candesartan-cilexetil ist ein Prodrug, aus dem durch Esterhydrolyse der Wirkstoff Candesartan freigesetzt wird. Die Elimination der Sartane erfolgt vorwiegend renal und zusätzlich biliär.

Indikationen

Indikation für die Sartane ist die arterielle Hypertonie, insbesondere bei Patienten mit Herzinsuffizienz. Zur Behandlung der chronischen Herzinsuffizienz ist bisher nur Losartan zugelassen. AT_1-Blocker sind besser verträglich als ACE-Hemmer, aufgrund fehlender Langzeiterfahrung werden sie jedoch noch nicht als Monotherapeutikum empfohlen.

Der AT_1-Rezeptor ist in der Pathogenese kardiovaskulärer Erkrankungen von großer Bedeutung, insbesondere die Hypercholesterinämie ist an der Entstehung von Arteriosklerose und Hypertonie maßgeblich beteiligt. Bei Patienten mit Hypercholesterinämie kommt es zu einer Upregulation der AT_1-Rezeptoren, was ein Teilfaktor der Hypertonie-Entstehung sein könnte.

In der **ELITE-Studie** von 1997 wurde Losartan mit dem ACE-Hemmer Captopril verglichen. Behandelt wurden ältere Patienten mit Herzinsuffizienz NYHA II–IV. In der Losartangruppe ließ sich die Gesamtmortalität gegenüber der ACE-Hemmer-Gruppe um 46 % (!) verringern.

Unerwünschte Wirkungen

Losartan ist wesentlich besser verträglich als die ACE-Hemmer. Bei klinischen Studien an mehr als 3000 Patienten wurde eine Nebenwirkungsinzidenz von 2–3 % beobachtet. Dieser Prozentsatz unterscheidet sich kaum von der Nebenwirkungsinzidenz bei placebobehandelten Patienten (2,1 %).

Als Nebenwirkungen wurden von den Patienten angegeben bzw. beobachtet:

Durchfall, Verdauungsstörungen, Muskelkrämpfe, Rückenschmerzen, Schwindel, Schlaflosigkeit, Depressionen, Sinusitis, verstopfte Nase, Atemnot, Hauterythem, Urtikaria. Gelegentlich kam es zu einem leichten Anstieg von Serumbilirubin, Serumkreatinin und zu einer Hyperkaliämie. Auch die übrigen AT_1-Blocker sind gut verträglich, insbesondere Reizhusten und Angioödem der ACE-Hemmer treten kaum auf, da Sartane das Bradykinin-abbauende Enzym nicht hemmen. AT_1-Blocker können eine Psoriasis auslösen oder verschlechtern. Ursache ist vermutlich die Stimulation von Keratozyten (Marquart-Elbaz, C. et al.: Brit. J. Dermatol. 2002; 147: 617–18).

Kontraindikationen

Kontraindikationen für Losartan sind Überempfindlichkeit gegen Losartan, Schwangerschaft und Stillzeit. Bei Anwendung von ACE-Hemmern wurden Missbildungen und Tod des Fetus berichtet. Daher sollte auch Losartan nicht in der Schwangerschaft verabreicht werden. Weitere Kontraindikationen sind schwere Erkrankungen von Leber und Nieren

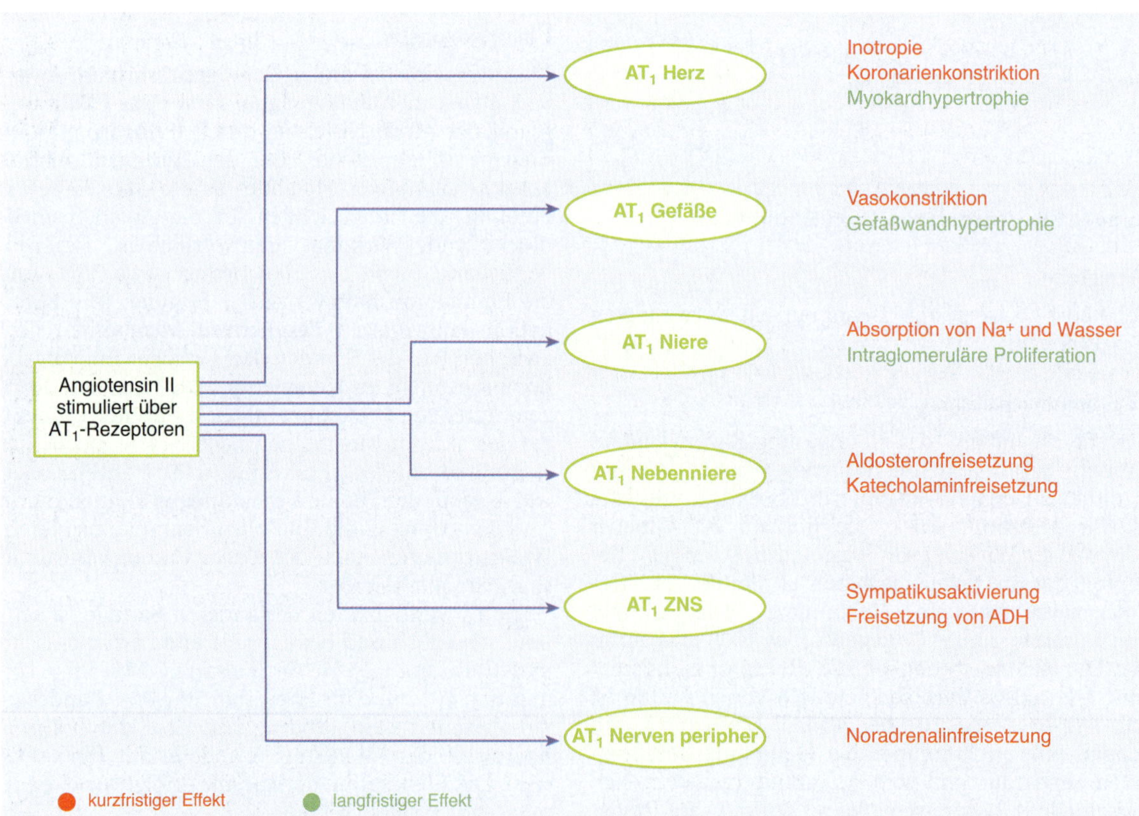

Abb. 11.4: Blutdruckrelevante Wirkungen von Angiotensin II an AT_1-Rezeptoren.

sowie Nierenarterienstenose und hypertrophe Kardiomyopathie. Sartane dürfen nicht mit kaliumsparenden Diuretika kombiniert werden (verminderte Aldosteronsekretion!).

Wechselwirkungen

Wirkungsabschwächung durch NSAR, verstärkte Blutbildveränderung durch Allopurinol, Zytostatika, Kortikoide. Blutdrucksenkung verstärkt durch andere Antihypertensiva, Wirkungsverstärkung oraler Antidiabetika, Blutdrucksenkung durch Narkosemittel.

11.5 Kaliumkanalöffner

Wirkstoffe

Die therapeutisch verwendeten Kaliumkanalöffner zeigt Tabelle 11.8.

Chemie

Diazoxid ist chemisch mit den Benzothiazinen verwandt, hat aber keine diuretische Wirkung.

Minoxidil ist eine substituierte Pyrimidinverbindung, die unter den Pharmaka keine chemischen Verwandten besitzt und sich am ehesten mit Dihydralazin vergleichen lässt.

Pharmakokinetik

Die Wirkung von Diazoxid setzt 2–5 Minuten nach intravenöser Injektion ein und hält 12–24 Stunden an. Diazoxid ist nicht oral anwendbar. Minoxidil wird oral ausreichend resorbiert. Obwohl seine Plasmahalbwertszeit nur 3–4 Stunden beträgt, hält die blutdrucksenkende Wirkung von Minoxidil bis zu drei Tagen an. Minoxidil ist daher sehr schlecht steuerbar.

Wirkungsmechanismus

Diazoxid und Minoxidil **öffnen** die **Kaliumkanäle** an den **glatten Muskelzellen.** Durch den vermehrten Kaliumausstrom aus der Zelle kommt es zu einer Hyperpolarisation der Zellmembran. Dadurch sinkt der Kalziumeinstrom durch die spannungsabhängigen Ca^{2+}-Kanäle, und es kommt zu einer Erschlaffung der glatten Muskelzelle. Es resultieren eine Dilatation der Arteriolen und ein verminderter peripherer Widerstand. Es erfolgt eine **reaktive Katecholaminausschüttung,** die eine Tachykardie und einen Anstieg des HMV bewirkt. Auch die juxtaglomerulären Zellen verarmen an Ca^{2+}, was einen Anstieg des Renins und eine Retention von Na^+ und Wasser zur Folge hat. Die Kaliumkanalöffner Diazoxid und Minoxidil sollten daher mit Diuretika und Betablocker kombiniert werden, um die Gegenregulationen zu kompensieren.

Tab. 11.8 Antihypertensiva vom Typ Kaliumkanalöffner.

Wirkstoff	Handelsname
Diazoxid	Hypertonalum® Injektionslösung, Proglicem® Kaps.
Minoxidil	Lonolox® Tabletten, Regaine® Lösung

Wirkungen

Durch direkten Angriff von Minoxidil und Diazoxid an der glatten Muskelzelle kommt es insbesondere an den Arteriolen zur Gefäßerweiterung. Der periphere Widerstand und der Blutdruck sinken. Durch sympathische Gegenregulation werden vermehrt Adrenalin und Renin freigesetzt. Die Insulinfreisetzung wird gehemmt, und der Glukosespiegel steigt. Diazoxid hat eine starke Na^+-retinierende Wirkung.

Indikationen

Diazoxid wird nur bei schweren hypertensiven Krisen intravenös gegeben und hat als orales Antihypertensivum keine Bedeutung. Es sollte nur angewendet werden, wenn andere medikamentöse Behandlungsmaßnahmen versagen. Die Wirkung von Diazoxid ist ausgesprochen **unphysiologisch.** Auch zur Behandlung der Hypoglykämie kann Diazoxid eingesetzt werden.

Während Diazoxid seit Jahrzehnten bekannt ist, ist Minoxidil ein neueres Medikament. Es sollte nur bei Blutdruckkrisen unter gleichzeitiger Gabe von Betablockern verwendet werden, um die sympathische Gegenregulation auf Minoxidil zu bremsen. Bekannt wurde Minoxidil nicht als Antihypertensivum, sondern als Haarwuchsmittel, das mittlerweile mit gutem Erfolg als Lösung eingesetzt wird (Regaine®). Minoxidil ist ein seltenes Beispiel dafür, wie eine Nebenwirkung zur erwünschten Hauptwirkung wird.

Unerwünschte Wirkungen

Bei kurzzeitiger Anwendung von Diazoxid stehen Kreislaufprobleme (Hypotonie, Orthostasesyndrom) und Gefäßkopfschmerzen im Vordergrund. Bei längerer Gabe kommt es zu Natrium- und Wasserretention, Anstieg des Harnsäurespiegels, Hyperglykämie und Anstieg der Amylase. Daher ist die Anwendung von Diazoxid bei Diabetes mellitus und Niereninsuffizienz eingeschränkt.

Bei Minoxidil beobachtet man zusätzlich Perikardergüsse, Übelkeit, Hautauschlag, Gynäkomastie und Thrombozytopenie; ferner Lungeninfiltrate, Pleuraergüsse, erhöhte Transaminasen und verstärkten Haarwuchs.

Kontraindikationen

Kontraindikationen für Diazoxid sind Thiazidallergien, kompensatorische Hypertonie bei Aortenstenose und gleichzeitige Gabe von Sulfonamiden.

Kontraindikationen für Minoxidil sind Mitralstenose mit pulmonaler Hypertonie, frischer Myokardinfarkt und Phäochromozytom.

11.6 Hydralazine (Dihydralazin)

Chemie

Dihydralazin ist ein Hydrazin. Hydrazine sind durch die Struktur R- $NH\text{-}NH_2$ gekennzeichnet. Dihydralazin wird therapeutisch als Monosubstanz (Nepresol®, Dihyzin®, Depressan®) oder in Kombinationspräparaten angeboten (z. B. Trepress®).

Pharmakokinetik

Bei oraler Gabe wird Dihydralazin rasch und gut resorbiert. Bei intramuskulärer Gabe setzt die Wirkung nach 15–20 Minuten ein, bei oraler Gabe nach 1–2 Stunden. Die Wirkung hält 6–8 Stunden an. Dihydralazin hat einen hohen First-Pass-Verlust, so dass nur 20–35 % der Substanz die Blutbahn erreichen. Dihydralazin reichert sich in den Arterienwänden an.

Die Metabolisierung von Dihydralazin erfolgt in der Leber durch Acetylierung am Stickstoff und durch Einführung von OH-Gruppen in den aromatischen Ring mit anschließender Glukuronidierung. Da die N-Acetyltransferase einen genetischen Polymorphismus aufweist, ist die Wirkungsdauer bei Schnell- und Langsamacetylierern unterschiedlich. 80 % des Dihydralazins werden über die Niere ausgeschieden.

Wirkungen

Dihydralazin und andere Hydrazine wirken nur auf die glatte Gefäßmuskulatur des arteriellen Systems und erweitern vorwiegend die Arteriolen durch direkten Angriff. Auch die Nierengefäße werden erweitert. Der periphere Widerstand sinkt, und das Afterload nimmt ab. Bei Monotherapie mit Nepresol® kommt es zu Reflextachykardie, erhöhter Reninausschüttung und gesteigertem HMV. Die Reninausschüttung führt über den Renin-Aldosteron-Mechanismus zur Retention von Wasser und Natrium und zur Blutdrucksteigerung. Um die Gegenregulation auszuschalten, kombiniert man Dihydralazin mit Betablockern und Diuretika. Diese Kombination ist sehr effektiv und nebenwirkungsarm, da die Komponenten **synergistisch** wirken und niedriger dosiert sind als jede für sich allein (Trepress®, TRI-normin®).

Indikationen

Hypertonie mit Nierenbeteiligung, arterielle und maligne Hypertonie, Präeklampsie und Eklampsie.

Unerwünschte Wirkungen

Die unerwünschten Wirkungen von Dihydralazin sind zum Teil auf die Blutdrucksenkung und zum Teil auf eine verstärkte sympathische Stimulation zurückzuführen. Man beobachtet Kopfschmerz, Hautrötung, Schwindel, Schwächegefühl, Zittern, reflektorische Tachykardie, Parästhesien, Nausea, Erbrechen, Diarhö, Darmkrämpfe, Ulkusbildung am Magen, Orthostasesyndrom, Ödeme und Allergien. Bei hohen Dihydralazindosen kann es zu arthritischen Gelenkbeschwerden und einem lupusartigen Exanthem kommen, was aber nach Absetzen des Medikaments reversibel ist. Dihydralazin inaktiviert Vitamin B_6. Freies Hydrazin $H_2N\text{-}NH_2$ gilt als kanzerogen.

Die unerwünschten Wirkungen sind dosisabhängig und treten bei langsamen Acetylierern häufiger auf.

> **Merke!**
> Nitroprussid-Na, Diazoxid, Dihydralazin und Phentolamin erhöhen die Herzfrequenz.

Kontraindikationen

Kontraindikationen für eine Dihydralazinbehandlung sind LE, hypertrophe Kardiomyopathie, Aortenaneurysma, Herzklappenstenosen, Rechtsherzinsuffizienz bei pulmonaler Hypertonie, Schwangerschaft im 1. Trimenon und Stillzeit. Im 2. und 3. Trimenon strenge Indikationsstellung.

11.7 Neue antihypertensive Wirkstoffe

Bosentan (Tracleer®)

Das Neurohormon Endothelin-1 (ET-1) zählt zu den stärksten bekannten Vasokonstriktoren, aber es kann auch Herzhypertrophie, Fibrose und bindegewebigen Umbau (Remodeling) der Gefäßwand fördern. Endothelin wurde 1988 identifiziert, war aber schon seit 1980 unter dem Namen Endothelium Derived Relaxing Factor (EDRF) bekannt. Bis jetzt sind drei Mitglieder der Endothelinfamilie bekannt (ET-1, ET-2 und ET-3), Alle drei Oligopeptide, bestehend aus 21 Aminosäuren.

Endothelin-1 wirkt an G-Protein-gekoppelten ET_A- und ET_B -Rezeptoren, die im Gefäßendothel und in glatten Gefäßmuskelzellen lokalisiert sind. ET_A ist überwiegend im Gefäßendothel lokalisiert. Bei pulmonaler arterieller Hypertonie, Herzinsuffizienz (akut und chronisch), Myokardischämie, arterieller Hypertonie, Arteriosklerose und Sklerodermie ist die Konzentration von Endothelin-1 in Plasma und Gewebe erhöht. Bei pulmonaler Hypertonie und bei Herzinsuffizienz konnte ein enger Zusammenhang zwischen Endothelin-1-Erhöhung und Schweregrad bzw. Prognose der Erkrankung nachgewiesen werden.

Im Jahr 2002 wurde der Endothelin-Rezeptor-Antagonist Bosentan, als erster Vertreter einer neuen Stoffklasse zugelassen und hat von der EU den Orphan-Drug-Status erhalten (Sondererlaubnis, da es kein vergleichbares Medikament gibt), damit war eine beschleunigte Zulassung möglich. Als weiterer Vertreter dieser Stoffgruppe ist die Substanz Tezosentan (Veletri®) in Vorbereitung.

Chemie

Endothelin-1 ist ein Peptid, sein Antagonist Bosentan dagegen ist eine synthetische Verbindung, ein substituiertes Bipyrimidin, das auch eine Sulfonamidgruppe enthält.

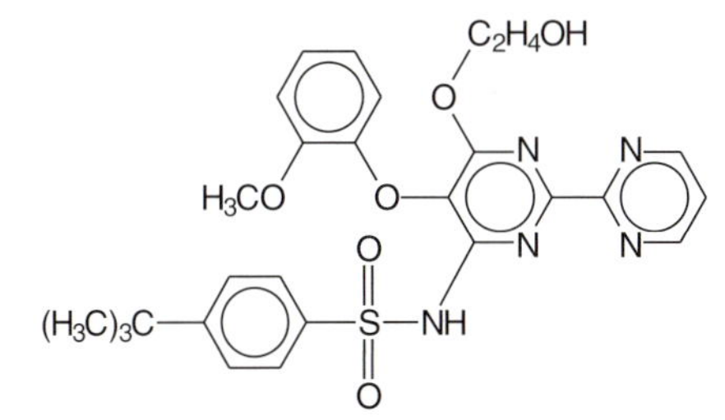

Formel 11.10 Strukturformel von Bosentan

Wirkungen und Wirkungsmechanismus

Bosentan ist ein so genannter dualer Endothelin-Rezeptor-Antagonist (ERA), da es an ET_A- und ET_B-Rezeptoren mit Endothelin-1 und anderen ET-Peptiden um die Bindung an den Rezeptor konkurriert. Seine Affinität zu ET_A-Rezeptoren ist etwas stärker als zu ET_B-Rezeptoren. Bosentan ist ein **spezifischer** ERA, da er nicht an andere Rezeptoren bindet. Bosentan verringert sowohl den pulmonalen als auch den systemischen Gefäßwiderstand. Es kommt zum Anstieg des HMV ohne reflektorische Tachykardie. In der BREATHE-1-Studie mit 213 Patienten erreichten diese nach einer Behandlungsdauer von 16 Wochen eine Steigerung ihrer körperlichen Leistungsfähigkeit um 20 %.

In der Endothelzelle EZ wird aus Präproendothelin-1 (PPET-1) zunächst Big Endothelin-1 (Big ET-1) gebildet. Dieses wird dann unter Katalyse des Enzyms Endothelin-Converting-Enzyme (ECE-1) zu Endothelin-1 (ET-1) umgebaut. Endothelin-1 wird vornehmlich zu den glatten Gefäßmuskelzellen (GGMZ) transportiert (sezerniert) , bindet dort an die Endothelin-Rezeptoren ET_A und ET_B und bewirkt Muskelkontraktion und Gewebswachstum.

An den ET_B-Rezeptoren der Endothelzellen bewirkt Endothelin die Freisetzung von NO und Prostaglandin I_2 (PGI_2). Stickstoffmonoxid NO relaxiert die glatten Gefäßmuskelzellen und führt zu Gefäßerweiterung.

Pharmakokinetik

Nach oraler Gabe beträgt die Bioverfügbarkeit von Bosentan etwa 50 %, der maximale Plasmaspiegel wird nach 3–5 Stunden erreicht. Nahrungsmittel beeinträchtigen die Resorption nicht nennenswert. Bosentan wird zu > 98 % an Plasmaeiweiß gebunden, überwiegend an Albumin, und dringt nicht in Erythrozyten ein. Die Eliminationshalbwertszeit nach intravenöser Gabe beträgt 5,4 Stunden. Bosentan wird in der Leber von den Cytochrom-P450-Isoenzymen CYP3A4 und CYP2C9 abgebaut und mit dem Gallensaft ausgeschieden. Es sind drei Metaboliten nachgewiesen, von denen einer aktiv ist und 20 % der Bosentanwirkung ausmacht. Im Urin findet sich weniger als 3 % unverändertes Bosentan.

Bosentan ist ein Induktor der Enzyme CYP2C9, CYP3A4 und vermutlich auch von P-Glykoprotein. Bis jetzt wurden keine Wirkunterschiede aufgrund von Alter, Rasse oder Geschlecht festgestellt, für Kinder liegen keine Daten vor. Bei leichten Leberfunktionsstörungen wurde keine Veränderung der Pharmakokinetik beobachtet. Bei Patienten mit stark eingeschränkter Nierenfunktion (Kreatinin-Clearance 15–30 ml/min) sank die Plasmakonzentration von Bosentan um 10 %. Eine Dosisanpassung ist nicht erforderlich.

Indikation

Bosentan ist zur Behandlung der pulmonalen arteriellen Hypertonie zugelassen.

Unerwünschte Wirkungen

Dosisabhängige Nebenwirkungen sind Kopfschmerz, Flush, Störung der Leberfunktion, Beinödeme und Anämie. Gastroösophagealer Reflux, rektale Hämorrhagie und Anämie traten nur in der Verumgruppe der oben zitierten Studie auf. Die Aminotransferasen in der Leber für Aspartat und Alanin zeigen einen reversiblen Anstieg. Eine Normalisierung nach Tagen oder Wochen erfolgt spontan oder nach Dosisreduktion.

Kontraindikationen

Gegenanzeigen für die Behandlung mit Bosentan sind Allergien auf Bosentan, mittlere bis schwere Funktionsstörung der Leber, Erhöhung der Aminotransferasen der Leber auf das Dreifache, gleichzeitige Gabe von Ciclosporin, Blutdruck < 85 mmHg und Schwangerschaft.

Interaktionen

Bosentan induziert Cytochrom-P450-Isoenzyme und kann den Wirkspiegel von anderen Medikamenten, die von diesem Enzymsystem abgebaut werden, verringern. Dazu zählen Simvastatin, Östrogen und Gestagen (Antikonzeptiva!). Fluconazol und andere Antimykotika hemmen CYP2C9 und erhöhen den Wirkspiegel von Bosentan. Ciclosporin, Glibenclamid und Rifampicin hemmen die Gallensalzexportpumpe (BSEP) und führen zu erhöhten Aminotransferasen.

Omapatrilat

Omapatrilat ist eine Substanz aus der neuen Klasse der Vasopeptidase-Inhibitoren. Diese Verbindungen hemmen die neurale Endopeptidase (NP) und das Angiotensin-Converting-Enzym (ACE). Sowohl NP als auch ACE spielen eine entscheidende Rolle in der Regulation von Blutdruck und Gefäßvolumen. Von NP sind bislang 4 beschrieben: ANP (atrial NP), BNP (Brain NP), CNP (C-type NP) und DNP (Dendroaspis NP).

Omapatrilat ist noch in klinischer Erprobung.

Tab. 11.9 Molekulare Angriffspunkte von Relaxanzien der glatten Gefäßmuskulatur.

Wirkstoff/Wirkstoffgruppe	Wirkungsmechanismus
Kalziumkanalblocker	spannungsabhängige Ca^{+2}-Kanäle vom L-Typ
Kaliumkanalöffner	ATP-abhängige K^{+}-Kanäle
NO-Donatoren • Nitrate • Molsidomin • Nitroprussid	Nitratrezeptoren, Guanylatcyclase
ACE-Hemmer	Hemmung des Angiotensin Converting Enzyme (ACE)
AT_1-Rezeptorenblocker	kompetitive Hemmung des Angiotensin II am AT_1-Rezeptor
Alphablocker	kompetitive Hemmung von Adrenalin + Noradrenalin am α_1-Rezeptor
Hydralazin + Dihydralazin	IP_3-vermittelte Freisetzung von Ca^{+2} aus dem endoplasmatischen Retikulum?
Vasopeptidase-Hemmer	Hemmung der neuralen Endopeptidase (NP) und von ACE
Endothelin–Rezeptor-Antagonisten (ERA)	G-Protein-gekoppelte ET_A- und ET_B-Rezeptoren

12 Die Pharmakotherapie der koronaren Herzkrankheit

Die Definition von Rein und Büchner aus dem Jahre 1931, die den Begriff Koronarinsuffizienz prägten, hat auch heute noch Gültigkeit:

Merke!

„Eine akute Koronarinsuffizienz liegt dann vor, wenn bei akuter Mehrbelastung des Herzens die für die aktuelle Mehrleistung notwendige Blutmenge nicht durch das Koronarsystem gefördert werden kann, wenn also ein akutes Missverhältnis zwischen Blutbedarf und Blutangebot im Herzen besteht."

Die koronare Herzkrankheit (KHK) ist gekennzeichnet durch ein Missverhältnis von Sauerstoffbedarf und Sauerstoffangebot. Sie ist eine Gefäßerkrankung, bei der die Durchblutung der Koronarien vermindert ist. Ursachen können mechanische Verengungen (Artheriosklerose) oder Koronarspasmen sein. Folgen einer KHK sind Angina pectoris und Myokardinfarkt.

Die KHK ist die häufigste Erkrankung des Herzens und verantwortlich für den Tod von 180.000 Menschen jährlich in Deutschland. Risikofaktoren für die KHK sind:

- Hyperlipidämie
- Rauchen
- Diabetes mellitus
- Bewegungsmangel
- Hypertonie
- Adipositas
- Thrombogene
- familiäre Belastung
- Stress.

In der Regel handelt es sich um eine akute Koronarinsuffizienz, aber auch eine chronische Koronarinsuffizienz kommt vor. Abbildung 12.1 zeigt die pathophysiologischen Vorgänge vereinfacht.

Der Herzmuskel hat einen hohen Sauerstoffbedarf und entnimmt dem Blut der Koronarien 60–70 % Sauerstoff, wesentlich mehr als andere Organe dem Blut entziehen. Eine Steigerung des Sauerstoffangebots kann daher nur über eine Vergrößerung und Beschleunigung der Koronardurchblutung stattfinden. Die starke Dilatationsfähigkeit der Koronarien erlaubt eine Durchblutungssteigerung um das 4fache, jedoch nur, wenn die Koronarien gesund und elastisch sind. Geregelt wird die Koronardurchströmung vom Sauerstoffbedarf des Myokards: Sauerstoffmangel ist der stärkste Dilatationsreiz für die Herzgefäße. Schon eine Abnahme der O_2-Sättigung um 5 % führt zur Dilatierung der Koronarien. Bei erhöhter Herzfrequenz, erhöhtem Blutdruck und erhöhter Kontraktilität (Adrenalin, Kalzium) nimmt der Sauerstoffbedarf zu. Der biochemische Mediator für die Koronardilatation ist das Adenosin, welches bei Sauerstoffmangel durch Zerfall von ATP freigesetzt wird. Bei der **Ko-**

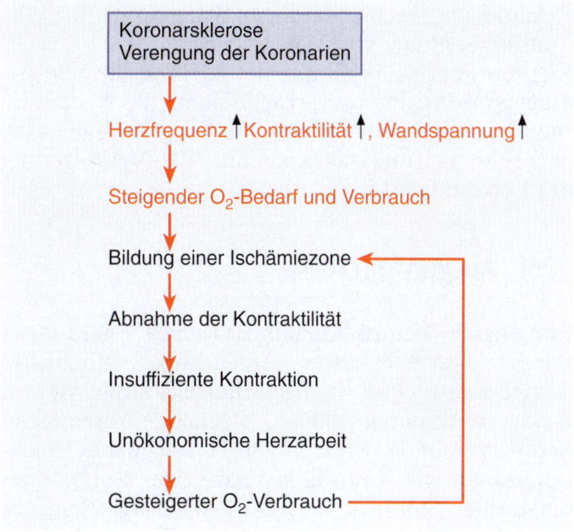

Abb. 12.1: Schematische Darstellung der Vorgänge bei der Myokardischämie.

ronarinsuffizienz ist der Durchmesser der Koronarien durch Stenosierung eingeengt und die obigen Steuerungsmechanismen versagen: Die Koronarreserve sinkt, das Sauerstoffangebot wird zu gering, und es kommt zur **koronaren Herzkrankheit** (KHK) mit Herzschmerzen (Angina pectoris) oder zum Myokardinfarkt. Die koronare Herzkrankheit ist zwar die häufigste, aber nicht die einzige Ursache der Koronarinsuffizienz. Auch Hypotonie, Hypertonie oder Herzrhythmusstörungen können zur Koronarinsuffizienz führen, obwohl die Herzkranzgefäße nicht verengt sind. Die Einengung der Koronarien verläuft langsam, schleichend und lange Zeit symptomlos. Das Lumen kann um 70 % eingeengt sein, bevor die ersten klinischen Beschwerden auftreten.

Das so genannte **akute Koronarsyndrom** umfasst die instabile Angina pectoris sowie Myokardinfarkte unterschiedlichen Ausmaßes. Für die Mehrzahl der Todesfälle bei Infarkt sind Tachyarrhythmien, Herzinsuffizienz und kardiogener Schock verantwortlich.

Die Diagnostik der KHK erfolgt bislang durch Koronarangiographie (Mortalität 1 %). Das Team von Bernd Ohnesorge in Forchheim entwickelte ein CT-System, das eine dreidimensionale Darstellung des Herzens und der Koronarien erlaubt und Verengungen in Herzkranzgefäßen in einem frühen Stadium nichtinvasiv darstellen kann.

Zahlreiche Studien belegen, dass selbst mäßige körperliche Aktivität von 30 Minuten/Tag die kardiovaskuläre Mortalität hoch signifikant senkt. Bei einem geschätzten Anteil von 45 % körperlich inaktiver Deutscher erschließt sich ein riesiges Präventionspotenzial

Wenn aber kardiovaskuläre Schäden eingetreten sind, muss mit Medikamenten eingegriffen werden.

Die **Pharmakotherapie** der KHK ruht auf zwei Säulen:

- Hemmung bzw. Verhinderung von Thrombosen der Koronarien
- Anpassung des myokardialen Sauerstoffverbrauchs durch Senkung von Vor- und Nachlast.

Ziel der Pharmakotherapie der KHK ist die Vermeidung von Angina-pectoris-Anfällen, die Verhinderung von Myokardinfarkten, die Steigerung der körperlichen Leistungsfähigkeit und die Verlängerung der Lebenserwartung.

12.1 Angina pectoris

Ein Angina-pectoris-Anfall („Brustenge") wird meist durch exogene Faktoren (Ärger, Angst, plötzlicher Temperaturwechsel, üppige Mahlzeit) ausgelöst und äußert sich durch heftige, stechende, brennende Schmerzen in der Brust, die in verschiedene Projektionszonen wie Kinn, linker Arm oder Epigastrium ausstrahlen können. Ausgelöst wird der Schmerz durch **hypoxische Myokardbezirke.** Ein Angina-pectoris-Anfall dauert in der Regel nur Sekunden bis Minuten, kann jedoch bei schwerer Gefäßerkrankung der Koronarien auch Stunden anhalten. Eine vasospastische Angina pectoris (Prinzmetal-Angina) kann mit und ohne Erkrankung der Koronarien auftreten und stundenlang anhalten. Jede Angina pectoris muss konsequent behandelt werden, da jeder ischämische Anfall zu Herzrhythmusstörungen führen kann und die Häufung solcher Anfälle zu Gewebsnekrosen und Narben am Myokard führt. Der Übergang von stabiler Angina pectoris zu instabiler Angina pectoris und von instabiler Angina pectoris zum Myokardinfarkt ist fließend. Von **instabiler Angina pectoris** spricht man, wenn die Anfälle an Häufigkeit und Intensität zunehmen. Die **Prinzmetal-Angina** tritt auch in Ruhe auf und ist durch lang anhaltende Spasmen der Koronarien verursacht. Bei der stabilen Angina pectoris sind die Koronarien durch Plaques eingeengt, bei instabiler Angina pectoris verändern sich diese Plaques, z. B. durch Ruptur und zusätzliche Thrombozytenthromben, und führen zu weiterer plötzlicher Lumeneinengung. Beim Myokardinfarkt kommt es zum plötzlichen Gefäßverschluss einer oder mehrerer Koronarien, meist durch Thromben (80 %).

Merke!
Instabile Angina pectoris und Myokardinfarkt sind Notfälle, die der sofortigen Klinikeinweisung bedürfen.

Die **Behandlung** der Angina pectoris umfasst:

- Anfallsbehandlung
- Beseitigung der auslösenden Ursachen des Anfalls
- Behandlung der Gefäßsklerose und Elimination der Risikofaktoren
- Senkung des myokardialen Sauerstoffbedarfs durch Pharmaka oder Bypassoperation
- Verhinderung von Komplikationen wie Arrhythmien, Herzinsuffizienz, Myokardinfarkt oder plötzlicher Herztod.

Die Entscheidung zwischen konservativer (medikamentöser) und invasiver (Katheter) bzw. chirurgischer (Bypass) Behandlung erfolgt nach Durchführung einer Koronarangiographie.

12.1.1 Therapie des Angina-pectoris-Anfalls

Mittel der Wahl im Anfall ist nach wie vor Glyceroltrinitrat = **Nitroglycerin** (Nitrolingual®) sublingual in einer Dosis von 0,2–0,8 mg. Die Wirkung einer Zerbeißkapsel tritt innerhalb von 2 Minuten ein, beim Spray in 10–30 Sekunden, und hält 20–30 Minuten an.

Daneben gibt es eine Reihe weiterer organischer Nitrate. Es handelt sich hierbei um Ester der Salpetersäure oder der salpetrigen Säure. Retardnitrate sind im Anfall sinnlos. Neben den Monosubstanzen wird eine große Zahl Kombinationspräparate angeboten, welche Zusätze wie Atropin, Barbiturat, Adenosin, Theophyllin u. a. enthalten, aber keine Bereicherung der Therapie darstellen.

12.1.2 Anfallsprophylaxe und Dauertherapie bei Angina pectoris

Durch konsequente medikamentöse Entlastung des Herzens können Angina-pectoris-Anfälle vermieden werden. Für die Dauertherapie werden folgende Medikamentengruppen eingesetzt:

- Retardnitrate
- Betablocker
- Kalziumkanalblocker
- Hemmstoffe der Gerinnung
- CSE-Hemmstoffe (Statine).

Mittel der Wahl bei stabiler wie instabiler Angina pectoris sind auch hier **Nitrate** zur Linderung der Symptome. Das schrittweise therapeutische Vorgehen bei instabiler Angina pectoris zeigt die Abbildung 12.2.

Bei **stabiler Angina pectoris** wird die Dauerbehandlung mit Nitrat oder einem Kalziumkanalblocker begonnen. Bei nicht ausreichender Wirkung werden beide kombiniert. Wenn die Wirkung immer noch unbefriedigend ist, wird ein Betablocker hinzugefügt.

Bei der **Ruhe-Angina-pectoris**, die häufig mit Herzinsuffizienz einhergeht, wird mit Nitrat und Betablocker begonnen und eventuell ein Diuretikum und ein ACE-Hemmer hinzugefügt.

Bei der **Prinzmetal-Angina-pectoris** wird mit Kalziumkanalblockern und/oder Nitraten behandelt. Diese Form der Angina pectoris ist durch lang anhaltende Koronarspasmen charakterisiert.

Nitrate und Molsidomin

Auch zur Dauertherapie der Angina pectoris sind Nitrate wie Glyceroltrinitrat, Isosorbiddinitrat, Isosorbid-5-mononitrat sowie Molsidomin unverzichtbar (☞ Tab. 12.1). Sie bewirken eine Dilatation der Koronararterien und der venösen Kapazitätsgefäße. Dadurch wird das Myokard besser mit Blut versorgt, die Herzarbeit verbessert und der Sauerstoffbedarf vermindert. Zusätzlich sinkt der arterielle Blutdruck. Vor- und Nachlast werden gesenkt. Ischämische Myokardbezirke werden besser durchblutet (Umverteilung).

Isosorbidmononitrat wirkt schneller und länger als Isosorbiddinitrat. Kontinuierliche Gabe von Nitraten führt zu rascher Toleranzentwicklung, besonders ausgeprägt bei Nitratpflastern, weshalb die Gabe intermittierend erfolgen sollte. Molsidomin zeigt kaum Toleranzentwicklung. Durch abwechselnde Gabe von Nitrat und Molsidomin im 12-Stunden-Rhythmus kann die Toleranzentwicklung von Nitraten verhindert werden (Schaukeltherapie).

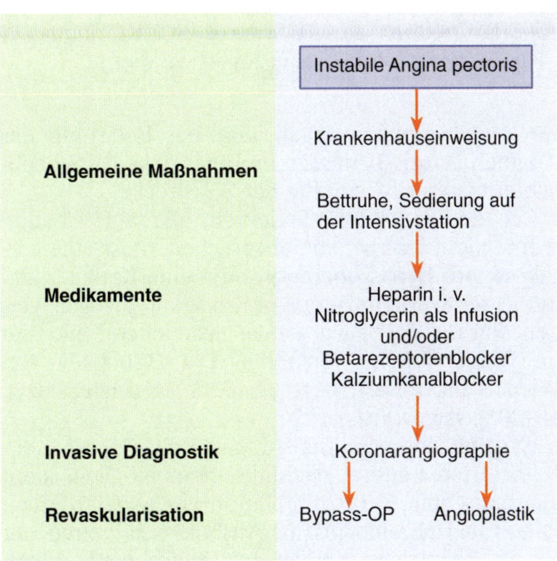

Abb. 12.2: Schrittweises therapeutisches Vorgehen bei Patienten mit instabiler Angina pectoris nach HAMM et al. Bei stabiler Angina pectoris wird ein Belastungs-EKG gemacht.

Betablocker

Betablocker vermindern den myokardialen Sauerstoffverbrauch durch Senkung von Blutdruck, Herzfrequenz und Inotropie, obwohl Austreibungszeit und enddiastolischer Ventrikeldruck ansteigen. Betablocker hemmen kompetitiv die Wirkung von Noradrenalin an Betarezeptoren. Entscheidend für ihre Wirkung bei Angina pectoris ist die Hemmung der kardialen β_1-Rezeptoren bei körperlicher oder psychischer Belastung. Günstig ist auch die antifibrillatorische Wirkung der Betablocker. Bei Angina pectoris sollten β_1-selektive Betablocker wie Metoprolol, Atenolol, Bisoprolol oder Betaxolol eingesetzt werden.

Merke!

Je besser die β_1-Selektivität des eingesetzten Betablockers, umso geringer sind die unerwünschten β_2-Wirkungen.

Betablocker eignen sich nicht zur Anfallsbehandlung, sondern nur zu Anfallsprophylaxe. Entscheidend sind die Verhinderung des Herzfrequenzanstiegs durch physische oder psychische Belastung und der damit verbundene Anstieg von Blutdruck und intraventrikulärem Druck. Die koronare Durchblutung wird durch Betablocker nicht verbessert, sondern sogar leicht vermindert. Vor- und Nachlast werden ebenfalls nicht verbessert. Für die β_1-kardioselektiven Betablocker **Atenolol** (Tenormin®) und für **Metoprolol** (Beloc®) ist ein Rückgang der Myokardinfarkthäufigkeit von 66 auf 49 % bei Patienten mit instabiler Angina pectoris nachgewiesen. Das nichtkardioselektive **Propranolol** (Dociton®) wirkt nur bei nichtspastischer Angina pectoris. Bei gleichzeitigem Vorliegen von Angina pectoris und ventrikulärer Arrhythmie sollte der nichtselektive Betablocker Sotalol (Sotalex®) eingesetzt werden, da er antiarrhythmische Wirkung hat (☞ Kap. 7.4) Bei Angina pectoris und arterieller Verschlusskrankheit kann

Carvedilol (Dilatrend®) versucht werden, da es neben Betarezeptoren auch α_1-Rezeptoren blockiert und vasodilatierend wirkt.

Kalziumkanalblocker

Kalziumkanalblocker sind arterioläre Vasodilatatoren und senken den myokardialen Sauerstoffbedarf über eine Verminderung der Druckarbeit (Ökonomisierung). Ferner dilatieren sie die Koronarien, aber nur wenn ein Koronarspasmus vorliegt und die Vasomotorik des Herzkranzgefäßes noch intakt ist. Kalziumkanalblocker senken Vor- und Nachlast und steigern die Koronardurchblutung. Die Kontraktilität sinkt. Zusätzlich senken Diltiazem und Verapamil die Herzfrequenz etwas, Nifedipin und Amlodipin nicht. Bei Herzinsuffizienz sollten Kalziumkanalblocker nicht gegeben werden. Eine Ausnahme von dieser Regel stellen möglicherweise Amlodipin und Felodipin dar, aber die Erfahrungen reichen noch nicht aus. Bei Kombination von Nitraten mit Nifedipin kann eine Reflextachykardie auftreten, die zur Verschlechterung der Angina pectoris führt. Betablocker jedoch können mit Nifedipin kombiniert werden. Andere Vasodilatatoren wie **Dipyridamol** oder **Dihydralazin** sind nicht indiziert, da sie zu einem Steal-Effekt führen.

Merke!

Die Prinzmetal-Angina-pectoris spricht gut auf Kalziumkanalblocker und/oder Nitrate an, wenn die Vasomotorik der Koronararterien intakt ist.

Mehrere Studien an insgesamt 19 000 Patienten mit Myokardinfarkt und instabiler Angina pectoris zeigten, dass eine Monotherapie mit den Kalziumkanalblockern **Diltiazem** oder **Nifedipin** weder Infarktgröße und Reinfarktrisiko noch Infarktmortalität günstig beeinflussen. Wenn Nitrate und Betablocker nicht ausreichend wirken, ist eine zusätzliche Gabe von Kalziumkanalblockern jedoch günstig und wird durchweg positiv beurteilt. Verapamil sollte nicht mit Betablockern kombiniert werden, da es sonst zu Bradykardie und Blutdruckabfall kommen kann. Wird ein Patient mit instabiler Angina pectoris auch mit dieser Dreierkombination von Pharmaka nicht beschwerdefrei, so ist eine Koronarangiographie mit der Fragestellung einer PTCA oder einer Bypassoperation zu veranlassen.

Merke!

Die drei Säulen der Angina-pectoris-Therapie sind Nitrate, Betablocker und Kalziumkanalblocker.

Herzglykoside und ACE-Hemmer

Der Einsatz von ACE-Hemmern bei Angina pectoris ist nur sinnvoll, wenn gleichzeitig eine Herzinsuffizienz besteht. Auch der Einsatz von Digitalis ist ohne Herzinsuffizienz nicht sinnvoll.

Gerinnungshemmstoffe

Die Dauertherapie der Angina pectoris sollte immer die Gabe von 50 mg Acetylsalicylsäure pro Tag umfassen, da ASS (Hemmstoff der Cyclooxigenase) die Freisetzung vasoaktiver Mediatoren (Serotonin, Thromboxan A_2) verhindert. Diese Mediatoren aus aktivierten Thrombozyten können zu lokalen Gefäßspasmen und Verschlechterung der Sauerstoffversorgung führen. ASS hat keinen direkten Einfluss auf Vasomotorik oder Sauerstoffverbrauch des Herzens.

Bei instabiler Angina pectoris kann eine vollständige Hemmung der Thrombozytenaggregation das Risiko von Myokardinfarkten senken. Eingesetzt werden Hemmstoffe des Glykoprotein-IIb/IIIa-Rezeptorkomplexes (Antiintegrine):

- Abciximab (ReoPro®) wird zunächst intravenös im Bolus verabreicht (0,25 mg/kg) und anschließend als Infusion von 0,125 µg/kg/min bis max. 10 µg/min.
- Tirofiban (Aggrastat®) wird ebenfalls intravenös infundiert, in einer initialen Dosis von 0,4 µg/kg/min für 30 Minuten. Die Dosierung der Dauerinfusion beträgt 0,1 µg/ kg/min.

Zusätzlich kann Heparin gegeben werden.

Merke!

HMG-CoA-Reduktasehemmer wie Lovostatin, Simvastatin oder Pravastatin können Reinfarkte verhindern und die Lebenserwartung verlängern.

Merke!

Die Beurteilung der ST-Strecke im EKG kann zur Therapiekontrolle herangezogen werden.

Im Angina-pectoris-Anfall und bei Belastung des Angina-pectoris-Patienten im Belastungs-EKG beobachtet man eine Senkung der ST-Strecke.

Bei Angina-pectoris-Patienten, die auf Medikamente nicht ausreichend ansprechen, muss eine aortokoronare Bypassoperation oder eine Katheterdilatation der Koronararterien in Erwägung gezogen werden, um das Myokard wieder ausreichend mit Blut und Sauerstoff zu versorgen. Die Häufigkeit von Wiederverschlüssen liegt bei 25 % (Katheter) bzw. 15–20 % (Bypass).

Ist eine Revaskularisierung durch Bypass oder Katheterintervention ebenfalls nicht möglich, kann alternativ eine Neurostimulation eingesetzt werden. Dieses Verfahren wird im Ausland seit Jahren mit Erfolg praktiziert, kommt in Deutschland jedoch nur selten zum Einsatz. Es wird geschätzt, dass in Europa 30 000–50 000 Patienten mit therapierefraktärer Angina pectoris leben. Bei der Neurostimulation oder TENS (transkutane elektrische Nervenstimula-

Tab. 12.1 Dosierung und Wirkung von Medikamenten zur Behandlung der Angina pectoris.

Wirkstoff	Handelsname	Applikation	Dosierung	Wirkungsbeginn	Wirkungsdauer
Nitrate und Molsidomin					
Glyceryltrinitrat	Nitrolingual® Kps.	sublingual	1–2 × 0,6 mg	1 min	30 min
	Nitrolingual® Spray	sublingual	0,5 mg	1 min	30 min
	Nitrolingual® Pflaster	Kutan	1–2 × 5 mg	2–5 min	4–8 h
Isosorbiddinitrat	Isoket® Spray	Bukkal	1,25 mg	1 min	30 min
	Isoket® Salbe	Kutan	30 mg	2–5 min	2–3 h
	Isoket® Retardtbl.	Oral	1–2 × 20–120 mg	1–2 h	8–12 h
Isosorbidmononitrat	Ismo® Tbl.	Oral	3 × 20–40 mg	20–30 min	4–6 h
Molsidomin	Corvaton® Tab.	Oral	2 × 2 mg/d	20 min	8–12 h
β_1-selektive Betablocker					
Atenolol	Tenormin®	Oral	1–2 × 50 mg		8–12 h
Metoprolol	Beloc®	Oral	2 × 50–100 mg		8–12 h
Bisoprolol	Concor®	Oral	1–2 × 5 mg	30–60	> 12 h
Betaxolol	Kerlone®	Oral	1–2 × 10 mg	30–60	> 20 h
Kalziumkanalblocker					
Diltiazem	Dilzem®	Oral	3 × 60 mg	20–30 min	4 h
Nifedipin	Adalat® ret.	Oral	1 × 20 mg	30 min	6–8 h
Verapamil	Isoptin® Drg.	Oral	3 × 40–60 mg	30 min	4–8 h
	Isoptin® retard Tbl.	oral	1 × 240 mg	30–60 min	8–12 h
Gallopamil	Procorum® Tbl.	oral	2–3 × 50 mg	60 min	6 h

tion) wird eine 4-polige Elektrode epidural in Höhe HWK 7/BWK 1 platziert und mit dem Stimulationsgerät, das unterhalb des linken Rippenbogens implantiert wird, verbunden (Lit.: Dtsch. Ärzteblatt 2003, 100: A997–1003, Heft 15).

12.2 Myokardinfarkt

Merke!
Der Myokardinfarkt ist eine lokal begrenzte Myokardnekrose, die durch eine länger dauernde Ischämie eines Koronarbezirks verursacht wird.

In 80 % der Fälle wird diese Ischämie durch eine Thrombose in den Koronarien verursacht. Der Nekrosebezirk wird durch bindegewebiges Narbengewebe, nicht durch Muskelgewebe, ersetzt (Herzschwiele), so dass ein Teil der Myokardkontraktilität für immer verloren geht. Der akute Myokardinfarkt hat auch bei intensivmedizinischer Betreuung eine Letalität von 15–35 %. Entscheidend für eine günstige Prognose ist der frühe Behandlungsbeginn. Die häufigsten Todesursachen sind Kammerflimmern und Kammerflattern (50 %). An nächster Stelle stehen Herzinsuffizienz und kardiogener Schock. Bei etwa 60 % der Patienten löst sich der Thrombus innerhalb von 24 Stunden wieder spontan auf, so dass die Koronararterie wieder durchgängig wird. Der Sekundenherztod kann beim Myokardinfarkt gleich zu Beginn oder noch nach Tagen auftreten. Wenn mehr als 20 % des Myokards ausgefallen sind, kommt es zur Herzinsuffizienz (60 % der Fälle). Komplikationen des Myokardinfarktes sind:

- Lungenembolie
- Schädigung von Papillarmuskeln
- Herzrhythmusstörungen
- Herzinsuffizienz
- Herzwandaneurysma
- Herzwandruptur.

Am häufigsten laufen Infarkte am linken vorderen Ventrikel ab (Vorderwandinfarkt), an zweiter Stelle am hinteren linken Ventrikel (Hinterwandinfarkt). Vorderwandinfarkte sind wesentlich gefährlicher. Die Diagnostik des Myokardinfarkts erfolgt durch die klinische Symptomatik, Laborparameter und das EKG.

Zur Diagnostik des akuten Myokardinfarkts reicht das EKG nicht. 50 % der Infarkte sind während der ersten Stunden oder Tage im EKG stumm. Von den Laborparametern ist der Enzymimmunoassaynachweis des Herzmuskelproteins Troponin T der schnellste und zuverlässigste Test **(TROPT®)**. Er kann noch in der Wohnung des Patienten durchgeführt werden und liefert schnelle Ergebnisse. Unter dem Namen Cardio Detect® wird der Troponintest auch als Selbsttest für Laien angeboten. Zur Differenzierung Angina pectoris/Myokardinfarkt wird Nitrolingualspray® verabreicht. Verspürt der Patient nach 3 Minuten keine Erleichterung, liegt wahrscheinlich ein Infarkt oder eine Prinzmetal-Angina vor.

12.2.1 Akuttherapie des Myokardinfarkts

Erstversorgung außerhalb der Klinik

Sofortmaßnahmen zur Entlastung des Herzens sind Immobilisierung des Patienten (Herzlagerung) und Sedierung. Bei Patienten, die mit einem frischen Infarkt selbst in die Klinik kommen, ist die Mortalität wesentlich höher als bei transportierten Patienten!

Es dauert mehrere Stunden, bis der Ischämiebezirk seine volle Größe erlangt hat, deshalb ist rasches und richtiges Handeln lebensrettend.

Merke!
Lagerung, Ruhe und Beruhigung sind die Erstmaßnahmen beim Myokardinfarkt.

Erst dann kommen Schmerzmittel und andere medikamentöse Maßnahmen zur Anwendung. Wenn möglich, sollte gleich ein venöser Zugang gelegt werden, da mehrere Medikamente intravenös gegeben werden müssen. Nicht jeder Infarktpatient hat Schmerzen. Bei Diabetikern kommt es häufig zu schmerzlosen Myokardinfarkten. Bei Schmerzen gibt man 40 mg **Pethidin** (2 Amp. Dolantin®) i.v. oder 0,3 mg **Buprenorphin** (1 Amp. Temgesic®) i.v. Diese Medikamente müssen vorsichtig dosiert und langsam injiziert werden, da sie Schwindel, Übelkeit und Blutdruckabfall auslösen können. Zur Sedierung hat sich die Gabe von 10 mg **Diazepam** (Valium®) i.v. bewährt. Bei alten Menschen sollte man nach Möglichkeit Tropfen geben (Valiquid® 30–40 Trpf.), um Kreislaufreaktionen zu vermeiden. Durch die Sedierung wird der Sympathikotonus gesenkt. Morphine haben ebenfalls einen sedierenden euphorisierenden Effekt, so dass man nicht in jedem Fall zusätzlich Diazepam geben muss. Der Einsatz von Betablockern sollte erst in der Klinik erfolgen.

Merke!
Bei Verdacht auf Myokardinfarkt dürfen keine intramuskulären Injektionen vorgenommen werden.

Durch i.m. Injektionen wird die Diagnostik der Herzmuskelenzyme CK-MB unbrauchbar, und es kann keine Thrombolyse durchgeführt werden.

In der Klinik wird der Patient auf die Intensivstation gelegt und unter kontinuierlicher Monitorkontrolle medikamentös behandelt.

Stationäre Therapie

- **Entlastungstherapie: Nitroglycerin** als Infusion 2–6 mg/h mit Perfusor oder Molsidomin.
- **Schmerztherapie:** Bei Bedarf gibt man 40–75 mg **Dolantin®** oder 10 mg Morphin i.v.
- **Lysetherapie** mit Fibrinolytika (teuer): 100 mg Alteplase (Actilyse®) als Bolus i.v. oder 250.000 I.E. Streptokinase als Bolus i.v. und dann 1,5 Mio. I.E. als Infusion. Beide Medikamente senken die Infarktmortalität, wenn sie innerhalb von 4 Stunden nach Infarktbeginn gegeben werden. Noch besser ist die Wirkung, wenn die Streptokinase per Herzkatheter verabreicht wird. Bei Beginn der Lysetherapie innerhalb von 3 Stunden nach Infarkt lassen sich 60–80 % der Thromben wieder auflösen. Für die Kombination Alteplase und Heparin ist hinsichtlich der Infarktletalität die beste Wirkung nachgewiesen.
- Bei Patienten mit kardiogenem Schock und/oder Kontraindikationen für eine Lysetherapie sollte eine **koronare Angioplastie** (Stenteinlage) durchgeführt werden. Wird diese Maßnahme innerhalb der ersten 3 Stunden durchgeführt, ist sie einer Lysetherapie mit Streptokinase oder Alteplase hinsichtlich Mortalität und Reinfarktrate geringfügig überlegen. Die European Society of Cardiology empfiehlt daher, die primäre Angioplastie als Verfahren der Wahl beim akuten Infarkt.
- Nach der Lyse erfolgt **Heparinisierung** mit 20 000–30 000 I.E. Heparin pro Tag als Infusion, um Reinfarkte und andere Thrombosen zu verhindern. Die Prothrombinzeit sollte auf das 2- bis 3fache des Normwerts erhöht werden. Bei Langzeittherapie sind 18–25 % der Norm anzustreben.
- **Entlastung des Herzens** durch Betablocker oder ACE-Hemmer am ersten Tag.
- **Symptomatische Therapie** von Rhythmusstörungen. Alle Maßnahmen unter EKG-Kontrolle!
- Bei **Bradykardie** und **AV-Block** gibt man kurzfristig 0,5–1 mg Atropin i.v. (cave Tachykardie, Kammerflimmern, β-Blocker bereithalten). Eventuell Herzschrittmacher.
- Bei **ventrikulären ES** oder vorbeugend Lidocain initial 100 mg i.v. Zur Erhaltung 150 mg/h mit Perfusor (cave Herzstillstand).
- Bei **Sinustachykardie** mit VES, aber ohne Herzinsuffizienz können 2–3 × 5 mg Metoprolol im Abstand von 2 min i.v. gegeben werden.
- Die Therapie der **Herzinsuffizienz** erfolgt in Abhängigkeit von NYHA-Stadium und Komplikationen (Herzrhythmusstörungen) mit Diuretika, ACE-Hemmern und Betablockern (☞ Kap. 10, Tab. 10.4). Im kardiogenen Schock (☞ Kap. 14.5)

auch mit Dobutamin und Dopamin. Digitalisglykoside dürfen beim frischen Infarkt nicht gegeben werden.

- **Gerinnungshemmende Therapie** mit Heparin und ASS 100–200 mg/d. ASS hemmt die Thrombozytenaggregation unvollständig. Zur kurzfristigen gerinnungshemmenden Therapie in der Klinik werden zunehmend häufig GP-IIb/IIIa-Rezeptor-Antagonisten wie Abciximab (ReoPro®), Eptifibatid (Integrilin®) oder Tirofiban (Aggrastat®) eingesetzt (☞ Kap. 22.2.3.3), welche die Thrombozytenaggregation vollständig hemmen, aber nur parenteral gegeben werden können. Abciximab und Eptifibatid werden eingesetzt bei perkutanen Interventionen an den Koronararterien wie Ballondilatation oder Atherektomie, zusätzlich zu Heparin und ASS. Ferner bei instabiler Angina pectoris zur kurzfristigen Behandlung (1 Monat), um das Herzinfarktrisiko zu senken.

Für nichtretardierte Nitrate, β_1-selektive Betablocker (Metoprolol, Atenolol) und Verapamil ist eine Senkung der Infarktmortalität bei Akutbehandlung nachgewiesen. Ebenso für die ACE-Hemmer Captopril (SAVE-Studie) und Ramipril (AIRE-Studie), nicht dagegen für Enalapril (Consensus-II-Studie). Magnesiumsulfat führte in der ISIS-4-Studie zu häufigerem Auftreten von Herzinsuffizienz bei Infarktpatienten.

Betablocker

Die Therapie mit Betablockern sollte schon am ersten Tag des Infarkts beginnen. Man beginnt einschleichend und oral. Bei hämodynamisch instabilen Patienten kann der kurz wirkende Betablocker Esmodol (Brevibloc®) gegeben werden, der gut steuerbar ist.

Merke!
Beim akuten Myokardinfarkt mit Myokardischämie sind Betablocker immer indiziert, solange keine Kontraindikationen bestehen.

12.2.2 Sekundärprophylaxe des Myokardinfarkts

Inzidenz von Reinfarkten kann durch Gabe von **Betablockern** und **Acetylsalicylsäure** deutlich gesenkt werden. Für die Sekundärprophylaxe mit Kalziumkanalblockern und Nitraten ist keine Senkung der Mortalität nach Infarkt nachgewiesen. Eine Langzeittherapie mit Propranolol, Atenolol, Timolol und Metoprolol senkt die Inzidenz und die Letalität von Reinfarkten um 20–30 %. Wenn zusätzlich ventrikuläre Arrhythmien vorliegen, sollte Sotalol gegeben werden, da dies der einzige Betablocker mit Klasse-III-antiarrhythmischer Eigenwirkung ist (Blockade der Kaliumkanäle). Bei Bradykardie dürfen Betablocker nicht gegeben werden, hier erfolgt besser eine Schrittmacherimplantation. Auch ACE-Hemmer wie Captopril und Ramipril vermindern das Reinfarktrisiko.

Die Gabe des Thrombozytenaggregationshemmers ASS ist heute für die Sekundärprophylaxe allgemein akzeptiert. Über eine Dauerbehandlung mit Antikoagulanzien vom Cumarintyp, Phenprocoumon (Marcumar®) oder Warfarin (Coumadin®), herrscht Uneinigkeit. Sinnvoll erscheint eine solche Therapie bei Patienten mit großem Vorderwandinfarkt, Vorhofflimmern oder Ventrikelthromben. Man gibt die Medikamente für 3–6 Monate und stellt den Quick auf 20–25 % ein. Als Erhaltungsdosis gibt man abwechselnd 1 × 1 und 1 × 0,5 Tabletten Marcumar® pro Tag. Daneben müssen natürlich die Risikofaktoren minimiert werden wie Genussgifte, Diabetes, Hyperlipidämie, Hyperurikämie, Bluthochdruck und Übergewicht. Eventuell muss auch ein Berufswechsel erfolgen. Die Umstellung der Lebensweise und die weitere Berufsplanung erfolgen am besten in einer Rehabilitationsklinik (REHA).

13 Die Pharmakotherapie der arteriellen Hypertonie

13.1 Definition und Formen der arteriellen Hypertonie

Merke!

Hypertonie ist eine dauerhafte Steigerung des Blutdrucks über die Normwerte.

Der Blutdruck schwankt auch beim Gesunden unter körperlicher Belastung, aber er sinkt in Minutenschnelle wieder auf die Ruhewerte. Bei Leistungssportlern unter großer Dauerbelastung, (bis 400 Watt am Ergometer), misst man auch bei gesunden Probanden Blutdruckwerte von 240/120, die jedoch nach Ende der Belastung in wenigen Minuten wieder auf den Normwert absinken. Bei der stabilen Hypertonie (chronische Hypertonie) sind die Blutdruckwerte in Ruhe und unter Belastung dauernd erhöht, bei der labilen Hypertonie nur gelegentlich. Das WHO/ISH Guidelines Subcommittee hat 1999 die Normwertangaben für Hypertonie verfeinert. Ebenso das Joint –National Committee (JNC) im Jahr 1997.

Im Gegensatz zu früheren Empfehlungen wird jetzt nicht nur der diastolische, sondern auch der systolische Blutdruck berücksichtigt. Man spricht jetzt auch von Hypertonie, wenn der diastolische Blutdruck normal ist (80 mmHg), der systolische aber erhöht (> 140 mmHg). Der leidige Spruch, den fast alle Patienten kennen, dass der Erwachsenenblutdruck 100 + Lebensalter betragen soll, war immer schon falsch. Richtig ist, dass sich der Blutdruck im Lauf des Lebens ändert. Ein Säugling beispielsweise hat einen Blutdruck von 40/20, ein Zehnjähriger etwa 80/50. Ein Erwachsener sollte idealerweise 120/80 haben. Jede dauerhafte Erhöhung des Erwachsenen-

Tab. 13.1 Klassifikation des Blutdrucks nach WHO/ISH und JNC.

Einstufung	**Blutdruck syst./diast. mmHg**
Optimale Normotonie	< 120 < 80
Normotonie	< 130 < 85
Noch normal	130–139/85–89
Leichte Hypertonie (Schweregrad I)	140–159/90–99
Mittelschwere Hypertonie (Schweregrad II)	160–179/100–109
Schwere Hypertonie (Schweregrad III)	> 180 >110
• isolierte systolische Hypertonie	> 140 > 90
• Untergruppe systolische Grenzwerthypertonie	140–149/< 90

blutdrucks über die Norm ist krankhaft. Es gibt keine physiologische „Altershypertonie". Beim Gesunden bleibt der Erwachsenenblutdruck bis zum Tod gleich.

90–95 % der Hypertonie sind **„primär"** oder **„essenziell"**, d. h., man findet keine organische Ursache. Die restlichen Fälle sind so genannte **„sekundäre Hypertonien"**, die auf verschiedenen Erkrankungen beruhen können:

- **renale Hypertonien**
  - renovaskuläre Formen (z. B. Nierenarterienstenose)
  - parenchymatöse Formen (z. B. Schrumpfniere, Pyelonephritis, Zystenniere)
- **endokrine Hypertonien**
  - Cushing-Syndrom
  - Conn-Syndrom
  - Phäochromozytom
  - Akromegalie
  - Antikonzeptiva
- **kardiovaskuläre Hypertonien** (z. B. Aortenstenose)
- **neurogene Hypertonien**
  - Eklampsie
- **medikamentöse Hypertonien**
- Hypertonie durch **Bluterkrankungen.**

Auch Bradykardien, Hyperthyreose und Aortenklappeninsuffizienz können eine systolische Blutdrucksteigerung verursachen, doch betrachtet man dies nicht als chronische Hypertonie. Von **maligner Hypertonie** spricht man, wenn der diastolische Blutruck ständig über 120 ist und bereits Organschäden wie beispielsweise Retinaveränderungen (Fundus hypertonicus III oder IV) verursacht hat. Jede chronische arterielle Hypertonie begünstigt Gefäßerkrankungen mit all ihren Folgeschäden an den Organen insbesondere an Herz, Hirn und Nieren.

Blutdruckhöhe und Risiko

Die Wahrscheinlichkeit für kardiovaskuläre Erkrankungen steigt kontinuierlich und fast linear mit der Höhe des systolischen und des diastolischen arteriellen Blutdrucks [2]. Einen Schwellenwert gibt es dabei nicht, wenngleich die Hypertonie als > 140/90 definiert wird. Die Beziehung zwischen Blutdruck und kardiovaskulären Krankheitsfolgen ist exponentiell.

Dem systolischen Blutdruck kommt eine größere Bedeutung für das Risiko zu als dem diastolischen Blutdruck [3].

Merke!
Hypertonie erhöht Morbidität und Mortalität für koronare Herzkrankheit, Herzinfarkt, Niereninsuffizienz und Apoplex.

Die **Regulation des Blutdrucks** ist sehr kompliziert und besteht aus vielen Teilmechanismen, die nur ungenügend bekannt sind. Wenn man einen Teilmechanismus medikamentös beeinflusst, z. B. Gefäße erweitert oder Angiotensin hemmt, kann es zu unvorhergesehenen Gegenregulationen kommen, und der Blutdruck steigt anstatt zu fallen. Grob lässt sich aber sagen, dass der Blutdruck zustande kommt durch:

- **peripheren Widerstand** (Wandspannung, Gefäßweite)
- **Herz-Minuten-Volumen** (HMV, intravasales Volumen, Herzkraft).

Merke!
Eine essenzielle Hypertonie verkürzt die Lebenserwartung um durchschnittlich 5 Jahre!

13.2 Bedeutung der arteriellen Hypertonie als Risikofaktor

Die arterielle Hypertonie ist ein wichtiger Risikofaktor für Gefäßerkrankungen und die dadurch verursachten Organerkrankungen. Insbesondere sind dies:

- Erkrankungen der Hirngefäße, Apoplex, organische Psychosyndrome
- koronare Herzkrankheit und die chronische Herzinsuffizienz
- Nierenerkrankungen, chronisches Nierenversagen
- periphere Durchblutungsstörungen.

Gefäßkrankungen des Herz-Kreislauf-Systems sind die häufigste Ursache für Morbidität und Mortalität in Deutschland. Pro Jahr sterben mehr als 400.000 Menschen an den Folgen von Herz-Kreislauf-Erkrankungen (43 % aller Männer und über 50 % aller Frauen).

Trotz zahlreicher Studien, Aufklärungskampagnen und Milliardenausgaben für Medikamente bleibt die

Versorgung der Hypertoniker bislang weit hinter den Möglichkeiten zurück. Die Studie MONICA Augsburg Projekt ergab, dass die Prävalenz der Hypertonie in Deutschland sich seit Mitte der 80er Jahre nicht verringert hat.

Merke!
Ab dem 50. Lebensjahr ist fast jeder zweite Deutsche hyperton.

13.3 Abschätzung des kardiovaskulären Gesamtrisikos

Nach den WHO/ISH-Empfehlungen von 1999 [5] wird dieses Risiko in vier Klassen eingeteilt. Grundlage ist die Prognose, die aufgrund großer epidemiologischer Studien als 10-Jahres-Risiko hinsichtlich kardiovaskulär bedingtem Tod, nichttödlichem Schlaganfall und Myokardinfarkt ermittelt wurde.

Die Wahrscheinlichkeit, eines dieser Ereignisse in den folgenden 10 Jahren zu erleiden, beträgt bei:
- niedrigem Risiko < 15 %
- mittlerem Risiko etwa 15–20 %
- hohem Risiko etwa 20–30 %
- sehr hohem Risiko 30 % und mehr.

Teilfaktoren des kardiovaskulären Gesamtrisikos sind kardiovaskuläre Risikofaktoren, Organerkrankungen sowie Folge und Begleiterkrankungen.

13.4 Therapierichtlinien zur Hypertoniebehandlung

Ob eine antihypertensive Therapie begonnen wird, hängt vom kardiovaskulären Gesamtrisiko ab.

Für die Schweregrade I–III (☞ Tab. 13.1) werden zunächst nichtmedikamentöse Maßnahmen empfohlen:
- Gewichtsnormalisierung
- Vermeidung von Alkoholabusus
- Kochsalzrestriktion
- Obst- und gemüsereiche Kost (überwiegend vegetarische Ernährung).

Sofern keine sekundäre Hypertonie vorliegt, die sich kausal behandeln lässt, beginnt man eine symptomatische medikamentöse Behandlung. Vor Therapiebeginn müssen jedoch die Risikofaktoren (☞ Innere Medizin) ausgeschaltet werden. Auch der Abbau von beruflichem (Schichtarbeit, Mobbing) oder privatem Stress und die Vermeidung von Genussgiften (Kaffee, Nikotin, Alkohol) ist anzustreben. Durch Medikamente lässt sich eine blutdrucksenkende Wirkung erzielen, wenn diese den peripheren Widerstand und/oder das HMV herabsetzen. Die natürliche Anpassungsregulation des Blutdrucks muss aber erhalten bleiben.

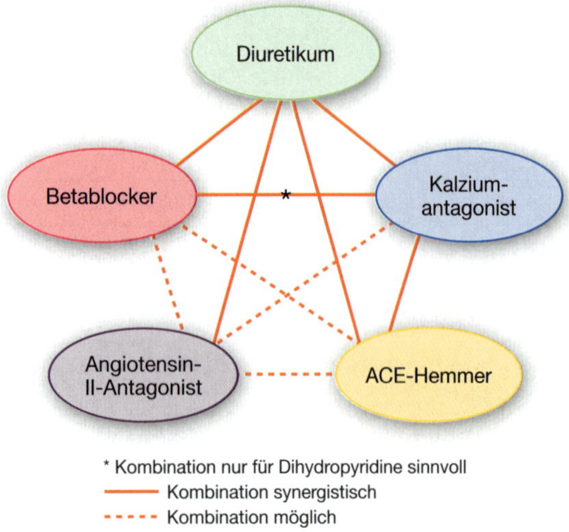

Abb. 13.1: Antihypertensive Kombinationstherapie mit Medikamenten der ersten Wahl.

Merke!
Therapieziel der Bluthochdruckbehandlung ist die Senkung des Blutdrucks auf Normwerte und die Verhinderung von Folgekrankheiten.

Die moderne Blutdrucktherapie wendet sich zunehmend ab von starren Therapieschemen und bevorzugt mehr die individuelle Therapie. Dieser Trend drückt sich auch in den Empfehlungen der Deutschen Liga zur Bekämpfung des hohen Blutdrucks aus, die seit 2003 keinen Stufenplan mehr empfiehlt, sondern ein Schema für sinnvolle Medikamentenkombinationen (☞ Abb. 13.1).

Tab. 13.2 Medikamentöse Dreifachkombinationen.

Diuretikum	Betablocker	Vasodilatator • Dihydralazin • Kalziumblocker • ACE-Hemmer • AT_1-Rezeptorantagonisten • α_1-Rezeptorenblocker
Diuretikum	ACE-Hemmer oder AT_1-Rezeptor-Antagonisten	Kalziumblocker
Antisympathotonikum	Diuretikum	Vasodilatator

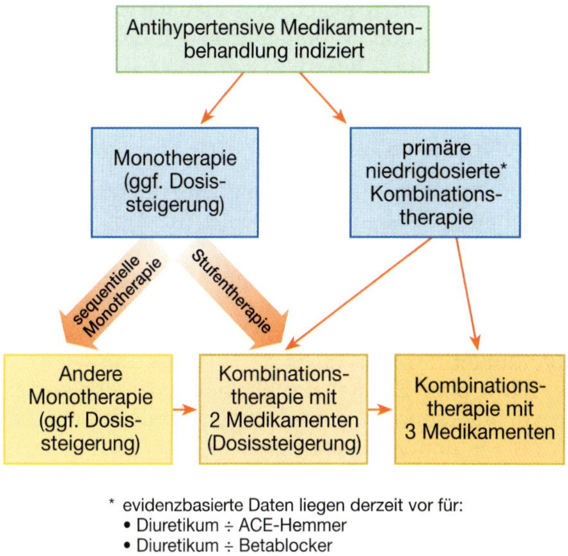

Abb. 13.2: Schrittweises Vorgehen bei medikamentöser Bluthochdrucktherapie (Dt. Hochdruckliga 2003).

In der Regel muss das für einen Patienten geeignete antihypertensive Medikament durch Ausprobieren ermittelt werden. Begonnen wird eine medikamentöse Therapie mit einer **Monotherapie** in niedriger Dosis. Die volle Wirkung von Antihypertensiva wird in der Regel innerhalb von 2–6 Wochen erreicht. Wirkt eine Monotherapie aus einer der 5 Wirkstoffgruppen in Abbildung 13.1 nicht ausreichend, dann wird eine Zweierkombination versucht. Führt auch diese nicht zu Normotonie, dann wird eine Dreierkombination eingesetzt (☞ Tab. 13.2). Wirkt auch eine Dreierkombination nicht ausreichend, kann Guanethidin hinzugefügt werden. Das differentialtherapeutische Vorgehen zeigt Abbildung 13.2.

Studienergebnisse zur Auswahl antihypertensiver Medikamente

☞ Literaturanhang 13.1.

Seit mehr als 20 Jahren beschäftigt Ärzte und Forscher die Frage, welche Medikamente zur Hochdruckbehandlung zu empfehlen sind bzw. welches das beste Antihypertensivum ist. Die im Jahr 2002 abgeschlossene **ALLHAT-Studie** mit 42.418 Patienten (Lit. 13.3) lieferte endlich eine solide Basis (ALLHAT = The Antihypertensive and Lipid-Lowering Treatment to Prevent Heart Attack Trial). Die Studie bestand aus verschiedenen „Zweigen“, die die Wirksamkeit verschiedener neuerer Antihypertensiva mit der konventionellen Therapie Betablocker/Diuretikum verglich. Untersucht wurden:

Kalziumkanalblocker versus Diuretikum:
Amlodipin (Norvasc®) 2,5–10 mg/d versus Chlortalidon (Hygroton®) 12,5–25 mg/d.

ACE-Hemmer versus Diuretikum:
Lisinopril (Acerbon®) 10–40 mg/d versus Chlortalidon 12,5–25 mg/d.

Alphablocker versus Diuretikum:
Doxazosin (Cardular® u. a.) 2–8 mg/d versus Chlortalidon 12,5–25 mg/d.

In allen drei Gruppen konnte bei unzureichender Wirkung Atenolol (Tenormin®), Clonidin (Catapresan®), Dihydralazin (Nepresol®) oder Reserpin (im Kombinationspräparat Briserin N®) dazu gegeben werden. Die Patienten waren mindestens 55 Jahre alt und hatten, neben der Hypertonie, mindestens einen weiteren koronaren Risikofaktor wie Myokardinfarkt, Schlaganfall, linksventrikuläre Hypertrophie, Diabetes mellitus Typ II oder Rauchen.

Der **Studienzweig Doxazosin** musste bereits im Jahr 2000 abgebrochen werden, weil Herzinsuffizienz und Schlaganfälle in dieser Gruppe doppelt so häufig auftraten wie in der Chlortalidon-Gruppe (Lit. 13.2). Daher empfiehlt die Deutsche Liga für Bluthochdruck Alphablocker nicht mehr als Erstwahlmittel, sondern nur noch bei speziellen Indikationen, beispielsweise zur Behandlung der Hypertonie bei Prostataerkrankungen.

Ein weiteres Ergebnis der Studie war, dass eine **Monotherapie mit Chlortalidon** den systolischen Blutdruck wirksamer senkte als eine mit Lisinopril oder Amlodipin. Der diastolische Blutdruck sinkt am stärksten mit **Amlodipin.**

Die **Mortalität** durch koronare Herzkrankheit war in allen drei Gruppen fast identisch: Chlortalidon 11,5 %, Amlodipin 11,3 %, Lisinopril 11,4 %. Schlaganfälle (6,3 % versus 5,6 %) und kardiovaskuläre Komplikationen (33,3 % versus 30,9 %) traten unter Lisinopril häufiger auf als unter Chlortalidon. Das Auftreten von Herzinsuffizienz ist mit Lisinopril ebenfalls häufiger (8,7 % versus 7,7 %). In der Gruppe der Afroamerikaner und Nichtdiabetiker schnitt Lisinopril noch schlechter ab. Zwischen Amlodipin und Chlortalidon ergab sich hinsichtlich Schlaganfall und koronar-vaskulären Komplikationen kein Unterschied. Wohl aber hinsichtlich Herzinsuffizienz, die bei Amlodipin deutlich höher lag (10,2 % versus 7,7 %).

Unter der Behandlung mit Chlortalidon kommt es häufiger zu Hyperkaliämie, Anstieg des Nüchternzuckers und Cholesterinanstieg, was aber keine Auswirkungen auf die kardiovaskuläre Mortalität hat.

In Deutschland sind die **ACE-Hemmer** die mit Abstand am häufigsten verordneten Antihypertensiva mit Wachstumsraten von 10 %. Im Jahr 2001 wurden bereits fast 52 Millionen Verordnungen ausgestellt. Auch AT_1-Rezeptorantagonisten werden millionenfach verordnet und weisen Zuwachsraten von 25 % jährlich auf.

Die Ergebnisse der ALLHAT Studie machen klar, dass viel zu häufig teure Antihypertensiva verordnet werden, ohne dass ein therapeutischer Nutzen erreicht wird, der den des (billigen) Diuretikums Chlortalidon erreicht bzw. übertrifft.

Merke!

Beim momentanen Stand der Forschung muss niedrig dosiertes Chlortalidon als wirksamstes, sicherstes und verträglichstes Antihypertensivum in der Gruppe der Erstwahl-Antihypertensiva gelten.

Leider gibt es Chlortalidon (Hygroton®) nur in Tabletten zu 25 und 50 mg. Wünschenswert wären Tabletten zu 12,5 mg. Der Internist Peter Sawicki vom Institut für evidenzbasierte Medizin ermittelte, dass durch falsche und/oder teure Blutdruckmedikamente in Deutschland vermeidbare Kosten von 1,4 Milliarden Euro entstehen. Durch falsche Medikation ist außerdem mit 17.400 zusätzlichen Herzinfarkten oder Schlaganfällen zu rechnen.

Kritiker der amerikanischen ALLHAT-Studie wenden ein, dass die Ergebnisse nicht ohne weiteres auf Europa übertragbar sind, da 30 % der Teilnehmer Afroamerikaner waren, die auf ACE-Hemmer schlechter ansprechen als Weiße, dafür auf Diuretika besser reagieren. Kritisiert wird auch die Zusatztherapie mit kaum noch gebräuchlichen Antihypertensiva wie Clonidin und Reserpin.

Therapieschemata

Begonnen wird eine antihypertensive medikamentöse Behandlung immer mit einer Monotherapie.

Etwa 50 % der Hypertoniker lassen sich damit auf normale Blutdruckwerte bringen. Bei ungenügender Wirkung (> 140/90) geht man auf eine Zweierkombination über. Damit lassen sich bis zu 90 % der Hypertoniker normalisieren.

- Wirkt eine Zweifachkombinationen nicht ausreichend, kann eine der folgenden Dreifachkombinationen angewendet werden:
- Diuretikum plus Betablocker plus Vasodilatator
- Diuretikum plus ACE-Hemmer plus Kalziumkanalblocker
- Diuretikum plus Antisympathotonikum plus Vasodilatator.

Tab. 13.3 Kombinationspräparate zur Behandlung der arteriellen Hypertonie.

Wirkstoff 1	Wirkstoff 2	Wirkstoff 3	Handelsname
Betablocker und	**Diuretikum**	**Kaliumsparendes Diuretikum**	
Atenolol 100 mg	Chlortalidon 25 mg		Teneretic®
Metoprolol 95 mg	Hydrochlorothiazid 12,5 mg		Beloc-Zok comp.®
Propranolol 80 mg	Hydrochlorothiazid 12,5 mg	Triamteren 25 mg	Dociteren®
Betablocker und	**Diuretikum**	**Vasodilatator**	
Oxyprenolol 80 mg	Chlortalidon 10 mg	Hydralazin 25 mg	Trepress®
Betablocker und	**Kalziumkanalblocker**		
Atenolol 50 mg	Nifidepin 20 mg		Nifatenol®
Diuretikum und	**Kalziumkanalblocker**		
Verapamil 240 mg	Hydrochlorothiazid 12,5 mg		Isoptin® RR plus
Nifedipin 20 mg	Mefrusid 12,5 mg		Sali-Adalat®
ACE-Hemmer und	**Diuretikum**		
Captopril 50 mg	Hydrochlorothiazid 25 mg		Capozide®
Ramipril 5 mg	Hydrochlorothiazid 25 mg		Delix plus®
Enalapril 10 mg	Hydrochlorothiazid 25 mg		Renacor®
ACE-Hemmer und	**Kalziumkanalblocker**		
Trandolapril 2 mg	Verapamil 180 mg		Tarka®
Ramipril 5 mg	Felodipin 5 mg		Unimax®
AT_1-Rezeptorblocker	**und Diuretikum**		
Losartan 50 mg	Hydrochlorothiazid 12,5 mg		Lorzaar plus®
Valsartan 80 mg	Hydrochlorothiazid 12,5 mg		Provas comp.®
Alphablocker und	**Diuretikum**		
Prazosin 0,5 mg	Polythiazid 0,25 mg		Polypress®

Zu den Antisympathotonika zählen Clonidin, Monoxidin und Reserpin.

Therapieresistente Hypertonie

Eine therapieresistente Hypertonie liegt vor, wenn auch eine ausreichend dosierte Dreifachtherapie den Blutdruck nicht unter 140/90 mmHg senkt (2–5 % der Fälle) [70].

Eine echte **therapieresistente Hypertonie** ist selten. Häufige Ursachen dafür können sein:
- fehlerhafte Blutdruckmessung
- unzureichende Therapie
- mangelnde Patientencompliance.

Weitere Ursachen können sein:
- unerkannte sekundäre Hochdruckursache
- Wasser- und Natriumretention
- übersteigerte Natriumzufuhr
- Flüssigkeitsretention infolge Blutdrucksenkung
- zunehmende Niereninsuffizienz.

Ursachen einer **inadäquaten medikamentösen Therapie** können sein:
- Unterdosierung
- irrationale Kombinationstherapie (Komponenten mit zu kurzer HWZ oder gleichem Wirkungsmechanismus)
- pharmakologische Interaktionen
- Gewichtszunahme
- überhöhter Alkoholkonsum
- Schlafapnoe
- chronische Schmerzzustände
- organische zerebrale Syndrome
- Gleichzeitige Einnahme anderer Medikamente wie
  - Sympathikomimetika
  - Appetitzügler
  - orale Kontrazeptiva, Nebennierensteroide
- Lakritze, Biogastrone
- nichtsteroidale Antiphlogistika
- Erythropoetin
- Antidepressiva.

Ursachen für Therapieversagen antihypertensiver Pharmaka können auch **gegenregulatorische Mechanismen** sein:
- Diuretika: sekundärer Hyperaldosteronismus
- Sympathikushemmstoffe: Natrium- und Flüssigkeitsretention
- Vasodilatatoren: Reflextachykardie und Flüssigkeitsretention
- Betablocker: Vasokonstriktion.

Um die Patientencompliance zu erhöhen, sollten Medikamente mit langer Wirkungsdauer (24 h) verordnet werden. Auch Kombinationspräparate können hilfreich sein. Eine sinnvolle Kombination ist beispielsweise Betablocker + Diuretikum oder ACE-Hemmer + Diuretikum, wobei die Einzelkomponenten möglichst ähnliche pharmakokinetische Eigenschaften besitzen sollten. Die Tabelle 13.3 zeigt einige handelsübliche Kombinationspräparate.

Eine fixe und sinnvolle Dreierkombination, bestehend aus Betablocker, Thiazid und Dihydralazin sind die Handelspräparate Trepress® bzw. Trinormin®. Die Komponenten wirken synergistisch und können dadurch niedrig dosiert werden, so dass das Medikament von den Patienten sehr gut vertragen wird und in mindestens 90 % der Fälle von essenzieller Hypertonie zu ausreichender Blutdrucksenkung führt.

Bei **jungen Patienten** mit Hypertonie greift man meist zu einem Betablocker als Monotherapie. In der Anamnese ist nach Genussgiften (Kaffee, Nikotin, Kokain) zu forschen. Bei **Frauen,** die erst im Klimakterium einen Hochdruck entwickeln, kann eine Östrogensubstitution mit Estradiol (cave NW!) bzw. Östrogenen vom Pferd (Presomen®) besser wirken als eine aufwendige antihypertensive Dreierkombination.

Erzielt man mit der Östrogensubstitution keine ausreichende Blutdrucksenkung, dann gibt man zusätzlich ein Thiazid-Diuretikum oder einen Kalziumkanalblocker, beispielsweise Amlodipin (Norvasc®). Die Wirkung. bzw. der Erfolg der antihypertensiven Therapie lässt sich durch Blutdruckmessung unmittelbar feststellen. Im Stehen ist der Blutdruck meist niedriger als im Liegen. Nächtliche Hypertonie und Blutdruckspitzen lassen sich am besten mit einer 24-Stunden-Messung des Blutdrucks erfassen.

Die antihypertensive Therapie ist in der Regel eine Dauertherapie. Nur bei konsequenter Blutdrucksenkung lässt sich das Auftreten von Organschäden, wie beispielsweise Linksherzhypertrophie und Herzinfarkt, vermindern. Eine Langzeittherapie wird vom Patienten häufig nicht durchgehalten, weil er kaum Beschwerden und keine Schmerzen hat.

13.5 Wirkstoffe zur Behandlung der arteriellen Hypertonie

13.5.1 Betablocker (☞ 3.5)

Betarezeptorenblocker wirken alle gleichartig. Die Auswahl des Betablockers geschieht hauptsächlich nach seiner Wirkungsdauer (☞ Tab. 13.4). Auch so genannte β_1-selektive Betablocker können Bronchospasmen auslösen. Bei Hypertonikern mit Diabetes mellitus, Hyperlipidämie oder Asthma bronchiale sind Betablocker nicht die erste Wahl. Bei diesen Patienten beginnt man die antihypertensive Therapie mit Diuretika oder ACE-Hemmern. Bei Hypertonikern mit Diabetes mellitus oder Gicht ist beim Einsatz von Diuretika Vorsicht geboten. Mit steigendem Lebensalter nimmt die Wirksamkeit der Betablocker ab.

Bei **jugendlichen Hypertonikern** genügt meist eine Monotherapie mit Betablockern, da diese häufig ein erhöhtes HMV und einen erhöhten Reninspiegel aufweisen. Beide sprechen gut auf Betablocker an. Bei den Wirkstoffen Atenolol (50–100 mg), Betaxolol (10–20 mg) und Bisoprolol (5–10 mg) kommt man mit einer Einmalgabe pro Tag aus.

Bei **älteren Patienten** bevorzugt man eine Kombination aus Kalziumkanalblocker und Diuretikum, da häufig Kontraindikationen für Betablocker vorliegen und diese im Alter nicht so gut wirken.

Tab. 13.4 Betablocker, Wirkstoffe, Handelspräparate und Halbwertszeiten.

Wirkstoff	Handelsname	Halbwertszeit in h	Elimination renal in %	ISA	Bioverfügbarkeit in %
Acebutolol	Neptal®	2–4	35	+	60
Alprenolol	Aptin®	2–3	90	+	20–50
Atenolol	Tenormin®	6–8	40	-	50
Betaxolol	Kerlone®	16–22	70	-	85
Bupranolol	Betadrenol®	2–4	50	-	–
Carazolol	Conducton®	1–2	70	-	10–15
Carteolol	Endak®	4–8	70	+	90
Metoprolol	Beloc®	3–4	95	-	50
Nadolol	Solgol®	14–24	30	-	30–40
Oxprenolol	Trasicor®	1–2	90	+	20–70
Penbutolol	Betapressin®	2–3	70	+	70
Pindolol	Visken®	3–4	95	+	100
Propranolol	Dociton®	3–6	95	-	30
Sotalol	Sotalex®	10–12	90	-	100

Die Wirkungsdauer beträgt etwa das 3fache der Halbwertszeit. Häufig werden Betablocker als fixe Kombination mit einem Diuretikum angeboten, beispielsweise Betasemid®, das aus 40 mg Penbutolol + 20 mg Furosemid besteht. Die Dosierung verschiedener Betablocker zeigt die Tabelle 13.5.

13.5.2 Diuretika (☞ 15)

Diuretika sind auf jeder Stufe der antihypertensiven Therapie und in jeder Kombination sinnvoll, da sie schon in geringen Dosen wirken und sehr gut verträglich sind. Zur antihypertensiven Therapie eignen sich besonders mittellang wirkende Diuretika wie Chlortalidon (Hygroton®) oder Hydrochlorothiazid (Esidrix®), da sie nur einmal täglich gegeben werden müssen und die Compliance besser ist. Hohe Dosen von Diuretika haben keinen nennenswert stärkeren antihypertensiven Effekt, aber erhebliche Nebenwirkungen.

Tab. 13.5 Dosierung einiger gebräuchlicher Betablocker.

Wirkstoff	Handelsname	Dosierung
Acebutolol	Prent®	400–600 mg
Atenolol	Tenormin®, Atenolol®	25–50 mg
Bisoprolol	Concor®	5–10 mg
Metoprolol	Beloc®	50–100 mg
Oxprenolol	Trasicor®	80–160 mg
Pindolol	Visken®	15–30 mg
Propranolol	Dociton®	80–160 mg

Bei **Niereninsuffizienz** (Kreatinin > 2 mg%) dürfen kaliumsparende Diuretika nicht mehr eingesetzt werden, man greift stattdessen zu Schleifendiuretika wie Furosemid oder Ethacrynsäure.

Mit steigendem Lebensalter nimmt die Wirkung der Diuretika zu. Ältere Menschen trocknen leicht aus, da sie wenig trinken. Exsikkose führt mit ACE-Hemmern häufig zu Kreislaufkollaps. Tabelle 13.6 zeigt die gebräuchlichsten Diuretika.

13.5.3 Kalziumkanalblocker (☞ 11.2)

Merke!
Kalziumkanalblocker vom Nifedipintyp sind neben Betablockern und Thiazid-Diuretika die Mittel der Wahl zur Behandlung der Hypertonie, insbesondere bei älteren Patienten.

Kalziumkanalblocker hemmen den Kalziumeinstrom an der Herzmuskelzelle und an glatten Muskeln und senken Blutdruck und peripheren Widerstand durch Weitstellung der Arteriolen.

In hohen Dosen bewirken Kalziumkanalblocker durch **venöses Pooling** eine zusätzliche Blutdrucksenkung. Die Abnahme der Herzkraft und die Gefäßerweiterung sind bei allen Kalziumkanalblockern vom Nifedipintyp qualitativ gleich. Bei Herzinsuffizienz sollten Kalziumkanalblocker vermieden werden. Nur Amlodipin und Felodipin sind zusätzlich

Tab. 13.6 Diuretika.

Wirkstoff	Handelsname	Dosierung pro Tag
Hydrochlorothiazid	Esidrix®	12,5–25 mg
Thiabutazid	Saltucin®	5–15 mg
Trichlormethiazidin	Esmalorid® (Kombi)	2,4 mg
Chlortalidon	Hygroton®	12,5–25 mg
Mefrusid	Baycaron®	25–50 mg
Xipamid	Aquaphor®	10–40 mg
Furosemid	Lasix®	20–40 mg
Etacrynsäure	Hydromedin®	50–150 mg
Piretanid	Arelix®	6–12 mg
Bumetanid	Burinex®	1–2 mg
Triamteren	Jatropur®	50–100 mg
Amilorid in	Moduretic® (Kombi)	5–10 mg
Spironolacton	Aldactone®, Osyrol®	100–200 mg
Kombinationspräparate		
Moduretik®	5 mg Amilorid + 50 mg Hydrochlorothiazid	
Diucomp®	25 mg Bemethezid + 50 mg Triamteren	
Esiteren®	25 mg Hydrochlorothiazid + 50 mg Triamteren	
Dytide H®	25 mg Hydrochlorothiazid + 50 mg Triamteren	
Osyrol-Lasix®	50 mg Spironolacton + 20 mg Furosemid	
Spironothiazid®	50 mg Spironolacton + 50 mg Hydrochlorothiazid	

zur Basistherapie aus ACE-Hemmer und Diuretikum möglich. Die gemeinsame Gabe von Verapamil mit Betablockern verstärkt die Neigung zu Herzrhythmusstörungen und sollte vermieden werden. Nifedipin und Analoga können mit Betablockern kombiniert werden, wenn kein Myokardinfarkt und keine Herzinsuffizienz vorliegt (Tab. 13.7).

Tab. 13.7 Kalziumkanalblocker zur Behandlung der Hypertonie.

Wirkstoff	Handelsname	Dosierung pro Tag
1. Generation		
Verapamil	Isoptin®	1–2 × 120 mg als Retardtablette
Nifedipin	Adalat®	2 × 20 mg als Retardtablette
Diltiazem	Dilzem®	1 × 180 mg als Retardtablette
2. Generation		
Isradipin	Vascal®	2 × 2,5 mg
Nisoldipin	Baymycard®	2 × 5 mg
Nitrendipin	Bayotensin®	1 × 20 mg
Amlodipin	Norvasc®	1–2 × 5 mg
Felodipin	Munobal®	1 × 5–10 mg

Wirkstoffe

Chemisch gesehen sind die drei genannten Kalziumkanalblocker der 1.Generation nicht miteinander verwandt. Verapamil ist ein kompliziertes tertiäres Amin, Diltiazem ein Verwandter der Benzodiazepine und Nifedipin ein substituiertes Dihydropyridin. Die Kalziumantagonisten der 2. Generation sind aber alle Modifikationen des Nifedipins.

13.5.4 ACE-Hemmer (☞ 11.3)

ACE-Hemmer sind bei der Hypertonie ohne Herzinsuffizienz Medikamente der dritten Wahl nach Betablockern, Diuretika und Kalziumkanalblockern.

Indikation für ACE-Hemmer ist die Hypertonie mit Herzinsuffizienz ab NYHA II. ACE-Hemmer haben erhebliche Nebenwirkungen, bei richtiger Indikation (KHK) senken sie aber die Mortalität.

Bei **Nierenarterienstenose** und **Aortenstenose** sind ACE-Hemmer kontraindiziert. Bei arterieller

Tab. 13.8 ACE-Hemmer.

Wirkstoff	Handelsname	Dosierung pro Tag
Benazipril	Cibacen®	10–20 mg
Captopril	Tensobon®	50–150 mg
Cilazapril	Dynorm®	2,5–5 mg
Enalapril	Xanef®	10–20 mg
Fosinopril	Fosinorm®	10 (max. 40 mg)
Lisinopril	Acerbon®	10–20 mg
Perindopril	Coversum®	2–4 mg
Quinapril	Accupro®	10–20 (max. 40 mg)
Ramipril	Delix®	2,5–5 mg (max. 10 mg)

Verschlusskrankheit sind ACE-Hemmer mit Vorsicht zu gebrauchen.

ACE-Hemmer werden, mit Ausnahme von Fosinopril, überwiegend renal eliminiert und müssen bei gleichzeitiger Gabe von Diuretika besonders niedrig dosiert werden. Gleiches gilt für Niereninsuffizienz (Tab. 13.8).

13.5.5 Angiotensin-II-Rezeptor-Antagonisten (AT_1-Rezeptor-Antagonisten)

Seit 1996 sind Angiotensin-II-Rezeptor-Antagonisten auf dem Markt. Die Wirkung dieser Medikamente wird über membranständige Rezeptoren vermittelt, von denen bislang die Subtypen AT_1 und AT_2 identifiziert sind. Während ACE-Hemmer am Anfang der Wirkkaskade durch Enzymhemmung eingreifen, also sehr unspezifisch sind, wirken AT_1-Rezeptor-Antagonisten spezifisch an den Rezeptoren.

Die Stimulierung von AT_1-Rezeptoren durch Angiotensin II bewirkt Vasokonstriktion, erhöhte Aldosteronsekretion, vermehrte Noradrenalinausschüttung aus sympathischen Nerven und Wachstum von Herzmuskeln und Gefäßen.

AT_1-Rezeptor-Antagonisten verringern den peripheren Gefäßwiderstand und senken bei Hypertonikern den Blutdruck gleich gut wie Betablocker oder ACE-Hemmer. Eine reflektorische Tachykardie tritt nicht auf. Mittlerweile sind sechs AT_1-Rezeptor-Antagonisten auf dem Markt, die sich nicht in ihrer blutdrucksenkenden Wirkung unterscheiden. Bis zum Vorliegen von Langzeiterfahrungen gelten diese Medikamente als Alternative zu ACE-Hemmern, wenn diese wegen Nebenwirkungen abgesetzt werden müssen (insb. Reizhusten). Im Gegensatz zu ACE-Hemmern, scheinen AT_1-Rezeptor-Antagonisten keine direkte Wirkung auf das Bradykininsystem zu haben.

Obwohl noch kein langer Beobachtungszeitraum zur Verfügung steht, lässt sich jetzt schon sagen, dass diese Medikamente sehr gut verträglich sind und sich vermutlich schnell einen festen Platz in der Hypertoniebehandlung neben den ACE-Hemmern erobern werden. Der erste Angiotensin-II-Rezeptor-Antagonist in Deutschland war Losartan (Lorzaar®, ☞ Kap. 11.4). Eine kleinere amerikanische Studie (Lit. 13.5) ergab, dass der Kalziumkanalblocker Amlodipin etwas besser wirksam war als Losartan, insbesondere bei Afroamerikanern und Hispanoamerikanern. AT_1-Rezeptor-Antagonisten dürfen bei Nierenarterienstenose, nach Nierentransplantationen sowie in Schwangerschaft und Stillzeit nicht angewendet werden.

Telmisartan wird fast ausschließlich über die Leber eliminiert, so dass es auch bei Niereninsuffizienz gegeben werden kann. Außerdem genügt eine Einmalgabe pro Tag.

13.5.6 Alphablocker (☞ 3.4)

Die modernen Alphablocker (☞ Tab. 13.10) blockieren vornehmlich die α_1-Rezeptoren und führen zu peripherer Gefäßerweiterung. Alphablocker verursachen seltener Tachykardien als Dihydralazin, aber häufiger ein **Orthostasesyndrom.**

Tab. 13.9 Pharmakokinetik und Dosierung von AT_1-Rezeptor-Antagonisten.

Wirkstoff	Handelsname	Dosierung mg/d	Bioverfügbarkeit (%)	HWZ (h)	Elimination renal (%)
Candesartan	Blopress®, Atacand®	4–16	42	9	59
Eprosartan	Teveten®	600–800	13	5-8	37
Irbesartan	Aprovel®, Karvea®	75–300	80	13-17	23
Losartan	Lorzaar®	50–100	33	2 (Metabolit = 7)	43
Telmisartan	Micardis®	40–80	50	24	2
Valsartan	Diovan®	80–160	25	6-7	30

Modifiziert nach Füllgraf/Palm, Pharmakotherapie, Urban & Fischer, München 2001.

Tab. 13.10 Alphablocker.

Wirkstoff	Handelsname	Dosierung pro Tag
Prazosin	Minipress®	4 mg
Doxazosin mesilat	Cardular®	2–4 mg (max. 16 mg)
Urapidil	Ebrantil®	60 mg
Terazosin	Flotrin®	2–5 mg (max. 20 mg)
Alfuzosin	Urion®	7,5–10 mg

Die orthostatische NW lässt sich durch einschleichende, abendliche Gabe des Medikaments vermindern. Alphablocker werden normalerweise erst in Stufe III des Hochdruckschemas eingesetzt . Bei Männern mit Potenzstörungen und/oder Prostatahyperplasie sind die Alphablocker den Betablockern vorzuziehen.

Alle diese Verbindungen werden oral gut resorbiert. Die Bioverfügbarkeit liegt bei 60 % und die Plasma-Eiweiß-Bindung schwankt zwischen 80 und 98 %.

Merke!
Alle α_1-Blocker wirken günstig auf den Lipidstoffwechsel.

13.5.7 Moxonidin (Cynt®)

Moxonidin stimuliert zentrale Imidazolinrezeptoren und zentrale α_2-Rezeptoren. Seine blutdrucksenkende Wirkung ist mit Clonidin vergleichbar. Der periphere Sympathikotonus sinkt. Langzeiterfahrungen liegen nicht vor.

13.5.8 Dihydralazin (Nepresol®, ☞ 11.6)

Dihydralazin ist ein Hydrazin. Hydrazine sind durch die Struktur R-NH-NH_2 gekennzeichnet. Es wirkt erschlaffend auf die glatte Muskulatur der Arteriolen und senkt den peripheren Gefäßwiderstand, ruft aber eine reflektorische Steigerung der Sympathikusaktivität hervor und sollte immer mit Betablockern und Diuretikum kombiniert werden. Als Monopräparat ist Dihydralazin unter dem Namen Nepresol® im Handel. Nebenwirkungen sind insbesondere Kopfschmerz, Hautrötung, Schwindel, Schwächegefühl, Zittern, reflektorische Tachykardie, Parästhesien, Nausea, Erbrechen, Diarrhö, Darmkrämpfe, Ulkusbildung am Magen und orthostatische Dysregulation. Dihydralazin gehört nur während der Stillperiode zu den Medikamenten der 1.Wahl (neben α-Methyldopa und Nifedipin), ansonsten wird es erst eingesetzt, wenn eine Dreierkombination erforderlich ist. Eine fixe, gut verträgliche Kombination aus Diuretikum, Betablocker und Dihydralazin liegt in Trepress® vor.

Wirkungen

Dihydralazin und andere Hydrazine wirken direkt auf die glatte Gefäßmuskulatur und erweitern vorwiegend die Arteriolen. Auch die Nierengefäße werden erweitert. Der periphere Widerstand sinkt und das Afterload nimmt ab. Bei Monotherapie mit Nepresol® kommt es zu Reflextachykardie, erhöhter Reninausschüttung und gesteigertem HMV. Die Reninausschüttung führt über den Renin-Aldosteron-Mechanismus zur Retention von Wasser und Natrium und zur Blutdrucksteigerung. Deshalb kombiniert man Dihydralazin mit Betablocker und Diuretikum (Trepress®). Diese Kombination ist sehr effektiv und nebenwirkungsarm, da die Komponenten synergistisch wirken und niedriger dosiert sind als jede für sich allein. Der Betablocker kompensiert die Steigerung der Herzfrequenz durch Dihydralazin und das Diuretikum kompensiert die Wasserretention von Dihydralazin.

13.5.9 Minoxidil (Lonolox®, ☞ 11.5)

Minoxidil wirkt relaxierend an der glatten Muskulatur durch Öffnung der Kaliumkanäle. Es wirkt stärker als Dihydralazin, hat eine sehr lange Wirkungsdauer (24-75 h) und gilt aufgrund seiner Nebenwirkungen als **Reservetherapeutikum,** wenn andere Stoffe nicht infrage kommen. Es wird meist mit Thiaziden kombiniert. Vasodilatatoren wie Dihydralazin oder Minoxidil führen zu einer reflektorischen Steigerung des HMV (Barorezeptorenreflex) und zu Blutdruckanstieg. Man kombiniert daher gern mit Betablockern, die diesen Reflex antagonisieren.

13.5.10 Andere Antihypertensiva

Reserpin

Reserpin, das früher häufig eingesetzt wurde, gilt heute wegen seiner zentralen Nebenwirkungen (Depression u. a.) und des Orthostasesyndroms als Reservetherapeutikum (☞ Tab. 13.11). Es senkt den peripheren Widerstand durch indirekte Hemmung von Noradrenalin. Es wirkt als Sympatholytikum bzw. Antisympathotonikum. Insbesondere als Monotherapie ist Reserpin nicht mehr empfehlenswert. Man kombiniert dieses Rauwolfia-Alkaloid mit Thiazid-Diuretika (☞ Tab. 13.12). Wenn ein Patient unter dieser Therapie gut eingestellt ist und keine Nebenwirkungen auftreten, kann die Therapie beibehalten werden. Reserpin ist sehr preiswert.

Guanethidin (Ismelin®)

Guanethidin ist ein Neuronenblocker mit verschiedenen Angriffspunkten. Es wird nur noch bei Stufe IV als zusätzliche Medikation eingesetzt. Auch bei Sudeck-Reflexdystrophie wird Guanethidin zur Behandlung eingesetzt.

Tab. 13.11 Periphere und zentrale Wirkungen einiger älterer Antihypertensiva.

Pharmakon	Herzfrequenz	HMV	Peripherer Widerstand	Renale Durchblutung	Sedierung
Reserpin	↓	(↓)	↓	0	Ja
Guanethidin	↓	↓	(↓)	↓	Nein
α-Methyldopa	↓	(↓)	↓	(↑)	Ja
Clonidin	↓	↓	↑	(↓)	Ja

Clonidin (Catapresan®, ☞ 3.6.)

Clonidin wurde früher häufig verwendet, gilt aber mittlerweile als **Reservetherapeutikum.** Clonidin wirkt als zentraler α_2-Rezeptor-Agonist (Antisympathotonikum). Einsetzbar ist es bei tachykarden Hypertonikern, die keine Betablocker bekommen dürfen (Asthmatiker, Diabetiker). Als Nebenwirkung von Clonidin kann eine starke Sedierung auftreten. Ferner ein Reboundphänomen nach Absetzen von Clonidin. Zur Behandlung von Hypertonikern mit Entzugssyndrom (Alkohol, Opiate) ist Clonidin gut geeignet.

α-Methyldopa (Presinol®, ☞ 3.6.)

α-Methyldopa ist wegen seiner Nebenwirkungen ein **Resevetherapeutikum** und wird nur eingesetzt, wenn andere antihypertensive Medikamente nicht infrage kommen. Zur Behandlung der Hypertonie von Schwangeren und in der Stillzeit ist es das Mittel der Wahl. α-Methyldopa ist ein Antisympathotonikum mit zentralen und peripheren Wirkungen.

Kasuistik

Eine 70-jährige Patientin entwickelt im Rahmen eines Altersdiabetes eine Hypertonie. Außerdem besteht bei ihr ein AV-Block I. Grades.
Die geeignetste Therapie besteht für sie in der Gabe eines ACE-Hemmers, z.B. Enalapril. Da ACE-Hemmer bei einer diabetischen Nephropathie das Fortschreiten der Niereninsuffizienz verhindern, sind sie Mittel der ersten Wahl bei Diabetikern mit Hypertonie.

Tab. 13.12 Kombinationspräparate mit Reserpin.

Handelsname	Komponenten
Adelphan-Esidrix®	Reserpin + Dihydralazin + Hydrochlorothiazid
Bendigon®	Reserpin + Mefrusid
Briserin®	Reserpin + Clopamid
Modenol®	Reserpin + Butizid
Darebon®	Reserpin + Chlortalidon

13.6 Differenzierte Therapie des Bluthochdrucks bei Folge- und Begleiterkrankungen

Kardiovaskuläre Erkrankungen, Nierenerkrankungen, Asthma, Demenz, Diabetes mellitus, Präeklampsie sowie Bluthochdruck in der Schwangerschaft, Alter über 65, Hypertonie im Kindesalter und pulmonale Hypertonie erfordern eine besondere Behandlung.

13.6.1 Hypertonie und koronare Herzkrankheit

Diuretika und **Betablocker** senken die kardiovaskulären Komplikationen bei Hypertonie signifikant. Eine Senkung des diastolischen Blutdrucks um 5–6 mmHg senkt das Koronarrisiko um 16 %.

Betablocker reduzieren eine Myokardhypertrophie und dienen auch der Reinfarktprophylaxe. Bei Einschränkung der glomerulären Funktion (Kreatinin > 2 mg%) werden statt Thiaziden **Schleifendiuretika** eingesetzt. Die Kombination **ACE-Hemmer + Diuretikum** als Basistherapie mit zusätzlich 25 mg Spironolacton reduziert das Risiko einer Herzinsuffizienz. Die Kombination **ACE-Hemmer + Aldosteronantagonist** kann zu Hyperkaliämie führen.

Die CAPPP-Studie und die UPS-Studie zeigten, dass eine antihypertensive Behandlung mit dem ACE-Hemmer Captopril hinsichtlich der koronaren Komplikationsrate der von Betablocker + Diuretikum entspricht.

ACE-Hemmer vermindern die Herzhypertrophie wirksamer als andere Antihypertensiva.

Merke!

In der Therapie der Herzinsuffizienz sind ACE-Hemmer, Diuretika und Betablocker die Säulen der Therapie.

Für die **AT_1-Blocker** Losartan und Valsartan ist noch keine koronare Risikominderung nachgewiesen. In der ELITE-II-Studie war Losartan dem Captopril® nicht überlegen. AT_1-Rezeptor-Antagonisten sind bis auf weiteres **Reservesubstanzen** bei herzinsuffizienten Hypertonikern, wenn ACE-Hemmer nicht vertragen werden.

Die **Rezeptorblocker** Doxazosin und Moxonidin führen häufiger zu kardialen Komplikationen und Herzinsuffizienz und dürfen bei herzkranken Hypertonikern nicht gegeben werden.

In der SYST-EUR-Studie wurden unter der Therapie mit **Nitrendipin** Schlaganfälle und kardiale Komplikationen signifikant verringert. Der Kalziumkanalblocker Nitrendipin ist untersucht für den Spezialfall der isolierten Hypertonie bei älteren Patienten, insbesondere bei Vorliegen eines Diabetes mellitus. In der STONE-Studie wurde die Schlaganfallhäufigkeit durch Nifedipin vermindert. Die ABCD-Studie (97) und die FACET-Studie (98) weisen darauf hin, dass bei Therapie mit den Kalziumkanalblockern Nisoldipin und Amlodipin häufiger kardiale Komplikationen auftreten als mit den ACE-Hemmern Enalapril bzw. Fosinopril.

In der APSIS-Studie wurden Hypertoniker mit stabiler Angina pectoris verglichen. Die Verapamil-Gruppe unterschied sich nicht von der Betablocker-Gruppe hinsichtlich kardiovaskulärer Mortalität und Morbidität.

In der NORDIL-Studie erwies sich eine Behandlung mit dem Kalziumkanalblocker Diltiazem als ebenso wirksam wie eine Behandlung mit Diuretikum und/oder Betablocker hinsichtlich Schlaganfall und Myokardinfarktrisiko.

Fast alle Kalziumkanalblocker vermindern die Linksherzhypertrophie. Bei herzinsuffizienten Hypertonikern bestehen aber Wirkungsunterschiede. Hier sollten Nifedipin, Nisoldipin, Diltiazem und Verapamil nicht eingesetzt werden. Amlodipin und Felodipin können zusätzlich zur Basistherapie, bestehend aus ACE-Hemmern und Diuretika, gegeben werden.

13.6.2 Hypertonie und Nierenerkrankungen

Der Nutzen einer antihypertensiven Therapie für den Verlauf von Nierenerkrankungen ist für diabetische und für nichtdiabetische Nephropathien nachgewiesen. Zielblutdruck ist < 130/80. Bei einer Proteinurie von > 1 g/d ist ein Wert < 125/75 anzustreben. Diabetiker Typ I und Typ II haben ein Risiko von 50 %, innerhalb von 25 Jahren eine diabetische Nephropathie zu entwickeln. Das Vorliegen einer Hypertonie beschleunigt diesen Verlauf. Hinzu kommt ein erhöhtes kardiales Risiko.

Da die Retention von Salz und Wasser einen wichtigen pathogenetischen Faktor der Hypertonie bei Nierenerkrankungen darstellt, ist eine **Kochsalzrestriktion** die erste Maßnahme (< 6 g/d). Bei Nierenkranken ohne Diabetes ist die Gabe eines **ACE-Hemmers** ab einer **Proteinurie** von > 1 g/d indiziert, auch wenn der Blutdruck normal ist. Auch bei hypertonen Diabetikern wird die Behandlung mit ACE-Hemmern begonnen und bei nicht ausreichender Wirkung ein **Diuretikum** hinzugefügt.

Nierenarterienstenose und Aortenstenose sind **Kontraindikationen** für ACE-Hemmer. Steigt das Kreatinin unter ACE-Hemmer-Therapie um mehr als 20 % , dann muss nach einer Nierenarterienstenose gefahndet werden, wenn eine Hypovolämie als Ursache vorher ausgeschlossen wurde.

> **Merke!**
> Bei einer Kreatininclearance < 20 ml/min (Kreatinin 3–6 mg/100 ml) sollte keine Therapie mit ACE-Hemmern begonnen werden.

Thiazide sind nur wirksam, wenn die Kreatininclearance > 30 ml/min beträgt. Bei schlechterer Nierenfunktion werden **Schleifendiuretika** eingesetzt und eventuell zusätzlich ein Thiazid-Diuretikum. Falls nötig, können ACE-Hemmer durch **AT_1-Blocker** ersetzt werden. Beide können bei zusätzlichem Vorliegen von Herzinsuffizienz oder KHK mit Betablockern kombiniert werden.

Da bei **chronischer Niereninsuffizienz** die sympathische Aktivität erhöht ist, senkt **Clonidin** aufgrund seiner zentralen sympatholytischen Wirkung den Blutdruck wirksam. Kalziumkanalblocker der 2. Generation vom Nifedipintyp (Dihydropyridintyp) können die Proteinurie verstärken (Erhöhung des intraglomerulären Drucks) und dürfen nicht allein gegeben werden.

13.6.3 Hypertonie und Schlaganfall

Die arterielle Hypertonie ist der wichtigste Risikofaktor des Schlaganfalls. Daneben müssen auch alle anderen Risikofaktoren (Nikotin, Hypercholesterinämie, Diabetes mellitus und Adipositas) bekämpft werden. Bei der Verhinderung des Schlaganfalls verzeichnen antihypertensive Medikamente ihre größten Erfolge. Dies gilt für alle Schweregrade der Hypertonie. Die meisten Studien wurden mit Thiazid-Diuretika und Betablockern durchgeführt, aber auch ACE-Hemmer und Kalziumkanalblocker vom Nifedipintyp erwiesen sich als ähnlich wirksam. Da die vier Gruppen von Medikamenten ähnlich wirksam sind, richtet sich die Auswahl nach den Begleiterkrankungen. Zielblutdruck ist < 140/90, bei Diabetikern < 135/85 mmHg.

Schlaganfallpatienten mit Hypertonie haben ein erhöhtes Rezidivrisiko. Die Sekundärprophylaxe mit antihypertensiven Medikamenten ist nicht so gut belegt wie die Primärprophylaxe, scheint aber ähnlich gut zu sein. Vor Beginn der Behandlung müssen Stenosen der extrakraniellen Arterien ausgeschlossen werden.

Die optimale antihypertensive Therapie beim akuten Schlaganfall ist durch Studien nicht ausreichend belegt. Während des Schlaganfalls kommt es häufig zu einem **reaktiven Blutdruckanstieg,** der aber nach Stunden oder Tagen auch ohne Therapie wieder abfällt. Ob dieser Anstieg die Prognose verschlechtert, ist nicht belegt. Eine medikamentöse Blutdrucksenkung kann zu Minderperfusion im Gehirn und zu weiterer zerebraler Schädigung führen.

Merke!
Eine antihypertensive Therapie im Akutstadium des Schlaganfalls ist nur bei stark erhöhten Werten (> 200/110 mmHg), die über mehrere Tage bestehen, empfehlenswert.

Rasche Blutdrucksenkung ist in jedem Fall zu vermeiden. Zur Therapie geeignet sind Betablocker, Diuretika und ACE-Hemmer. Kalziumkanalblocker vom Nifedipintyp können das Hirnödem verstärken.

13.6.4 Hypertonie und Diabetes mellitus

Bluthochdruck und Diabetes wirken synergistisch hinsichtlich kardiovaskulärer Erkrankungen. Das Morbiditäts- und Letalitätsrisiko des hypertensiven Diabetikers ist 4-mal höher als das von Personen ohne diese Risikofaktoren. Diabetiker stellen die größte Gruppe bei Nierentransplantationen. ISH und WHO stufen Diabetiker mit Hypertonie als High-Risk-Kandidaten ein.

Bei hypertonen Diabetikern wird die Behandlung mit **ACE-Hemmern** begonnen und bei nicht ausreichender Wirkung ein Diuretikum hinzugefügt. Falls nötig, können ACE-Hemmer durch **AT_1-Blocker** ersetzt werden.

Nierenarterienstenose und Aortenstenose sind **Kontraindikationen** für ACE-Hemmer. Bei Niereninsuffizienz mit einem Kreatinin > 3 mg/100 ml sollten keine ACE-Hemmer gegeben werden. Als Diuretika kommen zunächst **Thiazide** zum Einsatz, bei stärkerer Niereninsuffizienz (Clearance < 30 ml/min) werden statt dessen oder zusätzlich **Schleifendiuretika** eingesetzt.

13.6.5 Hypertonie und Asthma bronchiale

Asthmapatienten haben häufig erhöhte Blutdruckwerte, vermutlich aufgrund ihrer Medikation (Betasympathomimetika und systemische Glukokortikoide). Zur Therapie eignen sich Diuretika und ACE-Hemmer, ersatzweise AT_1-Rezeptorblocker. Betablocker können das Asthma verschlechtern.

13.6.6 Hypertonie und Schwangerschaft

Bluthochdruck unterschiedlicher Genese ist eine der häufigsten (5–7 %) Mortalitätsursachen bei Schwangeren.

Merke!
Eine krankhafte Blutdrucksteigerung in der Schwangerschaft liegt vor, wenn mehrfach ein systolischer Druck von 140 mmHg gemessen und/oder ein diastolischer Blutdruck von 90 mmHg erreicht oder überschritten wird.

Eine Hypertonie vor der 20. Schwangerschaftswoche ist in der Regel eine chronische Hypertonie. Von einer **schwangerschaftsbedingten Hypertonie** spricht man, wenn diese erstmals nach der 20. Woche auftritt.

Die **Präeklampsie** ist gekennzeichnet durch Hypertonie, Proteinurie > 0,3 g/l und Ödeme. Ursache ist eine vaskuläre Dysfunktion des Endothels.

Bestand schon vor der Schwangerschaft eine chronische Hypertonie (Grad II oder III), die mit Diuretika eingestellt war, kann die Behandlung beibehalten werden. Gelingt es nicht, durch Ruhe und Ausschaltung von Risikofaktoren, den Blutdruck unter 170/110 zu halten, dann muss mit Medikamenten behandelt werden.

Mittel der 1. Wahl ist **α-Methyldopa.** Eingeschränkt geeignet sind **β_1-Rezeptorblocker** (Metoprolol, Atenolol). Sie können eine Wachstumsretardierung verstärken.

Alle anderen Antihypertensiva sind ungeeignet oder kontraindiziert:

Dihydralazin kann eine Reflextachykardie und Kopfschmerzen hervorrufen. **Nifedipin** ist im Tierversuch embryotoxisch und teratogen und deshalb im 1. Trimenon nicht indiziert. **Verapamil** ist als Begleitmedikation bei supraventrikulären tachykarden Rhythmusstörungen erlaubt. Seine Wirksamkeit als Antihypertensivum ist nicht ausreichend belegt. **ACE-Hemmer** können bei Neugeborenen zu akutem Nierenversagen führen. Bis zum Beweis des Gegenteils ist dies auch für AT_1-Rezeptor-Antagonisten zu vermuten.

Diuretika und NaCl-Restriktion sind nicht empfehlenswert, da sie zu Hypovolämie, plazentarer Minderperfusion und damit zu Wachstumsstörung des Fetus führen können.

13.6.7 Hypertonie und Stillperiode

Mittel der Wahl sind **α-Methyldopa, Dihydralazin** und **Kalziumkanalblocker** (Nifedipin, Nitrendipin, Verapamil). Sie erreichen nur geringe Konzentration in der Muttermilch und führen beim Säugling zu keinen nachweisbaren Schäden. α-Methyldopa regt die Prolaktinsekretion und damit die Milchproduktion an.

ACE-Hemmer (Captopril, Enalapril) erreichen in der Muttermilch nur minimale Konzentrationen und können gegeben werden, wenn die Mittel der ersten Wahl nicht ausreichend wirken. Die Nierenfunktion des Säuglings sollte kontrolliert werden.

Betablocker (Atenolol, Acebutolol) erreichen erhebliche Konzentrationen in der Muttermilch und können im Säugling kumulieren, was in Einzelfällen zum Absinken von Blutdruck und Herzfrequenz beim Baby führt. Wenn überhaupt Betablocker eingesetzt werden, dann das β_1-selektive **Metoprolol.**

Alphablocker sind kontraindiziert, da keine ausreichenden Erfahrungen vorliegen.

Diuretika können die Milchproduktion verringern. Für Furosemid und Thiazid-Diuretika wird ein erhöhtes Risiko für Kernikterus diskutiert (Verdrängung von Bilirubin aus der Plasma-Eiweiß-Bindung). Chlortalidon kann sich in der Milch anreichern. Diuretika sind daher während der Stillperiode nicht empfehlenswert.

13.6.8 Hypertonie im Kindesalter

Merke!

Eine arterielle Hypertonie im Kindesalter liegt vor, wenn der systolische und/oder diastolische Blutdruck über der 95er Perzentile der Altersnorm liegt.

Die Häufigkeit der primären Hypertonie im Wachstumsalter liegt bei 1–3 %, die der sekundären Hypertonie bei 0,1 % (meist Nierenerkrankungen). Bei Jugendlichen ist die primäre Hypertonie häufiger als im Kindesalter.

Falls **Gewichtsreduktion** und **Sport** nach 6 Monaten nicht zu einer ausreichenden Blutdrucksenkung führen, muss mit Medikamenten behandelt werden. Man beginnt eine Monotherapie mit **Thiazid-Diuretika, Betablockern, Kalziumkanalblockern** oder **ACE-Hemmern** (in dieser Reihenfolge). Das wirksamste Medikament muss in der Regel durch Ausprobieren ermittelt werden.

Bei **Diabetikern** beginnt man mit ACE-Hemmern. Bei nicht ausreichender Blutdrucksenkung ist eine Kombinationstherapie besser als eine hoch dosierte Monotherapie. Sinnvolle Kombinationen sind:

- Diuretikum + Betablocker
- Diuretikum + ACE-Hemmer
- Betablocker + Kalziumkanalblocker.

Hypertensive Krisen werden auch im Kindesalter mit Nifedipin oder Clonidin behandelt.

13.6.9 Behandlung der pulmonalen Hypertonie

Seit Einführung der **Prostacyclintherapie** hat sich die Prognose der schweren pulmonalen arteriellen Hypertonie in den letzten Jahren erheblich verbessert. Eine weitere Verbesserung wird von dem neuen **Endothelin-1-Rezeptor-Antagonisten** (ERA) **Bosentan** (Tracleer®) erwartet, der seit 2002 zur Verfügung steht (Lit. 13.6). Auch auf den **Vasopeptidase-Inhibitor Omapatrilat** (Vanlef®), der noch in Erprobung ist (OPERA-Studie), werden Hoffungen gesetzt.

Die Wirksamkeit von intravenös verabreichtem **Prostacyclin** (Epoprostenol®, Flolan®) bei Patienten mit primärer pulmonaler Hypertonie im NYHA-Stadium III–IV, ist durch Studien belegt und stellt z. Z. noch das Standardverfahren dar (13.7). Nachteile dieser Therapie sind, dass Prostacyclin, mit einer HWZ von 2 Minuten, instabil ist und nur durch kontinuierliche Infusion verabreicht werden kann, und dass aufgrund einer Tachyphylaxie eine Dosissteigerung erforderlich ist. Aus diesen Gründen wurde in den letzten Jahren nach stabilen Prostacyclinderivaten gesucht, die auch nichtparenteral verabreicht werden können. Mittlerweile stehen drei stabile, sog. **Prostanoide** zur Verfügung:

- **Iloprost** Aerosol und Infusionskonzentrat (Ilomedin®)
- **Uniprost** subcutan (Remodulin®)
- **Beraprost** oral.

Iloprost hat als Aerosol eine HWZ von 20–30 Minuten und bewirkt eine fast selektive pulmonale Vasodilatation, die 15–90 Minuten anhält. Man gibt 6–9 Einzeldosen/d.

Iloprost scheint bei primärer pulmonaler Hypertonie die Prognose zu verbessern. Auch bei sekundärer pulmonaler Hypertonie im Rahmen einer interstitiellen Lungenerkrankung wirkt Iloprost gut. Leider betragen die Behandlungskosten 50.000 bis 75.000 €/Jahr.

Uniprost muss per Minipumpe kontinuierlich subkutan zugeführt werden. Von Nachteil sind die lokalen Reizerscheinungen.

Beraprost (noch nicht im Apothekenhandel) ist das erste stabile orale Prostacyclinderivat. Die Studienergebnisse sind vielversprechend hinsichtlich Verträglichkeit und Wirkung. Einsatzgebiete könnten leichtere Formen von pulmonaler Hypertonie sein (NYHA II–III).

Es wird erwartet, dass die Kombination von Prostanoiden mit Phosphodiesterasehemmern (PDI) zu einer weiteren Wirkungsverbesserung führt. In einer kleinen Studie an Patienten mit Lungenfibrose und schwerer pulmonaler Hypertonie wirkte der PDI Sildenafil (Viagra®) oral (50 mg) genauso stark gefäßerweiternd wie Prostacyclin i.v. (Kap. 13.8).

ACE-Hemmer bringen keinen Nutzen und sollten nicht gegeben werden. **Kalziumkanalblocker** können bei der primären pulmonalen Hypertonie wirksam sein, allerdings kann ihr unkritischer Einsatz auch tödliche Folgen haben.

13.7 Therapie der hypertensiven Krise und des hypertensiven Notfalls

Sehr stark erhöhte Blutdruckwerte stellen immer ein erhebliches Gesundheitsrisiko dar und müssen sofort und konsequent behandelt werden. Die Art der Behandlung hängt davon ab, ob es sich um einen (selten) **hypertensiven Notfall** (Hypertensive Emergency) oder um eine **hypertensive Krise** (Hypertensive Urgency) handelt. Auch wenn dem behandelnden Arzt nicht bekannt ist, ob es sich um eine akute Entgleisung oder um eine chronische Erkrankung handelt, bestimmt in der Akutsituation nicht die absolute Höhe des Blutdrucks, sondern das Fehlen oder Vorhandensein gefährdender Symptome, Komplikationen oder Begleiterkrankungen den Notfallcharakter.

Die dt. Liga Bluthochdruck gibt keine Grenzwerte für eine hypertensive Krise an. In der Praxis erfolgt bei Werten > 220/120 in der Regel Klinikeinweisung.

Merke!

Ein hypertensiver Notfall liegt nur dann vor, wenn zusätzlich zur Hypertonie Folge- und Begleiterkrankungen vorhanden sind, die zu einer lebensbedrohlichen Situation führen könnten.

Zu diesen Erkrankungen zählen:

- Hochdruckenzephalopathie
- intrakranielle Blutungen
- frische Blutungen und Papillenödem am Augenhintergrund
- Lungenödem
- instabile Angina pectoris, Myokardinfarkt
- dissezierendes Aortenaneurysma.

Bei hypertensiven Notfällen muss der Blutdruck innerhalb von Minuten oder Stunden deutlich gesenkt werden, zunächst vor Ort und anschließend in der Klinik. Dies gelingt in der Regel nur durch intravenöse Gabe geeigneter wie Nitroglycerin oder Clonidin.

Ohne Behandlung kann es zu Hirnblutungen, zu Linksherzversagen mit Lungenödem, zu Myokardinfarkt, zu hypertensiver Enzephalopathie sowie zu Aortendissektion und Gefäßrupturen kommen.

Angestrebt werden sollte nicht eine rasche Senkung auf Normalwerte, sondern nur eine vorsichtige, aber deutliche Senkung des Blutdrucks. Bei der hypertensiven Krise findet man Blutdruckwerte von bis zu 280 mmHg systolisch und 140 mmHg diastolisch. Eine Normalisierung würde hier eine Senkung des Blutdrucks um 50 % bedeuten. Dies ist eine zu starke Belastung für den Kreislauf und für den Patienten. Eine kurzfristige **Senkung von 20 bis 25 %** ist in der Regel ausreichend. Die weitere Senkung erfolgt dann mit normaler Erhaltungstherapie.

Ambulante Behandlung durch den Hausarzt

1. Gabe von 1,2 mg **Nitroglycerin** als Spray oder Kapsel. Der Wirkungseintritt erfolgt innerhalb weniger Minuten. Nitroglycerin ist das Mittel der Wahl bei Lungenödem, instabiler Angina pectoris und Myokardinfarkt.
2. Die orale Gabe von 5 mg **Nifedipin** oder Nitrendipin (keine Retardpräparate geben!).

Merke!

Instabile Angina pectoris und Myokardinfarkt sind eine Kontraindikation für Nifedipin und Nitrendipin.

3. Wenn unzureichende Wirkung, dann: Gabe von 25 mg **Urapidil** i.v., der Wirkungseintritt erfolgt nach etwa 10 Minuten. Nebenwirkung: Kopfschmerzen, Palpitationen.
4. Gabe von 0,075 mg **Clonidin** langsam i.v., der Wirkungseintritt erfolgt nach etwa 10 Minuten. Nebenwirkung: Sedation.

Eine Wiederholung der Medikation ist bei allen genannten Substanzen möglich.

Behandlung in der Klinik

Die ambulanten Erstmaßnahmen werden in gleicher Weise auch in der Klinik angewandt. Bei Vigilanzstörungen, unzureichender Wirkung oder schnellem Wiederanstieg des Blutdrucks kommen intravenöse Dauerinfusionen mit **Nitroglycerin** sowie alternativ mit **Clonidin, Urapidil** und **Dihydralazin** in Frage. Alle diese Maßnahmen erfordern eine **Intensivüberwachung.**

Sofern keine Kontraindikation vorliegt (z. B. Dehydratation), empfiehlt sich stets zusätzlich die Gabe von 20–40 mg **Furosemid** i.v. Insbesondere bei Niereninsuffizienz und Überwässerung sollte eine möglichst intensive Diurese, ggf. durch höhere Dosen von Furosemid, angestrebt werden.

Bleibt der Therapieerfolg unbefriedigend und ist ein Phäochromozytom nicht sicher ausgeschlossen, ist die Anwendung von 25 mg **Urapidil** i.v. indiziert. Bei gutem Ansprechen sowie bei bereits nachgewiesenem Phäochromozytom ist die Therapie mit **Phenoxybenzamin** oder α_1-Blockern fortzusetzen. Bei Tachykardie sind zusätzlich **Betablocker** zu verabreichen.

Bei präterminaler oder terminaler Niereninsuffizienz mit Überwässerung können Blutdruckkrisen oder schwere Dauerhypertonien manchmal nur durch Hämodialyse bzw. Hämofiltration beherrscht werden.

Sobald der Blutdruck unter Kontrolle ist, geht man zu einer oralen Dauertherapie über. Selbst bei sehr stark erhöhten Blutdruckwerten fehlen häufig die beim hypertensiven Notfall genannten Symptome, Folgeerscheinungen und Begleiterkrankungen. In diesen Fällen reicht die orale Gabe eines lang wirkenden Antihypertensivums in der üblichen Dosierung unter regelmäßigen Blutdruckkontrollen aus.

Beim akuten **Schlaganfall** kommt es häufig zu einem **reaktiven** Blutdruckanstieg mit spontaner Blutdrucknormalisierung innerhalb weniger Stunden. Eine Blutdrucksenkung ist beim frischen ischämischen Insult wegen einer möglichen Vergrößerung des Ischämiebezirks nur angebracht, wenn der Blutdruck ständig über 200 mmHg syst. und über 110 mmHg diast. liegt. Es muss jedoch berücksichtigt werden, dass keine der Therapieempfehlungen bei Schlaganfall bisher durch Interventionsstudien belegt ist.

Zur Therapie der **hypertensiven Krise** eignen sich die in Tabelle 13.13 aufgeführten Medikamente. Pharmakokinetische Daten und Nebenwirkungen zeigt die Tabelle 13.14.

Natriumnitroprussid und **Dihydralazin** (Hypertonalum®) eignen sich nur für die Anwendung in der Klinik bei hypertensiven Notfällen. Es gilt, den Blutdruck so rasch wie möglich, aber auch so schonend wie möglich zu senken. Bei zu rascher Senkung kommt es zu erheblichen Kreislaufproblemen mit Schwindel, Übelkeit, Erbrechen und heftigen Kopfschmerzen. Nitroprussid ist chemisch instabil und muss infundiert werden.

Tab. 13.13 Pharmaka zur Behandlung der hypertensiven Krise.

Wirkstoff	Handelsname	Dosierung
Nitroglycerin	Nitrolingual®	0,8–1,2 mg Zerbeisskapseln oder Z.-Kapseln forte
Nifedipin	Adalat®	10 mg Kps. oral
Pindolol	Visken®	1 × 40 Tropfen oder 2 ml = 0,4 mg langsam i.v.
Dihydralazin	Nepresol®	0,5–1 Amp. (12,5–25 mg) langsam i.v.
Clonidin	Catapresan®	0,15–0,3 mg i.v.
Diazoxid	Hypertonalum®	1 Amp. mit 20 ml (300 mg) rasch i.v.
Natriumnitroprussid	Nitropruss-Na®	als Infusion (0,03–0,5 mg/min)
Urapidil	Ebrantil®	12,5–25 mg i.v.

Bei hypertensiven Krisen (sympathikotone Hochdruckkrise), hervorgerufen durch psychische Ausnahmesituationen oder durch Hyperthyreose, ist der **Betablocker Pindolol** (Visken®) effektiv, schnell wirkend und gut verträglich. Bei oraler (Tropfen) oder intravenöser Gabe setzt die Wirkung nach wenigen Minuten ein. Nifedipin senkt den Blutdruck nur mäßig, aber schonend. Man gibt eine Kapsel Adalat®.

Nitrolingual® in Form von Zerbeißkapseln wirkt ebenfalls blutdrucksenkend. Hat man mit diesen Maßnahmen keinen ausreichenden Erfolg, dann injiziert man 1 Ampulle **Clonidin** (Catapresan®) intravenös. Als Nebenwirkung kann eine initiale Blutdrucksteigerung, Sedierung und Müdigkeit auftreten, aber keine Reflextachykardie wie bei Dihydralazin, sondern eher eine Bradykardie. **Dihydralazin** sollte mit einem rasch wirkenden Diuretikum wie Furosemid kombiniert werden, um die Natrium-Wasserretention durch Dihydralazin zu kompensieren.

Dihydralazin eignet sich vornehmlich für Hypertoniker mit **Bradykardie** und für **Schwangere.** Häufig ist Dihydralazin nicht ausreichend blutdrucksenkend, dann kann man es mit Clonidin kombinieren. Bei Verdacht auf **Phäochromozytom** gibt man den α_1-Rezeptor-Antagonist **Urapidil,** der das früher gebräuchliche Phentolamin (Regitin®) abgelöst hat.

Bei Hypertonie mit **Linksherzinsuffizienz** und **Lungenödem** eignet sich besonders die Kombination **Nifedipin, Furosemid** und **Nitroglycerin**. Diazoxid und Dihydralazin sind wegen ihrer Wasserretention in diesem Fall ungeeignet. Bei Myokardinfarkt darf Nifedipin nicht gegeben werden.

Behandlung der hypertensiven Krise und des hypertensiven Notfalls in der Schwangerschaft

In der Schwangerschaft ist bereits ein Blutdruck von > 170/110 als **hypertensive Krise** zu betrachten, da bei diesen und höheren Werten die Kindersterblichkeit steil ansteigt. Ein **hypertensiver Notfall** in der Schwangerschaft liegt vor, wenn zum hohen Blutdruck noch hypertensive Enzephalopathie oder Lungenödem hinzukommen.

Auch eine starke Blutdruckerhöhung ohne Symptome ist kein Notfall und erfordert keine akute Blutdrucksenkung, d. h., eine orale Medikation ist ausreichend. Eine abrupte Blutdrucksenkung kann sowohl bei parenteraler wie bei oraler Gabe von antihypertensiven Medikamenten auftreten und ist durch vorsichtige Dosierung unbedingt zu vermeiden, da sonst

Tab. 13.14 Wirkungseintritt und Nebenwirkungen von antihypertensiven Notfallmedikamenten.

Wirkstoff	Wirkungseintritt (min)	Wirkungsdauer (h)	Nebenwirkungen
Nifedipin	15–30 oral, 1–5 i.v.	3–6	Reflextachykardie, Flush, Kopfschmerz
Pindolol	5 oral oder i.v.	3–4	negativ inotrop, Bronchospasmus
Dihydralazin	5–10 i.v.	4–6	Reflextachykardie, Kopfschmerz
Diazoxid	1–2 i.v.	4–20	Tachykardie, Wasserretention, Hyperglykämie
Clonidin	5–10 i.v.	6–8	Bradykardie, Sedierung, initialer RR-Anstieg
Na-Nitroprussid	sofort	bis zum Infusionsende	Intoxikation mit Thiocyanat
Urapidil	10 i.v.	4–6	Kopfschmerz, Angina pectoris

plazentare Minderperfusion und nachfolgend Fetusschädigung eintreten kann. Erforderlich ist eine kardiotokographische Überwachung des Fetus.

Für die Blutdrucksenkung beim hypertensiven Notfall in der Schwangerschaft eignen sich besonders **Nifedipin, Dihydralazin** und **Urapidil.** Bei Neigung zu Krampanfällen wird Magnesiumsulfat oder Diazepam i.v. gegeben:

Initiale Behandlung des hypertensiven Notfalls in der Schwangerschaft:
- 5 mg schnell resorbierbares Nifedipin oral oder
- 5 mg Dihydralazin i.v. oder
- 6,25 mg Urapidil i.v.

Bei Krampfbereitschaft:
- Magnesiumsulfat 4 g i.v. oder
- Diazepam 5–10 mg i.v.

Merke!
Magnesiumsulfat kann die Wirkung von Kalziumkanalblockern potenzieren und dadurch zu einer abrupten schweren Hypotonie führen. Daher sind Nifedipin, Verapamil und andere Kalziumkanalblocker bei gleichzeitiger Therapie mit Magnesiumsulfat möglichst nicht anzuwenden.

14 Die Pharmakotherapie der Kreislaufinsuffizienz

Schock oder Kreislaufinsuffizienz ist durch eine akute **Mangeldurchblutung vitaler Organe** und ein Missverhältnis von Herzzeitvolumen und peripherem Bedarf gekennzeichnet. Im Schock sind Makro- und Mikrozirkulation lebenswichtiger Organe gestört. Das daraus resultierende Missverhältnis von Sauerstoffangebot und Sauerstoffbedarf im Gewebe führt zu Stoffwechselstörungen und – bei längerer Dauer – zu Zell- und Gewebsschäden. Charakteristisch für den Schock ist der **Blutdruckabfall.** Dadurch kommt es zu einer reflektorischen **Tachykardie** und zu peripherer Vasokonstriktion. Die Vasokonstriktion wird durch vermehrte Ausschüttung von Adrenalin und Noradrenalin (Notfallfunktion) verursacht.

Merke!
Im Schock kommt es zu einer reflektorischen Aktivierung des sympathoadrenalen Systems.

Die Kontraktion von Arteriolen und Venolen der Peripherie führt zu einer **Zentralisation des Kreislaufs** → Schutzmechanismus, da periphere Durchblutung nicht so wichtig wie Organdurchblutung. Im Gewebe führt der Sauerstoffmangel zu anaerober Glykolyse und **metabolischer Azidose.** Hypoxische Schädigung der Gefäßwand führt zu Permeabilitätserhöhung mit Ödembildung im Gewebe und zu Hämokonzentration in den Gefäßen, wodurch die Hämoperfusion weiter verschlechtert wird. Sludge-Bildung und Mikrothromben blockieren die Mikrozirkulation.

Das Ausmaß des Schocks oder des Volumenmangels lässt sich nach dem **Schockindex von Allgöwer** (Formel 14.1) abschätzen, der allerdings nicht für den kardiogenen Schock gilt.

$$\textbf{Schockindex} = \frac{\textbf{Pulsfrequenz}}{\textbf{Systolischer Blutdruck}}$$

Schockindex **0,5**	=	normales Volumen
Schockindex **1**	=	Volumen um 30 % vermindert
Schockindex **1,4**	=	Volumen um 40 % vermindert

Besonders empfindlich reagieren die Nieren und die Lunge auf Sauerstoffmangel (Schockniere, Schocklunge)

Die **klinischen Symptome** eines Schockpatienten sind:
- kalte, blasse und schwitzende Haut
- schneller, fadenförmiger Puls und kaum messbarer Blutdruck
- schnelle, vertiefte oder flache Atmung
- Hypotonie, Tachykardie
- Oligurie bei niedrigem spezifischen Gewicht des Urins oder Anurie.

Der Patient kann bei Bewusstein oder bewußtseinsgetrübt sein (Bewusstlosigkeit nur bei Hypoxie). Bei Hypertonikern kann der Blutdruck im Schock normal sein (Blutdruck nicht das entscheidendes Kriterium).

14.1 Schockformen

Nach Ätiologie und Pathophysiologie unterscheidet man verschiedene Schockformen, die in Tabelle 14.1 aufgelistet sind.

Ursachen einer Schocksituation können sein:
- akuter Blutverlust
- Herzinfarkt

- Anaphylaxie
- ZNS- oder Rückenmarksverletzungen
- Verbrennungen
- Sepsis.

Allgemeinmaßnahmen beim Schock sind:

- Atemwege freihalten, Sauerstoffgabe, eventuell beatmen
- Lagerung (Beine hoch, Kopf tief; cave: nicht bei kardiogenem Schock)
- Warmhalten, Decke oder Thermodecke
- Beruhigung, Ausschaltung von Schmerz
- Verbesserung des Blutdrucks zunächst durch Gabe von **kolloidalen Plasmaersatzmitteln,** eventuell kombiniert mit 0,9 %iger NaCl-Lösung. Die Art des Plasmaexpanders ist für den Schockverlauf von untergeordneter Bedeutung. Man infundiert 250 ml in 15 Minuten. Die weitere Infusion richtet sich nach arteriellem Blutdruck und zentralem Venendruck. Dieser sollte 4–9 mm/Hg erreichen.
  - Wenn durch Volumensubstitution keine Stabilisierung erreicht wird oder wenn diese nicht möglich ist (kardiogener Schock!), dann **Dopamin** (Dopamin Fresenius®) als Mittel der Wahl (1–3 µg/kg/min als Infusion). Dopamin wirkt vorwiegend an D_1-Rezeptoren und verbessert die Perfusion von Nieren und Splanchnikusgebiet. In höherer Dosis (4–10 µg) bewirkt Dopamin eine Erhöhung des HMV ($ß_1$-Rezeptoren am Herzen) und eine Zunahme des peripheren Widerstands (α_1-Rezeptoren der Gefäße).
  - Eine weitere Steigerung des HMV ist durch Infusion von **Dobutamin** (Dobutrex®) oder **Dopexamin** (Dopacard®) möglich; 3–10 µg/kg/min Dobutamin oder 0,5–4 µg/kg/min Dopexamin. Dobutamin ist auch beim kardiogenen Schock das Mittel der Wahl.
  - Wenn alle diese Maßnahmen keine ausreichende Wirkung haben, kann die Infusion von **Adrenalin** (Suprarenin®) oder Noradrenalin (Arterenol®) versucht werden. Man gibt 0,1–1 µg/kg/min Adrenalin bzw. Noradrenalin. Unter dieser Behandlung steigt zwar der Blutdruck, aber die Mikrozirkulation wird schlechter, weshalb zusätzlich Volumenersatz nötig ist.
  - Weitere Maßnahmen sind Korrektur des Säure-Basen-Haushalts und Verbesserung der Diurese durch Furosemid, aber erst wenn das Volumendefizit ausgeglichen ist.

Kausale Schocktherapie

Die kausale Schocktherapie versucht die Schockursachen auszuschalten. Wichtig ist besonders die Abgrenzung eines kardiogenen Schocks von anderen Schockformen.

Ein **kardiogener Schock** kann bei Herzinfarkt, Perikardtamponade, akutem Herzversagen und bei Lungenembolie vorliegen. Bei kardiogenem Schock ist eine Volumensubstitution nur erlaubt, wenn der zentralvenöse Druck niedrig ist. Im Vordergrund der Behandlung steht die **Schnelldigitalisierung,** beispielsweise mit Methyldigoxin, und die Entlastung des Herzens mit Nitraten. Eventuell kann eine Infusion mit **Dopamin** erfolgen.

Beim **neurogenen Schock** ist eine Volumensubstitution wertlos, da eine atonische Kreislaufinsuffizienz vorliegt. Erforderlich ist die sofortige Infusion von 5–20 mg **Noradrenalin** in 250 ml 5 %iger Glukoselösung.

Zur **Therapiekontrolle** bei der Schockbehandlung ist die laufende Messung verschiedener Parameter erforderlich:

- zentraler Venendruck
- arterieller Blutdruck
- EKG
- Blutgase pO_2 und pCO_2
- pH
- Kalium und Natrium
- Hämatokrit
- Volumen der Urinausscheidung.

Merke!
Leitsymptome des drohenden Nierenversagens sind Oligurie, Anurie und der Anstieg von Stickstoff und Kalium.

Tab. 14.1 Schockformen mit hämodynamischen und pathophysiologischen Merkmalen.

Schockform	HMV	Peripherer Widerstand	Zirkulierendes Blutvolumen	Maßgebender pathophysiologischer Mechanismus
Hypovolämischer Schock	↓	↑	↓	venöser Rückstrom ↓
Kardiogener Schock	↓	↑	↓	Schlagvolumen sinkt durch Herzinsuffizienz
Septischer Schock	↓	↑ oder ↓	↓	venöser Rückstrom ↓, Endotoxinschäden
Anaphylaktischer Schock	↓	↑ oder ↓	↓	venöser Rückstrom sinkt durch Vasodilatation
Neurogener Schock	↓	↓	↓	venöser Rückstrom ↓, Ausfall der zentralen Kreislaufregulation, arterielle Gefäßinsuffizienz

Oft besteht auch bei **Anurie** noch ein Glomerulumfiltrat von 2–5 ml, das jedoch vollständig rückresorbiert wird. Diese Rückresorption lässt sich mit Furosemid meist hemmen, so dass wieder eine Urinausscheidung erfolgt. Man gibt 200–500 mg Furosemid in 500 ml 5 %iger Glukoselösung als Infusion oder 100 ml Mannitol 20 %ig gelöst in physiologischer Kochsalzlösung. Bei einem Serumkalium > 8 mmol und einem Reststickstoff >150 mg/dl muss hämodialysiert werden.

14.2 Akuter Volumenmangel (Hypovolämie) und Plasmaersatzmittel (☞ 16)

Spezielle **Therapiemaßnamen** beim hypovolämischen Schock sind:

- **Blutstillung.** Behandlung der Grundkrankheit
- **Volumenersatz**. Bei einem Hämatokrit < 30 % (Hb 8–10 mg/100 ml) infundiert man Erythrozytenkonzentrat. Liegt der Hämatokrit über 30 % werden Plasmaexpander verwendet. Man infundiert bis zu 1,5 Liter HAES 450 oder Dextran 60 pro Tag. Beide haben eine relativ lange Verweildauer von 6–8 Stunden im Intravasalraum. Die Gabe von natürlichen Kolloiden wie Humanalbumin-Lösung oder Fresh-frozen-Plasma wäre auch möglich, ist aber sehr teuer.
- **Elektrolytsubstitution** bei Elektrolytverlust durch Erbrechen und Diarrhö
- **Dopamininfusion** 2–5 μg/kg KG/min.

Merke!

Bevor mit einer Volumensubstitution begonnen wird, muss die Art des Schocks bekannt sein.

Der Ersatz von Volumen ist die wichtigste therapeutische Sofortmaßnahme bei akutem Volumenmangel. Durch Auffüllen des zirkulierenden Blutvolumens steigt der Blutdruck. Bei Blutverlust über 1,5 Liter gibt man Blutkonserven mit Vollblut oder Erythrozytenkonzentrat plus Plasmaexpander. In allen anderen Fällen werden Plasmaexpander infundiert. Die Plasmaersatzstoffe bleiben für einige Stunden im Kreislauf, binden Wasser und vergrößern dadurch das zirkulierende Volumen.

Wirkstoffe

Einen Überblick über gebräuchliche Plasmaexpander gibt Tabelle 14.2.

Wirkungen, Pharmakokinetik und Indikationen

Die meisten Plasmaexpander sind hyperonkotisch und ziehen Wasser aus dem Extravasalraum in die Gefäße. Sie verbessern die Fließeigenschaften des Blutes und damit die Mikrozirkulation. Plasmaexpander verhindern die Blutzellaggregation (Sludge) und die Thrombosebildung durch „Coating", d. h. Umhüllung der Blutzellen mit einem kolloiden Flüssigkeitsfilm.

Dextrane werden innerhalb von 24 Stunden etwa zur Hälfte über die Niere ausgeschieden. Der Rest wird im Körper langsam gespalten und im Zitronensäurezyklus metabolisiert. Je höher das Molgewicht des Dextrans, desto langsamer ist seine renale Ausscheidung. Niedermolekulare Dextrane wie Rheomacrodex® haben wegen ihrer höheren Konzentration ein höheres Wasserbindungsvermögen und einen stärkeren „Expandereffekt", werden jedoch rascher ausgeschieden, da sie unter der Nierenschwelle von 50 000 Dalton liegen. Dextrane sind hyperonkotisch.

Hydroxyäthylstärke (HAES) wird im Blut von der α-Amylase gespalten, die Bruchstücke werden renal ausgeschieden. Die Hydroxyäthylreste an den Hydroxyäthylmakromolekülen bewirken eine sterische Behinderung der Amylase und verzögern dadurch Spaltung und Abbau des Makromoleküls. Die hämodynamischen Wirkungen sind bei Hydroxyäthylstärke entscheidend von Molekülmasse, Verzweigungsgrad und Substitutionsmuster der Stärkemoleküle abhängig. Pharmkokinetisch bestehen kaum Unterschiede zwischen Dextran 70 und Hydroxyäthylstärke.

Gelatinepräparate haben einen geringeren onkotischen Druck als Plasma und eine Wirkungsdauer von etwa 2–3 Stunden.

Tab. 14.2 Pharmakokinetische Daten von Plasmaexpandern.

Substanz	Konzentration	Handelsname	Volumeneffekt	Wirkungsdauer	Mittleres Molgewicht
Dextran 40	10 %	Rheomacrodex®	hyperonkotisch	3–4 h	40 000
Dextran 60	6 %	Macrodex®	hyperonkotisch	6 h	60 000
HAES 40	0,5 %	Expafusin®	hypoonkotisch	2–3 h	70 000
HAES 200	0,5 %	HAES steril®	hyperonkotisch	3–4 h	200 000
HAES 450	0,7 %	Plasmasteril®	plasmaisoton	6–8 h	450 000
Gelatine	5 %	Gelafindin®	hypoonkotisch	2–3 h	35 000

Für alle oben besprochenen Plasmaexpander gilt:

- je größer das Molgewicht, desto länger die HWZ, desto langsamer die renale Elimination
- je kleiner die Streubreite des Molgewichts, desto besser die Qualität des Expanders: Zu große Moleküle werden nicht filtriert, zu kleine zu schnell ausgeschieden.

Ein weiterer Volumenersatzstoff ist **humane Albuminlösung,** die in einer Konzentration von 5 % oder 20 % verfügbar ist. Albumin ist ein physiologischer Plasmaexpander (Proteinlösung). Albuminlösung ist teuer und kommt hauptsächlich beim nephrotischen Syndrom mit Eiweißmangel in Betracht. Homologe Plasmaersatzmittel wie Albuminlösung oder Plasmaproteinlösung enthalten weder Antikörper noch Agglutinine und können ohne Blutgruppenbestimmung infundiert werden. Allergische Reaktionen sind selten, die Haltbarkeit ist gut.

Polyvinylpyrrolidon ist ein synthetisches Polymer mit einem Molgewicht von 30 000, das früher als Plasmaexpander eingesetzt wurde. Polyvinylpyrrolidon kann vom Körper nicht abgebaut werden. Es wird unverändert renal ausgeschieden und kann die Nierentubuli verstopfen.

NaCl- und **Glukoselösungen** sind Elektrolytlösungen und keine Plasmaexpander. Sie bleiben nur ca. 30 Minuten im Kreislauf und verlassen dann das Gefäßlumen in Richtung Interstitium. Elektrolytlösungen können zu Ödembildung und zu einer Überladung des Organismus mit Elektrolyten bzw. Kalorien führen.

Nebenwirkungen und Kontraindikationen der Plasmaexpander.

Alle kolloidalen Plasmaersatzlösungen können anaphylaktische Reaktionen auslösen. Hydroxyäthylstärke und Dextrane können Gerinnungsstörungen durch Coating verursachen, während Gelatine die Blutviskosität und dadurch die Thrombosegefahr erhöht. Außerdem enthält Gelatine viel Kalzium und kann die Digitaliswirkung verstärken (Tab. 14.3).

Kontraindikationen für Plasmaexpander sind Überempfindlichkeit auf diese Stoffe, Hypervolämie, Thrombozytopenie, Hypofibrinogenämie, Niereninsuffizienz (Anurie) und schwere Herzinsuffizienz mit erhöhtem zentralen Venendruck und atonischer Kreislaufinsuffizienz. Beim neurogenen Schock sind Plasmaexpander nutzlos.

14.3 Anaphylaktischer Schock

Der anaphylaktische Schock ist eine **generalisierte allergische Reaktion vom Typ I** und zwar die stärkste Verlaufsform. Die Symptome erklären sich aus den Wirkungen der beteiligten Mediatoren. Insbesondere die Leukotriene spielen eine wichtige Rolle. Man beobachtet eine Kontraktion der glatten Muskulatur (Bronchokonstriktion, Harn- und Stuhldrang, Uteruskrämpfe), eine Gefäßerweiterung mit Blutdruckabfall und reflektorischer Tachykardie, die durch Histamin noch verstärkt wird, und eine Steigerung der Kapillarpermeabilität mit Ödembildung. Es kommt zu einer Stase im Endstrombereich mit Hämokonzentration und Hypovolämie. Zentrale Symptome des anaphylaktischen Schocks sind Krämpfe, Unruhe, Angst und Bewusstlosigkeit. Ferner beobachtet man kalte Haut mit Ödemen und Urtikaria, Atemnot und Kreislaufkollaps. Die anaphylaktischen Reaktionen werden klinisch in die Schweregrade I–IV eingeteilt:

- **Stadium I** Hautreaktionen, Unruhe, Kopfschmerz, Halsschmerz
- **Stadium II** Tachykardie, Blutdruckabfall, Erbrechen
- **Stadium III** Schock, Dyspnoe
- **Stadium IV** Atemstillstand, Herz-Kreislauf-Versagen

Mögliche **Auslöser** eines anaphylaktischen Schocks können sein:

Penicilline, Cephalosporine, Zytostatika, Pyrazolone, Impfstoffe, Zytokine, Interferone, Abciximab, Gift von Bienen, Hornissen, Wespen, Quallen, Plasmaexpander, Röntgenkontrastmittel, Muskelrelaxanzien, Procain, Nüsse, Konservierungsstoffe, Fischeiweiß u.v.a.

Tab. 14.3 Wasserbindungskapazität und Nebenwirkungen von Plasmaexpandern.

Substanz	Wasserbindungskapazität (ml/g)	Nebenwirkungen	Häufigkeit von NW insgesamt
Dextran 40	14	Gerinnungsstörungen, Allergien	4,6 %
Dextran 60	40		4,6 %
HAES 40	14	Gerinnungsstörungen, Allergien	2,6 %
HAES 450	21		2,5 %
Gelatine	14	Allergien, Kalziumüberladung	19 %
Albumin	16–18	Allergien	0,3 %
Ringer	0		–

Therapie des anaphylaktischen Schocks

Die Behandlung des anaphylaktischen Schocks umfasst folgende Maßnahmen:

- **Absetzen des Allergens** (Medikamente, Blutkonserven, Chemikalien, Lebensmittel)
- **Gabe von** 0,5 ml **Adrenalin** verdünnt 1 : 1000 mit NaCl 0,9 %ig langsam i.v. oder 0,1 ml Adrenalin unverdünnt s.c. Die Wirkung tritt sofort ein. Es kommt zu Broncholyse, Vasokonstriktion und positiver Inotropie, leider auch – als unerwünschte Wirkung – zu Steigerung der Herzfrequenz und Herzrhythmusstörungen. Im Notfall kann Adrenalin (Suprarenin®) unverdünnt in den Intubationstubus geträufelt werden.
- Injektion von bis zu 1000 mg **Methylprednisolon** intravenös (Urbason solubile forte 1000®) oder 100 mg Dexamethason (Fortecortin Inject 100®)
- intravenöse Gabe von **Theophyllin** zur Bronchospasmolyse oder **Salbutamol** (Sultanol® Dosieraerosol bzw. Salbulair® Injektionslösung), alternativ Fenoterol (Berotec® Doesieraerosol)
- Injektion eines **Antihistamins** wie Dimetinden (Fenistil®) 4–8 mg i.v.
- **Allgemeinmaßnahmen** wie Infusion von Plasmaexpandern (HAES, Dextran) und Infusion von Dopamin.

Merke!

Antihistaminika und Glukokortikoide haben eine Wirkungslatenz. Sofortwirkung hat nur das Adrenalin.

14.4 Septischer Schock

Bakterien oder Bakterientoxine, die in die Blutbahn gelangen, können einen septischen Schock auslösen. Insbesondere die **Endotoxine** gramnegativer Bakterien führen zur Freisetzung von Zytokinen (Leukotriene, Prostaglandine, PAF) und Lipidmediatoren, die eine Weitstellung der Kapillaren verursachen und die Freisetzung weiterer Mediatoren wie NO veranlassen. Es kommt zu Gewebshypoxie, Ödembildung und relativem Volumenmangel.

Merke!

Eine wichtige Teilursache beim septischen Schock ist die Freisetzung zahlreicher Mediatoren.

In der Frühphase des septischen Schocks ist die Haut gut durchblutet und warm (Warmschock), das HMV ist erhöht. In der Spätphase führt die Hypovolämie zu peripherer Vasokonstriktion, Blutdruckabfall und Verminderung des HMV. Die Haut wird kalt und zyanotisch. Die Patienten haben meist hohes Fieber (40–41 °C) und Schüttelfrost. Ursachen des septischen Schocks können Gallenwegsinfekte, Peritonitis, Katheterinfekt und Verbrennungen sein. Infektionsbegünstigend wirken Bluterkrankungen wie Leukämien, Agranulozytosen, Zytostatikatherapie, Karzinome mit Kachexie und AIDS. Diagnostisch ist eine Untersuchung der Körperflüssigkeiten (Blut, Urin, Liquor) auf Keime erforderlich. Ein Antibiogramm der isolierten Keime sollte angefertigt werden.

Therapie des septischen Schocks

- **Identifizierung** und **Sanierung** des **Infektionsherds** (Fokus), Erregernachweis und anschließende Antibiotikatherapie.
- **Volumensubstitution** mit Ringerlösung oder Glukose/Fruktose-Lösung, wenn der ZVD erniedrigt ist. Die Gabe von Plasmaexpandern ist umstritten, da diese aufgrund der gestörten Mikrozirkulation schnell in den Extravasalraum diffundieren und dann nicht den gewünschten Volumeneffekt haben. Plasmaexpander werden gegeben, wenn der kolloidosmotische Druck unter 15 mmHg fällt (normal 25 mmHg).
- Gabe von **Fresh-frozen**-Plasma bei Vorliegen von Gerinnungsstörungen.
- Neutralisation von Toxinen mit **Immunglobulinlösung** (Beriglobin®, Pentaglobin®).
- **Dopamininfusion**, wenn der ZVD erhöht ist, mit 250 mg Dopamin in 50 ml NaCl-Lösung (4–8 ml/h) oder 250 mg Dobutamin in 50 ml 5 %iger Glukoselösung (5–10 ml/h).
- Korrektur der **Azidose.**
- **Heparininfusion** mit 20 000 I.E./d bei Verbrauchskoagulopathie.

Da die Identifizierung des Erregers und das Antibiogramm mehrere Tage dauern, muss die antibiotische Therapie auf Verdacht beginnen. Meist werden Cephalosporine und – gegen Anaerobier wie Pseudomonas – Aminoglykoside eingesetzt. Die antibiotische Therapie erfolgt parenteral.

Unter **Verbrauchskoagulopathie** versteht man eine Verminderung der Gerinnungsfaktoren und eine Zunahme der Bildung von Fibrinthromben. Zusätzlich zur Heparinisierung kann man auch Gerinnungsfaktoren substituieren oder den physiologischen Inhibitor Antithrombin III (ATIII, Atenativ®) i.v. geben. ATIII bildet mit Proteasen des Gerinnungssystems Komplexe und inaktiviert sie meist irreversibel. Seine HWZ beträgt 24–36 Stunden. Besonders hoch ist die Aktivität von ATIII gegenüber Thrombin und Faktor Xa, in geringerem Maße werden die Faktoren IXa, XIIa und Xia gehemmt.

Unter **DIC** (= disseminierte intravasale Koagulation) versteht man eine Störung des Gerinnungssystems mit gleichzeitiger übermäßiger Stimulation von Gerinnungs- und Fibrinolysesystem. Es kommt gleichzeitig zu Blutungen und Thrombenbildung sowie zu lebensbedrohlichen Störungen der Mikrozirkulation.

14.5 Kardiogener Schock

Beim kardiogenen Schock fördert der linke Ventrikel nicht genügend Blut. Dies kann durch mangelhafte Ejektion (Myokardinfarkt, Bradykardie, Tachykardie, akute Herzklappenschädigung) oder durch mangelhafte Ventrikelfüllung (Perikardtamponade, Lungenembolie) verursacht sein.

Therapieziele beim kardiogenen Schock sind Verbesserung der Herzdurchblutung und Senkung von Vor- und Nachlast. Die Verbesserung des koronaren Blutflusses kann durch Thrombolyse (Streptokinase), Katheterdilatation oder intrakoronare Rekanalisation erreicht werden. Für eine wirksame Koronardurchblutung ist ein systolischer Blutdruck > 100 erforderlich. Vor- und Nachlast lassen sich rasch durch Infusion von Glyceroltrinitrat oder Nitroprussidnatrium senken. Dadurch sinkt die Spannung der Myokardfasern und der Sauerstoffverbrauch nimmt ab. Die Kontrolle sollte durch Messung des Drucks in der Arteria pulmonalis mittels Einschwemmkatheder erfolgen. Eine Entlastung des Herzens im kardiogenen Schock wird auch durch intraaortale Gegenpulsation mittels Katheder-Ballonpumpe erreicht. Zusätzlich gibt man Betablocker in niederer Dosis und/oder Vasodilatatoren. Auch ACE-Hemmer und Diuretika entlasten das insuffiziente Herz.

Die Infusion von Dobutamin oder Dopamin erhöht das HMV bei nur geringer Frequenzzunahme und geringem Mehrverbrauch an Sauerstoff. Sympathomimetika wie Isoprenalin oder Orciprenalin sind kontraindiziert. α-Rezeptoragonisten wie Noradrenalin sind nur erlaubt, wenn der Blutdruck mit keiner anderen Maßnahme erhöht werden kann.

Merke!

Bei akutem Myokardinfarkt sind Herzglykoside nicht erlaubt, da sie die Infarktzone ausweiten können.

Wenn in den ersten Tagen nach einem Infarkt Herzinsuffizienz oder Vorhofflimmern hinzukommen, können Herzglykoside wie Digoxin oder Digitoxin versucht werden.

14.6 Neurogener Schock

Der neurogene Schock beruht auf einem teilweisen Ausfall des sympathischen Nervensystems. Ursachen können Toxine, Sauerstoffmangel oder Verletzungen sein, die das ZNS schädigen, sowie Narkosefehler.

Therapeutische Maßnahmen sind:

- **Volumensubstitution** mit **HAES** 450 zum Ausgleich des relativen Volumenmangels
- Infusion von **vasokonstriktorisch** und **positiv inotrop wirkenden Pharmaka** wie Norepinephrin (= Noradrenalin) (Arterenol®) 0,1–1 µg/kg/min oder Dopamin 4–10 µg/kg/min, gelöst in physiologischer NaCl-Lösung oder 5%iger Glukoselösung.

14.7 Chronisch-hypotone Kreislaufregulationsstörung

Die Blutdruckwerte der Hypotonie sind nicht eindeutig festgelegt.

Man spricht von einer Hypotonie, wenn der Blutdruck unter dem altersentsprechenden Normbereich liegt. Bei Erwachsenen spricht man in der Regel von Hypotonie, wenn der systolische Blutdruck unter 100 mmHg liegt und der diastolische Druck unter 60 mmHg. Eine hypotone Fehlregulation tritt dann ein, wenn unter körperlicher Belastung **Symptome von Sauerstoffmangel** auftreten. Sinkt die Blutdruckamplitude, also die Differenz zwischen systolischem und diastolischem Wert, unter 15 mmHg, dann besteht die Gefahr des hypotonen Kollaps bzw. der Synkope. Akute Hypotonien sind meist Regulationsstörungen ohne Krankheitswert. Sie sind nicht zu verwechseln mit dem Schock.

Am häufigsten findet man eine **essenzielle Hypotonie** ohne fassbare Organerkrankungen bei Frauen.

Daneben gibt es **sekundäre Hypotonien** als Folge von Erkrankungen. Ursachen können sein:

- **endokrine Störungen:** M. Addison, Hypothyreose, Insuffizienz der Hypophyse, Hypoglykämie, Bartter-Syndrom
- **Medikamente:** ACE-Hemmer, Nitrate, Dihydralazin, Kalziumkanalblocker, Diazoxid , Alphablocker, Betablocker, α-Methyldopa, Diuretika, trizyklische Antidepressiva, Neuroleptika, Levodopa, Bromocriptin und Tranquilizer
- **Herzerkrankungen:** Herzinsuffizienz, Myokarditis, Myokardinfarkt, Herzrhythmusstörungen, Aortenklappenstenose und Perikarditis
- **Volumenmangel:** Durchfall, Erbrechen, Exsikkose, Blutverlust, NN-Insuffizienz, Diabetes insipidus
- **vaskuläre Ursachen:** Lungenembolie, pulmonale Hypertonie, Kompression der Vena cava bei Schwangeren
- **neurogene Ursachen**: Dysfunktion des vegetativen NS (Vagotonie, Orthostasesyndrom, Hyperventilationstetanie), organische Defekte des NS bei diabetischer Neuropathie, Alkohol-Neuropathie, Urämie, Apoplex, MS, M. Parkinson.

Unter einem **Orthostasesyndrom** oder **orthostatischer Dysregulation** versteht man eine träge sympathische Gegenregulation, die unfähig ist, rasch genug auf eine Blutumverteilung zu reagieren. Typischerweise tritt Orthostase bei Lagewechsel auf, beispielsweise beim Aufstehen aus der Hocke. Ursache kann ein vermindertes Ansprechen der Kapazitätsgefäße (welche über 80 % des Blutvolumens enthalten) auf Katecholamine oder eine verminderte Sympathikusaktivität sein.

Merke!

Ein niedriger Blutdruck muss keine Beschwerden machen.

Tab. 14.4 Antihypotonika.

Wirkstoff	Handelsname	Wirkstoffgruppe	Dosierung	s. Kap.
Dihydergotamin	Dihydergot®	Mutterkornalkaloid	2 x 2,5 mg/d	☞ 24.7
Etilefrin	Effortil®	α+β-Sympathomimetikum	1–2 x 25 mg/d	☞ 3.3.1
Norfenefrin	Novadral®	α-Sympathomimetikum	2–3 x 6 mg/d	☞ 3.3.1
Oxilofrin	Carnigen®	Sympathomimetikum	2–3 x 32 mg/d	
Midodrin	Gutron®	α-Sympathomimetikum	2 x 1,25–2,5 mg/d	
Theodrenalin	Akrinor®	Methylxanthinderivat	1–2 x 100 mg/d	☞ 18.1
Fludrocortison	Astonin-H®	Mineralokortikoid	1–3 x 0,1 mg/d	☞ 42.2

Leistungssportler haben häufig einen Ruheblutdruck von 80/60 mmHg, aber keinerlei Beschwerden, da das trainierte, bradykarde Herz ein erhöhtes Schlagvolumen hat. Die Beschwerden beim niedrigen Blutdruck treten durch eine **vegetative Dysregulation** auf. Die Patienten klagen häufig über Schwindel, Schwäche, Müdigkeit, Kopfschmerzen, Schlafstörungen und kalte Extremitäten. 70 % aller Hypotonien sind hypersympathoton und zeigen im Schellong-Test eine Abnahme des systolischen Blutdrucks, eine Zunahme des diastolischen Blutdrucks und einen Anstieg der Herzfrequenz beim Aufstehen aus liegender Position.

Therapie der Hypotonie

Die Mehrzahl der Hypotoniker braucht keine Behandlung mit antihypotensiven Pharmaka. Meist genügen Verhaltensmaßregeln wie langsames Aufstehen, Wechselduschen und Sport. Genussgifte, insbesondere Nikotin, sind abzusetzen. Pharmaka, die zur Behandlung der Hypotonie eingesetzt werden, zeigt die Tabelle 14.4.

Dihydergotamin wirkt direkt kontrahierend auf die glatte Muskulatur von Venolen und Arteriolen. Die **Sympathomimetika** wirken arteriell kontrahierend, ebenso das **Methylxanthin** Akrinor®. **Mineralokortikoide** erhöhen die Natriumretention und steigern so das intravasale Volumen. Eine Volumenauffüllung mit Steigerung des Blutdrucks ist auch mit einer kochsalzreichen Diät und einer Trinkmenge von 2–3 l Wasser/d zu erreichen. Bei der hypertonen Orthostasereaktion werden keine Antihypotonika sondern Betablocker in niedriger Dosis (z. B. 3 × 5 mg Pindolol/d) eingesetzt. Beim therapierefraktären, hypotonen Orthostasesyndrom kann das Mineralokortikoid Fludrocortison versucht werden, allerdings nur kurzzeitig, da es bei Langzeitanwendung zu Hypertonie und Ödemen (inkl. Lungenödem) kommen kann. Neurokardiogene Synkopen (Regulationsstörung) werden zuerst mit Verhaltensmaßnahmen, nur in Ausnahmefällen Medikamenten behandelt. Die Wirkung von Betablockern und Fluoxetin (SRI) gilt als gesichert.

15 Diuretika und Antidiuretika

IMPP-Hits

Thiaziddiuretika, Wirkungen, Wirkungsstärke, Nebenwirkungen
Furosemid, Wirkungen, Wirkungsstärke, Nebenwirkungen
Triamteren, Wirkungen, Nebenwirkungen
Spironolacton, Wirkungen, Nebenwirkungen
Amilorid, Wirkungen, Nebenwirkungen
Entstehung der hypochlorämischen Alkalose

Lernziel!

In diesem Kapitel lernen Sie, wie man die Ausscheidung von Wasser und Elektrolyten über die Niere mit Medikamenten beeinflussen kann. Sie lernen die verschiedenen Pharmaka kennen, ihre Angriffsorte und Wirkungsmechanismen. Nach Durcharbeitung dieses Kapitels sollten Sie wissen, welche Vor- und Nachteile die verschiedenen Diuretika haben und wann sie indiziert sind. Auch wichtige Interaktionen mit anderen Pharmaka sollten Sie kennen.

15.1 Nierenphysiologie und Diuretika

Als Diuretika bezeichnete man ursprünglich Pharmaka, die eine vermehrte Urinausscheidung verursachen. Dies ist aber zu ungenau, da auch Wasser zu einer vermehrten Harnausscheidung führt. Da Diuretika hauptsächlich zur Ödemausschwemmung eingesetzt werden und hierbei nicht nur Wasser, sondern auch Elektrolyte wie Na^+, K^+, Cl^- und HCO_3^- ausgeschieden werden, wäre es besser, von **Saluretika** zu sprechen.

Merke!

Ziel jeder Salurese oder Diurese ist die Verminderung des extrazellulären Volumens (ECV).

Alle therapeutisch eingesetzten Diuretika bewirken primär eine Ausscheidung von Elektrolyten, die Wasser an sich binden und mitnehmen. Man muss unterscheiden zwischen der **Wasserdiurese,** bei der die Osmolalität des ECR zunimmt, und der **osmotischen Diurese,** bei der eine annähernd isotone Volumenabnahme des ECR erfolgt. Direkter oder indirekter Angriffsort aller Diuretika ist die **Niere.**

Trotzdem sind Diuretika keine „Nierenmedikamente", d.h., sie haben keine heilende Wirkung an der erkrankten Niere.

Die Nieren regulieren den Wasser- und Elektrolythaushalt sowie das Säure-Basen-Gleichgewicht in den Körperflüssigkeiten. Die Nieren regulieren die konstante Zusammensetzung der extrazellulären Flüssigkeit im ECR. Die Nieren sorgen für:

- **Isoionie** = Konstanz der Ionenzusammensetzung
- **Isotonie** = Konstanz der osmotischen Konzentration
- **Isohydrie** = Konstanz des pH-Wertes im ECR.

Die Nieren eliminieren ständig überflüssige und schädliche Produkte des Zellstoffwechsels wie Harnstoff, Harnsäure und Kreatinin aus dem Blutplasma. Ferner eliminieren sie metabolisierte und unmetabolisierte exogene Stoffe wie Pharmaka oder Gifte. Aber auch physiologische Bedarfsstoffe wie NaCl, Phosphat und Wasser werden ausgeschieden, wenn es die Homöostase erfordert. Alle diese Funktionen werden als **exkretorische Nierenfunktion** bezeichnet. Daneben sind die Nieren auch **inkretorisch (endokrin)** tätig, indem sie eine Reihe wichtiger Hormone wie Angiotensin II, Erythropoetin, Renin, 1,25-Cholecalciferol und Prostaglandine bilden. Die Nieren sind das Ziel- und Erfolgsorgan zahlreicher Hormone aus anderen Organen wie beispielsweise ADH, Aldosteron, Katecholamine, Parathormon, Calcitonin, Cortisol u.a. Bei Nierenversagen tritt der Tod nach 1–2 Wochen ein. Der Körper des Menschen besteht zu 55–60 % aus Wasser, das zwischen den verschiedenen Kompartimenten aufgeteilt ist. Fettgewebe enthält nur 30 % Wasser, Muskelgewebe 70 %. Etwa zwei Drittel des Körperwassers befindet sich im ICR, der Rest ist im ECR, der sich aus Plasmawasser und interstitiellem Wasser zusammensetzt.

Tab. 15.1 Lokalisation der Ionentransporte im Nephron.

	Resorption von	Sekretion von
Proximaler Tubulus	Natrium (Na^+)	Wasserstoff (H^+)
	Kalium (K^+) Kalzium (Ca^{2+}) H^+ Wasser (H_2O) Chlorid (Cl^-) HCO_3^- Aminosäuren Glukose Harnstoff Phosphat	Bicarbonat (HCO_3^-) Ammoniak (NH_3) organischen Säuren
Henle-Schleife	Na^+ H_2O Cl^-	Magnesium (Mg^{2+}) Harnstoff
Distaler Tubulus	Na^+ K^+ Cl^- HCO_3^- H_2O	K^+
Sammelrohr	Na^+ H_2O Harnstoff	H^+ NH_3

Wirkungseinheit der Niere ist das Nephron. In den unterschiedlichen Abschnitten des Nephrons existieren verschiedene Mechanismen und Transportsysteme, durch welche die Ionen ausgeschieden oder rückresorbiert werden. Der Transport kann unspezifisch durch Veränderung der Durchlässigkeit der Membranen oder spezifisch durch aktiven Transport geschehen. Die Diuretika greifen an verschiedenen Stellen hemmend oder fördernd in diese Transporte ein (☞ Abb. 15.1 und Tab. 15.1).

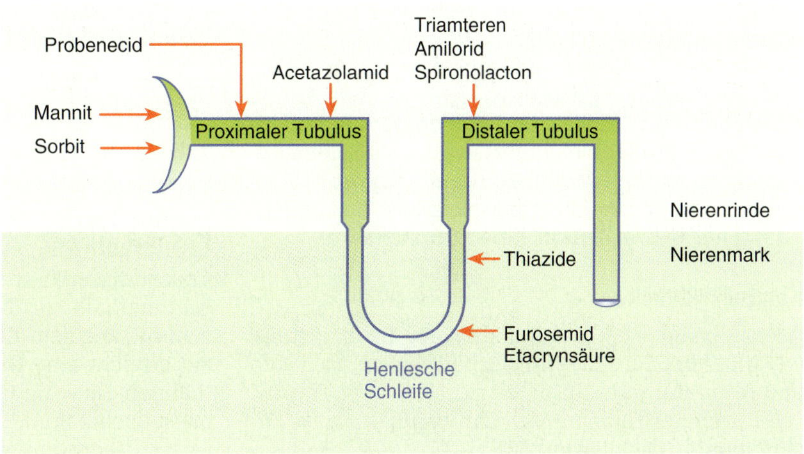

Abb. 15.1: Wirkungsorte wichtiger Diuretika am Nephron.

Einteilung der Diuretika

Nach ihrem Angriffsort bzw. ihrem Wirkungsmechanismus lassen sich die Diuretika in folgende Gruppen einteilen:

- Hemmstoffe der Carboanhydrase
- Thiaziddiuretika
- Schleifendiuretika
- kaliumsparende Diuretika und Aldosteronantagonisten
- osmotische Diuretika (synonym: Osmodiuretika).

15.2 Inhibitoren der Carboanhydrase

Wirkungsmechanismus

Im Lumen des proximalen Tubulus reagiert das sezernierte H^+ mit Hydrogencarbonat HCO_3^- zu Kohlensäure H_2CO_3. Diese wird mit Hilfe des Enzyms Carboanhydrase (CA) in Wasser und CO_2 gespalten. Das CO_2 diffundiert in die Zelle. Dort verläuft diese Reaktion umgekehrt, so dass im Effekt Hydrogencarbonat (früher Bicarbonat) aus dem Lumen rückresorbiert wird. Die CA ist in der luminalen Zellmembran und im Zytosol lokalisiert und kann durch **Acetazolamid (Diamox®)** gehemmt werden, die Bildung von H_2CO_3 in der Zelle sinkt oder kommt ganz zum Erliegen und damit auch die Bildung und Sekretion von H^+ (☞ Abb. 15.2). Aber auch bei totaler Blockade der CA ist die **diuretische Wirkung schwach,** maximal 5–8 % des Glomerulumfiltrats werden ausgeschieden. Ursache ist ein Kompensationsmechanismus im distalen Tubulus und die Tatsache, dass nur 30 % des filtrierten Hydrogencarbonats ausgeschieden werden.

Acetazolamid ist ein aromatisches Sulfonamid, das als Diuretikum kaum noch Bedeutung hat.

Indikationen

Einsatzmöglichkeiten für Acetazolamid (Diamox®) sind:

- Glaukom, Makulaödem und akute Pankreatitis, weil Acetazolamid die Bildung von Kammerwasser und Pankreassaft vermindert, die beide viel Hydrogencarbonat HCO_3^- enthalten
- Epilepsie, da die Krampfneigung bei azidotischer Stoffwechsellage geringer ist
- metabolische Alkalose und Höhenkrankheit (Aufenthalt in großer Höhe führt wegen des Sauerstoffmangels zu Hyperventilation und Alkalose)
- Alkalisierung des Urins beispielsweise bei Vergiftung mit Salizylaten oder Barbituraten

Kontraindikationen

Acetazolamid ist kontraindiziert bei Leberzirrhose (veränderter Säure-Basen-Haushalt!), Nierenschäden und respiratorischer Insuffizienz.

Ein weiterer Inhibitor der Carboanhydrase ist **Diclofenamid** (Diclofenamid®).

15.3 Benzothiadiazinderivate und analog wirkende Verbindungen

Benzothiadiazine (synonym: Thiazide oder Dihydrobenzothiadiazin-dioxide) sind eine Weiterentwicklung der Carboanhydrasehemmstoffe, deren typischer Vertreter das Acetazolamid ist. Thiazide enthalten zwei Sulfonamidgruppen, von denen eine Bestandteil des Ringsystems ist. Die Sulfonamidgruppe SO_2-NH_2- im Acetazolamid ist erhalten geblieben und damit auch eine gewisse Carboanhydratasehemmwirkung. Für die zusätzliche und wesentliche Wirkung der Benzothiadiazine ist das Chloratom oder die -CF_3-Gruppe am aromatischen Ring nötig. Eine zusätzliche Wirkungsverstärkung kommt zustande durch :

- Hydrierung der 3–4-Doppelbindung
- Austausch von 6-Cl gegen 6-CF_3
- Austausch von 3-H gegen organische Reste.

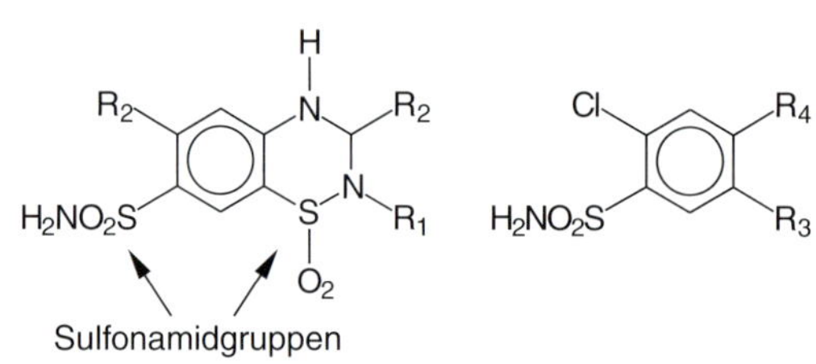

R_1 = H, Kohlenwasserstoff oder Chlorkohlenwasserstoff
R_2 = –Cl oder –CF_3
R_3 = heterozyklische Ringsysteme
R_4 = H oder OH

Formel 15.1 Grundstruktur der Benzothiadiazine und der Thiazid-Analoga

Xipamid, Mefrusid, Chlorthalidon, Clopamid und Indapamid sind zwar auch Sulfonamide, aber keine Benzothiadiazine, haben aber eine ähnliche chemische Struktur, ähnliche Wirkung und ähnliche pharmakokinetische Charakteristika und werden deshalb als Thiazidanaloga bezeichnet und mit den Thiaziddiuretika zu einer Gruppe zusammengefasst.

Wirkstoffe

Tabelle 15.2 zeigt gebräuchliche Benzothiadiazindiuretika.

Pharmakokinetik

Thiaziddiuretika werden nach oraler Gabe in der Regel innerhalb von 1–2 Stunden zu einem hohen Prozentsatz aus dem Darm resorbiert. Hydrochlorothiazid erreicht eine Bioverfügbarkeit von 70 %, Chlorthalidon eine von 65 %. Der Wirkungseintritt erfolgt meist nach 2 Stunden, bei Chlorthalidon wegen langsamer Resorption etwas später.

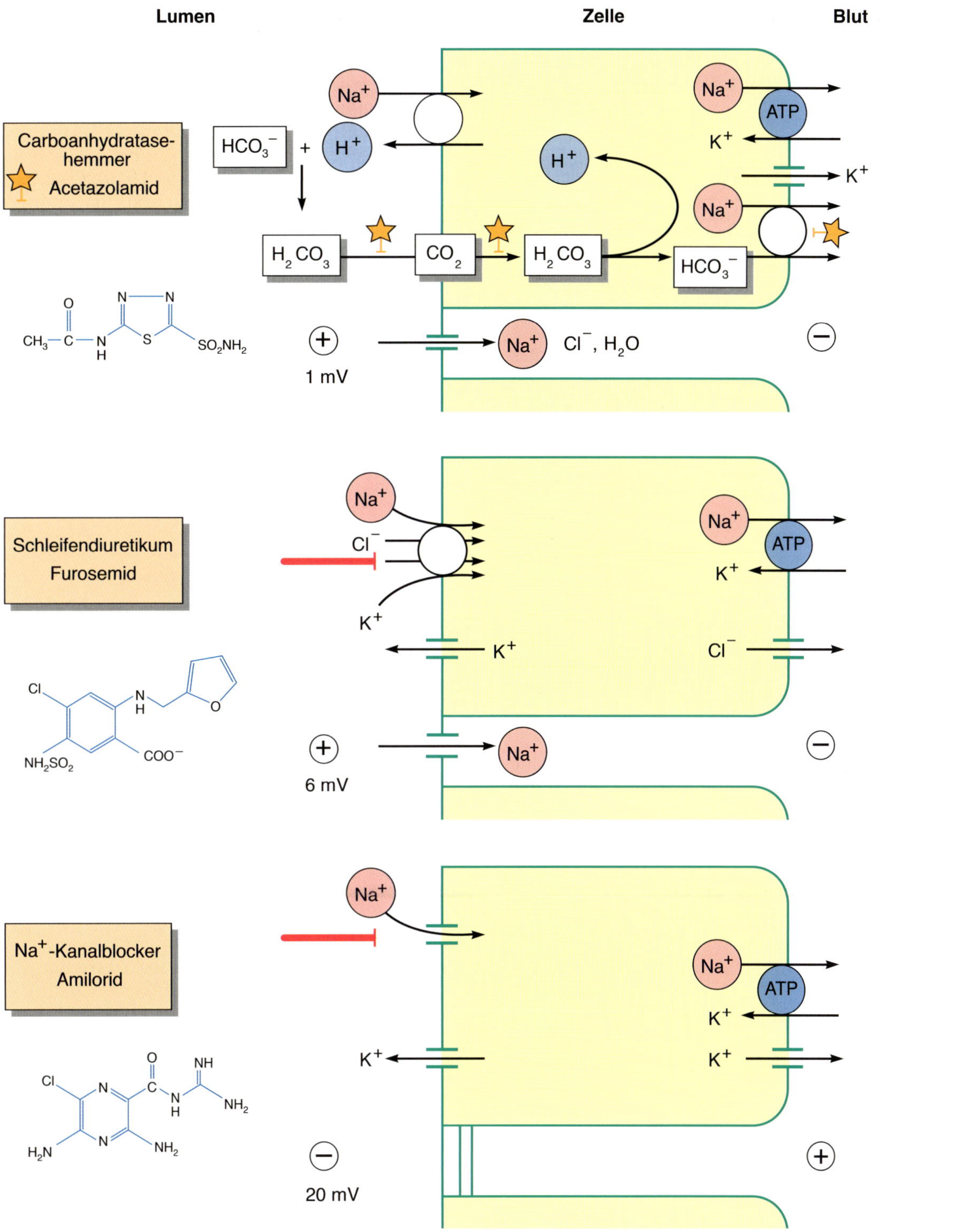

Abb. 15.2: Wirkungsweise von Diuretika.
ATP = Na^+-K^+-ATPase, primär aktive ATP-verbrauchende Pumpe;
◯ = Carrier (je nach Transportrichtung auch Kotransporter, Gegentransporter, Austauscher genannt), entspricht dem Prinzip der erleichterten Diffusion;
⊥⊤ = Ionenkanal, entspricht dem Prinzip der Diffusion (aus Deetjen/Speckmann: Physiologie, 3. Aufl., Urban & Fischer Verlag München).

Tab. 15.2 Benzothiadiazindiuretika und Thiazid-analoge Verbindungen.

Wirkstoff	Handelsname
Thiazide	
Hydrochlorothiazid	Esidrix®, Disalunil®
Butizid	in Modenol®, in Torrat®
Bendroflumethiazid	in Pertenso N®, in Dopcidracin®
Bemetezid	in Diucomb®
Trichlormethiazid	in Esmalorid®
Thiazid-analoge Verbindungen	
Chlortalidon	Hygroton®, Hydro-long-Tablinen
Clopamid	Brinaldix®
Mefrusid	in Bendigon®, in Saliprent®
Xipamid	Aquaphor®
Indapamid	Natrilix®, Sicco®

Die Wirkungsdauer der Thiazide hängt von der Lipoidlöslichkeit und der Proteinbindung des Pharmakons ab und liegt zwischen 6 und 24 Stunden. Beim Chlorthalidon ist die Wirkungsdauer länger (48 h), so dass es zu Kumulation kommen kann. Benzothiadiazine werden renal eliminiert. Sie werden glomerulär filtriert, proximal aktiv sezerniert und distal rückresorbiert. Die Biotransformation der Thiazide ist sehr unterschiedlich. So wird Hydrochlorothiazid zum größten Teil unverändert ausgeschieden, während Bemetezid zum größten Teil metabolisiert wird.

Merke!
Thiaziddiuretika haben eine flache Dosis-Wirkungs-Kurve, d.h., auch bei erheblich höherer Dosierung des Diuretikums wird die Wirkung nicht mehr verstärkt.

Die pharmakokinetischen Daten der Thiazidanaloga unterscheiden sich kaum von denen der Thiazide. So wird Indapamid innerhalb von 1–2 Stunden resorbiert und erreicht eine Bioverfügbarkeit von 95 %. Die Plasmaproteinbindung beträgt 75–80 %. Indapamid wird zum größten Teil in der Leber metabolisiert und über den Urin ausgeschieden. Nur 5 % der Substanz erscheint unverändert im Urin. Die Halbwertszeit schwankt zwischen 14 und 18 Stunden.

Wirkungsmechanismus

Alle Diuretika – mit Ausnahme von osmotischen Diuretika – sind **reversible Hemmstoffe** von **Carrier-abhängigen Ionentransporten** in den **Nierentubuli.** Diuretika werden bei systemischer Gabe durch Filtration und Sekretion in den Nierentubuli angereichert und erreichen dort eine Konzentration, die 20- bis 100-mal über der des Plasmas liegt. Daher treten bei therapeutischer Dosis kaum systemische Wirkungen auf. Alle Diuretika verstärken am meisten die Ausscheidung von Na^+- und Cl^--Ionen. In geringerem Umfang führen alle Diuretika zu verstärkter HCO_3^--Ausscheidung. Nur bei Carboanhydratasehemmern ist die Ausscheidung von Hydrogencarbonat höher als die von Natriumchlorid. Stark unterschiedlich ist die Wirkung der verschiedenen Diuretika auf die K^+-Ausscheidung.

Thiazide hemmen reversibel den Co-Transporter für Na^+ und Cl^- im distalen Tubulus. Dadurch wird mehr Natriumchlorid und das zugehörige Lösungswasser ausgeschieden. Die Natriumrückresorption im proximalen und im distalen Tubulus wird gehemmt. Dieser Mechanismus ist unabhängig vom Urin-pH. Maximal 15 % des glomerulär filtrierten NaCl können durch die Thiazide ausgeschieden werden. Im distalen Tubulus wird vermehrt Kalium ausgeschieden, da es gegen Natrium ausgetauscht wird. Eventuell findet auch eine geringe Kaliumsekretion zusätzlich statt. Die Ausscheidung von Ca^{2+}, HPO_4^{2-} und Harnsäure wird vermindert. Die Harnsäureretention kann zu Gichtanfällen führen.

Wirkungen und Indikationen

Es bestehen keine großen Wirkungsunterschiede zwischen den einzelnen Thiaziddiuretika und den Thiazidanaloga. Alle wirken **saluretisch** und **direkt relaxierend** auf die glatte Gefäßmuskulatur der Arteriolen. Der Blutdruck sinkt. Bei Gabe hoher Dosen von Thiaziden wird auch die Carboanhydratase gehemmt und die Bicarbonatausscheidung steigt etwas an. Xipamid wirkt unabhängig von der Nierenfunktion am distalen Tubulus und kann auch bei Niereninsuffizienz eingesetzt werden. Thiaziddiuretika haben eine Dosis-Wirkungs-Kurve, die rasch abflacht, so dass ab einem gewissen Punkt durch Dosiserhöhung keine Wirkungssteigerung zu erreichen ist. Sie werden daher auch als **Low-ceiling-Diuretika** bezeichnet. In die gleiche Gruppe gehören auch die kaliumsparenden Diuretika.

Unerwünschte Wirkungen und Kontraindikationen

Unerwünschte Wirkungen treten vor allem bei Langzeitbehandlung auf. Die wichtigsten unerwünschten Wirkungen der **Benzothiadiazindiuretika** sind:

- Veränderungen des Wasser- und Elektrolythaushalts; Hypokaliämie, Hypomagnesiämie und Exsikkose mit erhöhtem Thromboserisiko infolge der Hämokonzentration; Kaliummangel ist bei Digitalispatienten besonders gefährlich (☞ Kap. 9.2)
- Kalziumretention und Chloridverlust bis zur hypochlorämischen (metabolischen) Alkalose
- Harnsäureretention, Gefahr von Gichtanfällen
- Kreuzallergie mit Sulfonamidantibiotika, da Thiazide ebenfalls Sulfonamide sind
- Magenbeschwerden, Erbrechen, Durchfall, Muskelschwäche, Appetitlosigkeit

- Erhöhung des Blutzuckers über verschiedene Mechanismen; Stimulierung der Glukoneogenese in der Nierenrinde, verstärkte Glykogenolyse wegen der Hypokaliämie und der kompensatorisch ausgeschütteten Katecholamine
- Erhöhung von Triglyceriden und LDL-Cholesterin
- Aktivierung des Renin-Angiotensin-Systems durch Hypovolämie und Hyponatriämie. Es kommt zu einer reaktiven Blutdruckerhöhung.

Allgemein lässt sich sagen, dass Thiaziddiuretika gut verträgliche Medikamente mit geringer Toxizität sind.

Kontraindikationen für **Thiaziddiuretika** sind Sulfonamidallergie, schwere Elektrolytstörungen (Hypokali-, Hyponatri-, Hyperkalzämie), Exsikkose und Niereninsuffizienz.

Interaktionen

Die gleichzeitige Gabe von Schleifendiuretika (z.B. Furosemid), Glukokortikoiden, ACTH, Carbenoxolon, Penicillin G, Salicylaten und anderen NSAID, Amphotericin B und Laxanzien verstärkt den Kaliumverlust von Thiaziddiuretika. Die gleichzeitige Gabe von α-Methyldopa kann in Einzelfällen eine autoimmunhämolytische Anämie auslösen. Die gleichzeitige Gabe von Vit. D_3 kann eine Hyperkalzämie auslösen.

15.4 Schleifendiuretika

Schleifendiuretika sind nach ihrem Angriffsort, der Henleschen Schleife der Niere, benannt. Sie gehören zu den **High-ceiling-Diuretika,** da sie über einen weiten Dosisbereich eine fast lineare Dosis-Wirkungs-Beziehung haben. Eine Dosiserhöhung führt auch zu einer Wirkungsverstärkung. Die Wirkungsstärke der Diuretika hängt aber nicht nur von der Dosis ab, sondern auch von der Nierenfunktion und von Begleitkrankheiten wie Herzinsuffizienz oder Leberzirrhose. Bei diesen Erkrankungen steigt die proximale Wasser- und Na^+-Resorption, so dass im distalen Tubulus, wo die Schleifendiuretika angreifen, weniger Wasser und Na^+ zur Verfügung steht. Als Folge sinkt die Wirksamkeit dieser Diuretika bis zur sog. **Diuretikaresistenz**.

Wirkstoffe

Tabelle 15.3 zeigt die wichtigsten Schleifendiuretika.

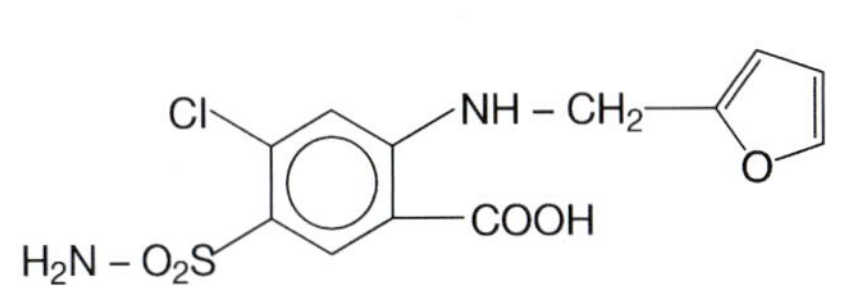

Formel 15.2 Furosemid

Tab. 15.3 Schleifendiuretika.

Wirkstoff	Handelsname
Schleifendiuretika vom Furosemid-Typ	
Furosemid	Lasix®, Furosemid-ratiopharm®, Ödemase®
Piretanid	Arelix®
Bumetanid	Burinex®
Torasemid	Torem®, Unat®
Azosemid	Luret®
Sonstige Schleifendiuretika	
Etacrynsäure	Hydromedin®

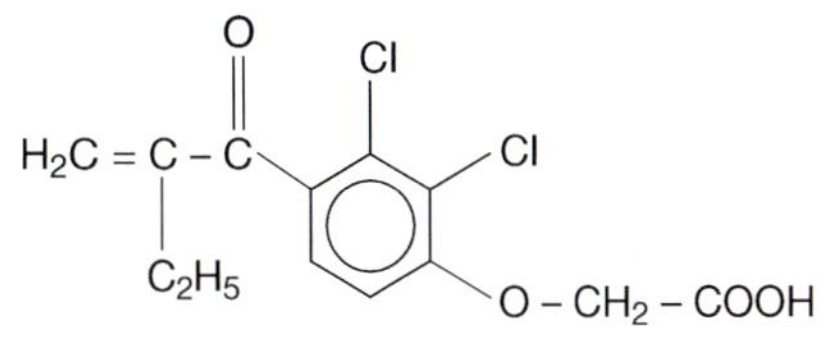

Formel 15.3 Etacrynsäure

Piretanid und Bumetanid sind ebenso wie Furosemid Derivate der Sulfamoylbenzoesäure und damit Sulfonamide.

Pharmakokinetik

Nach intravenöser Gabe beginnt die Wirkung von Furosemid und Etacrynsäure sofort. Wenn ein Blasenkatheter liegt, kann man noch während der Injektion die Zunahme des Harnflusses sehen. Bei oraler Gabe werden beide Pharmaka gut und schnell resorbiert (60 %). Die Wirkung beginnt 30 min nach oraler Gabe. Das Wirkungsmaximum ist bereits nach 30–60 min erreicht. Die Wirkungsdauer beträgt bei intravenöser Gabe 2–3 Stunden, bei oraler Gabe 4–6 Stunden. 60 % der Diuretika werden unverändert renal ausgeschieden. Diese 60 % sind für die diuretische Wirkung verantwortlich. Der Rest wird über Galle und Fäzes ausgeschieden. Die Clearance beträgt 2,2 ml/kg/min. Mit Probenecid lässt sich die renale Furosemidausscheidung hemmen und die Wirkung verlängern. Es gibt Hinweise, dass Etacrynsäure ein Prodrug ist.

Wirkungsmechanismus

Furosemid und Etacrynsäure beeinflussen die Funktion aller Tubulusabschnitte, wirken aber besonders auf den aufsteigenden Schenkel der Henleschen Schleife, der von den Thiaziden nicht beeinflusst wird. Um wirksam werden zu können, müssen Furosemid und die anderen Schleifendiuretika tubulär ins

Tubuluslumen sezerniert werden. Die saluretische Wirkung geht mit einer **Steigerung der Nierendurchblutung** einher und ist unabhängig von Urin-pH. Schleifendiuretika hemmen den aktiven Chloridtransport aus dem Tubulus ins Interstitium und wirken von der luminalen Seite. Daher bleiben auch Na^+ und K^+ im Tubulus, die sonst passiv dem Cl^- ins Interstitium folgen würden. Der Umsatz der Na^+/K^+-ATPase sinkt, und das Kaliumdiffusionspotenzial verschwindet. Da neben Na^+ und K^+ auch Ca^{2+} und Mg^{2+} im Tubulus bleiben, muss ihnen das Wasser folgen (Hydrathülle der Ionen), und es kommt zur Diurese (☞ Abb. 15.2).

Wirkungen

Schleifendiuretika können bis zu 40 % des Glomerulumfiltrats ausscheiden. (Harnmenge von 30–40 ml/min). Sie haben eine schnelle, kurze und starke Wirkung. Im Gegensatz zu Thiaziddiuretika haben Schleifendiuretika eine **steile Dosis-Wirkungs-Kurve**, so dass eine höhere Dosis eine stärkere Wirkung auslöst. Furosemid und Etacrynsäure erweitern die Nierengefäße, verbessern die Nierendurchblutung (30 %) durch vermehrte Prostaglandinfreisetzung (PGE_2, PGI_2 und PGD_2) und bewirken ein **venöses Pooling,** so dass sie auch bei drohendem Nierenversagen, bei Lungenödem und bei Herzinsuffizienz erfolgreich eingesetzt werden können. Die venöse Dilatation tritt noch vor der Diurese ein und wird humoral über die Niere vermittelt (keine direkte Gefäßwirkung). Die Gefäßerweiterung wird durch NSAR (Indometacin, Diclofenac) und ACE-Hemmer gehemmt.

Merke!

Bei kurzzeitiger Anwendung führen Schleifendiuretika zur Senkung der Vorlast (Preload), bei Langzeittherapie auch zur Senkung der Nachlast (Afterload).

Schleifendiuretika führen zu einer erheblichen **Kaliumausscheidung** in den Urin durch Hemmung der Kaliumabsorption im aufsteigenden Schenkel der Henle-Schleife und durch Kaliumverlust im Sammelrohr. Auch Kalzium und Magnesium werden verstärkt ausgeschieden. Etacrynsäure hat aufgrund seiner Nebenwirkungen (z. B. Hörschäden) stark an Bedeutung verloren.

Indikationen

- akute kardiale, renale und hepatische Ödeme (auch Lungenödem und Hirnödem)
- akute und chronische Herzinsuffizienz NYHA-Stadium 3 und 4
- Hypertonie
- Niereninsuffizienz und drohende Anurie
- forcierte Diurese bei Vergiftungen
- Hyperkalzämie, Hyperkaliämie.

Unerwünschte Wirkungen

Zu den unerwünschten Wirkungen der Schleifendiuretika zählen:

- Kaliumverlust und Alkalose
- Verlust von Kalzium, Magnesium und Chlorid
- Exsikkose, Bluteindickung mit Thrombosegefahr
- Verschlechterung der Glukosetoleranz und Neigung zu Hypoglykämie
- Hemmung der Harnsäureausscheidung
- Hörschäden (reversibel bei Furosemid, irreversibel bei Etacrynsäure)
- Magen-Darm-Beschwerden (Übelkeit, Erbrechen, Durchfall)
- selten allergische Reaktionen und interstitielle Nephritis
- **Escape-Phänomen.** Hierunter versteht man eine durch den Salz- und Wasserverlust ausgelöste Gegenregulation mit Reninausschüttung, verstärkter Natriumresorption und Kaliumverlust (sekundärer Hyperaldosteronismus). Bei Langzeitbehandlung mit Schleifendiuretika führt das Escape-Phänomen zu verminderter diuretischer Wirkung („Diuretikaresistenz“).

Anwendungsbeschränkungen für Schleifendiuretika: Hypotonie, Schwangerschaft (Hinweise auf Embryotoxizität) und Stillzeit (Verminderung der Milchproduktion).

Kontraindikationen

- Sulfonamidallergie
- Nierenversagen mit Anurie
- Exsikkose
- schwere Elektrolytmangelzustände
- schwere Leberfunktionsstörungen.

Allgemein gilt für die Schleifendiuretika das Gleiche wie für Thiazide: Schleifendiuretika sind gut verträgliche, segensreiche Medikamente mit geringer Toxizität.

Interaktionen

Furosemid kann die toxischen Wirkungen anderer Pharmaka verstärken: z. B. Digoxin durch Hypokaliämie, Lithium durch Hyponatriämie, Nephrotoxizität von Gentamycin und Vancomycin steigt. Phenytoin und Sucralfat schwächen die Wirkung von Furosemid ab. Furosemid schwächt die Wirkung oraler Antidiabetika. NSAR schwächen die diuretische und antihypertensive Wirkung von Furosemid.

Kasuistik

Bei einer 75-jährigen Patientin fällt während der präoperativen Untersuchung wegen einer geplanten Hysterektomie aufgrund eines Zervixkarzinoms eine schmerzhafte Rötung und Schwellung des linken Oberschenkels auf. Die adipöse Patientin leidet außerdem an einem Altersdiabetes, weshalb sie regelmäßig Glibenclamid einnimmt. Zusätzlich benötigt sie Digitoxin, Nifedipin, Enalapril und Furosemid zur Behandlung ihrer Herzinsuffizienz

(NYHA III) und einer Hypertonie. Da die Patientin die klassischen klinischen Zeichen (Homans- und Payr-Zeichen, Beinumfangsdifferenz) einer Phlebothrombose zeigt, wird sofortige Bettruhe empfohlen und die Vollheparinisierung begonnen. Die Farbduplexsonographie war aufgrund der Adipositas nicht beurteilbar.
Neben den Risikofaktoren der Patientin dürfte auch die Einnahme von Furosemid ursächlich für die Entstehung der Thrombose gewesen sein.

15.5 Kaliumsparende Diuretika und Aldosteronantagonisten

Gemeinsam ist dieser Gruppe, dass sie die Natriumausscheidung steigern, die Kaliumausscheidung aber verringern (☞ Abb. 15.2).

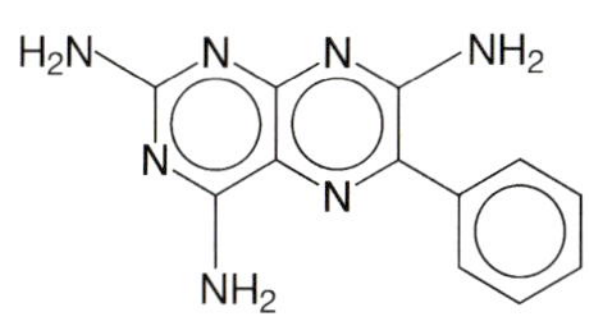

Formel 15.4 Triamteren

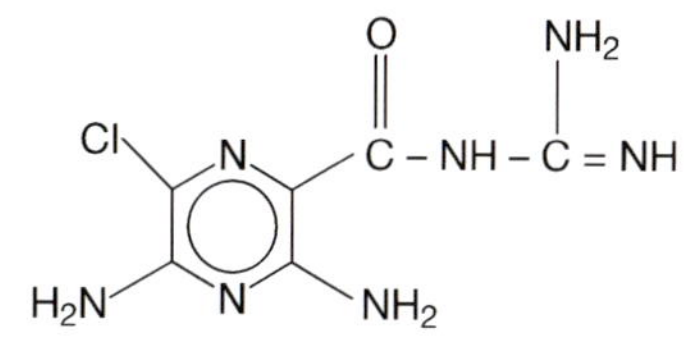

Formel 15.5 Amilorid

Triamteren und Amilorid sind synthetische Verbindungen, Spironolacton ist ein chemisches Derivat des natürlichen Hormons Aldosteron aus der Nebenniere.

Wirkstoffe

Aufgrund ihres Wirkungsmechanismus (s. unten) werden kaliumsparende Diuretika nicht als Monosubstanzen angeboten (Ausnahme Aldactone), sondern immer in Kombination mit Thiazid- oder Schleifendiuretika (☞ Tab. 15.4).

Tab. 15.4 Kaliumsparende Diuretika.

Wirkstoffe	Handelsname
5 mg Amilorid-HCl + 50 mg Hydrochlorothiazid	Moduretik®
5 mg Amilorid-HCl + 25 mg Hydrochlorothiazid	Diursan®
5 mg Amilorid-HCl + 50 mg Hydrochlorothiazid	Aquaretic®
5 mg Amilorid-HCl + 50 mg Hydrochlorothiazid	Amilorid comp. Heumann®
5 mg Amilorid-HCl + 40 mg Furosemid	Diaphal®
2 mg Amilorid-HCl + 2 mg Trichlormethiazid	Esmalorid®
50 mg Triamteren + 25 mg Bemetizid	Diucomp®
20 mg Triamteren + 10 mg Bemetizid	Dehydrosanol tri®
50 mg Triamteren + 40 mg Furosemid	Furesis comp®
25 mg Triamteren + 15 mg Furosemid	Hydrotrix®
50 mg Triamteren + 25 mg Hydrochlorothiazid	Diutensat®, Nephral®, Dytide H®, Turfa®
30 mg Triamteren + 10 mg Xipamid	Neotri®
25/50/100 mg Spironolacton	Aldactone® 25, 50, 100
50/100 mg Spironolacton	Aquareduct® 50/100, Osyrol® 50/100
200 mg Kaliumcanrenoat	Osyrol® amp. m, Kalium-Can. ratiopharm® 200 amp.
50 mg Spironolacton + 20 mg Furosemid	Osyrol-Lasix®
50/100 mg Spironolacton + 20 mg Furosemid	Furorese® Spiro comp. ratiopharm®
50 mg Spironolacton + 50 mg Hydrochlorothiazid	Spironothiazid®

Pharmakokinetik

Die orale Bioverfügbarkeit von **Triamteren** liegt bei 80 % und die Halbwertszeit bei drei Stunden. Triamteren wird zu 95 % in der Leber hydroxyliert, sulfatiert und dann renal ausgeschieden. 5 % werden unverändert renal ausgeschieden.

Amilorid wird nach oraler Gabe schnell, aber nur zu 25 % resorbiert und erscheint bereits nach 2 Stunden im Urin. Die Halbwertszeit beträgt etwa 6 Stunden. Ca. 50 % werden unverändert renal ausgeschieden.

Aldosteronantagonisten werden nach oraler Gabe gut resorbiert, beginnen aber erst nach 2–3 Tagen zu wirken. **Spironolacton** wird oral zu 70 % resorbiert, metabolisiert und über die Niere eliminiert. Die Halbwertszeit beträgt etwa 24 Stunden. Für die intravenöse Anwendung steht Kaliumcanrenoat zur Verfügung. Kaliumcanrenoat ist ein Prodrug, das zu Canrenon, der wirksamen Substanz, metabolisiert wird.

Wirkungsmechanismus

Triamteren und Amilorid hemmen reversibel die **Na^+-Kanäle** in den distalen Tubuli und in den Sammelrohren. Die Natriumresorption wird gehemmt. Zum Ladungsausgleich wird die K^+-Sekretion vermindert. Triamteren und Amilorid wirken also **kaliumsparend.** Beide wirken nicht an Aldosteronrezeptoren. Spironolacton dagegen verdrängt das Aldosteron kompetitiv von den Aldosteronrezeptoren am distalen Tubulus der Niere. Die Wirkung ist ebenfalls eine Hemmung der Na^+-Rückresorption im Austausch gegen K^+. Die Hemmwirkung von Spironolacton ist konzentrationsabhängig. Spironolacton muss am Rezeptor mindestens 10^4-mal höher konzentriert sein als Aldosteron, um eine Hemmwirkung zu verursachen. Bei NN-Insuffizienz mit Aldosteronmangel ist Spironolacton wirkungslos.

Wirkungen

Die diuretische Wirkung der kaliumsparenden Diuretika ist schwächer als die von Thiaziden und Schleifendiuretika. Unter der Therapie mit Triamteren werden 2–4 % des filtrierten Na^+ und das Lösungswasser ausgeschieden. Die Bedeutung von Triamteren liegt in der Prophylaxe und Therapie der Hypokaliämie. Die kaliumsparende Wirkung des Triamteren bleibt erhalten, auch wenn zusätzlich stärkere Diuretika wie Furosemid verabreicht werden. Deshalb wird Triamteren bevorzugt in Kombinationspräparaten verwendet. Die therapeutische Dosis von Triamteren liegt bei 100–200 mg/d.

Amilorid hat eine qualitativ ähnliche, aber mehrfach stärkere Wirkung als Triamteren. Triamteren und Amilorid wirken schneller und sind billiger als Spironolacton. Amilorid wird bevorzugt in Kombinationen mit anderen Diuretika eingesetzt.

Aldosteronantagonisten haben einen verzögerten Wirkungseintritt und werden daher gern mit anderen, schneller wirkenden Diuretika kombiniert. Bekannte Kombinationspräparate mit Spironolacton zeigt die Tabelle 15.4.

Im Gegensatz zu Schleifendiuretika und Benzothiadiazinen haben kaliumsparende Diuretika keine hemmende Wirkung auf die Harnsäureausscheidung.

Indikationen für kaliumsparende Diuretika sind Ödeme bei Hypokaliämie, Leberzirrhose und Aszites.

Unerwünschte Wirkungen

Bei einer Monotherapie mit kaliumsparenden Diuretika kann es zur **Hyperkaliämie** kommen. Die Hyperkaliämie kann bei niereninsuffizienten Patienten tödliche Folgen haben. Auch bei herzinsuffizienten, digitalisierten Patienten ist eine Hyperkaliämie schädlich, da diese die Glykosidempfindlichkeit des Herzens vermindert. Bei einer Therapie mit Triamteren und Amilorid beobachtet man gelegentlich Übelkeit, Erbrechen, Durchfall und Muskelschmerzen. Triamteren hemmt die Folsäuresynthese.

Spironolacton kann neben Hyperkaliämie und Hyponatriämie noch Gynäkomastie, Impotenz, Amenorrhö und Hirsutismus verursachen. Ferner können allergische Hautausschläge auftreten.

Merke!
Eine Reihe von Pharmaka kann eine Gynäkomastie verursachen. Dazu gehören Spironolacton, Estrogene, Cyproteron, Fluphenazin und Digitalisglykoside.

15.6 Osmotische Diuretika

Unter osmotischen Diuretika versteht man Verbindungen, die zwar glomerulär filtriert, aber nicht tubulär reabsorbiert werden und daher bei der Ausscheidung Wasser und Ionen (Na^+, K^+, Cl^-) mitnehmen. Osmotische Diuretika sind in der Regel Verbindungen, die nicht metabolisiert, sondern unverändert renal ausgeschieden werden. Sie gehen auch keine chemischen Reaktionen ein, wirken also **physikalisch.** Als osmotische Diuretika werden vornehmlich **Mannit** und **Sorbit** eingesetzt.

Mannit und Sorbit sind 6-wertige Alkohole (Hexite), die enteral kaum resorbiert werden und daher intravenös verabreicht werden müssen.

Wirkstoffe

Als Osmodiuretika eingesetzt werden Mannit (Osmofundin®, Osmosteril®, Mannitol®) und in geringem Umfang Sorbit (Sorbitol®, Sorbitol 40 Braun®).

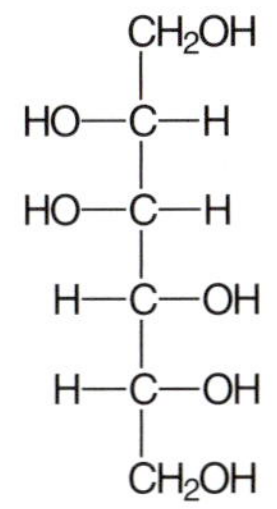

Formel 15.6 Mannit

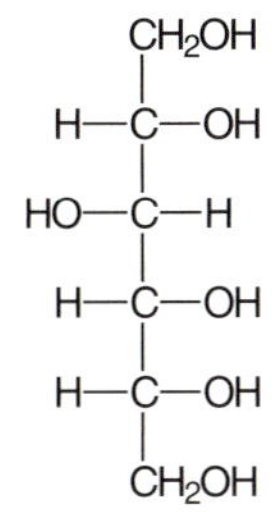

Formel 15.7 Sorbit

Pharmakokinetik

Mannit und Sorbit werden oral kaum resorbiert. Bei intravenöser Gabe dagegen setzt sofort eine diuretische Wirkung ein. Die Eliminationshalbwertszeit von Mannit und Sorbit beträgt etwa 6 Stunden. Die Metabolisierung ist gering. Sorbit wird in der Leber zu Fruktose oxidiert. Daher sind die Verweildauer und die osmotische Wirkung von Mannit höher als die von Sorbit. Dafür kann Sorbit höher konzentriert werden (bis 40 %), während bei Mannit schon in 20 %iger wässriger Lösung Kristalle ausfallen können. Sorbit wird auch als Zuckeraustauschstoff in Diätlebensmitteln für Diabetiker verwendet.

Wirkungsmechanismus

Osmotische Diuretika bewirken eine osmotische Wasserbindung im Tubulus und führen zur Bildung von natriumarmem, isotonem Urin.

Wirkungen

Osmotische Diuretika sind im Vergleich zur Ödemflüssigkeit **hyperosmolar** und schwemmen das Ödem aus, indem sie Wasser an sich binden. Die Elektrolyte werden kaum verändert. Deshalb eignen sich osmotische Diuretika nicht zur saluretischen Ödemtherapie. Osmotische Diuretika bewirken eine **verbesserte Durchblutung** des Nierenmarks mit Auswaschung des osmotischen Gradienten. Bei der osmotischen Diurese strebt die Osmolalität des Harns dem Wert des Plasmas zu (300 mmol/), während bei der Wasserdiurese die Osmolalität des Urins abnimmt.

Indikationen

- Erhöhter Hirndruck oder erhöhter Augeninnendruck
- Prärenale Oligurie
- Prophylaxe des Nierenversagens, besonders beim hypovolämischen Schock (Verhinderung intratubulärer Obstruktion)
- Forcierte Diurese bei Vergiftungen.

Unerwünschte Wirkungen

Unerwünschte Wirkung der osmotischen Diuretika ist die Volumenbelastung des Kreislaufs in Abhängigkeit von der Dosierung. Die Hypervolämie kann zur Verschlechterung einer Herzinsuffizienz führen.

Kontraindikationen

für Osmodiuretika sind anhaltende Oligurie und Anurie nach Probeinfusion des Osmodiuretikums, ferner eine dekompensierte Herzinsuffizienz, Lungenödem, intrakranielle Blutungen und Exsikkose.

15.7 Antidiuretika

Unter Antidiuretika versteht man natürliche oder chemisch modifizierte Verbindungen, die die Urinausscheidung vermindern.

Wirkstoffe

Die wichtigsten im Handel befindlichen Antidiuretika zeigt Tabelle 15.5.

ADH (= antidiuretisches Hormon = Vasopressin = Adiuretin) ist ein natürliches Hormon des Menschen, das im Hypothalamus per Neuroinkretion gebildet und im Hypophysenhinterlappen gespeichert wird. Weil ADH direkt im Hypothalamus gebildet wird, gibt es **keinen Releasingfaktor** für ADH. Vasopressin ist ein Oligopeptid mit 9 Aminosäuren der L-Form. Beim natürlichen Hormon steht in Position 8 das L-Arginin. Wird dieses gegen das D-Arginin ausgetauscht, dann verschwindet die vasokonstriktorische Teilwirkung, die antidiuretische Wirkung aber wird verstärkt (Desmopressin, Minirin®).

Tab. 15.5 Wichtige Antidiuretika.

Wirkstoff	Handelsname
Argipressin	Pitressin® *
Desmopressinacetat	Minirin®, Nocutil® Nasenspray, Desmopressin®, Desmogalen®, Octostim®
Terlipressin	Glycylpressin®, Haemopressin®

* Pitressin® ist seit 2004 in Deutschland nicht mehr im Handel und muss über internationale Apotheken aus den USA importiert werden.

Pharmakokinetik

ADH und seine chemisch veränderten Verwandten sind **Peptide,** können also nicht oral gegeben werden, weil sie verdaut werden würden (Proteolyse). Man gibt sie daher lokal auf Schleimhäute oder intravenös. Das natürliche ADH hat eine sehr kurze Halbwertszeit von wenigen Minuten, die halbsynthetischen Derivate dagegen wirken bis zu 12 Stunden (Desmopressin). Der Abbau erfolgt in Leber und Nieren. Die natürliche ADH-Ausschüttung kann von Nikotin, trizyklischen Antidepressiva, Morphinen und Clofibrat stimuliert werden. Gehemmt wird die ADH-Inkretion von Alkohol, Phenytoin und Glukokortikoiden.

Wirkungsmechanismus

Jede Veränderung der Osmolalität des Plasmas wird von **Osmorezeptoren** im Hypothalamaus registriert. Zusätzlich wird das Blutvolumen von **Volumenrezeptoren** im linken Herzvorhof und in den Pulmonalvenen registriert. Bei Eindickung des Blutes durch Wasserverlust, Blutdruckabfall oder Volumenmangel wird über Nervenreize das ADH aus der Hypophyse in die Blutbahn freigesetzt und hemmt die Diurese. Zusätzlich führt ADH zu Gefäßkontraktion. Vasopressin und seine halbsynthetischen Verwandten wirken an **Vasopressinrezeptoren** (V_2-Rezeptoren) im distalen Tubulus und in den Sammelrohren. Die Membranpermeabilität wird erhöht, und Wasser wird verstärkt in die Tubuluszellen rückresorbiert. An diesem Mechanismus sind auch Adenylatcyclase und cAMP beteiligt. In hoher Konzentration aktiviert ADH auch die V_1-Rezeptoren an den glatten Muskelzellen, was zu Kalziumeinstrom in die Zelle und zur Muskelkontraktion führt.

Wirkungen

ADH erhöht die Wasserpermeabilität im distalen Tubulus und im Sammelrohr und führt so zu starker Wasserretention bzw. Rückresorption. Es resultiert ein hochkonzentrierter, hyperosmolaler Urin. Die ADH-Wirkung ist der wichtigste Teilmechanismus der Harnkonzentrierung.

Ein Mangel an ADH oder genetische Defekte des V_2-Rezeptors führen zum **Diabetes insipidus centralis.**

Darüber hinaus hat ADH noch vasokonstriktorische und muskelkontrahierende Wirkungen, die aber unter physiologischen Bedingungen keine Rolle spielen, sondern nur bei pharmakologischen Dosen auftreten. Im Blut wird unter dem Einfluss von ADH vermehrt Faktor VIII gebildet.

Indikationen

Indikationen für eine Therapie mit Antidiuretika sind der zentrale Diabetes insipidus, der sich dank Minirin®-Nasenspray heute unkompliziert behandeln lässt, sowie Ösophagusvarizenblutungen und andere lokale Blutungen im Nasen-Rachen-Raum oder Blutungen bei Operationen. Zur Blutstillung wird Ornipressin oder Terlipressin eingesetzt. Anwendung findet ADH bei Hämophilie oder Morbus v. Willebrand (Faktor-VIII-Mangel). Desmopressin kann als Diagnostikum eingesetzt werden, um einen zentralen von einem renalen Diabetes insipidus zu unterscheiden, da die renale Form nicht auf ADH anspricht, sondern auf Indometazin (Prostaglandinsynthesehemmer). Thiaziddiuretika können beim renalen Diabetes insipidus ebenfalls eingesetzt werden, da sie in diesem Fall eine paradoxe Wirkung haben.

Unerwünschte Wirkungen

Im Splanchnikusgebiet, an Hautgefäßen und Koronarien kommt es bei Anwendung von Vasopressin zu Gefäßkontraktion und zu verminderter Durchblutung. Bei hohen ADH-Dosen beobachtet man einen Blutdruckanstieg und Angina-pectoris-Anfälle durch Kontraktion der Herzkranzgefäße. An Darm, Gallenblase und Uterus wird die glatte Muskulatur kontrahiert. Ferner können Übelkeit und Durchfall auftreten. Alle Antidiuretika verursachen Blutdruckanstieg und Wasserretention. Allergische Reaktionen sind selten.

Kontraindikationen für die Antidiuretika Ornipressin und Terlipressin sind Hypertonie, koronare Herzkrankheit und Schwangerschaft.

15.8 Arzneimittelbedingte Nierenerkrankungen

Wie bei anderen Glomerulopathien auch, so kann auch durch Medikamente die **Ablagerung von Antigen-Antikörper-Komplexen** im Glomerulum induziert werden. Betroffen sind vor allem Basalmembran, Mesangium und Kapselraum. Bei Arzneimittelreaktionen der Niere lässt sich schwer zwischen einer toxischen und einer allergischen Reaktion unterscheiden. Die **membranöse Glomerulopathie** kann beispielsweise durch D-Penicillamin, Goldpräparate, ACE-Hemmer, Penicillin oder organische Quecksilberverbindungen induziert werden. Auch beim **nephrotischen Syndrom** werden Ablagerungen von IgG und Komplement im Nephron gefunden.

Die Therapie erfolgt mit Kortikosteroiden, Azathioprin, Cyclophosphamid und Ciclosporin.

Merke!

Die häufigste Form einer allergischen Nierenschädigung ist die interstitielle Nephritis.

Häufige Symptome sind Fieber, Hautausschlag, Eosinophilie, Hämaturie, Proteinurie und zuletzt Nierenversagen. Vor allem **allergische Reaktionen vom Typ IV** (zellulärer Typ) und **Typ III** (Immunkomplexreaktion) werden für die **interstitielle Nephritis** verantwortlich gemacht.

Ältere Kollegen kennen noch die Phenazetin-Niere, eine vom Schmerzmittel Phenazetin ausgelöste interstitielle Nephritis (☞ Kap. 34.1).

15.9 Glomerulopathien

Der Begriff Glomerulopathie (GP) ist ein Sammelbegriff für eine Vielzahl von Nierenerkrankungen unterschiedlicher Genese mit Veränderungen an den Strukturen des Nephrons, hauptsächlich am Glomerulum. Es gibt eine ganze Reihe von Glomerulopathien von denen hier im Rahmen der Pharmakologie nur die medikamenten-induzierten Formen und die Minimal-Changes-Glomerulonephritis (synonym: Lipoidnephrose) besprochen werden sollen.

Minimal-Changes-Glomerulonephritis (GN)

Die Minimal-Change-GN ist bei Kindern die häufigste Ursache eines nephrotischen Syndroms, die Ursache ist unbekannt. Histologisch finden sich nur sehr diskrete Veränderungen an den Glomeruli. Die Minimal-Change-GN heilt bei Kindern in 90 % der Fälle und bei Erwachsenen in 50 % der Fälle spontan aus. Die medikamentöse Therapie besteht in der Gabe von Kortikosteroiden.

16 Volumensubstitution und Elektrolytkorrektur

IMPP-Hits

- Dextran, Wirkungen und Pharmakokinetik
- Hydroxyäthylstärke, Wirkungen
- Gelatine, Pharmakokinetik, Nebenwirkungen
- RES-Speicherung von Infusionslösungen
- Urinalkalisierung, Wirkungen

Lernziel!

Dieses Kapitel befasst sich mit Volumenersatzstoffen und Elektrolyten. Sie lernen die unterschiedlichen Eigenschaften und Indikationen von Volumenersatzmitteln kennen, sowie die wichtigsten Elektrolyte Kalium, Kalzium und Magnesium und Sie werden mit dem Säure-Basen-Haushalt vertraut gemacht.

16.1 Wasser- und Elektrolythaushalt

In Abhängigkeit von Alter und Geschlecht enthält der menschliche Körper unterschiedliche Mengen Wasser, bezogen auf das Körpergewicht:
- Neugeborene: 75 %
- Mann: 50–70 %
- Frau: 47–66 %.

Etwa 33 % des Körperwasser befinden sich im **ECR (Extrazellulärraum)**, 66 % im **ICR (Intrazellulärraum)**. Bei Bilanzstörungen ist zunächst der ECR betroffen. Wenn sich die Na^+-Konzentration und damit die Osmolalität des ECR ändert, wird auch das Volumen des ICR verändert.

Der minimale Wasserbedarf des Erwachsenen bei normaler Temperatur beträgt 1,5 l/Tag.

In heißen Ländern und bei schweißtreibender Arbeit kann der Bedarf auf 10 l/Tag steigen.

Nur ein Teil des Wassers wird durch Getränke zugeführt. Weitere „Wasserquellen" sind Nahrungsmittel und im Körper gebildetes Oxidationswasser. Wasserverluste entstehen durch Abgabe über die Lunge, die Haut, die Nieren und die Fäzes.

Störungen des Wasserhaushaltes durch fieberhafte Infekte, Durchfall, Blutverlust, Niereninsuffizienz, ungenügende Trinkmengen u. a. können zu schweren Beeinträchtigungen der Körperfunktionen und zum Tod führen.

In den verschiedenen Kompartimenten des Körpers (☞ Kap. 2.3) liegt Wasser nicht rein, sondern in Form von Elektrolyten vor. Art und Menge der gelösten Ionen (Na^+, K^+, Ca^{2+}, Mg^{2+}, Cl^-, HCO_3^-) ist in den Kompartimenten unterschiedlich verteilt. Im Blutplasma und in der interstitiellen Flüssigkeit dominieren die Na^+-Ionen mit 142 mmol/l. Für die Funktionsfähigkeit der Organe ist eine konstant gehaltene Ionenkonzentration entscheidend **(Isoionie).**

Die Zusammensetzung der Körperflüssigkeiten in den einzelnen Verteilungsräumen ist unterschiedlich, jedoch ist die Gesamtkonzentration osmotisch wirksamer Teilchen **(Osmolarität)** in ICR und ECR gleich, so dass kein osmotischer Gradient besteht.

Der Begriff **Verteilungsraum** ist anschaulicher als der international übliche Begriff **Verteilungsvolumen** und soll daher hier synonym gebraucht werden. Die Konzentration der einzelnen Elektrolyte wird in engen Grenzen konstant gehalten **(Isoionie).** Die zentrale Stellung bei der Regulation der Ionenzusammensetzung nehmen die Nieren ein. Bei Verlust von Wasser und/oder Ionen kann es zu verschiedenen Störungen der Flüssigkeitsräume kommen, die man nach dem resultierenden Endzustand benennt:

- isotone Dehydratation (isoton) = normale Osmolarität
- hypertone Dehydratation (hyperton) = erhöhte Osmolarität
- hypotone Dehydratation (hypoton) = erniedrigte Osmolarität.

Von **Osmolalität** spricht man, wenn die osmotisch wirksamen Teilchen ausschließlich Ionen sind. **Osmolarität** bezeichnet die Konzentration aller osmotisch wirksamen Teilchen, ob Ionen oder neutrale Moleküle.

Die Gesamtmenge der Körperflüssigkeit ist von Alter, Geschlecht und Fettanteil abhängig. Dicke und alte Menschen verfügen über weniger Wasser. Das Blutvolumen des Erwachsenen beträgt etwa 5–6 Liter.

Gesteuert wird die Homöostase (Gleichgewicht von Wasser und Ionen) hauptsächlich von drei Hormonsystemen:

- Renin-Angiotensin-Aldosteron-System (RAAS)
- antidiuretisches Hormon (ADH)
- atriales natriuretisches System (ANP).

16.1.1 Kalium (☞ 17.1.1)

Das Gesamtkörperkalium eines Erwachsenen beträgt ca. 140 g oder 3570 mmol. Davon liegen 98 % intrazellulär und nur 2 % extrazellulär, also genau umgekehrt wie bei Natrium. Täglich werden 3–4g Kalium (75–100 mmol) aufgenommen und etwa ebenso viel wieder ausgeschieden. 90 % des K^+ verlassen den Körper über die Nieren, der Rest wird mit den Fäzes ausgeschieden.

Pharmakokinetik

Alle anorganischen Kaliumsalze sind sehr gut wasserlöslich und werden oral gut resorbiert. Die Verteilung des Kaliums in den Kompartimenten des Organismus (ECR, ICR) wird hauptsächlich vom Säure-Basen-Haushalt beeinflusst und ist pH-abhängig. Aber auch die Hormone Adrenalin, Insulin und Aldosteron sind an der Kaliumregulation beteiligt. Diese Hormone „treiben" Kalium in die Zelle.

Merke!

Die Azidose führt zu Kaliumanstieg (Hyperkaliämie), die Alkalose zu Kaliumabfall (Hypokaliämie) im Serum.

Bei **Azidose** wird die Na^+/K^+-ATPase gehemmt und kann den Kaliumgradienten nicht mehr aufrechterhalten. Das Kalium erscheint im Serum. Hinzu kommt, dass bei Azidose K^+ gegen H^+ ausgetauscht wird. Azidose oder Alkalose kann bezüglich der Kaliumkonzentration zu diagnostischen Fehlschlüssen führen, da bei Azidose das Serumkalium steigt, bei Alkalose aber fällt, so dass ein Kaliummangel bzw. Kaliumüberschuss verdeckt wird. Der Normwert für Serumkalium liegt zwischen 3,5 und 5 mmol/l bei einem pH von 7,2.

Ein pH-Anstieg oder Abfall um 0,1 verändert die K^+-Konzentration um 0,5 mmol/l.

Wirkungen von Kaliumüberschuss und Kaliummangel

Die wichtigsten physiologischen Wirkungen bzw. Aufgaben des Kaliums sind Bindung von Hydratwasser in der Zelle und Aufrechterhaltung des Ruhemembranpotenzials der Zelle. Der Kaliumgradient der Nervenzellen ist die Grundlage der neuralen Erregbarkeit und der Reizleitung.

Ein Kaliummangel, also eine **Hypokaliämie,** ist wesentlich häufiger als ein Kaliumüberschuss, eine **Hyperkaliämie.**

Hypokaliämie

Ursachen ☞ Kap. **17.1.1.**

Symptome einer Hypokaliämie sind:

- **Nervensystem:** Müdigkeit, Parästhesien, schlaffe Paresen, Abschwächung der Reflexe, Verwirrung
- **Herz-Kreislauf:** tachykarde Rhythmusstörungen, AV-Block, ventrikuläre Extrasystolen. Im EKG zeigt sich eine abgeflachte bis negative T-Welle und scheinbare QT-Verlängerung durch Auftreten einer U-Welle, außerdem eine ST-Senkung. Erhöhte Glykosidempfindlichkeit
- **Magen-Darm:** Erbrechen, Verminderung der Magensäureproduktion, Darmatonie mit Obstipation bis zum paralytischen Ileus
- **Niere:** Nephropathie mit Polyurie und Polydipsie, Proteinurie.

Tab. 16.1 Handelsübliche Kaliumpräparate.

Wirkstoff	Handelspräparat
Kaliumchlorid	Kalinor-retard P®, Kaliumchlorid Braun® Inf.-Lsg., Rekawan Kps.
Kaliumcitrat	Kalium Verla® Granulat
Kaliumhydrogencarbonat	Kalitrans® (Komb.) , Kalinor® Brause-Tbl. (Komb.), Uronor® (Komb.)
Kaliumlactat	Kaliumlactat Lösung Fresenius® als Infusionszusatz
Kaliumchlorid Infusionslösung	Normofundin G-5®
Kaliumphosphat	Kaliumphosphat Braun® Lösung als Infusionszusatz

Zur **Substitution** von Kalium bei Hypokaliämie stehen orale und parenterale Kaliumpräparate zur Verfügung.

Tabelle 16.1 zeigt einige der verwendeten Kaliumpräparate.

Hyperkaliämie

Ursachen ☞ Kap. **17.1.1.**

Symptome der Hyperkaliämie sind:

- **Nervensystem:** Müdigkeit, Parästhesien, schlaffe Paresen, Abschwächung der Reflexe Verwirrung
- **Herz-Kreislauf:** Verschlechterung der Herzleistung bis zur Herzinsuffizienz, Überleitungsstörung, Arrhythmien bis zum Kammerflimmern. QT-Verkürzung, zeltförmige T-Wellen, QRS-Verbreiterung bis zum Schenkelblock, verminderte Glykosidempfindlichkeit
- **Magen-Darm:** Erbrechen, Durchfall, Krämpfe
- **Niere:** Oligurie, Anurie.

Therapie der Hyperkaliämie ☞ Kap. **17.1.1.**

Interaktionen

Thiaziddiuretika, Schleifendiuretika, Laxanzien und Insulin erniedrigen den Kaliumspiegel, Glukokortikoide und Mineralokortikoide erhöhen die Kaliumausscheidung und führen zu Natrium- und Wasserretention und zu Hypokaliämie. Aldosteronantagonisten (Spironolacton) erhöhen den Kaliumspiegel. Kalziumionen wirken funktionell antagonistisch zu K^+, da sie ebenfalls von der Na^+/K^+-ATPase transportiert werden.

16.1.2 Magnesium

Ein Erwachsener mit 70 kg Körpergewicht enthält etwa 2000 mval Magnesium (entsprechend 24 g). Davon sind 45 % intrazellulär und nur 5 % im ECR. Die höchste Magnesiumkonzentration (50 %) findet sich in den Knochen, ferner in Muskulatur und Leber. 16 % des Gesamtmagnesiums sind austauschbar. Der tägliche Bedarf liegt bei 20–30 mval. Normwert Mg^{++} im Plasma: 0,7 – 1,1 mmol/l (2 – 3 mval/l).

Präparate

Tabelle 16.2 zeigt gebräuchliche Magnesiumpräparate.

Tab. 16.2 Magnesiumpräparate.

Wirkstoff	Handelspräparat
Magnesiumsulfat	Magnesium Verla® Inf.-Lsg., Magnesium Diasporal® Inj.-Lsg.
Magnesiumglutamat	Magnesium Verla®
Magnesiumcitrat	Magnesium Diasporal 300®
Magnesiumlaevulinat	Magnesium-Diasporal N®
Magnesiumascorbat	Magnorbin®
Magnesiumhydrogenphosphat	Magnerot N®
Magnesiumaspartat	Magnesiocard®, Cardioplegin N®, Inj.-Lsg., galacordin® Kps.

Pharmakokinetik

Nach oraler Gabe wird Magnesium in Form seiner löslichen Salze teilweise im Darm resorbiert. Magnesiumoxid (MgO), das ebenfalls in Tabletten angeboten wird (Magnesium Optopan®), ist unlöslich. Die Ausscheidung erfolgt rasch über die Niere. Antazida, Ionenaustauscher und Komplexbildner vermindern die Mg^{2+}-Resorption und können zu Hypomagnesiämie führen. Bei Niereninsuffizienz kann es zu einer geringen Hypermagnesiämie ohne klinische Symptomatik kommen.

Wirkungen

Magnesium hemmt ACh-Freisetzung an der motorischen Endplatte, **Verminderung des Muskeltonus**. Bei Hypermagnesiämie (Mg^{++} >) kommt es zu klinischen Symptomen. ZNS: Schwindel, Erregung, Ataxie, Atemdepression. Skelettmuskeln: Muskelkrämpfe. Herz: komplexe Rhythmusstörungen. Steigt der Mg^{++}-Plasmaspiegel weiter, tritt schlaffe Lähmung ein. Zusammen mit der hemmenden Wirkung auf das ZNS bezeichnet man diesen Zustand als **Magnesiumnarkose.** Diese Bezeichnung ist etwas irreführend, da der Patient bei Bewusstsein ist. Beide Phänomene lassen sich durch intravenöse Gabe von Ca^{2+} sofort normalisieren (antagonistische Wirkung von Kalzium).

Magnesium aktiviert Enzymsysteme, hat also eine Schalterfunktion, ähnlich wie Ca^{2+}, am Skelettmuskel. Am Herzen wirkt Magnesium ähnlich wie K^+. Es hat eine antiarrhythmische Wirkung bei psychovegetativen Herzrhythmusstörungen. In hoher Konzentration (> 6 mmol/l) führt Magnesium zu Koma bzw. Herzstillstand.

Magnesiumsulfat wird als Wehenhemmer und bei EPH-Gestosen eingesetzt.

Bei Überdosierung von Magnesiumpräparaten kommt es zu Erbrechen, atonischer Obstipation und Atemmuskellähmung. Typische Symptome bei Magnesiummangel sind eine normokalzämische Tetanie, gesteigerte Erregbarkeit des ZNS, Verwirrtheit und Tremor.

16.1.3 Kalzium (☞ 17.1.3)

Der menschliche Organismus besteht zu 2 % aus Kalzium. Dies entspricht bei einem Körpergewicht von 70 kg einem Gesamtbestand von 224 mol oder 896 g!

Mehr als 98 % des Gesamtkalziums ist im Knochen als Kalziumphosphat oder Kalziumcarbonat gebunden und steht im Austausch mit dem Ca^{2+}-Pool

Tab. 16.3 Wirkungen von Kalzium.

Organ/Wirkort	Wirkung
Herz	positive Inotropie, Verstärkung positiv inotroper Pharmaka wie Digitalis
Nervensystem	erhöhte Erregbarkeit bei Ca^{2+}-Mangel. Die Reizschwelle erregbarer Membranen hängt von der Kalziumkonzentration im ECR ab. Nebennierenmark und Hypophysenhinterlappen können nur in Anwesenheit von Ca^{2+}-Ionen Hormone ausschütten (Adrenalin, Oxytocin, ADH).
Muskulatur	An der Muskulatur ist Kalzium wesentlich für die Stabilisierung des Membranpotenzials und für die elektromechanische Kopplung verantwortlich. Kalziummangel führt zu Spontanaktivität und zu Tetanie mit Parästhesien bis zu generalisierten Krämpfen und Bewusstlosigkeit. Bei Hyperkalzämie kommt es zu Muskelschwäche und Obstipation.
Gefäße	Kalzium vermindert die Kapillarpermeabilität und erweitert die Hautgefäße, was sich bei intravenöser Injektion von Kalzium als Wärmegefühl bemerkbar macht.
Blut	Ca^{2+} wirkt als Katalysator an verschiedenen Stellen des Blutgerinnungssystems.
Immunsystem	Kalzium wirkt antiallergisch.
Knochen	Die Regulation des Kalziumstoffwechsels geschieht vornehmlich durch Parathormon, Kalzitonin und D-Hormone.

des ECR. Der Kalziumgehalt des ECR wird so **fein reguliert,** dass man von einer biologischen Konstante spricht. Die mittlere Ca^{2+}-Konzentration im Plasma beträgt 2,3–2,7 mmol/l. 60 % davon liegen ionisiert vor und sind in den Membranen der Nierenglomerula filtrierbar. Im ICR ist der ionisierte Anteil erheblich niedriger. Nur das ionisierte Kalzium ist biologisch aktiv. Vom nichtionisierten Anteil sind 35–45 % an Plasmaproteine gebunden, 5–10 % liegen in Komplexform vor (Ca-Citrat, Ca-Lactat) und sind damit nicht frei beweglich. Die Konzentration des ionisierten Kalziums hängt von der Gesamt-Ca^{2+}-Konzentration, von der Plasmaeiweißmenge, vom Blut-pH und von der Konzentration an Chelatbildnern ab. **Alkalose** vermindert und **Azidose** steigert den Ionisationsgrad des Kalziums. Bei saurem pH sinkt die Proteinbindung des Ca^{2+}, bei alkalischem pH steigt sie.

Zwischen dem Verhalten der Alkaliionen (Na^+, K^+) und der Kalziumionen (Ca^{2+}) im Organismus besteht ein wichtiger Unterschied: Alkaliionen sind intra- und extrazellulär fast frei beweglich, Ca^{2+}-Ionen nicht.

Pharmakokinetik

Kalzium wird nach oraler Gabe nicht in beliebigen Mengen resorbiert, da die Resorption im Dünndarm in Abhängigkeit vom Körperbedarf reguliert wird. Maßgebend für die Regulation sind **Vitamin D** und **Parathormon,** die gemeinsam zu einer Resorptionsförderung des Kalziums führen. Pro Tag werden etwa 12–35 mmol Ca^{2+} mit der Nahrung aufgenommen. Eine Hemmung der Resorption kommt durch Salzbildung mit Nahrungsbestandteilen zustande. Organische Kalziumsalze werden gut resorbiert. Anorganische Kalziumsalze sind meist schwer löslich (Kalziumsulfat) oder giftig (Kalziumchlorid). Kalzium wird zu 90 % mit dem Stuhl ausgeschieden, 10 % werden über die Niere in Komplexform eliminiert. Bei Niereninsuffizienz steigt der Kalziumspiegel im Blut an. Parathormon und das D-Hormon Cholecalciferol steigern die Kalziumrückresorption an der Niere.

> **Merke!**
> Alkalose vermindert, Azidose erhöht den Plasmaspiegel des Ca^{2+}.

Wirkungen

Kalzium spielt eine wichtige Rolle bei der Regulation der Zellwandpermeabilität, bei der Blutgerinnung, bei der neuromuskulären Erregungsübertragung, bei der Muskelkontraktion und bei Enzymreaktionen. Tabelle 16.3 gibt einen Überblick über die Wirkungen des Kalziums an den verschiedenen Organsystemen.

Ursachen eines **Kalziummangels** durch Erkrankungen ☞ Kap. **17.1.3.**

Ein relativer Kalziummangel, besser eine Kalziumfehlverteilung, mit einem Absinken des ionisierten Ca^{2+}, wird bei der so genannten **Hyperventilationstetanie** beobachtet, die häufig bei ängstlichen und nervösen Menschen auftritt. Ursache dieser Regulationsstörung ist eine Hyperventilation mit verstärkter CO_2-Abatmung und nachfolgender respiratorischer Alkalose.

Bei Kalziummangel (Hypokalziämie) wird Kalzium substituiert. Die Substitution von Kalzium kann oral oder parenteral erfolgen. Die parenteralen Präparate enthalten Kalzium in Form von organischen Komplexverbindungen, die oralen Präparate können anorganische Kalziumsalze oder ebenfalls Komplexverbindungen des Kalziums enthalten. Tabelle 16.4 zeigt gebräuchliche Kalziumpräparate.

Ursache einer **Hyperkalzämie** sind in der Regel Erkrankungen. Aber auch iatrogene Fehler und das Milch-Alkali-Syndrom kommen als Auslöser in Frage. Erkrankungen, die zu Hyperkalzämie führen, können

Tab. 16.4 Kalziumpräparate.

Wirkstoff	Handelsname
Kalziumacetat	Calciumacetat Nerfro® Tbl.
Kalziumaspartat	Calciretard® Tbl. und Inj.-Lsg.
Kalziumcarbonat	Calcium-dura®, Calcigamma® Brausetbl., Calcium Verla®
Kalziumcitrat	Calcitrat® Tbl.
Kalziumdobesilat	Dexium® Kaps., Dobica®, Kps.
Kalziumfolinat	Lederfolat® Tbl., Neofolin®, Inj.-Lsg., Leukovorin® Inj.-Lsg., Ribofolin® Kps.
Kalziumglukonat	Calcium Braun® Inj.-Lsg. (Komb.), Calcivitase® Tbl. Frubiase Calcium® Trinkamp.
Kalziumlactat	Frubiase Calcium T® Trinkamp. (Komb.), Ermsech® Kps. (Komb.)
Kalziumlactobionat	Calcium Sandoz® Amp.
Kalziumhydrogen-phosphat	Calcium-EAP®
Kalziumorotat	Calciumorotat®
Kalziumphosphat	CERASORB® Granulat

Tumoren oder ein Hyperparathyreoidismus sein. Iatrogene Ursachen sind übermäßige Kalziuminfusion und Diuretikatherapie mit Thiaziden (selten).

Die Therapie der Hypercalcämie besteht in der Infusion von 0,9 %iger Kochsalzlösung und Diurese mit Furosemid. Das bei der Diurese ebenfalls ausgeschwemmte Kalium muss substituiert werden. Ferner gibt man Calcitonin (Karil®, Cibacalcin®), um die Einlagerung von Kalzium in den Knochen zu stimulieren.

16.2 Säure-Basen-Haushalt

Der mittlere pH-Wert des Blutes beträgt 7,4, das Blut ist also beim Gesunden schwach alkalisch. Obwohl beim Stoffwechsel ständig saure Verbindungen in unterschiedlicher Menge anfallen, wird der Blut-pH in engen Grenzen konstant gehalten. Beteiligt an diesem Regelkreis sind:

- Puffersysteme
- Gasaustausch der Lunge
- Nieren
- Leberstoffwechsel.

Das wichtigste **Puffersystem** ist das **Hydrogencarbonat-System** (HCO_3^- und CO_2). Pufferkapazität stellen auch **Proteine**, insbesondere Hämoglobin, und in geringem Umfang auch **Phosphate** zur Verfügung. Hämoglobin enthält einen hohen Anteil der basischen Aminosäure Histidin, das H^+-Ionen binden kann. Das primäre Phosphatanion $H_2PO_4^-$ wirkt als Säure und das sekundäre Phosphatanion HPO_4^{2-} als Base.

Das Endprodukt des oxidativen Stoffwechsel ist Kohlendioxid (CO_2). Dieses muss laufend über die Lunge abgeatmet werden, da es ein Säureanhydrid ist und sich mit Wasser zur Kohlensäure verbinden würde. Eine Ansäuerung des Blutes führt sofort zu verstärkter Atmung, eine Alkalisierung zu einer Reduzierung der Atemtätigkeit. Nichtflüchtige Säuren, wie beispielsweise Schwefelsäure, können nicht abgeatmet werden und müssen über die Nieren eliminiert werden. Auch die Leber trägt durch Oxidation von nichtflüchtigen Säuren wie Milchsäure, Essigsäure oder Zitronensäure zum alkalischen Blut-pH bei.

Durch Erkrankungen kann der Säure-Basen-Haushalt aus dem Gleichgewicht kommen. Bei Ansäuerung spricht man von Azidose (pH $< 7{,}37$) oder Alkalose (pH$> 7{,}43$). Beide können respiratorisch oder metabolisch verursacht sein.

16.3 Volumenersatzmittel

Bei einem **Blutverlust** von mehr als einem Liter muss umgehend ein Ausgleich geschaffen werden, um Organschäden zu verhindern. Ideal wäre die Substitution von Blut der gleichen Blutgruppe, doch Blut steht nicht immer zur Verfügung, ist schwer handhabbar und birgt das Risiko der Übertragung von Krankheitserregern (AIDS, Hepatitis). Zusätzlich können die der Blutkonserve zugesetzten Gerinnungshemmer (Natriumzitrat) Schäden beim Empfänger verursachen. Man verabreicht daher zellfreie, künstlich hergestellte Lösungen, so genannte **Plasmaexpander.** Es handelt sich um makromolekulare, kolloide Lösungen, die lange genug in der Blutbahn bleiben, um hämodynamische Wirkungen zu entfalten, bevor sie metabolisiert und ausgeschieden werden. Therapieziel ist die Anhebung des Blutdrucks und die Verbesserung der Mikrozirkulation. Mit Elektrolytlösungen, wie beispielsweise isotoner Kochsalzlösung, sind diese Ziele nicht erreichbar, da die Verweildauer in der Blutbahn zu kurz ist.

Bei einem Blutverlust von mehr als 30 % muss ein Erythrozytenkonzentrat oder Blut infundiert werden.

Merke!

Plasmaexpander im engeren Sinn sind hyperonkotische, kolloidale Lösungen.

Bei vielen Formen der Kreislaufinsuffizienz, des Schocks und bei Thromboseneigung können die Mikrozirkulation und die periphere Zirkulation durch Volumenvermehrung bzw. Viskositätsverminderung verbessert werden. Unter **Mikrozirkulation** versteht man den Blutfluss in den Gefäßabschnitten, die den Stoffaustausch und die Hämodynamik entscheidend beeinflussen. Dies sind terminale Arteriolen, Kapillaren und Venolen (postkapilläre Widerstandsgefäße). Bei allen Schockformen findet man Veränderungen in der terminalen Strombahn (Strö-

Tab. 16.5 Plasmaexpander.

Chemische Gruppe	Wirkstoff	Handelsname
Dextrane	Dextran 40	Rheomacrodex® (+ NaCl), Infukoll®(+ NaCl), Rheomacrodex® natriumchloridfrei G, Longasteril® 40 kochsalzfrei G
	Dextran 60	Macrodex® (+ NaCl)
	Dextran 70	RescueFlow®(+ NaCl), Longasteril® (+ Elektrolyte)
Hydroxyäthylstärke	HAES 70 000	Expafusin®, HAES-Rheopond 70®, Rheohes®
	HAES 200 000	HAES steril® (3 %, 6 %), Haemofusin®, Hemohes®
	HAES 450 000	Plasmasteril®
Gelatinepräparate	35 g/l	Haemaccel 35®
	55 g/l	Gelifundol®
	40 g/l	Gelafundin®, Gelafusal®

mungsvolumen, hydrostatischer Druck, Wandpermeabilität). Hier ist die **Blutrheologie,** d. h. die Fließeigenschaft des Blutes, von entscheidender Bedeutung. Die **Viskosität** einer Flüssigkeit ist nach Newton definiert als Reibungskoeffizient, der entsteht, wenn bei laminärer Strömung unter der Einwirkung einer Kraft in Fließrichtung sich Flüssigkeitsschichten gegeneinander verschieben.

In kleinen, engen Kapillargefäßen müssen sich die Erythrozyten deformieren, um durchschlüpfen zu können. Es kommt zu einem Erythrozytenstau und zu erhöhter Blutviskosität, dem sog. **Sludge-Phänomen** (geldrollenartige Anordnung der Erythrozyten hintereinander).

Plasmaexpander wie Dextrane oder HAES verhindern die Aggregation von Blutzellen allgemein durch „Coating", d. h. Umhüllen mit einem Flüssigkeitsfilm. Dadurch sinkt die Viskosität.

An Plasmaersatzmittel müssen folgende Forderungen gestellt werden:

- Kolloidosmotischer Druck und osmotischer Druck müssen dem des Plasmas entsprechen.
- Das Kolloid muss biologisch indifferent sein, darf nicht reagieren und muss eliminierbar sein.
- Der Plasmaexpander muss lange genug in der Blutbahn bleiben.

Wirkstoffe

Volumenersatzstoffe können **isoonkotisch** sein (Blut, Albuminlösung, HAES 450), **hypoonkotisch** (Gelatine, Ringerlösung) oder **hyperonkotisch** (Dextran, HAES 200). Nur die hyperonkotischen Lösungen wirken als Plasmaexpander, d. h., sie bewirken eine höhere Zunahme des intravasalen Volumens, als ihrem infundierten Volumen entspricht, da sie Wasser aus dem ECR in die Blutbahn ziehen (Umverteilung).

Tabelle 16.5 zeigt die wichtigsten Plasmaexpander.

Chemischer Aufbau der wichtigsten Plasmaersatzmittel

Dextrane, Hydroxyäthylstärken und Gelatinepräparate erfüllen weitgehend die oben gestellten Forderungen und werden als Volumenersatzstoffe verwendet:

Dextrane sind Glukosepolysaccharide aus ca. 200 000 Glukosemolekülen, die in 1–6-glykosidischer Bindung verknüpft sind. Die therapeutisch verwendeten Dextrane werden aus Bakterien gewonnen. Durch Hydrolyse werden Spaltstücke von niedrigerem Molekulargewicht erzeugt. So enthält beispielsweise Macrodex® überwiegend Ketten um die 60 000 Dalton (25 000–110 000). Die Dextrane sind bei Macrodex® in einer Konzentration von 6 % in physiologischer Kochsalzlösung (0,9 % NaCl) gelöst, bei Rheomacrodex® liegen Dextrane von 40 000 Dalton in 10 %iger Konzentration vor.

Hydroxyäthylstärke ist ebenfalls ein Polysaccharid, das durch Hydroxylierung aus Amylpectinhydrolysaten aus Getreide gewonnen wird. Die Molekülketten sind stark verzweigt und bestehen aus Glukosemolekülen in 1–4-glykosidischer Bindung. Der Hydroxyäthylrest -CH_2-CH_2-OH steht in Position 2 der Glukosemoleküle. Das mittlere Molgewicht dieser Stärkederivate liegt je nach Präparat zwischen 40 000 und 45 000 Dalton.

Gelatinepräparate sind Polypeptide, die durch Abbau von Kollagen (aus Knochenmehl, BSE!) gewonnen werden. Native Gelatine wird nicht verwendet, da sie erst bei 50 °C flüssig wird. Die Hydrolysate haben ein Molgewicht von 12 000–15 000 Dalton und werden mit Harnstoff oder Bernsteinsäure zu Polymerisaten von etwa 35 000 Dalton vernetzt. Mit Harnstoff vernetzte Gelatine (Haemaccel®) enthält 3,5 % Gelatine in physiologischer Kochsalzlösung und hat eine Halbwertszeit von 3–4 Stunden. Oxypolygelatine (Gelinfundol®) liegt als 5 %ige Lösung in isotoner NaCl-Lösung vor.

Albuminlösung enthält Humanalbumin, d. h. ein Gemisch von Plasmaproteinen, gelöst in Natriumchloridlösung.

Polyvinylpyrrolidon ist ein synthetisches Polymer mit einem Molgewicht von 30 000, das nicht abgebaut werden und deshalb die Nierentubuli verstopfen kann. Es wird nicht mehr verwendet.

Pharmakokinetik

Die Wirkung von Macrodex® beträgt 6–8 Stunden, die von Rheomacrodex® 3–4 Stunden. Innerhalb von 24 Stunden wird etwa die Hälfte des Dextrans über die Niere ausgeschieden. Der Rest wird im Körper langsam gespalten und im Zitronensäurezyklus metaboli-

Tab. 16.6 Pharmakokinetische Daten von Plasmaexpandern und Volumenersatzstoffen.

Substanz	Konzentration	Handelsname	Volumeneffekt	Wirkungsdauer	Mittleres Molgewicht
Dextran 40	10 %	Rheomacrodex®	hyperonkotisch (150 %)	3–4 h	40 000
Dextran 60	6 %	Macrodex®	hyperonkotisch (120 %)	6 h	60 000
HAES 70	6 %	Expafusin®	hypoonkotisch	2–3 h	70 000
HAES 200	6 %	HAES steril®	hyperonkotisch	3–4 h	200 000
HAES 450	6 %	Plasmasteril®	plasmaisoton	6–8 h	450 000
Gelatine	5 %	Gelafundin®	hypoonkotisch (70 %)	2–3 h	35 000
Humanalbumin	5 %	Humanalbin®	plasmaisoton (100 %)	3 h	66 000

siert. Je höher das Molgewicht des Plasmaexpanders, desto langsamer die renale Ausscheidung. Niedermolekulare Dextrane wie Rheomacrodex® haben wegen ihrer höheren Konzentration ein höheres Wasserbindungsvermögen und einen stärkeren „Expandereffekt", werden jedoch rascher ausgeschieden, da sie unter der Nierenschwelle von 50 000 Dalton liegen. Dextrane sind hyperonkotisch (Tab. 16.6).

Hydroxyäthylstärke

Sie wird im Blut von der α-Amylase gespalten, die Bruchstücke werden renal ausgeschieden. Der Hydroxyäthylrest behindert die Amylase und verzögert den Abbau. Die Wirkungsdauer von Plasmasteril® liegt bei 6–8 Stunden, die von HAES Steril® bei 3–4 Stunden. Die hämodynamischen Wirkungen sind bei Hydroxyäthylstärke entscheidend von Molekülmasse, Verzweigungsgrad und Substitutionsmuster der Stärkemoleküle abhängig.

Gelatinepräparate haben einen geringeren onkotischen Druck als Plasma und wirken etwa 2–3 Stunden.

Für alle obigen Volumenersatzstoffe gilt:

- je größer das Molgewicht, desto länger die HWZ, desto langsamer die renale Elimination
- je kleiner die Streubreite des Molgewichts, desto besser die Qualität des Expanders. Zu große Moleküle werden nicht filtriert, zu kleine zu schnell ausgeschieden.

Elektrolytlösungen und Glukoselösungen wirken nur etwa 30 Minuten lang volumenexpandierend, verlassen dann aber das Gefäßlumen in Richtung Interstitium. Elektrolytlösungen zählen daher nicht zu den Plasmaexpandern.

Wirkungen und Wirkungsmechanismus

Die meisten Volumenersatzstoffe sind hyperosmotisch und ziehen Wasser aus dem Extravasalraum in die Gefäße. Sie verbessern die Fließeigenschaften des Blutes und die Mikrozirkulation. Sie verhindern Blutzellaggregation und Thrombosen durch „Coating", d.h. Umhüllung der Blutzellen und des Gefäßendothels mit einem kolloiden Flüssigkeitsfilm. Beim neurogenen Schock sind Plasmaexpander nutzlos.

Albuminlösung

ist teuer und kommt hauptsächlich beim nephrotischen Syndrom mit Eiweißmangel oder bei Verbrennungspatienten zum Einsatz. Zur Substitution von 10 mg Albumin müssen 16 ml/kg Körpergewicht einer 5 %igen Albuminlösung infundiert werden. Verwendet werden 5 %ige oder 20 %ige Albuminlösungen, beispielsweise Albumin 20 % human®.

Nebenwirkungen

Alle kolloiden Plasmaersatzlösungen können anaphylaktische Reaktionen auslösen. Hydroxyäthylstärke und Dextrane können Gerinnungsstörungen durch Coating verursachen, wenn mehr als 1,5 l/d infundiert werden. Durch Vorbehandlung mit **niedermolekularem Dextran** (Promit®), das nur als monovalentes Hapten agiert, lässt sich die allergene Wirkung abschwächen oder verhindern. Auch die prophylaktische Gabe von Antihistaminen kann die allergische Wirkung von Dextranen verhindern. **Höhermolekulare Dextrane** wirken nicht als Histaminliberatoren, sondern bilden Polysaccharid-Antikörperkomplexe mit nachfolgender Komplementaktivierung. Gelatine erhöht die Blutviskosität und die Thrombosegefahr. Außerdem enthält Gelatine viel Ca^{+2} und kann die Digitaliswirkung verstärken. Humanalbuminlösungen können sehr selten Urtikaria, Fieber und anaphylaktischen Schock verursachen. Plasmaexpander erhöhen die Urinviskosität und können die Blutgruppenbestimmung durch Coating beeinträchtigen.

Kontraindikationen

Kontraindikationen für Plasmaexpander sind Überempfindlichkeit auf diese Stoffe, Hypervolämie, Thrombozytopenie, Hypofibrogenämie, Niereninsuffizienz (Anurie) und schwere Herzinsuffizienz mit erhöhtem zentralen Venendruck und atonischer Kreislaufinsuffizienz.

17 Die Pharmakotherapie von Störungen des Wasser- und Elektrolythaushaltes

7.1 Elektrolytstörungen

Elektrolytstörungen sind Abweichungen der Ionenkonzentration vom Normwert des Organismus. Die Ursachen sind vielfältig, sie können durch Erkrankungen oder exogen hervorgerufen sein.

17.1.1 Störungen des Kaliumhaushalts

Der Normalwert für Serumkalium beträgt bei normalem Blut-pH 3,6–5,0 mmol/l. Die Plasmakonzentration von K^+ wird bestimmt von Gesamtkörperkalium, Nierenfunktion, Kolon und von der homöostatischen Regulation. Stellglieder für die Feinregulation des intra-/extrazellulären Ionengleichgewichts von K^+ sind vor allem Aldosteron und die Na^+/K^+-ATPase, deren Aktivität von Insulin, pH im ECR und der K^+-Zufuhr abhängt. K^+-Konzentration und Säure-Basen-Haushalt sind eng verzahnt.

Merke!

Normale K^+-Konzentration im Plasma bei gleichzeitigem Vorliegen einer Azidose bedeutet Kaliummangel, bei Vorliegen einer Alkalose Kaliumüberschuss.

Hyperkaliämie (Kaliumüberschuss)

Eine Hyperkaliämie liegt vor, wenn das Serumkalium über 5,0 mmol/l liegt.

Eine Hyperkaliämie kann eine Reihe von **Ursachen** haben:

- schnelle parenterale Kaliumzufuhr, Überinfusion von Elektrolyten
- akute oder chronische Niereninsuffizienz
- Nebenniereninsuffizienz mit Hypoaldosteronismus (M. Addison)
- Therapie mit kaliumsparenden Diuretika (Spironolacton, Triamteren, Amilorid)
- ausgedehnte Nekrosen oder Verbrennungen
- zelluläre Umverteilung bei metabolischer Azidose, Insulinmangel, Coma diabeticum und Hämolyse
- sekundärer Hypoaldosteronismus bei Diabetikern sowie als Nebenwirkung einer Behandlung mit ACE-Hemmern, Glukokortikoiden und nichtsteroidalen Antirheumatika.

Die häufigsten Ursachen für Hyperkaliämie sind Niereninsuffizienz und kaliumsparende Diuretika.

Die Symptome der Hyperkaliämie zeigen sich vor allem am Herzen (☞ Kap. 9.2, ☞ Kap. 16.2.1) und am Nervensystem.

Therapie der Hyperkaliämie

Zur Senkung des Kaliumspiegels stehen eine Reihe von Maßnahmen zur Verfügung. Welche Methode angewendet wird, hängt von den Vorerkrankungen des Patienten und von der Höhe des Kaliums ab. Bei einem K^+ zwischen 6 und 7 mmol/l geht man folgendermaßen vor:

- Absetzen kaliumerhöhender Medikamente, insbesondere kaliumsparender Diuretika
- Infusion von 250–500 ml 20 %iger Glukoselösung (Glucose 20 Braun®) zusammen mit 10–20 I.E. Altinsulin (H-Insulin Hoechst®), um K^+ ins ICR zu „treiben"
- Infusion von 50–100 ml $NaHCO_3$-Lösung (Natriumhydrogencarbonat Braun®), auch wenn keine Azidose vorliegt, da bei Alkalisierung K^+ in den ICR wandert
- i.v. Injektion von 10–20 ml 10 %iger Kalziumglukonatlösung (Calcium Sandoz 10 %®), aber nur bei nichtdigitalisierten Patienten, um die Wirkung von K^+ am Herzen zu antagonisieren
- orale oder rektale Gabe eines Kationentauschers (3–4 × 15 g Resonium A® oder Anti-Kalium®); bei oraler Gabe muss man mit einer Wirkungslatenz von 24 Stunden rechnen
- intravenöse Gabe von Furosemid; man infundiert 50–100 mg Lasix® pro Stunde, maximal 1500 mg pro Tag.

Am effektivsten lässt sich K^+ durch Hämodialyse senken. Der Aufwand ist erheblich, sollte aber bei einem $K^+ > 8$ mmol/l und gleichzeitigem Vorliegen von Herzrhythmusstörungen und Niereninsuffizienz erfolgen.

Kasuistik

Ein 65-jähriger Patient wird wegen einer Synkope in die Notaufnahme des Krankenhauses eingeliefert. Der Mann ist bei Bewusstsein, jedoch eingeschränkt ansprechbar. Die Herzfrequenz liegt bei 55/min, das Serumkreatinin ist im Normbereich, das Kalium auf 6,9 mmol/l erhöht. Der Patient kann keine klare Auskunft zu Medikamenten geben, die er einnimmt. Die Situation ist lebensbedrohlich. Eine Hämodialyse steht nicht zur Verfügung.

Der Patient erhält auf der Intensivstation eine Infusion mit Glukose 20 % und Altinsulin. Da nicht zu eruieren war, ob der Patient digitalisiert ist, verbietet sich der Einsatz von Kalziumglukonat. Nach der Anlage eines ZVDs erhält der Patient Furosemid, um über eine forcierte Diurese die Kaliumausscheidung zu erhöhen. Die Glukose-Insulin-Infusion muss zweimal wiederholt und zusätzlich muss eine Dialyse durchgeführt werden, bis sich der Kaliumspiegel auf 5,3 mmol/l normalisiert.

Hypokaliämie (Kaliummangel)

Eine Hypokaliämie liegt vor, wenn das Serumkalium niedriger als 3,5 mmol/l ist. Hypokaliämie ist häufiger als Hyperkaliämie.

Da Kalium zu 98 % intrazellulär vorliegt, bedeutet ein erniedrigter Serumkaliumspiegel in der Regel bereits einen erheblichen Kaliummangel, obwohl beide nur locker korreliert sind. Als Berechnungsgrundlage für die Kaliumsubstitution kann die Angabe dienen, dass bei **Erniedrigung des Serumkaliums um 1 mval/l ein Bedarf von 250–300 mval K^+** besteht. Der Kaliummangel entwickelt sich meist schleichend und macht keine eindrucksvollen Symptome. Im Labor beobachtet man bei Hypokaliämie regelmäßig eine Alkalose, da bei erniedrigtem Serumkalium das K^+ die Zelle verlässt und durch H^+ ersetzt wird.

Die **Ursachen** des Kaliummangels in der Reihenfolge der Häufigkeit sind:

- Darminfekte mit Durchfall, M. Crohn, häufiges Erbrechen, Laxanzienabusus
- Diuretika vom Thiazidtyp oder Furosemidtyp
- polyurische Phase beim akuten Nierenversagen
- unzureichende Kaliumzufuhr durch Diätfehler (z. B. nur Süßspeisen) oder Infusionstherapie
- Kaliumverluste über die Nieren bei Nierenversagen, tubulärer Azidose und osmotischer Diurese
- Überdosierung von Glukokortikoiden (M. Cushing) und β_2-Sympathomimetika, Theophyllin
- Conn-Syndrom, Bartter-Syndrom
- metabolische Alkalose.

Die **Therapie** besteht in der Substitution von K^+, die nach Möglichkeit oral mit KCl (Kalitrans®-Brausetabletten, Rekawan®-Granulat) erfolgen sollte, da durch Erhöhung der Cl^--Konzentration in den Nierentubuli vermehrt H^+ rückresorbiert (im Austausch gegen Na^+) und damit die metabolische Azidose verbessert wird. Bei stärkerer Alkalose oder Cl^--Mangel (Hypochlorämie) kann die zusätzliche Gabe von NaCl sinnvoll sein.

Bei Gabe von Kaliumbrausetabletten wie Kalinor Brause® ist auf eine ausreichende Flüssigkeitszufuhr zu achten, da Kaliumsalze schleimhautreizend wirken. Eine Infusion von Kaliumverbindungen sollte nur ausnahmsweise erfolgen, da K^+ nur langsam in die Zelle eindringt und dadurch die Gefahr der Überdosierung groß ist. Infundiert werden nicht mehr als 20 mval K^+/h unter Monitorkontrolle. Orale Kaliumverbindungen wirken reizend auf die Schleimhaut von Magen und Darm. Daher werden die Kaliumverbindungen in eine organische Matrix eingebettet verabreicht (Kalinor Retard®-Kapseln). Magensaftresistente Dragees wie KCl-retard Zyma® sollten wegen der Gefahr von Darmulzera nicht gegeben werden.

Bei gleichzeitigem Vorliegen von K^+-Mangel und metabolischer Azidose empfiehlt sich die Gabe von $KHCO_3$ (Kalitrans®-Brausetabletten).

17.1.2 Störungen des Natriumhaushalts

Das Gesamtkörpernatrium beträgt 95 g oder 4200 mmol. Davon sind 98 % extrazellulär gelagert, also genau entgegengesetzt wie Kalium. Der Normalwert des Serumnatriums liegt zwischen 135 und 150 mmol/l. Aufnahme und Ausscheidung von Na^+ ist beim Gesunden im Gleichgewicht und beträgt etwa 130 mval/d, entsprechend 6–15 g Natriumsalzen. Eine blutisotone, physiologische Kochsalzlösung ist 0,15-molar und enthält **0,9 % NaCl.** Die Natriumionen tragen zu 90 % zur Osmolalität des ECR bei, sodass eine Verminderung oder Erhöhung der Na^+-Konzentration automatisch zu einer Wasserverschiebung führt (Volumenabnahme bzw. Volumenzunahme des ECR). Das Serumnatrium allein liefert keine ausreichenden Hinweise für einen Na^+-Mangel oder -Überschuss, da sich die Na^+-Konzentrationsänderungen im ECR abspielen. Auch ein Wasserüberschuss kann einen Na^+-Mangel vortäuschen. Daher müssen zusätzlich Hämatokrit und Osmolalität bestimmt werden.

Die Osmolalität des ECR wird von Osmorezeptoren im Hypothalamus überwacht, das Plasmavolumen von Barorezeptoren im Karotissinus, Aortenbogen und linken Ventrikel. Ferner über Volumenrezeptoren in den Herzvorhöfen und zentralen Venen. Ein Anstieg der Osmolalität stimuliert die Osmorezeptoren, die dann Durstgefühl und ADH-Ausschüttung veranlassen.

Eine Hypovolämie aktiviert den Sympathikus und das Renin–Angiotensin-System (RAS), später auch noch die ADH-Sekretion.

Bei Hypervolämie wird aus dem rechten Herzvorhof atriales natriuretisches Peptid (ANP) freigesetzt, ein Hormon, das Natriurese und Diurese stimuliert.

Hypernatriämie

Eine Hypernatriämie liegt vor, wenn das Serumnatrium höher ist als 148 mval/l.

Die Hypernatriämie ist meist Zeichen eines Wassermangels oder Wasserverlusts durch starkes Schwitzen, Hyperventilation oder Durchfall. Ferner kann die Ursache auch in der Zufuhr von hypertonen NaCl-Lösungen liegen (Meerwasser trinken, Infusionen).

Bei Ertrinkungsunfällen mit Meerwasser kann es zu Hypervolämie und Hypernatriämie kommen.

Die **Therapie** der Hypernatriämie besteht im Trinken von Mineralwasser, Tee oder verdünntem Saft. Wenn nötig, kann auch 5 %ige elektrolytfreie Glukoselösung infundiert werden. Bei Exsikkose aufgrund von Wasserverlusten über Nieren, Darm und Haut kann trotz des erhöhten Serumnatriums ein Na^+-Mangel bestehen. In diesen Fällen infundiert man elektrolythaltige Glukoselösung.

Hyponatriämie

Von Hyponatriämie spricht man bei einem Serumnatrium von weniger als 132 mval/l.

Eine Hyponatriämie kann eine Reihe von **Ursachen** haben:

- Verlust von Natrium durch heftiges Erbrechen, Durchfall, Verbrennungen, Schwitzen, Nierenerkrankungen
- vermehrte Wasserzufuhr durch exzessives Trinken (Wasservergiftung) oder durch Infusion elektrolytarmer Lösungen
- verminderte Wasserausscheidung bei Erkrankungen von Niere, Leber oder Herz
- Zellwandschädigung durch Hypoxie, Verbrennungen, Erfrierungen und Vergiftungen
- vermehrte ADH-Sekretion
- paraneoplastisches Syndrom bei kleinzelligem Bronchialkarzinom.

Bei Herzinsuffizienz und Niereninsuffizienz beobachtet man häufig eine verminderte Na^+-Konzentration (Hypotonie des ECR) bei gleichzeitiger Hypervolämie durch überschießende ADH-Sekretion.

Therapie

Wenn der Natriummangel bewiesen ist, wird physiologische NaCl-Lösung infundiert. Bei Hypovolämie kann man Vollelektrolytlösungen (Tutofusin®) geben, die neben Na^+ auch K^+, Ca^{2+} und Mg^{2+} enthalten. Als Anionen dienen Cl^-, Laktat oder Acetat. Daneben gibt es auch Elektrolytlösungen aus Ionen und Kohlenhydraten (Glukose) zur Wiederherstellung der Plasmaisotonie.

17.1.3 Störungen des Kalziumhaushalts

45–60 % des Kalziums liegen in Ionenform vor, der Rest ist an Protein gebunden (Komplexbindung). Funktionelle Bedeutung hat nur das „freie", ionisierte Ca^{+2}. Wie bei K^+ ist auch die Ca^{2+}-Konzentration vom Blut-pH abhängig. Alkalose senkt, Azidose erhöht die Konzentration.

Hyperkalzämie

Eine Hyperkalzämie liegt bei einem Serumkalzium von mehr als 2,6 mmol/l vor.

Ursachen oder Erkrankungen, die zu Hyperkalzämie führen, sind:

- primärer und sekundärer Hyperparathyreoidismus
- Freisetzung von Ca^{2+} aus den Knochen durch Metastasen von Tumoren (Mamma-Ca, Prostata-Ca), Plasmozytom, Osteoporose oder M. Paget
- Vitamin-D-Intoxikation
- M. Boeck
- Hyperthyreose
- Milch-Alkali-Syndrom (durch Antazida)
- Akromegalie
- Nebenniereninsuffizienz
- falsch dosierte Kalziuminfusionen.

Symptome einer Hyperkalzämie können sein:

Gewichtsabnahme, Anorexie, Appetitlosigkeit, Obstipation, Meteorismus, Polyurie und Polydipsie (Durst), Nierensteine, Übelkeit und Erbrechen. Ferner beobachtet man bei hoher Kalziumkonzentration Herzrhythmusstörungen.

Therapie der Hyperkalzämie

Symptome einer schweren Hyperkalzämie sind Polydipsie und Polyurie, Exsikkose, Fieber, Erbrechen und Koma.

Bei Vorliegen einer milden Hyperkalzämie versucht man es zunächst mit einer kalziumarmen Diät und mit oralen Medikamenten, die den Kalziumspiegel senken. Hierzu eignet sich Clodronsäure (Ostac®), die die Osteoklasten hemmt, oder Phosphat (Reducto®), das mit Ca^{+2} Komplexe bildet.

In schwereren Fällen wird parenteral behandelt. Folgende Maßnahmen sind erforderlich:

- Absetzen von Thiaziddiuretika, da sie Ca^{+2} retinieren.
- Ausgleich des Volumenmangels. Gabe von mehreren Litern physiologischer NaCl-Lösung, wenn keine Niereninsuffizienz vorliegt.
- Wenn nach Volumenausgleich keine Normokalzämie erreicht wird, erfolgt forcierte Diurese mit 1–3 Ampullen Lasix® 40 mg, die auch Kalzium ausschwemmt. Die Verluste der übrigen ausgeschwemmten Elektrolyte (K^+, Na^+, Mg^{+2}) müssen ausgeglichen werden.
- Eine rasche Senkung von Ca^{+2} kann durch Infusion eines Komplexbildners wie EDTA oder Natriumzitrat erreicht werden. EDTA ist nephrotoxisch, deswegen ist diese Therapie auf die lebensbedrohliche Hyperkalzämie beschränkt.
- Auch eine Hämodialyse kann Ca^{+2} rasch senken. Die Wirkung hält aber nur wenige Stunden an.
- Auch die orale Gabe eines Kationentauschers wie Calcisorb® kann sinnvoll sein.
- Kalzitonin (Karil®) hemmt die Ca^{+2}-Freisetzung aus den Knochen und steigert die renale Elimination. Kalzitonin wird parenteral gegeben, zunächst i.v., später s.c.
- Bei Hyperkalzämie, die durch Tumoren verursacht wird, gibt man Biphosphonate wie Clodronsäure (Ostac®), welche die Osteoklasten und damit den Knochenabbau mit Ca^{+2}-Freisetzung hemmen. Der Wirkungseintritt erfolgt aber erst nach 2 Tagen.
- Das antibiotische Zytostatikum Plicamycin (Mithracin®, Schweiz) hemmt ebenfalls die Osteoklasten und wirkt schon nach 12 Stunden.
- Mit Glukokortikoiden wie Prednison (Prednison-ratiopharm®) kann bei einigen Tumoren das Ca^{+2} gesenkt werden, nicht aber bei Hyperparathyreoidismus. Man gibt 50–100 mg/d oral.

Hypokalzämie

Von einer Hypokalzämie spricht man bei einem Serumkalzium von weniger als 2,1 mmol/l. Krankheiten und Medikamente, die zu einer Hypokalzämie führen können, sind:

- Hypoparathyreoidismus, meist nach Strumaresektionen
- chronische Niereninsuffizienz
- Malabsorption und Vitamin-D-Mangel
- Diuretika und Laxanzienabusus
- akute Pankreatitis, Sepsis
- Infusion von Zitratblut
- paraneoplastisches Syndrom mit Kalzitoninproduktion des Tumors
- Schwangerschaft (erhöhter Bedarf)
- Hyperphosphatämie.

Symptom der Hypokalzämie ist eine neuromuskuläre Übererregbarkeit, die bis zur Tetanie mit tonischen Krämpfen führen kann. Das Chvostek-Zeichen (Fazialisreflex) und das Trousseau-Zeichen (Pfötchenstellung bei Karpalkompression) sind positiv. Im EKG beobachtet man eine Verlängerung der QT-Zeit.

Bei leichter Hypokalzämie genügt eine orale Substitution, am besten mit Kalziumglukonat (Frubiase-Calcium®-Trinkampulllen). Bei Vorliegen einer ausgeprägten Hypokalzämie oder bei Tetanie werden 10–20 ml Kalziumglukonat 10 %ig (Calcium Verla®, Calcium Braun®) intravenös verabreicht. Rasche Injektion muss vermieden werden, da sie zu Vasodilatation (Hitzegefühl) und Kreislaufkollaps führen kann. Ein gleichzeitig bestehender Mg^{2+}-Mangel muss ebenfalls ausgeglichen werden (Magnesium Verla®).

Bei der chronischen Hypokalzämie werden 1–2 g Ca^{+2}/d oral gegeben, meist in Form von Kalziumcarbonat, am besten kombiniert mit D-Hormon (Calcium D_3 STADA®).

Bei einer chronischen Niereninsuffizienz tritt häufig eine Hypokalzämie auf, kombiniert mit einer Hyperphosphatämie. Letztere muss unbedingt gesenkt werden, bevor Kalzium verabreicht wird, da es sonst zur Ausfällung von $Ca_3(PO_4)_2$ kommen kann.

In der täglichen Praxis sehr häufig ist eine scheinbare Hypokalzämie, die so genannte **Hyperventilationstetanie.** Ausgelöst durch Angst oder Schmerz kommt es zur Hyperventilation, verstärkter CO_2-Abgabe über die Lunge, Alkalisierung des Bluts und Verschiebung des Ca^{2+} nach intrazellulär. Im Gesicht, an den Unterarmen sowie an der Atemmuskulatur treten Parästhesien und Muskelkrämpfe auf. Der Patient glaubt, ersticken zu müssen, und gerät in Panik, ebenso seine Angehörigen. Therapie der Wahl ist die Beruhigung und langsame Injektion von 10 ml Calcium Sandoz® 10 %ig. Ferner wird der Patient zur **Rückatmung** aus einem Plastiksack angehalten. Bei einer Hypokalzämie ohne tetanische Symptome erfolgt die Kalziumsubstitution oral mit Brausetabletten.

17.1.4 Störungen des Magnesiumhaushalts

Hypomagnesiämie

Eine milde Hypomagnesiämie von 0,6 bis 0,7 mmol/l ist symptomlos und kann oral mit Magnesiumhydrogenaspartat behandelt werden (100–200 mg Mg^{+2}/d , Magnesium Verla®). Bei intestinalen Mg^{2+}-Verlusten gibt man 500 mg/d.

Eine **schwere Hypomagnesiämie** mit Krämpfen wird parenteral mit Magnesium Verla® Infusionskonzentrat behandelt, gelöst in 5 %iger Glukoselösung. Ein Mangel an K^+ und Ca^{+2} darf erst nach Normalisierung der Mg^{+2} ausgeglichen werden (Elektrolytverschiebung! ☞ Hypermagnesiämie).

Hypermagnesiämie

Eine Hypermagnesiämie wird behandelt, wenn Symptome wie Atemdepression oder Herzrhythmusstörungen auftreten. Eine Senkung der Mg^{2+}-Konzentration kann erreicht werden durch:
- Infusion von Ca^{2+}-Lösung
- Hämodialyse
- forcierte Diurese mit Furosemid (Lasix®) und Infusion von 0,9 %iger NaCl-Lösung.

17.2 Azidose

Eine Azidose liegt bei einem Blut-pH-Wert von unter 7,36 vor.

Der Blut-pH wird in engen Grenzen geregelt und liegt beim Gesunden bei 7,4, ist also leicht alkalisch. Bei einer Azidose steigt die H^+-Ionenkonzentration in Blut und Gewebe an. Je kleiner die Zahl des pH, desto saurer das Blut. Zur Beurteilung des Säure-Basen-Haushalts genügt der pH allein nicht. Zusätzlich muss der pCO_2 (normal 36–44 mmHg), das Standardbicarbonat (normal 22–26 mmol/l) und der Basenexzess (0 ± 2 mmol/l) bestimmt werden. Die Ursachen einer Azidose können respiratorisch oder metabolisch sein.

Die **respiratorische Azidose** wird durch mangelhafte CO_2-Abatmung verursacht, so dass der pCO_2 ansteigt. Eine respiratorische Azidose findet man bei Lungenentzündungen, Lungenemphysem, Asthma bronchiale und Lungenfibrose, ferner bei einer Hemmung des Atemantriebs, beispielsweise verursacht durch Vergiftungen mit Morphinen, Barbituraten oder Alkylphosphaten durch Muskelrelaxanzien, Hirndruck, Enzephalitis, Rückenmarksverletzungen, Thoraxverletzungen und Verlegung der Atemwege (Aspiration, Glottisödem). Behandelt wird die Grundkrankheit. Es gilt, die Atemwege frei zu machen und dann, bei Störungen des Atemantriebs, künstlich zu beatmen.

Die **metabolische Azidose** ist gekennzeichnet durch eine Anhäufung von Säuren im Blut. Die metabolische Azidose ist die häufigste Störung des Säure-Basen-Haushalts. Bei der metabolischen Azidose ist der pCO_2 meist durch Hyperventilation erniedrigt, das Bicarbonat ist erhöht. Ursachen einer metabolischen Azidose können Diabetes mellitus mit Ketoazidose, Laktatazidose verursacht durch schwere Hypoxie, Ketoazidose bei Hunger, Azidose bei akuter oder chronischer Niereninsuffizienz (Unfähigkeit zur Säureausscheidung) sowie Azidose durch Bicarbonatverlust bei Durchfall und intestinalen Fisteln sein. Auch Vergiftungen mit Salicylaten, Biguaniden oder Methanol führen zu einer metabolischen Azidose. Man beobachtet eine schnelle und tiefe Atmung (Kußmaul-Atmung), die zu verstärkter CO_2-Abatmung und zum Anstieg des Bicarbonats im Blut führt.

Auch bei der metabolischen Azidose wird die Grundkrankheit behandelt. Wenn dies nicht ausreicht und der pH unter 7,1 bleibt, dann kommt man nicht umhin, die Azidose symptomatisch zu behandeln. Mittel der Wahl ist Natriumhydrogencarbonat („Bicarbonat"). Man infundiert eine isotone 1,26 %ige Natriumhydrogencarbonatlösung. Hydrogencarbonat bildet mit H^+-Ionen Kohlensäure. Diese zerfällt umgehend zu CO_2 und Wasser. Das CO_2 wird abgeatmet. Voraussetzung für diese Therapie ist eine intakte Lungenfunktion. Eine orale Bicarbonattherapie scheidet aus, da im Magen unter Einwirkung der Salzsäure große Mengen CO_2 freigesetzt werden. Ein Problem kann auch die mit dem Bicarbonat verabreichte Na^+-Menge darstellen (Volumenüberladung, Ödeme). Das überschüssige Natrium lässt sich durch Diuretika ausschwemmen. Der Kaliumspiegel muss überwacht werden. Eine Änderung des Blut-pH um 0,1 führt zu einer gegensinnigen K^+-Änderung von 0,4–0,5 mmol/l.

Merke!

Bedarf an $NaHCO_3$ in mmol = Basendefizit (Abweichung des Basenexzess vom Nullwert) × (Körpergewicht in kg [ECR-Volumen] : 3).

Neben der Infusion von Natriumhydrogencarbonat-Puffer hat man die Möglichkeit, das Blut mit Natriumlaktat, Natriumzitrat oder Trometamol („Trispuffer") zu alkalisieren. Alle diese Substanzen wirken zunächst in der Zelle, und zwar ziemlich langsam. Nebenwirkung der Pufferinfusion ist eine schwere respiratorische Azidose, weil die intrazelluläre Normalisierung dem Atemzentrum in der Medulla oblongata einen Normalzustand meldet und den Atemantrieb vermindert. Trispuffer (Tris-(hydroxymethyl)-aminomethan) bindet Protonen der Kohlensäure und führt zur Bildung von Hydrogencarbonat. Dieses wird renal eliminiert und steigert die Diurese. Trispuffer enthält kein Natrium. Nebenwirkung des Trispuffers sind Hypoglykämie, Hypokaliämie und Thromboseneigung.

Indikation für Tris ist die respiratorische Azidose aufgrund von Lungenfunktionsstörungen. Laktatlösungen und Trometamol (THAM-Köhler 3M®) sind nicht mehr gebräuchlich.

Früher wurde bei allen Schockpatienten als Erstes eine Bicarbonatinfusion angelegt, um der metabolischen Azidose, verursacht durch verstärkte Laktatbildung aufgrund des Sauerstoffmangels, entgegenzuwirken. Mittlerweile ist man mit der Bicarbonatgabe vorsichtiger, da $NaHCO_3$ die zelluläre Azidose verstärkt und eine hohe Na^+-Belastung verursacht.

17.3 Alkalose

Eine Alkalose liegt bei einem Blut-pH-Wert über 7,44 vor.

Die **respiratorische Alkalose** ist häufig. Ursachen sind meist Angst und Spannungszustände, seltener Erkrankungen des Atmungsantriebs durch ein Schädel-Hirn-Trauma, Enzephalitis, Meningitis oder Salicylatvergiftung. Der Patient hyperventiliert. Die Symptome der respiratorischen Alkalose wurden bei der Hypokalzämie besprochen (☞ 17.1.3). Der pCO_2 ist erniedrigt, der pH und das Bicarbonat sind erhöht.

Eine **metabolische Alkalose** wird durch heftiges, lang dauerndes Erbrechen ausgelöst, ferner durch Diuretika und Glukokortikoide, die zu einer vermehrten Ausscheidung von Säuren und Kalium führen. In Frage kommt auch eine iatrogene Alkalose durch Überdosierung von Bicarbonatinfusionen durch die chronische Anwendung hydragoger Laxanzien und ein Hyperaldosteronismus.

Merke!
Bei der metabolischen Alkalose sind pH und Bicarbonat erhöht, der pCO_2 ist erniedrigt.

Therapiert werden die Grundkrankheit und der Kaliumspiegel. Bei Verlust von Magensaft und HCl wird eine 0,9 %ige NaCl-Lösung infundiert. Nur selten ist die Zufuhr von Säuren nötig. Man kann Argininhydrochlorid oder Lysinhydrochlorid infundieren. Beim Abbau dieser Aminosäuren im Harnstoffzyklus werden H^+-Ionen frei. Ammoniumchlorid sollte wegen der Gefahr einer Enzephalopathie durch Ammoniak nicht mehr verwendet werden.

17.4 Ödeme

Ödeme sind keine Krankheit, sondern ein Symptom, dem verschiedene Erkrankungen zugrunde liegen können.

Merke!
Unter Ödemen versteht man die isoosmotische Vermehrung der interstitiellen Flüssigkeit.

Ödeme entstehen, wenn mehr Flüssigkeit aus dem Gefäßlumen ins Interstitium diffundiert als umgekehrt. Erst wenn das Volumen des Interstitiums um 3–5 Liter vergrößert ist, werden Ödeme klinisch manifest. **Ödeme** können lokal oder generalisiert sein und weisen eine unterschiedliche Genese auf:

- Eiweißmangel mit Verminderung des intravasalen, onkotischen Drucks, beispielsweise bei starker Unterernährung, Eiweißsynthesestörung oder nephrotischem Syndrom
- Verminderung der GFR bei Niereninsuffizienz und Herzinsuffizienz
- Druckerhöhung im venösen Kreislauf bei Herzinsuffizienz und bei Leberzirrhose (Aszites)
- Gefäßverschlüsse, Varikosis und veränderte Kapillarpermeabilität führen zu lokalen Ödemen
- hypoxische Zellschäden können im Gehirn zu Hirnödem führen, beispielsweise beim Apoplex
- Hormonstörungen (Gestagene, Kortison, Aldosteron)
- Arzneitherapie mit Steroiden oder Antihypertensiva (vor allem Kalziumkanalblocker).

Das für die Ödembildung osmotisch wirksamste Kation ist Na^+. Die Na^+-Konzentration bestimmt die Größe des ECR-Volumens. Da die Niere das wichtigste Organ der Natriumregulation ist, kommt ihr bei der Ödemtherapie eine entscheidende Bedeutung zu.

17.4.1 Allgemeine Ödemtherapie

Da das Auftreten von Ödemen immer mit einer Vermehrung von Na^+ und Wasser einhergeht, versucht man durch Beschränkung von Salz- und Wasserzufuhr der Entwicklung von Ödemen entgegenzuwirken. Es sollten nicht mehr als 5 g NaCl/d aufgenommen werden. Wie bei den Elektrolytstörungen wird auch bei den Ödemen zuerst die **Grundkrankheit** behandelt. Erst dann erfolgt eine symptomatische Therapie, die in der Gabe von Diuretika besteht. Insbesondere kardiale Ödeme sprechen gut auf Diuretika an. Auch mit ACE-Hemmern und Digitalis werden bei kardialen Ödemen gute Erfolge erzielt. Eine besondere Behandlung erfordert das Hirnödem, bei dem eine Diuretikatherapie allein nicht ausreicht. Im Frühstadium des Hirnödems kann man mit hoch dosierter Glukokortikoidgabe die Ödembildung bremsen (entzündungshemmende, gefäßabdichtende Wirkung der Steroide). Eine schnelle Infusion von Dextranlösung (Macrodex®) erhöht den intravasalen, onkotischen Druck und bremst die Hirnödembildung. Bei Leberzirrhose liegt meist ein Hyperaldosteronismus vor, der mit Aldosteronantagonisten (Spironolacton) am besten diuretisch zu behandeln ist. Beim Hungerödem mit erniedrigtem Plasmaalbumin wird Plasmaexpander oder Albumin infundiert. Eine Wiederherstellung des Plasmaalbumins durch Ernährung allein ist nicht ausreichend, da es Jahre dauern kann, den Eiweißstoffwechsel wieder zu normalisieren.

17.4.2 Therapie mit Diuretika

Alle Diuretika wirken auf den Wasser- und Elektrolytstoffwechsel. Sie werden immer dann verwendet, wenn eine kausale Therapie nicht möglich ist (Leberzirrhose) oder nicht ausreicht (Herzinsuffizienz) oder wenn eine schnelle Wirkung wichtig ist (Lungenödem, Hirnödem). Der Einsatz von Diuretika kann auch ohne Ödeme berechtigt sein (Hypertonie, Vergiftungen). Die zur Verfügung stehenden Diuretika unterscheiden sich erheblich in ihrer Wirkungsstärke (Faktor 10), ihrer Wirkungsdauer (Faktor 10) und in ihrer Wirkung auf die Ionenzusammensetzung (☞ 15). Keine Bedeutung mehr als Diuretikum hat Theophyllin, da es zu kurz und zu schwach wirkt (☞ 18.1). Acetazolamid wird nur noch zur Behandlung des Glaukoms und der Höhenkrankheit eingesetzt. Mannitol eignet sich nur zur Behandlung in der Klinik, da es infundiert werden muss. Die Tabelle 17.1 zeigt Indikationen und Dosierungen für Diuretika.

Ödeme sollten immer langsam ausgeschwemmt werden (max. 1 l/d). Die Kontrolle erfolgt durch morgendliches und abendliches **Wiegen.** Die Gewichtsdifferenz in Kilogramm entspricht der ausgeschwemmten Wassermenge in Litern.

Zusätzlich ist eine Low-Dose-Heparinisierung empfehlenswert, um Thrombosen durch Bluteindickung vorzubeugen. Kaliumverluste sind auszugleichen, insbesondere bei digitalisierten Patienten (Gefahr der Digitalisintoxikation).

Es gibt eine Reihe von Störungen, bei denen eine so genannte **Diuretikaresistenz** auftreten kann, wie:
- Hyponatriämie
- Hypokaliämie
- stark verminderte Nierendurchblutung (hypovolämischer Schock, nephrotisches Syndrom, Herzinsuffizienz).

In allen Fällen ist das effektiv zirkulierende Blutvolumen vermindert. Der Volumenmangel wird von der Niere mit einer Steigerung der renalen Salz- und Wasserresorption am proximalen Tubulus beantwortet. Daher steht an der Henleschen Schleife, dem Angriffsort der Thiazid- und Schleifendiuretika, weniger Filtrat für die Resorptionshemmung zur Verfügung. Die Diuretika können nicht ausreichend wirken.

Merke!
Unter Diuretikaresistenz versteht man fehlendes oder stark vermindertes Ansprechen auf Diuretika.

Mögliche Therapiemaßnahmen sind das Anlegen einer Glukoseinfusion mit Furosemidzusatz, Infusion kolloidaler Lösungen und Infusion von Dopamin zur Steigerung der Nierendurchblutung.

Früher wurde bei Diuretikaresistenz einfach die Dosis der Schleifendiuretika erhöht. Diese Art der Therapie ist jedoch obsolet. Es ist effektiver, eine „sequenzielle Nephronblockade“ in Form einer **Kombinationsbehandlung** mit einem Thiazid- und einem Schleifendiuretikum durchzuführen. Bei Herzinsuffizienz, Leberzirrhose und beim nephrotischen Syndrom gibt man eine Kombination von 40 mg Furosemid + 6 mg Piretanid + 20 mg Torasemid oder 1,5 mg Bumetanid + 25 mg Chlortalidon. Diese Kombinationen können zu starken Kalium- und Magnesiumverlusten führen. Die Elektrolyte müssen substituiert werden. In der Klinik wäre die zusätzliche Gabe von 250 mg Acetazolamid täglich sehr wirksam, da Acetazolamid die proximal-tubuläre kompensatorische Resorptionssteigerung mindert. Diese Therapie wird aber heute nicht mehr durchgeführt. Die Wirkung von Acetazolamid hält nur kurz an, da sich eine metabolische Azidose entwickelt. Tabelle 17.2 zeigt die wichtigsten Diuretika und ihre Dosierung als Monotherapeutika.

Tab. 17.1 Differentialtherapie mit Diuretika.

Erkrankung	Dosis/Diuretikum
Chronische Herzinsuffizienz	20 mg Furosemid + Amilorid
Akute Herzinsuffizienz	40–100 mg Furosemid i.v.
Lungenödem	40–100 mg Furosemid i.v.
Hirnödem	100 mg Furosemid i.v.
Leberzirrhose, Hyperaldosteronismus	200 mg Spironolacton
Venöse Insuffizienz	25–75 mg Mefrusid kurzfristig oder anderes Thiazid
Niereninsuffizienz	50–150 mg/h Furosemid als Infusion
Idiopathisches Ödem	keine
Hypertonie	50 mg Hydrochlorothiazid + 5 mg Amilorid

Tab. 17.2 Dosierung und pharmakokinetische Daten wichtiger Diuretika.

Wirkstoff	Handelsname	Mittlere orale Dosis	Bioverfügbarkeit	Wirkungsdauer
Thiaziddiuretika				
Hydrochlorothiazid	Esidrix®	25–75 mg /d	71 %	6–12 h
Thiazidanaloge Verbindungen				
Chlortalidon	Hygroton®	100–220 mg/d	64 %	48–72 h
Xipamid	Aquaphor®	20–40 mg/d	73 %	12–24 h
Schleifendiuretika vom Furosemidtyp				
Furosemid	Lasix®	40–80 mg/d	50–65 %	4–6 h
Piretanid	Arelix®	3–6 mg/d	80–90 %	4–6 h
Bumetanid	Burinex®	0,5–1 mg/d	80–95 %	4–6 h
Torasemid	Torem®	5–10 mg/d	80–90 %	6–12 h
Azosemid	Luret®	80 mg/d	18 %	6–9 h
Kaliumsparende Diuretika				
Amilorid	in Dytide H®	5–10 mg/d	15–25 %	24 h
Triamteren	in Moduretik®	50–100 mg/d	30–70 %	7–9 h
Spironolacton	Aldactone®	100–400 mg/d	70–90 %	48–72 h

17.4.3 Ödemformen

Man unterscheidet:
- generalisierte Ödeme
- lokale Ödeme
- diuretikaresistente Ödeme.

Generalisierte Ödeme

Hierzu zählen:
- kardiales Ödem und Lungenödem
- nephritisches und nephrotisches Ödem
- Schwangerschaftsödem
- Hirnödem
- medikamenteninduziertes Ödem.

Kardiales Ödem

Das so genannte kardiale Ödem tritt vor allem bei Herzinsuffizienz auf und äußert sich durch Beinödeme und Lungenödem. Ziel der Therapie ist es, Vor- und Nachlast am Herzen zu senken, die Herzkraft zu stärken und das Volumen zu vermindern:
- Senkung von Vor- und Nachlast: Vasodilatatoren wie ACE-Hemmer oder AT_1-Blocker
- Steigerung der Kontraktionskraft: Herzglykoside
- Verringerung des zirkulierenden Volumens: Diuretika.

Diuretika sind indiziert bei Herzinsuffizienz NYHA-Stadium II–IV. Eingesetzt werden Hydrochlorothiazid oder Chlortalidon (Thiaziddiuretika). Reicht deren Wirkung nicht aus, dann sind Furosemid , Piretanid oder Toresamid (Schleifendiuretika) indiziert.

Ein Vorteil dieser Substanzen ist, dass sie eine Abnahme der glomerulären Filtrationsrate (tubulo-glomeruläres Feedback) verhindern, indem sie an der Macula densa das vom $Na^+/K^+/2Cl^-$-Co-Transporter vermittelte Signal an den juxtaglomerulären Apparat blockieren. Insbesondere bei gleichzeitiger Digitalisbehandlung ist der K^+-Spiegel regelmäßig zu kontrollieren, um eine Hypokaliämie zu vermeiden. Empfehlenswert ist eine kaliumreiche Ernährung (Weizenkeime, Brot, Bohnen, Soja, Spinat, Pilze, Nüsse, Banane). Notfalls muss Kalium in Form von Brausetabletten (Kalinor®-Brausetabletten) oder Retarddragees (Kalinor-retard P®) gegeben werden. Eine K^+-Substitution lässt sich vermeiden, wenn Thiaziddiuretika oder Schleifendiuretika mit kaliumsparenden Diuretika wie Triamteren oder Amilorid kombiniert werden. Vorher ist eine Niereninsuffizienz auszuschließen. Handelsübliche Diuretikakombinationen zeigt Tabelle 17.3.

Lungenödem

Das akute Lungenödem ist ein medizinischer Notfall. Man findet einen blassen Patienten mit Atemnot, Lippenzyanose und schnellem Puls. Über der Lunge hört man grobblasige Rasselgeräusche.

Als Erstes wird der Oberkörper hochgelagert. Sofortige Entlastung verschafft die intravenöse Gabe von 40–120 mg Furosemid (Lasix®) und die sublinguale Gabe von Glyceroltrinitrat (Nitrolingual®-Spray). Dadurch kommt es zu rascher Diurese, venösem Pooling und Verminderung des zirkulierenden Blutvolumens. Zur Erstbehandlung gehört auch die

Tab. 17.3 Diuretische Kombinationspräparate.

Wirkstoffe	Handelsname
5 mg Amilorid-HCl + 50 mg Hydrochlorothiazid	Moduretik®
5 mg Amilorid-HCl + 25 mg Hydrochlorothiazid	Diursan®
50 mg Triamteren + 25 mg Hydrochlorothiazid	Diutensat®
5 mg Amilorid-HCl + 40 mg Furosemid	Diaphal®
50 mg Triamteren + 40 mg Furosemid	Furesis comp.®
25 mg Triamteren + 15 mg Furosemid	Hydrotrix®
50 mg bzw. 100 mg Spironolacton	Aldactone®
50 mg Spironolacton + 20 mg Furosemid	Osyrol-Lasix®

Gabe von Sauerstoff per Nasensonde. Bei Linksherzinsuffizienz kann eventuell noch vor Klinikeinweisung β-Acetyldigoxin (Novodigal 0,4 mg Amp. 2 ml) i.v. gegeben werden.

Ein Sonderfall des Lungenödems ist die Höhenkrankheit, die mit Furosemid und Sauerstoff behandelt wird. Prophylaktisch hat sich die Gabe von Acetazolamid-Tabletten (2 × 250 mg/d) bewährt (☞ 15.2).

Nephritisches und nephrotisches Ödem

Bei schweren Funktionsstörungen der Niere mit einer glomerulären Filtrationsrate < 20–30 ml/min wirken Thiaziddiuretika nicht mehr. Eingesetzt werden Schleifendiuretika wie Furosemid. Bei **oligurischem Nierenversagen** können sie mit Dopamin (Dopamin Fresenius®) kombiniert werden, müssen aber sehr hoch dosiert werden (500–1500 mg/d). Bei **anurischem Nierenversagen** ist auch diese Maßnahme wirkungslos und nicht indiziert. Kaliumsparende Diuretika und Spironolacton dürfen bei Filtrationsraten < 50 ml/min wegen der Gefahr einer Hyperkaliämie nicht mehr eingesetzt werden.

Beim **nephrotischen Syndrom** verliert die Niere viel Eiweiß und der onkotische Druck des Plasmas sinkt. Häufig ist ein Hyperaldosteronismus vorhanden. Die Infusion von Humanalbumin bringt nur kurzfristige Besserung. Ödeme werden mit stark wirkenden Diuretika ausgeschwemmt, wobei zu beachten ist, dass solche Patienten zu thrombembolischen Komplikationen neigen. Es empfiehlt sich die Gabe von niedermolekularem Heparin (NMH) wie Nadroparin calcium (Fraxiparin Inj.-Lsg.-Fertigspritzen 0,2–0,8 ml = 1,900–9,500 I.E.). Eine Glomerulonephritis wird mit Prednisolon (Prednisolon-ratiopharm®) und notfalls mit Cyclophosphamid (Endoxan®) behandelt.

Hepatisches Ödem

Bei Leberzirrhose steigt der Pfortaderdruck und die Leber produziert zu wenig Albumin. Hinzu kommt ein Hyperaldosteronismus, weil Aldosteron in der Leber nicht mehr ausreichend abgebaut wird. Die tubuläre Na^+-Resorption ist so hoch, dass auch Schleifendiuretika nicht ausreichend wirken. Ergebnis sind Ödeme und Aszites. Der Versuch einer forcierten Ödemausschwemmung mit Schleifendiuretika kann ein hepatorenales Syndrom auslösen.

Hepatische Ödeme werden in der Regel mit Spironolacton oder mit einer Kombination aus Spironolacton und Furosemid behandelt. Bei Auftreten einer Gynäkomastie wählt man eine Kombination aus Triamteren und Thiaziddiuretikum, wobei zu beachten ist, dass Thiazide den Ammoniakgehalt im Blut ansteigen lassen können. Bei gleichzeitigem Vorliegen einer Niereninsuffizienz dürfen keine kaliumsparenden Diuretika gegeben werden. Es sollten nicht mehr als 300 ml/d ausgeschwemmt werden.

Schwangerschaftsödem

In der Schwangerschaft sind Diuretika nur indiziert bei Vorliegen einer Herz- oder Niereninsuffizienz. Bei Präeklampsie dürfen sie nicht gegeben werden, da das intravasale Volumen bereits vermindert ist und die Gefahr eine Mangelperfusion des Uterus bzw. der Plazenta besteht.

Hirnödem

Bei Schädelverletzungen, Apoplex, Hirntumoren und bei der Höhenkrankheit kann es zum Hirnödem kommen. Diuretika entfalten bei Hirnödem keine ausreichende Wirkung. Besser wirkt Dexamethason (Fortecortin®) intravenös (20–40 mg). Auch die Infusion von 20 %iger Mannitollösung kann versucht werden. Wenn ein Diuretikum eingesetzt wird, dann wählt man Furosemid. Das Hirnödem bei Höhenkrankheit lässt sich durch prophylaktische Gabe von Acetazolamid vermeiden (☞ Lungenödem).

Medikamenteninduzierte Ödeme

Dauertherapie mit Glukokortikoiden, NSAR, oder Antidepressiva und Dihydralazin können Ödeme verursachen. Diuretikaeinnahme bei Gesunden zum Zweck der Gewichtsreduktion führt nach Absetzen zur Stimulierung von RAS mit Retention von Na^+ und Wasser und Ödembildung.

Die Therapie besteht in Absetzen der Medikamente, Dosisreduktion oder Kombination mit anderen Medikamenten wie Betablocker bei Dihydralazin, nicht jedoch in der Gabe von Diuretika.

Lokale Ödeme

Zu dieser Gruppe gehören:
- venöses Stauungsödem und Lymphödeme
- angioneurotisches Ödem
- idiopathisches Ödem.

Venöses Stauungsödem und Lymphödeme

Bei Venenerweiterung (Varikosis) schließen die Venenklappen nicht mehr, das Blut sackt in die Beine, und Flüssigkeit diffundiert ins Gewebe → Beinödeme. Bei **Stauungsödemen** sind Diuretika kaum wirksam, aber gefährlich (Thrombosegefahr). Besser sind Stützstrümpfe, tonisierende Pharmaka wie Venoruton®, Beinhochlagerung und Fußgymnastik.

Lymphödeme entstehen durch gestörten Lymphabfluss, beispielsweise durch Entzündung der Lymphgefäße (Erysipel, Verbrennungen) oder Operationen (Axilladissektion bei Mammakarzinom). Auch hier sind Diuretika nicht indiziert. Mehr Erfolg verspricht die Lymphdrainage.

Idiopathische Ödeme und angioneurotisches Ödem

Hierbei handelt es sich um geringfügige Ödeme unterschiedlicher Genese an Füßen, Händen oder Gesicht. Mögliche Ursachen sind Schwankungen im Hormonhaushalt (Östrogene, Schilddrüsenhormone, Glukokortikoide) ohne Krankheitswert. Diuretika sind nicht indiziert. Milde regulative Wirkung hat Brennnesseltee. Insbesondere bei Personen mit vegetativer Dystonie kann durch nervöse Dysregulation die Kapillarpermeabilität erhöht sein, so dass leichte Ödeme auftreten. Auch hier sind keine Diuretika indiziert, sondern regulative Maßnahmen wie die Gabe von Magnesium oder Rutosiden. Auch die Gabe von C_1-Esterase-Inhibitor wird empfohlen. Bei idiopathischen Ödemen empfiehlt sich Kochsalzreduktion und die Fahndung nach Diuretikamissbrauch.

Diuretikaresistente Ödeme

Nicht immer gelingt es, mit Diuretika Ödeme auszuschwemmen. Mögliche Ursachen sind:
- Diätfehler (z. B. kochsalzreiche Kost)
- Albuminmangel (nephrotisches Syndrom)
- Bei starker Proteinurie können Schleifendiuretika im Tubulus an Albumin gebunden werden, so dass sie im aufsteigenden Ast der Henleschen Schleife nicht mehr ausreichend wirken.
- mangelhafte Compliance
- Resorptionsstörungen der Darmschleimhaut (z. B. Mukosaödem)
- Arzneimittelinteraktionen (NSAID behindern tubuläre Sekretion von Diuretika)
- Urämie (verminderte tubuläre Sekretion von Diuretika durch organische Säuren)
- vermehrte Na^+-Rückresorption im proximalen Tubulus (NSAID, RAS-Rebound, sek. Hyperaldosteronismus, verminderte renale Durchblutung).

Bei Diuretikaresistenz ist eine Erhöhung der Dosis nicht sinnvoll. Stattdessen wird eine **sequenzielle Nephronblockade** durchgeführt. Man gibt ein Thiaziddiuretikum und ein Schleifendiuretikum gemeinsam in niedriger Dosis, da mit dieser Kombination der distale Kompensationsmechanismus durchbrochen wird. Eine kontinuierliche Gabe (Infusion) vermeidet Reboundphänomene. Bei Hyperaldosteronismus sind Spironolacton und ACE-Hemmer wirksam.

18 Bronchodilatatoren

IMPP-Hits

Methylxanthine: Wirkungen, Wirkmechanismen, Indikationen

β-Adrenorezeptor-Agonisten

Lernziel!

In diesem Kapitel lernen Sie die Xanthine kennen, repräsentiert durch ihre prominenten Vertreter Theophyllin und Koffein, ihren Wirkungsmechanismus und ihre richtige therapeutische Verwendung. Ferner erfahren Sie, mit welchen Interaktionen Raucher rechnen müssen und welche spasmolytischen Asthmamittel sonst noch zur Verfügung stehen.

18.1 Methylxanthine

Bronchodilatatoren sind Stoffe, die relaxierend auf die glatte Muskulatur der Bronchien und Bronchiolen wirken. Die Betasympathomimetika haben wir schon in Kapitel 3 kennen gelernt. In diesem Kapitel werden die Methylxanthine besprochen, deren wichtigste Vertreter das Theophyllin und das Koffein sind.

Wirkstoffe

Tabelle 18.1 zeigt therapeutisch verwendete Methylxanthine.

Chemische Struktur

Die Methylxanthine sind Naturstoffe, die sich alle vom **Xanthin** ableiten. Die bekanntesten Vertreter dieser Gruppe sind **Koffein, Teein und Theophyllin.**

Koffein ist ein Inhaltsstoff im Kaffeestrauch, im Teestrauch, im Kakaobaum und in der Kolanuss. Theophyllin kommt ebenfalls im Teestrauch vor. Sowohl Koffein als auch Theophyllin werden in der Medizin als Medikamente verwendet, wobei Theophyllin eine größere Bedeutung hat. Chemisch handelt es sich bei Theophyllin um 1,3-Dimethylxanthin und bei Koffein um 1,3,7-Trimethylxanthin.

Tab. 18.1 Methylxanthine.

Wirkstoff	Handelsname
Theophyllin	Euphylong®, Afonilum®, Bronchoretard®, Solosin®, Uniphyllin®
Aminophyllin = Theophyllin-Ethylendiamin	Aminophyllin®, Theophyllin EDA-ratiopharm®

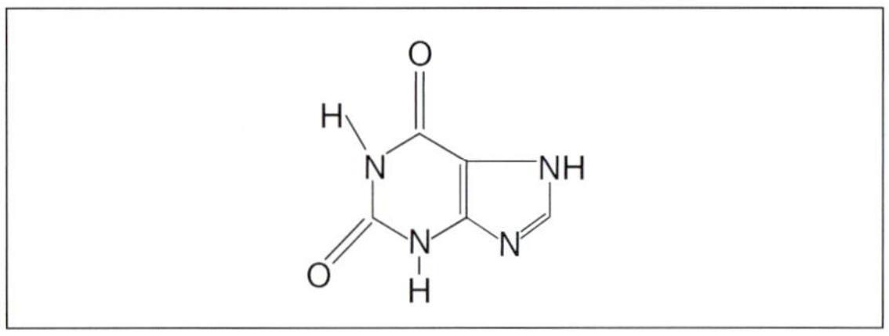

Formel 18.1 Xanthin.

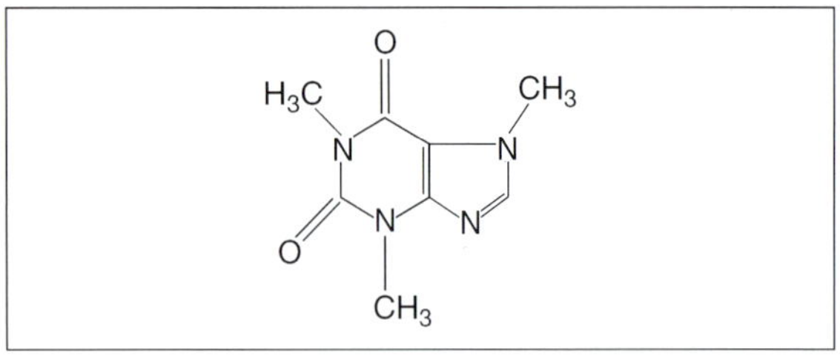

Formel 18.2 Koffein.

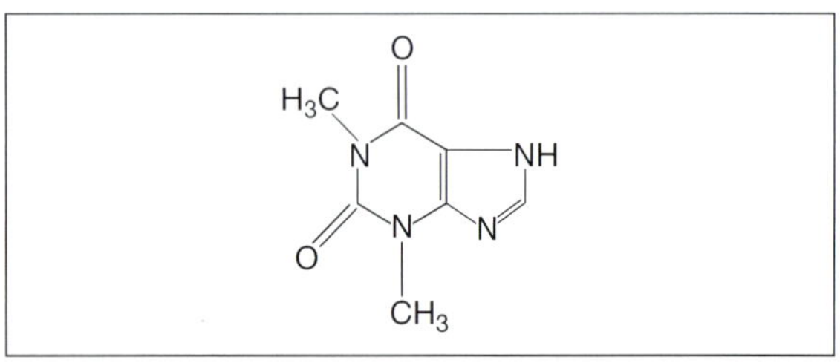

Formel 18.3 Theophyllin.

Pharmakokinetik

Die orale Bioverfügbarkeit von Theophyllin beträgt fast 100 %. Zur parenteralen Gabe muss dem Wirkstoff Äthylendiamin als Lösungsvermittler zugesetzt werden. Die Eliminationshalbwertszeit von Theophyllin beträgt bei Erwachsenen 5–9 Stunden, bei Frühgeborenen bis 30 Stunden (!). Koffein wird besser resorbiert, ist lipophiler und durchdringt die Blut-Hirn-Schranke schneller als Theophyllin. Seine Eliminationshalbwertszeit beträgt bei Erwachsenen 5 Stunden.

Methylxanthine werden zu 90 % in der Leber demethyliert und oxidiert (Cytochrom-P_{450}-Enzym-System) und renal als Methylxanthin oder Methylharnsäure ausgeschieden.

Die Theophyllinelimination weist erhebliche inter- und intraindividuelle Unterschiede auf. Theophyllin hat eine **geringe therapeutische Breite,** so dass bei Dauertherapie eine Bestimmung des Serumspiegels empfehlenswert ist (Drug Monitoring).

Wirkungsmechanismus

Der Wirkungsmechanismus der Theophylline ist nicht eindeutig geklärt. Bekannt sind folgende Teilwirkungen:

- Hemmung der Phosphodiesterasen in hoher Konzentration und Verlangsamung des Abbaus von cAMP zu AMP in der Reihenfolge Theophyllin > Koffein > Theobromin. Der intrazelluläre cAMP-Spiegel bleibt hoch. Blockierung der Adenosin-Rezeptoren A_1 und A_2. Adenosin stimuliert A_1- und A_2-Rezeptoren und führt zu Bronchokonstriktion und Histaminfreisetzung. Am Herz bewirkt Adenosin eine negative Inotropie und Chronotropie.
- Die Blockade von A_1-Rezeptoren des Purins durch Theophyllin beseitigt die purinvermittelte Hemmwirkung der cAMP-Bildung, so dass cAMP steigt. cAMP fördert die Bronchodilatation. A_1-Rezeptoren koppeln an ein G_i-Protein und hemmen so die Adenylatcyclase. Die A_2-Rezeptoren koppeln mit G_S-Protein, stimulieren die Adenylatcyclase und **erhöhen die cAMP-Konzentration.** Adenosin dilatiert über A_2-Rezeptoren cerebrale Blutgefäße. Methylxanthine blockieren beide Wirkungen. Adenosinrezeptoren finden sich in fast allen Geweben und Organen, beispielsweise in Herz, Hirn, Gefäßen, Gallenblase und Harnwegen.
- Theophyllin scheint durch die Zellmembran auch auf den Kalziumtransport zu wirken, doch hat dieser Mechanismus keine therapeutische Bedeutung.

Wirkungen

- **Lunge:** Die wichtigste Wirkung und die Hauptindikation für Theophyllin ist die **Bronchospasmolyse** und Bronchodilatation bei Asthma und spastischer Bronchitis. Kolikschmerz ist keine Indikation für Theophyllin, dafür gibt es bessere Spasmolytika. Theophyllin senkt die Kapillarpermeabilität und verbessert die mukoziliäre Clearance. Der Druck im pulmonalen Kreislauf wird gesenkt. Der Atemantrieb wird durch verbesserte Kontraktilität der Atemmuskulatur verbessert. Theophylline vermindern die Freisetzung von Mediatoren in der Lunge und senken so die Bereitschaft zur Bronchospastik (Abb. 18.1).
- **Herz:** Am Herz bewirken Theophylline eine Steigerung von Koronardurchblutung, Kontraktionskraft und Herzfrequenz, sie wirken also **positiv inotrop, positiv chronotrop** und **positiv dromotrop.** Der Sauerstoffverbrauch steigt. Bei therapeutischer Theophyllindosis tritt eine Bradykardie durch zentrale Vaguserregung auf. Bei Überdosierung führt Theophyllin am Herz zu einer Tachykardie und zu Tachyarrhythmien aufgrund einer Katecholaminfreisetzung.
- **Gefäße:** Theophyllin führt an allen Gefäßen außer den Hirngefäßen zu **Vasodilatation** und Blutdrucksenkung. Bei höherer Dosis kann daher eine Hypotonie auftreten. Bei Überdosierung von Theophyllin kommt es hingegen zu Gefäßverengung und Blutdruckanstieg. Auch im ZNS kommt es dann zu Vasokonstriktion.
- **Galle:** An der Gallenblase bewirkt Theophyllin eine Relaxation der glatten Muskulatur.
- **Harnwege:** Die glatten Muskeln der Harnwege werden durch Theophyllin relaxiert.

- **Niere:** An der Niere bewirken Theophylline eine Steigerung der Durchblutung. Dadurch steigen auch glomeruläre Filtration und Diurese.
- **Nebenniere:** Unter der Einwirkung von Theophyllin steigt die Durchblutung der Nebenniere und die Adrenalinausschüttung.
- **Magen:** Am Magen führt Theophyllin zu verstärkter Magensekretion und zu einer Verschlechterung von Gastritis und Magenulzera.
- **ZNS:** Theophylline wirken **zentral antriebssteigernd**, erregend und leistungssteigernd. Die Atemtätigkeit wird durch Erregung des Atemzentrums in der Medulla oblongata gesteigert. Die zentralen Wirkungen des lipophileren **Koffeins** sind ausgeprägter als die von Theophyllin. Koffein führt zu Erregung, Tremor, Schlafstörung, Nervosität und Konzentrationsstörung. Bei Überdosierung können auch Krampfanfälle auftreten. Therapeutisch wird Koffein als Wirkungsverstärker von Analgetika und Migränemitteln gegeben. Rauschgiftsüchtige verwenden Koffein ebenfalls zur Wirkungsverstärkung von Drogen. Bei manchen Menschen hat Koffein eine paradoxe Wirkung und führt zu Müdigkeit.
- **Stoffwechsel:** Im Stoffwechsel bewirken Theophylline eine Zunahme von Lipolyse, Glykogenolyse und Sauerstoffverbrauch.

Beim **Asthmaanfall** und zur Dauertherapie des **Asthma bronchiale** ist Theophyllin seit vielen Jahrzehnten ein segensreiches Medikament, da es immer wirkt und auch bei Langzeitbehandlung fast nie wegen Nebenwirkungen abgesetzt werden muss. Im Asthmaanfall wird es intravenös oder als Infusion gegeben. Bei intravenöser Injektion ist auf langsame Injektion zu achten, da sonst Kreislaufkollaps, tachykarde Herzrhythmusstörungen und sogar Krampfanfälle ausgelöst werden können. Zur Dauermedikation empfiehlt es sich, Theophyllin in Retardform oral zu verabreichen. Der Asthmatiker bekommt in der Regel nachts zwischen 2 und 4 Uhr Asthmaanfälle, weil in dieser Zeit die Aktivität der Nebennieren reduziert ist und wenig Adrenalin und Kortison ausgeschüttet wird. Theophyllin (Euphyllin retard®) sollte abends eingenommen werden, weil dann in der kritischen Phase zwischen 2 und 4 Uhr der Theophyllinspiegel am höchsten ist.

Indikationen

Die Indikationen zur Gabe von Theophyllin sind Asthma bronchiale, Status asthmaticus, chronisch-obstruktive Atemwegserkrankungen und Apnoesyndrom bei Neugeborenen. Früher waren Theophylline das Medikament der 1. Wahl bei Asthma bronchiale, heute stehen andere Medikamente wie β_2-Sympathomimetika, lokale Glukokortikoide, Mastzellenstabilisatoren und Antihistamine im Vordergrund. Bei Asthmaanfall, der sich durch β-Sympathomimetika-Spray nicht unterbrechen lässt, ist Theophyllin intravenös immer noch das Mittel der Wahl.

Unerwünschte Wirkungen

Als unerwünschte Nebenwirkungen der Theophylline können Erregungszustände, Palpitationen, verstärkte Diurese, Veränderungen der Serumelektrolyte, insbesondere Hypokaliämie, Anstieg von Serumkalzium und -kreatinin sowie Hyperglykämie und Hyperurikämie auftreten. Durch Absenkung des Muskeltonus kann ein bestehender gastroösophagealer Reflux verstärkt werden. Bei Theophyllin-Plasmaspiegeln von mehr als 25 mg/l können toxische Nebenwirkungen wie Krampfanfälle, plötzlicher Blutdruckabfall, ventrikuläre Arrhythmien und schwere Magen-Darm-Erscheinungen (u.a. gastrointestinale Blutungen) auftreten. Bei bestehender Sensibilisierung gegen das Lösungsmittel Ethylendiamin können allergische Hautreaktionen, generalisierter Pruritus, Urtikaria, Bronchospasmen, generalisierte Reaktionen mit hohem Fieber und Thrombozytopenie auftreten.

Kontraindikationen und Anwendungsbeschränkungen

Anwendungsbeschränkungen für Theophyllin sind instabile Angina pectoris, hypertrophe obstruktive Kardiomyopathie, schwere Niereninsuffizienz, schwere Leberfunktionsstörung und akute intermittierende Porphyrie. Die Anwendung von Theophyllin bei alten, polymorbiden, schwer kranken und/oder intensivtherapierten Patienten ist mit einem erhöhten Intoxikationsrisiko verbunden und soll daher durch therapeutisches Drug Monitoring (TDM) kontrolliert werden. Bei Schwangerschaft und in der Stillzeit ist eine strenge Indikationsstellung erforderlich. Gleiches gilt für zerebrale Krampfleiden, Magen-Darm-Ulzera und schwere Hypertonie.

Kontraindikationen für die Anwendung von **Theophyllin** sind frischer Herzinfarkt, akute tachykarde Arrhythmie und Kinder unter 1 Jahr, wenn Theophyllin zur Akutbehandlung des Status asthmaticus oder der akuten Bronchospastik dienen soll.

Kontraindikationen für **Koffein** sind frischer Herzinfarkt, tachykarde Herzrhythmusstörungen, hypertrophe obstruktive Kardiomyopathie, schwere Hypertonie, Magen-Darm-Ulzera, Hyperthyreose und Epilepsie.

Interaktionen

Folgende Medikamente hemmen die Ausscheidung von Theophyllin und erhöhen seinen Wirkungsspiegel: Erythromycin und andere Makrolidantibiotika, Cimetidin, Allopurinol, Furosemid, Gyrasehemmer (Ciprofloxacin, Norfloxacin) und Antikonzeptiva.

Folgende Medikamente erhöhen die Clearance von Theophyllin und erniedrigen den Wirkungsspiegel: Barbiturate, Rifampicin, Isoniazid, Phenytoin, Sulfinpyrazon und Carbamazepin. Auch Raucher weisen eine beschleunigte Clearance von Theophyllin auf.

Theophyllin verstärkt die Wirkung von Ephedrin und vermindert die Wirkung von Lithium und Betablockern.

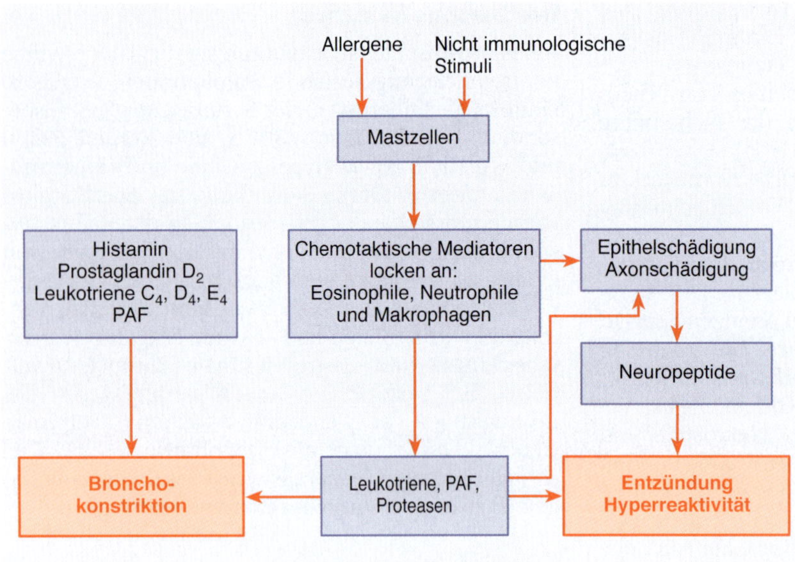

Abb. 18.1: Pathophysiologische Mechanismen des Asthma bronchiale.

18.2 Andere spasmolytisch wirkende Asthmamittel

Parasympatholytika (Anticholinergika) (☞ 4.5)

Acetylcholin und Parasympathomimetika lösen einen Anstieg des Ca^{2+}-Spiegels in den glatten Muskelzellen der Bronchien aus. Dies führt zu Konstriktion und Spasmus der Bronchiolen. ACh bindet an parasympathische m_3-Muskarinrezeptoren. Anticholinergika wie Ipratropiumbromid (Atrovent®) blockieren die m_3-Rezeptoren als Antagonisten und verhindern Kalziumanstieg und Spasmus. Da neben m_3 auch andere Muskarinrezeptoren (m_1, m_2) aktiviert werden, treten Nebenwirkungen wie Mundtrockenheit und Lähmung des Flimmerepithels auf.

β-Adrenozeptoren-Agonisten (☞ 3.3.3)

Die Aktivierung der β_2-Adrenozeptoren der glatten Bronchiolenmuskulatur durch Rezeptor-Agonisten (β_2-Sympathomimetika) wie Salbutamol (Sultanol®) führt zum Anstieg von cAMP und zum Absinken des Kalziumspiegels → Spasmolyse, Ausbleiben der Kontraktion. Zusätzlich wird das Flimmerepithel angeregt. Da β-Sympathomimetika neben β_2- auch β_1-Rezeptoren aktivieren kann es zu unerwünschten Wirkungen wie Tachykardie, Tremor und Agitiertheit (insb. bei Kindern) kommen.

18.3 Weitere Asthmamedikamente mit anderen Wirkungen

Es gibt verschiedene Formen von Asthma bronchiale. Die häufigste ist das allergische Asthma bronchiale, ausgelöst durch Allergene, die eine Allergie vom Soforttyp (Typ I) auslösen. Hierbei kommt es zu einer IgE-vermittelten Aktivierung der Mastzellen und zur Freisetzung von Histamin, Leukotrienen und Zytokinen. Ergebnis ist eine Hyperreagibilität der Bronchiolen bzw. der versorgenden Nerven, eine lokale Entzündung und Bronchospasmus. Bei lang anhaltender Stimulierung durch Allergene wie Hausstaub, Blütenstaub, Tierhaare (insb. Speichelprotein auf Katzenhaar) kann es zu einer chronischen Entzündung mit Asthmaanfällen, Dyskrinie (zäher Schleim) und Schleimhautschwellung kommen. Pharmakologische Therapieansätze bei allergischem Asthma sind:

- Zytokininhibitoren (Glukokortikoide, Hemmung der Entzündung): Budesonid
- Cromoglicinsäurepräparate zur Stabilisierung von Mastzellen: Cromoglycat
- Antihistamine zur Blockierung von H_1-Rezeptoren: Fexofenadin
- Leukotrien-Rezeptor-Antagonisten: Montelukast.

19 Die Pharmakotherapie von Erkrankungen der Atmungsorgane

Erkrankungen der oberen Atemwege sind die häufigsten Erkrankungen überhaupt. Je nach Symptomatik und Erreger unterscheidet man bei akuten Atemwegsinfekten gewöhnliche **Erkältungen** (Common Cold Disease), **Grippe** (Influenza), **Tracheobronchitis** und **akute Bronchitis.** Bei den gewöhnlichen „Erkältungen" ist der Nasen-Rachen-Raum betroffen (Pharyngitis, Rhinitis). Wenn auch der Kehlkopf entzündet ist, spricht man von **Laryngitis.** Eine Laryngitis äußert sich durch Heiserkeit bis zur Aphonie. Häufig betroffen sind auch die Nebenhöhlen, insbesondere die **Sinus ethmoidales,** und die Adenoide. Die Übergänge sind fließend. Wenn ein Infekt aus dem Nasen-Rachen-Raum abwärts zu den Bronchien wandert, spricht man von Etagenwechsel. Ein Atemwegsinfekt kann als Rhinitis beginnen und als fieberhafte, eitrige Bronchitis enden.

19.1 Rhinitis

Die Rhinitis ist meist keine selbstständige Erkrankung, sondern ein Begleitsymptom bei verschiedenen Infektionsformen des Respirationstrakts und bei Allergien. Bis heute hat die Medizin kein Heilmittel gegen die Rhinitis gefunden. Es gibt Hunderte von Erregern, die diese Erkrankung verursachen können, z. B. Rhinoviren (100 Typen), Adenoviren (31 Typen), ferner Influenza-, Parainfluenza-, Echo- und Coxsackieviren. Die Infektionen treten bevorzugt im Herbst und im Frühjahr auf und werden durch kalten Wind, Nässe und unbedeckten Kopf begünstigt.

19.1.1 Akute Rhinitis

Der Schnupfen ist eine Virusinfektion mit Rhino- und/oder Adenoviren, die vorwiegend die Schleimhaut von Nase und Rachen befallen. Die Übertragung geschieht durch Tröpfcheninfektion. Die Inkubation beträgt 1–2 Tage. Es kommt zu Niesen, verstopfter Nase und Kratzen im Hals. Zunächst tritt wässriges, später schleimiges Sekret auf. Komplikationen der Rhinitis sind Sinusitis und Otitis media.

Die medikamentöse Behandlung der Rhinitis ist symptomatisch. Verwendet werden vor allem **ätherische Öle** (Campher, Menthol, Eukalyptus, Fichtennadel, Rosmarin) zum Abschwellen der Schleimhaut.

Gängige Handelspräparate mit ätherischen Ölen sind Pinimenthol®, Kneipp Balsam® und Transpulmin®.

Ferner werden Nasentropfen mit vasokonstriktiven **α-Sympathomimetika** zur Schleimhautabschwellung eingesetzt. Bei regelmäßiger Anwendung solcher Nasentropfen für mehr als 8 Tage kann es zu reaktiver Schleimhautschwellung, Tachyphylaxie und chronischem Abusus der vasokonstriktorischen Nasentropfen kommen. Bei Kindern kann die versehentliche orale Gabe von abschwellenden Nasentropfen zu schweren Kreislaufreaktionen führen. Als vasokonstriktorische Rhinologika werden beispielsweise Oxymetazolin (Nasivin®) und Xylomethazolin (Otriven®) verwendet.

Häufig sind den so genannten „Grippemitteln" **Antihistaminika** beigemischt. Sie führen zur Abschwellung von allergischen Schleimhautschwellungen und haben eine sedierende Wirkung. Verwendet werden beispielsweise Clemastin (Tavegil®) und Carbinoxamin + Phenylephrin (Rhinopront®). **Schmerzmittel** sind der Hauptbestandteil vieler Erkältungspräparate. Sie wirken fiebersenkend und schmerzlindernd. Häufig werden Acetylsalicylsäure (Aspirin®) und Paracetamol (Ben-u-ron®) gegeben.

Merke!
Unbehandelt dauert ein Schnupfen 1–2 Wochen, behandelt dauert er 8–14 Tage.

Bei fieberhafter eitriger Bronchitis sind Antibiotika indiziert.

19.1.2 Chronische und allergische Rhinitis

Es gibt verschiedene Formen der chronischen Rhinitis. Man unterscheidet hypertrophische, nichteitrige, atrophische, medikamentös-toxische, allergische und eitrige Rhinitiden. Die häufigste Form ist der Heuschnupfen, eine Allergie vom Soforttyp. Auslösende Ursachen sind meist Blütenpollen von Erle, Birke, Hasel und Gräsern, weshalb der Heuschnupfen nur im Frühling und Sommer auftritt. Aber auch Tierhaare, Federn und Hausstaubmilben kommen als Verursacher der allergischen Rhinitis in Frage.

Symptome sind eine starke wässrige Sekretion der Schleimhäute in Nase und Augen, in schweren Fällen auch eine Bronchokonstriktion und Asthma. Die Nase ist verstopft, die Atmung stark beeinträchtigt. Die Therapie besteht zunächst in der Vermeidung des auslösenden Allergens, soweit das möglich ist (Pollenflugwetterdienst). Zur medikamentösen Therapie werden eingesetzt:

- **Antihistaminika** (H_1-Rezeptorenblocker, ☞ 24.1). Bevorzugt werden lang wirkende Stoffe wie Terfenadin (Teldane®), Astemizol (Hismanal®) und Loratadin (Lisino®) verordnet, von denen nur eine tägliche Einmalgabe erforderlich ist. Clemastin (Tavegil®) wirkt mindestens ebenso gut, muss aber 3- bis 4-mal täglich gegeben werden und wirkt sedierend.
- Zur Vorbeugung der allergischen Rhinitis wird ein Spray mit **Cromoglicinsäure-Dinatriumsalz** (Intal®, Lomupren®) gegeben. Gewöhnung und Nebenwirkungen kommen bei diesem Medikament nicht vor. In Einzelfällen kann eine leichte Irritation der Schleimhaut auftreten. Cromoglicat verhindert die Degranulation der Mastzellen und damit die Freisetzung von Histamin und anderer Allergiemediatoren. Cromoglicinsäurenatrium ist kein Antihistamin und wirkt nicht auf die H_1-Rezeptoren.
- In schweren Fällen greift man zu lokalen **Glukokortikoiden**, die ebenfalls als Spray verabreicht werden. Kortison-Rhinosprays sind als Monosubstanzen (Dexamethason, Auxiloson®-Dosieraerosol) oder als Kombination mit α-Sympathomimetika erhältlich (Dexamethason + Tramazolin, Dexarhinospray®). Systemische Wirkungen sind bei der lokalen Schleimhautanwendung von Kortison nicht zu befürchten. Glukokortikoide als Depotinjektion (Volon A 40®) sollten der Asthmatherapie vorbehalten bleiben.
- Langfristig sollte eine **Desensibilisierungsbehandlung** eingeleitet werden.

19.2 Asthma bronchiale

Asthma bronchiale ist eine der häufigsten chronischen Erkrankungen in industrialisierten Ländern. In Deutschland leiden fast 8 % der Bevölkerung an Asthma. Asthma bronchiale ist eine chronisch rekurrierende Atemwegserkrankung, die mit einer Infiltration des Bronchialgewebes durch Entzündungszellen (Lymphozyten, Granulozyten) und der Bildung verschiedener Mediatoren einhergeht. Zu den bronchokonstriktorischen Mediatoren zählen die Leukotriene. Im angelsächsischen Raum wird Asthma als Chronic Obstructive Pulmonary Disease (COPD) bezeichnet. Nach Angaben des National Center for Health Statistics und der WHO ist COPD die vierthäufigste Todesursache nach Herzerkrankungen, Krebs und zerebrovaskulären Erkrankungen (Hurd S: The impact of COPD on lung health worldwide: epidemiology and incidence. Chest 2000; 117: 1S–4S).

Asthma ist ein **Syndrom**, charakterisiert durch akutes, anfallsweises Auftreten von Atemnot, Husten, Verschleimung und keuchende, verzögerte Ausatmung. Über der Lunge sind charakteristische musikalische Geräusche zu hören (Giemen). Die klinischen Symptome des Asthmas kommen durch Hypersekretion und Ödeme der Bronchialschleimhaut zustande, sowie durch (reversible) Spasmen der glatten Muskulatur der Bronchiolen. Es kommt zu alveolärer Überdehnung, obstruktiver Ventilationsstörung, Hypoxie, Hyperkapnie und Atemnot. Die Bronchokonstriktion wird durch die Gewebshormone Histamin, Serotonin, Leukotriene und Bradykinin veranlasst, die nach der Freisetzung von Immunglobulin E (IgE) aus den Mastzellen ausgeschüttet werden. Nach der Ätiologie unterscheidet man verschiedene Formen des Asthma bronchiale:

- exogen-allergisches Asthma oder Extrinsic Asthma
- endogenes Asthma oder Intrinsic Asthma
- Belastungsasthma.

Zusätzlich ist eine Einteilung nach Schweregrad I–IV üblich.

Eine klare Trennung der Asthmaformen ist nicht immer möglich, da beispielsweise auch Infekte allergische Reaktionen auslösen können. Ebenso kann eine ängstliche Erwartungshaltung Asthmaanfälle provozieren. Beim **allergischen Asthma** unterscheidet man eine Sofortreaktion vom IgE-Typ von der Spätreaktion, die erst nach 4–24 Stunden auftritt und die die Folge einer Entzündungsreaktion ist. Die chronisch-persistierende Entzündungsreaktion im alveolären und perialveolären Gewebe, häufig ausgelöst durch eine verschleppte fieberhafte Bronchitis, ist in den letzten Jahren in den Mittelpunkt der Asthmabehandlung gerückt und hat zu einer Veränderung der Therapie-Empfehlungen durch die

Tab. 19.1 Antihistaminika (H_1-Rezeptorenblocker) zur Behandlung des Asthma bronchiale (☞ 24.2).

Wirkstoff	Handelsname	Dosierung
Clemastin	Tavegil®	2–6 × 1 Tabl./d = 2–6 mg/d
Loratadin	Lisino®	1 × 1 Tabl./d = 10 mg/d
Ketotifen	Zaditen®	2 × 2 Kaps./d = 2 × 2 mg/d
Fexofenadin	Telfast®	1 × 120–180 mg
Cetirizin	Zyrtec®	1 × 10 mg®
Ebastin	Ebastel®	2 × 10 mg
Terfenadin	Teldane®	sollte nicht mehr verwendet werden*

* Bei Terfenadin wurden Hunderte von Todesfällen, vor allem bei jungen Menschen, durch plötzlichen Herzstillstand beschrieben, was in den angelsächsischen Ländern zum Verbot dieses Medikaments geführt hat.

Deutsche Asthmaliga und durch internationale Gremien geführt. Das **Intrinsic Asthma** tritt bevorzugt bei Personen über 40 Jahren auf. Das IgE ist nicht erhöht.

Resultat der allergischen Reize und der Entzündungsreize ist ein hyperreaktives Bronchialsystem mit überschießender Bronchokonstriktion und mit Bildung von zähem Schleim, der die Bronchiolen verstopft und zu zusätzlicher Atemnot führt. Allergisches Asthma kann durch Inhalationsallergene wie Blütenstaub, Pilzsporen, Mehlstaub u. a. ausgelöst werden, ferner oral durch Lebensmittel (Fischeiweißallergie) oder durch Medikamente (Pyrazolone, nichtsteroidale Antirheumatika und andere Cyclooxygenasehemmer).

Das **Belastungsasthma** tritt nur bei körperlicher Belastung auf.

19.2.1 Anfallsprophylaxe bei Asthma bronchiale

Zu den **nichtmedikamentösen Maßnahmen** der Asthmatherapie zählen Allergenvermeidung, staubarme, saubere Luft, Vermeidung von Atemwegsinfekten, insbesondere der Bronchitis, sowie Atemgymnastik.

Eine medikamentöse Therapie des Asthma bronchiale erfolgt bei den Schweregraden II–IV. Stufe I benötigt keine Medikamente.

Die **medikamentöse Therapie** des Asthma bronchiale erfolgt je nach Schweregrad in drei Stufen. Für die Stufentherapie werden eine ganze Reihe von Wirkstoffgruppen bzw. Pharmaka eingesetzt, die in den Tabellen 19.1–19.10 aufgeführt sind. Darüber hinaus gibt es Hunderte von Kombinationspräparaten, die hier nicht genannt werden, weil ihr therapeutischer Nutzen oft fragwürdig ist.

Die wichtigsten Medikamentengruppen, die zur Asthmatherapie eingesetzt werden sind:
- Antihistaminika
- Glukokortikoide
- Cromoglykat
- β_2-Sympathomimetika
- Theophylline
- Anticholinergika
- Antileukotriene
- Mukolytika.

Mometason (☞ Tab. 19.2) bindet an den Glukokortikoidrezeptor 5-mal stärker als Budesonid. Die relative Wirkungsstärke lässt sich bisher nicht einordnen. Zur erwähnen ist das auffällig häufige Auftreten von Mundsoor unter Mometasontherapie.

Fluticason (☞ Tab. 19.2) hat zwar einen First-Pass-Effekt von 99 %, ist aber lipophil und kann im Körper kumulieren. Insbesondere bei Kindern, kann es bei Langzeitbehandlung zur Suppression der NN und nach Absetzen zu einer Addison-Krise kommen. Weitere NW sind Hypoglykämie und Krampfanfälle (Todd, G.R.G. et al.: Arch. Dis. Child 2002; 87: 457–61).

Tab. 19.2 Lokale Glukokortikoide zur Behandlung des Asthma bronchiale (☞ 23.2).

Wirkstoff	Handelsname	Dosierung *Stufe II*	Lt. Stufenschema *Stufe III*	µg/d *Stufe IV*
Beclometason	Sanasthmyl®, Sanasthmax®, Virarox®	500	1000	2000
Budesonid	Pulmicort®	400	800	1600
Flunisolid	Inhacort®	500	1000	2000
Fluticason	Atemur®, Flutide®	250	1000	2000
Mometason	Asmanex® Twisthaler	400	400	400

Ein therapeutischer Vorteil von fixen Kombinationen gegenüber Einzelsubstanzen ist nicht erwiesen. Fixe Kombinationen sind:
- Budesonid + Formoterol (Symbicort®)
- Fluticason + Salmeterol (Atmadisc®, Viani®).

Bei oraler Gabe treten in Abhängigkeit von der Dosis die bekannten Kortisonwirkungen auf (☞ 42.1). Die Einnahme der Kortisonpräparate sollte wegen der zirkadianen Rhythmik von Kortisol frühmorgens erfolgen. Die Tagesdosis ist so niedrig wie möglich zu halten. Eine orale Kortisontherapie sollte nur als Ultima Ratio eingesetzt werden.

Cromoglicinsäure und Nedocromil wirken vor allem beim exogenen Asthma und unterdrücken die allergische Früh- und Spätreaktion. Auch die Hyperreaktivität des Bronchialsystems wird vermindert. Dies weist auf zusätzliche Wirkungsmechanismen hin. Die Gabe von Derivaten der Cromoglicinsäure erfolgt prophylaktisch. Die Nebenwirkungen sind minimal (lokale Schleimhautreizung). Die Dosierung beträgt 4 × 1 mg als Spray oder 4 × 1 Kaps. à 20 mg per Inhaler. Die Resorption von Intal® und Halamid® über die Schleimhäute ist schlecht.

Tab. 19.3 Orale und parenterale Glukokortikoide zur Behandlung des Asthma bronchiale.

Wirkstoff	Handelsname	Wirkungsstärke Hydrocortison =1	Dosierung
Prednisolon	Decortin H®	4–5	15–40 mg/d
Methylprednisolon	Urbason®	5–6	4–16 mg/d
Triamcinolon	Volon A® 40/80	5–8	40–80 mg alle 4 Wo. i.m.
Dexamethason	Fortecortin®	25–30	0,5–1,5 mg/d
Fluocortolon	Ultralan®	5	5–20 mg/d

Tab. 19.4 Cromoglicinsäurederivate zur Behandlung des Asthma bronchiale.

Wirkstoff	Handelsname	Dosierung
Cromoglycinsäuresalz	Intal®, Lomupren® als Spray oder mikronisiertes Pulver mit Inhaler	4 × 20 mg
Nedocromil	Halamid®	2–4 × 2 Sprühstöße = 2–4 × 4 mg

Tab. 19.5 β_2-Sympathomimetika zur Behandlung des Asthma bronchiale (☞ 3.3.3).

Wirkstoff	Handelsname	Darreichung	Wirkungsdauer	Dosis
Clenbuterol	Spiropent®	Tabl.	2 h	2 × 1–2 Tabl. = 0,04–0,08 mg
Fenoterol	Berotec®	Tabl.	4–8 h	3 × 1–2 Tabl. = 7,5–15 mg
	Berotec®	Dosieraerosolspray	4–6 h	3–4 × 1–2 Hübe = 300–800 µg
Reproterol	Bronchospasmin®	Tabl.	3–6 h	3 × ½–1 Tabl. = 30–60 mg
Salbutamol	Sultanol®	Spray	5 h	2–4 × 1–2 Stöße = 0,2–0,8 mg/d
Salmeterol	Serevent®	Spray	12 h	2 × 50 µg
Terbutalin	Bricanyl-Duriles®	Tabl.	5 h	2 × 1 Ret.-Tabl. = 15 mg
	Bricanyl®	Dosieraerosolspray	4–6 h	3 × 1–2 Hübe = 0,75–1,5 mg
Formoterol	Foradil P®	Inhal.-Kapseln	12 h	2 × 1 Kaps. = 50 mg/d
	Oxis®	Turbohaler	12 h	6–24 µg/d

Tab. 19.6 Methylxanthin zur Behandlung des Asthma bronchiale (☞ 18).			
Wirkstoff	**Handelsname**	**Darreichung**	**Dosierung**
Theophyllin	Euphyllong®	oral, i.v., i.m.	max. 1,5 g/d
Aminophyllin	Afonilum®	oral, i.v., i.m.	max. 1,5 g/d

Tab. 19.7 Anticholinergika zur Behandlung des Asthma bronchiale (☞ 4.4).			
Wirkstoff	**Handelsname**	**Darreichung**	**Dosierung**
Ipratropiumbromid	Atrovent®	Dosieraerosol	3–4 × 1–2 Hübe = 60–160 μg
Oxitropiumbromid	Ventilat®	Dosieraerosol	2–3 × 2 Hübe = 0,4–0,6 mg

Tab. 19.8 Kombinationspräparate zur Asthmabehandlung.		
Wirkstoffe	**Handelsname**	**Dosierung**
Ipratropium + Fenoterol	Berodual®	3–6 × 1–2 Hübe = 0,15–0,6 mg Fenoterol
Cromoglicinsäure + Reproterol	Aarane®	4 × 2 Hübe = 4 mg Reproterol

Betasympathomimetika wirken innerhalb von Minuten bronchospasmolytisch und hemmen die Symptome der allergischen Sofortreaktion, nicht aber die Spätreaktion und die Hyperreaktivität, denn Betasympathomimetika haben keine entzündungshemmende Wirkung. Cromoglicin unterdrückt die allergische Früh- und Spätreaktion. Glukokortikoide unterdrücken vornehmlich die Spätreaktion.

Bei intravenöser Injektion von Theophyllin setzt die Bronchospasmolyse nach 3–5 min ein, bei oraler Gabe nach 30 min.

Die Wirkung von Ipratropiumbromid setzt erst nach 30–60 min ein, die von Fenoterol nach 2–3 min. Beide haben keine Wirkung auf die Sekretion. Die Kombination aus Ipratropiumbromid und Fenoterol hat eine additive bronchospasmolytische Wirkung.

Tab. 19.9 Mukolytika zur Behandlung des Asthma bronchiale.		
Wirkstoff	**Handelsname**	**Dosierung**
Acetylcystein	Fluimucil®, ACC-Hexal®	3 × 100–200 mg/d
Ambroxol	Mucosolvan®	2–3 × 30 mg/d
Carbocistein	Mucopront®	3 × 750 mg/d

Tab. 19.10 Sedativa zur Behandlung des Asthma bronchiale.		
Wirkstoff	**Handelsname**	**Dosierung**
Diazepam	Valium®, Diazepam STADA®	10–20 mg/d
Phenobarbital	Luminal®	2–3 × 100 mg, max. 0,8 g/d

Stufenplan der Asthmatherapie

Je nach Schwere der klinischen Symptome kommen unterschiedliche Medikamente zum Einsatz. Nach den GOLD-Empfehlungen (GOLD= Global Initiative for Chronic Obstructive Lung Disease, NHLBI/WHO) sollten bei mäßiger oder schwerer chronisch obstruktiver Lungenerkrankung (engl.: COPD) inhalative Glukokortikoide erst zum Einsatz kommen, wenn ein oder zwei Bronchodilatatoren nicht ausreichen und Kortikoide nachweisbar (Lungenfunktion!) Besserung bringen. Zur Gruppe der Bronchodilatatoren zählt GOLD β-Sympathomimetika, Anticholinergika und Theophyllin. Andere Empfehlungen beginnen bereits in Stufe II mit inhalativen Glukokortikoiden (Expert Panel Report 2 NIH Publication 97: 4053.1997).

Stufe I: leicht, intermittierend

75 % der Asthmatiker leiden an Asthma der Stufe I. Gekennzeichnet ist das Asthma der Stufe I durch folgende Symptome und Befunde:

- gelegentliche leichte Asthmaanfälle, 2 x/Wo
- Der Tiffeneau-Test (Atemstoßtest) ist auf 80 % des altersabhängigen Sollwerts vermindert. Die Lungenfunktion lässt sich aber mit Sympathomimetikaspray normalisieren.

Therapie: Verhaltensmaßregeln, Atemgymnastik, falls erforderlich Berotec®-Spray.

Stufe II: leicht, persistierend

20 % der Asthmatiker leiden an Asthma bronchiale der Stufe II.

- 3- bis 6-malige Asthmaanfälle pro Woche tagsüber und 3- bis 4-mal im Monat nachts.
- Der Atemstoßtest liegt bei 60–80 % und lässt sich mit Berotec®-Spray normalisieren.

Die **Therapie** des Asthmas der Stufe II erfolgt durch Gabe von Kortisonspray wie Budesonid in niedriger Dosis. Zusätzlich wird bei Bedarf ein Sprühstoß von Berotec®-Spray oder Berodual®-Spray verabreicht. Zusätzlich wird Cromoglicinspray gegeben. Auch Theophyllin oral ist möglich.

Stufe III: mäßig, persistierend

Asthmatiker der Stufe III haben häufigere Asthmaanfälle als die der Stufe II. Man spricht von mittelschwerem Asthma.

- Symptome bestehen täglich und etwa 5-mal im Monat treten nächtliche Anfälle auf.

Therapie: mittlere Dosis eines Glukokortikoidsprays und lang wirkendes β_2-Sympathomimetikum als Spray, beispielsweise Formoterol Turbohaler oder oral. Abends wird eine Tablette Euphylong® Retard 250 mg verabreicht.

Stufe IV: schwer persistierend

- Asthmatiker der Stufe IV leiden an ständiger Dyspnoe.
- Häufige nächtliche Asthmaanfälle.
- Der Atemstoßtest beträgt weniger als 60 % und lässt sich auch mit medikamentöser Therapie nicht normalisieren.

Die Therapie des Asthmas der Stufe IV erfolgt wie in Stufe III. Die Dosis des inhalativen Glukokortikoids wird erhöht. Zusätzlich wird tagsüber Theophyllin oral und ein orales, lang wirkendes β_2-Sympathomimetikum wie Clenbuterol, Formoterol oder Pirbuterol verabreicht. Falls diese Maßnahmen nicht ausreichen, wird zusätzlich Kortison oral gegeben. Eine orale oder parenterale Kortisongabe sollte so lange wie möglich hinausgezögert werden, weil Kortison in der Regel nie mehr abgesetzt werden kann. Der Asthmatiker lässt sich das Glukokortikoid nicht mehr wegnehmen, weil er auf dessen gute Wirkung nicht mehr verzichten will. Anstelle der oralen Kortisontherapie kann auch eine Depotinjektion vorgenommen werden. Man injiziert 40 oder 80 mg Triamcinolon (Volon A®) einmal im Monat i.m. Mit Ausnahme des Berodual®-Sprays, in dem Parasympatholytikum und Sympathomimetikum kombiniert sind, sollten keine fixen Kombinationen verwendet werden, da immer mindestens eine Komponente falsch dosiert ist.

Merke!

Bei chronisch-obstruktiven Atemwegserkrankungen sind Betablocker kontraindiziert.

Als **Begleittherapie** bei allen Asthmaformen empfiehlt sich die Gabe von Mukolytika wie **Acetylcystein** (Fluimucil®) oder **Ambroxol** (Mucosolvan®), für die eine schleimverflüssigende Wirkung nachgewiesen ist. Acetylcystein spaltet die Schwefelbrücken zwischen den Aminosäuren, die den Schleim vernetzen. Nebenwirkungen der Mukolytika sind selten und äußern sich in Magen-Darm-Beschwerden. Interaktionen mit Antibiotika sind möglich. Ambroxol ist ein Metabolit des Bromhexin (Bisolvon®). Es verflüssigt zähen Schleim und regt die Sekretion an. Die Ziliarbewegung und die Bildung von Surfactant wird von Ambroxol stimuliert. Ambroxol ist untoxisch, kann aber bei Inhalation Hustenreiz erzeugen. Auch **Inhalationen** mit Emser Sole® oder Inhalationslösung Retterspitz® verbessern die Expektoration. Bei allergischem Asthma können vorbeugend Antihistaminika gegeben werden. Das häufig verordnete Antihistaminikum Ketotifen (Zaditen®) bietet keine therapeutischen Vorteile gegenüber anderen Antihistaminika, verursacht aber stärkere Müdigkeit.

Neuere therapeutische Ansätze zur Behandlung des Asthma bronchiale

Ein viel versprechendes neues Therapieprinzip ist die Behandlung des Asthma bronchiale mit **Leukotrien-Rezeptor-Antagonisten** und **Lipooxigenase-Hemmern.** Geeignet scheinen diese Verbindungen für die Behandlung des allergischen Asthmas der Stufen I und II als Zusatztherapie. Sie lassen sich mit β_2-Sympathomimetika und Glukokortikoiden kombinieren und erlauben, deren Dosis zu reduzieren.

In Erprobung sind die **Leukotrien-Rezeptor-Antagonisten** Zafirlukast (Vanticon®), Montelukast (Singulair®), Pranlukast, Pobilukast, Iralukast sowie der Lipooxygenase-Hemmer Zileuton. Zafirlukast wirkt bronchodilatatorisch, vermindert die bronchiale Hyperreagibilität und wirkt antientzündlich. Montelukast ist ein Cysteinyl-Leukotrien$_1$-Rezeptorantagonist, hemmt selektiv den $CysLT_1$-Rezeptor und vermindert so Schleimbildung, Bronchokonstriktion und Ödembildung. Montelukast dient der Zusatztherapie bei leichtem bis mittelschwerem Asthma, das mit inhalativen Glukokortikoiden nicht ausreichend behandelt ist. Montelukast eignet sich nicht zur Therapie des akuten Asthmaanfalls.

Nach oraler Gabe wird Montelukast rasch resorbiert und erreicht eine Bioverfügbarkeit von 64 %. Die Metabolisierung erfolgt in der Leber, hauptsächlich durch CYP3A4. Die Halbwertszeit wird mit 2,7–5,5 Stunden angegeben.

Als **Nebenwirkungen** wurden Kopfschmerzen, Bauchschmerzen, Husten, Durchfall, Fieber und allergische Reaktionen beschrieben.

In Vorbereitung ist eine neue Klasse von Pharmaka, die Respirable Antisense Oligonucleotides (RASON), die am Adenosin-A_1-Rezeptor wirken und gute Wirkung bei Asthma zu haben scheinen.

19.2.2 Akuter Asthmaanfall und Status asthmaticus

Beim **akuten Asthmaanfall** sind der Patient und seine Angehörigen in Panik. Es ist daher die Pflicht des Arztes, keine weitere Unruhe zu verbreiten, sondern beruhigend und sicher aufzutreten. Asthmaanfälle treten in der Regel nachts zwischen 2 und 4 Uhr auf, da um diese Zeit die endogene Produktion von Kortisol und Adrenalin das Minimum erreicht. Als Bronchodilatator für den akuten Asthmaanfall ist nach wie vor **Theophyllin** das Mittel der Wahl. Man injiziert 250 mg Euphylong® langsam intravenös und achtet auf das Auftreten von Herzrhythmusstörungen.

Sympathomimetika sind zwar theoretisch 1. Wahl, können aber oft nicht gegeben werden, da der Patient in der Regel ein Sympathomimetikaspray vorrätig hat und schon mindestens 10-mal gesprüht hat, um sich Erleichterung zu verschaffen. Hinweisend ist die Tachykardie durch Sympathomimetika, die zusätzlich von Angst und Sauerstoffmangel verstärkt wird. Man gibt Kortison intravenös, zum Beispiel 120 mg Urbason® (Höchstdosis 1000 mg). Die Wirkung des Glukokortikoids setzt aber erst nach mehreren Stunden ein. Falls der Patient sehr unruhig ist, wird er mit Diazepam sediert. Über eine Nasensonde werden 2–3 l Sauerstoff pro Minute verabreicht. Man sollte nicht zu großzügig Sauerstoff verabreichen, da Sauerstoff den Atemantrieb hemmt. Der arterielle pO_2 sollte bei 70–80 mmHg gehalten werden. Es empfiehlt sich, eine Kochsalzinfusion mit Euphylong® anzulegen. Die Tageshöchstdosis beträgt 1,5 g Theophyllin.

In der Klinik kann Salbutamol als Infusion gegeben werden. Man gibt 50–150 µg/10 min initial und fährt mit 0,04 µg/kg/min fort.

Merke!
Der Status asthmaticus ist eine lebensbedrohliche Erkrankung und erfordert Klinikeinweisung.

Von **Status asthmaticus** spricht man, wenn der Asthmaanfall länger als einen Tag anhält und auf die Behandlung nicht ausreichend anspricht.

Die Behandlung des Status asthmaticus erfolgt in der Klinik. Lässt sich der Status asthmaticus nicht unterbrechen, bleibt nichts anderes übrig, als den Patienten in Halothannarkose zu versetzen, zu intubieren und künstlich zu beatmen. Erforderlich ist eine Bronchiallavage mit physiologischer Kochsalzlösung, da die Atemwege mit zähem Schleim verstopft sind. Meist werden vorbeugend Antibiotika (Amoxicillin oder Cephalosporine) gegeben, da das Immunsystem durch die hohen Kortisongaben unterdrückt ist und leicht Infekte auftreten können. Auf ausreichende parenterale Flüssigkeitszufuhr ist zu achten.

19.3 Akute und chronische Bronchitis

Unter **Bronchitis** versteht man eine infektiöse oder nichtinfektiöse Entzündung der Bronchien. Bronchitis ist ein Leitsymptom bei zahlreichen Lungenerkrankungen. Die Einteilung erfolgt nach klinischen Gesichtspunkten. Man unterscheidet:

- akute Bronchitis
- chronische Bronchitis
- Bronchiolitis.

19.3.1 Akute Bronchitis

Die akute Bronchitis wird meist durch Viren hervorgerufen. Ist die Schleimhaut erst einmal beeinträchtigt, folgen meist Superinfektionen mit Bakterien. Eine Bakterieninfektion macht sich durch Verfärbung des **Sputums** von weiß nach gelb oder grün bemerkbar. Inhalationsgifte, Reizgase und staubige Luft können die Bronchitis begünstigen, sind aber häufiger für die Exazerbation einer chronischen Bronchitis verantwortlich. Die Abgrenzung einer akuten gegen eine chronische Bronchitis erfolgt durch die Anamnese. Symptome der akuten Bronchitis sind Entzündung der Bronchialschleimhaut, Hypersekretion und Dyskrinie mit Husten und Auswurf sowie Atemnot und Rasselgeräusche oder **Brummen** über der Lunge.

Therapie

Die Behandlung der akuten Bronchitis richtet sich nach der Schwere der Erkrankung. Auf jeden Fall ist auf ausreichende Flüssigkeitszufuhr (2–3 l Wasser, Kamillentee und Fruchtsaft ohne Säure) zu achten. Inhalationen mit Emser Sole® oder ätherischen Ölen sind hilfreich. Zusätzlich gibt man Mukolytika (Acetylcystein, Ambroxol) und Antihistaminika. Bei starkem Hustenreiz sind zentrale Hustenblocker wie Dihydrocodein (Paracodin®) oder Kodeinphosphat (Codipront®) indiziert. Bei Kindern gibt man stattdessen Pentoxyverin (Sedotussin®) oder Noscapin (Capval®). Ob eine antibiotische Therapie begonnen werden soll, hängt von den Risikofaktoren des Patienten ab. Asthmatiker werden auch ohne Vorhandensein von Fieber mit Antibiotika behandelt. Ansonsten kann man bei fieberfreien Patienten auch auf Antibiotika verzichten. Bei Virusinfekten gibt man Erythromycine (Zitromax®, Rulid®) oder Doxycyclin (Vibramycin®), bei eitriger Bronchitis Amoxicillin (Clamoxyl®) oder Cephaclor (Panoral®). Bei spastischer Bronchitis gibt man zusätzlich Berodual®-Spray oder Euphylong®-Tabletten oral. Als Komplikation der akuten und chronischen Bronchitis kann eine Lungenentzündung (Pneumonie) auftreten.

19.3.2 Chronische Bronchitis

Merke!
Von chronischer Bronchitis spricht man, wenn im Verlauf von zwei Jahren insgesamt mehr als drei Monate lang Husten und Auswurf bestehen.

Die chronische Bronchitis zeigt oft einen schubweisen Verlauf. Für die Ätiologie sind genetische Faktoren und Umweltnoxen von Bedeutung. Die chronische Bronchitis kann sich auf dem Boden einer verschleppten, akuten Bronchitis oder einer Allergie entwickeln. Eine chronische Bronchitis kann das Symptom einer Vielzahl bronchopulmonaler Erkrankungen wie beispielsweise Lungenfibrose, Lungenemphysem, Stauungslunge oder Bronchiektasen sein. Kommt zur chronischen Bronchitis eine Bronchospastik dazu, dann spricht man von **chronisch-obstruktiver Bronchitis.** Ist eine obstruktive Bronchitis erst einmal entstanden, kann sie nicht mehr ausgeheilt werden. Daher gilt es, der Chronifizierung der Bronchitis rechtzeitig entgegenzutreten.

Symptome einer chronischen Bronchitis sind meist morgendlicher Husten mit zähem, schleimigem oder schleimig-eitrigem Auswurf. Eine weitere Verschlechterung der chronisch-obstruktiven Bronchitis stellt das Lungenemphysem (Blählunge) dar. Das Lungenemphysem ist gekennzeichnet durch eine Verminderung der Alveolenzahl und eine Verminderung der Vitalkapazität. Die Obstruktion wird bei der Lungenfunktion am verminderten Atemstoßtest (Peak Flow) sichtbar. Die Therapie der chronischen Bronchitis erfolgt wie bei der akuten Bronchitis. Bei der akuten Exazerbation einer chronischen Bronchitis (AECB) scheint die Behandlung mit dem Gyrasehemmer Moxifloxacin (Avalox®) sehr gut wirksam zu sein (75 %) (T. Bauer, H. Landen, Clin. Drug Invest 22(10): 641–651, 2002).

19.4 Chronisch-respiratorische Insuffizienz

Bei der chronisch-obstruktiven Bronchitis empfiehlt sich die Dauergabe von Betasympathomimetika als Spray (Berotec®, Sultanol®, Bricanyl®) und eventuell kombiniert mit einem oralen Theophyllinpräparat (Euphylong®).

Kontraindikationen für Betasympathomimetika sind Cor pulmonale und Hyperthyreose. Bei Bluthochdruck müssen Betasympathomimetika vorsichtig dosiert werden. Sauerstoff ist nur in Ausnahmefällen kurzfristig indiziert. Man gibt 2–3 l Sauerstoff pro Minute. Bei Asthmatikern mit Herzinsuffizienz wird nach dem üblichen Schema digitalisiert. Insbesondere bei alten Patienten ist immer auf ausreichende Flüssigkeitszufuhr zu achten, da alte Leute in der Regel zu wenig trinken.

19.5 Mukoviszidose

Die **Mukoviszidose** oder **zystische Fibrose** ist eine autosomal-rezessive Erkrankung, die häufig schon in jungen Jahren zum Tode führt. Folge des Gendefekts ist die Bildung eines defekten Proteins (CFTR), das unter anderem Bestandteil des Chloridkanals ist. Betroffen sind Organe mit exokrinen Drüsen, insbesondere Lunge und Pankreas. Aufgrund verminderter Cl^--Sekretion und vermehrter Na^+-Rückresorption nimmt die Viskosität der Sekrete zu. Der visköse Schleim kann nicht abtransportiert werden und verstopft Bronchiolen bzw. Sekretgänge im Pankreas. Durch Fortschritte in der medikamentösen Therapie erreichen heute wesentlich mehr Mukoviszidosepatienten das Erwachsenenalter, auch wenn eine kausale Therapie immer noch unmöglich ist. Die Behandlung besteht in einer Kombination von Maßnahmen und Medikamenten:

- manuelle Schleimlösung durch Klopfmassage des Thorax.
- Umstellung der Ernährung auf fettreiche Kost und Gabe von Pankreasenzymen sowie fettlöslichen Vitaminen (A, D, E, K)
- Inhalation von Broncholytika wie β_2-Sympathomimetika und Anticholinergika
- Sekretolytika wie die humane Desoxyribonuklease Dornase alpha (Pulmozyme®). Acetylcystein (ACC-ratiopharm®) ist umstritten
- Verbesserung des Cl^-/Na^+-Transports durch ein Diuretikum Amilorid (in Esmalorid®), das die Natriumkanäle blockiert, so dass mehr Wasser im Sekret bleibt
- Antibiotika zur Bekämpfung der bakteriellen Besiedlung des zähen Sekrets
- Verminderung von Entzündungsreaktionen durch Inhalation von Glukokortikoiden. Der Nutzen von NSAID wird diskutiert.

20 Beeinflussung des blutbildenden Systems

IMPP-Hits

Eisen^{2+} und Eisen^{3+}, Wirkungen, Pharmakologie
Folsäure, Wirkungen und Hemmstoffe

Lernziel!
Sie werden Eigenschaften und Wirkungen der an der Blutbildung beteiligten Verbindungen kennen lernen. Nach der Erarbeitung dieses Kapitels sollten Sie Ursachen und Therapie verschiedener Anämieformen kennen.

20.1 Eisensalze

Eisen kann als zwei- oder dreiwertiges Ion Verbindungen bilden und wird im menschlichen Organismus für die Synthese von Hämoglobin, Myoglobin und eisenhaltigen Enzymen benötigt.

Der Tagesbedarf des Erwachsenen beträgt 1–3 mg, in der Schwangerschaft mehr. Der Eisengehalt eines gesunden Erwachsenen beträgt 35–50 mg/kg Körpergewicht. Davon sind 70 % im Hämoglobin gebunden.

Wirkstoffe

Eine Eisentherapie kann **oral** oder **parenteral** erfolgen. Fe^{2+}-Verbindungen werden im Darm wesentlich besser resorbiert als Fe^{3+}-Verbindungen.

Eine orale Eisentherapie ist billiger und ungefährlicher als eine parenterale und sollte deshalb vorgezogen werden. Die Bioverfügbarkeit von oralen Fe^{2+}-Verbindungen liegt zwischen 20–40 %.

Es wird eine große Zahl Eisenpräparate als Monosubstanzen und in Form von Kombinationen angeboten. Die wichtigsten **oralen Präparate** zeigt Tabelle 20.1.

Die meisten Eisenpräparate enthalten zusätzlich Ascorbinsäure, die das Fe^{2+} vor Oxidation schützen soll.

Die **parenteralen Eisenmedikamente** enthalten alle dreiwertiges Eisen. Tabelle 20.2 zeigt die wichtigsten parenteralen Eisenpräparate.

Pharmakokinetik

Mit der Nahrung gelangen täglich 10–15 mg Eisen in den Darm. Etwa 10 % hiervon (1–3 mg) werden im Duodenum und im Jejunum in Form von Fe^{2+} aktiv resorbiert.

Es bildet sich ein Fe^{2+}-Chelat-Komplex, der die Mukosa durchwandert und im Blut wieder gespalten wird. Anschließend wird Fe^{2+} von Coeruloplasmin zu Fe^{3+} oxidiert und verbindet sich mit Apoferritin bzw. Apotransferrin. **Transferrin** ist das Eisentransportprotein, **Ferritin** ist die (lösliche) Depotform des Eisens. Wenn kein Eisenmangel vorliegt, werden etwa 5–15 % des Eisens in der Nahrung resorbiert, bei Eisenmangel 40–50 %.

Die Transportfähigkeit des Plasmatransferrins wird als **totale Eisenbindungskapazität** bezeichnet. Normalerweise sind nur 30 % des Transferrins mit Eisen beladen, der Rest wird als freie Eisenbindungskapazität bezeichnet (Tab. 20.3). Vom resorbierten Eisen werden 70–90 % ins Knochenmark transportiert und dort zur Hämoglobinsynthese verwendet. Der Rest wandert in die Eisenspeicher des RES in Leber,

Tab. 20.1 Orale Eisenpräparate zur Monotherapie

Wirkstoff	**Handelsname**	**Eisengehalt Fe^{2+} in mg**
Ferrosulfat ($FeSO_4$)	Eryfer 100®	100
	Eisendragees ratiopharm®	50
	Tardyferon® Drg.	80
	Eisensulfat STADA® Kaps.	55
Eisen(II)chlorid	Vitaferro® Tr.	12 mg pro Gramm
Eisenfumarat	Ferrokapsul® Kps.	115
	Ferrum Hausmann® Ret.-Kps.	100
	Rulofer N® Kaps.	50
Eisen(II)gluconat	Ferrum Verla®	34,7
	Lösferron® Brausetbl.	80,5
	Eisen Sandoz® Brausetbl.	25
Eisen(II)aspartat	Spartocine N® Tbl.	35,7
Eisen(II)glycinsulfat	ferro sanol® Drg./Tr.	40/30 pro Gramm
Eisen(II)succinat	Ferrlecit® Drg.	95,3

Tab. 20.2 Parenterale Eisenpräparate.

Wirkstoff	**Handelsname**	**Eisengehalt Fe^{3+} in mg**
Ferri-Sorbitol-Citrat	Jectofer® Amp	100
Na-Eisen(III)gluconat	Ferrlecit® Amp.	62,5
Eisen(III)hydroxid-Saccharose	Venofer® Amp.	100

Tab. 20.3 Normwerte des Eisenstoffwechsel.

Laborparameter	**Normwert M/W**
Normwert Serumeisen	M 100–120 µg/100 ml W 80–100 µg/100 ml
Normwert Eisenbindungskapazität	340–400 µg/ml

Milz und Knochenmark, wo das Fe^{3+} als Ferritin bzw. Hämosiderin gebunden bleibt. Beides sind Proteine. Das Speichereisen ist schnell mobilisierbar, Kinder haben jedoch nur einen geringen Speicher und entwickeln schneller eine hypochrome Anämie. Der tägliche Eisenverlust ist gering und beträgt beim Mann 1 mg/d, bei der Frau vor der Menopause das Doppelte. Der Verlust erfolgt durch Abschilferung von Mukosazellen. Die Eisenausscheidung kann nicht gesteigert werden, deshalb muss die Steuerung über die Resorption erfolgen. Im Alkalischen wird Fe^{2+} leichter oxidiert, deshalb ist bei Antazidatherapie und bei Magensäuremangel die Eisenresorption verschlechtert. Um die Oxidation zu verhindern, setzt man den oralen Eisenpräparaten Ascorbinsäure zu, die Resorption wird dadurch aber nicht verbessert. Eisenretardpräparate, die Fe^{2+} erst im Dünndarm freisetzen, sind zwar besser verträglich, aber die Eisenresorption ist 2- bis 3-mal schlechter als die von im Magen freigesetztem Eisen. Folsäurezusätze sind zu meiden, da sie eine B_{12}-Mangelanämie kaschieren können. **Nüchterneinnahme** ist die Voraussetzung für die volle Bioverfügbarkeit aller oralen Eisenpräparate. Bei Einnahme nach der Mahlzeit ist das Eisenpräparat zwar besser verträglich, aber die Resorption wird um das 2- bis 8fache gehemmt. Dreiwertige Eisenkomplexe sind für die orale Therapie wertlos. Eisen sollte nie mit anderen Medikamenten zusammen gegeben werden, da viele zu Komplexbildung und Resorptionsverschlechterung führen (z. B. Tetrazykline, Antazida).

Wirkungen und Indikationen

Indiziert ist eine Eisensubstitution bei Blutverlust und bei Eisenmangelanämie. Bei Eisenverwertungsstörungen ist eine Eisentherapie **wirkungslos**. Einen Eisenmangel erkennt man an folgenden Laborparametern:

- niedriges Hämoglobin
- niedrige Erythrozytenzahl
- Mikrozytose
- niedriges Serumeisen
- erhöhte Eisenbindungskapazität.

Alle diese Werte müssen sich unter einer suffizienten Eisentherapie wieder normalisieren. Die Größe der Erythrozyten muss zunehmen, ebenso die Zahl der Retikulozyten. Die für die Substitution benötigte Eisenmenge errechnet sich grob nach der Formel:

$$Hb_{Soll} - Hb_{IST} \times 0{,}255 \times 2{,}5 =$$
Eisenbedarf in Gramm.

Formel 20.1

Der Faktor 2,5 soll die unvollständige Resorption von ca. 40 % aus dem Darm ausgleichen. 0,255 ist die Menge $FeSO_4$ in Gramm pro Einzeldosis.

Unerwünschte Wirkungen einer Eisensubstitution

Orale Eisen(II)- und Eisen(III)-Verbindungen sind schleimhautreizend und ätzend. Es kommt zu Magenbeschwerden, Übelkeit, Krämpfen, Obstipation oder Durchfall. Bei Kindern kann eine hämorrhagische Gastritis auftreten. Der Stuhlgang wird bei jeder oralen Eisentherapie schwarz. Dies sollte man dem Patienten vor Therapiebeginn mitteilen. Auch bei **parenteraler Gabe** wirken Eisensalze und Eisenkomplexe lokal reizend. Die intravenöse Eisengabe führt zu Gefäßwandschäden, die Ausgangspunkt einer Thrombose werden können. Auch bei korrekter Dosierung kommt es bei 1 % der Patienten zu Kopfschmerz, Muskelschmerzen, Hämolyse, Übelkeit, Erbrechen, Bronchospasmus, Blutdruckabfall bis Kreislaufkollaps, Fieber oder Anaphylaxie. Bei der **intramuskulären Gabe** stehen die lokalen Symptome wie Entzündung an der Einstichstelle und Schmerz im Vordergrund. Bei parenteraler Überdosierung kommt es zu Hämosiderose und Pigmentveränderung der Haut.

Kontraindikationen

Erkrankungen, die zu Eisenkumulation führen (Hämolyse, Hämochromatose) und Erkrankungen mit Eisenverwertungsstörungen (sideroachrestische Anämie, Bleianämie, Thalassämie) dürfen nicht mit Eisen behandelt werden.

Interaktionen

Tetrazykline, Antazida die Al-, Mg- oder Ca-Ionen enthalten, sowie Cholestyramin vermindern die Resorption von Eisen.

Eisenvergiftung (☞ 52.3.6)

Symptome

Kopfschmerz, Hitzegefühl und Erbrechen wenige Stunden nach Eisenaufnahme, ferner Blutdruckabfall bis zum Schock, hämorrhagisches Erbrechen und hämorrhagischer Durchfall. Wird diese akute Phase überlebt, kommt es nach 24 Stunden zu erneutem Blutdruckabfall, Hepatitis und Krämpfen mit Atemlähmung.

Therapie

Magenspülung mit 1–3 %igem Natriumhydrogencarbonat, Schockbekämpfung (Volumensubstitution), Komplexbildner Desferrioxamin (Desferal®) intravenös 5–10 g als spezifisches Antidot. Bei Anurie sollte eine Hämodialyse durchgeführt werden.

20.2 Corrinoide (Cobalamine)

Das ursprünglich isolierte **Vitamin B_{12},** dessen Struktur aufgeklärt wurde, war das **Cyanocobalamin.** Diese Substanz wird heute noch therapeutisch verwendet, obwohl es ebenso wie das Hydroxycobalamin nicht der natürlichen Substanz entspricht. Die Cyanogruppe ist bei der Isolierung mit hineingeraten. Im Körper ist sie durch eine Desoxyadenosylgruppe oder eine Methylgruppe ersetzt. Die natürliche Verbindung wird als **Coenzym B_{12}** bezeichnet. Dieses ist mit dem Häm strukturverwandt.

Wirkstoffe

Es sind viele Vitamin-B_{12}-Präparate im Handel, die alle entweder Cyanocobalamin (B_{12} Steigerwald®) oder Hydroxycobalamin (Berubi-long®) enthalten.

Pharmakokinetik

Der menschliche Organismus ist vollständig auf die orale Zufuhr von Coenzym B_{12} angewiesen. Lieferanten sind hauptsächlich Muskelfleisch, Leber und Niere, aber auch Milch und Eier. Auch Darmbakterien im Kolon bilden B_{12}, es wird dort aber nicht ausreichend resorbiert. Im Magen wird B_{12} von den Nahrungsproteinen abgespalten und als so genannter **Extrinsic Factor** an ein Glykoproteid, den **Intrinsic Factor**, gebunden. Dieser Intrinsic Factor wird in den Parietalzellen der Magenschleimhaut gebildet. Der Komplex aus Extrinsic und Intrinsic Factor ist vor der Zerstörung durch Darmbakterien geschützt und wird im distalen Ileum resorbiert. Bei 1000fach erhöhter B_{12}-Dosis kann auch eine Resorption ohne Intrinsic Factor erzwungen werden (Diffusion). Das resorbierte Vitamin gelangt als B_{12}-Protein-Komplex entweder in die Leber, wo es gestapelt wird, oder direkt ins Knochenmark zur Hämatopoese. Der Körperpool an B_{12} beträgt beim Gesunden 5–6 mg, der tägliche Minimalbedarf liegt bei 1–3 µg/d. Daraus ergibt sich, dass bei Unterbrechung der B_{12}-Zufuhr durch Mangel oder Resorptionsstörung das Depot erst nach 4–5 Jahren erschöpft ist. Erst dann treten klinische Symptome auf. Der tägliche B_{12}-Gehalt in der Nahrung schwankt zwischen 1 und 85 µg.

Merke!
Unzureichende Bildung von Intrinsic Factor führt auch bei ausreichendem B_{12}-Angebot zu einem Vitamin-B_{12}-Mangel.

Ursache

eines Intrinsic-Factor-Mangels ist meistens eine chronisch atrophische **Gastritis** oder eine **Magenresektion.** Die Elimination des natürlichen Coenzyms B_{12} erfolgt minimal über die Galle in die Fäzes, wobei eine Rückresorption über den enterohepatischen Kreislauf möglich ist. Hydroxycobalamin und Cyanocobalamin werden über die Niere ausgeschieden. Ein Mangel an Vitamin B_{12} muss parenteral substituiert werden. Man gibt mehrere Wochen 100 µg B_{12} pro Woche intramuskulär. Zusätze von Intrinsic Factor zu oralem B_{12} führen aufgrund von Antikörperbildung häufig nicht zum Erfolg, d.h. nicht zu einer Resorptionsverbesserung. Bei parenteraler Therapie ist der Zusatz von Intrinsic Factor wirkungslos.

Wirkungen

Die Wirkung von B_{12} ist eng mit der Wirkung der **Folsäure** verknüpft. B_{12} ist an einer Vielzahl von Stoffwechselprozessen beteiligt, insbesondere an der Hämatopoese, an der Myelinisierung von Nerven und an der Synthese von Nukleoproteinen. 5-Desoxy-Adenosyl-Cobalamin und Methylcobalamin sind hauptsächlich an folgenden biochemischen Reaktionen beteiligt:

- Isomerisierung von Methylmalonyl-CoA zu Succinyl-CoA (Fettsäuresynthese)
- Methylierung von Homocystein zu Methionin (Aminosäuresynthese)

Die klinischen **Symptome** eines B_{12}-Mangels lassen sich in drei Gruppen einteilen:

- **Änderungen des Blutbilds:** Man beobachtet eine makrozytäre hyperchrome (oder normochrome) Anämie, weil die Reifung der Erythrozyten im Knochenmark gestört ist. Auch die Bildung anderer Blutzellen wie Leukozyten oder Thrombozyten ist gestört.
- **neurologische und psychische Symptome:** in leichteren Fällen Polyneuritis, in schweren Fällen degenerative Entmarkungsprozesse im Rückenmark (funikuläre Spinalerkrankung), motorische Schwäche, Störung der Tiefensensibilität. Am ZNS kommt es zu einem organischen Psychosyndrom wechselnder Symptomatik.
- **gastrointestinale Störungen:** Atrophie der Magenschleimhaut mit Anazidität, Atrophie, Brennen und Rötung der Zunge (Hunter-Glossitis), Abgeschlagenheit, Appetitlosigkeit.

Die Symptome können einzeln oder zusammen auftreten, eine bestimmte Reihenfolge gibt es nicht. Eine voll ausgeprägte **perniziöse Anämie** kommt heute kaum noch vor, da B_{12} freigebig verordnet und teilweise sogar als Placebo gegeben wird und die Ernährung besser als früher ist. Insbesondere bei Kindern von Veganern, einer Vegetariersekte, die Fisch, Fleisch, Milch und Eier ablehnen, kommt es unter dieser Mangelernährung zu Wachstums- und neurologischen Störungen und B_{12}-Mangel.

Merke!
Von perniziöser Anämie spricht man nur, wenn alle klinischen Symptome der Vitamin-B_{12}-Mangelanämie vorhanden sind. Vitamin-B_{12}-Mangelanämie und perniziöse Anämie sind nicht dasselbe.

20.3 Folsäure

Folsäure wird ausschließlich mit der Nahrung zugeführt. Sie ist in Gemüse (Spinat), Früchten und Leber enthalten. Im Darm wird Folsäure von den Nahrungsproteinen abgespalten und im Dünndarm resorbiert. Kleine Mengen werden unverändert in der Leber gespeichert, der Großteil aber wird zu **Tetrahydrofolsäure** (THF) reduziert. Diese THF ist das physiologisch aktive Prinzip. Der Tagesbedarf liegt bei 25–50 µg THF, das Leberdepot reicht für 2–4 Monate, so dass ein Folsäuremangel vor einem B_{12}-Mangel auftritt. Ein isolierter Folsäuremangel ist selten. Ursachen des Folsäuremangels können sein: ungenügende Zufuhr (Alkoholiker), erhöhter Bedarf (Schwangerschaft) und Resorptionsstörung im Darm durch Medikamente.

Es gibt verschiedene Folsäurepräparate zur Monotherapie eines Folsäuremangels:

Folsäure-ratiopharm® Tbl., Folsan® Tbl., Lafol® Kps., Folsäure-biosyn® Tbl., Folsäure STADA® Tbl., Folsäure Hewert® Inj.-Lsg.

Wirkungen und Indikationen

Tetrahydrofolsäure ist das Coenzym für die C1-Übertragung bei der Biosynthese von Aminosäuren und Purinen (DNS!). Übertragen werden Methyl-, Formyl- und Hydroxymethylgruppen. Folsäuremangel führt ebenso wie B_{12}-Mangel zu einer **makrozytären hyperchromen Anämie.** Ferner zu Leukopenie, Thrombozytopenie und Hämolyse. Klinische Symptome sind in der Regel nur Müdigkeit und eine gelblich blasse Haut. Ein Folsäuremangel in der Schwangerschaft kann zu fetalen Missbildungen, insbesondere zur Lippen-Kiefer-Gaumen-Spalte, führen.

Eine isolierte Folsäuresubstitution kann oral oder parenteral erfolgen, sollte aber vermieden werden, um nicht einen Vitamin-B_{12}-Mangel zu kaschieren. In der Praxis gibt man bei megalozytärer, hyperchromer Anämie Folsäure und B_{12} kombiniert intramuskulär. Bei starker Überdosierung kann es zu zentralnervösen Symptomen (Depression, Erregung, Schlafstörung) kommen, ferner zu Übelkeit, Durchfall, Pruritus und Exanthemen.

Kontraindikationen für eine Folsäuretherapie sind das Vorliegen einer aplastischen oder einer perniziösen Anämie sowie eine Allergie auf das Lösungsmittel und die Konservierungsstoffe des Medikaments.

Interaktionen

Es gibt eine Reihe von Medikamenten, die aufgrund chemischer Strukturähnlichkeiten die Bildung von THF aus Folsäure stören bzw. THF vom Wirkungsort verdrängen. Dazu gehören Sulfonamide, Aminopterin (ein Derivat der Folsäure), Trimethoprim und Pyrimethamin.

20.4 Erythropoetin

Erythropoetin ist ein **Glykopolypeptid** aus 165 Aminosäuren, das in der Niere (85 %) und in der Leber (15 %) gebildet wird. Seit einigen Jahren steht gentechnisch aus Zellkulturen hergestelltes Erythropoetin zur Verfügung. Das synthetische Produkt wird in α- oder β-Glykoform unter dem Namen Epoetin alpha (Erypro®) bzw. Epoetin beta (Neo Recormon®) angeboten.

Pharmakokinetik

Beim Gesunden genügen 10–20 I.E. Erythropoetin pro Liter Plasma, um Auf- und Abbau der Erythrozyten im Gleichgewicht zu halten. Bei Dialysepatienten gibt man 3-mal wöchentlich 35 I.E. intravenös. Zusätzlich sollte Eisen oral gegeben werden. Die Entwicklung von Erythropoetin stellt einen therapeutischen Fortschritt dar, da die Substitution von Erythropoetin bei chronisch nierenkranken, anämischen Patienten Bluttransfusionen überflüssig macht. Leider ist dieses Medikament teuer. Eine Behandlungswoche kostet zwischen 250 und 1000 €.

Wirkungen und Indikationen

Erythropoetin ist ein Hormon, das die Erythrozytenbildung kontrolliert. Bei Mangel an Erythropoetin kommt es zu einer so genannten **renalen Anämie,** bei der der Hämoglobingehalt (Hb) der Erythrozyten und der Hämatokrit (Hk) vermindert sind (hypochrome Anämie). Erythropoetin wird meist bei Dialysepatienten oder Patienten mit chronischer Niereninsuffizienz eingesetzt. Auch anämische Aidspatienten, die mit dem Virustatikum Zidovudin (Retrovir®) behandelt werden, sprechen auf Erythropoetin an. Missbräuchlich eingesetzt wird Erythropoetin als Dopingmittel bei Leistungssportlern, um den Hb zu erhöhen und die Sauerstoffreserve zu steigern. Der Nachweis gestaltet sich oft problematisch, da Erythropoetin ein körpereigenes Hormon ist. Bei Radsportlern gilt ein Hämatokritwert von über 50 % als Doping.

Unerwünschte Wirkungen

Bei 25 % der mit Erythropoetin behandelten Patienten kommt es mit steigendem Hämatokrit zu einer Hypertonie, die medikamentös behandelt werden muss. In den ersten 3 Monaten der Behandlung können Krampfanfälle auftreten. Ferner beobachtet man zentralnervöse Störungen wie Kopfschmerz, Verwirrtheit und Unruhe. Möglicherweise werden diese Wirkungen von erhöhter Blutviskosität und erhöhtem arteriellem Widerstand hervorgerufen. Die Verschlechterung der Blutrheologie kann auch zu Herzinfarkten führen. Um Thrombosen und Shuntverstopfung zu vermeiden, gibt man bei Dialysepatienten gleichzeitig Antikoagulanzien oder erhöht die Heparindosis. Das Auftreten von Hautallergien unter Erythropoetinbehandlung ist möglich. Bei Patienten mit arterieller Verschlusskrankheit, Epilepsie oder Tumoren muss die Indikation für Erythropoetin sehr streng gestellt werden. Gleiches gilt für Schwangerschaft und Stillzeit.

Darbepoetin alfa (NESP)

Darbepoetin (Aranesp®-Injektion von Amgen) ist ein neues, chemisch verändertes Hormon, das eine längere Halbwertszeit hat als das natürliche Hormon Erythropoetin (EPO). Durch Einführung von Kohlenhydratketten ins Molekül wird der Abbau verzögert und die Wirkung verlängert. Sie beträgt bei Darbepoetin (NESP) 21 Stunden (intravenöse Gabe) bzw. 49 Stunden (subkutane Gabe = Injektion unter die Haut). Wirkungsmechanismus und Spezifität für den Erythropoetinrezeptor sind die Gleichen. Aufgrund seiner langen Wirkungsdauer muss Darbepoetin seltener injiziert werden, meist reicht einmal pro Woche (EPO 2- bis 3-mal/Woche).

Untersuchungen haben gezeigt, dass mit beiden Hormonen vergleichbare Hämoglobinwerte (Hb) erreicht und aufrechterhalten werden können. In der Regel werden 200 I.E. EPO durch 1 mg NESP ersetzt. Die Startdosis liegt bei 0,45 mg NESP/kg KG.

Wird EPO oder NESP von Gesunden genommen, so lässt sich der Hb auf 18 oder 20 „hochputschen". Dadurch kann der Blutfarbstoff mehr Sauerstoff binden und die Ausdauerleistung steigt. Beim Missbrauch wird durch Aderlass eine künstliche Anämie erzeugt und dann mit EPO überkompensiert.

Nach Angaben des Herstellers ist NESP zum Doping ungeeignet, da es sich leicht nachweisen lässt. Dies scheint der Skiläufer Johann Mühlegg nicht gewusst zu haben, sonst wäre er in Salt Lake City 2002 nicht erwischt und wegen Dopings gesperrt worden.

Bei missbräuchlicher Anwendung von EPO und NESP können lebensbedrohliche Erkrankungen auftreten. Eine ähnliche Reaktion wie auf EPO-Injektion zeigt der Körper in großer Höhe. Die Regulation versucht den Sauerstoffmangel durch Bildung von Erys und Blutfarbstoff zu kompensieren. Wenn die Blutbildung zu rasch geschieht, kommt es zur berüchtigten Höhenkrankheit mit Kopfschmerzen, Thrombosen, Bluthochdruck, Lungenödem und Hirnödem.

21 Die Pharmakotherapie von Anämien

21.1 Anämieformen (☞ GK Innere Medizin)

Merke!
Unter einer Anämie versteht man die Verminderung der Erythrozytenzahl, des Hämatokrits und/oder des Hämoglobins im Blut.

Die Normbereiche für diese drei Parameter sind:
- **Erythrozytenzahl** ♂ 4,5–5 Mio./µl ♀ 4–5 Mio./µl
- **Hämoglobin (Hb)** ♂ 14–17g/dl ♀ 13–16 g/dl
- **Hämatokrit (Hk)** ♂ 42–52 % ♀ 38–48 %.

Sind diese drei Größen bestimmt, können aus ihnen die **Zellindizes** berechnet werden:
- **MCV** = mittleres korpuskuläres Volumen (Norm 85–95 μm^3)
- **MCHC** = mittlere korpuskuläre Hämoglobinkonzentration (Norm 31–35 g/dl)
- **MCH** = mittleres korpuskuläres Hämoglobin (Norm 27–33 pg).

Der Hb-Gehalt der Erythrozyten kann normal (normochrom), vermindert (hypochrom) oder vermehrt (hyperchrom) sein. Anämien können auf Blutverlust, Störung der Erythropoese oder Hämoglobinsynthese und auf Hämolyse beruhen. Es gibt verschiedene Einteilungsmöglichkeiten für Anämien, je nachdem ob man den pathogenetischen, den histologischen oder den klinisch-chemischen Aspekt in den Vordergrund stellt. Die Ursache der meisten Anämien kann geklärt werden, wenn es gelingt, folgende vier Fragen zu beantworten:
- Besteht ein **Eisenmangel**?
- Liegen **Megaloblasten** vor?
- Liegt eine **Hämolyse** vor?
- Ist eine **Knochenmarkinsuffizienz** nachzuweisen?

Einen Eisenmangel sollte man bei allen unklaren Anämien unabhängig von der Erythrozytenmorphologie in Erwägung ziehen. Wenn eine Eiseneinbaustörung (sideroachrestische Anämie) vermutet wird, muss eine Eisenfärbung des Knochenmarkpunktats angefertigt werden.

Die Mehrzahl der hämolytischen Anämien zeigt eine Erhöhung der Retikulozyten und ein erhöhtes Serumbilirubin. Bei einer ungeklärten normochromen, normozytären Anämie, die sich nicht in die obigen vier Gruppen einordnen lässt, kommen als weitere Ursachen eine Infektionskrankheit, eine Azotämie, ein Malignom, ein Myxödem oder eine Lebererkrankung in Betracht.

21.2 Eisenmangelanämie

Die Eisenmenge im Körper beträgt beim gesunden Erwachsenen 35 mg/kg (Frau) und 50 mg/kg (Mann). Davon sind 70 % im Blut, vor allem im Hämoglobin gebunden. Etwa 20 % sind als Depoteisen in Form von Ferritin und Hämosiderin gebunden und 10 % in Myoglobin. Der Eisenbedarf beträgt beim Mann 1 mg/d, die Frau benötigt, wegen des Blutverlusts bei der Periode, die doppelte Menge pro Tag. In der Schwangerschaft ist der Eisenbedarf ebenfalls erhöht. Im letzten Trimenon sollten 12–15 mg/d zugeführt werden. Beim Gesunden werden nur 10 % des Eisens in der Nahrung resorbiert, bei Eisenmangelanämie 20 %.

Merke!
Die Eisenmangelanämie ist die häufigste Anämieform.

Die Symptome einer Eisenmangelanämie entwickeln sich schleichend. Symptome sind: blasse Haut, Müdigkeit, Kopfschmerz, Leistungsschwäche, Schwindel, Atemnot, Herzklopfen, Appetitlosigkeit, brüchige Fingernägel, Obstipation. Eventuell treten eine Glossitis, Hautrhagaden und eine chronisch-atrophische Gastritis auf. Die laborchemischen Zeichen einer Eisenmangelanämie können sein:

- Serumeisen < 90 µg/dl
- erhöhte Eisenbindungskapazität (Serumferritin <12 µg/l; Norm 100–250 µg/l)
- Mikrozytose der Erythrozyten
- hypochrome Erythrozyten
- verminderte Retikulozytenzahl.

Therapie der Eisenmangelanämie

Die Zufuhr ausreichender Eisenmengen in Form von Medikamenten führt zu rascher Besserung der Beschwerden und Befunde. Bereits nach einer Woche steigt die **Retikulozytenzahl** an. Die Anämie ist normalerweise nach 2 Monaten beseitigt. Die Füllung der Eisenspeicher benötigt allerdings 6 Monate. Besteht nach dieser Zeit immer noch eine Anämie, dann handelt es sich entweder nicht um eine Eisenmangelanämie, oder der Patient hat okkulte Blutverluste, beispielsweise durch einen Darmtumor oder ein Magengeschwür. Bei Anämien mit einem **Hb < 7 g/dl** ist in der Regel eine **Bluttransfusion** indiziert.

Die Eisensubstitution erfolgt oral. Standard ist das **Eisen-(II)-Sulfat** (Eryfer 100®), das am besten resorbiert wird. Bei Nüchterngabe werden die meisten Eisen-(II)-Präparate ähnlich gut resorbiert. Nur bei Eisenresorptionsstörungen, bei Magen- oder Duodenalulkus oder bei Kolitis wird parenteral mit Eisen-(III)-Verbindungen therapiert. Viele Zusätze bei oralen Eisenpräparaten, beispielsweise Kobalt, Fructose, Serin, Kupfer und Leberextrakte sind überflüssig und wirkungslos. Eisenpräparate, die mit Folsäure kombiniert sind, sollten nicht verwendet werden, da die Auswirkungen eines nicht erkannten B_{12}-Mangels verschlechtert werden können: Die Anämie wird besser (die Megaloblasten nehmen ab), die neurologischen Symptome des B_{12}-Mangels aber verschlechtern sich weiter.

Merke!

Bei Eisenmangelanämie sollten 2 mg Eisen pro kg Körpergewicht oral zugeführt werden, entsprechend 100–200 mg Eisen-(II)-Sulfat.

Höhere Eisendosen sind unwirksam für die Blutbildung und verstärken nur die Nebenwirkungen. Die Tagesdosis sollte auf möglichst viele Einzeldosen verteilt werden. Bei parenteraler Therapie gilt als Faustregel:

Merke!

250 mg Eisen-(III) für jedes unter dem Normalwert liegende Gramm Hb.

Man injiziert das Eisenpräparat tief intramuskulär. Am ersten Tag gibt man 100 mg Eisen-III-Sorbitol (Jectofer®), was 50 mg Fe^{3+} entspricht, und dann weiter jeden zweiten Tag die gleiche Menge, bis die errechnete Gesamtdosis erreicht ist. Fe-(III)-Verbindungen können auch intravenös gegeben werden, doch sollte die Verträglichkeit zunächst mit 10 mg getestet werden. Die parenterale Eisentherapie ist die Ausnahme!

21.3 Megaloblastäre Anämien

Bei Mangel an Vitamin B_{12} oder Folsäure kommt es zur Synthesestörung der DNS im Knochenmark. Es entstehen Megaloblasten im Knochenmark und vergrößerte Erythrozyten. Die Lebenszeit der Erythrozyten ist vermindert, die Hämolyse verstärkt. Über 95 % aller Megaloblastenanämien beruhen auf einem Mangel an B_{12} und/oder Folsäure. Aus dem Blutbild lässt sich nicht ermitteln, welches von beiden Vitaminen fehlt, dazu muss direkt dessen Plasmaspiegel bestimmt werden. Diese Untersuchung ist aufwendig und teuer. Die Gabe von Folsäure bessert auch eine B_{12}-Mangelanämie und umgekehrt, nicht dagegen die neurologischen Symptome.

21.3.1 Vitamin-B_{12}-Mangel

Bei der hypochromen, **megaloblastären Anämie** ist die Zahl der Erythrozyten stärker reduziert als der Hb-Gehalt, so dass das MCH über 36 pg steigt. Ein Vitamin-B_{12}-Mangel verzögert die Zellteilung, so dass übergroße Erythrozyten entstehen, die jedoch im Verhältnis zum Volumen keine Hyperchromie aufweisen.

Die **Therapie** der B_{12}-Mangelanämie erfolgt seit Jahrzehnten durch intramuskuläre Gabe von **Cyanocobalamin** (Cytobion®, B12 Steigerwald®) oder **Hydroxycobalamin** (Aquo-Cytobion®, Berubi-long®). Beide Stoffe sind gut verträglich. Bei leeren B_{12}-Speichern, also bei chronischer B_{12}-Mangelanämie mit neurologischen Symptomen, gibt man 100 µg B_{12} täglich für drei Wochen. Bei Resorptionsstörungen gibt man als Erhaltungsdosis 100 µg B_{12} einmal im Monat intramuskulär. Parenterale Zufuhr von B_{12} führt innerhalb weniger Tage zu einem deutlichen Anstieg der **Retikulozyten** sowie zu einer Normalisierung der Anzahl von Erythrozyten, Leukozyten und Thrombozyten im Blut. Durch die vermehrte Blutbildung kann es zu Eisenmangel kommen, der ausgeglichen werden muss. Die Besserung einer atrophischen Gastritis dauert länger, und die Rückbildung der neurologischen Symptome des B_{12}-Mangels kann Jahre dauern, falls sie überhaupt noch reversibel sind. Bei oraler Therapie muss man 1000–2000 µg B_{12} täglich geben, um eine Absorption auch ohne Intrinsic Factor zu erzwingen. Man gibt beispielsweise täglich 1 × 1 Tablette Vitamin-B_{12}-ratiopharm®. In der Praxis wird B_{12} auch bei anderen Indikationen als der B_{12}-Mangelanämie eingesetzt (Herpes zoster, vegetative Dystonie, Infekte), doch ist hier eine Wirkung nicht bewiesen.

21.3.2 Folsäuremangel-Anämien

Indikation für die Folsäuresubstitution ist der Folsäuremangel bei **megaloblastärer Anämie.** Die Zufuhr von **Folsäure** führt schon nach 2–4 Tagen zu einem Anstieg der **Retikulozyten** und zu einer Normalisierung des Blutbilds innerhalb von 2–3 Wochen. Gleichzeitige Gabe von Ascorbinsäure (Vitamin C) verhindert die Oxidation von Folsäure. Die Therapie erfolgt oral mit 5–15 mg/d für 3 Wochen, beispielsweise mit 1–3 × 1 Tabl. Lederfolat®. Eine parenterale Substitution ist nur bei Malabsorptionssyndrom indiziert (Alkoholismus, Senium, Dünndarmresektion). Man gibt 1–2 × 1 Amp. Folsan® (2 mg) pro Tag i.m., s.c., oder i.v.

Bei Vergiftung mit Methotrexat® (☞ Tab. 52.1.) wird Folsäure als Antagonist eingesetzt. Man gibt initial 75 mg Folsäure intravenös oder intramuskulär und fährt mit 4 × 12 mg/d i.m. für 3 Tage fort.

21.4 Renale Anämie

Bei schweren Erkrankungen der Niere kommt es nicht nur zu einer verminderten Ausscheidungsfähigkeit der Niere, sondern auch zu einer Verminderung oder dem Ausfall der Hormonproduktion in der Niere. Patienten mit chronischer Niereninsuffizienz und einem Kreatinin > 4 mg/dl oder Dialysepatienten entwickeln eine renale Anämie, weil zu wenig **Erythropoetin** (☞ Kap. 20.4) gebildet wird. Dieses Hormon ist von besonderer Bedeutung für die Erythropoese. 85–90 % werden in der Niere gebildet, der Rest extrarenal, hauptsächlich in der Leber. Auch die verkürzte Lebensdauer der Erythrozyten und die Hämodialyse tragen zur renalen Anämie bei. Bei der renalen Anämie handelt es sich um eine **normochrome Anämie.** Man therapiert mit rekombinantem Epoetin alpha oder beta. Unter dieser Behandlung kommt es zum Anstieg von Erythrozyten, Retikulozyten, Hb und Eiseneinbau, deshalb sollte Eisen substituiert werden um die Eisendepots nicht zu leeren.

Man therapiert anfangs dreimal wöchentlich mit 50–200 I.E./kg Erypro® FS 1000 oder Erypro® FS oder in gleicher Dosis mit Recormon® S 1000 oder 2000, jeweils nach der Dialyse. Erhaltungsdosis sind 30–150 IE/kg 3 × wöchentlich. Therapieziel ist ein Hämatokrit von 30–35 %. Erythropoetin wird subkutan oder intravenös verabreicht.

Indikationen für Erythropoetin sind Anämien bei chronischen Nierenerkrankungen und durch Zytostatika.

Häufigste NW sind Blutdruckerhöhung mit Kopfschmerzen und mäßiger Anstieg der Thrombozyten.

21.5 Hämolytische Anämien

Die normale Lebensdauer der Erythrozyten beträgt 120 Tage. Bei hämolytischen Anämien ist diese Lebensdauer erheblich verkürzt. Dabei läuft die Blutbildung im Knochenmark im Allgemeinen ungestört, so dass der vermehrte Erythrozytenverlust lange Zeit durch Mehrproduktion kompensiert wird. Eine Anämie tritt erst beim Überwiegen der Hämolyse auf. Dementsprechend ergeben sich bei allen hämolytischen Anämien mit ungestörter Knochenmarkfunktion zwei Gruppen von Symptomen: Hämolysezeichen und Kompensationszeichen in Blut, Knochenmark und RES. Alle Hämolyseformen können akut oder chronisch verlaufen. Es gibt verschiedene Einteilungsmöglichkeiten für hämolytische Anämien. Die folgende Unterteilung gibt die auslösende Ursache bzw. den biochemischen Defekt an:

- **korpuskuläre hämolytische Anämien.** Diese sind fast alle erblich bedingt und können mit Medikamenten kaum beeinflusst werden.
  - Defekte des Häm (Sichelzellanämie, Thalassämie)
  - Störungen der Erythrozytenmembran (Sphärozytose)
  - Enzymdefekte (Glucose-6-Phosphatdehydrogenase-Mangel, Porphyria erythropoetica)
- **extrakorpuskuläre (serogene) hämolytische Anämien.** Hier sind die Erythrozyten primär normal, werden aber von Antikörpern geschädigt. Diese Anämieformen zählen zu den Autoaggressionserkrankungen und sind erworben.
  - Erkrankungen des lymphatischen oder retikuloendothelialen Systems
  - Infektionskrankheiten (Sepsis, Malaria)
  - Kollagenosen
  - Medikamente
  - Bluttransfusionen
  - Morbus haemolyticus neonatorum
  - mechanisch durch künstliche Herzklappen
  - als auslösende Autoantikörper kommen inkomplette Wärmeagglutinine, Kälteagglutinine, Kältehämolysine und Isoantikörper (ABO, Rh) infrage
- **toxisch hämolytische Anämien**
  - endogene oder exogene Gifte.

Therapie der hämolytischen Anämien

Nur wenige hämolytische Anämien können mit Pharmaka behandelt werden. Medikamentös behandelbar sind:

Hämolytische Anämien durch inkomplette Wärmeagglutinine

Charakteristisch ist ein positiver **Coombs-Test.** Häufig gelingt es durch Behandlung der Grundkrankheit, die Anämie zu bessern. Bei der idiopathischen Form sind Bluttransfusionen nicht zu umgehen. Die wirksamste medikamentöse Therapie sind hohe Dosen **Kortison.** Man beginnt mit 100–200 mg Prednisolon/d für zwei Wochen und reduziert dann langsam unter dauernder Kontrolle der Retikulozytenwerte. Oft ist eine Behandlung über Monate erforderlich. Zur Verminderung der Antikörperbildung kann auch der immunsuppressive Effekt von Zytostatika ausgenützt werden. Man verwendet **Stickstofflost** (Mitomen®) und Purinantagonisten (Imurek®). Hierdurch wird allerdings auch das Knochenmark supprimiert. Die Retikulozytenzahl sinkt und kann nicht mehr zur Verlaufskontrolle herangezogen werden. Tritt kein Erfolg ein, kann eine Milzexstirpation indiziert sein. Sowohl Glukokortikoide als auch Zytostatika haben zahlreiche und schwere Nebenwirkungen (☞ Kap. 42 und ☞ Kap. 49).

Hämolytische Anämien durch Kälteagglutinine

Die Prognose der akuten, im Verlauf eines Virusinfekts auftretenden Formen ist gut. Wichtig ist eine Verhütung der Kälteexposition. Kortison zeigt oft keine Wirkung. Man kann einen Versuch mit **Azathioprin** (Imurek®) oder Cyclophosphamid (Endoxan®) unternehmen. In schweren Fällen kann der Antikörpertiter durch Plasmapherese vorübergehend gesenkt werden.

Hämolytische Anämien durch Isoantikörper

Bei der fetalen Erythroblastose (synonym Rhesusunverträglichkeit) ist die Therapie der Wahl die **Austauschtransfusion.** Bei Transfusionszwischenfällen bei Erwachsenen mit Hämolyse kann eine Austauschtransfusion oder die Gabe von Plasmaexpandern indiziert sein (☞ Kap. 14 und Kap. 16). Wichtig sind der sofortige Abbruch der Transfusion, die Schockbekämpfung und die Gabe von 100–200 mg Prednisolon i.v. (Soludecortin H®) oder Dexamethason (100 mg Fortecortin Mono®) zur Bekämpfung des anaphylaktischen Schocks. Außerdem hat sich die Gabe von Dolantin® als Schmerzmittel bewährt. Hämolytische Transfusionszwischenfälle haben eine Mortalität von fast 50 %!

Hämolytische Anämien durch Gifte und Medikamente

Viele der in Tabelle 21.1 aufgeführten hämolytischen Substanzen sind gleichzeitig **Methämoglobinbildner.** Die Therapie bei diesen Vergiftungen besteht im Absetzen des Giftes, Schockbekämpfung und Gabe von Antidoten (☞ Tab. 52.1). Bei Methämoglobinbildung gibt man hohe Dosen **Ascorbinsäure** intravenös, beispielsweise Cebion 500 N forte® Amp. zur Reduktion des Methämoglobins. Man verabreicht 200 mg Vitamin C/kg KG. Ferner legt man eine Infusion von 1 %igem **Methylenblau** in Glukoselösung (oder Toluidinblau) an. Die Injektion von 10 ml 10 %iger Kalziumthiosulfatlösung kann ebenfalls reduzierend wirken. Die Gabe von Sauerstoff allein ist wirkungslos (☞ Tab. 21.2 und 21.3).

Tab. 21.1 Medikamente, die eine immunologische Hämolyse verursachen können. Bei Medikamenten ist eine immunologische Hämolyse nicht immer streng von einer toxischen Hämolyse zu trennen.

Substanzgruppe	Pharmakon
Antibiotika	Penicillin Streptomycin Cephalosporine Rifampicin Isoniazid Paraaminosalicylsäure Nitrofurantoin Salazosulfapyridin
Antikonvulsiva und Sedativa	Phenylhydantoin Chlorpromazin Chlordiazepoxid
Analgetika und Antiphlogistika	Indometazin Phenylbutazon Mefenaminsäure Flufenaminsäure Phenacetin
Andere	Chinidin Chinin α-Methyldopa Chlorpropamid

Tab. 21.2 Chemische Blutgifte, die eine hämolytische Anämie und Methämoglobinbildung auslösen können.

Alkalische Seifen	Naphthaline
Amylnitrit	Bleisalze
Anilin	Sulfanilamid
Arsenwasserstoff	Nitrite
HCl-saure Salze	Sulfite
Lysol	Methylenblau
Nitrobenzol	Trinitrotoluol
Nitrose-Gase	Bakterientoxine
Phenol	Saponine
Phenylhydrazin	Kresol
Pyrogallol	Benzin
Schwefelwasserstoff	Chlorate
Toluylendiamin	Morchelgift
Trichloräthylen	Wurmfarngifte
Tyramin	Schlangengifte
Tyrosin	Amanitin (Knollenblätterpilz)

Tab. 21.3 Medikamente, die bei Glucose-6-Phosphatdehydrogenase-Mangel eine hämolytische Anämie auslösen können.

Antimalariamittel	Nitrofurane
Chloroquin	Nitrofurantoin
Primaquin	Furaltadon
Pentaquin	Furazolidon
Pamaquin	Nitrofurazon
Atebrin	
Chinin	
Antipyretika und Analgetika	**Weitere Medikamente**
Acetylsalicylsäure	Anilinderivate (Phenazetin, Paracetamol)
Pyramidon	Naphthalinderivate
Antipyrin	PAS
Acetanilid	Chloramphenicol
Sulfonamide	Vitamin K
Azasulfidine	Dimercaprol
Sulfazetamid	Probenecid
Sulfadimidin	Chinidin
Sulfapyridin	Favabohnen

21.6 Bluttransfusionen

Bei schweren Anämien ist ein sofortiger Ausgleich erforderlich. Dies geschieht in der Regel mit Erythrozytenkonzentrat. Bei älteren Patienten kann eine Transfusion bereits ab einem Hb von 11 g/dl erforderlich sein, junge gesunde Menschen ertragen einen Blutverlust von 20 % (Hb 6–7 g/dl/) erstaunlich gut, wenn Volumenersatz erfolgt. Vor Operationen sollte der Patient über die Möglichkeit der Eigenblutspende aufgeklärt werden.

Merke!
Ein Beutel Erythrozytenkonzentrat erhöht beim Erwachsenen den Hb um 1 g/dl.

Nebenwirkungen von Bluttransfusionen können Hämolyse, Fieber, Allergien, Citratintoxikation, Hypothermie, Hypervolämie und Übertragung von Erregern (Hepatitis B,C,D oder HIV) sein.

21.7 Hämatopoetische Wachstumsfaktoren

Die Blutbildung im Knochenmark wird durch Wachstumsfaktoren angeregt, von denen einige neuerdings auch als Pharmaka (☞ 51.2.1) zur Verfügung stehen:

- **GM-CSF** (Granulozyten-Makrophagen-Kolonie-stimulierender Faktor)
- **G-CSF** (Granulozyten-Kolonie-stimulierender Faktor)
- **M-CSF** (Makrophagen-Kolonie-stimulierender Faktor)
- **Thrombopoetin** = meg-CSF (Megakaryozyten-Kolonie-stimulierender Faktor).

Indikation ist hauptsächlich die Knochenmarkdepression durch Zytostatika.

22 Beeinflussung des Gerinnungssystems

IMPP-Hits

- Dicumarol-Antikoagulanzien, Wirkung, Pharmakokinetik
- Heparin, Wirkungen, Kinetik, Interaktionen
- Interaktionen mit Dicumarolen
- Vitamin K, Pharmakokinetik, Indikationen
- ASS, Wirkungen, Wirkungsmechanismus, Indikationen
- Clopidogrel: Indikationen, Nebenwirkungen, Interaktionen

Lernziel!

In diesem Kapitel lernen Sie das System der Blutgerinnung kennen und die Medikamente, mit denen sich die Gerinnung beeinflussen lässt, ihre Wirkungsweise, ihre Indikationen und ihre Interaktionen. Ferner werden die Antidote für gerinnungshemmende Medikamente vorgestellt.

Zweck des Gerinnungssystems ist es, den Körper vor Blutverlust zu schützen. Zur Aufrechterhaltung des hämostatischen Systems ist ein kompliziertes Zusammenwirken von Gefäßwandsystem, Blutgerinnung, Thrombozyten und fibrinolytischem System erforderlich. Die bei der Blutgerinnung ablaufenden biochemischen Vorgänge sind nur ein Teil der Hämostase.

22.1 Physiologie und Pathophysiologie der Blutgerinnung

Unter der **primären Hämostase** oder Blutstillung versteht man die Vasokonstriktion und die Bildung eines Thrombozytenthrombus.

Unter der **sekundären Hämostase** oder Blutgerinnung versteht man die Bildung eines Gerinnungsthrombus.

Auslösender Reiz für die Thrombozytenaggregation ist **Kollagen,** das bei Verletzungen des Gefäßendothels freigelegt wird. Die Thrombozytenaggregation ist zunächst reversibel. Dann aber werden aus den Thrombozyten eine Reihe von Mediatoren wie ATP, ADP (Plättchenfaktor 4), Serotonin und Arachidonsäure freigesetzt, die die Thrombozytenaggregation irreversibel machen. Einer dieser Mediatoren ist **Arachidonsäure,** aus der mit Hilfe des Enzyms Cyclooxygenase **Prostaglandine** gebildet werden.

Am eigentlichen Gerinnungsvorgang, der sekundären Blutgerinnung, sind **13 Faktoren** beteiligt, davon 10 Glykoproteine, 2 Phospholipide und Kalzium. Tabelle 22.1 zeigt die Nomenklatur der Gerinnungsfaktoren und ihre Halbwertszeiten. Der eigentliche Gerinnungsvorgang ist die **Polymerisation von Fibrin.** Dieser Reaktion geht aber eine ganze **Gerinnungskaskade** voraus, wobei jeweils das Endprodukt einer chemischen Reaktion der Katalysator für die nächste Reaktion ist. Das **Intrinsic System** wird durch Schäden des Gefäßendothels mit freiliegenden Kollagenfasern oder Basalmembranen ausgelöst, ferner durch Phospholipide und ADP-aktivierte Thrombozyten. Faktor XII wird an den Defekt gebunden, konformiert und aktiviert (XII ⇒ XIIa). Weitere Einzelheiten zeigt Abbildung 22.1.

Mit Ausnahme von Faktor III und VIII werden alle Gerinnungsfaktoren in der Leber gebildet. Bei den Faktoren II, VII, IX und X ist die Synthese Vitamin-K-abhängig. Die Faktoren II, VII und X können mit dem Quick-Test erfasst werden.

Tab. 22.1 Gerinnungsfaktoren und ihre Halbwertszeiten (n. Forth).

Faktor	Bezeichnung	Abkürzung	Halbwertszeit
I	Fibrinogen	FGN	92–136 h
II	Prothrombin	F II (IIa)	72–100 h
III	Gewebsthromboplastin	GT	?
IV	Kalzium	Ca^{2+}	–
V	Proaccelerin	FV	12–36 h
VI	Früher Accelerin	–	
VII	Proconvertin	F VII	4–6 h
VIII	antihämophiler Faktor A	VIII:C	5–8 h
IX	antihämophiler Faktor B (Christmas-Faktor)	F IX	18–24 h
X	Stuart-Prower-Faktor	F X	–76 h
XI	Rosenthal-Faktor	F XI	60 h
XII	Hagemann-Faktor	F XII	60–150 h

Zur Vermeidung einer unkontrollierten Ausbreitung der Blutgerinnung nach einer Verletzung hat der Organismus mehrere Sicherungssysteme und Hemmstoffe der Gerinnung entwickelt:

- zirkulierende **physiologische Hemmstoffe** der Gerinnung
  - **Antithrombin** (früher Antithrombin III) ist ein α_2-Glykoprotein, das in der Leber gebildet wird und das die Faktoren IIa, IXa, Xa, XIa und XIIa durch Komplexbildung hemmt.
  - **Heparansulfat** wird in den Endothelzellen gebildet und potenziert die Wirkung von Antithrombin.
  - **Protein C** und **Protein S** werden unter Beteiligung von Vitamin K in der Leber gebildet. Protein S ist der Kofaktor von Protein C. Beide zusammen müssen aktiviert werden und hemmen dann die Faktoren Va und VIIIa (negatives Feedback)
- das **RES,** das gerinnungsaktive Zwischenprodukte neutralisiert
- das **fibrinolytische System**, das Fibrin abbaut
  - Beim **fibrinolytischen System** führt das proteolytische Enzym **Plasmin** zur Bildung ungerinnbarer Fibrinspaltprodukte, welche ihrerseits die Polymerisation des Fibrins und damit eine weitere Fibrinbildung hemmen. Die Aktivierung des fibrinolytischen Systems erfolgt durch Fibrinokinasen aus verschiedenen Geweben oder über Fibrinolysokinasen aus Bakterien (z. B. Streptokinase). Gerinnung und Fibrinolyse stehen in einem labilen Gleichgewicht, das durch Aktivatoren und Inhibitoren beider Systeme aufrechterhalten wird. Die Abbildung 22.2 zeigt Aktivatoren des fibrinolytischen Systems.

Merke!
Die wichtigsten physiologischen Inhibitoren der Blutgerinnung sind Antithrombin, Heparansulfat, Protein C und Protein S.

Wenn das Gerinnungssystem und/oder das Fibrinolysesystem gestört sind, kommt es zu Erkrankungen. Man unterscheidet:

- **Koagulopathien.** Hierunter versteht man Zustände mit einer Verminderung gerinnungsfördernder Substanzen oder einer Vermehrung gerinnungshemmender Substanzen.
- **Thrombozytopathien.** Hierunter versteht man einen Mangel an Thrombozyten oder eine Funktionsstörung der Thrombozyten.
- **fibrinolytische Zustände**, z. B. bei Lebererkrankungen, Tumoren und Verbrauchskoagulopathie mit erhöhter Fibrinspaltung.
- **Vasopathien** mit einer erhöhten Durchlässigkeit der Gefäße.

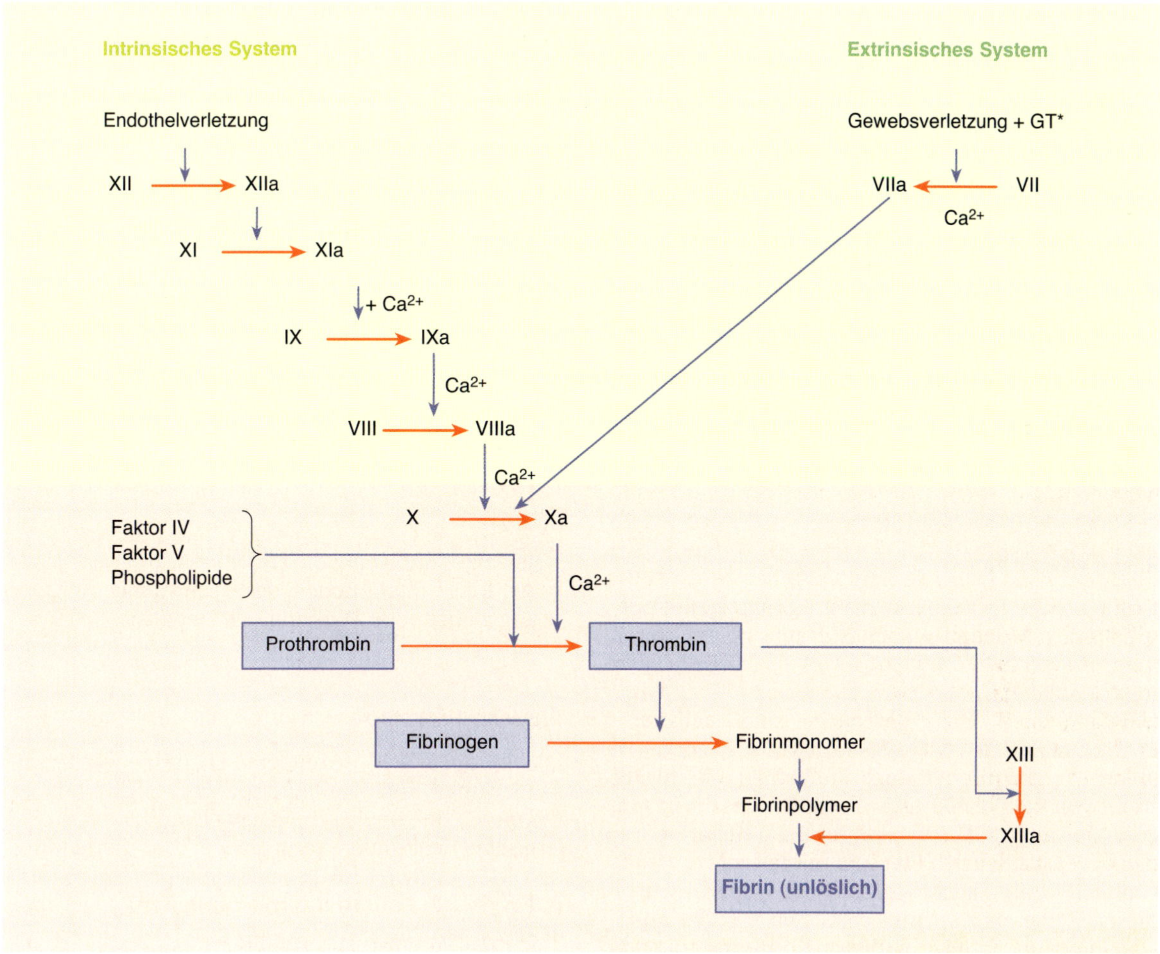

Abb. 22.1: Schema der Blutgerinnung, *GT = Gewebsthromboplastin.

Zur Förderung der Gerinnung stehen verschiedene Medikamente zur Verfügung:

- **Phytomenadion** (Vitamin K_1, Phytonadion): Konakion®, Kanavit®
- **Faktor VIII:** Kogenate®, Recombinate®, ReFacto®
- **Faktor IX:** Faktor IX Konzentrat
- **Faktor VII:** Faktor VII S-TIM
- **Faktor II, VII, IX, X:** PPSB-Konzentrat S-TIM.

22.2 Antikoagulanzien-Hemmstoffe der Blutgerinnung

Antikoagulanzien dienen der Prophylaxe und Therapie von Thrombosen und Embolien sowie als Zusatz von Blutkonserven. Aufgrund der Wirkungsmechanismen kann man drei Gruppen von Antikoagulanzien unterscheiden:

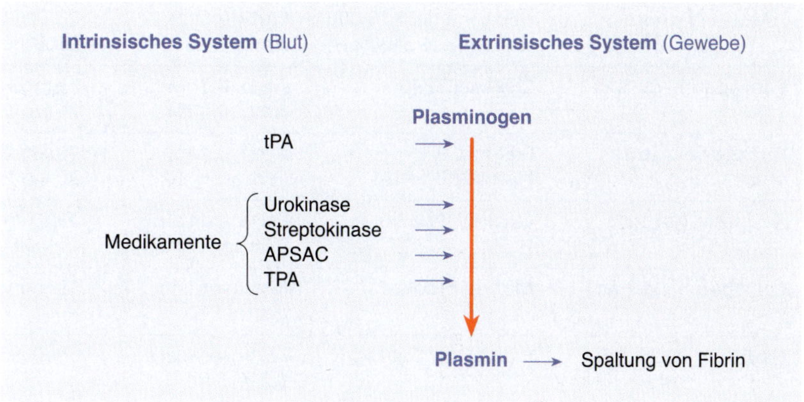

Abb. 22.2: Das fibrinolytische System.

- **direkte Antikoagulanzien**, die mit vorhandenen Gerinnungsfaktoren reagieren
- **indirekte Antikoagulanzien**, die die Synthese von Gerinnungsfaktoren hemmen
- **Hemmstoffe der Thrombozytenaggregation**

Weitere Unterscheidungsmerkmale sind partielle oder totale Hemmung der Gerinnung und Wirksamkeit in vivo und/oder in vitro.

Auch Kalziumionen greifen an vielen Stellen in die Gerinnung ein, so dass durch eine Konzentrationsänderung, beispielsweise durch Komplexierung mit Natriumcitrat, die Gerinnung beeinflusst werden kann. Dennoch zählt Kalzium nicht zu den Antikoagulanzien, und der Effekt kann nur in vitro angewandt werden. Ebenfalls kein Antikoagulans im engeren Sinn ist Fibrinogen (Haemocomplettan® HS), das bei Verbrauchskoagulopathie infundiert wird.

22.2.1 Heparine

Unfragmentiertes Heparin ist ein körpereigenes polysulfatiertes **Mucopolysaccharid** mit einem durchschnittlichen Molgewicht von 12.000 Dalton (6.000–30.000).

Baueinheiten bei α-Heparin sind sulfatiertes D-Glucosamin und β-D-Glucuronsäure. Niedermolekulare, fragmentierte Heparine haben ein Molgewicht von 4000–8000 Dalton. Im β-Heparin ist Glucosamin durch Galaktosamin ersetzt. Heparine werden in Mastzellen gebildet und in Mastzellen und basophilen Granulozyten gespeichert. Heparin wird in diesen Zellen mittels eines basischen Proteins an Histamin gebunden. Die höchsten Konzentrationen an heparinhaltigen Zellen finden sich in Leber, Lunge und Bauchfell. Heparin ist ein direktes Antikoagulans.

Heparin ist eine starke **Säure,** die mit Kationen Salze bildet. Es ist ein starkes **Polyanion,** das im Körper mit verschiedenen Proteinen Komplexe bildet und deren Konfiguration ändert. Auf diese Weise wird beispielsweise die Wirkung von Antithrombin III durch Heparin 700fach verstärkt.

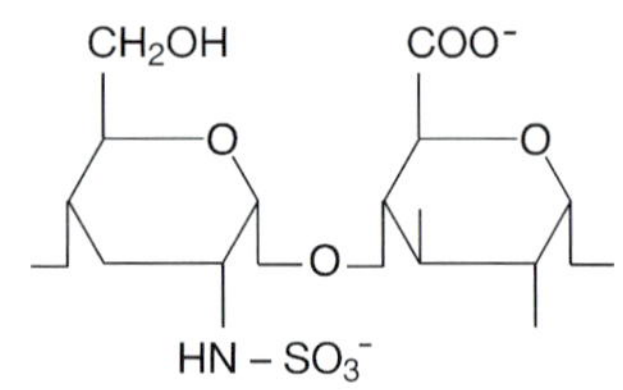

Formel 22.1 Monomer von Heparin

Merke!
Die Salzbildung hebt die Heparinwirkung auf. Je weniger freie Sulfatgruppen, desto schwächer die gerinnungshemmende Wirkung des Heparins.

Typische Wirkstoffe

Die therapeutisch verwendeten Heparine werden aus Rinderlunge und Darmmukosa von Schweinen gewonnen, können also Fremdeiweiß enthalten und allergische Reaktionen verursachen. Der Wirkstoffgehalt an Heparin wird bei unfraktioniertem Heparin (UFH) in I.E. **(Internationale Einheiten)** angegeben, bezogen auf die Hemmwirkung auf Faktor Xa. Bei den fraktionierten Heparinen erfolgt die Angabe in Milligramm Heparin. Es sind eine Reihe von Heparinpräparaten im Handel. Die meisten enthalten **hochmolekulares Heparin** (12.000–15.000 Dalton). Seit einigen Jahren sind fraktionierte, niedermoleku-

Tab. 22.2 Parenterale Heparinpräparate.

Wirkstoff	Handelsname		Wirkungsstärke in I.E.	Molgewicht
Heparin-Kalzium	Calciparin®	Amp. 0,5 ml Amp. 0,8 ml	12 500 I.E. 20 000 I.E.	hoch hoch
Heparin-Natrium	Heparin Injekt 10 000® Liquemin N 2500®	Fertigspritze Amp. 1 ml	10 000 I.E. 2500 I.E.	hoch hoch
Enoxaparin-Natrium	Clexane 20/40®	Amp. 0,2 ml Amp. 0,4 ml	12 mg Heparin 24 mg Heparin	niedrig niedrig
Dalteparin-Natrium	Fragmin P® Fragmin P forte®	Amp. 0,2 ml Fertigspritze	15 mg Heparin 30 mg Heparin	niedrig niedrig
Reviparin-Natrium	Clivarin® Pen Inj.-Lsg.	Fertigspritzen 0,25 ml	13,8 mg Heparin	niedrig
Certoparin-Natrium	Mono-Embolex®	Fertigspritzen 0,3 ml	18 mg Heparin	niedrig
Nadroparin-Kalzium	Fraxiparin® Inj.-Lsg.	Fertigspritzen 0,2–0,8 ml	1900–9500 I.E.	niedrig

lare Heparine (NMH) erhältlich, die eine stärkere Wirksamkeit aufweisen (Anti-Xa-Heparine). Diese Heparine werden auch als Low Molecular Weight Heparins (LMWH) bezeichnet und haben ein mittleres Molgewicht von 6.000 Dalton. Ihre gerinnungshemmende Aktivität ist unterschiedlich, je nach Molekülgröße. Heparin kann parenteral oder epikutan verabreicht werden.

Tabelle 22.2 zeigt einige parenterale Handelspräparate.

Bei einer **Low-Dose-Heparinisierung** mit unfragmentierten Heparinen wie Calciparin® gibt man 3000–5000 I.E. alle 8 Stunden, bei High-Dose-Heparinisierung 20.000–40 000 I.E. pro Tag.

Zur **Gerinnungskontrolle** unter Therapie mit natürlichen Heparinen eignet sich die Bestimmung der Thrombinzeit (Fibrinogen → Fibrin) und die partielle Thromboplastinzeit **PTT** (Quick). Fragmentierte Heparine beeinflussen diese Parameter nur wenig.

Wirkungsmechanismus und Wirkungen

Heparin zirkuliert in geringer Menge im Blut und greift an verschiedenen Stellen der Gerinnungskaskade des Intrinsic System ein:

- Aktivierung von Antithrombin III (AT III)
  - Natürliches, unfraktioniertes Heparin (UFH) wirkt als Kofaktor von Antithrombin III. Die Aktivierung erfolgt durch Konformationsänderung des Antithrombins. AT III bindet irreversibel an Thrombin (Faktor IIa) und an Faktor Xa und inaktiviert diese. Für die Thrombinhemmung muss UFH mit AT III und Thrombin (IIa) Kontakt haben. Minimale erforderliche Kettenlänge von Heparin für diese Komplexbildung sind 18 Monomere. Nach der Reaktion ist Heparin wieder verfügbar.
- Hemmung von Faktor Xa und IXa
  - Für die Hemmung dieser Faktoren ist nur die Bindung von Heparin an AT III nötig, nicht dagegen die an Thrombin.
- Weitere Wirkungen
  - Ferner hemmt UFH die Umwandlung von Prothrombin in Thrombin und die Umwandlung von Fibrinogen in Fibrinmonomere. Heparin beschleunigt den Histaminabbau durch Freisetzung der Diaminoxidase. In geringer Dosis aktiviert der Heparin-AT-III-Komplex die Lipoproteinlipasen im Plasma, wodurch ein Anstieg der freien Fettsäuren resultiert (nur in vivo). Die Konzentration der Triglyzeride nimmt ab, die Zahl der Chylomikronen sinkt, die Thrombozytenaggregation wird gehemmt. Außerdem steigt die Gefäßwandpermeabilität, und das Wachstum der Gefäßmuskelzellen wird gehemmt. Alle Heparine hemmen die Aldosteronbildung.

Merke!
Bei Antithrombin-III-Faktor-Mangel ist die gerinnungshemmende Wirkung von Heparin vermindert.

Niedermolekulare, fragmentierte Heparine hemmen den Faktor Xa selektiv und stärker als langkettige Heparine, wirken aber kaum hemmend auf Thrombin, da sie zur Vernetzung mit Thrombin zu klein sind.

Bei angeborenem oder erworbenem Mangel an Antithrombin III ist die gerinnungshemmende Wirkung von Heparinen vermindert.

Pharmakokinetik

Heparin wird aus dem Magen-Darm-Trakt fast nicht resorbiert und muss intravenös oder subkutan gegeben werden. Auch eine Resorption über die Haut ist bei entsprechender Galenik möglich („Sportsalben"). Heparine sind **nicht plazentagängig,** weshalb Schwangerschaft keine Kontraindikation für eine Heparintherapie darstellt. Heparin passiert auch nicht die Blut-Milch-Schranke. Die Halbwertszeit des Heparins ist dosisabhängig und liegt bei therapeutischer Dosierung zwischen 1 h (i.v. Gabe) und 2 h (s.c. Gabe). Niedermolekulare Heparine (NMH) haben eine längere Halbwertszeit als hochmolekulare Heparine. Der Wirkungseintritt aller Heparine erfolgt bei intravenöser Gabe sofort, bei s.c. Gabe nach etwa 30 Minuten. Heparin wird in der Leber durch Hydrolyse abgebaut, und die Metaboliten werden über die Niere ausgeschieden. Eine Inaktivierung von Heparin erfolgt auch durch Bindung an Proteine und durch Phagozytose.

Zur Thromboseprophylaxe beginnt man eine so genannte Low-Dose-Heparinisierung mit 3-mal 5000 I.E. Heparin/d subkutan. Zur Thrombolysetherapie muss man bis zu 1000 I.E. Heparin pro kg Körpergewicht pro Tag geben.

Merke!
Bei Insuffizienz von Leber oder Niere ist eine Dosisanpassung von Heparinen erforderlich.

Indikationen

Indikationen für eine Heparintherapie mit UFH oder LMWH sind :

- Prophylaxe von Thrombosen und Embolien, insbesondere bei bettlägerigen Patienten, prä- und postoperativ
- Chirurgische Eingriffe mit hohem Thromboserisiko, z. B. urologische Operationen, Hüftgelenkersatz (TEP) oder Bandplastik im Kniegelenk, da hier das postoperative Lungenembolierisiko ohne Heparinisierung bei 1–10 % liegt
- Begleittherapie bei Myokardinfarkt
- Hämodialyse und extrakorporaler Kreislauf.

Durch Low-Dose-Heparinisierung lässt sich die Zahl der postoperativen Todesfälle durch Lungenembolie um 60–70 % senken.

Vorteile von LMWH sind eine längere Wirkungsdauer (eine Tagesgabe genügt) und das Entfallen eines Intensivmonitorings. Nachteil ist der hohe

Preis und die fehlende Möglichkeit LMWHs bei Überdosierung mit Protaminsulfat zu inaktivieren. Außerdem ist kein PTT-Test möglich, sondern die Bestimmung der Faktor-Xa-Aktivität erforderlich.

Bei extrakorporalem Kreislauf ist eine höhere Heparindosis erforderlich, als bei einer Verminderung der Hyperkoagulabilität in vivo.

Unerwünschte Wirkungen

Die wichtigsten Nebenwirkungen einer Heparintherapie sind:
- vorübergehende Thrombozytopenie Typ I zu Beginn der Behandlung (5–10 %); man bezeichnet diese Reaktion als Heparin-induzierte Thrombozytopenie (HIT)
- antikörpervermittelte schwere Thrombozytopenie HIT Typ II (selten), die nach 5–10 Tagen auftreten kann, lebensbedrohlich ist und mit Thrombosen und Gefäßverschlüssen einhergeht (Mortalität 10–15 %); Heparine müssen abgesetzt und die Antikoagulation muss mit anderen Medikamenten fortgesetzt werden
- Blutungen und Hämorrhagien durch falsche Dosierung oder Veränderung der Gerinnungsfaktoren
- Fieber, Schüttelfrost, Allergie (häufig), Blutdruckabfall bis zum Schock
- Haarausfall, Pruritus, Urtikaria, Bronchospasmen, lokale Reizung an der Einstichstelle
- Osteoporose bei Langzeittherapie (selten)
- Transaminasenanstieg, LDH-Anstieg (beide häufig und reversibel)
- Hyperkaliämie und Hypoaldosteronismus (selten)
- metabolische Azidose bei Diabetikern und niereninsuffizienten Patienten (selten)
- Heparinrebound nach plötzlichem Absetzen (Thrombosegefahr).

Merke!
Das Thromboserisiko ist bei Therapie mit UFH höher als bei NMH.

Nach internationalen Untersuchungen treten bei Hüftgelenks-OPs (Endoprothesen) in 3 % der Fälle Thrombosen unter Einnahme von UFH auf, mit NMH nur in 0,5 % der Fälle. Dennoch wird vornehmlich UFH verordnet, da die Tageskosten nur bei < 1 Euro liegen (NMH 1,5–3 Euro).

Kontraindikationen

Kontraindikationen für eine Heparintherapie sind Heparinallergie, Hirnblutungen, gastrointestinale Blutungen, Glaskörperblutung, diabetische Retinopathie, Abortus imminens, Lumbalpunktion, Uterusblutung und Entbindung, ferner Endocarditis lenta und Sepsis (gilt für Thrombolysetherapie). Allgemein ist Heparin bei allen Krankheiten oder Eingriffen mit verstärkter Blutungsneigung und bei Gefäßverletzungen kontraindiziert.

Vorsicht bei der Heparinisierung ist bei alten Menschen, bei Hypertoniepatienten, bei Patienten mit Thrombozytopenie und bei Patienten mit Erkrankungen von Leber oder Nieren geboten.

Interaktionen

Acetylsalicylsäure, nichtsteroidale Antirheumatika, Cumarine, Fibrinolytika, Dipyridamol und Dextrane verstärken die Wirkung von Heparin. Nitroglycerin vermindert die Heparinwirkung.

Merke!
Die Kombination von Heparin mit Thrombozytenaggregationshemmern, insbesondere mit ASS, erhöht die Blutungsgefahr.

Heparinantidot

Das Antidot bei Heparinüberdosierung ist **Protaminsulfat** (Protaminsulfat Novo®). Es handelt sich um ein basisches Protein aus Fischsperma, das mit Heparin zu einer salzartigen Verbindung reagiert. Die Reaktion ist reversibel. Wenn eine irreversible Inaktivierung gewünscht wird, muss man zu Protaminchlorid (Protamin Roche®) greifen. Beide können nur intravenös gegeben werden.

Merke!
1 ml Protaminsulfat oder -chlorid neutralisiert 1000 I.E. Heparin.

Wichtig ist eine langsame Gabe des Protamins unter ständiger Kontrolle der Gerinnungsparameter („Titration"), da freies Protamin selbst gerinnungshemmend wirkt.

Nebenwirkungen des Protamins sind Blutdruckabfall, Dyspnoe und Bradykardie. Diese unerwünschten Wirkungen treten bei schneller intravenöser Injektion oder bei versehentlicher intraarterieller Injektion auf. Bei Allergie auf Fischeiweiß kann ein allergischer Schock ausgelöst werden.

22.2.2 Heparinoide

Heparinoide sind heparinähnliche Proteoglykane wie Heparansulfat, Dermatansulfat und Chondroitinsulfat. Sie werden ebenfalls aus der Darmmukosa von Schweinen gewonnen und können parenteral oder lokal auf die Haut verabreicht werden. Die Wirksamkeit bei lokaler Anwendung ist umstritten.

Heparinoide wirken durch Hemmung von Faktor Xa (Heparansulfat) und Thrombin (Dermatansulfat). Sie sind indiziert zur Thromboseprophylaxe bei Patienten mit HIT II oder Heparinunverträglichkeit.

Therapeutisch verwendet wird **Danaparoid** (Orgaran®) Inj.-Lsg. mit 1.250 Antifaktor-Xa-Einheiten pro ml. Danaparoid ist eine Mischung aus Heparansulfat, Dermatansulfat und Chondroitinsulfat.

22.2.3 Hirudin

Hirudin ist ein hochwirksames Antikoagulans aus dem Drüsensekret des Blutegels Hirudo medicinalis. Mithilfe von Hirudin hält der Blutegel das gesaugte Blut über Jahr hinweg in seinen Vorratsbehältern flüssig.

Hirudin ist ein Polypeptid (65 AS) und ein direkter Thrombinhemmer, d. h. es wirkt im Gegensatz zu Heparin (UFH) ohne Beteiligung von Antithrombin. Die therapeutisch verwendeten Hirudine werden von gentechnisch veränderten Hefezellen produziert. Hirudin wird nach s.c. Gabe zu 100 % resorbiert und über die Niere eliminiert. Die Plasmahalbwertszeit liegt bei 2 Stunden.

Handelspräparate sind: Lepirudin (Refludan®) und Desirudin (Revasc®).

Indikationen für Hirudin und die gentechnisch modifizierten Verbindungen Lepirudin und Desirudin ist die Thromboseprophylaxe bei Patienten mit HIT II, instabiler Angina pectoris und Myokardinfarkt. Desirudin ist auch zur Behandlung tiefer Beinvenenthrombosen zugelassen.

Nebenwirkungen sind Blutungen, Allergien (selten) und Antikörperbildung.

22.2.4 Antagonisten des Vitamin K

Chemie

Cumarine sind in Form von Glykosiden in vielen Pflanzen enthalten. Der erste Vitamin-K-Antagonist, der chemisch identifiziert wurde, war das Dicoumarol aus Süßklee.

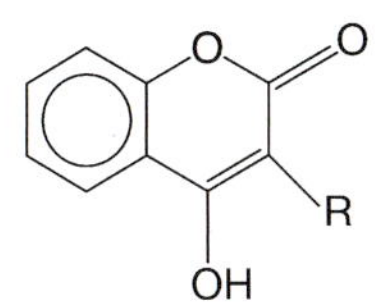

Formel 22.2 Grundkörper der Cumarine

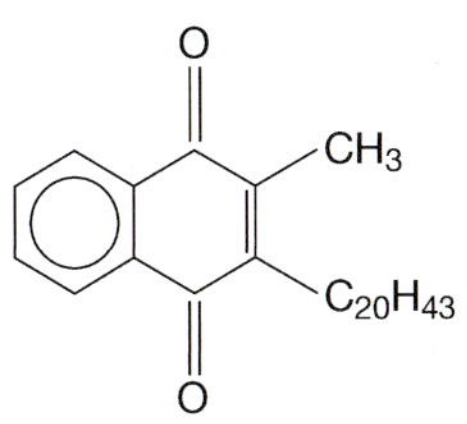

Formel 22.3 Phytomenadion = Vitamin K_1

Die beiden Formeln zeigen die strukturelle Ähnlichkeit zwischen Cumarinen und Vitamin K_1.

Tab. 22.3 Therapeutisch verwendete Cumarine.

Substanz	Handelsname	Wirkungsdauer
Phenprocoumon	Marcumar®, Falithrom®, Phenpro ratiopharm®	7–10 Tage
Warfarin-Natrium	Coumadin®	3–5 Tage

Vitamin K wird von Pflanzen gebildet und vom Menschen mit der Nahrung aufgenommen. Das physiologische Vitamin K des Menschen ist das Menachinon (Vitamin K_2) und kann durch Vitamin K_1 ersetzt werden.

Wirkstoffe

Therapeutisch wichtige Cumarinderivate zeigt Tabelle 22.3. Phenprocoumon wird überwiegend in Deutschland verwendet, während viele europäische Länder und die USA Warfarin einsetzen.

Wirkungsmechanismus und Wirkungen

Cumarine hemmen das Vitamin K kompetitiv und werden als Vitamin-K-Antagonisten bezeichnet. Cumarine sind indirekte Antikoagulanzien. Biochemischer Angriffspunkt ist die Vitamin K_1-Epoxidreduktase, die bei der Carboxylierung von Glutaminsäure beteiligt ist. Es werden inkomplette Vorstufen der Vitamin-K-abhängigen Gerinnungsfaktoren gebildet (sog. PIVKA = Protein Induced by Vitamin K Absence).

Cumarine verhindern die γ-Carboxylierung von Glutamylseitenketten, weil sie Vitamin K hemmen, das bei dieser Reaktion als Kofaktor fungiert. Cumarine verhindern die Regenerierung von Vitamin-K-Hydrochinon aus Vitamin-K-Epoxid durch Blockierung der Vitamin-K-Reduktase.

Aufgrund ihrer chemischen Strukturverwandtschaft hemmen Cumarine das Vitamin K bei der Synthese von Gerinnungsfaktoren in der Leber. Betroffen sind **Faktor II, VII, IX** und **X,** aber auch **Protein C** und **Protein S.**

Bei längerer, wiederholter Zufuhr kommt es zu Gerinnungsstörungen. **Cumarine wirken nur in vivo.** Bei Cumarinüberdosierung kann die gerinnungshemmende Wirkung des Cumarins durch Gabe von **Vitamin K** (Konakion®) antagonisiert werden. Konakion® kann oral oder intravenös gegeben werden. Allerdings eignet sich diese Therapie nicht für Notfälle, da die Wirkung der Vitamin-K-Gabe frühestens nach drei Stunden langsam beginnt und erst nach Tagen eine normale Gerinnung erreicht ist, weil die Gerinnungsfaktoren erst in der Leber synthetisiert werden müssen. Wenn eine sofortige Wiederherstellung der Gerinnungsfähigkeit des Blutes erforderlich ist, muss man ein Konzentrat aus Gerinnungsfaktoren intravenös verabreichen. In Frage kommen:

- Beriplex® P/N (Gemisch aus den Faktoren II, VII, IX, X und Protein C)
- Prothrombinkomplex BaWü 500® (II, VII, IX, X).

Pharmakokinetik

Phenprocoumon wird nach oraler Gabe vollständig resorbiert. Genetischen Faktoren und Nahrung können die Resorption beeinflussen. Cumarine haben eine hohe Plasmaproteinbindung (Phenprocoumon 99 % , Warfarin 90 %).

Die Wirkung der Cumarine beginnt nach 6 h allmählich, da die vorhandenen Gerinnungsfaktoren so lange aktiv sind, bis sie abgebaut werden (HWZ 2–3 d).

Phenprocoumon hat eine Halbwertszeit von 130–160 Stunden, so dass seine Wirkung auch nach Absetzen noch 3–7 Tage anhält. Die Gerinnungsfaktoren erholen sich durch Neusynthese (Dauer 2–3 Tage) nach dem Wirkungsende der Cumarine. Bereits eine gering erhöhte Freisetzung des Cumarins aus der Plasmaeiweißbindung, beispielsweise durch Medikamenteninteraktionen, kann zu einem starken Anstieg der gerinnungshemmenden Wirkung führen. Täglich werden zwischen 5 und 50 % einer therapeutischen Cumarindosis in der Leber metabolisiert und eliminiert, wobei auch der enterohepatische Kreislauf eine Rolle spielt. Dicoumarol und Warfarin werden in der Leber über CYP2C9 hydroxyliert (genetischer Polymorphismus!), anschließend glukuronidiert oder sulfatiert. Die Eliminierung der Metaboliten erfolgt überwiegend renal. Cumarine passieren die Plazenta- und die Milchschranke und sind in der Schwangerschaft kontraindiziert, weil sie beim Fetus zu Blutungen führen können und **teratogen** sind.

Aufgrund ihrer verzögerten Wirkung und der individuellen Metabolisierung sind Cumarine schlecht steuerbar (ED 1–6 mg).

Indikationen

Die gerinnungshemmende Wirkung der Cumarine macht man sich bei verschiedenen Erkrankungen zunutze. Einsatzgebiete für eine Marcumar®-Therapie sind beispielsweise die Sekundärprophylaxe bei Myokardinfarkt und tiefer Venenthrombose (Phlebothrombose) sowie die Prophylaxe von Lungenembolien, Vorhofthromben bei Vorhofflimmern und Thrombosen bei künstlichen Herzklappen.

Die Cumarintherapie erfolgt oral. Eine intramuskuläre Gabe ist zwar möglich, führt aber zu Hämatomen. Man hüte sich vor der beliebten Schnell-Marcumarisierung mit 6 Tabletten täglich. Erst nach Tagen sinkt der Quickwert plötzlich unaufhaltsam unter 20 % ab. Spätestens bei 10 % muss dann durch intravenöse Gabe von Faktorenkonzentrat gegengesteuert werden. Cumarine werden auch als Rattengift eingesetzt, da die Wirkung erst nach Tagen einsetzt und die schlauen Tiere keine Verbindung zum vergifteten Köder herstellen können.

Merke!
Langsame orale Marcumarisierung mit häufigen Quickkontrollen.

Therapiekontrolle der Marcumarisierung

Die Bestimmung der **Thromboplastinzeit** nach Quick ist keine exakte Messmethode, da das Reagenz und der Messvorgang selbst nicht standardisiert sind. Dasselbe Blut eines Patienten liefert daher in verschiedenen Labors unterschiedliche Quickwerte. Beim Quickwert wird die Gerinnungszeit eines Kontrollserums mit der Gerinnungszeit des Patienten verglichen (in Sekunden). Heute gehen immer mehr Laboratorien zur **International Normalized Ratio (INR,** ☞ Formel 22.4) über.

$$\text{INR} = \frac{(\text{Thromboplastinzeit des Patienten})^{\text{ISI}}}{\text{Thromboplastinzeit des Kontrollserums}}$$

Formel 22.4

Der Exponent **ISI** ist die Abkürzung für International Sensitivity Index. Er wird vom Reagenzhersteller angegeben. Das Ergebnis des Bruchs ist eine dimensionslose Verhältniszahl. Der therapeutische Bereich liegt bei einem INR von 2,0–3,0.

INR kann nicht während der Einstellungsphase auf Marcumar® verwendet werden, sondern nur zur Verlaufskontrolle, wenn der Patient schon stabil eingestellt ist. INR berücksichtig im Gegensatz zum Quick Unterschiede in Geräten und Reagenzien, so dass sich bei Kontrollen in verschiedenen Labors der gleiche INR ergibt. Bei Quick ergeben sich Schwankungen.

Therapeutisch optimal ist ein Quickwert von 20 %. Dem entspricht ein INR von 3,5. Neuere Untersuchungen deuten darauf hin, dass für manche Indikationen wie Phlebothrombose, Herzklappenersatz und Vorhofflimmern auch ein Quickwert von 30 % ausreichend ist. Dies entspricht einem INR von 2,5.

Unerwünschte Wirkungen

Cumarine sind bei richtiger Dosierung gut verträgliche, untoxische Medikamente, die von Millionen Patienten täglich eingenommen werden. Mögliche NW sind Übelkeit, Appetitlosigkeit (selten), Juckreiz, Haarausfall und allergische Hautreaktionen (selten). Zu Therapiebeginn besteht erhöhte Thromboseneigung in kleinen Venen durch initiale Hyperkoagulabilität. Protein-C-Konzentration sinkt. Außerdem können kreisförmige Hautnekrosen („Marcumarnekrosen“) auftreten. Cumarine sind teratogen.

Die bei weitem wichtigsten und häufigsten NW kommen durch Überdosierung zustande: Blutungen und hämorrhagische Hautnekrosen. Im Prinzip können die Blutungen überall auftreten: im Magen-Darm-Trakt, im Unterhautfettgewebe, im Glaskörper

Tab. 22.4 Interaktionen von Cumarinen mit anderen Pharmaka.

Cumarin und	Effekt	Ursache
Amiodaron	Cumarinwirkung ↑	nicht geklärt (V.a. Verdrängung aus der Plasmaeiweißbindung)
Anabolika	Cumarinwirkung ↑	Synthesehemmung von Gerinnungsfaktoren
Cephalosporine	Cumarinwirkung ↑	Verminderung der Vitamin-K-Verfügbarkeit
Tetracycline	Cumarinwirkung ↑	Verminderung der Vitamin-K-Verfügbarkeit
Phenylbutazon	Cumarinwirkung ↑	Verdrängung von Cumarin aus der Plasmaeiweißbindung, Cumarinspiegel ↑
Phenytoin	Cumarinwirkung ↑	Verdrängung von Cumarin aus der Plasmaeiweißbindung, Cumarinspiegel ↑
Sulfonamide	Cumarinwirkung ↑	Verdrängung von Cumarin aus der Plasmaeiweißbindung, Cumarinspiegel ↑
Sulfonylharnstoffe	Cumarinwirkung ↑	Verdrängung von Cumarin aus der Plasmaeiweißbindung, Cumarinspiegel ↑
Salicylate	Cumarinwirkung ↑	Hemmung der Thrombozytenaggregation
Schilddrüsenhormone	Cumarinwirkung ↑	Steigerung des Metabolismus
Allopurinol	Cumarinwirkung ↑	Hemmung des Cumarinabbaus
Chloramphenicol	Cumarinwirkung ↑	Hemmung des Cumarinabbaus
Chinidin	Cumarinwirkung ↑	Hemmung des Cumarinabbaus
Disulfiram	Cumarinwirkung ↑	Hemmung des Cumarinabbaus
Paracetamol	Cumarinwirkung ↑	Hemmung des Cumarinabbaus
Barbiturate	Cumarinwirkung ↓	beschleunigter Abbau von Cumarin durch Enzyminduktion
Griseofulvin	Cumarinwirkung ↓	Beschleunigter Abbau von Cumarin durch Enzyminduktion
Rifampicin	Cumarinwirkung ↓	Beschleunigter Abbau von Cumarin durch Enzyminduktion
Vitamin K	Cumarinwirkung ↓	Antagonismus
Cholestyramin	Cumarinwirkung ↓	Unterbrechung des enterohepatischen Kreislaufs

des Auges, in den Gelenken und – besonders gefürchtet – im Gehirn. In solchen Fällen muss das Cumarin vorübergehend abgesetzt und ein Faktorenkonzentrat aus Faktor II, VII, IX und X intravenös gegeben werden (PPSB-Komplex®, PPSB-Konzentrat S-TIM®). Die Gabe von Vitamin K oral oder subkutan ist in solchen Fällen wirkungslos, da die Wirkung erst nach Tagen einsetzt.

Kontraindikationen

Kontraindikationen für eine Cumarintherapie sind Magen-Darm-Ulzera oder andere intestinale Blutungen, Aneurysma, hämorrhagische Diathese, schwere Thrombozytopenie, Apoplex, Sepsis, Endocarditis lenta, Schwangerschaft und Stillzeit, schwere Insuffizienz von Leber oder Nieren, Retina- oder Glaskörperblutungen, geplante Operationen und Zahnextraktionen.

Interaktionen

Aufgrund der hohen Plasmaeiweißbindung und der Wirkung auf das Cytochrom-P_{450}-Enzymsystem führen Cumarine häufig zu Interaktionen mit anderen Pharmaka (Tab. 22.4).

22.2.5 Hemmstoffe der Thrombozytenaggregation

Bei Endothelverletzungen ist die Verklumpung der Thrombozyten an der Läsionsstelle der erste Schritt der Gerinnung. Erst anschließend kommt, angelockt durch Mediatoren der Thrombozyten, Thrombin hinzu. Eine Hemmung der Aggregation von Thrombozyten bewirkt also eine Gerinnungshemmung.

Wirkstoffe

Tabelle 22.5 zeigt die wichtigsten, therapeutisch verwendeten Hemmstoffe der Thrombozytenaggregation.

Tab. 22.5 Therapeutisch verwendete Hemmstoffe der Thrombozytenaggregation.

Wirkstoff	Handelsname	Wirkungsmechanismus	Dargestellt in Kapitel
Acetylsalicylsäure	Aspirin®, Colfarit®	Cyclooxigenase-Hemmer	34.1
Ticlopidin	Tiklyd®, Tiklopidin STADA®	Blockade der ADP-Rezeptoren an Thrombozyten	14.2.3
Clopidogrel	Iscover®, Plavix®	Blockade der ADP-Rezeptoren an Thrombozyten	
Abciximab	ReoPro®	GP-IIb/IIIa-Inhibitor	
Eptifibatid	Integrilin®	GP-IIb/IIIa-Inhibitor	
Tirofiban	Aggrastat®	GP-IIb/IIIa-Inhibitor	
Lamifiban	in Vorbereitung	GP-IIb/IIIa-Inhibitor	
Sibrafiban	in Vorbereitung	GP-IIb/IIIa-Inhibitor	
Dipyridamol	Curantyl N 75®	hemmt Phosphodiesterase in Thrombozyten	23.2

Auch Prostacyclin (PGI = Iloprost) hemmt die Thrombozytenaggregation, wird aber nicht als Gerinnungshemmer eingesetzt. Trapidil (Rocornal®) wird als Vasodilatator angeboten, hemmt aber auch die Thrombozytenaggregation. Trapidil hat nur geringe klinische Bedeutung.

Hemmstoffe der Cyclooxygenase

Acetylsalicylsäure (Aspirin 100 N®, HerzASS-ratiopharm®, ASS light®):

Acetylsalicylsäure in niederer Dosis ist der wichtigste und am häufigsten eingesetzte Hemmstoff der Thrombozytenaggregation. Auch andere NSAID wie Diclofenac hemmen die Thrombozytenaggregation, aber nicht so gut wie ASS.

Wirkungsmechanismus

Acetylsalicylsäure (ASS) hemmt die **Cyclooxygenase** irreversibel und unspezifisch (COX 1 und COX 2) durch Acetylierung und führt so zu einer verminderten Bildung von Prostacyclin und Thromboxan. COX 1 ist für die Thrombozytenaggregation und COX 2 für die Induzierung von Entzündungsreaktionen zuständig.

Im Pfortaderkreislauf wird die Thromboxanbildung in den Thrombozyten stärker gehemmt als die Prostacyclinsynthese, da hier die ASS-Konzentration höher ist als im übrigen Blutkreislauf. Auch die Acetylierung von Proteinen in der Plättchenmembran und im Plasma trägt zur gerinnungshemmenden Wirkung von ASS bei.

Die gerinnungshemmende Wirkung bzw. die Verlängerung der Blutungszeit durch ASS hält auch bei geringer Dosis (30 mg) mehrere Tage an, da Thrombozyten das durch Acetylierung unbrauchbare COX 1 nicht nachliefern können (kein Zellkern!), so dass auch kein Thromboxan A_2 mehr synthetisiert wird. Die Plättchen müssen ersetzt werden.

Pharmakokinetik

Die Kinetik wird ausführlich in Kap. 34 besprochen. Hier kurz zusammengefasst die Besonderheiten von ASS:

- schnelle Resorption (> 95 %), Bioverfügbarkeit 70 %
- hohe präsystemische Elimination durch Hydrolyse zu Salicylsäure und kurze HWZ
- Salicylsäure ist nur ein schwacher COX-Hemmer
- hepatische Oxidation und Bildung inaktiver Metaboliten, die renal eliminiert werden
- HWZ von ASS 10–20 min, von Salicylsäure 3–19 h; nichtlineare Kinetik
- Bei alkalischem Urin erscheint Salicylsäure unverändert im Urin; beschleunigte Elimination
- irreversible Hemmung von COX 1 in den Thrombozyten bereits in geringer Dosis, daher kaum systemische NW.

Indikationen

Die Wirkung von Acetylsalicylsäure (ASS) ist sehr gut dokumentiert. Sie wird zur Primär- und Sekundärprophylaxe von zerebrovaskulären (Apoplex) und myokardialen Erkrankungen (KHK, Myokardinfarkt) eingesetzt.

Die gerinnungshemmende Wirksamkeit von ASS beschränkt sich auf arterielle Gefäße. Venöse Thrombosen werden nicht verhindert oder verbessert. Die wirksame Dosis liegt bei 50–200 mg ASS pro Tag. Höhere Dosen sind nicht wirksamer, sondern nur „nebenwirksamer“.

Unerwünschte Wirkungen und Kontraindikationen (☞ 34.2)

ASS verursacht bei Low-Dose-Therapie kaum gastrointestinale NW. Das Blutungsrisiko steigt (9 %), insbesondere der okkulte Blutverlust über die Darmschleimhaut. Auftreten können aber die seltenen

Tab. 22.6 Interaktionen von ASS mit anderen Pharmaka.

ASS und	Resultat der Interaktion
Phenobarbital	Wirkung von ASS ↓
Primidon	Wirkung von ASS ↓
Reserpin	Wirkung von ASS ↓
Nitrate	Wirkung des Nitrats ↓
Piroxicam	Wirkung von Piroxicam ↓
Probenecid	Wirkung von Probenecid ↓
Schleifendiuretika	Wirkung des Diuretikums ↓
Spironolacton	Wirkung von Spironolacton ↓
Sulfinpyrazon	Wirkung von Sulfinpyrazon ↓
Phenytoin	Wirkung von Phenytoin ↑
Sulfonylharnstoffe	Wirkung der Antidiabetika ↑
Sulfonamide	Wirkung und Blutspiegel der Sulfonamide ↑
Nichtsteroidale AR	Wechselseitige Toxizität ↑
PAS	Toxizität von Paraamino-salicylsäure ↑
Thiazide	Toxizität durch hohe Dosen ASS ↑
Wismutsalicylat	Toxizität von Wismut ↑
Zidovudin	Toxizität von Zidovudin ↑
Cumarine	Cumarinwirkung ↑
Digoxin	Digoxinkonzentration ↑
Lithium	Lithiumspiegel ↑
Valproinsäure	freie Valproinsäure ↑

allergischen Reaktionen auf ASS, die dosisunabhängig sind.

Interaktionen

Bei Kombination von ASS mit anderen Antikoagulanzien, Fibrinolytika oder NSAR (☞ Kap. 34) steigt das Blutungsrisiko. Eine Kompetition um die Plasmaproteinbindung ist klinisch selten relevant. Weitere Interaktionen zeigt Tabelle 22.6.

Hemmstoffe des ADP

Die Verbindungen dieser relativ neuen Substanzgruppe verhindern selektiv die Bindung von Adenosindiphosphat (ADP) an die Rezeptoren auf der Thrombozytenmembran, wodurch eine Vernetzung der Thrombozyten über den GP-IIb/IIIa-Rezeptorkomplex unterbleibt.

Ticlopidin (Tiklyd®, Ticlopidin STADA®, Desitic®)

Chemisch handelt es sich bei Ticlopidin um ein substituiertes Thienopyridin (☞ Formel 22.5).

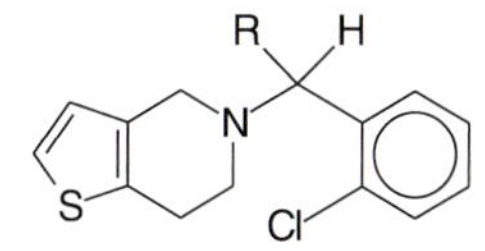

Formel 22.5 Ticlopidin R = H, Clopidogrel R = CO_2CH_3

Wirkungsmechanismus

Ticlopidin bewirkt eine Hemmung der Thrombozytenaggregation. Es reagiert mit ADP-abhängigen Glykoproteinen und inhibiert die Bindung von Fibrinogen an aktivierte Thrombozyten. Die Wirkung ist irreversibel.

Indikationen

Ticlopidin ist wegen seiner Nebenwirkungen kein Standardtherapeutikum. Es wird bei Dialysepatienten mit ASS-Unverträglichkeit eingesetzt. Cave: Neigung zu **Agranulozytosen. Indikationen** sind die Prophylaxe von thrombotischem Hirninfarkt bei Patienten nach transitorischen ischämischen Attacken **(TIA),** prolongiertem reversiblem ischämischem neurologischem Defizit **(PRIND)** bzw. zur Prophylaxe bei Patienten, die einen thrombotischen Hirninfarkt durchgemacht haben (Sekundärprophylaxe). Diese Indikationen gelten für Patienten, bei denen eine Behandlung mit Acetylsalicylsäure nicht vertretbar ist (Magenulzera, ASS-Allergie). Ferner wird Ticlopidin zur Hemmung der Thrombozytenaggregation bei Hämodialysepatienten mit Shuntkomplikationen eingesetzt, wenn eine Unverträglichkeit gegenüber acetylsalicylsäurehaltigen Präparaten besteht.

Unerwünschte Wirkungen

NW von Ticlopidin sind gelegentlich Neutropenie, selten Agranulozytose sowie Thrombozytopenie isoliert oder in Kombination mit hämolytischer Anämie. Ferner können Panzytopenie und (sehr selten) medulläre Aplasien, thrombotisch-thrombozytopenische Purpura (Moschcowitz-Syndrom) auftreten. Magen-Darm-Störungen (z.B. Durchfall, Übelkeit, Erbrechen, Einzelfälle von Colitis) können vermehrt vorkommen. Selten beobachtet man allergische Hautreaktionen, (z.B. Exantheme, Pruritus, Urtikaria). In Einzelfällen kommt es zu immunologischen Reaktionen (Vasculitis, Lupus erythematodes). Leberfunktionsstörungen treten selten auf. Langzeitbehandlung mit Ticlopidin führt zum Anstieg von HDL-, LDL- und VLDL-Cholesterin und Triglyzeriden im Serum. Gelegentlich klagen die Patienten über Schwindel, Kopfschmerzen, Schwäche und Appetitlosigkeit.

Kontraindikationen

Kontraindikationen für Ticlopidin sind Schwangerschaft, Stillzeit, Blutbildveränderungen (bestehende oder anamnestische), hämorrhagische Diathese, Blutungsneigung, akute Magen-Darm-Geschwüre oder hämorrhagischer apoplektischer Insult in der akuten Phase. Kinder dürfen nicht mit Ticlopidin behandelt werden.

Bei Patienten mit Lebererkrankungen ist Ticlopidin nur beschränkt verwendungsfähig.

Interaktionen

Die Kombination von Ticlopidin mit anderen, die Blutungsneigung fördernden Medikamenten (z. B. orale Antikoagulanzien, Heparin, Acetylsalicylsäure und nichtsteroidale Antirheumatika), steigert die Blutungsgefahr. Antazida senken die Konzentration von Ticlopidin im Blut um 20–30 %. Eine Langzeitbehandlung mit Cimetidin erhöht die Konzentration von Ticlopidin im Blut deutlich. Bei gleichzeitiger Gabe von Digoxin vermindert Ticlopidin die Digoxinkonzentration im Blut (15 %). Die Plasma-HWZ von Antipyrin, das über die Leber (Cytochrom-P_{450}-System) abgebaut wird, erfährt durch therapeutische Ticlopidindosen eine Verlängerung um 25 %. Ticlopidin verlängert die Eliminations-HWZ von Theophyllin beträchtlich. Bei gleichzeitiger Behandlung mit Ticlopidin und Phenytoin sollten die Plasmaspiegel von Phenytoin bestimmt und angepasst werden. Ticlopidin ist nicht dialysierbar.

Clopidogrel (Iscover®, Plavix®)

Clopidogrel hat den gleichen chemischen Grundkörper wie Ticlopidin (Thienopyridin), ist aber ein Prodrug, das zu unbekannten aktiven Metaboliten umgebaut wird. Clopidogrel wird nach oraler Gabe rasch und zu > 95 % resorbiert. Die Eliminations-HWZ des Hauptmetaboliten beträgt 8 Stunden. Die Hemmung der Thrombozyten ist irreversibel, so dass es nach Absetzen von Clopidogrel 5–7 Tage dauert, bis die Gerinnung wieder normal ist.

Indikationen

Indikation für Clopidogrel ist die perkutane Koronarintervention (PCI) in Kombination mit ASS. Studien ergaben, dass die Gabe von Clopidogrel für länger als 4 Wochen nicht sinnvoll ist (CREDO-Studie, PCI-CURE-Studie). Die Gabe von ASS jedoch sollte langfristig erfolgen.

Nebenwirkungen

Häufigste NW sind Blutungen (9 %). Gastrointestinale NW (Übelkeit, Magenschmerzen, Durchfall) sind häufig, aber seltener als bei ASS. Schwere NW am Knochenmark treten seltener (< 1 %) auf als bei Ticlopidin, daher sollte Clopidogrel im Zweifelsfall dem Ticlopidin vorgezogen werden. Weitere NW sind Exantheme (4 %) und Pruritus (3 %).

Interaktionen

Gleichzeitige Gabe von Clopidogrel mit ASS, NSAR, anderen Antikoagulanzien oder Fibrinolytika erhöht das Blutungsrisiko.

Reversible und irreversible Antagonisten am Glykoprotein-IIb/IIIa-Rezeptorkomplex

Die Medikamente dieser Gruppe sind von sehr unterschiedlicher chemischer Natur, repräsentieren aber eine neue Substanzklasse von Aggregationshemmern der Thrombozyten. Im Gegensatz zu Hemmstoffen der Cyclooxigenase und des ADP (s. oben) hemmen diese Pharmaka die Thrombozytenaggregation vollständig.

Wirkungsmechanismus

Thrombozyten tragen auf der Oberfläche GP-IIb/IIIa-Rezeptoren, die zur Gruppe der **Integrine** gehören und aus einer α- sowie einer β-Untereinheit aufgebaut sind. Eine Aktivierung der Thrombozyten (☞ Abb. 22.3) bewirkt eine Konformationsänderung dieser Rezeptoren und ermöglicht die Bindung von löslichem Fibrin an den Rezeptor. Integrinantagonisten verhindern diese Bindung und damit die Aggregation der Thrombozyten.

Abciximab (ReoPro®)

Abciximab ist das Fab-Fragment eines chimären monoklonalen Antikörpers gegen GP-IIb/IIIa und bindet irreversibel an diesen sowie an andere Rezeptoren, beispielsweise auch an Vitronectin und MAC-1, ist also nicht so selektiv wie Eptifibatid. Abciximab kann nur per infusionem verabreicht werden und hat eine HWZ von 2 Tagen. Bei Zerfall der Thrombozyten wird Abciximab wieder freigesetzt und kann daher auch nach einer Woche noch nachgewiesen werden.

Indikationen

Abciximab wird bei perkutanen Interventionen an den Koronarien wie Ballondilatation oder Atherektomie, zusätzlich zu Heparin und ASS eingesetzt. Ferner bei instabiler Angina pectoris zur kurzfristigen Behandlung (1 Monat), um das Herzinfarktrisiko zu senken.

Abciximab eignet sich nur zur klinischen Behandlung. Nach einer amerikanischen Untersuchung (Laurie Barclay, Neurology 2003; 60: 1684–1687) wurden 29 Schlaganfallpatienten mit t-PA und Urokinase behandelt. Davon gelang bei 18 eine Thrombolyse. 4 dieser 18 Patienten erlitten innerhalb von 20 min einen erneuten Verschluss, der mit Abciximab teilweise aufgelöst werden konnte, was zu deutlicher klinischer Besserung führte.

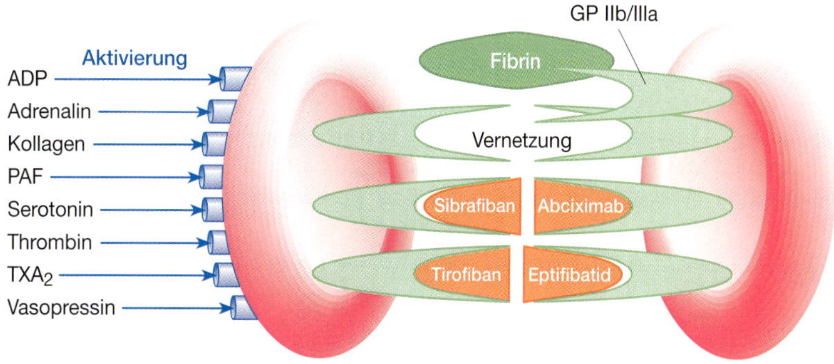

Abb. 22.3: Wirkungsmechanismus der GP-IIb/IIIa-Hemmstoffe. Die Aktivatoren führen zu einer Aktivierung des Thrombozyten und zu einer Konformationsänderung des GP-IIb/IIIa-Rezeptorkomplexes, von denen viele auf jedem Thrombozyt vorhanden sind. So kann lösliches Fibrin an die Rezeptoren verschiedener Thrombozyten binden, was zu Vernetzung und Aggregation führt. GP-IIb/IIIa-Hemmstoffe binden an den GP-Rezeptor und verhindern die Bindung von löslichem Fibrin.

Nebenwirkungen

Häufig treten innerhalb der ersten 36 Stunden Blutungen auf. Weitere NW sind Rückenschmerzen, Brustschmerzen, Schmerzen an der Einstichstelle, Kopfschmerzen, Übelkeit, Erbrechen, Bradykardie, Fieber und Thrombozytopenie. Seltene NW sind Perikardtamponade, Schocklunge und Antikörperbildung nach 2–4 Wochen (6,5 %). Heparin erhöht die Häufigkeit der Blutungen.

Kontraindikationen

Bei Vorliegen folgender Erkrankungen darf Abciximab nicht gegeben werden:

Blutungen, Apoplex in der Anamnese, Operationen am ZNS oder Rückenmark, Operationen oder Traumen innerhalb der letzten 2 Monate, Hirntumoren, Aneurysmen, Hypertonie, Thrombozytopenie, Vaskulitis, Retinopathie (diabetische oder hypertensive), schwere Funktionsstörungen von Leber oder Nieren und Allergien auf monoklonale Antikörper. In der Schwangerschaft ist eine strenge Indikationsstellung erforderlich. Ob Abciximab teratogen wirkt, ist nicht bekannt.

Eptifibatid (Integrilin®)

Eptifibatid ist ein synthetisch hergestelltes zyklisches Heptapeptid (seit 1999 auf dem deutschen Markt). Eptifibatid ist wie Abciximab ein spezifischer GP-IIb/IIIa-Antagonist und muss per infusionem verabreicht werden. Die Hemmung der GP-Rezeptoren ist reversibel. Eptifibatid wird zu 25 % an Plasmaproteine gebunden und hat eine HWZ von 2,5 Stunden.

Die **Indikationen** sind die gleichen wie bei Abciximab. Entscheidend für die Zulassung war die PURSUIT-Studie (Platelet IIb-IIIa in Unstable Angina Receptor Supression Using Integrilin Therapy) an 11 000 Patienten, die eine signifikante Senkung von Herzinfarkt und Mortalität in den ersten 30 Behandlungstagen ergab.

Nebenwirkungen und Kontraindikationen entsprechen denen von Abciximab.

Tirofiban (Aggrastat®)

Tirofiban kam 1998 auf den Markt und ist eine synthetische, nichtpeptidische Verbindung, ein Derivat der Aminosäure Tyrosin. Man kann es auch als Sulfonamid bezeichnen (☞ Formel 22.6) Wie Abciximab und Eptifibatid muss es per infusionem verabreicht werden. Die HWZ von Tirofiban beträgt 2 Stunden, seine Hemmwirkung ist also reversibel. Die Behandlungsdauer sollte zwischen 48 und maximal 108 Stunden liegen. Indikationen, Nebenwirkungen und Kontraindikationen entsprechen denen der anderen beiden GP-Hemmstoffe. Die TARGET-Studie, in der Tirofiban mit Abciximab an 4809 Patienten verglichen wurde, ergab keine Wirkungsunterschiede bei einer Behandlungsdauer von 6 Monaten. Dies deutet darauf hin, dass nur die Wirkung an den GP-IIb/IIIa-Rezeptoren wichtig ist und nicht die unspezifische Blockierung weiterer Rezeptoren, eine Wirkung, die nur Abciximab hat.

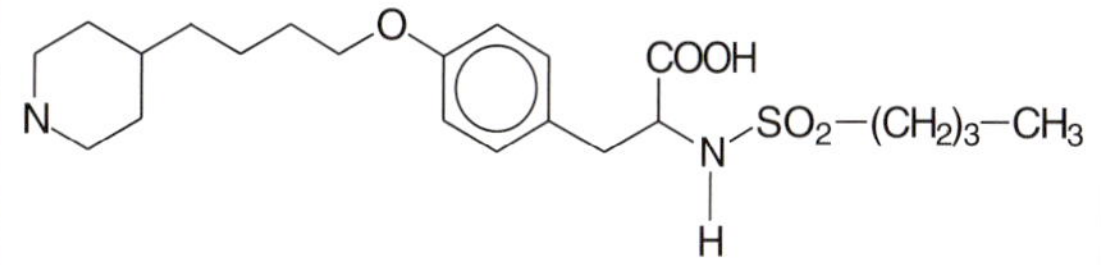

Formel 22.6 Tirofiban

Dipyridamol (Curantyl N 75®)

Dipyridamol wurde ursprünglich als Koronartherapeutikum entwickelt und soll ebenfalls hemmende Eigenschaften auf die Thrombozytenaggregation haben, doch steht der Beweis noch aus. In klinischen Studien unterscheidet sich die Wirksamkeit der Kombination Dipyridamol + ASS nicht von einer Monotherapie mit ASS. Bei zerebraler Durchblutungsstörung und bei Angina pectoris führt die unspezifisch gefäßdilatierende Wirkung von Dipyridamol zum Raubeffekt und zur Verschlechterung der Erkrankung. Dipyridamol hemmt die Thrombozyten-Phosphodiesterase und verstärkt die aggregationshemmende Wirkung von Adenosin und Prostaglandin E_2.

22.3 Fibrinolytika

Fibrinolytika sind Stoffe, die direkt oder indirekt zur **Fibrinspaltung** führen.

Der natürliche fibrinolytische Wirkstoff ist das **Plasmin,** ein Enzym, das das unlösliche, vernetzte Proteinpolymer Fibrin spalten und löslich machen kann. Die Vorstufe von Plasmin ist das humane **Plasminogen.** Es ist auch als Medikament im Handel erhältlich (Actilyse®). Neben Plasminogen wird auch das Co-Enzym Streptokinase und das Enzym Urokinase zur fibrinolytischen Therapie eingesetzt.

Fibrinolytika werden zur Auflösung von Thromben eingesetzt.

Wirkstoffe

Tabelle 22.7 zeigt die wichtigsten Handelspräparate der Fibrinolytika. Urokinase und Gewebsplasminogenaktivator (t-PA) sind körpereigene Stoffe, Streptokinase und Anistreplase sind körperfremde Stoffe.

Wirkungen und Indikationen

Streptokinase

Streptokinase wird aus β-hämolysierenden Streptokokken gewonnen und kann zu allergischen Reaktionen führen, wenn Streptokokkeninfekte mit Antikörperbildung vorausgegangen sind. Antikörperbildung ist auch bei wiederholter Streptokinasegabe in kurzen Abständen möglich. Es empfiehlt sich, die Bestimmung des Antistreptolysintiters (ASL) vor der Lysetherapie. Streptokinase hat keine enzymatische Aktivität, sondern wirkt als **Proaktivator für Plasminogen (**Co-Enzym).

Streptokinase hat direkte und indirekte Wirkungen. Es verbindet sich mit Plasminogen zum Aktivatorkomplex (Verhältnis 1:1), der die Umwandlung von Plasminogen zu Plasmin katalysiert (indirekte Wirkung). Ferner wirkt es auch direkt aktivierend auf andere Enzyme des fibrinolytischen Systems. Streptokinase ist das Standardtherapeutikum zur Fibrinolyse bei frischen Thromben und Embolien in peripheren Gefäßen und Koronararterien. Aber auch noch nach Tagen kann es den postthrombotischen Zustand verbessern. Streptokinase kann intravenös als Infusion oder direkt über den Herzkatheter appliziert werden. Die Plasma-HWZ beträgt 20 Minuten.

Urokinase

Urokinase wurde ursprünglich aus menschlichem Urin isoliert, daher der Name. Heute wird es gentechnisch aus Bakterien (E. coli) gewonnen. Da **Urokinase** eine **körpereigene Protease** ist, hat es – wenn überhaupt – nur eine geringe Antigenität. Streptokinase und Urokinase werden seit Jahrzehnten in der Therapie eingesetzt und sind der Standard, an dem neue Fibrinolytika gemessen werden. Urokinase wirkt direkt aktivierend auf Plasminogen und damit auf die Plasminbildung. Seine Wirkung beruht auf der enzymatischen Spaltung einer Arginin-Valin-Bindung. Die HWZ liegt bei 15 Minuten. Es hat die gleichen Indikationen wie Streptokinase und kann für wiederholte Lysen eingesetzt werden, da es keine Antigenität entwickelt. **Indikationen** für den Einsatz von Urokinase sind die gleichen wie für Streptokinase. Urokinase ist besser verträglich, aber teurer als Streptokinase. Eine wiederholte Lyse darf nur mit Urokinase durchgeführt werden.

Anistreplase

Anistreplase (Eminase®) wurde 1987 auf den Markt gebracht und ist ein Komplex aus Plasminogen und Streptokinase, kann daher zu Antikörperbildung und Allergie führen. Im katalytischen Zentrum von Plasminogen ist die OH-Gruppe einer Serin-Aminosäure verestert und damit blockiert. Der Komplex wird erst im Gefäß durch Esterhydrolyse aktiviert. Daher kann Anistreplase im Bolus injiziert werden. Anistreplase wird auch als **APSAC** = p-anisoxilierter Plasminogen-Streptokinase-Aktivator-Komplex bezeichnet. Anistreplase hat eine HWZ von 90–105 Minuten und wirkt damit erheblich länger als der freie Streptokinase-Plasminogen-Komplex (15–20 Minuten). Hinsichtlich der Wirksamkeit und der Nebenwirkungen hat es keinen Vorteil gegenüber Streptokinase.

Tab. 22.7 Fibrinolytika.

Wirkstoff	Handelsname
Urokinase	Urokinase medac®, Actosolv®, Corase®, rheothromb®
Alteplase (t-PA ,Tissue Plasminogen Activator)	Actilyse®
Reteplase (t-PA)	Rapilysin®
Tenecteplase (t-PA)	Metalyse®
Streptokinase	Streptase®, Kabikinase®, Streptokinase Braun®
Anistreplase (APSAC)	Eminase®

Gewebsplasminogen-Aktivatoren (t-PA)

Gewebsplasminogen-Aktivatoren (t-PA) wie **Alteplase, Reteplase und Tenecteplase** sind eine neue Gruppe von Fibrinolytika, die stärker wirken als der physiologische **Tissue Plasminogen Activator (TPA, t-PA).** Dieser ist ein fibrinolytisches Enzym aus 527 Aminosäuren und der wichtigste physiologische Aktivator der Fibrinolyse. Es katalysiert die Umwandlung von fibringebundenem Plasminogen zu Plasmin. Die Aktivität ist an die Anwesenheit von Fibrin gebunden, so dass frei zirkulierende Gerinnungsfaktoren kaum beeinflusst werden. Die Aktivität konzentriert sich auf den **Fibrinthrombus,** die Fibrinolyseaktivität von t-PA ist gering.

Pharmaka aus der Gruppe t-PA werden gentechnisch hergestellt. Der erste Vertreter dieser Gruppe war Alteplase (Actilyse®), es folgten Reteplase (Rapilysin®) und als jüngstes Mitglied (2001) Tenecteplase (Metalyse®). Reteplase und Tenecteplase können im Bolus injiziert werden, Alteplase nicht.

Wirkungen: Die Lyse aller drei t-PA-Präparate ist sehr effektiv, kann aber genau wie Streptokinase bei hoher Dosierung die Gerinnungsfaktoren erschöpfen und dann außerhalb des Thrombus zu Gerinnungsstörungen oder Blutungen führen. Die HWZ von Actilyse®, liegt bei 5 Minuten, die Elimination erfolgt in der Leber. Leider ist das Medikament sehr teuer. Eine Lyse kostet ca. 1500 €/Tag. Auch Reteplase und Tenecteplase sind so teuer, dass in der Roten Liste keine Preise angegeben werden (nur auf Anfrage). Die GUSTO-1-Studie (1993) zeigte die überlegene Wirksamkeit von Alteplase im Vergleich zu Streptokinase hinsichtlich der Mortalität von Infarktpatienten. Eine weitere Verbesserung scheint der neue t-PA Tenecteplase zu bringen: längere HWZ, Bolusinjektion, höhere Fibrinspezifität und höhere Wirksamkeit im Vergleich zum natürlichen t-PA, was eine geringere Dosis und höhere Sicherheit bedeutet. Die ASSENT-2-Studie (1999) an 17 000 Patienten zeigte eine weitere Senkung der Mortalität (insg. 6,2 %) gegenüber Alteplase bei der Thrombolyse von Infarktpatienten, ferner ein geringeres Risiko für Schlaganfall und intrakranielle Blutungen.

Indikationen für Alteplase sind akuter Myokardinfarkt und Lungenembolie, für Reteplase und Tenecteplase akuter Myokardinfarkt.

Unerwünschte Wirkungen aller Fibrinolytika

Die NW der Fibrinolytika sind sehr ähnlich und werden in Tabelle 22.8 zusammengefasst. Bei t-PA-Präparaten beträgt das Blutungsrisiko 15 %, davon verlaufen 0,5 % tödlich. Bei Überdosierung von Streptokinase werden die Antifibrinolytika Tranexamsäure oder Aprotinin infundiert.

Kontraindikationen

Kontraindikationen für eine Therapie mit Antifibrinolytika sind:
- Alter über 75 Jahre, Apoplex
- Blutungen oder Blutgerinnungsstörungen
- Endocarditis lenta, Perikarditis.

Ferner: Sepsis, Magen-Darm-Ulzera, schwerer Diabetes mellitus, Entbindung, Aneurysmen und Hirntumoren, Leberzirrhose, Lungentuberkulose, Retinablutung und frische operative Eingriffe. Ein hoher ASL-Titer ist eine Kontraindikation für die Streptokinasetherapie.

Interaktionen

Antikoagulanzien, ASS und NSAR steigern die Gerinnungshemmung von t-PA und damit das Blutungsrisiko.

Tab. 22.8 Unerwünschte Wirkungen von Fibrinolytika.

Organ	Wirkung
Nervensystem	Kopfschmerzen, selten Guillain-Barré-Syndrom
Herz-Kreislauf	häufig Blutdruckabfall, Blutungen, bradykarde und tachykarde Rhythmusstörungen, Angina pectoris, Reinfarkt, Perikarditis
Atmungsorgane	häufig Bluthusten, Nasenbluten, Bronchospasmen
Magen-Darm	Übelkeit, Erbrechen, Blutstuhl
Urogenital	Hämaturie
Haut	allergisches Exanthem
Systemreaktionen	Allergie, anaphylaktischer Schock (insb. bei Streptokinase) mit Fieber, Schüttelfrost und Quincke-Ödem
Lunge	Lungenembolie, Lungenödem

Kasuistik

Ein 47-jähriger Mann kommt mit einem Myokardinfarkt zur stationären Aufnahme. Der Patient leidet unter starken Schmerzen und Todesangst, so dass ihm vom Notarzt bereits Glyceroltrinitrat und Morphin verabreicht wurde. Außerdem erhielt der Patient auch Acetylsalicylsäure. Da das akute Ereignis bei Ankunft im Krankenhaus erst 2 Stunden zurückliegt, wird eine Lysetherapie mit Streptokinase eingeleitet, unter der der Patient symptomfrei wird. Nach der Lyse erfolgt die Heparinisierung.

Am 3. Tag fällt eine Thrombozytopenie auf, für deren Auslösung mit großer Wahrscheinlichkeit Heparin verantwortlich ist. Heparin kann sowohl eine vorübergehende, bei Behandlungsbeginn auftretende, als auch eine schwere antikörpervermittelte Thrombozytopenie verursachen.

22.4 Antifibrinolytika

Antifibrinolytika sind Stoffe oder Medikamente, die direkt oder indirekt die **Fibrinolyse hemmen.** Der natürliche Inhibitor der Fibrinolyse ist der **Plasminogen-Aktivator-Inhibitor (PAI).** Er wird in Thrombozyten und in den Zellen des Gefäßendothels gebildet und hemmt die Plasminogenaktivatoren.

Wirkungsmechanismus und Wirkungen

Antifibrinolytika hemmen die Umwandlung von Plasminogen zu Plasmin und damit die Fibrinolyse. Hinzu kommen können andere Wirkungen wie die Hemmung der Bindung von Plasmin an Fibrin (Tranexamsäure) oder Hemmung anderer Proteasen (Aprotinin).

Wirkstoffe (☞ Tab. 22.9)

Künstliche Verbindungen mit antifibrinolytischer Wirkung sind Aprotinin, p-Aminomethylbenzoesäure, Tranexamsäure und ε-Aminocapronsäure. Vor allem bei Schock, Leukosen, Karzinomen, Leberzirrhose und nach Operationen im Urogenitalbereich (Urokinase!) findet man eine gesteigerte Fibrinolyse. Diese kann mit Antifibrinolytika behandelt werden, es besteht aber immer die Gefahr einer Hyperfibrinolyse.

Tab. 22.9 Antifibrinolytische Handelspräparate.

Wirkstoff	Handelsname
Aprotinin	Trasylol®, Antagosan®
p-Aminomethylbenzoesäure	Gumbix®
Tranexamsäure	Anvitoff®, Cyklokapron®

Aprotinin

Der Proteaseinhibitor **Aprotinin** ist ein basisches Polypeptid aus 58 Aminosäuren, das eine Reihe von Proteasen hemmt und deshalb auch auf die Proteasen Plasmin und Plasminogenaktivator des Gerinnungssystems hemmend wirkt. Gehemmt werden vor allem Trypsin, Chymotrypsin, Plasmin und Kallikrein. Aprotinin bildet mit diesen Enzymen einen inaktiven Enzym-Aktivator-Komplex. In hoher Dosis hemmt Aprotinin auch die Faktoren VIIIa, IXa, XIIa und IIa. Die Wirkung setzt nach Gabe von Aprotinin rasch ein, da die Wirkung des Enzyms Plasmin gehemmt wird (direkte Wirkung). Die HWZ nach i.v. Gabe beträgt 42–100 Minuten. Aprotinin kann **nur parenteral** gegeben werden und wird renal eliminiert. Aprotinin wird als Antidot bei fibrinolytischer Therapie eingesetzt, ferner als Antifibrinolytikum bei hyperfibrinolytischen Blutgerinnungsstörungen, wie sie beim traumatisch-hämorrhagischen Schock oder während eines extrakorporalen Kreislaufs bei offenen Herzoperationen vorliegen.

Synthetische Antifibrinolytika

Die synthetischen Antifibrinolytika p-Aminomethylbenzoesäure, Tranexamsäure (☞ Formel 22.8) und ε-Aminocapronsäure weisen gegenüber Aprotinin einige Vorteile auf. Sie können oral verabreicht werden und verursachen keine Allergien. Alle gebräuchlichen synthetischen Antifibrinolytika sind **Aminocapronsäuren** und besitzen eine strukturelle Ähnlichkeit mit Lysin. Der erste Vertreter mit der relativen Wirkungsstärke von 1 war ε-Aminocapronsäure, die jedoch nicht mehr als Medikament verwendet wird. Die Wirkung aller Aminocapronsäuren beruht auf der Bindung an Lysinbindungsstellen des Plasmins bzw. Plasminogens, wodurch die Bindung an Fibrin verhindert wird.

p-Aminomethylbenzoesäure (PAMBA) ist ein Antifibrinolytikum, das bei Blutungen infolge Hyperfibrinolyse eingesetzt wird (☞ Formel 22.7). p-Aminomethylbenzoesäure hemmt die Plasminbildung, indem es die Proteolyse der Plasminogenaktivatoren irreversibel hemmt (indirekte Wirkung). Die Wirkung des vorhandenen Plasmins wird nicht aufgehoben, so dass PAMBA eine Wirkungslatenz von 2 Stunden hat. p-Aminomethylbenzoesäure kann oral oder parenteral verabreicht werden und wirkt 5-mal so stark wie ε-Aminocapronsäure. Es hat eine HWZ von 1–2 Stunden und eine Wirkungsdauer von 4–6 Stunden.

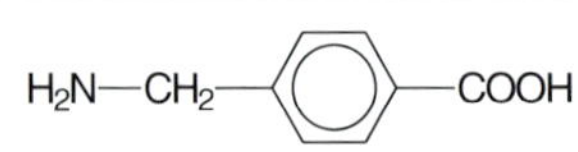

Formel 22.7 p-Aminobenzoesäure

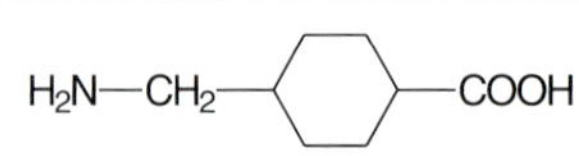

Formel 22.8 Tranexamsäure

Nebenwirkungen

Nebenwirkungen von PAMBA sind Orthostasesyndrom, Übelkeit, Erbrechen und Durchfall. Bei schwerer Niereninsuffizienz besteht Kumulationsgefahr. Bei Thromboseneigung und in der Schwangerschaft ist strenge Indikationsstellung erforderlich.

Tranexamsäure

Tranexamsäure ist ein Antifibrinolytikum, das an Plasminogen und Plasmin bindet und so die Umwandlung von Plasminogen zu Plasmin kompetitiv hemmt. Gehemmt wird auch die Bindung von Plasmin an Fibrin. In summa wird die Fibrinolyse gehemmt. Die Wirkung setzt mit Verzögerung ein, da in der Regel noch Plasmin zur Verfügung steht. Tranexamsäure wird als Antidot zur Unterbrechung einer fibrinolytischen Therapie bei Überdosierung oder bedrohlichen Blutungen eingesetzt. Tranexamsäure kann oral oder intravenös verabreicht werden. Bei oraler Gabe beträgt die Resorption 40–70 % und die HWZ 2–3 Stunden. Die Elimination erfolgt renal.

Unerwünschte Wirkungen

Nebenwirkungen von Tranexamsäure sind Thrombembolien, Schwindel, Erbrechen, Durchfall und Sehstörungen (Visus, Farbsehen). Interaktionen sind keine bekannt.

ε-Aminocapronsäure

ε-Aminocapronsäure ist ein Antifibrinolytikum, das die proteolytische Aktivität von Plasminogenaktivatoren hemmt. Es wird nicht mehr als Medikament verwendet.

Merke!
Vor einer Anwendung von Fibrinolysehemmern ist eine Verbrauchskoagulopathie durch die Bestimmung von Thrombozytenzahl und Thrombinzeit auszuschließen.

23 Die Pharmakotherapie arterieller und venöser Durchblutungsstörungen

Gefäßerkrankungen

Sie sind die häufigste Todesursache in der westlichen Welt. In den Industrieländern stirbt fast jeder zweite an Krankheiten des Gefäßsystems und den Organkomplikationen. Bei Verdacht auf Gefäßkrankheiten müssen folgende Fragen geklärt werden:

- Ist die Krankheit arteriellen, venösen oder lymphatischen Ursprungs?
- Ist es ein primärer oder sekundärer Krankheitsprozess?
- Welcher Teil des Gefäßsystems ist betroffen?
- Welche Komplikationen macht der Gefäßprozess?
- Wie ist die Prognose mit und ohne Therapie?

Bei akuten Gefäßverschlüssen muss geprüft werden, ob eine chirurgische Thrombektomie (Embolektomie) oder eine medikamentöse Lysetherapie indiziert ist. Bei chronischen Gefäßverengungen stehen medikamentöse oder physikalische Maßnahmen an erster Stelle. Wenn diese nicht zum Erfolg führen, kann eine Bypassoperation, Varizenstripping, Ballondilatation oder Laserlyse indiziert sein. Etwa 20 % der älteren Bevölkerung (> 55 J.) haben eine symptomatische oder asymptomatische arterielle Verschlusskrankheit (AVK) (Lit. 23.2).

23.1 Akuter Arterienverschluss

Arterielle Verschlüsse können langsam (häufig) und plötzlich (selten) erfolgen. Die Ursache für arterielle Thrombosen oder Embolien sind geschädigte Gefäße. Die **Arteriosklerose** ist eine Erkrankung der Arterien, die ihren Ausgang von kleinen Verletzungen der Gefäßintima nimmt. Durch Entzündungsreaktionen mit Lymphozyteninfiltrationen, Thrombozytenanlagerung, Proliferation glatter Muskelzellen und Einlagerung von Cholesterin und Triglyzeriden in die Verletzungsstelle bilden sich Plaques, die das Gefäßlumen einengen und den Blutstrom behindern. Die Genese der Arteriosklerose ist multifaktoriell und nur teilweise geklärt. Neuerdings wird der chronischen **Chlamydieninfektion** eine wichtige Rolle bei der Entstehung der Arteriosklerose und der koronaren Herzkrankheit zugeschrieben. Ein wichtiger Teilmechanismus ist auch das gestörte Gleichgewicht von Prostacyclin und Thromboxan A_2 in der Gefäßwand. Geschädigte Gefäßwandabschnitte bilden weniger Prostacyclin. Die vom Gefäßwanddefekt angelockten Thrombozyten bilden vermehrt Thromboxan. Die gefäßerweiternde Wirkung von Prostacyclin nimmt ab, die hemmende Wirkung von Prostacyclin auf die Thrombozytenaggregation ist abgeschwächt. Die vasokonstriktorische Wirkung von Thromboxan und seine fördernde Wirkung auf die Thrombozytenaggregation erhält Übergewicht.

Der plötzliche Verschluss einer Arterie ist ein medizinischer Notfall, der rasche Diagnostik und Therapie erfordert. Das Stromgebiet der betroffenen Arterie wird ischämisch, was rasch zur Gewebsnekrose führen kann. Die Prognose hängt davon ab, ob eine Organarterie wie beispielsweise die A. mesenterica, die A. renalis oder die A. carotis, betroffen ist oder aber eine Extremitätenarterie. Da Organarterien funktionelle Endarterien darstellen, führt ihr Verschluss rasch zu Organversagen und Nekrosen. Bei Extremitätenarterien ist meist ein Kollateralkreislauf vorhanden. Als Ursachen für akute arterielle Verschlüsse kommen in Frage:

- arterielle Embolie (66 %)
- Arterielle Thrombose (20 %)
- Traumen und andere Ursachen (14 %).

Die Thromben bei der arteriellen Thrombembolie bestehen zum großen Teil aus Thrombozyten und sind schlechter aufzulösen als die venösen Fibrinthromben. 90–95 % der arteriellen Emboli kommen aus dem Herzen. Emboliefördernd wirken Vorhofflimmern, Mitralstenose, Myokarditis und andere Erkrankungen. Etwa 60 % der Gerinnsel bleiben in den Hirnarterien stecken, 6 % in den Armarterien, 6 % in den Viszeralarterien und 28 % in den Gefäßen unterhalb der Aortenbifurkation. An den Beinen ist in über 50 % der Fälle die A. femoralis betroffen.

Merke!

Für die Diagnose der arteriellen Embolie an Extremitäten merke man sich die 6 Ps:

Pain	Schmerz
Paleness	Blässe
Paresthesia	Gefühllosigkeit
Pulslessness	Pulsverlust
Paralysis	Lähmung
Prostation	Erschöpfung.

Bei kleineren Embolien mit vorhandenem Kollateralkreislauf müssen die Zeichen nicht vollständig sein. Leitsymptom jeder arteriellen Embolie ist der Ischämieschmerz, der bei großen Embolien bis zum Schock reichen kann. Von der arteriellen Embolie abzugrenzen ist die arterielle Thrombose. Sie entwickelt sich meist in Gefäßen, deren Lumen durch arteriosklerotische Veränderungen schon auf 10–20 % Restlumen eingeengt ist. An solchen Engpässen kommt es leicht zu Stauungen und Vergrößerung des Thrombus, was zu einem plötzlichen Gefäßverschluss führen kann. Eine langsam sich entwickelnde Arterienstenose führt meist zur Ausbildung eines Kollateralkreislaufs, eine Embolie nicht. Das Bild der arteriellen Thrombose ähnelt dem der Embolie, ist aber nicht immer so akut.

Therapie

Die Therapie des akuten Arterienverschlusses, verursacht durch Thrombose oder Embolie, umfasst eine Reihe von Sofortmaßnahmen:

- **Tieflagerung** der betroffenen Extremität und **Polsterung.**
- **Schmerz- und Schocktherapie.** Zur Schmerzbekämpfung gibt man 2–3 Amp. (50–75 mg) Pethidin (Dolantin®) langsam intravenös. Bei Schock wird Rheomacrodex® oder HAES® infundiert. Bei Auftreten einer Herzinsuffizienz wird der Patient digitalisiert.
- Eine Behandlung mit **Fibrinolytika** oder **Gerinnungshemmern** sollte erst in der Klinik begonnen werden, da diese Medikamente das Blutungsrisiko erhöhen und so eine invasive Diagnostik und Therapie erschweren. Verboten sind auch stramme Verbände, Hochlagerung von Extremitäten, warme Umschläge und Vasodilatatoren wegen des Steal-Effekts.

Klinische Behandlung

Therapie der Wahl ist die chirurgische Embolektomie oder eine Ausräumung mit dem Fogarty-Katheter. Eine konservative Therapie kommt nur in Frage, wenn keine chirurgische Intervention möglich ist. Nach der Diagnosestellung, aber vor der Operation, gibt man 5000–10 000 I.E. Heparin i.v. (Liquemin Roche®), um eine Ausbreitung der Thrombose nach distal zu verhindern. Heparin hat eine Halbwertszeit von 60–90 Minuten, so dass es auch kurz vor der Operation noch gegeben werden kann. Eine Thrombolyse mit Heparin ist nicht möglich. Bei Lungenembolie gibt man mittels Perfusor 40 000 I.E. Heparin/d zusätzlich zur Lysetherapie mit Fibrinolytika (☞ Kap. 22.3 und Tab. 23.3).

23.2 Chronische arterielle Durchblutungsstörung

Arterielle Durchblutungsstörungen sind eine häufige Erkrankung in den Industrieländern. Die Entstehung wird durch Umwelteinflüsse begünstigt. Die wichtigsten **Risikofaktoren** sind Rauchen, Diabetes mellitus, Gicht, Hyperlipidämien und Bluthochdruck.

Merke!

Und hast Du erst ein Raucherbein, dann ist das andere bald allein.

Arteriosklerosen können auch durch primäre Gefäßerkrankungen wie Vaskulitiden, Kollagenosen und Chlamydieninfektionen ausgelöst werden. Die arterielle Durchblutungsstörung an peripheren Arterien teilt man nach **R. Fontaine** in vier Stadien ein (Tab. 23.1).

Tab. 23.1 Stadien der arteriellen Durchblutungsstörungen nach Fontaine.

Stadium	Symptome
Stadium I	keine subjektiven Beschwerden, aber endoskopisch sichtbare Veränderungen
Stadium II	Claudicatio intermittens, Schmerz bei längeren Gehstrecken
IIa	> 200 m schmerzfreie Gehstrecke
IIb	< 200 m schmerzfreie Gehstrecke
Stadium III	Claudicatio intermittens + Ruheschmerz, besonders nachts
Stadium IV	Nekrose oder Gangrän im arteriellen Stromgebiet

Es gibt keine Studien, die nachweisen, dass invasive Maßnahmen im Stadium II (Dilatation, Operation) die Häufigkeit der Verschlechterung ins Stadium III und IV vermindern. Nachgewiesen ist jedoch, dass im Stadium III und IV invasive und medikamentöse Maßnahmen die Amputationsrate und die Mortalität dieser Patienten positiv beeinflussen.

Verbesserung der lokalen Durchblutung

Prinzipiell ist die Durchblutungsverbesserung auf zwei Wegen möglich:

- gefäßerweiternde Maßnahmen
- Erniedrigung der Blutviskosität.

Die Therapie der arteriellen Durchblutungsstörung ist eine Domäne der **physikalischen Therapie**, da sich mit physikalischen Maßnahmen eindeutige Besserung erzielen lässt. Angewandt wird **Tieflagerung** der Extremität und **aktives Gehtraining** bis zur Schmerzgrenze. Dadurch lässt sich die Gehstrecke um 25–30 % verlängern. Etwa ein Drittel aller Patienten mit **Claudicatio intermittens** können wegen ihrer Erkrankungen kein Gehtraining durchführen, ein weiteres Drittel möchte kein Gehtraining durchführen, so dass nur das letzte Drittel am Bewegungstraining teilnimmt.

Weitere Verschlechterung wird durch Ausschalten von Risikofaktoren verhindert (Absetzen von Genussgiften, Behandlung von Stoffwechselkrankheiten). Die Basisbehandlung der **Claudicatio intermittens** lässt sich mit fünf Worten erfassen:

Merke!
Stop smoking and keep walking!

Ausgeprägte arterielle Stenosen oder Verschlüsse werden durch Gefäßplastik oder Bypass beseitigt.

Kurzstreckige Verengungen oder Verschlüsse werden mittels Katheter oder Laser durchgängig gemacht.

Gefäßerweiternde Pharmaka

Die so genannten „Durchblutungsmittel" waren in Deutschland ein Milliardenmarkt. Seit 1992 beobachtet man jedoch einen stetig rückläufigen Verordnungstrend. Ursachen dafür sind die hohen Kosten und die zweifelhafte Wirksamkeit dieser Pharmaka. Für die gesamte Indikationsgruppe „durchblutungsfördernde Mittel" wurden im Jahr 2001 120,6 Millionen Euro ausgegeben. Verordnet wurden 99 Mio. Tagesdosen (Lit. 1). Am häufigsten wurden Pentoxyphyllin (Trental® bzw. Pentoxyphyllin-ratiopharm®) und Naftidrofuryl (Dusodril®) verordnet (23 % bzw. 17 %). Es werden Hunderte von Medikamenten von meist zweifelhaftem Wert angeboten. Ein günstiger Effekt bei arterieller Verschlusskrankheit ist **nur für** Thrombozytenaggregationshemmer (ASS und Cumarine) sowie für Heparin nachgewiesen, nicht dagegen für „Durchblutungsmittel".

Eine kleine Studie, durchgeführt an 255 Patienten mit Claudicatio intermittens Fontaine II, die mit Naftidrofuryl oral behandelt wurden (Lit. 3), ergab eine signifikante Besserung der Lebensqualität in der Verum-Gruppe.

Antikoagulanzien verbessern die Fließeigenschaften des Bluts und wirken nicht auf die Gefäße. Dies ist auch nicht sinnvoll, da in Ischämiegebieten die Arterien ohnehin maximal dilatiert sind. Eine Gefäßerweiterung durch systemische Gabe von Gefäßdilatatoren, wie das β-Sympathomimetikum Bufenin (Dilatol®), fördert nur die Muskeldurchblutung in gesunden Bezirken und erhöht die Herzarbeit. In den Ischämiebezirken kommt es zum **Steal-Effekt,** d. h. zu einer Blutumverteilung in gesunde Bezirke. Eine kurzfristige lokale arterielle Durchblutungsverbesserung im kranken Gewebsbezirk kann nur durch intraarterielle Injektion oder Infusion erzielt werden. Tabelle 23.2 zeigt gebräuchliche Medikamente zur Behandlung der arteriellen Durchblutungsstörung.

Tab. 23.2 Medikamente zur Behandlung der arteriellen Durchblutungsstörung.

Wirkstoff	Handelsname	Dosierung/Tag
Alprostadil	Prostavasin®, Minprog®	60 μg
Naftidrofurylhydrogenoxalat	Dusodril®	300–600 mg
Bencyclanhydrogenfumarat	Fludilat®	300–600 mg
Pentoxifyllin	Trental®, Pentoxifyllin ratiopharm®	600–1200 mg
Buflomedil	Bufedil®, Defluina peri®	150–200 mg
Flunarizin	Sibelium®, Flunarizin ratiopharm®	10 mg
Cinnarizin	Cinnarizin ratiopharm®	150 mg
Acetylsalicylsäure	Aspirin®, Asasantin®, ASS-Stada®	50–100 mg
Hydroxyethylstärke	HAES®	250–500 ml
Dextran, niedermolekulares	Rheomacrodex®	500 ml

Medikamente, die für die AVK Stadium II zugelassen sind, wirken meist nicht direkt auf die Gefäße, sondern auf Mikrozirkulation oder Muskelstoffwechsel. Eindeutige Nachweise für einen therapeutischen Nutzen fehlen meist.

Alprostadil

ist ein Prostaglandin (Prostaglandin E_1, PGE_1) und führt bei intraarterieller Gabe auch bei AVK III und IV zu wirksamer Arterienerweiterung. Bei intravenöser Gabe kann es zu schweren Nebenwirkungen wie Lungenödem und Herzversagen kommen. Sehr wirksam ist Alprostadil bei Injektion in die Schwellkörper des Penisschaftes zur Behandlung der erektilen Impotenz. Diese so genannte **SKAT-Therapie** (Schwellkörper-Autoinjektions-Therapie) wird bei Impotenz infolge von Gefäßschäden eingesetzt, beispielsweise verursacht durch Diabetes mellitus oder Hypertonie.

Naftidrofuryl (Dusodril®) ist ein Vasodilatator, der über die Hemmung von Serotonin wirkt. Angeblich hat Naftidrofuryl gefäßabdichtende und thrombozytenaggregationshemmende Wirkung. Bei parenteraler Gabe ist mit schweren kardialen NW und Krampfanfällen zu rechnen. Mehrere Todesfälle bei jungen Patienten, die Naftidrofuryl wegen eines Hörsturzes erhielten, sind beschrieben.

Buflomedil (Bufedin®, Defluina®) ist ein Vasodilatator mit kalziumantagonistischer Wirkung. Es besteht die Gefahr des Steal-Effekts.

Cinnarizin und **Flunarizin** wirken der Kalziumüberladung der Gefäßwand entgegen.

Pentoxifyllin (Trental®) ist ein Methylxanthin mit geringer zentraler Wirkung. Es soll über die verbesserte Verformbarkeit von Erythrozyten wirken. Dieser Effekt ist aber nur in vitro bei 40facher therapeutischer Dosis zu beobachten. Bei peripheren arteriellen Durchblutungsstörungen und AVK ließ sich kein Nutzen nachweisen, wohl aber Nebenwirkungen wie Auslösung von Angina-pectoris-Anfällen durch den Steal-Effekt.

Prophylaxe arteriosklerotischer Veränderungen

Besonders häufig und gefährlich sind arteriosklerotische Veränderungen an den Gefäßen von **Herz** und **Gehirn.** Folgekrankheiten der Arteriosklerose sind Herzinsuffizienz, Angina pectoris, Myokardinfarkt, Hirnleistungsstörungen und Apoplex. Ob gefäßerweiternde Mittel oder hoch dosierte Vitamingaben (Vitamin C) solche Folgen verhindern, ist nicht bewiesen. Die Behandlung umfasst in erster Linie folgende Maßnahmen:

Ausschaltung von Risikofaktoren und konsequente Behandlung von Stoffwechselkrankheiten. Dazu gehört das Absetzen von Alkohol und Nikotin sowie die Behandlung von Hypertonie, Gicht, Diabetes mellitus und Hypertriglyzeridämie. Man hält den Patienten zu mäßigem Sport und zu Vermeidung von Stress und Angst an.

Darüber hinaus kann bei zerebralen und kardialen arteriosklerotischen Veränderungen eine medikamentöse Therapie mit **Kalziumkanalblockern vom Nifedipintyp** versucht werden. Zwischen Nisoldipin (Baymycard®), Nitrendipin (Baypress®) und Nimodipin (Nimotop®) bestehen kaum Wirkunterschiede. Alle drei Pharmaka wirken gefäßdilatierend und zwar stärker auf die Koronarien und auf die A. basilaris als auf periphere Gefäße. Allerdings ist die orale Resorption der Nifedipine schlecht (Nimodipin 3–18 %), so dass höher dosiert werden muss als vom Hersteller angegeben. Eine Verbesserung der Hirnleistungsstörung durch Kalziumantagonisten ist nicht nachgewiesen. Bei Hirnleistungsstörungen ist die Verbesserung der Durchblutung nicht ausreichend. Hinzukommen muss **„Brain-Jogging“**, d.h. Denk- und Merkfähigkeitsübungen.

23.3 Zerebrale Durchblutungsstörungen

Chronische Durchblutungsstörungen des Gehirns führen zu Hirnleistungsschwäche und organischem Psychosyndrom. Akute Durchblutungsstörungen verursachen neurologische Ausfälle unterschiedlichen Ausmaßes in Abhängigkeit vom betroffenen Hirnareal. Je nach Dauer des Ereignisse unterscheidet man:

- **TIA** = transitorische ischämische Attacke, die nur Minuten dauert (Stadium IIa)
- **PRIND** = Prolonged Reversible Ischaemic Neurological Deficit, das Stunden anhalten kann (Stadium IIb)
- **zerebraler Insult** = ischämischer Insult = apoplektischer Insult = Schlaganfall.

Therapie der akuten zerebralen Ischämie

Bei TIA und PRIND stehen die Diagnostik und die Sekundärprävention im Vordergrund. Es ist nach Gefäßstenosen hirnversorgender Arterien (A. carotis) und nach Embolusquelle (Herz!) zu suchen.

Ziel der **Akuttherapie** bei ischämischem Insult ist es, die Ausdehnung des Hirnschadens zu begrenzen und Folgeschäden zu vermeiden. Dies wird durch eine Thrombolysetherapie erreicht, am besten mit Alteplase (Actilyse®), da bei intravenöser Gabe von Streptokinase eine Zunahme der Mortalität beobachtet wurde. Streptokinase-Lyse beim ischämischen Insult hat ein höheres Risiko intrakranieller Blutungen als Streptokinase-Lyse beim Myokardinfarkt.

> **Merke!**
> Die Behandlung zerebraler Insulte sollte nach Möglichkeit in einer darauf spezialisierten Klinik erfolgen.

Die **Thrombolyse** mit Alteplase muss innerhalb der ersten Stunden nach Insult einsetzen. Vorher müssen intrakranielle Blutungen und Hirnödem mit CT oder

NMR ausgeschlossen werden. Antikoagulanzien dürfen frühesten 24 Stunden nach Abschluss der Lyse gegeben werden. Die Studie International Stroke Trial ergab, dass eine Antikoagulation mit Heparin zwar die Rezidivrate ischämischer Insulte senkte, aber gleichzeitig das Risiko intra- und extrazerebraler Blutungen erhöhte. Heparin ist daher nur bei progredientem Insult indiziert. Auch bei alleiniger Gabe von ASS innerhalb der ersten 48 Stunden nach ischämischem Insult besteht ein erhöhtes Blutungsrisiko, die Mortalität sinkt dennoch geringfügig. Bei ischämischen Insulten ist häufig der Blutdruck erhöht. Es wird jedoch empfohlen, Antihypertensiva nur ab 110 mmHg diastolisch bzw. 200 mmHg systolisch zu geben, um die Hirnperfusion nicht zusätzlich zu verschlechtern, da die Autoregulation im Hirn gestört ist (s.a. 13.6.3).

Die Behandlung eines **Hirnödems** bei ischämischem Insult erfordert Behandlung in der Intensivstation und umfasst:

- Hochlagerung des Oberkörpers
- Hyperventilation bei intubierten Patienten
- Gabe von osmotisch wirkenden Diuretika wie Mannitol (Osmofundin®) oder Sorbitol.

Merke!
Ein Schlaganfall kann durch einen ischämischen Insult oder eine Gefäßruptur verursacht sein.

Ein zerebraler Insult durch Gefäßruptur erfordert Senkung des intrakraniellen Drucks (Hyperventilation, Hochlagerung, osmotische Diuretika) und chirurgische Maßnahmen.

Sekundärprophylaxe der zerebralen Ischämie

Nach Ausschaltung von Risikofaktoren (Gicht, Diabetes, Hypercholesterinämie, Hypertonie, Genussgifte) erfolgt eine Therapie mit Thrombozytenaggregationshemmern (☞ 22.2.3). Für ASS, Ticlopidin und Clopidogrel wurde ein verringertes Risiko für erneute ischämische Insulte nachgewiesen. Da für ASS die größten Erfahrungen vorliegen und es geringere NW hat, gilt ASS weiterhin als Medikament der 1. Wahl. Kommt ASS nicht infrage, so sollte zunächst Clopidogrel und dann erst Ticlopidin (NW!) versucht werden.

Man gibt 50–300 mg/d ASS oder 75 mg/d Clopidogrel oder 2 x 250 mg/d Ticlopidin oder Phenprocoumon (INR 2–3).

23.4 Therapie thrombembolischer Erkrankungen

23.4.1 Thromboseprophylaxe

Die prä- und postoperative Prophylaxe von Thrombosen geschieht mit physikalischen und medikamentösen Mitteln. Wichtig sind das Anlegen von **Kompressionsstrümpfen** bis zur Leiste, die auch im Bett getragen werden, und **Beingymnastik,** um die Wadenmuskelpumpe in Gang zu halten. Als medikamentöse Therapie hat sich die **Heparinisierung** mit niedrigen Dosen Heparin (niedermolekulares Heparin) durchgesetzt. Man gibt 3 × 2500–5000 I.E. Heparin/d subkutan. Kombiniert werden kann Heparin mit 0,5 mg Dihydergotamin (Dihydergot®), das den Gefäßtonus erhöht und einem orthostatischen Syndrom vorbeugt. Bei schweren arteriellen Durchblutungsstörungen ist Dihydergotamin kontraindiziert. Bei den Heparinen hat man die Auswahl zwischen den klassischen, hochmolekularen Heparinen (Liquemin®, Calciparin®) und den neueren niedermolekularen Heparinen (Fraxiparin® oder Clivarin 1750®). Die niedermolekularen Heparine haben eine längere Halbwertszeit und wirken stärker hemmend auf Faktor Xa. Man kommt mit 1–2 Injektionen pro Tag aus. Man gibt 0,3 ml Fraxiparin® pro Tag. Allerdings sind die niedermolekularen, fragmentierten Heparine schlechter steuerbar und teurer. Ein therapeutischer Vorteil der fragmentierten Heparine existiert nicht. Auch die niedermolekularen Heparine können eine immunallergische Thrombozytopenie verursachen. Ebenfalls zur Thromboseprophylaxe im Krankenhaus eignen sich Plasmaexpander vom Dextrantyp (Rheomacrodex®, Macrodex®), aber ihr Einsatz ist begrenzt, da sie als Infusion gegeben werden müssen. Antikoagulanzien vom Cumarintyp eignen sich nicht zur prä- und postoperativen Prophylaxe im Krankenhaus, da sie schlecht steuerbar sind. Sie kommen nur als Dauermedikation zur Sekundärprophylaxe infrage. Auch ASS eignet sich nicht zur Primärprophylaxe.

23.4.2 Therapie venöser Thrombosen und der Lungenembolie

Thrombophlebitis und Phlebothrombose

Unter einer **Phlebitis** versteht man eine reaktive Entzündung der Venenwand, meist auf dem Boden einer Thrombose (sterile Entzündung), aber auch infektiös bedingt (z.B. Mundbodenphlegmone). Von **Thrombophlebitis** spricht man, wenn oberflächliche Venen betroffen sind, von **Phlebothrombose,** wenn tiefe Venen verstopft und entzündet sind. Synonym gebraucht wird der Ausdruck **Thrombophlebitis tiefer Venen.** Vorbereitet werden Phlebitis und Thrombophlebitis durch die **Virchow-Trias:**

- Veränderung der Blutzusammensetzung
- Veränderung der Strömungsgeschwindigkeit des Blutes (Verlangsamung bis Stase)
- Veränderung der Gefäßwand (z.B. Endothelschäden).

Der thrombotische Verschluss von Venen führt zu Blutstauung und Ödemen. Die Hautfarbe kann normal oder zyanotisch sein. Die betroffene Vene und das perivenöse Gewebe sind überwärmt und verhärtet.

Zu den **Sofortmaßnahmen** bei Thrombophlebitis und Phlebothrombose zählen:
- **Hochlagerung** der betroffenen Extremität (meist das Bein)
- **Alkoholumschläge** (milde Kühlung durch Verdunstungskälte)
- **antiphlogistische, schmerzstillende Therapie** mit Acetylsalicylsäure (Aspirin®), Diclofenac (Voltaren®), Piroxicam (Felden®) oder Celecoxib (Celebrex®).
- Eine **Inzision** in die Vene oder das Ansetzen von Blutegeln kann eine lokale Entlastung bringen. Die Blutegeltherapie kann zu Infektionen führen.
- Bei immobilisierten Patienten empfiehlt sich eine **Low-Dose-Heparinisierung** mit Heparin-Na oder Heparin-Ca subkutan.

Die Behandlung der Thrombophlebitis kann zu Hause erfolgen. Mit Heparinsalben oder Rheumasalben sollte nicht gearbeitet werden, da die Manipulation am Bein die Ausbreitung der Thrombose begünstigen kann.

Die Behandlung der tiefen Venenthrombose sollte in der Klinik erfolgen. Zusätzlich zu den obigen Maßnahmen herrscht **strenge Bettruhe.** Vor Beginn der **Heparinbehandlung** werden Prothrombinzeit und Gerinnungszeit bestimmt, da die Dosierung individuell erfolgen muss. Man gibt initial 10 000 I.E. Na-Heparin intravenös, danach 40 000 I.E./d in 500 ml 5 %iger Glukoselösung als Infusion. Die Thrombinzeit sollte auf das 3fache der Norm verlängert werden. Die optimale Darreichungsform (i.v., s.c., Infusion) von Heparin bei tiefen Venenthrombosen ist umstritten. Es scheint, dass die zweimalige subkutane Gabe von 15 000–18 000 I.E. Heparin (Liquemin®) wirksamer ist als die kontinuierliche intravenöse Gabe von 24 000–37 000 I.E. Heparin. Die s.c. Gabe vereinfacht die Behandlung und ist genauso verträglich.

Nach der Heparinisierung wird auf **orale Antikoagulanzien** umgestellt und die Gabe für etwa 4 Wochen fortgeführt. Eine Antikoagulationstherapie mit Phenprocoumon (Marcumar®) ist bei den meisten Phlebothrombosen mit und ohne Lungenembolie indiziert, weil das Fortschreiten der Thrombose gehemmt wird und die Inzidenz einer erneuten Lungenembolie sinkt. Warfarin (Coumadin®) bietet keinen therapeutischen Vorteil gegenüber Phenprocoumon (Marcumar®) und wird hauptsächlich in den angelsächsischen Ländern eingesetzt.

In 4–8 % der Fälle mit Phlebothrombose kommt es zur Lungenembolie. Deshalb sollte bei der tiefen Venenthrombose möglichst bald mit einer **Lysetherapie** begonnen werden. Allerdings muss eine sorgfältige Diagnostik (Farbdoppler, Phlebographie) und eine enge Indikationsstellung erfolgen, da auch die Lysetherapie zur Lungenembolie führen kann (in 1,8 % der Fälle).

Die **Indikationen** für eine Lysetherapie bei tiefer Venenthrombose sind:
- Oberschenkelvenenthrombose
- Armvenenthrombose (Paget-v.-Schroetter-Syndrom)
- Lungenthrombose
- Thrombose der V. poplitea.

Beckenvenenthrombosen sind in der Regel eine Indikation zur chirurgischen Intervention. Das Standardmedikament der fibrinolytischen Therapie ist nach wie vor **Streptokinase.** Die anderen Fibrinolytika wie Urokinase, Actilyse und APSAC bieten bei Phlebothrombose keine Vorteile, nur beim Myokardinfarkt scheint TPA etwas besser abzuschneiden. Je eher die Lyse begonnen wird, desto besser sind die Ergebnisse. Nach sieben und mehr Tagen sind die Erfolgsaussichten einer Lysetherapie gering. Die Kontraindikationen für eine Lysetherapie werden in Kapitel 22.3 besprochen. Auch Lungenembolien können chirurgisch behandelt werden, haben aber eine hohe Mortalität.

Lungenembolie

Die Patienten verspüren einen plötzlichen, atemabhängigen Schmerz oder Druck in der Brust und bekommen Atemnot. Wenn die Embolie peripher in der Lunge liegt, tritt ein Hustenreiz auf. Die Patienten bekommen Angst, sind tachykard und schwitzen.

Merke!
Eine Lungenembolie ist ein medizinischer Notfall, der eine sofortige Krankenhauseinweisung erfordert.

Erstmaßnahmen sind Sedierung des Patienten mit 5–10 mg Diazepam intravenös, die Gabe von 3–6 l/min Sauerstoff, Nitroglycerinspray zur Senkung der pulmonalen Hypertonie und, bei starken Schmerzen, die Injektion von 1–2 Amp. Dolantin® intravenös

Tab. 23.3 Dosierung der Lysetherapie bei Phlebothrombose und Lungenembolie.

Medikament	Erkrankung	Dosis initial	Erhaltungsdosis
Streptokinase	Phlebothrombose	250 000 I.E. i.v. 250 000 I.E. i.v.	1,5 Mio. I.E./h für 6 Stunden, evtl. Wiederholung am 2. Tag
	Lungenembolie		10 0000 I.E./h für 24 (72) Stunden
Urokinase	Phlebothrombose Lungenembolie	60 0000 I.E. i.v. 1 Mio. I.E. i.v.	10 0000 I.E./h, evtl. wiederholt Wiederholung nach 2 h
TPA	Lungenembolie	100 mg i.v.	nach 2 h wiederholen

(cave Atemdepression). In schweren Fällen muss noch am Unfallort mit der Schockbehandlung begonnen werden. Man legt einen venösen Zugang und infundiert Dobutamin in NaCl-Lösung.

In der Klinik wird eine Nitroglycerininfusion mit 1–6 mg Nitroglycerin pro Stunde angelegt (Perfusor). Ferner beginnt man eine Heparinisierung mit 10 000 I.E. Heparin intravenös und behandelt dann weiter mit 1000 I.E./h. Herzrhythmusstörungen oder Herzinsuffizienz werden symptomatisch behandelt. Anschließen sollte sich möglichst bald eine Lysetherapie mit Streptokinase oder Urokinase. Die Dosierung zeigt Tabelle 23.3.

Venöse Insuffizienz

Erkrankungen der Venen sind sehr häufig. Mindestens 40 % der Bevölkerung leiden an Varikosis und venöser Insuffizienz. Den venösen Erkrankungen liegt eine angeborene **Bindegewebsschwäche** zugrunde, von der 50 % der Bevölkerung betroffen sind. Verschlechtert werden Venenerkrankungen durch Umwelteinflüsse wie langes Stehen, Verletzungen oder durch hormonelle Einflüsse (Schwangerschaft). Bei der **Varikosis** sind die Venen erweitert, die Venenklappen schließen nicht mehr richtig, und das Blut sackt in die Beine ab. Es kommt zunächst zu Spannungs- und Schweregefühl in den Beinen, dann zu Ödemen und Thrombosen. Es sind eine Reihe von so genannten **Venentherapeutika** auf dem Markt, die eine symptomatische Besserung bringen sollen. Therapieansätze sind die Tonisierung der Venenwand und die Ödembeseitigung bzw. Ödemverhinderung durch Reduzierung der Kapillarpermeabilität. Als Tonika finden vor allem **pflanzliche Wirkstoffe** wie Aescin aus der Rosskastanie und Flavonoide (Rutoside) Verwendung. In den sog. „Venensalben" ist meist Heparin enthalten, eventuell gemischt mit Aescin oder Flavonoiden. Auch Dihydergotamin (Dihydergot) wird zur Erhöhung der Wandspannung und zur Beschleunigung der venösen Durchblutung verabreicht. Orale Präparate enthalten neben Rutosid auch Diuretika. Wenn überhaupt, dann sind diese Medikamente nur bei leichteren Störungen indiziert und lindern das Spannungsgefühl in den Beinen. Rutosid hat eine gefäßabdichtende Wirkung. Der Einsatz von Diuretika sollte sehr zurückhaltend erfolgen. Diuretika vermindern zwar die Ödembildung, begünstigen aber die Thrombosierung. Zum wichtigsten Teil der Venentherapie jedoch zählen **physikalische Maßnahmen** wie Kompressionsstrümpfe und Beingymnastik sowie lauwarme/kalte Wechselduschen. Bei sehr ausgeprägter Stammvarikosis kann ein **Varizenstripping** indiziert sein. Tabelle 23.4 zeigt häufig verordnete Venentherapeutika.

Tab. 23.4 Gebräuchliche Venentherapeutika.

Wirkstoff	Handelsname	Pflanze bzw. Stoffgruppe
Ruscogenine	Venobiase®	Mäusedornwurzelstock
Aescin	Venoruton®	Rosskastanie
Cumarin + Rutosid	Venalot®	Herba Meliloti
Diosmin	Tovene®	Flavonoide
Rutosid	Rutin®	Flavonoide
Aescin + Heparin	Venoplant Gel®	

24 Gewebshormone und ihre Antagonisten

IMPP-Hits

- Prostaglandine
- Serotonin
- H_2-Antagonisten, Wirkungen
- Histamin, Wirkungen, unerwünschte Wirkungen
- Migräne: Therapie

Lernziel!

In diesem Kapitel werden Sie mit wichtigen Gewebshormonen und ihren Rezeptoren vertraut gemacht. Sie lernen die Wirkungen von Histamin, Serotonin und Prostaglandinen kennen, sowie die Pharmaka, mit denen man die Wirkungen dieser Mediatoren antagonisieren kann. Am Ende dieses Kapitels kennen Sie die Formen der Allergien, ihren Entstehungsmechanismus und ihre Behandlung; ferner die Rolle der Eicosanoide bei der Entstehung von Schmerz und Entzündung und die Rolle von Serotonin bei Migräne.

Gewebshormone oder Mediatoren sind parakrine Wirkstoffe, die in Zellen oder Zellgruppen des Gewebes gebildet werden und vorwiegend auf Nachbarzellen wirken. **Kinine, Histamin** oder **Serotonin** werden in Granula gespeichert.

Histamin und Serotonin agieren zusätzlich als Neurotransmitter. **Eikosanoide** (Prostaglandine, Prostacyclin, Leukotriene, Thromboxan A_2) werden nicht gespeichert, sondern bei Bedarf gebildet.

Zytokine zählen nicht zu den Mediatoren, obwohl sie parakrine Wirkung haben. Mediatoren werden bei Allergien, Verletzungen, Entzündungen, Verbrennungen sowie durch Endotoxine und Pharmaka freigesetzt. Kinine wie z. B. Kallidin und Bradykinin sind Peptide, die zu Gefäßerweiterung, erhöhter Gefäßdurchlässigkeit, Schmerz und Blutdruckabfall führen.

Bradykinin vermittelt die Freisetzung von NO und Prostacyclin, die beide zur Blutdrucksenkung beitragen. Kinine sind durch Proteaseinhibitoren wie **Aprotinin** hemmbar.

24.1 Histamin

Histamin ist ein **biogenes Amin,** das wichtige Aufgaben im Organismus erfüllt. Es wird aus der basischen Aminosäure L(+)-Histidin durch Decarboxylierung erzeugt. Katalysierendes Enzym ist die spezifische Histidincarboxylase, die vor allem in Gewebsmastzellen und basophilen Leukozyten vorkommt.

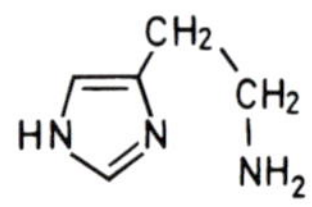

Formel 24.1 Histamin = 4-(2-aminoäthyl)-Imidazol.

Histamin wird vor allem in den basophilen Granula von Mastzellen und Leukozyten gespeichert. In erhöhter Konzentration findet sich Histamin in Haut und Lunge, in den enterochromaffinen Zellen des Magens und in der Darmmukosa. Ferner dient Histamin als **Neurotransmitter** in den histaminergen Neuronen des Hypothalamus. In den Granula ist Histamin in ionischer Form an Heparin und Protein gebunden und wird bei der Degranulation der Mastzellen freigesetzt. Der Histamingehalt ist von Organ zu Organ sehr unterschiedlich.

Pharmakologie und Wirkungsmechanismus

Histamin wird durch verschiedene Enzyme abgebaut und erscheint als Imidazoylessigsäure im Urin. Der Abbau des Histamins wird durch die Enzyme Diaminooxidase (Histaminase), die Histaminmethyltransferase, die Monaminoxidase (MAO) und eine Aldehyddehydrogenase (Xanthinoxidase) katalysiert. Histamin und seine Metaboliten werden im Urin ausgeschieden.

Histamin aktiviert über H_2-Rezeptoren die Adenylatcyclase und führt zur Erhöhung von cAMP in der Zelle und zu einer erhöhten Membranpermeabilität für Na^+, K^+ und Ca^{2+}. Reizung der H_1-Rezeptoren durch Histamin führt zur Aktivierung der Phospholipase C. Histamin wird durch verschiedene Enzyme abgebaut. Als Abbauprodukt erscheint Imidazolessigsäure im Urin.

Die Histaminfreisetzung aus den Mastzellen kann auf unterschiedliche Weise erfolgen:

- durch eine **immunologische Reaktion** vom IgE-Typ
- durch **Histaminliberatoren.** Diese können unspezifisch oder spezifisch wirken. Unspezifische Histaminliberatoren schädigen die Zellmembran durch Oberflächenaktivität (z.B. Mehlstaub). Zu den spezifischen Histaminliberatoren zählt eine Reihe von Pharmaka, die durch Aktivierung der Exozytose zu Histaminausschüttung führen (☞ Tab. 24.1).
- durch **mechanische Zerstörung** von Zellen (Verbrennung, Verletzung, Entzündung)
- durch **Gastrin** im Magen.

Tabelle 24.1 zeigt wichtige Antigene und Liberatoren, die zur Histaminfreisetzung führen.

Tab. 24.1 Antigene und Liberatoren der Histaminausschüttung.

Antigene	Liberatoren
Pollen	Pyrazolone
Milbenkot	Opioide und Opiate
Katzenhaar	Röntgenkontrastmittel
Pferdehaar	HAES und Dextrane
Schimmelpilze	Perubalsam
Fischeiweiß	Thiopental
Mehlstaub	Pancuronium, Tubocurarin, Suxamethonium

Wirkungen

Die Wirkungen des Histamins lassen sich drei Rezeptortypen zuordnen, den H_1-, den H_2-, und den H_3 -Rezeptoren. Für die H_1- und die H_2-Rezeptoren gibt es Antagonisten, die therapeutisch eingesetzt werden.

Die wichtigsten und augenfälligsten **Histaminwirkungen** sind Urtikaria mit Hautrötung und juckender, schmerzhafter Quaddelbildung sowie allergisches Asthma und anaphylaktischer Schock. Bekannte Auslöser dieser Reaktionen sind Stiche mit Brennnesselhaaren (Urtica), Bienenstiche und Wespenstiche.

Die Histaminwirkung auf den **Blutdruck** ist komplex. Die unterschiedlichen Wirkungen – vor allem auf die Arteriolen – sind nur schwer den H_1- oder H_2-Rezeptoren zuzuordnen, da sich auch die Wirkungen von Adrenalin und Noradrenalin überlagern. Durch Dilatation der Hirnarterien kommt es zu pulsierendem Kopfschmerz. Die H_3-Rezeptoren sind präsynaptisch vorwiegend im ZNS lokalisiert, aber auch in peripheren Neuronen von Herz, Lunge, Gefäßen und Magen zu finden.

Eselsbrücke

H_1: Konstriktion und Permeation, H_2: Sekretion, Dilatation und Herzaktion.

24.2 H_1-Rezeptor-Antagonisten

Chemisch handelt es sich bei den Antihistaminen der 1. Generation meist um mehr oder minder komplizierte **Amine** (☞ Formel 24.2) oder **Diamine.**

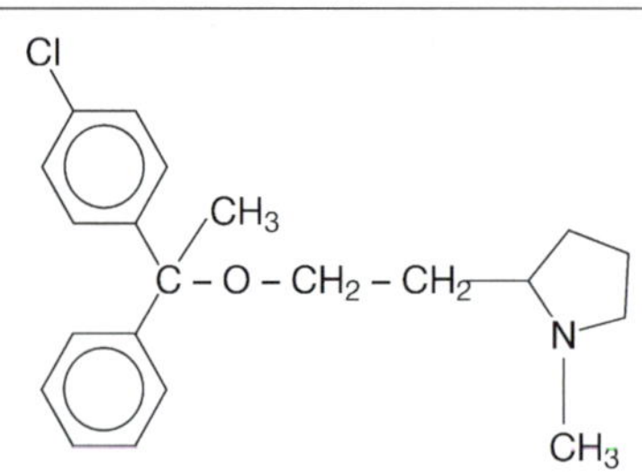

Formel 24.2 Clemastin

Tabelle 24.2 zeigt die wichtigsten therapeutisch verwendeten H_1-Antihistamine.

Tab. 24.2 Antihistaminika.

Wirkstoff	Handelsname	Halbwertszeit (h)	Bemerkung
Antihistaminika der 1. Generation			
Meclozin	Permesin®	2,5	Ethylendiamin-Typ
Promethazin	Atosil®; Eusedon mono®	12	Ethylendiamin-Typ
Diphenhydramin	Benadryl®, Emesan®	6	Ethanolamin-Typ
Dimenhydrinat	Vomex®	6	Ethanolamin-Typ, Antiemetikum
Chlorphenoxamin	Systral®	6–8	Ethanolamin-Typ
Doxylamin	Gittalun®	4–6	Ethanolamin-Typ
Pheniramin	Avil retard®	12	Propylamin-Typ
Dexchlorpheniramin	Polaronil®	8	Propylamin-Typ
Clemastin	Tavegil®	4–5	Subst. Ethanol
Dimetinden	Fenistil®	6	Subst. Ethylamin
Bamipin	Soventol®	4–6	tertiäres Amin
Ketotifen	Zaditen®, Ketotifen STADA®	8–12	Thiophenon
Antihistaminika der 2. Generation			
Cetirizin	Zyrtec®, Alerid®	9	Ethyldiamin-Typ
Azelastin	Allergodil®, Loxin®	8–12	Phtalazinonderivat
Loratadin	Lisino®	18–24	Benzocycloheptapyridin
Fexofenadin	Telfast®	12–15	Dimethylphenylessigsäurederivat
Mizolastin	Mizollen®, Zolin®	22–24	Pyrimidonderivat
Terfenadin	Terfenadin ratiopharm®	12–24	Butanol-Typ
Ebastin	Ebastel®	12–24	Butanon-Typ

Pharmakokinetik

H_1-Rezeptorenblocker der 1. Generation sind lipophile Verbindungen, die bei oraler Gabe gut resorbiert werden und die Blut-Hirn-Schranke durchdringen können. Die klassischen Antihistaminika wirken nur wenige Stunden. **Clemastin** beispielsweise hat eine Wirkungsdauer von 4–5 Stunden. Die neueren H_1-Rezeptorenblocker wirken erheblich länger. Die Wirkungsdauer ist dosisabhängig und beträgt bei **Loratadin** 18–24 Stunden, bei **Terfenadin** 12–24 Stunden und bei Ebastin bis zu 24 Stunden.

Wirkungsmechanismus und Wirkungen

H_1-Rezeptorenblocker verdrängen Histamin **kompetitiv** und **selektiv** vom H_1-Rezeptor und wirken nicht am H_2-Rezeptor. Sie unterscheiden sich aber in ihren sonstigen Zusatzwirkungen, da sie auch noch adrenerge und serotonerge Rezeptoren hemmen. Meist haben sie noch parasympatholytische und zentral dämpfende Wirkungen. Der Standard in puncto Verträglichkeit, an dem sich andere Antihistaminika messen lassen müssen, ist **Clemastin** (Tavegil®).

Antihistamine der 1. Generation gelangen ins ZNS und verursachen Müdigkeit. Antihistamine der 2. Generation wirken nur gering (Loratadin) oder gar nicht zentral sedierend.

Terfenadin, ein Antihistamin der 2. Generation hat **keine sedierende Wirkung,** dafür aber **lebensbedrohliche Nebenwirkungen.** Auch das neue **Ebastin** hat keine zentral sedierende Wirkung. **Ketotifen** hat keine anticholinergen, aber zentral dämpfende Wirkungen und zusätzlich membranstabilisierende Wirkung auf die Mastzellen. Weitere Effekte der H_1-Antihistaminika sind aus Tabelle 24.3 ersichtlich.

Indikationen

Eingesetzt werden Antihistaminika bei **Allergien** unterschiedlicher Genese: Juckreiz, Urtikaria, allergische Hautreaktionen, Neurodermitis, Heuschnupfen, allergisches Asthma und Racheninfekte mit infektiös-allergischem Reizhusten. Bei Pseudokrupp wirken Antihistamine schneller als Glukokortikoide.

Tab. 24.3 Wirkungen des Histamins in Abhängigkeit vom Rezeptortyp H_1/H_2.

Wirkungsort	Wirkung	Rezeptortyp
Kapillaren	erhöhte Permeabilität, Blutdruckabfall, Rötung	H_1
Blut	Hämokonzentration	H_1
Lunge	Bronchokonstriktion	H_1
Haut	Juckreiz, Schmerz	H_1
Glatte Muskeln	Kontraktion von Darm und Uterus	H_1
Nebennierenmark	Ausschüttung von Katecholaminen	H_1
Arterien	Dilatation und Blutdrucksenkung	H_1 und H_2
Koronarien	Dilatation	H_1 und H_2
Herz	Frequenzzunahme, Kontraktilitätszunahme	H_2
Magen	Steigerung der Säureproduktion	H_2
Histaminerge Neurone	Hemmung der Histaminfreisetzung	H_3
Neurone in ZNS und Peripherie	präsynaptische Regulation der Freisetzung verschiedener Transmitter wie ACh, Dopamin, GABA, NA und Serotonin	H_3

Unerwünschte Wirkungen

Alle Antihistaminika durchdringen die **Blut-Hirn-Schranke,** die neueren Substanzen Cetirizin, Astemizol und Loratadin allerdings in geringerem Ausmaß. Alle Antihistaminika der 1.Generation wirken zentral dämpfend, machen müde und beeinträchtigen die Fahrtüchtigkeit – insbesondere in Verbindung mit Alkohol. Bei einigen Präparaten ist die dämpfende Wirkung so stark, dass sie therapeutisch genutzt wird: Das **Neuroleptikum** Promethazin und das **Antidepressivum** Imipramin sowie das **Antiemetikum** Meclozin wurden ursprünglich als Antihistaminika entwickelt. Bei **Diphenhydramin** ist die Sedierung so stark, dass es als Schlafmittel und Hustensaft eingesetzt wird. Die individuelle Empfindlichkeit auf Antihistaminika ist sehr unterschiedlich. Clemastin kann auch bei Kindern ab 2 Jahre eingesetzt werden. Viele Antihistaminika wirken durch zentrale Parasympatholyse antiemetisch.

Auch die meisten Antihistaminika der 2. Generation (☞ Tab. 24.2) wie Fexofenadin, Loratadin und Mizolastin sedieren und machen müde, wenn auch nicht so stark wie die Vertreter der 1. Generation.

Besonders gut wirksam und gut verträglich ist **Dimenhydrinat** (Vomex®), das allerdings nicht unter der Indikation Antihistaminikum, sondern als reines **Antiemetikum** angeboten wird. Auch Chlorpromazin, Promethazin und Meclozin werden als Antiemetika eingesetzt.

Die **anticholinerge, atropinartige Wirkungskomponente** durch m-Rezeptorenblockade kann zu Mydriasis, erhöhtem Augeninnendruck, Mundtrockenheit, Magen-Darm-Beschwerden, Miktionsstörungen und – in hoher Dosis – zu zentraler Erregung und Krämpfen führen. Insbesondere bei Kindern können paradoxe Reaktionen mit zentraler Erregung auftreten. Doxylamin, Promethazin und Meclozin sollten wegen ihrer anticholinergen Wirkungen bei Asthma, Engwinkelglaukom und Prostatahyperplasie nicht gegeben werden.

Clemastin ist das einzige Antihistamin, das auch bei Kleinkindern und Schwangeren nicht kontraindiziert ist.

Dexchlorpheniramin, Dimetinden und Mepiramin sollten nicht gegeben werden bei kardiovaskulären Erkrankungen, peptischem Ulkus, Pylorospasmus, Hyperthyreose, Glaukom und Asthma.

Merke!
Mizolastin und Terfenadin sollten bei Patienten mit Herzrhythmusstörungen nicht gegeben werden.

Terfenadin (Terfenadin STADA®) ist ein Sonderfall in Hinblick auf die unerwünschten Wirkungen und soll daher etwas genauer dargestellt werden. Terfenadin ist trotz seiner Gefährlichkeit in Deutschland und anderen Ländern rezeptfrei erhältlich und wird millionenfach als Monosubstanz oder in Form von Kombinationen (Grippemittel) verkauft. **Nebenwirkungen:** Weltweit sind mehr als 100 Todesfälle durch Terfenadin dokumentiert. Ursache ist die Auslösung von Herzrhythmusstörungen durch Blockade des schnellen ik_r-Kanals, eines Kaliumkanals im Herz. Auch bei gesunden jungen Menschen können QT-Verlängerung, Herzrhythmusstörungen und Herzstillstand auftreten. Weitere NW sind Kopfschmerzen und allergische Hautreaktionen (selten).

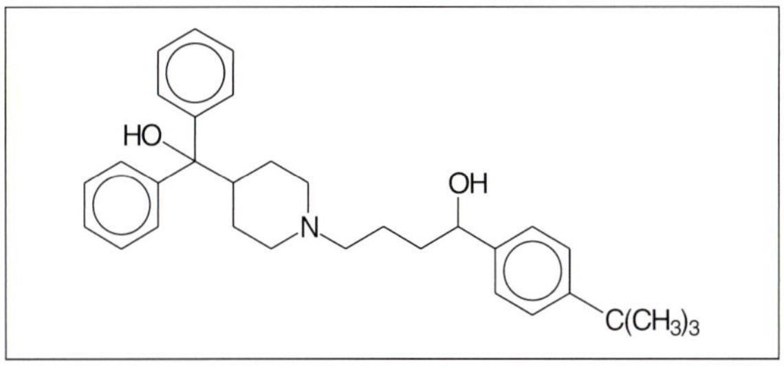

Formel 24.3 Terfenadin

Kontraindikationen für Terfenadin sind Leberzirrhose, Gelbsucht und die Kombination mit Ketoconazol, Itraconazol und Makrolidantibiotika wie Clarithromycin, Erythromycin, Troleandomycin und Josamycin. Kinder unter 6 Jahren dürfen keine Tabletten, Kinder unter 1 Jahr keine Suspensionen und Kinder unter 12 Jahren keine hoch dosierten Tabletten einnehmen. Ferner ist beim Vorliegen einer QT-Verlängerung, einer Schwangerschaft und während der Stillzeit die Einnahme kontraindiziert

Ebastin (Ebastel®)

Ebastin wurde 2002 in Deutschland zugelassen, ist aber in Spanien schon seit 10 Jahren auf dem Markt. Chemisch handelt es sich um eine Modifikation von Terfenadin. Ebastin gehört zu den Antihistaminen der 2. Generation die nicht müde machen und eine lange Wirkungsdauer haben. Ebastin darf für Kinder mit allergischer Rhinitis ab dem 12 Lebensjahr verordnet werden, für Patienten mit Urtikaria ab 18. Ebastin hat keine zentral sedierenden und keine anticholinergen Wirkungen.

Pharmakokinetik

Ebastin wird rasch resorbiert und unterliegt einem ausgeprägten First-Pass-Effekt. Es wird fast vollständig in den aktiven Metaboliten Carebastin überführt, dessen HWZ 15–19 Stunden beträgt. Die Proteinbindung liegt über 95 %. Bei Leberinsuffizienz steigt die HWZ auf 28 h.

Nebenwirkungen

Da Struktur, Wirkungsprofil und Wirkungsdauer ähnlich wie bei Terfenadin sind, könnten auch ähnliche NW auftreten. Es ist daher empfehlenswert, Ebastin nicht bei Jugendlichen unter 18 Jahren einzusetzen.

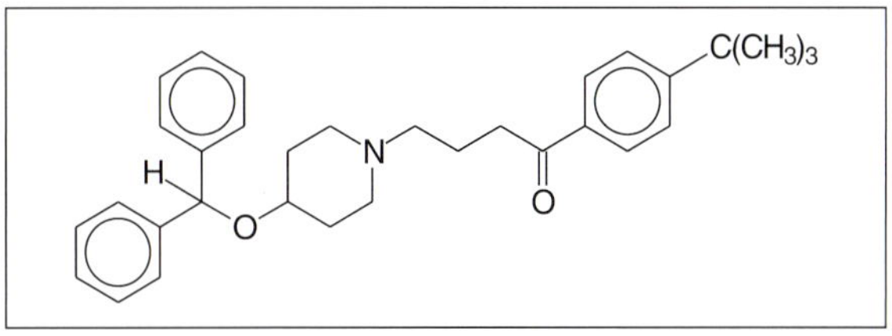

Formel 24.4 Ebastin, die Unterschiede zu Terfenadin (☞ Formel 24.3) sind gelb markiert.

Tritoqualin (Inhibostamin®)

Diese Verbindung ist kein Antihistaminikum, da sie nicht am H_1-Rezeptor wirkt, verringert aber dennoch die Histaminwirkung, indem sie die Histamindecarboxylase hemmt. Wirksam ist die Substanz nur, wenn sie vor Auslösung der Histaminreaktion gegeben wurde. Tritoqualin hat also vorbeugende Wirkung und kann mit Cromoglicinsäure (☞ 24.4) verglichen werden.

24.3 H_2-Rezeptor-Antagonisten (☞ 26.2.2)

Auch für die H_2-Rezeptoren wurden spezifische Antagonisten entwickelt. Chemisch handelt es sich um substituierte Harnstoffderivate. Als erster H_2-Blocker kam das Cimetidin (☞ Formel 24.5) auf den Markt (1977).

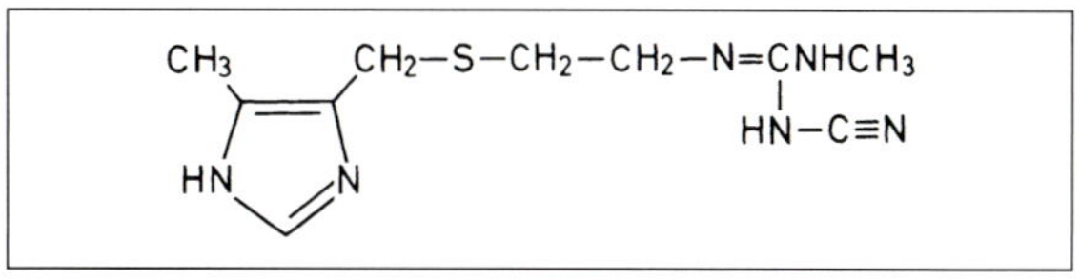

Formel 24.5: Cimetidin

Wirkstoffe

Tabelle 24.4 zeigt die wichtigsten H_2-Rezeptorantagonisten.

Pharmakokinetik

Alle H_2-Blocker werden bei oraler Gabe gut resorbiert. Die schlechteste Bioverfügbarkeit hat Famotidin, die beste hat Roxatidin. Die Wirkungsdauer liegt bei etwa 6 Stunden. Die renale Elimination beträgt 50–70 %. H_2-Blocker werden bevorzugt abends verabreicht, da nachts die HCl-Konzentration im Magen ansteigt (Nüchternsäure). In dringenden Fällen, wie bei Magenkoliken durch Übersäuerung und Motilitätsstörung, können H_2-Blocker auch intravenös gegeben werden.

Tab. 24.4 H_2-Rezeptorantagonisten.

Wirkstoff	Handelsname
Cimetidin	Tagamet
Ranitidin	Zantic®, Sostril®, Ranitidin STADA®, Ranimerck®, Azuranit®
Famotidin	PEPDUL®, Famobeta®, Famotidin AZU®, Famotidin ratiopharm®
Nizatidin	Nizax®, Gastrax®
Roxatidin	Roxit®

Tab. 24.5 Pharmakokinetische Daten und Dosierungen von H_2-Rezeptorenblockern.

Wirkstoff	Bioverfügbarkeit	Eliminations-HWZ	Dosierung
Cimetidin	50–70 %	1,5–2 h	1 × 600 mg
Ranitidin	50 %	2–3 h	1 × 300 mg
Roxatidin	90 %	6 h	1 × 150 mg
Nizatidin	90 %	1–2 h	1 × 300 mg
Famotidin	40–45 %	3–4 h	1 × 40 mg

Wirkungen

Histamin, Gastrin und Insulin wirken auf die H_2-Rezeptoren des Magens und stimulieren die Ausschüttung von Pepsin und HCl. Die H_2-Rezeptorenblocker hemmen diese Stimulation **antagonistisch** und **reversibel.** Insbesondere die Bildung von Salzsäure wird gehemmt. Bei verminderter Magensäure heilen Ulzera schneller ab.

Alle im Handel befindlichen H_2-Rezeptorenblocker sind zur Behandlung von Magenulzera und Refluxösophagitis sowie zur Therapie und Rezidivprophylaxe von Duodenalulzera zugelassen; Cimetidin, Ranitidin und Famotidin auch zur Behandlung des Zollinger-Ellison-Syndroms. In abendlichen Einzeldosen eignen sich alle fünf H_2-Antagonisten zur Therapie peptischer Ulzera (Tab. 24.5). Cimetidin spielt heute keine therapeutische Rolle mehr.

24.4 Mastzellstabilisatoren

Mastzellstabilisatoren sind Verbindungen, die durch direkte Wirkung auf die Membran der Mastzellen antiallergisch wirken. Die erste Verbindung dieser Gruppe war die Cromoglicinsäure, eine komplizierte Äther-Carbon-Säure (☞ Formel 24.6).

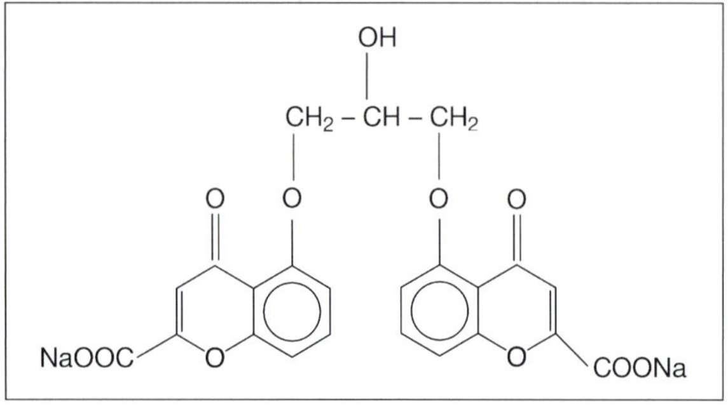

Formel 24.6: Cromoglicinsäure-Dinatriumsalz

Tabelle 24.6 zeigt therapeutisch verwendete Mastzellstabilisatoren.

Pharmakokinetik

Cromoglicinsäuresalz (Cromoglicat) kann nur lokal auf Schleimhäute von Nase, Lunge und Bindehaut verabreicht werden, da es sehr schlecht löslich ist und kaum enteral resorbiert wird (7 %). Die resorbierte Substanz wird unverändert mit Urin und Galle ausgeschieden. Die HWZ von Cromoglicin liegt bei 3–4 Stunden.

Tab. 24.6 Mastzellstabilisatoren.

Wirkstoff	Handelsname	Darreichungen
Cromoglicat	Intal®	Dosieraerosol, Pulver für Turbohaler, Inhalationslösung
	Lumopren®	Nasenspray
	Allergocrom®	Augentropfen, Nasenspray
	Cromohexal®	Augentropfen, Dosieraerosol, Inhalationslösung, Nasenspray
	Cromo ratiopharm®	Augentropfen, Dosieraerosol, Inhalationslösung, Nasenspray
Nedocromil	Halamid®	Suspension
	Irtan®	Nasenspray
	Tilade®	Dosieraerosol
Ketotifen	Zaditen®	Kps., Augentropfen, Sirup
	Ketotifen ratiopharm®	Tbl., Sirup,
	Ketotifen STADA®	Kps., Sirup

Wirkungsmechanismus

Cromoglicat hemmt Mediatoren der Entzündungsreaktion und Mediatoren, die zur Destabilisierung und Degranulation der Mastzellen führen. Es resultiert eine Hemmung der Histaminfreisetzung und des SRS-A (Slow-Reacting Substance of Anaphylaxis). Cromoglicat wirkt nicht auf die Histaminrezeptoren und hat auch keine direkten bronchodilatatorischen Effekte.

Indikationen

Cromoglicat wirkt **antiallergisch** und wird bei allergischer Rhinitis, allergischer Konjunktivitis und beim allergischen Asthma eingesetzt. Cromoglicat wirkt **nur prophylaktisch** und ist im Gegensatz zu Antihistaminen bei bereits bestehenden Beschwerden wirkungslos.

Unerwünschte Wirkungen

Cromoglicinsäurenatrium ist auch bei Langzeitanwendung hervorragend verträglich. Gelegentlich werden leichte lokale Schleimhautreizungen und Reizhusten beobachtet.

24.5 Serotonin (5-Hydroxytryptamin, 5-HT)

5-Hydroxytryptamin (☞ Formel 24.7) ist ein **biogenes Amin,** das durch Decarboxylierung aus der Aminosäure 5-Hydroxytryptophan entsteht. Katalysierendes Enzym ist die 5-HTP-Decarboxylase, die auch Dopa decarboxyliert. Für 5-HT oder 5-Hydroxytryptamin hat sich der Name **Serotonin** eingebürgert. 90 % des Serotonins finden sich in den chromaffinen Zellen des Gastrointestinaltrakts. In hoher Dichte ist Serotonin in den Thrombozyten enthalten (zusammen mit ATP). Im Hirn ist Serotonin vor allem im Hypothalamus und in Kerngebieten angereichert. Im ZNS und in den Darmplexus agiert Serotonin als Neurotransmitter.

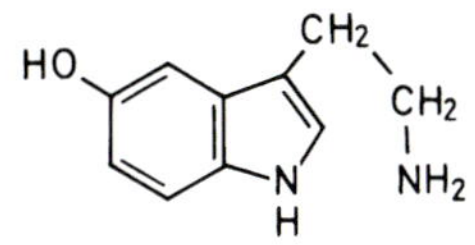

Formel 24.7 5-Hydroxytryptamin (Serotonin)

Pharmakokinetik

Serotonin wird in Granula gespeichert und ist dort an ATP und Proteine gebunden. Neuronales Serotonin wird bei Nervenerregung durch Exozytose freigesetzt.

Der Abbau von 5-HT erfolgt ebenso wie der der Katecholamine durch MAO **(Monoaminoxidase A)** in den Mitochondrien. Hauptabbauprodukt ist die 5-Hydroxy-Indolylessigsäure.

Wirkungsmechanismus

Da Serotonin eine physiologische Verbindung mit Hormoncharakter ist, entfaltet es seine Wirkung über spezielle Rezeptoren. Man unterscheidet vier Haupttypen von 5-HT-Rezeptoren und eine Reihe von Subtypen.

- Die **5-HT$_1$-Rezeptoren** sind an G-Protein gekoppelt und hemmen die Adenylatcyclase. Das Migränemittel Sumatriptan, das Anxiolytikum Buspiron und der Alphablocker Urapidil wirken als Agonisten am 5-HT$_1$-Rezeptor, Antihistamine und das Antiemetikum Dimenhydrinat (Vomex®) als Antagonisten.
- Die **5-HT$_2$-Rezeptoren** sind ebenfalls an G-Protein gekoppelt und aktivieren die Phospholipase C. Ergotamin und Dihydroergotamin (Dihydergot®) wirken als Agonisten an 5-HT$_2$-Rezeptoren, Cimetidin (Tagamet®) und Ranitidin (Zantic®) als Antagonisten.
- Die **5-HT$_3$ -Rezeptoren** sind die einzigen 5-HT-Rezeptoren mit Ionenkanälen (ligandengesteuert) und im ZNS für die Auslösung von Übelkeit zuständig. Erregung des 5-HT$_3$-Rezeptors öffnet Kanäle für Na^+ und K^+ und führt zu einer Änderung des Membranpotenzials. Antagonisten sind die Antiemetika Ondansetron (Zofran®) (☞ Formel 24.8), Tropisetron (Navoban®), Granisetron (Kevatril®) und Metoclopramid (Paspertin®).
- Die **5-HT$_4$-Rezeptoren** sind wie 5-HT$_1$ und 5-HT$_2$ an G-Protein gekoppelt und aktivieren die Adenylatcyclase. Agonisten sind das motilitätsfördernde Medikament Cisaprid (außer Handel) und Metoclopramid (Paspertin®).

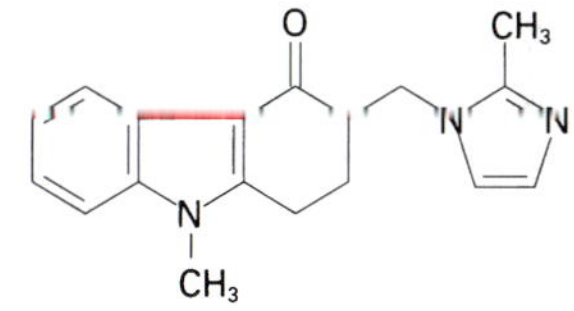

Formel 24.8 Ondansetron (Zofran®). Man erkennt, dass die linke Hälfte des Ondansetronmoleküls der Struktur des 5-Hydroxytryptophans (5-HTP) entspricht.

Wirkungen

Als Allergiemediator spielt Serotonin beim Menschen nur eine untergeordnete Rolle. Es hat aber eine Reihe anderer Funktionen, die über die verschiedenen 5-HT-Rezeptoren vermittelt werden. Die Wirkungen sind teilweise sehr komplex, da sie nicht nur von den vielen Rezeptortypen, sondern auch von der Konzentration des Serotonins abhängen. Einen Überblick über die Wirkungen des Serotonins gibt Tabelle 24.7.

Tab. 24.7 Wirkungen des Serotonins.

Rezeptor	Wirkort	Wirkung
5-HT_1	Gefäßsystem	Vasodilatation der Gefäße im Skelettmuskel. In niedriger Dosis bewirkt Serotonin eine Blutdrucksenkung, in hoher Dosis einen Blutdruckanstieg.
	Herz	positive Inotropie und Chronotropie
5-HT_2	Gefäßsystem	Vasokonstriktion an den Arterien von Lunge, Niere und Meningen sowie an den Koronarien
	Blut	Steigerung der Thrombozytenaggregation
5-HT_2 und 5-HT_3	ZNS	Als Neurohormon ist Serotonin an der Endorphinbildung beteiligt, ferner am Migränekopfschmerz (5-HT_2). Es verursacht Übelkeit, Stimmungsschwankungen und Erbrechen (5-HT_3). Auch am Schlaf-Wach-Rhythmus ist Serotonin beteiligt.
5-HT_2 und 5-HT_4	Magen-Darm-Trakt	gesteigerte Peristaltik und Sekretion im Dünndarm, Abschwächung der Peristaltik an Magen und Kolon

24.5.1 Antagonisten an 5-HT-Rezeptoren

Es gibt verschiedene Pharmaka, die die Serotoninrezeptoren antagonistisch hemmen. Die Antagonisten können spezifisch oder unspezifisch sein.

Spezifische Antagonisten

Spezifische Antagonisten am 5-HT_3-Rezeptor sind **Ondansetron** (Zofran®), **Granisetron** (Kevatril®), **Tropisetron** (Navoban®) und **Metoclopramid** (Paspertin®). Die Setrone sind die stärksten bekannten Antiemetika. Sie haben keine extrapyramidalen NW. Metoclopramid wirkt hauptsächlich auf die 5-HT_3-Rezeptoren, in geringem Maße auch auf 5-HT_4-Rezeptoren. Es wird ebenfalls als Antiemetikum und Gastrokinetikum eingesetzt, hat aber extrapyramidale NW. Ein Teil der antipsychotischen Wirkung von atypischen Neuroleptika wird auf ihre antagonistische Wirkung am 5-HT_2-Rezeptor zurückgeführt.

Unspezifische Antagonisten

Unspezifische Antagonisten an 5-HT-Rezeptoren, d. h. Pharmaka, die auf verschiedene 5-HT-Rezeptoren und/oder zusätzlich auf andere Rezeptoren (beispielsweise Dopaminrezeptoren) wirken, zeigt die Tabelle 24.8.

24.5.2 Agonisten an 5-HT-Rezeptoren

Unspezifische Agonisten am 5-HT-Rezeptor sind der **Alphablocker Urapidil** (5-HT_{1A}), der Tranquilizer Buspiron (Bespar®) der an 5-HT_{1A}- und an D_2-Rezeptoren wirkt, sowie das **Prokinetikum Cisaprid** (5-HT_4), das bei Motilitätsstörungen von Magen und Darm eingesetzt wurde. Das Halluzinogen **LSD** (Lysergsäurediäthylamid) hat agonistische und antagonistische Wirkungen an 5-HT-Rezeptoren.

Spezifischer Agonist an 5-$HT_{1B/D}$-Rezeptoren ist das **Sumatriptan** (Imigran®, das seit 1994 im Handel ist und als großer Fortschritt in der Migränetherapie betrachtet wurde. Sumatriptan gilt als Standard der Triptane und ist nach wie vor Reservemittel bei sonst therapieresistenter Migräne.

Neuere Triptane sind **Naratriptan** (Naramig®), **Almotriptan** (Almogran®), **Rizatriptan** (Maxalt®), **Eletriptan** (Relpax®), **Zolmitriptan** (AscoTop®) und als neuestes **Frovatripan** (Allegro®). Sie wirken schneller und stärker und scheinen mit weniger Nebenwirkungen belastet zu sein.

Wirkungen

Die 5-$HT_{1B/D}$-Rezeptoren vermitteln eine **Vasokonstriktion** in den Hirnhäuten und den Koronarien. Beim Migräneanfall kommt es zunächst zu Vasokonstriktion in den Meningen und anschließend zu einer schmerzhaften maximalen Dilatation. Dieser Dilatation wirkt Sumatriptan und andere Triptane entgegen. Beteiligt am Migränekopfschmerz sind auch Neuropeptide, die durch Reizung von 5-HT-Rezeptoren freigesetzt werden und zu einer perivaskulären Entzündung führen.

Bei Injektion wirkt Sumatriptan im Migräneanfall schnell und bringt rasche Erleichterung, aber es kommt bei mindestens 40 % der Patienten innerhalb von 1–4 Tagen zu einem erneuten Migräneanfall, oft schlimmer als der erste. 30 % der Migränepatienten sprechen auf Triptane nicht oder nicht ausreichend an.

Indikationen

Indikationen für den Einsatz von Sumatriptan sind schwere Migräneattacken mit und ohne Aura sowie Clusterkopfschmerz (Bing-Horton-Syndrom). Sumatriptan ist eines der wenigen Migränemedikamente, die in injizierbarer Form vorliegen.

Unerwünschte Wirkungen

NW von Sumatriptan sind Parästhesien, Hitzegefühl, Müdigkeit, Schwindel, Übelkeit, Erbrechen, Blut-

Tab. 24.8 Unspezifische Antagonisten an 5-HT-Rezeptoren.

Wirkstoff	Handelsname	Indikation	5-HT-Rezeptoren
Tetrazyklische Antidepressiva			
Mianserin	Tolvin®	depressive Störungen	$5\text{-HT}_2 > 5\text{-HT}_1$
Maprotilin	Ludiomil®	ängstlich-dysphorische depressive Verstimmung	$5\text{-HT}_2 > 5\text{-HT}_1$
Trizyklische Antidepressiva			
Desipramin	Pertofran®	Depressionen mit Antriebsstörung	$5\text{-HT}_2 > 5\text{-HT}_1$
Andere trizyklische Antidepressiva			$5\text{-HT}_2 > 5\text{-HT}_1$
Selektiver Serotonin-Reuptake-Inhibitor			
Fluoxetin	Fluctin®	Depressionen unterschiedlicher Genese	$5\text{-HT}_1 > 5\text{-HT}_2$
Serotonin-Reuptake-Inhibitor			
Paroxetin	Seroxat®	Depressionen mit Angst	$5\text{-HT}_1 = 5\text{-HT}_2$
Andere Antagonisten an 5-HT-Rezptoren			
Methysergid	Deseril®	Migräne	$5\text{-HT}_{2A/B} + 5\text{-HT}_1$
Pizotifen	Sandomigran®	Migräne	$5\text{-HT}_{2A/B} + 5\text{-HT}_1$
Lisurid	Dopergin®	Migräne	$5\text{-HT}_{2A/B} + 5\text{-HT}_1$
Ketanserin	–	experimentelle Pharmakologie	$5\text{-HT}_{2A} + \alpha_1$
Cyproheptadin	Peritol®	Appetitlosigkeit	5-HT_1 und 5-HT_2 und m-Rezeptoren

druckanstieg und pektanginöse Beschwerden, da Sumatriptan auch an gesunden Koronarien zu Spasmen führen kann.

Kontraindikationen

Kontraindikationen für eine Behandlung mit Sumatriptan sind Raynaud-Syndrom, koronare Herzkrankheit, Schwangerschaft, Stillzeit und hemiplegische Migräne (wegen der Vasokonstriktion).

Interaktionen

Additive Verstärkung von Wirkungen und Nebenwirkungen erfolgen mit MAO-Hemmern, Serotonin-Reuptake-Hemmern und anderen 5-HT_1-Rezeptorantagonisten wie Naratriptan (Naramig®). Ergotamine verstärken die Vasokonstriktion und dürfen nicht gleichzeitig gegeben werden.

24.6 Eicosanoide

Zu den Eicosanoiden zählen:
- Prostaglandine
- Prostacyclin
- Thromboxan A_2
- Leukotriene.

Eicosanoide tragen ihren Namen, weil sie aus **20 (eikosan) Kohlenstoffatomen** aufgebaut sind. Zu den Eicosanoiden zählt die 5,8,11,14-Eicosatetraensäure = Arachidonsäure (☞ Formel 24.9), aus der die verschiedenen **Prostaglandine** und die **Leukotriene** gebildet werden. Letztere heißen so, weil sie ursprünglich aus Leukozyten isoliert wurden und die Verbindungen drei Doppelbindungen enthalten. Die Synthese der Prostaglandine oder Prostacycline hängt stark vom Angebot an ungesättigten Fettsäuren ab, dem Ausgangsstoff ihrer Synthese. Die Konzentration in den Organen ist sehr unterschiedlich: hoch in Samenblasen, Prostata, Niere und Lunge, mäßig im Darm, niedrig in der Milz.

Anders als Histamin und Serotonin werden Eicosanoide nicht vesikulär gespeichert, sondern bei Bedarf aus der Arachidonsäure (☞ Formel 24.9) gebildet, die in die Phospholipide der Zellmembran integriert ist. Nur ein geringer Prozentsatz Arachidonsäure kommt frei vor.

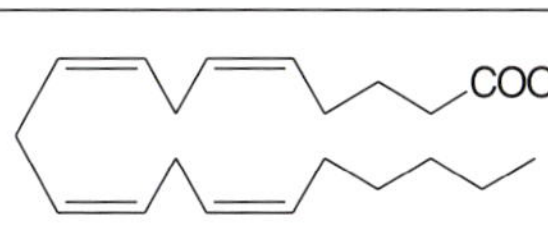

Formel 24.9: Arachidonsäure

Physikalische, nervale und chemische Reize aktivieren die membranständige Phospholipase A_2. Durch Katalyse des Schlüsselenzyms Cyclooxygenase werden Prostaglandine, Prostacyclin und Thromboxane synthetisiert. Ferner Leukotriene, aber auf dem Lipooxigenaseweg. Prostaglandine haben eine kurze Halbwertszeit – teilweise nur Minuten – und lassen sich durch eine Reihe von Pharmaka hemmen.

24.6.1 Prostaglandine

Im Cyclooxigenaseweg entstehen unter Katalyse der beiden Isoenzyme COX_1 und COX_2 (Cyclooxigenase) aus Arachidonsäure zunächst die reaktiven Prostaglandin-Endoperoxide PGG_2 und PGH_2. In den Geweben werden dann aus PGH_2 die Prostaglandine, im Gefäßendothel das Thromboxan A_2 und das Prostacyclin gebildet. Diese Verbindungen werden unter dem Namen **Prostanoide** zusammengefasst. Prostaglandine PGD und PGI wirken an DP, IP- Rezeptoren. DP und IP aktivieren die Adenylatcyclase. Prostaglandine PGE wirken an EP-Rezeptoren, wobei die cAMP-Bildung in Abhängigkeit vom Subtyp verstärkt oder gehemmt wird. Thromboxan-A_2 wirkt an TP-Rezeptoren und Prostaglandine PGF an FP-Rezeptoren. Eine Aktivierung von TP oder FP-Rezeptoren führt zum Anstieg der intrazellulären Ca^{+2}-Konzentration.

Wirkungen und Indikationen

Prostaglandine wurden erstmals im Sekret der Prostata nachgewiesen, daher ihr Name. Prostaglandine sind Mediatoren im Gewebe. Sie werden durch Nervenimpulse, durch andere Mediatoren (Histamin) und Hormone (Gastrin, Noradrenalin) freigesetzt. Sie sind an der Entstehung von Entzündung, Schmerz und Fieber beteiligt. Da Prostaglandine im Körper allgegenwärtig sind, führt jeder Eingriff, d. h. jede gezielte Hemmung , zu **einer** Wirkung und zahlreichen Nebenwirkungen. Tabelle 24.9 zeigt das Wirkungsspektrum verschiedener Prostanoide.

Therapeutisch genutzte Prostanoide

Verschiedene natürliche und synthetische Prostanoide werden als Pharmaka eingesetzt. Insbesondere sind dies:

- Prostaglandine E_1: Alprostadil, Gemeprost und Misoprostol
- Prostaglandine E_2: Dinoproston und Sulproston
- Prostaglandine $F_{2\alpha}$: Dinoprost und Latanoprost
- Prostacyclin = Iloprost.

Alprostatil (Prostavasin®, Minprog 500®, Caverject®)

Das PGE_1-Prostaglandin Alprostadil wirkt vasodilatierend und wird bei schwerer arterieller Verschlusskrankheit (AVK) eingesetzt. Es wird intraarteriell oder intravenös infundiert. Bei Neugeborenen mit angeborenen Herzvitien wird Alprostatil gegeben, um den Ductus Botalli offen zu halten und die Lungendurchblutung zu verbessern. Bei der erektilen Dysfunktion wird Alprostatil in das Corpus cavernosum des Penis injiziert (SKAT-Therapie) oder in die Harnröhre instilliert und führt durch Erschlaffung der Trabekelmuskulatur im Penis zu einer gesteigerten Blutzufuhr.

Nebenwirkungen

NW von Alprostatil bei systemischer Gabe: Rötung und Schmerzen an der infundierten Extremität, Flush, Kopfschmerzen und Durchfall. Selten Blutdruckabfall und Tachykardie.

Kontraindikationen

Kontraindikationen sind dekompensierte Herzinsuffizienz, Herzrhythmusstörungen, KHK, Herzinfarkt, Lungenödem bzw. Lungeninfiltrationen, schwere chronisch-obstruktive Ventilationsstörung, Leberschädigung oder Lebererkrankungen, Blutungen (z. B. frische Magen-Darm-Geschwüre, Polytrauma), Schwangerschaft und Stillzeit.

Interaktionen

Die blutdrucksenkende Wirkung von antihypertensiven Medikamenten wird durch Alprostadil verstärkt. Vasodilatierende Medikamente und Alprostadil verstärken ihre Wirkung gegenseitig. Es kommt zur Wirkungsverstärkung von Antikoagulanzien und Thrombozytenaggregationshemmern → erhöhte Blutungsneigung. Auch Arzneimittel zur Behandlung der KHK, werden in ihrer Wirkung verstärkt.

Misoprostol (Cytotec®)

Misoprostol ist ein PGE_1-Derivat und wird bei Ulzera an Magen und Duodenum eingesetzt, da es die Säuresekretion hemmt und die Schleimbildung fördert. Bei einer Dauertherapie mit nichtsteroidalen Antirheumatika (NSAID) wird es als Begleitmedikation verabreicht, um Ulkusbildung vorzubeugen. Misoprostol ist H_2-Blockern und Protonenpumpenhemmstoffen nicht überlegen.

Nebenwirkungen sind Übelkeit, Durchfall, Flush, Kopfschmerzen, Krämpfe im Unterbauch und Uteruskontraktion (Abortgefahr!).

Dinoproston (Minprostin E_2®, Prepidil®), Sulproston (Nalador®) und Gemeprost (Cergem®)

Alle drei Medikamente gehören zur Gruppe PGE_2 und verursachen eine Kontraktion des Uterus. **Dinoproston** wird in Form von Gel oder Vaginalsupp. zur Geburtseinleitung bei ausreichender Zervixreife eingesetzt. **Sulproston** wird als Infusion zur Aborteinleitung bei Fruchttod gegeben und **Gemeprost** als Vaginalsupp. vor instrumenteller Uterusausräumung bei Nichtschwangeren und Schwangeren (bis 12. Wo) zur Erweichung der Zervix.

Tab. 24.9 Prostanoide und ihre Wirkungen.

Abkürzung	Name	Rezeptor	Wirkungen
PGD	Prostaglandin D	DP	Vasodilatation, Hemmung der Thrombozytenaggregation, Relaxierung glatter Muskeln im Magen-Darm-Trakt und im Uterus. Reninfreisetzung und Bronchokonstriktion durch PGD_2
PGE_1	Prostaglandin E_1	EP_1	• Relaxierung glatter Muskeln von Bronchien und im Magen-Darm-Trakt; Reizung der Bronchialschleimhaut; Verminderung der Säuresekretion im Magen • Kontraktion Längsmuskulatur Magen-Darm-Trakt. • Gefäßerweiterung, Blutdrucksenkung, reaktive Tachykardie • Hemmung der Thrombozytenaggregation • Relaxierung von Muskeln am nichtschwangeren Uterus • Auslösung von Hyperalgesie durch Sensibilisierung sensibler Afferenzen • Hemmung der Freisetzung von Lymphokinen und der Freisetzung von Histamin aus den Mastzellen
PGE_2	Prostaglandin E_2	EP_2	• Erschlaffung der glatten Muskeln von Bronchien, Gefäßen und Magen-Darm-Trakt Blutdrucksenkung • Hemmung der Magensaftsekretion • Thrombozytenaggregation nimmt zu bei hoher Dosis PGE_2 • Thrombozytenaggregation nimmt ab bei niedriger Dosis PGE_2 • Reninfreisetzung; Kontraktion Uterusmuskulatur in der Schwangerschaft • Relaxierung von Muskeln am nichtschwangeren Uterus • Kontraktion Längsmuskulatur Magen-Darm-Trakt • Relaxierung Ringmuskulatur Magen-Darm-Trakt • Auslösung von Fieber bei parenteraler Gabe • Auslösung von Hyperalgesie durch Sensibilisierung sensibler Afferenzen • Hemmung der Freisetzung von Lymphokinen und der Freisetzung von Histamin aus den Mastzellen
PGE_3	Prostaglandin E_3	EP_3	• Hemmung der Säuresekretion des Magens, verstärkte Uteruskontraktionen in der Schwangerschaft • Hemmung der Lipolyse • Freisetzung von Neurotransmittern • Relaxierung von Muskeln am nichtschwangeren Uterus • Hemmung der Freisetzung von Lymphokinen und der Freisetzung von Histamin aus den Mastzellen
PGE_4	Prostaglandin E_4	EP_4	verstärkte Schleimsekretion des Magens. Verhinderung der Schließung des Ductus Botalli
PGF_2	Prostaglandin F_{2a}	FP_2	• Kontraktion Uterusmuskulatur in der Schwangerschaft • Relaxierung von Muskeln am nichtschwangeren Uterus • Kontraktion Längsmuskulatur Magen-Darm-Trakt • Gefäßkonstriktion → venöser Tonus + Blutdruck steigen, Reninfreisetzung sinkt • Bronchokonstriktion
PGI_2	Prostacyclin	IP_2	• Vasodilatation • Hemmung der Thrombozytenaggregation (20-mal stärker als PGD_2, 40-mal stärker als PGE_1) • Reninfreisetzung • Hemmung der Magensaftsekretion
PGG_2	Prostaglandin-endoperoxid	TXA_2	Vasokonstriktion
PGH_2	Prostaglandin-endoperoxid	TXA_2	Vasokonstriktion
TXA_2	Thromboxan A_2	TP	• Thrombozytenaggregation • Freisetzung von ADP und Serotonin • Bronchokonstriktion

Latanoprost (XALATAN®) und Dinoprost (MINPROSTIN $F_{2\alpha}$®)

Beide Verbindungen gehören zur Gruppe $PGF_2\alpha$. Dinoprost muss infundiert werden und wird zur Verhinderung eine Uterusatonie nach der Geburt eingesetzt, in der Veterinärmedizin auch zur Geburtseinleitung oder zur Auslösung eines Aborts (luteolytische Aktivität). Latanoprost wird in Form von Augentropfen verabreicht und dient der Glaukombehandlung.

Iloprost (Ilomedin®)

Prostacyclin stimuliert IP-Rezeptoren und aktiviert die Adenylatcyclase. Es wird mit einer HWZ von 3 Minuten in der Lunge zu 6-Keto-$PGF_{1\alpha}$ biotransformiert. Iloprost ist ein stabiles Derivat von Prostacyclin und wird nicht metabolisiert, sondern zerfällt nach intravenöser Gabe spontan in 6-Keto-$PGF_{1\alpha}$. **Indikationen** sind wie bei Alprostatil schwere Durchblutungsstörungen sowie Thrombangitis obliterans.

Die Rolle der Prostaglandine als allgegenwärtige Mediatoren ist nur teilweise aufgeklärt. Eine Mitwirkung bei der Regulation ist für Magen, Lunge, Niere, Thrombozyten und Uterus nachgewiesen.

24.6.2 Leukotriene

Leukotriene entstehen auf dem Lipoxygenase-(LOX-)Weg aus Arachidonsäure. Die verschieden Isoformen von LOX finden sich in Leukozyten, Thrombozyten, Mastzellen und in der Lunge. Abbildung 24.1 zeigt die Reaktionskaskade der Leukotriensynthese. Wie der Name sagt, handelt es sich chemisch um Triene, also Verbindungen mit drei Doppelbindungen. Leukotriene heißen sie, weil sie erstmals aus Leukozyten isoliert wurden.

Wie die Prostaglandine wirken auch Leukotriene auf verschiedene Rezeptoren LTX, wobei X beispielsweise B_4, C_4, D_4 oder E_4 sein kann. Leukotriene sind wichtige **Mediatoren,** die im Rahmen von entzündlichen Prozessen von den Zellen gebildet werden. Leukotriene sind Metaboliten der Arachidonsäure. Sie entstehen als Teil einer Reaktionskaskade. Insbesondere bei Entzündungen der Atemwege und beim intrinsischen Asthma bronchiale werden sie aus den Membranen von Entzündungszellen freigesetzt. Je nach Subtyp des Leukotriens sind die Wirkungen verschieden. Leukotriene locken beispielsweise Leukozyten herbei, lösen einen Bronchospasmus aus und erhöhen die Schleimproduktion oder die Gefäßpermeabilität. Auch beim Endotoxinschock spielen Leukotriene eine wichtige Rolle. Die bronchokonstriktorische Aktivität von Leukotrienen ist 100- bis 1000-mal stärker als die von Histamin.

Ebenso wie die Prostaglandine haben die Leukotriene kurze Halbwertszeiten von Sekunden bis Minuten. Sie werden oxidativ in Lunge, Nieren und Leber abgebaut.

Stimulation des LTB_4 -Rezeptors erhöht die intrazelluläre Ca^{+2}-Konzentration in Leukozyten, was zu einer Chemotaxis von neutrophilen Granulozyten und Makrophagen führt (Wundheilungsreaktion). Daneben ist auch die Freisetzung von lysosomalen Enzymen für die Entzündungsreaktion wichtig. Es wird vermutet, dass LTB_4 an der Entstehung entzündlicher Erkrankungen wie M. Crohn, Colitis ulzerosa und rheumatoider Arthritis beteiligt ist.

Die Peptidleukotriene LTC_4, LTD_4 und LTE_4 sind Mediatoren für Bronchokonstriktion, Vasokonstriktion und Permeabilitätserhöhung an Gefäßen. Ihre bronchokonstriktorische Wirkung ist 1000-mal stär-

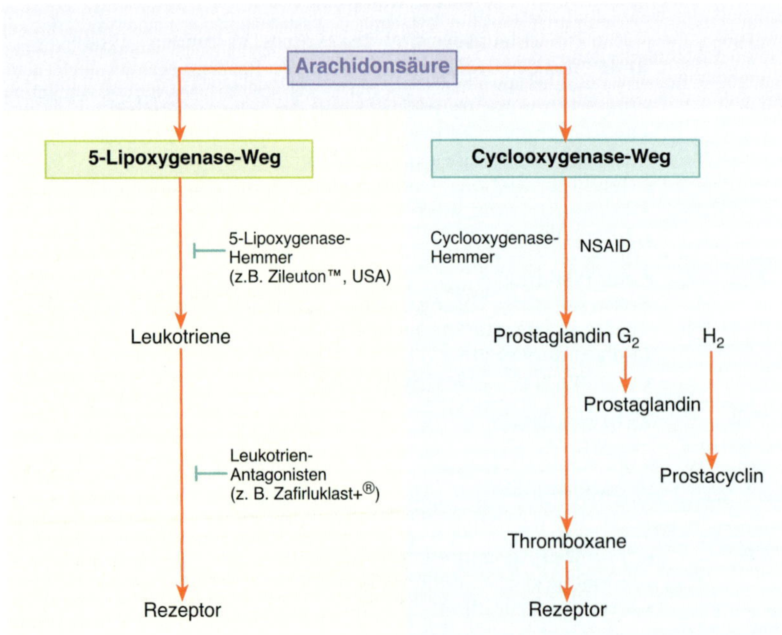

Abb. 24.1: Reaktionskaskade der Leukotriensynthese.

ker als die von Histamin, tritt allerdings langsamer ein (Slow Reacting Substance of Anaphylaxis).

In den letzten Jahren ist es gelungen, Antagonisten zu Leukotrienen zu entwickeln und für die Therapie zugänglich zu machen. Sie werden zur Behandlung des Asthma bronchiale, insbesondere bei Kindern eingesetzt (☞ 19.2). Zur Verfügung stehen Zufirlukast (Vanticon®) und Montelukast (Singulair®). Montelukast ist ein Cysteinyl-Leukotrien$_1$-Rezeptor-Antagonist, hemmt selektiv den $CysLT_1$-Rezeptor und vermindert so Schleimbildung, Bronchokonstriktion und Ödembildung. Montelukast dient der Zusatztherapie (Add-on) bei leichtem bis mittelschwerem Asthma, das mit inhalativen Glukokortikoiden nicht ausreichend behandelt ist. Montelukast eignet sich nicht zur Therapie des akuten Asthmaanfalls.

24.7 Migränetherapie und Sekalealkaloide

Die natürlich vorkommenden Mutterkornalkaloide werden auch als **Sekalealkaloide** bezeichnet und sind Derivate der Lysergsäure. Chemisch gesehen sind die natürlichen und auch die chemisch veränderten Sekalealkaloide, die als Pharmaka eingesetzt werden, Säureamide oder Peptide. Auch das **LSD** (Lysergsäurediäthylamid) ist ein Mutterkornalkaloid. Alkaloide aus Mutterkorn (Secale cornutum), einem Pilz, lassen sich zwei Gruppen einteilen:

1. Ergometrin-Typ

Methylergometrin (Methergin®) hat keine Wirkung auf α-Rezeptoren und keine vasokonstriktorische Wirkung. Es greift direkt an der Uterusmuskulatur an und verursacht rhythmische Kontraktionen wie Oxytocin. **Indikationen** sind die verzögerte Plazentalösung, Blutung nach Plazentalösung, Lochienstauung und mangelhafte Rückbildung des Uterus nach Geburt.

2. Peptidtyp

Hierzu gehört die Ergotamingruppe (Ergotamin, Ergosin) und die Ergotoxingruppe (Ergocristin, Ergocornin, Ergocryptin).

Sekalealkaloide vom Peptidtyp haben ein vielfältiges Wirkungsspektrum, da sie an verschiedenen Rezeptoren wirken:

- partielle Agonisten bzw. Antagonisten an **α-Rezeptoren**
- partielle Agonisten bzw. Antagonisten an **Dopaminrezeptoren** im ZNS (gering)
- partielle Agonisten bzw. Antagonisten an **Serotoninrezeptoren** 5-HT (unselektiv).

Wirkungsmechanismen und **Indikationen** zeigt die Tabelle 24.10.

Für die **Wirkungsstärke** der verschiedenen Sekalealkaloide auf den Uterus gilt:

Ergometrin > Ergotamin > Methylergometrin > Dihydroergotoxin (Dihydroergotamin).

Die Wirkung ist vom Funktionszustand des Uterus abhängig. Am empfindlichsten reagiert der Uterus zur Zeit der Entbindung.

Pharmakokinetik

Die Kinetik der Mutterkornalkaloide ist nur teilweise bekannt. Die Bioverfügbarkeit nach oraler Gabe ist in der Regel niedrig, da die Resorption unvollständig erfolgt und der First-Pass-Effekt hoch ist. Die HWZ von Ergotamin und Dihydroergotamin ist 1,5–2 h, die von Dihydroergotoxin 2–4 h. Es werden aktive Metaboliten gebildet.

Tab. 24.10 Als Pharmaka verwendete Sekalealkaloide.

Wirkstoff	Handelsname	Hauptwirkung	Indikation
Ergotamin	Ergosanol spezial®	α-sympathomimetisch	Migränemittel (als Kombination)
Methylergometril	Methergin®	Uteruskontraktion	Uterusmittel, wehenfördernd, blutstillend
Dihydroergotamin	Dihydergot®	α-Blockade	Antihypotonikum, Orthostasesyndrom
Ergotoxine	Hydergin®	α-Agonismus + -Antagonismus	Durchblutungsmittel (als Kombination)
Dihydroergotoxin	Defluina®	α-Blockade	Hypertonie, Venentonus ↑, Hirnleistungsschwäche im Alter
Ergometrin	Secalysat Bürger®	Uteruskontraktion	Uterusmittel, blutstillend
Methysergid	Deseril®	Serotoninantagonist	Migränemittel
Dihydroergocryptin	Almirid®, Cripar®	dopaminerger Agonist	M. Parkinson

Nebenwirkungen

Alle Sekalealkaloide können Nausea und Erbrechen verursachen (dopaminerger Effekt) und hemmen die Prolaktinfreisetzung. Bei Langzeitanwendung von Ergotaminen oder bei Vergiftungen mit Ergotaminen kommt es zu schweren kapillaren Durchblutungsstörungen, Atemnot, Übelkeit, Erbrechen, Kopfschmerzen und Verwirrtheit.

Kontraindikationen für nichthydrierte Mutterkornalkaloide sind Schwangerschaft, Stillzeit, Angina pectoris, Durchblutungsstörungen, Gefäßerkrankungen und Hypertonie. Ferner schwere Erkrankungen von Leber oder Nieren.

Hydrierte Mutterkornalkaloide sind ebenfalls in der Schwangerschaft und bei Koronarstenose verboten.

Interaktionen

Dihydroergotoxin verstärkt die Wirkung von Antikoagulanzien und Thrombozytenaggregationshemmern. Makrolidantibiotika und Tetracycline verstärken die Vasokonstriktion von Dihydroergotamin.

Therapie der Migräne

Die Ursache der Migräne ist noch nicht geklärt, eine genetische Disposition ist wahrscheinlich. Etwa 10–12 % der Bevölkerung (Erwachsene und Kinder) leiden an Migräne. Charakterisiert ist die Migräne durch einseitigen, anfallsartig auftretenden Kopfschmerz, häufig begleitet von Symptomen wie Übelkeit, Erbrechen, Lichtempfindlichkeit, Geruchs- und Geschmacksstörungen. Wahrnehmung und Konzentration sind beeinträchtigt (Unfallgefahr).

Eine kausale Therapie bzw. Heilung der Migräne ist bis heute nicht möglich. Es stehen jedoch eine Reihe wirksamer Medikamente zur Vorbeugung und zur Akutbehandlung zur Verfügung.

Zur **Vorbeugung** gehören aber nicht nur Medikamente, sondern auch Verhaltensmaßregeln wie Vermeidung von Stress, regelmäßiger Tagesablauf, Ausdauersport und Entspannungsübungen wie die progressive Muskelrelaxation nach Jakobsen. Verhaltensmaßnahmen und die in Tabelle 24.11 aufgeführten prophylaktischen Medikamente vermindern Intensität und Häufigkeit der Migräneattacken, können sie aber nicht gänzlich beseitigen. Bei der oralen medikamentösen Behandlung ist zu beachten, dass im Migräneanfall die Magenmotilität stark vermindert ist und der Wirkungseintritt verzögert wird. Besserung ist durch Gabe von Metoclopramid möglich.

Bei **leichter Migräne** genügen meist Acetylsalicylsäure, Ibuprofen, Paracetamol und Dimenhydrinat. Eine rasche Wirkung lässt sich durch Injektion von Lysinacetylsalicylat (Aspisol® amp.) erreichen.

Bei **mittelschwerer Migräne** können die in Tabelle 24.12 aufgeführten Medikamentenkombinationen eingesetzt werden (Ausnahme Cafergot N®). Koffeinhaltige Präparate wie Cafergot (Kombinationspräparat aus Ergotamintartrat und Koffein) sollten vermieden werden. Bei schwerem Migränekopfschmerz reichen die Präparate aus Tabelle 24.12 nicht aus.

Die **Akutbehandlung des schweren Migräneanfalls** umfasst neben Ruhe, gedämpftem Licht und Coolpack auf die Stirn eine medikamentöse Behandlung mit Triptanen. Diese Substanzklasse greift gezielt an den Gefäßen der Hirnhaut an. Die Wirkung setzt meist schon nach 30 Minuten ein, und der Anfall ist in der Regel nach zwei Stunden beendet. Allerdings kommt es häufig zu Rückfällen (Wiederkehrkopfschmerz), die aber ebenfalls auf Triptane ansprechen. Das erste Triptan auf dem Markt war Sumatriptan (Imigran®) in Ampullen. Mittlerweile steht

Tab. 24.11 Migräneprophylaktika.

Wirkstoff	Handelsname
Betablocker in niederer Dosierung, z. B. Atenolol	Tenormin mite®
Bromocriptin	Pravidel®
Flunarizin	Sibelium®, Flunarizin ratiopharm®
Mianserin	Ludiomil®, Mianserin ratiopharm®, Tolvin®
Clonidin	Dixarit®
Valproinsäure	Ergenyl®
ACE-Hemmer, z. B. Ramipril	Vesdil® 2,5 mg

Tab. 24.12 Orale Migränemittel.

Wirkstoff	Handelsname
Ergotamintartrat	Ergosanol spezial N®, Ergo-Kranit mono®
Pizotifen	Mosegor®
Ergotamintartrat + Koffein	Cafergot N®, Ergoffin®
Dihydroergotamin + Paracetamol	Ergo-Lonarid PD®
Dimenhydrinat + Paracetamol	Migraeflux N®
Ergotamintartrat + Propyphenazon	Avamigran®, Migrätan S®
Ergotamintartrat + Propyphenazon + Paracetamol	Ergo-Kranit®
Ergotamintartrat + Propyphenazon + Paracetamol	Ergo-Kranit® STEICHEN !!
Dihydroergotaminmesilat + Propyphenazon	Optalidon special NOC®

Tab. 24.13 Triptane zur Behandlung schwerer Migräneattacken.

Wirkstoff	Handelsname	Einzeldosis (mg)	Bioverfügbarkeit (%)	HWZ (h)	Wiederholungskopfschmerz (%)	Ansprechquote in (%)
Sumatriptan	Imigran®	50/100 oral	14	2		
		20 nasal				
		6 s.c.				80
Zolmitriptan	AscoTop®	2,5 oral	40	3	30	60–80
Naratriptan	Naramig®	2,5 oral	60–70	6	27	60–68
Rizatriptan	Maxalat®	5–10 oral	40–45	2–3	30–35	62–71
Eletriptan	Relpax®	40–80 oral	50	4–5	21	64–71
Frovatriptan	Allegro®	2,5 oral		26	25	37

es auch in Form von Suppositorien und als Nasenspray zur Verfügung. Die 7 verfügbaren Triptane (Stand 2003) zeigt die Tabelle 24.13. Ein medikamenteninduzierter Kopfschmerz ist bei Triptanen selten. Bewährte orale Migränemittel zeigt die Tabelle 24.12.

Im Migräneanfall injiziert man **Dimenhydrinat** (Vomex®) i.v. oder **Sumatriptan** (Imigran®) s.c. und fährt mit der oralen Gabe von Migränemitteln fort. Vomex ist ein zentral wirkendes Antihistamin. Es hat kaum NW, ist blutdruckneutral und wirkt gut gegen Übelkeit und Migränekopfschmerz.

Mit dieser Akuttherapie lässt sich der Migräneanfall unterbrechen, aber selten beenden. Man gibt daher eines der in Tabelle 24.12 aufgeführten Migränemittel für die nächsten 2–3 Tage weiter. Zur Rezidivprophylaxe eignen sich alle in Tabelle 24.11 angeführten Medikamente. Sie müssen ständig eingenommen werden.

Sumatriptan (Imigran®)

Sumatriptanhydrogensuccinat steht oral, rektal, als Nasenspray und als Injektionslösung zur Verfügung.

Indikationen

Indikationen für eine Behandlung mit Sumatriptan sind akute Migräneanfälle mit und ohne Aura und der Clusterkopfschmerz (Bing-Horton-Syndrom).

Dosierung: Zur Anfallsbehandlung von Migräneanfällen und Clusterkopfschmerz gibt man eine Fertigspritze 0,5 mg Imigran® (6 mg) s.c., da eine orale Gabe wegen der Übelkeit des Patienten oft nicht möglich ist. Die orale Dosierung ist 100 mg Sumatriptan initial und dann 50 mg alle 4 h (Höchstdosis/d = 300 mg).

Unerwünschte Wirkungen

NW von Sumatriptan und anderen Triptanen sind Kribbeln, Schmerzen, Hitze-, Schwere-, Druck- oder Engegefühl in verschiedenen Körperteilen, auch im Brust- und Halsbereich. Die Symptome sind vorübergehend, aber manchmal intensiv. Außerdem beobachtet man vorübergehende Myalgie, Flush, Benommenheit bzw. Schwindel, Gefühl von Schwäche, Müdigkeit, Angst und Schläfrigkeit. Gelegentlich treten Übelkeit und Erbrechen auf, ferner kurzzeitiger, vorübergehender Blutdruckanstieg kurz nach der Injektion von Sumatriptan sowie eine kurz andauernde Erhöhung des peripheren Gefäßwiderstands und vorübergehender Blutdruckabfall. Selten kommt es zu Bradykardie und Tachykardie. Nach der Behandlung können vorübergehende – manchmal intensive – Schmerzen im Brustkorb und Engegefühl auftreten, die in den Halsbereich ausstrahlen und einen Angina-pectoris-Anfall vortäuschen können. Extrem selten sind Spasmen der Herzkranzgefäße. Als Folgen eines Vasospasmus kommen Arrhythmie, Ischämie oder Myokardinfarkt vor (selten). Gelegentlich treten geringfügige Veränderungen der Leberwerte auf. Sehr selten wurden Überempfindlichkeitsreaktionen aller Schweregrade, z. B. Hautausschlag (Exanthem), Luftnot (Bronchospasmus), bis zum Schock berichtet. Auch ein brennendes Gefühl an der Injektionsstelle ist möglich. Das Reaktionsvermögen kann eingeschränkt sein. Häufig kommt es zu Rückfällen der Migräneattacke, wenn die Wirkung von Sumatriptan nachlässt. Erfahrungen mit Vergiftungen liegen nicht vor.

Kontraindikationen

Kontraindikationen für Imigran® sind ischämische Herzkrankheit, Herzinfarkt in der Vorgeschichte, Prinzmetal-Angina, koronare Vasospasmen, Bluthochdruck, Raynaud-Syndrom, Schwangerschaft und Stillzeit. Ferner sollte Imigran® nicht an Patienten mit bekanntem Missbrauch von Kopfschmerzmitteln ausgegeben werden. Imigran® darf nicht gleichzeitig mit ergotamin-/dihydroergotaminhaltigen Arzneimitteln oder MAO-Hemmern gegeben werden.

Imigran darf erst nach Eintritt der Kopfschmerzphase angewendet werden. Bei Patienten mit eingeschränkter Leber- oder Nierenfunktion ist die Anwendung von Sumatriptan eingeschränkt, ebenso bei Epileptikern.

Sumatriptan (☞ Formel 24.11) und alle anderen Triptane sind Derivate der Aminosäure Tryptophan (☞ Formel 24.10).

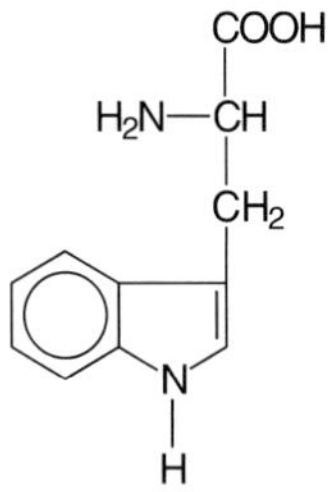

Formel 24.10 Tryptophan

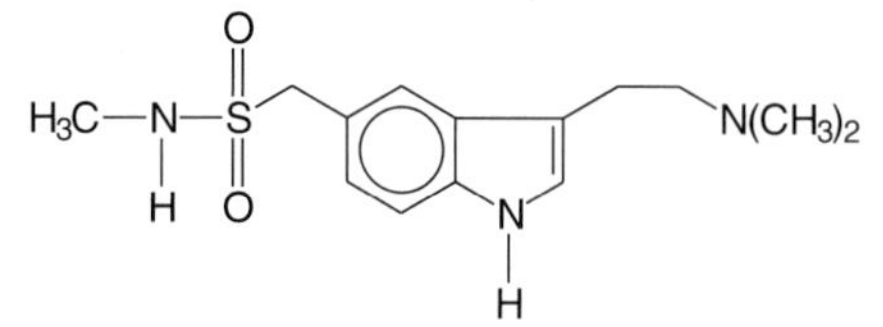

Formel 24.11 Sumatriptan. Das gemeinsame Strukturelement ist rot gezeichnet.

25 Die Ursachen und die Therapie von Überempfindlichkeitsreaktionen (Allergien)

Merke!
Unter einer Überempfindlichkeitsreaktion oder Allergie versteht man eine gesteigerte Immunantwort auf Allergene mit Krankheitssymptomen.

25.1 Ursachen von Überempfindlichkeitsreaktionen

Immunreaktionen sind an einer großen Zahl von Krankheiten beteiligt. Zugrunde liegt immer die Bildung spezifischer **Antikörper** oder immunkompetenter Zellen gegen **Antigene.** Antigene sind Makromoleküle. Kleine Moleküle, wie beispielsweise die meisten Pharmaka, können für sich allein keine Allergie auslösen, sie fungieren als **Haptene.** Binden sie sich an körpereigene Makromoleküle, kann erst dieses neue Makromolekül antigen wirken. Allgemein gilt, dass Allergien erlernt bzw. erworben sind. Beim Erstkontakt mit einem potenziellen Allergen kommt es nicht zu klinischen Symptomen. Wenn allergische Reaktionen ohne vorausgegangene Sensibilisierung auftreten, spricht man von **Pseudoallergie.** Hierbei führt das Allergen oder der physikalische Reiz (z. B. Wärmeurtikaria) direkt zu einer Mediatorenfreisetzung, ohne dass eine Antikörperbildung vorausgegangen wäre. Nach **Coombs** und **Gell** unterscheidet man vier Gruppen von allergischen Reaktionen:

Typ-I-Allergie = Reaktion vom Soforttyp

Diese Reaktion wird von Antikörpern ausgelöst und tritt Sekunden oder Minuten nach dem Allergenkontakt auf. Das Antigen bindet an IgE-Antikörper, die aus der Oberfläche von Mastzellen ragen. Es kommt zur Konformationsänderung des IgE und zur Freisetzung von Mediatoren wie Histamin, Bradykinin und Serotonin aus der Mastzelle. Diese Mediatoren sind für die anaphylaktische Reaktion verantwortlich. Anaphylaktische Reaktionen sind:

- Urtikaria
- Quincke-Ödem
- Rhinitis allergica (Heuschnupfen)
- allergisches Asthma bronchiale
- anaphylaktischer Schock
- allergische Enteritis (Lebensmittelallergie).

Typ-II-Allergie = zytotoxische Reaktion

Bei dieser Reaktion lagern sich spezifische IgG- oder IgM-Antikörper an der Zellmembran an. Anschließend kommt es zur Aktivierung von Komplement und Killerzellen, die die markierten Zellen zerstören. Die Zellbruchstücke und die freigesetzten Mediatoren lösen schwere Reaktionen aus, die lebensbedrohlich werden können. Die Latenzzeit der Typ-II-Allergie beträgt Minuten bis Stunden. Auslöser sind oft Medikamente, aber auch Transfusionszwischenfälle und Autoimmunerkrankungen gehören zu den Typ-II-Allergien. Erkrankungen, die durch eine Typ-II-Allergie ausgelöst werden können, sind:

- Thrombozytopenie
- Granulozytopenie
- hämolytische Anämien
- Vaskulitiden und Autoimmunerkrankungen
- Agranulozytose.

Typ-III-Allergie = Immunkomplexreaktion, „Arthusreaktion"

Bei diesem Reaktionstyp reagieren die Antigene mit spezifischen Antikörpern, die im Blut kreisen. Die Antigen-Antikörper-Komplexe schlagen sich im Gewebe von Organen nieder und führen über die Aktivierung von Komplement zur Schädigung des Gewebes. Die Reaktion tritt nicht so schnell auf wie Typ I.

Es vergehen Stunden bis Tage, bevor die Reaktion manifest wird, da erst genügend Antikörper produziert werden müssen. Überempfindlichkeitsreaktionen vom Typ III sind:
- Serumkrankheit
- Lyell-Syndrom
- allergische Alveolitis
- Immunkomplexvaskulitis (allergische Vaskulitis)
- Immunkomplex-Glomerulonephritis
- Arzneimittelfieber
- Erythema exsudativum multiforme.

Typ-IV-Allergie = zellvermittelte Reaktion vom Spättyp

Zugrunde liegt den Typ-IV-Allergien eine Reaktion von Antigenen mit spezifisch sensibilisierten T-Lymphozyten. Die von Antigenen „befallenen" Zellen werden von den T-Lymphozyten zerstört. Auslösender Mechanismus ist eine Lymphokinin-vermittelte Makrophagenaktivierung. Die spezifisch sensibilisierten T-Lymphozyten vermehren sich stark. Erkrankungen des Typs IV sind:
- Tuberkulose
- Kontaktekzem
- fixes Arzneimittelexanthem
- Fremdkörpergranulome
- Transplantatabstoßungen
- photoallergische Reaktionen.

Alle Arten allergischer Reaktionen können chronisch verlaufen. Beispiele sind das chronisch-allergische Asthma bronchiale, die allergische Alveolitis (Farmerlunge), Kontaktekzeme (Nickel, Chrom) und die antigeninduzierte hämolytische Anämie.

Die unter den Allergietypen I–IV besprochenen immunologischen Reaktionen sind Bestandteil der normalen körpereigenen Abwehr. Sie haben erst dann Krankheitswert und zeigen klinische Symptome, wenn überschießende Reaktionen auftreten. Nur in diesen Fällen ist eine Behandlung angezeigt. Untersuchungen zeigen, dass etwa **45 %** der Bevölkerung die genetische **Disposition** für allergische Reaktionen besitzt. Manifest wird die Allergie dann erst nach wiederholtem Antikörperkontakt über Haut, Lunge oder Darm. Es gibt Stoffe mit hoher und solche mit niedriger Antigenität.

Für den Körper sind nach der Geburt zunächst einmal alle Stoffe Fremdstoffe, auch die Nahrungsmittel. Welcher Stoff „gut" und welcher „schädlich" ist, muss vom Immunsystem erlernt werden. Es gibt Tausende von Allergenen, die durch Ernährungsverhalten (unbekannte tropische Früchte, Fremdeiweiß exotischer Tiere) und durch Chemikalien (Kosmetika, Sonnenschutzmittel, Waschmittel) ständig vermehrt werden. Die häufigste Ursache der Nahrungsmittelallergie sind nicht etwa Konservierungsstoffe, sondern – in 70 % der Fälle – **Schimmelpilze.** Die Mehlstauballergie wird nicht von Mehl, sondern von Mehlzusätzen wie der α-Amylase verursacht. Auch die Waschpulverallergie wird häufig von den zugesetzten Enzymen (Proteasen, Lipasen) ausgelöst. Im Prinzip kann fast jeder Stoff für disponierte Personen zum Allergen werden. Formal kann man Allergene in folgende Gruppen einteilen:
- **chemische Allergene:** Harze, Formalin, Isocyanate, Cinnamate, Campher, Dinitrochlorbenzol, Perubalsam, Kautschukweichmacher, Kosmetika und Sonnenschutzmittel, Konservierungsstoffe (p-Aminobenzoesäure, Parabene)
- **Arzneimittelallergene:** Penicilline, Cephalosporine, Tetracycline, Novaminsulfon, Pyrazolone, Sulfonamide, Barbiturate u. a.
- **Nahrungsmittelallergene:** Zitrusfrüchte, Kiwis, Erdbeeren, Fischeiweiß, Schimmelpilzkäse, Eier
- **Tiergiftallergene:** Bienen, Wespen, Spinnen, Schlangen, Kröten, Quallen, Nesseltiere, Spinnenfische
- **Parasitenallergene:** Würmer, Echinococcus, Fliegenlarven
- **Kontaktallergene:** Nickel, Chrom, Haarfärbemittel
- **pflanzliche und tierische Inhalationsallergene:** Pollen, Pilzsporen, Tierhaare, ätherische Öle.

Die Unterteilung ist künstlich. So wird beispielsweise die Hausstauballergie nicht vom Staub, sondern vom Kot der Hausstaubmilbe verursacht. Ähnlich wird die Katzenhaarallergie nicht vom Haar, sondern von Proteinen im Speichel, der von der Katze beim Putzen im Fell verteilt wird, ausgelöst.

Von den Allergien zu unterscheiden sind **Autoimmunerkrankungen** wie Lupus erythematodes und Kollagenosen, bei denen das Immunsystem körpereigenes Gewebe nicht als eigen erkennt und angreift. Ebenfalls von Allergikern zu trennen sind die Ökohysteriker und Ökohypochonder, die über unspezifische Symptome mannigfacher Art (Kopfschmerz, Müdigkeit, Leistungsschwäche, Schlafstörung etc.) klagen und dafür ein „Umweltgift" parat haben. Häufig handelt es sich um larvierte Depressionen und nicht um Allergien.

25.2 Therapie von Überempfindlichkeitsreaktionen

Zur Therapie allergischer Reaktionen werden verschiedene Stoffgruppen eingesetzt. Bei leichten Formen der Allergie genügt es, **Kalziumverbindungen** intravenös zu geben. Bei mittelschweren Allergien gibt man Kalzium intravenös und zusätzlich **Antihistaminika** lokal, oral oder parenteral. Eine orale Kalziumgabe unterscheidet sich in der Wirksamkeit nicht von der Placebogabe. Bei intravenöser Gabe wirkt Kalzium kurzfristig (homöostatische Regulation des Kalziumspiegels) gefäßabdichtend und antiödematös. Man verabreicht Kalzium bei Urtikaria oder anderen Allergien vom Typ I als Begleittherapie.

Wirksamer bei Typ-I-Allergien sind **Antihistaminika** (H_1-Antagonisten). Bei Heuschnupfen mit allergischer Rhinitis und Konjunktivitis gibt man sie oral, bei Urtikaria kann auch Tavegil® intravenös gegeben

Tab. 25.1 Erhaltungsdosen bei oraler Glukokortikoidtherapie.

Wirkstoff	Handelsname	Dosierung	Cushing-Schwellen*
Prednison	Decortin®	4 x 2,5–5 mg	7,5 mg/d
Methylprednisolon	Urbason®	4 x 2–4 mg	6,0 mg/d
Triamcinolon	Volon®	4 x 2–4 mg	6,0 mg/d
Flurocortolon	Ultralan®	4 x 2,5–5 mg	7,5 mg/d
Paramethason	Monocortin®	4 x 1–2 mg	?
Betamethason	Betnesol®	4 x 0,25–0,5 mg	1,0 mg/d
Dexamethason	Fortecortin®	4 x 0,5–1 mg	1,5 mg/d
ACTH	Synacthen®	100 I.E. jeden 2. Tag	

* Die Cushing-Schwelle schwankt wie die Pharmakodynamik der Glukokortikoide.

werden. Bewährt hat sich auch **Cromoglicin** (Intal®), das in Form von Nasentropfen, Augentropfen und Asthmaspray im Handel ist. Intal® verhindert die Degranulation der Mastzellen, wirkt also nicht im Anfall. Nebenwirkungen sind selten. Eine Gewöhnung auf Cromoglicat tritt nicht ein.

Bei Insektenstichen mit lokalen Schwellungen können Antihistaminika auch als Gel verabreicht werden (Tavegil®-Gel, Fenistil®-Gel). Bei allergischen Personen sollten medizinische Salben und Cremes jeder Art grundsätzlich sparsam verwendet werden, da die Zusatz- und Basisstoffe der Salbe ebenfalls Allergien auslösen können. Sehr nützlich sind Fenistil®-Tropfen **(Dimetinden)**, da sie auch bei Kindern leicht zu geben sind und sehr rasch wirken. Personen mit bekannter Bienen- oder Wespengiftallergie sollten dieses Antihistaminikum als erste Hilfe bei sich tragen. Bei allergischem Asthma wird Tavegil® intravenös injiziert. Schwere Allergien müssen zusätzlich zu Kalzium und Antihistaminika durch die intravenöse Gabe von **Glukokortikoiden** behandelt werden. Falls erforderlich, wird die Therapie mit intramuskulärer, kutaner oder oraler Gabe eines Glukokortikoids fortgesetzt. Glukokortikoide greifen auf vielfache Weise in den Ablauf der Immunreaktion ein:

- Hemmung der Bildung von Antikörpern
- Verminderung der Zahl sensibilisierter Leukozyten
- Hemmung der Histaminsynthese in den Mastzellen
- Hemmung der Prostaglandinsynthese
- Abschwächung der Wirkung freigesetzter Mediatoren.

Bei Kontaktekzemen, Photoallergien und einer Reihe von Hauterkrankungen unklarer Genese wie Psoriasis oder Lichen ruber wird **Kortison** als Salbe **lokal** verabreicht. In allen anderen Fällen gibt man die Kortikoide oral oder parenteral. Vor einer lokalen Anwendung von Glukokortikoiden muss eine Infektion mit Pilzen (Hautmykose, Trichophytie) oder Bakterien (Erysipel, Erythrasma) ausgeschlossen werden, da diese Erkrankungen zu den Kontraindikationen für Kortison zählen. Bei allergischem Asthma empfiehlt sich die Gabe eines Kortisonsprays mit mikrokristallinem Wirkstoff, beispielsweise Beclomethason (Viarox®), weil hier keine systemischen NW auftreten. Kortisonspray ist nur als Dauertherapie indiziert, da es eine Wirkungsverzögerung besitzt und im akuten Anfall nicht wirkt. Beim Asthmaanfall injiziert man 100 mg Urbason® intravenös.

Oft lässt sich bei ernsten allergischen Reaktionen eine systemische Therapie mit oralen Glukokortikoiden nicht vermeiden. Dies ist beispielsweise beim Quincke-Ödem und beim Asthma bronchiale der Fall. Wegen der erheblichen Nebenwirkungen einer oralen Dauertherapie mit Glukokortikoiden muss die Indikation streng gestellt werden. Bei einer Therapiedauer von 1–2 Wochen ist nicht mit ernsthaften NW zu rechnen (☞ Tab. 25.1).

Neben der Suppressionstherapie mit Medikamenten gibt es bei IgE-vermittelten Allergien vom Typ I die Möglichkeit der **Hyposensibilisierung** und der **Desensibilisierung.** Diese Therapieform wird als SIT (spezifische Immuntherapie mit Allergenen) bezeichnet. Zunächst muss das Allergen durch Anamnese und Testung identifiziert werden, dann wird eine spezifische Antikörperlösung zubereitet und in steigender Konzentration subkutan injiziert. Die Allergenextrakte können nativ oder chemisch modifiziert sein. Durch Adsorption von Proteinallergenen an Aluminiumhydroxid oder Kalziumphospat wird eine verzögerte Wirkung der Allergene erreicht. Dadurch wird die Bildung blockierender Antikörper vom Typ IgG induziert, die den Kontakt von IgE mit den Mastzellen verhindern, weil das Allergen durch IgG abgefangen wird. Die SIT hemmt die T-Helferzellen Typ 2 durch vermehrte Ausschüttung der immuninhibitorischen Zytokine TGFβ und IL-10 aus T-Zellen Typ 1.

Die Hyposensibilisierung bei Pollenallergien ist in 75–95 % der Fälle erfolgreich – wenn der Patient durchhält. Die Behandlung dauert 2–3 Jahre, die Injektionen erfolgen wöchentlich.

25.3 Therapie des anaphylaktischen Schocks

Der anaphylaktische Schock ist eine generalisierte allergische Reaktion vom Typ I und zwar die stärkste Verlaufsform. Gekennzeichnet ist der anaphylaktische Schock durch Kontraktion der glatten Muskulatur (Bronchokonstriktion, Harn und Stuhldrang, Uteruskrämpfe), Gefäßerweiterung mit Blutdruckabfall und reflektorischer Tachykardie, die durch Histamin noch verstärkt wird, sowie einer Steigerung der Kapillarpermeabilität mit Ödembildung. Es kommt zu Stase im Endstrombereich mit Hämokonzentration und Hypovolämie. Zentrale Symptome sind Krämpfe, Unruhe, Angst und Bewusstlosigkeit. Ferner beobachtet man kalte Haut mit Ödemen, Urtikaria, Atemnot und Kollaps.

Die anaphylaktischen Reaktionen werden klinisch in die **Schweregrade I–IV** eingeteilt:

- **Stadium I:** Hautreaktionen, Unruhe, Kopfschmerz, Halsschmerz
- **Stadium II:** Tachykardie, Blutdruckabfall, Erbrechen
- **Stadium III:** Schock, Bronchospasmus, Uterusspasmus
- **Stadium IV:** Atemstillstand, Herz-Kreislauf-Versagen.

Die **Therapie** des anaphylaktischen Schocks umfasst folgende Maßnahmen:

- **Absetzen des Allergens** (Medikamente, Blutkonserven)
- **Schocklagerung**, d.h. Oberkörper flach und Beine erhöht
- **Gabe** von **Sauerstoff**
- **Gabe** von 0,5 ml **Adrenalin** verdünnt 1:1000 mit 0,9 % NaCl-Lösung langsam intravenös oder 0,1 ml unverdünnt subkutan. Die Wirkung tritt sofort ein. Es kommt zu Broncholyse, Vasokonstriktion und zur positiven Inotropie, leider auch – als unerwünschte Wirkung – zur Steigerung der Herzfrequenz, zu Herzrhythmusstörungen und zur Steigerung des Sauerstoffbedarfs. Im Notfall kann Adrenalin (Suprarenin®) unverdünnt in den Intubationstubus geträufelt werden.

Merke!

Adrenalin (Suprarenin®) ist das Mittel der Wahl beim anaphylaktischen Schock.

- **Infusion** von **Plasmaexpandern** (HAES, Dextran). Nur in leichten Fällen genügt NaCl-Lösung. Kolloide Lösungen können selbst Überempfindlichkeitsreaktionen auslösen. Tritt dieser Fall ein, muss die Infusion sofort abgebrochen werden.
- **Injektion** von bis zu 1000 mg **Methylprednisolon** intravenös (Urbason solubile forte 1000®) oder 100 mg Dexamethason (Fortecortin Mono®). Glukokortikoide haben einen verzögerten Wirkungseintritt. Nach etwa 20 Minuten tritt eine Membranstabilisierung ein, nach Stunden folgt der immunsuppressive und antiinflammatorische Späteffekt.
- Bei schwerem Schock legt man eine **Dopamininfusion** (Dopamin Fresenius®) an.
- Die Gabe von **Antihistaminika** ist nur bei leichten anaphylaktischen Reaktionen indiziert. Im anaphylaktischen Schock ist ihre Wirkung nicht ausreichend, außerdem führen sie zu Vasodilatation.
- Die Gabe von 10 ml **Kalziumglukonat** (Calcium Sandoz®) i.v. hat kapillarabdichtende Wirkung und einen sofortigen Effekt.
- Bei Bronchospastik werden 10 ml **Theophyllin** (Euphylong®) i.v. verabreicht.
- Bei Larynxödem muss rechtzeitig **intubiert** werden.

Anmerkung

Ein vielversprechendes Therapieprinzip sind die neu entwickelten Leukotrien-Rezeptorantagonisten und die 5-Lipooxygenase-Hemmer, jedoch liegen noch keine ausreichenden Erfahrungen vor. Gute entzündungshemmende und broncholytische Wirkungen erzielen diese Pharmaka (beispielsweise Zafirlukast) beim intrinsischen Asthma bronchiale Stufe II als Begleitmedikation.

26 Beeinflussung der Magen-Darm-Funktion

IMPP-Hits

- H_2-Blocker, Wirkungen, Wirkungsmechanismus, Pharmakokinetik
- Laxanzien, Wirkungen, Wirkungsmechanismus
- Antidiarrhoika
- Antiemetika
- Antazida

Lernziel!
In diesem Kapitel lernen Sie Medikamente kennen, mit denen man gezielt Motorik, Sekretion und Entzündung von Magen und Darm behandeln kann. Störungen des Verdauungstrakts wie Durchfall, Obstipation, Gastritis und Ulzera sind die häufigsten Erkrankungen überhaupt, es ist daher wichtig, sich mit Laxanzien, Antidiarrhoika und säurehemmenden Medikamenten vertraut zu machen.

26.1 Einführung

Die Regulation der Verdauung ist ein fein abgestimmtes, kompliziertes Gleichgewicht verschiedener nervaler und humoraler Komponenten, die bis jetzt nur bruchstückhaft erforscht sind. Am Magen überwiegen Einflüsse des N. vagus und das von ihm freigesetzte Acetylcholin. Der Sympathikus spielt eine untergeordnete Rolle. Der Magen ist ein bevorzugtes psychosomatisches Zielorgan bei vielfältigen psychischen Belastungen. Eine medikamentöse Therapie kann am Magen meist nur Teilerfolge erzielen, wie beispielsweise die Säureproduktion drosseln, sie kann aber in der Regel nicht das gestörte Gleichgewicht wiederherstellen. Die **Regulation der Magensaftproduktion** lässt sich grob in drei Phasen einteilen:

- **Kephalische Phase.** Hier dominiert der **N. vagus** mit dem Transmitter Acetylcholin, der in der Magenwand freigesetzt wird. Dieses stimuliert die Beleg- und Hauptzellen über M_3-Rezeptoren und die Freisetzung von Gastrin aus den G-Zellen sowie die Freisetzung von Histamin aus Mastzellen und Enterochromaffin-like Cells (ECL). Die Fantasie von Essen oder tatsächlicher Geruch oder Geschmack von Essen stimulieren reflektorisch die Magensaftproduktion.
- **Gastrische Phase.** Hier dominiert das **Gastrin,** ein Gewebshormon, das die Produktion von Pepsin und Salzsäure stimuliert und die Antrummotorik fördert. Eine Dehnung der Antrumwand, Nahrungsbestandteile (Aminosäuren, Peptone, Koffein, Gewürze, Alkohol), alkalischer pH und Vaguserregung stimulieren **die Ausschüttung bzw. Bildung von Gastrin.** Fällt der pH unter 3, dann wird die Gastrinfreisetzung gehemmt.
- **Intestinale Phase.** Gelangt der angesäuerte Nahrungsbrei ins Duodenum, wird **Sekretin** freigesetzt, das die Bicarbonatkonzentration im Pankreas- und Gallensaft erhöht, aber die Magenperistaltik und die Salzsäurebildung **hemmt.** Die Pepsinogensekretion wird erhöht. Fetthaltiger Nahrungsbrei im oberen Dünndarm stimuliert die Sekretion von Cholecystokinin, das ebenfalls die Magensaftproduktion hemmt.

Auch Somatostatin, das u. a. in D-Zellen von Magen, Darm und Pankreas gebildet wird, hemmt die Sekretion von HCl, Gastrin und Pepsin im Magen sowie Sekretin im Dünndarm. Enteroglucagon und GIP (Glukoseabhängiges Insulotropes Peptid) hemmen die HCl-Bildung und fördern die Insulinausschüttung.

Bei Magenerkrankungen überwiegen die **Regulationsstörungen.** Mindestens 30 % der Bevölkerung leiden dauernd oder vorübergehend an Funktionsstörungen des Magens (gastrisches Syndrom, Gastritis). Schwere Organdefekte wie Ulzera oder Magenkarzinom sind in der Minderzahl.

Unter einer Gastritis versteht man eine Entzündung der Magenschleimhaut ohne Ulzera, wobei die Schleimhautveränderungen nicht mit der Intensität der Beschwerden übereinstimmt. Die Gastritis kann akut auftreten, nimmt aber oft einen chronischen Verlauf. Die Einteilung der chronischen Gastritis erfolgt nach ätiologischen Gesichtspunkten:

- Gastritis Typ A : Autoimmunerkrankung bei der Antikörper gegen die Belegzellen gebildet werden oder gegen die H^+/K^+-ATPase oder gegen den Intrinsic Factor.
- Gastritis Typ B: Gastritis mit Helicobacter pylori. Das Ulkusrisiko ist erhöht.
- Gastritis Typ C: verursacht durch chemische Noxen (Alkohol, Nikotin, NSAID, Gallereflux, Säuren, Laugen etc.).

Wirkstoffe

Es gibt eine ganze Reihe von Pharmaka unterschiedlicher Wirkstoffgruppen, die zur Behandlung des kranken Magens eingesetzt werden:

- pflanzliche oder chemisch definierte Antazida
- schleimhautwirksame Stoffe wie Adstringenzien oder Schutzfilm bildende Verbindungen
- H_2-Rezeptorenblocker
- Protonenpumpenhemmer
- die Motorik regulierende Verbindungen
- Substitution von Säure und Pepsin
- Antiphlogistika.

Merke!

Der Magen ist der Mittelpunkt der Seele.

Wer an einer chronischen Gastritis leidet, kann bestätigen, dass dieses chinesische Sprichwort zutrifft.

26.2 Hemmung der Salzsäureproduktion

26.2.1 m-Cholinozeptorantagonisten (Parasympatholytika, Anticholinergika)

Ein typischer Vertreter ist der m_1-Cholinozeptorantagonist **Pirenzepin** (Gastrozepin®, Pirenzepin-ratiopharm®). Chemisch handelt es sich um ein Benzodiazepin, also einen trizyklischen Verwandten der Tranquilizer. Pirenzepin dringt kaum ins Gehirn ein und hat nur sehr geringe zentrale Wirkungen.

Pharmakokinetik

Bei oraler Gabe ist die Resorption von Pirenzepin schlecht (20 %). Es kann aber auch intramuskulär oder intravenös gegeben werden. Die Wirkungsdauer von Pirenzepin liegt bei 12 Stunden. 90 % des Pirenzepin werden über die Nieren und die Galle unverändert ausgeschieden.

Wirkungsmechanismus und Wirkungen

Pirenzepin hemmt die Wirkung des N. vagus durch reversible Blockade der Muskarin-(m_1-)Rezeptoren und wirkt dadurch hemmend auf die Sekretion von HCl, Pepsin und Gastrin. In geringem Maße werden auch m_2- und m_3-Cholinrezeptoren gehemmt. Ferner wirkt es schmerzlindernd und krampflösend bei Magenkrämpfen. Die Magenentleerung wird verzögert.

Indikationen

Indikationen für Pirenzepin sind Ulzera von Magen und Duodenum. Es empfiehlt sich, Pirenzepin mit anderen Säurehemmern wie H_2-Antagonisten zu kombinieren.

Unerwünschte Wirkungen

Leider bleibt die Wirkung von Pirenzepin nicht auf den Magen beschränkt und bewirkt – in Abhängigkeit von der Dosis – das ganze Spektrum der systemischen NW der Parasympatholytika (atropinartig), wenn auch nicht so stark wie Atropin: Mundtrockenheit, Akkommodationsstörungen, Anstieg der Herzfrequenz (i.v.), Müdigkeit, Schwindel, Verwirrtheit. Gefährliche NW sind Agranulozytose, Thrombozytopenie und Blasenentleerungsstörung (Harnverhalt).

Kontraindikationen

Kontraindikationen für Pirenzepin sind Schwangerschaft, Blasenentleerungsstörungen, Prostataadenom und Glaukom. Vorsicht ist geboten bei alten Patienten.

26.2.2 H_2-Rezeptor-Antagonisten

Die Einführung der H_2-Blocker in die medizinische Therapie 1975 war ein medizinischer Fortschritt. Der erste H_2-Blocker auf dem Markt war **Cimetidin** (Tagamet®). Seither sind eine Reihe Nachfolgepräparate mit geringeren Nebenwirkungen, aber den gleichen Wirkungen in den Handel gekommen.

Cimetidin, Nizatidin und Ranitidin sind Derivate des Harnstoffs (☞ Formel 26.1), Famotidin ist ein Propanamidin und Roxatidin ein substituiertes Acetessigsäureamid.

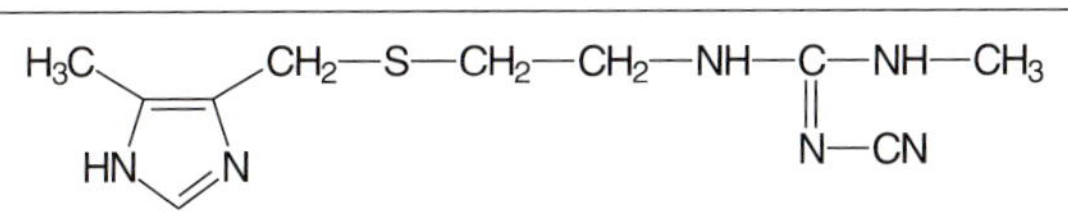

Formel 26.1 Cimetidin

Wirkstoffe

Als Pharmaka werden die in Tabelle 26.1 genannten H_2-Rezeptorenblocker eingesetzt.

Tab. 26.1 Als Pharmaka eingesetzte H_2-Rezeptorenblocker.

Wirkstoff	Handelsname
Ranitidin	Zantic®, Sostril®, Rainitidin ratiopharm®
Famotidin	Pepdul®, Ganor®
Nizatidin	Nizax®, Gastrax®
Roxatidinacetat	Roxit®
Cimetidin	Tagamet® (spielt in der Therapie heute keine Rolle mehr)

Pharmakokinetik

Alle H_2-Blocker werden bei oraler Gabe gut resorbiert. Die schlechteste Bioverfügbarkeit hat Famotidin (40 %), die beste hat Roxatidin (90 %). Die Wirkungsdauer liegt zwischen 4 und 12 Stunden. Die renale Elimination liegt zwischen 50 und 70 %, daher ist bei niereninsuffizienten Patienten eine Dosisreduktion erforderlich. Normalerweise behandelt man Ulkuspatienten mit einer abendlichen Einmalgabe von H_2-Blocker, da nachts die HCl-Konzentration ansteigt (Nüchternsäure). In dringenden Fällen, wie bei Magenkoliken durch Übersäuerung und Motilitätsstörung, können die H_2-Blocker auch intravenös gegeben werden (Tab. 26.2). Roxatidinacetat ist ein Prodrug und wird durch Hydrolyse in das wirksame Roxatidin umgewandelt.

Wirkungen

Die H_2-Rezeptorenblocker blockieren die H_2-Rezeptoren in den Belegzellen der Magenmukosa kompetitiv, d. h. antagonistisch und reversibel (60–70 %). Da zwischen den H_2-Rezeptoren und den Rezeptoren für Gastrin und Acetylcholin Interaktionen bestehen, unterdrücken H_2-Rezeptorenblocker die durch Histamin, Gastrin und Insulin ausgelöste Salzsäurebildung. Der pH des Magens steigt. Bei verminderter Magensäure heilen Ulzera schneller ab. Der Satz „kein Ulkus ohne Säure“ ist allerdings nur eingeschränkt gültig, da an der Entstehung des Ulkus auch andere Faktoren, wie die Schleimschutzschicht des Magens und die lokale Durchblutung der Magenwand, beteiligt sind. Auch eine Infektion mit Helicobacter pylori kann die Ulkusbildung begünstigen.

Tab. 26.2 Pharmakokinetische Daten und Dosierungen von H_2-Rezeptorenblockern.

Substanz	Bioverfügbarkeit	Eliminations-HWZ	Minimaldosis bei Dauertherapie
Cimetidin	50–70 %	1,5–2 h	400 mg 1 × abends
Ranitidin	50–60 %	2–3 h	150 mg 1 × abends
Roxatidin	90 %	6 h	75 mg 1 × abends
Nizatidin	90 %	1–2 h	150 mg 1 × abends
Famotidin	40–45 %	3–4 h	20 mg 1 × abends

Indikationen

Alle im Handel befindlichen H_2-Rezeptorenblocker sind zur Behandlung von Magenulzera, zur Therapie und Rezidivprophylaxe von Duodenalulzera sowie zur Behandlung der Refluxösophagitis zugelassen. Cimetidin, Ranitidin und Famotidin können auch für das Zollinger-Ellison-Syndrom eingesetzt werden. In abendlichen Einzeldosen eignen sich alle fünf H_2-Antagonisten zur Therapie peptischer Ulzera. Cimetidin ist am billigsten.

Nebenwirkungen

H_2-Rezeptorantagonisten sind auch bei Langzeittherapie gut verträgliche, untoxische Medikamente. Gelegentlich treten Allgemeinsymptome wie Übelkeit, Erbrechen, Kopfschmerz, Diarrhö oder Obstipation auf. Selten sind Halluzinationen und Muskelkrämpfe. In ca. 1 % der Fälle treten allergische Hautreaktionen auf. Ein reversibler Transaminasenanstieg und eine Cholestase kann gelegentlich zu Beginn der Behandlung auftreten. Insbesondere bei schneller intravenöser Injektion kann es zu Blutdruckabfall, AV-Block und Bradykardie kommen. Bei 0,3–1 % der Patienten beobachtet man eine Gynäkomastie, die bei Cimetidin häufiger als bei anderen H_2-Blockern zu sein scheint (antiandrogene Wirkung). Vorsicht ist geboten bei niereninsuffizienten Patienten (Dosisanpassung) und bei schwangeren oder stillenden Frauen. Es gibt keine absoluten Kontraindikationen für H_2-Blocker.

Interaktionen

Insbesondere Cimetidin verursacht mit einer Reihe von Pharmaka Interaktionen durch Hemmung der Cytochrom-P_{450}-Monooxygenasen in der Leber. Die Enzyminhibition der anderen H_2-Blocker ist sehr gering. Tabelle 26.3 zeigt Interaktionen von Cimetidin mit anderen Pharmaka.

Tab. 26.3 Interaktionen von Cimetidin.

Cimetidin plus	Effekt
	Wirkungsverstärkung
Betablocker	Wirkung von Betablocker ↑
Acetylsalicylsäure	Wirkung von ASS ↑
Theophyllin	Wirkung von Theophyllin ↑
Carbamazepin und Diazepam	Spiegel der Tranquilizer ↑
Warfarin, Phenprocoumon	Wirkung von Cumarinen ↑
Kalziumantagonisten vom Nifedipintyp	Spiegel von Nifedipin ↑
Sulfonylharnstoff-Antidiabetika	Wirkung der Antidiabetika ↑
Mianserin	Wirkung von Mianserin ↑
	Wirkungsabschwächung
Phenytoin	Wirkung von Cimetidin ↓
Phenobarbital	Wirkung von Cimetidin ↓

26.2.3 Hemmstoffe der Protonenpumpe

Ulzera, die nicht auf H_2-Blocker ansprechen, können kurzzeitig mit Hemmstoffen der ATPase behandelt werden. Diese so genannten **Protonenpumpenhemmstoffe** sind eine neue Klasse von säurehemmenden Pharmaka. Sie wirken noch stärker säurehemmend als die H_2-Blocker und stehen seit 1989 für die Therapie zur Verfügung. Eingeschränkt wird ihre Anwendung durch die Nebenwirkungen und den hohen Preis.

Chemie

Chemisch handelt es sich bei allen therapeutisch verwendeten Hemmstoffen der Protonenpumpe um substituierte Benzimidazole.

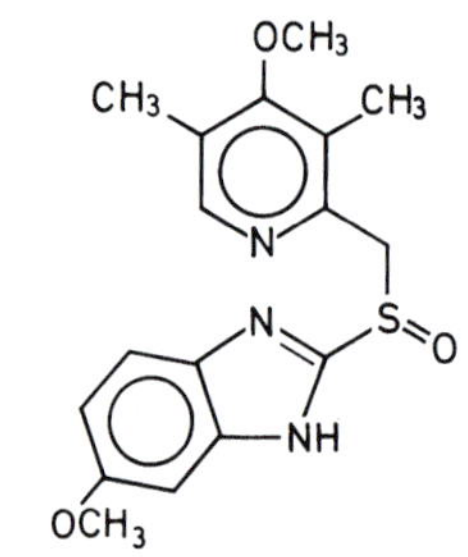

Formel 26.2 Omeprazol

Merke!
H_2-Blocker hemmen reversibel, Protonenpumpenhemmer hemmen irreversibel.

Wirkstoffe

Tabelle 26.4 zeigt therapeutisch verwendete Hemmstoffe der Protonenpumpe.

Wirkungsmechanismus und Wirkungen

Omeprazol und Lansoprazol sind irreversible und spezifische Hemmstoffe der Protonenpumpe in den Belegzellen des Magens. Gehemmt wird die **H^+/K^+-ATPase.** Eine Enzymregeneration ist nicht möglich, da das Omeprazol-Sulfenamid Disulfidbrücken zur H^+/K^+-ATPase ausbildet. Dadurch wird die Anlagerung von ATP an das Enzym verhindert und ebenso die K^+-abhängige Dephosphoryllierung. Erst durch Neusynthese des Enzyms lässt die Wirkung der Protonenpumpenhemmer nach. Dies erklärt die lange Wirkungsdauer von Omeprazol und seinen Verwandten. Die basale, stimulierbare Säureproduktion

Tab. 26.4 Protonenpumpeninhibitoren.

Wirkstoff	Handelsname	Bioverfügbarkeit (%)	HWZ (h)	Elimination renal (%)
Omeprazol 20 mg	Antra®, Gastroloc®	50	0,7	80
Lansoprazol	Agopton®	80-90	1–1,5	32
Pantoprazol 40 mg	Pantozol®	80	1	80
Rabeprazol	Pariet®	50	1	35
Esomeprazol*	Nexium®	65	1,3	80

* S-Enantiomer von Omeprazol

kommt praktisch zum Erliegen, so dass Histamin, Gastrin, Insulin und Acetylcholin keine säurebildende Wirkung mehr entfalten können. Durch die starke Säurehemmung (95 %) kommt es zu einer verstärkten **reaktiven Gastrinsekretion.** Omeprazol hat keine anticholinergen Wirkungen und beeinflusst auch die H_2-Rezeptoren nicht. Bei Rabeprazol und Esomeprazol setzt die Säurehemmung rascher ein als bei Pantoprazol und Omeprazol.

Pharmakokinetik

Alle Hemmstoffe der Protonenpumpe sind Prodrugs, die erst in saurem Milieu in Sulfenamide umgewandelt werden. Sie sind säurelabil und werden daher in säurefesten Kapseln verabreicht, die sich erst im Dünndarm auflösen und dort resorbiert werden. Die Protonenpumpenhemmer gelangen über die Blutbahn in die Canaliculi der Belegzellen im Magen und werden dort in saurem Milieu zu den entsprechenden Sulfensäuren biotransformiert.

Omeprazol kann auch intravenös verabreicht werden. Bei oraler Gabe von Omeprazol erfolgt die Resorption aus dem Darm rasch, die Bioverfügbarkeit liegt bei 40 %. Die HWZ beträgt 30–60 Minuten, und die Proteinbindung liegt über 90 %. Omeprazol wird fast vollständig in der Leber hydroxyliert und sulfatiert. Die Metaboliten werden zu 80 % über die Nieren und zu 20 % mit den Fäzes ausgeschieden. Bei Niereninsuffizienz und bei chronischen Lebererkrankungen steigt die Plasmahalbwertszeit und die Bioverfügbarkeit von Omeprazol an. Trotz der kurzen Halbwertszeit von Omeprazol beträgt seine Wirkungsdauer in der Zelle 18–24 Stunden. Dies liegt daran, dass Omeprazol ein **Prodrug** ist und erst bei saurem pH unter 4,2 in die aktive Form Omeprazol-Sulfenamid überführt wird. Diese Verbindung reichert sich selektiv in den säurehaltigen Belegzellen der Magenschleimhaut an.

Auch **Lansoprazol**, das nach Omeprazol auf den Markt kam, wird rasch resorbiert und erreicht nach 1,5 Stunden seine maximale Plasmakonzentration. Die Bioverfügbarkeit von Lansoprazol liegt bei 80 % und die Plasmaproteinbindung bei 97 %. Die Plasma-HWZ beträgt bei gesunden Probanden 1,5 Stunden. Lansoprazol wird wie Omeprazol in der Leber fast vollständig metabolisiert. Der säurehemmende Effekt von Lansoprazol hält mindestens 24 Stunden an.

Indikationen

Omeprazol und Lansoprazol wirken bei erosiver Ösophagitis und bei peptischen Ulzera von Magen und Duodenum rascher als H_2-Blocker, sollten aber nur zum Einsatz kommen, wenn H_2-Blocker versagt haben. Indikationen für Omeprazol und Lansoprazol sind auch das Zollinger-Ellison-Syndrom und die Eradikation von Helicobacter pylori zusammen mit Antibiotika. Die therapeutische Dosis von Omeprazol liegt bei 1 × 20 mg oder 2 × 20 mg/d.

Esomeprazol stellt gegenüber Omeprazol einen Fortschritt bei der Therapie der Refluxösophagitis dar, weil es rascher und stärker wirkt.

Nebenwirkungen und Kontraindikationen

Nebenwirkungen und Kontraindikationen sind bei den Hemmstoffen der Protonenpumpe nicht so gut dokumentiert wie bei H_2-Rezeptorenblockern. Im Tierversuch mit Omeprazol traten Magentumoren infolge Hypergastrinämie auf. Deshalb sollten Inhibitoren der Protonenpumpe nicht länger als 8 Wochen gegeben werden. Omeprazol und Lansoprazol werden schlechter vertragen als H_2-Blocker. Häufige Symptome sind Kopfschmerzen (3–7 %), Schwindel (1,5 %), Erbrechen (3 %), Meteorismus (3 %), Übelkeit (2–4 %), Diarrhö (3 %), Muskelschmerzen (1 %) und allergische Exantheme (1,5 %). Ferner beobachtet man Transaminasenanstieg, Cholestase und Pankreatitis. Auch Blutbildveränderungen (Anämien, Leukozytose, Thrombozytopenie, Agranulozytose) können vorkommen. Selten sind Herzrhythmusstörungen, Angina pectoris und Gynäkomastie. Bei intravenöser Anwendung von Omeprazol treten teils irreversible Seh- und Hörstörungen auf.

Unter Behandlung mit Protonenpumpenhemmstoffen kommt der Magen-pH nahe an den neutralen Bereich und verliert seine Schutzfunktion gegenüber geschluckten Erregern. Eine bakterielle Besiedlung des Magens kann zur Bildung der Kanzerogene Nitrit und Nitrosamin führen.

Kontraindikationen für Protonenpumpenhemmstoffe sind schwere Leberfunktionsstörungen Schwangerschaft und Stillzeit. Vorsicht ist geboten bei Kindern und alten Menschen.

Interaktionen

Hemmstoffe der Protonenpumpe verursachen eine Wirkungsverstärkung von Diazepam, Phenytoin und Warfarin durch Konkurrenz an CYP2C19 in der Leber. Die Resorption von Ketoconazol, Ampicillin und Eisensalzen kann aufgrund der fehlenden Magensäure vermindert sein. Sucralfat vermindert die Resorption und die Wirkung von Omeprazol und Lansoprazol. Unter Pantoprazol scheinen mehr Interaktionen mit Warfarin und anderen Vit.-K-Antagonisten aufzutreten.

Misoprostol (Cytotec®)

Wirkungsmechanismus und Pharmakokinetik

Misoprostol ist ein Analogon von Prostaglandin E_2 (PGE_2), das wie PGE_2 die Säurebildung in der Parietalzelle des Magens hemmt. Ferner steigert es die Produktion des Magenschleims (Schutzfunktion) aktiviert die Bicarbonatsekretion und verbessert die Durchblutung der Magenwand (Schutzfunktion).

Misoprostol (Cytotec®) wird nach oraler Gabe gut resorbiert. Die Plasmaeiweißbindung beträgt 90 %. Misoprostol ist ein Prodrug, aus dem nach Esterhydrolyse der eigentliche Wirkstoff Misoprostolsäure freigesetzt wird. Die HWZ beträgt 20–40 Minuten. Misoprostolsäure wird metabolisiert und renal ausgeschieden (70 %).

Indikationen

Misoprostol wird zur Prophylaxe und Behandlung von medikamentenbedingten Magenschleimhautschädigungen, z. B. durch Antirheumatika wie Acetylsalicylsäure, eingesetzt. Ferner kann es zur Behandlung von akuten Ulzera des Magens und des Duodenums verwendet werden. Es steht nur in Tablettenform zur Verfügung.

Unerwünschte Wirkungen

von Misoprostol sind Bauchschmerzen (häufig), vorübergehend weicher Stuhlgang bis hin zu Durchfall. Gelegentlich treten Verdauungsstörungen, Übelkeit, Erbrechen, Aufstoßen, Blähungen, Verstopfungen, Schwindel, Benommenheit und Kopfschmerzen auf. Selten sind Schmerzen im Bereich der Gebärmutter, Veränderungen der Menstruation oder Zwischenblutungen.

Kontraindikationen für eine Behandlung mit Misoprostol sind Überempfindlichkeit gegen Prostaglandine, entzündliche Darmerkrankungen, Schwangerschaft (Wehenauslösung!) und Stillzeit. Misoprostol kann Aborte auslösen und das ZNS des Fötus schädigen. Vorsicht ist geboten bei Patienten mit zerebraler Gefäßkrankheit oder koronarer Herzkrankheit, bei denen ein Absinken des Blutdrucks zu Komplikationen führen könnte.

Interaktionen

Hoch dosierte Antazida können zu einer Einschränkung der Bioverfügbarkeit von Misoprostol führen. Die Wirkung von Laxanzien kann verstärkt werden.

26.3 Antazida

Antazida sind Stoffe, die Magensäure **binden oder neutralisieren.** Dies kann physikalisch (Ionenaustauscher) oder chemisch durch eine Säure-Basen-Reaktion geschehen. Die Säureproduktion wird nicht vermindert, es kann bei den chemischen Antazida sogar zu einer überschießenden Säureproduktion kommen. Die chemischen Antazida sind die Salze schwacher Säuren oder schwacher Basen. Am häufigsten eingesetzt werden Magnesiumverbindungen (Magnesiumhydroxid), Aluminiumverbindungen (Aluminiumhydroxid), Silikate (Al-Mg-Silikathydrat) und Kalziumcarbonat ($CaCO_3$). Antazida, die Natriumcarbonat oder Kalziumcarbonat enthalten, sollten wegen ihrer Nebenwirkungen nicht mehr verwendet werden. Forderungen, die an die Antazida gestellt werden, sind lange Wirkungsdauer, hohe Pufferkapazität und geringe Resorption.

Wirkstoffe

Tabelle 26.5 zeigt häufig verordnete Wirkstoffe von Antazida und ihre Handelsnamen.

Tab. 26.5 Antazida.

Wirkstoffe	Handelsname
Aluminiumhydroxid	Aludrox®, Gaviscon®
Aluminiumphosphat	Phosphalugel®
Aluminium-Natrium-carbonatdihydroxid	Kompensan®
Hydrotalcit = Aluminium-Magnesiumhydroxid	Talcid®
Magnesiumaluminium-hydrat	Riopan®, Magaldrat ratiopharm®, Magastron®
Magnesiumaluminium-silikathydrat	Gelusil®
Aluminiumhydroxid + Magnesiumhydroxid	Maaloxan®
Aluminiumhydroxid + Kalziumcarbonat	Solugastril®
Magnesiumcarbonat + Kalziumcarbonat	Rennie®

Wirkungen und Indikationen

Antazida reduzieren die Magensäure durch Pufferung, wenn auch nicht so stark wie H_2-Blocker, und beschleunigen die Abheilung von Ulzera bzw. die Beschwerden bei Gastritis. Die therapeutische Einzeldosis sollte 30–50 mval HCl binden. Dies trifft auf Maalox 70®, Maalox forte® und Solugastril® zu. Bei den anderen Präparaten muss ein Vielfaches der vom Hersteller empfohlenen Dosierung gegeben werden, um die gleiche Pufferkapazität zu erreichen. Bei Phosphalugel® ist beispielsweise die 20- bis 40fache Dosis erforderlich! Zusätzlich vermindern Antazida die Pepsinaktivität, da dieses Enzym nur im stark Sauren optimal arbeitet und sie binden Gallensäuren.

Mittel der Wahl sind aluminiumhaltige Antazida. Aluminiumverbindungen allein wirken obstipierend und werden deshalb mit Magnesiumverbindungen gemischt, die einen laxierenden Effekt haben. Kalziumhaltige Antazida gelten als Reservetherapeutika und wirken ebenfalls obstipierend, weshalb sie mit Magnesiumverbindungen kombiniert werden sollten. Natriumcarbonat ist überholt. Es wirkt am kürzesten von allen Antazida und hat systemische Nebenwirkungen.

Indikationen

Antazida sind indiziert bei Sodbrennen, Gastritis, peptischer Refluxösophagitis und zur Prophylaxe des Stressulkus.

Unerwünschte Wirkungen

Aluminiumionen (Al^{3+}) werden in messbaren Umfang (1 %) aus dem Darm resorbiert und können bei Dauertherapie – insbesondere bei Dialysepatienten – Störungen des Kalzium- und Phosphathaushalts verursachen. Man beobachtet durch Phosphatmangel verursachte Osteopathien und Osteomalazien, da Aluminium mit Phosphat im Darm unlösliches Aluminiumphosphat bildet. Bei Patienten mit gestörter Nierenfunktion empfiehlt sich daher die Gabe von Phosphalugel®, dem einzigen phosphorhaltigen Antazidum. Im Magen wird aus Aluminiumhydroxid ($Al[OH]_3$) durch Reaktion mit Salzsäure (HCl) das Aluminiumchlorid $AlCl_3$ freigesetzt, das adstringierend und schleimhautreizend wirkt. Allgemeinsymptome bei Dauertherapie mit aluminiumhaltigen Antazida sind Übelkeit, schlechter Geschmack im Mund und Obstipation. Zentrale Symptome wie Tremor, Enzephalopathie und Krämpfe sind selten.

Magnesiumhaltige Präparate führen zu einer osmotischen Diarrhö. Magnesium wird in gewissem Umfang (bis 10 %) aus dem Magen resorbiert und kann bei chronischer Anwendung zu Hypermagnesiämie führen. Diese äußert sich durch die neuromuskuläre Blockade mit Muskelschwäche, Paresen und Herzrhythmusstörungen.

Aus **kalziumhaltigen Antazida** wird in mäßigem Umfang Ca^{2+} resorbiert (bis 20 %) und kann gelegentlich zu Hyperkalzämie mit Alkalose führen. Die Hyperkalzämie kann durch gleichzeitige Aufnahme von Milch noch verschlechtert werden (Milch-Alkali-Syndrom), da Milch die Ca^{2+}-Resorption fördert und selbst erhebliche Mengen Kalzium enthält. Es kann zur Bildung von Nierensteinen und, im Extremfall, sogar zu Nierenversagen kommen. Weiterhin kann Kalziumcarbonat eine Obstipation verursachen. Ca^{+2} stimuliert die Gastrinfreisetzung, welche ihrerseits die H^+-Sekretion stimuliert.

Natriumcarbonat wird in erheblichem Umfang resorbiert (bis 100 %) und kann zu Natriämie mit nachfolgender Alkalose führen. Außerdem werden im Magen erhebliche Mengen CO_2 freigesetzt, die zu Blähungen und Roemheld-Syndrom führen.

Ob eine **reaktive Säurebildung** auftritt, hängt nicht vom Wirkstoff, sondern nur von seiner **Neutralisierungskapazität** und seiner **Wirkungsgeschwindigkeit** ab. Schnell und heftig wirkende Antazida wie Natriumcarbonat bewirken eine schnelle Säurekompensation und eine reaktive Übersäuerung, langsame Antazida wie Aluminiumhydroxid oder Aluminiummagnesiumhydroxid neutralisieren langsam und führen zu geringer reaktiver Säurebildung.

Interaktionen

Alle Antazida hemmen die Resorption anderer Pharmaka. Dies kann durch Adsorption oder durch Komplexbildung geschehen. Antazida behindern insbesondere die Resorption von Eisenpräparaten, Tetrazyklinen, Penicillinen, Sulfonamiden, Cimetidin, Pirenzepin und Betablockern.

26.4 Sucralfat (Ulcogant®, Sucralfat ratiopharm®, Sucraphil®)

Sucralfat ist ein aluminiumhaltiges **Saccharosesulfat.** Es ist unlöslich in Wasser und reagiert basisch. Zusatzstoffe sind Magnesiumstearat, Macrogol und Zellulose. Sucralfat wird oral verabreicht. Nur bei saurem Magen-pH geht es mit Proteinen der Magenwand, insbesondere mit Proteinen von Ulzera, eine Bindung ein und bildet einen gelartigen **Schutzfilm.** Zusätzlich adsorbiert Sucralfat Gallensäuren und Pepsin. Sucralfat ist ein gut verträgliches Medikament, das die Abheilung von Ulzera beschleunigt.

Indikationen für Sucralfat sind Ulcus duodeni, Ulcus ventriculi, Rezidivprophylaxe des Ulcus duodeni und Refluxösophagitis. Sucralfat muss 1 Stunde vor der Mahlzeit gegeben werden (1 g).

Unerwünschte Wirkungen

Das Aluminium des Sucralfat wird teilweise resorbiert, gelangt in die Blutbahn und kann sich bei niereninsuffizienten Patienten im ZNS anreichern. Gelegentlich kommt es zu Obstipation. Die im Medikament enthaltenen Konservierungsstoffe können Allergien verursachen.

Interaktionen

Bei gleichzeitiger Gabe von Sucralfat und Tetrazyklinen, Tobramycin, Colistin, Amphotericin B, Phenytoin, Sulpirid, Digoxin, Ofloxacin, Ketoconazol, Chenodesoxycholsäure, Ursochenodesoxycholsäure, Cimetidin, Ranitidin, Norfloxacin, Ciprofloxacin und Theophyllin in retardierter Form kann es zu verminderter Resorption dieser Medikamente kommen. Die Resorptionsstörung ist durch eine um 1–2 h versetzte Einnahme vermeidbar.

26.5 Bismutverbindungen (Wismutverbindungen)

Bismutverbindungen sind seit vielen Jahrzehnten als Magenmittel in Gebrauch. Durch die Entwicklung der H_2-Blocker gerieten sie fast in Vergessenheit. Seit aber entdeckt wurde, dass Wismut hemmend auf das Wachstum von Helicobacter pylori wirkt, haben Wismutverbindungen eine Renaissance in der Ulkusbehandlung erlebt. Therapeutisch verwendet werden anorganische **Wismutsalze** oder organische **Wismutchelatkomplexe.** Tabelle 26.6 zeigt die gebräuchlichsten Wismutverbindungen.

Tab. 26.6 Bismutverbindungen.

Wirkstoff	Handelsname
Basisches Bismutnitrat	Angass®
Basisches Bismutgallat	Bismofalk®
Bismut(III)citrathydroxid	Telen®
Basisches Bismutsalicylat	Katulcin-R®

Wirkungen

Aus den Bismutverbindungen werden in gewissem Umfang Wismutkationen freigesetzt. Diese haben eine bakterizide Wirkung auf Helicobacter pylori, weil sie in die Bakterienwand eingebaut werden. Allerdings kann mit Wismut allein ein Helicobacterbefall nicht beseitigt werden. Die Bismutverbindungen wirken außerdem adstringierend und schleimhautprotektiv. Bismutverbindungen sind weder Puffer noch Blocker der Magensäure, binden aber Gallensäuren und Pepsin durch Komplexbildung. Bismutverbindungen stimulieren die Synthese des schleimhautschützenden Prostaglandins E_2 und steigern die Sekretion von Bicarbonat.

Indikationen

Indikationen für die Behandlung mit Bismutverbindungen sind Gastritis, Ulcus duodeni, Ulcus ventriculi, Völlegefühl und Gastritis. Die Behandlungsdauer beträgt in der Regel 4–8 Wochen.

Unerwünschte Wirkungen

Nebenwirkung einer Bismutbehandlung ist eine Dunkelfärbung des Stuhls. In Einzelfällen, bei hoher Dosis und längerer Anwendungsdauer, können Zittern, Kopfschmerzen sowie Konzentrationsstörungen auftreten. Diese können erste Anzeichen einer Enzephalopathie durch Bismut sein, die bei langer Einnahme hoher Dosen auftritt, beim Absetzen des Präparats aber wieder zurückgeht.

Kontraindikationen für Bismutverbindungen sind schwere Niereninsuffizienz, Alter unter 14 Jahren, Schwangerschaft und Stillzeit.

Interaktionen

Die Wirkung der Bismutverbindungen kann durch Antazida und Milch abgeschwächt werden. Bismutverbindungen hemmen die Absorption von Tetrazyklinen.

26.6 Antiemetika und Prokinetika

Erbrechen ist ein häufiges und unspezifisches Symptom bei einer Vielzahl von Erkrankungen. Häufige Ursachen sind Erkrankungen des Verdauungstrakts (Magen, Darm, Galle, Leber, Pankreas). Aber auch Nierenerkrankungen, fieberhafte Infekte, Angst, Schwangerschaft, Kinetosen („Seekrankheit"), Stoffwechselerkrankungen (Hyperthyreose, Diabetes mellitus), Zytostatika und viele andere Medikamente können Brechreiz auslösen. Afferente Impulse aus den verschiedenen Organen erregen in der Area postrema der Medulla oblongata eine Reihe von Rezeptoren (D_2, 5-HT_3, H_1 und m-Cholinozeptoren). Das Erbrechen wird kontrolliert von:

- Chemorezeptorentriggerzone (CTZ) in der Area postrema des 4. Ventrikels
- Brechzentrum in der lateralen Formatio reticularis.

D_2-Rezeptoren finden sich peripher (Magen, Duodenum) und zentral (CTZ, Hypophyse, Nigrostriatum).

Antiemetika sind Medikamente die symptomatisch den Brechreiz unterdrücken. Ihre Gabe kann sinnvoll sein, ist aber nicht immer möglich, beispielsweise im ersten Trimenon der Schwangerschaft. Hier liefert auch die Akupunktur gute Resultate. In jedem Fall von Erbrechen ist eine kausale Therapie anzustreben. Bei Gastritis liefern Antazida bessere Ergebnisse als Antiemetika. Erbrechen kann durch Verlust von Wasser und Elektrolyten zu erheblicher Beeinträchtigung des Allgemeinbefindens führen und muss behandelt werden.

26.6.1 Antiemetika

Wirkstoffe

Zur Behandlung des Erbrechens werden verschiedene Gruppen von Medikamenten mit unterschiedlichem Wirkungsmechanismus eingesetzt, ☞ Tabelle 26.7.

Am häufigsten werden **Metoclopramid** und **Dimenhydrinat** verwendet.

Metoclopramid (Paspertin®)

Der **Dopaminantagonist Metoclopramid** ist ein Benzamid und hemmt vornehmlich die Dopamin-(D_2-)Rezeptoren in der Area postrema des ZNS. Es wirkt zentral brechreizhemmend, hat aber auch direkte periphere Wirkungen: Metoclopramid regt die Motilität von Magen und Darm an und wird daher bei alimentär bedingtem Erbrechen verabreicht. Der Tonus des Pylorus wird vermindert, der Tonus des unteren Ösophagus gesteigert. Metoclopramid ist gut verträglich. Bei verzögertem Erbrechen, ausgelöst durch Zytostatikatherapie mit Cisplatin, scheint Metoclopramid besser zu wirken als die reinen 5-HT_3-Blocker (Ondansetron u. a. Setrone).

Nebenwirkungen sind Schwindel, Müdigkeit, Diarrhö oder Obstipation. Seltener kommt es zu reversiblen Dyskinesien, die gut auf Biperiden (Akineton®) ansprechen. Bei längerer Einnahme von Metoclopramid kann es zum Anstieg des Prolaktinspiegels mit Galaktorrhö und Gynäkomastie kommen.

Kontraindikationen für Metoclopramid sind Ileus, Magenperforation, Therapie mit Neuroleptika und MAO-Hemmern, extrapyramidale Störungen, Epilepsie und Phäochromozytom.

Dimenhydrinat (Vomex®)

Dimenhydrinat ist das Mittel der Wahl bei Reise- und Seekrankheit sowie bei Schwangerschaftserbrechen (strenge Indikationsstellung im 3. Trimenon). Dimenhydrinat darf auch kleinen Kindern gegeben werden. Schwere NW sind nicht bekannt. Bei oraler oder rektaler Gabe wirkt Dimenhydrinat sedierend. Bei intravenöser Injektion kann es zu Schwindel, Müdigkeit, Kopfschmerz und Doppelsehen kommen.

Kontraindikationen sind Epilepsie, Eklampsie, Frühgeborene und gleichzeitige Gabe von Aminoglykosidantibiotika.

Setrone

Ondansetron und seine Nachfolger Topisetron und Granisetron sind relativ neue Medikamente mit sehr starker antiemetischer Wirkung. Ondansetron

Tab. 26.7 Antiemetika.

Wirkstoff	Handelsname	Gruppe	Rezeptor	Indikationen
Dimenhydrinat	Vomex®	Antihistaminika	H_1	Kinetosen
Meclozin	Peremesin®	Antihistaminika	H_1	Kinetosen
Chlorphenoxamin	in Rodavan®	Antihistaminika	H_1	Kinetosen
Diphenhydramin	Emesan®	Antihistaminika	H_1, m, (D_2)	Kinetosen
Triflupromazin	Psyquil®	Neuroleptika	D_2, (D_1), H_1, m	zentral bedingtes Erbrechen
Perphenazin	Decentan®	Neuroleptika	D_2, (D_1), H_1,(m)	zentral bedingtes Erbrechen
Chlorpromazin	Propaphenin®	Neuroleptika	D_2, H_1, m, (5-HT_3)	zentral bedingtes Erbrechen
Metoclopramid	Paspertin®, MCP-STADA®	Dopaminagonist	D_2, 5-HT_3, (H_1)	Nausea, Erbrechen
Bromoprid	Cascapride®	Dopaminagonist	D_2	Nausea, Erbrechen
Domperidon	Motilium®	Prokinetikum, Dopaminagonist	D_2, (5-HT_3)	Erbrechen, Gastroparese
Ondansetron	Zofran®	Serotoninantagonist	5-HT_3	Zytostatika-induziertes Erbrechen
Tropisetron	Navoban®	Serotoninantagonist	5-HT_3	wie Ondansetron
Granisetron	Kevatril®	Serotoninantagonist	5-HT_3	wie Ondansetron
Scopolamin	Scopolamin TTS®	Anticholinergikum	m, (H_1), (D_2)	Kinetosen

hemmt selektiv die 5-HT_3-Rezeptoren, ist also ein Serotoninantagonist. 5-HT_3-Rezeptoren finden sich peripher in enterochromaffinen Zellen und in vagalen Afferenzen sowie zentral im CTZ, im Brechzentrum und im N. tractus solitarius.

Pharmakokinetik

Die Bioverfügbarkeit der Setrone liegt bei 60 %, die Metabolisierung erfolgt in der Leber, die Eliminierung erfolgt zu 60–70 % renal. Die Wirkungsdauer von Ondansetron beträgt 8–12 h , die von Tropisetron 8–24 h, Granistron > 12 h.

Indikationen

Setrone werden zur Linderung des heftigen Brechreizes durch Zytostatikatherapie oder nach Bestrahlungen eingesetzt. **Nebenwirkungen** sind Kopfschmerzen, Verstärkung von Migräneanfällen, Müdigkeit, Einschränkung des Reaktionsvermögens, ferner Schwindel, Blutdruckabfall und Bronchospasmen. Häufig sind Diarrhö oder Obstipation, Mundtrockenheit, Transaminasenanstieg und Hautausschlag. **Kontraindikationen** für Ondansetron sind Schwangerschaft, Stillzeit und die Verwendung bei kleinen Kindern. Zofran® ist extrem teuer.

26.6.2 Prokinetika

Zu den Prokinetika zählen neben Metoclopramid (Paspertin®) (☞ 26.6.1) und seiner Modifikation Bromoprid (Cascapride®) vor allem Domperidon (Motilium®) und Cisaprid. Cisaprid (Propulsin®, Alimix®) ist ein Serotoninantagonist, der 1989 auf den Markt kam. Wegen seiner kardialen NW wurde Cisaprid im März 2000 in den USA vom Markt genommen. Auch das Bundesinstitut für Arzneimittel und Medizinprodukte (BfArM) hat das Ruhen der Zulassung in Deutschland angeordnet. Eine seltene, aber gravierende NW von Cisaprid, die zum Rückzug des Medikaments geführt hat, sind Herzrhythmusstörungen wie ventrikuläre Tachykardie, Kammerflimmern und plötzlicher Herztod. Besonders gefährdet sind Patienten, die gleichzeitig Imidazolantimykotika oder Proteinaseinhibitoren (HIV-Patienten!) einnehmen. Dabei kann der Plasmaspiegel von Cisaprid auf das 3fache ansteigen, da diese Substanzen CYP3A4 hemmen. Im Tierexperiment wirkt Cisaprid teratogen.

Domperidon (Motilium®)

Domperidon wird nach oraler Gabe rasch resorbiert, erreicht aber aufgrund eines ausgeprägten First-Pass-Effekts nur eine Bioverfügbarkeit von 20 %. Die Plasmahalbwertszeit beträgt 7 Stunden, die Elimination erfolgt renal und biliär.

Indikationen sind diabetische Gastroparese, Gastritis und Erbrechen.

Die **NW** entsprechen denen von Metoclopramid und Bromoprid.

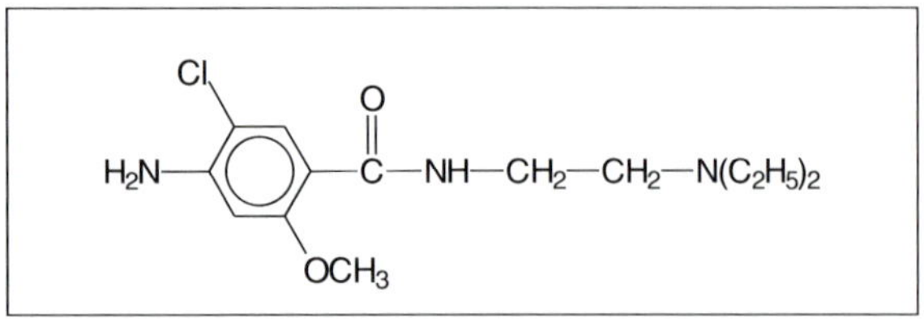

Formel 26.3 Metoclopramid. Bromoprimid: Cl durch Br ersetzt

26.7 Laxanzien

Laxanzien dienen der Beseitigung oder Linderung der Obstipation. Unter **Obstipation** versteht man im Allgemeinen eine gewohnheitsmäßig verzögerte Stuhlentleerung mit verlängerter Darmpassagezeit, verminderter Stuhlmenge und Beschwerden.

Der Normbereich der Stuhlfrequenz reicht von 2- bis 3-mal täglich bis zu 1-mal in 3 Tagen. Auch bei täglichem Stuhlgang kann eine Obstipation bestehen, maßgebend sind Menge und Konsistenz des Stuhls. Man unterscheidet atonische (selten) und spastische (häufig) Obstipation. In Industrieländern ist Obstipation eine Volkskrankheit und betrifft ca. 40 % der Männer und 50 % der Frauen. Eine chronische Obstipation ist der Wegbereiter des Darmkarzinoms durch mikrobiell im Darm produzierte Karzinogene. Man unterscheidet **organisch bedingte Obstipation** (beispielsweise Megacolon congenitum, Lebererkrankungen) von der **habituellen Obstipation,** welche die weitaus häufigste Form ist. Ursachen sind ballaststoffarme Ernährung, Stress, Neurosen, Bewegungsmangel und chronischer Laxanzienabusus. Meist ist der Defäkationsreflex gestört.

Wirkungen

Mit Ausnahme der Ballaststoffe und der Gleitmittel bewirken alle Laxanzien einen Flüssigkeitseinstrom in den Dickdarm und nachfolgend eine Stuhlerweichung. Das vermehrte Volumen löst den Defäkationsreflex aus.

Indikationen für Laxanzien sind akute Obstipation, OP-Vorbereitung, Endoskopie, akute Hämorrhoidenerkrankung und Erkrankungen, bei denen keine Bauchpresse eingesetzt werden darf, wie Bauchoperationen, Apoplex oder Aortenaneurysma.

Nebenwirkungen

Laxanzien entziehen in mehr oder minder großem Umfang dem Darm Na^+, K^+ und Ca^{2+}. Besonders ungünstig ist der Kaliumverlust, der die Darmträgheit verstärkt. Laxanzienabusus kann zu verstärkter Aldosteronsekretion führen. Die Hyponatriämie bei chronischem Laxanzienabusus kann einen Hyperaldosteronismus auslösen, die Hypokalzämie eine Osteoporose. Weitere NW sind degenerative Schädigung von Darmschleimhaut und Plexus myentericus.

Wirkstoffe

Laxanzien lassen sich einteilen in:

- Füll- und Quellmittel
- Salinisch und osmotisch wirksame Mittel
- Antiabsorptiv und sekretagog wirkende Mittel
- Gleitmittel.

Ebenso wie bei Antazida ist auch bei den Abführmitteln eine große Menge von Präparaten im Handel, was darauf hinweist, dass es kein Patentrezept gibt und Obstipation sehr häufig ist. Tabelle 26.8 gibt einen Überblick über therapeutisch verwendete Laxanzien.

Füll- und Quellmittel

Ballaststoffe werden prophylaktisch eingesetzt. Sie müssen mit viel Wasser eingenommen werden, da sonst die Gefahr eines Obstruktionsileus besteht. **Weizenkleie** ist der Ballaststoff der Wahl. Sie muss mit viel Wasser eingenommen werden, um einen Ileus zu verhindern. Alle Füll- und Quellmittel haben einen sehr langsamen Wirkungseintritt (Weizenkleie 10–20 h). **Leinsamen** und **Agar-Agar** (aus Algen) enthalten Carboxymethylcellulose und sind Quellmittel, d. h., sie binden Wasser, vergrößern ihr Volumen und wirken als Ballaststoffe.

Salinische und osmotisch wirksame Laxanzien

Lactulose ist das Mittel der Wahl, wenn eine Dauertherapie mit Laxanzien nötig ist. Es ist ein Disaccharid aus Galaktose und Fruktose, das im Dünndarm nicht gespalten wird. Erst im Dickdarm wird es von Bakterien zu Essigsäure und Milchsäure abgebaut. Laktulose wirkt osmotisch und peristaltikanregend. Der Darm-pH wird saurer, und die Ammoniakresorption aus dem Kolon wird durch Bildung von NH_4^+ vermindert. Dies macht man sich zur Therapie von schweren Leberfunktionsstörungen zunutze, um eine Enzephalopathie zu verhindern. Bei Leberzirrhose ist die Ammoniakentgiftungsfähigkeit der Leber eingeschränkt. Die Nebenwirkungen von Laktulose sind harmlos: Meteorismus und Diarrhö. Bei Milchzucker-(Laktose-)Unverträglichkeit muss auch Laktulose abgesetzt werden.

Mannitol und **Sorbitol** sind mehrwertige Alkohole. Sie binden Wasser im Darm und verursachen einen dünnflüssigen Stuhl. Außer Meteorismus und Blutdruckabfall ist mit keinen Nebenwirkungen zu rechnen. Bei Überdosierung dieser Alkohole kommt es zu Exsikkose und Elektrolytstörungen.

Natriumsulfat und **Magnesiumsulfat** binden Wasser im Darm und führen zu einem flüssigen Stuhlgang. Sie müssen immer mit viel Wasser eingenommen werden und sind nicht zum häufigen Gebrauch geeignet. Verwendet wird **Glaubersalz** (Natrium-

Tab. 26.8 Laxanzien.

Stoffgruppe	Wirkstoff	Handelsname
Gleitmittel	Paraffinöl, dickflüssiges	Obstinol M® Emulsion
	Glycerin	Glycilax®, Milax® Supp.
Darmreizende Mittel	Bisacodyl	Dulcolax®, Stadalax®, Laxbene®
	Natriumpicosulfat	Laxoberal®, Laxans-ratiopharm pico®
	Phenolphtalein	Vencipon N®
	Rhizinusöl	Laxopol mild®
	Sennoside	Bekunis Senna®
	Sennoside + Aloeanthracinone	Kräuterlax®
	Sennoside + Anisöl + Kümmelöl	Depuran®
Ballaststoffe	Karaya-Gummi®	Puraya
	Leinsamen	Linusit Creola®
	Wegerichsamen (Plantago ovatae semen)	Agiocur®
	Sennoside + Wegerichsamen	Agiolax®
	Weizenkleie	——
Salinische und osmotische Laxanzien	Glaubersalz	Natriumsulfat®
	Bittersalz	Magnesiumsulfat MSA®
	Laktulose	Bifiteral®, Lactofalk®
	Sorbitol	1 x Klysma Sorbit®

sulfat) zur Darmentleerung vor Fastenkuren und vor Endoskopien. Bei einmaligem Gebrauch fallen die Elektrolytverluste nicht ins Gewicht. Natriumsulfat ist das Mittel der Wahl zur schnellen Darmentleerung bei Vergiftungen. Der Wirkungseintritt erfolgt nach 1–3 Stunden. Isotone Lösungen sind am wirksamsten. Isotone Natriumsulfatlösung ist 4,2 %ig, isotone Bittersalzlösung ist 6,3 %ig. 20 % des im Bittersalz enthaltenen Magnesiums werden resorbiert. Natriumsulfat schmeckt sehr schlecht. Es ist bei Herzinsuffizienz mit Ödembildung kontraindiziert, bei Hypertonie nur beschränkt anwendbar.

Antiabsorptiv und sekretagog wirkende Laxanzien

Antiabsorptiv bedeutet Hemmung der Resorption von Na^+ und Wasser, sekretagog bedeutet Einstrom von Ionen (Ca^{+2}, Na^+, Cl^-, K^+) und Flüssigkeit ins Darmlumen.

Bisacodyl ist das Mittel der Wahl, wenn Ballaststoffe nicht wirken. Es wird auch zur Operationsvorbereitung und zur Vorbereitung diagnostischer Eingriffe (Koloskopie) eingesetzt. Bisacodyl hat eine Wirkungslatenz von 8–12 Stunden, da es erst in der Leber zu den eigentlich wirksamen Diphenolen metabolisiert wird. Bisacodyl unterliegt einem enterohepatischen Kreislauf. Bei rektaler Gabe wirkt Bisacodyl rascher, da der enterohepatische Kreislauf umgangen wird. Bisacodyl wirkt hydragog. Gelegentlich kommt es zu Magenbeschwerden und Allergien.

Natriumpicosulfat ist ein Stoffwechselprodukt von Bisacodyl und bietet keine therapeutischen Vorteile. Natriumpicosulfat ist nur bei kurzzeitiger Anwendung unbedenklich.

Phenolphthalein ist ein Farbstoff aus Flechten und wird in der Chemie schon lange als Titrationsmittel eingesetzt. Es wird wie Bisacodyl erst nach der Metabolisierung wirksam. Wegen seiner Nebenwirkungen und seiner langen Wirkungsdauer von bis zu 5 Tagen sollte Phenolphthalein nicht mehr verwendet werden. **NW** sind schwere Allergie, hämorrhagische Enteritis, Hämolyse, Purpura, Koliken und Hämaturie.

Bisacodyl, Natriumpicosulfat und Phenolphthalein werden auch als **diphenolische Laxanzien** oder Diphenylmethane bezeichnet.

Rizinusöl wirkt erst reizend auf die Darmschleimhaut, wenn durch Esterhydrolyse die Rizinolsäure freigesetzt ist. Die laxierende Wirkung setzt 2–4 Stunden nach Gabe von Rizinusöl ein und kann mit Bauchschmerzen einhergehen. Die Gabe von Rizinusöl ist ein aggressives Therapieprinzip und sollte nur in Ausnahmefällen angewandt werden. Es ist ungeeignet zur Therapie von Vergiftungen, da die Giftresorption lipophiler Gifte beschleunigt werden kann.

Anthrachinone sind Inhaltsstoffe von Sennesblättern, Aloe, Cortex frangulae, Rhizoma Rhei und anderen Pflanzen. Sie liegen als Glykoside vor. Im Darm werden sie zu **Emodinen** gespalten und mikrobiell zu den wirksamen **Anthranolen** reduziert. Diese werden resorbiert und metabolisiert. Die Wirkungslatenz beträgt wie bei Bisacodyl 8–10 Stunden.

Wirkungsmechanismus

Anthrachinone werden ebenso wie diphenolische Laxanzien und Rizinolsäure zu den antiabsorptiven und sekretagogen Laxanzien gerechnet. Sie hemmen im Dickdarm die Resorption von Wasser und Natrium aus dem Darmlumen und bewirken zusätzlich einen Einstrom von Wasser, Na^+, K^+ , Ca^{2+} und Cl^- aus der Darmwand ins Darmlumen. Die Fäzes werden nicht so stark eingedickt und die Darmwanddehnung führt zu vermehrter Peristaltik.

Nebenwirkungen

Anthrachinone passieren die Milchschranke und sind in der Stillzeit kontraindiziert. Bei Missbrauch treten Atrophie und bräunliche Pigmentierung der Darmschleimhaut auf. Ferner Albuminurie, Hämaturie und Analekzeme. Anthrachinone stehen im Verdacht der Karzinogenität und sollten nicht verwendet werden.

Gleitmittel

Glycerin ist das Mittel der Wahl bei Kleinkindern. Man gibt es als Zäpfchen. Glycerin wirkt aufweichend auf harten Stuhl und hat keine Nebenwirkungen.

Paraffin ist ein schwer resorbierbares Mineralöl und wirkt über einen physikalischen „Schmiereffekt“. Es sollte jedoch nur bei Vergiftungen mit fettlöslichen Verbindungen, beispielsweise organischen Lösungsmitteln, gegeben werden, da es bei chronischer Anwendung zu Paraffingranulomen im Darm und zu Pneumonien führen kann. Der Wirkungseintritt erfolgt nach 12 Stunden.

26.8 Antidiarrhoika

Unter Antidiarrhoika versteht man Medikamente, die **Durchfall** günstig beeinflussen. Hierzu zählen Adsorbenzien wie Aktivkohle und Tannin genauso wie Stoffe, die die Darmmotorik vermindern (Loperamid, Opiumtinktur).

Unter **Diarrhö** oder Durchfall versteht man die Entleerung von mindestens drei wässrigen oder breiigen Stühlen pro Tag. Diarrhö ist das Symptom einer gestörten Darmfunktion. Hinter einer Diarrhö können sich beispielsweise Infektionen des Darms (Bakterientoxine), allergische Entzündungen, enzymatische Defekte, Stoffwechselstörungen (Hyperthyreose), Medikamentennebenwirkungen, Laxanzienabusus, Alkoholmissbrauch oder psychische Störungen (Colon irritabile) verstecken. Behandelt wird nach Möglichkeit die Grundkrankheit.

Wirkstoffe

Die Tabelle 26.9 zeigt wichtige Antidiarrhoika.

Tab. 26.9 Antidiarrhoika.

Wirkstoffe	Handelsname
Medizinische Kohle	Kohle-Compretten®, Kohle-Hevert®, Kohle-Pulvis®
Tannin + Ethacridinlactat	Tannacomp®
Diphenoxylat + Atropin	Reasec®
Loperamid	Imodium®, Loperamid ratiopharm®, Loperamid STADA®
Opium	Tinctura opii DAB®
Cholestyramin	Quantalan®, Colesthexal®, Colestyramin ratiopharm®

Wirkungen

Kohlepulver und **Tannine** binden Toxine im Darm. Aktivkohle ist essenzieller Bestandteil jeder Therapie einer infektiösen Durchfallerkrankung und auch vieler oralen Vergiftungen. Kohle wird nicht resorbiert, hat keine Nebenwirkungen, aber gute Wirkungen.

Loperamid

Loperamid ist das Mittel der Wahl, um eine übersteigerte Peristaltik zu bremsen. Es ist ein Opioid, hat aber keine zentralen Wirkungen. Loperamid wird oral gut resorbiert und hat eine Halbwertszeit von durchschnittlich 8–10 Stunden. Loperamid hemmt die Propulsivmotorik des Darms und steigert die Pendelbewegungen. Die Wirkung von Loperamid ist durch Naloxon aufhebbar.

Lokale Opioide wie Loperamid und Diphenoxylat hemmen nur die Darmmotorik und erhöhen den Darmmuskeltonus, sie tragen aber bei Infektionen nichts zur Gesundung bei. Sie dürfen daher **nicht allein** gegeben werden, sondern müssen immer mit Diät und Kohle kombiniert werden. In therapeutischer Dosis treten keine NW auf. Bei Überdosierung von Loperamid beobachtet man Übelkeit, Schwindel und Bradykardie.

Cholestyramin wird bei Funktionsstörungen der Galle gegeben, nicht bei Darminfekten. Es ist ein Ionenaustauscherharz, das Gallensäuren bindet. Gallensäuren wirken peristaltikanregend.

Diphenoxylat ist ein Opiumderivat mit geringem Suchtpotenzial. Atropinzusatz vermindert das Suchtpotenzial und wirkt gleichzeitig krampflösend auf den Darm. Diphenoxylat wirkt ca. 4 Stunden. Wegen seiner zentralen Nebenwirkungen und der Abhängigkeitsgefahr sollte Diphenoxylat nicht mehr eingesetzt werden.

Opiumtinktur ist wegen seiner zentralen Suchtwirkung obsolet. Opium fällt unter das Betäubungsmittelgesetz.

27 Die Pharmakotherapie von gastrointestinalen Störungen

Störungen im Gastrointestinaltrakt sind sehr häufig und betreffen praktisch jeden Menschen im Lauf seines Lebens. Der Gastrointestinaltrakt ist einer großen Zahl von exogenen oder von durch Mikroorganismen im Darm gebildeten Stoffen ausgesetzt und muss sich dagegen schützen. Deshalb verfügt der Darm auch über ein sehr leistungsfähiges Immunsystem. Dazu kommt ein weit verzweigtes Nervensystem, so dass man den Darm fast als zweites Gehirn bezeichnen könnte.

27.1 Motorische Störungen

Die **Darmmotorik** wird sowohl vom sympathischen als auch vom parasympathischen Nervensystem gesteuert. Sympathische Reize hemmen die Darmmotorik, Vaguseinflüsse fördern die Motorik. Der Sphinktertonus des Pylorus wird durch Sympathomimetika erhöht, durch Parasympathomimetika erniedrigt.

Spasmen im Gastrointestinaltrakt

Spasmen, also Krämpfe, treten im Gefolge von Krankheiten, aber auch als Regulationsstörungen an Magen, Darm, Gallenwegen und Harnwegen auf. Zur medikamentösen Behandlung schmerzhafter Muskelkrämpfe an Magen, Darm, Galle und Ureter werden **Spasmolytika** und **Schmerzmittel** eingesetzt. Tabelle 27.1 zeigt gebräuchliche Pharmaka zur Behandlung von Spasmen und Koliken.

Mebeverin (Duspatal®) ist das Mittel der Wahl beim Colon irritabile. Es wirkt direkt relaxierend auf die glatte Muskulatur des Darms. Ein neues, vielversprechendes Medikament, das sich noch in der Erprobungsphase befindet, ist Alosetron (Lotronex®), ein 5-HT_3-Rezeptorantagonist.

Mittel der Wahl zur Spasmolyse ist nach wie vor **Butylscopolamin** (Buscopan®). Es führt zur Erschlaffung der glatten Muskulatur durch Hemmung des Acetylcholins. Im Gegensatz zu Atropin gelangt Buscopan® nicht ins ZNS, weil es ein quarternäres Ammoniumion enthält.

Bei Nierenkoliken, Magenkoliken, Gallenkoliken und Darmkoliken gibt man 1–2 Ampullen Buscopan® à 1 ml intravenös oder intramuskulär (20–40 mg). Zusätzlich injiziert man eine Ampulle Metamizol (Novalgin®) à 2 ml (1000 mg) intravenös. Eine intramuskuläre Injektion von Buscopan® ist möglich, aber schmerzhaft. Die orale Gabe von Buscopan® ist wegen der unsicheren Resorption nicht für die

Tab. 27.1 Medikamente zur Behandlung von schmerzhaften Spasmen im Gastrointestinaltrakt.

Wirkstoff	Handelsname	Stoffgruppe	Dosierung/Tag
N-Butylscopolamin	Buscopan®	M-Cholinozeptor-Antagonist	20–40 mg i.v.
Atropinsulfat	Atropinum sulfuricum®	M-Cholinozeptor-Antagonist	0,5–1 mg i.v.
Mebeverin	Duspatal®	myotropes Spasmolytikum	3 × 135 mg
Metamizol-Natrium	Novalgin®, Baralgin®	Pyrazolon-Analgetikum	0,5–1 g (max. 4 g)
Propyphenazon	Spasmo-Cibalgin®	analgetisches Kombinationspräparat	2–3 × 1 Drg.
Pentazocin	Fortral®	synthetisches Opioid	6 × 30 mg i.v. (max. 360 mg)
Tilidin	Valoron N®	synthetisches Opioid	4 × 100 mg
Tramadol	Tramal®	synthetisches Opioid	4 × 50–100 mg i.v.
Pethidin	Dolantin®	synthetisches Opioid	3–4 × 25–150 mg i.v.

Akutbehandlung geeignet, sondern nur zur Weiterbehandlung. Man gibt 3–5 × 1–2 Dragees Buscopan®. Metamizol und Propyphenazon haben im Gegensatz zu den natürlichen und synthetischen Opiaten keine kontrahierende Wirkung auf die glatte Muskulatur und können daher auch bei **akuter Pankreatitis** gegeben werden. Bei Pyrazolonallergie sind diese Pharmaka kontraindiziert. Tramadol, Pentazocin und Tilidin lösen bei intravenöser Injektion meist heftigen Schwindel und Erbrechen aus und sollten nur gegeben werden, wenn die Schmerzen nicht auf Metamizol ansprechen oder eine Pyrazolonallergie oder eine schwere Blutbildstörung (Agranulozytose) vorliegt. Alle Opioide dürfen bei Koliken nur zusammen mit m-Cholinozeptor-Antagonisten gegeben werden.

Bei Gallenkolik verordnet man zusätzlich feucht-warme Wickel auf dem Oberbauch und Nahrungskarenz. Bei Nierenkoliken wird der Patient angehalten, viel zu trinken. Bei Magenkolik wird nach Möglichkeit der Magen durch Erbrechen geleert. Anschließend gibt man Zantic® (oder Antra®), Novalgin® und Buscopan® intravenös. Essen ist nicht erlaubt. Zur Weiterbehandlung können alle erwähnten Medikamente auch oral oder rektal gegeben werden.

Verzögerte Magenentleerung, Darmatonie, paralytischer Ileus

Bei einer Reihe von Erkrankungen kann es erwünscht sein, die Motorik von Magen und Darm anzuregen. Zu den Erkrankungen, bei denen die Gabe von motilitätsfördernden Pharmaka indiziert ist, zählen:

- Gastritis und Reizmagen mit Völlegefühl, Magenentleerungsstörung, Aufstoßen und Übelkeit
- atonische Obstipation (Hypokaliämie, Mesenterialinfarkt, Sepsis, Diabetes mellitus)
- gastrische Parese beim Diabetiker
- Darmparalyse nach OP oder Intoxikation
- Refluxösophagitis.

Tabelle 27.2 zeigt motilitätsfördernde Mittel.

Metoclopramid und **Domperidon** sind Dopaminantagonisten (D_2), dürfen aber bei Kindern nicht eingesetzt werden, da sie Dyskinesien und Parkinsonoid auslösen können. **Indikationen** für Metoclopramid und Domperidon sind Reizmagen, diabetische Gastroparese, Refluxösophagitis, Übelkeit und Erbrechen. Bei Niereninsuffizienz, Kindern unter 14 Jahren und in der Schwangerschaft ist die Anwendung von Metoclopramid eingeschränkt. **Kontraindikationen** für Metoclopramid sind Ileus, Magenperforation, Therapie mit Neuroleptika, extrapyramidale Störungen, Epilepsie, Stillzeit, Phäochromozytom, prolaktinabhänigige Tumoren und Kombination mit MAO-Hemmern.

Tab. 27.2 Motilitätsfördernde Mittel (Prokinetika).

Wirkstoff	Handelsname	Dosierung/Tag
Metoclopramid	Paspertin®, Gastrosil®	3 × 10 mg
Domperidon	Motilium®	3 × 10 mg (☞ 16.5)

27.2 Übelkeit und Erbrechen

Übelkeit ist ein Symptom, dem eine große Zahl von Ursachen oder Erkrankungen zugrunde liegen kann. Die Skala reicht von Nervosität bis zum posttraumatischen Hirndruck. Tabelle 27.3 zeigt die wichtigsten endogenen und exogenen Ursachen für Übelkeit. Zunächst wird der Auslöser beseitigt oder die Grundkrankheit behandelt. Wenn das nicht möglich ist oder zu lange dauert, wird die Übelkeit symptomatisch behandelt. Die Tabelle 27.4 zeigt die gebräuchlichsten antiemetisch wirksamen Pharmaka. Antiemetika haben verschiedene Wirkungsmechanismen und wirken hauptsächlich an H_1-, D_2- und HT_3-Rezeptoren.

Bei Übelkeit, hervorgerufen durch Lampenfieber und Prüfungsangst, gibt man **Betablocker**, keine Antiemetika.

Bei Seekrankheit und anderen Kinetosen gibt man eine Stunde vor Reiseantritt **Dimenhydrinat,** ein **Scopolaminpflaster** oder **Meclozin.**

Reizmagen, Gastritis und diabetische Gastroparese werden mit **Metoclopramid** oder **Domperidon** behandelt. Zusätzlich sollten Antazida gegeben werden.

Bei Erbrechen unter Zytostatikatherapie verabreicht man **Ondansetron** oder **andere Setrone.** Die antiemetische Wirkung lässt sich durch Gabe hoher Dosen von Dexamethason (Fortecortin®) oder Methylprednisolon (Urbason®) verbessern. Auch Alizaprid ist möglich, darf aber nicht an Kinder unter 14 Jahren gegeben werden.

Bei Übelkeit durch Lebensmittelvergiftung gibt man **Atropin** und Metoclopramid. Bei Magen-Darm-Infekten gibt man Metoclopramid oder Dimenhydrinat.

Bei Migräne-Übelkeit injiziert man 1 Amp. **Dimenhydrinat** intravenös.

Bei **Morbus Menière** gibt man Dimenhydrinat oder Ondansetron, da die Patienten unter sehr starkem Schwindel und Übelkeit leiden.

Bei Schwangerschaftserbrechen verabreicht man Dimenhydrinat (keine Kontraindikation), aber auch Akupunktur kann hier erfolgreich sein.

Zentral ausgelöstes Erbrechen sollte mit Neuroleptika wie Triflupromazin, Perphenazin oder Haloperidol behandelt werden. Auch Metoclopramid ist möglich.

Tab. 27.3 Ursachen der Übelkeit.

Endogene Ursachen	Exogene Ursachen
Nervosität und Prüfungsangst	Traumata wie Commotio oder Contusio cerebri, Knochenbrüche
Gastritis, Ulkus des Magens oder Duodenums, Tumoren im Intestinaltrakt	Reisekrankheit (Kinetosen) bei Schiffs-, Bus- oder Autoreisen
Migräne, Hirntumoren	Intoxikationen mit Alkohol, Medikamenten oder Drogen
Gravidität	fieberhafte Infekte
Leberinsuffizienz, Nieren Insuffizienz mit Urämie, Ketoazidose beim Diabetes, Laktatazidose	Zytostatikatherapie
Morbus Menière	

Tab. 27.4 Dosierung von Antiemetika.

Wirkstoff	Handelsname	Stoffgruppe	Dosis/Tag
Scopolamin	Scopoderm TTS®	m-Cholinozeptor-Antagonist	1 Pflaster
Dimenhydrinat	Vomex®	zentraler H_1-Blocker	3–4 × 200 mg
Meclozin	Bonamine®	H_1-Rezeptorblocker	1–2 × 25 mg
Metoclopramid	Paspertin®	Dopamin-Rezeptor-Antagonist	3 × 10 mg
Alizaprid	Vergentan®	Dopamin-Rezeptor-Antagonist	50–200 mg
Domperidon	Motilium®	Dopamin-Rezeptor-Antagonist	3 × 10–20 mg
Triflupromazin	Psyquil®	Dopamin-Rezeptor-Antagonist	3 × 10–20 mg
Promethazin	Atosil®	Dopamin-Rezeptor-Antagonist	1–3 × 25–50 mg
Perphenazin	Decentan®	Dopamin-Rezeptor-Antagonist	4–12 mg
Ondansetron	Zofran®	Serotonin-Rezeptor-Antagonist	2 × 4–8 mg
Granisetron	Kevatril®	Serotonin-Rezeptor-Antagonist	1 × 2 mg oral oder 1–3 × 3 mg Inf.
Tropisetron	Navoban®	Serotonin-Rezeptor-Antagonist	1 × 5 mg

27.3 Magen- und Duodenalulkus

Reizmagen und **Gastritis** sind keine „harten" medizinischen Diagnosen, sondern mehr Verlegenheitsbezeichnungen für ein sehr häufiges Krankheitsbild. Das Befinden dieser Patienten ist erheblich beeinträchtigt, auch wenn sich bei der Endoskopie nur ein leicht vergröbertes Schleimhautrelief oder eine leichte Rötung der Magenschleimhaut zeigt. Eine Gastritis kann durch Übersäuerung und Störungen der Magenmotorik zu massiven Muskelkrämpfen des Magens führen, die auch im Kontrastmittel-Röntgen des Magens als Schnürringe zu sehen sind. Diese Krämpfe sind extrem schmerzhaft und können von einem unerfahrenen Untersucher leicht mit den Schmerzen einer akuten Pankreatitis verwechselt werden. Aus der Stärke der Beschwerden kann nicht auf ein Ulkus geschlossen werden. Es gibt schmerzhafte und fast symptomlose Ulzera, und es gibt eine schmerzhafte Gastritis ohne Ulkus.

Merke!
Erosion ist eine oberflächliche Mukosaverletzung, Ulkus ist eine submuköse Verletzung.

Ulzera sind umschriebene, kleine, meist 0,5–1 cm messende Defekte der Mukosa. Ulzera in Magen oder Duodenum entstehen, wenn das Gleichgewicht zwischen dem aggressiven Magensaft (HCl, Pepsin, Gallensäuren) und den Schutzfaktoren der Magenmukosa (Schleim, Durchblutung, Bicarbonatsekretion, Zellregeneration, Prostaglandinsynthese) gestört ist.

Dieses Gleichgewicht kann durch psychische Einflüsse oder durch exogene Noxen wie verdorbene Lebensmittel, Medikamente (Antirheumatika) oder Infektionen gestört werden. Die häufigsten Ursachen der Ulkusentstehung in Magen und Duodenum sind:

- Infektionen mit **Helicobacter pylori**
- beruflicher und familiärer **Stress, Operationen, Krankenhausaufenthalt, Intensivstation** (Achtung: Arbeit, ob körperlich oder geistig, ist kein Stress [Disstress], wenn sie Freude macht. Nur ungeliebte Arbeit oder Arbeit unter Zeitdruck ist Stress.)
- **Rauchen** und **Alkohol**
- **Medikamente** wie nichtsteroidale Antirheumatika oder Glukokortikoide.

Die **Ulkuskrankheit** verläuft meist chronisch rezidivierend und hat eine ausgeprägte Neigung zur Spontanheilung. Eine Komplikation des unbehandelten Ulkus kann eine Perforation von Magen oder Darm sein, eine säurehemmende Ulkustherapie ist daher zwingend. Bei chronisch rezidivierenden Ulzera ist in 80–90 % der Fälle die Besiedlung mit **Helicobacter pylori** ein Teilfaktor. Eine Besiedlung des Magens mit diesem Bakterium erhöht die Rezidivrate des Ulkus. Umgekehrt gibt es viele symptomlose Helicobacter-Träger und Helicobacter-Träger mit Gastritis, aber ohne Ulkus. Der Schluss „Helicobacter verursacht Ulzera" ist also nicht zulässig. Dagegen gilt, dass die Rezidivrate bei Ulkuspatienten deutlich sinkt, wenn Helicobacter medikamentös eliminiert wird.

Merke!
95 % aller Patienten mit Ulcus duodeni und 70 % der Patienten mit Ulcus ventriculi sind infiziert mit Helicobacter pylori.

Das frühere Dogma „Kein Ulkus ohne Säure" gilt nicht mehr, da selbst bei neutralem Magensaft Magenulzera auftreten können, wenn die protektiven Faktoren (Schleim, Durchblutung) des Magens vermindert sind. Für das Duodenalulkus gilt weiterhin, dass Säure zur Ulkusentstehung erforderlich ist. Vor Einführung der H_2-Blocker in die medizinische Therapie waren Magenresektion und trunkuläre Vagotomie des Magens die einzigen Möglichkeiten, chronisch rezidivierende Ulzera in den Griff zu bekommen. Heute werden diese Operationen nur noch bei medikamentöser Ulkusresistenz und bei Ulcus callosum durchgeführt.

Indikationen

Die Tabelle 27.5 zeigt die Indikationen für eine Eradikationstherapie von Helicobacter pylori nach den Empfehlungen der Deutschen Gesellschaft für Verdauungs- und Stoffwechselkrankheiten (DGVS).

Tab. 27.5 Indikationen für eine Eradikationstherapie von Helicobacter pylori.

Krankheit	Indikation zur Eradikation
Erstes Ulcus ventriculi	sinnvoll
Rezidivierendes Ulcus ventriculi	gesichert
Ulcus ventriculi, Helicobacter-positiv	sinnvoll
Therapie mit NSA	keine Angaben
Erstes Ulcus duodeni	sinnvoll
Rezidivierendes Ulcus duodeni	gesichert
Funktionelle Dyspepsie (Gastritis)	nicht gesichert
Erosive Gastritis und Helicobacter positiv	nicht gesichert
Prophylaxe Magen-Ca	nicht gesichert
Langzeitbehandlung mit Säureblockern	nicht gesichert

Therapie

Therapieziel der Ulkusbehandlung ist die Erzielung von Schmerzfreiheit, die Abheilung des Ulkus und die Verhinderung von Rezidiven und Komplikationen, wie beispielsweise Magenperforation. Für die Ulkustherapie stehen eine Reihe von Medikamenten oder Medikamentengruppen zur Verfügung, von denen die wichtigsten in Tabelle 27.6 aufgeführt sind. Die erste Dosisangabe gilt für die Akutbehandlung, die zweite für die Rezidivprophylaxe.

Zur Behandlung von Ulzera des Magens oder des Duodenums werden vorzugsweise Protonenpumpenhemmstoffe wie **Omeprazol** oder **Lansoprozol** sowie der H_2-Blocker **Ranitidin** eingesetzt. Unter der Therapie mit Omeprazol heilen Duodenalulzera schneller ab als unter Therapie mit Ranitidin. Innerhalb von 4 Wochen sind 90 % der Ulzera unter Omeprazoltherapie verschwunden. Bei der Behandlung von Magenulzera besteht kein Unterschied zwischen Omeprazol und H_2-Blockern. Wegen ihrer NW sollten Hemmstoffe der Protonenpumpe aber auf die Indikationen Ulkus mit Helicobacter, schwere Refluxösophagitis und Zollinger-Ellison-Syndrom beschränkt bleiben. Bei Helicobacter-Eradikation sind Hemmstoffe der Protonenpumpe die Säurehemmer der 1. Wahl.

Misoprostol ist wegen seiner Nebenwirkungen ein Medikament zweiter Wahl bei der Ulkustherapie.

Antazida wie Maaloxan® wirken beim Ulkus nicht ausreichend und eignen sich nur für die Intervallbehandlung von rezidivierenden Ulzera bzw. zur Prophylaxe oder als Zusatzmedikation zu H_2-Blockern. Zusatzmedikamente sind auch Metoclopramid und Sucralfat.

Zu Beginn der Ulkusbehandlung gibt man 800 mg Zantic® oral als Einmalgabe abends, reduziert dann auf 400 mg für 4–6 Wochen und reduziert dann weiter auf die Erhaltungsdosis von 150 mg abends. Alternativ gibt man Omeprazol 1–2 × 1 Kapsel à 20 mg für 4 Wochen.

Durch die medikamentöse Beseitigung **(Eradikation)** von **Helicobacter pylori** erreicht man bei Gastroduodenalulzera eine fast vollständige Rezidivfreiheit, was einer Ausheilung gleichkommt. Im Vergleich dazu kann bei Ulcus duodeni durch eine alleinige säurehemmende Dauertherapie nur eine Rezidivfreiheit von 13–20 % erreicht werden. Die Helicobacter-Eradikation ist also ein therapeutischer Durchbruch. Durch eine **Tripeltherapie,** d. h. eine Dreierkombination verschiedener Medikamente, ist eine Sanierung der bakteriellen Infektion in 90 % der Fälle möglich. Diese Zahlen bewogen das Bundesamt für Arzneimittel und Medizinprodukte 1997, die in Tabelle 27.7 aufgeführten Therapieschemata offiziell zuzulassen.

Die meisten Antibiotika wirken im sauren Magenmilieu nicht oder nur ungenügend. Mit einer antibiotischen Monotherapie konnte Helicobacter pylori nur in 10–15 % der Fälle abgetötet werden. Die Therapie mit Bismutverbindungen (Telen®) und zwei Antibiotika erzielte zwar in 90 % der Fälle Erfolge, musste aber wegen der Nebenwirkungen aufgegeben werden. Danach wurde eine 14-tägige Dualtherapie eingeführt, bestehend aus Omeprazol und Amoxicillin. Diese Therapie war gut verträglich, allerdings streuen die Erfolgsraten je nach Autor zwischen 54 und 91 %. Grund dafür könnte eine mangelhafte Compliance sein, da mindestens 90 % der Tabletten

Tab. 27.6 Medikamente zur Ulkusbehandlung.

Hauptgruppe	Wirkstoff	Handelsname	Dosierung/Tag akut	chronisch
H_2-Blocker	Ranitidin	Zantic®	1 × 600 mg	1 × 150 mg
Protonenpumpeninhibitor (PPI)	Omeprazol Lansoprazol Pantoprazol	Antra® Agopton® Pantozol®	1–2 × 20 mg 1–2 × 30 mg 2 × 40 mg	– – –
Parasympatholytika	Pirenzepin N-Butylscopolamin	Gastrozepin® Buscopan®	2 × 50–75 mg 3 × 1–2 Drag.	– –
Prostaglandine	Misoprostol	Cytotec®	2 × 200 mg	
Antazida	AlMg-Hydroxid Magaldrat	Maaloxan 70® Riopan®	4 × 1–2 Beutel 4 × 1–2 Beutel	
Motilitätsförderer	Metoclopramid	Paspertin®	3 × 10 mg	
Mukoprotektiva	Sucralfat	Ulcogant®	4 × 1 g	
Bakterizide Kolloide	Wismut Wismutsalicylat	Telen® Katulcin-R®	4 × 120 mg 3 × 600 mg	
Antibiotika	Amoxicillin Clarithromycin	Clamoxyl® Klacid®	2 × 500 mg 2 × 250 mg	
Protozoenmittel	Metronidazol	Clont®	2 × 400 mg	

eingenommen werden müssen, um eine gute Wirksamkeit zu erreichen. Die nachfolgenden Tripelschemata sind nicht wirksamer, aber aufgrund der kürzeren Therapiedauer compliancefördernd. Die Wirkung von **Amoxicillin, Clarithromycin** und **Metronidazol** gegen Helicobacter pylori ist ab einem pH-Wert von 5 gegeben, bei einem ph-Wert von 7,5 ist die Wirkung additiv. Die Kombination wirkt einer raschen Resistenzentwicklung entgegen. Eine Omeprazoldosis von 20 mg/d ist wahrscheinlich in allen Schemata genügend. Statt Omeprazol kann auch Lansoprazol oder Pantoprazol eingesetzt werden, andere Schemata verwenden statt Clarithromycin Azithromycin. Auch Tetracyclin wird in einem Quadrupelschema von Omeprazol, Wismutsalz und Metronidazol eingesetzt. Bei Therapieversagern muss eine Resistenzbestimmung vorgenommen werden, therapeutisch wird dann meist 14-tägig 3 × 40 mg Omeprazol und 3 × 750 mg Amoxicillin verabreicht.

Die Dreierkombination aus Amoxicillin, Clarithromycin und Omeprazol wird als Kombinationspackung unter dem Namen ZacPac® angeboten.

Eine gute bakterizide Wirkung hat auch **kolloidales Wismut** (basisches Bismutnitrat). Es sollte jedoch mit Amoxicillin und H_2-Blocker kombiniert werden. Wismut allein führt nur in 5–20 % der Fälle zur Keimfreiheit. Die Kombination Bismut/Metronidazol und Amoxicillin hat einen Erfolg von 70–90 %. Wismutverbindungen stimulieren in den Magenzellen die Sekretion von Prostaglandinen und Bicarbonat. Sie sind bei Kurzzeitgabe gut verträglich, färben aber den Stuhl dunkel. Bismutverbindungen führen mit einer Reihe von Medikamenten (Tetrazykline, Salicylate) zu Interaktionen.

Misoprostol (Cytotec®) ist ein Prostaglandin-E_1-Derivat, das für die Behandlung des Ulcus duodeni zugelassen ist. Es hemmt die Säuresekretion der Belegzellen und soll zusätzlich über einen „protektiven" Effekt verfügen, der aber nicht bewiesen ist. Es bietet keine bessere Ulkusabheilung als Cimetidin, hat aber, wie alle Prostaglandine, erhebliche Nebenwirkungen und kann als Abtreibungsmittel missbraucht werden. Als NW können Übelkeit, Durchfall, Tremor, Krämpfe, Dyspnoe, Bauchschmerzen, Uteruskontraktionen, Blutdruckabfall und Bradykardie auftreten.

Sucralfat (Ulcogant®) ein basisches Aluminium-Saccharose-Sulfat. Es wird als wasserlösliches Pulver mehrmals täglich verabreicht und kann bei Ulzera oder zur Rezidivprophylaxe eingesetzt werden. Bei der Behandlung des Ulcus duodeni ist es in der Wir-

Tab. 27.7 Therapieschemata der Helicobacter-pylori-Eradikation.

Therapieschema	Wirkstoff	Dauer	Erfolg
Schema I			**90–95 %**
1 × 40 mg Antra®/d	Omeprazol, anderer PPI*	7 Tage plus	
2 × 400 mg Clont®/d	Metronidazol	7 Tage plus	
2 × 1 g Clamoxyl®/d	Amoxicillin	7 Tage	
Alternativ Schema II (Italian Triple, Bazzoli 1993)			**90–95 %**
2 × 20 mg Antra®/d	Omeprazol	7 Tage plus	
2 × 400 mg Clont®/d	Metronidazol	7 Tage plus	
2 × 250 mg Rulid®/d	Clarithromycin	7 Tage	
Alternativ Schema III (French Triple)			**90 %**
1–2 × 20 mg Antra®/d	Omeprazol	7 Tage plus	
2 × 500 mg Rulid®/d	Clarithromycin	7 Tage plus	
2 × 500 mg Clamoxyl®/d	Amoxicillin	7 Tage	
Quadrupel-Therapie			**90–95 %**
2 × 1 Antra®	Omeprazol , anderer PPI	Tag 1–10	
3 × 600 mg Katulcin-R®	Bismutsalicylat	Tag 4–10	
Tetracyclin-ratiopharm®	Tetracyclin	Tag 4–10	
3 × 400 mg Clont®	Metronidazol	Tag 4–10	
Dualtherapie			**55–90 %**
2 × 20 mg Antra®	Omeprazol, anderer PPI	14 Tage	
2 × 1 g Amoxicillin-ratiopharm®	Amoxicillin	14 Tage	

* 20 mg Omeprazol entspricht 30 mg Lansoprazol bzw. 40 mg Pantoprazol.

kung den H_2-Blockern ebenbürtig, bei der Behandlung des Ulcus ventriculi nicht. Es bildet zusammen mit Proteinen eine schwerlösliche Schutzschicht über dem Ulkusbezirk und beschleunigt so die Abheilung. Sucralfat ist ein gut verträgliches, bei richtiger Dosierung untoxisches Medikament. Die Nebenwirkungen erklären sich hauptsächlich durch die Resorption von Aluminium und entsprechen denen der aluminiumhaltigen Antazida. Die Resorption und die Wirkung von Pharmaka wie Tetracyclin, Eisen, Phenytoin, Cimetidin, Digoxin und anderen kann beeinträchtigt werden.

Pirenzepin (Gastrozepin®) ist in entsprechender Dosis bei der Behandlung des peptischen Ulkus genauso wirksam wie H_2-Blocker oder Antazida.

Zur Therapie einer jeden Störung von Magen und Duodenum gehört die **Diätberatung,** auch wenn der Nutzen der Diät jahrzehntelang von Medizinern geleugnet wurde. Patienten, die nicht auf scharfe Gewürze, Bohnenkaffee und Alkohol verzichten, brauchen ein Mehrfaches an Medikamenten, um die Säureproduktion unter Kontrolle zu halten.

Das **Stressulkus** von Patienten auf Intensivstationen wird hauptsächlich von mangelhafter Durchblutung der Magenschleimhaut verursacht und entspricht nicht dem Bild des sonstigen Ulkus. Es bilden sich großflächige Erosionen und Ulzerationen. Behandelt wird prophylaktisch mit Sucralfat, H_2-Blockern und eventuell Pirenzepin.

Kasuistik

Ein 48-jähriger Mann wird vom Hausarzt zur weiteren Diagnostik bei Verdacht auf ein Ulcus duodeni ins Krankenhaus eingewiesen. Der Patient klagt über starke Oberbauchbeschwerden, bereits im Vorjahr war bei ihm ein Zwölffingerdarmgeschwür diagnostiziert worden. Bei der Gastroskopie bestätigt sich der Verdacht eines erneuten Ulcus duodeni. Histologisch wird eine Antrumgastritis mit Nachweis von Helicobacter pylori nachgewiesen. Der Helicobacter-pylori-Nachweis ist eine Indikation für die Eradikationstherapie mit Amoxicillin oder Clarithromycin und Metronidazol. Außerdem erhält der Patient über sieben Tage einen Protonenpumpenhemmer. Unterstützend kann eine Ulkusdiät (leichte gemischte Kost mit häufigen kleinen Zwischenmahlzeiten) wirken.

27.4 Refluxkrankheit

Eine Refluxkrankheit oder Refluxösophagitis tritt meist bei Insuffizienz des Ösophagus-Sphinkters auf. Magensaft und, bei heftigem Erbrechen, auch Gallensaft laufen in die Speiseröhre zurück und führen zu Reizung, Entzündung und Ulkusbildung im Ösophagus. Unbehandelt kann die chronische Refluxösophagitis zu Metaplasie und narbiger Stenose des Ösophagus führen (Barrett-Syndrom), die dann medikamentös nicht mehr zu reparieren ist, sondern einer chirurgischen Intervention bedarf. Zunächst versucht man mit **Verhaltensmaßregeln** eine Besserung zu erreichen:

- Hochlagerung des Oberkörpers im Bett durch 2 Kissen
- nur kleine, leichte abendliche Mahlzeiten
- Vermeiden von Ulkusfaktoren (Genussgifte, Stress)
- Absetzen von Medikamenten, die den Sphinktertonus vermindern (β-Blocker, α-Blocker, Atropin).

Medikament der Wahl zur Therapie der Refluxkrankheit ist Esomeprozol (Nexium®) in einer Dosis von $1 \times 20\,mg/d = 1 \times 1$ Tabl. Auch H_2-Blocker wie Ranitidin sind möglich. Antazida eignen sich nur für leichte Formen des Sodbrennens.

27.5 Colitis ulcerosa und Morbus Crohn

Colitis ulcerosa und M. Crohn sind chronisch entzündliche Erkrankungen des Darms, deren Genese nur ungenügend geklärt ist. Die Ursache ist multifaktoriell und umfasst genetische Disposition (gesichert), psychische und exogene Faktoren (Allergie?). Bei Morbus Crohn findet man eine unspezifische Entzündung des distalen Ileums und des Kolons. Bei der Colitis ulcerosa ist nur das Kolon von einer unspezifischen Entzündung befallen.

Morbus Crohn manifestiert sich nicht nur am Darm, sondern geht in bis zu 8 % der Fälle mit verschiedenen Dermatosen einher. Man beobachtet beispielsweise Erythema nodosum (8 %), Psoriasis (9,6–11,2 %), Vasculitis allergica, LE, Epidermolysis bullosa und andere Hautreaktionen (R. Henschel et al. Dtsch. Ärztebl. 2002; 99: A3401–3410, Heft 50).

Die Inzidenz von M. Crohn und Colitis ulcerosa stieg in den letzten Jahrzehnten steil an. Es gibt Hinweise darauf, dass bei beiden Erkrankungen aufgrund einer genetischen Disposition die Toleranz gegen die eigene Darmflora gestört ist und eine überschießende **immunologische Reaktion** gegen normale Bestandteile des Darminhalts zu einer Mukosaentzündung führt. Einmal ausgelöst verläuft die Entzündungsreaktion selbstunterhaltend. Das Ausmaß der Entzündung ergibt sich aus dem Ungleichgewicht zwischen proentzündlichen und kontraentzündlichen Mediatoren. In beiden Gruppen gibt es eine große Zahl Mediatoren. Proentzündliche Mediatoren sind vor allem die Zytokine Interleukin 1 (IL-1), Interleukin 6 (IL-6) und der Tumornekrosefaktor α (TNF-α). Entzündungshemmende Mediatoren sind beispielsweise der Interleukin-1-Rezeptorantagonist (IL-1ra), Interleukin 10 (IL-10) und Interleukin 4 (IL-4). Die pro- und kontraentzündliche Immunregulation wird durch ein Netzwerk intrazellulärer Signalmechanismen vermittelt.

Therapieziel ist die Abheilung der Entzündung und die Normalisierung des Stuhlgangs. Dies geschieht durch Änderung der Lebensführung, Stressvermeidung, Psychotherapie und Medikamente. Eine allgemeingültige spezifische Diät gibt es nicht, wohl aber kann im Einzelfall die Diät Erleichterung bringen (beispielsweise durch Vermeidung von Getreidegluten). Ballaststoffreiche Ernährung gefährdet Crohn-Patienten mit Darmstenosen. In schweren Fällen muss der Patient parenteral ernährt werden. Eine Colitis ulcerosa kann durch Resektion des befallenen Darmabschnitts geheilt werden, ein Morbus Crohn nicht. In Deutschland leiden mindestens 50 000 Menschen an Morbus Crohn oder Colitis ulcerosa. Die Krankheiten verlaufen in Schüben.

Die medikamentöse Therapie chronisch entzündlicher Darmerkrankungen ist abhängig von Befallsmuster und Aktivität der Erkrankung. Bei milderen Formen wird Mesalazin oder Sulfasalazin eingesetzt. Im akuten Stadium ist Prednisolon oral in einer Dosis von 1 mg/kg das Mittel der Wahl. Therapiedauer sollte 8–12 Wochen sein. Auch Budesonid oral oder rektal ist möglich. Die Remissionserhaltung geschieht mit Mesalazin. Falls unter dieser Behandlung ein Rückfall auftritt, wird mit dem Immunsuppressivum Azathioprin weiterbehandelt. Eine Wirkung ist erst nach 3 Monaten zu erwarten. Bei aktivem und bei therapieresistentem M. Crohn werden Immunmodulatoren wie Infliximab (Remicade®) in einer Dosis von 5 mg/kg infundiert. Medikamente, die zur Behandlung von Colitis ulcerosa und M. Crohn eingesetzt werden, zeigt die Tabelle 27.8.

Sulfasalazin (Azulfidine®)

Sulfasalazin ist ein Sulfonamid, das als Prodrug fungiert. Es wird im Darm durch Bakterien in Sulfapyridin und in 5-Aminosalicylsäure gespalten. Die Aminosalicylsäure wirkt bei Kolitis entzündungshemmend. Sulfasalazin wird im Magen und Dünndarm resorbiert und über die Galle wieder in den Darm ausgeschieden. Das Sulfasalazin hat eine Reihe teils gefährlicher Nebenwirkungen, die hauptsächlich vom Sulfapyridin verursacht werden.

Unerwünschte Wirkungen von Sulfasalazin sind häufig Müdigkeit, Kopfschmerz, Benommenheit, Depressionen, Parästhesien und Schlafstörungen. Häufig sind auch Bauchschmerzen, Erbrechen, Diarrhö, Hepatitis, Pruritus, Hautausschläge und exfoliative Dermatitis. Seltener sind hämolytische Anämie, Leukopenie, Agranulozytose, Oligospermie und interstitielle Nephritis.

Kontraindikationen für Sulfasalazin sind Schwangerschaft, Stillzeit, hämolytische Anämie, Glucose-6-Phosphatdehydrogenase-Mangel, schwere Niereninsuffizienz, Sulfonamidallergie und Dermatitis exfoliativa.

Tab. 27.8 Medikamente zur Therapie von Colitis ulcerosa und Morbus Crohn.

Wirkstoff	Handelsname	Dosierung/Tag akut	Erhaltung
Nichtsteroidale Entzündungshemmer			
Mesalazin = 5-Aminosalicylsäure	Claversal®, Salofalk®	3 × 0,5 g	2–3 × 0,5 g
Sulfasalazin = Salazosulfapyridin	Azulfidine®, Colo-Pleon®	3 × 1 g	2 × 1 g
Glukokortikoide			
Prednisolon	Decortin H®	1 × 50 mg	1 × 10 mg
Budesonid	Budenofalk®	3 × 3 mg	
Immunsuppressiva			
Azathioprin	Imurek®	1 × 50 mg	
6-Mercaptopurin	Puri-Netol®	1 × 2,5 mg/kg	
Ciclosporin	Sandimmun®	s. Fachinfo	Die Rote Liste nennt keine Dosierung!
Immunmodulatoren			
Infliximab	Remicade®	5 mg/kg Inf.	
Antibiotika			
Metronidazol	Clont®		1 × 1,5 g
Peristaltikhemmende Mittel			
Loperamid	Imodium®	4 × 2 mg	
Atropin	Atropinum sulfuricum®	1 mg i.v.	
Codein	Codipront®	4 × 30 mg	

Mesalazin (Claversal®)

Mesalazin (Claversal®) ist reine 5-Aminosalicylsäure in einer Galenik, die den Wirkstoff erst im Ileum und Kolon freisetzt.

Indikationen sind Colitis ulcerosa und M. Crohn.

Unerwünschte Wirkungen von Mesalazin sind häufig Fieber, Kopfschmerz, Müdigkeit und allergische Reaktionen. Blutbildstörungen und Nephritis sind selten.

Kontraindikationen für Mesalazin sind blutende Magengeschwüre, schwere Niereninsuffizienz, Schwangerschaft und Salicylatallergie.

27.5.1 Medikamentöse Behandlung des Morbus Crohn

Im **akuten Schub** des M. Crohn sind Glukokortikoide die wirksamsten Medikamente. Verwendet werden vorzugsweise Prednisolon (Decortin H®, Scherisolon®) und Methylprednisolon (Urbason®). Zur Erhaltungstherapie in der Remissionsphase des M. Crohn eignen sich die Glukokortikoide nicht. Zu Beginn der Behandlung gibt man 60 mg Prednisolon/d, am besten in Form von Suppositorien (Rectodelt®), und reduziert dann jeweils 10 mg pro Woche bis auf 10 mg/d. Diese Erhaltungsdosis wird noch für mehrere Monate fortgeführt. Bei einem leichten Schub des M. Crohn kann man anstelle von Kortison auch 3 g Sulfasalazin/d geben. Bei mittelschweren Formen gibt man 3 g Sulfasalazin oder 3 x 500 mg Mesalazin und 0,5–1 mg/kg Prednisolon zusätzlich. Im schweren, akuten Schub ist die zusätzliche Gabe von Sulfasalazin zu Prednisolon ohne Wirkung. Man gibt Sulfasalazin nach Möglichkeit als Klysma (Colo-Pleon®-Klysma).

Nach amerikanischen Berichten spricht Infliximab (Remicade®) bei 60 % der M.-Crohn-Patienten an und führt bei 30 % zu einer Remission. Die Zeit bis zum Wirkungseintritt betrug 7–9 Tage, der Effekt hielt 8–10 Wochen an. Bei Tbc ist Infliximab kontraindiziert.

Da die Rezidivrate von M. Crohn bei 50 % liegt, muss auch im **beschwerdefreien Intervall** behandelt werden. Man gibt Sulfasalazin oder Mesalazin, die beide die Rezidivrate deutlich senken. Mesalazin ist besser verträglich und macht weniger allergische Reaktionen. Bei Patienten mit leichter bis mäßiger M.-Crohn-Kolitis, die Sulfasalazin nicht vertragen oder darauf nicht ansprechen, kann ein Therapieversuch mit Metronidazol (Clont®) durchgeführt werden. Man gibt für 4–8 Wochen 1,5 g Clont®. Kommt es in dieser Zeit nicht zur Besserung, dann muss das Medikament abgesetzt werden. Bei Colitis ulcerosa ist Metronidazol unwirksam.

Ist ein Morbus Crohn therapierefraktär gegen Kortison, Sulfasalazin und Metronidazol, dann bleibt als letzte Möglichkeit die Behandlung mit Immunsuppressiva. Eingesetzt werden können Azathioprin (Imurek®), Cyclophosphamid (Endoxan®) und Mercaptopurin (Purinetol®). Bei 80–90 % der Patienten lassen sich durch Zytostatika Remissionen von einem Jahr Dauer erreichen. Allerdings muss die Behandlung etwa ein Jahr lang durchgeführt werden. Man gibt initial 50 mg Azathioprin und kann, falls erforderlich, auf 1,5 mg/kg KG erhöhen. Das Immunsuppressivum Ciclosporin (Sandimmun®) befindet sich noch in der Erprobungsphase. Jedoch scheint es unter der gleichen Indikation wie Azathioprin gute Wirkung zu haben. Gute Erfolge verspricht auch das neue Immunsuppressivum Infliximab (Remicade®).

27.5.2 Medikamentöse Therapie der Colitis ulcerosa

Die frühe parenterale Gabe von **Kortikoiden** oder ACTH (Synacten®) kann für Patienten mit fulminanter Kolitis lebensrettend sein. Bei Patienten mit erstmalig fulminanter Colitis ulcerosa ohne Vorbehandlung mit Kortikoiden gibt man 120 mg ACTH pro Tag als Infusion. In weniger schweren Fällen ist **Mesalazin** das Mittel der Wahl. Man gibt ein Salofalk®-Klysma mit 4 g Mesalazin abends oder Claversal®-Tabletten. Falls nötig, verabreicht man zusätzlich Prednisolon nach dem M.-Crohn-Schema.

Bei schweren Schüben ist die intravenöse Gabe von Ciclosporin etwas besser wirksam (64 %) als die intravenöse Gabe von Methylprednisolon (53 %). Durch Zugabe des jeweils anderen Medikaments konnten in beiden Gruppen 30 % der Non-Responder erfolgreich behandelt werden. Glukokortikoide bleiben aber die Standardtherapie.

27.6 Diarrhö

Diarrhö oder Durchfall bedeutet eine häufige Entleerung von wässrigen oder schleimigen Stühlen. Dabei kommt es zu teilweise erheblichem Verlust von Wasser und Elektrolyten. Wie die Obstipation ist auch die Diarrhö nur ein Symptom. Es gilt also, die Grundkrankheit zu finden und zu behandeln. Häufigste Ursache der Diarrhö sind **Darminfektionen** durch Bakterien oder Viren. In Frage kommen über 100 pathogene Keime (Campylobacter, Escherichia coli, Salmonella, Rotaviren u.a.). Seltenere Ursachen einer Diarrhö sind Diätfehler, Malabsorptionssyndrom, Hyperthyreose, Colon irritabile, Vergiftungen, Laxanzienabusus, Medikamente, Colitis ulcerosa und M. Crohn.

27.6.1 Therapie der infektiös bedingten Diarrhö

Alle durch Bakterien oder Viren hervorgerufenen Durchfallerkrankungen werden ohne Antibiotika behandelt. Ausnahmen sind der Typhus abdominalis, hervorgerufen durch Salmonella typhi, und die Shigellenruhr. Hier kann mit Antibiotika wie Amoxicillin, Trimethoprim oder Erythromycin behandelt werden. Bei Amöbenruhr oder Lambliasis wird mit

Antiprotozoenmitteln wie Metronidazol behandelt. Bei allen anderen Darminfekten ist die Verwendung von **Antibiotika ein Kunstfehler,** z. B. wenn eine Infektion mit Salmonella enteritidis mit oralen Antibiotika behandelt wird, verdoppelt sich die Zahl der Dauerausscheider. Bei allen infektiösen Durchfällen wird jegliche Nahrung verboten. Der Patient bekommt nur Mineralwasser und schwarzen Tee, Kindern gibt man den zweiten Aufguss des Tees. Dazu gibt man Elektrolytgetränke wie Oralpädon® oder Salzstangen bei Kindern, da die meisten Kinder die merkwürdig schmeckenden Elektrolytgetränke nicht annehmen. Käufliche Elektrolytgetränke für Sportler sind nicht geeignet, da sie meist zu viel Magnesium enthalten. Erwachsene benötigen eine tägliche Trinkmenge von 2–3 Litern, Kinder 1–2 Liter. An Medikamenten gibt man am 1. Tag 1–4 Kapseln Loperamid (Imodium®) und 1 × 6 Kohlecompretten. Adstringenzien wie Tannalbumin (Reasec®) bieten keine Vorteile. Tinctura opii simplex ist wegen seiner zentralen NW obsolet.

Bei Kolikschmerzen injiziert man 1 Ampulle Buscopan® i.v. oder gibt Buscopan plus® oral (N-Butylscopolamin + Paracetamol). Bei Übelkeit wird Vomex® intramuskulär oder intravenös verabreicht. Unter dieser Behandlung sind die meisten Patienten bereits am zweiten Tag fast beschwerdefrei. Wenn es dem Patienten besser geht, darf er etwas gekochten Reis essen, später Zwieback, Bananen und Haferbrei. Wichtig ist es, die Diät mindestens 4 Tage beizubehalten, um Rückfälle zu vermeiden. Bei schweren Darminfekten wie Salmonellosis, Cholera oder Typhus müssen Wasser und Elektrolyte per Infusion zugeführt werden.

Wer in Entwicklungsländer reist, sollte durch Impfung vorbeugen. Gegen Typhus gibt es eine Schluckimpfung (Typhoral®) und einen Impfstoff zur i.m. Gabe (Typherix®). Auch gegen Cholera steht ein parenteraler Impfstoff zur Verfügung (Cholera-Impfstoff Behring®).

Bei länger andauerndem Durchfall kann es zur Sekundärinfektionen mit Einzellern kommen (z. B. Lamblien). Sichtbar wird diese Superinfektion am grünem, schaumigem und stark stinkendem Stuhl. Bei Einzellerinfektionen ist **Metronidazol** (Clont®) indiziert. Gleiches gilt für die Amöbenruhr.

27.6.2 Lebensmittelvergiftungen

Bei so genannten Lebensmittelvergiftungen, die durch **Bakterientoxine** hervorgerufen werden, verfährt man wie bei bakteriellen Darminfekten. Die häufigsten toxinbildenden Bakterien sind Staphylococcus aureus, Clostridium perfringens, Clostridium botulinum, Salmonella enteritidis und enterohämorrhagische E. coli (EHEC). Klinisch verlaufen Lebensmittelvergiftungen durch Bakterientoxine anders als Darminfekte. Da das fertige Toxin bereits im verzehrten Lebensmittel enthalten ist, tritt die Wirkung sehr rasch ein (10–60 min). Symptome sind Blutdruckabfall, Kreislaufkollaps, Koliken und Erbrechen. Im Vergleich dazu benötigt eine Salmonelleninfektion 12–14 Stunden, bevor klinische Symptome auftreten.

Bei nervösen Darmbeschwerden und nach Ileumresektion beobachtet man eine verstärkte Entleerung von Gallensaft in den Darm. Die Gallensäuren reizen den Darm und verursachen Durchfall. Dem kann man durch die Gabe eines Ionenaustauschers wie Colestyramin (Qantalan®) entgegenwirken.

27.7 Obstipation

Eine Obstipation liegt vor, wenn weniger als 4 × pro Woche trockener, harter Stuhl entleert wird. Hinter den meisten Obstipationen stehen psychosomatische Fehlregulationen und zwar nicht nur bei Erwachsenen, sondern auch bei Kindern (Trotzalter).

27.7.1 Ursachen der Obstipation

- Psychosomatische Probleme, Angst vor Hingabe, unterdrückte Aggression, Reiseobstipation (ungewohnte Umgebung), Colon irritabile
- Hypothyreose
- Hypokaliämie
- Hämorrhoidenkrankheit oder anorektale Abszesse und Fisteln
- Medikamente: Opiate, Antazida, Antidepressiva, kaliumausschwemmende Diuretika, Laxanzien
- Galleträgheit, d. h. unzureichende Galleentleerung ins Duodenum.

27.7.2 Therapie der Obstipation

Auch bei der Therapie der Obstipation stehen an erster Stelle Diät und Verhaltensmaßregeln. Man hält den Patienten zu ballaststoffreicher Kost und zu geregelter Lebensführung an, gibt Weizenkleie, Leinsamen und eingeweichte Dörrpflaumen. Bei gelegentlicher Verstopfung genügen Glycerinzäpfchen, in schwereren Fällen und zur OP-Vorbereitung gibt man Bisacodyl (Dulcolax®) oder ein Klistier (1 × Klysma salinisch®). Alle Laxanzien verstärken bei Dauergebrauch die Darmträgheit und führen zu Gewöhnung bzw. Toleranzentwicklung. Bei unklarem Abdomen, Appendizitis und Ileus sind Laxanzien kontraindiziert. Einen Überblick über die gebräuchlichen Laxanzien und ihre Dosierung gibt Tabelle 27.9.

27.8 Therapie des Reizdarms (Colon irritabile)

Das Syndrom des Reizdarms ist eine häufige vegetative Störung, die bei Frauen 3-mal häufiger auftritt als bei Männern. Symptome sind Stuhlunregelmäßigkeiten und Bauchschmerzen ohne nachweisbare Darmerkrankung. Obstipation und Durchfälle wech-

Tab. 27.9 Laxanzienwirkstoffe.

Stoffgruppe	Wirkstoff	Handelsname	Dosierung/Tag
Gleitmittel	Paraffinöl Glyzerin	Obstinol mild® Glycilax®	1–3 × 1 EL* 1–2 × 1 Supp.
Darmreizende Mittel	Bisacodyl Natriumpicosulfat Phenolphthalein Sennoside + Aloe Sennoside + Anisöl + Kümmelöl	Dulcolax® Laxoberal® Darmol Täfelchen® Kräuterlax® Depuran®	1–2 Drag. 1–2 Tabl. 1 × 50–200 mg 1 × 1 Drag. 1 × 2–3 Kaps.
Ballaststoffe	Leinsamen Wegerichsamen Sennoside + Wegerichsamen Weizenkleie	Linusit Creola® Agiocur® Agiolax® –	4 EL 3 × 1 TL* 1–4 TL 3 × 2–3 TL
Salinische und osmotische Laxantien	Glaubersalz Bittersalz Lactulose Sorbitol	Natriumsulfat® Magnesiumsulfat MSA® Bifiteral® 1 × Klysma Sorbit®	1 × 1–2 EL 1–2 × 1 EL 3 × 5–10 g 100–150 ml

* TL = Teelöffel; EL = Esslöffel

seln sich ab. Die Therapie erfolgt symptomatisch mit ballaststoffreicher Ernährung, Spasmolytika, Anticholinergika, Antidepressiva, Loperamid und Tranquilizern. Häufig eingesetzt wird das neurotrop-muskulotrope Spasmolytikum Mebeverin (Duspatal®) (☞ 4.6).

27.9 Entzündliche Lebererkrankungen

Leberentzündungen können toxisch-metabolisch, infektiös oder immunologisch verursacht sein. Eine Reihe von Viren kann eine Hepatitis auslösen (Mumps-Virus, Epstein-Barr-Virus, Coxsackie-Virus, Masernvirus, Zytomegalievirus), die häufigsten und wichtigsten sind jedoch die Hepatitisviren A, B, C und D. Mit Ausnahme des Hepatitis-B-Virus (DNA-Virus) sind alle Hepatitisviren RNA-Viren. Nur B, C und D können einen chronischen Verlauf verursachen. Bei 5—10 % der Patienten, die an Hepatitis B erkranken nimmt die Infektion einen chronischen Verlauf, bei Hepatitis C und D sind es bis zu 60 %. Hepatitis D ist nur als Superinfektion bei Hepatitis B bekannt.

Zur Vorbeugung von Infektionen durch Hepatitis-A- und -B-Viren gibt es Impfstoffe. **Vorbeugung durch Impfung** ist wesentlich erfolgreicher als die Therapie der Erkrankung. Eine Impfung mit Hepatitis-B-Impfstoff (Gen-H-B-Vax®, Engerix-B®) schützt vor einer Infektion mit Hepatitis-B- und -D-Viren. Zur Vorbeugung von Hepatitis A steht der Impfstoff Havrix® zur Verfügung. Der Kombinationsimpfstoff Twinrix® enthält Impfstoffe gegen Hepatitis A und B.

Ziel der Behandlung ist es, die Vermehrung der Viren zu hemmen, die Entzündung der Leber zu bessern und die Entwicklung einer Leberzirrhose zu verhindern. Von all den angebotenen Lebertherapeutika ist für keines eine Wirkung bei chronischer Hepatitis nachgewiesen. Nur **Interferone** sind in gewissem Umfang in der Lage, entzündliche Schübe zu hemmen, können aber den Krankheitsverlauf nicht stoppen.

Hepatitis A

Die Hepatitis A wird durch ein RNS-Virus aus der Familie Picornaviren, das Hepatitis-A-Virus (HAV), hervorgerufen. Die Hepatitis A heilt wieder aus und hinterlässt eine lebenslange Immunität. In seltenen Fällen führt sie zu Leberversagen und Leberkoma. Eine Therapie mit antiviralen Medikamenten ist nicht notwendig. Einer Hepatitis-A-Infektion kann durch Impfung mit inaktivierten Hepatitis-A-Viren vorgebeugt werden (Havrix®, Epaxal®).

Hepatitis B

Eine Hepatitis B wird durch das Hepatitis-B-Virus (HBV), ein DNA-Virus aus der Familie der Hepadnaviren, ausgelöst und parenteral übertragen. Hepatitis B gehört weltweit zu den häufigsten schweren Infektionskrankheiten. Sie ist meldepflichtig. 5–10 % der Infizierten entwickeln eine chronische Hepatitis. Standardtherapie der chronischen Hepatitis B ist eine Monotherapie mit **Interferon α**. Man gibt 3 × wöchentlich 5–10 Mio. I.E. Interferon α 2a (Roferon A®) für 4–6 Monate. Zur Therapiekontrolle werden die Lebertransaminasen bestimmt. Die Interferontherapie ist teuer und muss parenteral erfolgen.

Spricht die Interferon-α-Therapie nicht an, liegt eine dekompensierte Leberzirrhose vor oder gleichzeitig eine HIV-Infektion, dann kann das Virustatikum Lamivudin (Epivir®) eingesetzt werden. Die Resistenzentwicklung ist hoch und beträgt nach einem Jahr Therapie 15–30 %, nach drei Jahren 50 %.

2003 kam das Virustatikum Adefovir (HEPSEREA®) auf den Markt, das ebenfalls zur Behandlung der chronischen Hepatitis B zugelassen ist. Adefovirdipivoxil ist ein Prodrug, das zum Nukleotidanalog Adefovirdiphosphat metabolisiert wird. Dieses hemmt die HBV-DNA-Poylmerase. Menschliche DNA-Polymerase wird erst in einer wesentlich höheren Dosis (10- bis 700-mal höhere Konzentration) gehemmt. Adefovir ist schlechter verträglich als Lamivudin bei vergleichbarer Wirksamkeit, hat jedoch eine wesentlich geringere Resistenzentwicklung. Adefovir ist nephrotoxisch.

Hepatitis C

Die Hepatitis C wird durch Infektion mit Hepatitis-C-Virus (HCV) ausgelöst. In Deutschland ist etwa 1 % der Bevölkerung mit HCV infiziert. Die Übertragung geschieht hauptsächlich parenteral durch verunreinigte Kanülen (Drogenabhängige!) und Bluttransfusionen, aber auch durch Sexualkontakt. Zur Behandlung gibt man 3 × 3 Mio. I.E. α-Interferon 2a und 2b (Intron A®) über 6 Monate. Die Rezidivrate liegt bei 50 %. Das bedeutet, dass die Viren durch Interferon nicht eliminiert sind, sondern nur zurückgedrängt werden, auch wenn sich die Transaminasen unter Interferontherapie normalisieren.

Bei einer Monotherapie mit Interferon α gelingt es nur in 20 % der Fälle, das Virus so zurückzudrängen, dass es nicht mehr nachweisbar ist, deshalb wird heute eine Kombinationstherapie aus Interferon und dem Virostatikum Ribavirin (Rebetol®) versucht. Auf diese Behandlung sprechen 40 % der Patienten an. Die Nebenwirkungen sind ähnlich wie bei einer Monotherapie mit Interferon, jedoch ist Ribavirin teratogen und kann hämolytisch wirken. Vor kurzem wurde ein neues, gentechnisch hergestelltes Interferon, das Interferon alfacon-1 (Inferax®) zur Behandlung der Hepatitis C zugelassen. Die bisherigen Behandlungsergebnisse entsprechen denen von Interferon α. Man verabreicht 3 × 9 µg pro Woche für 12 Monate.

Hepatitis D

Das Hepatitis-D-Virus (HDV) ist ein inkomplettes RNA-Virus, das für seine Replikation die Hülle des Hepatitis-B-Virus benötigt, daher kommt eine isolierte Hepatitis D nicht vor. Bei der Hepatitis-D-Infektion wird ebenfalls eine Interferontherapie versucht, doch scheinen hier die Ergebnisse schlechter zu sein als bei Hepatitis B und C. Auch mit einer Kombinationstherapie von Interferon α und Lamivudin gelingt es nicht, das Virus zu eliminieren.

Hepatitis E

Hepatitis E wird hervorgerufen durch das Hepatitis-E-Virus (HEV), ein RNA-Virus. Die Übertragung erfolgt wie bei Hepatitis A fäkal-oral. Zu chronischen Verläufen kommt es nicht, die Mortalität liegt bei 20 %.

Hepatitis G

Das Hepatitis-G-Virus (HGV), ein RNA-Virus, ruft keine Hepatitis hervor, findet sich aber häufig bei Drogenabhängigen. Eine Therapie ist nicht erforderlich.

Verlaufskontrolle

Die Verlaufskontrolle einer Interferontherapie umfasst die Bestimmung von Blutbild, Thrombozytenzahl, GOT, GPT, γ-GT und die Bestimmung der Hepatitisantigene (HB_S-Ag, Hb_e-Ag und HBV-DNA). Die Kontrolle erfolgt 2 und 4 Wochen nach Therapiebeginn und anschließend monatlich.

Interferone (☞ 51.2) sind artspezifische Zytokine, die hemmend auf Viren wirken, indem sie die zelluläre Immunität verbessern. Ihre Halbwertszeit beträgt nur wenige Stunden. Sie werden gentechnisch aus E. coli hergestellt.

Häufige **unerwünschte Nebenwirkungen** der Interferone sind Fieber, Kopfschmerzen, Muskelschmerzen, Müdigkeit, Depression, Leukopenie und Thrombopenie. Seltener sind Übelkeit und Durchfall. Die Bildung von Autoantikörpern kann induziert werden.

Kontraindikationen für eine Interferontherapie sind akute Virushepatitis, dekompensierte Leberzirrhose, Ösophagusvarizenblutung, Autoimmunerkrankungen, fieberhafte bakterielle Infekte, HIV-Infektion, Thrombozytopenie < 70 000 und Schwangerschaft.

Relative Kontraindikationen sind Leberzellkarzinom, immunsuppressive Therapie, Leuko- und Thrombozytopenie sowie Depression.

27.10 Gallensteinleiden

Gallensteine sind häufig. Bis zu 20 % der Bevölkerung sind Gallensteinträger – teils mit, teils ohne Symptome. Noch vor wenigen Jahren stand für Gallensteine als einzige Therapie die Cholezystektomie zur Verfügung. Heute gibt es zusätzlich die Lithotrypsie (ESWL) und die medikamentöse Auflösung von Gallensteinen. Auch die Operationstechniken haben sich erheblich verfeinert. Durch die Entfernung mit einem Endoskop lassen sich die Verweilzeiten nach **Cholezystektomie** auf 1–3 Tage Krankenhausaufenthalt senken. Immer noch aber gilt:

> **Merke!**
> Die Gallenblase wird nicht entfernt, weil sie Steine enthält, sondern weil sie Steine bildet.

Die **Lithotrypsie** und die **orale Litholyse** eignen sich nur für kleine (< 3 cm), vereinzelte Cholesterinsteine (kein Schatten im Röntgenbild). Multiple Steine, verkalkte Steine und große Steine sind weiterhin eine

Tab. 27.10 Gallensteinlösende Medikamente.

Wirkstoff	Handelsname	Dosierung/Tag
Chenodesoxycholsäure	Chenofalk®	15 mg/kg KG
Ursodesoxycholsäure	Ursofalk®	10 mg/kg KG

chirurgische Indikation. Bei der Kontaktlitholyse werden mittels Katheter organische Lösungsmittel – meist tertiärer Butyläther – in die Gallenblase eingefüllt, und die verflüssigten Steine abgesaugt. Die Rückfallquote ist aber hoch, und der Patient benötigt einen mehrtägigen stationären Aufenthalt. Die orale Litholyse ist langwierig (2 Jahre), nur selten anwendbar und hat Nebenwirkungen.

Wenn ein Gallenstein die Gallenblase verlässt und im Ductus choledochus stecken bleibt, kommt es zu schmerzhaften **Gallenkoliken.** Komplikationen der Gallenkolik können Verschlussikterus, Cholezystitis, Pankreatitis und Ruptur von Gallenblase oder Gallengang sein. Die Gallenkolik behandelt man durch intravenöse Injektion von Buscopan® und Novalgin®. Zusätzlich verordnet man feuchtwarme Umschläge auf dem Oberbauch und verbietet dem Patienten zu essen, vor allem kein Fett und keine Eier, da sie stark choleretisch wirken. Auch Glyceroltrinitrat (Nitrolingual®) kann bei leichteren Fällen zur Spasmolyse eingesetzt werden. Nitroglycerin ist ein klassisches myotropes Spasmolytikum. In schweren Fällen können auch Opioide wie Pethidin (Dolantin®) oder Fentanyl (Fentanyl Janssen®) indiziert sein.

Die Tabelle 27.10 zeigt Medikamente, die zur Gallensteinauflösung eingesetzt werden.

Man kann auch beide Substanzen kombinieren. Die Erfolgsquote der medikamentösen Gallensteinauflösung schwankt je nach Steingröße zwischen 20 % und 70 %. Es ist auch nach Auflösung eine Dauertherapie mit Chenofalk® nötig, da es sonst zu Steinrezidiven kommt. **Voraussetzungen** für eine medikamentöse Gallensteinauflösung sind:

- Steingröße < 2 cm
- nur Cholesterinsteine (keine kalziumhaltigen Steine)
- keine Entzündung der Gallenblase
- durchgängige Gallenwege.

Kandidaten für eine chemische Litholyse sind hauptsächlich alte Patienten, bei denen eine OP wegen des Narkoserisikos nicht in Frage kommt.

Wirkungen und Wirkungsmechanismus

Chenodesoxycholsäure und Ursodesoxycholsäure (erstmals aus Bärengalle isoliert) wirken an der Darmmukosa wie Laxanzien, an der Gallenblase choleretisch **(„Cholagoga“).**

Ursofalk® soll die Sekretion von Cholesterin aus der Leber in die Galle vermindern und die Reabsorption von Cholesterin aus dem Darm vermindern.

Chenofalk® vermindert bei längerer Einnahme die Synthese von Gallensäuren in der Leber durch Hemmung der Cholesterin-7-α-Hydroxylase und damit die Cholesterinproduktion. Beide, Ursofalk® und Chenofalk® hemmen die Hydroxymethylglutaryl-CoA-Reduktase (ebenso wie Lovastatin oder Simvastatin) und damit die Neubildung von Cholesterin.

Unerwünschte Wirkungen

NW von Chenodesoxycholsäure und Ursodesoxycholsäure sind Übelkeit, Durchfall und Anstieg der Transaminasen (70 %) und ergeben sich aus dem Wirkungsmechanismus.

Kontraindikationen

Chenodesoxycholsäure und Ursodesoxycholsäure dürfen bei schweren Lebererkrankungen, Cholecystitis oder Cholangitis sowie bei Magen-Darm-Ulzera nicht angewendet werden.

Choleretika

Choleretika (früher: Cholagoga) sind Medikamente, die den Gallefluss anregen. In der ärztlichen Praxis werden solche Stoffe noch relativ häufig verordnet, obwohl ihr therapeutischer Wert umstritten ist. **Indikationen** sind Gallensteingries und Galleträgheit. Galleträgheit ist meist eine vegetative Dysregulation, vergleichbar dem Reizdarm. Die Gallenblase entleert sich über Tage nicht ausreichend und dann plötzlich wieder völlig, so dass es zu Bauchschmerzen und Durchfall kommt.

Merke!

Hinter einer chronischer Obstipation kann sich eine Galleträgheit verbergen.

In diesem Fall sind Choleretika wirksamer als Laxanzien. Als Medikamente werden Pflanzenextrakte (Cholosom Phyto N®, Aristochol®) oder synthetische Verbindungen Febuprol (Valbil®) (☞ Formel 27.1) und Hymecromon (Cholspasmin® Forte) eingesetzt.

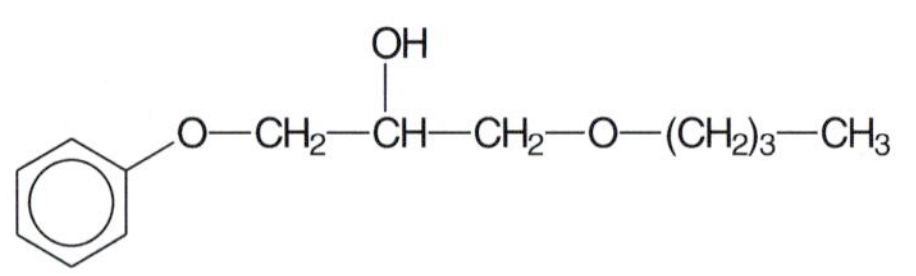

Formel 27.1: Febuprol (Valbil®).

Kontraindikationen für Choleretika sind Gallensteine, Obstruktion der Gallenwege, Entzündung der Gallenblase und akute Hepatitis.

27.11 Pankreatitis

Die Entzündung der Bauchspeicheldrüse kann akut oder chronisch verlaufen. Beide Formen können rezidivieren. Die häufigste Ursache für eine akute Pankreatitis ist eine Cholelithiasis (40 %). Häufigste Ursache für eine chronische Pankreatitis ist der Alkoholabusus (70 %). Auch Medikamente, Infektionen (Mumps, infektiöse Mononukleose) und akute Mangeldurchblutung (Schock) können eine Pankreatitis auslösen. Medikamentöse Auslöser einer akuten Pankreatitis können beispielsweise Azathioprin, Sulfonamide, Furosemid, Östrogene, Glukokortikoide, Benzodiazepine, Valproinsäure und Tetrazykline sein.

27.11.1 Therapie der akuten Pankreatitis

Charakteristisch für eine akute Pankreatitis ist der Anstieg von Amylase, Lipase und Trypsin im Blut. Der Anstieg muss mindestens das Dreifache der Norm betragen, um die Diagnose akute Pankreatitis zu rechtfertigen. Klinisch sieht man bei der akuten Pankreatitis einen Patienten, der sich vor Schmerzen krümmt. Der Oberbauch ist druckschmerzhaft, der Patient zeigt eine Abwehrspannung („Gummibauch"). Verursacht wird der Schmerz durch eine Selbstverdauung des Pankreas. Therapieziel ist es daher, die Produktion von Pankreassaft zu vermindern, die Schmerzen zu dämpfen sowie Schock und Tod zu verhindern. Die Mortalität der akuten Pankreatitis beträgt 10 %!

Für den Schweregrad einer Pankreatitis gibt es keine eindeutigen Richtwerte. Schätzungsweise 10–20 % der in die Klinik eingelieferten Pankreatitisfälle weisen eine schwere Verlaufsform auf. Diagnostische Hinweise auf einen schweren Verlauf sind neben den Pankreasenzymen auch der Anstieg von CRP (C-reaktives Protein), des Kreatinins über 1,2 mg/dl und der Abfall des arteriellen Sauerstoffpartialdrucks (pO_2) auf unter 60 mm Hg. Ab dem dritten Tag lassen sich mit dem CT auch Pankreasnekrosen nachweisen. Leichte Verlaufsformen haben eine sehr gute Prognose.

Merke!
Eine akute Pankreatitis ist ein Notfall, der die umgehende Klinikeinweisung erfordert.

Die Deutsche Gesellschaft für Verdauungs- und Stoffwechselkrankheiten (DGVS) und die Deutsche Gesellschaft für Chirurgie (DGC) haben gemeinsam Leitlinien zur rationalen Therapie der akuten Pankreatitis formuliert, an der sich die folgende Aufzählung orientiert.

- Suffiziente Schmerztherapie. Buprenorphin ist ein potentes Opioid (Wirkstärke 30), das keine Wirkung auf den Sphincter oddi hat. Andere Opioide wie Pentazozin (Fortral®) oder 100 mg Pethidin (Dolantin®) oder 100 mg Tramadol (Tramal®) sollten mit Atropin oder Butylscopolamin (Buscopan®) kombiniert werden. In leichteren Fällen genügt Metamizol (Novalgin®) intravenös.
- Absolute Karenz von Nahrung und Flüssigkeit bis zur Schmerzfreiheit.
- Ausreichende parenterale Zufuhr von Flüssigkeit in Form von Glukose oder Elektrolytinfusionen (Tutofusin®). Gesteuert wird durch Messung des ZVD (6–10 cm H_2O).
- Die parenterale Ernährung erfolgt mit einem Glukose-Aminosäure-Gemisch und kann durch Lipide ergänzt werden.
- Nach Schmerzfreiheit erfolgt langsamer Kostaufbau (Tee, Zwieback, umstritten).
- Eine Magensonde wird nur bei Subileus oder Erbrechen gelegt.
- Zur Prophylaxe eines Stressulkus bei schwerer Verlaufsform der Pankreatitis erfolgt Säurehemmung mit Protonenpumpenhemmern wie Omeprazol (20 mg/d) oder Lanzoprazol. (Früher wurde per Sonde der Magensaft abgesaugt). Bei Unverträglichkeit kann auch Ranitidin (Zantic®) gegeben werden (1–2 × 600 mg).
- Eine prophylaktische Gabe von Antibiotika erfolgt nur bei Pankreasnekrosen. Geeignete Antibiotika bei manifester Infektion sind Imipenem, Meropenem, Ciprofloxacin/Ofloxacin plus Metronidazol oder Cephalosporine der 3. Generation.
- Pankreasenzyme sind in der akuten Phase prinzipiell nicht indiziert.
- Bei schwerer biliärer Pankreatitis ist eine Endoskopie (ERCP) angezeigt.
- Bei Auftreten einer Hyperglykämie (häufig) wird Insulin gegeben.
- Bei Auftreten einer schweren Hypokalzämie (< 1,7 mmol) ist eine vorsichtige Kalziumsubstitution indiziert.
- Um Thrombosen (häufig) und diffuser intravasaler Koagulation (DIC, selten) vorzubeugen, empfiehlt sich die Gabe von niedermolekularen Heparinen (NMH) in üblicher Dosis.

Für den früher verwendeten Proteinaseinhibitor Aprotinin (Trasylol®) ließ sich kein eindeutiger Nutzen nachweisen. Durch orale Gabe von Pankreasenzymen (Pankreon®) lassen sich die endogenen Pankreasenzyme senken. Auch die Senkung des Kalziumspiegels mit Calcitonin (Karil®) senkt die Serumamylase und vermindert die Schmerzen, hat aber auf die Mortalität keinen Einfluss.

27.11.2 Therapie der chronischen Pankreatitis

Eine kausale medikamentöse Therapie der chronischen Bauchspeicheldrüsenentzündung gibt es nicht. Behandelt wird mit **Diät:** fettarme Nahrung, kein Alkohol, häufige kleine Mahlzeiten. Bei Schmerzen gibt man Novalgin® oder Buscopan plus®. Wenn eine sekretorische Insuffizienz des Pankreas vorliegt, werden Pankreasenzyme substituiert. Man gibt sie in

Form von Kapseln zum Essen. Präparate mit standardisiertem Enzymgehalt sind beispielsweise Pankreon®, Pankreon forte®, Kreon® und Pankreatan®. Diese Medikamente enthalten Lipase, Amylase und Proteasen.

Man sollte mindestens 50 000 I.E. Lipase pro Mahlzeit verabreichen. Zur Laborkontrolle der chronischen Pankreatitis eignet sich sehr gut die Bestimmung von Trypsin im Serum. Amylase und Lipase im Serum liefern bei chronischer Pankreatitis keine ausreichenden Hinweise. Die Tabelle 27.11 zeigt gebräuchliche Präparate zur Substitution von Pankreasenzymen.

Tab. 27.11 Pankreasenzympräparate.

Wirkstoffe	Handelsname	Dosierung/Tag
Lipase 28 000 I.E. + Amylase 22 000 I.E.	Pankreon forte®	3 × 1–3 Drag.
Lipase 10 000 I.E. + Amylase 10 000 I.E.	Kreon®	3 × 3–6 Kaps.
Lipase 25 000 I.E. + Amylase 22 500 I.E.	Pankreatan 25 000®	3 × 1–3 Kaps.

28 Beeinflussung des zentralen Nervensystems

IMPP-Hits

- Injektionsnarkotika: Ketamin
- H_1-Antihistaminika: Wirkungen
- Narkotika: Pharmakokinetik
- Thiopental und Barbiturate, Wirkungen, Kinetik
- Benzodiazepine, Wirkungen, Nebenwirkungen, Antagonisten, HWZ
- Amitriptylin und andere Antidepressiva, Wirkungen, NW
- Neuroleptika: Wirkmechanismus, Pharmakokinetik, Wirkungen, unerwünschte Wirkungen

Lernziel!

Ziel dieses Kapitels ist es, Sie mit Medikamenten vertraut zu machen, die überwiegend auf das ZNS wirken. Hierzu gehören **Narkotika** und **Antiparkinsonmittel,** vor allem aber **Psychopharmaka.** Mit Psychopharmaka kann man auf das ZNS und damit auf die Psyche Einfluss nehmen. Psychopharmaka im engeren Sinn sind Neuroleptika, Antidepressiva und Tranquilizer. Sie werden mit Wirkungen, Indikationen und Nebenwirkungen dieser Medikamente bekannt gemacht und lernen am Ende des Kapitels noch die Charakteristika der Sucht kennen, sowie Stoffe, die Sucht erzeugen.

Merke!

Medikamente, die überwiegend auf das ZNS wirken und zur gezielten Beeinflussung von psychischen Prozessen verwendet werden, bezeichnet man als **Psychopharmaka.**

Zu den **Psychopharmaka** zählen Tranquilizer, Sedativa, Neuroleptika, Antidepressiva und eventuell Psychoanaleptika. Unter **Psychoanaleptika** versteht man zentral stimulierende Pharmaka wie Methylphenidad (Ritalin®).Auch zentral wirkende Analgetika (Opiate), Hypnotika, Narkotika, Antiparkinsonmittel und Nootropika haben zentrale Wirkungen im Gehirn, werden aber nicht zu den Psychopharmaka gerechnet. Der Einsatz von Tetrahydrocanabinol und LSD als Psychopharmaka ist umstritten.

Der aus dem Griechischen stammende Begriff **Anästhesie** bedeutet Empfindungslosigkeit oder Gefühllosigkeit. Er wird in der Medizin häufig synonym mit dem ebenfalls griechischen Begriff **Narkose** (Erstarrung) verwendet. Von Narkose und Anästhesie zu unterscheiden ist die Analgesie, also die Schmerzlosigkeit, die auch durch periphere Lokalanästhetika erzielt werden kann.

28.1 Narkotika (Anästhetika)

Anästhetika hemmen die Erregungsbildung und die Erregungsleitung im Neuron. Im Unterschied zu Lokalanästhetika (☞ Kap. 6) werden bei der Allgemeinanästhesie nicht nur Schmerz und Sensibilität, sondern auch das **Bewusstsein** ausgeschaltet. Die Abwehrreflexe werden gehemmt, die Muskulatur wird relaxiert. Narkosemittel sind Stoffe, die zu **reversiblen** Veränderungen, hauptsächlich im ZNS, führen, wobei das Bewusstsein erlischt und durch äußere Reize nicht geweckt werden kann. Narkotika wirken auf alle Zellen, doch sind die Gehirnzellen am empfindlichsten. Eine Narkose ist eine gesteuerte Vergiftung.

Um als Narkosemittel geeignet zu sein, muss ein Stoff auf das ZNS in einer bestimmten Reihenfolge einwirken: zuerst auf den Kortex, die Basalganglien und das Zerebellum, dann auf das Rückenmark und erst dann, mit möglichst großem Abstand, auf die vegetativen Zentren im Hirnstamm.

Wirkungsmechanismus

Bis jetzt wurde noch kein Wirkungsmechanismus für Narkotika gefunden, vor allem kein Rezeptor. Es ist wahrscheinlich, dass Narkotika nur **physikalisch** wirken, indem sie sich in der Nervenzellmembran lösen und dadurch die Struktur der Membran und ihre Leitfähigkeit ändern. Die physikochemischen Eigenschaften der Membran werden verändert, vermutlich durch Interaktionen mit Lipiden und Proteinen der Membranen.

Viele chemisch völlig unterschiedliche Verbindungen, darunter auch chemisch inerte Verbindungen wie N_2O oder Xenon, können Narkoseeffekte hervorrufen.

Nach der Applikationsart unterscheidet man **Inhalationsnarkotika** und **Injektionsnarkotika.** Die **Anforderungen,** die ein gutes Narkosemittel erfüllen muss, sind:

- gute **Steuerbarkeit**
- ausreichender **Sicherheitsabstand** zwischen Bewusstseinsausschaltung und der Ausschaltung vegetativer Regulationszentren wie Atemzentrum und Kreislaufzentrum

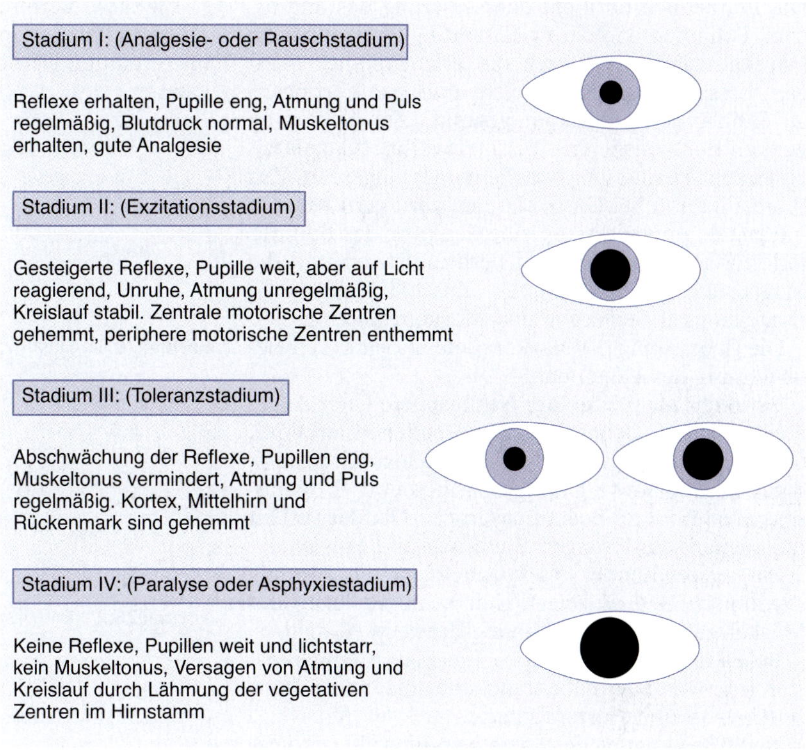

Abb. 28.1: Guedel-Schema der Narkose.

- **Reversibilität**
- gute **Analgesie**
- **Muskelrelaxation**
- keine lokale **Reizung** von Haut und Schleimhaut
- keine **Biotransformation**
- leichte **Handhabbarkeit** für den Anästhesisten
- gute **Umweltverträglichkeit.**

Es gibt kein Narkotikum, das alle Forderungen erfüllt, so dass meistens eine Zusatzmedikation erforderlich ist. Dem Idealprofil am nächsten kommt Diäthyläther. Fluorierte Äthane sind schlecht muskelrelaxierend und müssen mit Muskelrelaxanzien kombiniert werden. Ein ideales Narkosemittel könnte das Edelgas Xenon sein, das sich aber noch in der Erprobungsphase befindet.

Die Narkose wird seit Jahrzehnten nach einem Vorschlag von **Guedel** in vier **Stadien** eingeteilt. Diese Stadien wurden durch Beobachtung an spontan atmenden Patienten in reiner Äthernarkose und ohne Begleitmedikation festgestellt. Beobachtet wurden Atmung, Pupillenveränderung, Augenbewegungen und Reflexaktivität, nicht aber die Herz-Kreislauf-Funktion. Das Guedel-Schema hat nur noch historisches Interesse, da bei den modernen Narkotika die Wirkung so schnell einsetzt, dass keine Stadien zu unterscheiden sind.

Praktische Durchführung von Narkosen

Moderne Narkosen werden nicht mit einer Monosubstanz durchgeführt, so wie früher die Äthernarkose. Heute werden meist Narkotika, Analgetika, Neuroleptika und Muskelrelaxanzien kombiniert und an die unterschiedlichen Anforderungen angepasst. Eine Gasnarkose (d.h. Inhalationsnarkose mit volatilen Anästhetika allein) Inhalationsanästhetika benötigt mehrere Minuten, um das Stadium III (Toleranzstadium) zu erreichen, und birgt die Gefahr, dass der Patient im Stadium II (Exzitationsstadium) erbricht. Dieses gilt nicht für Sebufluran und Xenon, bei denen unter Umgehung des Stadiums II eine sehr rasche Narkoseeinleitung erreicht werden kann. Daher beginnt eine Allgemeinanästhesie nicht mit Begasung, sondern mit Injektionsanästhetika. Eine Prämedikation mit Opioiden vor der Narkose dämpft prä- und postoperative Schmerzen und hilft Narkosemittel einzusparen.

Eine typische Kombinationsnarkose kann folgendermaßen aussehen:

- **Prämedikation und Narkoseeinleitung**:
  - Injektion von 2 μg/kg KG Fentanyl intravenös (Analgesie)
  - Verabreichung von Sauerstoff
  - Injektion von 4,3 mg/kg Thiopental intravenös (Sedierung) gefolgt von 1,4 mg/kg KG
  - Succinylcholin intravenös (Muskelrelaxation)
  - Intubation des Patienten.
- **Aufrechterhaltung der Narkose:**
  - Inhalation von 0,5–7,7 % Desfluran gemischt mit 50–60 % N_2O. Zusätzlich wird Luft/Sauerstoff gegeben. Lachgas verstärkt die analgetische Wirkung des Desfluran.

Die Prämedikation dient der Sedierung des ängstlichen Patienten und der Erleichterung der Intubation (Muskelrelaxation). Durch die Prämedikation wird eine bessere Analgesie erreicht und der Verbrauch an Inhalationsnarkotikum gesenkt. Zur Sedierung werden Benzodiazepine (beispielsweise Midazolam), Neuroleptika und Opioide (Fentanyl) eingesetzt. Zur Prämedikation bei Gastroskopien wird gern Atropin intravenös appliziert, um eine Senkung des Sphinktertonus am Mageneingang herbeizuführen und die Magensekretion zu hemmen. Zusätzlich gibt man Diazepam zur Sedierung und Muskelrelaxation.

Die Beurteilung der **Narkosetiefe** erfolgt durch Beobachtung des Patienten.

Bei **nicht ausreichender Narkosetiefe** einer Allgemeinanästhesie beobachtet man erhaltene Lidreflexe, tränende Augen, Husten, Schluckreflex, unregelmäßige Atmung sowie Laryngospasmus und Bronchospasmus (erhöhter Beatmungsdruck). Hat der Patient Schmerzen, dann steigen Blutdruck und Puls an.

Bei **ausreichender Narkosetiefe** ist die Atmung rhythmisch und es zeigen sich keine Reflexe oder Muskelkrämpfe. Der Beatmungsdruck ist normal.

Bei **zu tiefer Narkose** beobachtet man Atemdepression (nur wenn der Patient nicht beatmet wird), Blutdruckabfall und Herzstillstand.

Nach Beendigung des operativen Eingriffs wird die Narkose wieder ausgeleitet durch Reduzierung des Inhalationsnarkotikums und Zufuhr von 100 %igem Sauerstoff.

28.1.1 Inhalationsnarkotika

Inhalationsnarkotika werden über die Lunge resorbiert. Sie sind besser steuerbar als intravenöse Anästhetika. Ihre Anflutzeit ist länger als die der intravenösen Anästhetika, und sie besitzen eine geringe therapeutische Breite.

Wirkstoffe

Die Tabelle 28.1 gibt einen Überblick über gebräuchliche und veraltete Inhalationsnarkotika.

Chemie

Das klassische Inhalationsnarkotikum **Diäthyläther** ist nicht mehr in Gebrauch. Ebenso die Chlorkohlenwasserstoffe **Chloroform** $CHCl_3$ und **Chloräthyl** CH_3-CH_2-Cl. Mit Ausnahme von Stickoxydul N_2O sind alle heute gebräuchlichen Inhalationsnarkotika halogenierte Kohlenwasserstoffe oder halogenierte Äther. Sie liegen bei Raumtemperatur als flüchtige klare Flüssigkeiten vor.

Das erste moderne Inhalationsnarkotikum war **Halothan** mit der Summenformel CF_3-CH-Cl-Br. Halothan ist ein halogeniertes Äthan. Später kamen die halogenierten Äther **Methoxyfluran** sowie **Enfluran, Isofluran, Desfluran** und als jüngstes **Sevofluran** dazu (☞ Tab. 28.1, Formel 28.1 bis 28.6).

Alle diese Verbindungen sind bei Raumtemperatur Flüssigkeiten und müssen in einer speziellen Apparatur verdampft werden, bevor sie der Patient einatmen kann.

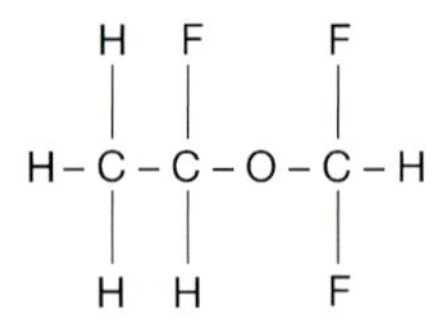

Formel 28.1 Desfluran (Suprane®)

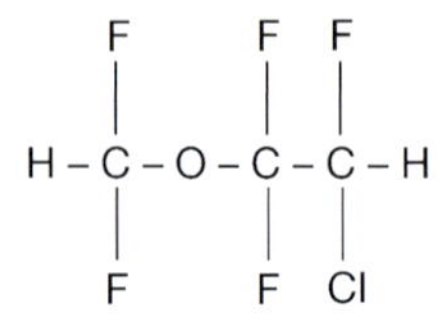

Formel 28.2 Enfluran (Ethrane®)

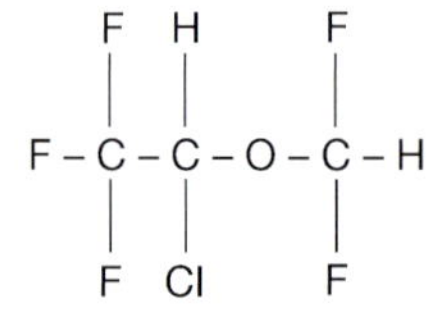

Formel 28.3 Isofluran (Forene®)

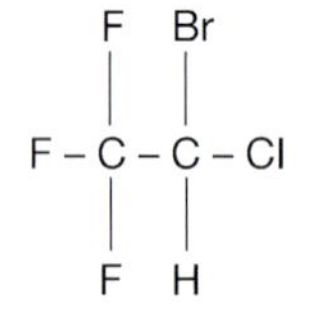

Formel 28.4 Halothan (Halothan Hoechst®)

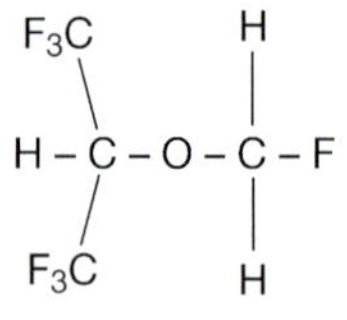

Formel 28.5 Sevofluran (Sevorane®)

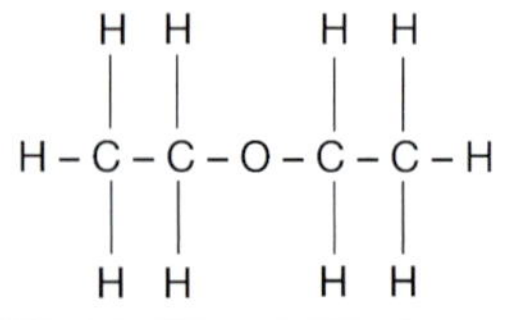

Formel 28.6 Diäthyläther

Tab. 28.1 Typische Inhalationsanästhetika.

Wirkstoff	Handelsname	Bemerkung	Siedepunkt in °C
Halothan	Fluothan®	halogenierter Kohlenwasserstoff	50,2
Enfluran	Ethrane®	halogenierter Äther	56,5
Isofluran	Forene®	halogenierter Äther	48,5
Desfluran	Suprane®	halogenierter Äther	23,0
Sevofluran	Sevorane®, Ultane®	halogenierter Äther	58,6
Methoxyfluran	–	nicht mehr in Gebrauch wg. Nephrotoxizität	108,0
Stickoxydul (N_2O)	Lachgas	Kurznarkosen	–89,5
Chloräthyl	Chloräthyl	nur noch als Vereisungsspray	12,3
Diäthyläther	Äther	nur in Entwicklungsländern	34,6
Trichlormethan	Chloroform	nicht mehr in Gebrauch	61,2

Pharmakokinetik

Die halogenierten **Inhalationsnarkotika** müssen zur Anwendung verdampft werden, damit sie über die Lunge resorbiert werden können. Je höher der Dampfdruck der Verbindung, desto flüchtiger ist sie (Tab. 28.2). Unter **Dampfdruck** versteht man den Druck eines Gases im Gleichgewicht zwischen flüssiger und gasförmiger (dampfförmiger) Phase derselben Verbindung. Bei der Inhalationsnarkose hat man es nie mit reinen Gasen, sondern immer mit Gasgemischen zu tun, wobei jedes einzelne Gas seinen eigenen Teildruck bzw. partiellen Dampfdruck **(Partialdruck)** hat. Die Summe der Partialdrucke ergibt den Dampfdruck des Gasgemisches. Die Gase müssen sich zwischen verschiedenen Kompartimenten verteilen. Die für die Inhalationsnarkotika wichtigsten **Kompartimente** oder **Verteilungsräume** sind:

- Gasraum der Lunge/Alveolen
- Alveolen/Blut
- Blut/Nerven bzw. ZNS.

Der Wirkungseintritt und die Wirkungsdauer eines Inhalationsanästhetikums hängen von Partialdruck und Löslichkeit (lipophil/hydrophil) des Narkotikums sowie von der Organdurchblutung ab. Zur Charakterisierung und zum Wirkungsvergleich verschiedener Narkotika werden verschiedene Koeffizienten verwendet. Wichtig sind der **Löslichkeitskoeffizient** (Formel 28.7) und der **Verteilungskoeffizient** (Formel 28.8).

$$\textbf{Löslichkeitskoeffizient} = \frac{\text{Konzentration des Narkotikums im Blut (Vol.\%)}}{\text{Konzentration des Narkotikums im Atemgas (Vol.\%)}}$$

Formel: 28.7 Löslichkeitskoeffizient

$$\textbf{Verteilungskoeffizient} = \frac{\text{Konzentration des Narkotikums im ZNS (Vol.\%)}}{\text{Konzentration des Narkotikums im Blut (Vol.\%)}}$$

Formel 28.8 Verteilungskoeffizient

Je kleiner der Löslichkeitskoeffizient ist, desto rascher flutet die Narkose an und desto rascher hört sie auf. Ein hoher Löslichkeitskoeffizient bedeutet, dass das Blut viel Narkotikum aufnehmen kann und dass das Narkotikum langsam ins ZNS übertritt. Je größer der Verteilungskoeffizient ist, d. h. je besser die Lipidlöslichkeit des Narkotikums, desto schneller sind sein Wirkungseintritt und Wirkungsabfall. Narkotika mit schlechter Blutlöslichkeit und/oder schlechter Lipidlöslichkeit müssen mit hohem Partialdruck appliziert werden.

Je besser die Durchblutung eines Organs ist, insbesondere die des ZNS, desto schneller findet ein Konzentrationsausgleich zwischen Blut und Organ statt.

Merke!

Narkosemittel mit großem Verteilungskoeffizienten und kleinem Löslichkeitskoeffizienten sind gut steuerbar.

In der Anästhesie wichtige Kenngrößen für Inhalationsanästhetika sind **MAC** (Minimal Alveolar Concentration) und **Narkosebreite.** Der MAC-Wert eines Narkotikums gibt an, bei welcher Konzentration des Narkotikums (in % von 1 atm) die Hälfte der Patienten für einen definierten Schmerzreiz unempfindlich ist. Der Schmerzreiz wird durch eine Hautinzision ausgelöst. MAC_{50} bedeutet, dass das verwendete In-

Tab. 28.2 Chemische und physikalische Eigenschaften von Narkotika.

Wirkstoff	Brennbarkeit	Explosivität	Zersetzbarkeit	Verteilungskoeffizient	Löslichkeitskoeffizient
Halothan		gering	gering	2,6	2,3
Enfluran	–	–	stabil	2.6	1.8
Isofluran	–	–	stabil	1,4	1,4
Desfluran	–	–	stabil	0,54	0,42
Sevofluran	–	–	stabil	1,15	0,65
Diäthyläther	++	hoch	Peroxidbildung	1,1	12
Stickoxydul	–	–	stabil	1,1	0,5

halationsanästhetikum bei 50 % der Patienten Abwehrbewegungen auf den genormten Schmerzreiz unterdrückt. Inhalationsnarkotika mit niederem MAC haben eine hohe Wirkungsstärke. Der MAC eines Inhalationsnarkotikums ist abhängig von den übrigen Komponenten des Atemgases. So beträgt beispielsweise der MAC für Enfluran mit 70 % N_2O + 30 % Sauerstoff 0,57 und für Enfluran mit 30 % N_2O + 70 % Sauerstoff 1,17. Auch bei bekanntem MAC-Wert eines Gasnarkotikums erfolgt die Durchführung der Anästhesie nach Wirkung. Chemische und physikalische Eigenschaften von Inhalationsnarkotika zeigt die Tabelle 28.2.

Merke!
Unter Narkosebreite versteht man den Konzentrationsunterschied des Narkotikums zwischen guter Narkose und tödlicher Vergiftung. Die Narkosebreite ist bei den meisten Narkotika gering.

Halothan (Fluothane®, Halothan Hoechst®)

Halothan hat eine gute hypnotische, aber eine schlechte analgetische Wirkung, so dass es mit Opiaten wie Fentanyl, Alfentanil oder Sufentanil kombiniert werden muss. Die Muskelrelaxation von Halothan ist ungenügend, weshalb zusätzlich Succinylcholin oder Stickoxydul gegeben wird. An der Lunge bewirkt Halothan eine Bronchodilatation, so dass es gerade bei Asthma bronchiale als Narkotikum einsetzbar ist.

Pharmakokinetik

Halothan ist eine klare, nicht brennbare Flüssigkeit mit süßlichem Geruch. Die Verbindung zersetzt sich unter Lichteinwirkung. Halothan hat einen Verteilungskoeffizienten von 2,6, einen schnellen Wirkungseintritt und einen schnellen Wirkungsabfall. Die MAC von Halothan in 66 % Lachgas beträgt 0,29 Vol.-%, so dass Halothan bereits in geringer Konzentration wirksam ist und keine Gefahr von Sauerstoffmangel bei der Narkose besteht. 80–90 % des Halothans wird über die Lungen abgeatmet, der Rest wird in der Leber metabolisiert. Dabei entsteht unter anderem ein toxisches **Carben** (Formel 28.9) und als Hauptmetabolit die ebenfalls toxische **Trifluoressigsäure.** Die Metabolite werden renal eliminiert. Bei wiederholter Anwendung von Halothan können toxische Leberschäden auftreten.

$$F_3C - CBrCl - H + 2e^- \Leftrightarrow CF_3 - \overline{C}H - Br^- + Cl^-$$

Formel 28.9 Carbenbildung aus Halothan

Unerwünschte Wirkungen

Die zentrale parasympathikomimetische Wirkung **(Vagusstimulation)** des Halothans verursacht am Herzen eine Abnahme der Herzfrequenz bis zur Bradykardie, eine negative Inotropie sowie eine **Sensibilisierung des Herzens gegen Katecholamine** mit der Gefahr des Auftretens von Herzrhythmusstörungen. Daher sind β-Sympathomimetika während der Halothannarkose kontraindiziert. Die kardialen NW sind bei den neueren Inhalationsnarkotika wie Enfluran, Isofluran und Sevofluran schwächer ausgeprägt. Die direkte Gefäßrelaxation und die Senkung des zentralen Sympathikotonus durch Halothan führen zu Blutdruckabfall. Der periphere Gefäßwiderstand wird kaum beeinflusst.

Halothan führt zu einer zentralen Atemdepression, daher ist eine künstliche Beatmung erforderlich.

Im ZNS führt Halothan ebenso wie die übrigen halogenierten Inhalationsnarkotika zu einer Dilatation der Hirngefäße und zu einem Anstieg des **Hirndrucks.**

Halothan ist durch die Carbenbildung **lebertoxisch.** Deshalb sollten Halothannarkosen nicht innerhalb von drei Monaten wiederholt werden.

An der Skelettmuskulatur beobachtet man in der Aufwachphase Muskelzittern. Sehr selten tritt eine maligne Hyperthermie auf. Weitere NW sind Erektionen („Halothanbäumchen") sowie Übelkeit und Erbrechen nach Beendigung der Narkose.

Vergiftung bzw. Überdosierung

Bei der Halothanvergiftung kommt es zu Bewusstlosigkeit, Blutdruckabfall, Atemlähmung und eventuell Kammerflimmern, insbesondere bei azidotischer Stoffwechsellage. Die Therapie besteht in Elementarhilfe (ABC-Regel) und der Gabe von Kalziumglukonat i.v. (5–10 ml), sowie der Infusion von Dopamin (500 µg/min). Glucagon scheint ebenfalls günstig zu wirken.

Kontraindikationen

Kontraindikationen für eine Halothannarkose sind Überempfindlichkeit gegen halogenierte Inhalationsanästhetika, maligne Hyperthermie, Halothanhepatitis oder schwere Leberfunktionsstörung in der Anamnese, erhöhter Hirndruck, Hyperthyreose Phäochromozytom (beide wegen Myokardsensibilisierung durch Katecholamine) und Schwangerschaft im 1. Trimenon, da es Hinweise auf Embryotoxizität gibt.

Interaktionen

- Zentraldämpfende Pharmaka wie Opioide oder N_2O → Wirkungsverstärkung des Halothan
- Nichtdepolarisierende Muskelrelaxanzien → Verstärkung der neuromuskulären Blockade
- Aminoglykosid-Antibiotika → Verstärkung der neuromuskulären Blockade
- Theophyllin → Gefahr von Herzrhythmusstörungen
- Sympathomimetika → Gefahr von Herzrhythmusstörungen
- Betablocker → Verstärkung des kardiodepressiven Effekts.

Enfluran (Ethrane®)

Pharmakokinetik

Enfluran ist eine klare, nicht brennbare und stabile Flüssigkeit von süßlichem Geruch. Enfluran wird in einer Konzentration von 2–3 Vol.-% gegeben, so dass keine Gefahr der Hypoxie besteht. Enfluran wird zur Einleitung und Aufrechterhaltung von Allgemeinnarkosen eingesetzt. Man verabreicht Enfluran mit Sauerstoff oder mit einem Sauerstoff-Lachgas-Gemisch. Die analgetische Wirkung von Enfluran entspricht der von 40 %igem Lachgas. Die Muskelrelaxierung von Enfluran ist stärker als bei Halothan und für manche Eingriffe ausreichend, kann aber durch alle gängigen Muskelrelaxanzien verstärkt werden. Die muskelrelaxierende Wirkung von Enfluran kann durch Neostigmin aufgehoben werden. Die Wirkung der nichtdepolarisierenden Muskelrelaxanzien (Pancuronium, Alcuronium) wird durch Enfluran verstärkt. Enfluran ist gut steuerbar, flutet rasch an und klingt rasch ab. Es wird nur zu einem sehr geringen Prozentsatz in der Leber metabolisiert (2 %), ca. 98 % werden unverändert über die Lungen abgeatmet. Nach wiederholtem Gebrauch von Enfluran wurden Lebernekrosen beobachtet. Der Löslichkeitskoeffizient von Enfluran beträgt 1,8, der Verteilungskoeffizient 2,6.

Unerwünschte Wirkungen

Die negative Inotropie von Enfluran ist geringer als die von Halothan. Die Katecholaminsensibilisierung des Myokards und die Neigung zu Herzrhythmusstörungen ist bei Enfluran schwächer ausgeprägt als bei Halothan. Enfluran verstärkt die Krampfbereitschaft bei prädisponierten Personen und kann zu tonisch-klonischen **Krämpfen** führen. In höherer Dosis verursacht Enfluran eine ausgeprägte Depression der Atmung und einen Blutdruckabfall. Ferner beobachtet man Muskelfaszikulationen. Der intrakranielle Druck steigt etwas an. Vereinzelt beobachtet man nach Enflurannarkosen einen Anstieg der Transaminasen, jedoch ist Enfluran **nicht lebertoxisch** wie Halothan und verursacht keine Bradykardie. **Kontraindikationen** für die Durchführung einer Enflurannarkose sind Epilepsie, Eklampsie, Nierenerkrankungen und bekannte maligne Hyperthermie.

Isofluran (Forane®)

Pharmakokinetik

Isofluran ist eine neuere Modifikation von Enfluran mit sehr geringem Löslichkeitskoeffizient. Es flutet sehr rasch an und wirkt stärker als Enfluran. Die Metabolisierung in der Leber (Cytochrom P_{450}) ist noch geringer als bei Enfluran (0,2 %). Isofluran ist eine farblose, nicht brennbare, stabile Flüssigkeit mit leicht stechendem Geruch. Isofluran hat eine ausgeprägte muskelrelaxierende Wirkung.

Unerwünschte Wirkungen

Isofluran verursacht eine ausgeprägte Atemdepression und einen Blutdruckabfall, der von der Narkosetiefe abhängt. Der Herzrhythmus bleibt stabil. Die Myokardsensibilisierung gegen Katecholamine ist gering. Isofluran potenziert die Wirkung aller gängigen Muskelrelaxanzien, am stärksten die der nichtdepolarisierenden MR, so dass diese sehr vorsichtig dosiert werden müssen. **Antidot ist Neostigmin.** In tiefer Narkose mit Isofluran steigt der Hirndruck. Eine maligne Hyperthermie kann auftreten. Im Tierversuch führt Isofluran zu einer Erweiterung der Koronarien. Nach der Narkose können Muskelzittern, Übelkeit und Erbrechen auftreten. Es gibt keinen Hinweis auf Leberschäden durch Isofluran.

Wegen der raschen und starken Wirkung von Isofluran muss der Patient während der Narkose sorgfältig überwacht werden.

Desfluran (Suprane®)

Desfluran ist eine klare, chemisch stabile Flüssigkeit, die auch von Säuren nicht zersetzt wird. Es greift Metalle nicht an.

Pharmakokinetik

Desfluran wird kaum metabolisiert (< 0,2 %) und hat zusammen mit Sauerstoff eine MAC von 7,3 %. Desfluran flutet schneller an und klingt schneller ab als Isofluran und Halothan. Der Verteilungskoeffizient beträgt 0,54, der Löslichkeitskoeffizient 0,42. Desfluran wird nur zu 0,2 % metabolisiert und ist weder leber- noch nierentoxisch, es wirkt stärker irritierend auf Schleimhäute als Sevofluran. Nachteilig ist der niedere Siedepunkt von 23 °C, der spezielle Verdampfer erfordert.

Nebenwirkungen

Die kardialen NW von Desfluran unterscheiden sich nicht von denen anderer Inhalationsnarkotika. Bei Patienten mit koronarer Herzkrankheit, Tachykardie oder Hypertonie sollte Desfluran nicht als einziges Anästhetikum gegeben werden, da es zu vorübergehender Herzmuskelischämie und Abnahme des HMV führen kann. In Kombination mit Fentanyl oder Sufentanil ist das Auftreten dieser kardialen NW von Desfluran geringer.

Sevofluran (Sevorane®)

Chemie

Sevofluran ist ein relativ junges Inhalationsnarkotikum vom Typ halogenierter Äther. Chemisch handelt es sich um Hexafluoroisopropyl-Difluormethyläther. Sevofluran ist eine stabile, nicht brennbare, farblose Flüssigkeit. Sevofluran greift Metalle nicht an und wird durch Hitze, Licht oder Säuren nicht zersetzt. Der Löslichkeitskoeffizient beträgt 0,63 und der Verteilungskoeffizient beträgt 1,15. Die MAC für Sevofluran in reinem Sauerstoff beträgt 2,1 %.

Pharmakokinetik

Sevofluran flutet innerhalb von einer Minute an, ist also noch schneller wirksam als Isofluran mit 4–8 Minuten. Aufnahme und Verteilung von Sevofluran ist rascher als die von Halothan oder Isofluran, aber langsamer als die von Desfluran. Etwa 5 % des Sevofluran werden vom Cytochrom-P_{450}-System in der Leber metabolisiert. Dabei entsteht Hexafluorisopropanol, Fluorid und CO_2. Das Fluorid wird über die Niere ausgeschieden. Die Metabolisierungsrate ist zweifach höher als die von Enfluran und 250fach höher als die von Desfluran. Allerdings ist Sevofluran der einzige unter den halogenierten Äthern, der nicht zu Trichloressigsäure metabolisiert wird.

Indikationen für Sevofluran sind die Einleitung und Aufrechterhaltung von Allgemeinnarkosen bei Erwachsenen und Kindern. Sevofluran hat einen angenehmen Geruch, so dass es bevorzugt zur Maskeneinleitung eingesetzt wird.

Unerwünschte Wirkungen

Vereinzelt wurde über einen Anstieg der Transaminasen und über einen Anstieg des Kreatinin (durch Fluorid F) berichtet. Sevofluran scheint besser verträglich als Halothan, Isofluran und Enfluran. Die Inzidenz von unerwünschten Wirkungen betrug bei Erwachsenen weniger als 1 %. Beobachtet wurden Bradykardie (5 %), Hypotonie (4 %), Tachykardie (2 %), Erregung (7 %) und Laryngospasmus (8 %). Etwas häufiger waren Fieber, Schüttelfrost, Übelkeit, Erbrechen und Kopfschmerz. Eine maligne Hyperthermie ist auch bei Sevofluran möglich. Bei N_2O nicht!

Interaktionen von Sevofluran mit anderen Narkosemedikamenten wurden nicht beobachtet. Zusammen mit Alfentanil und N_2O verstärkt Sevofluran die Wirkung nichtdepolarisierender Muskelrelaxanzien wie Pancuronium, Vecuronium und Atracurium.

Stickoxydul (N_2O)

Chemie

Stickoxydul ist ein farb- und geruchloses Gas, das bei Raumtemperatur stabil und nicht brennbar ist, bei großer Hitze aber Sauerstoff abspalten kann.

Pharmakokinetik

Stickoxydul (synonym: Lachgas) ist ein fast inertes Gas, das nicht metabolisiert wird. Aufgrund seiner schlechten Lösungs- und Verteilungseigenschaften wird es in der Klinik in 50–70 %iger Konzentration zugeführt. Der Wirkungseintritt von N_2O erfolgt schneller als der von halogenierten Inhalationsnarkotika.

Wirkungen und Indikationen

Lachgas eignet sich nicht als alleiniges Anästhetikum, weil es nur eine geringe Wirkungsstärke hat. Die Muskelrelaxation und Bewusstlosigkeit sind schlecht, die Analgesie ist gut. Wirkungseintritt und -ende erfolgen schnell, N_2O ist also gut steuerbar. Auch bei einer Konzentration von 80 % Stickoxydul ist keine tiefe Narkose erreichbar, wohl aber eine Asphyxie durch Sauerstoffmangel. Deshalb darf die N_2O-Konzentration 70 % nicht überschreiten. Lachgas muss mit mindestens 25 % Sauerstoff kombiniert werden. Auch nach Beendigung der N_2O-Zufuhr muss noch mit 100 % Sauerstoff weiterbeatmet werden, um das aus Blut und Gewebe in die Lunge zurückflutende Stickoxydul zu verdrängen (sonst Diffusionshypoxie). Durch Kombination von N_2O mit Halothan und Sauerstoff lässt sich eine tiefe Narkose erreichen. Lachgas wird nur in Kombination mit anderen Narkotika eingesetzt. Die Aufnahme von anderen Inhalationsnarkotika wie Halothan, Enfluran oder Isofluran wird bei gleichzeitiger Gabe von N_2O verbessert (**„Second Gas Effect“**).

Lachgas führt zu Sympathikusstimulierung und erhöhtem Katecholaminspiegel. Blutdruck, HMV und Herzfrequenz steigen aber nur geringfügig. Lachgas bewirkt eine Vasokonstriktion an Lungen- und Hautgefäßen, der periphere Widerstand steigt aber kaum. Im ZNS verursacht Lachgas eine Gefäßerweiterung. Der intrakranielle Druck kann ansteigen. Die Funktion von Leber und Nieren wird nicht beeinträchtigt.

Unerwünschte Wirkungen

Stickoxydul hat bei gesunden Patienten keine nennenswerten NW, manchmal treten Kopfschmerz und Hypotonie auf. Bei bestimmten Erkrankungen können jedoch Probleme auftreten, die durch die Diffusion von Lachgas in luftgefüllte Hohlräume hervorgerufen werden. Lachgas ist im Blut 35-mal besser löslich als Stickstoff N_2 und dringt in luftgefüllte Hohlräume des Körpers schneller ein, als N_2 abtransportiert werden kann. Volumen und Druck der Hohlräume steigen an. An folgenden Organen bzw. bei Erkrankungen kann dieser Mechanismus zu Komplikationen führen:

- **Tubenkatarrh** oder **Otitis media:** N_2O dringt in die Paukenhöhle und erhöht den Druck. Ein Druckausgleich wie beim Gesunden ist nicht möglich, so dass das Thympanon perforieren kann.
- **Ileus:** N_2O dringt in den Darm ein und erhöht den Druck luftgefüllter Darmabschnitte. Daher muss bei Vorliegen eines Ileus auf Stickoxydul verzichtet werden, oder die Konzentration darf 50 % nicht überschreiten.
- **Pneumoperitoneum:** Die Gabe von N_2O führt zur Druckerhöhung.
- **Pneumothorax:** Bei undrainiertem Pneu kann N_2O zu einem Spannungspneumothorax und zu Mediastinalverlagerung führen.
- **Tubusmanschette (Cuff):** N_2O diffundiert bei längerer Narkose durch die Plastikmembran des Cuff und erhöht den Druck auf die Trachea mit der Gefahr einer Nekrose der Trachealschleimhaut.

Kontraindikationen für eine Lachgasnarkose sind Pneumothorax, Luftembolie, Pulmonalzyste, Otitis media und Schwangerschaft (mögliche Teratogenität).

Diäthyläther

Wirkungen und Indikationen

Diäthyläther (C_2H_5-O-C_2H_5) durchläuft Stadium I und II sichtbar und macht in Stadium III eine gute Bewusstlosigkeit. Analgesie und Muskelrelaxation sind ebenfalls gut. Äther hat keine negativen Wirkungen auf Herz und Kreislauf. Erst bei tiefer Narkose fällt der Blutdruck. Gleiches gilt für die Atmung. Der Vorteil von Äther ist seine **unkomplizierte Handhabung:** Die Narkose kann mit einem Wattebausch vor Mund und Nase des Patienten sowie mit einer Flasche Diäthyläther durchgeführt werden und eignet sich daher für Entwicklungsländer, in denen keine teure Halothanbegasungsanlage zur Verfügung steht. Eine künstliche Beatmung ist bei einer Äthernarkose nicht erforderlich. Leider ist Äther sehr leicht entflammbar. Die Ätherdämpfe sinken nach unten und kriechen über den Boden. Bei Entzündung kommt es zu heftigen Explosionen und Bränden, daher dürfen bei Äthernarkosen keine elektrischen OP-Instrumente mit Funkenbildung (z. B. Kauter) eingesetzt werden.

Pharmakokinetik

Diäthyläther wird nicht metabolisiert und bildet keine toxischen Metaboliten. Eine Ätherspaltung würde zu Äthanol führen. Der Verteilungskoeffizient liegt bei 3, d. h., Äther ist nur mäßig lipophil und löst sich auch in Wasser (bzw. Blut) gut. Die Narkose flutet langsam an. Für die Narkose ist eine Volumenkonzentration von 4 % in der Atemluft erforderlich.

Unerwünschte Wirkungen

Diäthyläther ist untoxisch und hat in richtiger Dosierung auch in Stadium III keine negativen Wirkungen auf Herz, Blutdruck oder Atmung. Manchmal treten leichte Schleimhautreizungen auf.

Maligne Hyperthermie

Die maligne Hyperthermie ist ein seltener, aber lebensgefährlicher **Narkosezwischenfall.** Um eine maligne Hyperthermie zu bekommen, muss der Patient eine genetische Disposition haben (Häufigkeit 1 : 10 000). Auslöser können alle halogenierten Inhalationsnarkotika und Succinylcholin sein (☞ Kap. 5). Die Inzidenz der malignen Hyperthermie (MH) bei Narkosen beträgt 1 : 30 000, d. h., nicht alle prädisponierten Patienten erleiden das MH-Syndrom. Der MH liegt ein genetischer Defekt des Ca^{2+}-Transports zugrunde. Der genaue Mechanismus dieser Stoffwechselstörung ist nicht bekannt. Diskutiert werden Veränderungen der Ionenkanäle und der Zellmembranen am Skelettmuskel.

Sichere **Frühzeichen** der MH sind ein rascher, starker Temperaturanstieg (> 40 °C), eine Sinustachykardie, Anstieg des endexspiratorischen CO_2, metabolische Azidose, Hypoxämie, Hautflush und Skelettmuskelrigor.

Mögliche **Frühzeichen** einer MH sind Spasmen am M. masseter, metabolische Azidose, Anstieg der Kreatininkinase und Herzrhythmusstörungen.

Spätzeichen der MH sind komplexe Herzrhythmusstörungen, Zyanose, Hypoxämie, Blutdruckabfall, Elektrolytstörungen und Hyperthermie.

Bei voller Ausprägung der MH beobachtet man Temperaturen bis 43 °C, tetanische Krämpfe, Azidose, Hyperkaliämie und Schock. Die maligne Hyperthermie ist eine lebensbedrohliche Stoffwechselstörung in der Skelettmuskulatur, gekennzeichnet durch starke Stoffwechselsteigerung (Hypermetabolismus), Entgleisung des Kalziumstoffwechsels mit Anstieg des intrazellulären Ca^{2+}-Gehalts, Sauerstoffmangel im Gewebe, CO_2-Anstieg, Temperaturanstieg und Laktazidose.Tritt eine MH auf, dann muss die Inhalationsnarkose sofort abgebrochen und **Dantrolen** zur Blockade der Ca^{2+}-Freisetzung verabreicht werden. Ferner gibt man 100 % Sauerstoff, Opioide und nichtdepolarisierende Muskelrelaxanzien.

28.1.2 Injektionsnarkotika

Injektionsnarkotika werden in der Regel intravenös verabreicht. Sie werden meist zur **Einleitung von Narkosen** verwendet, da sie rasch anfluten und das Exzitationsstadium (Stadium II) überspringen. In der Pädiatrie können sie auch i.m. oder rektal verabreicht werden. Der rasche Wirkungseintritt der Injektionsanästhetika beruht auf ihrer hohen Lipophilie. Injektionsnarkotika sind schlechter steuerbar als Inhalationsnarkotika. Die Wirkungsdauer der Injektionsnarkotika hängt von der Verteilung über die verschiedenen Kompartimente ab.

Merke!
Die Wirkungsabnahme von Injektionsnarkotika kann nicht über die Atmung beeinflusst werden.

Gut durchblutete Organe wie Herz oder Lunge erreichen rasch eine hohe Wirkstoffkonzentration. In den Muskeln steigt die Konzentration nur langsam und im Fettgewebe noch langsamer. In den schlecht durchbluteten Geweben steigt die Narkotikakonzentration noch an, während sie im ZNS schon wieder abfällt. Es erfolgt eine **Umverteilung** vom ZNS in Muskel- und Fettgewebe. Bei einer Nachinjektion lässt die Wirkung langsamer nach als bei Einmalapplikation, da die schlecht durchbluteten Gewebe schon Narkotikum gespeichert haben und dieses nur langsam freisetzen. Die Umverteilung vom ZNS auf die Muskulatur ist dadurch ebenfalls reduziert.

Als Injektionsnarkotika werden Substanzen aus verschiedenen Stoffgruppen eingesetzt. Tabelle 28.3 listet wichtige Injektionsnarkotika auf.

Merke!
Injektionsnarkotika haben einen sofortigen Wirkungseintritt und sind schlecht steuerbar.

Barbiturate (☞ 28.2.4)

Barbiturate sind Derivate der Barbitursäure. Sie sind in Lösung instabil. Der Wirkungseintritt der Barbiturate erfolgt trotz hoher Plasmaproteinbindung von mehr als 85 % nach 20–60 Sekunden. Das Anfluten der Barbituratnarkose hängt nur von der Injektionsgeschwindigkeit ab, die Narkose ist jedoch aufgrund der **Rückverteilung** kaum steuerbar. Barbiturate sind gut fettlöslich und kommen deshalb schnell ins ZNS. Aufgrund von Rückverteilung und rascher Lebermetabolisierung ist die Wirkungsdauer von Barbituraten nur kurz. Sauerstoffbeatmung beschleunigt den Barbituratabbau. Ein Großteil des Barbiturats wird unverändert renal ausgeschieden. Die Wirkungsdauer beträgt bei Methohexital 5 min, bei Thiopental 10–15 min und bei Hexobarbital 15–30 min. Barbiturate hemmen die Formatio reticularis und wirken sedierend und hypnotisch. Barbiturate haben keine analgetische und nur geringe muskelrelaxierende Wirkung. Die Schmerzempfindlichkeit kann durch Barbiturate sogar erhöht sein (Hyperalgesie). Motorik und Reflexe werden gesteigert.

Aus den kinetischen Eigenschaften von Thiopental und Methohexital lassen sich folgende Regeln für die Durchführung einer Anästhesie mit diesen Medikamenten aufstellen:

- Vorsicht bei Nachinjektion, da Barbiturate zu einer gefährlichen Kumulation neigen
- keine Dosiserhöhung bei adipösen Patienten, da das Zentralkompartiment genauso groß ist wie bei Normalgewichtigen
- Vorsicht bei Schockpatienten (relative Kontraindikation), da hier die Muskeldurchblutung schlecht ist und die Umverteilung sehr langsam erfolgt
- keine Injektion von Methohexital bei schweren Leberfunktionsstörungen.

Tab. 28.3 Injektionsnarkotika.

Wirkstoff	Handelsname	Chemische Gruppe
Methohexital	Brevimytal®	Barbiturat
Thiopental	Trapanal®, Thiopental Nycomed®	Barbiturat
Hexobarbital	außer Handel	Barbiturat
Ketamin	Ketanest®, Ketamin ratiopharm®	substituiertes Cyclohexanon
Propofol	Disoprivan®, Propofol Fresenius®	Diisopropylphenol
Etomidat	Etomidat-Lipuro®, Hypnomidate®	Imidazolderivat
Fentanyl	Fentanyl Janssen®, Fentanyl Hexal®	synthetisches Opioid
Alfentanil	Rapifen®	synthetisches Opioid
Sufentanil	Sufenta®, Sufentanyl ratiopharm®	synthetisches Opioid

Barbiturate wirken am GABA-Benzodiazepin-Barbiturat-Chloridkanal-Rezeptor-Komplex, allerdings an einer anderen Andockstelle als die Benzodiazepine. Resultat ist ein verstärkter Einstrom von Cl^- in die Nervenzelle und eine verstärkte Hyperpolarisation.

Barbiturate eignen sich nur zur Narkoseeinleitung und haben folgende **unerwünschte Wirkungen:**

- lokale Gefäßreizung und Nekrosen an der Injektionsstelle, da Barbiturate in Form stark alkalischer Salzlösungen verabreicht werden
- Hyperreflexie (Husten, Laryngospasmus)
- allergische Reaktionen und Bronchospasmus durch Histaminfreisetzung
- leichter systolischer Blutdruckabfall, diastolischer Blutdruckanstieg
- dosisabhängige Abnahme des HMV durch negative Inotropie (am stärksten bei Thiopental); reflektorische Zunahme der Herzfrequenz
- dosisabhängige Atemdepression und Senkung der Atemfrequenz. In hoher Dosis Lähmung des Atemzentrums. Das Atemzentrum kann nicht mehr auf CO_2-Überschuss oder auf O_2-Mangel reagieren. Bei Dauernarkosen mit Barbiturat allein beträgt die Mortalität 1 Promille!
- parasympathomimetische Wirkung, Laryngospasmus, zentrale Erregung
- Bei Leberschädigung wirken Barbiturate lebertoxisch. Verstärkte Synthese von Porphyrinvorstufen durch Enzyminduktion.

Kontraindikationen

für den Einsatz von Barbituraten als Narkosemittel sind schwere Funktionsstörungen von Leber und Nieren, Herzinsuffizienz, Schock, Porphyrie, Intoxikationen mit Psychopharmaka oder Alkohol und Status asthmaticus.

Ketamin (Ketanest®, Ketamin ratiopharm®)

Wirkungsmechanismus und Wirkungen

Ketamin dämpft Anteile des Thalamus und stimuliert Teile des limbischen Systems. Folge ist eine vorübergehende Entkopplung des limbischen Systems von thalamo-neokortikalen Hirnabschnitten. Ketamin blockiert die **NMDA-Rezeptoren** (N-Methyl-D-Aspartat). Das linksdrehende Entantiomer S-(+)-Ketamin (Ketanest® S) wirkt 3- bis 4-mal stärker als das R-(-)-Entantiomer und verursacht signifikant weniger unerwünschte Aufwachreaktionen als Ketanest®.

Ketamin bewirkt eine gute Bewusstlosigkeit und eine gute Analgesie, aber keine Muskelrelaxation, sondern eine Steigerung des Skelettmuskeltonus. Trotz Bewusstseinsverlust hat der Patient die Augen offen **(dissoziative Anästhesie).** Diese Wirkung ist einzigartig in der Gruppe der Injektionsnarkotika. Hervorzuheben ist die starke analgetische Wirkung von Ketamin.

Die Reflexe bleiben intakt oder werden gesteigert, so dass der Patient nicht künstlich beatmet werden muss. Es tritt ein Nystagmus auf. Ketamin ist gut steuerbar und eignet sich für kurze Eingriffe. In der Veterinärmedizin wird Ketamin häufig eingesetzt.

Chemie und Pharmakokinetik

Ketamin ist ein substituiertes Cyclohexanonamin. Der Wirkungseintritt von Ketamin erfolgt bei intravenöser Gabe innerhalb von 30–60 Sekunden, bei intramuskulärer Gabe nach 3–4 Minuten. Eine orale oder intramuskuläre Gabe von Ketamin wäre möglich, wird aber wegen der Wirkungsverzögerung kaum angewendet. Die Wirkungsdauer von Ketamin beträgt 5–10 Minuten. Ketamin hat eine hohe Lipidlöslichkeit und zeigt das Phänomen der **Rückverteilung.** Ketamin hat eine große therapeutische Breite. Ketamin wird in der Leber rasch metabolisiert. Ein Teil der Metaboliten wird über die Niere eliminiert. Die Eliminations-HWZ beträgt 2–4 Stunden.

Indikationen

Indikationen für Ketamin in der Humanmedizin sind:

- verletzte Patienten im Schock, da Ketamin als einziges Narkotikum das HMV vergrößert und blutdrucksteigernd wirkt
- Asthmatiker, da Ketamin broncholytisch wirkt und nur eine geringe atemdepressive Wirkung hat
- Narkoseeinleitung bei kurz dauernden und sehr schmerzhaften Eingriffen (Verbrennungen)
- Massenverletzungen in der Katastrophenmedizin.

Die Dosierung beträgt 1–3 mg/kg i.v. oder 4–8 mg/kg i.m.

Nebenwirkungen

Unerwünschte Wirkungen von Ketamin sind Alpträume, die als sehr unangenehm empfunden werden, und ein Hang-over (12 Stunden) durch die neuroleptische Wirkung von Ketamin. Ferner beobachtet man starken Blutdruckanstieg, Pulsanstieg, Übelkeit, Erbrechen, verstärkte Salivation und Anstieg des Liquordrucks. Die Toxizität von Ketamin ist gering. Bei hoher Dosis, schneller Injektion oder Kombination mit Benzodiazepinen bewirkt Ketamin eine Atemdepression.

Kontraindikationen für Ketamin sind Myokardinfarkt, KHK, erhöhter Hirndruck, Hyperthyreose, Eklampsie und Psychosen.

Propofol (Disoprivan®, Propofol Abbott®, Klimofol®)

Propofol ist ein neueres Injektionsnarkotikum, das 1988 in den Handel kam (in den USA 1989). Chemisch handelt es sich um Diisopropylphenol. Propofol (☞ Formel 28.10) ist unlöslich in Wasser, aber gut löslich in Öl und Glyzerin.

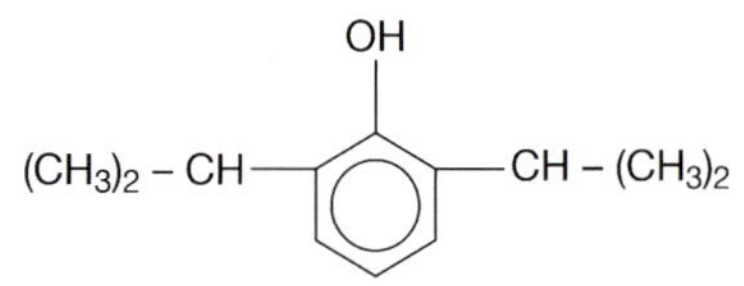

Formel 28.10 Strukturformel von Propofol

Pharmakokinetik

Die Verteilung von Propofol erfolgt in zwei Phasen. Nach intravenöser Gabe setzt die Wirkung von Propofol innerhalb von 40 Sekunden ein, der Patient wird bewusstlos. Die maximale Wirkung ist bereits nach 1 Minute erreicht (Phase I). Die Verteilung in Phase II dauert 30–60 Minuten. Die Wirkungsdauer liegt bei 5–10 Minuten. Propofol ist zu 97 % an Plasmaprotein gebunden und wird in der Leber metabolisiert. 70 % des Propofol und seiner glukuronidierten und sulfatierten Metaboliten werden renal eliminiert. Trotzdem sind Erkrankungen von Leber oder Nieren keine Kontraindikation für eine Propofolnarkose.

Wirkungen und Indikationen

Propofol ist ein **kurz wirkendes Injektionsnarkotikum** zur Einleitung und Aufrechterhaltung von Allgemeinnarkosen. Es eignet sich aufgrund seiner geringen Nebenwirkungen und des raschen Abklingens gut für die Narkosen bei ambulanten Patienten, z. B. kieferchirurgische Eingriffe. Aber auch bei stationären Patienten wird es für Narkosen und zur Sedierung von Intensivpatienten über einen Perfusor eingesetzt. Es neigt nicht zu Kumulation wie Methohexital und scheint auch keine maligne Hyperthermie auszulösen. Darüber hinaus besitzt Propofol eine antiemetische Wirkung, so dass es zumindest nach Kurznarkosen nicht zu Übelkeit und Erbrechen kommt. Auch die orthostatischen Kreislaufstörungen der Barbiturate beobachtet man nach Propofolnarkose kaum. Propofol wirkt hypnotisch, aber kaum analgetisch.

Unerwünschte Wirkungen

Bei längeren Narkosen mit Propofol kann es zu Atemdepression bis Apnoe, Blutdruckabfall durch verminderten peripheren Gefäßwiderstand und Herzrhythmusstörungen kommen. Ferner beobachtet man erhöhten Hirndruck, Verwirrtheit, Kopfschmerz und Benommenheit. Weitere NW sind Muskelkrämpfe, Übelkeit, Brennen an der Injektionsstelle und Hautallergien.

Kontraindikationen für Propofol sind Herzinfarkt, Hypovolämie, Schwangerschaft, Stillzeit und Kinder < 3 J.

Merke!
Bei den meisten Patienten kommt es nach Injektion von Propofol zu vorübergehender Apnoe, die eine assistierte Beatmung erfordert.

Etomidat (Etomidat-Lipuro®, Hypnomidate®)

Chemie und Pharmakokinetik

Etomidat ist eine synthetische, lipophile Verbindung. Chemisch handelt es sich um eine Imidazolverbindung. Nach intravenöser Applikation setzt die Wirkung von Etomidat nach wenigen Sekunden ein, hält aber nur 3–4 Minuten an. Ebenso wie die Barbiturate unterliegt Etomidat einem Wirkungsverlust durch **Umverteilung.** Etomidat wird in der Leber metabolisiert und renal (85 %) eliminiert.

Wirkung und Wirkungsmechanismus

Etomidat wirkt hypnotisch, aber nicht analgetisch und muskelrelaxierend. Es dämpft die Formatio reticularis, vermutlich durch einen GABA-mimetischen Effekt. Die Wirkungsstärke von Etomidat ist 15-mal höher als die von Thiopental.

Indikationen für Etomidad sind Kurznarkosen bei Risikopatienten mit Erkrankungen des Herzens, da Etomidad kaum kardiovaskuläre Nebenwirkungen hat. Etomidad löst keine maligne Hyperthermie aus. Ferner wird es zusammen mit anderen Narkotika zur Einleitung von Narkosen verwendet.

Unerwünschte Wirkungen von Etomidat sind leichte Atemdepression, Hemmung der Steroidsynthese in der Nebenniere, Dyskinesien und Myoklonie (durch Opioide hemmbar). Gelegentlich kommt es zu Übelkeit, Husten, Singultus, Laryngospasmus und Histaminfreisetzung. Bei paravasaler Injektion treten heftige Reizungen und Schmerzen auf. Zentraldämpfende Pharmaka wie Barbiturate verstärken die Atemdepression.

Kontraindikationen für eine Anästhesie mit Etomidat sind Schwangerschaft und Stillzeit.

Fentanyl (Fentanyl Janssen®, Fentanyl Hexal®) (☞ 33.2.3)

Chemie, Pharmakokinetik, Wirkungen

Fentanyl und seine Analoga **Alfentanil** (Rapifen®) und **Sufentanil** (Sufenta®) sind synthetische Opioide, die keine Strukturverwandtschaft mit Morphinen besitzen, aber eine sehr starke analgetische Wirkung haben und an Opiatrezeptoren wirken. Chemisch handelt es sich bei Fentanyl um ein Propananilid, also um ein Anilinderivat. Fentanyl wirkt 125-mal stärker analgetisch als Morphin, Alfentanil 30-mal und Sufentanil 1000-mal. Todesfälle bei Drogensüchtigen sind beschrieben. Fentanyl lässt die Herz-Kreislauf-Funktion weitgehend unbeeinflusst, außer einer durch Vagusstimulation verursachten **Bradykardie.** Fentanyl kann intravenös oder intramuskulär verabreicht werden. Bei intravenöser Einmalgabe setzt die Wirkung in Sekundenschnelle ein. Der analgetische Effekt dauert etwa 30–60 Minuten. Bei intramuskulärer Gabe beginnt die Wirkung nach 8 Minuten und hält 1–2 Stunden an. Bei epiduraler Gabe hält die Wirkung 2–5 Stunden an. Die **Atemdepression**

Tab. 28.4 Indikationen und Medikamente zur Prämedikation.

Ziel der Prämedikation	Stoffgruppe	Wirkstoff
Abbau von Angst und Spannung (Anxiolyse)	Benzodiazepine	Diazepam
Sedierung	Benzodiazepine	Diazepam
Schmerzminderung, Analgesie	Opioide	Fentanyl, Piritramid
Verhinderung von Erbrechen	Gastroprokinetika Antihistamin zentral	Metoclopramid Dimenhydrinat
Vagolyse zur Verminderung von Schleim und Sekretproduktion in Magen und Bronchien	Parasympatholytika	Atropin, Scopolamin
Verminderung der Säureproduktion im Magen	H_2-Blocker	Ranitidin
Allergieprophylaxe	Antihistaminika Glukokortikoide	Clemastin Prednisolon
Überbrückung der relativ langen Einleitungsphase mit Inhalationsnarkotika		

und die verminderte Sensibilität gegenüber CO_2 können auch nach Ende der Narkose noch einige Zeit andauern.

10 % des Fentanyl werden unverändert renal eliminiert, die übrigen 90 % werden in der Leber metabolisiert.

Fentanyl wird zur so genannten **Neuroleptanalgesie** verwendet. Darunter versteht man die gleichzeitige Gabe eines Opioids und eines Neuroleptikums. Mit dieser Kombination erreicht man einen Zustand von Schmerzfreiheit und Reizindifferenz bei erhaltenem Bewusstsein. Erst in hoher Dosierung oder durch Zusatzmedikation (Stickoxydul, Barbiturate) wird auch das Bewusstsein ausgeschaltet. Fentanyl bewirkt eine schonende Form der Analgesie, die auch bei schwachen und alten Patienten eingesetzt werden kann. Fentanyl wird meist mit den Neuroleptika Promethazin, Droperidol oder Chlorpromazin kombiniert. Bei reiner Neuroleptanalgesie sind nur kleinere Eingriffe möglich; die Schmerzdämpfung und die Reflexdämpfung sind für größere Operationen nicht ausreichend.

Von der Neuroleptanalgesie zu unterscheiden ist die **Neuroleptanästhesie,** bei der zusätzlich Lachgas und ein Muskelrelaxans verabreicht werden. Fentanyl und seine Analoga verursachen eine starke Atemdepression, so dass der Patient künstlich beatmet werden muss. Weitere **Indikationen** für Neuroleptanästhesie sind alle Anästhesien mit endotrachealer Intubation sowie Beatmung und Prämedikation in der Intensivmedizin.

Nebenwirkungen von Fentanyl sind Singultus, Apnoe, Myoklonie, Allergien und selten ein Laryngospasmus. Die Anwendung von Fentanyl ist eingeschränkt bei Therapie mit MAO-Hemmern und in der Schwangerschaft. Die Neuroleptika können extrapyramidale Störungen, Verwirrtheit und Blutdruckabfall hervorrufen.

Kontraindikationen für eine Fentanylnarkose sind Überempfindlichkeit gegen Opioide und Stillzeit. Bei erhöhtem Hirndruck ist eine schnelle Bolusinjektion nicht erlaubt.

28.1.3 Prämedikation vor Allgemeinnarkosen

Die Prämedikation trägt wesentlich zu einer besseren Verträglichkeit und zu der geringen Komplikationsrate moderner Narkosen bei. Die Ziele der Prämedikation sind in Tabelle 28.4 aufgeführt.

28.2 Hypnotika, Sedativa und Tranquilizer

Alle Pharmaka, die die Aktivität der Formatio reticularis vermindern, wirken sedativ und hypnotisch.

Der Ausdruck **Hypnotika** ist vom griechischen Hypnos (Schlaf) abgeleitet. Die deutsche Bezeichnung für **Sedativa** und **Tranquilizer** lautet Beruhigungsmittel. Der Unterschied zwischen sedativer und hypnotischer Wirkung ist **quantitativ,** nicht qualitativ. Die Dosis des Medikaments und der Aktivitätszustand der Formatio reticularis bestimmen die sedierende oder hypnotische Wirkung. Hypnotika führen einen erzwungenen, schlafähnlichen Zustand herbei, in dem das ZNS auf äußere Reize vermindert anspricht, aber leicht weckbar ist. Sedativa sind Pharmaka, die sehr unspezifisch auf das ZNS wirken. Sie hemmen eine Reihe von Funktionen des Gehirns wie beispielsweise Sensomotorik, Aufmerksamkeit, Konzentrationsvermögen, Kombinationsvermögen und vegetative Regulation. **Tranquilizer** wirken spezifischer als Sedativa. Sie hemmen hauptsächlich Angst und Erregung und machen gleichgültiger gegen äußere Reize. Tranquilizer lassen die kognitiven Funktionen weitgehend unbeeinträchtigt, dämpfen aber die Konzentrationsfähigkeit. Auch in hoher Dosis rufen Tranquilizer keine Narkose hervor, sie haben also einen breiten Sicherheitsabstand und eine flache Dosis- Wirkungs-Kurve. Wegen ihrer besonderen Wirkungen und ihrer großen Bedeutung werden

Tab. 28.5 Sedativa und Hypnotika.

Wirkstoff	Handelsname	Chemische Gruppe
Schlafmittel		
Baldrian	Baldrian Dispert®, Baldrian ratiopharm®	Valeriana
Hopfen	Alho-Sedosan®	Humulin + Lupulin
Badrian + Hopfen	Nervendragees ratiopharm®, Pascosedon®	
Baldrian + Melisse + Johanniskraut	Sedariston®	Hypericin
Paraldehyd	–	Aldehyd
Trichloracetaldehyd (Chloralhydrat)	Chloradurat 500®	Aldehyd
Promethazin	Atosil®, Closin®, Proneurin®, Prothazin®	Antihistamin
Diphenhydramin	Dolestan®, Emesan®, Sediat®	Antihistamin
Doxylamin	Gittalun®, Sedaplus®, Merepine®	Antihistamin
Clomethiazol	Distraneurin®	Thiazol
Meprobamat	Visano N®, Meprobamat Philopharm®	Dicarbamat
Zopiclon	Ximovan®, Zopiclon STADA®, Zopicalm®	Cyclopyrrolon
Zolpidem	Stilnox®, Bikalm®, Zolpidem AZU®	Imidazolpyridin
Zaleplon	Sonata®	Pyrazolonpyrimidin
Buspiron	Bespar®, Busp®	Serotoninagonist
Hypnotika		
Phenobarbital	Luminal®, Luminaletten®	zyklisches Ureid
Thiopental	Trapanal®, Thipental Nycomed®, Thipental Nycomed®	zyklisches Ureid
Methohexital	Brevimytal®	zyklisches Ureid
Tranquilizer	Tab. 28.8	Benzodiazepine

Tranquilizer in einem eigenen Kapitel besprochen (☞ 28.2.9).

Viele Substanzen ganz unterschiedlicher chemischer Struktur können hypnotisch oder sedierend wirken. Man unterscheidet Sedativa ohne narkotische Wirkung von Sedativa, die in höherer Dosis narkotisch wirken (☞ Tab. 28.4). Klassische Schlafmittel wie Chloralhydrat sind keine Tranquilizer und haben keine anxiolytische Wirkung. Umgekehrt können aber Tranquilizer als Schlafmittel eingesetzt werden.

Wirkstoffe

Tabelle 28.5 gibt einen Überblick über handelsübliche Sedativa und Hypnotika die als Schlafmittel eingesetzt werden können.

28.2.1 Pflanzeninhaltsstoffe

Baldrianwurzel, Hopfen, Mohnsaft und Cannabis werden seit Jahrtausenden als Sedativa eingesetzt. Heutzutage sind nur Hopfen und Baldrian als Pharmaka im Handel. Die **Baldrianwurzel** enthält ätherische Öle (Monoterpene, Sesquiterpene) und Epoxide (Valtrat, Acevaltrat), die stimmungsaufhellend, krampflösend und entspannend wirken.

Hopfen ist ein Mitglied der Familie Hanfgewächse, also ein Verwandter von Cannabis sativa. Hopfen (Humulus lupulus) enthält ätherische Öle, Humulon, Lupulon und Gerbstoffe. Hopfen wirkt sedierend und antibiotisch.Neuerdings sind Bestrebungen im Gang, **Tetrahydrocannabinol** in Ampullen zur Therapie zuzulassen, da sich herausgestellt hat, dass dieser Wirkstoff bei Krebspatienten segensreiche Wirkungen entfaltet. Er wirkt appetitsteigernd, schmerzlindernd und antidepressiv. Die Suchtgefahr ist bei diesen Patienten minimal.

28.2.2 Aldehyde

Chloralhydrat

Chemie

Chloralhydrat ist das älteste chemisch definierte Schlafmittel. Es handelt sich um das Hydrat des Trichloracetaldehyds ($Cl_3C\text{-}CH\ (OH)_2$).

Die Verbindung ist **instabil** – besonders unter Lichteinstrahlung – und zersetzt sich langsam. Chloralhydrat muss in lichtundurchlässigen Gelatinekapseln verabreicht werden, um die Zersetzung zu bremsen und um den bitteren Geschmack nicht spürbar werden zu lassen.

Pharmakokinetik

Die Resorption aus Magen und Dünndarm ist gut. Chloralhydrat wird in der Leber zu Trichloräthanol reduziert und als Trichloräthylglukuronat renal ausgeschieden. **Trichloräthanol** ist ebenfalls sedativ wirksam (Giftung). Bei regelmäßiger Gabe von Chloralhydrat erfolgt rasch eine Toleranzentwicklung durch Enzyminduktion.

Wirkungen und Indikationen

Chloralhydrat ist ein gutes Schlafmittel, das auch heute noch vornehmlich bei älteren Patienten eingesetzt wird. Es hat keinen Einfluss auf die REM- und auf die Tiefschlafphasen, ist gut verträglich und kann auch bei Kindern und Schwangeren gegeben werden. Chloralhydrat wirkt antikonvulsiv und sedativ. Es steht in Form von Kapseln und als Rektiole zur Verfügung. Die Rektiole erlaubt eine rasche und sichere rektale Applikation bei **Infektkrämpfen** im Kindesalter.

Nebenwirkungen von Chloralhydrat können zentralnervöse Störungen wie Verwirrtheit sein, ferner Schleimhautreizung und Herzrhythmusstörungen durch Sensibilisierung des Myokards gegen Katecholamine. Bei dauernder Anwendung kann es zu Abhängigkeit kommen. Bei Erosionen oder Ulzera im Magen-Darm-Trakt sowie bei schweren Funktionsstörungen von Leber oder Niere ist Chloralhydrat kontraindiziert.

Paraldehyd

Paraldehyd ist ein zyklisches Acetal aus drei Molekülen Acetaldehyd und steht nicht als Konfektionspräparat zur Verfügung. Paraldehyd ist eine stechend riechende, schleimhautreizende Flüssigkeit. Paraldehyd wird in der Leber zu Kohlendioxid und Wasser abgebaut. Ein Teil wird unverändert über die Lunge abgeatmet, so dass Paraldehyd auch bei Niereninsuffizienz gegeben werden kann.

Indikationen für Paraldehyd sind erregte hospitalisierte Patienten, bei denen andere Hypnotika nicht in Frage kommen (Alkoholentzugssyndrom, Krampfanfälle).

28.2.3 Bromharnstoffderivate (Monoureide)

Diese Substanzgruppe hat früher eine große Rolle als **Schlafmittel** gespielt. Heute ist kein Vertreter dieser Verbindungen mehr im Handel. Bromharnstoffderivate (Monoureide) sind ebenso wie die Barbiturate (zyklische Ureide) **Harnstoffderivate.** Sie wirken schwächer hypnotisch als Barbiturate. Monoureide werden bei oraler Gabe gut resorbiert. Die Monoureide haben eine relativ kurze Halbwertszeit, aber sie setzen bei der Metabolisierung Bromid (Br^-) frei, das im Körper kumuliert, weil es in der Niere besser rückresorbiert wird als Chlorid Cl^-. Die HWZ von Brom beträgt etwa 12 Tage (!) und führt zu Vergiftungserscheinungen, dem so genannten **Bromismus.** Merkmale sind Reizbarkeit, Halluzinationen, neurologische Ausfälle, Bromakne und allergische Konjunktivitis. Die Behandlung der Bromvergiftung erfolgt durch Glukoseinfusion und forcierte Diurese mit Furosemid. Heute haben Bromharnstoffverbindungen wegen ihrer NW keine Bedeutung mehr.

28.2.4 Barbiturate

Chemie

Barbitursäure (☞ Formel 28.11) selbst hat keine pharmakologische Wirkung. Die dissoziierte Form ist unwirksam. Barbitursäure entsteht durch Kondensation von Harnstoff und Mevalonsäure. Erst wenn die Säure an C_5 substituiert wird und in Form eines basischen Salzes vorliegt, erscheint die hypnotische Wirkung der Barbiturate (☞ Formel 28.11). Steigende Kettenlänge an C_5 (R_1/R_2) verstärkt die Wirkung und vermindert die Wirkungsdauer (Phenobarbital > Pentobarbital > Hexobarbital).

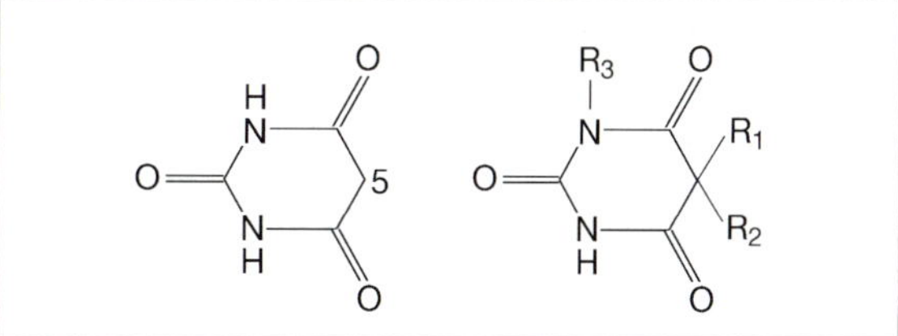

Formel 28.11: Barbitursäure und Barbiturate.

Pharmakokinetik

Barbiturate werden in der undissoziierten, lipophilen Form aus Magen, Dünndarm und Rektum rasch und zu fast 100 % resorbiert. Wirkungsstärke und Wirkungseintritt sind abhängig vom Verteilungskoeffizienten (Fett/Wasser) und von der Plasmaeiweißbindung. Je höher die Lipophilie, desto rascher der Wirkungseintritt und desto kürzer die HWZ und die Wirkungsdauer. Da Barbiturate basische Verbindungen sind, kann durch pH-Änderung des Blutes auch die Verteilung beeinflusst werden. Wichtige pharmakokinetische Parameter der Barbiturate zeigt die Tabelle 28.6.

> **Merke!**
> Azidose drängt Barbiturate verstärkt ins Hirn, Alkalose zieht sie heraus.

Methohexital wird am schnellsten eliminiert und hat daher die geringste Kumulationsneigung.

Tab. 28.6 Charakteristika gebräuchlicher Barbiturate.

Wirkstoff	Handelsname	Verteilungs-koeffizient	Plasmaeiweißbindung	Wirkungseintritt	Wirkungsdauer	Indikation
Barbital-Na	außer Handel	1	1 %	22 min	12–24 h	—
Phenobarbital	Luminal®	3	20 %	12 min	10–18 h	Krampf
Pentobarbital	außer Handel	39	35 %	0,1 min	4–8 h	Schlafmittel
Thiopental	Trapanal®	580	65 %	sofort	10–14 min	Narkose
Methohexital	Brevimytal®	> 600		sofort	5–6 min	Narkose
Secobarbital	außer Handel	52	44 %	0,1 min		—

Hauptweg der Metabolisierung von Barbituraten ist die Hydroxylierung der Substituenten an C_5 durch mischfunktionelle Oxigenasen in der Leber. Erleichtert wird die Hydroxylierung durch Methylierung am Stickstoff N_1; anschließend erfolgen Glukuronidierung und renale Elimination. Nebenwege sind N-Dealkylierung, Desulfurierung und Ringsprengung. Die Metaboliten haben keine pharmakologische Wirkung. Bei längerer Einnahme führen Barbiturate zu Enzyminduktion und Toleranzentwicklung. Die Cytochrom-P_{450}-Aktivität steigt, so dass auch andere Pharmaka schneller oxidiert und glukuronidiert werden (Arzneimittelinteraktionen).

Wirkungen

Barbiturate hemmen die Freisetzung von Transmittern im Gehirn und senken die Empfindlichkeit der Rezeptoren. Sie wirken unspezifisch auf die Formatio reticularis und das limbische System, in höherer Dosis auch auf den Kortex und andere Hirnabschnitte. Die Hemmwirkung von GABA wird verstärkt, die Übertragung neuronaler Impulse gehemmt. **Barbiturate unterdrücken die REM-Schlafphasen.**

Tabelle 28.7 zeigt die Wirkungen von Barbituraten in Abhängigkeit von der Dosis.

Barbiturate haben **keine analgetische Wirkung** und bewirken nur eine geringe Muskelrelaxierung. Die Schmerzempfindung kann durch Barbiturate sogar gesteigert werden (Hyperalgesie).

Wegen ihrer Nebenwirkungen werden Barbiturate kaum noch als Schlafmittel eingesetzt, sondern nur zur Behandlung von Grand-Mal-Epilepsien und als Narkosemittel.

Tab. 28.7 Dosisabhängige Wirkungsqualitäten der Barbiturate.

Dosierung	Wirkung
Geringe Dosis	Sedierung, Krampflösung, Hyperalgesie
Höhere Dosis	Schlaf, Unterdrückung der REM-Schlafphasen
Hohe Dosis	Narkose
Überdosis	Atemdepression, Koma

Indikationen

Indikationen für Barbiturate sind Erregungszustände, Schlafstörungen, Epilepsien, Schlafkuren und Kurznarkosen.

Unerwünschte Wirkungen

Die unerwünschten Wirkungen der Barbiturate sind vielfältig:

- Minderung des Konfliktbewusstseins, euphorisierende Wirkung, Ausbildung einer Abhängigkeit
- Atemdepression
- Blutdruckabfall und negative Inotropie in narkotischen Dosen. Verminderung des HMV. Hemmung des Vasomotorenzentrums
- Hemmung des Temperaturregulationszentrums im Thalamus mit Hypothermie in hoher Dosis
- Verminderung tonischer und statischer Reflexe durch Hemmung der Interneuronen im Rückenmark
- Verstärkung vegetativer Reflexe (Husten, Laryngospasmus, Bronchospasmus)
- paradoxe Wirkung; Erregungszustände durch Barbiturate, besonders bei Alten und Kindern
- Toleranzentwicklung, Dosissteigerung und Gefahr der Intoxikation, während die therapeutische Breite unverändert gering bleibt
- Lebertoxizität bei vorbestehender Leberschädigung
- Wirkungsverminderung von Antikonzeptiva
- Wirkungsverstärkung anderer Pharmaka, insbesondere von Tranquilizern, Neuroleptika, Analgetika und Psychoanaleptika
- Verschlechterung einer bestehenden Porphyrie
- fetale Missbildungen bei Einnahme vor und während der Schwangerschaft (Lippen-Kiefer-Gaumenspalte, Herzvitien) vermutlich durch Hemmung der Folsäure
- Suizidmittel
- Reboundphänomen nach Absetzen mit Zunahme der REM-Schlafphasen
- lokale Gefäßreizung durch alkalische Lösung
- allergische Reaktionen durch Histaminfreisetzung.

Kontraindikationen für Barbiturate sind Intoxikationen mit Alkohol oder anderen Hypnotika, Porphyrie, schwere Erkrankungen von Leber, Nieren oder Myokard, Schock, Status asthmaticus, Schwangerschaft (Atemdepression beim Embryo) und Stillzeit.

Interaktionen

Barbiturate interagieren mit einer Reihe von Pharmaka. Die wichtigsten Interaktionen sind die gegenseitige Wirkungsverstärkung mit anderen Hypnotika, Psychopharmaka und Alkohol. Ferner die Wirkungsabschwächung von Antikoagulanzien, Phenytoin, Digitoxin, Glukokortikoiden, Chinidin, Doxycyclin und oralen Antikonzeptiva durch Barbiturate.

Überdosierung von Barbituraten, Barbituratvergiftung

Exemplarisch für narkotisch wirkende Hypnotika werden die Symptome der Barbituratvergiftung dargestellt. Eine Intoxikation mit Barbituraten verursacht zentrale **Atemlähmung, Hypothermie, Kreislaufversagen, Niereninsuffizienz** und **Mydriasis.** Der Tod tritt bei oraler Vergiftung nach 1–4 Tagen ein. Die Prognose ist wegen der langen Wirkungsdauer der Barbiturate schlecht. Die Patienten sterben meist an Herz- oder Nierenversagen oder an Komplikationen wie einer Pneumonie. Die Therapie besteht in Magenspülung, forcierter Diurese und Hämoperfusion; dadurch lässt sich die Elimination wesentlich beschleunigen. Ansonsten Schockbehandlung, Wärme und Sauerstoff. Durch Alkalisierung des Urins mit Kalium-Natriumhydrogencitrat (Uralyt U®) oder Infusion von Natriumbicarbonat lässt sich die renale Eliminierung von Barbituraten beschleunigen.

28.2.5 H_1-Antihistaminika

Einige Antihistaminika wirken durch Blockade zentraler H_1-Rezeptoren hypnotisch. **Diphenhydramin** ist das Mittel der Wahl bei rezeptfreien Schlafmitteln. Es ist eines der ältesten sedierenden Antihistaminika. Chemisch handelt es sich um ein substituiertes Äthanolamin. Diphenhydramin (Dolestan®, Nervo-Opt N®) wirkt schwächer als Benzodiazepine und hat **kein Abhängigkeitspotenzial.** Es hat eine große therapeutische Breite, wirkt antiemetisch und ist untoxisch. Die Wirkung tritt eine Stunde nach Einnahme ein. **Doxylamin** (Gittalun®) ist ebenfalls ein substituiertes Äthanolamin mit ähnlicher Wirkung wie Diphenhydramin. Beide Verbindungen sind Antihistaminika und wirken am H_1-Rezeptor antagonistisch zu Histamin. **Promethazin** (Atosil®) wird als Beruhigungsmittel bei Kindern eingesetzt. Es wird als Saft oder in Tablettenform angeboten. Auch Clemastin (Tavegil®) kann als Schlafmittel eingesetzt werden, man muss nur die zur Allergiebehandlung gebräuchliche Dosis verdoppeln.

28.2.6 Clomethiazol

Clomethiazol (Distraneurin®) ist ein altbewährtes **Hypnotikum.** Chemisch handelt es sich um eine Thiazolverbindung, ein Bruchstück des Vitamin B_1. Clomethiazol steht für orale und parenterale Gabe zur Verfügung. Bei oraler Applikation wird es rasch resorbiert und auch rasch wieder eliminiert (HWZ 3–5 h), Clomethiazol ist also gut steuerbar, und es kommt kaum zu Intoxikationen. Clomethiazol wird zum größten Teil in der Leber metabolisiert und renal eliminiert. Es passiert die Plazenta und interagiert mit anderen zentral wirkenden Verbindungen wie Barbituraten.

Clomethiazol ist ein Hypnotikum, das sedierend und krampflösend wirkt. Es wird aber wegen seines **Suchtpotenzials** nur kurzfristig eingesetzt.

Indikation für Clomethiazol ist vor allem das Alkoholentzugsdelir. Diese Indikation ist jedoch umstritten, da Todesfälle aufgetreten sind. Weitere Indikationen sind:

- Störungen des Schlaf-Wach-Rhythmus im höheren Lebensalter
- Verwirrtheits-, Erregungs- und Unruhezustände
- Verhaltensstörungen im Rahmen des hirnorganischen Psychosyndroms bei Patienten im höheren Lebensalter
- Unruhe- und Krampfzustände bei Präeklampsie und Eklampsie
- Status epilepticus
- Narkotikum in Kombination mit Sauerstoff/Lachgas
- Regionalanästhesie.

Unerwünschte Wirkungen

In seltenen Fällen treten Niesreiz und Tränen der Augen auf, Magenschmerzen oder Sodbrennen. Bei höheren Dosen, insbesondere bei parenteraler Verabreichung, kann es bei Patienten mit obstruktiven Lungenerkrankungen zu einer weiteren Beeinträchtigung der Atmung kommen. Nach intravenöser Gabe von Clomethiazol kann eine vorübergehende Blutdrucksenkung eintreten, Erytheme und Thrombophlebitis an der Injektionsstelle wurden beobachtet. Eine ernste Atmungs- und Kreislaufdepression, besonders bei intravenöser Verabreichung von Distraneurin®, kann in seltenen Fällen, insbesondere bei Patienten mit bereits bestehender respiratorischer Insuffizienz, auftreten. Daher ist die intensivmedizinische Überwachung von Blutdruck und Atmung bei i.v. Gabe indiziert. Bei längerer Einnahme kann Clomethiazol zu Abhängigkeit führen.

Kontraindikationen für eine Clomethiazoltherapie sind schwere obstruktive Atemwegserkrankungen sowie schwere Nieren- und Lebererkrankungen.

Interaktionen

Gleichzeitig mit Clomethiazol sollten keine Barbiturate, Psychopharmaka oder andere beruhigende Substanzen verabreicht werden, da mit einer nicht abschätzbaren Wirkungsverstärkung zu rechnen ist. Bei gleichzeitiger Gabe von Cimetidin kann es zu einer Wirkungsverstärkung bzw. Wirkungsverlängerung kommen, so dass die Distraneurin®-Dosis evtl. reduziert werden muss. Die gleichzeitige Anwendung bzw. Einnahme von Alkohol kann lebensbedrohliche Auswirkungen haben.

Merke!
Das Reaktionsvermögen unter Clomethiazol ist vermindert. Eine intravenöse Anwendung soll nur stationär erfolgen. Eine orale Behandlung zum Alkoholentzug bei ambulanten Patienten sollte wegen des Abhängigkeitspotenzials von Clomethiazol unterbleiben.

28.2.7 Zopiclon, Zolpidem und Zaleplon

Zopiclon und Zolpidem sind chemisch mit keiner der bisher besprochenen Gruppen von Hypnotika und Sedativa verwandt. Zopiclon (Ximovan®) wurde bereits Anfang der 80er Jahre entwickelt, kam aber erst Ende der 90er Jahre auf den Markt. Zolpidem (Stilnox®, Bikalm®) (☞ Formel 28.12) ist eine Neuentwicklung der 90er Jahre. Zopiclon ist ein Cyclopyrrolon-Derivat, Zolpidem ist ein Imidazolpyridin und Zaleplon ein Pyrazolopyrimidin. Weitere Analogpräparate sind in Vorbereitung (Eszopiclon, Indiplon).

Alle drei Verbindungen haben den gleichen Wirkungsmechanismus wie Benzodiazepine, d.h., sie greifen als Agonisten am $GABA_A$-Rezeptor-Chloridkanal-Komplex an, allerdings an einer anderen Andockstelle. Der Wirkungsunterschied zu Benzodiazepinen ist gering. Die muskelrelaxierende und die antiepileptische Wirkung sind schwächer ausgeprägt. Auch das Abhängigkeitspotenzial scheint geringer zu sein.

Zopiclon (Ximovan®, Somnosan®)

Pharmakokinetik

Zopiclon wird nach peroraler Gabe gut resorbiert und erreicht nach 90 Minuten seine maximale Plasmakonzentration. Die Bioverfügbarkeit beträgt 75 %, was anzeigt, dass die Verbindung keinem nennenswerten First-Pass-Effekt unterliegt. Zopiclon ist zu 45 % an Plasmaprotein gebunden und neigt nicht zur Kumulation. 95 % der Verbindung werden in der Leber metabolisiert, der Rest wird unverändert renal ausgeschieden. Die Metaboliten werden zu 75 % über die Niere und zu 15 % mit den Fäzes ausgeschieden. Die Pharmakokinetik von Zolpidem und Zaleplon ist ähnlich, nur die Wirkungsdauer ist unterschiedlich.

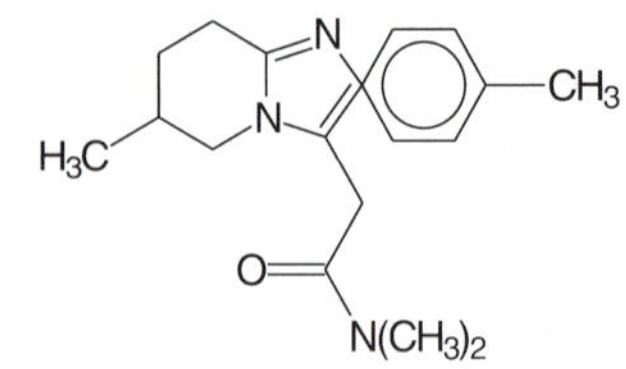

Formel 28.12 Zolpidem

Wirkungen und Indikationen

Zopiclon hat eine mittellange Wirkungsdauer (5–6 h), die bei älteren Personen bis zu 12 h anhalten kann. Zopiclon wirkt auf den GABA-Rezeptor-Komplex, aber an einer anderen Stelle als die Benzodiazepine.

Eingesetzt wird Zopiclon bei Ein- und Durchschlafstörungen zur vorübergehenden Behandlung. Die Wirkung von 5 mg Zopiclon entspricht der Wirkung von 1 mg Flunitrazepam, dem stärksten der bekannten Diazepame.

Unerwünschte Wirkungen

Wie alle Hypnotika sollte Zopiclon nicht länger als 4 Wochen verabreicht werden, da das Schlafmuster gestört wird und die Gefahr der **Abhängigkeit** besteht. Die häufigste unerwünschte Wirkung von Zopiclon ist eine Geschmacksbeeinträchtigung (bitterer Geschmack). Ferner können Benommenheit, Koordinationsstörungen, Verwirrtheit, Erinnerungsstörungen, Tremor, Muskelkrämpfe, Parästhesien, Palpitationen, Dyspnoe, Hautallergien, Übelkeit und Anorexie auftreten.

Zolpidem (Stilnox®, Bikalm®)

Zolpidem hat eine sehr kurze Wirkungsdauer, wirkt aber ebenfalls auf den **GABA-Rezeptorkomplex.** Es verursacht keinen bitteren Geschmack und sollte nur zur vorübergehenden Behandlung von Schlafstörungen eingesetzt werden.

Unerwünschte Wirkungen von Zolpidem können Müdigkeit, Schläfrigkeit, Kopfschmerzen, Schwindel, Schwächegefühl, Übelkeit, Erbrechen, selten Verwirrtheit, Erregung, Benommenheit, Alpträume, nächtliche Unruhe, anterograde Amnesie, Zittern, Ataxie, depressive Verstimmung, undeutliches Sprechen, Diplopie, Durchfall und Harninkontinenz sein.

Kontraindikationen sind Myasthenia gravis, respiratorische Insuffizienz, Vergiftungen mit Neuroleptika und Antidepressiva, Schwangerschaft und Stillzeit. Kinder unter 15 Jahren dürfen kein Zolpidem einnehmen.

Interaktionen

Psychopharmaka, Schlafmittel, Schmerzmittel, Anästhetika und Alkohol können die zentraldämpfende Wirkung von Zolpidem verstärken.

Zaleplon (Sonata®)

Zaleplon hat die kürzeste Wirkungsdauer der Gruppe (1 h) und eignet sich nur als Einschlafmittel.

28.2.8 Thalidomid (Contergan®)

Als Thalidomid (☞ Formel 28.13), ein Wirkstoff der Firma Grünenthal, 1957 zugelassen wurde, galt er als ideales, untoxisches Schlafmittel, obwohl er nur an Mäusen und an 300 Patienten getestet worden war. Thalidomid wurde großzügig auch Schwangeren verordnet, bis sich herausstellte, dass es schwere fetale Missbildungen, die sog. Phokomelie = Stummelglieder verursacht. Nach längerer Einnahme wurden auch schwere Organschäden an Nieren, Herz und Galle sowie Kryptorchismus und Polyneuritiden beobachtet. Obwohl der Hamburger Kinderarzt Widukind Lenz dem Hersteller schon 1957 seinen Verdacht mitteilte, wurde Thalidomid bis 1961 in Deutschland und England (Distava™) weiter verkauft. Weltweit wurden 12.000 verkrüppelte Kinder geboren (Deutschland 5.000). Heute leben in Deutschland noch 2.500 Conterganopfer. 1968 begann der Schadensersatzprozess, der sich jahrelang hinzog. Schließlich erklärte sich Grünenthal bereit, 100 Mio. DM Schadensersatz an die Opfer zu zahlen. Bis heute werden Conterganopfer aus Steuermitteln entschädigt (500 €/Monat). In den USA gab es keinen Conterganskandal, da die FDA 1960 die Zulassung verweigert hatte. Mittlerweile wird Thalidomid von der Firma Pharmion wieder vertrieben (Contergan®) und als Zytostatikum zur Behandlung des multiplen Myeloms und der Lepra eingesetzt, hauptsächlich in Brasilien. Dort werden jetzt wieder Phokomelie-Kinder von leprakranken Müttern geboren.

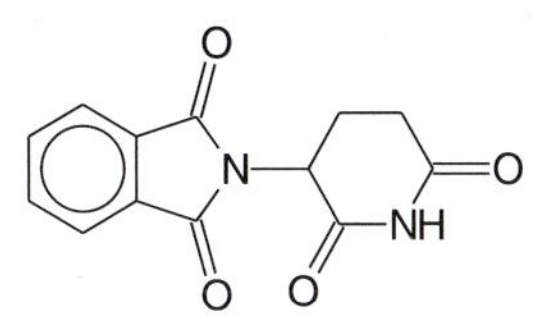

Formel 28.13 Thalidomid

28.2.9 Tranquillanzien (Ataraktika)

Benzodiazepine

Benzodiazepine sind die wichtigste Gruppe der Tranquillanzien. Die Einführung der Benzodiazepine in die medizinische Therapie hat die meisten Hypnotika und Sedativa, insbesondere die Barbiturate und die Monoureide, vom Markt verdrängt. Eine gewisse Bedeutung als Schlafmittel der „alten Generation" hat nur noch Chloralhydrat.

Chemie

Der chemische Grundkörper der Benzodiazepine besteht aus einem zweigliedrigen, annelierten Ringsystem, genauer aus einem Phenylring und einem 7-gliedrigen Diazepinring (☞ Formel 28.14). **Ein** Substituent am Diazepinring ist immer ein Phenylrest. Dieser Grundkörper kann an 5 verschiedenen Stellen variable Substituenten tragen (R_1–R_5), so dass eine Vielzahl von Benzodiazepinen möglich ist. Das erste, 1957 in den Markt eingeführte Benzodiazepin war Diazepam (Valium®) (☞ Formel 28.15). Die Substituenten R_1 und R_2 können Teil eines dritten Rings sein. Beim Midazolam beispielsweise sind R_1 und R_2 Teil eines Imidazolrings. Hauptverantwortlich für die Wirkung der Benzodiazepine ist der intakte Siebenring.

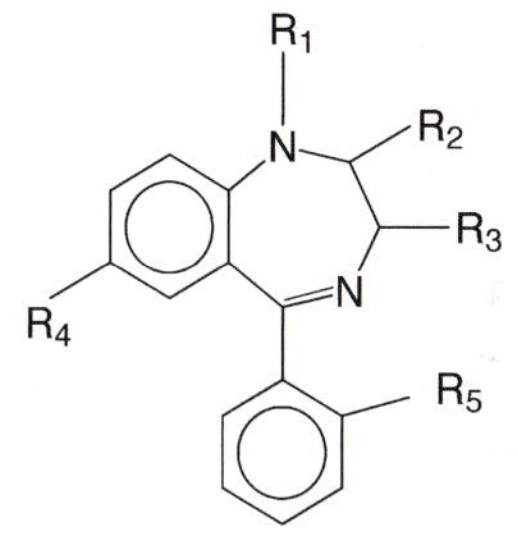

Formel 28.14 Grundkörper der Benzodiazepine

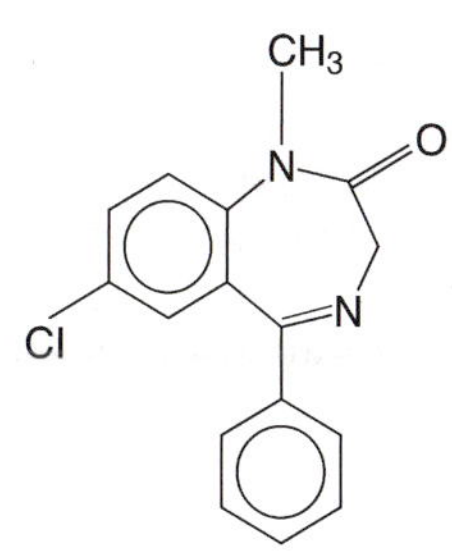

Formel 28.15 Strukturformel Diazepam

Pharmakokinetik

Die Benzodiazepine werden bei peroraler Gabe alle gut und schnell resorbiert, in der Leber metabolisiert und renal eliminiert. Bei der Metabolisierung entstehen häufig aktive Metabolite. So sind Oxazepam (HWZ 8 h) und Nordiazepam (HWZ 50 h) aktive Metaboliten von Diazepam (HWZ 32 h). Die meisten Benzodiazepine haben mit 10–48 Stunden lange Halbwertszeiten und neigen daher zur Kumulation. Auch kurz wirkende Benzodiazepine können durch Bildung lang wirkender aktiver Metaboliten lang dauernde Wirkungen verursachen. Im Alter sind Metabolisierung und renale Elimination verlangsamt, so dass es leicht zu einer Kumulation kommt und die Wirkungsdauer nicht vorhersehbar ist. Die Struktur determiniert den geschwindigkeitsbestimmenden

Schritt bei der Biotransformation von 1,4-Benzodiazepinen. Folgende Reaktionen sind möglich: N-Desalkylierung, C-3-Hydroxylierung oder C-3-Glukuronidierung. Der Hauptmetabolit vieler Benzodiazepine ist das **Desmethyldiazepam** mit einer HWZ von 50–100 Stunden. Daher besteht bei allen Benzodiazepinen mit diesem Metabolit Kumulationsgefahr. Tabelle 28.8 zeigt die Halbwertszeiten gebräuchlicher Benzodiazepine.

Wirkungsmechanismus

Benzodiazepine wirken als Agonisten über spezifische Rezeptoren im Hirn, vor allem aber im limbischen System und in der Formatio reticularis. Die so genannten **Benzodiazepinrezeptoren** sind keine eigenständigen Rezeptoren, sondern Teil der **$GABA_A$-Rezeptoren**. Die Benzodiazepinbindungsstelle des $GABA_A$-Rezeptors ist der Wirkort der Benzodiazepinagonisten, von denen einige in Tabelle 28.8 aufgeführt sind. Die Bindung von Benzodiazepinen an den $GABA_A$-Rezeptor führt zu einer Erhöhung der Öffnungsfrequenz des GABA-abhängigen Chloridkanals. Der erhöhte Cl^--Einstrom in die Nervenzelle führt meist zu Hyperpolarisation und verminderter Erregbarkeit der Zelle. Benzodiazepine erhöhen die Empfindlichkeit der GABA-Rezeptoren gegenüber GABA (GammaAminoButterAcid). Die neuronale Hemmwirkung von GABA wird verstärkt. Je höher die GABA-Konzentration, desto stärker ist die Hemmwirkung der Benzodiazepine. Dies gilt allerdings nur innerhalb bestimmter Grenzen. Barbiturate hingegen können durch direkten Angriff an den GABA-Rezeptoren eine dosislineare Hemmung verursachen, daher besteht auch bei Barbituraten die Gefahr der Atemdepression, bei Benzodiazepinen kaum.

Merke!
Der Rezeptorkomplex für Benzodiazepine enthält GABA-Rezeptor und Chloridkanal.

Wirkungen

Alle Benzodiazepine haben die gleiche Wirkung. Unterschiedlich sind nur die **Wirkungsdauer** und die **Wirkungsstärke.**

Benzodiazepine wirken angstlösend (anxiolytisch), sedativ-schlafanstoßend, muskelrelaxierend und antikonvulsiv. Sie haben eine große therapeutische Breite und eine so geringe Toxizität, dass Suizide fast unmöglich sind. Ursache ist die begrenzte GABA-Hemmung. Ihr Abhängigkeitspotenzial ist geringer als das der Barbiturate. Sie verkürzen die Tiefschlafphasen (Phase 4) und unterdrücken teilweise die REM-Phasen (Verkürzung der REM-Phasen, Verlängerung der Non-REM-Phasen I–III). Sehr kurz wirkende Benzodiazepine wie Triazolam (Halcion®) verursachen beim Abklingen Alpträume und einen Weckreiz, der zu nächtlichem Erwachen führt („Rebound In-

Tab. 28.8 Halbwertszeiten gebräuchlicher Benzodiazepine.

Wirkstoff	Handelsname	Halbwertszeit	Bildung aktiver Metaboliten	Halbwertszeit der Metaboliten
Kurz wirksame Benzodiazepine				
Midazolam	Dormicum®	1,5–4 h	ja	1,5–4 h
Triazolam	Halcion®	3–5 h	ja	3–8 h
Oxazepam	Adumbran®	5–6 h	nein	
Bentazepam	Tiadipona® (Spanien)	2,8–4,5 h	nein	
Mittellang wirksame Benzodiazepine				
Alprazolam	Tafil®	12 h	gering	
Lorazepam	Tavor®	10–12 h	nein	
Lormetazepam	Noctamid®	10–12 h	nein	
Bromazepam	Lexotanil®	12–20 h	nein	
Flunitrazepam	Rohypnol®	10–24 h	ja	20–30 h
Lang wirksame Benzodiazepine				
Chlordiazepoxid	Librium®	10–18 h	ja	20–80 h
Clobazam	Frisium®	20–30 h	ja	
Diazepam	Valium®	20–50 h	ja	50–80 h
Nitrazepam	Mogadan®	20–35 h	nein	

somnia“). Benzodiazepine haben **keine antipsychotische Wirkung,** sind also bei Schizophrenie wertlos. Das erste Benzodiazepin war Valium® und wurde vor fast 40 Jahren als Muskelrelaxans auf den Markt gebracht, bevor die sedativen und anxiolytischen Eigenschaften entdeckt wurden. Benzodiazepine hemmen die Interneurone im Rückenmark und vermindern den Muskeltonus.

Indikationen für Benzodiazepine sind neurotische Angst und Spannungszustände, Schlafstörungen, Prämedikation bei Narkosen und Gastroskopie zur Muskelentspannung, sowie Dämpfung von Angst und Erregung im LSD-Rausch.

Die Halluzinationen werden nicht gedämpft! Auch bei Patienten mit Myokardinfarkt hat sich die anxiolytische und sedierende Wirkung der Benzodiazepine bewährt. Bei Krampfanfällen werden bevorzugt Diazepam und Clonazepam als Antikonvulsiva eingesetzt. Diazepam steht für Kinder auch als Rectiole zur Verfügung.

Unerwünschte Wirkungen

Wirkungen und NW der Benzodiazepine sind eng verknüpft und werden durch die Bindung des Benzodiazepins an den Benzodiazepinrezeptor hervorgerufen. In Tabelle 28.9 sind daher erwünschte und unerwünschte Wirkungen der Benzodiazepine gemeinsam aufgelistet.

Weitere unerwünschte Wirkungen der Benzodiazepine sind ihr **Suchtpotenzial,** ferner Libidoverlust, Appetitsteigerung und das Reboundphänomen (Schlaflosigkeit) nach Absetzen. Insbesondere Diazepam kann bei intravenöser und versehentlicher intraarterieller Injektion zu **Thrombosen** führen. Dauereinnahme von Benzodiazepinen während der Schwangerschaft kann beim Neugeborenen zum **Floppy-Infant-Syndrom** führen, das gekennzeichnet ist durch Muskelschwäche, Hypothermie, Trinkschwäche, Hypotonie und Atemdepression.

Kontraindikationen für Benzodiazepine sind Myasthenia gravis, zerebrale Ataxie, Engwinkelglaukom, Schwangerschaft, Drogenabhängigkeit und das Schlafapnoesyndrom.

Interaktionen

Benzodiazepine verstärken mit zentral wirksamen Pharmaka und Alkohol gegenseitig ihre Wirkung. Ferner tritt eine Wirkungsverstärkung von Muskelrelaxanzien, Analgetika und Stickoxydul auf. Die Wirkung der Benzodiazepine wird durch Cimetidin verstärkt. Bei gleichzeitiger Gabe von Benzodiazepinen mit Betablockern, Guanetidin, Clonidin und Antikoagulanzien ist die Wirkung nicht vorhersehbar.

Akute **Vergiftungen mit Benzodiazepinen** führen selten zum Tod. Auch bei Einnahme der 30fachen Normaldosis kommt es selten zu Atemstillstand. Man beobachtet ein organisches Psychosyndrom. Der Patient schläft drei bis vier Tage. Die Therapie ist symptomatisch. Man kann auch den Benzodiazepinantagonisten **Flumazenil** (Anexate®) intravenös geben. Flumazenil verdrängt die Benzodiazepine vom Benzodiazepinrezeptor und hebt alle Wirkungen und Nebenwirkungen der Benzodiazepine auf. Bei Hypnotika vom Barbiturattyp ist er wirkungslos. Die Wirkung von Flumazenil setzt sehr rasch ein (2 min), dauert aber wegen des starken First-Pass-Effekts nur ca. zwei Stunden an. Eingesetzt wird dieser kompetitive Antagonist auch zur Aufhebung von Benzodiazepinnarkosen.

Unerwünschte Wirkungen von Flumazenil sind Übelkeit, Erbrechen, Unruhe und Angst. Bei Benzodiazepinüberempfindlichkeit, bei Epilepsie und Schwangerschaft darf Flumazenil nicht eingesetzt werden.

Buspiron (Bespar®, Busp®)

Buspiron ist ein Tranquilizer, der nicht über das GABA-System wirkt und keine chemischen Ähnlichkeit mit den Benzodiazepinen hat. Nachgewiesen wurde eine partial-agonistische Wirkung an 5-HT_{1A}-Rezeptoren und eine Blockade von D_2-Rezeptoren. Vermutet werden zusätzlich serotonerge, dopaminerge und noradrenerge Wirkungen. Buspiron hat keine hypnotische, keine muskelrelaxierende und keine antiepileptische, aber eine angstlösende Wirkung.

Tab. 28.9 Erwünschte und unerwünschte Wirkungen der Tranquilizer vom Benzodiazepintyp.

Wirkung	Unerwünschte Wirkung
Angstlösend, entspannend	Gefühlsabflachung, Interesselosigkeit, Gleichgültigkeit
Sedativ/hypnotisch	Konzentrationsstörung, Verminderung der Aufmerksamkeit, Müdigkeit, Benommenheit, verlängerte Reaktionszeit, Schwindel und zerebelläre Ataxie
Antikonvulsiv	paradoxe, zentrale Erregung, besonders bei alten Menschen
Zentral muskelrelaxierend	Koordinations- und Gangstörungen, Muskelschwäche, Schwächegefühl, Artikulationsstörungen (Lallen)
Narkotisch in hoher Dosis	Amnesie

Nach oraler Gabe wird Buspiron rasch und vollständig resorbiert, unterliegt aber einem starken First-Pass-Effekt, so dass nur eine Bioverfügbarkeit von 4 % erreicht wird. Es wird ein aktiver Metabolit gebildet mit geringerer Wirkung als die Muttersubstanz (1,2-Pyrimidin-piperazin).

Indikationen sind Angstzustände mit oder ohne depressive Verstimmung.

Kontraindikationen für Buspiron sind: schwere Funktionsstörungen von Leber und Nieren, Krampfanfälle, Myasthenia gravis und akutes Engwinkelglaukom.

Als **Nebenwirkungen** können auftreten: Magen-Darm-Beschwerden, Kopfschmerz, Schwindel, Schwitzen, Schlaflosigkeit und Gynäkomastie.

Hydroxyzin (Atarax®, AH 3® N)

Chemisch ist Hydroxyzin mit verschiedenen Antihistaminika und Spasmolytika verwandt und wirkt daher antihistaminisch, sedierend, antikonvulsiv, antiemetisch und anticholinerg.

Indikationen sind Angstzustände sowie Pruritus. Die Nebenwirkungen entsprechen denen von zentral wirkenden Antihistaminika (Müdigkeit, Schwindel, Übelkeit).

28.3 Neuroleptika

Merke!

Neuroleptika sind Psychopharmaka, die antipsychotisch und psychomotorisch dämpfend wirken, ohne die intellektuellen Fähigkeiten wesentlich zu verändern.

Chemie

Neuroleptika, die im angelsächsischen Raum **„Major Tranquilizer"** heißen, lassen sich in drei chemische Gruppen einteilen, die in Tabelle 28.10 aufgeführt sind.

Tab. 28.10 Neuroleptikagruppen, Übersicht.

		Beispiel	Substituent R_1
I	**Trizyklische Neuroleptika**	**(Formel 28.12)**	
	a) Phenothiazine (☞ Formel 28.16)	Chlorpromazin	aliphatisches Amin
		Promethazin	aliphatisches Amin
		Triflupromazin	aliphatisches Amin
		Fluphenazin	Piperazinyl-Alkyl
		Perazin	Piperazinyl-Alkyl
		Perphenazin	Piperazinyl-Alkyl
		Trifluoperazin	Piperazinyl-Alkyl
		Thioridazin	Piperidyl-Alkyl
		Periciazain	Piperidyl-Alkyl
	b) Thioxanthene (☞ Formel 28.17)	Chlorprotixen	Dimethylpropylamin
		Clopenthixol	Piperazinylethanol
		Zuclopentixol	Piperazinylethanol
II	**Phenylbutan-Derivate**		
	a) Butyrophenone (☞ Formel 28.20)	Bromperidol	Bromphenyl
		Haloperidol	Chlorphenyl
		Droperidol	Benzimidazolon
		Benperidol	Benzimidazolon
		Melperon	Methyl
	b) Diphenylbutylpiperidine (☞ Formel 28.19)	Pimozid	Benzimidazol
		Fluspirilen	Benzimidazol
III	**Atypische Neuroleptika** (☞ Formel 29.18)		
		Clozapin	Benzodiazepin
		Olanzapin	Benzodiazepin
		Quetiapin	Benzodiazepin
		Zotepin	Benzodiazepin
		Sulpirid	substituiertes Benzamid (☞ Formel 28.21)
		Amisulprid	substituiertes Benzamid
		Ziprasidon	Pyrazinthiazol

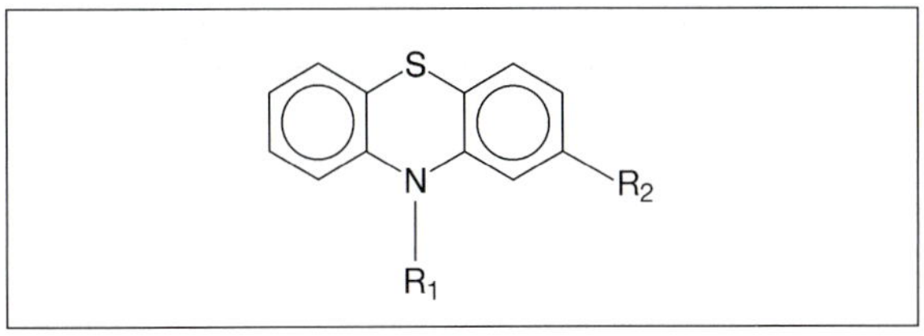

Formel 28.16 Grundkörper Phenothiazine

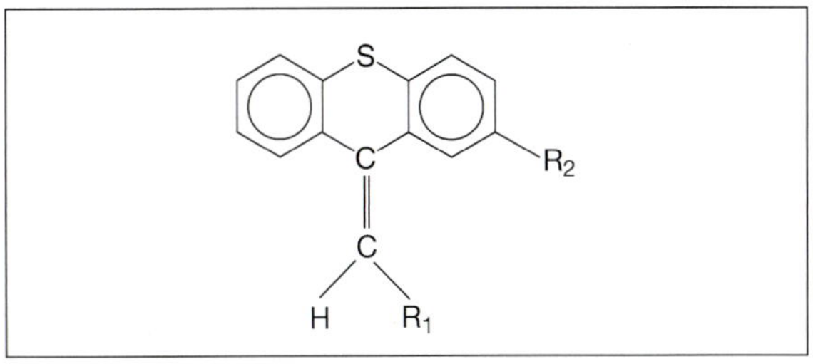

Formel 28.17 Grundkörper Thioxanthene

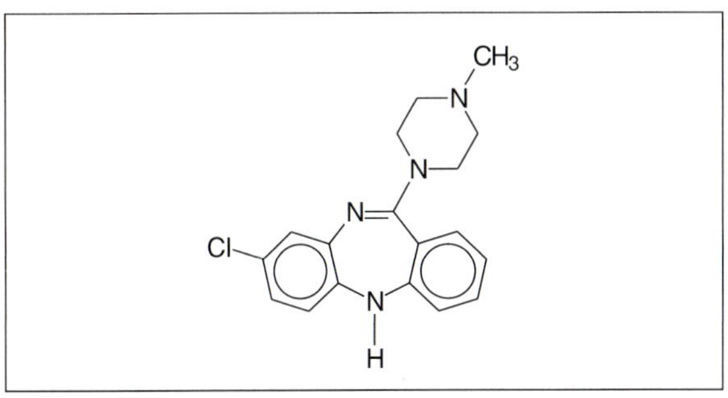

Formel 28.18 Clozapin als Vertreter der atypischen Neuroleptika vom Benzodiazepintyp

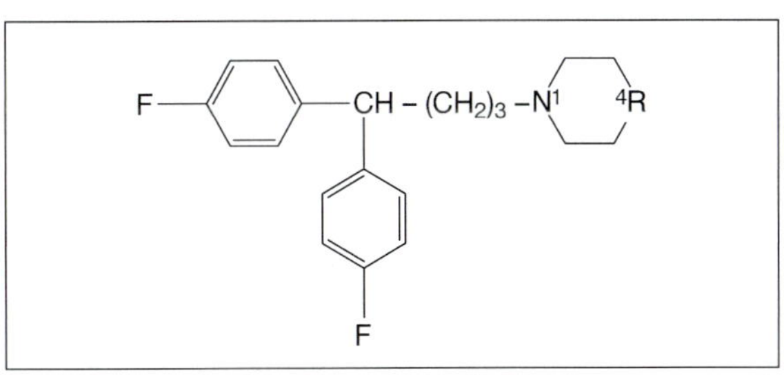

Formel 28.19 Diphenylpiperidine

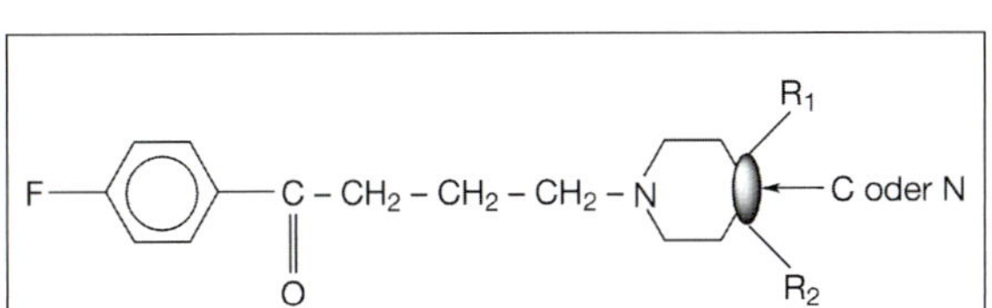

Formel 28.20 Grundkörper Butyrophenone

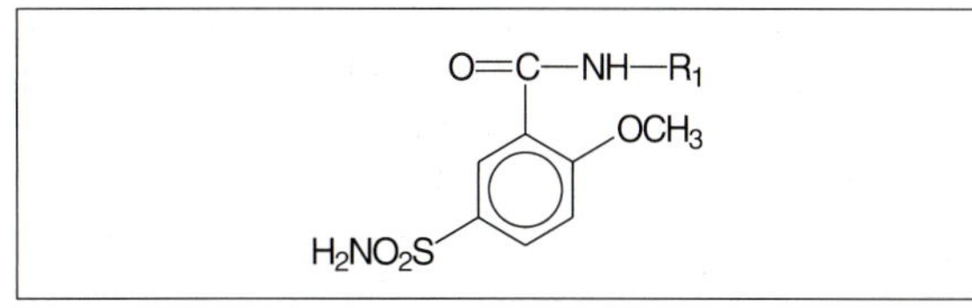

Formel 28.21 Grundkörper Benzamide

Für den praktischen Gebrauch wird jedoch nicht die chemische Gruppeneinteilung, sondern die Einteilung nach Wirkungsart und Wirkungsstärke verwendet (Tab. 28.11–28.13). Sie kann innerhalb der gleichen chemischen Gruppe erheblich schwanken. Als **Bezugssubstanz** wird meist **Chlorpromazin** gewählt und dabei die Wirkungsstärke gleich 1 gesetzt. Die Substituenten R_1 und R_2 variieren die Wirkung. Derivate mit einer aliphatischen Kette am N-Atom haben eine ausgeprägt sedierende Wirkung. Ist R_1 bei den Phenothiazinen aber ein Piperazinylpropylrest, dann wirkt die Verbindung stark antipsychotisch und extrapyramidal. Die Namen der Butyrophenone enden meist auf **-peridol,** die der Phenothiazine auf **-azin.**

Wirkstoffe und Wirkungen

Neuroleptika unterschiedlicher antipsychotischer und sedierender Wirkung zeigen die Tabellen 28.11–28.14.

Tab. 28.11 Schwache Neuroleptika mit geringer antipsychotischer und sedierender Wirkung.

Wirkstoff	Handelsname
Promethazin	Atosil®, Closin®, Prothazin®
Chlorprothixen	Truxal®, Chlorprothixen Neuraxpharm®
Levomepromazin	Neurocil®, Levium®, Levomepromazin Neuraxpharm®
Promazin	Protactyl®, Sinophenin®
Pipamperon	Dipiperon®
Thioridazin	Melleril®, Melleretten®
Triflupromazin	Psyquil®

Tab. 28.12 Mittelstarke Neuroleptika mit mäßig antipsychotischer und kräftig sedierender Wirkung.

Wirkstoff	Handelsname
Chlorpromazin	Propaphenin®
Zuclopenthixol	Ciatyl-Z®
Clozapin	Leponex®, Clozapin-neuraxpharm®
Sulpirid	Dogmatil®, Sulpirid ratiopharm®, Sulpirid STADA®

Tab. 28.13 Starke Neuroleptika mit ausgeprägt antipsychotischer und gering sedierender Wirkung.

Wirkstoff	Handelsname
Droperidol**	außer Handel
Flupentixol	Fluanxol®
Fluphenazin	Dapotum®, Lyogen®, Fluphenazin-neuraxpharm®
Fluspirilen	Imap®, Fluspi®, Fluspirilen beta®
Haloperidol	Haldol-Janssen®, Sigaperidol®, Haloperidol ratiopharm®
Melperon	Melperon®, Melneurin®, Melperon AZU®
Perphenazin	Decentan®, Perphenazin-neuraxpharm®
Pimozid	Orap®
Trifluperidol	außer Handel

** Droperidol wurde hauptsächlich für die Neuroleptanalgesie eingesetzt.

Tab. 28.14 Atypische Neuroleptika.

Wirkstoff	Handelsname
Clozapin	Leponex®, Clozapin-neuraxpharm®
Olanzapin	ZYPREXA®
Quetiapin	Seroquel®
Risperidon	Risperdal®
Ziprasidon	Zeldox®
Zotepin	Nipolept®
Sulpirid	Dogmatil®, Sulpirid ratiopharm®, Sulpirid STADA®
Aminisulprid	Solian®

Tabelle 28.16 zeigt Neuroleptika, die als Depotpräparate zur Verfügung stehen.

Die atypischen Neuroleptika haben ebenfalls eine gute antipsychotische Wirkung und wirken zuverlässig auf die Plussymptome der schizophrenen Psychosen (Erregung, Wahn, Zwänge), scheinen aber weniger motorische und affektive NW zu haben. Die Minussymptome (Störungen von Denken, Affektivität und Antrieb) werden von den Patienten bei Behandlung mit atypischen Neuroleptika als weniger belastend empfunden als beispielsweise unter Haloperidol. Die Patienten geben an, eine höhere Lebensqualität zu empfinden.

Ursache der Wirkungsunterschiede bei den Neuroleptika ist das unterschiedliche Wirkungsspektrum an den verschiedenen Rezeptoren. Die Tabelle 28.15 zeigt diese Aktivitäten. Aus der Tabelle ist zu entnehmen, dass insbesondere die atypischen Neuroleptika nur gering antiemetisch wirken (D_2) und dass eine Reihe von Neuroleptika als starke Antihistaminika wirken (H_1).

Pharmakokinetik

Trizyklische Neuroleptika (Phenothiazine und Thioxanthene) werden oral gut resorbiert und schnell genug eliminiert, um eine Kumulation zu vermeiden. Nur stark wirkende Piperazinyl-substituierte Phenothiazine neigen zu Kumulation. Die Halbwertszeit der meisten Neuroleptika liegt bei 8–30 Stunden. Die Plasmaeiweißbindung ist meist hoch und liegt bei 90 %. Phenothiazine und Butyrophenone werden in der Leber durch Oxidation und Dealkylierung metabolisiert und zum größten Teil über die Niere ausgeschieden. Die nicht konjugierten Metaboliten können noch eine geringe neuroleptische Wirkung haben. Der First-Pass-Effekt ist unterschiedlich stark ausgeprägt.

Wirkungsmechanismus

Der wichtigste Teilmechanismus der klassischen Neuroleptika ist die **Blockade von D_2-Rezeptoren** im limbischen System und – in geringem Maß – auch die Blockade von D_1-Rezeptoren. Bei atypischen Neuroleptika ist die Wirkung an D_1- und D_2-Rezeptoren geringer, dafür werden andere Rezeptoren stärker gehemmt (☞ Tab. 28.15).

Diese Hemmung der Dopaminwirkung ist für den antipsychotischen Effekt verantwortlich. Durch Hemmung der D_2-Rezeptoren im Striatum kommt es zu extrapyramidalen Störungen, die durch Anticholinergika antagonisierbar sind. Dyskinesien und Libidostörungen sowie der Anstieg des Prolaktinspiegels werden durch die Blockade von Dopaminrezeptoren hervorgerufen. Neuroleptika können in gewissem Umfang auch die Rezeptoren anderer Neurotransmitter wie m-Cholinozeptoren, α-Adrenozeptoren, H_1-Histaminrezeptoren und Serotoninrezeptoren hemmen. Dies ist der Grund für die vielen unerwünschten Wirkungen der Neuroleptika. Erwünscht ist hingegen die Hemmwirkung der Neuroleptika auf bestimmte Serotoninrezeptoren. Die Hemmung von $5\text{-}HT_2$-Rezeptoren hat entspannende, stimmungsaufhellende und angstlösende Wirkung.

Wirkungen

Die Hauptwirkungen der Neuroleptika besteht aus der Trias:
- psychische Wirkungen
- motorische Wirkungen
- vegetative Wirkungen.

Diese Effekte entsprechen der **Reichardt-Stammhirntrias,** was auf den Hauptangriffsort der Neuroleptika hinweist. Ausnahme ist das Clozapin (Leponex®), das keine extrapyramidalen Wirkungen zu haben scheint, aber wegen anderer erheblicher NW nur in der Klinik zum Einsatz kommt (Tab. 28.17).

Tab. 28.15 Rezeptoraffinitäten von klassischen und atypischen Neuroleptika.

Neuroleptikum	Rezeptor								
	D_1	D_2	D_3	D_4	5-HT_2	M_1	α_1	H_1	5-HT_{1A}
Klassische Neuroleptika									
Benperidol	0	+++	++	?	0	0	+	0	
Chlorpromazin	+	++	+++	+	+++	++	++	++	
Chlorprotixen	++	++	+	?	+++	+	+	+++	
Clopenthixol	++	+++	++	?	+++	0	+++	+++	
Droperidol	0	+++	+	?	+	0	+	0	
Fluphenazin	+	+++	+++	+	++	0	+	+	
Haloperidol	+	+++	+	+	0	0	+	0	
Melperon	0	+	+	++	+++	0	+	+	
Perphenazin	+	+++	+++	?	+	0	+	++	
Pimozid	0	+++	+++	+	0	0	0	0	
Promazin	0	+	+	?	+	++	+++	+++	
Thioridazin	+	++	++	+	++	+++	++	+	
Triflupromazin	+	++	++	?	++	+	++	+	
Atypische Neuroleptika									
Amisulprid	0	+++	+++	?	0	0	0	0	
Clozapin	++	+	++	+++	++	+++	+	+++	5-HT_{2A}
Olanzapin	++	+++	+	++	+++	++	++	++	
Quetiapin	+	++	+	0	++	0	+++	+++	
Risperidon	+	++	+	+	+++	0	++	++	5-HT_{2A}
Sulpirid	0	++	+++	?	0	0	0	0	
Ziprasidon	0	++	++	++	+++	+	++	+++	Agonist
Zotepin	0	++	++	++	+++	+	++	+++	

(Modifiziert n. Bandelow und Mutschler.)

+++ hohe Affinität
++ mittlere Affinität
\+ geringe Affinität
0 sehr geringe oder fehlende Affinität

Tab. 28.16 Neuroleptische Depotpräparate.

Wirkstoff	Handelsname
Flupentixoldecanoat	Fluanxol Depot®
Fluphenazindecanoat	Lysogen Depot®, Dapotum D®
Haloperidoldecanoat	Haldol Janssen Decanoat®
Fluspirilendecanoat	Imap®

Merke!
Je sedativer ein Pharmakon ist, desto geringer ist seine antipsychotische Potenz.

Sedativa und Hypnotika wirken unspezifisch erregungshemmend, aber kaum spannungslösend und nicht antipsychotisch. Auch Neuroleptika haben einen unterschiedlich ausgeprägten sedierenden Effekt, aber dieser reicht nie bis zum Narkosestadium wie bei Hypnotika. Tranquilizer verursachen zwar auch eine Sedierung ohne Narkose, haben aber keine extrapyramidalen Wirkungen und keinen direkten Einfluss auf vegetative Funktionen.

- **Psychische Wirkungen.** Zu Therapiebeginn treten zunächst Sedierung, psychomotorische Dämpfung und vegetative Störungen auf. Die Dopaminrezeptor-blockierende Wirkung der Neuroleptika und damit die antipsychotische Wirkung wird zunächst durch erhöhte Dopaminsynthese und **Dopaminausschüttung** kompensiert. Bei Gesunden kommt

Tab. 28.17 Wirkungsspektrum verschiedener Phenothiazin-Neuroleptika.

Wirkstoff	Handelsname	Neuroleptische Potenz	EPM NW	Sedierung	Vegetative NW
Schwache Neuroleptika					
Sulpirid	Dogmatil®	0,2			
Perazin	Taxilan®	0,5			
Promethazin	Atosil®	0,5			
Levopromazin	Levium®	0,5			
Thioridazin	Melleril®	0,5			
Chlorprothixen	Truxal®	0,7			
Prothipendyl	Dominal f®	0,7			
Mittelstarke Neuroleptika					
Chlorpromazin	Propaphenin®	1			
Triflupromazin	Psyquil®	2—3			
Starke Neuroleptika					
Perphenazin	Decentan®	15			
Trifluperazin	außer Handel	10–20			
Sehr starke Neuroleptika					
Pimozid	Orap®	20–50			
Fluphenazin	Dapotum®	50			
Haloperidol	Haldol Janssen®	50			
Trifluperidol	außer Handel	75			
Benperidol	Glianimon®	75			

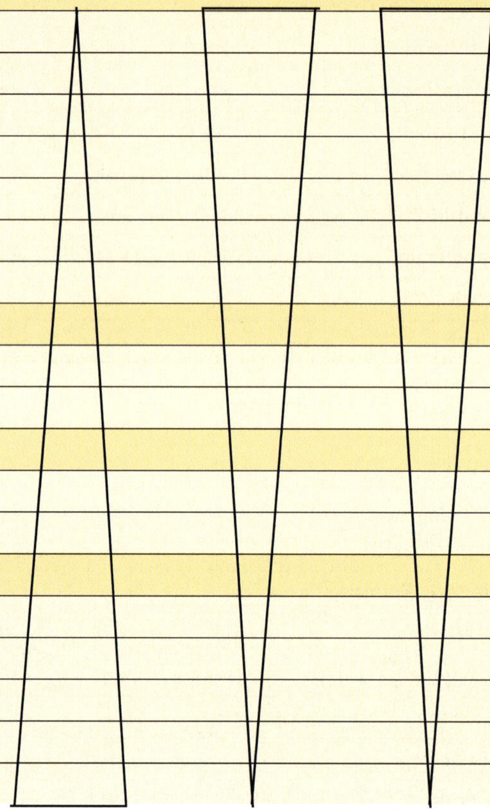

es unter Neuroleptika zu Müdigkeit, Antriebs- und Interessenverarmung, emotionaler Indifferenz und depressiver Verstimmung. Diese Effekte nannte v. Baeyer die Eigenwirkungen der Neuroleptika. Daneben treten vegetative NW wie orthostatische Dysregulationen und Frühdyskinesien auf. Bei Fortführung der Therapie schwächen sich die vegetativen Nebenwirkungen ab, die psychomotorische Dämpfung bleibt aber erhalten. Bei psychotischen, speziell bei schizophrenen Patienten wirken Neuroleptika gezielt auf psychotische Erregung, produktive psychotische Symptome wie Wahn, Halluzinationen und Zwänge sowie auf Angst. Das Bewusstsein wird zwar mit beeinträchtigt, bleibt aber erhalten. Ein bis vier Wochen nach Therapiebeginn lassen Angst, Spannung und Wahnideen nach. Der Patient wird ausgeglichener, distanzierter und erinnert sich an seine psychotische Phase als ein Erlebnis in der Vergangenheit, an das er sich zwar erinnern kann, das ihn emotional aber kaum berührt und das er sich auch nicht erklären kann. Neuroleptika haben **kein Suchtpotenzial** und keine narkotische Wirkung.

- **Motorische Wirkungen.** Im Gegensatz zu den psychischen Wirkungen bestehen die motorischen Effekte fast nur aus unerwünschten Wirkungen. Man beobachtet Frühdyskinesien, Spätdyskinesien, Parkinsonoid und Hyperkinesien. Sie treten nach Tagen oder Wochen auf. Insbesondere unter Chlorpromazin entwickeln sich häufig Hypokinesien (Parkinson-Syndrom).
- **Vegetative Wirkungen.** Neuroleptika wirken psychovegetativ entkoppelnd, d.h., sie unterbrechen die Wechselwirkung zwischen Psyche und Vegetativum, so dass psychosomatische Zielorgane wie Bronchien, Magen, Herz und Gefäße nicht mehr psychisch alteriert werden können. Durch Angriff an der Area postrema in der Medulla oblongata wirken Neuroleptika antiemetisch. Im peripheren vegetativen Nervensystem wirken Neuroleptika wie Alphablocker und können eine Adrenalinumkehr verursachen. Durch eine partielle Blockade des Wärmeregulationszentrums im Thalamus verursachen Neuroleptika eine Temperatursenkung. Die Histaminausschüttung wird durch Neuroleptika ebenfalls gehemmt. Neuroleptika haben keine analgetische Wirkung.

Die sog. **„neuroleptische Potenz"** (NP) ist ein unscharfer, empirischer Begriff, der die antipsychotische Wirkungsstärke an D_2-Rezeptoren beschreibt, bezogen auf die Dosis des Neuroleptikums. Bezugssubstanz ist Chlorpromazin mit NP = 1. Auf atypische Neuroleptika lässt sich NP nicht anwenden. Hier erfolgt der Vergleich der Wirkungsstärke durch sog. Chlorpromazin-Dosisäquivalenz-Einheiten (CPZ).

Merke!
Chlorpromazin hat die neuroleptische Potenz 1 und eine CPZ von 100.

Das wichtigste Neuroleptikum der **Butyrophenone** ist **Haloperidol.** Es ist seit Jahrzehnten auf dem Markt und wird immer noch sehr häufig verordnet. Es wirkt stark antipsychotisch bei geringer Sedierung und geringen anticholinergen Effekten. Haloperidol hat eine stark antiemetische Wirkung, aber ausgeprägte extrapyramidal-motorische Nebenwirkungen.

Indikationen

Indikationen für eine Behandlung mit Neuroleptika sind akute psychotische Syndrome mit Wahn, Halluzinationen, Denk- und Ich-Störungen, katatone, delirante und andere exogen-psychotische Syndrome. Chronisch verlaufende endogene und exogene Psychosen (zur Symptomsuppression und Rezidivprophylaxe), maniforme Syndrome, psychomotorische Erregungszustände und dyskinetische Syndrome sowie Tic-Erkrankungen (z. B. Chorea Huntington, Gilles-de-la-Tourette-Syndrom) stellen weitere Indikationen dar. Als Kombinationstherapie werden sie bei der Behandlung chronischer und schwerer Schmerzen eingesetzt. Falls andere Therapiemöglichkeiten nicht durchführbar sind oder nicht erfolgreich waren, können Neuroleptika auch bei Erbrechen, Stottern, nichtpsychotischen Angstsyndromen und Autismus eingesetzt werden.

Unerwünschte Wirkungen

Extrapyramidal-motorische Störungen sind Folge der Wirkung von Neuroleptika auf D_1-/D_2-Rezeptoren und auf m-Cholinozeptoren. Man beobachtet Früh- und Spätdyskinesien, Parkinsonoid und Akathisie. Je stärker die anticholinerge Wirkung des Neuroleptikums ist, desto stärker ausgeprägt sind Frühdyskinesien und Parkinsonoid.

Frühdyskinesien sind typische Gesichtskrämpfe, Zuckungen der Muskulatur, Zungen- und Schlundkrämpfe mit Erstickungsgefühl. Ferner beobachtet man abnorme, zwanghafte Bewegungen von Kopf, Hals und Schultern, Torticollis sowie Blickkrämpfe. Frühdyskinesien treten Stunden oder Tage nach Beginn der Neuroleptikabehandlung auf. Sie sprechen gut auf **Biperiden** (Akineton®) an und sind reversibel.

Spätdyskinesien sind unwillkürliche, krampfartige Bewegungen, die unter Dauertherapie mit Neuroleptika erst nach Monaten oder Jahren auftreten (30–70 % der Patienten). Sie haben eine wesentlich schlechtere Prognose als Frühdyskinesien. Man beobachtet Schmatz- und Schluckbewegungen sowie schraubenartige, langsame Bewegungen der Extremitäten (choreatisch-athetotisch). Auch nach Absetzen der Neuroleptika bleiben diese Bewegungsstörungen Monate bis Jahre bestehen und können sogar irreversibel sein. Dosisreduktion des Neuroleptikums verschlechtert die Spätdyskinesie, Dosiserhöhung verbessert sie. Ansonsten gibt es keine medikamentöse Abhilfe. Antiparkinsonmittel wirken nicht. Als Wirkungsmechanismus wird die Zunahme von Dopaminrezeptoren unter Langzeitmedikation vermutet. Organische Hirnveränderungen (Zerebralsklerose, vaskuläre Enzephalopathie) begünstigen die Spätdyskinesien. Am besten lässt man es gar nicht so weit kommen und wählt eine möglichst niedrige Dosierung bei der Dauertherapie mit Neuroleptika und gibt sie so kurz wie möglich. Anticholinergika als Begleitmedikation sollten vermieden werden.

Parkinsonoid ist ein durch Neuroleptika (oder andere Pharmaka) induziertes Parkinson-Syndrom, ausgelöst durch ein Ungleichgewicht dopaminerger und cholinerger Neuronen im Hirn. Gekennzeichnet ist es durch Akinesie, Rigor und Tremor. Betroffen sind bevorzugt ältere Patienten. Das Parkinsonoid tritt einige Wochen nach Beginn der neuroleptischen Behandlung auf und spricht gut auf **Biperiden** (Akineton®) an. Neuroleptika, die gleichzeitig auf dopaminerge und cholinerge Rezeptoren wirken, sind antipsychotisch wirksam, ohne ein Parkinsonoid oder andere EPS-Störungen hervorzurufen. Ein Beispiel ist das schwache Neuroleptikum Clozapin. Auch Reserpin, Amitriptylin und Levodopa können ein Parkinsonoid verursachen.

Akathisie ist ein zwanghafter Bewegungsdrang. Sie tritt erst nach Wochen oder Monaten auf und spricht

Tab. 28.18 Nebenwirkungen der Neuroleptika an verschiedenen Rezeptoren.

Rezeptor	Wirkungen
α_1-Rezeptor	Hypotonie, Reflextachykardie, Schwindel, Sedierung, Potenzstörungen
H_1-Rezeptor	Müdigkeit, Sedierung, Blutdrucksenkung, Appetitlosigkeit
m-Cholinrezeptor	Mundtrockenheit, Sehstörungen, Obstipation, Blasenentleerungsstörung, Verminderung der antipsychotischen Wirkung
5-HT-Rezeptor	Erbrechen, Übelkeit, Schlafstörung, Libidoverlust, Blutdruckabfall, Orthostasesyndrom, Störung der Wärmeregulation

kaum auf Antiparkinsonmittel an. Empfehlenswert sind eine Dosisreduktion und ein Wechsel des Neuroleptikums (Tab. 28.18).

Weitere Nebenwirkungen, die sich nicht alle direkt einem Rezeptor zuordnen lassen, sind: allergisch-toxische Hautreaktionen, Pigmentierungsstörungen, phototoxische Reaktionen, Cholestase, Granulozytopenie, depressive Verstimmung, Appetitsteigerung, Gewichtszunahme, Repolarisationsstörung und Rhythmusstörungen durch direkte kardiale Wirkung. Ferner endokrine Störungen wie Prolaktinanstieg und **Gynäkomastie** (D-Rezeptoren in der Hypophyse).

Malignes neuroleptisches Syndrom

Bei jungen Patienten kommt es unter hoher Neuroleptikadosierung zu toxischen Kardiomyopathien mit Fieber, Tremor und Rigor. Transaminasen, BSG, Leukozyten und CK sind erhöht. Die Letalität liegt bei 20 %. Tritt ein solches malignes neuroleptisches Syndrom auf, muss die Behandlung mit Neuroleptika sofort abgebrochen werden und **Bromocriptin** als Antagonist verabreicht werden.

Eine Ausnahme, auch bei den Nebenwirkungen, ist das Neuroleptikum **Clozapin.** Es macht in 1–2 % (!) der Fälle eine Agranulozytose. Bereits zu Therapiebeginn kann es zu Atemstillstand kommen. Häufig sind Blutdruckabfall, Orthostase, Tachykardie und Auslösung von Krampfanfällen.

Kontraindikationen für eine Therapie mit Neuroleptika sind Intoxikationen mit Alkohol, Antidepressiva und Hypnotika.

Anwendungsbeschränkungen sind:

- Herzerkrankungen
- schwere Funktionsstörungen der Leber
- Niereninsuffizienz
- prolaktinsensible Tumoren
- Phäochromozytom
- schwere Hypotonie
- Stammhirnerkrankungen (z. B. M. Parkinson)
- chronisches Asthma bronchiale
- Blasenentleerungsstörungen mit Restharn
- Magen-Darm-Stenosen
- depressive Syndrome.

Interaktionen

Neuroleptika verstärken die Wirkung von Sedativa, Alkohol und zentral wirksamen Antihypertensiva wie Reserpin, Clonidin und Methyldopa. Ferner verstärken sie die Wirkung von Hypnotika, Analgetika vom Opiattyp, Amphetaminen und LSD. Neuroleptika senken die Krampfschwelle im ZNS und können so die Wirkung krampffördernder Medikamente steigern.

Kasuistik

Eine 30-jährige Patientin einer psychiatrischen Abteilung erhält seit einer Woche Promethazin zur Behandlung einer akuten Psychose. Darunter zeigt sie Blickkrämpfe, choreatiforme Bewegungen der Halsmuskulatur und der oberen Extremitäten und ein krampfartiges Herausstrecken der Zunge. Diese Symptome können unter dem Begriff der Frühdyskinesien zusammengefasst werden. Typisch ist auch ihr Auftreten innerhalb der ersten Behandlungswoche.

Die Therapie besteht im Absetzen des Neuroleptikums und der Gabe von Biperiden (Akineton®).

Atypische Neuroleptika

Diese relativ neue Wirkstoffgruppe hat im Vergleich zu den oben besprochenen trizyklischen Neuroleptika und den Butyrophenon-Neuroleptika wesentlich geringere extrapyramidal-motorische Nebenwirkungen und beeinflusst die Minussymptomatik günstig. Trotz ihrer besseren Verträglichkeit haben atypische Neuroleptika dennoch erhebliche Nebenwirkungen. Starke Gewichtszunahme (Ausnahme: Amisulprid) führt des Öfteren zum Therapieabbruch. Limitierend wirkt auch der Preis, der 10- bis 20-mal höher liegt als beispielsweise der von Haloperidol.

Chemisch handelt es sich um eine uneinheitliche Gruppe: Clozapin, Olanzapin, Quetiapin und Zotepin sind trizyklische Verbindungen mit Siebenring. Clozapin, Quetiapin und Zotepin sind Dibenzodiazepine, also Verwandte von Antidepressiva, Sulpirid und Amisulprid sind Benzamide, Risperidon (Pyrimidin), Ziprasidon (Pyrazin).

Clozapin (Leponex®, Elcrit®)

Clozapin ist der Prototyp der atypischen Neuroleptika. Es wirkt häufig auch bei Patienten, bei denen mit klassischen Neuroleptika keine ausreichende Wirkung erzielt wird. Es hat kaum extrapyramidal-motorische Nebenwirkungen (Dyskinesien). Das Wirkungsspektrum von Clozapin an den verschiedenen Rezeptoren ist aus Tabelle 28.15 ersichtlich. Leider hat Clozapin ein hohes Risiko für Agranulozytose (> 1 %) und darf nur unter besonderen Auflagen verordnet werden.

Pharmakokinetik

Clozapin wird von CYP1A2 in der Leber metabolisiert und überwiegend renal ausgeschieden. Die Plasmahalbwertszeit ist interindividuell sehr unterschiedlich und beträgt im Mittel 6 Stunden. Die Anfangsdosis liegt zwischen 12,5 und 25 mg/d, die Erhaltungsdosis zwischen 200 und 450 mg/d.

Kontraindikationen

Clozapin ist kontraindiziert bei Blutbildungsstörungen, schweren Erkrankungen von Leber und Niere, Blasen- und Darmatonie sowie bei Intoxikationen mit zentral wirkenden Pharmaka oder Alkohol.

Olanzapin (Zyprexa®)

Hinsichtlich Wirkungsprofil und Wirkung ist Olanzapin nahe verwandt mit Clozapin. Es wird gut resorbiert, unterliegt aber einem ausgeprägten First-Pass-Effekt (40 %). In der Leber erfolgen direkte Glukuronidierung und Oxidation durch CYP-Enzyme. Die Plasma-HWZ liegt bei 30 Stunden, die Elimination erfolgt hauptsächlich renal. Das Risiko der Agranulozytose ist deutlich geringer als bei Clozapin. In hoher Dosis können Parkinsonoid und Akathisie auftreten, allerdings wesentlich seltener als bei Haloperidol.

Quetiapin und **Zotepin** haben ein ähnliches Wirkungsspektrum wie Olanzapin. Zotepin und **Ziprasidon** sind ausgeprägt wirksame **Noradrenalin-Reuptake-Inhibitoren**.

Risperidon (Risperdal®)

Im Vergleich zu Clozapin hat Risperidon keine Wirkung an Muskarinrezeptoren, wirkt aber stärker an 5-HT_{2A}-Rezeptoren. Trotz seiner starken Affinität zu H_1-Rezeptoren beobachtet man häufiger Schlaflosigkeit als Sedierung. Die Blutdrucksenkung und orthostatische Syndrome werden von α_1-Rezeptoren vermittelt.

Pharmakokinetik

Nach oraler Gabe wird Risperidon rasch resorbiert. Seine Bioverfügbarkeit wird vom Enzympolymorphismus (CYP2D6) bestimmt und schwankt zwischen 65 und 80 %. Risperidon bildet aktive Metaboliten. Die Elimination erfolgt vorwiegend renal.

Nebenwirkungen

Extrapyramidal-motorische Wirkungen sind in Normaldosierung (4–6 mg/d) selten, in hoher Dosis etwa so häufig wie bei Butyrophenonen. Weitere unerwünschte Wirkungen sind Kopfschmerzen, Somnolenz, Angstzustände, Magen-Darm-Beschwerden, Potenzstörungen oder Priapismus. Wie andere Neuroleptika kann auch Risperidon dosisabhängig den Prolaktinspiegel erhöhen und zu **Gynäkomastie** und Amenorrhö führen. Eine Hypothermie tritt sehr selten auf. In diesem Fall müssen Neuroleptika sofort abgesetzt werden.

Ziprasidon (Zeldox®)

Ziprasidon ist ein weiteres atypisches Neuroleptikum, das mit Risperidon verwandt ist. Zusätzlich zur antipsychotischen Wirkung hat es auch antidepressive Effekte, da es als Reuptake-Inhibitor für Noradrenalin und Serotonin agiert. Ziprasidon hat eine kurze Halbwertszeit von 4–5 Stunden und muss zweimal/d gegeben werden. Die Bioverfügbarkeit liegt bei 60 %, und die Proteinbindung ist > 99 %. Die NW ähneln denen von Risperidon.

Sulpirid (Dogmatil®) und Amisulprid (Solian®)

Diese beiden atypischen Neuroleptika sind die einzigen Vertreter der Benzamide und lassen sich chemisch keiner der besprochenen Gruppen zuordnen. Sulpirid ist schon seit Jahrzehnten auf dem Markt, Amisulprid ist eine neuere Modifikation dieses Wirkstoffs. Sulpirid ist ein fast selektiver D_2-Antagonist und wirkt neuroleptisch und antidepressiv. Es wirkt antriebssteigernd und stimmungsaufhellend.

Pharmakokinetik

Die Resorption ist mäßig und langsam, die Bioverfügbarkeit liegt bei 30 %. Die Elimination erfolgt überwiegend unverändert renal. In geringer Dosierung (150–300 mg) wird es zur Behandlung psychosomatischer und depressiver Syndrome sowie gegen Schwindel bei M. Menière eingesetzt. Zur Behandlung schizophrener Psychosen muss die vierfache Dosis gegeben werden. Ursache dieser dosisabhängigen Wirkunterschiede ist vermutlich ein unterschiedliches Ansprechen von Dopaminrezeptoren

Tab. 28.19 Antipsychotische Wirkungsstärke und EPS-Risiko von atypischen Neuroleptika.

Wirkstoff	Handelsname	Antipsychotische Äquivalenzdosis (mg) (CPZ = 100)	Extrapyramidale NW (EPS)
Risperidon	Risperdal®	1–2	(+)
Olanzapin	Zyprexa®	2–3	(+)
Ziprasidon	Zeldox®	5–10	(+)
Clozapin	Leponex®	50	0
Zotepin	Nipolept®	< 100	(+)
Quetiapin	Seroquel®	50–100	0
Amisulprid	Solian®	50–100	(+)

auf Sulpirid: Bei niedriger Dosis werden vorwiegend präsynaptische Dopaminrezeptoren blockiert (Dopaminkonzentration steigt), bei hoher Dosis werden prä- und postsynaptische Dopaminrezeptoren blockiert.

Nebenwirkungen

Auch Sulpirid erhöht den Prolaktinspiegel (Galaktorrhö, Gynäkomastie, Amenorrhö) und wirkt sexuell stimulierend. Weitere unerwünschte Wirkungen sind Schlaflosigkeit, allergische Reaktionen und Akkommodationsstörungen. In hoher Dosis treten extrapyramidal-motorische Symptome und Dyskinesien auf, allerdings seltener als bei anderen Neuroleptika. Bei Manie, Epilepsie, Phäochromozytom, prolaktinsensiblen Tumoren und Intoxikationen ist Sulpirid kontraindiziert. Eine Gewichtszunahme tritt unter Sulpirid im Gegensatz zu anderen atypischen Neuroleptika selten auf, bei Amisulprid noch seltener.

28.4 Antidepressiva

Antidepressiva sind Pharmaka, die zur Behandlung von **Depressionen** unterschiedlicher Genese eingesetzt werden. Neben Stimmungsaufhellung und Anxiolyse haben sie auch einen – eher unerwünschten – antriebssteigernden Effekt, der dem der Psychostimulanzien vom Amphetamintyp ähnelt. Als Ursache der Depression wird ein Mangel oder ein Ungleichgewicht an Katecholaminen und 5-Hydroxytryptamin (= Serotonin) angenommen.

Chemisch und funktionell lassen sich Antidepressiva in fünf Gruppen einteilen:

- **NSSNRI** = nichtselektive Serotonin-Noradrenalin-Reuptake-Inhibitoren, deren Hauptvertreter die **trizyklischen Antidepressiva** sind (Formel 28.22 und 28.23)
- **tetrazyklische Antidepressiva** mit unterschiedlichen Wirkprofilen an Rezeptoren
- **MAO-Hemmer**
- **selektive Reuptake-Inhibitoren,** eine heterogene Gruppe, bestehend aus:
  - SSNRI = Selective Serotonin-Noradrenalin Reuptake Inhibitors

Tab. 28.20 Rezeptoraffinität wichtiger Antidepressiva (in vitro). Modifiziert n. Mutschler.

Antidepressivum	5-HT_{2A}	5-HT_{2C}	5-HT_2	α_1	α_2	η_1	D_2
Trizyklische Antidepressiva							
Amitryptilin	+++	++	+	+++	++	+	+
Clomipramin	+	+	+	++	+	+	+
Desipramin	+	+	0	+	+	+	+
Doxepin	+++	++	+	++	+++	+	+
Imipramin	+	+	+	+	+++	++	+
Nortriptilin	+++	+	?	+	+++	++	+
Tetrazyklische Antidepressiva							
Maprotilin	+	+	0	++	+	++	+
Mianserin	+++	+++	+	+++	++	+++	+
Mirtazapin	+++	+++	+++	+	+++	+	0
SSRI							
Fluoxetin	0	+	0	0	0	0	0
Fluvoxamin	0	0	0	0	0	0	0
Paroxetin	0	0	0	0	0	0	0
Sertralin	0	0	0	0	0	0	0
SNRI							
Venlafaxin	?	?	?	0	0	0	?
Andere Antidepressiva							
Viloxacin	?	?	?	++	?	+	?

+++ hohe Affinität, ++ mittlere Affinität, + geringe Affinität, 0 sehr geringe oder fehlende Affinität, ? keine Publikationen

– SSRI = Selective Serotonin Reuptake Inhibitors (Formel 28.25)
– SNRI = Selective Noradrenalin Reuptake Inhibitors
• andere Antidepressiva.

Trizyklische Antidepressiva sind die „klassischen" Antidepressiva**.** Sie bestehen immer aus 2 Phenylkernen, die an einem zentralen Siebenring anneliert sind. Dieser kann aus Kohlenstoffatomen bestehen (Cyloheptan) oder heterozyklisch sein, so dass -Azepine (N im Ring) bzw. -Oxepine (O im Ring) entstehen. Die Strukturunterschiede innerhalb der trizyklischen Antidepressiva sind oft nur gering, aber auch kleine Änderungen im Molekül führen zu beachtlichen qualitativen Wirkungsveränderungen**.**

Tetrazyklische Antidepressiva enthalten ebenso wie die trizyklischen Antidepressiva immer 2 Phenylkerne, die an einem Siebenring oder Sechsring anneliert sind. Hinzu kommt ein vierter Ring.

Der reversible **MAO-Hemmer** Moclobemid ist ein Benzaminderivat, und die Vertreter der **SSRI** sind unterschiedliche, nichtzyklische Verbindungen. Fluoxetin, der erste Vertreter der SSRI ist ein Derivat des Phenylpropylamin.

Atypische Antidepressiva haben keine anticholinergen und keine oder geringe kardiale NW. Vertreter dieser Gruppe sind die Wirkstoffe Hyperforat, Trazodon und Viloxazin.

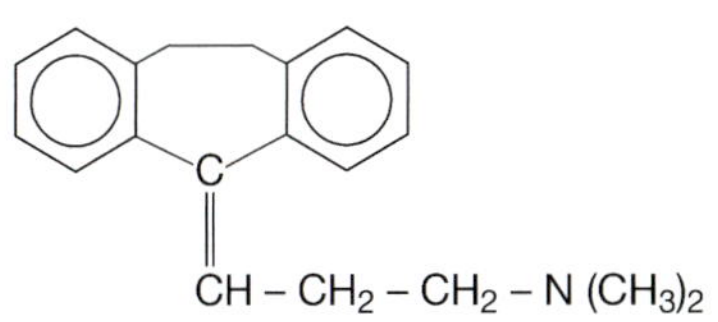

Formel 28.22 Strukturformel von Amitryptilin (trizyklisches Antidepressivum vom Diphenylmethan-Typ)

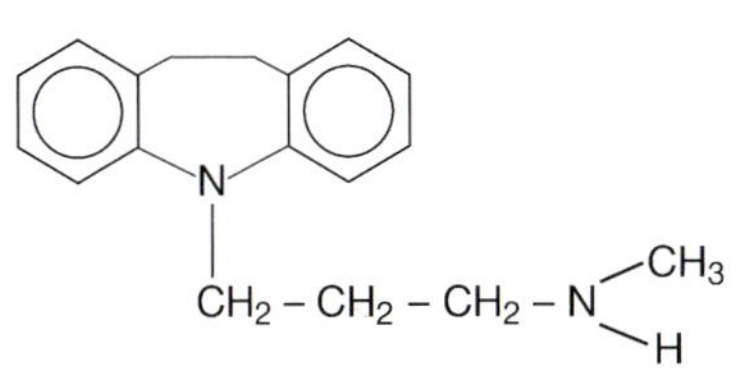

Formel 28.23 Strukturformel von Desipramin (trizyklisches Antidepressivum vom Diphenylamin-Typ)

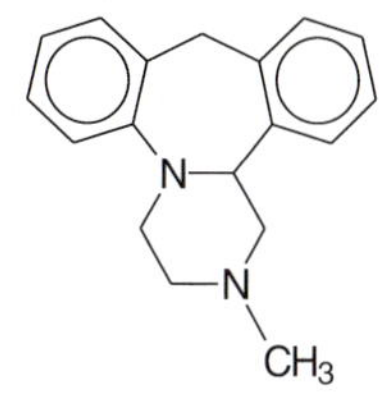

Formel 28.24 Strukturformel Mianserin (tetrazyklisches Antidepressivum)

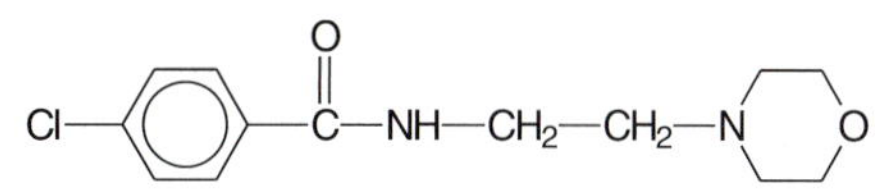

Formel 28.25 Strukturformel Moclobemid (MAO-Hemmer)

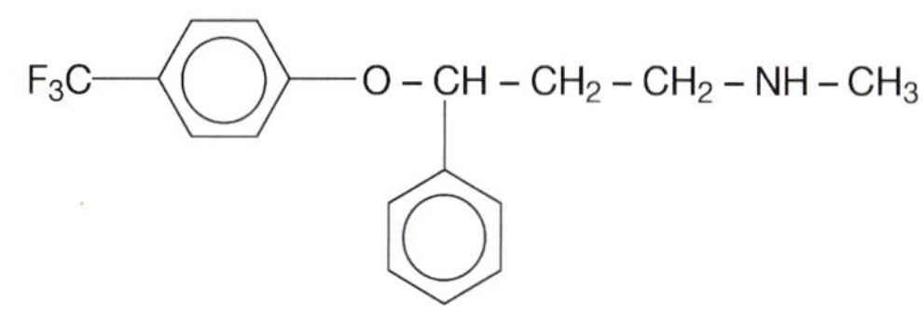

Formel 28.26 Strukturformel von Fluoxetin

1971 schlug **Kielholz** eine Einteilung der Antidepressiva nach ihrem klinischen Wirkungsspektrum vor. Diese Einteilung ist immer noch gebräuchlich und unterscheidet drei Grundtypen, die in Tabelle 28.21 aufgelistet sind.

Indikationen

Indikationen für eine antidepressive Therapie mit trizyklischen oder tetrazyklischen Antidepressiva und für MAO-Hemmer sind endogene Depression, Begleitdepressionen bei anderen Psychosen und – mit Einschränkung – auch neurotische Depressionen.

28.4.1 Trizyklische Antidepressiva

Zu dieser Gruppe zählen die meisten klassischen Antidepressiva.

Tab. 28.21 Einteilung der Antidepressiva nach Kielholz.

Chemischer Typ	Wirkstoffe	Wirkungen
Amitriptylin-Typ	Amitriptylin, Doxepin	depressionslösend, stark dämpfend, anxiolytisch
Imipramin-Typ	Imipramin, Clomipramin	depressionslösend, psychomotorisch ausgeglichen, ausgeprägt stimmungsaufhellend
Desipramin-Typ	Desipramin, Nortriptylin	depressionslösend, psychomotorisch stark aktivierend, stimmungsaufhellend

Tab. 28.22 Phasenverlauf der verschiedenen Wirkungen trizyklischer Antidepressiva.			
Phase I	erste Woche	Sedierung	(vegetative Nebenwirkungen)
Phase II	zweite Woche	Antriebssteigerung	(thymeretisch)
Phase III	dritte Woche	Stimmungsaufhellung	(thymoleptisch)

Wirkungen

Die wichtigste Wirkung von tri- und tetrazyklischen Antidepressiva ist die Stimmungsaufhellung. Diese Wirkung setzt jedoch erst 2–3 Wochen nach Therapiebeginn ein. Die Wirkung verläuft in drei Phasen, die in Tabelle 28.22 aufgeführt sind. Die unerwünschten anticholinergen Wirkungen treten aber schon ab dem 1. Tag auf und sind zu Therapiebeginn stärker ausgeprägt.

In der zweiten Behandlungswoche besteht erhöhte **Suizidgefahr,** da der Antrieb gesteigert, die Stimmung aber noch verfinstert ist. Die vegetativen Wirkungen in Phase I treten auch bei gesunden, nicht depressiven Personen auf.

Merke!
Antidepressiva haben kein Suchtpotenzial.

Merke!
Antidepressiva wirken nicht auf die Stimmungslage Gesunder.

Wirkungsmechanismus

Trizyklische Antidepressiva sind nichtselektive Serotonin-Noradrenalin-Reuptake-Inhibitoren, blockieren aber auch andere Rezeptoren (☞ Tab. 28.20). Die **Monaminmangelhypothese** besagt, dass Depressionen durch einen Mangel an monaminergen Neurotransmittern an spezifischen Rezeptoren im ZNS verursacht werden. Diese Hypothese kann die Wirkung von Antidepressiva aber nur zum Teil erklären, da es auch Pharmaka mit antidepressiver Wirkung gibt, die die Wiederaufnahme von Neurotransmittern kaum beeinflussen (Mianserin, Hypericin), und da die Reuptake-Hemmung keine Wirkungslatenz von Wochen hat. In jedem Fall liegt der Depression ein gestörtes Gleichgewicht der Neurotransmitter im Gehirn zugrunde.

Bei trizyklischen Antidepressiva sind kurzfristige und langfristige Mechanismen zu unterscheiden:

- Bei **kurzfristiger Gabe** wirken diese Antidepressiva durch Hemmung der Wiederaufnahme (Reuptake) von Noradrenalin, Serotonin und Dopamin aus dem synaptischen Spalt und verzögern damit die Inaktivierung dieser Transmitter. Die Wirkungsdauer dieser Transmitter wird verlängert.
- Bei **Dauergabe** der Antidepressiva kommt es zu Aktivitätsänderungen von Rezeptoren. Folgende Rezeptortypen unterliegen einer Aktivitätsänderung:
- Aktivitätsminderung von **5-HT_2-Rezeptoren** im Hirn (Downregulation)
  - Aktivitätsminderung von **β-Rezeptoren** im Hirn (Downregulation)
  - Aktivitätssteigerung von **α-Rezeptoren** im Hirn (Upregulation)
  - Aktivitätssteigerung von **GABA-Rezeptoren** (Upregulation).

Für die Aktivitätsänderungen ist eine Änderung der Rezeptorendichte und/oder der Rezeptorkonformation verantwortlich. Diese Änderung benötigt Zeit (ca. 2 Wochen) und würde erklären, warum der antidepressive Effekt erst nach Wochen eintritt.

Wirkstoffe

Tabelle 28.23 zeigt wichtige handelsübliche trizyklische Antidepressiva.

Pharmakokinetik

Die Pharmakokinetik der trizyklischen Antidepressiva ähnelt der der Phenothiazinneuroleptika. Nach

Tab. 28.23 Trizyklische Antidepressiva.

Wirkstoff	Handelsname	Wirkungstyp
Amitriptylin	Saroten®, Amineurin®, Amitriptylin-neuraxpharm®	Amitriptylin
Doxepin	Aponal®, Doneurin®, Doxepin AZU®	Amitriptylin
Imipramin	Tofranil®, Imipramin-neuraxpharm®	Imipramin
Clomipramin	Anafranil®, Clomipramin-ratiopharm®, Hydiphen®	Imipramin
Desipramin	Pertrofran®, Petylyl®	Desipramin
Nortriptylin	Nortrilen®	Desipramin

oraler Gabe werden Antidepressiva gut resorbiert, jedoch korreliert der Plasmaspiegel schlecht mit der Dosis. Bei gleicher Dosis kann der Plasmaspiegel bei verschiedenen Patienten sich um den Faktor 10 unterscheiden. Eine zu hohe Konzentration kann genauso wirkungslos sein wie eine zu niedrige. Die sedierende Wirkung setzt erst mehrere Stunden nach Einnahme ein. Die Halbwertszeit liegt bei 10–90 Stunden. Antidepressiva unterliegen einem deutlichen **First-Pass-Effekt** und werden in der Leber metabolisiert. Trizyklische Antidepressiva haben aufgrund ihrer Lipophilie ein großes Verteilungsvolumen. Die wichtigsten Abbauwege sind Oxidation und Glukuronidierung. Die Ausscheidung erfolgt überwiegend über die Niere. Imipramin wird zunächst zum aktiven Metabolit Despramin desmethyliert. Dieser unterliegt dann Oxidation und Glukuronidierung.

Unerwünschte Wirkungen

- **Psychisch.** Es kommt zu Müdigkeit oder Schlafstörung, Verstimmtheit, Agitiertheit, selten zu maniformer Erregung und Erhöhung der zerebralen Krampfbereitschaft, so dass Epilepsien auftreten können. In den ersten Tagen können akut einsetzende produktiv-delirante Symptome auftreten, ferner schizophrenieähnliche Symptome mit Halluzinationen und Wahninhalten (Symptomprovokation).
- **Motorisch.** Selten treten Tremor oder rigorartige Tonuserhöhung auf.
- **Vegetativ.** Die vegetativen NW stehen im Vordergrund. Sie sind von einem vielfältigen Zusammenspiel zentraler und peripherer vegetativer Effekte abhängig (cholinerg, parasympathikolytisch, sympathomimetisch, sympatholytisch, spasmolytisch u. a.) und können daher nicht vorausgesagt werden. Sie können von Patient zu Patient unterschiedlich und sogar gegensätzlich sein. Man spricht auch vom sog. **„anticholinergen Syndrom“.** Mögliche vegetative NW der Antidepressiva sind in Tabelle 28.24 aufgeführt.
- **Organisch.** Ernste, aber seltene Komplikationen sind Myokardschäden, Kollaps, paralytischer Ileus, Harnsperre, cholestatische Hepatose, Agranulozytose und Arrhythmien durch die chinidinartige Wirkung der Antidepressiva, ferner allergisch-toxische Hautreaktionen. Bei schlagartigem Absetzen nach längerer Therapie kann es zu Entzugserscheinungen mit Unruhe, Schweißausbrüchen, Nausea, Erbrechen und Schlafstörungen kommen. (Reboundeffekt).

Ferner können orthostatische Dysregulationen, Übelkeit, Erbrechen, Akkommodationsstörung, Stenokardie, Kopfschmerzen und Schwindel vorkommen. Die vegetativen NW treten meist zu Beginn der Therapie auf, zwingen aber selten zum Absetzen der Medikamente.

Kontraindikationen für trizyklische Antidepressiva sind die gleichzeitige Gabe von MAO-Hemmern, akute Intoxikationen mit zentral wirkenden Substanzen oder Alkohol. Ferner Delirien, Engwinkelglaukom, Schenkelblock oder AV-Block III. Grades. Anwendungsbeschränkungen bestehen bei Stenosen im Magen-Darm-Trakt, Blasenentleerungsstörung, KHK, Myokardinfarkt, Herzinsuffizienz, schwerer Leberfunktionsstörung, erhöhter Krampfbereitschaft und Schwangerschaft.

Tab. 28.24 Vegetative Nebenwirkungen trizyklischer Antidepressiva.

Blutdrucksenkung oder selten Blutdrucksteigerung
Tachykardie oder Bradykardie
Mundtrockenheit oder selten Hypersalivation
Obstipation oder Diarrhö
Hypothermie oder Fieber
Schwitzen oder Anhidrosis
Hautrötung oder Blässe
Miosis oder Mydriasis
Polyurie oder Harnverhalten (Syndrom der inadäquaten ADH-Sekretion)

Interaktionen

Antidepressiva verursachen eine Wirkungsverstärkung anderer zentral wirksamer Medikamente wie Barbiturate, Reserpin und Clonidin. Sie verstärken die Erregungsleitungsstörungen von Chinidin. Physostigmin kann die zentralen anticholinergen Effekte der trizyklischen Antidepressiva abschwächen.

Kasuistik

Ein 60-jähriger Patient kommt in Begleitung seiner Ehefrau zum Hausarzt. Er hat Gehstörungen, ist verwirrt und somnolent. Vor 3 Wochen hatte er aufgrund einer endogenen Depression die Therapie mit Doxepin (Aponal®) begonnen. Das Serumnatrium liegt bei 119 mmol/l. Der Patient hat keine Ödeme.

Der Arzt führt die Symptome auf Nebenwirkungen der Doxepintherapie zurück und empfiehlt die Absetzung des Medikaments. Die Hyponatriämie ist auf ein doxepinbedingtes SIADH (= Schwartz-Bartter-Syndrom) zurückzuführen, eine seltene Nebenwirkung. (Leider ausreichend häufig fürs IMPP!)

Vergiftungen

Vergiftungen mit trizyklischen Antidepressiva sind selten, können aber in hohen Dosen zu tödlichen Herzrhythmusstörungen führen. Hämodialyse scheint nicht wirksam zu sein, wohl aber Hämoperfusion über Aktivkohle. Symptome der Vergiftung mit Antidepressiva sind Krampfanfälle, Hypothermie und Herzrhythmusstörungen, die aufgrund der langen Wirkungsdauer der Antidepressiva tagelang anhalten können. Die Therapie ist symptomatisch und umfasst Physostigmin, Diazepam und Betablocker.

28.4.2 Tetrazyklische Antidepressiva

Wirkungen

Die wichtigsten Wirkungen von tetrazyklischen Antidepressiva sind Stimmungsaufhellung und Depressionslösung. Diese Wirkungen setzen jedoch erst Wochen nach Therapiebeginn ein. Die Wirkung verläuft wie bei den trizyklischen Antidepressiva in drei Phasen (☞ Tab. 28.22). Wegen ihres bereits zu Therapiebeginn auftretenden dämpfenden Effekts können sie bei ängstlich agitierten Depressionen eingesetzt werden. Maprotilin und Mianserin werden dem Imipramintyp zugerechnet, haben aber im Vergleich zu trizyklischen Antidepressiva wesentlich geringere anticholinergische Wirkungen.

Wirkungsmechanismsus

Tetrazyklische Antidepressiva sind nichtselektive Reuptake-Inhibitoren und blockieren darüber hinaus verschiedene Rezeptoren.

Maprotilin hemmt vorwiegend die Wiederaufnahme von Noradrenalin.

Mianserin wirkt vor allem durch Blockade präsynaptischer α_2-Rezeptoren, was zu verstärkter Freisetzung von Noradrenalin und Serotonin führt. Zusätzlich ist Mianserin ein schwacher Serotonin-Reuptake-Inhibitor und blockiert verschiedene Rezeptoren (H_1, 5-HT_2, 5-HT_3).

Mirtazapin ist kein Serotonin-Reuptake-Inhibitor, aber ein stärkerer Blocker von α_2- und 5-HT_3-Rezeptoren als Mianserin.

Wirkstoffe

Tabelle 28.25 zeigt die therapeutisch wichtigsten tetrazyklischen Antidepressiva.

Mirtazapin (Remergil®)

Mirtazapin ist ein relativ neues tetrazyklisches Antidepressivum, dessen Struktur sich von Mianserin nur gering unterscheidet. Es ist der erste Vertreter der NASSA (Noradrenergic and Specific Serotonergic Antidepressant).

Pharmakokinetik

Mirtazapin wird bei oraler Gabe gut und rasch resorbiert und erreicht die höchste Plasmakonzentration nach 2 Stunden. Die Plasmaeiweißbindung beträgt 85 %, die Bioverfügbarkeit liegt wegen des First-Pass-Effekts bei 50 %.

Wirkungen

Die Wirkung von Mirtazapin gegen die Kernsymptome der Depression (Melancholie, Depression mit Schuldgefühl und Antriebsstörung) sind geringer als bei Imipramin, dafür hat es eine stärkere anxiolytische und sedative Wirkung.

Unerwünschte Wirkungen

Nebenwirkungen von Mirtazapin sind Muskeltremor, Müdigkeit, Schwindel, Kopfschmerz, Schlafstörung, Verwirrtheit, Krampfanfälle (selten), Appetitsteigerung, Leberfunktionsstörungen (selten), Orthostasesyndrom, Blutbildveränderungen (selten), allergische Hautreaktionen und Entzugssyndrom beim Absetzen. Letzteres zeigt an, dass Mirtazapin mehr ein Tranquilizer als ein Antidepressivum ist.

Mianserin (Ludiomil®)

Das tetrazyklische Antidepressivum Mianserin hat zwar anscheinend geringere anticholinerge und kardiotoxische NW als trizyklische Antidepressiva, dem stehen aber gravierende Organstörungen wie Knochenmarkschädigung mit Agranulozytose, cholestatische Hepatose und ZNS-Störungen gegenüber. Die Behandlung mit Mianserin erfordert daher häufige Blutbildkontrollen.

Bei **Maprotilin** besteht der Verdacht der Auslösung von Krampfanfällen.

Kontraindikationen für tetrazyklische Antidepressiva sind die gleichzeitige Gabe von MAO-Hemmern, akute Intoxikationen mit zentral wirkenden Substanzen oder Alkohol. Ferner Delirien, Engwinkelglaukom, Schenkelblock oder AV-Block III. Grades.

28.4.3 MAO-Hemmstoffe

Wirkmechanismus

MAO-Hemmstoffe (MAO-Hemmer) hemmen die Monaminoxidase und damit den oxidativen Abbau von Monaminen. Die Konzentration von Dopamin, Noradrenalin, Adrenalin und Serotonin im synapti-

Tab. 28.25 Tetrazyklische Antidepressiva.

Wirkstoff	Handelsname	Wirkungstyp
Maprotilin	Ludiomil®, Maprotilin-ratiopharm®	Imipramin
Mianserin	Tolvin®, Mianserin-ratiopharm®	Imipramin
Mirtazapin	Remergil®	Imipramin

schen Spalt der Hirnneuronen steigt. Während die früheren, irreversiblen MAO-Hemmer wie Tranylcypromin wegen ihrer massiven NW nur eingesetzt wurden, wenn andere Antidepressiva versagt hatten oder nicht ausreichend wirkten, werden die besser verträglichen modernen selektiven MAO-Hemmer häufig auch bei leichteren Depressionen eingesetzt.

Die beiden Monaminoxidasen **MAO_A** und **MAO_B** finden sich in den meisten Zellen des Körpers und sind in der Mitochondrienmembran lokalisiert. Die katecholaminergen Neurone enthalten nur MAO_A. Zu den Katecholaminen zählen Dopamin, Noradrenalin und Adrenalin. Die Gliazellen enthalten MAO_A und MAO_B. Reversible und irreversible MAO-Hemmer wirken durch Hemmung der Monaminoxidasen $_A$ und $_B$ und verhindern die Desaminierung von Serotonin, Dopamin, Adrenalin und Noradrenalin. Dadurch steigt die Konzentration dieser Neurotransmitter im synaptischen Spalt. Gehemmt wird auch das biogene Amin **Tyramin,** was – besonders bei tyraminreicher Nahrung – Blutdruckkrisen hervorrufen kann. Die unter Therapie mit MAO-Hemmern ständig erhöhte Konzentration von Neurotransmittern im synaptischen Spalt der ZNS-Neurone bewirkt Adaptationsvorgänge an den prä- und postsynaptischen Neurotransmitterrezeptoren, die vermutlich für die antidepressive Wirkung verantwortlich sind (Wirkungslatenz!). Ständige MAO-Hemmung führt zur Downregulation von postsynaptischen β_1-Rezeptoren und 5-HT_{2A}-Rezeptoren. Irreversible MAO-Hemmer wie Tranylcypromin (Iatrosom®) hemmen alle Monaminoxidasen, während der reversible MAO-Hemmer Moclobemid (Aurorix®) hauptsächlich (80 %) die Monaminoxidase A hemmt und dadurch weniger NW hat. MAO-Hemmer wirken wie indirekte Sympathomimetika und haben keine Affinität zu den Rezeptoren der Neurotransmitter.

Wirkstoffe

Spezifische und unspezifische MAO-Hemmer, die als Pharmaka verwendet werden, zeigt die Tabelle 28.26.

Wirkungen

Hemmstoffe der Monaminoxidasen (MAO-Hemmer) wirken stark antriebssteigernd, aber nicht angstlösend und nicht sedierend. Der einzige unspezifische, **irreversible MAO-Hemmer** auf dem Markt ist **Tranylcypromin** (Jatrosom®). Er wird wegen seiner Nebenwirkungen und der Suizidgefahr kaum noch eingesetzt. Einziger **reversibler MAO-A-Hemmer** ist das 1991 eingeführte **Moclobemid** (Aurorix®). **Selegilin** (Movergan®) ist ein **irreversibler MAO-B-Hemmer** und wird bei M. Parkinson eingesetzt. Der reversible MAO-A-Hemmer Moclobemid ist besser verträglich, macht keine Blutdruckkrisen und wirkt nicht sedierend. MAO-Hemmer sind Reservetherapeutika bei therapierefraktären und stark gehemmten Depressionen. Bei Überdosierungen ist Moclobemid weniger toxisch als trizyklische Antidepressiva. Moclobemid hat keine anticholinergen, sedativen oder kardiodepressiven Wirkungen, daher eignet es sich zur Depressionsbehandlung bei alten Menschen. Verglichen mit den SSRI (Fluoxetin) hat es eine ähnlich gute Verträglichkeit, macht aber weniger gastrointestinale NW.

Pharmakokinetik

Moclobemid wird nach oraler Gabe fast vollständig resorbiert und unterliegt einem ausgeprägten **First-Pass-Effekt**, so dass die Bioverfügbarkeit nach einer Einzeldosis nur 55 % beträgt, nach mehrmaliger Gabe beträgt sie 90 %. Bei Einmalgabe klingt die Wirkung innerhalb von 24 Stunden ab. Moclobemid ist daher gut steuerbar. Die Metaboliten sind inaktiv und werden zu 95 % über die Nieren ausgeschieden. Die Plasmaproteinbindung von Moclobemid liegt bei 50 %.

Bei Nieren- und Lebererkrankungen muss die Moclobemiddosis reduziert werden.

Tranylcypromin hat nur eine HWZ von 1,5–3 h, trotzdem hält seine Wirkung über eine Woche an, da sich Tranylcypromin kovalent und nichtselektiv an MAO_A und MAO_B bindet und die Enzyme zerstört. Erst durch Neusynthese von MAO klingt die Wirkung von Tranylcypromin ab.

Indikationen

Indikationen für selektive MAO-Hemmer sind neurotische Depressionen mit Angst, larvierte Depressionen und gehemmt depressive Syndrome. Bei sozialer Phobie wird Aurorix® mit gutem Erfolg eingesetzt.

Unerwünschte Wirkungen

Der selektive MAO_A-Hemmer Moclobemid ist gut verträglich. Gelegentlich treten Übelkeit, Schlafstörungen, Schwindel, Mundtrockenheit und Kopfschmerzen auf. Hautreaktionen sind selten, ebenso Unruhe und Verwirrtheit.

Tab. 28.26 MAO-Hemmstoffe.

Wirkstoff	Handelsname	Wirkungstyp	Chemische Charakterisierung	Wirkung
Moclobemid	Aurorix®	Desipramin	Morpholinbenzamid	spezifisch
Tranylcypromin	Iatrosom®	Desipramin	Phenylcyclopropylamin	unspezifisch
Selegilin	Movergan®	—	Propylamin	spezifisch

Dagegen weist der unselektive MAO-Hemmer Tranylcypromin wesentlich mehr und gefährlichere NW auf. Diese reichen von Leberschädigung über Muskelkrämpfe und zerebralen Krampfanfällen bis zu Halluzinationen. Hinzu kommen die vegetativen Störungen der selektiven MAO-Hemmer. Der Genuss von tyraminhaltigen Lebensmitteln wie Hartkäse, Rotwein, Heringe und Schokolade kann Blutdruckkrisen auslösen.

Kontraindikationen

Bei schweren Herz-Kreislauf-Erkrankungen (z. B. Phäochromozytom, Blutdruckkrisen), bei schweren Lebererkrankungen und bei Suizidgefahr sind MAO-Hemmer kontraindiziert. Die gleichzeitige Gabe von MAO-Hemmern und SSRI-Pharmaka, anderen Antidepressiva wie trizyklische A. und Tryptane (☞ 24.5.2) wie Sumatriptan verbietet sich ebenfalls. Weitere Kontraindikationen sind die gleichzeitige Gabe von vasokonstriktorischen Sympathomimetika, Pethidin und Levodopa sowie Vergiftungen mit Alkohol, Schlafmitteln, Psychopharmaka und Analgetika.

Interaktionen

Bei Kombination von MAO-Hemmern mit serotoninerg wirkenden Pharmaka wie SSRI kann es zum sog. **serotonergen Syndrom** kommen, da beide Stoffgruppen einen Anstieg von Serotonin im synaptischen Spalt bewirken, so dass es zu Kumulation kommen kann. Das serotonerge Syndrom ist akut lebensbedrohlich und äußert sich in schweren zentralnervösen Störungen wie Verwirrtheit, Erregung, Myoklonus, Hyperreflexie und Hyperthermie. Hinzu kommen Blutdruckanstieg und Tachykardie. Beim Umsetzen von SSRI (z. B. Fluoxetin, Paroxetin, Citaprolam) auf MAO-Hemmer im Rahmen einer antidepressiven Behandlung ist eine Karenzzeit (Auswaschphase) von 2 Wochen erforderlich. Bei der Umsetzung von trizyklischen Antidepressiva wie Clomipramin auf MAO-Hemmer ist die Gefahr eines serotonergen Syndroms geringer, aber eine Auswaschphase ebenfalls empfehlenswert. Die Wirkung von Opiatanalgetika wie Pethidin, Sympathomimetika, Antidiabetika und Antiparkinsonmitteln wird von MAO-Hemmern verstärkt.

28.4.4 Selektive Serotonin-Reuptake-Inhibitoren (SSRI)

Wirkstoffe

Der erste Vertreter aus der Gruppe der selektiven Serotonin-Reuptake-Inhibitoren (SSRI) in Deutschland war **Fluoxetin** und wurde unter dem amerikanischen Handelsnamen **Prozac™** als Lifestyle-Drug bekannt. Fluoxetin hat keine chemische Verwandtschaft mit tri- oder tetrazyklischen Antidepressiva, sondern ist ein substituiertes Phenylpropylamin. Tabelle 28.27 zeigt SSRI-Verbindungen.

Pharmakokinetik

Fluoxetin wird nach oraler Gabe gut resorbiert und in der Leber metabolisiert. Die Plasmaproteinbindung beträgt 95 %, die Bioverfügbarkeit ca. 70 %. Bei der Metabolisierung entsteht der aktive Metabolit **Norfluoxetin,** der ebenso stark als Serotonin-Reuptake-Inhibitor wirkt wie Fluoxetin. Norfluoxetin reichert sich im Blutplasma und im ZNS an, wo seine Konzentration 10-mal höher ist als die von Fluoxetin. Das erklärt die lang anhaltende Wirkung dieses Antidepressivums (> 24 Stunden). Fluoxetin wird wesentlich rascher eliminiert als Norfluoxetin. 60–80 % des Fluoxetins und seiner Metaboliten werden über die Niere ausgeschieden, der Rest mit den Fäzes. 10 % des Fluoxetins wird unverändert renal eliminiert. Fluoxetin und Norfluoxetin sind Inhibitoren des Cytochrom-P_{450}-Systems und führen so zu Interaktionen mit anderen Verbindungen (beispielsweise trizyklischen Antidepressiva), die über das P_{450}-Enzymsystem abgebaut werden. Die Eliminations-HWZ von Fluoxetin liegt bei 1–4 Tagen, die von Norfluoxetin bei 7–15 Tagen (!). Niereninsuffizienz verlängert die Elimination kaum, wohl aber Leberfunktionsstörungen.

Wirkungen

Der bekannteste Vertreter der SSRI ist **Fluoxetin** (Fluctin®). Dieses nichtzyklische Antidepressivum (Neozyklikum) erhöht die Serotoninkonzentration im synaptischen Spalt. Fluoxetin wirkt nicht sedierend, nicht antiadrenerg und nicht anticholinerg, da es nur minimale Effekte auf andere Rezeptorsysteme (α_1, α_2, m_1, m_2, H_1) hat. Die Nebenwirkungen

Tab. 28.27 Selektive Serotonin-Reuptake-Inhibitoren (SSRI).

Wirkstoff	Handelsname	Wirkungstyp	Chemische Charakterisierung
Fluoxetin	Fluctin®, Fluneurin®, Fluoxetin STADA®	Desipramin	substituiertes Propanolamin
Paroxetin	Seroxat®, Paroxetin-ratiopharm®	Desipramin	substituiertes Methylpiperidin
Fluvoxamin	Fevarin®, Fluvoxadura®	Desipramin	substituiertes Valerophenon-Oxim
Citaprolam	Cipramil®, Sepram®	Desipramin	substituiertes Carbonitril
Sertralin	Gladem®, Zoloft®	Desipramin	substituiertes Naphthylamin

kommen nur durch Hemmung der 5-HT-Rezeptorenblockade zustande. Fluoxetin wurde als Modeantidepressivum aus den USA unter dem dortigen Handelsnamen Prozac™ bekannt. Trotz seiner lebensgefährlichen NW wird dieses Medikament in den USA vor allem von Psychologen großzügig verordnet. In die SSRI-Gruppen gehören auch **Paroxetin** (Seroxat®) und **Fluvoxamin** (Fevarin®), **Sertalin** (Gladem®) und **Citaprolam** (Cipramil®), die ebenfalls nichtzyklische Verbindungen sind und nach Fluoxetin auf den Markt gekommen sind.

Das Wirkungsspektrum der SSRI-Verbindungen ist sehr ähnlich.

Indikationen

Indikationen für Fluoxetin sind depressive Erkrankungen unterschiedlicher Genese, ferner Zwangsstörungen, wenn eine Behandlung mit Clomipramin nicht geeignet ist, und Bulimie im Rahmen einer Psychotherapie. In der Psychiatrie sind Fluoxetin und andere SSRI heute Mittel der Wahl vor den tri- und tetrazyklischen Antidepressiva, nicht zuletzt aufgrund ihrer therapeutischen Breite, weil auch bei Überdosierung oder Suizidversuch mit SSRI lebensbedrohliche Vergiftungen wie bei den klassischen Antidepressiva kaum möglich sind.

Unerwünschte Wirkungen

SSRI haben eine hohe Anzahl von unerwünschten und teilweise lebensgefährlichen Nebenwirkungen:

- **Gastrointestinaltrakt.** Magen-Darm-Beschwerden treten häufig und meist bei Therapiebeginn auf. Die Patienten klagen über Übelkeit, Mundtrockenheit, Appetitlosigkeit, Durchfall, Verstopfung, Erbrechen, Bauchschmerzen, Blähungen und Geschmacksveränderungen.
- **ZNS.** Man beobachtet zentralnervöse Beschwerden wie Kopfschmerzen, Schlaflosigkeit, Nervosität, Müdigkeit, Angstgefühle, Zittern, Benommenheit, Schwindelgefühl, Parästhesien, Denkstörungen, Alpträume, Verwirrtheit und Unruhe. Ferner können Störungen der Sexualfunktion wie Impotenz oder Verminderung der Libido vorkommen. Vereinzelt sind Krampfanfälle und extrapyramidal-motorische Symptome aufgetreten. Nach Absetzen von Paroxetin und Venlafaxin treten Entzugserscheinungen auf!
- **Vegetativum**. Schwächegefühl, Schwitzen, Sehstörungen, Juckreiz, Herzklopfen und Brustschmerzen.
- **Haut.** Hautausschläge, teils mit Juckreiz oder Bläschenbildung, Urtikaria, gelegentlich von Fieber, Gelenk- und Muskelschmerzen begleitet, können auftreten.
- **Immunsystem.** Leukozytose, anaphylaktoide Reaktionen, Bronchospasmus mit Atemnot kommen vor. Vereinzelt kann es bei Patienten mit Hautreaktionen zu schweren Allgemeinreaktionen mit Beteiligung von Lunge, Niere oder Leber kommen. Diskutiert wird ein Zusammenhang mit einer Vaskulitis. Selten sind entzündliche oder bindegewebige Veränderungen der Lunge oder eine reversible Leukopenie.
- **Leber.** Ein Anstieg von Leberenzymwerten, Leberfunktionsstörungen oder ein cholestatischer Ikterus können auftreten.
- **Herz-Kreislauf-System.** Hypertonie, niederer Blutdruck, Synkopen, Herzklopfen und Stenokardien wurden beobachtet.
- **Blutzellsystem.** Möglicherweise ohne Kausalzusammenhang mit Fluctin wurden aplastische und hämolytische Anämien, Panzytopenien, Thrombozytopenien und thrombozytopenische Purpura beobachtet. Vereinzelt sind Veränderungen der Thrombozytenfunktion, Magen-Darm-Blutungen, Nasenbluten, eosinophile Pneumonie, ein malignes neuroleptisches Syndrom, Schlaganfall, Herzrhythmusstörungen, Haarausfall, **Pankreatitis** und Hyperprolaktinämie aufgetreten.
- Erhöhte **Suizidalität** unter Paroxetin und Venlafaxin. Das britische Committee on Safety of Medicines (CSM) untersucht eine Statistik der BBC, nach der in einer Gruppe von 1.374 SSRI-Patienten 16 Suizide und 47 Suizidversuche aufgetreten sind. CSM warnt vor der Verordnung von Paroxetin an Kinder und Jugendliche, bei denen dieses Medikament zwar keine antidepressive Wirksamkeit, aber eine gehäufte Suizidalität hat.

Kontraindikationen

Die gleichzeitige Behandlung mit einem MAO-Hemmer oder Tryptophan, schwere Nierenfunktionsstörung, Schwangerschaft und Stillzeit sowie Kindesalter sind Kontraindikationen für die Behandlung mit Fluoxetin.

Bei Leberfunktionsstörung oder leichter und mittelgradiger Nierenfunktionseinschränkung ist eine Dosisanpassung erforderlich. Bei Selbstmordgefährdung können Dauerbeobachtung und/oder eine dämpfende Zusatztherapie erforderlich sein. Patienten mit Epilepsie und anderen Formen von Krampfanfällen sollte man medikamentös ausreichend einstellen und sorgfältig überwachen. Bei Krampfanfällen muss Fluctin® abgesetzt werden, ebenso bei Hautausschlag oder grippeähnlichen Beschwerden, sonst sind lebensbedrohliche Reaktionen möglich. Alkohol ist zu meiden.

Interaktionen von Fluoxetin

Bei der Umstellung von Fluctin® auf MAO-Hemmer ist eine 5-wöchige Auswaschphase erforderlich, sonst sind tödliche Reaktionen möglich. Es kann zur sog. **Tryptophan-Erregung** mit Unruhe und Magen-Darm-Beschwerden kommen. Fluoxetin führt zu Erhöhung vorher stabiler Plasmakonzentrationen von Antidepressiva oder Neuroleptika. Die Ausscheidung von Diazepam wird verzögert, die Wirkung verstärkt. Fluoxetin erhöht den Serumspiegel von Lithium, Phenytoin und Carbamazepin. Bei Diabetikern beobachtet man eine Erniedrigung der Blutzuckerwerte unter

Fluoxetinbehandlung, nach Absetzen der Therapie steigt der Blutzucker an. Aufgrund der langen Halbwertszeit von Fluoxetin und Norfluoxetin sind auch noch nach dem Absetzen von Fluctin® Wechselwirkungen möglich.

28.4.5 Selektive Serotonin-Noradrenalin-Reuptake-Inhibitoren (SNRI)

Der einzige Vertreter dieser Gruppe ist momentan Venlafaxin (Trevilor®). Ebenso wie die trizyklischen Antidepressiva hemmt es die Wiederaufnahme von Serotonin und Noradrenalin ins Neuron, besitzt aber im Gegensatz zu diesen keine Wirkung auf adrenerge, cholinerge oder histaminerge Rezeptoren. Es wirkt daher auch nicht sedierend und hat keine anticholinergen Nebenwirkungen.

Pharmakokinetik

Der Wirkungseintritt erfolgt etwas rascher als bei trizyklischen Antidepressiva. Venlafaxin wird zu 90 % resorbiert, hat aber einen hohen Verlust durch den First-Pass-Effekt, so dass nur eine Bioverfügbarkeit von 12 % resultiert. Beim Abbau in der Leber werden aktive Metaboliten gebildet. Die Plasma-HWZ von Venlafaxin beträgt 5 Stunden, die des aktiven Hauptmetaboliten O-Desmethyl-Venlafaxin 11 Stunden.

Nebenwirkungen

Unerwünschte Wirkungen von Venlafaxin sind Übelkeit, Schwindel, Müdigkeit, Schlaflosigkeit, Tremor, Nervosität, Obstipation, Schwitzen und Ejakulationsstörungen.

Die gleichzeitige Gabe von Venlafaxin und MAO-Hemmern ist kontraindiziert.

28.4.6 Selektive Noradrenalin-Reuptake-Inhibitoren (NRI)

Bislang einziger Vertreter dieser Gruppe ist Reboxetin (Edronax®). Chemisch handelt es sich um ein Morpholin. Die antidepressive Wirksamkeit entspricht der von SNRI.

Pharmakokinetik

Nach oraler Gabe wird Reboxetin rasch und gut (90 %) resorbiert, in der Leber durch CYP3A4 zu inaktiven Metaboliten abgebaut und renal eliminiert. Die Plasmaproteinbindung ist hoch (95 %), die HWZ liegt bei 12–14 Stunden. Die Dosierung beträgt 2 × 4 mg/d.

Nebenwirkungen

Als Nebenwirkungen können auftreten: Schlaflosigkeit, Schwindel, Mundtrockenheit, Schwitzen, Tachykardie, Miktionsbeschwerden und Potenzstörungen. Die gleichzeitige Gabe von Reboxetin und trizyklischen Antidepressiva, MAO-Hemmern und Antiarrhythmika sollte vermieden werden.

28.4.7 Andere Antidepressiva

Neben den Antidepressiva der Gruppen 28.4.1 bis 28.4.6 gibt es antidepressiv wirkende Pharmaka, die sich in keine der obigen Kategorien einordnen lassen. Die Tabelle 28.28 zeigt zwei Vertreter der **atypischen Antidepressiva.**

Johanniskraut (Jarsin®)

Der Pflanzenextrakt des **Johanniskrauts** Hypericum perforatum wird seit Jahrhunderten gegen Depressionen eingesetzt, allerdings in viel zu niedriger Dosis, wie sich jetzt herausgestellt hat. Die Wirkstoffe müssen in einer Dosis von 300–900 mg/d (bezogen auf Hypericin) verabreicht werden. **Hypericin** und die übrigen Inhaltsstoffe des Johanniskrautextrakts greifen offenbar an vielen Stellen gleichzeitig in den Stoffwechsel der Monamine ein, wirken physiologischer als die übrigen Antidepressiva und haben kaum Nebenwirkungen.

Für **Hyperforin** ist eine unselektive Reuptake-Hemmung für Serotonin, Noradrenalin, Dopamin, GABA und Glutamat nachgewiesen.

Bekannt ist eine mögliche Photoallergie unter Behandlung mit **Hypericumextrakt.** Dieser verursacht eine Enzyminduktion des Cytochroms P450-3A4 und senkt so den Plasmaspiegel anderer Medikamente wie Midazolam oder Ciclosporin um bis zu 60 %.

Indikationen sind reaktive, neurotische und larvierte Depressionen. **Kontraindiziert** ist Johanniskraut bei schweren Depressionen.

Viloxacin (Vivalan®)

Viloxacin ist wie Reboxetin eine Morpholinverbindung und hemmt die Wiederaufnahme von Noradrenalin (mäßig stark) sowie Serotonin (schwach) an den Hirnneuronen. Es hat keine anticholinergischen oder antihistaminischen Wirkungen. Es wirkt antriebssteigernd und ist bei Suizidgefahr kontraindiziert. Viloxacin ist indiziert bei gehemmten Depressionen. Als Nebenwirkungen (besonders zu Therapiebeginn) treten Schwindel, Übelkeit, Erbrechen und migräneartige Kopfschmerzen auf. Anwendungsbeschränkungen sind schwere Leber- und Nierenerkrankungen.

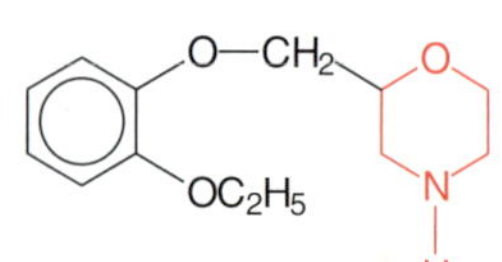

Formel 28.27 Viloxacin (der Morpholinring ist rot)

Tab. 28.28 Atypische Antidepressiva.			
Wirkstoff	**Handelsname**	**Chemische Charakterisierung**	**Chemische Charakterisierung**
Hypericin	Jarsin®, Neuroplant®	Naphtodianthron	300–900 mg
Viloxazin	Vivalan®	Morpholinverbindung	300 mg
Trazodon	Thombran®	Triazolpyrimidin	200–400 mg

Trazodon (Thombran®)

Chemisch handelt es sich bei Trazodon um ein Triazolpyrimidin. Trazodon ist ein selektiver, mäßig stark wirkender SSRI und blockiert zusätzlich 5-HT_2-, α_1- und α_2-Rezeptoren. Es wirkt sedierend und wird daher bei ängstlich agitierten Depressionen verabreicht. Trazodon wird rasch und vollständig resorbiert, in der Leber metabolisiert und renal eliminiert.

Nebenwirkungen sind: Müdigkeit, Kopfschmerzen, Schwindel, Orthostasesyndrom, Krampfanfälle (selten) und Priapismus.

28.5 Lithium

Lithium ist ein Alkalimetall, das mit vielen Säuren wasserlösliche Salze bildet. Lithiumsalze werden seit Jahrzehnten zur Behandlung endogener Psychosen eingesetzt und können im weiteren Sinn als Psychopharmaka betrachtet werden. Psychopharmaka im engeren Sinn sind Neuroleptika, Antidepressiva und Tranquilizer. In Tabelle 28.29 sind handelsübliche Lithiumpräparate aufgelistet.

Wirkungsmechanismus

Eine endgültige Vorstellung über den Wirkungsmechanismus von Li^+ im Körper existiert nicht. Bekannt sind nur Teilmechanismen. Li^+ greift vor allem in den Elektrolythaushalt der anderen Alkaliionen Na^+ und K^+ ein. Das Ruhepotenzial sinkt, die Erregungsleitung wird gehemmt. Die Adenylatcyclase und Inositolmonophosphatasen werden gehemmt. Li^+ wird von der Na^+/K^+-Pumpe aktiv aus der Zelle gepumpt, aber wesentlich langsamer als Na^+, so dass es zu einem intrazellulären Kaliummangel kommt. Lithium ändert die Membraneigenschaften der Zelle (Inositolmangel)und verändert den Neurotransmittertransport.

Tab. 28.29 Pharmaka zur Lithiumtherapie.	
Wirkstoff	**Handelsname**
Lithiumacetat	Quilonum®
Lithiumsulfat	Lithium-Duriles®
Lithiumaspartat	Lithium-Aspartat®
Lithiumcarbonat	Hypnorex®

Wirkungen

Lithiumsalze haben einen therapeutischen Effekt in der manischen Phase einer **manisch-depressiven Psychose** (bipolare Psychose). Bei prophylaktischer Gabe können sie das Auftreten neuer manischer oder depressiver Phasen verhindern oder abschwächen. Eine Wirkung in der depressiven Phase ist nicht erwiesen.

Pharmakokinetik

Nach oraler Gabe werden Lithiumsalze innerhalb von 6–8 Stunden zu 80 % resorbiert. Lithium ist wasserlöslich, wird nicht an Plasmaproteine gebunden, sondern verteilt sich frei im gesamten Körperwasser, wenn auch nicht völlig gleichmäßig. Die Konzentration ist am höchsten in Muskel und Knochen (tiefes Kompartiment). Im Plasma ist die Konzentration höher als im ZNS. Li^+ benötigt mehrere Tage, um in die Zelle einzudringen. Bei passiver Diffusion verhält sich Li^+ wie Na^+. Beim aktiven Transport aus der Zelle heraus wird es jedoch schlechter transportiert (geringe Affinität zur Ionenpumpe) und reichert sich zunächst intrazellulär an. Erst nach einer Woche ist das Gleichgewicht erreicht und der Plasmaspiegel des Li^+ kann zur Therapiekontrolle herangezogen werden.

Die Elimination erfolgt fast ausschließlich über die Niere. Dort wird Li^+ im Glomerulus und im proximalen Tubulus wie Na^+ gehandhabt, im distalen Tubulus aber nicht. 80 % des Li^+ werden tubulär rückresorbiert. Die Lithiumausscheidung steigt und fällt mit der renalen Na^+-Ausscheidung, daher kann bei kochsalzarmer Diät, starkem Schwitzen, Niereninsuffizienz oder nach Gabe von Diuretika eine Lithiumvergiftung auftreten. Unter Lithiumtherapie ist auf konstante Kochsalzzufuhr zu achten. Lithium hat eine **geringe therapeutische Breite** und seine biologische HWZ schwankt mit Lebensalter, Nierenfunktion und Natriumzufuhr. Auch Schwangerschaft und Wasserretention ändern die Halbwertszeit. Die HWZ von Li^+ beträgt ca. 24 Stunden. Der therapeutische Plasmaspiegel liegt bei 0,8–1,2 mmol Li^+ pro Liter. Bei Überdosierung von Lithium wird vermehrt Na^+ ausgeschieden. Lithium zeigt **keine Toleranzentwicklung.**

Indikationen

Lithium wird zur Behandlung manisch-depressiver Psychosen und schizoaffektiver Psychosen eingesetzt. Psychische Erkrankungen, bei denen sich depressive und manische Phasen abwechseln, bezeichnet man auch als **Zyklothymie.** Unter diesem Begriff subsummiert man in der Psychiatrie sowohl eine instabile Stimmungslage, bei der sich depressive Verstimmungen und leichte manische Phasen alternieren, als auch schwere Psychosen bei denen depressive und manische Phasen oft ohne freies Intervall aufeinander folgen. Zur akuten Therapie von Erregungszuständen eignet sich Lithium nicht, da seine Wirkung erst nach mehreren Wochen einsetzt. Hier sind Neuroleptika wie Benperidol indiziert. In der manischen Phase normalisiert Lithium die expansiv-euphorische bzw. die aggressiv-erregte Grundstimmung und reduziert den überschießenden Antrieb. Bei Dauerbehandlung mit Li^+ sinkt die Frequenz der manischen Phasen nach etwa 10 Monaten. Beim Gesunden wirkt Lithium sedativ.

Unerwünschte Wirkungen

Zu Behandlungsbeginn kann es auch bei richtiger Dosierung zu unangenehmen, aber reversiblen Nebenwirkungen kommen. Man beobachtet feinschlägigen Tremor, ähnlich wie bei M. Parkinson, der gut auf Betablocker anspricht. Gastrointestinale Beschwerden wie Übelkeit, Völlegefühl und Reizdarm können auftreten. Auch Appetitverlust, Durst und Müdigkeit wird von Patienten angegeben. Polyurie und Polydipsie treten durch Hemmung der ADH-Ausschüttung auf.

Hypothyreose und Struma durch Hemmung von TSH. Jodverbindungen verstärken die strumigene Wirkung. Muskelschwäche, Leukozytose, Potenzminderung, Gewichtszunahme (Hauptgrund für Non-Compliance), Hautausschlag und EKG-Veränderungen können unter Lithiumtherapie auftreten. Bei Lithiumunverträglichkeit ist Carbamazepin (☞ 30.1.14) das Mittel der Wahl.

> **Merke!**
> Lithium ist in den ersten 4 Schwangerschaftsmonaten teratogen und kann zu Fehlbildungen an Herz und ZNS führen.

Kontraindikationen für eine Lithiumtherapie sind Schwangerschaft und endokrine Störungen, ferner die Stillzeit, da Lithium in der Milch 50 % der mütterlichen Li^+-Plasmakonzentration erreicht. Auch Niereninsuffizienz, Morbus Addison, Alkoholismus (Wirkungsverstärkung) und schwere Herz-Kreislauf-Erkrankungen sind Kontraindikationen für eine Lithiumtherapie.

Interaktionen

ACE-Hemmer, Diuretika, Antirheumatika (NSAID), Phenytoin, Probenezid und Phenylbutazon erhöhen den Lithiumspiegel. Lithium verstärkt die extrapyramidalen Symptome von Sulpirid und anderen Neuroleptika.

Lithiumvergiftung

Symptome einer Vergiftung mit Lithiumsalzen sind Erbrechen, Krämpfe, Ataxie, Diabetes insipidus und Herzrhythmusstörungen. Die Therapie erfolgt mittels forcierter Diurese oder Dialyse.

28.6 Antiparkinsonmittel

Antiparkinsonmittel sind Pharmaka zur Behandlung des Morbus Parkinson und des Parkinsonoids.

28.6.1 Ursachen von M. Parkinson und Parkinsonoid

Man unterscheidet den **Morbus Parkinson** (Parkinson-Krankheit) vom **Parkinsonoid.** Der idiopathische **M. Parkinson** ist eine chronische degenerative Erkrankung der Nervenzellen im Gehirn. Durch **irreversible Degeneration** von dopaminergen Neuronen in der Substantia nigra kommt es zum Dopaminmangel in den Stammganglien. Aber nicht nur die Konzentration von Neurohormonen (Dopamin, Noradrenalin, Serotonin), sondern auch die von Mediatoren wie Enkephalinen und Kininen sowie die des Hormons Somatostatin sind vermindert. Die exzitatorisch-cholinergen Neurone erhalten das Übergewicht gegenüber den inhibitorisch-dopaminergen Neuronen der Substantia nigra. Ursachen eines Parkinson-Syndroms können neben der idiopathischen Form auch vaskuläre Enzephalopathie, Hirninfarkte, Enzephalitiden, Tumoren und CO-Vergiftung sein. Der M. Parkinson hat eine Häufigkeit von 1 : 1000. Etwa 1 % der über 60-Jährigen leiden an M. Parkinson.

Das **Parkinsonoid** dagegen wird in der Regel durch **Medikamente** ausgelöst und ist reversibel. Insbesondere Neuroleptika, Methyldopa und Reserpin können ein Parkinsonoid auslösen, da sie als Antagonisten an Dopaminrezeptoren wirken bzw. die Dopaminspeicherung in den Vesikeln hemmen.

28.6.2 Symptome des M. Parkinson

Das Parkinson-Syndrom ist gekennzeichnet durch die **Trias:**
- Rigor
- Tremor
- Akinese.

Dies sind jedoch nur die klassisch-neurologischen Symptome. Bei genauerer Betrachtung unterscheidet man eine ganze Reihe von weiteren Symptomen:
- **motorische Funktionsstörungen**
  - Sprachstörungen (sog. Plussymptom)
  - Rigor, Tremor (sog. Plussymptom)
  - Akinese, Hypokinese (sog. Minussymptom)
- **psychische Funktionsstörungen**
  - Depressionen 40–50 %, Angst, Zwänge, Verlangsamung psychischer und kognitiver Prozesse bis zur Demenz. Diese Symptome werden unter dem Begriff **Bradyphrenie** zusammengefasst.

Tab. 28.30 Wirkstoffgruppen zur Behandlung des Morbus Parkinson.

Wirkung	Wirkstoff
Gabe der Dopaminvorstufe Levodopa	Levodopa
Periphere Blockade der Decarboxylierung von Levodopa zu Dopamin	Decarboxylaseblocker
Direkte zentrale Dopaminrezeptor-Agonisten	Bromocriptin, Lisurid, Cabergoline, Pramipexol, Ropinirol
Erhöhte Dopaminfreisetzung durch NMDA-Antagonisten*	Amantadin, Budipin
Hemmung des Dopaminabbaus durch MAO_B-Hemmer	Selegilin
Hemmung der Methylierung von Levodopa durch COMT-Inhibitoren	Entacapone
Hemmung von cholinergen (muskarinischen) Rezeptoren	m-Cholinozeptor-Antagonisten

* NMDA = N-Methyl-D-Aspartat (Transmitter am NMDA-Rezeptor)

- **vegetative Funktionsstörungen**
  - periphere Muskelschmerzen (häufig Erstsymptom), Hypotonie, Orthostase, Schweißausbrüche, Schlafstörungen, Miktionsstörungen, Obstipation, Speichelfluss.

28.6.3 Therapie

Therapieziel einer Pharmakotherapie des M. Parkinson ist der Ausgleich des gestörten Gleichgewichtes der Neurotransmitter, insbesondere der **Imbalance Dopamin/Acetylcholin.** Eine kausale medikamentöse Therapie ist nicht möglich. Erfolge wurden mit der Implantation von embryonalen dopaminergen Neuronen in die Substantia nigra und mit Elektrostimulation über implantierte Elektroden erzielt. Zur symptomatischen medikamentösen Therapie werden L-Dopa sowie Pharmaka eingesetzt, die über verschiedene Wirkungsmechanismen zu einer Erhöhung der Dopaminkonzentration im Gehirn führen. Die Tabelle 28.30 zeigt Wirkstoffgruppen, die zur Erhöhung der Dopaminkonzentration eingesetzt werden. Die Akinese reagiert gut auf dopaminerge Agonisten, während Rigor und Tremor besser auf Anticholinergika ansprechen.

28.6.4 Medikamente zur Behandlung des Morbus Parkinson

Wirkstoffe

Die Tabelle 28.31 gibt einen Überblick über wichtige Medikamente zur Therapie des M. Parkinson.

Levodopa

L-Dopa (Levodopa) ist die Vorstufe des Dopamin. Chemisch handelt es sich um eine Aminosäure (☞ Formel 28.28).

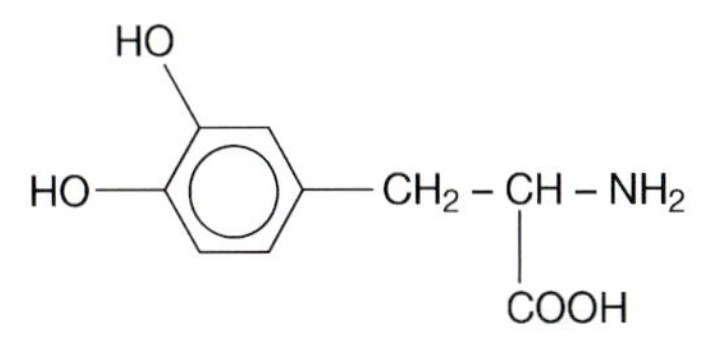

Formel 28.28 Strukturformel von L-Dopa

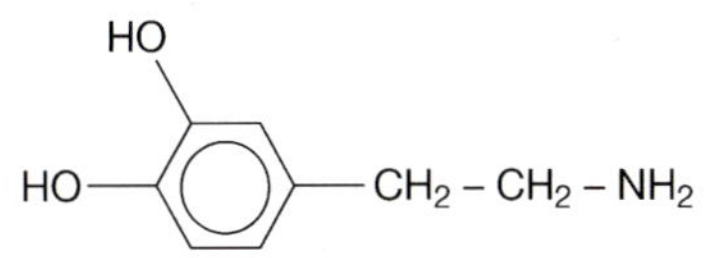

Formel 28.29: Strukturformel von Dopamin

Pharmakokinetik

Da die eigentlich wirksame Verbindung Dopamin (☞ Formel 28.29) die Blut-Liquor-Schranke nicht überwinden kann, gibt man Levodopa. Levodopa wird nach oraler Gabe schnell und vollständig aus dem Darm resorbiert und schnell metabolisiert. Bereits nach 8 Stunden ist 70 % des L-Dopa mit dem Urin in Form von Metaboliten (beispielsweise Vanillinmandelsäure) ausgeschieden. Der größte Teil des Levodopa wird in der Leber decarboxyliert. Ein Teil wird vor der Decarboxylierung zu O-Methyldopa umgewandelt und damit inaktiviert. L-Dopa ist wasserlöslich und dringt schlecht ins ZNS. Man müsste 3–8 g L-Dopa pro Tag oral geben, um eine wirksame Konzentration von Dopamin im ZNS zu erreichen. In dieser Dosis ist aber mit erheblichen peripheren NW zu rechnen.

Ein Ausweg ist die Kombination von Levodopa mit Decarboxylasehemmern wie **Benserazid** oder **Carbidopa,** um eine vorzeitige Decarboxylierung des Levodopa in der Peripherie zu verhindern. Dies erlaubt eine niedrigere Dosierung von Levodopa.

Auch diese beiden Substanzen sind nicht liquorgängig, bleiben also in der Peripherie, wo sie auch wirken sollen.

Tab. 28.31 Antiparkinsonmittel (verändert nach P.S. Schönhöfer).

Wirkstoff	Handelsname	Gruppe	Minus-Symptome		Plus-Symptome	
			Akinese	Bradyphrenie	Rigor	Tremor
L-Dopa (= Levodopa)						
Levodopa	Dopaflex®		+++	+++	++	+
Levodopa + Benserazid	Madopar®		+++	+++	++	+
Levodopa + Carbidopa	Nacom®		+++	+++	++	+
MAO-Hemmstoffe						
Selegilin	Movergan®		+++	+++	++	+
Nichtkompetitive Blocker an NMDA-Rezeptoren						
Amantadin-HCl	Symmetrel®	Dopamin-verstärkung	++	++	++	+
Amantadin-Sulfat	PK-Merz®	Dopamin-verstärkung	++	++	++	+
Antagonisten von NMDA und m-Cholinozeptoren						
Budipin	Parkinsan®		+	+	++	++
Zentral wirkende Anticholinergika (m-Cholinozeptor-Antagonisten)						
Biperiden	Akineton®		(+)	–	++	++
Metixen	Tremarit®					
Trihexyphenidyl	Artane®					
Procyclidin	Osnervan®					
Bornaprin	Sormodren®					
Dopaminerge Agonisten vom Ergolintyp (Wirkung hauptsächlich an D_2-Rezeptoren)						
Bromocriptin	Pravidel®		++	++	++	+
Dihydroergocryptin	Almirid®					
Lisurid	Dopergin®					
Cabergolin	Cabaseril® (Long Acting Agonist)					
Pergolid	Parkotil®					
Andere dopaminerge Agonisten (Long Acting, Non-Ergot-Agonist)						
Pramkipexol	Sifrol®					
Ropinirol	ReQuip®					
Betablocker						
Propanolol	Dociton®	Betablocker	–	–	–	+
Entacapone	Comptess®	COMT-Hemmer	++	++	++	+

Wirkungsmechanismus

Dopamin kann nicht direkt zur Behandlung eingesetzt werden, da es die Blut-Hirn-Schranke nicht passieren kann. Man nimmt statt dessen seine Vorstufe, das L-Dopa. Dieses wird in den präsynaptischen Neuronen des Gehirns decarboxyliert, und es entsteht der Neurotransmitter Dopamin. Die Dopaminkonzentration steigt, und es resultiert eine Verstärkung der Hemmwirkung inhibitorischer dopaminerger Neurone (☞ Abb. 28.2).

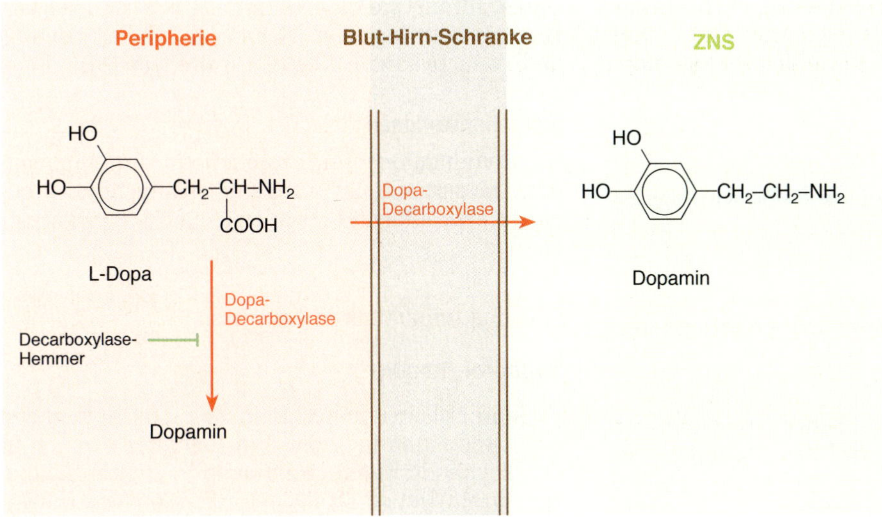

Abb. 28.2: Wirkungsmechanismus der L-Dopa-Decarboxylasehemmer.

Wirkungen

Levodopa hat bei M. Parkinson die beste und stärkste Wirkung. Die Erhöhung der Dopaminkonzentration im ZNS stellt das Gleichgewicht zwischen cholinergen und dopaminergen Neuronen im Striatum vorübergehend wieder her. Akinese und Rigor werden gut, Tremor weniger gut gebessert. L-Dopa sollte einschleichend gegeben werden, und die Erhaltungsdosis sollte möglichst niedrig gehalten werden. Nach mehrjähriger Dauertherapie mit L-Dopa beobachtet man ein Nachlassen der Wirkung. Dies hängt wahrscheinlich mit der Progression des M. Parkinson und mit zunehmender Degeneration von dopaminergen Neuronen zusammen, die evtl. auch durch L-Dopa und seine Metaboliten geschädigt werden.

Unerwünschte Wirkungen

L-Dopa hat eine ganze Reihe von zentralen und peripheren Nebenwirkungen.

- **ZNS.** Am ZNS treten Wirkungen auf, die mit denen von Amphetamin vergleichbar sind. Es kommt zu Euphorie, Angst, Schlaflosigkeit, eventuell auch zu akuten symptomatischen Psychosen mit Halluzinationen und paranoidem Verhalten. Auch Depressionen und Somnolenz wurden beschrieben. Bestehende Psychosen werden verschlechtert. Zentral bedingt sind auch eine Reihe von extrapyramidalen Bewegungsstörungen, die nach mehrjähriger Behandlung auftreten (im Schnitt nach 5 Jahren). Man beobachtet Akinesien, plötzliche Bewegungsunfähigkeit (**On-off-Phänomen**), aber auch Hyperkinesien mit choreatischen Bewegungen, Dyskinesien und Dystonien. Akinesien treten meist auf, wenn die Wirkung des Dopamins abnimmt (End of Dose), während Hyperkinesien beim Wirkungsmaximum von Dopamin erscheinen.
- **Periphere vegetative Wirkungen:**
  - Magen-Darm: Erbrechen, Übelkeit, Appetitlosigkeit, Obstipation oder Diarrhö
  - Herz-Kreislauf-System: Blutdruckabfall und Orthostase durch Gefäßdilatation (α-Rezeptoren). Es kommt zu reflektorischer Tachykardie, ferner zu ventrikulären ES, selten zum Vorhofflimmern. Die Herzwirkungen kommen durch β_1-stimulierende Wirkung des Dopamins zustande. Sympathomimetika sollten nicht mit Levodopa kombiniert werden.

Merke!
Levodopa ist teratogen und soll in der Schwangerschaft nicht angewendet werden.

Die vegetativen NW des L-Dopa werden durch Benserazid und Carbidopa vermindert, nicht aber die unwillkürlichen Muskelbewegungen und die Psychosen.

Interaktionen

Neuroleptika, Metoclopramid, Reserpin und Methyldopa schwächen die Wirkung von Levodopa ab.

Entacapon (Comptess®)

Entacapon **hemmt** die Catechol-O-Methyltransferase **(COMT)** und ist die zweite Substanz dieser neuen Klasse von Antiparkinsonmedikamenten. Die erste Substanz war **Tolcapon,** die wegen hepatotoxischer NW vom Markt genommen wurde. Entacapon scheint jedoch gut verträglich zu sein. COMT baut L-Dopa ab, so dass die Hemmung von COMT zu einem Konzentrationsanstieg von L-Dopa im ZNS führt. Die Kombination von Entacapon mit L-Dopa und einem Decarboxylasehemmer verlängert die komplikationsfreie Zeit von Parkinsonpatienten im Frühstadium deutlich. Auch scheint die zusätzliche

Therapie mit Entacapon bei Patienten, die bereits mit MAO-Hemmern, Dopaminantagonisten und L-Dopa behandelt werden, zu einer Besserung der Symptome zu führen.

Merke!
Die alleinige Gabe von Entacapon ist wirkungslos (Wirkungsmechanismus!).

Bromocriptin (Pravidel®, Bromocriptin ratiopharm®)

Chemie

Bromocriptin ist ein substituiertes Ergotamintrion. Die Ausgangsverbindung wird aus Mutterkorn gewonnen.

Pharmakokinetik

Bromocriptin wird bei oraler Gabe gut resorbiert und bereits beim ersten Leberdurchgang zu 70–80 % metabolisiert. Die Eliminations-HWZ beträgt 50 Stunden. Eine einschleichende Dosierung ist erforderlich.

Wirkungen

Bromocriptin ist ein direkter **Dopaminagonist (D_2)**, ebenso Lisurid. Beide Verbindungen sind Mutterkornalkaloide, die unter anderem beim M. Parkinson eingesetzt werden. Sie wirken durch direkte Stimulierung der postsynaptischen Dopaminrezeptoren im extrapyramidalen System. Sie wirken daher auch dann, wenn das präsynaptische dopaminerge Neuron degeneriert ist. Bromocriptin hemmt außerdem die Synthese der Hormone **Prolaktin** und **STH** und wird zum Abstillen, zur Behandlung von Gynäkomastie und als Medikament bei hormoneller Migräne eingesetzt.

Ebenfalls am D_2-Rezeptor wirken **Dihydroergocryptin, Cabergolin** und **Lisurid.** An D_2- und D_1-Rezeptoren wirkt das **Pergolid.** Die Wirkungen dieser Substanzen sind ähnlich denen von Bromocriptin.

Indikationen

Indikationen für Bromocriptin sind M. Parkinson, Abstillen, Akromegalie, prolaktinproduzierende Hypophysenadenome und die prolaktinabhängige hormonelle Migräne.

Unerwünschte Wirkungen

Bei Vorbehandlung mit Levodopa und Decarboxylasehemmstoffen ist ab einer Dosis von 25 mg Bromocriptin mit Dyskinesien und Orthostasesyndrom zu rechnen. Bei Monotherapie mit Bromocriptin treten qualitativ dieselben NW auf wie unter Levodopa, aber die Intensität ist schwächer und die Häufigkeit motorischer Störungen ist geringer, insbesondere das On-off-Phänomen ist schwächer ausgeprägt. Das Orthostasesyndrom und die psychischen NW sind stärker. Bromocriptin kann am Herzen zu Angina pectoris und zu tachykarden Rhythmusstörungen führen.

Kontraindikationen

Kontraindikationen für Bromocriptin sind unbehandelte Hypertonie, Schwangerschaftspsychose, koronare Herzkrankheit und Allergien auf Mutterkornalkaloide.

Sonstige dopaminerge Agonisten

Ropinirol (Requip®)

Ropinirol ist ein tertiäres Amin, das in der Seitenkette einen Indolinonring trägt. Ein Indolring ist auch in den Ergolinderivaten (Bromocriptin etc.) enthalten. Ropinirol wirkt an D_2-Rezeptoren und etwas schwächer auch an D_3-Rezeptoren. Im frühen Parkinson-Stadium ist seine Wirksamkeit mit Levodopa vergleichbar. Später ist seine Wirkung geringer. Kombiniert mit Levodopa verkürzt es die Off-Phasen.

Pramipexol (Sifrol®)

Chemisch handelt es sich um ein Aminothiazol. Es wirkt an D-Rezeptoren ($D_3 > D_2$). Indikation wie bei Ropinirol.

Die **Nebenwirkungen** von Ropinirol und Pramipexol entsprechen denen von Bromocriptin, doch scheinen orthostatische Dysregulationen seltener zu sein.

Amantadin (PK-Merz®, Amantadin-ratiopharm®, Adekin®)

Pharmakokinetik

Amantadin wird nach oraler Gabe rasch und vollständig aus dem Darm resorbiert. Die Eliminations-HWZ beträgt 10–15 Stunden, so dass lange Zeit eine wirksame Plasmakonzentration von Amantadin besteht. Über 90 % der Substanz werden unverändert renal eliminiert.

Wirkungen

Amantadin ist ein seit Jahrzehnten verwendetes Chemotherapeutikum gegen Influenza-A-Viren. Durch Zufall wurde entdeckt, dass es bei M. Parkinson die extrapyramidal-motorischen Symptome bessert, insbesondere Akinese und Rigor.

Amantadin erhöht die Verfügbarkeit von Dopamin an den dopaminergen Synapsen und zwar durch antagonistische Hemmung der **NMDA-Rezeptoren.** Amantadin verbessert das Ungleichgewicht zwischen mangelhafter oder fehlender dopaminerger Inhibition und gesteigerter glutamaterger Stimulation von cholinergen Neuronen.

Bei Monotherapie ist die Wirkung von Amantadin bei M. Parkinson nur mäßig. Bei Kombination mit

Levodopa hilft es jedoch, die Dosis von Levodopa zu reduzieren.

Indikation von Amantadin ist die Behandlung von M. Parkinson zusammen mit anderen Antiparkinsonmedikamenten. Eine weitere Indikation von Amantadin ist auch die akinetische Krise, d. h. eine plötzliche Verschlechterung der Akinese trotz unveränderter Therapie mit Levodopa. Hier gibt man Amantadin intravenös.

Nebenwirkungen

Amantadin hat schwächere NW als Levodopa. Diese treten meist zu Beginn der Behandlung auf und bestehen in Magen-Darm-Beschwerden, Ödemen, Unruhe und Erregung. Herzinsuffizienz und Psychosen treten selten auf.

Merke!

Amantadin ist im Tierversuch teratogen und sollte nicht in der Schwangerschaft gegeben werden.

Kontraindikationen

Bei schweren Erkrankungen des Herzens (z. B. Herzinsuffizienz NYHA IV, Myokarditis) und bei Allergie auf den Wirkstoff darf Amantadin nicht gegeben werden.

Anwendungsbeschränkungen sind schwere Erkrankungen von Niere und Leber sowie Psychosen, organische Psychosyndrome, Engwinkelglaukom, Prostatahyperplasie und Myasthenia gravis. Strenge Indikationsstellung ist erforderlich in Schwangerschaft, Stillzeit und bei Kindern.

Selegilin (L-Deprenil®)

Selegilin ist ein selektiver und irreversibler Hemmstoff der Monaminoxidase B, die im ZNS für den Abbau von Dopamin und anderen Katecholaminen zuständig ist.

Pharmakokinetik

Selegilin wird bei oraler Gabe rasch resorbiert und penetriert gut durch die Blut-Hirn-Schranke. Es wird zu Amphetamin und Methamphetamin metabolisiert. Die Eliminations-HWZ liegt bei 40 Stunden. Die Hemmwirkung ist lang anhaltend und irreversibel.

Wirkungen

Der MAO-Hemmer Selegilin ist ein **irreversibler Hemmstoff der Monamin-B-Oxidase.** Durch Hemmung der Oxidase kann Dopamin nicht inaktiviert werden. Zusätzlich hemmt Selegilin die Wiederaufnahme von Dopamin in die Synapse. Die wirksame Konzentration von Dopamin im Gehirn steigt, Konzentrationsschwankungen werden gedämpft.

Indikationen

Sind die Monotherapie des M. Parkinson im Frühstadium und die Behandlung des M. Parkinson in Kombination mit Levodopa.

Selegilin wird mit Levodopa kombiniert, weil dadurch dessen Dosis um 20–30 % vermindert werden kann. Der MAO-Hemmer Selegilin kann auch als Monotherapeutikum eingesetzt werden, aber nach etwa einem Jahr lässt seine Wirkung nach. Selegilin bietet neben den bewährten direkten Dopaminagonisten Bromocriptin und Lisurid eine weitere Therapiemöglichkeit, insbesondere bei Akinesien vom On-off-Typ und vom End-of-Dose-Typ.

Unerwünschte Wirkungen

Der MAO-Hemmer Selegilin macht unspezifische Allgemeinsymptome wie Benommenheit, Übelkeit, Schwindel, Kopfschmerz, Appetitlosigkeit und Obstipation. Durch Bildung von Amphetaminen bei der Metabolisierung von Selegilin kommt es zu zentralen Symptomen wie Angst, Unruhe, Erregung und Schlafstörungen. Das Orthostasesyndrom ist selten.

In Kombination mit Levodapa sind folgende NW möglich: Am Herzen können Bradykardie, Herzrhythmusstörungen und Angina-pectoris-Anfälle auftreten. Blutbildveränderungen wie Leukopenie und Thrombopenie sind möglich. Die Leberenzyme können vorübergehend ansteigen und es können Sehstörungen wie Doppelsehen auftreten.

Bei hohen Dosen Selegilin (ab 25 mg/d) wird auch die Monaminoxidase A gehemmt, und es kann zu Blutdruckkrisen kommen. Bei der Kombinationstherapie mit Levodopa addieren sich die Nebenwirkungen beider Medikamente, vor allem psychotische Zustände.

Kontraindikationen

Kontraindikationen für Selegilin sind schwere Angina pectoris, schwere Arrhythmien, Demenz, Prostataadenom mit Restharn, unbehandelte Hypertonie, Schwangerschaft und Stillzeit.

Selegilin darf nicht zusammen mit anderen MAO-Hemmern oder SSRI wie Fluoxetin genommen werden. Diese sind 1–5 Wochen vorher abzusetzen (Fluoxetin 5 Wo.). Auch die gleichzeitige Einnahme von Selegilin mit Serotoninagonisten wie Sumatriptan und Opioiden wie Pethidin ist kontraindiziert.

Zentral wirkende Anticholinergika

M-Cholinozeptor-Antagonisten sind **tertiäre Amine,** die gut liquorgängig sind, wenn sie nicht in protonierter Form vorliegen.

Die zur Behandlung des M. Parkinson eingesetzten Anticholinergika zeigt die Tabelle 28.32.

Tab. 28.32 Zentral wirkende Anticholinergika.

Wirkstoff	Handelsname
Biperiden	Akineton®, Biperiden-neuraxpharma®, Biperiden-ratiopharm®
Metixen	Tremarit®
Trihexyphenidyl	Artane®, Parkopan®
Procyclin	Osnervan®
Bornaprin	Sormodren®

Wirkungsmechanismus

Anticholinergika wie **Biperiden** hemmen exzitatorische cholinerge Neurone im Striatum. Diese Hemmung erfolgt beim Gesunden durch inhibitorische dopaminerge Neurone. Beim Parkinson-Patienten ist diese Hemmwirkung aufgrund des Dopaminmangels aber vermindert und kann mit liquorgängigen Parasympatholytika teilweise kompensiert werden. Gehemmt wird **Acetylcholin** an den m-Rezeptoren des EPS.

Wirkungen

Anticholinergika haben nur geringe bis mäßige Wirkung beim M. Parkinson. Am besten sprechen Rigor und Tremor an, die Akinese kaum und die Bradyphrenie gar nicht. Das klassische Parkinson-Medikament vor der Einführung von L-Dopa (1961) war **Atropin,** es wird aber wegen seiner NW nicht mehr eingesetzt. Stattdessen verwendet man Parasympatholytika, bei denen die zentralen Wirkungen überwiegen **(Biperiden, Metixen** und **Trihexylphenidyl).** Verwendung finden Anticholinergika nur als Begleitmedikation. Nur bei 10–30 % der Patienten stellt sich eine Besserung ein. Mittel der Wahl dagegen sind Anticholinergika beim medikamentös ausgelösten Parkinsonoid, wo sie zur schlagartigen Besserung führen (Biperiden). Bei Tremor wirkt Metixen am besten. Beim Parkinsonoid ist Levodopa nicht indiziert.

Unerwünschte Wirkungen

M-Cholinozeptor-Antagonisten, die bei M. Parkinson eingesetzt werden, haben schwächere periphere NW als Atropin. Aber es können alle bei Atropin besprochenen NW auftreten:

- **peripher:** verminderte Produktion von Schweiß, Tränen und Speichel, Akkommodationsstörungen, Verlangsamung der Magen-Darm-Motorik, Harnverhaltung und Tachykardie, Erweiterung der Hautgefäße mit warmer, trockener Haut
- **zentral:** Müdigkeit, Schwindel, Erregung, Halluzinationen.

Kontraindikationen

Kontraindiziert sind Anticholinergika bei Tachyarrhythmie, Angina pectoris, Lungenödem, Megakolon, Psychosen, Demenz, Blasenentleerungsstörung, Megakolon, Engwinkelglaukom und Stillzeit.

Anwendungsbeschränkungen sind Myasthenia gravis, Prostataadenom und Schwangerschaft im 3. Trimenon.

Budipin (Parkinsan®)

Chemisch handelt es sich bei Budipin um ein tertiäres Amin, wodurch seine anticholinerge Wirkung erklärt wird. Zusätzlich wirkt es als NMDA-Rezeptor-Antagonist. Es verstärkt die Wirkung von L-Dopa und verringert den Tremor.

Pharmakokinetik

Nach oraler Gabe wird Budipin gut resorbiert und erreicht eine Bioverfügbarkeit von 50 % und eine Plasma-HWZ von 30 Stunden. Budipin wird zum ebenfalls aktiven Hydroxybudipin metabolisiert und renal eliminiert.

Nebenwirkungen

Die Nebenwirkungen entsprechen denen der Anticholinergika.

Kontraindikationen sind Myasthenia gravis, dekompensierte Herzinsuffizienz, Hypokaliämie, Hypomagnesiämie und QT-Verlängerung.

28.7 Antiepileptika

Antiepileptika sind Medikamente, die zur Behandlung **zerebraler Krampfanfälle** eingesetzt werden. Dem hirnorganischen Krampfanfall liegt eine synchronisierte Entladung von Neuronengruppen im Hirn zugrunde. Der Mechanismus ist noch unzureichend geklärt. **Epilepsie** ist ein Oberbegriff für eine Gruppe unterschiedlicher zerebraler Krampfleiden. Ursache, Ausprägung und Prognose dieser Erkrankungen sind verschieden. Etwa 5 % der Menschen erleiden in ihrem Leben einen Krampfanfall, aber nur 6 Promille (6 von 1000!) entwickeln eine epileptische Krankheit (mehr als 2 Anfälle in 6 Monaten) und sind auf Dauer behandlungsbedürftig.

Die meisten antiepileptischen Pharmaka sind **Hypnotika** oder **Sedativa.** Mit Ausnahme der Benzodiazepine haben alle Antiepileptika eine geringe therapeutische Breite, die häufige Kontrollen der Plasmaspiegel erforderlich macht. Einige Antiepileptika (Phenytoin, Valproinsäure) führen zu Induktion oder Inhibition von Enzymsystemen, so dass ihre Pharmokokinetik dosisabhängigen Schwankungen unterliegt. Darüber hinaus verursachen sie Arzneimittelinteraktionen.

Tab. 28.33 Antiepileptisch wirkende Pharmaka.

Wirkstoff	Handelsname	Chemische Gruppe	Eliminations-HWZ (h)
Phenobarbital	Luminal®	Barbiturate	mehrere Tage
Primidon	Mylepsinum®	Pyrimidindion	3–12
Phenytoin	Phenhydan®	Diphenylhydantoin	8–42
Ethosuximid	Petnidan®	Succinimid	24–72
Carbamazepin	Tegretal®	Dibenzazepin	12–19
Valproinsäure	Ergenyl®	Propylpentansäure	10–15
Diazepam	Valium®	Benzodiazepine	24–48
Clonazepam	Rivotril®	Benzodiazepine	22–32
Vigabatrin	Sabril®	Aminohexansäure	nicht mit Wirkungsdauer verknüpft
Gabapentin	Neurontin®	Aminocyclohexylessigsäure	5–7
Tiagabin	Gabitril®	Piperidin-Carbonsäure	7–9
Lamotrigin	Lamictal®	Triazin	14–15
Topiramat	Topamax®	Fructopyranose	18–24
Felbamat	Taloxa®	Dicarbamat	23–24

Wirkstoffe

Tabelle 28.33 gibt einen Überblick über gebräuchliche antikonvulsive Medikamente.

Wirkungsmechanismen

Nach ihrem Hauptwirkungsmechanismus lassen sich vier Gruppen von Antiepileptika unterscheiden:

- **Antiepileptika, die die Natriumkanäle blockieren:** Phenytoin, Carbamazepin, Oxcarbamazepin, Valproinsäure und Lamotrigin blockieren vorwiegend spannungsabhängige **Natriumkanäle** und verlängern dadurch die Refraktärperiode der Nervenzelle.
- **Antiepileptika, die die Wirkung von GABA verstärken:** Benzodiazepine, Primidon und Barbiturate binden an GABA-Rezeptoren und verstärken dadurch den **Cl^--Einstrom** in die Zelle.
  Valproinsäure und Vigabatrin hemmen den Abbau von GABA (Gamma Amino Butyric Acid).
  Tiagabin hemmt den Reuptake von GABA.
- **Antiepileptika, die Kalziumkanäle hemmen:** Zu dieser Gruppen zählen Derivate der Bernsteinsäure, die Succinimide, von denen zwei im Handel sind: Ethosuximid (Petnidan®, Suxilep®) und Mesuximid (Petinutin®).
- **Antiepileptika mit anderen Wirkungsmechanismen.** Hierzu zählen Gabapentin, Topiramat und Felbamat.

Antiepileptika, die Natriumkanäle blockieren

Carbamazepin (Tegretal®, Timonil®)

Carbamazepin ist ein Dibenzazepin (☞ Formel 28.30).

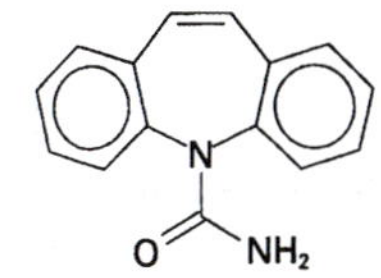

Formel 28.30 Strukturformel von Carbamazepin.

Carbamazepin ist chemisch mit Imipramin verwandt und darf daher nicht mit MAO-Hemmern kombiniert werden.

Pharmakokinetik

Carbamazepin wird langsam und schwankend resorbiert, die HWZ liegt nach Einmalgabe bei 20–60 h, nach Mehrmalgabe bei 5–25 h. In hohen Dosen verursacht Carbamazepin eine Enzyminduktion. Carbamazepin wird größtenteils in der Leber metabolisiert. Dabei entsteht als aktiver Metabolit Carbamazepinepoxid.

Wirkungen

Carbamazepin verzögert die Aktivierung von spannungsabhängigen **Na^+-Kanälen** durch Bindung an die inaktiven Kanäle. Zusätzlich wirkt es an den spannungsabhängigen Kalziumkanälen. Folge der

Hemmung der Ionenkanäle ist eine verminderte Glutamatfreisetzung.

Indikationen für Carbamazepin sind psychomotorische Anfälle. Beim Grand Mal wird es nur als Begleittherapie eingesetzt. Eingesetzt wird es ferner bei Neuralgien wie der Trigeminusneuralgie. Zur Behandlung von Absencen eignet sich Carbamazepin nicht.

Unerwünschte Wirkungen von Carbamazepin sind zentralnervöse Störungen wie Nystagmus, Hyperakusis, Benommenheit, Müdigkeit, Nausea, Ataxie und Schlafstörungen, ferner Cholestase, veränderte Hautpigmentation und allergische Reaktionen an Haut und Knochenmark. Vereinzelt treten Ödeme, Gewichtszunahme, Gynäkomastie und AV-Block auf. Nach dem Absetzen kann es zu einem Reboundeffekt kommen.

Kontraindikationen für Carbamazepin sind Knochenmarksschädigung, AV-Block, Allergie auf trizyklische Antidepressiva, akute intermittierende Porphyrie und gleichzeitige Gabe von MAO-Hemmern (2 Wo. vorher absetzen!).

Anwendungsbeschränkungen sind Absencen, Erkrankungen des Blutes, gestörter Na^+-Stoffwechsel, schwere Funktionsstörungen von Herz, Leber und Nieren, Kinder unter 6 Jahren, Glaukompatienten und gleichzeitige Gabe von Lithium. In der Schwangerschaft (1. und 2. Mo.) darf nur die minimal nötige Dosis gegeben werden.

Interaktionen

Die Interaktionen von Carbamazepin mit anderen Pharmaka sind zahlreich:

- Phenobarbital, Primidon, Valproinsäure, Theophyllin: Plasmaspiegel Carbamazepin sinkt
- Makrolidantibiotika, INH, Propoxyphen: Plasmaspiegel Carbamazepin steigt
- Hydrochlorothiazid, Furosemid: Hyponatriämie
- Pancuronium: Wirkungsabschwächung durch Carbamazepin
- SSRI wie Fluoxetin: toxisches Serotoninsyndrom möglich
- andere Antiepileptika, Ciclosporin, Digoxin: Wirkungsabschwächung durch Carbamazepin
- Antikonzeptiva, Haldol, Imipramin: Wirkungsabschwächung durch Carbamazepin.

Oxcarbazepin (Trileptal®)

Oxcarbazepin ist eine Modifikation von Carbamazepin mit einer zusätzlichen Ketogruppe. Nach oraler Gabe wird es vollständig resorbiert und zum größten Teil zum aktiven Metaboliten Hydroxycarbazepin umgebaut, das eine Plasma-HWZ von 8–11 Stunden hat. Oxcarbazepin ist also ein Prodrug. Die Wirkungen, Indikationen und NW entsprechen denen von Carbamazepin.

Valproinsäure (Ergenyl®, Leptilan®)

Valproinsäure ist eine C8-Monocarbonsäure (☞ Formel 28.31).

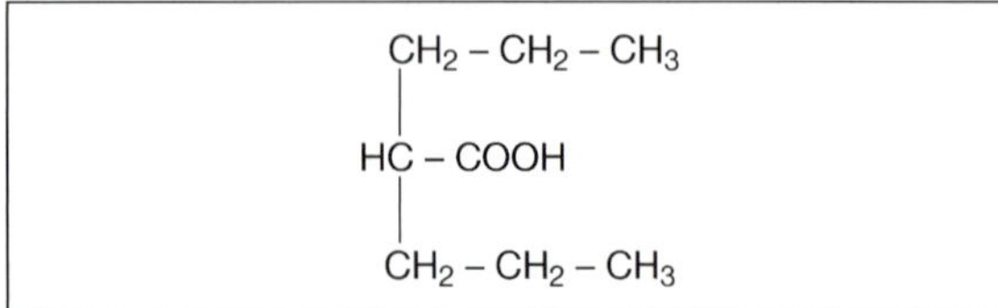

Formel 28.31 Strukturformel von Valproinsäure = Dipropyl-Essigsäure

Pharmakokinetik

Valproinsäure und Valproinat werden nach oraler Gabe gut resorbiert und haben eine HWZ von 8–15 h. Die Plasmaeiweißbindung schwankt dosisabhängig zwischen 75 und 95 %. Die Bioverfügbarkeit liegt bei 100 %. Valproinsäure wird fast vollständig in der Leber metabolisiert.

Wirkungen

Valproinat, das Salz der Valproinsäure, hemmt den Abbau von **GABA** im Gehirn (Hemmung der GABA-Transaminase) und verlängert die Refraktärzeit spannungsabhängiger **Na^+-Kanäle.**

Indikationen

Einsatzgebiete für Valproinsäure sind generalisierte und fokale Krampfanfälle. Bei Kindern dient es der Behandlung von pyknoleptischen Absencen und Aufwachepilepsien. Auch zur Migräneprophylaxe wird es eingesetzt.

Unerwünschte Wirkungen von Valproinat sind Übelkeit, Erbrechen, Magenkrämpfe, Appetitverlust oder Appetitzunahme (Gewichtszunahme), Haarausfall, Thrombopenie, Verhaltensstörungen, Aggressivität, Sedierung und Anstieg der Leberenzyme. In seltenen Fällen kann es zu einer Leberparenchymnekrose kommen (Häufigkeit Kinder < 2 J. 1 : 6000, Kinder 3–10 J. 1 : 8000, Erwachsene 1 : 50 000).

Merke!
Kinder von Müttern, die während der Schwangerschaft mit Valproinsäure behandelt wurden, haben ein hohes Risiko für neonatale Hypoglykämie.

Kontraindikationen sind Alkoholentzugssyndrom und erstes Trimenon der Schwangerschaft, ferner Erkrankungen von Leber, Pankreas, Niere und Knochenmark.

Interaktionen

Durch gleichzeitige Gabe von Carbamazepin, Phenobarbital oder Phenytoin werden die Wirkungen von Valproinat abgeschwächt und die Wirkspiegel von Carbamazepin, Phenobarbital und Phenytoin erhöht.

Phenytoin (Phenhydan®, Epanutin®)

Phenytoin ist ein Imidazolidin-Derivat (☞ Formel 28.32).

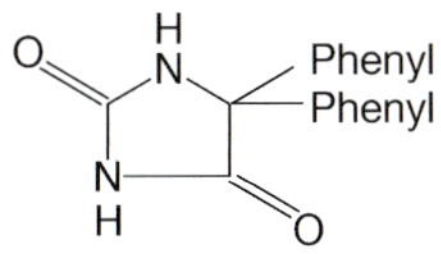

Formel 28.32 Strukturformel von Phenytoin.

Pharmakokinetik

Phenytoin kann oral, intramuskulär oder intravenös gegeben werden. Die Resorption aus dem Gastrointestinaltrakt ist langsam. Bei i.v. Gabe setzt die Wirkung nach 20 min. ein. Die Resorption und die Metabolisierung unterliegen individuellen Schwankungen. Es kann leicht zu Überdosierung kommen, da das abbauende Enzymsystem rasch eine Sättigungsgrenze erreicht (dosisabhängige Metabolisierung). In gelöstem Zustand ist Phenytoin stark alkalisch und reizt die Gefäße. Es ist schlecht wasserlöslich und liegt zu 90 % an Plasmaprotein gebunden vor. Die HWZ schwankt zwischen 8 und 42 Stunden.

Wirkungen

Phenytoin blockiert spannungsabhängige Na^+-Kanäle und verlängert die Refraktärzeit (membranstabilisierender Effekt), es kann daher auch als **Antiarrhythmikum** eingesetzt werden.

Wie Phenobarbital hat auch Phenytoin eine unspezifisch dämpfende Wirkung auf die Erregungsausbreitung im Kortex, aber es hat keine hypnotische Wirkung und wirkt kaum sedierend oder atemdepressiv.

Indikationen für Phenytoin sind Grand-Mal-Anfälle, vor allem Schlafepilepsie, diffuse Krampfanfälle, Status epilepticus, psychomotorische und fokale Anfälle.

Nebenwirkungen

Die **unerwünschten Wirkungen** von Phenytoin sind zahlreich, gefährlich und unabhängig von Dosierung und Applikation. Die wichtigsten **NW** sind:

- Ataxie, Nystagmus, Schwindel, Enzephalopathien, Polyneuropathien, Optikusatrophie (neurotoxisch)
- Benommenheit, Erregungszustände, Psychosen
- extrapyramidal-motorische Störungen wie Tremor und Ataxie
- Leberschäden, Hemmung der Synthese von Gerinnungsfaktoren
- Osteomalazie (durch Induktion mischfunktioneller Oxigenasen)
- allergische Exantheme (5 %), Lupus erythematodes
- **Gingivahyperplasie** (30 %), reversibel)
- Hypertrichose (10 %)
- megaloblastische Anämie durch Hemmung der Folsäure
- Knochenmarksschädigung mit Leukopenien
- bei Überdosierung Bradykardie, AV-Block und Blutdruckabfall.

Kontraindikationen für Phenytoin sind AV-Block Grad II und III, Sick-Sinus-Syndrom, Myokardinfarkt (3 Mo.), Schwangerschaft und Leukopenie.

Interaktionen

Die Wirkung von Phenytoin wird verstärkt durch Cimetidin, Isoniazid, ASS, Benzodiazepine, trizyklische Antidepressiva, Tolbutamid, Chloramphenicol, Dicoumarine, Disulfiram und Valproinsäure. Ursache ist eine Hemmung des enzymatischen Abbaus von Phenytoin durch diese Medikamente. Der Plasmaspiegel von Phenytoin kann durch Interaktion mit einer ganzen Reihe von Pharmaka steigen oder fallen.

Phenytoin beschleunigt den Metabolismus von Phenobarbital, Primidon, Dicoumarinen, Vitamin D, Hydrocortison, Digitoxin, Chinidin, Antikontrazeptiva und mindert daher deren Wirkung.

Die Metabolisierung von Phenytoin wird durch Carbamazepin, Phenytoin selbst und Phenobarbital beschleunigt (Enzyminduktion).

Lamotrigin (Lamictal®)

Lamotrigin ist ein Triazin und besitzt einen ähnlichen Wirkungsmechanismus wie Carbamazepin. Es wird sehr gut resorbiert und erreicht eine hohe Bioverfügbarkeit. Hauptmetabolit ist ein N-Glukuronid. Die Elimination erfolgt renal.

Indikationen für Lamotrigin sind therapieresistente fokale Krampfänfälle, myoklonische Anfälle, pyknoleptische Absencen sowie sekundär generalisierte tonisch-klonische Anfälle.

Nebenwirkungen

Als NW können Schwindel, Müdigkeit, Kopfschmerzen, Übelkeit, Erbrechen und allergische Reaktionen (selten) auftreten.

Bei Kindern unter 12 Jahren und bei alten Patienten mit Leber- und Nierenerkrankungen ist Lamotrigin **kontraindiziert.**

Antiepileptika, die die Wirkung von GABA verstärken

Phenobarbital (Luminal®, Lepinal®, Luminaletten®, ☞ 28.2.4)

Phenobarbital ist ein Barbiturat, also ein Hypnotikum, das auf das Gehirn unspezifisch dämpfend und sedierend wirkt. Es ist ein klassisches Antiepileptikum, das heute als Medikament der zweiten Wahl zur Behandlung des Grand Mal, bei fokalen Anfällen und beim therapieresistentem Status epilepticus eingesetzt wird.Phenobarbital wirkt am $GABA_A$-Rezeptor und verstärkt die inhibitorische Wirkung von GABA.

Pharmakokinetik

Phenobarbital wird langsam, aber fast vollständig resorbiert und erreicht eine hohe Bioverfügbarkeit (80–100 %). Die Plasmaproteinbindung ist gering (20–45 %) und die Plasma-HWZ liegt zwischen 40 und 120 Stunden. Phenobarbital wird teils in der Leber zu inaktiven Metaboliten umgebaut, teils unverändert renal eliminiert. Es hat nur eine geringe Lipophilie und wirkt deshalb mit Verzögerung. Selbst bei intravenöser Gabe setzt die Wirkung erst nach 15 Minuten ein. Die antikonvulsive Wirkung beginnt bereits bei Dosen, die noch nicht sedierend wirken. Phenobarbital wird teilweise in der Leber metabolisiert, teils unverändert renal ausgeschieden. Phenobarbital eignet sich aufgrund seiner Wirkungsverzögerung nicht zur Therapie im Anfall, sondern nur zur oralen Dauermedikation.

Nebenwirkungen sind Müdigkeit, Verlangsamung, Wesensveränderungen, Ataxie, Nystagmus, Exantheme, Osteopathien und, in hohen Dosen, Atemdepression.

Kontraindikationen sind schwere Erkrankungen von Leber, Myokard, Nieren sowie Schock und Intoxikation mit zentral wirkenden Pharmaka.

Interaktionen

Phenobarbital ist ein starker Enzyminduktor. Es beschleunigt den Abbau anderer Medikamente wie Antikoagulanzien, Digitoxin, Doxycyclin, Griseofulvin und Steroide und verkürzt deren Wirkungsdauer. Valproinsäure verstärkt die Wirkung von Phenobarbital.

Primidon (Mylepsinum®, Liskantin®)

Primidon ist ein Derivat der Barbitursäure und wirkt ähnlich wie Phenobarbital. Primidon wird oral rasch resorbiert und in der Leber zu zwei aktiven Metaboliten umgebaut, von denen der eine Phenobarbital ist. Die Eliminations-HWZ beträgt 3–12 h.

Indikationen für Primidon sind Aufwachepilepsien vom Grand-Mal-Typ, Impuls-Petit-Mal, fokale und psychomotorische Anfälle, bei denen es besser zu wirken scheint als Phenobarbital.

Die **Nebenwirkungen** entsprechen denen des Phenobarbital. Besonders ausgeprägt sind die Müdigkeit und die Benommenheit am Beginn der Therapie. Daneben kann es bei längerer Therapiedauer zu Folsäuremangelanämie kommen (megaloblastische Anämie), sowie zu Gerinnungsstörungen durch Hemmung von Vitamin K. Die Wirkung von Kontrazeptiva wird vermindert.

Benzodiazepine

Aus der Gruppe der Benzodiazepine (☞ 28.2) werden vornehmlich Diazepam (Valium®), Clonazepam (Rivotril®) und Lorazepam (Tavor®) als Antiepileptika eingesetzt. Alle drei Substanzen sind **lang wirkende Benzodiazepine,** die oral, intramuskulär oder intravenös gegeben werden können. Sie bilden aktive Metabolite und neigen zu Kumulation. Aufgrund ihrer Lipophilie gelangen sie rasch ins ZNS und sind das Mittel der Wahl bei **Grand Mal** und Status epilepticus. Man gibt die Benzodiazepine im Bolus intravenös. Durch Umverteilung lässt die Wirkung wesentlich schneller nach, als es der HWZ entspricht. Benzodiazepine eignen sich aber auch zur oralen Dauertherapie bei myoklonisch-astatischen Anfällen, bei BNS-Krämpfen und bei Impuls-Petit-Mal.

Benzodiazepine zeigen eine **Toleranzentwicklung** und einen Verlust der antikonvulsiven Wirkung bei Dauertherapie, so dass sie Medikamente der zweiten Wahl sind. Weitere NW sind Müdigkeit, Ataxie, Muskelschwäche und gesteigerte Bronchialsekretion bei Kindern. Am stärksten ist die Müdigkeit bei Clonazepam. Nach dem Absetzen kann es zu Entzugserscheinungen und Reboundeffekt kommen.

Vigabatrin (Sabril®)

Vigabatrin ist eine γ-Aminocarbonsäure (Aminohexansäure), also ein Verwandter von GABA. Es blockiert die GABA-Transaminase durch kovalente Bindung am aktiven Zentrum des Enzyms (irreversibel) und hemmt so den Abbau von GABA. Die Konzentration des Transmitters in der Synapse steigt.

Pharmkokinetik

Nach oraler Gabe wird Vigabatrin rasch resorbiert und erreicht eine Bioverfügbarkeit von 50 %. Die Plasma-HWZ beträgt 6–8 Stunden. Vigabatrin bindet nicht an Plasmaprotein.

Indikationen

Indikationen für Vigabatrin sind BNS-Krämpfe (als Monotherapeutikum) und fokale Anfälle bei Kindern (pyknoleptische Absencen, Impulsiv-Petit-Mal, myoklonisch-astatischer Petit Mal) und Erwachsenen (Zusatzmedikation).

Nebenwirkungen

Unerwünschte Wirkungen sind Müdigkeit, Kopfschmerz, Schwindel, Agitiertheit, Übelkeit und Gesichtsfeldeinengung (relativ häufig).

Anwendungsbeschränkungen sind Nierenerkrankungen, Psychosen, Hyperkinesien und Endokrinopathien.

Tiagabin (Gabitril®)

Tiagabin hemmt selektiv den Reuptake von GABA aus dem synaptischen Spalt und verstärkt so die Wirkung von GABA.

Pharmakokinetik

Nach oraler Gabe wird Tiagabin rasch und gut resorbiert und erreicht eine Bioverfügbarkeit von > 90 %. Die Plasma-HWZ liegt bei 7–9 Stunden und die Plasmaproteinbindung ist 95 %. Tiagabin wird in der Leber von CYP3A zu inaktiven Metaboliten abgebaut.

Indikationen

Indikationen für Tiagabin sind fokale und sekundär generalisierte tonisch-klonische Anfälle als Zusatzmedikation.

Nebenwirkungen

Unerwünschte Wirkungen sind Schwindel, Müdigkeit, Tremor, Durchfall und Hautblutungen (Ekchymosen). Bei schweren Lebererkrankungen ist Tiagabin **kontraindiziert.**

Interaktionen

Mit Enzyminduktoren wie Phenobarbital, Phenytoin und Carbamazepin wird der Abbau von Tiagabin beschleunigt und seine Wirkung verringert.

Antiepileptika, die Kalziumkanäle hemmen

Ethosuximid (Petnidan®, Pyknolepsinum®)

Ethosuximid ist ein Derivat der Bernsteinsäure (☞ Formel 28.33).

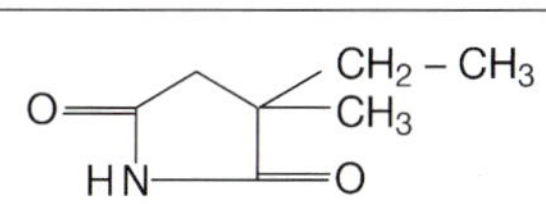

Formel 28.33 Strukturformel von Ethosuximid

Pharmakokinetik

Ethosuximid wird bei oraler Gabe schnell und gut resorbiert, aber langsam eliminiert und neigt daher zu Kumulation. Die Plasmaproteinbindung liegt unter 10 %. Ethosuximid überwindet rasch die Blut-Liquor-Schranke. 80 % werden in der Leber metabolisiert, die Eliminations-HWZ beträgt 30–60 h.

Wirkungen

Ethsuximid hemmt spannungsabhängige Kalzium-T-Kanäle von thalamokortikalen Neuronen und verringert den Kalziumeinstrom. Es unterscheidet sich daher von allen bisher besprochenen Antiepileptika

Indikationen

Ethosuximid wird bevorzugt bei pyknoleptischen Absencen und bei Petit-Mal-Anfällen eingesetzt.

Unerwünschte Wirkungen

Zu den Nebenwirkungen von Ethosuximid zählen:
- Auslösung von Grand-Mal-Anfällen
- gastrointestinale Störungen wie Übelkeit, Appetitmangel, hämorrhagische Gastritis
- Benommenheit, Müdigkeit, Ataxie, Sehstörungen
- Reizbarkeit, Psychosen
- allergische Haut- und Blutbildveränderungen
- extrapyramidale Störungen.

Relative Kontraindikationen für den Einsatz von Ethosuximid sind Schwangerschaft und Stillzeit.

Ethosuximid führt zu Interaktionen mit anderen Antikonvulsiva. Valproinsäure erhöht den Plasmaspiegel von Ethosuximid, Carbamazepin erniedrigt ihn.

Mesuximid (Petinutin®)

Wirkungen und Nebenwirkungen gleichen denen von Ethosuximid. Mesuximid ist ein Prodrug, das zum wirksamen Metaboliten desmethyliert wird.

Antiepileptika mit anderen Wirkungsmechanismen

Neuere Medikamente zur antiepileptischen Behandlung mit unbekannten oder komplexen Wirkungsmechanismen sind Gabapentin, Topiramat und Felbamat.

Gabapentin (Neurontin®)

Chemisch handelt es sich um eine Cyclohexylessigsäure mit einer Aminomethylgruppe am Cyclohexanring (☞ Formel 28.34).

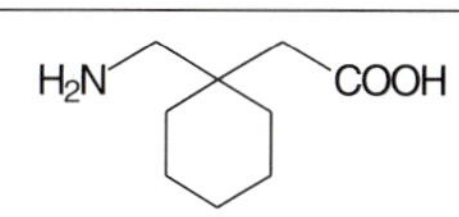

Formel 28.34 Gabapentin

Der Wirkungsmechanismus von Gabapentin ist noch nicht geklärt, möglicherweise wirkt es am Glutamatrezeptor. Bekannt ist, dass es keine direkten oder indirekten Wirkungen auf GABA hat.

Pharmakokinetik

Nach oraler Gabe wird Gabapentin in Abhängigkeit von der Dosis aktiv resorbiert (Aminosäuretransporter) und erreicht eine Bioverfügbarkeit von 60 % (Dosis $<$ 900 mg) bzw. 35 % (Dosis $>$ 1800 mg). Gabapentin wird nicht metabolisiert und bindet nicht an Plasmaeiweiß. Die Eliminations-HWZ beträgt 5–7 h. Die Elimination erfolgt über die Niere.

Indikationen

Indikationen für Gabapentin sind fokale Anfälle mit oder ohne sekundärer Generalisierung als Monotherapie oder als Zusatzmedikament.

Nebenwirkungen

Unerwünschte Wirkungen sind Müdigkeit (19 %), Schwindel (17 %), Gleichgewichtsstörungen(13 %), Übelkeit, Gewichtszunahme und Ödeme. Bei akuter Pankreatitis darf Gabapentin nicht gegeben werden.

Topiramat (Topamax®)

Chemisch betrachtet fällt Topiramat aus dem Rahmen aller bisherigen Antiepileptika. Es handelt sich um ein Zuckersulfat. Seine antikonvulsive Wirksamkeit beruht auf verschiedenen Teilmechanismen:
- Blockade spannungsabhängiger Natriumkanäle
- Hemmung der glutaminergen Erregungsübertragung (schwach)
- Verstärkung der GABA-ergen Erregungsübertragung.

Pharmakokinetik

Nach oraler Gabe wird Topiramat rasch und gut resorbiert und erreicht eine Bioverfügbarkeit von 80 %. Topiramat wird metabolisiert und renal eliminiert. Die Plasma-HWZ beträgt 18–24 h.

Indikationen

Topiramat wird als Zusatzmedikation bei fokalen Anfällen eingesetzt.

Nebenwirkungen sind Müdigkeit, Schwindel, Ataxie, Gewichtsabnahme und vermehrte Bildung von Nierensteinen.

Interaktionen

Phenytoin und Carbamazepin beschleunigen den Abbau von Topiramat, Topiramat erhöht den Plasmaspiegel von Phenytoin.

Felbamat (Taloxa®)

Chemisch handelt es sich um ein Derivat der Aminoameisensäure (Carbaminsäure). Felbamat wirkt vermutlich am NMDA-Rezeptor und hat eine zusätzliche schwache Wirkung auf die GABA-Erregungsübertragung.

Nach oraler Gabe wird Felbamat rasch und fast vollständig resorbiert, in der Leber metabolisiert und renal eliminiert. Die HWZ liegt bei 23–24 h. Wegen seiner NW ist Felbamat nur zur Behandlung des therapierefraktären Lennox-Gastaut-Syndroms (tonisch-myoklonische Anfälle) zugelassen.

Nebenwirkungen sind aplastische Anämie (1 : 4000) und toxische Leberschädigung (1 : 10 000). Die übrigen NW entsprechen denen anderer Antiepileptika.

Bei Patienten mit Blutbildstörungen, Lebererkrankungen, Niereninsuffizienz oder Alter über 65 Jahre ist Felbamat **kontraindiziert.**

28.8 Zentral wirkende Substanzen mit Abhängigkeitspotenzial

Der deutsche Begriff **Sucht** ist ein schillerndes Wort und zur Charakterisierung von Drogenabhängigkeit zu ungenau. So kennt man im Deutschen nicht nur die Drogensucht, sondern auch die Arbeitssucht, Streitsucht oder Sehnsucht. Das Wort Sucht kommt vom altdeutschen Wort „siech“ = krank.

Die leichteste Form der Abhängigkeit ist die **Gewöhnungsbildung,** die leicht in psychische Abhängigkeit übergehen kann. Eine **psychische Abhängigkeit** kann sich auch auf Stoffe entwickeln, die keine körperliche Abhängigkeit verursachen, also beispielsweise auf Kaffee oder auf Karottensaft. Maßgebend ist nur, dass der Betroffene ein unwiderstehliches Verlangen nach diesen Stoffen verspürt und dem Verlangen nachgibt, um Unbehagen zu vermeiden. Es gibt aber auch Stoffe, die neben der psychischen auch körperliche Abhängigkeit verursachen. Die **körperliche Abhängigkeit** äußert sich durch Entzugssymptome, wenn der Stoff nicht genommen wird. Für diese Art körperlicher und seelischer Abhängigkeit hat die WHO 1965 den Begriff der **Drogenabhängigkeit** (Drug Dependence) eingeführt und 7 verschiedene Typen von Drogenabhängigkeit unterschieden (☞ Tab. 28.34). Kennzeichnend für die Drogenabhängigkeit sind die folgenden Merkmale:
- übermächtiger Wunsch, das Suchtmittel zu beschaffen, und zunehmende psychische Abhängigkeit
- Tendenz zur Dosissteigerung, meist aufgrund von Toleranzbildung
- körperliche Abhängigkeit (physische Abhängigkeit)
- schädliche Wirkungen auf Individuum und Gesellschaft.

Tab. 28.34 WHO-Klassifizierung der Typen von Drogenabhängigkeit.

Typ	Toleranzentwicklung	Gewohnheitsbildung	Psychische Abhängigkeit	Körperliche Abhängigkeit
Morphintyp (Opioide)	+++	+++	+++	+++
Cannabistyp	++	++	+	+
Alkohol/Barbiturattyp	++	++	++	++
Kokaintyp	++	+++	+	+
Amphetamintyp	+++	++	++	+
Halluzinogentyp	++	++	+	(+)
Khattyp	++	+	+	(+)

Merke!

Die WHO versteht unter Drogenabhängigkeit einen Zustand periodischer oder chronischer, durch den wiederholten Gebrauch einer natürlichen oder synthetischen Droge hervorgerufener Intoxikation, die dem Betroffenen oder der Gemeinschaft schadet.

Klassifizierung

Tranquilizer werden in die Gruppe Alkohol/Barbiturattyp eingeordnet.

Alle Stoffe, die einer der in Tabelle 28.34 genannten sieben Gruppen angehören, verursachen in wirksamer Dosis eine Intoxikation des ZNS und erzeugen charakteristische Symptome.

28.8.1 Morphintyp (☞ 33)
28.8.2 Cannabistyp

Cannabis ist eine Hanfart. Verwendet wird das harzige Sekret der Blütenstände der weiblichen Pflanze, da diese den höchsten Anteil an psychotropen Verbindungen enthalten. Hauptwirkstoff ist das **Tetrahydrocannabinol (THC)**, das sich bei Haschischrauchern direkt aus dem Blut oder Urin bestimmen lässt, wo es auch noch 6 Wochen nach Absetzen der Zufuhr nachweisbar ist. Als **Marihuana** bezeichnet man getrocknete Blätter und Blüten der gleichen Hanfpflanze Cannabis sativa (indischer Hanf). Wird das Harz verwendet, spricht man von **Haschisch.**

Cannabis wird seit alters als milde Rauschdroge verwendet. Es wird meist in Form von Pfeifenrauch inhaliert, aber auch orale Gabe (Tee, Haschischgebäck) ist möglich. Die Wirkung ist unterschiedlich, manche Menschen verspüren nur Übelkeit und sonst keine Wirkung. Meist aber treten leichte Euphorie, Apathie und Intensivierung von Farb- und Gefühlseindrücken ein. Cannabis wird oft in Gesellschaft genommen, um die Illusion einer sozialen Geborgenheit zu erzeugen (klassische „Hippiedroge"). Es treten vegetative Symptome wie Blutdruckänderungen (Anstieg oder Abfall), Zunahme der Herzfrequenz, Mundtrockenheit und Hungergefühl auf. Cannabisgebrauch führt nicht zur Toleranzbildung und in der Regel nicht zu Dosissteigerung, verstärkt aber die Tendenz zu Realitätsflucht, Egoismus und Ablehnung von sozialer Verantwortung. Haschisch dient als Einstiegsdroge für Halluzinogene und andere härtere Drogen. Neuerdings wird mit Tetrahydrocannabinol auch in der Medizin experimentiert. Man setzt es bei Patienten mit chronischen Schmerzen, bei Aidspatienten oder Karzinompatienten ein, da es zumindest subjektiv zur Besserung führt. Die Patienten verspüren weniger Schmerzen, haben mehr Appetit und empfinden die euphorisierende Wirkung als sehr angenehm. In Deutschland sind Tetrahydrocannabinol-Ampullen noch nicht zugelassen. Tetrahydrocannabinol führt zu Wirkungsverstärkung von Morphinen und Narkotika.

28.8.3 Barbiturattyp (☞ 28.2.4)
28.8.4 Kokaintyp

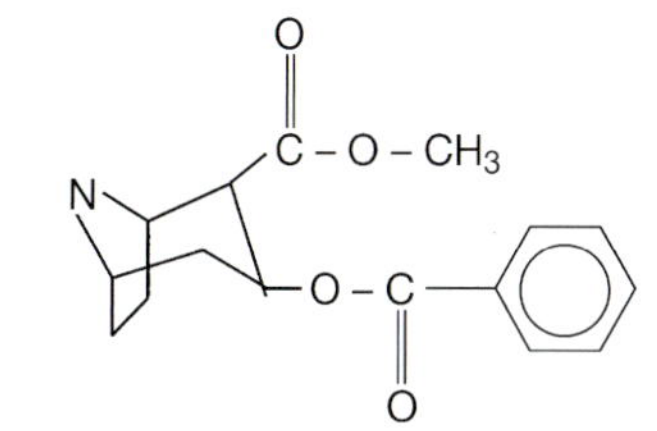

Formel 28.35 Strukturformel von Kokain (Cocain)

Kokain (☞ Formel 28.35) ist ein Pflanzenalkaloid und wirkt lokalanästhetisch wie Procain, hat aber zusätzlich sympathomimetische, gefäßkonstriktorische Wirkungen. Es wirkt als **indirektes Sympathomimetikum** durch Hemmung der Wiederaufnahme von Katecholaminen in die präsynaptischen Vesikel. Bei systemischer Gabe dringt es ins ZNS und kann schon in einer Konzentration von 50 mg Krämpfe und Atemlähmung auslösen. Es wirkt synergistisch zu Adrenalin und Noradrenalin und darf nicht mit ihnen zusammen gegeben werden. Als Pharmakon fand es hauptsächlich in der Zahnmedizin als Lokalanästhetikum Verwendung. Kokain wird bei den Indios der Anden seit langem in geringen Dosen zur Leistungssteigerung benutzt. In der modernen Industriegesellschaft ist Kokain eine typische Droge der Luxusverwahrlosung. Kokain kommt als weißes Pulver auf den Markt und wird geschnupft oder aufs Zahnfleisch gerieben. Die Resorption erfolgt rasch über die Schleimhäute. Wenn Kokain zusammen mit Ammoniak oder Backpulver verdampft und inhaliert wird, gelangt es in Sekundenschnelle ins ZNS. Die Wirkung hält nur wenige Minuten an, ist aber erheblich stärker als bei der Schleimhautapplikation. Das Suchtpotenzial ist ebenfalls erheblich höher. Bereits bei ein- bis zweimaliger Inhalation der so genannten **„Freebase"** kann Abhängigkeit auftreten.

Kokain wirkt zunächst antriebssteigernd, euphorisierend und vermittelt das Gefühl der Leistungssteigerung (auch sexueller „Leistungssteigerung"), später wirkt es halluzinogen. Mit dem Abklingen der Wirkung treten häufig Depressionen auf, so dass der Abhängige erneut Kokain nimmt, um über das Tief hinwegzukommen. Nebenwirkungen von Kokain bei längerer Einnahme sind Schleimhautnekrosen, vor allem an der Nasenschleimhaut, durch ständige Vasokonstriktion sowie ein organisches Psychosyndrom mit Gefühlsabflachung und ungesteuert-aggressiver Persönlichkeit und agitiertem Verhalten. Erkennbar sind Kokainschnupfer an ihrer Triefnase und den roten Augen. Kokain zeigt nach Absetzen einen Reboundeffekt.

28.8.5 Amphetamintyp (☞ 3.3.5)

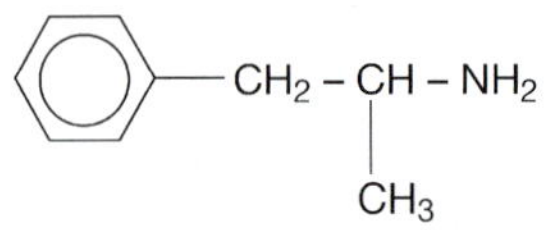

Formel 28.36 Strukturformel von Amphetamin

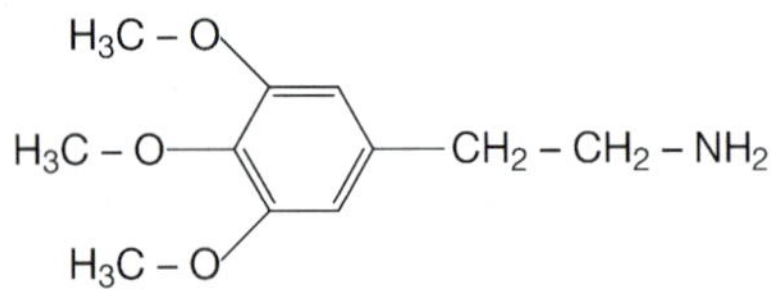

Formel 28.37 Strukturformel von Mescalin (3,4,5-methoxyphenyläthylamin)

Amphetamine sind zentral wirkende Sympathomimetika. Sie setzen im Gehirn Adrenalin, Noradrenalin und Dopamin frei. Chemisch handelt es sich um substituierte Propylamine. Die Struktur ähnelt also dem Ethanolamin-Grundgerüst der Katecholamine. Auch Mescalin (☞ Formel 28.37), eine Verbindung aus dem Peyotekaktus, ist ein Derivat des Ethanolamin und wird seit Jahrhunderten als Halluzinogen genommen. Die „klassischen" Amphetamine sind Amphetamin (☞ Formel 28.36) selbst sowie Methamphetamin, Fenetyllin und Methylphenidat. Hinzu kommt eine Unzahl von neueren Modifikationen, so genannte **Designerdrogen** (z. B. Ecstasy). Sinn der Modifikationen ist es, das Verbot bekannter und indizierter Suchtmittel zu unterlaufen und neue Wirkungen zu erzielen.

Verbindungen vom Amphetamintyp, die als Medikamente Verwendung finden, werden in Abschnitt 28.9 besprochen.

Wirkungen

Amphetamine beseitigen Müdigkeit und wirken körperlich leistungssteigernd. Sie unterdrücken aber bei körperlicher Erschöpfung die Warnsignale des Körpers und können ohne Vorwarnung zum Kollaps führen. Amphetamine werden von Leistungssportlern als Dopingmittel missbraucht und von Übergewichtigen als Appetitzügler. Da Amphetamine auch **euphorisierende Wirkung** haben, führen sie zu starker **psychischer Abhängigkeit.** Amphetamine haben eine ausgeprägte Toleranzentwicklung, führen aber beim Absetzen nicht zu Entzugssymptomen. Amphetamine werden bei oraler Gabe gut aus dem Darm resorbiert und dringen leicht ins ZNS. Sie können von COMT nicht methyliert werden, da keine OH-Gruppe vorhanden ist, und werden teilweise unverändert über die Niere ausgeschieden. Ein Teil wird in der Leber hydroxyliert. Die Wirkungsdauer hängt von der Lipophilie des Amphetamins und vom Urin-pH ab. Bei saurem pH ist die renale Elimination gut.

Durch Ecstasy wurden bei exsikkierten bzw. hypoglykämischen Personen wiederholt Todesfälle verursacht.

Nebenwirkungen

NW von Amphetaminen sind Erregung, Aggressivität, depressive Verstimmung, Schlaflosigkeit, Kopfschmerz, Schwindel, erhöhte Krampfbereitschaft, Halluzinationen, Herzjagen, VES, pectanginöse Beschwerden, Hypertonie, Geschmacksstörung, Schwitzen, Mundtrockenheit, Appetitlosigkeit, Urtikaria.

Designerdrogen

Allgemein versteht man unter Designerdrogen chemische Modifikationen von Suchtstoffen, die meist stärkere Wirkungen haben als das Original. Vor allem von den Phenyläthylaminen, zu denen auch Mescalin gehört, sowie von den Amphetaminen und den Morphinen existiert eine große Zahl chemischer Variationen, von denen Tabelle 28.34 einige Beispiele zeigt.

Alexander T. Shulgin, der seit über 30 Jahren Amphetamine synthetisiert und erprobt (an sich und anderen Probanden), gilt als führender Experte in der Amphetaminforschung und beschreibt in seinem Buch „PHIKAL 311" verschiedene Amphetamine. Bei TMA beispielsweise notiert er:

„The emotional responses elicited during the period of maximum ... intoxication ... were striking in their intensitiy. Anger, hostility, and megalomaniac euphoria dominated the subjects's thoughts and conversation. Actual acts of hostility were not observed, but it was felt that, in at least two subjects, provocation would have precipitated homicidal violence."

Tab. 28.35 Designerdrogen.

Wirkstoff	Wirkung
TMA (3,4,5-trimethoxy-amphetamin)	stärker als Mescalin
MEM (2,5-dimethoxy-4-ethoxy-amphetamin)	stärker als Mescalin
DOM (2,5-dimethoxy-4-methyl-amphetamin)	sehr stark
MDMA (3,4-methylendioxymeth-amphetamin)	Ecstasy, schwächer halluzinogen als Mescalin
MDA (3,4-methylendioxy-amphetamin)	ähnlich MDMA

Ecstasy

Ecstasy ist zwar chemisch ein Amphetaminderivat (3,4-Methylendioxymethamphetamin, MDMA), hat aber **halluzinogene Wirkungen** und greift ebenso wie LSD und Mescalin in den Serotoninstoffwechsel ein. Ecstasy blockiert die Wiederaufnahme von Serotonin in die präsynaptische Membran. MDMA wurde erstmals 1914 (!) als Appetitzügler synthetisiert, kam aber wegen seiner ausgeprägten psychotropen Wirkungen nicht in den Handel. MDMA wurde von der Technowelle als Ecstasy wiederentdeckt und wird von Millionen Discobesuchern genommen. Obwohl die Anhänger dieser Modebewegung Ecstasy gern verharmlosen, handelt es sich um ein echtes Suchtmittel. Für MDMA sind in der Szene Dutzende von Decknamen wie XTC, E, Ektasie oder Trippis im Umlauf.

Um die besondere Wirkung von MDMA, die zwischen Amphetaminen und Halluzinogenen liegt, zu charakterisieren, wurde der Begriff **Entaktogene** geprägt. Die normale Dosis liegt bei 2 mg/kg KG mit einem Booster von 0,5–1 mg/kg KG nach 3–4 Stunden. Der Straßenpreis für eine Dosis Ecstasy liegt zwischen 15 und 25 €. Die Drogenlabore zur Synthese von Ecstasy befinden sich vornehmlich in Holland.

Besonders fatal ist, dass Ecstasy praktisch nie rein angeboten wird, sondern mehr oder minder große Mengen anderer Amphetamine mit unvorhersehbaren Wirkungen und Wirkungsdauer enthält. Unter dem Label Ecstasy werden auch Pico (Methamphetamin), Ice, Crystal Speed, Yaba, Crank und viele andere angeboten, eine Mischung aus Amphetaminen, die noch mit Paracetamol, Milchzucker oder Koffein verschnitten sind. Die NW von Pico können bis zu 2 Wochen anhalten, vor allem wenn es geschnupft wird. Pico enthält Kristalle oder Glassplitter, die die Schleimhäute verletzen und zu Blutungen führen.

Wirkungen

MDMA erhöht die Ausschüttung von Dopamin und Serotonin und hemmt deren Reuptake. Ecstasy stimuliert wie Amphetamin, lässt die körperlichen Leistungsgrenzen vergessen und steigert die Ausdauer. Zusätzlich bewirkt es optische, akustische und taktile **Halluzinationen.** Es steigert die Libido und sexuelle Ausdauer, angeblich auch die Intensität des Orgasmus und lässt den Partner wie einen Märchenprinzen erscheinen (rosa Brille). Die psychologischen Effekte von MDMA umfassen die **Entactogenie** (innerliche Berührung), die Empfindung, dass die Welt in Ordnung ist, und die **Emphatogenie,** d. h. das Empfinden von Nähe und das Fehlen von zwischenmenschlichen Barrieren.

Ecstasy- und LSD-Abuser behaupten, die Selbstkontrolle sei weitgehend erhalten und die Introspektionsfähigkeit steige. In beiden Fällen handelt es sich um Illusionen und Fehleinschätzungen aufgrund der halluzinogenen Wirkung der Drogen.

Nebenwirkungen/kp

Körperliche Wirkungen sind Zittern, Schwitzen, Schwindel, Anstieg von Puls und Blutdruck, Kopfschmerz, Muskelkrämpfe und Dehydrierung bis zum Nierenversagen. Möglicherweise kommt es zur Degeneration von serotonergen Neuronen im ZNS. Durch Ecstasy sind bei exsikkierten bzw. hypoglykämischen Personen wiederholt Todesfälle aufgetreten.

Psychische Nebenwirkungen sind katerähnliche Symptome mit Abgeschlagenheit. Nach längerem Ecstasy-Missbrauch kann sich ein organisches Psychosyndrom entwickeln, das gekennzeichnet ist durch:
- Konzentrationsstörung
- Merkstörung
- Wortfindungsstörung
- Depression
- Antriebsstörung
- motorische Unruhe.

28.8.6 Halluzinogentyp

Stoffe, die halluzinogene Wirkungen erzeugen, werden schon seit Jahrtausenden zu kultischen Zwecken eingesetzt. Der Missbrauch als massenhaftes Suchtmittel ist neueren Datums. Verwendet werden beispielsweise **Mescalin,** Inhaltsstoff einer Kaktee, **Psilocibin,** ein Wirkstoff aus dem Fliegenpilz, und **LSD** (Lysergsäurediäthylamid), ein Wirkstoff aus den Mutterkornalkaloiden, produziert vom Pilz Claviceps purpurea. Die meisten Halluzinogene sind sehr lipophil, dringen schnell ins ZNS und wirken schon in sehr geringer Dosis berauschend und halluzinogen. Bei LSD genügt 1 µg, um Halluzinationen hervorzurufen, bei Mescalin sind 2–5 mg erforderlich. Halluzinogene wirken durch die Blockade von zentralen und peripheren Serotoninrezeptoren. Zunächst treten vegetative Symptome wie Schwindel, Übelkeit, Herzklopfen, Schweißausbruch, gesteigerte Reflexe, Mydriasis und Zittern auf. Dann folgen Stimmungsschwankungen von himmelhoch-jauchzend bis zu Tode betrübt. Später kommt es überwiegend zu visuellen Halluzinationen mit rauschenden Farberlebnissen. Das Zeitgefühl ist verlangsamt, Selbstüberschätzung, Größenphantasien und Realitätsverlust („Ich kann fliegen") treten auf. Insbesondere bei Hippies und Künstlern war LSD sehr beliebt, da es eine größere künstlerische Kreativität verschaffen sollte. Die Wahnerlebnisse konnten aber nicht auf Leinwand oder Musikinstrumenten festgehalten werden. Gefürchtet sind Horrortrips, bei denen es ohne Vorwarnung zu psychotischen Reaktionen mit Angst, Panik und Depression kommt, die ohne Hilfe von außen („Talk down") leicht zum Suizid führen. Halluzinogene zeigen eine Toleranzentwicklung, die aber nach einer Einnahmepause rasch wieder verschwindet. Halluzinogene sind Drogen zur Realitätsflucht und können als Einstiegsdrogen für andere Suchtmittel wie Heroin dienen.

Flashback

Noch Tage oder Jahre nach der Einnahme von Halluzinogenen kann es zum Auftreten psychotischer Erlebnisse und Reaktionen kommen („Flashback"). Die Ursache ist unbekannt, die Häufigkeit bei LSD beträgt zwischen 15 und 80 %. Auslöser für Flashbacks können körperliche Anstrengung, starke Emotionen oder Cannabiskonsum sein. Flashbacks dauern meist nur Sekunden bis Minuten.

Psychische Abhängigkeit oder Entzugssymptome treten bei LSD nicht auf.

Phencyclidin (PCP)

Phencyclidin oder **Angel Dust** ist ein modernes synthetisches Halluzinogen, das 1951 als Schlafmittel synthetisiert wurde, aber nicht in den Handel kam. In der Szene wird es aus Ketamin synthetisiert, das sich leicht bei Tierärzten beschaffen lässt. PCP kann geraucht, aber auch intravenös oder oral zugeführt werden. Es ist wasserlöslich. Die Wirkung hält bei geringer Dosis 4–6 Stunden an. Ab Dosen über 20 mg setzen Vergiftungssymptome ein.

Die Wirkungen von PCP (Phencyclidin) sind Derealisation und Halluzinationen. Bemerkenswert ist das aggressive Verhalten der Süchtigen gegen sich und andere. Selbstmord oder Mord sind keine Seltenheit. Häufig treten schizophrenieähnliche Psychosen und akute Angstzustände auf, ferner Stupor, Muskelsteife, Krampfanfälle und Koma. Das Suchtpotenzial von PCP ist hoch. Leitsymptom einer PCP-Vergiftung ist eine **Rhabdomyolyse** mit Hämatomen am ganzen Körper und Myoglobinurie.

28.8.7 Khat-Typ

Khat ist in den Blättern des Khat-Strauches enthalten und wird seit Jahrhunderten vor allem in Somalia und im Jemen genommen. Die Blätter werden gekaut, ähnlich wie die Blätter des Cocastrauches, und haben eine ähnliche Wirkung wie Amphetamine/Methamphetamine. Bei Genuss dieser Blätter steigen die körperliche Ausdauer und das Gefühl der Leistungsfähigkeit. Gleichzeitig stellt sich ein Gefühl distanzierter Ruhe und des überlegenen Durchblicks ein. Die Aktivität nimmt zu. NW von Khat sind Appetitlosigkeit, Schlaflosigkeit, Magenschmerzen, Dehydratation, Tachykardie, Schweißausbruch, Flush und Paranoia.

Drogennachweistests

Es sind **Urin-Stix-Tests** auf dem Markt, die ein problemloses Drogenscreening auf sämtliche gängigen Drogentypen erlauben. Leider sind sie sehr teuer, so dass ein Test ca. 13 € kostet. Beispiele sind der Triage TM 8® von Merck und Ontrak® von Roche Diagnostics für 9 verschiedene Drogen.

28.9 Psychostimulanzien

Im Gegensatz zu den in Kapitel 28.8.5 besprochenen Suchtmitteln mit zentraler Wirkung sind Psychostimulanzien **Medikamente** mit zentraler Wirkung. Sie werden auch als **Psychotonika, Weckamine** oder **Psychoanaleptika** bezeichnet. Gemeinsam ist dieser Gruppe, dass sie die psychische Aktivität steigern, Müdigkeit vertreiben und die körperliche und geistige (Konzentration) Leistungsfähigkeit steigern. Bei Überdosierung besteht die Gefahr der absoluten Erschöpfung und des Kreislaufversagens, weil die körperlichen Reserven unbemerkt aufgebraucht werden. Einige Psychostimulanzien wie Methylphenidad (☞ Formel 28.38) sind wertvolle Medikamente zur Behandlung des hyperkinetischen Syn-

Tab. 28.36 Psychostimulanzien oder Psychoanaleptika.

Wirkstoff	Gruppe	Handelsname	Indikation
Coffein	Xanthine	Coffeinum N Cafergot®	Ermüdung Kopfschmerz, Migräne (kombiniert mit Analgetika)
Theophyllin	Xanthine	Euphyllong®	Asthma bronchiale
Fenetyllin	Amphetamine	Captagon®	hyperkinetisches Syndrom, Leistungssteigerung
Methylphenidad	Amphetamine	Ritalin®	hyperkinetisches Syndrom, Narkolepsie
Methylamphetamin	Amphetamine	–	Aufputschmittel
Ephedrin*	Sympathomimetika	Efedrina Level®	Asthma, Aufputschmittel
Pemolin	Oxazolinon	Tradon®	hyperkinetisches Syndrom
Modafinil	Sulfinylacetamid	Vigil®	Narkolepsie

* in Spanien

droms (☞ Kap. 30.4) oder der Narkolepsie (☞ Kap. 30.5). Die Tabelle 28.36 zeigt die wichtigsten Psychostimulanzien.

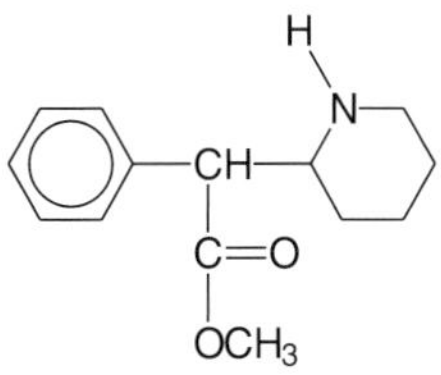

Formel 28.38 Methylphenidad (Ritalin®)

Pemolin (Tradon®)

Pemolin ist nicht verwandt mit Amphetaminen oder Sympathomimetika, sondern ist ein Oxazolinon, wirkt aber dennoch zentral stimulierend und gilt als Reservetherapeutikum bei hyperkinetischem Syndrom. Nach oraler Gabe wird es gut resorbiert und erreicht eine Plasma-HWZ von 7–13 Stunden. Die Eliminierung erfolgt überwiegend renal, davon 50 % unverändert. Nebenwirkungen und Kontraindikationen entsprechen denen von Amphetaminen.

Modafinil (Vigil®)

Modafinil, eine Substanz der Firma Merckle, ist in Deutschland seit Jahrzehnten im Handel, führte aber ein Mauerblümchendasein, bis es vor kurzem in den USA zur Modedroge als Aufputschmittel (Szenename: „Zombie“) avancierte, da es dort frei käuflich ist, in Deutschland aber nur auf Betäubungsmittelrezept verordnet werden kann. Modafinil (☞ Formel 28.39) ist ein Psychostimulans, dessen einzige Indikation die Narkolepsie ist. Ebenso wie Pemolin ist es nicht mit Amphetaminen verwandt (☞ Formel 28.36). Der Wirkungsmechanismus ist noch nicht geklärt. Ein Teil der Wirkung wird über α_1-Rezeptoren vermittelt. Nach oraler Gabe wird Modafinil rasch resorbiert und erreicht eine Plasma-HWZ von 10–13 Stunden. Die Elimination erfolgt vorwiegend renal. Die Dosis beträgt 200–400 mg/d.

Nebenwirkungen sind Kopfschmerz, Unruhe, Schlaflosigkeit, Angst, Hyperkinesien, Schwitzen und Tachykardie. Modafinil hat Abhängigkeitspotenzial und darf nicht zusammen mit α_1-Blockern gegeben werden.

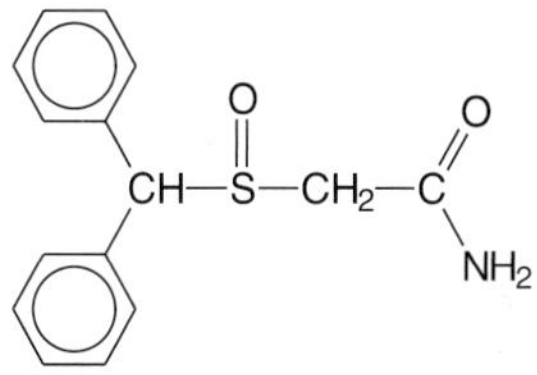

Formel 28.39 Modafinil.

Modafinil gilt als Dopingmittel. Bei der WM 2003 wurde die Sprinterin Kelly White deswegen disqualifiziert.

29 Die Pharmakotherapie von Schlafstörungen

29.1 Physiologie des Schlafs

Der Schlaf ist gekennzeichnet durch eine veränderte Aktivität verschiedener Zentren des Gehirns. Man unterscheidet verschiedene Stadien des Schlafs:

- **Non-REM-Schlafphasen** (**orthodoxer Schlaf**): 75 % der gesamten Schlafdauer
- **REM-Schlafphasen** (**paradoxer Schlaf**): 25 % der gesamten Schlafdauer.

Ein REM/Non-REM-Zyklus dauert etwa 100 Minuten (REM = Rapid Eye Movement).

REM-Phasen sind gekennzeichnet durch erhöhte Aktivität kaudaler Hirnabschnitte und durch schnelle Augenbewegungen. Messbar sind die REM-Schlafphasen mittels EEG und Myographie der Augenmuskeln (EOG = Elektrookulographie). Ständige Unterdrückung der REM-Schlafphasen führt zu Psychosen mit Halluzinationen. Schlaf ist keine allgemeine Hemmung der Gehirnaktivität, sondern nur eine gegenüber dem Wachzustand **veränderte Aktivität.** Im Schlaf ist die Empfindlichkeit gegen äußere Reize eingeschränkt, die Motorik ist reduziert und es besteht Bewusstlosigkeit. Die meisten Organfunktionen wie Herzaktion, Atmung, Blutdruck, Muskeltonus und Drüsentätigkeit sind reduziert. Es überwiegt der **Parasympathikotonus.** Für die Steuerung des Schlaf-Wach-Rhythmus sind Teile der Formatio reticularis und des Thalamus zuständig, aber auch das Immunsystem des Darms scheint eine wichtige Funktion auszuüben. Schlafstörungen liegt oft eine abnorme Stimulierung des Aktivierungssystems der Formatio reticularis zugrunde, verursacht durch starken peripheren Einstrom oder durch zentrale Stimulierung (psychogen). Daneben gibt es eine ganze Reihe innerer und neurologischer Krankheiten, die mit Schlafstörungen einhergehen. Abbildung 29.1 zeigt die graphische Darstellung der Schlafphasen.

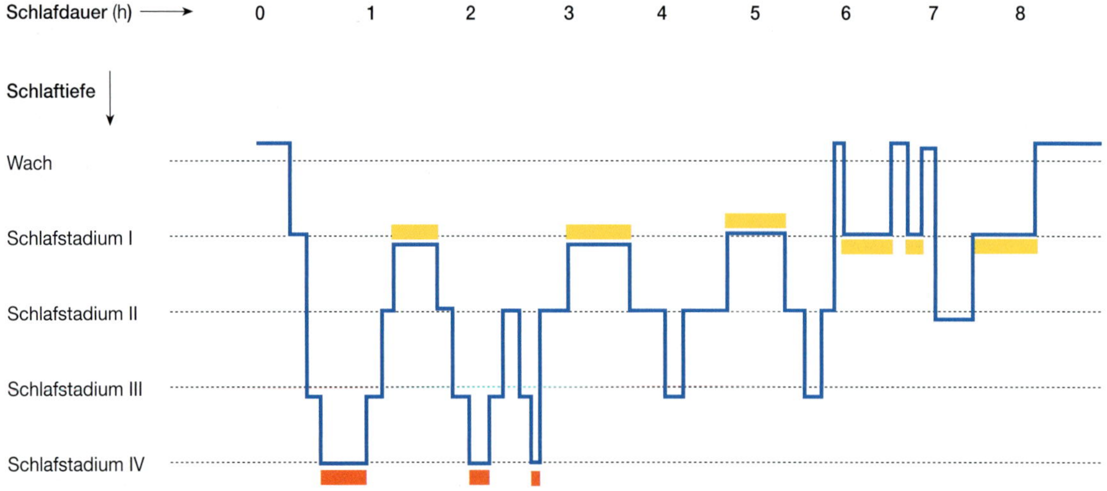

Abb. 29.1 Schlafphasen: Stadium I: Einschlafen, Dösen; Stadium II: leichter Schlaf; Stadium III: mitteltiefer Schlaf; Stadium IV: sehr tiefer Schlaf, ▬ REM-Schlaf mit Traumepisoden, ▬ Tiefschlafphasen, Schlafwandeln möglich.

Die REM-Phasen dauern 20–60 Minuten. In den REM-Phasen ist normalerweise die Körpermuskulatur gelähmt, nur Augenmuskeln und Zwerchfell arbeiten. Bei etwa 2 % der Bevölkerung funktioniert diese Bewegungssperre nicht, und die Betroffenen schlagen wild um sich, wenn sie träumen. Auch körperliche Attacken auf den Bettnachbarn wie Schlagen, Würgen oder Vergewaltigen sind möglich. Nach dem Aufwachen erinnert sich der Schläfer an nichts. Ursache scheint ein Dopaminmangel im ZNS zu sein. „Gewaltschläfer" sprechen gut auf Clonazepam oder Carbamazepin an.

Schlafentzug kann schon nach wenigen Tagen Psychosen und Halluzinationen auslösen, bei chronischen Schlafstörungen besteht ein erhöhtes Risiko für Depressionen, Herz-Kreislauf-Erkrankungen, Infekte und Magen-Darm-Erkrankungen. Eine adäquate Therapie bei Schlafstörungen ist daher wichtig. Mindestens 10 % der Erwachsenen leiden an Schlafstörungen. Hinzu kommen Schlafstörungen bei Kindern, die aufgrund von Reizüberflutung und nicht geordnetem Tagesablauf immer häufiger werden.

Formal lassen sich Einschlafstörungen und Durchschlafstörungen unterscheiden.

29.2 Kurzfristige Schlafstörungen

Wenn Schlafstörungen bestehen, sollte zuerst nach der Ursache gesucht werden. Häufige **Ursachen** für Schlafstörungen sind Lärm, falsche Tageseinteilung, Schichtarbeit, nächtliche Mahlzeiten, Genussgifte, langer Mittagsschlaf und falsche Schlaferwartung bei alten Leuten. Wer mittags 2 Stunden schläft und dann um 20 Uhr ins Bett geht, kann nicht erwarten, dass er bis zum nächsten Morgen um 8 Uhr schläft. Hinter einer Schlafstörung kann sich eine Angstneurose oder eine larvierte Depression verstecken. Auch Psychosen, Hyperthyreosen, Magenerkrankungen, chronische Schmerzen, Asthma, KHK, Herzinsuffizienz und zerebrale Mangeldurchblutung können Schlafstörungen verursachen. Bestimmte Medikamente verursachen Schlafstörungen, vor allem wenn sie abends eingenommen werden. In Frage kommen beispielsweise Antidepressiva, Sympathomimetika, Asthmamittel, Theophyllin, Reserpin, Coffein und INH.

Kurzfristige Schlafstörungen treten beispielsweise bei Prüfungsangst oder bei Lampenfieber auf, ferner bei Reisen und Zeitzonenumstellungen. Hier ist nichts gegen die einmalige Gabe eines leichten Schlafmittels einzuwenden. Leider werden aber Schlafmittel viel zu oft ohne ausreichende Indikation und viel zu großzügig verordnet. Der natürliche REM-Schlaf und die Biorhythmik werden dadurch nicht wiederhergestellt, im Gegenteil, die Schlafstörungen verschlechtern sich so, dass der Patient nur noch mit Schlafmitteln schlafen kann und die Dosis erhöhen muss (Abhängigkeit, Missbrauch, Toleranzentwicklung). Wird nach sorgfältiger Anamnese doch ein Schlafmittel verordnet, so ist auf folgende Punkte zu achten:

- Wirkungsdauer des Medikaments
- Abhängigkeitsrisiko des Patienten
- Suizidgefährdung
- paradoxe Reaktionen
- Beruf des Patienten (Beeinträchtigung der Reaktionsfähigkeit)
- bestehende Erkrankungen (Verschlechterung von Herz- und Ateminsuffizienz).

Medikamentöse Therapie von kurzfristigen Schlafstörungen

Die Pharmakotherapie erfolgt mit Hypnotika. Ein Schlafmittel, das die Schlafphasen nicht stört und darüber hinaus keine Nebenwirkungen hat und weder Toleranz noch Abhängigkeit erzeugt, ist bis jetzt noch nicht gefunden. Als Schlafmittel eingesetzte Hypnotika sind:

- Benzodiazepine
- andere Agonisten am GABA-A-Rezeptor wie Zolpidem und Zopiclon
- Antihistamine (H_1-Antagoisten)
- Chloralhydrat
- Pflanzenextrakte.

Benzodiazepine

Benzodiazepine sind Agonisten am GABA-A-Rezeptor. Die hypnotische Wirkungsstärke korreliert mit der Affinität des Benzodiazepins zum Rezeptor. Benzodiazepine haben eine große therapeutische Breite und sind mittlerweile die Mittel der Wahl bei Schlafstörungen. Eingesetzt werden vorzugsweise kurz wirkende Diazepine wie Oxazepam (Adumbran®) und Temazepam (Remestan®). Die sehr kurz wirkenden Benzodiazepine Triazolam (Halcion®) und Midazolam (Dormicum®) eignen sich nicht bei Durchschlafstörungen, da sie zu nächtlichem Aufwachen führen können. Die schlafanstoßende Wirkung ist gut und der Patient hat am nächsten Morgen keinen Kater; seine Fahrtüchtigkeit ist nicht beeinträchtigt. Barbiturate sollten als Schlafmittel nicht mehr gegeben werden. Tabelle 29.1 zeigt verschiedene Benzodiazepine und andere Medikamente, die als Schlafmittel eingesetzt werden, mit ihrer Wirkungsdauer.

Bei psychoreaktiven Schlafstörungen sollte die Gabe von Benzodiazepinen auf 4 Wochen beschränkt werden. Gleiches gilt für Zolpidem, Zopiclon und Zaleplon.

Chloralhydrat (Chloraldurat®)

Ein seit Jahrzehnten gebräuchliches, aber nicht veraltetes Schlafmittel ist Chloralhydrat. Es kann auch bei Schwangeren und Kindern eingesetzt werden. **Indikationen** sind Erregungszustände, Schlafstörungen und Infektkrämpfe bei Kindern. Chloralhydrat hat

Tab. 29.1 Medikamente zur Behandlung von Schlafstörungen.

Wirkstoff	Handelsname	Wirkungsdauer (h)	Dosierung (mg/d)
Benzodiazepine			
Triazolam	Halcion®	3–5 h kurz	0,25
Temazepam	Remestan®	2–5 h kurz	10–60
Lormetazepam	Noctamid®	2–5 h kurz	0,5–2
Oxazepam	Adumbran®	5–18 h mittel	5–20
Flunitrazepam	Rohypnol®	5–18 h mittel	0,5–2
Diazepam	Valium®	> 20 h lang	5–20
Flurazepam	Dalmadorm®	> 20 h lang	7,5–30
Andere Agonisten an GABA-A-Rezeptoren			
Zolpidem	Stilnox®, Bikalm®	1,5–2,5h kurz	5–20
Zopiclon	Ximovan®, Somnosan®	3,5–6 h mittel	7,5–15
Zaleplon	Sonata®	1 h sehr kurz	5–10
Antihistaminika			
Diphenhydramin	Halbmond® Tabl.	> 8 h mittel	25–50
Doxylamin	Hoggar N®	> 10 h mittel	25–50

kein Suchtpotenzial, bei kurzzeitiger Anwendung kaum Nebenwirkungen, und es unterdrückt die REM-Schlafphasen nicht. Meist genügt eine Einmaldosis von 500 mg abends. **Kontraindikationen** sind kardiale Überleitungsstörungen und Lebererkrankungen.

Antihistamine (H_1-Rezeptorantagonisten)

Bei Kindern gibt man wegen seiner zentral dämpfenden Wirkung auch gern Antihistaminsaft. Verwendet werden Diphenhydramin (Benadryl N-Infant®), Promethazin (Atosil®) und Clemastin (Tavegil®). Die Medikamente sind gut verträglich, untoxisch und machen keine Abhängigkeit. Allerdings ist der schlafanstoßende Effekt nur gering. Leichte anticholinerge Nebenwirkungen und Photosensibilisierung sind möglich. H_1-Blocker sind rezeptfrei in der Apotheke erhältlich.

Pflanzliche Sedativa

Bei leichten Schlafstörungen oder vegetativen Dystonien kommt man häufig mit pflanzlichen Beruhigungsmitteln wie Baldrian (Baldrian-Dispert®) und Hopfen (Baldrian-Hopfen® Kps.) zurecht. Sie haben in therapeutischer Dosis keine NW und können auch Kindern gegeben werden. Da Bier Hopfen enthält, wirkt es beruhigend und wurde früher auch Kindern als Schlafmittel gegeben.

Melatonin

Schlafstörungen infolge von Zeitzonenumstellung („Jetlag") sprechen gut auf Melatonin an. Dieses im ZNS (Pinealorgan) gebildete Hormon spielt eine wichtige Rolle bei der Regulation des Schlaf-Wach-Rhythmus. Die Sekretion unterliegt einem zirkadianen Rhythmus und erreicht ihr Maximum bei Nacht. Melatonin ist in Europa nicht in der Apotheke erhältlich, sondern muss übers Internet in den USA bestellt werden.

Antidepressiva

Depressive Patienten haben in der Regel Schlafstörungen, die sich durch Gabe antidepressiv wirkender Pharmaka wie Amitryptilin (Saroten®) oder Trazodon (Thombran®) bessern lassen.

Andere

Bromharnstoffderivate (Monoureide) und **Methaqualon, Methyprylon** und **L-Tryptophan** sind obsolet und haben nur noch historisches Interesse. Gleiches gilt für Barbiturate als Schlafmittel.

29.3 Chronische Schlafstörungen

Häufig liegen chronischen Schlafstörungen depressive Erkrankungen oder körperliche Erkrankungen wie beispielsweise Tumor- oder Bluterkrankungen zugrunde. Falls keine kausale Therapie möglich ist, wird der Arzt zu einer medikamentösen Dauertherapie gezwungen. Diese sollte auf Benzodiazepine verzichten (Abhängigkeit, Dosissteigerung). Gut geeignet sind Chloralhydrat und Melatonin.

Merke!

Von einer chronischen Schlafstörung oder Hyposomnie als eigenständiger Krankheit spricht man, wenn auch nach Ausschalten aller Störfaktoren die Schlafstörung bestehen bleibt.

Bei 0,7–2 % aller Kinder kommt das sog. obstruktive Schlafapnoesyndrom (OSAS) vor, dessen Ursache meist eine Hyperplasie von Tonsillen und Adenoiden ist. Folgen der chronischen Schlafstörung sind Hyperaktivität, Konzentrationsstörungen und auf längere Sicht Gedeihstörungen. Die Therapie besteht in Tonsillektomie bzw. Adenotomie.

30 Die Pharmakotherapie psychiatrischer Erkrankungen

Die Aktivität des Gehirns ist nicht konstant. Sie unterliegt einer zirkadianen Rhythmik und schwankt im **Wach-Schlaf-Rhythmus.** Jede Abweichung von der normalen Bandbreite der Aktivität des ZNS in Richtung Dämpfung oder Erregung bedeutet eine Einschränkung der psychomotorischen und psychischen Leistungsfähigkeit, gleichgültig, ob die Ursache endogener oder exogener Natur ist. Die verschiedenen **Stadien** der **Erregung** sind:

- I Agitiertheit, motorische Unruhe, Konzentrationsschwäche und Gedankenflucht
- II Verkennung bis zu paranoiden Reaktionen
- III Halluzinationen, agitiert-delirante Bewusstseinstrübung
- IV Konvulsionen, generalisierte Krämpfe.

Die verschiedenen **Stadien** der **Dämpfung** sind:

- I Benommenheit, Müdigkeit
- II Schlaf
- III Narkose
- IV Koma und Atemlähmung.

Sämtliche Stadien von Erregung und Dämpfung können auch mit Drogen oder Pharmaka ausgelöst werden. Medikamente, mit denen gezielt psychotrope Effekte ausgelöst werden können, bezeichnet man als **Psychopharmaka,** obwohl sie nicht auf die Psyche wirken, sondern aufs ZNS. Der Begriff Neuropsychopharmaka ist zwar genauer, konnte sich aber nicht durchsetzen. Im engeren Sinn versteht man unter Psychopharmaka Medikamente, die zur Therapie von abnormen psychischen Zuständen und von Geisteskrankheiten verwendet werden. Die 1957 von Delay vorgeschlagene Klassifikation von Psychopharmaka findet auch heute noch weite Verbreitung. Sie unterscheidet drei Gruppen von Psychopharmaka, die in Tabelle 30.1 aufgeführt sind.

Einteilung psychiatrischer Erkrankungen

Im Allgemeinen unterscheidet man drei Gruppen psychischer Erkrankungen:

- endogene Psychosen (schizophrene und affektive Psychosen)
- organisch begründbare Psychosen
- psychogene Störungen.

Bei den ersten beiden Gruppen steht die medikamentöse Therapie im Vordergrund, bei der dritten Gruppe die Psychotherapie. Allgemein versteht man unter dem Begriff **Psychose** eine schwere psychische Störung mit strukturellem Wandel des Erlebens und der Persönlichkeit.

30.1 Endogene Psychosen

30.1.1 Schizophrene Psychosen

Schizophrene Psychosen sind gekennzeichnet durch tief greifende Veränderungen von Denken, Affektivität und Antrieb. Die Persönlichkeit ist schwer gestört.

Tab. 30.1 Einteilung der Psychopharmaka nach Delay.

Klassifizierung	Psychopharmaka dieser Gruppe
Psycholeptika	Neuroleptika, Tranquilizer, Hypnotika
Psychoanaleptika	Antidepressiva, Psychostimulanzien, Euphorika
Psychodysleptika mit psychopathologischer Wirkung	LSD, Meskalin, Tetrahydrocannabinol, Ecstasy

Tab. 30.2 Wirkungsstärke, Wirkungsspektrum und Dosierung wichtiger Neuroleptika.

Wirkstoff	Handelsname	Dosis (mg/d)	Neuroleptische Potenz	Sedierung	Vegetative NW	EPM
Schwache Neuroleptika mit geringer antipsychotischer und kräftig sedierender Wirkung						
Chlorprothixen	Truxal®	150–300	0,7	+++	+++	+
Levomepromazin	Neurocil®, Levium®	75–200	0,5	+++	+++	+
Pipamperon	Dipiperon®	120–360	0,5	+++	+	+
Promazin	Protactyl®, Sinophenin®	100–300	0,5	+++	+++	+
Promethazin	Atosil®, Closin®	25–100	0,5	+++	+	+
Thioridazin	Melleril®, Melleretten®	100–200	0,5	+++	+++	+
Sulpirid	Dogmatil®	300–800	0,2	+	+	+
Mittelstarke Neuroleptika mit mäßiger antipsychotischer und kräftig sedierender Wirkung						
Chlorpromazin	Megaphen®	60–120	2-3	+++	+++	+
Zuclopenthixol	Ciatyl-Z®	25–75	2-3	+++	+++	+
Triflupromazin	Psyquil®	50–200	2-3	+++	+++	+
Starke Neuroleptika mit ausgeprägter antipsychotischer und gering sedierender Wirkung						
Benperidol	Glianimon®	0,6–4,5	75	+	+	+++
Fluphenazin	Dapotum®; Lyogen®	0,75–6	50	+	+	+++
Fluspirilen	Imap®, Fluspi®	2–6	50	+	+	+++
Haloperidol	Haldol-Janssen®	2–10	50	+	+	+++
Perphenazin	Decentan®	8–20	15	+	+	+++
Starke atypische Neuroleptika mit ausgeprägter antipsychotischer Wirkung						
Clozapin	Leponex®	100–300	-	+++	+++	(+)
Olanzapin	ZYPREXA®	5–20	-	+++	+++	(+)
Risperidon	Risperdal®	4–6	-	0	+	+

Die Prävalenz der Schizophrenie liegt bei 1 %. Davon sterben 10 % der Patienten durch Suizid. Schizophrene Psychosen treten meist im Alter zwischen 15 und 35 auf. Die Ätiologie ist unklar, gesichert ist eine erbliche Disposition. Man unterscheidet zwei Typen schizophrener Erkrankungen:

- Typ I: akute Schizophrenie mit produktiver Plus-Symptomatik (Symptomenvielfalt)
- Typ II: chronische Schizophrenie mit nichtproduktiver Minus-Symptomatik (affektive und psychomotorische Erstarrung).

Schizophrenien verlaufen oft schubweise, Verschlechterungen sind häufig und können ins chronische Stadium führen. Ohne Behandlung ist der Prozentsatz bleibender Defekte hoch (80 %).

Therapie schizophrener Psychosen

Zur Therapie bzw. Behandlung endogener Psychosen vom Schizophrenietyp werden hauptsächlich **Neuroleptika** (klassische und atypische) eingesetzt. Der klinisch-therapeutische Effekt der Neuroleptika beruht auf ihrer dämpfenden Wirkung auf psychomotorische Erregbarkeit, aggressives Verhalten, affektive Spannungen, psychotische Trugwahrnehmungen, psychotisches Wahndenken, katatone Verhaltensstörungen und schizophrene Ich-Störungen. Wenn ein Pharmakon dieses Wirkungsprofil besitzt, sollte es, unabhängig davon, ob es extrapyramidal-motorisch wirkt oder nicht, als Neuroleptikum bezeichnet werden (Hippius). Mit Neuroleptika werden nicht Krankheiten, sondern Zielsymptome behandelt. Neuroleptika wirken dämpfend auf Halluzinationen, Wahnideen, Wahnvorstellungen und Zwänge, die vom Patienten oft als quälend empfunden werden.

Angst, Spannung, motorische Unruhe und Schlafstörungen werden gemindert. Tabelle 30.2 gibt einen Überblick über neuroleptische Pharmaka.

Indikationen

Zu den Indikationen für den Einsatz von Neuroleptika zählen:
- akute und chronische schizophrene Psychosen
- psychomotorische Erregtheit
- Rezidivprophylaxe von schizophrenen Psychosen
- psychotische Wahnvorstellungen und Erregungszustände im Rahmen anderer Psychosen wie endogene Depression, Manie und organische Psychosyndrome.
- Neuroleptanalgesie
- organische Psychosen bei älteren Patienten (vorsichtige Dosierung!)
- akute Manie bei bipolarer Depression, da Lithium zu langsam wirkt
- Außerdem können Neuroleptika bei der Behandlung schwerer, chronischer Schmerzen indiziert sein, um Opioide einzusparen.

Therapierichtlinien

Während einer akuten Psychose muss ein stark wirkendes Neuroleptikum mit schnellem Wirkungseintritt in ausreichender Dosis gegeben werden. Man gibt beispielsweise 30–50 mg Haldol Janssen®/d oral und reduziert nach einigen Tagen auf 3–5 mg/d. Die Wirkung setzt nach 3 Stunden ein. Bei schweren Erregungszuständen beginnt man mit 5–10 mg Haloperidol i.v. oder i.m. Die Wirkung tritt nach 20–30 Minuten ein. Eine einschleichende, niedrige Dosierung vermeidet Dyskinesien nicht und wirkt nicht ausreichend antipsychotisch. Die gleichzeitige Gabe des Muskarinrezeptor-Antagonisten Biperiden (Akineton®) vermindert zwar die EPM-NW, schwächt aber auch die Wirkung des Neuroleptikums. Bei schwächerer Symptomatik wird einschleichend oral behandelt bis Besserung eintritt oder die NW zur Dosisreduzierung zwingen. Man gibt 3 × 1–10 mg Haloperidol (Haldol®) oder 3 × 0,25–1 mg Fluphenazin (Dapotum®).

In der ersten Woche überwiegen die sedierende Wirkung und die NW (EPS, vegetative NW), es zeigt sich noch kein antipsychotischer Effekt. In der zweiten Woche kommt es häufig zu passageren Verwirrtheitssymptomen und Erregung mit Rückgang des sedativen Effekts. Erst in der dritten Woche beginnt die gewünschte Wirkung mit Affektdämpfung, antipsychotischer Wirkung und Antriebsverminderung. Nach 6–8 Wochen verschwinden bei 95 % der Patienten die psychotischen Symptome. Der Patient kann sich von seinen psychotischen Erlebnissen distanzieren und zeigt Krankheitseinsicht.

Atypische Neuroleptika wie Clozapin oder Olanzapin wirken stark antipsychotisch, manchmal auch bei Patienten, die nicht auf klassische Neuroleptika ansprechen. Akute EMP-Störungen und Spätdyskinesien sind seltener. Eingeschränkt wird ihre Anwendung durch schwere Blutbildstörungen (Agranulozytose) und ihren hohen Preis.

Die Unterdrückung der psychotischen Symptome mit Neuroleptika bedeutet keine Heilung. Beim plötzlichen Absetzen des Medikaments tritt mit großer Wahrscheinlichkeit wieder ein neuer Krankheitsschub ein. Da jedoch bei einem Drittel der schizophrenen Psychosen nur ein Krankheitsschub auftritt, ist ein vorsichtiges Ausschleichen (Auslassversuch) gerechtfertigt. In der Regel ist aber eine Dauertherapie erforderlich. Die **Compliance** der Kranken ist schlecht.

Viele Patienten lassen ihre Medikamente weg oder vergessen sie, wenn es ihnen besser geht. Deshalb haben sich folgende Depotpräparate bewährt:
- Fluphenazin-Decanoat (Dapotum®): 12,5–75 mg alle 2 Wochen
- Fluspirilen (Imap®): 2–6 mg 1 × pro Woche
- Haloperidol-Decanoat (Haldol-Janssen-Decanoat®): 50–150 mg alle 4 Wochen
- Flupenthixol-Decanoat (Fluanxol®): 20–80 mg alle 2–4 Wochen.

Alle diese Verbindungen sind potente Neuroleptika mit geringer Sedierung, relativ geringen vegetativen NW und starken EPM-Nebenwirkungen. Depotneuroleptika müssen nur einmal wöchentlich oder monatlich intramuskulär injiziert werden. Sie eignen sich nicht zur Akuttherapie, da sie schlecht steuerbar sind. Um dem Patienten ein halbwegs normales Leben zu ermöglichen, wählt man Neuroleptika mit geringer Sedierung für tagsüber und solche mit starker Sedierung für abends. Dies hilft, Schlafmittel zu sparen, da Neuroleptika häufig Schlafstörungen verursachen. Es befinden sich ca. 40 Neuroleptika im Handel, die man nicht alle genau kennen kann. Es genügt, sich auf drei oder vier zu beschränken, diese aber zu kennen. Auswahlbeispiele für neuroleptische Pharmaka zeigt die Tabelle 30.3.

Wichtig bei jeder Therapie mit Neuroleptika ist die Kontrolle von Blutdruck, Puls und EKG vor und während der Behandlung. Zu Behandlungsbeginn sollte man die Neuroleptika immer intramuskulär verabreichen, da der Patient meist die Tabletteneinnahme verweigert, weil er meint, nicht krank zu sein. Bei Kreislaufinsuffizienz ist Haloperidol vorzuziehen, da es unter den starken Neuroleptika die geringsten kardiovaskulären Nebenwirkungen hat. Gleiches gilt für alte Patienten oder Patienten mit organischem Psychosyndrom. **Perazin** nimmt eine Mittelstellung ein: Es eignet sich gut für die Initialbehandlung von Erregungszuständen und hat gleichzeitig einen raschen, antipsychotischen Effekt. Dies gilt auch für die Erregung bei katatonen Schizophrenien. Die Symptome Stupor, Negativismus oder Mutismus sprechen gut auf Haloperidol und Fluphenazin an.

Merke!

Eine routinemäßige Kombination von Neuroleptika mit Antiparkinsonmitteln ist zu vermeiden.

Tab. 30.3 Auswahlbeispiele für Neuroleptika.

Symptomatik	Neuroleptikum
starke psychomotorische Erregung	Levomepromazin, 2. Wahl Clozapin
Wahn, Verfolgungsideen	Haloperidol, Chlorprothixen
antipsychotische Dauertherapie	Fluphenazin, Flupenthixol

Angstzustände mit Erregung, aber ohne Wahnvorstellungen oder andere psychotischen Symptome, lassen sich auch mit Benzodiazepinen behandeln. Bei neurotischen Angstzuständen sind Neuroleptika nur indiziert, wenn Abhängigkeit von Tranquilizern besteht.

Bei rein paranoiden Syndromen mit systematisierten Wahnideen oder isoliertem Wahn sind Neuroleptika wenig wirksam, aber auch andere Therapieverfahren versagen hier. Die therapeutischen Dosen bei Neuroleptika schwanken stark, einmal wegen der unterschiedlichen neuroleptischen Potenz und zum anderen wegen individueller Wirkungsunterschiede. Eine neuroleptische Therapie sollte, auch bei Besserung, über 3–6 Monate durchgeführt werden, dann kann ein Auslassversuch gemacht werden. Eine Klinikbehandlung hat den Vorteil, dass die Neuroleptika höher dosiert werden können und dass Nebenwirkungen rechtzeitig angegangen werden können. Allerdings wird der Patient aus seinem sozialen Umfeld gerissen.

Dosierungsintervall

Bei Akutsymptomatik gibt man 3-mal täglich ein Neuroleptikum. Im Intervall einmal morgens und einmal abends, wobei die Abenddosis doppelt so hoch sein sollte.Um Kumulation zu verhüten, werden am Wochenende keine Pharmaka gegeben („drug holiday"), was den Therapieerfolg nicht beeinträchtigt, aber das Auftreten von Spätdyskinesien eventuell vermindert.

Weitere therapeutische Maßnahmen

Neben der Pharmakotherapie kommen noch Psychotherapie, Soziotherapie und Elektrokrampftherapie zum Einsatz.

30.1.2 Depressive Syndrome

Einteilung und Symptome

Depressive Zustände zählen zu den häufigsten psychischen Störungen überhaupt und sind ständig auf dem Vormarsch in der Industriegesellschaft. Sie können primär (endogen) oder sekundär (symptomatisch) im Rahmen einer Grunderkrankung oder einer heftigen Gefühlsreaktion auftreten. Schätzungsweise 20 % der Bevölkerung erkranken an depressiven Störungen. Davon sind 70 % neurotische oder larvierte Depressionen und 30 % organisch begründbare und endogene Depressionen.

Die Gruppe der depressiven Syndrome ist gekennzeichnet durch die Hemmung aller affektiven Prozesse im ZNS mit einer Veränderung der Grundstimmung im Sinn einer Gefühlsleere, die als bedrückend empfunden wird. Sie ist verbunden mit Angst, Hoffnungslosigkeit, Hypochondrie, Agitiertheit, psychosomatischen Beschwerden u. a. Der vitale Antrieb, einschließlich der Psychomotorik, ist verändert. Depressive Patienten haben ein höheres Risiko für kardiovaskuläre Erkrankungen (z. B. Reinfarkte). Eine Unterscheidung zwischen reaktiver und endogener Depression aufgrund der Symptomatik ist oft nicht möglich.

Unter dem Begriff **affektive Psychosen** fasst man melancholische Depression**,** Manie und manisch-depressive Erkrankungen zusammen.

Merke!
Bei Depressionen ist die Balance der biogenen Amine im ZNS gestört.

Insbesondere in den Stammganglien beobachtet man ein relatives Defizit von Noradrenalin, Dopamin, Serotonin und 5-Hydroxyindolessigsäure, während Tyrosin und Tryptophan keine Änderungen aufweisen. Ursache ist eine ererbte oder erworbene Änderung des Aktivitätsmusters der auf- und abbauenden Enzyme im Hirnstoffwechsel der biogenen Amine.

Symptome

Depressive Erkrankungen sind durch ein Symptomenmuster charakterisiert, das als Basis der Klassifizierung dient. **Leitsymptome** sind:

- Gefühl der Leere, Sinnlosigkeit, Lustlosigkeit und Apathie
- depressive Stimmung.

Weitere Symptome können sein:

- Appetitlosigkeit, Gewichtsverlust
- Gefühl der Erschöpfung
- Gefühl der Wertlosigkeit, inadäquate Schuldgefühle
- Konzentrationsstörungen, Unschlüssigkeit, Entscheidungsunfähigkeit
- Suizidgedanken
- Agititiertheit oder Verlangsamung.

Eine schwere unipolare oder bipolare Depression liegt vor, wenn die Hauptsymptome 1 und 2 plus mindestens 4 weitere Symptome vorliegen und die Beschwerden mindestens 2 Wochen anhalten. Ohne Behandlung bilden sich auch schwere Depressionen meist nach 6–12 Monaten zurück.

Melancholische Depression (früher endogene Depression)

Charakteristisch ist die Unfähigkeit zu Trauer und das Gefühl der Leere sowie ein ausgeprägtes morgendliches Stimmungstief.

Psychotische Depression

Hier kommen zur Depression noch Wahnvorstellungen, die eine Behandlung mit Neuroleptika erfordern.

Weitere Formen der Depression

- Atypische Depression ohne melancholische Symptome
- Reaktive Depression auf traumatische Erlebnisse
- Larvierte Depression, bei der körperliche Symptome wie Kopfschmerz, Schlafstörung oder Verdauungsstörungen im Vordergrund stehen
- Somatogene Depression, die von Erkrankungen oder Medikamenten (Reserpin, Flunarizin) ausgelöst wird.

Therapie

Zur Behandlung aller Depressionsformen werden **Antidepressiva** eingesetzt. Diese Pharmaka haben beim Gesunden nur Nebenwirkungen, aber keine Wirkungen. Theoretisch (Idealfall) sollte nur die melancholische Depression mit Antidepressiva behandelt werden. Für die neurotischen und reaktiven Depressionen ist die Psychotherapie zuständig. Das lässt sich in der Praxis aber aus vielerlei Gründen nicht durchhalten (kein Psychotherapeut im Umkreis, Patient unwillig oder ungeeignet für Psychotherapie etc.). Deshalb werden in der Regel auch neurotische Depressionen und larvierte Depressionen mit Antidepressiva behandelt. Körperlich begründbare Psychosen (Tumoren, endokrine Störungen) sind eine Domäne des Internisten.

Tab. 30.4 Wirkungsgruppen der Antidepressiva.

Typ	Wirkung
Amitriptylin-Typ	depressionslösend und stark dämpfend
Imipramin-Typ	depressionslösend, psychomotorisch schwach aktivierend
Desipramin-Typ	depressionslösend, psychomotorisch stark aktivierend

Indikationen

Antidepressive Pharmaka sind indiziert bei:
- psychischen (neurotischen) Depressionen
- melancholischen Depressionen und manisch-depressiven Erkrankungen
- organisch begründbaren Depressionen
- chronischen Schmerzzuständen zur Einsparung von Analgetika.

Die Zielsymptome des Patienten werden mit den Antidepressiva therapiert. Meist gelingt es, für jedes antidepressive Pharmakon ein Wirkungsspektrum zu beschreiben, das sich aus der Gesamtheit der Zielsymptome zusammensetzt. Kielholz empfahl 1971 bei der Pharmakotherapie von Depressionen von drei **Zielsymptomen** auszugehen:
- ängstlich-psychomotorische Erregtheit
- vital-depressive Verstimmung
- psychomotorische Gehemmtheit.

Mit Hilfe dieser Symptomgruppen lassen sich innerhalb der antidepressiven Pharmaka Wirkungsgruppen unterscheiden, die in Tabelle 30.4 aufgeführt sind.

Diese drei Wirkungstypen sind die Grundpfeiler des von **Kielholz** aufgestellten **Dreikomponentenschemas,** das von anderen Autoren modifiziert wurde. Das Dreikomponentenschema stützt sich auf klinische Erfahrung und hat sich als Orientierungshilfe bewährt. Abbildung 30.1 zeigt so ein Schema. Eine gute pragmatische Festlegung ergibt sich auch, wenn man für jedes Antidepressivum das wichtigste Zielsymptom angibt (☞ Tab. 30.5).

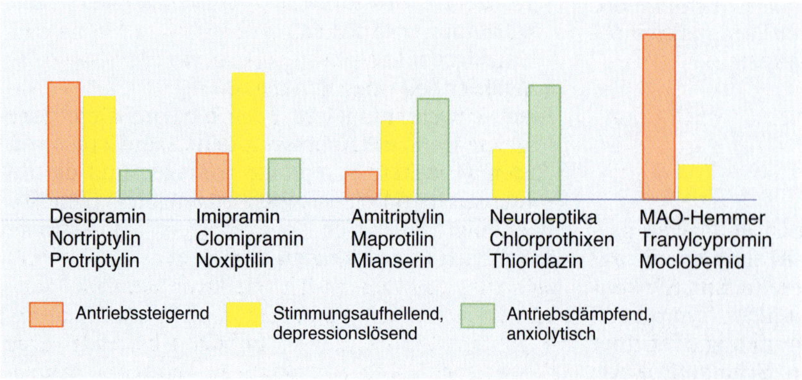

Abb. 30.1: Kiehlholz-Schema.

Tab. 30.5 Anordnung der Antidepressiva nach Indikationsbereich und Leitsymptomen.

Leitsymptom	Wirkstoff	Handelsname	Tagesdosis (mg) Klinik	ambulant
gehemmt, apathisch	Desipramin	Pertofran®	75–250	50–75
	Nortriptylin	Nortrilen®	30–100 (max. 225)	30–75
Melancholie mit Tagesperiodik	Imipramin	Tofranil®	100–300	50–100
vitale Hemmung	Clomipramin	Anafranil®	75–225	50–100
leichte motorische Unruhe	Dibenzepin	Noveril®	240–720	120–240
Agitiertheit, Unruhe, Angst	Amitriptylin	Saroten®	75–300	50–75
	Doxepin	Aponal®	75–300	75–150
	Maprotilin	Ludiomil®	max. 225	75
	Mianserin	Tolvin®	max. 120	30
starke Agitiertheit, Angst	Chlorprothixen	Truxal®	300–800	30–200
Schlaflosigkeit	Levomepromazin	Neurocil®	max. 600	15–150
leichte depressive Verstimmung	Thioridazin	Melleril®	max. 600	50–200
melancholische Depression	Tranylcypromin	Iatrosom®	max. 60	20–40
Panik, soziale Phobie	Moclobemid	Aurorix®	max. 600	2 × 150 –2 × 300
neurotische Depression und Depressionen ohne nosologische Zuordnung	Fluoxetin	Fluctin®	max. 60	1–3 × 20
	Paroxetin	Seroxat®	max. 50	1 × 20
	Fluvoxamin	Fevarin®	max. 300	1–3 × 50
	Citaprolam	Cipramil®	max. 60	1 × 20
	Sertralin	Gladem®	max. 200	1 × 50
	Venlafaxin	Trevilor®	max. 375	75–150
	Trazodon	Thombran®	max. 600	100–400

Trizyklische Antidepressiva sind die wirksamsten Antidepressiva, die zur Verfügung stehen. Sie wirken besonders bei schweren, akut einsetzenden Depressionen, weniger gut bei lang dauernden chronischen Depressionen. Ähnliches gilt für Depressionen als Folge anderer psychischer Störungen wie Schizophrenie, Alkoholismus oder Hysterie. Bei der Behandlung endogener Depressionen mit Antidepressiva liegt die Erfolgsquote bei 60–70 %. Je nach Färbung der Depression in Richtung auf erhöhten oder erniedrigten Antrieb wählt man das passende Pharmakon aus. Wichtige Gesichtspunkte einer antidepressiven Pharmakotherapie sind:

- Antidepressiva wirken symptomatisch und verkürzen die Krankheitsdauer nicht. Daher ist in der Regel eine Langzeitbehandlung erforderlich, auch wenn sich Besserung einstellt.
- Antidepressiva verhindern nicht das Auftreten neuer Phasen bei endogenen Depressionen, weshalb auch im beschwerdefreien Intervall behandelt werden muss.
- Antidepressiva können den Antrieb früher normalisieren als die depressive Verstimmung (Phasenregel). Dadurch erhöht sich die Suizidgefahr. Es empfiehlt sich, zu Therapiebeginn zusätzlich Benzodiazepine zu geben. Fixe Kombinationen von Antidepressiva mit Benzodiazepinen oder Neuroleptika sind abzulehnen.
- Antidepressiva können zu jeder Zeit manische oder delirante Erregungszustände auslösen, die durch Benzodiazepine beherrschbar sind. Wenn nicht, muss die antidepressive Behandlung abgebrochen werden.
- Bei schweren agitierten Depressionen können zusätzlich Neuroleptika gegeben werden, wenn es der Kreislauf erlaubt.
- Bei Schizophrenie mit Begleitdepression können ebenfalls Neuroleptika mit Antidepressiva kombiniert werden.
- Antidepressiva haben eine Wirkungslatenz von 1–2 Wochen.

Schwere Depressionen sind nach wie vor die Domäne der klassischen nichtselektiven Reuptake-Inhibitoren (NSRI) wie Amitryptilin, Imipramin und Clomipramin. Bei leichteren, ambulant behandelbaren Depressionen sind die selektiven Serotonin-Reuptake-Inhibitoren (SSRI) wie Fluoxetin, Sertalin, Paroxetin und Citaprolam den trizyklischen Antidepressiva gleichwertig in der Wirkung. Auch SSRI haben schwere Nebenwirkungen, wenn auch andere als NSRI. Statt SSRI können auch Maprotilin (NARI), Desipramin (NARI), Nortryptilin (NARI), Mianserin (NASSA) oder Mirtazapin (NASSA) eingesetzt werden. Die Auswahl geschieht anhand des NW-Profils und der Begleiterkrankungen des Patienten. Bei alten Menschen ist auch auf die Steuerbarkeit zu achten. Fluoxetin ist beispielsweise schlecht steuerbar (HWZ 3 bzw. 7 d). Bei der atypischen Depression und bei der sozialen Phobie werden MAO-Hemmer empfohlen. Auch bei älteren Patienten werden gern MAO-Hemmer eingesetzt, da sie nicht sedieren und keine anticholinergen NW haben.

Manische Phasen einer bipolaren Depression oder als NW von Antidepressiva erfordern das Absetzen des Antidepressivums und eine Behandlung mit Neuroleptika.

Kontraindikationen

Antidepressiva sind kontraindiziert bei schweren Erkrankungen von Leber und Niere, bei Prostatahyperplasie, Engwinkelglaukom und Pylorusstenose (anticholinerge Nebenwirkungen).

Kasuistik

Eine 35-jährige Frau wird bewusstlos in die Notfallambulanz eines Kreiskrankenhauses eingewiesen. Vermutlich hat sie versucht, sich das Leben zu nehmen. Die Patientin ist in psychiatrischer Behandlung. Ihr Puls ist unregelmäßig, das EKG zeigt breite QRS-Komplexe und ventrikuläre Extrasystolen. Während der Ableitung des EKGs entwickelt die Patientin einen zerebralen Krampfanfall.

Die Symptomatik ist typisch für eine Intoxikation mit trizyklischen Antidepressiva wie Amitriptylin (chinidinartiger Effekt). Akut erhält die Patientin Diazepam zur Bekämpfung des Krampfanfalls und Aktivkohle, um die Resorption des Medikaments soweit noch möglich zu stoppen. Anschließend wird sie auf die Intensivstation verlegt, und es wird eine Hämoperfusion durchgeführt. Die weitere Therapie ist symptomatisch mit Diazepam, Physiostigmin und Betablockern. Die Herzrhythmusstörungen lassen erst zwei Tage später nach.

30.1.3 Manische Syndrome

Merke!
Eine Manie ist eine Form von zentraler Erregung.

Symptome

Die Patienten sind rastlos aktiv, erfindungsreich und kommen nicht zur Ruhe. Sie haben keine Krankheitseinsicht, sondern halten sich für besonders clever und erfolgreich (Größenwahn). Wenn sie sich unter antipsychotischer Behandlung von ihrer Psychose distanzieren können, empfinden sie die dauernde Aktivität als unangenehme Erregung und Zwang. Maniker können geradezu hypnotisch überzeugend sein. Wenn sie im Geschäftsleben aktiv werden, können sie großen finanziellen Schaden für sich und andere anrichten.

Therapie

Die Therapie besteht in psychomotorischer Dämpfung mit stark wirkenden **Neuroleptika** wie Haloperidol oder Fluspirilen und in der Gabe von **Lithium** zur Anfallsprophylaxe. Zur Akuttherapie eignet sich Lithium wegen seines erst nach Wochen auftretenden Effekts nicht. Lithium und Neuroleptika können kombiniert werden. Geeignete Lithiumpräparate sind in Tabelle 30.6 aufgeführt. Die Dosierung erfolgt einschleichend. Bei Dauertherapie werden Retarddarreichungen empfohlen. Da Lithium eine geringe therapeutische Breite hat (0,6–0,8 mmol/l) sind Kontrollen der Plasmakonzentration erforderlich. Bei älteren Menschen genügt ein Plasmaspiegel von 0,4–0,6 mmol/l Li^+.

Merke!
Lithiumclearance (ml/min) mal 1,8 = Erhaltungsdosis (mmol/24 h).

In der Schwangerschaft ist Lithium **kontraindiziert,** da es bei 10 % der Feten zu Missbildungen an Herz und Gefäßen führt. Auch in der Stillzeit darf Lithium nicht eingesetzt werden.

Tab. 30.6 Lithiumpräparate zur Behandlung der Manie.

Wirkstoff	Handelsname	Dosierung
Lithiumacetat	Quilonum retard®	1–2 × 450 mg Ret.-Tabl. = 1–2 × 12,2 mval Li^+
Lithiumcarbonat	Hypnorex retard®	1–2 × 400 mg Ret.-Tab. = 1–2 × 10,8 mval Li^+
Lithiumsulfat	Lithium Duriles®	2 × 1–2 Ret.-Tabl. 330 mg = 12–24 mval Li^+

30.1.4 Prophylaxe depressiver und manischer Phasen (Zyklothymie)

Antidepressiva verhindern bei der endogenen Depression nicht das Auftreten neuer Phasen, auch wenn sie als Dauertherapie gegeben werden. Depressive Phasen werden mit trizyklischen Antidepressiva behandelt, entsprechend ihren Teilsymptomen Antrieb, Stimmung und Angst. Bei Therapieresistenz können MAO-Hemmer versucht werden. Auch die Gabe von Benzodiazepinen ist möglich.

Die manischen Phasen werden mit Neuroleptika und Lithiumsulfat behandelt. Antidepressiva können bei prädisponierten Patienten die Krampfbereitschaft erhöhen und müssen eventuell mit Carbamazepin (Tegretal®) kombiniert werden. **Indikationen** für Carbamazepin sind Epilepsien, Neuralgien und manisch depressive Erkrankungen (bipolare Psychosen), vor allem, wenn die Phasen schnell wechseln (Rapid Cyclers). Carbamazepin hat eine größere therapeutische Breite als Lithium, und die Wirkung setzt schneller ein. Es ist eine einschleichende Dosierung erforderlich. Die Erhaltungsdosis liegt zwischen 400 und 1600 mg/d.

Bei der manischen Depression wechseln Phasen von Überaktivität mit Phasen tiefer depressiver Verstimmung. Auch hier wird eine Dauertherapie mit Lithium eingeleitet. Die Erfolgsquote liegt bei 70–90 %. Bei Abbruch der Lithiumtherapie treten die zyklothymen Phasen wieder auf. Zur Dauertherapie empfehlen sich Retardpräparate in zwei Tagesdosen. Als Richtwert gelten 36 mmol Li^+/d, jedoch muss die Dosierung ständig durch Bestimmung des Plasmaspiegels überprüft werden. Der therapeutische Plasmaspiegel liegt zwischen 0,8 und 1,2 mmol Li^+/l.

30.2 Organisch begründbare Psychosen

Organisch begründbaren Psychosen (organische Psychosyndrome) liegt eine **körperliche Krankheit** zugrunde. Beispiele dafür sind:

- Hyperthyreose
- Arteriosklerose der Hirngefäße, Apoplex, Enzephalitis
- Zustand nach Schädel-Hirn-Trauma
- Narkosen und postoperative Zustände
- Intoxikationen mit Medikamenten, Alkohol oder Drogen.

Solange die Grundkrankheit noch nicht unter Kontrolle ist, wird symptomatisch mit Neuroleptika behandelt.

Die **Indikationen** für eine Therapie mit Neuroleptika bei organisch begründbaren Psychosen sind:

- psychomotorische Erregung bei Oligophrenie und Psychopathie
- psychotische Zustandsbilder mit Wahn, Trugwahrnehmungen und schizophrenen Denkstörungen
- chronisch schizophrene Psychosen, Hebephrenie, chronische Manien, Schizophrenia simplex, Involutionspsychosen
- Delirien, Halluzinationen bei LSD, Alkohol- oder Amphetaminabhängigkeit (cave: Verstärkung von Entzugssymptomen)
- Prämedikation vor Narkosen
- Neuroleptanalgesie
- Behandlung chronischer Schmerzen zur Opiateinsparung
- Chorea Huntington, De-la-Tourette-Syndrom.

Behandlung des Alkoholdelirs

Alkoholdelirien sind häufige organische Psychosyndrome. Sie treten bei chronischem Alkoholismus entweder während des fortgesetzten Trinkens oder als Alkoholentzugserscheinung (häufiger) auf. Die **Medikation** besteht in der Gabe von Clomethiazol (Distraneurin®) und einem schwachen Neuroleptikum wie Doxepin (Aponal®). Zur Kompensation der Noradrenalinausschüttung gibt man Clonidin (Catapressan®). Clomethiazol kann zu Atemdepression und Blutdruckabfall führen. Es ist bei akuter Alkoholintoxikation kontraindiziert.

Die **Kontraindikationen** für eine Therapie mit Neuroleptika sind:

- Zerebralsklerose
- zusätzliche depressive Psychosen
- akute Intoxikationen mit Alkohol, Schlafmitteln, Morphinen und Psychopharmaka
- schwere Leber und Nierenschäden
- schwere kardiovaskuläre Erkrankungen
- komatöse Zustände, z. B. bei Schädel-Hirn-Trauma
- Epilepsie
- Bagatellerkrankungen wie Schlafstörung und Reisekrankheit (Kinetosen).

30.3 Neurotische, reaktive und psychosomatische Störungen

Auch bei psychoreaktiven und neurotischen Störungen sind Antrieb, Grundstimmung und Affektivität verändert. Bei der Neurose ist, im Gegensatz zur Psychose, die **Einsichtsfähigkeit erhalten,** auch wenn sie schmerzhaft ist. Maßgebend ist die Reaktion des Individuums auf die Umwelt. Neurotiker zeigen eine **gestörte Konfliktbewältigung.** Neurotische Störungen können sich als depressive, asthenische, hysterische, hypochondrische, gereizte oder zwanghafte Verhaltensweisen äußern. Auch Konversionsneurosen wie die larvierte Depression oder die Konversionshysterie sind möglich. Je nach Dauer kann man zwischen akuten und chronischen Neurosen unterscheiden. Ein wichtiges Begleitsymptom bei den meisten neurotischen Störungen ist die Angst, mit den bekannten körperlichen Korrelaten Schweißausbruch, Blässe, Zittern, Tachykardie, Durchfall u. a. Man schätzt, dass in Deutschland 15–20 % der Bevölkerung unter Angstzuständen mit Krankheitswert leiden, was sich anhand des Tranquilizerverbrauchs abschätzen lässt. Bei Frauen sind Angsterkrankungen doppelt so häufig wie bei Männern.

Therapie

Die Behandlung der Wahl bei Neurosen ist die **Psychotherapie.** Diese ist aber nur in seltenen Fällen möglich. Viele Patienten lehnen eine Psychotherapie ab, weil sie Angst davor haben oder weil sie sich diskriminiert fühlen („Ich bin doch nicht verrückt"). Häufig scheitert eine Psychotherapie auch an äußeren Widerständen: kein Psychotherapeut in erreichbarer Nähe, hohe Kosten der Behandlung oder Alter des Patienten. Bei Patienten über 40 Jahren wird in der Regel keine analytische Psychotherapie mehr durchgeführt, sondern nur noch eine Gesprächstherapie oder eine Verhaltenstherapie. Die Mehrheit der neurotischen Patienten mit Leidensdruck ist jedoch auf medikamentöse Hilfe angewiesen.

Mittel der Wahl einer **Pharmakotherapie** der Neurosen sind **Tranquilizer.** Neuroleptika eignen sich wegen ihrer NW nicht bei dieser Indikation. Tranquilizer haben keine antipsychotische Wirkung, das unterscheidet sie von Neuroleptika. Tranquilizer wirken **sedierend** und **angstlösend.** Sie wirken spezifischer als Hypnotika und Sedativa. Kognitive und sensomotorische Fähigkeiten werden nur in geringem Umfang verschlechtert. Sie haben eine große therapeutische Breite und sind untoxisch. Allerdings haben Tranquilizer ein **Suchtpotenzial** und werden von Millionen Menschen unkritisch eingenommen. Es gibt verschiedene chemische Gruppen von Tranquilizern, von denen die meisten kaum noch eine Bedeutung haben. Benzodiazepine sind die meistverordneten Tranquilizer. Die Tabelle 30.7 zeigt die verschiedenen Gruppen von Tranquilizern.

Neben chemisch definierten Pharmaka werden auch eine Reihe Pflanzenextrakte wie beispielsweiser Kava-Extrakte (Schmuckpfeffer) angeboten. Aber einmal mehr hat sich gezeigt, dass Naturpräparate nicht harmlos sind. Insbesondere bei Überdosierung ist Kava-Kava hepatotoxisch. Kava-Pyrone werden bei Angstzuständen und Wechseljahrbeschwerden mit depressiven Verstimmungen weltweit verordnet.

Tab. 30.7 Dosierung von Benzodiazepinen.

Wirkstoff	Handelsname	Tagesdosis (mg)	Eliminations-HWZ (h)	Aktive Metaboliten (HWZ in h)
Benzodiazepine mit kurzer Wirkungsdauer (HWZ < 10 h)				
Brotizolam	Lendormin®	0,25	4–7	-
Midazolam	Dormicum®	2,5–10	2	vermutlich (15–20)
Triazolam	Halcion®	0,25	2–3	Hydroxytriazolam (4–8)
Benzodiazepine mit mittlerer Wirkungsdauer (HWZ 10h)				
Lormetazepam	Noctamid®	1	8–16	-
Oxazepam	Adumbran®	20–50	5–12	-
Temazepam	Remestan®	20	8–16	-
Benzodiazepine mit langer Wirkungsdauer (HWZ > 10 h)				
Alprazolam	Xanax®	1–6 max. 10	12–15	-
Bromazepam	Lexotanil®, Bromazep	3–6	12–24	-
Chlordiazepoxid	Librium®, Radepur®	15–50	9–18	Desmethylchlordiazepoxid (10–18)+Demoxepam (35–50)
Clobazam	Frisium®	10–30		N-Desmethylclobazam (36–80)
Clonazepam	Rivotril®	1–20	40	-
Diazepam	Valium®, Diazep®	10–30	33–53	N-Desmethyldiazepam (50–100) Oxazepam (5–12)
Flunitrazepam	Rohypnol®	1–2	15–25	7-Aminoflunitrazepam (23)
Flurazepam	Dalmadorm®	15–30	< 1	N-Desalkylflurazepam (50–100)
Lorazepam	Tavor®	1–5	13–14	-
Nitrazepam	Mogadan®	5–10	28–31	-
Nordazepam	Tranxillium®	10–30	33–53	Oxazepam (5–12)
Prazepam	Demetrin®	10–30	1	N-Desmethyldiazepam (50–100)
Tetrazepam	Musaril®, Tethexal®	100–200	20	-

Tab. 30.8 Wirkungsspektren von Benzodiazepin-Tranquilizern.

Wirkstoff	Handelsname	Dosierung (mg/d)
Tranquilizer mit guter Anxiolyse, geringer Sedierung und ohne Muskelrelaxierung		
Pirazepam	Demetrin®	10–20
Clobazam	Frisium®	20–30
Bromazepam	Lexotanil®	6–18
Tranquilizer mit guter Anxiolyse, leicht sedativer und wenig muskelrelaxierender Wirkung		
Oxazepam	Adumbran®, Praxiten®	20–30
Chlordiazepoxid	Multum®	5–30
Dikaliumchlor azepat	Tranxilium®	10–20
Tranquilizer mit Anxiolyse, sedativer sowie muskelrelaxierender und antikonvulsiver Wirkung		
Diazepam	Valium®	5–20
Lorazepam	Tavor®	1–3
Starke Muskelrelaxierung		
Clonazepam	Rivotril®	1–20

Wirkungen

Tranquilizer wirken bei Angst, bei Spannungszuständen und bei Zwangsvorstellungen dämpfend, angstlösend und nur **gering sedierend.** Sie wirken entspannend und ausgleichend („rosa Brille"), haben aber auch in hohen Dosen keine antipsychotische Wirkung wie die Neuroleptika. Die beste Wirkungsbeschreibung der Tranquilizer stammt von einer Patientin, die über quälende Spannungs- und Unruhezustände klagte, hinter denen sich eine akute Hyperthyreose verbarg. Diese wurde aber nicht erkannt, statt dessen wurde die Patientin unter der Diagnose „vegetative Dystonie" mit Benzodiazepinen behandelt. Die Patientin erklärte später: „Die Symptome der Hyperthyreose (Angst, Herzklopfen, Schweißausbruch, Schlafstörung) blieben unverändert, aber sie haben mich nicht mehr gestört." Benzodiazepine haben eine große therapeutische Breite und eine lange Wirkungsdauer. Wenn man nur die Angst behandeln will, dann eignet sich jedes Benzodiazepin für die Pharmakotherapie. Unterschiede bestehen nur in den Begleitwirkungen. Tabelle 30.8 zeigt die Wirkungsspektren verschiedener Benzodiazepin-Tranquilizer.

Indikationen

Zu den **Indikationen** für eine Therapie mit **Tranquilizern** gehören:
- psychosomatische und vegetative Allgemeinstörungen
- Schlafstörungen
- Muskelverkrampfungen
- Entspannung bei Geburtshilfe
- Unterstützung der Psychotherapie bei Angstneurosen
- Adjuvans bei endogenen Depressionen am Anfang der Behandlung, um die Antriebssteigerung zu dämpfen
- antiepileptische Therapie
- organische Hirnschäden mit Spastik und Athetosen
- Organerkrankungen, die mit Angst einhergehen (Asthma, Herzinfarkt, Lungenembolie).

Wirkungen, Nebenwirkungen und Interaktionen (☞ 28.2.5)

Hinweise zur Verordnung von Tranquilizern

Ein Sachverständigenausschuss der Bundesregierung hat empfohlen, folgende Hinweise über die Verordnung von Benzodiazepinen in die Fachinformationen für Ärzte aufzunehmen:

Merke!

„Benzodiazepine sind Arzneistoffe zur symptomatischen Behandlung vorübergehend medikamentös behandlungsbedürftiger Angstzustände und Schlafstörungen. Seit längerem geben Missbrauch und Abhängigkeit Anlass zur Besorgnis.
Benzodiazepine werden nach bisherigen Erkenntnissen zu häufig und über eine zu lange Zeit verordnet. Das Risiko einer Abhängigkeitsentwicklung steigt mit der Höhe der Dosis und der Dauer der Anwendung. Neben ihrem Abhängigkeitspotenzial beinhalten Benzodiazepine weitere Risiken wie die von Residualeffekten (Beeinträchtigung des Reaktionsvermögens, z. B. Verkehrsgefährdung), Absetzphänomenen einschließlich Reboundeffekten (verstärktes Wiederauftreten der ursprünglichen Symptomatik nach Absetzen der Medikation), Ge-

dächtnisstörungen und anterograder Amnesie, neuropsychiatrischen Nebenwirkungen einschließlich paradoxer Reaktionen, ferner Änderung der Halbwertszeiten bestimmter Stoffe, insbesondere bei älteren Menschen. Deshalb sind von den verordnenden Ärzten die folgenden Richtlinien zu beachten:

- Sorgfältige Indikationsstellung!
- Bei Patienten mit einer Abhängigkeitsanamnese ist besondere Vorsicht geboten. In der Regel keine Verschreibung.
- In der Regel kleinste Packungsgröße verordnen.
- In möglichst niedriger, aber ausreichender Dosierung verordnen. Dosis möglichst schon in der ersten Behandlungswoche reduzieren bzw. Dosierungsintervall vergrößern.
- Therapiedauer vor Behandlungsbeginn mit dem Patienten vereinbaren und Behandlungsnotwendigkeit in kurzen Zeitabständen überprüfen. Es gibt Abhängigkeit auch ohne Dosissteigerung sowie die so genannte „Niedrigdosisabhängigkeit"!
- Nach längerfristiger Anwendung (über eine Woche) schrittweise Dosisreduktion, um Entzugssymptome wie z. B. Unruhe, Angst, Schlafstörungen, delirante Syndrome oder Krampfanfälle zu vermeiden. Auch leichte Entzugssymptome können zu erneuter Einnahme führen.
- Aufklärung des Patienten, dass Benzodiazepine keinesfalls an Dritte weiterzugeben sind.
- Benzodiazepinverschreibungen sollten vom Arzt stets eigenhändig ausgefertigt und dem Patienten persönlich ausgehändigt werden.
- Beachtung der Fach- und Gebrauchsinformation sowie der einschlägigen wissenschaftlichen Veröffentlichungen.
- Alle Abhängigkeitsfälle über die jeweiligen Arzneimittelkommissionen der Kammern der Heilberufe dem Bundesgesundheitsamt zur Kenntnis bringen."

30.4 Hyperkinetisches Syndrom

Unter Hyperkinese oder Hyperkinesie versteht man die pathologische Steigerung der Motorik mit zum Teil unwillkürlich ablaufenden Bewegungen. Hyperkinese findet man bei Erkrankungen des extrapyramidalen Systems (Athetose, Chorea), bei affektiven Psychosen und bei frühkindlichem Hirnschaden. Kinder mit hyperkinetischem Syndrom sind ununterbrochen in Bewegung, können keine Sekunde stillhalten und sich nicht konzentrieren, Lern- und Verhaltensstörungen sind die Folge. Das hyperkinetische S. wird auch als **ADHS** (Aufmerksamkeit Defizit Hyper Aktivitätsstörung) bezeichnet. Auch als Erwachsene zeigen Patienten mit ADHS noch Auffälligkeiten.

Behandelt wird die kindliche Hyperkinese mit **Methylphenidat (Ritalin®)** oder **Fenetyllin (Captagon®).** Beide Substanzen müssen auf BtM-Rezept verordnet werden. Wenn beide Medikamente nicht ansprechen, kann **Pemolin (Tradon®)** versucht werden, das auf normalem Rezept verordnet wird. Die Verordnung von Methylphenidat hat von 1991–1999 auf das 21fache zugenommen, was einem geschätzten Bevölkerungsanteil von 0,4 % entspricht. In den USA ist die Verordnungshäufigkeit 6-mal höher, was aber vermutlich auf häufig falscher Indikationsstellung beruht.

In den USA wird auch Dextroamphetamin (DextroStat™) zur Behandlung der kindlichen Hyperkinesie eingesetzt.

30.5. Narkolepsie

Die Narkolepsie zählt zu den Hypersomnien und sollte nicht mit epileptischen Erkrankungen (☞ Kap. 32) verwechselt werden. Gekennzeichnet ist dieses Krankheitsbild von plötzlichen, unwiderstehlichen Schlafattacken, die sofort mit REM-Schlaf beginnen und meist auch mit einem Tonusverlust der Muskulatur (Kataplexie) einhergehen, so dass der Patient wie ein Bewusstloser in sich zusammensinkt. Die Attacke dauert meist 10–20 Minuten und danach erwacht der Betroffene erfrischt und munter. Für die Narkolepsie bei Hunden wurde mittlerweile das verantwortliche Gen identifiziert, bei Menschen und Mäusen scheint die Narkolepsie einen anderen Mechanismus zu haben. Der Hypothalamus produziert ein Protein namens Orexin, das für die Auslösung des Hungergefühls bzw. Appetits verantwortlich ist. Bei Mäusen wurde Orexin durch Gabe eines Antagonisten blockiert und die Tiere bekamen Narkolepsie.

Die Therapie der Narkolepsie besteht in der Gabe von Psychostimulanzien sowie Verhaltensmaßnahmen wie Vermeidung von Schichtarbeit und geregelte Schlafzeiten. Geeignete Psychoanaleptika zeigt die Tabelle 30.9.

Modafinil ist in den USA frei käuflich und wird als Suchtmittel missbraucht.

Die Kataplexie spricht nicht auf Psychostimulanzien an, hierfür eignen sich trizyklische Antidepressiva und SSRI (☞ Kap. 28.4.4).

Tab. 30.9 Psychostimulanzien zur Behandlung der Narkolepsie.

Wirkstoff	Handelsname	Dosierung (mg/d)	Rezeptformular
Amphetaminil	AN 1®	1–3 × 10 mg	Rp
Methylphenidad-HCl	Ritalin®, Medikinet®	2–3 × 10 mg	Btm
Modafinil	Vigil®	1 × 200–400 mg	Btm

31 Die Pharmakotherapie der Parkinson-Erkrankung

31.1 Begriffsbestimmung

Der **Morbus Parkinson** ist eine der häufigsten neurologischen Erkrankungen. 1–2 % der über 60-Jährigen erkranken daran. Die klassische **Symptomentrias** des M. Parkinson sind Rigor, Tremor und Akinese. Hinzu kommen vegetative Störungen wie verstärktes Schwitzen, verstärkte Seborrhö und Depressionen. Die Plussymptome des M. Parkinson (Rigor und Tremor) beruhen auf einem relativen Übergewicht von acetylcholinergen Neuronen, das Minussymptom (Akinese) auf Dopaminmangel. **Initial tritt beim M. Parkinson häufig ein neuralgischer Extremitätenschmerz auf.**

Merke!
M. Parkinson ist eine Erkrankung des extrapyramidal-motorischen Systems (EPM-System).

31.2 Therapieprinzipien

Ansätze zur Pharmakotherapie des M. Parkinson sind:

- **Dämpfung des cholinergen Systems** mit m-Cholinozeptor-Antagonisten.
- **Aktivierung des dopaminergen Systems** mit L-DOPA, Amantadin, MAO-B-Hemmern u.a. Neben der medikamentösen Therapie erfolgen Bewegungstherapie und Sprechtherapie.
- Zur Linderung der **initialen Neuralgien** sollte ein Versuch mit Carbamazepin (Tegretal®) unternommen werden.

31.3 Auswahl der Medikamente

Die Auswahl der Medikamente richtet sich nach den führenden Symptomen (☞ Tab. 31.1).

Mittel der Wahl bei leichtem oder **beginnendem Morbus Parkinson** mit den Symptomen Hypokinesie und Rigor ist **Amantadin** (PK-Merz®). Es führt bei Monotherapie in 20–30 % der Fälle zur Besserung durch Freisetzung von körpereigenem Dopamin.

Geeignet sind auch Anticholinergika wie Biperiden (Akineton®) oder Metixen (Tremarit®), die vor allem die Plussymptomatik Rigor und Tremor verbessern.

Ebenfalls im Frühstadium des M. Parkinson sollte der MAO-Hemmer Selegilin (Movergan®) eingesetzt werden. Seine Wirkung lässt aber unter Dauertherapie nach einem Jahr nach. Die Therapie wird einschleichend begonnen und die Dosis langsam bis zur optimalen Wirkung erhöht.

Tab. 31.1 Medikamentöse Differentialtherapie bei M. Parkinson (n. P.S. Schönhöfer et al.).

Wirkstoff/Wirkstoffgruppe	Minussymptome		Plussymptome	
	Akinese	Bradyphrenie	Rigor	Tremor
Levodopa, Dopamin-Rezeptor-Agonisten	+++	+++	++	+
Selegelin , MAO-Hemmer	+++	+++	++	+
Amantadin, Virustatikum	++	++	++	+
Biperiden, m-Rezeptor-Antagonisten	(+)	-	++	++
Entacapon, COMT-Hemmer	+++	++	++	+
Propranolol, Betablocker	-	-	-	+

Im fortgeschrittenen Krankheitsstadium beginnt man einschleichend mit der Kombination Levodopa + Benserazid (Madopar®) und fügt eventuell noch Bromocriptin (Pravidel®) oder Amantadin hinzu, um die Dosis von Levodopa möglichst gering zu halten. Lisurid (Dopergin®) wirkt wie Bromocriptin und bietet keine Vorteile. Levodopa wirkt nur, wenn noch intakte dopaminerge Neurone vorhanden sind, die L-Dopadecarboxylase enthalten. Bromocriptin als direkter Dopaminagonist wirkt auch bei degenerierten präsynaptischen Neuronen. Die Kombination Levodopa + Selegilin vermindert den schnellen Wirkungsverlust der Monotherapie mit Levodopa („Wearing-off"). Die morgendliche Steifheit der Parkinsonpatienten im fortgeschrittenen Stadium wird in 50–70 % der Fälle gebessert. Die „On"-Phasen werden verlängert und stabilisiert.

Entacapon (☞ Kap. 28.6.4) ist ein Hemmstoff der Catechol-O-Methyltransferase (COMT) der vorwiegend den peripheren Metabolismus von Levodopa blockiert, so dass die Verfügbarkeit von Levodopa im Hirn ansteigt. Entacapon reduziert die Off-Phasen um 30 % und ist für die Kombinationsbehandlung mit Levodopa für späten M. Parkinson zugelassen. **NW** sind Dyskinesien und Erregung durch verstärkte dopaminerge Stimulation. Entacapon ist lebertoxisch.

Merke!

Ein voll ausgeprägter M. Parkinson erfordert L-Dopa.

Neben den oben aufgezählten klassischen Antiparkinsonmedikamenten wird auch **Memantin** (Axura®) zur Behandlung des Morbus Parkinson eingesetzt. Memantin ist ein zentrales Muskelrelaxans, das die Glutamatrezeptoren im ZNS blockiert (NMDA-Antagonist) Es wird eingesetzt, um Störungen der Motorik, Hirnleistungsschwäche, depressive Verstimmung und Vigilanz zu verbessern.

Bestimmte Neuroleptika wie Tiaprid (Tiapridex®) wirken präsynaptisch hemmend und fördern die Ausschüttung von Dopamin aus dopaminergen Neuronen. Die Dyskinesien werden gebessert.

Tabelle 31.2 zeigt die Dosierung gebräuchlicher Antiparkinsonmedikamente bei Dauerbehandlung

Aufgrund der zahlreichen Nebenwirkungen ist die Therapie mit L-Dopa eine Gratwanderung zwischen Akinese bei Unterdosierung und choreatischen Hyperkinesien bei Überdosierung. Zur Erinnerung noch einmal die **unerwünschten Wirkungen** von **L-Dopa** (☞ Kap. 28.6.4):

- **ZNS.** Die Wirkungen sind mit denen des Amphetamins vergleichbar. Es kommt zu Euphorie, Angst, Schlaflosigkeit, eventuell auch zu akuten symptomatischen Psychosen mit Halluzinationen und paranoidem Verhalten. Auch Depressionen und Somnolenz wurden beschrieben. Bestehende Psychosen verschlechtern sich.

Zentral bedingt sind auch eine Reihe von extrapyramidalen Bewegungsstörungen, die nach mehrjähriger Behandlung auftreten (im Schnitt nach 5 Jahren). Man beobachtet Akinesien, plötzliche Bewegungsunfähigkeit (On-off-Phänomen), aber auch Hyperkinesien mit choreatischen Bewegungen, Dyskinesien und Dystonien. Akinesien treten meist auf, wenn die Wirkung des Dopamins abnimmt (End of Dose), während Hyperkinesien beim Wirkungsmaximum von Dopamin erscheinen.

- **Magen-Darm-Trakt.** Erbrechen, Übelkeit, Appetitlosigkeit, Obstipation und Diarrhö sind möglich.
- **Herz-Kreislauf-System.** Blutdruckabfall und orthostatische Regulationsstörungen durch die Gefäßdilatation (α-Rezeptoren) können vorkommen. Es entstehen eine reflektorische Tachykardie, fer-

Tab. 31.2 Dosierung von Antiparkinsonmedikamenten bei Dauerbehandlung.

Wirkstoff	kombiniert mit Wirkstoff	Handelsname	Dosierung (mg)
L-Dopa	Benserazid (Decarboxylasehemmer)	Madopar®	3 × 125
L-Dopa	Carbidopa	Nacom retard®	2 × 200
Entacapon		Comtess®	mehrmals 200, max. 2000
Amantadin	–	PK-Merz®	2—3 × 100
Metixen	–	Tremarit®	3 × 5 bis 2 × 15
Biperiden	–	Akineton®	3 × 2 bis 3 × 4
Benzatropin	–	Cogenitol®	1–3 × 2
Selegilin	–	Movergan®	1–2 × 5
Bromocriptin	–	Pravidel®	3 × 5
Lisurid	–	Dopergin®	3–6 × 0,2
Memantin-HCl	–	Axura®	1–2 × 10 mg

ner ventrikuläre Extrasystolen, selten Vorhofflimmern. Die Herzwirkungen kommen durch die b1-stimulierende Wirkung des Dopamins zustande. Sympathomimetika sollten nicht mit Levodopa kombiniert werden.

Begleitend zur medikamentösen Therapie erhält der Parkinsonpatient Krankengymnastik und eventuell eine Psychotherapie, da die Patienten intellektuell intakt sind und ihre reduzierten körperlichen Möglichkeiten als deprimierende Beeinträchtigung empfinden. Die Lebenserwartung ist bei Patienten mit M. Parkinson kaum eingeschränkt. Die Therapie des Morbus Parkinson ist eine lebenslange **Dauertherapie,** die mit zunehmender Krankheitsdauer immer schwieriger wird.

Parkinsontherapien im Versuchstadium

- Intrazerebrale Injektion von GDNF (Glia Cell Line Derived Neurotrophic Factor). Dieses Protein hat eine potente Stimulationswirkung auf das Wachstum von Dopaminneuronen, der im Tierversuch lange anhält.
- Implantation von Nervenzellen: Der Firma Neuro-Progen in Leipzig gelang es, humane neurale Vorläuferzellen aus dem Mittelhirn zu isolieren und zu vermehren. Nach Implantation sollen diese Dopamin produzieren.
- Implantation von Tiefenelektroden ins Gehirn und elektrische Stimulation.

32 Die Pharmakotherapie hirnorganischer Anfallsleiden

32.1 Einteilung hirnorganischer Anfallsleiden

Die **Einteilung** der Anfallsleiden erfolgt in der Regel nach klinischen Gesichtspunkten, d.h. nach den **Symptomen,** da diese ausschlaggebend für die Wahl der antikonvulsiven Medikamente sind. Eine mögliche Einteilung zeigt Abbildung 32.1.

Merke!
Epilepsie ist keine einheitliche Erkrankung, sondern der Oberbegriff für unterschiedliche Störungen des ZNS.

Das Erscheinungsbild der Krampfanfälle reicht von einer Beeinträchtigung der Aufmerksamkeit (Absencen) bis hin zu generalisierten tonisch-klonischen Krämpfen mit Bewusstlosigkeit (Grand-Mal-Status).

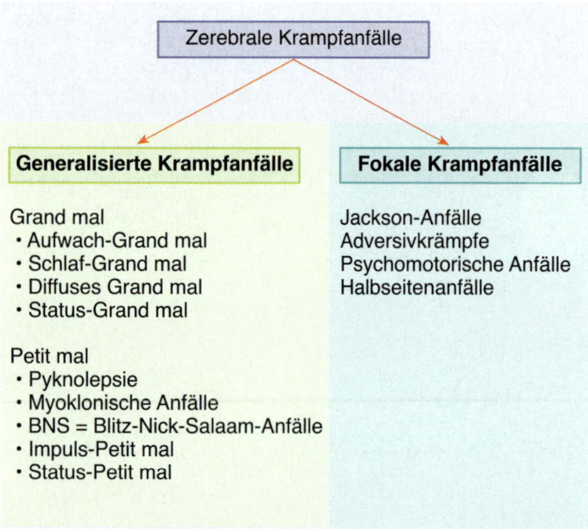

Abb. 32.1: Einteilung von Krampfanfällen schematisch.

Der Mechanismus der Krampfanfälle liegt noch weitgehend im Dunkeln. Auslöser oder Trigger sind Gruppen von Neuronen im ZNS mit instabilem Membranpotenzial, die sich synchronisiert entladen. Ein extrazelluläres Defizit von Natrium und von GABA scheint die Krampfbereitschaft zu erhöhen. Je öfter das Hirn krampft, umso besser wird die Synchronisation und umso leichter treten neue Krämpfe auf. Eine antiepileptische Therapie muss möglichst früh einsetzen, damit irreparable organische Hirnschäden vermieden werden, insbesondere Läsionen am hypoxieempfindlichen Ammonshorn.

32.2 Endogene und exogene Ursachen von Krampfanfällen

Grundsätzlich ist jedes Hirn krampffähig, wenn entsprechende Krankheiten oder Auslöser vorliegen, aber nur ca. 1 % aller Menschen leiden an ständigen oder wiederholten Krampfanfällen. Ca. 5 % der Bevölkerung erleiden irgendwann im Leben einen Krampfanfall (Gelegenheitskrämpfe). Ursachen können genetische Disposition oder Grundkrankheiten sein. Bei wiederholtem Auftreten von Krampfanfällen spricht man von **zerebralen Anfallsleiden** oder **Epilepsie.** Mögliche **Ursachen** können sein:

- frühkindlicher Hirnschaden durch Sauerstoffmangel, Alkoholembryopathie o.Ä.
- Hirnverletzungen durch Unfälle (Commotio, Contusio, Hirnblutungen, Apoplex)
- Hirntumoren, Hämangiome, Hirngefäßaneurysmen, Hirnödem
- Infektionen mit Meningitis und Enzephalitis, Infektkrämpfe
- Stoffwechselentgleisungen wie Elektrolytstörungen, Alkalose, Diabetes mellitus, Hypoglykämie, Urämie, Lebererkrankungen (Ammoniak), EPH-Gestose, Morbus Addison u.a.
- Vergiftungen mit Giften oder Pharmaka wie CO, Insektizide, Neuroleptika, Antidepressiva, Lokal-

anästhetika, Penicillin, Narkotika, Amphetamin und Alkoholen

- Entzugssyndrom bei Abusus von Alkohol, Morphinen, Benzodiazepinen und Barbituraten
- Schlafentzug, körperliche oder psychische Überlastung.

Im Alltagsleben gibt es viele Auslöser, die einen Krampfanfall triggern können, wie zum Beispiel stroboskopisches Licht in Diskotheken, flimmernde Fernseher, Alkohol, Schlafentzug und psychische Erregung.

Merke!

Eine medikamentöse Therapie der Epilepsie ist indiziert, wenn eine kausale Therapie durch Beseitigung der Grundkrankheit nicht möglich ist und feststeht, dass es sich um eine chronische Epilepsie handelt.

32.3 Therapie von zerebralen Krampfanfällen

Die meisten Krampfanfälle dauern nur wenige Minuten. Befindet sich der Patient außerhalb der Klinik, trifft der Arzt häufig erst ein, wenn der Krampfanfall vorbei ist, und muss sich dann von Augenzeugen die Symptome schildern lassen. Gleichgültig ob Laie oder Arzt, folgende **Maßnahmen** sind bei akutem Grand-Mal-Anfall angezeigt:

- **Patient** am Boden **liegen lassen,** nicht auf das Sofa zerren.
- Alle spitzen oder **gefährlichen Gegenstände** aus der Reichweite des Patienten **entfernen.**
- Mit Unterkiefergriff den **Kopf** nach hinten **überstrecken,** um die Atemwege freizumachen.
- **Beißsperre** zwischen die Zähne schieben, damit sich der Patient nicht die Zunge abbeißen kann. Ideal wäre Hartgummi, aber auch eine dreifache Lage Bierdeckel erfüllt den Zweck.
- Fuß des Arztes oder eines Helfers (idealerweise ein **Kissen**) unter den Hinterkopf des Krampfenden schieben, da der Patient in der Regel heftig mit dem Hinterkopf auf den Boden schlägt.
- Arme und Beine so **festhalten**, bzw. von Helfern festhalten lassen, oder **polstern,** dass sich der Patient nicht verletzten kann, aber nicht die Bewegungsfähigkeit total unterbinden, da es sonst zu Knochenbrüchen kommen kann.
- Wenn der Anfall länger dauert, **Sauerstoff** bereitstellen.
- Erst wenn diese Maßnahmen getroffen sind, kommen **Medikamente** zum Einsatz.

Medikamentöse Therapie

Im Anfall kommt bei Erwachsenen und Kindern nur **Diazepam** (Valium®) in Frage, da Phenytoin eine zu große Wirkungslatenz aufweist. Mit Diazepam lässt sich ein Anfall meist nicht stoppen, aber das Risiko eines neuen Anfalls innerhalb der nächsten Stunden sinkt. Wichtig ist die Beobachtung des Krampfenden

Tab. 32.1 Medikamentöse Dauertherapie verschiedener Formen des Krampfanfalls.

Anfallstyp	Symptome	Medikamente	
		1. Wahl	2. Wahl
Grand-Mal-Anfall	tonisch-klonisch generalisierte Krämpfe, Bewusstlosigkeit, Zungenbiss und Apnoe	Phenytoin, Phenobarbital, Primidon, Carbamazepin	Valproinsäure, Clonazepam, Clobazam
Aufwach-Grand-Mal		Valproinsäure	Primidon, Phenobarbital
Schlaf-Grand-Mal		Carbamazepin, Phenytoin	Primidon, Phenobarbital
Petit Mal	Absencen, Automatismen, geringe motorische Aktivität	Valproinsäure, Ethosuximid	Clonazepam, Nitrazepam
Impulsiv-Petit-Mal (BNS)	Einknicken der Beine, Schleudern der Arme	Clonazepam, Diazepam, Nitrazepam	Primidon, ACTH
Myoklonische Anfälle	Muskelzuckungen ohne Bewusstlosigkeit	Valproinsäure, Clonazepam, Nitrazepam	ACTH, Ethosuximid
Fokale Anfälle	Motorische, sensible und vegetative Störungen, keine Bewusstlosigkeit	Carbamazepin, Phenytoin	Valproinsäure, Vigabatrin zusätzl., Topiramat zusätzl.
Fokale A. therapieresistent		Lamotrigin Gabapentin	Topiramat zusätzlich

Anmerkung: BNS und Lennox-Gastaut-Syndrom werden trotz fokalem Beginn unter generalisierten Anfällen subsummiert, da sie klinisch generalisiert erscheinen.

während und nach dem Anfall. Zu achten ist auf Art der Krämpfe (Tonus, Klonus), Zyanose, Zungenbiss, Einnässen, Bewusstseinslage und Dauer des Anfalls. Nach dem Anfall achtet man auf Sprachstörungen, motorische Lähmungen, postiktale Personenverkennung. Diese Informationen helfen, Krampftyp und weitere medikamentöse Therapie festzulegen.

Die **Auswahl** des **Antiepileptikums** ist abhängig von Anfallstyp, Alter des Patienten, Risikofaktoren des Patienten (Schwangerschaft) und den NW des Medikaments. Man strebt immer eine Monotherapie an, da Antiepileptika untereinander vielfältige Interaktionen mit unvorhersehbaren Wirkungen verursachen. Amerikanische Epilepsiespezialisten empfehlen zur Monotherapie generalisierter Krampfanfälle als 1. Wahl Valproat (Tegretol®) und für fokale Anfälle als 1.Wahl Lamotrigin (Lamictal®).

Viele Antiepileptika sind embryotoxisch und/oder vermindern die Wirkung von Antikonzeptiva. Wird eine Patientin unter antiepileptischer Dauertherapie schwanger, muss eventuell das Präparat gewechselt werden.

Merke!
Durch korrekte antiepileptische Therapie kann in 60–80 % der Fälle Anfallsfreiheit erreicht werden.

Tabelle 32.1 zeigt die Indikationen der verschiedenen antikonvulsiven Pharmaka.

Anmerkung: BNS und Lennox-Gastaut-Syndrom werden trotz fokalem Beginn unter generalisierten Anfällen subsummiert, da sie klinisch generalisiert erscheinen.

Bei Grand-Mal-Anfällen, Grand-Mal-Status und Petit-Mal-Status gibt man Diazepam oder Clonazepam intravenös. Bei Kleinkindern wird Diazepam als Rectiole verabreicht.

In der **Klinik** wird Phenytoin infundiert. Der Entstehung eines Hirnödems sollte mit Mannit-Infusion oder Furosemid (Lasix®) vorgebeugt werden. In verzweifelten Fällen eines Grand-Mal-Status muss der Patient in Barbituratnarkose versetzt und künstlich beatmet werden. Die Gabe von Muskelrelaxanzien kann zwar verhindern, dass starke tonische Krämpfe zu Knochenbrüchen führen, der Anfall wird dadurch aber nicht beeinflusst, da neuromuskuläre Blocker nur die neuromuskuläre Endplatte blockieren. Tabelle 32.1 zeigt die Auswahl von Medikamenten bei den verschiedenen Formen von Krampfanfällen, Tabelle 32.2 zeigt ihre Dosierung.

Da die meisten Antiepileptika erhebliche Nebenwirkungen haben sowie eine stark schwankende Metabolisierung und eine **geringe therapeutische Breite** aufweisen, sind ständige Laborkontrollen von Leber, Blutbild, alkalischer Phosphatase, Kreatinin und Plasmaspiegel des Medikaments erforderlich. Zusätzlich werden des öfteren **EEG-Kontrollen** gemacht. Die Bestimmung des Plasmaspiegels ist bei Therapieversagern besonders hilfreich.Ursache des Therapieversagens kann nicht nur die falsche Medikamentenwahl sein, sondern auch eine eigenmächtige Dosisreduktion durch den Patienten, so dass die antikonvulsive Schwelle des Medikaments unterschritten wird. Die antiepileptische Therapie ist eine **Dauertherapie.** In der Regel kann man erst nach 3–5 Jahren Anfallsfreiheit einen **Auslassversuch** machen (Ausschleichen!). Gefährliche Arbeitsplätze, wie Kranführer oder Maschinenbediener, sind in der Regel für Epileptiker nicht geeignet, jedoch besteht kein Einwand gegen eine sonstige Berufsausübung.

Tab. 32.2 Dosierung wichtiger Antiepileptika.

Wirkstoff	Handelsname	Dosierung (mg/d)
Diazepam	Valium®	10–20 i.v. (Erwachsene)
Diazepam	Stesolid Rectal Tube®	5–10 rektal (Kinder)
Phenytoin	Epanutin® oder Phenhydan®	250–450, Kinder 10/kg
Phenobarbital	Luminal®	200–400
Primidon	Liskantin® oder Mylepsinum®	500—1250, Kinder 20/kg
Ethosuximid	Pyknolepsinum®	1000–2000
Valproinsäure	Ergenyl® oder Convulex®	900–2400, Kinder 450–1800
Carbamazepin	Tegretal® oder Timonil®	600–1600
Gabapentin	Neurontin®	300–1200
Lamotrigin	Lamictal®	600 (Erw.), Kinder 2 mg/kg)
Topiramat	Topamax®	200–400
Tiagabin	Gabitril®	20–30–70

Epileptiker sollten auf Autofahren verzichten, obwohl die Statistik zeigt, dass Epileptiker prozentual nicht häufiger in Unfälle verwickelt sind als andere Fahrer.

32.4 Status epilepticus

Von einem Status epilepticus spricht man, wenn wiederholte Krampfanfälle im Abstand von 5–15 Minuten auftreten, ohne dass der Patient im krampffreien Intervall das Bewusstsein erlangt. Der Status epilepticus ist lebensbedrohlich und hat eine Letalität von 10 %. Todesursachen sind Herzstillstand, Hirnödem, Lungenödem, Atemstillstand, Hyperthermie und Aspirationspneumonie.

Merke!
Ursache eines Status epilepticus kann abruptes Absetzen einer antiepileptischen Pharmakotherapie sein.

Therapie

Die Allgemeinmaßnahmen sind die gleichen wie beim Grand-Mal-Anfall (s. o.). Bei Atemdepression wird Sauerstoff über eine Maske verabreicht.

- **Medikamentöse Therapie vor Ort**
  - 10–20 mg Diazepam langsam i.v. oder bei Kindern rektal 10 mg
  - 250–500 mg Phenytoin i.v.
- **Therapie in der Intensivstation**
  - Überwachung von Blutdruck, Atmung, EKG, Blutgasen und Plasmakonzentration antiepileptischer Medikamente
  - Infusion von physiologischer NaCl-Lösung und Injektion von 50 ml 50 %iger Glukose
  - Gabe von 10–20 mg Diazepam i.v.
  - Gabe von 250–500 mg Phenytoin i.v. innerhalb von 10 Minuten. Anschließend Erhaltungstherapie mittels Perfusor. Man gibt 25–50 mg/min bis zu einer Gesamtdosis von 17 mg/kg KG
  - Alternativ wird Valproat 400 mg/h als Infusion gegeben (Versuchsstadium).

Falls sich mit dieser Therapie der Status nicht unterbrechen lässt, werden nochmals 10–20 mg Diazepam i.v. gegeben. Ist dies wieder erfolglos, wird intubiert, beatmet und Thiopental (Trapanal®) 200 g i.v. verabreicht. Notfalls kann die Barbituratnarkose aufrecht erhalten werden und Thiopental mittels Perfusor über 24 Stunden zugeführt werden (4–15 mg/min). Bei Alkoholikern mit Status epilepticus wird Clomethiazol als Infusion verabreicht (40–100 ml 8 %ige Lösung).

33 Agonisten und Antagonisten an Opioidrezeptoren

IMPP-Hits

- Morphium, zentrale und periphere Wirkungen, Indikationen, Toleranz, Entzug, Therapie
- Opiate, Wirkungen, Substanzen, Pharmakokinetik
- Synthetische Opioide, Wirkunterschiede zu Morphin
- Buprenorphin, Wirkungen
- Opiatrezeptoren, Abhängigkeit
- Tramadol, Pethidin

Lernziel!
In diesem Kapitel lernen Sie die stärksten bekannten Schmerzmittel kennen, ihre segensreichen Wirkungen, aber auch ihre fatalen unerwünschten Wirkungen. Sie werden vertraut gemacht mit Morphin, dem wichtigsten natürlichen Opiat, und mit halbsynthetischen und synthetischen Opioiden. Sie lernen den Opiatrezeptor kennen und die Antagonisten zu diesem Rezeptor.

33.1 Endogene Opioide und ihre Rezeptoren

Der menschliche Organismus verfügt über ein eigenes schmerzdämpfendes System. Dieses besteht aus endogen gebildeten Transmittersubstanzen und aus den zugehörigen Rezeptoren. Die Transmitter heißen **Endorphine** (Abkürzung für endogene Morphine), und die Rezeptoren werden als Opioidrezeptoren bezeichnet. Opioidrezeptoren finden sich in unterschiedlicher Dichte sowohl peripher als auch zentral, und zwar prä- und postsynaptisch.

Tab. 33.1 Untergruppen der Endorphine.

Wirkstoff	Charakterisierung	Vorstufe	Lokalisierung
Endorphine (v.a. β-Endorphin)	Hormon	Pro-Opiomelanocortin	HVL
Enkephaline (Met- + Leu-Enkephalin)	Neurotransmitter	Pro-Enkephalin	ZNS, NN, Darm
Dynorphine (A + B)	Neurotransmitter	Prodynorphin	ZNS, Darm

Tab. 33.2 Opiatrezeptortypen und ihre Wirkungen.

Rezeptortyp	Hauptsächliche Wirkungen
δ	Analgesie, Dysphorie, Halluzinationen
κ	spinale Analgesie, Sedierung, Miosis, Verstimmung
μ	supraspinale Analgesie, Atemdepression, Euphorie, Abhängigkeit, Miosis, Obstipation

Die Endorphine sind Oligopeptide und lassen sich in drei Gruppen unterteilen, die in Tabelle 33.1 aufgeführt sind.

Wie bei anderen Neurotransmitterrezeptoren kann man auch bei Opiatrezeptoren **verschiedene Typen** oder Gruppen unterscheiden. Bis jetzt sind 2 Haupttypen bekannt, die mit den griechischen Buchstaben μ und δ bezeichnet werden und von denen jeweils Subtypen existieren (z. B. κ_1 und κ_2). Sie unterscheiden sich in Wirkung und Lokalisation. Das Wirkungsspektrum eines Endorphins oder eines Opioidpharmakons kommt durch unterschiedliche Verteilung und unterschiedlich starke Reizung der verschiedenen Rezeptortypen zustande. Für die Opioidrezeptoren ist auch die Bezeichnung OP_1 (δ), OP_2 (κ) und OP_3 (μ) gebräuchlich.

Um Verwirrungen zu vermeiden, sollen die Wirkunterschiede der Opiatrezeptoren nur grob angedeutet werden. Tabelle 33.2 zeigt die verschiedenen Opiatrezeptoren und die an ihnen vermittelte Wirkung.

Die meisten Opiatrezeptoren befinden sich im Thalamus, in der Medulla oblongata, im limbischen System und im Rückenmark. Aber auch am Magen-Darm-Trakt, an den Augen und an den Harnwegen gibt es Opiatrezeptoren. Die Endorphine werden normalerweise dort gebildet, wo sich auch die Rezeptoren befinden, also im ZNS und in der Peripherie. Sie wirken wie Neurotransmitter, werden also von Aktionspotenzialen der Nervenzelle freigesetzt. Endorphine haben eine kurze Halbwertszeit. Eine Ausnahme ist das β-Endorphin, das ebenso wie ACTH aus der gemeinsamen Vorstufe Pro-Opiomelanocortin gebildet wird und Hormoncharakter hat. Es wird bei Stress in der Peripherie ausgeschüttet und gelangt über die Blutbahn ins Hirn, wo es auf die Opiatrezeptoren wirkt und zu Schmerzminderung und **Euphorie** führt. Über diese Euphorie berichten vor allem Marathonläufer und Ironman-Teilnehmer. Stress, Hypnose, Akupunktur und Plazeboeffekt können das Endorphinsystem ebenfalls aktivieren.

33.2 Opioide, Opioidanalgetika

Es gibt eine Reihe exogener Stoffe, die ebenso wie die im Körper gebildeten Endorphine an Opiatrezeptoren binden können. Je nach Affinität der Verbindung zu den verschiedenen Rezeptorsubtypen kommen unterschiedliche Wirkungen zustande. Verbindungen, die Opiatrezeptoren stimulieren können, nennt man Opiate oder Opioide. **Opiate** sind natürliche Verbindungen, die aus Opium isoliert werden und an Opiatrezeptoren agonistisch wirken, beispielsweise Morphium oder Codein. Unter **Opioiden** versteht man natürliche oder synthetische Verbindungen, die Opiatrezeptoren stimulieren können und morphinartige Wirkung haben. Die Opiate und die meisten Opioide unterliegen der Betäubungsmittel-Verschreibungsverordnung **(BtMVV).**

Chemie

Der eingedickte Saft des Schlafmohnes Papaver somniferum heißt **Opium.** Er enthält etwa 25 verschiedene Alkaloide, die sich chemisch in zwei Gruppen einteilen lassen:

- Phenanthrentyp mit den wichtigsten Mitgliedern Morphin, Codein und Thebain
- Isochinolintyp mit den wichtigsten Mitgliedern Papaverin, Narkotin und Narzein.

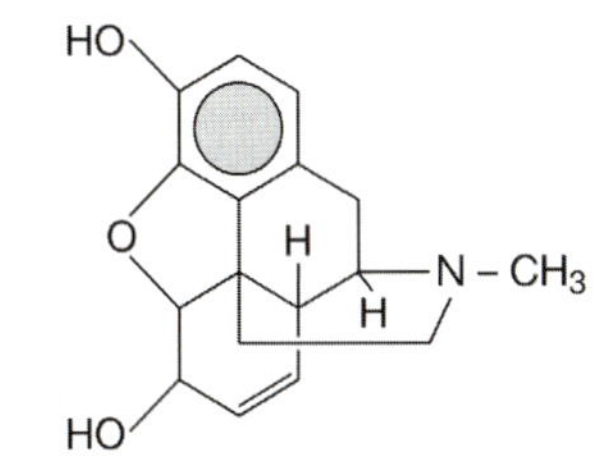

Formel 33.1 Strukturformel des Morphin

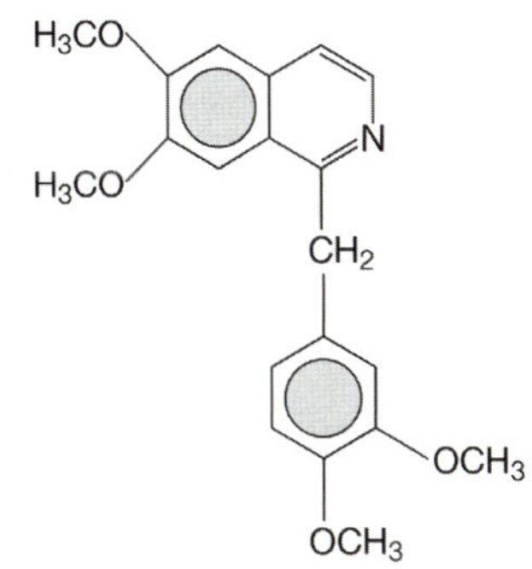

Formel 33.2 Strukturformel des Papaverin

Die natürlichen, aus Opium gewonnenen Alkaloide bezeichnet man als **Opiate.** Sie haben überwiegend zentrale Wirkungen und werden als starke Schmerzmittel und als Hustenblocker eingesetzt. Standard und **Bezugssubstanz** der analgetischen Wirksamkeit ist das **Morphin.** Mit ihm werden die anderen Opiate und die synthetischen Opioide verglichen.

Merke!
Morphium hat die analgetische Wirkungsstärke 1.

Tab. 33.3 Einteilung der Opioide nach ihrer Wirkung am Opioidrezeptor.

Wirkstoff	Klassifikation	Hohe Affinität am Rezeptor	Geringe Affinität am Rezeptor
β-Endorphin	Agonist	μ	δ
Morphin	Agonist	μ	κ und δ
Hydromorphon	Agonist	μ	κ und δ
Levomethadon	Agonist	μ	κ und δ
Heroin	Agonist	μ	κ und δ
Fentanyl	Agonist	μ	κ und δ
Alfentanyl	Agonist	μ	κ und δ
Sufentanil	Agonist	μ	κ und δ
Pethidin	Agonist	μ	κ und δ
Methadon	Agonist	μ	
Piritramid	Agonist	μ	κ und δ
Tramadol	Agonist	μ	κ und δ
Nalbuphin	Agonist/Antagonist	κ	μ
Pentazocin	Agonist/Antagonist	κ	μ
Butorphanol	Agonist/Antagonist	κ	δ (?)
Tilidin	Agonist/Antagonist	κ	μ
Buprenorphin	Partialagonist	μ	μ
Nalorphin	Partialagonist		μ und δ
Naloxon	Antagonist	antagonisiert alle Opioidrezeptoren	

Opioide lassen sich nach verschiedenen Gesichtspunkten untergliedern. Ein Schema ist die Einteilung nach dem chemischen Aufbau, ein anderes die Einteilung nach der Wirkung an den verschiedenen Opioidrezeptoren. Tabelle 33.3 zeigt die Einteilung der Opioide nach Rezeptorwirkung.

33.2.1 Natürliche Opiate (☞ Tab. 33.5)

Morphin (MSI-Mundipharm®, M-STADA®) (Btm)

Wirkungsmechanismus

Opioide hemmen die Erregungsübertragung an den Synapsen der Neuronen des Schmerzsystems durch Öffnen oder Schließen von **Ionenkanälen.** Die Struktur der Opioidrezeptoren μ, δ und κ wurde aufgeklärt. Die Rezeptoren reichen durch die Zellmembran und sind an inhibitorische G-Proteine (G_i) gekoppelt. Sie hemmen die Adenylatzyklase und nachfolgend die c-AMP-aktivierte Proteinkinase A, was zur Hemmung von Phosphorylierungsreaktionen führt. Weitere Wirkungen sind das Öffnen von K^+-Kanälen und das Schließen von Ca^{2+}-Kanälen, ein Mechanismus, der ebenfalls von G-Proteinen vermittelt wird. Die Änderung der Ionenströme vermindert die Erregbarkeit von Neuronen und die Freisetzung von Neurotransmittern.

Das Molekül des Morphins und seiner Verwandten ist **optisch aktiv.** Von den Enantiomeren ist im Allgemeinen das linksdrehende stärker wirksam. Fast alle morphinartig wirkenden Analgetika enthalten das in Abbildung 33.1 gezeigte Strukturelement.

Das asymmetrische C-Atom ist durch 2 C-Atome vom N-Atom getrennt. Dieser Molekülabschnitt scheint für die analgetische, aber auch für die suchterzeugende Wirkung verantwortlich zu sein.

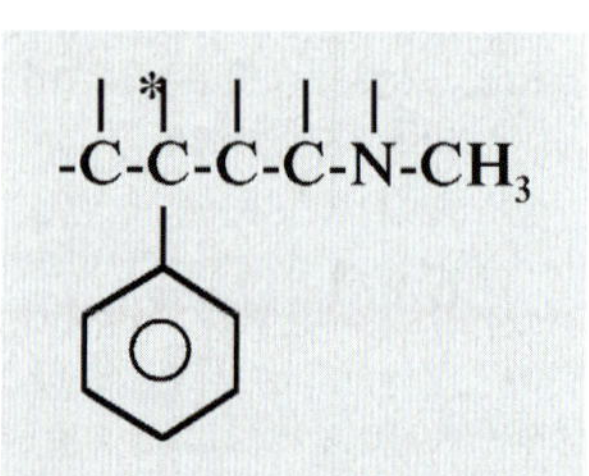

Abb. 33.1: Gemeinsames Strukturelement von Morphinen. * asymmetrisches C-Atom.

Wirkungen

Die Opioide binden unterschiedlich stark an die verschiedenen Opiatrezeptoren und zeigen daher unterschiedliche Wirkungsspektren. Analgetische Potenz und maximale Analgesie sind sehr unterschiedlich. Unter **analgetischer Potenz** der Opioide versteht man ihre schmerzstillende Wirkung im Vergleich zu Morphin. Die **maximale Analgesie** ist die schmerzdämpfende Wirkung, die auch bei Dosissteigerung nicht verstärkt werden kann. Insbesondere schwach wirkende Opioide wie Tramadol oder Pentazocin, aber auch Buprenorphin haben ein solches Wirkungsmaximum, das auch durch Dosissteigerung nicht überschritten werden kann (Low Ceiling). Nur die Nebenwirkungen nehmen zu. Die **qualitativen** Wirkungsunterschiede der Opioide sind gering.

Merke!

Morphin und Oxycodon haben keinen Ceiling-Effekt.

Die therapeutische Breite der Opioide wird bestimmt durch das Verhältnis von atemdepressiver zu analgetischer Dosis und ist bei allen Opioiden fast gleich. Die absolute Wirkungsstärke eines Opioids ist daher wenig bedeutsam.

Merke!

Die 2- bis 4fache analgetische Dosis eines Opioids führt zu ausgeprägter Atemdepression.

Morphin dämpft eine Vielzahl reflektorischer Reaktionen des Organismus. Diese werden als Reaktionen des **protektiven Systems** zusammengefasst. Protektive Reflexe sind Schmerz, Husten, Niesen, Lidschluss, Atmung, Kreislaufanpassung, Temperaturregulation, Peristaltik von Magen und Darm sowie die Tätigkeit der Harnblase.

Morphin hat zentrale und periphere Wirkungen:

Zentrale Wirkungen

- Supraspinale oder **zentrale Analgesie** durch Änderung der Schmerzwahrnehmung, unabhängig vom Ursprungsort des Schmerzes. Angriffsorte sind Hirnstamm, Thalamuskerne (Dämpfung der Schmerzempfindung), limbisches System (Dämpfung des Schmerzaffekts) und Hypothalamus (Dämpfung schmerzbedingter Stressreaktionen). Andere Sinnesmodalitäten wie Druck- oder Temperatursinn werden nicht beeinträchtigt.
- **Euphorie**, selten Dysphorie (Verstimmung) durch Wirkung am limbischen System. In therapeutischer Dosis wirkt Morphium sedativ-hypnotisch mit Schläfrigkeit und Konzentrationsstörung, ferner angst- und spannungslösend. Die euphorisierende Wirkung wird für das Abhängigkeitspotenzial von Morphium verantwortlich gemacht.
- **Hemmung vegetativer Zentren** in der Medulla oblongata. Die Atemdepression des Morphins beruht auf einer Herabsetzung der Empfindlichkeit des Atemzentrums gegenüber CO_2 bzw. H^+. Dieser Effekt tritt schon bei kleinen Dosen von 2–4 mg Morphin ein, kann aber durch willkürliches Atmen durchbrochen werden. Bei Überdosierung von Morphin tritt der Tod durch Atemlähmung ein.
- Erhöhte CO_2-Konzentration im Hirn (gehemmter Atemantrieb!) führt zu Vasodilatation der Hirngefäße und zu erhöhtem Liquordruck.

Merke!

Je stärker die Analgesie, desto stärker die Atemdepression.

Der vegetative **Früheffekt** nach Morphingabe ist Erbrechen, verursacht durch Stimulation von Dopaminrezeptoren in der Area postrema der Medulla oblongata. Diese Wirkung ist mit Neuroleptika und mit Naloxon antagonisierbar. Als **Späteffekt** hemmt Morphin das Hustenzentrum bzw. den Hustenreflex und das Brechzentrum.

- Verstärkte **Freisetzung von ADH** und antidiuretische Wirkung.
- **Zentrale Sympatholyse,** die aber kaum kardiovaskuläre Wirkungen hat. Opioide verursachen eine leichte Vasodilatation und eine Abnahme der Herzfrequenz, daher sind sie gut für die Schmerzbehandlung bei akutem Myokardinfarkt geeignet.

Periphere Wirkungen

Die **peripheren Effekte** des Morphins betreffen mehrere Organsysteme.

- **Glatte Muskulatur.** Am Darm kommt es zu einer **Tonussteigerung** der glatten Muskulatur und zu gleichzeitiger Hemmung der Peristaltik, so dass eine spastische **Obstipation** resultiert. Papaverin bewirkt eine atonische Obstipation. Am Magen wird der Tonus des Pylorus erhöht und die Magenentleerung verzögert. Auch an den Muskeln der Hohlorgane Gallenblase, Pankreas, Ureter und Harnblase kommt es zur Tonuserhöhung der glatten Muskulatur und zu **Spasmen.** An der Blase treten Miktionsstörungen auf, an der Bauchspeicheldrüse kommt es zu Sekretstau.
- **Gefäßsystem.** Hier vermindert sich der Tonus der glatten Muskulatur. Dadurch kommt es zu einer Gefäßdilatation mit Blutdruckabfall und **orthostatischer Dysregulation.** Im Gehirn kann die Vasodilatation zum Hirnödem führen.
- **Stoffwechsel.** Morphin setzt **Histamin** frei, das zu Hautrötung, Urtikaria und – in der Lunge – zu Bronchokonstriktion führt. Histamin verstärkt den Blutdruckabfall.
- **N. vagus.** Durch Vaguserregung kommt es zu einer **Miosis**, die ein wichtiges Erkennungszeichen bei der Opiatvergiftung darstellt. Bei hohem Adrenalinspiegel (beispielsweise bei gleichzeitiger Einnahme

von Amphetaminen) kann die Miosis fehlen. Bei zentraler Hypoxie kann sogar eine Mydriasis auftreten.

Pharmakokinetik

Morphin ist ein tertiäres Amin und daher eine lipophile und schlecht wasserlösliche Verbindung. In der protonierten Form löst es sich gut in Wasser. Morphin wird nach oraler Gabe vollständig aber unterschiedlich schnell aus dem Darm resorbiert. Aufgrund des ausgeprägten **First-Pass-Effekts** ist die Bioverfügbarkeit des Morphins gering (20–40 %), so dass die orale Dosis ein Mehrfaches (2- bis 3-mal) der parenteralen Dosis betragen muss, um den gleichen analgetischen Effekt zu haben. Oral gibt man 5–10 mg Morphin alle 4 Stunden. Bei Adipositas muss die Dosis erhöht werden, bei Leberinsuffizienz und im Alter muss sie erniedrigt werden. Die HWZ von Morphin beträgt 2 Stunden, die Bioverfügbarkeit 30 %.

Morphin wird zum Teil in der Leber glukuroniert und über die Niere ausgeschieden. Der **aktive Hauptmetabolit** Morphin-6-glucuronid wirkt länger und stärker als Morphium (cave Niereninsuffizienz). Auch unverändertes Morphin wird über die Niere eliminiert. Ca. 10 % gelangen mit der Galle in die Fäzes. Morphin ist plazentagängig und sollte wegen der Gefahr der Atemdepression beim Fötus nicht zur Geburtshilfe eingesetzt werden. Kinder morphinsüchtiger Mütter kommen abhängig zur Welt und können lebensgefährliche Entzugssymptome entwickeln, wenn sie nicht mit Opiaten substituiert werden.

Indikationen

Einsatzgebiete für Opioide sind starke Schmerzen nach Operationen, bei Verletzungen, bei Myokardinfarkt und bei Karzinomen. Ferner werden Opioide bei der Neuroleptanalgesie eingesetzt.

Unerwünschte Wirkungen

In **therapeutischer Dosierung** von Morphin kommt es zu keinen ernsthaften körperlichen NW. Lästig und häufig sind Obstipation, Übelkeit, Erbrechen, Benommenheit und Sedierung. Gelegentlich können auch Dysphorie, Koliken, Harnverhalt und allergieähnliche Reaktionen auftreten.

Bei **Intoxikationen** kann es zu Atemdepression mit Zyanose, Koma, Miosis, Absinken der Körpertemperatur, Harnsperre, Tonusverlust der Muskulatur und Krampfanfällen kommen. Im Vordergrund der **Nebenwirkungen** bei Dauertherapie mit Morphin stehen jedoch die körperliche Abhängigkeit und die Entzugssymptome.

Kontraindikationen

Zu den **Kontraindikationen** für Morphin gehören:

- Opiatabhängigkeit
- Ateminsuffizienz und Erkrankungen des Atemzentrums
- Bewusstseinsstörungen oder Krampfanfälle
- erhöhter Hirndruck
- Hypovolämie mit Hypotension
- Prostatahypertrophie mit Restharnbildung
- Gallenkoliken, Harnleiterkoliken
- akute Pankreatitis
- Phäochromozytom
- Myxödem
- obstruktive und entzündliche Darmerkrankungen (z. B. Colitis ulcerosa).

Vorsicht ist geboten bei:

- Schwangeren: Abhängigkeit des Fetus, unklare Teratogenität
- Geburt: Atemdepression beim Fetus, Verlängerung der Geburt
- akutem Abdomen: Verschleierung der Symptome
- Kopfverletzung: Atemdepression, Verschleierung der Symptome.

Toleranz

Bei chronischer Einnahme von Morphin entwickelt sich nach spätestens drei Wochen eine Toleranz, so dass eine ständige Dosissteigerung nötig ist, um Schmerzfreiheit zu erzielen. Die Zeit bis zur Ausbildung der Toleranz ist bei den verschiedenen Opioiden unterschiedlich. Die Toleranz erstreckt sich auf alle Wirkungen mit Ausnahme der peripheren Wirkungen an der glatten Muskulatur (Darm, Obstipation) und am Auge (Miosis). Es handelt sich um eine **pharmakodynamische Toleranz,** bei der die Empfindlichkeit der Erfolgsorgane abnimmt. Möglicherweise handelt es sich um eine Downregulation der Opiatrezeptoren oder um eine gesteigerte Aktivität der Adenylatzyklase. Die Opioide zeigen Kreuztoleranz. Mit Methadon substituierte Morphiumabhängige vertragen die zehnfache Tageshöchstdosis nach BtMVV, eine Dosis, die für jeden Gesunden tödlich wäre. Die Toleranzentwicklung ist am höchsten bei der euphorisierenden Wirkung des Morphins und am geringsten bei der Atemdepression. Durch Gabe zu festen Zeiten in analgetisch ausreichender Dosis kann die Toleranzentwicklung verzögert oder vermindert werden.

Entzugssyndrom

Bei medizinischer Indikation (Schmerzpatienten) und korrekter Dosierung treten Entzugssymptome nach dem Absetzen des Opioids sehr selten auf. In einer Studie waren es 4 von 11.000 Patienten. Das Problem der Abhängigkeit ist überwiegend ein Problem des Missbrauchs von Opioiden in der Drogenszene, die nicht Schmerzen bekämpft, sondern den euphorischen „Kick" sucht, d. h., die Sucht spielt sich im Kopf ab. Wenn Opioide bei Schmerzpatienten indiziert sind, sollten sie dem Patienten auch gegeben werden.

Wird nach längerer Einnahme hoher Dosen von Morphin oder anderen Opioiden das Medikament plötzlich abgesetzt oder wird ein Antagonist wie Naloxon gegeben, dann kommt es zu psychischen und körperlichen Entzugssymptomen, die lebensgefährliche Formen annehmen können. Die ersten Symptome treten bereits 8–16 Stunden nach der letzten Morphineinnahme auf. Die Intensität steigert sich über 2–4 Tage und klingt dann langsam ab. Ursache der körperlichen Entzugssymptome ist eine überschießende **Noradrenalinfreisetzung** im ZNS und in der Peripherie. Dieser Effekt ist durch Stimulierung der Opiatrezeptoren (d.h. erneute Opiatgabe) oder durch α_2-Agonisten antagonisierbar. Ein solcher α_2-Agonisten ist **Clonidin,** das zur Linderung der Entzugssymptomatik eingesetzt werden kann. Die Entzugssymptome lassen sich in drei Gruppen einteilen:

- **vegetative Regulationsstörungen** wie Schwitzen, Zittern, Schlafstörung, Tränenfluss, Tachykardie, Hypertonie, Herzrhythmusstörungen, Erbrechen, Diarrhö, Krämpfe und Kollaps
- **psychische Störungen** wie Unruhe, Zittern, Tobsucht, Depressionen, Halluzinationen und paranoide Syndrome
- **Muskelschmerzen und Gliederschmerzen**.

Wesentlich stärker ausgeprägt als die körperlichen Entzugssymptome, die einer leichten Grippe ähneln, sind die psychischen Entzugssymptome, jedoch nur bei Drogenabhängigen.

Therapie des Entzugssyndroms

Meist erfolgt die Therapie durch Bekämpfung der Symptome. Neuerdings wird der Entzug in Barbituratnarkose durchgeführt, um dem Morphinabhängigen die Entzugssymptome (Cold Turkey) zu erleichtern. Der Patient erhält Naloxon intravenös verabreicht, um die Opiatwirkung aufzuheben. Diese Methode zeigt eine rasche Wirkung, jedoch ist die Dosierung von Naloxon problematisch. In Italien wird seit längerem γ-Hydroxybuttersäure zur Entzugsbehandlung bei Opioiden und Alkohol eingesetzt, obwohl diese selbst ein Abhängigkeitspotenzial hat (15 %).

Chronischer Missbrauch von Opioiden kann ebenso wie chronische Schmerzen zu einer krankhaften Signalverarbeitung führen, dem sog. **Suchtgedächtnis.** Am Suchtforschungszentrum Tübingen (Götz Mundle) wurde ein Konzept entwickelt, um eine Rückprägung zu ermöglichen und das Suchtgedächtnis zu löschen. Nach der klinischen Entgiftung wird den Patienten in der ersten Woche nur Cortison verabreicht, um die Neuronen für die Rückprägung zu sensibilisieren. In der zweiten Woche wird Cortison zusammen mit einem Opioid gegeben und zwar nach einem starren Schema mehrmals täglich, und nicht, wann es der Süchtige möchte. In der dritten Woche wird nur noch Opioid gegeben, um die Löschung zu vervollständigen. Die Therapie scheint in 25 % der Fälle wirksam zu sein.

Zur Behandlung der Opiatabhängigkeit (und der Alkoholabhängigkeit) wird auch Apomorphin eingesetzt.

Codein/Dihydrocodein (Codopront®/DHC-Mundipharm®) (Rp)

Codein ist ein Morphinderivat, bei dem eine phenolische OH-Gruppe methyliert ist. Codein ist also der Methyläther des Morphins. Diese geringfügige chemische Änderung führt zu einem stark veränderten Wirkungsspektrum. Die antitussive Wirkung bleibt erhalten, die euphorisierende und analgetische Wirkung nimmt erheblich ab. Codein ist als zentraler **Hustenblocker** in vielen Hustenmedikamenten enthalten. Codein wird gern mit Analgetika kombiniert, weil es zu einer Wirkungsverstärkung des Schmerzmittels führt. Bei oraler Gabe wird Codein besser resorbiert als Morphin (40–70 %). Die Bioverfügbarkeit beträgt 60 %, die HWZ 5 Stunden. Die Bioverfügbarkeit von DHC (Dihydrocodein) liegt bei 10–35 %, die HWZ bei 4 Stunden.

Etwa 10 % des Codeins werden in der Leber zu Morphin demethyliert, weshalb Codein auch zur Entzugsbehandlung gegeben wird. Man muss allerdings sehr hoch dosieren und bis zu 500 mg Codein täglich verabreichen. Diese Art der Behandlung ist nur eine Notlösung. Codein macht aufgrund des langsamen Anflutens zwar ebenfalls eine leichte Euphorie, aber keinen „Kick" wie die intravenöse Gabe von Morphin. Das Suchtpotenzial von Codein ist gering, die NW sind Obstipation, Übelkeit und – in hohen Dosen – Atemdepression. Die Codeinwirkung ist mit Naloxon antagonisierbar. Bei Niereninsuffizienz besteht Kumulationsgefahr für Codein und DHC (Dosisanpassung!).

Noscapin (Capval®) (Rp)

Noscapin ist ein Benzylisochinolin, gehört also zur Papaveringruppe. Es wirkt hauptsächlich auf das Hustenzentrum und hat keine analgetische oder atemdepressive Wirkung. Auch Euphorie und Obstipation fehlen. Noscapin führt nicht zur Abhängigkeit und wird als Hustensaft eingesetzt (Capval®).

33.2.2 Halbsynthetische Opioide (☞ Tab. 33.5)

Hydromorphon, Oxycodon, Hydrocodon, Heroin (Dilaudid®, OXYGESIC®, Dicodid®) (Btm)

Sie wirken qualitativ wie Morphin, unterscheiden sich aber in der Wirkungsstärke. Alle haben eine gute analgetische und antitussive Wirkung und ein starkes Suchtpotenzial. Die halbsynthetischen Opioide bieten keine therapeutischen Vorteile gegenüber Morphin. **Diamorphin** ist ein Morphinderivat, bei dem die beiden OH-Gruppen acetyliert sind. Es wurde um die Jahrhundertwende unter dem Handelsnamen **Heroin**® als Hustensaft verkauft, bevor seine starke suchterzeugende Wirkung bemerkt wurde. Heroin führt zu einer stärkeren Abhängigkeit als Morphin. Heroin ist sehr gut liquorgängig und wirkt 5-mal stärker analgetisch als Morphin. Heroin hat keine therapeutische Verwendung.

Oxycodon (OxyContin™ bzw. OXYGESIC®) dient in den USA Süchtigen als Ersatzdroge für Heroin. Es wurde dort vor 6 Jahren als orales, verschreibungspflichtiges Schmerzmittel für Krebspatienten auf den Markt gebracht. Der Missbrauch führte bereits zu mehreren Todesfällen. Süchtige schnupfen die zerriebenen Tabletten oder lösen sie auf und injizieren sie. Oxycodon wird an CYP2D6 metabolisiert zu Noroxycodon, Oxymorphon (aktiv). Die Elimination erfolgt überwiegend renal, die HWZ beträgt 4,5 h.

33.2.3 Synthetische Opioide (☞ Tab. 33.5)

Die Wirkungen und Nebenwirkungen dieser Pharmaka entsprechen denen des Morphins. Unterschiedlich sind die Pharmakokinetik und die analgetische Potenz, die je nach Präparat von 0,1 bis 1000 reicht! Alle synthetischen Opioide verursachen Atemdepression, Euphorie und Abhängigkeit.Die orale Resorption der synthetischen Opioide ist meist besser als bei Morphin.

Schwach analgetische Opioide

Tramadol (Tramal®, Tramadol-ratiopharm) (Rp)

Tramadol ist ein niederpotentes Opioid mit Wirkungsstärke 0,1 und wird nach oraler Gabe gut und rasch resorbiert (50–70 %). Die Bioverfügbarkeit beträgt 70 %, die HWZ 6 Stunden. Tramadol wird in der Leber metabolisiert, wobei der aktive Metabolit O-Desmethyltramadol entsteht. Die Elimination erfolgt renal. Bei Insuffizienz von Leber und Niere ist eine Dosisanpassung erforderlich. Tramadol wird auch als **Partialagonist** bezeichnet, da es zwar an den gleichen Rezeptoren wie Morphin agiert, aber diese nicht vollständig aktiviert. Tramadol steht in Form von Tropfen, Tabletten und Ampullen zur Verfügung. Tramadol kann mit normalem Rezept (Rp) verordnet werden. Häufige NW von Tramadol sind heftiger Schwindel und Erbrechen.

Tilidin (Valoron N®) (Rp)

Tilidin hat keine chemische Verwandtschaft mit den Opiaten. Tilidin ist ein Cyclohexanderivat ohne antitussive Wirkung. Die Bioverfügbarkeit beträgt 60–70 % . In der Leber (First-Pass-Effekt) wird Tilidin zum Wirkstoff Nor-Tilidin umgebaut. Tilidin war früher auf normalem Rezept erhältlich, wurde aber von Drogenabhängigen als Ersatzstoff missbraucht und ist jetzt nur noch als Kombination mit dem Opiatantagonisten Naloxon erhältlich, ebenfalls mit normalem Rezept (Rp). In dieser Kombination hat es gute analgetische Wirkung, aber kein Suchtpotenzial. Die analgetische Wirksamkeit des Tilidins wird von Naloxon nicht beeinträchtigt, da dieses in der Leber rasch inaktiviert wird. Bei parenteraler Gabe kommt es bei Süchtigen zu Entzugserscheinungen. Tilidin steht in Tropfenform zu Verfügung und wirkt bei oraler Gabe in Minutenschnelle. Die analgetische Wirkungsstärke von Tilidin beträgt 0,1, also schwächer als Morphin. Die Atemdepression von Tilidin entspricht der des Pethidins. Auch Tilidin ist ein Partialagonist.

Pentazocin (Fortral®) (Rp)

Pentazocin hat agonistische und antagonistische Wirkungen auf Opiatrezeptoren und kann auch als **partieller Agonist** am Opioidrezeptor betrachtet werden. Die analgetische Wirkungsstärke liegt bei 0,3. In Gegenwart eines anderen Agonisten am Opioidrezeptor wirkt Pentazocin als kompetitiver Agonist. Pentazocin hat einen ausgeprägten **First-Pass-Effekt** und daher eine geringe Bioverfügbarkeit von 20 %. Die Wirkungsdauer beträgt 2–4 h. NW sind Übelkeit, Erbrechen, Sedierung, Atemdepression (geringer als bei Morphium), Kreislaufstimulation **(nicht bei Myokardinfarkt verwenden!)**, Dysphorie, Toleranzentwicklung und Abhängigkeit. Bei Heroinsüchtigen löst Pentazocin ein mildes Entzugssyndrom aus und wird deshalb auch als partieller Opiatrezeptor-Antagonist betrachtet. Verantwortlich dafür ist seine Wirkung auf μ-Opioidrezeptoren, die es mit dem Opioidantagonisten Naloxon gemeinsam hat. Pentazocin kann auf einem normalem Rezept (Rp) verordnet werden und steht in oraler, rektaler und parenteraler Darreichungsform zur Verfügung.

Piritramid (Dipidolor®) (Btm)

Piritramid ist etwas schwächer als Morphin (0,7) und hat eine lange Wirkungsdauer von 6–8 h. Es wirkt stärker sedierend als Morphin und euphorisiert nur schwach. Das Suchtpotenzial ist geringer als bei Morphin. Piritramid ist nur parenteral verfügbar und wird als Narkoanalgetikum eingesetzt. Es muss auf Betäubungsmittelrezept (Btm) verordnet werden. Nebenwirkung ist hauptsächlich Übelkeit, die aber schwächer ausgeprägt ist als bei Morphin.

Pethidin (Dolantin®) (Btm)

Pethidin ist ein synthetisches Opioid und hat die Wirkungsstärke 0,1. Es weist eine bessere Bioverfügbarkeit auf als Morphin. Blutdruckabfall und Tachykardie sind stärker, die Kontraktion glatter Muskeln ist schwächer als bei Morphium. Zusätzlich zeigt Pethidin parasympatholytische Wirkungen, daher beobachtet man keine Miosis und kaum Obstipation. Pethidin hat nur eine kurze Wirkungszeit von 2–4 h, bildet aber beim Abbau einen **aktiven Metaboliten** (Norpethidin), der zur Kumulation neigt. Nebenwirkungen sind Atemdepression, Euphorie und Abhängigkeit. Pethidin ist mit Naloxon antagonisierbar. Pethidin unterdrückt Kältezittern und Gefäßdilatation. Zusammen mit MAO-Hemmern verursacht Pethidin Krämpfe, Delirium und verstärkte Atemdepression. **Indikationen** für Pethidin sind starke Schmerzen, Schmerzen bei akutem Myokardinfarkt **und analge-**

tische Prämedikation bei Narkosen. Pethidin muss mit Betäubungsmittelrezept (Btm) verordnet werden.

Stark analgetische Opioide (☞ Tab. 33.5)

Levomethadon/Methadon (L-Polamidon Hoechst®) (Btm)

Methadon hat eine bessere Bioverfügbarkeit (80–90 %) als Morphin und wird in der Leber metabolisiert. Es wird oral als **Ersatzdroge bei Abhängigen** eingesetzt. Methadon hat die doppelte analgetische Potenz von Morphin. Seine Wirkungsdauer beträgt 5–8 h. Die Eliminations-HWZ schwankt zwischen 15–30 h, so dass Kumulationsgefahr besteht. Die euphorisierende Wirkung von Levomethadon ist gering, Toleranz und Abhängigkeit entwickeln sich langsamer, Entzugssymptome sind schwächer. Die häufigste NW von Methadon ist Übelkeit. Die Methadonprogramme sind umstritten, da viele Süchtige zusätzliche Drogen nehmen, obwohl sie unter der Methadonbehandlung keine Entzugssymptome haben. Bei strikter Kontrolle von methadonsubstituierten Abhängigen sinken die Drogenbeschaffungskriminalität und die Zahl der Infektionen durch verunreinigte Spritzen und gepanschten Stoff. Auch Tumorschmerzen sind eine Indikation für Methadon.

Fentanyl (Fentanyl Janssen®) (Btm)

Fentanyl ist ein hochpotentes Opioid. Chemisch handelt es sich um eine synthetische Verbindung, die keine Ähnlichkeit mit Opiaten hat.

Wirkungen

Fentanyl wird zusammen mit dem Neuroleptikum **Droperidol** zur so genannten **Neuroleptanalgesie** eingesetzt. Angewandt wird die Neuroleptanalgesie bei Narkosen und bei künstlich beatmeten Intensivpatienten. Die Schmerzfreiheit bei Einmalgabe von Fentanyl hält etwa 6 Stunden an. Fentanyl ist gut steuerbar, hat eine geringe Toxizität, und es kann von Levallorphan oder Naloxon antagonisiert werden (Antidot). Für chronische Schmerzpatienten steht Fentanyl in Form eines Pflasters zur Verfügung, das eine Wirkungsdauer von 72 Stunden hat.

Pharmakokinetik

Fentanyl ist gut lipidlöslich und flutet bei intravenöser Gabe rasch im ZNS an. Durch Umverteilung in Fettgewebe und Muskulatur lässt die Wirkung – ähnlich wie bei der Barbituratnarkose – nach 20 Minuten schon wieder nach. Die analgetische Potenz von Fentanyl ist 100-mal höher als die von Morphin und kann mit Naloxon gehemmt werden. Die Bioverfügbarkeit von Fentanyl beträgt > 90 %, die HWZ 3 Stunden. Fentanyl wird in der Leber zu inaktiven Metaboliten dealkyliert.

Nebenwirkungen

Fentanyl verursacht eine **starke Atemdepression** und Muskelrigor, daher ist bei Fentanylnarkosen eine künstliche **Beatmung** nötig. Fentanyl kann eine Thoraxrigidität verursachen, die mit Muskelrelaxanzien antagonisierbar ist. Bei Leber- und Niereninsuffizienz sowie im Alter ist eine Dosisanpassung erforderlich.

Alfentanil (Rapifen®) (Btm)

Alfentanil hat eine 40-mal stärkere analgetische Potenz als Morphin, aber nur eine sehr kurze Wirkungsdauer von 10 Minuten. Es eignet sich daher nur als Begleitmedikation bei Narkosen. Wirkungen und NW entsprechen denen des Fentanyl.

Sufentanil (Sufenta®) (Btm)

Sufentanil wirkt noch schneller, kürzer und stärker als Fentanyl. Es ist das stärkste bekannte Opioid und wirkt etwa 1000-mal stärker analgetisch als Morphin. Die Nebenwirkungen und Indikationen von Sufentanil entsprechen denen des Fentanyl.

Remifentanil (Ultiva®) (Btm)

Remifentanil ist ebenfalls ein hochpotentes Analgetikum, hat aber eine Wirkungsdauer von nur 5 Minuten, so dass es bei Narkosen gut steuerbar ist.

Buprenorphin (Temgesic®) (Btm)

Buprenorphin ist ein hochpotentes, synthetisches Opioid mit einer etwa 30-mal stärkeren analgetischen Wirksamkeit als Morphin, aber Low-Ceiling-Effekt, so dass die erreichbare analgetische Wirkung geringer als die von Morphin ist. Buprenorphin ist ein **Partialagonist.**

Pharmakokinetik

Durch sublinguale oder parenterale Gabe von Buprenorphin lässt sich der enterohepatische Kreislauf umgehen. Ca. 30 % der Substanz werden in der Leber desalkyliert und zu inaktiven Metaboliten konjugiert. Bei Leberinsuffizienz und im Alter ist eine Dosisanpassung erforderlich. Buprenorphin hat eine hohe Rezeptoraffinität und eine lange Wirkungsdauer von 8 h. Es bewirkt eine **starke Atemdepression,** die mit Naloxon nicht aufhebbar ist. Die Bioverfügbarkeit beträgt 50 %, die Plasma-HWZ 3 Stunden. Buprenorphin wird in Form von Injektionslösung, als Sublingualtabletten und als Membranpflaster (Transtec®) mit einer Wirkungsdauer von 3 Tagen angeboten.

Nebenwirkungen

Die Obstipation unter Buprenorphintherapie ist schwächer als bei Morphin. Ebenso die Kreislaufwirkungen und die Atemdepression. Weitere NW sind Sedierung und Müdigkeit (70–80 %), Schwindel (50 %), Schwitzen und Durst (20–40 %), Übelkeit, Erbrechen, Euphorie, aber keine Dysphorie. Das Entzugssyndrom ist schwächer als bei Morphin. Buprenorphin kann weder von anderen Opioiden noch von Naloxon vom Opiatrezeptor verdrängt werden. Bei gleichzeitiger Gabe von Morphin und Buprenorphin wird die Wirkung von Morphin durch Verdrängung vom Rezeptor abgeschwächt. Dieser kompetitive Antagonismus kann bei Drogenabhängigen ein Entzugssymptom auslösen. Daher werden dem Buprenorphin partielle antagonistische Wirkungen zugeschrieben. Als Antidot bei Vergiftungen mit Buprenorphin kann das Psychostimulans **Doxapram** (Dopram®) eingesetzt werden.

Levallorphan (außer Handel)

Levallorphan wird ebenfalls zu den **partiellen Antagonisten** gerechnet. Es hat zwar noch analgetische, atemdepressive und leicht abhängig machende Wirkungen, agiert ansonsten aber überwiegend als Antagonist am Opiatrezeptor. Levallorphan wurde verwendet, bevor der reine Antagonist Naloxon auf den Markt kam. Chemisch handelt es sich bei Levallorphan um ein Morphinderivat, bei dem die Methylgruppe am N durch eine Allylgruppe ersetzt ist. Als Analgetikum eignet sich Levallorphan aufgrund seiner starken dysphorischen Wirkung nicht.

Die Partialantagonisten Levallorphan und Buprenorphin können bei Abhängigen Entzugssymptome auslösen. Tabelle 33.4 zeigt therapeutisch verwendete Opioide.

Tab. 33.4 Therapeutisch verwendete Opioide.

Wirkstoff	Handelsname	Analgetische Wirkungsstärke	Wirkungsdauer
Natürliche Opiate			
Morphin	MST Mundipharm®, Morphin ratiopharm®	1	4–5 h
Codein	Codeinum phosphoricum®, Codipront®	0,1	4 h
Noscapin	Capval®	–	4 h
Halbsynthetische Opioide			
Dihydrocodein	Paracodin®, Remedacen®, Tiamon®	–	8–12 h
Hydrocodon	Dicodid®	–	–
Hydromorphon	Dilaudid®, Palladon®	7	2–3 h
Oxycodon	OXYGESIC®	0,6	4–5 h
Diamorphin	Heroin®	5	6 h
Synthetische Opioide			
Buprenorphin	**Temgesic®**, Transtec® Pflaster	30	7 h
Fentanyl	**Fentanyl Janssen®**, Durogesic® Pflaster	120	20–30 min
Levomethadon	L-Polamidon Hoechst®	1,5	6–8 h
Pethidin	**Dolantin®**, Pethidin Hameln®	0,15	2–3 h
Pentazocin	Fortral®	0,3	2–4 h
Piritramid	Dipidolor®	0,7	4–6 h
Sufentanil	**Sufenta®**, Sufentanil ratiopharm®	1000	10 min
Tilidin	Valoron N®	0,1	3–5 h
Tramadol	**Tramal®**, Tilidin Inj.-Lsg. Gödecke®	0,1	4 h
Antagonisten oder gemischte Agonisten/Antagonisten			
Levallorphan	außer Handel	0,1	
Naloxon	Narcanti®, Naloxon ratiopharm®	0	
Nalbuphin	Nubain®	0,5	
Pentazocin	Fortral®	0,3	2–4 h

33.3 Antagonisten an Opioidrezeptoren

Wirkstoffe

Opioidantagonisten (☞ Tab. 33.5). Beide Verbindungen sind Derivate des Morphins, haben aber **keine Intrinsic Activity.** Naltrexon ist neueren Datums. Es hat eine länger Wirkungsdauer (24–48 h) und kann oral gegeben werden.

Naloxon und Naltrexon

Wirkungsmechanismus

Naloxon und Naltrexon verdrängen Morphin und Opioide kompetitiv vom Morphinrezeptor mit Ausnahme von Buprenorphin und Fentanyl, die kaum antagonisierbar sind. Die Hemmwirkung der beiden Opioidantagonisten ist an den verschiedenen Opiatrezeptoren verschieden stark, am stärksten ist sie am μ-Rezeptor.

Wirkungen

Alle Wirkungen der Opioide werden antagonisiert. Naloxon und Naltrexon haben weder atemdepressive, noch euphorische oder dysphorische Wirkung. Sie lösen keine Halluzinationen aus, wohl aber Entzugssymptome bei Abhängigen. Deshalb ist eine einschleichende Dosierung erforderlich

Pharmakokinetik

Naloxon hat einen hohen **First-Pass-Effekt** und muss daher parenteral gegeben werden. Es dringt rasch ins ZNS ein. Aufgrund der Umverteilung lässt die Wirkung rasch nach. Die HWZ ist kürzer als die der meisten Opioide (ca. 1 Stunde), die Wirkungsdauer 1–3 h. Die Bioverfügbarkeit ist < 10 %. Naloxon wird in der Leber zu inaktiven Metaboliten glukuroniert und renal ausgeschieden. Bei Vergiftungen mit Opioiden sollte Naloxon als Infusion gegeben werden, um Reboundphänomene zu vermeiden. Naltrexon ist oral schlecht steuerbar (Wirkdauer 24–48 h).

Indikationen

Der Einsatz von Opioidantagonisten ist angezeigt bei Atemdepression und Koma durch Opioidvergiftung. Auch bei Neugeborenen von morphiumsüchtigen Müttern. Eine durch Buprenorphin ausgelöste Atemdepression ist durch Naloxon nicht antagonisierbar. Bei Opiatvergiftung gibt man initial 0,4–2 mg Naloxon i.v. (i.m., sc.) und wiederholt dies stündlich, bis eine Wirkung zu beobachten ist.

Nebenwirkungen

Bei schneller Injektion können Übelkeit, Erbrechen und Blutdruckanstieg auftreten (vermeidbar). Selten beobachtet man Allergien und Herzrhythmusstörungen. Bei Opiatabhängigen kommt es zum Entzugssyndrom.

33.4 Zentral wirksame Analgetika mit unklarem Wirkungsmechanismus

Flupirtin (Ketadolon®, Trancopal Dolo®)

Flupirtin ist ein Pyridinderivat mit unbekanntem Wirkungsmechanismus. Bekannt ist nur, dass es nicht an Opioidrezeptoren wirkt, vermutet wird eine Wirkung an NMDA- oder GABA-Rezeptoren. Flupirtin wirkt analgetisch und myotonolytisch und wird bei Neuralgien und schmerzhaften Muskelverspannungen eingesetzt.

Pharmakokinetik

Flupirtin kann oral oder parenteral verabreicht werden. Die maximale Tagesdosis beträgt 600 mg. Bei alten Menschen und Insuffizienz von Leber oder Niere muss die Dosis halbiert werden. Die Bioverfügbarkeit beträgt 90 %, die HWZ 7–10 Stunden. Flupirtin wird in der Leber zu aktiven und inaktiven Metaboliten umgebaut, von denen 70 % im Urin erscheinen.

Nebenwirkungen sind Müdigkeit, Schwindel, Mundtrockenheit und Grünfärbung des Urins.

Kontraindikationen sind hepatische Enzephalopathie und Myasthenia gravis.

Nefopam (Ajan®)

Auch dieses Analgetikum ist bislang nicht klassifiziert, obwohl es schon seit 20 Jahren im Handel ist, scheint aber mit Opioiden verwandt zu sein. Die analgetische Wirkung ist deutlich schwächer als die von Morphin. Nefopam kann oral oder parenteral gegeben werden und wird bei schwachen bis mäßigen Schmerzen unterschiedlicher Genese verabreicht.

Nebenwirkungen sind Sedierung, Übelkeit, Atemdepression, Schwitzen, Mundtrockenheit und Steigerung von Herzfrequenz und Blutdruck.

Tab. 33.5 Opioidantagonisten.

Wirkstoff	Handelsname	Darreichungsform
Naloxon	Narcanti®, Naloxon ratiopharm®	Amp. 1 ml 0,4 mg
Naltrexon	Nemexin®	Filmtabletten 50 mg

34 Cyclooxygenase-Hemmstoffe und antirheumatische Basistherapeutika

IMPP-Hits

- ASS, Pharmakokinetik, Wirkmechanismus, Wirkungen, Nebenwirkungen
- Paracetamol, Wirkungsmechanismus, Wirkungen, Überdosierung
- Diclofenac, Indometacin: Pharmakokinetik, Nebenwirkungen
- Ibuprofen

Lernziel!

In diesem Kapitel lernen Sie die Hemmstoffe der Cyclooxygenase kennen, zu denen die klassischen Antirheumatika, aber auch die neuen COX-2-Hemmstoffe gehören. Allen gemeinsam ist, das sie nur peripher wirken und dass ihre analgetische Wirkung nur mäßig ist, dass sie aber entzündungshemmende Wirkung haben. Ferner werden Sie vertraut gemacht mit Analgetika, die nicht am Opiatrezeptor wirken und keine entzündungshemmende Wirkung haben, wohl aber fiebersenkend wirken. Zuletzt werden die heterogene Gruppe der antirheumatischen Basistherapeutika vorgestellt sowie nichtsteroidale Medikamente zur Behandlung von Colitis ulcerosa und Morbus Crohn. Wenn Sie das Kapitel durchgearbeitet haben, sollten Sie Wirkungen, Nebenwirkungen und Indikationen der verschiedenen Analgetika sowie der Basistherapeutika kennen.

34.1 Einteilung nichtopioider Analgetika

Analgetika, die nicht über Endorphinrezeptoren wirken, lassen sich in zwei Gruppen unterteilen:

- Verbindungen mit **analgetischer**, fiebersenkender (antipyretischer) und ausgeprägt entzündungshemmender (**antiphlogistischer**) Wirkung
- Verbindungen mit **analgetischer** und antipyretischer Wirkung, aber **ohne antiphlogistische** Wirkung (in therapeutischer Dosierung).

Pharmaka der Gruppe A sind mit Ausnahme der selektiven COX-2-Hemmstoffe immer saure Verbindungen und werden aufgrund ihrer entzündungshemmenden Wirkung als nichtsteroidale Antiphlogistika oder NSAID (**N**on-**S**teroidal **A**nti-**I**nflammatory **D**rugs) bezeichnet. Verbindungen der Gruppe B sind neutral oder schwach basisch. Beispiele sind Phenazon, Metamizol und Paracetamol.

Alle Analgetika in diesem Kapitel wirken durch Hemmung der Cyclooxygenasen (COX-1 und/oder COX-2). Diese Cyclooxygenasen sind Enzyme, die den Umbau von Arachidonsäure und anderen ungesättigten Fettsäuren zu Prostaglandinen katalysieren, von denen einige eine wichtige Rolle bei der Entzündungsreaktion spielen.

34.2 Cyclooxygenase-Hemmstoffe

Im Gegensatz zu den in Kapitel 33 besprochenen zentral wirkenden Analgetika wirken die hier vorgestellten Analgetika überwiegend peripher.

Wie bei den Opioiden ist auch bei allen Vertretern der Cyclooxygenase-Hemmstoffe der Wirkungsmechanismus prinzipiell derselbe, aber das Wirkungsspektrum ist dennoch unterschiedlich. Wer dieses Kapitel verstanden hat, sollte sich problemlos im Dschungel aus Hunderten von Analgetika in immer neuen Kombinationen und unerheblichen Modifikationen zurechtfinden.

Da Pharmaka aus der Gruppe der Cyclooxygenase-Hemmstoffe häufig zur Rheumatherapie eingesetzt werden, bezeichnet man sie auch als **nichtsteroidale Antirheumatika** (NSAR) oder Non-Steroidal Anti-Inflammatory Drugs **(NSAID).**

Merke!

Entzündungen entstehen durch die gesteigerte Synthese von proinflammatorischen Proteinen wie Interleukinen, Chemokinen, Proteasen und Adhäsionsmolekülen, die durch Zellen des unspezifischen Immunsystems wie Makrophagen oder Fibroblasten gebildet werden.

Chemie

Verbindungen ganz unterschiedlicher chemischer Gruppen wirken als Cyclooxygenase-Hemmstoffe und werden als Analgetika und nichtsteroidale Antirheumatika eingesetzt. Der älteste und bekannteste Cyclooxygenase-Hemmstoff ist die **Acetylsalicylsäure** (ASS) aus der Gruppe der **Salicylate.** ASS ist in Formel 34.1 abgebildet. Chemische Gruppen der Cyclooxygenase-Hemmstoffe sind:

- Salicylate
- Anthranilsäurederivate
- Arylessigsäurederivate
- Arylpropionsäurederivate (Formel 34.2)
- Oxicamderivate
- COX-2-selektive nichtsteroidale Antiphlogistika
- Anilinderivate, nichtsaure antipyretische Analgetika
- Pyrazolone.

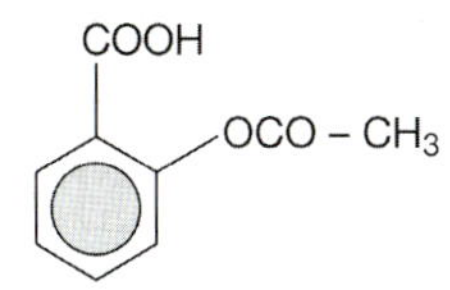

Formel 34.1 Acetylsalicylsäure (Salicylsäuregruppe)

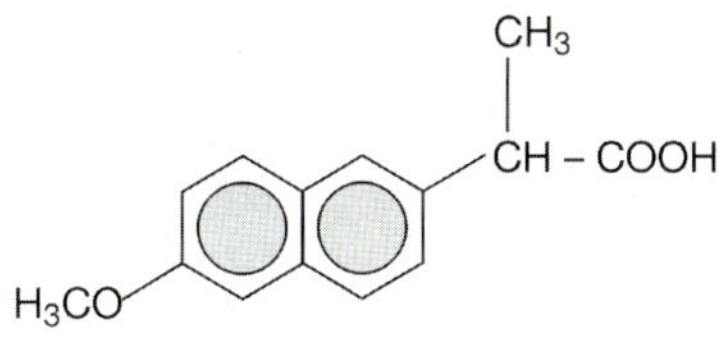

Formel 34.2 Naproxen (Arylpropionsäuregruppe)

Wirkstoffe

Hemmstoffe der Cyclooxygenase (NSAID) zeigt die Tabelle 34.1.

Wirkmechanismus

Der Wirkmechanismus ist bei allen in diesem Kapitel besprochenen peripheren Analgetika gleich. Sie hemmen die Cyclooxygenasen, die die Synthese von Prostaglandinen aus der Arachidonsäure katalysieren. Dadurch nimmt die Konzentration der Prostaglandine im Gewebe ab, und die Entzündungsreaktion wird vermindert. Die Schmerzschwelle der Sensoren wird erhöht. Die Synthese der Leukotriene wird nicht beeinträchtigt. Glukokortikoide dagegen hemmen die Synthese von Prostaglandinen **und** von Leukotrienen, weshalb sie eine noch stärker entzündungshemmende Wirkung haben als nichtsteroidale Antirheumatika. Da Prostaglandine im Körper allgegenwärtig sind, verursacht ihre Hemmung zahlreiche Nebenwirkungen.

Man unterscheidet **zwei Typen** von Cyclooxygenasen:

- Die **Cyclooxygenase Typ 1 (COX-1)** kommt in den meisten Geweben vor und ist in der Magenmukosa für die Synthese von protektiven Prostaglandinen verantwortlich. In den Thrombozyten ist nur COX-1 vorhanden.
- Akute oder chronische Entzündungsprozesse dagegen induzieren die Aktivität der **Cyclooxygenase Typ 2 (COX-2).** Die meisten der in Tabelle 34.1 aufgeführten NSAID hemmen unspezifisch COX-1 und COX-2. Die Hemmung von COX-1, die nichts mit der Entzündungsreaktion zu tun hat, ist für die Nebenwirkungen der NSAID an Magen und Nieren verantwortlich. Bei Meloxicam und bei Voltaren ist die COX-2-Hemmung deutlich stärker als die COX-1-Hemmung, und bei den neuen COX-2-Hemmstoffen Celecoxib und Rofecoxib ist die COX-2-Hemmung fast selektiv.

Tab. 34.1 Hemmstoffe der Cyclooxygenase.

Wirkstoff	Handelspräparat	Chemische Gruppe
NSAID COX-1 und COX-2		
Acetylsalicylsäure	Aspirin® ASS-ratiopharm®	Salicylate
Salicylamid	Glutisal® (Komb.)	Salicylate
Flufenaminsäure	Dignodolin® Salbe	Anthranilsäurederivat
Mefenaminsäure	Parkemed®, Ponalar®	Anthranilsäurederivat
Diclofenac	Voltaren®, Diclac®, Diclofenac ratiopharm®	Arylessigsäurederivat
Indometacin	Amuno®, Indomet ratiopharm®, Indophlogont®	Arylessigsäurederivat
Ibuprofen	Dolgit®, DOLO-PUREN®, Imbun®, Ibuprofen STADA®	Arylpropionsäure
Ketoprofen	Orudis®, Ketoprofen ratiopharm®, Gabrilen®	Arylpropionsäure
Naproxen	Proxen®, Naproxen STADA®, Naproxen Hexal®	Arylpropionsäure
Tiaprofensäure	Surgam®	Arylpropionsäure
Oxaprozin	Danoprox®, Dayrun®	Propionsäurederivat
Piroxicam	Felden®, Piro-Phlogont®, pirox ct®, Piroxicam STADA®	Oxicamderivat
Meloxicam	Mobec®	Oxicamderivat
NSAID COX-2		
Celecoxib	Celebrex®	Pyrazolonderivat
Rofecoxib	Vioxx®	Phenylfuranon
Parecoxib	DYNASTAT®	Sulfonamid
Valdecoxib	BEXTRA®	Sulfonamid
Pyrazolon-Analgetika		
Metamizol	Novalgin®, Novaminsulfon ratiopharm®, Metalgin®	Pyrazolonderivat
Phenylbutazon	Ambene®	Pyrazolonderivat
Propyphenazon	Demex®, Eufibron®	Pyrazolonderivat
Anilin-Analgetika		
Paracetamol	Ben-u-ron®, Paracetamol STADA®, Paedialgon®	Anilinderivat

Wirkungen

Alle Cyclooxygenase-Hemmstoffe haben drei hauptsächliche Wirkungsqualitäten, die unterschiedlich stark ausgeprägt sein können:

- analgetisch (schmerzstillend)
- antipyretisch (fiebersenkend)
- antiphlogistisch (entzündungshemmend).

Wenn die analgetische Wirkung überwiegt, spricht man von **Analgetika,** wenn die entzündungshemmende Wirkung überwiegt, spricht man von **nichtsteroidalen Antirheumatika.** Daneben hemmen NSAID (NSAR) auch die Thrombozytenaggregation, da Thrombozyten COX-1 enthalten, aber nicht so gut wie ASS. Deshalb wird aus dieser Gruppe nur ASS als Gerinnungshemmer eingesetzt.

Pharmakokinetik

Alle Verbindungen der Gruppe NSAID sind Säuren (Ausnahme COX-2-Hemmer) und reichern sich vorwiegend in saurem, entzündetem Gewebe, unabhängig von der Applikationsart, an; sie können sich aber auch in nicht entzündetem Gewebe anreichern. Sie binden an Plasmaproteine und reichern sich zunächst im ECR an. Dann lösen sie sich vom Plasmaprotein, diffundieren in den alkalischen ICR und entfalten dort ihre Wirkung. Eine Anreicherung beobachtet man auch in Niere und Magenmukosa.

Salicylate

Acetylsalicylsäure (Aspirin®)

Acetylsalicylsäure ist das bekannteste, älteste und am häufigsten verwendete Schmerzmittel überhaupt. Es wurde 1898 von Bayer auf den Markt gebracht. Jährlich werden Tausende von Tonnen ASS hergestellt und eingenommen (Umsatz ca. 0,5 Milliarde Euro/Jahr). ASS ist ein Derivat der Salicylsäure, die ursprünglich aus der Rinde der Silberweide (Salix) isoliert wurde.

Wirkungsmechanismus

Acetylsalicylsäure (ASS) hemmt die Cyclooxygenase irreversibel und unspezifisch (COX 1 und COX 2) durch Acetylierung und führt so zu einer verminderten Bildung von Prostacyclin und Thromboxan (☞ Kap. 24, Abb. 24.1). COX 1 ist für die Thrombozytenaggregation und COX 2 für die Induzierung von Entzündungsreaktionen zuständig. Im Pfortaderkreislauf wird die Thromboxanbildung in den Thrombozyten stärker gehemmt als die Prostacyclinsynthese, da hier die ASS-Konzentration höher ist als im übrigen Blutkreislauf. Auch die Acetylierung von Proteinen in der Plättchenmembran und im Plasma trägt zur gerinnungshemmenden Wirkung von ASS bei. Die gerinnungshemmende Wirkung, bzw. die Verlängerung der Blutungszeit durch ASS, hält auch bei geringer Dosis (30 mg) mehrere Tage an, da Thrombozyten das durch Acetylierung unbrauchbare COX-1 nicht nachliefern können (kein Zellkern!), so dass auch kein Thromboxan A_2 mehr synthetisiert wird. Die Plättchen müssen ersetzt werden. Prostacyclin und Thromboxan wirken antagonistisch auf die Thrombozytenaggregation. Bei gleichzeitiger Hemmung beider Stoffe wird diese verringert.

Wirkungen

ASS hat gute analgetische, antipyretische und antiphlogistische Wirkungen und wird auch als Rheumamittel eingesetzt. Für die analgetische und antipyretische Wirkung beträgt die optimale Dosis 0,6 g. Bei Erhöhung der Dosis lässt sich keine Wirkungssteigerung erreichen, wohl aber eine Wirkungsverlängerung und eine Verstärkung der Nebenwirkungen. Für eine antiphlogistische Wirkung sind ca. 5 g/d erforderlich, jedoch sind bei dieser Dosis die Nebenwirkungen erheblich. Bereits in Dosen von **50 mg** hemmt ASS wirksam die Aggregation der Thrombozyten durch Hemmung von Thromboxan A_2 und Prostaglandinen (Abb. 34.1). ASS hemmt die Cyclooxygenase **irreversibel**, diese muss also durch Neusynthese nachgeliefert werden, so dass die gerinnungshemmende Wirkung ca. 10 Tage anhält (entspricht der Lebensdauer der Thrombozyten).

Da Prostaglandine bei der Auslösung von Wehen eine Rolle spielen und ASS sowie die anderen NSAID die Cyclooxygenase hemmen, haben diese Medikamente auch eine **wehenhemmende (tokolytische) Wirkung.**

Pharmakokinetik

Acetylsalicylsäure (ASS) wird aus dem Magen und dem oberen Dünndarm durch passive Diffusion rasch, gut und großenteils unverändert resorbiert (95 %). Der Acetylrest wird teilweise bei der Mukosapassage abgespalten (präsystemische Elimination), so dass Salicylsäure entsteht, die ebenfalls ein COX-Hemmer ist, aber schwächer als ASS. Die **Bioverfügbarkeit** von ASS beträgt 70 %. Bei Blutazidose liegt ASS teilweise undissoziiert vor und kann ins ZNS eindringen. In entzündeten, sauren Geweben reichert sich ASS an und hat deshalb in Entzündungsgebieten eine gute antiphlogistische Wirkung. ASS wird im Blut, in der Magenmukosa und in der Leber von Esterasen rasch zu Essigsäure und Salicylat hydrolysiert. In der Leber wird Salicylat mit Glycin und Glukuronsäure konjugiert und über die Niere in Form inaktiver Metabolite ausgeschieden Durch **Alkalisierung** des

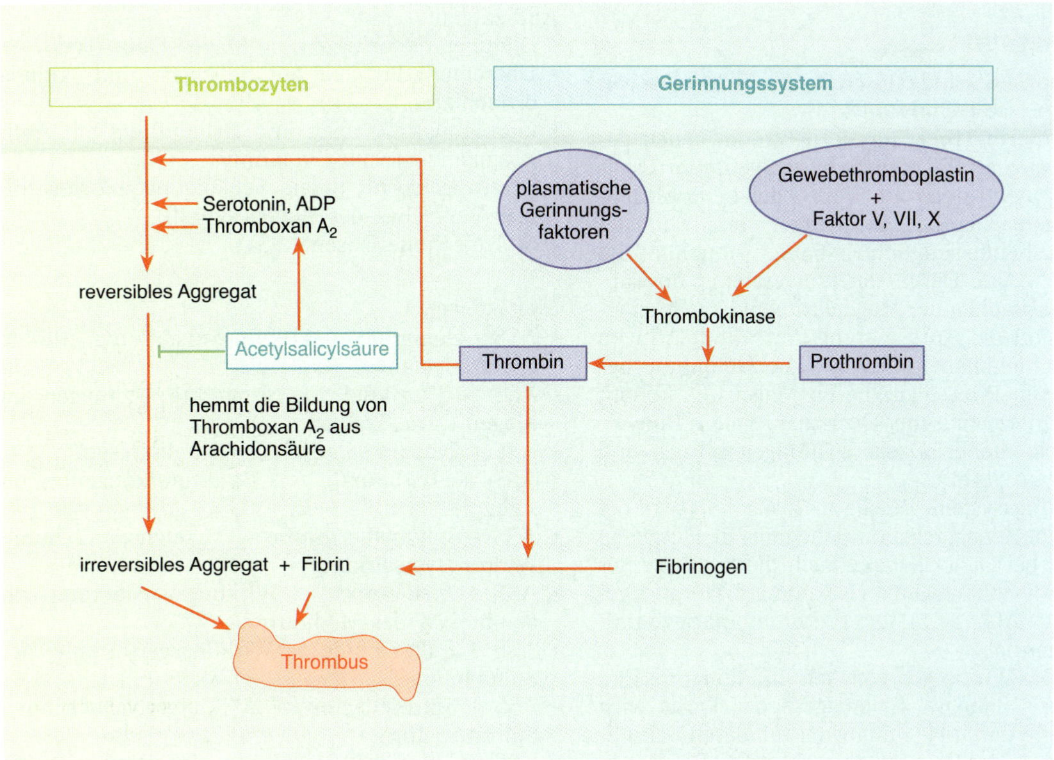

Abb. 34.1: Hemmung der Thrombozytenaggregation durch ASS. (modifiziert nach einer Werksinformation von Bayer)

Tab. 34.2 Indikationen für Acetylsalicylsäure.

Schmerzen, Gefäßkopfschmerzen, Entzündungsschmerz
Thromboseprophylaxe bei Thrombophlebitis, Myokardinfarkt und Apoplex
Fiebersenkung
akute und chronische Entzündungen

Urins kann die Ausscheidung **beschleunig**t werden, und es erscheint unveränderte Salicylsäure im Urin. Die Eliminations-HWZ ist dosisabhängig und beträgt bei therapeutischer Dosis für ASS 10–20 min; für Salicylsäure beträgt die HWZ 3–19 Stunden (nichtlineare Kinetik). Bei Dosen über 3 g steigt die HWZ auf mehrere Stunden, weil die Leberenzyme gesättigt sind. Bei Vergiftungen mit 10 g oder mehr beträgt die Eliminations-HWZ 30 Stunden.

Merke!
Je höher die Dosis, desto länger die HWZ.

Merke!
Salicylsäure wird im Sauren gut resorbiert und im Alkalischen gut eliminiert.

Indikationen für ASS zeigt die Tabelle 34.2.

Unerwünschte Wirkungen

Die NW von ASS sind typisch für alle unspezifischen Cyclooxygenase-Hemmstoffe:

- **Magen-Darm-Trakt.** Im Vordergrund stehen gastrointestinale NW. Bereits in analgetischer Dosis (ab 0,5 g ASS) treten in > 10 % der Fälle Magenschmerzen, Oberbauchschmerzen und Übelkeit auf. Sehr häufig sind Schleimhauterosionen in Magen (10 %) und Darm. Der Blutverlust ist dosisabhängig. Ursachen der Magenläsionen bzw. Magenulzera sind die Anreicherung der sauren ASS im Magenschleimhautepithel und die Hemmung der protektiven Prostaglandine im Magen. Es kommt auch in therapeutischer Dosis zu okkulten Blutverlusten, in hoher Dosis zu Magenblutung und schwarzem Stuhl.
- **Gerinnungssystem.** Bereits ab 50 mg ASS wird die Thrombozytenaggregation gehemmt, in Dosen ab 2 g wird bei Dauertherapie auch die Synthese der Vitamin-K-abhängigen Gerinnungsfaktoren gehemmt(☞ Abb. 34.2). Die Prothrombinkonzentration nimmt ab.
- **Niere.** Die Wirkungen von ASS auf die Harnsäure sind dosisabhängig. In analgetischer Dosis wird Harnsäure durch Hemmung der tubulären Sekretion retiniert, der Harnsäurespiegel steigt. Bei Dosen über 2 g wirkt ASS wie ein Urikosurikum und hemmt die Rückresorption der Harnsäure, der HSR-Spiegel sinkt. 3 % aller akuten Nierenversagen und bis zu 30 % aller chronischen Nierenversagen sind durch NSAR ausgelöst. **NSAR retinieren Na^+ und Wasser → Ödembildung.**
- **Lunge.** Die Einnahme von ASS löst in 0,2 % der Fälle Asthma-bronchiale-Anfälle aus. Gehemmt werden die für die Bronchialmuskelrelaxierung zuständigen Prostaglandine.
- **Immunsystem.** In seltenen Fällen kommt es zu Urtikaria, Erythema exsudativum multiforme oder Lyell-Syndrom (Epidermolysis acute toxica).
- **ZNS.** Es kann ein Salicylismus entstehen. Unter **Salicylismus** versteht man zentrale, toxische Wirkungen der Salicylate. Die Patienten klagen über Ohrensausen (Tinnitus), Schwindel (Vertigo), und Schwerhörigkeit. Verantwortlich für diese Wirkungen ist eine Druckerhöhung im Labyrinth. Auch dauernder Hörverlust ist möglich. Salicylismus tritt hauptsächlich bei älteren Patienten auf.
- **Reye-Syndrom.** In seltenen Fällen beobachtet man unter ASS-Gabe ein Reye-Syndrom. Dieses tritt bei Kindern auf, die an schweren Virusinfekten (z. B. Influenza) erkrankt sind und mit ASS behandelt werden. Man beobachtet Enzephalopathie, Niereninsuffizienz und Leberzelldegeneration.
- **Allergische Reaktionen** unter ASS-Einnahme sind in der Regel auf Verunreinigung wie Acetylsalicylsäureanhydrid zurückzuführen und nicht auf ASS.

Kontraindikationen

Zu den **Kontraindikationen** für eine Behandlung mit ASS zählen:

- Blutungen oder Ulzera im Magen-Darm-Trakt.
- Überempfindlichkeit auf Salicylate und Asthma bronchiale.
- Gerinnungsstörungen und Behandlung mit Antikoagulanzien vom Cumarintyp.
- Schwangerschaft (fetale Schädigung mit vorzeitigem Verschluss des Ductus Botalli).
- Stillzeit (hohe Dosen ASS).

Interaktionen

- ASS + Cumarine → Wirkungsverstärkung, erhöhte Blutungsgefahr
- ASS + Kortikoide → verstärkte Blutungen im Magen-Darm-Trakt
- ASS + Digoxin → erhöhter Digitalisspiegel
- ASS + Barbiturate → Barbituratkonzentration steigt
- ASS + Sulfonylharnstoffe → Hypoglykämie durch Wirkungsverstärkung
- ASS + Methotrexat → Wirkungsverstärkung von W und NW des Methotrexat
- ASS + Sulfonamide → Wirkungsverstärkung der Sulfonamide
- ASS + Spironolacton → Wirkungsabschwächung Spironolacton
- ASS + Furosemid → verminderte Diurese durch Wirkungsabschwächung Furosemid

- ASS + Probenecid → Abschwächung der urikosurischen Wirkung
- ASS + Valproinsäure → Anstieg der freien Valproinsäure, erhöhte Blutungsgefahr

Vergiftung mit ASS und anderen Salicylaten

Die Salicylatvergiftung ist gekennzeichnet durch Salicylismus und Störungen des Säure-Basen-Haushalts. Zunächst tritt eine Frequenzsteigerung und Vertiefung der Atmung ein, da Salicylsäure in der Medulla oblongata wie CO_2 (bzw. Kohlensäure) behandelt wird und das Atemzentrum stimuliert. Durch die Hyperventilation kommt es zu verstärkter CO_2-Abatmung und zur respiratorischen Alkalose. Die Bicarbonatausscheidung über die Niere wird verstärkt, aber die Säuren werden retiniert. Dadurch kommt es zu einer metabolischen Azidose. Später kommt aufgrund der Atemdepression noch eine respiratorische Azidose dazu. Behandelt wird die durch Salicylat ausgelöste Stoffwechselentgleisung mit Infusionen von Bicarbonat und KCl. Dadurch wird die Azidose kompensiert und der Urin alkalisiert, was zu besserer Salicylatausscheidung führt. Bei schweren Salicylatvergiftungen muss der Patient künstlich beatmet und einer Hämodialyse unterzogen werden, da Salicylat gut dialysierbar ist. Symptome der Salicylatvergiftung sind Übelkeit, Erbrechen, Schwindel und Krämpfe.

Weitere antiphlogistische Analgetika (NSAID)

Zu dieser Gruppe von Medikamenten, die auch als nichtsteroidale Antirheumatika bezeichnet werden, gehören beispielsweise Diclofenac, Indometacin, Flufenaminsäure, Ibuprofen, Ketoprofen und Piroxicam. Streng genommen gehören auch ASS und Phenylbutazon in diese Gruppe, sie wurden jedoch aus didaktischen Gründen ausgegliedert.

Trotz Zugehörigkeit zu unterschiedlichen chemischen Gruppen (☞ Tab. 34.1) haben alle diese Verbindungen ein sehr ähnliches Spektrum von Wirkungen und Nebenwirkungen und hemmen die Cyclooxygenase irreversibel. Chemisch handelt es sich um Säuren oder um Säureamide, was ihre Anreicherung in sauren Entzündungsgebieten begünstigt. Alle wirken stark antiphlogistisch, mäßig analgetisch und gut antipyretisch.

- Eine **kurze Halbwertszeit** haben Diclofenac und Ibuprofen (2–3 h).
- Eine **mittlere Halbwertszeit** haben Indometacin und Mefenaminsäure (3–8 h).
- Eine **lange Halbwertszeit** haben Flufenaminsäure (9 h), Ketoprofen (bis 30 h), Piroxicam (30 h) und Oxaprozin (50 h).

Essigsäurederivate

Stellvertretend für die Essigsäurederivate (Säurederivate sind alle) soll das am häufigsten verordnete nichtsteroidale Antirheumatikum **Diclofenac** vorgestellt werden.

Diclofenac (Voltaren®)

Diclofenac (Formel 34.3) hat eine gute orale und rektale Resorption, unterliegt aber dem First-Pass-Effekt, so dass nur 30–70 % in die Blutbahn gelangen. Diclofenac hat eine hohe Plasmaproteinbindung (99 %) und eine kurze HWZ von 2 Stunden. Diclofenac wird fast vollständig in der Leber metabolisiert und **renal** sowie **biliär eliminiert.** Diclofenac ist in Deutschland das meistverordnete Antirheumatikum und hat einen Marktanteil von 65 %.

Indikationen für Diclofenac sind alle entzündlich-rheumatischen Erkrankungen, Gichtanfall, traumatisch bedingte Schwellungen und Entzündungen, Distorsionen, Sehnenscheidenentzündung, Bursitis, Ischialgie und Lumbago acuta. Diclofenac ist auch in Form von Augentropfen für unspezifische Entzündungen zugelassen. Die orale Dosierung beträgt 50–150 mg/d.

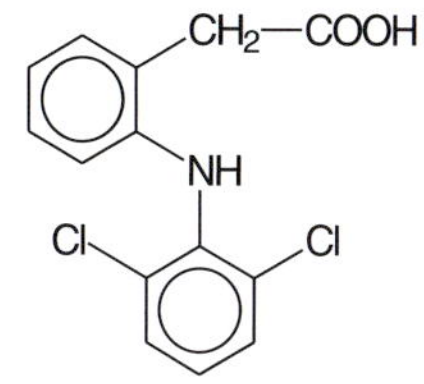

Formel 34.3 Diclofenac, Der Essigsäurerest ist gelb markiert

Unerwünschte Wirkungen

Im Vordergrund stehen die gastrointestinalen NW, wie sie bei ASS beschrieben sind. Aber auch alle anderen bei ASS beschriebenen NW wie Schwindel, Kopfschmerz, Retention von Natrium und Wasser und ein Lyell-Syndrom können auftreten. Schwere hämatologische Störungen wie hämolytische Anämie und Agranulozytose sind seltener als bei Phenylbutazon. Bei Injektion von Diclofenac kann ein lebensgefährlicher allergischer Schock auftreten. Eine Reihe von Todesfällen nach Diclofenacinjektion wurde beschrieben.

Kontraindikationen für Diclofenac sind Magen-Darm-Ulzera, hämatologische Erkrankungen, Schwangerschaft und Stillzeit sowie schwere Leber- oder Niereninsuffizienz.

Da die „bessere Verträglichkeit" eines Antirheumatikums ein häufiges Werbeargument ist, muss klargestellt werden:

Wenn ein unspezifisches NSAID dieselbe antiphlogistische Wirksamkeit hat wie ASS, dann hat es in der Regel die gleichen NW, unabhängig von seiner Dosis.

Um zum Beispiel mit **Ibuprofen** die gleiche analgetische und antiphlogistische Wirkung wie mit 2 g ASS zu erreichen, sind mindestens 2 g Ibuprofen erforderlich. In dieser Dosis ist Ibuprofen nicht mehr „magenfreundlich" (Werbung), sondern verursacht Magenblutungen und Bauchschmerzen wie Aspirin.

Merke!
Alle antiphlogistischen Analgetika können durch Retention von Na^+ und Wasser zu Ödemen führen, und alle hemmen die Thrombozytenaggregation.

Indometacin (Amuno®)

Indometacin (☞ Formel 34.4) ist der Prototyp und Klassiker der Antirheumatika vom Essigsäuretyp. Es hat eine starke antiphlogistische Wirkung und dient häufig als Standard zum Vergleich der antiphlogistischen Wirkung anderer Antirheumatika. Indometacin ist ein unspezifischer COX-Hemmer.

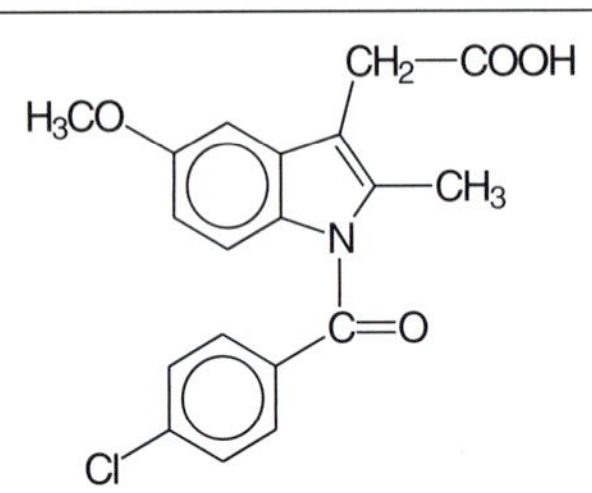

Formel 34.4 Indometacin

Pharmakokinetik

Indometacin wird nach oraler Gabe schnell und fast vollständig resorbiert. Die Plasmaeiweißbindung ist > 95 % und die Plasma-HWZ liegt aufgrund des enterohepatischen Kreislaufs zwischen 3 und 11 Stunden (Wirkungsdauer 4–6 h). Indometacin wird zu 85 % in der Leber zu inaktiven Metaboliten umgebaut und renal sowie biliär eliminiert.

Nebenwirkungen

Die Nebenwirkungsrate ist hoch (30 %), insbesondere die gastrointestinalen NW sind häufiger als bei anderen NSAID.

Indikationen für Indometacin sind hauptsächlich der Gichtanfall und rheumatische Erkrankungen.

Arylpropionsäurederivate

Ibuprofen und **Naproxen** sind die wichtigsten Mitglieder dieser Gruppe. Ibuprofen wird als Razemat angeboten, Naproxen als S-Enantiomer (asymmetrisches C-Atom der Arylpropionsäure!). Die S-Enantiomere haben eine wesentlich stärkere Hemmwirkung auf COX, scheinen aber nicht weniger gastrointestinale NW zu haben als das Razemat.

Ibuprofen (Dolgit®)

Ibuprofen soll das geringste Risiko für schwere gastrointestinale NW haben und wird auch gegenüber Laien in der Tagespresse heftig beworben und unter immer neuen Namen und Verkleidungen als rezeptfrei käufliches Schmerzmittel angeboten. Ibuprofen ist ein schwacher, unspezifischer COX-Hemmer von kurzer HWZ (2 h), der in der Leber zu inaktiven Metaboliten umgebaut wird, die meist als Glukuronide renal eliminiert werden. Die analgetische Dosis von Ibuprofen beträgt 200–400 mg, als Rheumamittel ist die doppelte Dosis mehrmals täglich erforderlich. Die Tageshöchstdosis ist 2400 mg.

Naproxen

Naproxen hat eine HWZ von 13-15 h und eine Tageshöchstdosis von 1g.

Oxicame

Zu dieser Gruppe zählen **Piroxicam, Tenoxicam, Meloxicam** und **Lornoxicam.** Alle diese Verbindungen enthalten zwar keine Carbonsäuregruppe wie die anderen NSAID, reagieren aber aufgrund einer Keto-Enol-Tautomerie sauer. Alle Oxicame sind unspezifische COX-Hemmer; nur Meloxicam hemmt COX-2 10fach stärker als COX-1. Alle Oxicame – mit Ausnahme von Lornoxicam (3–5 h) - haben lange Halbwertszeiten: Meloxicam 20 h, Piroxicam 40 h und Tenoxicam 70 h.

Piroxicam (Felden®)

Piroxicam wird nach oraler Gabe fast vollständig resorbiert. Es kann oral, sublingual, rektal und parenteral verabreicht werden. Insbesondere die sublinguale Gabe hat einen sehr raschen Wirkungseintritt und macht kaum Magenbeschwerden. Es verfügt über eine hohe Plasmaproteinbindung (98 %), eine lange und schwankende Eliminations-HWZ, wird in der Leber metabolisiert und renal (65 %) und biliär (35 %) eliminiert. Die Verträglichkeit von Piroxicam ist vergleichbar mit Ibuprofen, soll jedoch häufiger ein Lyell-Syndrom und Erythema exsudativum multiforme verursachen. Die lange Wirkungsdauer erlaubt es, bei den meisten Indikationen nur eine Tablette am Tag zu geben, was die Compliance verbessert.

Meloxicam (Mobec®)

Meloxicam wird bei oraler Gabe von therapeutischen Dosen (7,5–30 mg) gut resorbiert und hat eine Bioverfügbarkeit von 90 %. Die erzielten Wirkstoffspiegel im Plasma sind dosisabhängig. Das Maximum wird nach 5–6 h erreicht. Die Eliminations-HWZ von Meloxicam beträgt 20 h. Meloxicam wird in der Leber fast vollständig metabolisiert und über Niere und Stuhl ausgeschieden.

Die Wirkungsstärke von Meloxicam ist etwas geringer als die von Naproxen.

Auch bei Meloxicam treten bei einer Dosis von 7,5 mg bereits in 20–30 % der Fälle gastrointestinale NW (Übelkeit, Bauchschmerz, Durchfall) auf. Dies entspricht dem Prozentsatz bei Diclofenac. Ulzera und Blutungen scheinen unter Meloxicam seltener zu sein als bei anderen NSAID. Weitere unerwünschten Wirkungen sind Urtikaria, Photoallergie (selten), Kopfschmerz, Schwindel, Leukopenie, Thrombopenie und Anstieg der Transaminasen.

Störungen der Nierenfunktion und Asthmaanfälle wurden nur selten beobachtet.

Oxaprozin (Danoprox®)

Oxaprozin ist ein Propionsäurederivat mit sehr langer HWZ (50 h) und wurde 2002 in Deutschland eingeführt.

Oxaprozin ist ein unspezifischer COX-Hemmer zur symptomatischen Behandlung der chronischen Polyarthritis, der aktivierten Arthrose, des Weichteilrheumatismus und der Spondylitis ankylosans. Oxaprozin wirkt entzündungshemmend, antipyretisch und analgetisch.

Nach oraler Gabe wird es fast vollständig resorbiert und zu 99 % an Plasmaprotein, vornehmlich Albumin, gebunden. 90 % der Substanz werden in der Leber zu inaktiven Metaboliten oxidiert und renal (60 %) sowie fäkal (30 %) eliminiert.

NW und Kontraindikationen entsprechen denen der anderen NSAID.

Die Oxicame und Oxaprozin neigen zu Kumulation, was bei Überdosierung zu Magenblutungen führen kann.

Anthrilsäurederivate

Die Verbindungen dieser Gruppe sind Derivate der Aminobenzoesäure. Vertreter sind **Flufenaminsäure** und **Mefenaminsäure.** Beide haben keine Vorteile gegenüber ASS, verursachen aber häufiger schwere NW wie Knochenmarksdepression und Nierenschäden.

COX-2-selektive nichtsteroidale Antiphlogistika

Im Jahr 2000 kamen die beiden ersten COX-2-Hemmer **Celecoxib** (Celebrex®) und **Rofecoxib** (Vioxx®) auf den Markt. Mittlerweile sind noch **Parecoxib** (DYNASTAT®) und **Valdecoxib** (BEXTRA®) dazugekommen. Alle COX-2-Hemmer wirken fast selektiv auf COX-2 und hemmen die Thromboxansynthese beim Menschen nicht. Tabelle 34.3 zeigt die Hemmverhältnisse verschiedener NSAID.

Wenn der Quotient aus IC_{50} COX-1 und IC_{50} COX-2 größer ist als 1, dann wird COX-2 stärker gehemmt als COX-1 (IC = Inhibitor Concentration).

Tab. 34.3 Relative Potenz einiger COX-Hemmstoffe hinsichtlich COX-1- und COX-2-Hemmung in vitro.

Wirkstoff	COX-1-/COX-2-IC_{50}-Verhältnis
Iboprofen	0,50
Indometacin	1,90
Piroxicam	3,10
Meloxicam	11,16
Diclofenac	18,9
Celecoxib	> 100
Rofecoxib	> 200

Celecoxib (Celebrex®) und Rofecoxib (Vioxx®)

Die selektiven COX-2-Hemmer Celecoxib und Rofecoxib haben keine chemische Ähnlichkeit mit den anderen NSAID, vor allem reagieren sie in Lösung nicht sauer. Celecoxib ist ein Pyrazolderivat und Rofecoxib ein Furanonderivat (☞ Formel 34.5 und 34.6).

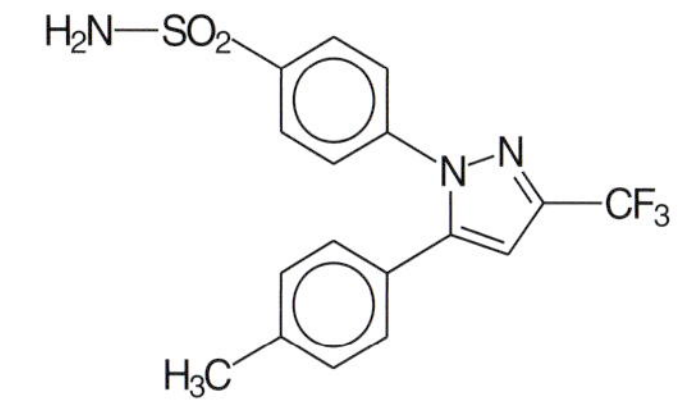

Formel 34.5 Celecoxib

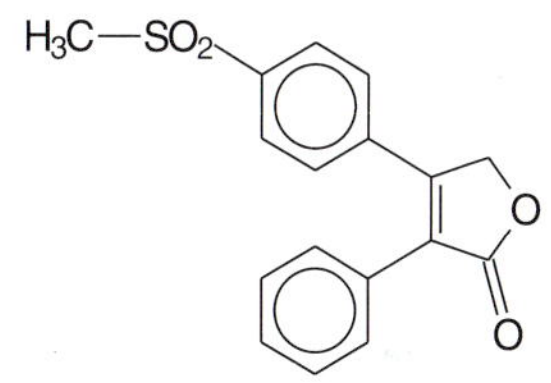

Formel 34.6 Rofecoxib

Pharmakokinetik

Beide Verbindungen werden relativ langsam über einen Zeitraum von 2–4 Stunden resorbiert, Celecoxib zu 60-80 % und Rofecoxib zu 95 %.

Die Eliminations-HWZ beträgt bei Celecoxib 11 h und bei Rofecoxib 17 h, so dass bei Letzterem eine tägliche Einmalgabe genügt. Parecoxib ist ein Prodrug und Valdecoxib ist der aktive Metabolit von Parecoxib. Es wird hauptsächlich von CYP3A4 in der Leber metabolisiert.

Nebenwirkungen

COX-2-Hemmer haben zwar weniger NW als die unspezifischen NSAID, sind aber nicht frei von unerwünschten Wirkungen, da das Enzym COX-2 physiologische Funktionen ausübt, die gehemmt werden. Unter der Behandlung mit den COX-2-Hemmern treten nicht mehr Erosionen und Ulzerationen am Magen-Darm-Trakt auf als in der Plazebogruppe, wenn die Behandlungsdauer unter 12 Wochen liegt.

Gelegentlich kam es zu Wasser- und Elektrolytretentionen. Unklare Oberbauchbeschwerden traten in der Verumgruppe häufiger auf. Die geringeren NW an der Magenschleimhaut sind nur für Rofecoxib im Vergleich mit dem NSAR Naproxen belegt. Dafür hat Rofecoxib teils schwerwiegende kardiovaskuläre NW. Celecoxib und Rofecoxib können Herzrhythmusstörungen verursachen (www.fachinfo.de).

Da COX-1 und COX-2 an der Organbildung des Fetus beteiligt sind, kann eine Hemmung dieser Enzyme zu Missbildungen führen. Im Tierversuch traten unter der Gabe von selektiven COX-2-Hemmern Organmissbildungen in der embryonalen Entwicklung auf. Mittlerweile wurden je ein Fall von Magenperforation und von akuter Pankreatitis unter Celecoxib gemeldet.

Indikationen

Indikationen für Celecoxib und Rofecoxib sind Arthritis rheumatica und Osteoarthrose. Beide Substanzen stehen nur als orale Darreichung zur Verfügung.

Kontraindikationen

Die Anwendung von COX-2-Hemmern ist kontraindiziert bei Niereninsuffizienz. Bei eingeschränkter Nierenfunktion dürfen COX-2-Hemmer nicht zusammen mit Diuretika oder ACE-Hemmern gegeben werden. Weitere Kontraindikationen sind schwere Leberfunktionsstörung, peptisches Ulkus oder gastrointestinale Blutung, Asthma und bekannte allergische Reaktionen auf ASS. COX-2-Hemmer sind ferner kontraindiziert in der Schwangerschaft, besonders im dritten Trimenon (Gefahr der Wehenschwäche). Da Celecoxib eine Sulfonamidgruppe enthält, darf es bei Sulfonamidallergie nicht gegeben werden.

Neue COX-2-Hemmer

Im Jahr 2002 wurde mit **Parecoxib** (DYNASTAT®) ein parenteral applizierbarer COX-2-Hemmer eingeführt. Er ist zur Behandlung postoperativer Schmerzen zugelassen. 2003 kam **Valdecoxib** (BEXTRA®) auf den Markt, das zur oralen Therapie von Arthrose, rheumatoider Arthritis und Dysmenorrhö zugelassen ist. Die nierenschädigende Wirkung scheint bei Valdecoxib höher zu sein als bei NSAR, ebenso Ödeme und Blutdruckanstieg bei Dosen über 20 mg. Es gibt Hinweise auf schwere kardiovaskuläre und thrombembolische Ereignisse sowie lebensbedrohliche allergische Reaktionen unter Valdecoxib. Bei Sulfonamidallergie ist Valdecoxib kontraindiziert. Valdecoxib bietet keinen Wirkungsvorteil und keinen Sicherheitsvorteil gegenüber Diclofenac, kostet aber das Fünffache.

Eine Reihe weiterer COX-2-Hemmer wie **Etoricoxib** und **Lumiracoxib** befinden sich noch in klinischer Prüfung. Etoricoxib soll beim Gichtanfall genauso stark wirksam sein wie Indometacin.

Anilinderivate, nichtsaure antipyretische Analgetika

Phenacetin und **Paracetamol** sind Derivate des Anilins = p-Aminophenols. **Phenacetin** war ein gut wirksames Schmerzmittel, musste aber wegen schwerer NW 1986 aus dem Handel genommen werden. Bekannt ist die Phenacetinniere, eine irreversible interstitielle Nephritis, die zu Schrumpfniere und dialysepflichtiger Niereninsuffizienz führte. Beim Metabolismus von Phenacetin (☞ Formel 34.7) entstehen Paracetamol und p-Phenetidin, das für die toxischen NW des Phenacetin verantwortlich ist. Von den Anilinderivaten ist nur noch Paracetamol in Gebrauch. Obwohl Phenacetin vom Markt ist, wird die Zahl der Patienten mit Analgetika-Nephropathie in Deutschland auf 5.000 bis 30.000 geschätzt. 15 % aller Dialysepatienten haben eine Analgetika-Nephropathie, eine Sonderform der Niereninsuffizienz, mit chronisch-interstitieller Nephritis und Papillenspitzennekrose. Verantwortlich gemacht werden analgetische Kombinationspräparate, die Paracetamol enthalten. Zusatzstoffe wie Coffein oder Tranquilizer erhöhen das Missbrauchspotenzial.

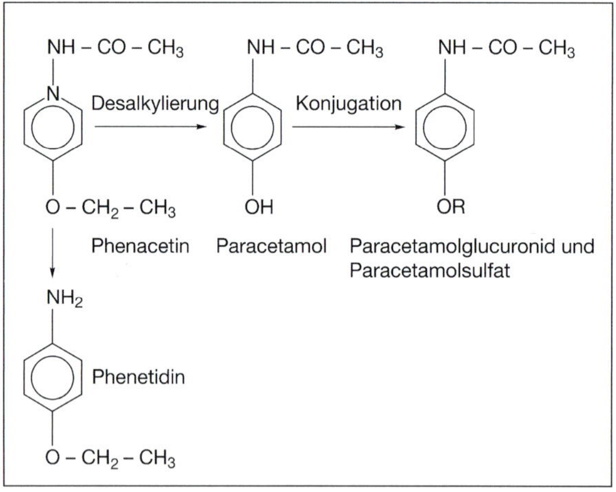

Formel 34.7 Metabolisierung von Phenacetin

Paracetamol (Ben-u-ron®)

Der Wirkungsmechanismus von Paracetamol ist nur unzureichend geklärt. Es hemmt die Prostaglandinfreisetzung in Rückenmark und ZNS. In therapeutischer Dosis ist Paracetamol kein COX-Hemmer.

Pharmakokinetik

Paracetamol wird bei oraler oder rektaler Gabe gut und schnell resorbiert und erreicht seine maximale Konzentration nach 1–2 Stunden. Es hemmt die Cyclooxygenase und wirkt gut analgetisch und antipyretisch, aber **nicht antiphlogistisch,** da es sich in saurem Gewebe nicht anreichert. Paracetamol passiert rasch die Blut-Hirn-Schranke. Die HWZ von Paracetamol beträgt etwa 2 Stunden, die Bioverfügbarkeit erreicht > 90 %. Paracetamol wird in der Leber desalkyliert. Paracetamol und seine Metaboliten werden in der Leber glukuroniert, sulfatiert und mit Cystein konjugiert. Da die Geschwindigkeit bzw. die Kapazität dieser Reaktionen begrenzt ist, kommt es bei Überdosierung oder Intoxikation mit Paracetamol zur Anreicherung toxischer Zwischenprodukte. Insbesondere die verfügbare Glutathionmenge limitiert den Metabolismus zu untoxischen Produkten.

Indikationen

Indikationen für Paracetamol sind Schmerzen und Fieber. Besonders in der Pädiatrie ist Paracetamol als fiebersenkendes Mittel so beliebt, dass man von einem „Paracetamolreflex" sprechen kann. Eine künstliche Fiebersenkung mit Antipyretika ist jedoch selten indiziert. Gefäßkopfschmerzen sprechen auf ASS besser an als auf Paracetamol. Paracetamol eignet sich auch als Schmerzmittel für Asthmatiker, die NSAID nicht vertragen. Paracetamol gilt als Analgetikum der 1. Wahl bei mäßigen Schmerzen.

Unerwünschte Wirkungen

Die Magenverträglichkeit von Paracetamol ist gut, und Allergien wie Urtikaria sind selten. Aber im Gegensatz zu ASS ist Paracetamol **nephro-** und **hepatotoxisch (> 4 g).** Es ist ein **Methämoglobinbildner** und führt – insbesondere bei Glucose-6-Phosphat-Dehydrogenase-Mangel – zu hämolytischer Anämie. Paracetamol durchdringt die Plazentaschranke und führt auch beim Fetus zu Leber- und Nierenschädigung. Missbildungen wurden nicht beobachtet.

Kontraindikationen für Paracetamol sind schwere Funktionsstörungen von Leber und Niere sowie Glukose-6-Phosphat-Dehydrogenase-Mangel.

Paracetamolvergiftung

Die Frühsymptome der Paracetamolvergiftung machen sich nach einigen Stunden als Schwindel, Erbrechen und Bauchschmerzen bemerkbar. Das Bewusstsein ist nicht beeinträchtigt.

Dann folgt für 1–2 Tage eine Übergangsphase mit Besserung der Frühsymptome, aber leichtem Anstieg der Leberenzyme. Nach 3–5 Tagen erscheint das Vollbild der toxischen Leberschädigung mit starkem Anstieg der Leberenzyme, Ikterus, Leberzellnekrosen, Ammoniakenzephalopathie und Nierenversagen. Ursache sind toxische Metabolite, die bei hoher Paracetamoldosis neben den normalen Abbauprodukten gebildet werden. Sie entstehen durch Oxidation am Cytochrom-P_{450}-System. Die Dosis letalis liegt bei 15–20 g Paracetamol. Personen mit vorgeschädigter Leber, wie beispielsweise Alkoholiker, sind besonders gefährdet.

Merke!

In der Frühphase der Paracetamolvergiftung liefern weder die klinischen Symptome noch die Laborbefunde eine Aussage über den Schweregrad der Vergiftung.

Die **Therapie** der Paracetamolvergiftung besteht in Magenspülung, Gaben von Aktivkohle, Hämoperfusion oder Hämodialyse (nur glukuroniertes Paracetamol ist dialysierbar). Als **Antidot** wird **Acetylcystein** (Fluimucil®) gegeben, dessen SH-Gruppen reaktive Metaboliten binden und inaktivieren. Je früher die Behandlung beginnt, desto besser ist die Prognose.

Pyrazolderivate (Phenazone und Pyrazolidin-Dione)

Die wichtigsten Vertreter der Pyrazolone sind **Metamizol, Propyphenazon** und **Phenylbutazon.** Wie der chemische Name sagt, enthalten Pyrazolone einen Pyrazolring und eine Ketogruppe (☞ Formel 34.8).

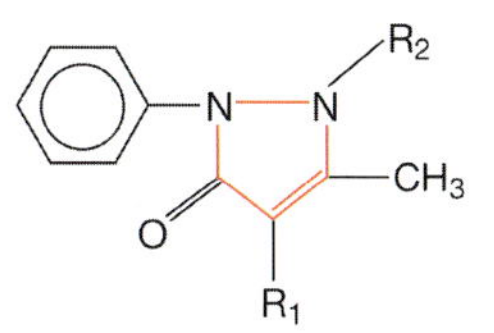

R_1 = H,	R_2 = H ⟹	Phenazon
R_1 = Isopropyl,	R_2 = H ⟹	Propyphenazon
$R_1 = CH_3 - N - CH_2 - SO_3Na$,	R_2 = H ⟹	Metamizol

Formel 34.8 Gemeinsames Strukturelement der Pyrazolinonanalgetika. Der Pyrazolring ist rot markiert

Metamizol (Novalgin®)

Wirkungen

Metamizol ist das stärkste Analgetikum unter den Cyclooxygenase-Hemmern und hat gute antipyretische Eigenschaften, aber **keine antiphlogistische Wirkung.** Es hemmt die Cyclooxygenase, wenn auch geringer als die NSAID, und hat darüber hinaus wie Paracetamol eine zentrale Wirkung, die auf anderen Mechanismen beruht. Zusätzlich hat Metamizol eine leichte spasmolytische Wirkung und eignet sich gut zur Behandlung von Kolikschmerzen. Die Dosis beträgt 0,5–1 g alle 4 Stunden.

Pharmakokinetik

Alle Pyrazolderivate werden nach oraler Gabe sehr gut aus dem Magen-Darm-Trakt resorbiert und erreichen nach 1–2 Stunden ihre maximale Konzentration. Metamizol ist gut wasserlöslich und kann auch intravenös verabreicht werden. Die Plasmaproteinbindung beträgt 60 %, die Bioverfügbarkeit > 90 % und die Plasma-HWZ 2–4 h. Metamizol wird in der Leber rasch zu teilweise aktiven Metaboliten umgebaut. Inaktive Metabolite werden zu 90 % renal eliminiert. Bei alten und bei leberkranken Patienten ist die Wirkungsdauer verlängert.

Indikationen

Metamizol wurde früher sehr häufig als Reinsubstanz und in zahlreichen Kombinationen verordnet. Wegen seiner NW wurden die Indikationen 1987 erheblich eingeschränkt.

Indikationen für Metamizol sind starke Schmerzen, insbesondere Kolikschmerzen und Tumorschmerzen, sowie hohes Fieber, das sich nicht anders senken lässt.

Insbesondere bei Nieren- und Gallenkoliken garantiert Metamizol rasche Schmerzfreiheit. Früher gab es die fixe Kombination Metamizol/Butylscopolamin (Buscopan comp.®), die besonders effektiv war. Heute muss die Kombination Paracetamol/Butylscopolamin (Buscopan plus®) verwendet werden, die bei weitem nicht so wirksam ist und auch nicht parenteral angewendet werden kann. Auch bei Lumboischialgie wird Metamizol eingesetzt. Bei **Pankreatitis** wird ebenfalls Metamizol gegeben, weil Opioide wegen ihrer spasmogenen Wirkung hier kontraindiziert sind.

Unerwünschte Wirkungen

Bei gelegentlicher Anwendung ist Metamizol ein gut verträgliches Medikament. Nur selten treten leichte Magenbeschwerden auf. Bei schneller i.v. Injektion kann ein Blutdruckabfall bis zum Schock ausgelöst werden. Bei häufiger Anwendung kann es zu schweren Blutbildstörungen wie Leukopenie und Agranulozytose kommen, ferner zur Sensibilisierung auf Pyrazolone mit Allergien bis zur Anaphylaxie und zum Asthmaanfall. Metamizol ist durch häufige Anwendung unter falscher Indikation in Misskredit geraten. Bei rascher intravenöser Injektion kann ein Schock ausgelöst werden. Metamizol hemmt die Thrombozytenaggregation.

Kontraindikationen

Bei Glukose-6-Phosphat-Dehydrogenase-Mangel und bei akuter hepatischer Porphyrie darf Metamizol nicht gegeben werden, ebenso bei Erkrankungen des hämatopoetischen Systems und bei Pyrazolonallergie. Im Säuglingsalter sind Pyrazolone kontraindiziert.

Phenazon und Propyphenazon

Phenazon und **Propyphenazon** sind schlecht wasserlöslich und werden oral verabreicht. Beide Wirkstoffe gibt es in Form von Mono- und Kombinationspräparaten:

- Phenazon (Aequiton P®, Migräne-Kranit mono®)
- Propyphenazon (Demex®, Eufibron®)

Daneben sind diese Wirkstoffe in zahlreichen Kombinationspräparaten zur Behandlung von Migräne und Grippe enthalten. Wirkungen und Nebenwirkungen sind ähnlich wie bei Metamizol.

Phenylbutazon (Ambene®) und Oxyphenbutazon (außer Handel)

Pharmakokinetik

Phenylbutazon wird bei oraler Gabe rasch resorbiert und neigt wegen seiner mehrtägigen Halbwertszeit zu **Kumulation.** Phenylbutazon wird unter anderem zu dem aktiven Metaboliten **Oxyphenbutazon** abgebaut. Beide sind zu 95 % fest an Albumin gebunden. Diese starke Bindung ist für die langsame Elimination von Phenylbutazon (30–100 h) verantwortlich. Der Abbau erfolgt in der Leber durch Oxidation und Glukuronidierung. Die Ausscheidung erfolgt über die Niere, teilweise durch aktive Sekretion im Nierentubulus.

Indikationen

Beide Pharmaka haben gute analgetische und antipyretische und sehr starke antiphlogistische Wirkung. Sie hemmen die Cyclooxygenase und werden bei rheumatischen Erkrankungen wie M. Bechterew oder chronischer Polyarthritis eingesetzt. Aber auch im Gichtanfall bringen sie rasche Erleichterung. Oxyphenbutazon ist nicht mehr im Handel.

Unerwünschte Wirkungen

Die Nebenwirkungen von Phenylbutazon und Oxyphenbutazon bei Einmalgabe sind bis auf leichte Übelkeit oder Bauchschmerzen gering. Bei wiederholter Gabe treten aber erhebliche NW auf. Gefürchtet sind heftige Allergien mit Urtikaria, Asthma, Anaphylaxie und allergischer **Agranulozytose.** Ferner beobachtet man Blutungen der Magenschleimhaut und Aktivierung von Ulzera, Retention von Natrium und Wasser sowie Leberschäden. Bei intramuskulärer Injektion kann es zu sterilen Entzündungen und Nekrosen an der Einstichstelle kommen. Bei Kindern können Krämpfe auftreten.

Aufgrund ihrer starken Plasmaeiweißbindung und ihrer Blockierung von abbauenden Enzymsystemen interagieren Phenylbutazone mit vielen Medikamenten, indem sie diese aus der Plasmaeiweißbindung verdrängen bzw. ihren Abbau hemmen. Wichtig sind vor allem die Wirkungssteigerung von Antikoagulanzien, Penicillinen, Sulfonylharnstoffen und Sulfonamiden durch Phenylbutazon. Durch Enzyminduktion wird die Wirkung anderer Pharmaka wie Digitoxin abgeschwächt.

Kontraindikationen für Phenylbutazon sind:

- Magen-Darm-Ulzera
- schwere Funktionsstörungen von Leber und Niere
- Pyrazolonallergie
- Porphyrie
- Schwangerschaft und Stillzeit
- Alter unter 14 Jahren
- Knochenmarksschäden.

Merke!
Alle besprochenen Nicht-Opioid-Analgetika können bei Dauerabusus einen therapieresistenten Schmerzmittelkopfschmerz auslösen, insbesondere wenn es sich um Kombinationspräparate mit vasokonstriktiven Zusätzen handelt. Dieser medikamenteninduzierte Kopfschmerz ist nur durch Entzugsbehandlung in den Griff zu bekommen.

34.3 Antirheumatische Basistherapeutika

Medikamente dieser Gruppe bezeichnet man auch als **DMARDs** (Disease Modifying Antirheumatic Drugs) oder Remissionsinduktoren. NSAR und Glukokortikoide zählen nicht zu den DMARDs.

Unter antirheumatischen Basistherapeutika versteht man Medikamente, die zusätzlich zu den symptomatisch wirkenden nichtsteroidalen Antirheumatika und Glukokortikoiden zur Behandlung rheumatischer Erkrankungen eingesetzt werden. Antirheumatische Basistherapeutika haben **keine analgetische Wirkung.** Basistherapeutika heißen sie, weil man früher glaubte, mit ihnen eine kausalere Behandlung als mit Antiphlogistika durchführen zu können. Es handelt sich meist um Medikamente mit schweren NW, so dass sie erst in fortgeschrittenen Krankheitsstadien zum Einsatz kommen. Basistherapeutika zeigen keine Akuteffekte, sondern haben eine lange Wirkungslatenz von Wochen und Monaten.

Merke!
Glukokortikoide sind körpereigene Entzündungsinhibitoren, welche die Gentranskription von Zytokinen über NFkB und AP-1 hemmen.

Wirkstoffe

Die „klassischen" Basistherapeutika der Rheumatherapie sind **Goldverbindungen, D-Penicillamin** und **Chloroquin.** Zu den neueren Basistherapeutika zählen **Immunsuppressiva** (Methotrexat, Azathioprin, Ciclosporin), ferner **Salazosulfapyridin, Leflunomid** und **TNF-α-Antagonisten** (Etanercept, Infliximab) sowie der Interleukin-1-Rezeptorantagonist **Anakinra.**

Tabelle 34.4 zeigt die wichtigsten Basistherapeutika.

Goldverbindungen

Wenn Basistherapeutika eingesetzt werden, beginnt man in der Regel mit Goldverbindungen, da sie zu den wirksamsten Basistherapeutika zählen. Man gibt sie intramuskulär, da sie schlecht resorbiert werden und schwächer wirken als bei parenteraler Gabe Zur Erhaltungstherapie genügt eine Injektion monatlich. Das einzige orale Präparat ist Auranofin (Ridaura®), es wirkt aber schwächer als die parenteralen Präparate. Die Dosierung erfolgt empirisch, feste Regeln existieren nicht. Auch die Dauer der erzielten Remissionen lässt sich nicht vorhersagen.

Tab. 34.4 Antirheumatische Basistherapeutika.

Gruppe/Wirkung	Wirkstoff	Handelsname
Goldpräparate	Aurothioglucose Aurothiopolypeptid Natriumaurothiomalat Auranofin	Aureotan® Auro-Detoxin® Tauredon® Ridaura®
Chelatbildner	D-Penicillamin	Metalcaptase®
Chemotherapeutika	Chloroquin Hydrochloroquin	Resochin® Quensin®
Immunsuppressiva	Azathioprin Cyclophosphamid Methotrexat Ciclosporin	Imurek® (☞ Kap. 51, 49) Endoxan® Methotrexat Lederle® Sandimmun®
Hemmstoffe der Synthese von Leukotrienen und Interleukinen	Salazosulfapyridin	Azasulfinide RA®, Pleon®
Immunmodulator	Leflunomid	Arava®
TNF-α-Antagonisten	Etanercept Infliximab	Enbrel® Remicade®
Interleukin-1-Rezeptorantagonist	Anakinra	Kineret®

Pharmakokinetik

Goldverbindungen haben eine hohe Plasmaeiweißbindung und werden langsam eliminiert. Sie neigen daher zu Kumulation. Bei längerer Anwendung erhöht sich die Konzentration der Goldverbindungen in der Synovialflüssigkeit auf das 10fache der Konzentration in Muskel- und Fettgewebe. Das Mittel der Wahl bei Goldtherapie ist **Aurothioglucose** mit einem Goldgehalt von 50 %.

Wirkungsmechanismus

Einwertiges Gold (Au^+), hat eine hohe Affinität zu Thiolgruppen (-SH) und bindet sich an Cysteinreste in Transkriptionsfaktoren wie AP-1 und NF-κB. Diese können nicht mehr an der DNA andocken, so dass die Bildung von endothelialen Adhäsionsmolekülen unterbleibt und nachfolgend auch die Leukozytenwanderung aus der Blutbahn ins Interstitium bzw. in die Gelenkschleimhäute. Die Freisetzung von Entzündungsmediatoren nimmt ab, der Interleukin-1-Spiegel sinkt. Die Wirkung setzt bei parenteraler Gabe erst nach 3–4 Monaten ein. Gehemmt werden die Freisetzung von Lysosomen und die Entzündungsreaktionen des Mesenchyms. Schwellung und Entzündung der Gelenke gehen nach 3 Monaten zurück. Bei 60 % der Rheumapatienten kommt es zu Remissionen.

Indikationen für Goldverbindungen sind Arthritis psoriatica und die primär chronische Polyarthritis (pcP).

Unerwünschte Wirkungen

Die Nebenwirkungen der Goldverbindungen sind zahlreich (50 % der Behandlungsfälle) und teilweise gefährlich. Häufig sind allergische Hautreaktionen mit Juckreiz, ferner Stomatitis und gastrointestinale Beschwerden bei oraler Gabe. Seltener, aber gefährlich, sind allergische Knochenmarksschädigungen mit Leukopenie, Thrombopenie und Agranulozytose. Außerdem beobachtet man Glomerulonephritis und Leberschäden. **Antidot** bei Vergiftungen bzw. Überdosierung von Goldverbindungen ist **Dimercaptopropan-Sulfonat** (DMPS) (☞ Kap. 52.3.5).

Die Basisbehandlung rheumatischer Erkrankungen mit Goldsalzen wird zunehmend kritischer beurteilt und von neueren Basistherapeutika wie **Sulfasalazin** (= Salazosulfapyridin) ersetzt.

Kontraindikationen für eine Goldtherapie sind schwere Erkrankungen von Leber und Niere, Bluterkrankungen, Kollagenosen (LE), Lungentuberkulose, Schwermetallallergie und Schwangerschaft.

Interaktionen

Goldverbindungen dürfen nicht zusammen mit D-Penicillamin gegeben werden, da es mit Gold Komplexe bildet und die Wirkung abschwächt. Nichtsteroidale Antirheumatika können die NW von Goldverbindungen verstärken.

D-Penicillamin

D-Penicillamin (Metalcaptase®, Trisorcin®) ist eine D-Aminosäure, die früher durch Spaltung von Penicillin gewonnen wurde, heute kann man sie synthetisieren. D-Penicillamin ist ein Chelatbildner und wurde damals wie heute als Antidot bei Schwermetallvergiftungen und bei M. Wilson (Kupferspeicherkrankheit) eingesetzt. Erst später wurde entdeckt, dass es auch bei rheumatischer Arthritis wirkt.

Pharmakokinetik

D-Penicillamin kann oral oder parenteral gegeben werden. D-Penicillamin wird nach oraler Gabe gut resorbiert und an Plasmaeiweiß gebunden (80 %). Es hat eine kurze HWZ von 3–4 Stunden, wird in der Leber metabolisiert und über die Niere eliminiert. Der Wirkungseintritt von D-Penicillamin erfolgt erst nach 3–4 Monaten.

Wirkungen

D-Penicillamin greift in den Kollagenstoffwechsel ein, löst Disulfidbrücken und baut pathologische IgM-Globuline (Rheumafaktoren) ab. Zusätzlich unterdrückt es die Bildung von Bindegewebe durch Hemmung der Synthese von Hydroxyprolin und durch Hemmung der Vernetzung von Vorstufen der Faserproteine. Außerdem kann es an den Transkriptionsfaktor AP-1 binden und ihn dadurch hemmen. D-Penicillamin wirkt ähnlich stark wie parenterales Gold. Bei 75 % der Patienten kommt es zum Abschwellen der Gelenke und zu einem Absinken der Rheumafaktoren.

Indikationen für D-Penicillamin sind die primär chronische Polyarthritis (pcP), Arthritis psoriatica, Sklerodermie, M. Wilson und Schwermetallvergiftungen, bei denen es als Antidot wirkt.

Unerwünschte Wirkungen von D-Penicillamin sind gastrointestinale Beschwerden, allergische Hautreaktionen, Stomatitis, LE, allergische Knochenmarksreaktionen (Leukopenie, Thrombopenie, Agranulozytose), Neuropathien, Atrophie des N. opticus, Geschmacksverlust (15 %) und Glomerulonephritis. In 40 % der Fälle muss die Behandlung wegen schwerer NW abgebrochen werden.

Chloroquin

Chloroquin (Resochin®) ist ein Aminochinolin, das zur Behandlung von Malaria, LE und der pcP eingesetzt wird. Der Wirkungsmechanismus ist nicht genau bekannt. Diskutiert wird eine Stabilisierung der Lysosomenmembran und eine Hemmung von lysosomalen Enzymen (saure Sphingomyelinase).

Pharmakokinetik

Chloroquin wird nach oraler Gabe gut resorbiert, langsam eliminiert und in parenchymatösen Organen wie Leber, Niere und Milz angereichert. Der Wirkungseintritt von Chloroquin erfolgt erst nach 3–6 Monaten. Die Wirkung ist schwach.

Nebenwirkungen

Die unerwünschten Wirkungen von Chloroquin sind häufig und gravierend. Typisch ist eine **Retinopathie,** verursacht durch Ablagerungen von Chloroquin. Die Patienten sehen rot. Die Chloroquinretinopathie ist meist irreversibel, daher sind ständige Kontrollen des Augenhintergrunds erforderlich. Weitere Nebenwirkungen sind Hautallergien, phototoxische Reaktionen, gastrointestinale Beschwerden und neurotoxische Schäden wie Polyneuropathie, Schädigung des Hörnerven, Schwindel und Kopfschmerzen. Selten sind Leukopenie und Thrombopenie. Bei Glukose-6-Phosphat-Dehydrogenase-Mangel kann eine Hämolyse auftreten.

Hydroxychloroquin (Quensin®)

Hydroxychloroquin hat eine vergleichbare Wirkung wie Chloroquin und scheint etwas besser verträglich zu sein.

Immunsuppressiva

Methotrexat ☞ Kap. 49.3.2
Azathioprin ☞ Kap. 51.2.3
Ciclosporin (Sandimmun®) (☞ Kap. 51)

Ciclosporin ist ein Immunsuppressivum, das zur Verhinderung von Transplantatabstoßungs-Reaktionen eingesetzt wird. Seit einigen Jahren ist es auch zur Behandlung der rheumatoiden Arthritis zugelassen. Ciclosporin hemmt die Calcineurin-Phosphatase und nachfolgend den Transkriptionsfaktor NF-AT und die Interleukin-2-Synthese, es hat daher auch eine antiphlogistische Wirkung.

Indikation ist die Behandlung der rheumatoiden Arthritis, wenn Methotrexat nicht ausreichend anspricht.

Nebenwirkungen

In hoher Dosis wirkt Ciclosporin nephrotoxisch. Weitere unerwünschte Wirkungen sind Leberfunktionsstörungen, Infektanfälligkeit, Hypertonie, Gingivahyperplasie, Tremor, Parästhesien, Übelkeit, Erbrechen und Hypertrichose.

Salazosulfapyridin

Nachdem sich Salazosulfapyridin (Syn: Sulfasalazin) (Azasulfidine RA®) in der Behandlung des M. Crohn und der Colitis ulcerosa seit langem bewährt hat, wird es jetzt auch als antirheumatisches Basistherapeutikum wiederentdeckt. Der Wirkungsmechanismus ist nicht geklärt, vermutet wird eine Aktivierung des Transkriptionsfaktors NF-κB. Die Wirkung setzt nach 8–12 Wochen ein. Salazosulfapyridin kann mit anderen DMARDs kombiniert werden.

Die Nebenwirkungen sind dosisabhängig. Am häufigsten sind Übelkeit, Erbrechen, Kopfschmerz, Schwindel, allergische Reaktionen und Blutbildstörungen. Einzelfälle von Agranulozytose wurden berichtet.

Leflunomidum

Leflunomidum (Arava®) ist ein neuer Wirkstoff, der 1999 auf den Markt kam und vom Hersteller als Immunmodulator bezeichnet wird. **Indikation** dieses Immunsuppressivums ist die rheumatoide Arthritis. Leflunomidum zählt zur Gruppe der **DMARD** (**Dis**ease **M**odifying **A**nti**r**heumatic **D**rugs). Chemisch handelt es sich um ein Trifluormethylanilin, das mit einem Isoazolring verknüpft ist, also eine relativ einfache chemische Verbindung.

Wirkung und Wirkungsmechanismus

Leflunomid ist ein Prodrug. Der aktive Metabolit A771726 hemmt die Pyrimidinsynthese und die rezeptorassoziierte Tyrosinkinase. Der aktive Metabolit hemmt dosisabhängig das Enzym Dihydro-Orotat-Dehydrogenase (DHODH) und damit die Pyrimidinsynthese. Als Folge sinkt die mitogenstimulierte Proliferation peripherer humaner Monozyten, in vitro auch die T-Zell-Proliferation, die DNS-Synthese und die Expression bestimmter Oberflächen- und Kernantigene, die mit der T-Zell-Aktivierung zusammenhängen. Leflunomid hemmt die Bildung von Ribonukleotid-Uridinmonophosphat (rUMP), die Pyrimidinnukleotide nehmen ab.

Bei Patienten mit rheumatoider Arthritis sinken unter Behandlung mit Leflunomid die BSG, das Entzündungsprotein CRP und der Rheumafaktor (RF). Die Gelenkschwellungen gehen zurück, Beweglichkeit und Allgemeinbefinden werden gebessert. Im Gegensatz zu den nichtsteroidalen Antirheumatika (NSAID), die nur entzündungshemmend wirken, scheint Leflunomid die Progression der rheumatoiden Arthritis zu verlangsamen. Leflunomid wird zur Langzeitbehandlung eingesetzt und scheint effektiver zu wirken als Methotrexat, Goldverbindungen und Cyclosporin.

Pharmakokinetik

Leflunomid wird rasch und fast vollständig resorbiert und durch First-Pass-Metabolisierung rasch zum aktiven Metaboliten A771726 umgebaut. Leflunomid selbst ist im Plasma nicht nachweisbar, die Bioverfügbarkeit des aktiven Metaboliten liegt bei 80–90 %. Nahrungsaufnahme beeinflusst die Resorption nicht. Der aktive Metabolit hat eine hohe Plasmaeiweißbindung (99 %). Maximale Plasmaspiegel werden zwischen 5 und 24 Stunden beobachtet. Der aktive Metabolit hat eine HWZ von 1–4 Wochen. Die Elimination des aktiven Metaboliten erfolgt hauptsächlich über Galle und Fäzes, die Abbauprodukte des aktiven Metaboliten werden hauptsächlich renal eliminiert.

Niereninsuffizienz oder fortgeschrittenes Alter des Patienten erfordern in der Regel keine Dosisanpassung. Über die Pharmakokinetik bei Leberinsuffizienz liegen noch keine Daten vor.

Indikationen

Indikation für Leflunomid ist die rheumatoide Arthritis. Es kann mit NSAID, Methotrexat und Glukokortikoiden kombiniert werden. Interaktionen sind bei diesen Kombinationen nicht bekannt.

Unerwünschte Wirkungen

Leflunomid ist hepatotoxisch. Die europäische Arzneimittelbehörde EMEA warnte schon 2001 vor tödlichem Leberversagen. Die häufigsten Nebenwirkungen sind Magen-Darm-Beschwerden, Kopfschmerz, Schwindel, Gewichtsverlust, allergische Hautreaktionen und reversible Alopezie. Gelegentlich kann Leukopenie, Anämie oder Stevens-Johnson-Syndrom (sehr selten) auftreten. Im Tierversuch wirkt Leflunomid teratogen. Leflunomid wird angeblich besser vertragen als Methotrexat.

Kontraindikationen

Bei schweren Immundefekten (AIDS), schweren Blutbildstörungen, Leberinsuffizienz und während der Schwangerschaft darf Leflunomid nicht gegeben werden.

Interaktionen

Wegen seiner starken Plasmaproteinbindung kann Leflunomid andere Medikamente mit hoher Eiweißbindung verdrängen. Aktivkohle und Cholestyramin vermindern den Wirkspiegel des aktiven Metaboliten signifikant.

Immunbiologika (Biologicals)

Da bei Rheumapatienten eine erhöhte Konzentration des Zytokins **Tumornekrosefaktor** (TNF-α) gefunden wurde, von dem bekannt war, dass er zu Synovitis führt, wurde nach Hemmstoffen für TNF-α gesucht. Mittlerweile sind zwei solche Hemmstoffe auf dem Markt (Etanercept, Infliximab) und weitere sind in klinischer Erprobung. TNF-α-Antagonisten werden biologisch hergestellt, sind also keine synthetischen chemischen Verbindungen. TNF-α wirkt auf zwei TNF-Rezeptoren (p55+55kDa und p75+75kDa), die sich auf der Oberfläche fast aller Zellen finden, aber auch gelöst in Gewebsflüssigkeit. Die löslichen Rezeptoren regulieren die TNF-Aktivität und fangen überschüssiges TNF-α ab. Diese Regulation scheint bei Rheumapatienten gestört zu sein.

TNF-α-Antagonist: Etanercept (Enbrel®)

Etanercept ist ein lösliches Protein aus 934 Aminosäuren. Es ist zusammengesetzt aus dem extrazellulären Teil des humanen p75-TNF-Rezeptors und aus dem FC-Anteil von humanem IgG_1. Etanercept bindet spezifisch an TNF-α und verhindert, dass es sich an zellständige Rezeptoren binden und die Produktion der Interleukine IL-1 und IL-6 veranlassen kann.

Die HWZ beträgt 100–150 Stunden. Behandelt wird mit 25 mg subkutan 2 × wöchentlich.

Indikationen für Etanercept sind mäßige bis schwere rheumatoide Arthritis, die auf andere Basistherapeutika nicht ausreichend ansprechen, sowie M. Crohn. Allein oder in Kombination mit Methotrexat führt Etanercept zu rascher und deutlicher Besserung der Entzündungsreaktion.

Nebenwirkungen

Häufige NW (40 %) sind lokale Reizungen (Rötung, Schwellung, Pruritus) und Atemwegsinfekte. 10 % der Patienten bilden IgG- oder IgM-Antikörper gegen doppelsträngige DNA. In Einzelfällen wurden Blutbildstörungen beobachtet. Langzeiterfahrungen liegen nicht vor. Bei schweren Infektionen ist Etanercept kontraindiziert.

TNF-α-Antagonist: Infliximab (Remicade®)

Infliximab ist ein monoklonaler Antikörper gegen TNF-α, bestehend aus humanem IgG_1 und variablen Mausantikörpern. Infliximab bindet freien und zellwandständigen TNF-α. Die HWZ beträgt 9–10 Tage. Infliximab wird meist zusammen mit Methotrexat per Infusion verabreicht.

Die **Indikationen** sind wie bei Etanercept.

Nebenwirkungen

Bei wiederholter Anwendung treten Antikörper gegen Infliximab auf, die durch Dosiserhöhung und Gabe von Methotrexat reduziert oder verhindert werden können. Weitere unerwünschte Wirkungen sind Reizung an der Einstichstelle, Fieber, Müdigkeit, Brustschmerz, Übelkeit und gehäufte Atemwegsinfekte. In seltenen Fällen wurden Lymphome und Blutbildungsstörungen beobachtet.

Interleukin-1-Rezeptorantagonist

Anakinra (Kineret®)

Anakinra ist ein neues Medikament, das 2002 zur Behandlung der rheumatoiden Arthritis in Kombination mit Methotrexat zugelassen wurde. Anakinra ist ein Protein, das von gentechnisch veränderten E.-coli-Bakterien hergestellt wird.

Wirkungsmechanismus

Anakinra hemmt kompetitiv die Bindung von Interleukin-1α und IL-1ß an den Interleukin-Rezeptor IL-1R-I. Interleukin 1 ist ein Zytokin, das an vielen zellulären Immunreaktionen beteiligt ist, auch solchen, die zur Synovitis führen. Rheumapatienten ha-

Tab. 34.5 Aminosalicylate zur Behandlung von Colitis ulcerosa und Morbus Crohn.

Wirkstoff	Handelsname	Chemische Gruppe
Mesalazin	Claversal®, Salofalk®, Pentasa®	5-Aminosalicylsäure
Olsalazin	Dipentum®	Azodisalicylsäure
Sulfasalazin	Azulfidine® , Colo-Pleon®	Salazosulfapyridin

ben einen erhöhten IL-1-Spiegel im Plasma und in der Synovialflüssigkeit. Anakinra hemmt unter anderem die Bildung von NO und Prostaglandin E_2 sowie die Kollagenase in Synovialzellen, Fibroblasten und Chondrozyten.

Anakinra wird subkutan injiziert und erreicht eine Bioverfügbarkeit von 95 %. Die Halbwertszeit beträgt 4–6 Stunden. Behandelt wird mit 100 mg 1 x/d.

Nebenwirkungen

Die häufigste NW (70 %) sind Reaktionen an der Einstichstelle (Entzündung, Schmerz). Ferner Atemwegsinfekte, Neutropenie (2,4 %) und Kopfschmerz. Bei Langzeitbehandlung muss mit einer Zunahme maligner Erkrankungen gerechnet werden.

Kontraindikationen sind schwere Nierenfunktionsstörungen, Schwangerschaft und Allergie gegen Anakinra.

34.4 Medikamente zur Behandlung der Colitis ulcerosa und des Morbus Crohn

Colitis ulcerosa und Morbus Crohn sind entzündliche Darmerkrankungen unklarer Genese. Die Colitis ulcerosa ist eine Erkrankung des Dickdarms, während M. Crohn Dickdarm und Dünndarm befallen kann. Hemmstoffe der Cyclooxygenase haben keinen günstigen Einfluss auf diese Erkrankungen, obwohl sie entzündungshemmende Wirkung haben.

Wirkstoffe

Zur Therapie werden Aminosalicylate (☞ Tab. 34.5) und Glukokortikoide (☞ Kap. 42) eingesetzt. Zu den Aminosalicylaten gehören Mesalazin, Olsalazin und Sulfasalazin.

Das wirksame Prinzip bei allen drei Pharmaka ist Mesalazin (5-Aminosalicylsäure). Während in Claversal® bereits der Wirkstoff Mesalazin vorliegt, muss er bei Olsalazin und Sulfasalazin durch Hydrierung einer Azogruppe erst im Darm freigesetzt werden (☞ Formel 34.9).

Sulfasalazin und Olsalazin sind Azoverbindungen. Olsalazin zerfällt bei Hydrierung in zwei Moleküle Mesalazin.

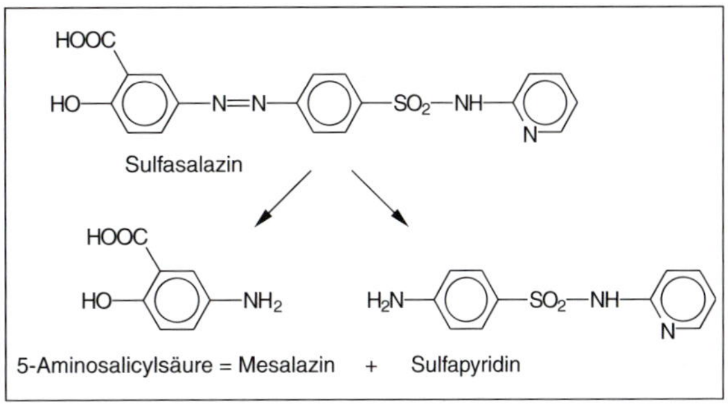

Formel 34.9 Biotransformation von Sulfasalazin = Salazosulfapyridin zu Mesalazin und Sulfapyridin (Sulfonamid)

Wirkungsmechanismus

Der Wirkungsmechanismus von Mesalazin ist nur unzureichend bekannt. Wichtige Teilmechanismen scheinen die Hemmung der Leukotriensynthese, die Hemmung der Bildung von Interleukinen (IL-1, IL-6) und die Hemmung von IL-2-Rezeptoren zu sein. Die Prostaglandinsynthese wird ebenfalls gehemmt, ist aber nicht entscheidend für die Wirkung.

Pharmakokinetik

Sulfasalazin und Olsalazin werden nach oraler Gabe schlecht resorbiert und gelangen bis in den Dickdarm, wo sie durch Kolibakterien gespalten werden. Das entstandene Mesalazin und das Sulfapyridin werden teilweise resorbiert.

Nebenwirkungen

Mesalazin und Olsalazin verursachen Kopfschmerzen, Schwindel, Durchfall, Transaminasenanstieg, Allergien und Methämoglobinämie.

Sulfasalazin verursacht zusätzliche Nebenwirkungen durch Freisetzung des Sulfonamids Sulfapyridin (☞ Kap. 47.13). Seltene aber wichtige NW sind Oligospermie und Agranulozytose.

Kontraindikationen

Kontraindikationen für Sulfasalazin und Olsalazin sind Allergien auf Paragruppen, schwere Störungen des Blutbilds, Schwangerschaft, Stillzeit, Magenulzera, Salicylatallergie und Asthma.

35 Die Pharmakotherapie von Schmerzen

35.1 Physiologie des Schmerzes

Schmerz ist eine **Bewusstseinserscheinung**, die durch Narkose oder Hypnose ausgeschaltet werden kann. Die Schmerzempfindung ist inter- und intraindividuell sehr verschieden. Sie ist nicht nur von der Stärke des Schmerzreizes, sondern auch von der psychischen Einstellung und von der Erwartungshaltung abhängig. Nach neueren Erkenntnissen gibt es ein sog. „Schmerz-Gen", das für die Programmierung der Anzahl schmerzsensibler Neurone zuständig ist und die spätere Schmerzempfindlichkeit maßgeblich beeinflusst.

Der Schmerz hat vorwiegend **Schutzfunktion.** Auslöser ist eine gewebsschädigende Noxe, die von unterschiedlichen Rezeptoren registriert wird. Entzündungen, mechanische Reize, Sauerstoffmangel, pH-Änderungen, Hitze, Kälte und Änderungen des osmotischen Drucks führen über die Freisetzung von Mediatoren wie Bradykinin, Kallidin, Serotonin, Histamin und Prostaglandinen zur Schmerzauslösung. Zur **Schmerzwahrnehmung** kommt es aber erst im Gehirn. Voraussetzung ist eine intakte Nervenbahn von der Reizstelle bis zu Thalamus und Kortex. Heller, brennender Schmerz wird über schnelle, markhaltige A-Fasern geleitet, dumpfer Tiefenschmerz über langsame marklose C-Fasern.

Schmerzreaktionen

Die Empfindung von Schmerz ist neben motorischen Reaktionen (z. B. Zurückzucken) meist von vegetativen Reaktionen begleitet, die durch Sympathikusstimulierung und Ausschüttung von Katecholaminen

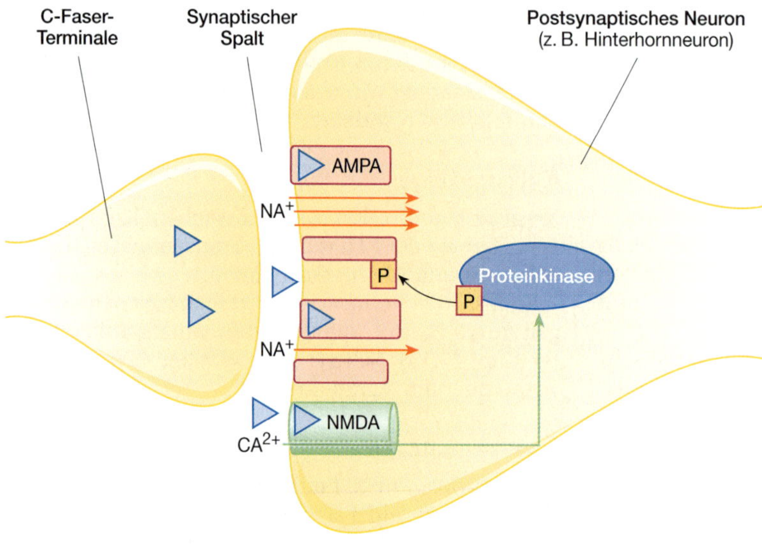

Abb. 35.1: Entstehung des Schmerzgedächtnisses durch synaptische Langzeitpotenzierung (modifiziert n. Jürgen Sandkühler, Heidelberg). Ca $^{2+}$ aktiviert u. a. Proteinkinasen, welche die AMPA-Rezeptorkanäle phosphorylieren (P). Dadurch erhöht sich deren Öffnungswahrscheinlichkeit und Leitfähigkeit, so dass der Transmitter Glutamat eine stärkere Erregung an der Empfängerzelle hervorruft (synaptische Langzeitpotenzierung, LTP). ► = Glutamat.

zustande kommen: Blutdruck und Herzfrequenz steigen, die Atmung beschleunigt sich, und die Pupillen erweitern sich. Besonders heftig sind vegetative Reaktionen bei viszeralen Schmerzen wie Koliken von Gallenblase, Nieren, Magen, Darm oder Pankreas. Man beobachtet Schweißausbruch, Übelkeit, Erbrechen und Blutdruckabfall. Ferner Wasserretention durch erhöhte Freisetzung von ADH und Aldosteron.

Schmerzgedächtnis

Chronische Schmerzen haben keinen Warncharakter mehr, sondern wirken nur noch zermürbend bis zum Suizid, auch wenn die Sensibilität der Nozizeptoren bei Dauerschmerz abnimmt („Gewöhnung"). Bei chronischen Schmerzen kommt es zu einer sog. zentralen Sensibilisierung und zur Ausbildung eines **Schmerzgedächtnisses** (☞ Abb. 35.1). Ursache ist die Aktivierung von Ionenkanälen in Rückenmark und Hirn mit nachfolgender Konzentrationserhöhung von Ca^{2+} in den Hirnneuronen und Bildung von spezifischen Proteinen (FOS und JUN), die an Gene binden, welche die Rezeptorproteine kodieren. Im Tierversuch sind diese Proteine bereits nach 30 Minuten nachweisbar. Die Entstehung eines Schmerzgedächtnisses muss durch rechtzeitige Gabe von Opioiden oder Neuraltherapie verhindert werden. Beispiele sind Phantomschmerzen nach Amputationen, deren Häufigkeit deutlich abnimmt, wenn frühzeitig eine periphere Nervenblockade erfolgt, oder Rückenschmerzen, die auch nach Ausschaltung der Schmerzquelle andauern (häufig).

Der wichtigste erregende Neurotransmitter im ZNS ist Glutamat. Die postsynaptischen Neuronen tragen verschiedene Rezeptoren wie AMPA (spannungs- und ligandengesteuerte Ionenkanäle für Na^+) oder NMDA (Ionenkanäle für Ca^{2+}). Ca^{2+} aktiviert eine Vielzahl von Signaltransduktionswegen.

Merke!
Analgetika sind Medikamente, die schmerzlindernd oder schmerzstillend wirken und das Bewusstsein intakt lassen.

35.2 Einteilung der Analgetika

Je nach Lokalisierung und Ursache der Schmerzen gibt es verschiedene Möglichkeiten der Schmerzbeeinflussung (☞ Abb. 35.2):

- Verhinderung der Sensibilisierung von Nozizeptoren durch Hemmung der Prostaglandinsynthese (NSAID).
- Verhinderung der Erregungsbildung und -Leitung durch Lokalanästetika
- periphere und zentrale Analgesie mit Opioiden
- zentrale Schmerzhemmung durch Nichtopioid-Analgetika (Paracetamol, Methamizol, Phenazon)
- zentrale Hemmung der Schmerzwahrnehmung durch Neuroleptika, Antidepressiva, Tetrahydrocannabinol und Triptane.

Lokalanästhetika unterbrechen die Schmerzleitung, werden aber nicht zu den Analgetika gerechnet. Zentrale und periphere Analgetika lindern die Schmerzen auf ein erträgliches Maß, führen aber nicht zur totalen Unterbrechung der Schmerzempfindung. Die frühere Einteilung in periphere und zentrale Analgetika ist nicht korrekt. Heute spricht man von Opioid-Analgetika und Nichtopioid-Analgetika.

35.3 Akute Schmerzen

Schmerz ist das Symptom einer Funktionsstörung oder einer Krankheit. Deshalb muss bei Schmerzen immer nach der Ursache gesucht werden, um nach Möglichkeit eine kausale Therapie einleiten zu können. Aber auch eine symptomatische Therapie des Schmerzes ist sehr wichtig, da die vegetativen Begleitreaktionen des Schmerzes, wie beispielsweise Blutdruckanstieg und Pulsanstieg, bedrohlich werden können. Symptomatisch muss auch behandelt werden, wenn eine kausale Therapie nicht möglich ist (Tumorschmerz). Die Linderung der Beschwerden ist eine wichtige ärztliche Aufgabe. Den Schmerz teilt man klinisch in somatischen Schmerz und viszeralen Schmerz ein. Zum **somatischen** Schmerz zählen Haut-, Muskel-, Gelenk-, Knochen-, Zahn- und Kopfschmerz. Zum **viszeralen** Schmerz rechnet man Schmerzen von inneren Organen wie beispielsweise Gallenkolik, Nierenkolik, Leberkapselschmer-

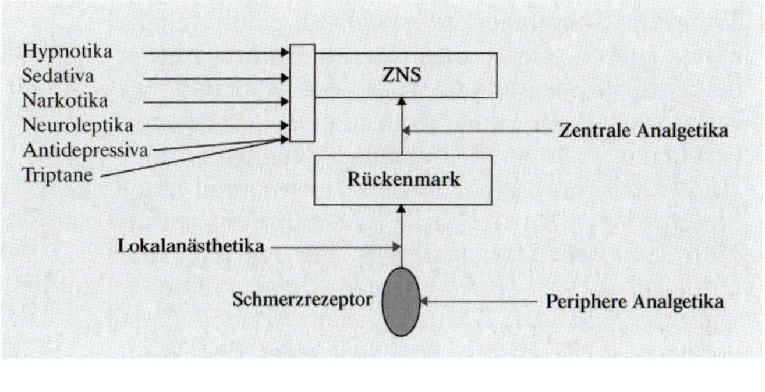

Abb. 35.2: Angriffsorte von verschiedenen Analgetika und von Lokalanästhetika.

zen und Schmerzen von Magenulzera. Schmerzen unterschiedlicher Genese kann man zusätzlich in akute und chronische Schmerzen unterteilen. Schmerz bewirkt am Vegetativum:

- erhöhten Sympathikotonus mit Freisetzung von Adrenalin und Noradrenalin
- Tachykardie
- Hypertonie
- Steigerung des HMV
- Steigerung des peripheren Widerstands
- Schweißausbruch
- Abnahme der Atemtiefe, Beschleunigung der Atemfrequenz, Hyperventilation
- Steigerung des Muskeltonus, Verkrampfung
- Verlangsamung der Magen-Darm-Tätigkeit
- Wasserretention durch erhöhte Freisetzung von ADH und Aldosteron.

Wahl des Analgetikums

Die Wahl des Schmerzmittels richtet sich nach der **Schmerzursache** und der **Schmerzintensität.** Dabei müssen die Kontraindikationen der verschiedenen Analgetika beachtet werden, beispielsweise dürfen keine Pyrazolone bei Asthma oder Pyrazolonallergie oder keine Opiate bei akuter Pankreatitis gegeben werden.

Die Behandlung des akuten Schmerzes folgt einem Stufenschema (Tab. 35.1).

- Bei **Kopf-** oder **Zahnschmerz** sind ASS oder Paracetamol die Mittel der Wahl (☞ Tab. 35.2) in einer Dosis von mehrmals 500 mg. Eine Kombination der beiden ist nicht sinnvoll. Alternativ kann 3–4 x/d 400 mg Ibuprofen gegeben werden. Bei Kindern und Schwangeren ist Paracetamol zu bevorzugen. Mittelstarke Schmerzen werden mit den gleichen Wirkstoffen in höherer Dosis behandelt.
- Bei **Schmerzen des Bewegungsapparats** wie **Zerrungen**, **Prellungen** und **Gelenkentzündungen** wählt man NSAID (☞ Tab. 35.2), bevorzugt die neuen COX_2-Hemmer wie Celecoxib (Celebrex®) oder Rofecoxib (Vioxx®) oder unspezifische COX-Hemmer wie Diclofenac (Voltaren®), Piroxicam (Felden®) oder Ibuprofen (Ibuprofen-STADA®). Wenn NSAID nicht vertragen werden, kann man auf Tilidin (Valoron®) ausweichen, das aber keine entzündungshemmende Wirkung hat. Bei älteren Patienten ist Vorsicht geboten wegen zentralnervöser NW.
- **Viszerale Schmerzen** wie Koliken von Gallenblase, Nieren, Darm oder Magen werden mit 3- bis 5-mal 500 mg Metamizol (Novalgin®) behandelt.
- Bei **Neuralgien** und **Kausalgien** (brennende Schmerzen) kommt ebenfalls Metamizol oder Pentazocin (Fortral®) zum Einsatz, eventuell kombiniert mit Carbamazepin (Tegretal®), Amitryptilin (Saroten®) oder Dexamethason (Fortecortin®). Bei chronischen, sehr starken Schmerzen sind Opioide wie Morphin (MST-Mundipharma®) oder Oxycodon (OXYGESIC®), die Analgetika der Wahl (☞ Tab. 35.3) Sie werden in ausreichender Dosis zu festen Zeiten gegeben, so lassen sich Toleranzentwicklung und Ceiling-Effekt vermeiden. Die kurze Wirkungsdauer von Morphin (4–5 h) kann durch Retardtabletten kompensiert werden. Oxycodon hat eine bessere Bioverfügbarkeit und eine längere Wirkungsdauer (8–12 h) und steht ebenfalls in Form von Retardtabletten zur Verfügung. Eine orale Gabe ist der parenteralen vorzuziehen. Bei Umstellung auf parenterale Gabe ist die Dosis um 30–40 %, bezogen auf die orale Dosis, zu reduzieren. Übelkeit und Erbrechen, die zu Beginn einer Opioidtherapie häufig auftreten, können mit Antiemetika behandelt werden.

Tab. 35.1 WHO-Stufenschema der Schmerztherapie.

Stufe	Therapie
Stufe I	
leichte bis mäßige periphere oder viszerale Schmerzen	Monotherapie mit Cyclooxygenasehemmstoffen wie ASS, Paracetamol, Flupirtin oder Nefopam
Stufe II	
starke periphere oder viszerale Schmerzen	
IIa peripherer Schmerz	antiphlogistischer Cyclooxygenasehemmer + schwaches Opiat
IIb viszeraler Schmerz	antipyretischer Cyclooxygenasehemmer + Spasmolytikum
Stufe III	
sehr starke Schmerzen, Tumorschmerzen	starke Opiate, eventuell in Kombination mit Neuroleptika, Spasmolytika oder Antidepressiva

Merke!

Die therapeutische Breite der Opioid-Analgetika wird bestimmt durch das Verhältnis von atemdepressiver zu analgetischer Dosis und ist bei allen Opioiden fast gleich: Die 2- bis 4fache analgetische Dosis führt zu Atemdepression.

Bei der Therapie mit Opioiden sind folgende **Vorsichtsmaßnahmen** und **Kontraindikationen** zu beachten:

- Bei **Niereninsuffizienz** ist die Elimination von Opioiden vermindert und ihre Wirkung verlängert, was mit Dosisreduktion ausgeglichen werden muss. Dies gilt insbesondere für Morphin und seinen aktiven Metaboliten Morphin-6-Glukuronid, dessen HWZ auf das Siebenfache steigen kann. Als Folge ist mit verstärkter Atemdepression zu rechnen. Bei

Pethidin kann die Anreicherung des Metaboliten Norpethidin zu neurotoxischen NW und Krämpfen führen. Auch bei Codein, Dihydrocodein und Tramadol kann eine Dosisreduktion erforderlich sein. Keine Dosisanpassung bei Niereninsuffizienz ist erforderlich bei Buprenorphin, Methadon, Fentanyl, Alfentanil und Sulfentanil.

- Bei **Leberinsuffizienz** ist der First-Pass-Effekt einiger Opioide reduziert und die Bioverfügbarkeit erhöht. Die Eliminations-HWZ kann ebenfalls zunehmen. Mit Wirkungsverstärkung durch eingeschränkte Leberfunktion ist zu rechnen bei Morphin, Pethidin, Dihydrocodein, Buprenorphin und Pentazocin. Tilidin und Codein haben bei Leberinsuffizienz eine verminderte Wirkung, da die zugehörigen Wirkstoffe Nortilidin bzw. Morphin erst in der Leber durch Biotransformation entstehen.

Relative Kontraindikationen bzw. **Anwendungsbeschränkungen** für Opioide sind:

Pankreatitis, Divertikulitis, Insuffizienz von Leber und Nieren, Hypovolämie (Gefahr von Kreislaufkollaps), Colitis ulcerosa (Gefahr eines Megakolon und Perforation) und Schwangerschaft, da Opioide die Plazentaschranke passieren und beim Fetus bzw. Neugeborenen zu Atemdepression führen.

Kontraindikationen für Opioide sind:

- akutes Abdomen unklarer Genese, insbesondere Ileus
- chronische Ateminsuffizienz bei Lungenemphysem oder Asthma bronchiale
- gleichzeitige Gabe von MAO-Hemmern und Pethidin.

Bei **Tumorschmerzen** in Stufe III des WHO-Schemas erfolgt neben der Gabe eines Opioids wie Morphin oder Oxycodon eine so genannte adjuvante Schmerztherapie mit Medikamenten, die selbst keine analgetische Wirkung haben, aber schmerzlindernd wirken. Dies sind insbesondere:

- **Antidepressiva** wie Imipramin (Tofranil®) Amitryptilin (Saroten®), Clomipramin (Anafranil®) und Doxepin (Aponal®)
- **Neuroleptika** wie Promazin (Protactyl®) Sulpirid (Dogmatil®) oder Clozapin (Leponex®). Erwünscht ist die antiemetische und sedierende Wirkung.
- **Antiepileptika** wie Carbamazepin (Tegretal®) oder Gabapentin (Neurontin®), die sich besonders bei neuropathischen Schmerzen bewährt haben. Gabapentin ist auch bei Restless Legs hilfreich.
- **Clonidin,** das schmerzhemmende Wirkung auf spinale und supraspinale Bahnen hat. Wirkungs-

Tab. 35.2 Hemmstoffe der Cyclooxygenase.

Wirkstoff	Handelspräparat	Chemische Gruppe	Dosierung/Tag
Acetylsalicylsäure	Aspirin®	Salicylate	1–4 g
Lysinmono-Acetylat	Aspisol® Inj.-Lsg.	Salicylate	1 Flasche à 0,9 g Dos. max. 10 Fl.
Salicylamid	Glutisal® (Komb.)	Salicylate	1,2–2,4 g
Paracetamol	Ben-u-ron®	Anilinderivat	1,5–3 g
Metamizol	Novalgin®	Pyrazolonderivat	0,5–3 g
Phenylbutazon	Ambene®	Pyrazolonderivat	0,4–0,6 g oral, 400 mg i.m.
Diclofenac	Voltaren®	Arylessigsäurederivat	75–200 mg **oral,** 75 mg i.m.
Indometazin	Amuno®	Arylessigsäurederivat	75–200 mg
Ibuprofen	Dolgit®	Arylpropionsäure	0,6–1,6 g oral
Ketoprofen	Orudis®	Arylpropionsäure	50–150 mg oral, 100 mg i.m.
Naproxen	Proxen®	Arylpropionsäure	0,5–1 g
Tiaprofen	Surgam®	Arylpropionsäure	300–600 mg
Piroxicam	Felden®	Oxicamderivate	20–40 mg oral, 20 mg i.m.
Celecoxib	Celebrex®	COX-2-Hemmer	1 bis 2 × 200 mg
Rofecoxib	Vioxx®	COX-2-Hemmer	1 bis 2 × 12,5 mg
Parecoxib	Dynastat®	COX-2-Hemmer	1 × 40 + max 3 × 20 mg i.v.
Valdecoxib	BEXTRA®	COX-2-Hemmer	1 × 10–20 mg
Flupirtin	Katadolon®	Pyridinderivat	3 × 100–200 mg
Nefopam	Ajan®	Benzoxacocin	60–90 mg

Tab. 35.3 Zur Schmerztherapie verwendete Opioide.

Wirkstoff	Handelsname	Analgetische Wirkungsstärke	Wirkungsdauer	Bioverfügbarkeit (%)	Orale Tagesdosis (mg)
Schwach analgetisch wirksame Opioide					
Codein	Codipront®	0,1	4 h	50	200
Dihydrocodein	DHC-Mundipharma®	0,1	4–5 h	20	10-120
Tilidin	Valoron N®	0,1	3–5 h	6	50–100
Tramadol	Tramal®	0,1	4 h	70	50–200
Stark analgetisch wirksame Opioide					
Morphin	MST Mundipharm®	1	4–5 h	20–30	10–30
Oxycodon	Oxygesic®	2	8–12 h	60–90	10-40
Hydromorphon	Dilaudid®	7	2–3 h	30–50	1–2
Pethidin	Dolantin®	0,15	2–3 h	50	25–150
Levomethadon	L-Polamidon Hoechst®	1,5	4–5 h	40–90	20
Fentanyl	Fentanyl Janssen®	120	20–30 min	30–60 (TTS)	1–5
Pentazocin	Fortral®	0,3	2–4 h	20	25–50
Buprenorphin	Temgesic®	30	7 h	50	0,2–0,4
Piritramid	Dipidolor®	0,7	4–6 h	-	15–30 i.m.

mechanismus ist die Aktivierung schmerzhemmender Neuronen durch zentrale α_2-Stimulation.

- **Glukokortikoide** in Kombination mit Morphin vermindern neuropathische Schmerzen.
- **Calcitonin** (Karil®) oder das **Biphosphonat** Pamidronsäure (Aredia®) wird zusammen mit Opioiden bei Schmerzen durch Knochenmetastasen gegeben.
- **THC** bzw. **Dronabinol** ist noch im Versuchsstadium, scheint aber bei Tumorschmerzen von den Patienten gut aufgenommen zu werden, da es leicht euphorisierend, antidepressiv sowie antiemetisch wirkt und den Appetit steigert.

Im Handel werden hunderte von analgetischen Kombinationspräparaten angeboten, die von überflüssig bis schädlich zu beurteilen sind. So gibt es Hinweise, dass sich die Nephrotoxizität von Paracetamol bei Langzeittherapie erhöht, wenn es mit ASS oder Coffein kombiniert wird. Glücklicherweise ist der Trend von Kombinationsanalgetika rückläufig. Auf Platz 1 der „Analgetikahitliste" steht Paracetamol-ratiopharm (20 Mio. Packungen), gefolgt vom Kombinationspräparat Thomapyrin® (ASS + Paracetamol + Koffein) von dem jährlich 16 Mio. Packungen verkauft werden.

Merke!

Es wurde nie bewiesen, dass kombinierte Analgetika mit unterschiedlichem Wirkungsmechanismus additiv wirken oder sich gar potenzieren.

Kasuistik

Ein 40-jähriger Mann wird mit starken Oberbauchschmerzen in die Notaufnahme eines Krankenhauses eingeliefert. Aus der Anamnese geht hervor, dass er täglich ca. zehn Flaschen Bier trinkt. Die Serumaktivität der Amylase ist deutlich erhöht, Darmgeräusche sind nur ganz vereinzelt hörbar.

Die Symptome und Befunde deuten auf eine akute Pankreatitis hin. Dem Patienten wird Nahrungskarenz verordnet, bis die Zeichen der akuten Entzündung rückläufig sind. Außerdem wird er mit einer Magensonde und einem zentralvenösen Zugang versorgt. Zur Schmerzbekämpfung verordnet man Procain (0,5–1 %) per infusionem. Die Anwendung von Morphin und Morphinderivaten ist kontraindiziert! Bei starken Schmerzen kann jedoch Pethidin eingesetzt werden, das eine geringe anticholinerge Wirkung hat und keinen Spasmus des Sphincter Oddi hervorruft.

35.4 Chronische Schmerzen

Ursachen und Auswirkungen

Chronische Schmerzen vermindern die Lebensqualität erheblich und führen zu gesellschaftlicher Isolation und zu Arbeitsunfähigkeit. Starke chronische Schmerzen enden nicht selten in Selbstmord. Eine suffiziente Schmerztherapie ist daher wichtig.

Eine häufige **Ursache** chronischer Schmerzen sind Erkrankungen des Bewegungsapparats wie beispielsweise Arthrosen, Neuralgien der Wirbelsäule oder entzündliche rheumatische Erkrankungen. Hier folgt man dem Stufenschema der WHO von 1986, wie in Tabelle 35.1 aufgeführt.

Eine andere wichtige Gruppe chronischer Schmerzen sind die Tumorschmerzen. Nicht alle Tumoren verursachen Schmerzen, aber bestimmte Tumortypen, wie beispielsweise Knochentumoren, verursachen unerträgliche Schmerzen. Starke chronische Schmerzen sind eine Domäne der Opiate. Bei der Therapie chronischer Schmerzen gilt es, folgende Punkte zu beachten:

- Schmerzplan erstellen mit Medikamentendosierung und Einnahmezeit. Grundlage dafür ist ein vom Patienten erstellter Schmerzkalender.
- Bedarfsmedikation mit Dosierung festlegen.
- Keine Dosierung nach Gutdünken des Patienten, da die Gefahr willkürlicher Dosiserhöhung groß ist.
- Nach Möglichkeit immer orale Einnahme. Die parenterale Gabe von Schmerzmitteln sollte nur bei Schmerzkrisen erfolgen oder wenn orale Gabe nicht möglich ist. Retardpräparate sind zu bevorzugen.
- Feststellen, ob die Schmerzen vom Tumor selbst, von der Tumortherapie oder von anderen Erkrankungen verursacht sind.

36 Beeinflussung des Harnsäurestoffwechsels, Gichttherapeutika

IMPP-Hits

- Gichtmittel, Wirkungsmechanismus
- Colchicin, Wirkungsmechanismus
- Hemmung der Harnsäureausscheidung durch Thiazide
- Wirkungen des Benzbromaron
- Wirkungen von Urikosurika

Lernziel!

Hier werden Medikamente zur Senkung der Harnsäure vorgestellt, ihre unterschiedlichen Wirkungsmechanismen, ihre Nebenwirkungen und Indikationen. Ferner werden Sie Colchicin, das ausschließlich beim Gichtanfall zum Einsatz kommt, kennen lernen.

Unter **Gicht** versteht man eine Störung des Harnsäurestoffwechsels mit erhöhtem Harnsäurepool. Eine Erhöhung kann durch verschiedene, erblich bedingte Störungen **(primäre Gicht),** von der zu 95 % Männer betroffen sind, oder aber durch andere Erkrankungen wie Hämolyse oder myeloische Leukämie verursacht sein **(sekundäre Gicht)** Eine erbliche Störung mit renaler Hemmung der Harnsäureausscheidung ist das Lesh-Nyhan-Syndrom.

Harnsäure ist schlecht wasserlöslich und kristallisiert, besonders bei saurem pH, leicht aus. Die Ablagerung von fester Harnsäure im Körper verursacht eine Reihe von Störungen. Meist lagern sich die Harnsäurekristalle in Gelenken ab und zerstören dort Knorpel und Knochen. In der Niere führt die Harnsäureablagerung zu rezidivierenden Nierensteinen, wenn die Hyperurikämie nicht behandelt wird. Ziel der medikamentösen Therapie ist es daher, die Harnsäure so weit zu senken, dass sie in Lösung bleibt. Dazu gibt es verschiedene Therapieansätze. Zum einen wird durch Steigerung der Harnsäureausscheidung über die Niere, zum anderen durch Hemmung der Harnsäurebildung eine Reduktion der Harnsäure erreicht. Da Harnsäure bei Werten von > 7 mg/dl das Löslichkeitsprodukt überschreitet, sollte bereits bei Werten ab 6,5 mg/dl mit einer Therapie begonnen werden. Nur 5 % der Patienten mit Hyperurikämie erleiden Gichtanfälle. Dennoch muss auch die Hyperurikämie ohne Anfall behandelt werden, da Harnsäure ein Risikofaktor für die Gefäße ist (Arteriosklerose).

Anhand der klinischen Symptome kann man bei der Gichterkrankung folgende Stadien unterscheiden:

- **akuter Gichtanfall** oder **Gichtarthritis** mit akuten, sehr schmerzhaften Gelenkentzündungen
- **symptomfreies Intervall** oder **interkritische Phase**, die Monate oder Jahre betragen kann, aber Hyperurikämie aufweist
- **chronische Gichtphase** mit geringerer Intensität der Anfälle und Gichttophi.

36.1 Urikostatika

Urikostatika sind Medikamente, die die Harnsäurebildung hemmen.

Allopurinol

Allopurinol ist derzeit das einzige therapeutisch verwendete Urikostatikum. Allopurinol wird seit 30 Jahren in der medizinischen Therapie verwendet. Es ist ein gut verträgliches, **untoxisches** Medikament, dessen Einführung einen großen Fortschritt in der Behandlung der Gicht darstellt. Mit Allopurinol lassen sich Gichtanfälle zuverlässig vermeiden. Chemisch handelt es sich bei Allopurinol um ein Purinderivat, genauer um ein Isomer des Hypoxanthins.

Allopurinol kam unter dem Namen Zylorik® in den Handel. Mittlerweile sind eine große Zahl von Generika hinzugekommen, die keine therapeutischen Vorteile bieten, aber meist billiger sind (Allopurinol-ratiopharm®, Remid®, Allopurinol Stada®).

Pharmakokinetik

Allopurinol steht nur oral zur Verfügung. Es wird gut resorbiert und hat eine HWZ von 3 Stunden. Der größte Teil des Allopurinols wird in der Leber von der Xanthinoxidase zu **Oxipurinol** (Alloxanthin) oxidiert. Dies ist ein aktiver Metabolit, der wie Allopurinol die Xanthinoxidase hemmt, aber eine 10-mal längere Halbwertszeit hat. Die Elimination erfolgt über Niere und Fäzes (20 %). Allopurinol ist auch bei eingeschränkter Nierenfunktion anwendbar, muss dann allerdings etwas niedriger dosiert werden.

Wirkungsmechanismus und Wirkungen

Allopurinol (☞ Formel 36.2) ist in therapeutischer Dosis ein **kompetitiver Antagonist der Xanthinoxidase,** die den Abbau überschüssiger Purine zum Abfallprodukt Harnsäure katalysiert. Für die Hemmwirkung ist aber hauptsächlich der aktive Metabolit Oxipurinol verantwortlich. In hoher Dosis ist die Hemmung nichtkompetitiv. Allopurinol hat eine starke chemische Strukturähnlichkeit mit Hypoxanthin. Durch die Hemmung der Xanthinoxidase werden sowohl der Reaktionsschritt Hypoxanthin → Xanthin als auch die Folgereaktion Xanthin → Harnsäure gehemmt, da dieses Enzym beide Reaktionen katalysiert. Als Ergebnis wird weniger Harnsäure gebildet. Stattdessen fallen vermehrt Xanthin und Hypoxanthin (☞ Formel 36.1) an, die aber besser renal ausgeschieden werden als Harnsäure. Allopurinol wirkt außerdem an mehreren Stellen hemmend auf die **Purinbiosynthese** und zwar durch Hemmung der Ribosyltransferasen und durch Verbrauch von Phosphoribosyl-1-Pyrophosphat, in das Allopurinol zu einem falschen Nukleotid eingebaut wird.

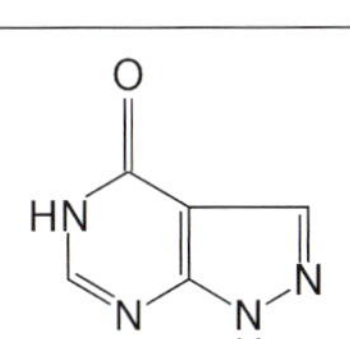

Formel 36.1 Hypoxanthin

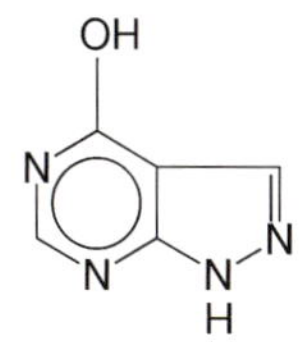

Formel 36.2 Allopurinol

Indikationen

Allopurinol ist indiziert bei Hyperurikämie mit und ohne Gichtanfälle, bei Uratsteinen und Gichttophi, bei primärer und sekundärer Gicht. Allopurinol ist das Mittel der Wahl zur Langzeitbehandlung der Gicht. Die Dosierung beträgt in der Regel 300 mg/d.

Unerwünschte Wirkungen

Allopurinol kann zu Therapiebeginn einen Gichtanfall auslösen. Im Gichtanfall darf daher keine Therapie mit Allopurinol begonnen werden. Ursache ist die Bildung von **Alloharnsäure,** die die Harnsäureausscheidung an der Niere hemmt. Weitere unerwünschte Wirkungen sind allergisches Fieber, Juckreiz und Dermatitis, die alle zu Therapiebeginn auftreten können. Selten kommt es zu einer allergischen Vaskulitis. Ferner kann es zu Übelkeit, Erbrechen und Durchfall kommen. Anwendungseinschränkung bzw. strenge Indikationsstellung besteht bei Niereninsuffizienz, Schwangerschaft und Stillzeit. Teratogene oder embryotoxische Wirkungen sind nicht bekannt.

Interaktionen

Allopurinol verzögert den Abbau der Purinderivate Azathioprin und Mercaptopurin, die als Zytostatika eingesetzt werden. Bei gleichzeitiger Gabe von Allopurinol und diesen beiden Stoffen muss die Dosis von Azathioprin bzw. Mercaptopurin um 50–75 % vermindert werden.

Die Wirkung von Cumarinen und Salicylaten wird durch Allopurinol verstärkt. Die Allopurinolwirkung wird durch Probenecid, Benzbromaron und Thiaziddiuretika vermindert.

36.2 Urikosurika

Urikosurika sind Medikamente, die die Harnsäureausscheidung dosisabhängig verändern. Sie hemmen den Harnsäuretransport an der Bürstensaummembran der Tubuluszelle. Urikosurika sind Substrate der tubulären Anionensekretion. Chemisch handelt es sich um unterschiedliche Verbindungen, die nicht miteinander verwandt sind. Tabelle 36.1 zeigt typische Urikosurika. Benzbromaron wird wesentlich häufiger eingesetzt als Probenecid.

Tab. 36.1 Urikosurika.

Wirkstoff	Handelsname
Probenecid	Probenecid Weimer®
Benzbromaron	Narcaricin®, Harolan®, Benzbromaron Stada®
Sulfinpyrazon	nicht mehr im Handel

Benzbromaron (Narcaricin®)

Pharmakokinetik

Benzbromaron wird oral langsam und mäßig resorbiert und hat eine Bioverfügbarkeit von 50 %. Der Wirkungseintritt von Benzbromaron erfolgt langsam, da die Verbindung ein Prodrug ist und erst in aktive Metaboliten umgewandelt werden muss. Die HWZ beträgt 3 h, die Wirkungsdauer 12 h, die Elimination erfolgt über Galle und Darm zu 95 % und über die Niere zu 5 %. Die Wirkung von Benzbromaron wird von Salicylaten abgeschwächt.

Wirkungen und Indikationen

Harnsäure wird glomerulär filtriert, in geringem Maße tubulär sezerniert und in beachtlichem Umfang tubulär rückresorbiert. Urikosurika hemmen kompetitiv die Sekretion und die Reabsorption von Säuren, insbesondere die von Harnsäure, Acetylsalicylsäure und Penicillinsäure. Bei richtiger Dosierung steigt die Harnsäureausscheidung an. In geringer Dosierung führt vor allem Probenecid zu einer Hemmung der tubulären Sekretion und damit zu einem Harnsäureanstieg. Erst bei höherer Dosis überwiegt die Ausscheidung von Harnsäure. Benzbromaron zeigt diesen paradoxen Effekt nicht. Salicylate wirken in hohen Dosen ebenfalls urikosurisch.

Das Urikosurikum Benzbromaron ist ein Medikament zweiter Wahl bei der Behandlung der Gicht und kommt bei Allopurinolunverträglichkeit zum Einsatz. Im Gichtanfall ist Benzbromaron wirkungslos. Zur Auflösung von Gichttophi kann es zusammen mit Allopurinol gegeben werden. Bei einer durch Diuretika induzierten Hyperurikämie ist Benzbromaron dem Allopurinol vorzuziehen.

Indikation für Urikosurika ist die Hyperurikämie bei Patienten mit gesunden Nieren.

Probenecid (Probenecid Weimer®)

Probenecid wird bei oraler Gabe sehr gut resorbiert. Das Wirkungsmaximum ist nach 2–4 Stunden erreicht. Der größte Teil wird in der Leber metabolisiert, wobei auch **aktive Metaboliten** entstehen. Die Elimination erfolgt hauptsächlich über die Galle, ein kleiner Teil wird unverändert über die Nieren eliminiert. Die HWZ beträgt 6–12 h.

Wirkungen

Probenecid steigert in hoher Dosis die Harnsäureausscheidung der Niere durch Hemmung der tubulären Rückresorption und Förderung der tubulären Sekretion von Harnsäure. Die Wirkung von Probenecid wird durch andere Säuren gehemmt. Je saurer der Urin, umso stärker ist die Rückresorption von Probenecid und Harnsäure. Die Harnsäureausscheidung lässt sich verbessern, wenn der Urin-pH mit Natriumcitrat auf 6,5–7 eingestellt wird. Die Trinkmenge sollte 2–3 l/d betragen, um eine Konkrementbildung zu vermeiden.

Unerwünschte Wirkungen

NW von Urikosurika sind intratubuläre Harnsäureausfällung und Nierensteinbildung (Uratsteine). Ferner gastrointestinale Beschwerden und allergische Reaktionen. Urikusurika können zu Therapiebeginn einen Gichtanfall auslösen und sollten daher einschleichend dosiert werden. Im Gichtanfall darf nicht mit einer urikosurischen Behandlung begonnen werden.

Kontraindikationen für eine Behandlung mit Urikosurika sind Nierenerkrankungen, Nierensteine, Schwangerschaft und Stillzeit. Bei Bromidüberempfindlichkeit ist Benzbromaron kontraindiziert.

Interaktionen

Probenecid hemmt die Ausscheidung von Penicillin und verlängert seine Wirkung, was man sich therapeutisch zunutze macht. Salicylsäure hemmt Probenecid und Sulfinpyrazon, nicht aber Benzbromaron, da Benzbromaron keine Säure ist. Probenecid verstärkt die Wirkung von PAS, Indometacin, Sulfonamid, Methotrexat und Allopurinol.

Sulfinpyrazon (außer Handel)

Sulfinpyrazon wird gut oral resorbiert, hat eine 90 %ige Plasmabindung. Es wird unverändert renal eliminiert (90 %) und hat eine Wirkungsdauer von 10 Stunden. Seine Wirkung entspricht der von Benzbromaron und Probenecid. Sulfinpyrazon hemmt die renale Ausscheidung organischer Säuren kompetitiv und verstärkt die Wirkung von Probenecid und Phenylbutazon.

36.3 Colchicin (Colchicum dispert®)

Colchicin ist ein giftiges Alkaloid aus der Herbstzeitlosen. Es wird seit Jahrhunderten beim akuten Gichtanfall eingesetzt.

Pharmakokinetik

Colchicin steht nur oral zur Verfügung. Es wird rasch und vollständig resorbiert und an Plasmaproteine und Zellproteine gebunden. Colchicin wird in der Leber metabolisiert (60 %) und über die Galle in den Darm ausgeschieden. 40 % werden unverändert renal ausgeschieden. Colchicin unterliegt einem enterohepatischen Kreislauf und neigt zu Kumulation.

Wirkungsmechanismus und Wirkungen

Colchicin (Colchicum dispert®) **hemmt** verschiedene zelluläre **Proteine**, insbesondere Proteine des Spindelapparats und der Mikrotubuli von phagozytierenden Leukozyten. Dadurch wird die Migration von Leukozyten und die Phagozytose von Urat vermindert.

Merke!
Colchicin senkt den Harnsäurespiegel nicht, es hat keine analgetische und keine antiphlogistische Wirkung.

Die Ablagerung von Harnsäurekristallen führt zu schmerzhaften Gewebsentzündungen und zur Mobilisierung von phagozytierenden Leukozyten. Durch Zerfall von Leukozyten kommt es zu Gewebeansäuerung (Lactat) sowie Freisetzung und erneuter Ausfällung von Harnsäure, so dass ein unbehandelter Gichtanfall wochenlang anhalten kann. Colchicin unterbricht diesen Teufelskreis und führt zu rascher Schmerzminderung.

Merke!
Die einzige Indikation von Colchicin ist der akute Gichtanfall.

Colchicin eignet sich aufgrund seiner Toxizität und seines Wirkungsmechanismus nicht zur Vorbeugung oder Dauerbehandlung der Gicht. Die Verwendung von Colchicin als Zytostatikum ist noch in Erprobung.

Unerwünschte Wirkungen

Die häufigste Nebenwirkung ist **Durchfall.** Dieser tritt bereits in therapeutischer Dosierung nach wenigen Stunden auf. Ursache ist eine Schädigung des rasch wachsenden Darmepithels durch den Mitosehemmstoff Colchicin. In höherer Dosis kommen Übelkeit, Koliken und Erbrechen hinzu. Bei hoher Dosis oder Vergiftungen beobachtet man Nierenschäden, Knochenmarkschädigung und Haarausfall. Die Schädigung der Darmschleimhaut führt zu blutigem Durchfall und massiven Wasser- und Elektrolytverlusten. Colchicin ist bei längerer Anwendung neurotoxisch und kann Paralysen verursachen.

Kontraindikationen für Colchicin sind Schwangerschaft, eingeschränkte Nierenfunktion, Blutbildveränderungen (z. B. Anämie), Magen-Darm-Erkrankungen wie M. Crohn, Lebererkrankungen, Kinder und Jugendliche.

37 Die Pharmakotherapie rheumatischer Erkrankungen und der Gicht

37.1 Entzündungsreaktion und Rheuma-Begriff

Auf Gewebeschädigungen reagiert der Körper mit einem Standardprogramm, das unabhängig von der Noxe abläuft und als Entzündungsreaktion bezeichnet wird. Zu den Schritten der **Entzündungsreaktion** zählen:

- Gewebsschädigung und Ausschüttung von Mediatoren (Histamin, Serotonin, Bradykinin, Kallidin, Proteasen, Lysolezithine)
- vaskuläre Reaktion mit Gefäßerweiterung und Permeabilitätserhöhung
- Emigration von Leukozyten und Phagozytose
- Proliferation des lokalen Mesenchyms
- Narbenbildung.

Rheuma ist ein Sammelbegriff für über 60 verschiedene Krankheiten, die mit schmerzhaften Störungen des Bewegungsapparats einhergehen. Eine verbindliche Definition existiert nicht. H. Mathies schlug folgende Definition vor:

Merke!

„Rheumatismus" ist der Sammelbegriff für Erkrankungen am Bewegungsapparat mit Systemcharakter, eventuell mit Manifestationen an inneren Organen oder auf dem Boden von Grunderkrankungen, besonders infektiöser, metabolischer, endokrinologischer, hämatologischer oder neurologischer Genese.

Rheumatische Erkrankungen lassen sich in entzündliche und nicht entzündliche Krankheiten unterteilen. Eine weitere Eingrenzung ist durch die Lokalisation möglich (Gelenke, Wirbelsäule, Weichteile etc.). Entzündlich-rheumatische Gelenkerkrankungen machen 12 % der rheumatischen Erkrankungen aus. Der Rest sind degenerative Gelenkerkrankungen (Arthrose), die mit oder ohne Entzündung zur Zerstörung von Gelenkknorpel führen. Die wichtigsten chronisch rheumatischen Erkrankungen sind:

- chronische Polyarthritis
- Spondylarthritis ankylopoetica (M. Bechterew)
- Arthritis psoriatica
- Polymyalgia rheumatica.

Eine kausale Therapie rheumatischer Erkrankungen ist bisher nicht möglich. Ausnahme ist die Infektarthritis. In allen übrigen Fällen ist das Therapieziel die Unterdrückung der Entzündungsreaktion, um Bindegewebsuntergang zu bremsen, und die Linderung von Schmerzen.

37.2 Akutes rheumatisches Fieber

Das akute rheumatische Fieber ist eine fehlgeleitete Immunreaktion (Typ II + III) auf eine Infektion mit β-hämolysierenden **Streptokokken** der Gruppe A. Meist tritt diese Erkrankung 1–3 Wochen nach einer eitrigen Angina oder nach Scharlachinfektion auf. Die Häufigkeit liegt zwischen 0,5–1 %. Symptome des akuten rheumatischen Fiebers sind flüchtige, wandernde Arthritiden, hohes Fieber und – in 80 % der Fälle – eine rheumatische Karditis (Myokarditis, Endocarditis lenta, Perikarditis).

Merke!

Das akute rheumatische Fieber beleckt die Gelenke und beißt ins Herz.

Das akute rheumatische Fieber ist eine Erkrankung des Kindes- und Jugendalters und tritt meist zwischen dem 5. und 15. Lebensjahr auf. Komplikationen und Diagnosekriterien sind Herzklappenschäden, Chorea minor, Rheumaknoten und Erythema nodosum.

Therapie

Bei rechtzeitiger Behandlung der Grundkrankheit, also meist der Angina tonsillaris, mit **Penicillin G** oder Amoxicillin lässt sich das Risiko eines akuten rheumatischen Fiebers deutlich senken. Am besten verwendet man eine Kombination mit Clavulansäure (Augmentan®), um auch Penicillinase-bildende Streptokokken abzutöten. Wenn trotzdem ein akutes rheumatisches Fieber als Komplikation auftritt, muss für weitere zwei Wochen die Penicillinbehandlung fortgesetzt werden, um restliche Streptokokken abzutöten. Bei Penicillinallergie muss man auf Azithromycin oder Clarithromycin (Erythromycine) ausweichen. Wichtig ist eine schnelle und sichere Hemmung der entzündlichen Reaktion durch Antiphlogistika. Bei Herzbeteiligung sind **Glukokortikoide** indiziert. Sie halten die Immunkomplexbildung zwar nicht auf, verbessern aber die Prognose. Bei Erwachsenen gibt man initial 50–100 mg Prednisolon, bei Kindern 1–2 mg/kg KG und Tag. Die Erhaltungsdosis beträgt 1mg/d für 6 Wochen (Ausschleichen!). Zur Rezidivprophylaxe gibt man für 2–3 Jahre einmal im Monat 1,2 Mio. I.E. Benzathinpenicillin intramuskulär. **Benzathinpenicillin** liefert die besten Ergebnisse (nur 0,5 % Therapieversager). Wegen häufiger, schmerzhafter Lokalreaktionen (10 %) muss man eventuell auf eine orale Therapie umstellen. Bei oraler Behandlung gibt man 2 × 250 000 I.E Penicillin V/d. Bei Penicillinallergie kann man auf Sulfonamide oder Cephalosporine ausweichen.

Wenn nur die Gelenke betroffen sind und nicht das Myokard, kann man auf Steroide verzichten und stattdessen mit ASS, Indometacin oder Phenylbutazon behandeln.

37.3 Chronische Polyarthritis (rheumatoide Arthritis)

Die häufigste chronisch-rheumatische Erkrankung ist die primär-chronische Polyarthritis **(PcP).** Es handelt sich um eine Autoimmunerkrankung unbekannter Ursache und mit unbekanntem Mechanismus. In Deutschland liegt die Morbidität bei 3 %. Die PcP kann in jedem Lebensalter auftreten, jedoch findet man eine Häufung (70 %) zwischen dem 30. und 70. Lebensjahr. Frauen sind 2- bis 3-mal so häufig betroffen. Der Beginn ist schleichend, der Verlauf schubweise. Die Synovia von Gelenken, Sehnenscheiden und Bursen ist entzündlich verändert, sie proliferiert und degeneriert schließlich bis zur völligen Auflösung. Etwa 60 % der Fälle sind medikamentös günstig zu beeinflussen. Die Lebenserwartung ist nicht beeinträchtigt.

Therapie

Alle konservativen und medikamentösen Maßnahmen sind **symptomatisch.** Je früher die Erkrankung erkannt und je eher mit der Behandlung begonnen wird, umso größer ist die Chance, die Krankheit zum Stillstand zu bringen. In der Regel ist eine Langzeittherapie erforderlich, daher ist es wichtig, so schonend wie möglich zu therapieren. Man folgt einem **Stufenplan:**

- Stufe I: nichtsteroidale Antiphlogistika
- Stufe II NSAR + Basistherapeutika
- Stufe III Glukokortikoide im aktiven Schub.

Alle nichtsteroidalen Antiphlogistika hemmen die Cyclooxygenase und damit die Prostaglandinbildung. Sie wirken alle entzündungshemmend, schmerzlindernd und fiebersenkend. Auch die Nebenwirkungen unterscheiden sich nur geringfügig. Es sind ca. 100 Präparate im Handel, von denen die meisten überflüssig sind. Unterschiedlich sind die Halbwertszeiten und die Wirkungsstärke (☞ Tab. 37.1). Da Rheumapatienten dazu neigen, von sich aus die Dosis zu erhöhen, um schmerzfrei zu werden, sollte man kurz oder mittellang wirkende Präparate wählen, um eine Kumulation zu vermeiden. Zu Kumulation neigen die Oxicame wie Felden®.

Wirkstoffe

Nichtsteroidale Antirheumatika, Cyclooxygenasehemmer (NSAID, NSAR)

Mittel der Wahl sind **Diclofenac**, **ASS**, **Ibuprofen**, **Ketoprofen** oder **Indometacin.**

Von ASS gibt man 2–5 g/d, von Diclofenac 100–150 mg/d und von Indometacin 2–3 × 25 mg. Beim sehr lang wirkenden Piroxicam genügen 20 mg einmal täglich. Die Tabelle 37.1 zeigt pharmakokinetische Daten gebräuchlicher Antirheumatika.

Merke!
Die häufigste NW bei Langzeitbehandlung mit NSAR sind Magen-Darm-Blutungen.

Die Wirkungsstärke der einzelnen Antiphlogistika ist unterschiedlich. Dies ist aber unerheblich, da die Wirkungsstärke bei allen Antirheumatika über die Dosis angepasst werden kann. Phenylbutazon ist ein stark und lang wirkendes Antiphlogistikum, darf aber aufgrund der Nebenwirkungen nur kurz bei akuten Schüben von M. Bechterew oder Gicht eingesetzt werden.

Lässt sich die Progredienz der Erkrankung nicht verlangsamen, fügt man zu den nichtsteroidalen Antirheumatika sog. **Basistherapeutika** hinzu.

Basistherapeutika (DMARDs = Disease Modifying Antirheumatic Drugs)

Dies ist eine heterogene Wirkstoffgruppe ohne analgetische und ohne antiphlogistische Wirkung, die

Tab. 37.1 Wirkungsstärke und Wirkungsdauer nichtsteroidaler Antirheumatika.

Wirkstoff	Handelsname	Wirkungsstärke	Wirkungsdauer	Bioverfügbarkeit (%)	Dosierung/d
Unspezifische Hemmstoffe von COX-1 und COX-2					
Acetylsalicylsäure	Aspirin®	schwach	kurz	50	3–4 g
Ibuprofen	Ibuhexal®	schwach	kurz	100	200–800 mg
Sulindac	Surgam® 300	mittel	mittel	?	600 mg
Naproxen	Proxen®	mittel	mittel	90–100	500–1000 mg
Diclofenac	Voltaren®	stark	kurz	50	50–150 mg
Ketoprofen	Alrheumun®	stark	kurz	90–100	150–200 mg
Indometacin	Amuno®	stark	kurz	100	50–200 mg
Piroxicam	Felden®	stark	lang	100	10–40 mg
Tenoxicam	Tilcotil®	stark	lang	100	20–40 mg
Meloxicam	Mobec®	stark	lang	90	7,5–15 mg
Spezifische Hemmstoffe von COX-2					
Celecoxib	Celebrex®	? *	mittel	70	200–400 mg
Rofecoxib	VIOXX®	? *	mittel	90	25–50 mg

*Es ist noch nicht geklärt, ob die maximale Wirksamkeit (Efficacy) von COX-2-Hemmern der von unspezifischen NSAID entspricht.

aber in vielen Fällen die Progredienz verlangsamen oder gar zum Stillstand bringen kann. Bei fortgeschrittenen „ausgebrannten" Fällen sind Basistherapeutika nicht mehr indiziert. Zu den **Basistherapeutika** zählen:
- Goldpräparate
- D-Penicillamin
- Chloroquin und Hydrochloroquin
- Immunsuppressiva wie Methotrexat oder Ciclosporin
- Zytostatika wie Azathioprin oder Cyclophosphamid
- Salazosulfapyridin
- TNF-α-Antagonisten wie Etanercept oder Infliximab
- Interleukin-1-Rezeptorantagonist Anakinra.

Allen Verbindungen ist eine lange Wirkungslatenz von 1–6 Monaten gemeinsam.

Merke!
Basistherapeutika sollten in der Regel nicht miteinander kombiniert werden, da sich nur die Nebenwirkungen addieren, aber keine Wirkungssteigerung eintritt. Kombinierbar sind Lefunomid + Methotrexat und TNF-α-Antagonisten + Methotrexat.

Goldpräparate

Medikament der Wahl ist Aurothioglucose (Aureotan®). Tabelle 37.2 zeigt weitere **goldhaltige** Medikamente, die zur parenteralen Therapie zur Verfügung stehen.

Man beginnt mit 2 × 10 mg Gold intramuskulär wöchentlich, steigert dann auf 25 mg pro Injektion und dann auf 50 mg Gold, bis 1 g Gold erreicht ist, oder bis zum Eintritt des Erfolges. Danach wird mit einer einmaligen monatlichen Erhaltungsdosis von 25 mg Gold weitergemacht.

D-Penicillamin

D-Penicillamin entspricht in seiner Wirksamkeit den Goldverbindungen und wird bevorzugt bei PcP eingesetzt. Weitere Indikationen sind Morbus Reiter, Arthritis psoriatica und Morbus Bechterew. Die Dosierung erfolgt ansteigend nach dem Motto „Go slow, go low". In der 1. Woche werden 150–300 mg verabreicht, dann wird ansteigend bis auf maximal 1500 mg in der 5. Woche gegeben. Die Dauertherapie liegt bei 2 × 300 mg/d oral.

Sulfasalazin

Ein neueres Basistherapeutikum ist **Sulfasalazin** (☞ 34.4.), aus dem im Darm Salicylsäure abgespalten wird. Sulfasalazin wird zunehmend häufiger anstelle der Goldtherapie eingesetzt. Als wirkungsvollstes und billigstes Basistherapeutikum gilt **Methotrexat,** doch zählt es eigentlich zu den Immunsuppressiva.

Immunsuppressiva (☞ Kap. 51)

Immunsuppressiva werden eingesetzt, wenn andere Medikamente versagt haben, und auch nur bei Patienten über 40 Jahren, da sie Tumoren induzieren können. Die Nebenwirkungen einer immunsuppres-

Tab. 37.2 Goldhaltige Medikamente zur Rheumatherapie.			
Wirkstoff	**Handelsname**	**Goldgehalt**	**Dosierung/Woche**
Aurothioglucose	Aureotan®	50 %	20–50 mg
Natriumaurothiomalat	Tauredon®	46 %	20–50 mg

siven Behandlung sind zahlreich und gefährlich. Tabelle 37.3 zeigt Immunsuppressiva, die für die Behandlung der PcP in Frage kommen. Am häufigsten wird **Methotrexat** eingesetzt, das dabei ist, die Goldpräparate als Standard-Basistherapeutikum abzulösen.

Die Basistherapeutika (DMARDs) zur Behandlung der chronischen Polyarthritis werden in folgender Reihenfolge eingesetzt:

- 1. Wahl: Methotrexat oder Sulfasalazin oder Chloroquin
- Bei Versagen der 1. Wahl werden alternativ als 2. Wahl eingesetzt: Goldsalze, Ciclosporin A- und D-Penicillamin.
- Bei Therapieresistenz auf Substanzen der 1. und 2. Wahl kommen Azathioprin oder Cyclophosphamid zum Einsatz.

Die neuen Immunmodulatoren Leflunomid, Etanercept und Infliximab haben eine Vielzahl von Nebenwirkungen, können aber im Bedarfsfall mit anderen DMARDs kombiniert werden.

Leflunomid in Kombination mit Methotrexat wirkt signifikant besser als Methotrexat allein (Literatur 1), ist aber aufgrund seiner Lebertoxizität problematisch. Leflunomid allein wirkt schlechter als Metothrexat allein (Lit. 2).

Beim Einsatz von Azathioprin empfiehlt es sich, vorher die Aktivität der Thiopurinmethyl-Transferase (TPMT) zu bestimmen, da dieses Enzym eine wichtige Rolle bei der Inaktivierung von 6-Mercaptopurin spielt, welches aus Azathioprin freigesetzt wird. Bei Patienten mit geringer TPMT-Aktivität kann frühzeitig mit Knochenmarksdepression gerechnet werden.

Glukokortikoide

Indikationen für **Glukokortikoide** sind schwere Fälle von PcP und akutes rheumatisches Fieber. Obwohl mit Kortikoiden ein schneller und sicherer antiphlogistischer Effekt erzielt werden kann, und die Patienten die prompte Schmerzlinderung als sehr gut empfinden, ist ihr Einsatz wegen zahlreicher NW nur bei akuten Entzündungsschüben gerechtfertigt. Die **Richtlinien** für die Therapie mit Glukokortikoiden sind:

- Einsatz nur, wenn unumgänglich und dann so niedrig wie möglich
- nicht mehr als 7,5 mg Prednisolon (oder Äquivalenzdosis)
- Verabreichung am frühen Morgen, keine Retardpräparate, keine i.m. Gabe
- individuelle Steroidwahl, weil die Patienten unterschiedlich ansprechen
- langsam ausschleichen. ACTH bringt keine Vorteile.

Glukokortikoide haben ein breites Wirkungsspektrum (☞ Kap. 42.1). Viele Effekte sind dosisabhängig:

- Hemmung der Prostaglandinsynthese und der Leukotriensynthese
- Stimulation der Glukoneogenese. Dadurch steigt der Glukosespiegel und der Insulinspiegel. Es wird vermehrt Fettgewebe gebildet.
- Antagonismus zu Insulin. Die Utilisation von Aminosäuren in Muskel und Fettgewebe wird vermindert, die Konzentration der Aminosäuren im Blut steigt.
- vermehrte Lipolyse mit Anstieg der freien Fettsäuren im Blut
- Verminderung der basophilen und eosinophilen Lymphozyten
- Vermehrung der neutrophilen Granulozyten, der Erythrozyten und der Thrombozyten
- Förderung der Glykogensynthese in Muskel und Leber
- Hemmung der Freisetzung zytotoxischer Enzyme aus den Lysosomen, vor allem im Bindegewebe
- Hemmung von Früh- und Spätreaktion der Entzündung. Hemmung der leukozytären Infiltration. Erhöhung der fibrinolytischen Aktivität und Verminderung des Plasmafibrinogens durch Hemmung der Fibroblastenproliferation.

Tab. 37.3 Immunsuppressiva.			
Wirkstoff	**Handelsname**	**Dosierung/d**	**Bemerkung**
Methotrexat	Methotrexat Lederle®	10–15 mg/Woche	1. Wahl
Azathioprin	Imurek®	1,5 mg/kg KG	
Cyclophosphamid	Endoxan®	1–3 mg/kg KG	
Chlorambucil	Leukeran®	2–8 mg/kg KG	

Tab. 37.4 Äquivalenzdosen von Glukokortikoiden und Cushingschwelle.

Wirkstoff	Handelsname	Wirkungsstärke	Äquivalenzdosis	Cushingschwelle	Dosis (mg/d) akut	Erhaltung
Cortisol	Hydrocortison®	1	35 mg	30 mg/d	30–200	30
Prednison	Decortin®	4	10 mg	7,5 mg/d	40–100	< 15
Prednisolon	Decortin H®	4	10 mg	7,5 mg/d	40–100	< 7,5
Methylprednisolon	Urbason®	5	7,5 mg	6 mg/d	80–160	< 12
Triamcinolon	Volon®	5	7,5 mg	6 mg/d	80 mg i.m.	
Dexamethason	Fortecortin®	30	1,5 mg	1,5 mg/d	16	< 1,5
Betamethason	Celestamine®	30	1 mg	1 mg/d	2–4	0,5–1,5
Fluocortolon	Ultralan®	5	10 mg	7,5 mg/d	40–80	< 15

Tabelle 37.4 zeigt die Äquivalenzdosen verschiedener Glukokortikoide, die Abbildung 37.1 zeigt einen Stufenplan der medikamentösen PcP-Behandlung.

Blocker des Tumornekrosefaktors-α

Am entzündlichen Geschehen der rheumatoiden Arthritis (RA) ist auch der Tumornekrosefaktor-α (TNF α) beteiligt. Seit es gelang, spezifische blockierende Antikörper gegen TNF α zu entwickeln, stellen diese Blocker eine neue Therapieform der RA dar. Zugelassen zur Kombinationsbehandlung mit Methotrexat sind **Infliximab** (Remicade®) und **Etanercept** (Enbrel®). Infliximab ist ein monoklonaler Antikörper (cA2), Etanercept ist ein Fusionsprotein aus humanem IgG_1 mit dem p75-TNF-α-Rezeptor. Beide Verbindungen führen nach vierwöchiger Gabe in 25–50 % der Fälle zu einer Remission des entzündlichen Geschehens.

Unerwünschte Wirkungen sind die Entwicklung von Autoantikörpern (5–15 %) und Allergien (1–5 %).

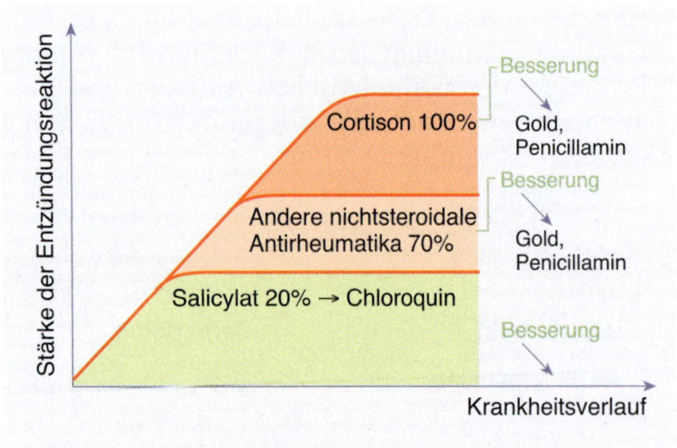

Abb. 37.1: Medikamentöse Therapie der chronischen Polyarthritis nach M. Schattenkirchner. Die Prozentangaben geben die Erfolgsquote der jeweiligen Medikamente an.

37.4 Andere rheumatische Erkrankungen

Neben der chronischen Polyarthritis gibt es eine ganze Reihe von akuten und chronischen rheumatischen Erkrankungen infektiöser oder nichtinfektiöser Genese. Erwähnenswert ist besonders der M. Bechterew, der vorwiegend die Gelenke der Wirbelsäule befällt und die verschiedenen Formen von Weichteilrheumatismus wie die Polymyositis, die zu schmerzhaften Muskelentzündungen führt.

Die Tabelle 37.5 gibt einen Überblick über die Behandlung anderer rheumatischer Erkrankungen.

37.5 Degenerative Gelenkerkrankungen

Degenerative Erkrankungen der Gelenke sind wesentlich häufiger als rheumatische Erkrankungen und verursachen enorme volkswirtschaftliche Kosten; man denke nur an die zahlreichen Gelenkersatzoperationen (Hüfte, Knie).

Pathophysiologie der Arthrose

Unter Arthrose oder Arthrosis deformans versteht man chronisch-degenerative Gelenkerkrankungen, die in jedem Lebensalter entstehen können und verschiedene Ursachen haben. Degenerative Gelenkerkrankungen sind gekennzeichnet durch Abnutzung und Zerstörung der Gelenkknorpel. Man unterscheidet primäre und sekundäre Formen von degenerativen Gelenkerkrankungen. Die Arthrose ist gekennzeichnet durch ein Missverhältnis zwischen Beanspruchung und Leistungsfähigkeit der einzelnen Gelenkanteile. Besonders die Qualität des Bindegewebes ist von Wichtigkeit. Arthrotische Veränderungen sind primär nicht entzündlich, sondern degenerativ, können jedoch auch auf dem Boden entzündlicher Erkrankungen, wie PcP oder Gicht, entstehen. Wenn sich eine Arthrose durch starke Reizung oder Gelenkbeanspruchung entzündet, spricht man von aktivierter Arthrose.

Tab. 37.5 Pharmakotherapie rheumatischer Erkrankungen.

Krankheit	Symptomatische Therapie	Kausale Therapie
Infektiöse Arthritiden		
Arhritis durch Kokken	NSAID	Antibiotikum nach Resistenzbestimmung
Arthritis durch Borrelien	NSAID	Azithromycin (Zitromax®)
Immunreaktive Arthritiden		
Rheumatisches Fieber	NSAID, Glukokortikoide	Penicillin G
Arthritis bei M.Crohn	NSAID, Glukokortikoide, Sulfasalazin, Methotrexat	-
HLA-B27-assoziierte Arthritis		
M. Bechterew (HLA-B27)	NSAID, Glukokortikoide	-
M. Reiter (HLA-B27)	Sulfsalazin, Methotrexat, NSAID, Glukokortikoide	-
Autoimmun-Arthritiden		
rheumatoide Arthritis	NSAID, DMARDs	-
systemischer Lupus erythem.	NSAID, Glukokortikoide, Cyclophosphamid, Methotrexat, Azathioprin	-
Sklerodermie	Glukokortikoide, Azathioprin, Cyclophosphamid, Vasodil	-
Sjögren-Syndrom	NSAID, Glukokortikoide, Chloroquin	-
Weichteilrheumatismus		
Fibromyalgie	Amitryptilin, NSAID	-
Polymyalgia rheumatica	Glukokortikoide	-
Polymyositis/Dermatomyositis	Glukokortikoide, Azathioprin	-

Therapie

Die **nichtmedikamentöse** Behandlung der Arthrose umfasst Krankengymnastik, Balneotherapie, Mikrowellenbestrahlung, Reizstromtherapie, Gelenkersatz oder Gelenkversteifungen.

Die **medikamentöse** Therapie der Arthrose erfolgt mit **Antiphlogistika.** Glukokortikoide, antirheumatische Basistherapeutika und Zytostatika sind nicht indiziert. Durch Gabe von antiphlogistisch wirkenden Analgetika wird eine Linderung der Beschwerden erreicht und die Voraussetzung für eine Bewegungstherapie geschaffen. Nur die Bewegungstherapie kann eine Versteifung der Gelenke (Ankylosebildung) verhindern oder hinauszögern. Therapeutische Verwendung finden vor allem Salicylate, Indometacin und Diclofenac, die systemisch oder lokal angewendet werden. Neuerdings auch COX-2-Hemmstoffe wie Celecoxib und Rofecoxib. Wärmeanwendung oder hyperämisierende Salben mit Benzylnicotinat wirken bei der nicht aktivierten Arthrose analgetisch. Massagen, Mikrowellen und Reizstrom wirken muskellockernd und ebenfalls schmerzlindernd. Bei aktivierter Arthrose mit Gelenkentzündung können Depotglukokortikoide intraartikulär injiziert werden. Sie hemmen die Entzündung, nicht aber das Fortschreiten der Degeneration. Jede intraartikuläre Injektion birgt die Gefahr einer Gelenkinfektion. 25 % aller Gelenkinfektionen sind vom Arzt verursacht. Der Wert von so genannten knorpelaufbauenden Medikamenten ist nicht erwiesen, wohl aber ihre allergischen Nebenwirkungen.

37.6 Gicht

Unter **primärer Gicht** versteht man eine Gruppe erblich bedingter Stoffwechselanomalien, die zu Hyperurikämie, akuten arthritischen Attacken und Tophi von Natriumurat führen. Die primäre Gicht wird meist durch Auslösefaktoren wie Überernährung, purinreiche Kost, Alkohol oder Medikamente klinisch manifest. Im Verlauf der Krankheit entwickeln sich häufig Nierensteine und Nierenparenchymdefekte. Nierensteine sind bei Gichtkranken 1000-mal häufiger als in der Normalpopulation und bestehen zu 84 % aus Harnsäure, die im Röntgenbild nicht schattengebend ist. 40 % aller unbehandelten Gichtkranken haben Nierensteine.

90–95 % aller Gichtanfälle beruhen auf primärer Gicht, 5–10 % auf sekundärer Gicht. Die **sekundäre Gicht** ist erworben und beruht auf einer Grundkrankheit, beispielsweise einer hämolytischen Anämie, einer chronischen Nierenerkrankung oder einer Leukämie. In Europa beträgt die Prävalenz der Gicht 3 %, d.h., 3 % der Bevölkerung haben die Erbanlage für Gicht. Bei den meisten Fällen von primärer Gicht ist der Enzymdefekt nicht geklärt. In jedem Fall ist die Balance zwischen Produktion und Ausscheidung von Harnsäure gestört. Es kommt zu einem Anstieg des Harnsäurespiegels im Blut und zur Ausfällung von Urat im Gewebe. Die Ausfällung bzw. Kristallisation von Urat (Harnsäuresalz) ist auch vom Blut-pH, von Kristallisationskeimen und von Inhibitionsfaktoren abhängig.

Merke!

Bei physiologischem pH ist Harnsäure bis zu einer Konzentration von 6,5 mg/100 ml löslich.

70 % der Harnsäure werden über die Niere ausgeschieden, der Rest über die Galle. Die Nierenexkretion ist abhängig von glomerulärer Filtration, tubulärer Reabsorption und tubulärer Sekretion. 98 % der frei filtrierten Harnsäure werden rückresorbiert und nur 2 % ausgeschieden. Von der Gicht sind überwiegend Männer im mittleren Lebensalter betroffen. Eine Gicht bei Frauen vor der Menopause ist eine Rarität. Auch nach der Menopause ist Gicht bei Frauen selten. Die **Gicht** wird in **Stadien** unterteilt:

- **Stadium I** Hyperurikämie ohne Symptome
- **Stadium II** akuter Gichtanfall
- **Stadium III** interkritische Gicht = Intervall zwischen zwei Gichtanfällen
- **Stadium IV** polyartikuläre, chronische Gicht (heute selten) mit bleibenden Organschäden, Gelenkdestruktion und Gichtnephropathie.

Die Behandlungsbedürftigkeit einer symptomlosen Hyperurikämie hängt von der Höhe des Serumharnsäurespiegels ab. Der Normwert reicht bis 6,5 mg/dl. Bei Werten zwischen 8,0 und 8,9/dl wird jeder vierte Patient früher oder später von einem Gichtanfall ereilt. Bei einer Harnsäure von über 9 mg/dl ist der Gichtanfall sicher. Bei rechtzeitiger Therapie sind Gichtanfälle und die Folgen der chronischen Gicht vermeidbar. Selbst Urattophi sind wieder auflösbar. Eine Diätberatung ist immer indiziert. Bei der medikamentösen Gichtbehandlung unterscheidet man die Behandlung des akuten Gichtanfalls von der Intervallbehandlung.

37.6.1 Akuter Gichtanfall

Symptome des akuten Gichtanfalls sind eine vor allem nachts plötzlich auftretende **Rötung** und **Schwellung** eines Gelenks mit starken Schmerzen. Typisch ist, dass der Patient sogar den Druck der Bettdecke auf dem Gelenk als unerträglich empfindet. In 50 % der Fälle ist das **Großzehengrundgelenk** betroffen, aber auch alle anderen Gelenke sind möglich. Bevorzugt befallen werden vorgeschädigte Gelenke. Der Harnsäurespiegel im Anfall ist in der Regel im Normbereich und daher nicht aussagekräftig.

Therapie der Wahl im akuten Gichtanfall ist die Kombination von **Colchicin** (Colchicum dispert®) mit **nichtsteroidalen Antirheumatika** (NSAID). Der Standard, mit dem die antiphlogistische Wirkung von Antiphlogistika/Antirheumatika meist verglichen wird, ist Indometacin (Amuno®). Wegen seiner hohen Nebenwirkungsrate (30 %) wird es heute nicht mehr gern eingesetzt. Außerdem stehen keine parenteralen Darreichungen zur Verfügung. Man gibt statt dessen Diclofenac (Voltaren®), Phenylbutazon (Ambene®) oder Piroxicam (Felden®). Die Wirksamkeit von COX-2-Hemmern beim Gichtanfall wurde bisher nur für Etoricoxib (nur oral) nachgewiesen (Lit. 3), das aber noch nicht im Handel ist. Parecoxib (Dynastat®) ist ein COX-2-Hemmer, der auch parenteral gegeben werden kann, seine Indikation ist aber auf die Kurzzeitbehandlung postoperativer Schmerzen begrenzt (Lit. 4). In Vorbereitung ist der COX-2-Hemmer Lumiracoxib (Prexige®), der bei Arthroseschmerzen genauso wirksam wie Diclofenac sein soll (Lit. 5).

Im Gichtanfall gibt man alle 1,5 Stunden 1 Tablette Colchicum dispert® à 0,5 mg bis zur Höchstdosis von 8 mg oder bis Durchfall einsetzt. Gleichzeitig injiziert man 1 Ampulle Priroxicam, Diclofenac oder Phenylbutazon und fährt dann mit oraler Gabe fort. Ohne die Gabe von Colchicin müssen die Antirheumatika höher dosiert und länger verabreicht werden.

Alkoholumschläge und Mobilat®-Verbände kühlen und hemmen die Entzündung. Der Patient erhält nur leichte vegetarische Kost und viel zu trinken (3 Liter Mineralwasser/d). Allopurinol ist im Gichtanfall kontraindiziert, weil es in dieser Situation den Anfall verschlechtern kann.

37.6.2 Intervalltherapie der Gicht

Ziel der Intervalltherapie ist die **dauerhafte Normalisierung der Harnsäure,** was nur mit einer Dauertherapie möglich ist, um eine Gichtnephropathie und Gefäßschäden zu vermeiden Eine medikamentöse Therapie ohne Diät ist zwar möglich, aber nicht sinnvoll. Am wirkungsvollsten ist eine vegetarische Grundernährung, die mit wenig Fleisch oder Fisch aufgelockert wird. Schnell wachsendes Gemüse wie Spargel kann in großen Mengen ebenfalls Gichtanfälle auslösen.

Mittel der Wahl zur Dauerbehandlung der Gicht ist **Allopurinol** (Allopurinol-ratiopharm®)**.** Man schleicht sich nach dem Gichtanfall mit 100–150 mg/d Allopurinol ein und erhöht dann auf die Erhaltungsdosis von 300 mg/d. Höhere Dosen von Allopurinol sind im Allgemeinen nicht sinnvoll. Allopurinol hemmt die Harnsäurebildung und belastet daher die Niere nicht, während Urikosurika wie Probenecid oder Benzbromaron (50–150 mg/d) an der Niere angreifen und die Harnsäureausscheidung steigern. Urikosurika steigern aber auch die Konkrementbildung in der Niere. Daher wird zur Intervalltherapie der Gicht heute Allopurinol bevorzugt. Bei der Urikosurikatherapie muss der Urin zusätzlich mit Uralyt U® alkalisiert werden. Der Harnsäurespiegel sollte einmal pro Monat kontrolliert werden.

37.6 Osteoporose

Eine **Osteoporose** nennt man besser **Osteopenie,** da nicht nur der Mineralanteil des Knochens, sondern auch das organische Material des Knochens vermindert ist.

Von Osteoporose oder Osteopenie spricht man, wenn eine Rarefizierung, d.h. Verminderung des Knochengewebes über die altersphysiologische Norm hinaus vorliegt. Ursachen sind genetische und – besonders bei Frauen – hormonelle Faktoren.

Die Osteoporose ist die häufigste Knochenerkrankung bei Menschen mit einer geschätzten Prävalenz von 4–6 Millionen in Deutschland. 80 % der Fälle sind Frauen. Nur 25 % dieser Patienten werden adäquat behandelt (Jutta Semmler, Berlin). Aufgrund von Osteoporose kommt es jährlich zu über 100.000 Hüftgelenksfrakturen mit einer Mortalität von 20 %. Die volkswirtschaftliche Bedeutung der Osteoporose ist also erheblich. Die Kosten werden auf 2,5 Milliarden Euro/Jahr geschätzt

Von einer **Osteomalazie** spricht man, wenn nur der Mineralanteil des Knochens vermindert ist. Der Osteomalazie liegen meist Störungen des Phosphatstoffwechsels zugrunde, verursacht durch Resorptionsstörungen oder Mangel an Vitamin D, Rachitis Niereninsuffizienz oder Langzeittherapie mit Antiepileptika. Bei der Osteomalazie wird die Grundkrankheit behandelt.

Merke!

Erkrankungen wie Hyperparathyreoidismus, Hyperthyreose, M. Cushing sowie eine Langzeitbehandlung mit Glukokortikoiden oder Heparin können eine Osteoporose auslösen.

Prävention der Osteoporose

Für die Behandlung der **Osteoporose** existiert keine kausale Therapie, um das gestörte Gleichgewicht von Knochenaufbau und Knochenabbau zu normalisieren. Am wirksamsten ist die Prävention der Osteoporose durch körperliche Aktivität, kalziumreiche Ernährung (1 g Kalzium/d) und – bei Frauen – die rechtzeitige Substitution von **Östrogenen** zu Beginn der Wechseljahre (Neuerdings umstritten wegen erhöhtem Brustkrebsrisiko). Das Therapieschema entspricht dem der Behandlung des Klimakteriums (☞ Kap. 45.9) Man gibt 1–2 mg Estradiol oral über 8–12 Jahre oder 50 µg Estradiol als Membranpflaster.

Bei älteren Patienten kann die Gabe von Kalzium mit 500 IE/d Vitamin D ergänzt werden. Bei Menschen über 75 Jahre scheint die Substitution von D-Hormonen mehr Schaden als Nutzen zu verursachen. Für die Wirksamkeit einer medikamentösen Kalziumzufuhr bei eingetretener Osteoporose fehlt der Wirkungsnachweis. Tabelle 37.6 zeigt Medikamente, die für die Therapie der Osteoporose eingesetzt werden.

Etwa 50 % der Frauen haben eine genetische Disposition zur Ausbildung einer Osteoporose. Als besonders gefährdet gelten Frauen, bei denen einer oder mehrere der folgenden Faktoren vorhanden sind:

- Entfernung der Ovarien vor der Menopause
- sehr frühe Menopause
- geringes Körpergewicht und zarter Knochenbau
- erniedrigter Mineralgehalt der Knochen
- Bewegungsmangel
- familiäre Disposition
- Missbrauch von Nikotin und Alkohol.

Estrogene verhindern in der frühen Postmenopause den Knochenabbau und senken das Frakturrisiko. Sie sollten über 10 Jahre gegeben werden. Empfehlenswert ist eine Kombination von Östrogenen mit einem Gestagen. Wenn die Östrogentherapie erst in höherem Alter (nach dem 60. Lebensjahr) begonnen wird, wird eventuell die Progredienz der Erkrankung verlangsamt. Bei rechtzeitigem Therapiebeginn hat die Östrogen-Gestagen-Kombination eine anabole Wirkung. Die Dichte der spongiösen Knochen nimmt zu.

Eine Alternative zu Estrogenen ist der selektive Estrogenmodulator (SERM) Raloxifen (☞ Formel 37.1, Kap. 45.6). Er ist ein stark wirksamer Osteoklastenhemmer. Die Wirkung hinsichtlich Zunahme der Knochendichte und LDL-Abnahme entspricht der von Estrogensubstitution. Raloxifen senkt das Risiko für Mamma-Ca um 50 %, erhöht aber das Thrombembolierisiko und kann klimakterische Beschwerden verstärken.

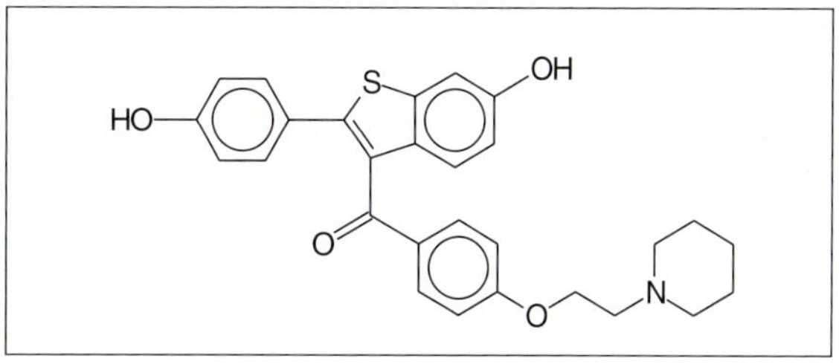

Formel 37.1 Raloxifen (EVISTA®)

Therapie der manifesten Osteoporose

Calcitonin (Karil®, Calcitonin-ratiopharm®)

Calcitonin ist ein Peptidhormon (32 AS) und wird in den C-Zellen der Schilddrüse gebildet. Auch tierisches Calcitonin, beispielsweise vom Lachs, ist beim Menschen wirksam. Calcitonin ist der Gegenspieler des Parathormons. Es hemmt die Mobilisierung von Ca^{+2} und Phosphat aus den Knochen und

Tab. 37.6 Medikamente für Prävention und Therapie der Osteoporose.

Wirkstoff	Handelsname®
Estrogene	Estraderm TTS®, Presomen®
Raloxifen	EVISTA®
Calcitonin	Cibacalcin® (Mensch) Karil® (Lachs), Calsynar® (Lachs)
Biphosphonate	Etidronat (Didronel®), Alendronat (Fosamax®)
Natriumfluorid	–

hemmt so den weiteren Knochenabbau und den trabekulären Schwund. Gleichzeitig fördert es den Einbau von Ca^{+2} und Phospat in den Knochen und senkt den Kalziumspiegel im Blut. An der Niere bewirkt Calcitonin eine leichte Steigerung der Elimination von Ca^{+2}, Na^{+}, K^{+}, Mg^{+2}-Ionen und von Phosphat (durch Hemmung der Rückresorption). Parathormon hemmt ebenfalls geringfügig die Phosphatrückresorption, wirkt also hier synergistisch mit Calcitonin.

Merke!
Unabhängig von seinen hormonellen Wirkungen hat Calcitonin auch eine zentrale analgetische Wirkung.

An der Regulation der Calcitoninsekretion sind verschiedene Faktoren beteiligt. Eine hohe Ca^{+2}-Konzentration im ECR stimuliert Calcitonin, ebenso die gastrointestinalen Hormone Gastrin und Cholecystokinin, die bei Nahrungsaufnahme freigesetzt werden.

Therapeutische Verwendung von Calcitonin

Als erstes Medikament kam vor 20 Jahren Karil® auf den Markt, das Calcitonin vom Lachs enthält. Dieses wirkt stärker und länger als humanes Calcitonin, kann aber zur Bildung neutralisierender Antikörper und zu Wirkungsabschwächung führen.

Der Einsatz von Calcitonin ist sinnvoll und empfehlenswert bei akuten, schmerzhaften Osteoporoseschüben oder bei neuen Frakturen. Ferner bei Hyperkalzämien, M. Paget (Osteodystrophia deformans), Sudeck-Syndrom Stadium II und III, sowie bei tumorbedingten Osteolysen. Calcitonin steht als Injektionslösung (i.m., i.v.) und als Nasenspray zur Verfügung.

Bei Osteoporose beträgt die Dosierung 200 IE/d intranasal als Dauertherapie oder 50–100 IE s.c. in Intervallen von 6–8 Wochen.

Nebenwirkungen sind bei humanem Calcitonin selten und kurz dauernd (Flush, Nausea). Bei Lachs-Calcitonin können lokale oder generalisiert allergische Reaktionen auftreten.

Bei einer Therapie mit Calcitonin muss der Kalziumspiegel kontrolliert werden, da Hypokalzämie auftreten kann, die einen sekundären Hyperparathyreoidismus auslösen könnte.

Biphosphonate

Wirkungen und Wirkungsmechanismus

Biphosphonate sind chemisch dem körpereigenen Pyrophosphat (☞ Formel 37.2) verwandte, **organische Phosphorverbindungen** (☞ Formel 37.3), welche die Wanderung und Anheftung der Osteoklasten ans Knochengewebe **hemmen** und damit auch die Kalziumfreisetzung aus dem Knochen. Sie werden an der Knochenoberfläche angelagert und von Osteoblasten phagozytiert. Biphosphonate hemmen die Bildung und den Abbau von Apatitkristallen. Die Knochendichte nimmt zu, die Häufigkeit der Frakturen nimmt ab. Ferner unterdrücken Biphosponate die Adhäsion von Tumorzellen an die Knochenmatrix. Biphosphonate können aber auch die natürliche Mineralisation und den Ca^{+2}-Einbau in die Knochenmatrix stören. Das Verhältnis von Abbauhemmung und Einbauhemmung ist bei den einzelnen Verbindungen dieser Gruppe sehr unterschiedlich. Bei Etidronat beträgt es 1 : 1 und bei Alendronat 6000 : 1. Tabelle 37.7 zeigt die im Handel befindlichen Biphosphonate in der Reihenfolge ihrer Markteinführung.

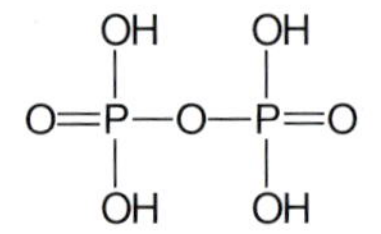

Formel 37.2 Pyrophosphorsäure

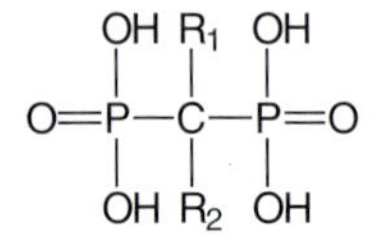

Formel 37.3 Biphosphonate

Ursache der unterschiedlichen Wirkungsstärke bei ähnlichem Wirkprofil, ist das unterschiedliche Lösungsverhalten der Biphosphonate. Basisch substituierte Verbindungen (Amine) wie Alendronat, Pamidronat, Ibandronat oder Risedronat reichern sich im sauren Milieu des Knochengewebes stärker an.

Pharmakokinetik

Die Resorption von Biphosphonaten nach oraler Gabe ist schlecht (0,5–10 %) und wird von Kalzium in der Nahrung zusätzlich vermindert, deshalb sollten sie morgens nüchtern eingenommen werden. Da Biphosphonate schleimhautreizend wirken, müssen sie mit viel Wasser eingenommen werden. Die Plasmahalbwertszeit schwankt zwischen Minuten (Pamidro-

Tab. 37.7 Biphosphonate zur Behandlung von Knochenerkrankungen.

Wirkstoff	Handelsname	Indikationen
Etidronat	Diphos®, Etidronat®	Osteoporose, M. Paget
Clodronat	Ostac®	Hyperkalzamie, Osteolysetherapie bei Tumorerkrankung
Alendronat	Fosamax®	Osteoporose
Pamidronat	Aredia®	M. Paget, Hyperkalzämie, Osteolysetherapie
Risedronat	Actonel®	Osteoporose, M. Paget
Ibandronat	Bondronat®	Hyperkalzämie, Osteolysetherapie
Tiludronat	Skelid®	M. Paget

nat) und einigen Stunden (Etidronat), aber die HWZ im Knochen beträgt Monate bis Jahre. Bisphosphonate werden renal eliminiert.

Wirkstoffe

Risedronat (Actonel®)

Risedronat ist seit 2000 im Handel und gehört der Gruppe der neuen Pyridinyl-Biphosphonate an. Es scheint wirksamer als Etidronat zu sein. In Studien an Postmenopausen-Patientinnen mit Osteoporose lag die Häufigkeit von Wirbelkörperfrakturen um 41–49 %, die von anderen Frakturen um 33–39 % niedriger als bei der Kontrollgruppe. Der neu gebildete Knochen war histologisch normal.

Indikationen

Indikationen für Risedronat sind Vorbeugung und Behandlung der Osteoporose nach der Menopause. Frauen, die nach der Menopause langfristig Glukokortikoide einnehmen, sollten mit Resedronat versorgt werden. Außerdem wird das Medikament beim Morbus Paget (Ostitis deformans) eingesetzt. Man gibt 10 mg/d.

Nebenwirkungen

Wie alle Biphosphonate ist auch Risedronat gut verträglich. Gelegentlich kommt es zu Ösophaguserosionen, weshalb alle Biphosponate im Sitzen und mit viel Wasser eingenommen werden sollten. Ferner beobachtet man grippeähnliche Symptome mit Muskelschmerzen, allergischen Hautreaktionen, Hypokalzämie, Hypophosphatämie und peptischen Ulzera.

Kontraindikationen

Bei Hypokalzämie, Ösophaguserkrankungen (Strikturen, Entzündungen), Niereninsuffizienz, Schwangerschaft und Stillzeit sind Risedronat und andere Biphosponate kontraindiziert.

Alendronat (Fosamax®)

Die FIT-Studie (Fracture-Intervention-Studie) ergab eine Verminderung von Frakturen an Wirbelkörpern, Unterarmknochen und Hüftgelenk um fast 50 %.

Etidronat (Didronel®)

Etidronat kann in höherer Konzentration die Knochenmineralisation hemmen und sollte daher zyklisch verabreicht werden. Zunächst wird der Knochenumbau durch Gabe von Phosphat oder Parathormon aktiviert. Dann werden 2 × 200 mg/d Etidronat für 2 Wochen gegeben, um die aktivierten Osteoklasten wieder zu hemmen. In den folgenden 11 Wochen werden dann 500 mg Ca^{+2}/d gegeben, um eine Beeinträchtigung der Osteoblasten und der Mineralisierung zu vermeiden, da Biphosphonate bis zu 10 Jahre im Knochen verbleiben.

Fluoride

Fluoride wie NaF führen, insbesondere an Wirbelknochen, zu einer Dichtezunahme von 5–10 % pro Jahr. Die Festigkeit des Knochens nimmt jedoch nicht zu, und die Frakturhäufigkeit bleibt unverändert, daher sind Fluoride im angloamerikanischen Raum nicht zur Therapie zugelassen. Für die Prävention ist Natriumfluorid wirkungslos. Die Kariesprophylaxe mit 1 mg/d Fluorid (Trinkwassserfluorierung) beeinflusst die Knochendichte nicht.

Nebenwirkungen einer Fluoridbehandlung sind gastrointestinale Störungen (10–40 %). Diese sind bei abendlicher Einnahme von NaF weniger störend. Häufig (10-50 %) klagen die Patienten auch über Schmerzen in Sprunggelenken und Unterschenkeln.

Anabolika

Anabolika sind wegen ihrer Nebenwirkungen nicht indiziert. Auch **Vitamin D** hat keine präventive Wirkung. Bei älteren Frauen scheint Vitamin D sogar zu einer Verschlechterung der Osteopenie zu führen und sollte nicht gegeben werden.

38 Beeinflussung des Fettstoffwechsels

IMPP-Hits

Colestyramin, Wirkungen, Eigenschaften
Lovastatin, Wirkungen, Wirkungsmechanismus
Triglyzeridsenkende Pharmaka

Lernziel!
Hier lernen Sie die Erkrankungen des Fettstoffwechsel und die wichtigsten Medikamente zur Senkung von Cholesterin und Triglyzeriden, ihre Wirkungsmechanismen, ihre Wirkungen, Nebenwirkungen und Indikationen kennen.

38.1 Lipoproteine und Fettstoffwechsel

Cholesterin, Cholesterinester, Triglyzeride und Phospholipide sind nicht wasserlöslich und werden daher im Plasma mit Hilfe von Lipoproteinen transportiert. Lipoproteine sind Proteine (Apoprotein), an die das zu transportierende Lipid gebunden ist. Lipoproteine werden nach ihrer Dichte oder ihrer Beweglichkeit in der Elektrophorese in Gruppen eingeteilt. Die wichtigsten Lipoproteine zeigt die Tabelle 38.1.

Chylomikronen, VLDL und IDL transportieren überwiegend Triglyzeride. LDL und HDL transportieren überwiegend Cholesterin. LDL und IDL nehmen eine Schlüsselrolle bei der Entstehung der Arteriosklerose und damit bei kardiovaskulären Erkrankungen ein. Wenn neben der Hyperlipidämie noch andere Risikofaktoren vorhanden sind, besteht ein stark erhöhtes Risiko für eine koronare Herzkrankheit (KHK) und eine erhöhte Gesamtmortalität. Eine konsequente lipidsenkende Therapie senkt das KHK-Ri-

Tab. 38.1 Wichtige Lipoproteine.

Abkürzung	Name	Cholesterin (%)	Triglyzeride (%)
–	Chylomikronen	5	85
VLDL	Very Low Density Lipoprotein	25	50
IDL	Intermediate Density Lipoprotein	35	10
LDL	Low Density Lipoprotein	45	10
HDL	High Density Lipoprotein	20	10

siko um bis zu 40 % und die Gesamtmortalität um 30 %. Man unterscheidet primäre, genetisch bedingte Hyperlipidämien und sekundäre, durch eine Grundkrankheit verursachte Fettstoffwechselstörungen. Die häufigste **primäre Hyperlipoproteinämie** ist die **polygene Hypercholesterinämie. Ursache** von **sekundären Fettstoffwechselstörungen** können sein: Hypothyreose, nephrotisches Syndrom, Diabetes mellitus, Alkohol, Thiaziddiuretika und andere Medikamente. Die Therapie der Hyperlipidämie erfolgt immer mit Diät und, wenn nötig, zusätzlich mit Medikamenten. Da nur 10 % des Cholesterins über die Nahrung aufgenommen und 90 % in der Leber gebildet werden, sind der alleinigen Diätbehandlung enge Grenzen gesetzt.

38.2 Lipidsenker

Lipidsenker sind Stoffe oder Pharmaka, die zu einem Absinken des Cholesterin- und/oder Triglyzeridspiegels im Blut führen.

Wirkstoffe

Für die medikamentöse Therapie stehen verschiedene Gruppen von Lipidsenkern zur Verfügung, die in Tabelle 38.2 aufgeführt sind.

38.2.1 Resorptionshemmende Lipidsenker

Zur Gruppe der direkt resorptionshemmenden Lipidsenker zählen basische Anionenaustauscher und β-Sitosterin. Tabelle 38.3 zeigt die wichtigsten Verbindungen dieser Gruppe.

Wirkungsmechanismus und Wirkungen

- **Indirekt resorptionshemmende Lipidsenker.** Anionenaustauscher bestehen aus einem Kunststoffpolymer, das nicht resorbiert werden kann und im Darm Gallensäuren bindet. Im Austausch gegen Gallensäuren werden im Harz vorhandene Anionen, beispielsweise Citronensäure, freigesetzt. Durch das Abfangen der Gallensäuren wird der enterohepatische Kreislauf unterbrochen. Das Harz und die darin gebundenen Gallensäuren werden über den Stuhl ausgeschieden. Das Cholesterin im Blut dient als Ausgangssubstrat für die Bildung von Gallensäuren und sinkt in dem Maße ab, wie dem enterohepatischen Kreislauf Gallensäuren entzogen werden. Zusätzlich steigt die Zahl der **zellständigen LDL-Rezeptoren,** was zu einem vermehrten Abbau von LDL-Cholesterin führt. Das **LDL** („schlechtes" Lipoprotein) sinkt um 10–20 %. Die Bildung von HDL („gutes" Lipoprotein) steigt um 5–8 %. Die Triglyzeride können zu Behandlungsbeginn leicht ansteigen, normalisieren sich aber im Therapieverlauf wieder. Indirekt resorptionshemmende Lipidsenker sind sichere und wirksame Medikamente zur Cholesterinsenkung, werden aber oft vom Patienten schlecht vertragen.
  Indikationen für Austauscherharze sind die Hypercholesterinämie bei Erwachsenen und die Typ-II-Hypercholesterinämie bei Kindern.
- **Direkt resorptionshemmende Lipidsenker.** β-Sitosterin ist ein pflanzliches Cholesterinderivat (Sterin), das normalerweise nicht aus dem Darm resorbiert wird und an der Darmmukosa als kompetitiver Hemmstoff für die Cholesterinresorption agiert. Der Cholesterinspiegel sinkt um maximal 10 % ab. Ezetimib kam 2002 in den Handel und senkt LDL-Cholesterin (16,9 %). Noch besser ist die Wirkung, wenn Ezetimib mit Statinen kombiniert wird.

Tab. 38.2 Wirkstoffgruppen der Lipidsenker.

Wirkstoffgruppe/ Wirkstoff	Wirkung
Anionenaustauscher-Harze	Hemmung der Cholesterinresorption aus dem Darm
HMG-CoA-Reduktasehemmer	Hemmung der Cholesterinsynthese
Fibrate	Aktivitätssteigerung der Lipoproteinlipase
Nicotinsäure	Hemmung von Lipolyse und VLDL-Bildung

Tab. 38.3 Resorptionshemmende Lipidsenker.

Wirkstoff	Handelsname	Wirkungsmechanismus
Colestyramin	Quantalan®	indirekte Resorptionshemmung
Colestipol	Cholestabyl®	indirekte Resorptionshemmung
β-Sitosterin	Sito-Lande®, Liposit Merz®	direkte Resorptionshemmung
Ezetimib	Ezetrol®	direkte Resorptionshemmung

Unerwünschte Wirkungen

Die wichtigste und häufigste NW der Austauscherharze Colestyramin und Colestipol sind Verstopfung, Übelkeit, Magendruck und Blähungen. In höherer Dosis kann eine Steatorrhö (Fettstuhl) sowie eine Beeinträchtigung der Resorption fettlöslicher Vitamine (E, D, K, A) auftreten. Ezetimib ist gut verträglich und unterscheidet sich in seinen NW kaum von Plazebo.

Kontraindikation für Austauscherharze ist ein Gallengangsverschluss. Vorsicht ist geboten bei habitueller Obstipation und bei Schwangerschaft (Resorptionsstörung).

Bei Sitosterin kommt es seltener zu Nebenwirkungen. Man beobachtet Durchfall, Appetitlosigkeit und Magendruck. Sehr selten tritt eine Sitosterolämie auf, bei der Sitosterin aus dem Darm resorbiert und in Form von Xanthomen abgelagert wird.

Interaktionen

Ionenaustauscherharze binden nicht nur Gallensäuren, sondern auch eine Reihe von Medikamenten wie Cumarine, Schilddrüsenhormone, Digitalis, Thiaziddiuretika, Tetracycline, Eisensalze, Antikonzeptiva und Vitamine. Medikamente müssen daher 1 Stunde vor oder 4 Stunden nach dem Harz verabreicht werden, um Interaktionen zu vermeiden. Medikamente mit enterohepatischem Kreislauf können auch außerhalb dieser Zeitgrenzen vom Harz abgeschwächt werden.

38.2.2 Synthesehemmende Lipidsenker

Zu dieser Gruppe zählen Pharmaka, die die Hydroxymethylglutaryl-CoA-Reduktase (HMG-CoA-Reduktase) in der Leber hemmen. Diese relativ neue Gruppe von Pharmaka hat sich einen festen Platz in der Therapie von Fettstoffwechselstörungen erobert. Als erste Substanz dieser Klasse wurde **Lovastatin** 1989 in Deutschland eingeführt. Chemisch handelt es sich bei allen **HMG-CoA-Reduktasehemmern** um Derivate der Dihydroxyheptansäure. Die synthesehemmenden Lipidsenker werden auch als Statine oder CSE-Hemmstoffe bezeichnet. (CSE = Cholesterol Synthese Enzyme).

Pravastatin liegt in Form eines gut wasserlöslichen Carbonsäuresalzes vor, während **Lovastatin** und **Simvastatin** als Lactone vorliegen. Dieser Lactonring muss nach der Resorption erst in der Leber hydrolysiert werden, bevor beide Verbindungen ihre Wirkung entfalten können. Lovastatin und Simvastatin sind also **Prodrugs.** Das Statin **Cerivastatin** (Lipobay®) gab nur ein kurzes und teures Gastspiel und musste 2001 wegen schwerer NW (Rhabdomyolyse 10-mal stärker als bei anderen Statinen) vom Markt genommen werden. Die wichtigsten HMG-CoA-Reduktasehemmstoffe ☞ Tab. 38.4.

Tab. 38.4 Synthesehemmende Lipidsenker – CSE-Hemmer.

Wirkstoff	Handelsname
Lovastatin	Mevinacor®
Simvastatin	Denan®, Zocor®
Pravastatin	Pravasin® protect, Mevalotin® protect
Atorvastatin	Sortis®
Fluvastatin	LOCOL®, Cranoc®

Pharmakokinetik

Alle in Tabelle 38.4 aufgeführten Reduktasehemmer werden nach oraler Gabe rasch aber mäßig (30 %) resorbiert, in der Leber metabolisiert und zum größten Teil mit dem Stuhl ausgeschieden. 10–20 % der Verbindung wird über die Nieren eliminiert. Lovastatin und Simvastatin haben eine hohe Plasmaeiweißbindung (95 %), Pravastatin ist nur zu 45 % an Plasmaeiweiß gebunden.

Interaktionen: Immunsuppressiva, Fibrate, Nicotinsäure, Erythromycin (CYP3A4-Hemmung): erhöhtes Risiko für Myopathie. Wirkung von oralen Antikoagulantien verlängert, Plasmaspiegel von Digoxin erhöht.

Wirkungsmechanismus und Wirkungen

Alle in Tabelle 38.4 aufgeführten HMG-CoA-Reduktasehemmer **senken** das **LDL-Cholesterin** um 20–40 %. HDL steigt geringfügig an (2–10 %). Auch die Triglyzeride sinken durchschnittlich um 10 %. In Kombination mit Austauscherharzen lässt sich die Wirkung der synthesehemmenden Lipidsenker noch verstärken. Es gibt Hinweise, dass Statine bei Langzeiteinnahme das Risiko, an Prostata-Ca oder Nieren-Ca zu erkranken, um 20 % reduzieren (Medscape Medical News 2003).

Wirkungsmechanismus

HMG-CoA-Reduktasehemmer hemmen kompetitiv die HMG-CoA-Reduktase in der Leber. Dieses Enzym katalysiert den Umbau von HMG-CoA zu Mevalonsäure. Mevalonsäure ist das Substrat für die Cholesterinsynthese. Als Folge sinkt die Konzentration von Cholesterin in der Zelle. Es wird vermehrt LDL-Cholesterin in die Zelle transportiert. Der Spiegel des Plasmacholesterins sinkt. Die Zahl der LDL-Rezeptoren wird kompensatorisch erhöht. VLDL, LDL und Triglyzeride sinken, HDL steigt. Bei der sehr seltenen homozygoten, familiären Hypercholesterinämie (1 : 1 Mio.) wirken Synthesehemmer nicht so gut, eventuell aufgrund der verminderten LDL-Rezeptorenzahl.

Indikationen für HMG-CoA-Reduktasehemmer sind primäre Hypercholesterinämien Typ IIa und IIb, kombinierte Hyperlipidämien und Hypertriglyceridämien.

Unerwünschte Wirkungen

Häufigste NW sind Kopfschmerzen und Magen-Darm-Beschwerden (Durchfall, Übelkeit, Blähungen). Seltener treten allergische Hautreaktionen, reversibler Transaminasenanstieg und Muskelschmerzen mit CK-Anstieg auf. Selten beobachtet man Myoglobinämie mit Rhabdomyolyse und konsekutiver Nierenschädigung. Von Myoglobinämie gefährdet sind besonders Patienten mit Zytostatikatherapie oder Therapie mit Cyclosporin.

HMG-CoA-Reduktasehemmer sind **gut verträgliche** Pharmaka und ein Fortschritt der Pharmakotherapie.

Kontraindikationen für HMG-CoA-Reduktasehemmer sind Myopathien, Hepatitis und andere Lebererkrankungen, Schwangerschaft und Stillzeit, ferner eine bekannte Allergie auf HMG-CoA-Reduktasehemmer.

Kasuistik

Bei einer 42-jährigen Patientin wurde vor vier Monaten eine Nierentransplantation wegen einer terminalen Niereninsuffizienz durchgeführt. Als Immunsuppressiva bekommt die Patientin Cyclosporin und Prednisolon. Die antihypertensive Therapie erfolgt durch Enalapril und Diltiazem. Außerdem wurde der Patientin wegen einer Hypercholesterinämie Lovastatin verordnet. Die Patientin sucht aufgrund zunehmender generalisierter Muskelschmerzen ihren Hausarzt auf.

Der Hausarzt rät zum Absetzen von Lovastatin. Insgesamt werden Muskelschmerzen mit CK-Anstieg zwar als seltene Nebenwirkung dieses Medikaments beobachtet, Patienten unter Zytostatikatherapie oder Therapie mit Cyclosporin sind jedoch besonders gefährdet.

38.3 Fibrate, Derivate der Clofibrinsäure

Die Verbindungen dieser Gruppe sind seit Jahrzehnten als Lipidsenker im Einsatz und werden auch heute noch häufig verordnet.

Wirkstoffe

Die Tabelle 38.5 zeigt häufig verordnete Fibrate.

Chemie

Chemisch handelt es sich bei den Fibraten (☞ Formel 38.3) um Derivate der **Isobuttersäure** (☞ Formel 38.1). Die meisten Fibrate sind Derivate der Phenoxyisobuttersäure (☞ Formel 38.2).

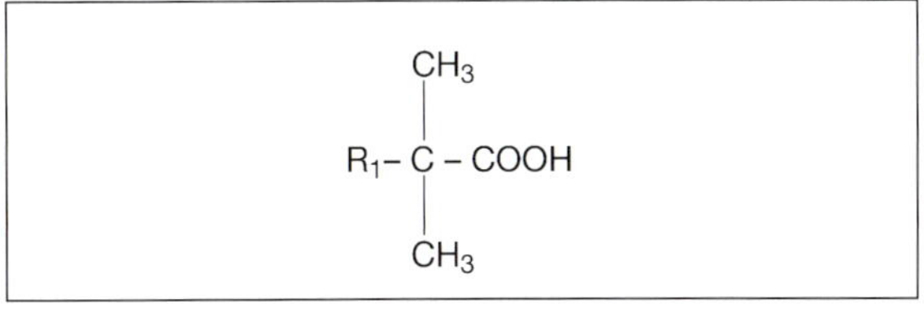

Formel 38.1 Isobuttersäure

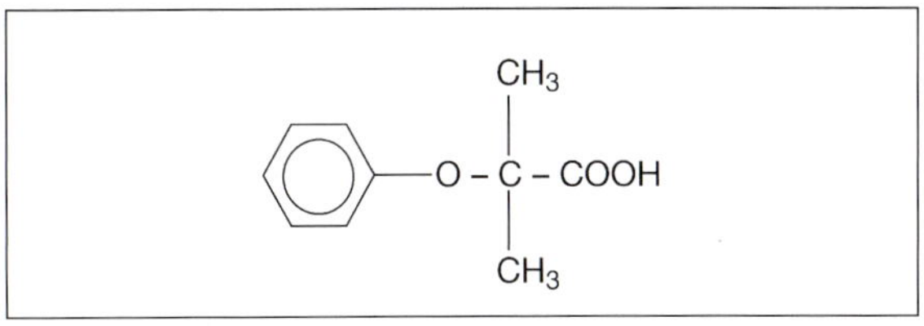

Formel 38.2 Phenoxyisobuttersäure

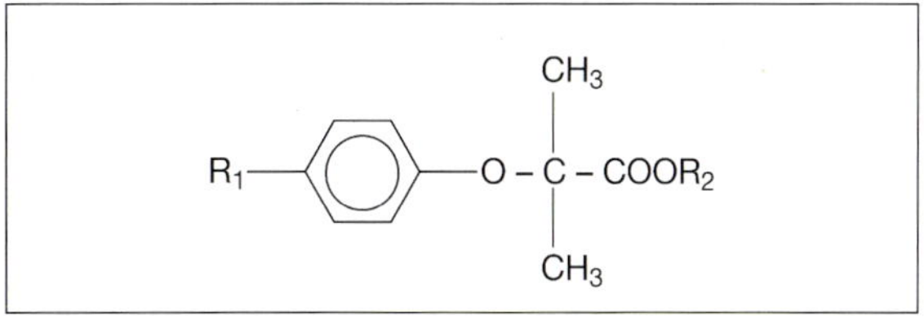

Formel 38.3 Grundkörper der Fibrate. Der Rest R_1 in Formel 38.3 kann Cl sein oder ein organischer Rest. R_2 kann H sein (Bezafibrat) oder organischer Rest.

Die „Muttersubstanz“ der Fibrate ist die Clofibrinsäure bzw. ihr Aluminiumsalz. Da bei Langzeitstudien die Mortalität in der Clofibratgruppe höher lag als in der Kontrollgruppe, wird Clofibrat nicht mehr als Medikament verwendet. Noch im Handel sind dagegen zwei Ester der Clofibrinsäure nämlich Etofibrat und Etofyllinclofibrat. Die Tabelle 38.5 zeigt die im Handel befindlichen Fibrate.

Wirkungsmechanismus und Wirkungen

Der Wirkungsmechanismus ist nur teilweise bekannt. Clofibrat und die anderen Fibrate steigern die Aktivität der Lipoproteinlipase, so dass VLDL verstärkt in LDL umgewandelt wird (Anstieg 5–20 %). Fibrate reduzieren die Freisetzung von VLDL aus der Leber und verringern die Cholesterinbildung. Clofibrat ist ein Prodrug, aus dem durch Hydrolyse die Clofibrinsäure als Wirksubstanz freigesetzt wird. Diese senkt Cholesterin um max. 10 % und Triglyzeride um 30–50 %. Ähnlich verhalten sich die Ester Etofibrat und Etofyllinclofibrat.

Bezafibrat, Fenofibrat und Gemfibrozil sind Analogverbindungen von Clofibrat, aber keine Ester. Sie wirken stärker als Clofibrat, senken LDL-Cholesterin und erhöhen HDL stärker.

Pharmakokinetik

Fibrate werden nach oraler Gabe vollständig resorbiert und erreichen die maximale Plasmakonzentration nach 2–4 Stunden. Die Plasmaproteinbindung

Tab. 38.5 Fibrate, die als Lipidsenker eingesetzt werden.

Wirkstoff	Handelsname
Clofibrat = Aluminiumclofibrat	außer Handel
Etofibrat	Lipo-Merz®
Etofyllinclofibrat	Duolip®
Bezafibrat	Cedur®, Bezabeta®, Bezafibrat STADA®
Fenofibrat	Lipanthyl®, durafenat®, Fenofibrat-ratiopharm®
Gemfibrocil	Gevilon®, Gemfi®

liegt bei > 90 %. Die HWZ liegt zwischen 2 h (Gemfibrozil) und 15 h (Clofibrat).

Indikationen

Indikationen für Fibrate sind primäre und sekundäre Hypertriglyzeridämien sowie Hypercholesterinämien, die nicht auf Diät, Gewichtsreduktion oder körperliche Aktivität ansprechen.

Nebenwirkungen

Nebenwirkungen der Fibrate sind hauptsächlich Magen-Darm-Beschwerden. Selten sind Hautallergien, Transaminasenanstieg und Myalgien mit CPK-Anstieg. Bei prädisponierten Patienten treten durch Anstieg der Cholesterinkonzentration in der Galle vermehrt Gallensteine auf. Bei Clofibratanaloga scheint die Steinbildung seltener zu sein. Weitere NW sind erhöhtes Thromboserisiko, Haarausfall und Libidostörungen.

Kontraindikationen für Fibrate sind schwere Funktionsstörungen von Nieren oder Leber, Erkrankungen der Gallenblase sowie Schwangerschaft und Stillzeit.

Interaktionen

Fibrate verstärken die Wirkung von Antikoagulanzien vom Cumarintyp und von Sulfonamiden durch Verdrängung dieser Medikamente aus der Plasmaeiweißbindung.

Fibrate sollten nicht mit HMG-CoA-Reduktasehemmern kombiniert werden.

Nicotinsäure (Merz Spezial Dragees N®)

Nicotinsäure wird nach oraler Gabe schnell resorbiert und hemmt die Triglyzeridlipase und damit die Triglyzeridsynthese in der Leber. Auch die Lipolyse wird gehemmt, die Aktivität der Lipoproteinlipase steigt dagegen an. Nicotinsäure senkt VLDL und LDL um 20–30 %. Das HDL steigt um 10–20 % an. Nikotin wird in der Leber mit Glycin konjugiert. Die HWZ beträgt 1 Stunde.

Indikationen

Indikation für Nicotinsäure sind Hyperlipidämien, insb. Typ V.

Nebenwirkungen

Die NW von Nicotinsäure schränken seine Anwendung ein. Durch prostaglandinvermittelte Vasodilatation kommt es zu einem Flush, der in gewissem Umfang durch ASS antagonisierbar ist. Weitere unerwünschte Wirkungen sind Übelkeit, Erbrechen, Durchfall, Schwindel und Pruritus. Bei höheren Dosen von Nicotinsäure beobachtet man eine verminderte Glukosetoleranz und eine Hyperurikämie, die zu Gichtanfällen führen kann.

Kontraindikationen

Kontraindiziert ist Nicotinsäure bei dekompensierter Herzinsuffizienz, bei akutem Myokardinfarkt und in der Schwangerschaft.

Acipimox (Olbemox®)

Acipimox ist mit Nikotin strukturverwandt und hat ähnliche Wirkungen und Nebenwirkungen.

Probucol (kein Handelspräparat)

Probucol ist ein Lipidsenker, der mit keiner der obigen Substanzen verwandt ist. Der Wirkungsmechanismus ist ungeklärt. Probucol wird in Lipoproteinen transportiert und monatelang im Fettgewebe gespeichert. Bis zum Erreichen eines konstanten Plasmaspiegels vergehen 3–4 Monate. Die Senkung von freiem Cholesterin und LDL-Cholesterin ist gering (8–16 %). HDL wird um 20–30 % gesenkt. Triglyzeride bleiben unverändert. Probucol wird in der Arterioskleroseforschung verwendet.

Unerwünschte Wirkungen von Probucol sind Übelkeit, Blähungen, Durchfall und Bauchschmerzen. Im Blutbild beobachtet man eine Eosinophilie (bei bis zu 30 % der Patienten).

39 Die Pharmakotherapie von Fettstoffwechselstörungen

39.1 Fettstoffwechselstörungen

Erhöhte Spiegel von Cholesterin und/oder Triglyzeriden sind ein **Risikofaktor** für die Gefäße, insbesondere für die Herzkranzgefäße und die Hirngefäße. Zwingende Indikationen für eine medikamentöse Lipidsenkung liegen vor bei:

1. Risikopatienten mit primären Fettstoffwechselstörungen.
2. Risikopatienten mit sekundären Fettstoffwechselstörungen bei therapierefraktärer Grunderkrankung.

Unter Risikopatienten sind in beiden Gruppen Patienten mit Myokardinfarkt, Arteriosklerose und/oder familiärer Hypercholesterinämie zu verstehen.

Merke!

Insbesondere LDL-Cholesterin ist ein arteriosklerotischer Risikofaktor.

Je nach Ätiologie unterscheidet man primäre und sekundäre Fettstoffwechselstörungen.

Primäre Fettstoffwechselstörungen (3 %) sind genetisch bedingte Störungen des Stoffwechsels der Lipoproteine, **sekundäre Fettstoffwechselstörungen** (20 %) sind Folge einer Grunderkrankung (Diabetes mellitus, Hypothyreose, M. Cushing, Lebererkrankungen, Pankreatitis, Nierenerkrankung) oder einer Intoxikation (Alkohol, Medikamente wie Betablocker, Glukokortikoide).

Merke!

Gemischte Hyperlipoproteinämien mit erhöhtem LDL und erhöhtem Triglyzerid sind am häufigsten.

39.2 Pharmakotherapie

Die für die Pharmakotherapie der Fettstoffwechselstörungen zur Verfügung stehenden Medikamentengruppen sind:

- Anionenaustauscherharze
- HMG-CoA-Reduktasehemmer = CSE (Cholesterin-Synthese-Enzyme)-Hemmer
- Fibrate
- Nicotinsäure.

Seit Einführung der CSE-Hemmer oder Statine (☞ Tab. 39.1) in die medizinische Therapie (1988) hat sich die Behandlung von Hyperlipidämien erheblich verbessert. Der erste Wirkstoff aus der Gruppe der Statine war Lovastatin (Mevinacor®).

Wirkstoffe

Medikamente für die Behandlung der Fettstoffwechselstörungen und ihre Dosierung zeigt die Tabelle 39.1.

Bei Niereninsuffizienz ist bei allen Statinen außer Atorvastatin eine Dosisreduktion erforderlich.

Ein Ergebnis der ASCOT-Studie (Anglo-Scandinavian Cardiac Outcomes Trial) an 19.000 Patienten war neben der Wirksamkeit von Antihypertensiva (☞ Kap. 13) auch die Wirksamkeit von Atorvastatin. Bereits in einer Dosis von 10 mg/d zeigte sich bei Patienten mit Hypertonie und Hypercholesterinämie (213 mg/dl) eine hochsignifikante Reduktion der Rate nichttödlicher Herzinfarkte, der KHK-Mortalität sowie der Schlaganfallinzidenz (–27 %). Das Gesamtcholesterin sank um 23 %, das LDL-Cholesterin um 33 %.

Weitere Informationen unter: www.ascotstudy.org.

In der Heart Protection Study (HPS) wurden 5963 Diabetiker mit einem Gesamtcholesterin > 135 mg/dl

Tab. 39.1 Lipidsenker.

Wirkstoffgruppe	Wirkstoff	Handelsname	Dosis/d	Resorption (%)	Bioverfügbarkeit (%)
CSE-Hemmer	Lovostatin	Mevinacor®	20–40 mg	30	< 5
	Simvastatin	Zocor®	10–40 mg	60–80	< 5
	Pravastatin	Liprevil®	10–40 mg	35	17
	Atorvastatin	Sortis®	1 × 10, max. 80	?	12
	Fluvastatin	Cranoc®	20–40	98	60
Anionenaustauscher	Cholestyramin	Quantalan®	8–24 g		
	Colestipol	Colestid®	15–30 g		
Fibrate	Bezafibrat	Cedur®	400–600 mg		
	Etofibrat	Lipo-Merz®	500–900 mg		
	Fenofibrat	Normalip®	250 mg		
	Etofyllinclofibrat	Duolip®	500–750 mg		
	Clofibrat	Clofibrat STADA®	1–2 g		
	Gemfibrozil	Gevilon®	900 mg		
Nicotinsäure	Nicotinsäure	Niconacid®	2–9 g		

und manifesten arteriosklerotischen Veränderungen für 5 Jahre mit 40 mg Simvastatin (Zocor®) behandelt (Lancet 2003; 361: 2005–16). Dabei sank die Rate schwerer kardiovaskulärer Ereignisse (z. B. Infarkt, Schlaganfall) von 25 auf 20 %.

Auswahl des Medikaments

Kein Lipidsenker führt bei allen Hyperlipidämien zu befriedigenden Behandlungsergebnissen.

Bei manchen Hyperlipidämien genügt eine Monotherapie, bei anderen Formen müssen mehrere Medikamente kombiniert werden. Die Tabelle 39.2 gibt einen Therapieüberblick.

39.2.1 Behandlung mit CSE-Hemmstoffen

Die Hemmstoffe der Hydroxymethylglutaryl-CoA-Reduktase (HMG-Co-Reduktase) senken das LDL-Cholesterin um 20–40 %.

Die Wirkungsunterschiede innerhalb der Gruppe der Statine ist gering. Gleiches gilt für die Nebenwirkungen. CSE-Hemmer sind gut verträgliche Medikamente, können jedoch gelegentlich Rhabdomyolyse und Leberschäden auslösen. Sie sollten nicht mit Pharmaka kombiniert werden, die CYP-Enzyme hemmen (Makrolide, Azole, Ciclosporin). Mit Ausnahme des hydrophilen Pravastatin werden alle Statine an CYP-Enzymen in der Leber metabolisiert.

Tab. 39.2 Medikamentöse Behandlung wichtiger primärer Fettstoffwechselstörungen.

Erkrankung	Erhöhter Lipoproteintyp	Medikament 1. Wahl	Medikament 2. Wahl
Hypercholesterinämie, polygene	LDL	CSE-Hemmer	Anionenharz + Fibrate
Hypercholesterinämie, familiäre	LDL	CSE-Hemmer + Anionenharz	+ zusätzlich Fibrate
Hyperlipidämie, kombinierte	VLDL + LDL		
wenn überwiegend Triglyzerid erhöht, dann		Fibrate	Harz + Fibrat
wenn überwiegend Cholesterin erhöht, dann		CSE-Hemmer	CSE + Fibrat
Typ III	IDL	Fibrate	
Familiäre Hypertriglyzeridämie	VLDL	Diät	evtl. Fibrate

Kontraindikationen für CSE-Hemmer sind Muskelerkrankungen, Lebererkrankungen, Schwangerschaft und Stillzeit.

39.2.2 Behandlung mit Fibraten

Fibrate aktivieren die Lipoproteinlipase und beschleunigen damit den Abbau von Chylomikronen, VLDL und IDL. Zusätzlich steigern sie die Fettsäureoxidation in den Mitochondrien und wirken auf die Synthese verschiedener Apolipoproteine. Fibrate sind bei Hyperlipidämien mit hohen Triglyzeridwerten indiziert. Verfügbare Fibrate zeigt die Tabelle 39.1. Eine WHO-Studie zeigte eine erhöhte Mortalität bei Clofibrat, nicht aber bei anderen Fibraten. Clofibrat sollte daher vorsichtshalber nicht eingesetzt werden.

Fibrate senken Triglyzeride um 20–40 % und erhöhen HDL um 10–25 %. LDL kann je nach Fibrat steigen oder sinken. Fibrate sind im Allgemeinen gut verträglich, können aber Gallensteinbildung verursachen und cholestatische Hepatitis (selten). Bei Clofibrat wurde eine Zunahme maligner Tumoren beobachtet.

39.2.3 Behandlung mit Anionenaustauscher-Harzen

Colestyramin (Quantalan®) und Colestipol (Cholestid®) binden im Darm Gallensäuren und unterbrechen deren enterohepatischen Kreislauf. Die Leber bildet daraufhin verstärkt Cholesterol und entnimmt deswegen dem Plasma verstärkt LDL. Ionenaustauscher senken das LDL um 15–20 %. HDL und Triglyzeride bleiben unverändert oder steigen leicht an. Ionenaustausche können mit anderen Lipidsenkern kombiniert werden.

39.2.4 Behandlung mit anderen Lipidsenkern

Nicotinsäurederivate und **Sitosterin** sind Pharmaka zweiter Wahl bei Hyperlipidämie.

Nicotinsäurederivate

Inositolnikotinat (Nicolip®), Xantinolnikotinat (Complamin®) und Acipimox (Olbemox®) entfalten folgende dosisabhängige Wirkungen:
- Hemmung der peripheren Lipolyse
- Hemmung der Triglyzeridsynthese in der Leber
- Aktivierung der Lipoproteinlipase.

Die Triglyzeride sinken um 20–60 %, das LDL um 10–15 % und HDL steigt an. Trotz guter Wirkungen ist die Anwendung von Nicotinsäurederivaten aufgrund der NW eingeschränkt. Häufig, insbesondere zu Therapiebeginn, sind Flush, Magen-Darm-Störungen, Hyperurikamie und Glukoseintoleranz. Hinzu kommen Potenzstörungen und Hautpigmentierung.

Sitosterin

Sitosterin (Sito-Lande®) ist ein pflanzliches Cholesterol (Phytosterol), das die Resorption von humanem Cholesterol aus dem Darm hemmt. Es wird nur zu 5 % resorbiert und senkt das Cholesterol um 10–15 %. HDL und Triglyzeride werden nicht verändert. Sitosterin ist gut verträglich, hat aber meist keine ausreichende Wirkung.

39.2.5 Weitere Maßnahmen

Bei schwerer Hypercholesterinämie, wie homozygoter, familiärer Hypercholesterinämie, die auf Pharmaka nicht ausreichend anspricht, muss an eine extrakorporale LDL-Plasmapherese gedacht werden, da das Infarktrisiko bei solchen Patienten sehr hoch ist.

40 Beeinflussung des Haushaltes der Schilddrüsenhormone

IMPP-Hits

- Levothyroxin, Pharmakokinetik
- Perchlorat, Wirkungsmechanismus, unerwünschte Wirkungen
- Thyreostatika, Wirkungen, unerwünschte Wirkungen
- Iodid, Wirkungen

Lernziel!
Sie werden vertraut gemacht mit dem Stoffwechsel der Schilddrüse, insbesondere mit der Synthese der Schilddrüsenhormone T_3 und T_4 und der Rolle des Iodids, ferner mit Medikamenten und Hormonen, die die Funktion der Schilddrüse beeinflussen.

40.1 Synthese von Schilddrüsenhormonen

Die normale Schilddrüse (SD) wiegt beim Erwachsenen 20–25 g und enthält 20 % des gesamten Iodgehalts des menschlichen Körpers. Die SD ist das einzige Organ, das Iodid selektiv anreichern kann. Die Hauptfunktion der SD ist, Schilddrüsenhormone zu produzieren. Das wichtigste SD-Hormon ist das **Trijodthyronin** (T_3), ein Derivat der Aminosäure Thyrosin. Das zweite Hormon ist **L-Thyroxin** (T_4 oder Levothyroxin). Daneben wird in den C-Zellen der Schilddrüse noch das Hormon **Calcitonin** (Thyreocalcitonin) gebildet, das an der Regulation des Kalziumstoffwechsels beteiligt ist.

Der tägliche Iodbedarf eines Erwachsenen liegt bei 160 µg. Mit 5 g Iodsalz können 100 µg Iodid zugeführt werden.

Iodid wird im Magen-Darm-Trakt resorbiert, gelangt auf dem Blutweg zur Schilddrüse und wird dort aktiv resorbiert und bis zum 80fachen des Blutspiegels angereichert, bei Hyperthyreose bis zum 300fachen. Formal lässt sich die **Synthese der Schilddrüsenhormone** in verschiedene Abschnitte einteilen:

- **Iodination.** Das im Blut zirkulierende Iodid (J^-) wird aktiv in die Follikelzellen der Schilddrüse transportiert. Dieser Transport kann durch Perchlorat (z. B. K_2ClO_4) und durch Thiocyanat (z. B. NaSCN) gehemmt werden. Die Energie für den aktiven Transport gegen den Konzentrationsgradienten stammt aus ATP und kann durch Sauerstoffmangel, Cyanide, Fluoride, Dinitrophenol und Dicumarol gehemmt werden.
- **Iodisation oder Oxidation.** In der Follikelzelle wird das Iodid durch Katalyse des Enzyms Peroxidase zu Iod (J_2) oxidiert und in Thyrosin eingebaut, das an Thyreoglobulin (TG) gebunden ist. Bei dieser Synthese entstehen Monoiodthyrosin (MIT) und Diiodthyrosin (DIT):

Thyrosin + J_2 ↔ Monoiodthyrosin (MIT) + Diiodthyrosin (DIT).
Der gesamte Iodvorrat der Schilddrüse beträgt etwa 70 mg.

- **Kopplungsreaktion.** Durch Katalyse von Peroxidase und unter Mitwirkung von H_2O_2 als Cofaktor wird aus 2 Molekülen DIT ein Molekül Thyroxin (T_4) synthetisiert. Aus einem Molekül MIT und einem Molekül DIT entsteht Triiod-L-Thyronin (T_3). Auch bei diesem Schritt lässt sich die Peroxidase durch Perchlorat und Thiocyanat hemmen.
- **Speicherung.** Bindung von T_3 und T_4 an Thyreoglobulin und Speicherung als Kolloid. 99 % des Thyroxins sind an thyroxinbindendes Globulin (TBG) gebunden und damit inaktiv.

Die Freisetzung der Hormone T_3 und T_4 aus der Speicherform Thyreoglobulin erfolgt durch proteolytische Enzyme in der Blutbahn (Hormoninkretion). Die Freisetzung wird durch Lithium und Iodid in hoher Dosis gehemmt. Im Blut werden T_3 und T_4 an thyroxinbindendes Globulin (TBG) gebunden und transportiert.

In den Körperzellen außerhalb der Schilddrüse erfolgt die sog. **Konversion,** d. h. die Umwandlung von T_4 zu T_3. In der Blutbahn kreist zu 90 % T_4 und zu 10 % T_3.

40.2 Regulation der Schilddrüsenhormone

Die Schilddrüse gibt beim gesunden Erwachsenen täglich ca. 10 µg Schilddrüsenhormone ab, davon 90 % T_4 und 10 % T_3. Der Plasmaspiegel beträgt 6–10 µg T_4 und 80–200 ng T_3. Gesteuert wird die Aktivität der Schilddrüse von einem Regelkreis aus Hypothalamus, Hypophyse, SD und Hormonspiegel im Blut (Abb. 40.1).

40.3 Therapeutische Verwendung von Schilddrüsenhormonen

Chemie

Die Schilddrüsenhormone T_3 und T_4 sind einfache chemische Verbindungen, die sich auch synthetisch herstellen lassen. Therapeutisch verwendet wird hauptsächlich Thyroxin (T_4) (☞ Formel 40.1) oder ein Gemisch aus Thyroxin und Trijodthyronin (T_3) (☞ Formel 40.2).

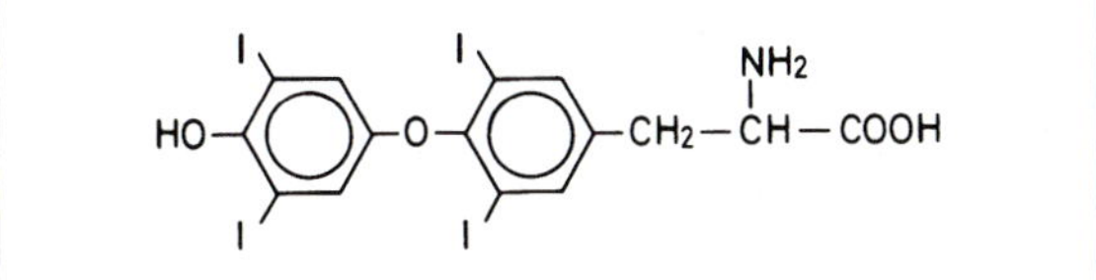

Formel 40.1 Tetrajodthyronin (L-Thyroxin)

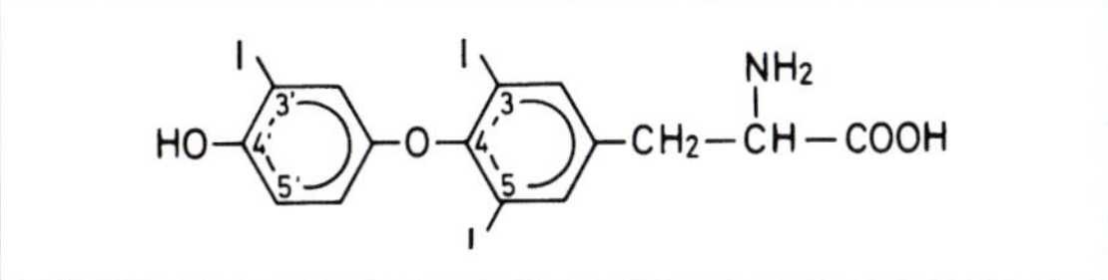

Formel 40.2 Trijodthyronin

Wirkstoffe

Die Tabelle 40.1 zeigt Handelpräparate zur Schilddrüsenbehandlung.

Pharmakokinetik

Die SD-Hormone werden nach oraler Nüchterngabe zu 80 % (T_4) bzw. 95 % (T_3) resorbiert. Bei Gabe zusammen mit dem Essen ist die Resorption schlechter.

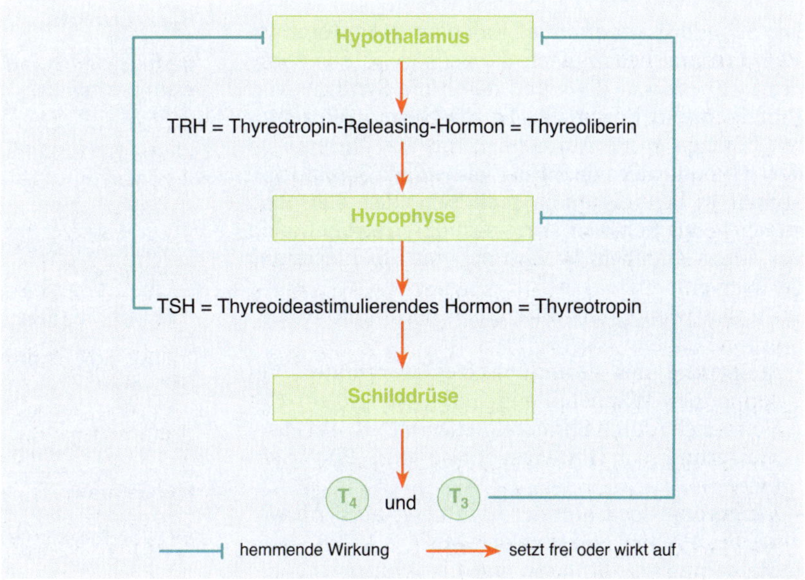

Abb. 40.1: Regelkreis Schilddrüse.

Tab. 40.1 Schilddrüsenpräparate.

Wirkstoff	Handelsname
Levothyroxin = L-Thyroxin = T_4	L-Thyroxin Henning®, Euthyrox®
Liothyronin = T_3 = Trijodthyronin + T_4	Novothyral®, Thyroxin T_3 Henning®
Liothyronin = T_3	Thybon®

Tab. 40.2 Pharmakokinetische Daten von Schilddrüsenhormonen.

Pharmakokinetischer Parameter	T_3	T_4
Wirkungseintritt	2–4 h	3–5 Tage
Plasmahalbwertszeit	15–20 h	6–7 Tage
Plasmaeiweißbindung	99,7 %	99,97 %
Abbau	Glukuronierung an der OH-Gruppe	
biologische Wirksamkeit	10	1

Tabelle 40.2 zeigt die pharmakokinetischen Daten der Schilddrüsenhormone.

Die glukuronierten SD-Hormone werden im Darm hydrolytisch gespalten und über den enterohepatischen Kreislauf teilweise wieder rückresorbiert. Ein Teil der SD-Hormone wird in verschiedenen Körpergeweben oxidativ desaminiert und decarboxyliert. MIT und DIT werden durch Iodthyrosindeiodase deiodiert. Das freiwerdende Iodid gelangt teilweise ins Blut und wird wieder in die SD aufgenommen.

Wirkungsmechanismus und Wirkungen

Die Schilddrüsenhormone binden an **Rezeptoren im Zellkern** und beeinflussen die genetische Steuerung der Synthese von RNA und damit die Synthese von Proteinen und Enzymen. Die SD-Hormon-Rezeptoren besitzen große Ähnlichkeit mit den Rezeptoren der Glukokortikoide. Bei fehlender Schilddrüse kommt es beim Feten in praktisch allen Geweben zu schweren Schäden (Kretinismus). Betroffen sind vor allem Knochen, Wachstum und Myelinisierung der Nerven.

Zu den wichtigsten Wirkungen der Schilddrüsenhormone zählen:

- **Steigerung** des Grundumsatzes, verbunden mit vermehrter Wärmebildung und gesteigertem O_2-Verbrauch (durch Stimulation der Na^+/K^+-ATPase)
- **Steigerung** von Proteinsynthese und RNA-Synthese
- **Steigerung** der Cholesterinsynthese, aber Abnahme des Plasmacholesterinspiegels
- **Steigerung** von Lipolyse und Liposynthese
- **Steigerung** von Glykogenolyse und Aminosäureabbau
- **Steigerung** der Resorption von Glukose und Galaktose
- **Steigerung** der Glukagonwirkung
- **Steigerung** der Katecholaminempfindlichkeit am Herzen und an glatten Gefäßmuskeln durch Aktivierung der Adenylatcyclase und Hemmung der Phosphodiesterase**Steigerung** von Kalzium- und Phosphatstoffwechsel
- **Steigerung** der Nervenerregbarkeit und der Muskelkontraktion
- **Zunahme** von Muskel- und Knochenwachstum.

Merke!

T_3 und T_4 wirken gleichartig, jedoch wirkt T_3 schneller, kürzer und stärker.

Indikationen

Die Gabe von SD-Hormonen ist indiziert bei euthyreoter (blander) Struma, bei Hypothyreose, zur Substitution nach Strumaresektion, bei Myxödem und als Begleitmedikation bei thyreostatischer Therapie einer Hyperthyreose.

Unerwünschte Wirkungen

Die unerwünschten Wirkungen der SD-Hormone treten nur bei Erkrankungen der Schilddrüse oder bei falscher Dosierung von SD-Hormonen auf. Die NW ergeben sich aus Tabelle 40.3. Die häufigsten NW bei Hyperthyreose sind Schwitzen, Wärmeempfindlichkeit, Tremor, Nervosität und Gewichtsabnahme bei gutem Appetit. Ferner kommt es zu Tachykar-

Tab. 40.3 Klinische Symptome bei Mangel oder Überschuss von Schilddrüsenhormonen.

Hyperthyreose	Hypothyreose
gesteigerter Grundumsatz, warme schwitzende Haut	Grundumsatz sinkt, trockene kühle Haut
gesteigerte Darmperistaltik, Durchfall	verminderte Darmperistaltik, Obstipation geistige und körperliche Retardierung
Gewichtsabnahme trotz Heißhunger	Gewichtszunahme
Plasmacholesterin ↓	Plasmacholesterin ↑
Tremor, Schlafstörung, Nervosität	Apathie, Verlangsamung, Hörverschlechterung
Reflexe beschleunigt	Reflexe verlangsamt
Myopathie	Myopathie
Tachykardie, Herzrhythmusstörungen	Bradykardie bis zur Herzinsuffizienz

die und/oder Herzrhythmusstörungen. Bei prädisponierten Patienten kann es zu Angina-pectoris-Anfällen kommen. Der Blutdruck steigt. Bei hohem SD-Hormonspiegel führt der katabole Muskelstoffwechsel zu Muskelschwäche und Adynamie.

Kontraindikationen

Bei Myokardinfarkt und schweren tachykarden Herzrhythmusstörungen dürfen SD-Hormone nicht gegeben werden.

40.4 Thyreostatika

Thyreostatika sind Medikamente, die direkt oder indirekt die Produktion von SD-Hormonen hemmen.

Wirkstoffe

Chemisch ganz unterschiedliche Verbindungen können eine thyreostatische Wirkung haben. Tabelle 40.4 zeigt therapeutisch verwendete Thyreostatika.

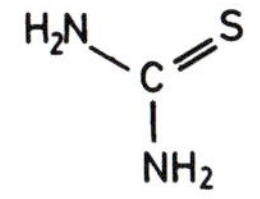

Formel 40.3 Thioharnstoff

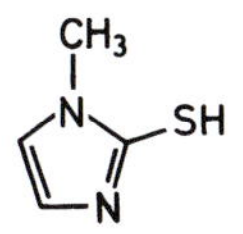

Formel 40.4 Thiamazol

Pharmakokinetik

Schwefelhaltige Thyreostatika werden nach oraler Gabe gut resorbiert und haben aufgrund ihres Wirkungsmechanismus einen verzögerten Wirkungseintritt von 6–8 Tagen. **Thiamazol** (Methimazol) (☞ Formel 40.4) hat eine HWZ von 6–12 Stunden, so dass es nur 1- bis 2-mal täglich gegeben werden muss. Es erreicht nach 24 Stunden pharmakologisch wirksame Spiegel in der Schilddrüse. Eine Euthyreose wird mit Thiamazol in der Regel nach 2–6 Wochen erreicht.

Propylthiouracil dagegen hat eine HWZ von 2 h und muss 4-mal täglich gegeben werden. Thiamazol und Carbimazol wirken stärker als Propylthiouracil. Die Thioharnstoffderivate werden in der Leber glukuronidiert und überwiegend renal ausgeschieden. **Carbimazol** wird nach der Resorption innerhalb von 5 Minuten durch enzymatische Abspaltung der Carbäthoxy-Gruppe zu Thiamazol abgebaut. Carbimazol kann daher als Prodrug von Thiamazol/Methimazol aufgefasst werden, was bei der Dosierung berücksichtigt werden muss. Das Äquivalenzdosisverhältnis von Carbimazol zu Methimazol beträgt 3 : 2.

Tab. 40.4 Als Medikamente verwendete Thyreostatika.

Gruppe	Wirkstoff	Handelsname
I Thioharnstoffe	Thiamazol/ Methimazol	Favistan®
	Carbimazol	Neo-Thyreostat®
	Propylthiouracil	Propycil®
II Perchlorate	Natrium-perchlorat	Irenat®
III Lithium	Lithiumacetat	Quilonum®

Wirkungsmechanismus und Wirkungen

Alle Verbindungen der Gruppe I in Tabelle 40.4 sind schwefelhaltige Derivate des Thioharnstoffs (☞ Formel 40.3). Sie hemmen oder blockieren den Einbau von J_2 (elementares Iod) ins Thyrosin des Thyreoglobulins. **Thioharnstoffe** sind Synthesehemmer, die die Peroxidase blockieren, so dass keine Iodisation und keine Kopplungsreaktion stattfinden kann, da die Peroxidase beide Reaktionen katalysiert. Der Iodtransport wird nicht gehemmt. Propylthiouracil hemmt zusätzlich die periphere Konversion von T_4 zu T_3. Da Thyreostatika die Neusynthese von SD-Hormonen hemmen, setzt ihre Wirkung erst nach Tagen ein, wenn die Hormonspeicher geleert sind.

Perchlorate und andere einwertige Anionen wie Nitrat (NO_3^-) und Rhodanid (SCN^-) sind kompetitive Hemmstoffe des Iodidtransports (NaJ-Symporter) in der SD. Hohe Iodkonzentrationen heben ihre Wirkung auf. Bei einer Behandlung mit Perchlorat darf daher nicht gleichzeitig Iodid verabreicht werden. Perchlorat wird nur in Ausnahmefällen zur thyreostatischen Therapie eingesetzt, hauptsächlich bei Unverträglichkeit von Thiamazol und Propylthiouracil. Die klinische Bedeutung von Perchlorat liegt in der Blockierung der Iodaufnahme bei geplanten „Iodstößen" und gleichzeitigem Vorliegen einer Hyperthyreose. Unerwünschte Iodzufuhr kann beispielsweise bei nicht aufschiebbaren Kontrastmitteluntersuchungen wie Koronarangiographie oder CT mit Kontrastmittel nötig sein. Die optimale Tagesdosis von Perchlorat liegt bei 1000 mg in drei Einzelgaben. Eine Kombination mit 20 mg Methimazol ist sinnvoll.

Lithiumsalze hemmen die Proteolyse des Thyreoglobulins und damit die Freisetzung von SD-Hormonen.

Indikationen für schwefelhaltige Thyreostatika sind diffuse Hyperthyreose, Thyreotoxikose und autonomes Adenom, aber nur wenn andere Therapieformen wie Strumaresektion oder Radioiodtherapie nicht in Frage kommen.

Unerwünschte Wirkungen

Die schwefelhaltigen Thyreostatika unterscheiden sich kaum in ihren Nebenwirkungen. Die Allgemeinsymptome sowie die Hautsymptome sind dosisabhängig. Bei einer Dosierung von < 10 mg Methimazol/d beträgt die Häufigkeit < 10 %, bei Dosen > 10 mg beträgt sie 10–30 %.

Allgemeinsymptome sind Fieber, Gelenkschmerzen, Gelenkschwellungen und Kopfschmerzen:

- **Magen-Darm-Trakt.** Übelkeit, Erbrechen, Durchfälle, Ikterus, Stomatitis, Pharyngitis.
- **Haut.** Urtikaria, Erythema nodosum, Purpura, Pruritus, Haarausfall
- **Knochenmark und lymphatisches System.** Leukopenie, Granulozytopenie, Agranulozytose, Thrombozytopenie, Lymphknotenschwellung
- **Nervensystem.** Polyneuritis, Geruchs- und Geschmacksstörungen
- **Augen.** Keratitis, Konjunktivitis, Bildung bzw. Verstärkung eines Exophthalmus
- **Schilddrüse.** Strumabildung. Bei absinkender Konzentration von T_3 und T_4 wird vermehrt TSH ausgeschüttet. Dadurch wird die Schilddrüse stimuliert, und es kommt zu einer diffusen Vergrößerung der SD. Diese Wirkung ist vermeidbar, wenn gleichzeitig T_4 substituiert oder die Dosis des Thyreostatikums reduziert wird. Beim Fötus kommt es zu Hypothyreose und Kropfbildung, wenn die Schwangere Thyreostatika nimmt.
- **Sonstige.** Hepatitis, Cholestase und Vaskulitis sind sehr selten und nicht streng dosisabhängig.

Merke!

Bei Auftreten einer Stomatitis muss Thiamazol sofort abgesetzt werden, da sie Symptom einer Agranulozytose sein könnte.

Die gefürchtete Granulozytopenie/Agranulozytose tritt glücklicherweise nur in 0,05–0,2 % der Behandlungsfälle auf, und dann meist innerhalb der ersten 6–12 Behandlungswochen. Wichtig ist es, den Patienten anzuhalten, bei Auftreten von Stomatitis, Halsschmerzen oder Fieber sofort einen Arzt aufzusuchen. Die thyreostatische Therapie muss dann sofort abgebrochen werden. Die Weiterbehandlung kann durch Operation oder Radioiodtherapie erfolgen. Während einer thyreostatischen Behandlung sollten wöchentlich die Leukozyten kontrolliert werden.

Die unerwünschten Wirkungen der Perchlorate unterscheiden sich kaum von denen der Thioharnstoffe.

40.5 Jodid

Die am längsten bekannte Möglichkeit der medikamentösen Behandlung der Hyperthyreose ist die Gabe von Jodid, beispielsweise in Form von Kaliumjodid. Jodid ist für die Synthese der SD-Hormone essenziell.

Wirkungen

Bei der **euthyreoten SD** fördern geringe Dosen Jodid die Hormonsynthese. In hohen Dosen dagegen wird die Peroxidase und damit die Jodisation gehemmt (thyreostatische Wirkung von Jodid).

Bei **Hyperthyreose** hemmt Jodid in hohen Dosen die proteolytischen Enzyme, die T_3 und T_4 aus Thyreoglobulin freisetzen. Dies kann man sich bei der OP-Vorbereitung zunutze machen, um einer thyreotoxischen Krise vorzubeugen. Nach seinem Erfinder Plummer ist dieses Verfahren als „Plummern" bekannt geworden. Die Wirkung hält jedoch nicht lange an, so dass eine Jodidtherapie sich nicht zur Dauerbehandlung eignet (Escape-Phänomen). Eine Jodidtherapie verbessert vorübergehend Hypertrophie und Hyperplasie der hyperthyreoten Struma. In hohen Dosen hemmt Jod das TSH.

Ein Jodmangel bzw. Jodidmangel führt bei genetisch prädisponierten Personen zu einer **Jodmangelstruma.** Je nach Gegend und Jodgehalt des Wassers muss man in Deutschland mit einer Häufigkeit zwischen 15 und 35 % der Bevölkerung rechnen. Der Tagesbedarf für Jodid liegt bei 150–200 mg. Auch mit jodiertem Speisesalz ist dieser Bedarf nicht zu decken. Erforderlich wären 5–10 g Salz/d. Besser substituiert man mit Kaliumjodidtabletten, beispielsweise Jodetten 100 Henning®. Dies gilt insbesondere für Kinder, Jugendliche und Schwangere, bei denen der Jodbedarf besonders hoch ist. In den letzten 20 Jahren ist die Jodversorgung in Deutschland deutlich besser geworden, da fast 80 % der Bevölkerung Jodsalz verwenden und auch Lebensmittel wie Backwaren, Wurst und Fertiggerichte zunehmend Jodsalz enthalten.

Unerwünschte Wirkungen

In physiologischen Dosen haben Jodid und Jod bei oraler Gabe keine Nebenwirkungen, da Jod ein lebenswichtiges Element ist.

Bei lokaler Anwendung (Haut) in hohen Dosen führt elementares Jod zu Schleimhautreizung, Jodakne, Jodschnupfen, Konjunktivitis. Auch jodhaltige organische Verbindungen, beispielsweise Röntgenkontrastmittel, können eine Jodallergie hervorrufen.

Ferner kann die Gabe von Jodid bei Vorliegen einer latenten SD-Autonomie eine latente Hyperthyreose in eine manifeste Hyperthyreose überführen.

Kontraindikationen für eine Jodtherapie sind latente oder manifeste Hyperthyreose und autonomes Adenom. Ferner sollte Jod nicht während der Stillzeit und bei einer Hypothyreose des Säuglings sowie bei erhöhter Jodempfindlichkeit gegeben werden. Dies gilt aber nur für Dosierungen, die über die Substitution hinausgehen.

41 Die Pharmakotherapie von Schilddrüsenerkrankungen

Deutschland ist ein Iodmangelgebiet, und obwohl die Iodversorgung in den letzten 20 Jahren deutlich besser geworden ist, weisen noch 30 % der Bevölkerung einen Iodmangel auf. Durch vermehrten Einsatz von Iodsalz ist die Prävalenz der Iodmangelstruma bei Kindern und Jugendlichen deutlich rückläufig. Schilddrüsenerkrankungen sind in Deutschland eine Volkskrankheit, die pro Jahr über 6 Milliarden Euro kostet. Der Tagesbedarf eines Erwachsenen beträgt etwa 160 µg Jod (I^-) (☞ Tab. 41.1). 5 g Jodsalz enthalten 100 µg Jod in Form von Kaliumjodat (KJO_3). Durch die zweite Verordnung zur Änderung der Vorschriften über jodiertes Speisesalz vom 22.12.1993 wurde ermöglicht, den Jodatgehalt in Paketsalz und in Lebensmitteln (Brot, Wurst) zu erhöhen. Seit 1996 stagniert die Entwicklung, nicht zuletzt, weil die Nahrungsmittelindustrie aufgrund unterschiedlicher Vorschriften in den einzelnen EU-Ländern nur 40 % Jodsalz einsetzt. Die Zufuhr physiologischer Jodmengen ist kein Gesundheitsrisiko für Personen mit latenter oder manifester Hyperthyreose.

Strumabildung scheint bei beiden Geschlechtern gleich häufig, jedoch mussten sich 1999 Frauen 4x häufiger einer stationären Therapie wegen SD-Erkrankung unterziehen, weil bei Frauen 5x häufiger Fehlfunktionen der SD diagnostiziert werden (Hypo-, Hyperthyreose und M. Basedow). Vermutliche Ursache sind die hormonellen Umstellungen der Frau (Pubertät, Schwangerschaft, Menopause).

Tab. 41.1 Iodidbedarf.

Lebensalter	Jodidbedarf (µg/d)
Säuglinge	50–80
1–10 Jahre	100–140
10–18 Jahre	180–200
Erwachsene	100–200
Schwangere/Stillende	230–260

41.1 Hypothyreose

Die Hypothyreose ist definiert als Mangel an Schilddrüsenhormonen. Man unterscheidet primäre und sekundäre Hypothyreosen. Ursachen der **primären Hypothyreose** können sein:

- Autoimmunerkrankungen, z. B. Hashimoto-Thyreoiditis
- Aplasie oder Dysplasie der Schilddrüse
- Angeborene Enzymdefekte, z. B. Jodverwertungsstörung
- Strumaresektion, Radiojodtherapie, Thyreostatikatherapie
- Jodmangel.

Unter **Kretinismus** versteht man eine schwere Entwicklungsstörung des Kindes durch Mangel an Schilddrüsenhormon. Ursache kann Jodmangel bzw. Hypothyreose des Fetus oder der Mutter oder eine Fehlbildung (Dysgenesie) der Schilddrüse des Fetus sein. Auch Thyreostatika, welche die Mutter einnimmt, können beim Kind eine Hypothyreose verursachen.

Ursachen **sekundärer Hypothyreosen** können sein:

- Störung der TRH-Bildung im Hypothalamus
- Erkrankungen der Hypophyse mit fehlender TSH-Bildung.

Die Hypothyreose ist meist erworben, wobei Jodmangel und Thyreoiditis die häufigsten Ursachen sind. Eine angeborene Hypothyreose ist selten.

Symptome

Beim Erwachsenen äußert sich eine Hypothyreose durch Leistungsabfall, Kälteempfindlichkeit, Gewichtszunahme, raue, trockene Haut, Verstopfung, Bradykardie, Anämie und Schwerhörigkeit. Eine Struma und ein Myxödem gehören nicht unbedingt zum Bild der Schilddrüsenunterfunktion.

Therapie der Hypothyreose

Die Behandlung der Hypothyreose besteht in einer (meist lebenslangen) **Substitution** von Schilddrüsenhormonen. Man beginnt einschleichend mit 50 µg **Levothyroxin** (L-Thyroxin 50 Henning®) und steigert dann in Schritten von 25 µg auf die individuelle Erhaltungsdosis. Meist genügen 100–150 µg/d. Selten sind mehr als 200 µg/d nötig. Das Einschleichen verhindert überschießende Stoffwechselreaktionen mit Tachykardie und Angina pectoris. Nach ca. 3 Monaten sollte TSH im Normbereich sein.

Zur Therapiekontrolle werden die klinischen Zeichen und alle 4–6 Wochen die Laborkontrolle von T_4 und TSH herangezogen. Wenn eine euthyreote Stoffwechsellage erreicht ist, genügen SD-Hormon-Kontrollen im Abstand von 6 Monaten. In Jodmangelgegenden haben sich Kombinationspräparate aus Levothyroxin und Jodid bewährt. Man gibt beispielsweise 100–300 µg Jodthyrox® pro Tag. Bei alten Menschen über 60 Jahren ist die Erhaltungsdosis in der Regel um 30 % geringer, bei Schwangeren um 40 % höher als bei anderen Erwachsenen. Bei KHK sollte die Initialdosis nur 12,5–50 µg betragen. Im hypothyreoten Koma werden 500 µg Levothyroxin i.v. verabreicht. Bei sekundärer Hypothyreose und NN-Insuffizienz müssen Glukokortikoide substituiert werden, bevor mit der T_4-Substitution begonnen wird.

Eine Überdosierung von Schilddrüsenhormonen führt zu den Symptomen der Hyperthyreose. Bei Schilddrüsenhormonresistenz oder bei Störungen der Konversion von T_4 in T_3 kann Liothyronin = Trijodthyronin (Thybon-Henning®) eingesetzt werden. Bei schweren Allgemeinerkrankungen sinkt T_3 ab, aber das ist keine Indikation für Liothyronin.

Schilddrüsenextrakte sollten nicht mehr verwendet werden. Zum einen ist die Standardisierung schwierig, zum anderen enthalten sie Fremdeiweiß.

41.2 Blande, euthyreote Struma

Definition, Ursachen

Unter einer „blanden“ Struma versteht man eine Vergrößerung der Schilddrüse ohne klinische Zeichen einer Über- oder Unterfunktion. Die Stoffwechsellage ist euthyreot. Klinisch wird die Struma nach WHO in die Grade I–III unterteilt:

- 0 keine Struma
- I a Struma bei Reklination des Kopfes tastbar, aber nicht sichtbar
- Ib Struma bei Reklination des Kopfes sicht- und tastbar
- II Struma auch ohne Reklination sicht- und tastbar
- III große, von weitem sichtbare Struma mit lokalen Komplikationen, wie Behinderung von Atmung und Blutzirkulation.

Zur Größe kommt die Beschreibung der Struma wie diffuse Struma, retrosternale Struma oder Knotenstruma hinzu.

Die blande Struma entsteht als Anpassung der Schilddrüse an den Hormonbedarf des Körpers. Die häufigste Ursache ist **Jodmangel** in der Nahrung. In Gegenden mit Jodmangel tritt die blande Struma gehäuft auf. Tritt die Struma bei mehr als 10 % der Bevölkerung auf, dann spricht man von endemischer Struma. Seltenere Ursachen der blanden Struma sind genetisch bedingte Defekte der Jodverwertung, strumigene chemische Verbindungen in der Nahrung (z. B. Thiocyanate im Kohl) und Arzneimittel. Zu den kropfauslösenden Arzneimitteln zählen Thyreostatika, Lithium, Sulfonylharnstoffe, Sulfonamide und Pyrazolone. Die blande Struma ist die häufigste Schilddrüsenerkrankung. In Deutschland sind mehr als 95 % der euthyreoten Strumen sog. Jodmangelstrumen. Die WHO schätzt, dass weltweit 200 Millionen Menschen eine behandlungsbedürftige Jodmangelstruma haben.

Merke!
Eine Struma kann auch durch Medikamente verursacht werden, die den Jodstoffwechsel stören.

Die Oxidation bzw. Bindung von Jodid kann durch Thyreostatika, Resochin, Sulfonamide, Sulfonylharnstoffe, p-Aminosalicylsäure und Pyrazolone gehemmt werden. Resultat ist eine Hypothyreose. Röntgenkontrastmittel, Polyvidon (Betaisodona®) und Amiodaron hemmen die Freisetzung von Jodid in der SD und können sowohl Hypo- als auch Hyperthyreose auslösen.

Therapie der euthyreoten Struma

Die Therapie der blanden Struma hat zum Ziel, die Schilddrüse zu verkleinern oder zumindest eine weitere Vergrößerung zu verhindern (Rezidivprophylaxe). Noch besser wäre natürlich eine rechtzeitige Vorbeugung der Struma durch Gabe von Jodid. Zur medikamentösen Therapie der blanden Struma werden Schilddrüsenhormone und Jodid eingesetzt. Bei Kindern und Jugendlichen wird heute der Jodidsubstitution der Vorzug gegeben, bei Erwachsenen über 40 Jahren ist die Gabe von T_4 wirksamer. Bei Kindern und Pubertierenden mit blander Struma sollte die Jodidgabe erst nach Ausschluss einer Autoimmunthyreoiditis erfolgen. Die Dosierung von Jodid zeigt Tabelle 41.2.

Substitution mit Schilddrüsenhormonen

Durch Zufuhr von „fertigen“ Schilddrüsenhormonen wird die Schilddrüse entlastet, und der Sensor im Hypothalamus registriert, dass ausreichend periphe-

Tab. 41.2 Iodid-Dosierung bei Iodmangelstruma in Abhängigkeit vom Lebensalter.

Lebensalter	Jodidmenge (µg/d)	Komb. Iodid + L-Thyroxin (µg/d)
Schulkinder	100–200 = 1–2 Tabl. Jodetten 100® Henning	–
Jugendliche	200 = 1 × 1 Tabl. Jodetten 200® Henning	1 Tabl. Jodthyrox® (130,8 KJ + 100 T_4)
Erwachsene < 40 Jahre	200–300	1 Tabl. Jodthyrox® (130,8 KJ + 100 T_4)
Erwachsene > 40	100–200	1 Tabl. Thyreocomb N® (114 KJ + 70 T_4)
Schwangere	200–300 = 1–1,5 Tabl. Jodetten 200® Hennig	1,5 Tabl. Jodthyrox® (130,8 KJ + 100 T_4)

res Schilddrüsenhormon vorhanden ist. Dadurch nimmt die Dauerstimulation der Schilddrüse durch TSH ab. Eine Dauerstimulation durch TSH kann zur Degeneration der Schilddrüsenzellen und zur Knotenstruma führen.

Zur **Behandlung** der blanden Struma gibt man 100–300 µg **L-Thyroxin** (Euthyrox® oder L-Thyroxin Henning®). Von letzterem Präparat gibt es verschiedene Dosisstärken (25–200 µg). Man kann auch ein Gemisch aus T_3 und T_4, das als Novothyral® im Handel ist, verwenden. Die Ergebnisse sind identisch. T_3 wird manchmal schlechter vertragen als T_4. Bei der Monotherapie mit T_4 besteht Kumulationsgefahr, da T_4 eine lange Halbwertszeit hat. In Jodmangelgebieten sollte man die fixe Kombination Jodthyrox® (T_4 + KJ) geben. Auch für Schwangere ist diese Kombination sehr gut geeignet. In der **Schwangerschaft** muss höher dosiert werden, da der Hormonbedarf der Mutter erhöht ist und der Embryo in den ersten 4 Monaten keine eigenen Schilddrüsenhormone bildet.

Die **Therapiekontrolle** erfolgt wie bei Hypothyreose durch Bestimmung von T_3, T_4 und TSH. Zunächst werden alle 4–6 Wochen Laborkontrollen durchgeführt, dann alle 6 Monate. Zusätzlich wird alle 2 Jahre ein Schilddrüsenszintigramm angefertigt. Ein Erwachsenenkropf bildet sich auch bei korrekter Substitutionstherapie in der Regel kaum zurück, aber die Größenzunahme kommt nach 6–10 Monaten zum Stillstand.

Eine alleinige Jodidtherapie bei bestehender Struma sollte wegen der Gefahr der Induktion einer Hyperthyreose vermieden werden. Man kann aber T_4 mit Jodid kombinieren. Als Kombinationspräparat ist Jodthyrox® in verschiedenen Dosierungen im Handel. Eine Kombinationstherapie aus Jodid und T_4 ist bei der Erwachsenenstruma und bei der benignen Knotenstruma wirksamer als die alleinige Jodgabe.

Bei allen knotigen Strumen ist eine **Operation** indiziert. Auch eine Struma III. Grades mit mechanischer Beeinträchtigung der Halsorgane ist eine OP-Indikation. Durchgeführt wird die Operation als subtotale **Strumaresektion,** was bedeutet, dass beidseits ein 2 cm^3 großes Schilddrüsengewebsstück belassen wird. Zur Verhinderung eines Rezidivs müssen lebenslang Schilddrüsenhormone substituiert werden.

Interaktionen

Schilddrüsenhormone verursachen mit einer Reihe von Pharmaka Wechselwirkungen, was bei einer Substitutionstherapie mit T_3 und T_4 beachtet werden muss.

Eine **Wirkungsverstärkung** der Schilddrüsenhormone aufgrund verstärkter Freisetzung aus TBG erfolgt durch Benzodiazepine, Diphenylhydantoin, Heparin, Phenylbutazon, Salicylate, Clofibrat und Penicilline.

Schilddrüsenhormone verlängern die Wirkungsdauer von oralen Antikoagulanzien und verstärken oder vermindern die Wirkung von oralen Antidiabetika vom Sulfonylharnstoff-Typ.

41.3 Hyperthyreose

Pathophysiologie und Symptome

Eine **Hyperthyreose** ist definiert als **vermehrte Abgabe** von **Schilddrüsenhormonen** in die Blutbahn. Dabei ist der Regelkreis Hypothalamus-Hypophyse-Schilddrüse gestört. Die TSH-Abgabe der Hypophyse ist meist vermindert (supprimiert). Zu unterscheiden sind

- nichtimmunogene Hyperthyreose
- Autoimmunhyperthyreose (M. Basedow).

Eine Struma oder ein Exophthalmus treten selten zusammen mit Hyperthyreose auf.

41.3.1 Entstehung und Behandlung der nichtimmunogenen Hyperthyreose

In einer unbehandelten Jodmangelstruma entwickeln sich häufig autonome Areale, die nicht auf übergeordnete Hormone (TSH) reagieren und unkontrolliert Schilddrüsenhormone produzieren. Klinische Symptome entwickeln diese Areale erst, wenn sie eine bestimmte Größe erreicht haben und genügend Jod zur Verfügung steht.

Merke!
Die Gabe von Jodid kann eine latente Hyperthyreose in eine manifeste Hyperthyreose überführen und auch thyreotoxische Krisen auslösen.

Die autonomen Areale können disseminiert sein oder als autonomes Adenom („heißer Knoten") vorliegen.

Merke!
Bei anfallsweisen tachykarden Herzrhythmusstörungen sollte immer nach Hyperthyreose und autonomem Adenom gefahndet werden.

Therapie

Da es bei dieser Form der Hyperthyreose nicht zu Spontanremissionen kommt, sind Thyreostatika nur zur Überbrückung indiziert. Die kurative Therapie besteht in der Resektion des autonomen Gewebes. Eine Radiojodtherapie ist nicht möglich, da das SD-Gewebe mit Jod gesättigt ist.

41.3.2 Autoimmunhyperthyreose (Morbus Basedow)

Eine Hyperthyreose ist in mindestens 50 % der Fälle durch Immunvorgänge verursacht. Dafür spricht der Nachweis des LATS (Long Acting Thyroid Stimulator), der nicht aus der Hypophyse, sondern aus dem Immunsystem stammt. Diese Schilddrüsenantikörper werden heute als mitochondriale Antikörper (MAK) bezeichnet und lassen sich im Labor bestimmen. Die Immunreaktionen bei M. Basedow führen zur Bildung von TSH-Antikörpern, die für die exzessive Hormonproduktion verantwortlich sind. TSH ist stark unterdrückt, teilweise bis zur Nachweisgrenze. Die klassischen Symptome der Hyperthyreose wie Tremor, permanente Tachykardie, Gewichtsabnahme, und Diarrhö können bei M. Basedow unauffälliger sein oder schubweise auftreten. Im Vordergrund stehen häufig tachykarde Herzrhythmusstörungen und anfallsweise Hypertonie. Hinzu kommt eine Muskelschwäche der Skelettmuskulatur und eine Schädigung des Herzmuskels. In 50–80 % der Fälle wird M. Basedow von einer endokrinen Orbitopathie (Exophthalmus) begleitet. Die Schilddrüsenantikörper (MAK) bei M. Basedow passieren die Plazenta und können beim Fetus eine Hyperthyreose auslösen.

Therapie

Mit Medikamenten ist nur eine symptomatische Therapie möglich. Die kurative Behandlung des M. Basedow besteht in SD-Resektion oder Radiojodtherapie, die bei 50–90 % der Patienten eine Hypothyreose hinterlassen. Medikamente für die symptomatische Behandlung sind:

- β_1-selektive Betablocker zur Senkung von Blutdruck und Herzfrequenz
- Tranquilizer zur Sedierung
- Herzglykoside bei manifester Herzinsuffizienz (häufig höhere Dosis erforderlich)
- Imodium® gegen Durchfall
- Elektrolyte zum Ersatz der Verluste von Wasser und Salzen
- Thyreostatika.

Behandlung mit Thionamidthyreostatika

Thiamazol (Favistan®) und Propylthiouracil (Propycil®) hemmen die Synthese der SD-Hormone reversibel. In der Regel gibt man sie für 1 Jahr. Man beginnt mit 6 x 5 mg Thiamazol/d für 4 Wochen und reduziert dann auf die Erhaltungsdosis von 5–10 mg/d. Da zunächst die bereits vorhandenen Schilddrüsenhormone abgebaut werden müssen, vergehen 1–3 Wochen, bevor sich die Symptome zu bessern beginnen. Im Urin wird vermehrt Jod ausgeschieden.

Merke!
Thionamidthyreostatika haben keine spezifische Wirkung auf die Autoimmunprozesse bei M. Basedow.

Wenn es zu keiner Remission kommt, muss operiert oder mit Radioiod bestrahlt werden. Am erfolgreichsten sind Thyreostatika bei Jugendlichen mit diffuser hyperthyreoter Struma. Carbimazol ist ein Prodrug von Thiamazol und bietet keine therapeutischen Vorteile. Die Dosis ist 30 % höher als bei Thiamazol.

Merke!
Die Nebenwirkungen der Thyreostatika sind dosisabhängig.

Weitere Ursachen einer Hyperthyreose sind ein hormonbildendes Adenom, Thyreoiditis, Hypophysenadenome, embryonale Hodenkarzinome und Chorionkarzinome. Eine durch Überdosierung von SD-

Tab. 41.3 Symptome und ihre Häufigkeit bei Hyperthyreose.

Symptom	Häufigkeit
motorisch-psychische Unruhe	**100 %**
Tachykardie	90 %
Gewichtsabnahme	75 %
Feuchtwarme Haut	60 %
Wärmeintoleranz	60 %
Blutdruckamplitude über 60 mmHg	60 %
Durchfall	54 %

Tab. 41.4 Schwefelhaltige Thyreostatika.

Wirkstoff	Handelsname	Initialdosis	Erhaltungsdosis
Thiamazol	Favistan®, Thiamazol Henning®	15–60 mg	5–15 mg
Carbimazol	Neo-Thyreostat®, Carbimazol Henning®	15–60 mg	5–15 mg
Propylthiouracil	Propycil®, Thyreostat II®	450–600 mg	100–200 mg
Perchlorat	Irenat®	1.200–2.000 mg	100–400 mg

Hormonen verursachte Hyperthyreose bezeichnet man auch als **Thyreotoxicosis factitia.**

Die wichtigsten Symptome der Hyperthyreose zeigt die Tabelle 41.3. Im Vordergrund stehen, vor allem bei älteren Patienten, oft Symptome des Herzens, die bei bereits bestehender Herzinsuffizienz die Symptome der Hyperthyreose verdecken können.

Es gilt, dass zunächst jede Hyperthyreose bis zum Erreichen der Euthyreose mit Thyreostatika behandelt wird, auch und vor allem wenn schon eine Operation oder Radiojodtherapie geplant ist. Die Spontanheilung der Hyperthyreose liegt bei 20–40 %. Ein besseres Ergebnis wird auch mit Thyreostatika nicht erzielt, da diese nur die Hormonbildung unterdrücken, aber keinen Heileffekt haben. Der Effekt der Thyreostatika besteht also darin, die Hormonproduktion solange zu unterdrücken, bis eine Spontanheilung einsetzt. Bei alleiniger Gabe von Thyreostatika besteht die Gefahr der Hypothyreose und der Strumabildung durch Dauerstimulation der SD durch TSH; daher müssen T_3, T_4 und TSH regelmäßig kontrolliert werden. Die früher übliche Zusatzgabe von 50–100 µg L-Thyroxin ist dann nicht erforderlich. Die Initialdosis der Thyreostatika liegt deutlich höher als die Erhaltungsdosis, um eine raschere SD-Blockade zu erreichen. Die Tabelle 41.4 zeigt therapeutisch verwendete Thyreostatika.

Während der Schwangerschaft bessert sich die Hyperthyreose meist, daher muss die Dosis der Thyreostatika reduziert und zusätzlich T_4 substituiert werden. Eine Hypothyreose und Kropfbildung des Fetus lässt sich nur sicher vermeiden, wenn die Thyreostatika nach dem 4. Schwangerschaftsmonat abgesetzt werden.

Merke!

Propylthiouracil erreicht im Blut des Fetus eine geringere Konzentration als Thiamazol und sollte bei Schwangeren bevorzugt eingesetzt werden.

Da die Thioharnstoffe über die Nieren ausgeschieden werden, ist bei Niereninsuffizienz eine Dosisanpassung erforderlich. Die Wirkung setzt mit einer Latenz von einigen Tagen ein, da zuerst die Hormonspeicher geleert werden müssen.Das Thyreostatikum **Perchlorat** (Irenat®) wirkt nicht so zuverlässig wie die schwefelhaltigen Thyreostatika und wird nur als Präparat der 2. Wahl eingesetzt, wenn der Patient Thioharnstoffe nicht verträgt. Jodid eignet sich nicht zur Dauertherapie der Hyperthyreose.

Eine **Radiojodidtherapie** wird bei diffuser Hyperthyreose im Alter (> 40 Jahre) angewandt oder bei anderen Strumen, die eigentlich operiert werden müssten. Eine weitere Indikation für die Radiojodtherapie ist das autonome Adenom bei älteren Patienten. Radioaktives Jod ($^{131}J^-$) reichert sich in den Schilddrüsenzellen an, bevorzugt in Zellen des autonomen Adenoms. Die β-Strahlung des radioaktiven Jod schädigt bevorzugt hyperthyreote Bezirke. Die gesunden Bezirke sind supprimiert und nehmen kaum Jodid auf. β-Strahlung besteht aus Elektronen und hat eine geringe Reichweite und Energie. Eine Behandlung in einem Strahlenbunker ist daher nicht erforderlich, es genügt eine Isolierstation in der Klinik.

Vor Beginn der Radiojodtherapie wird die Hyperthyreose mit Thyreostatika und L-Thyroxin unter Kontrolle gebracht. Dem Patienten wird das radioaktive Jodisotop 131 intravenös verabreicht. Die Behandlung erfordert einen mehrtägigen Aufenthalt des Patienten in einem strahlensicheren Raum. Auch nach der Radiojodtherapie ist eine Substitution mit T_4 erforderlich.

Indikationen für Radiojodtherapie

- Hyperthyreoserezidiv nach Thyreostatikatherapie
- Unverträglichkeit von Thyreostatika
- Hyperthyreoserezidiv nach Strumaresektion
- Vorliegen von Kontraindikationen für eine Operation oder Ablehnung der OP durch Patient.

Nachteile und Nebenwirkungen einer Radiojodtherapie

- Irreversible Schädigung der SD
- Hypothyreose (50–80 % der Fälle)
- Wirkungslatenz von 2–3 Monaten, so dass mit Thyreostatika weiter behandelt werden muss.

Kontraindikationen für eine Radiojodtherapie sind Schwangerschaft, Stillzeit, Kinderwunsch innerhalb der nächsten 6–12 Monate und unbehandelte schwere Hyperthyreose. **Eingeschränkt** ist die Radiojodtherapie bei Kindern, bei sehr großen Strumen und bei Knotenstruma mit Malignomverdacht.

41.4 Thyreotoxische Krise

Unter einer **thyreotoxischen Krise** versteht man eine massive, **lebensbedrohliche Hyperthyreose.** Die Letalität beträgt über 30 %. Ursachen können beispielsweise eine Plummerung oder die Verschlechterung einer bestehenden Hyperthyreose durch schwere Infekte sein.

Merke!

Die Behandlung der thyreotoxischen Krise erfolgt in der Intensivstation.

Die Behandlung erfolgt durch intravenöse Injektion von 160–240 mg Thiamazol, Hemmung der Schilddrüsenhormonfreisetzung durch Jodid und 100–200 mg Glukokortikoid (zur Hemmung der Schilddrüsenhormone). Ferner erfolgt eine symptomatische Begleittherapie mit Propranolol, Digitalis, Tranquilizern und Reserpin. Falls erforderlich wird eine Schockbehandlung durchgeführt. Nach Überwindung der Krise wird eine thyreostatische Dauertherapie begonnen. Falls die Krise medikamentös nicht beherrschbar ist, muss eine SD-Operation innerhalb von 48 Stunden erfolgen.

42 Kortikosteroide, Hormone der Nebennierenrinde

IMPP-Hits

- Glukokortikoide, Wirkungen, Pharmakokinetik, Therapie, Nebenwirkungen
- Mineralokortikoide, Wirkungen, Indikationen
- Nebenwirkungen und Kontraindikationen bei Kortisontherapie
- Substitutionstherapie bei NN-Insuffizienz

Lernziel!
In diesem Kapitel lernen Sie Wirkungen und Nebenwirkungen von Glukokortikoiden und Mineralokortikoiden sowie deren therapeutische Verwendung kennen.

Die Hormone aus der Nebennierenrinde (NNR) und die in den Gonaden gebildeten Hormone werden aufgrund ihrer gemeinsamen chemischen Grundstruktur zu den so genannten **Steroidhormonen** zusammengefasst. Gemeinsam ist allen diesen Hormonen das Steroidgerüst, das aus 4 annelierten Ringen besteht. In diesem Kapitel werden nur die Glukokortikoide und die Mineralokortikoide aus der NNR besprochen, die Sexualhormone folgen in Kapitel 45.

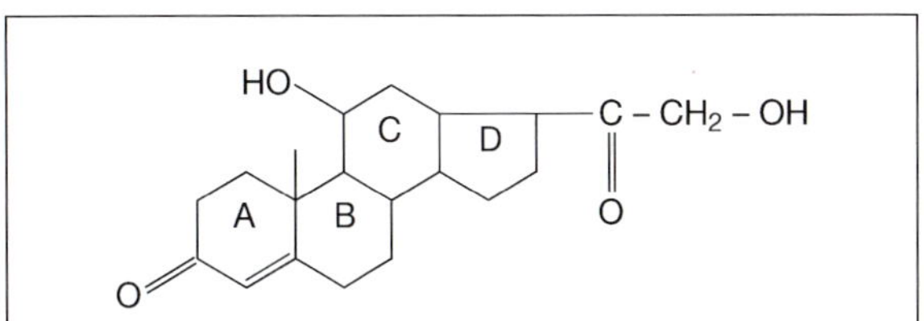

Formel 42.1 Cyclopentanoperhydrophenanthren-Gerüst (Steroidgerüst)

Ausgangsstoff für die Synthese der Steroide ist das **Cholesterol**, das aus Isopentyldiphosphat-Monomeren zusammengesetzt wird. Aus Cholesterol entsteht über verschiedene Zwischenstufen Progesteron. Dieses ist die Verzweigungsstelle für die Synthese von Glukokortikoiden und Mineralokortikoiden.

Die verschiedenen Steroidhormone werden in verschiedenen Zonen der Nebennierenrinde gebildet. Die Tabelle 42.1 zeigt die verschiedenen Steroidhormone und ihre Bildungsorte in der Nebennierenrinde.

42.1 Glukokortikoide

Chemie

Alle Glukokortikoide (und alle Mineralokortikoide) bestehen aus 21 C-Atomen. Die glukokortikoide Wirkung ist abhängig von

- der Ketogruppe an C-3
- der Doppelbindung C-4 = C-5

Tab. 42.1 Bildungsorte von Steroidhormonen.

Hormon	Bildungsort
Mineralokortikoide	Zona glomerulosa (Außenschicht)
Glukokortikoide	Zona fasciculata (Mittelschicht)
Androgene und Östrogene	Zona reticularis (Innenschicht)

- der Ketoalkoholgruppe an C-17
- der α-OH-Gruppe an C-17
- und der OH-Gruppe an C-11.

Kleine Moleküländerungen können große Wirkungsänderungen verursachen. So macht der Ersatz der OH-Gruppe an C-11 durch eine Ketogruppe das Hormon unwirksam.

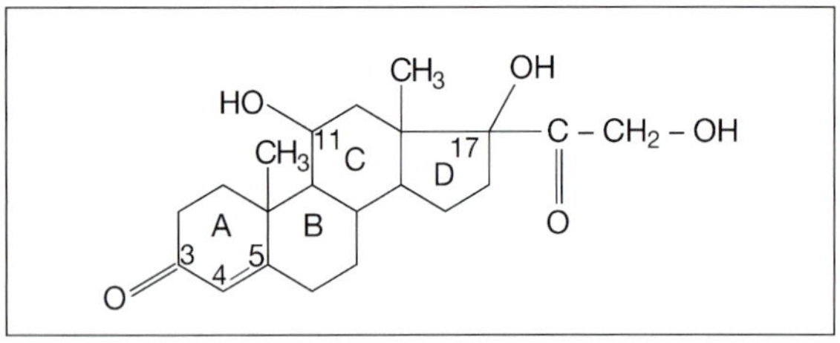

Formel 42.2 Strukturformel von Hydrokortison (Kortisol)

Die beiden natürlichen Glukokortikoide **Kortisol** und **Kortison** wirken schwächer als alle synthetischen Steroide. Als **Standard** zur Ermittlung der Wirkungsstärke dient **Kortisol** mit der Wirkungsstärke 1. Die meisten synthetischen Glukokortikoide haben keine mineralokortikoide Wirkung mehr. Ausnahmen sind Prednison und Prednisolon. Stark unterschiedlich ist die Wirkungsstärke der einzelnen Derivate. Durch Einführung von Methylgruppen oder von Fluor ins Steroidgerüst wird die Wirkungsstärke gesteigert und die Wirkungsdauer verlängert, aber auch die Nebenwirkungen der Hormone werden intensiviert. Alle Glukokortikoide können lokal, oral oder parenteral verabreicht werden.

Pharmakokinetik

Pro Tag bildet die NNR des Erwachsenen ca. 25 mg Hydrokortison (Kortisol), bei Stress das 4- bis 10fache. Die Inkretion aller NNR-Hormone unterliegt einer ausgeprägten **zirkadianen Rhythmik**, die bei der Therapie mit Kortikoiden zu beachten ist. In den frühen Morgenstunden zwischen 6 und 8 Uhr ist die Kortisolproduktion am höchsten. Abbildung 42.1 zeigt diese Gesetzmäßigkeit.

90 % des im Blut zirkulierenden Kortisols sind an ein Transportglobulin, das **Transcortin** (CBG), gebunden, 22 % an Albumin, und der Rest ist frei. Wirksam ist nur das freie Kortisol. Freies Kortisol wird in der Leber reduziert, hydriert und zu 99 % renal als Glukuronid eliminiert.

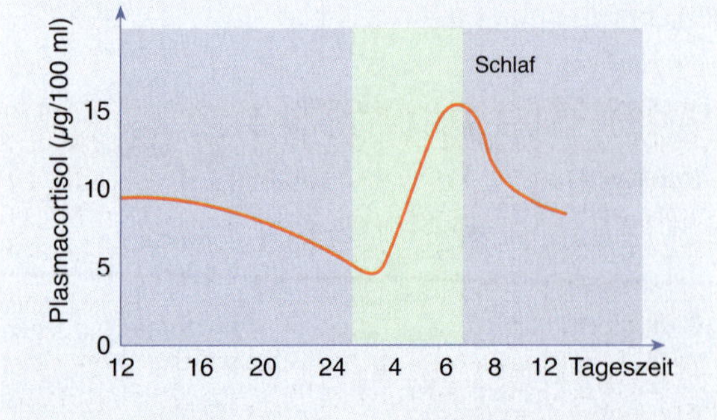

Abb. 42.1: Zirkadiane Rhythmik der Kortisolinkretion.

Die **synthetischen Glukokortikoide** werden mit Ausnahme von Prednisolon kaum an CBG gebunden. Die meisten synthetischen Glukokortikoide werden zu 60 % an Albumin gebunden, der Rest zirkuliert frei. Die Plasmahalbwertszeiten der synthetischen Glukokortikoide sind wesentlich länger als die von Kortisol, was zu ihrer stärkeren Wirksamkeit beiträgt. So hat beispielsweise **Budesonid (Pulmicort®)**, das als inhalatives synthetisches Glukokortikoid in der Asthmatherapie eingesetzt wird, eine HWZ von 150–160 min und eine relative glukokortikoide Wirkungsstärke (☞ Tab. 42.2) von 31.125. Auch Budesonid wird wie andere Glukokortikoide rasch in der Leber metabolisiert und hat deshalb kaum systemische Nebenwirkungen Im Vergleich zu anderen Glukokortikoiden haben Budesonid und Beclomethason einen hohen First-Pass-Effekt (> 80 %) mit rascher Inaktivierung, Diese Verbindungen werden bevorzugt als Inhalationsasthmamedikamente eingesetzt, weil der in den Magen-Darm-Trakt gelangte Anteil rasch inaktiviert wird und keine systemischen Nebenwirkungen auslösen kann.

Regulation

Bildung und Ausschüttung der Steroidhormone unterliegen einem **Regelkreis** aus Hypothalamus, Hypophyse, Nebenniere und Hormonkonzentration im Blut. Der Hypothalamus bildet **CRF** (Corticotropin Releasing Factor), das ebenfalls einer zirkadianen Rhythmik unterliegt. CRF veranlasst die Ausschüttung von **ACTH** (adrenokortikotropes Hormon) aus dem Hypophysenvorderlappen. ACTH wiederum stimuliert Bildung und Freisetzung von Kortisol aus der NNR. Geregelt wird der Kortisolspiegel über ein negatives Feedback, d. h., bei einem Anstieg von Kortisol werden ACTH und CRF gehemmt.

Wirkungsmechanismus

Glukokortikoide haben ein breites Wirkungsspektrum. Viele Effekte sind dosisabhängig. Glukokortikoide (und Aldosteron) binden an Rezeptoren im Zytoplasma. Der Hormon-Rezeptor-Komplex wandert in den Kern und heftet sich dort an **Kernrezeptoren.** Der Steroid-Kernrezeptor-Komplex bindet an Regulatorgene der DNA und induziert die Bildung von m-RNA, welche ihrerseits die Synthese von Proteinen und Enzymen bewirkt. Dieser Wirkungsmechanismus erklärt die Wirkungslatenz der Glukokortikoide, die mehrere Stunden beträgt.

Glukokortikoide hemmen die **Phospholipase A 2**, und damit die Freisetzung der **Arachidonsäure** (☞ Kap. 24, Abb. 24.1). Da diese der Ausgangsstoff für die Synthese von Prostaglandinen und Leukotrienen ist, werden auch diese Verbindungen gehemmt. Gehemmt werden ferner die Makrophagen und die Synthese von Entzündungsmediatoren. Die

Antigen-Antikörper-Reaktion und die Histaminfreisetzung werden nicht behindert, wohl aber die dadurch veranlassten entzündlichen und allergischen Reaktionen.

Merke!
Die Cushing-Schwellendosis ist die maximale tägliche Dauerdosis eines Glukokortikoids, die gerade noch kein Cushing-Syndrom auslöst.

Die Cushing-Dosis ist von Alter, Geschlecht und Konstitution abhängig und weist erhebliche interindividuelle Schwankungen auf.

Wirkungen

- **Wirkungen auf die Entzündungsreaktion.** Glukokortikoide hemmen die entzündliche Früh- und Spätreaktion. Unter **Frühreaktion** versteht man die Kapillardilatation mit Ödembildung, Fibrinbildung, Leukozytenimmigration und Phagozytose. Unter **Spätreaktion** versteht man die Proliferation von Kapillaren, Fibroblasten, Kollagen, T-Lymphozyten und anderen Knochenmarkszellen.

Merke!
Glukokortikoide wirken antiallergisch, immunsuppressiv und antiphlogistisch.

- **Wirkungen auf den Kohlenhydrat- und Eiweißstoffwechsel.** Glukokortikoide steigern die Glukoneogenese aus Aminosäuren. Dadurch steigt der Glukosespiegel im Blut, und die Insulinempfindlichkeit sinkt (diabetogene Wirkung, **Steroiddiabetes**). Die Fettablagerung nimmt zu. Glukokortikoide wirken antagonistisch zu Insulin. Die Utilisation von Aminosäuren in Muskel- und Fettgewebe wird vermindert, und die freien Aminosäuren im Blut steigen an. Glukokortikoide haben eine **eiweißkatabole** Wirkung. Die katabolen Wirkungen führen an Muskulatur und Haut zu Atrophie, am Knochen zu Osteopenie und zur Katarakt. Glukokortikoide fördern die Glykogensynthese in Muskel und Leber.
- **Wirkungen auf den Fettstoffwechsel.** Glukokortikoide steigern die Lipolyse. Dadurch kommt es zu einem Anstieg der freien Fettsäuren im Blut, und es resultiert eine **Hyperlipidämie.** Bei chronischer Überdosierung von Glukokortikoiden kommt es zu einer Umverteilung von Fettgewebe und der typischen Stammfettsucht.
- **Wirkungen auf den Knochenstoffwechsel.** Glukokortikoide haben eine katabole Wirkung auf den Knochenstoffwechsel, da sie Osteoblasten und Vitamin D hemmen. Ferner hemmen sie die renale Phosphatresorption und die enterale Resorption von Ca^{+2} und Phosphat.
- **Wirkungen auf den Elektrolytstoffwechsel.** Glukokortikoide haben eine schwache mineralokortikoide Wirkung (☞ Tab. 42.2) und steigern die Retention von Na^+ und die Ausscheidung von K^+.Die Kalziumresorption aus dem Darm wird gehemmt.
- **Wirkungen auf Blut und Knochenmark.** Glukokortikoide haben eine **immunsuppressive Wirkung.** Sie vermindern die Zahl der basophilen und eosinophilen Leukozyten sowie der Mono- und Lymphozyten. Die Zahl der neutrophilen Granulozyten, der Erythrozyten und der Thrombozyten nimmt zu. Die B- und T-Lymphozyten sowie die Interleukine I und II werden von Glukokortikoiden supprimiert. In hohen Dosen führen sie zu einer Atrophie des lymphatischen Gewebes. Glukokortikoide hemmen die Freisetzung zytotoxischer Enzyme aus den Lysosomen, vor allem im Bindegewebe. Ferner hemmen sie die Früh- und Spätreaktion der Entzündung und die leukozytäre Infiltration in Entzündungsgebiete. Die Hemmung der Fibroblastenproliferation vermindert die fibrinolytische Aktivität und Plasmafibrinogen.
- **Wirkungen auf das Nervensystem.** Im ZNS führen Glukokortikoide zu euphorischer oder dysphorischer Wirkung. Nach längerer Kortisongabe können bei plötzlichem Absetzen schwere Depressionen mit Suizidgefahr auftreten.
- **Wirkungen auf das Herz-Kreislauf-System.** Glukokortikoide haben eine geringe positiv-inotrope Wirkung. Sie steigern die Empfindlichkeit der Gefäße auf Katecholamine. Durch Vasokonstriktion kommt es zu Blutdruckanstieg. Vasokonstriktion und Volumenvermehrung durch Na^+-Retention führen zusammen zu einem Anstieg des HMV.
- **Wirkungen auf die Zellmembran.** Glukokortikoide haben eine stabilisierende, **abdichtende Wirkung** auf die Zellmembran. Die Permeabilität der Membranen wird vermindert. Diese abdichtende Wirkung macht man sich bei der Behandlung des Hirnödems mit Glukokortikoiden zunutze. Ursache des Hirnödems ist eine Permeabilitätserhöhung des Kapillarendothels der Hirngefäße.

Merke!
Die Wirkungen von Glukokortikoiden setzen erst nach Stunden oder Tagen ein, da sie über eine gengesteuerte Proteinsynthese wirken.

Therapie

Glukokortikoide werden in der Medizin sehr häufig eingesetzt, vor allem in der Dermatologie und zur Rheumatherapie. Eine **Substitution** von Glukokortikoiden ist selten und nur indiziert, wenn der Körper nicht genügend Hormon produziert (NN-Insuffizienz). Bei systemischer Gabe von Cortison ist auf Einhaltung der zirkadianen Rhythmik zu achten. Eine Therapie mit Glukokortikoiden darf wegen ihrer supprimierenden Wirkung auf Hypothalamus, Hypophyse und NN nie abrupt beendet werden. Erforderlich ist eine sukzessive Dosisreduzierung über Monate („Ausschleichen"). Die **Indikationen** für eine Therapie mit Glukokortikoiden sind vielfältig:

- **entzündliche Mesenchymreaktionen.** Rheumatische Erkrankungen, Kollagenosen, akutes rheumatisches Fieber
- **Allergien.** Asthma bronchiale, anaphylaktischer Schock, Quincke-Ödem, Colitis ulcerosa, Hautallergien
- **Lungenerkrankungen.** Sarkoidose (M. Boeck), Granulomatose, chronisch obstruktive Lungenerkrankung, toxisches Lungenödem, interstitielle Alveolitis (Farmerlunge)
- **Infektionskrankheiten.** Tuberkulöse Meningitis, exsudative Lungen-Tbc (als Begleitmedikation)
- **Blutkrankheiten.** Erworbene hämolytische Anämien, akute Leukämien, M. Hodgkin
- **Tumoren.** Mamma-, Prostatakarzinom, Plasmozytom
- **Lebererkrankungen.** Cholestatische Hepatitis, chronisch aggressive Hepatitis
- **Magen-Darm-Trakt.** Verätzungen, Colitis ulcerosa, M. Crohn
- **Nierenerkrankungen.** Glomerulonephritis
- **Gefäßerkrankungen.** Panarteriitis nodosa, Wegenersche Granulomatose, Arteriitis temporalis
- **Hauterkrankungen.** Neurodermitis, Ekzeme, Psoriasis, Pemphigus, Lichen ruber, Erythema nodosum, Verätzungen, Photodermatitis, phototoxische Reaktionen
- **Augenerkrankungen.** Blepharitis, Konjunktivitis, Keratitis, Keratoconjunctivitis epidemica
- **Nervensystem.** Neuritiden, Hirnödem
- **Hormondrüsen.** Substitution von Glukokortikoiden bei Insuffizienz von Hypothalamus, Hypophyse oder Nebenniere.
  Eine Insuffizienz der Nebennierenrinde kann primär oder sekundär sein. Die primäre NNR-Insuffizienz heißt **M. Addison** und wird meist durch autoimmune Zerstörung von NNR-Gewebe hervorgerufen. Die Bildung von Kortisol und Aldosteron ist bei M. Addison drastisch vermindert oder fehlt. Bei der sekundären NNR-Insuffizienz liegt meist ein **ACTH-Mangel** zugrunde. Die häufigste Ursache einer sekundären NNR-Insuffizienz ist eine Langzeittherapie mit Glukokortikoiden. Die Hormonsubstitution bei M. Addison erfolgt durch Gabe von 30–40 mg Hydrokortison (Kortisol) morgens nüchtern. Kortisol hat auch eine ausreichende mineralokortikotrope Wirkung, so dass nur selten zusätzlich ein Mineralokortikoid wie Fludrokortison (Astonin H®) gegeben werden muss.
  Beim **adrenogenitalen Syndrom** ist aufgrund eines Enzymdefekts die Androgenproduktion gesteigert und die Glukokortikoidbildung vermindert. Durch physiologische Substitution von Glukokortikoiden wird der Kortisolmangel ausgeglichen und ACTH supprimiert, so dass es zu einer Verminderung der Androgenbildung kommt.
- Die Kortisolbildung lässt sich mit Metyrapon hemmen, welches die 11-β-Hydroxylase blockiert (Metyrapontest).

Wirkstoffe

Da die Wirkung von natürlichem Kortisol sehr schwach ist, wurden durch Modifikationen des Kortisols eine Reihe von stärker wirksamen Glukokortikoiden synthetisiert. Als **Standard** wird **Kortisol** genommen und seine entzündungshemmende **Wirkung gleich 1** gesetzt. Tabelle 42.2 zeigt halbsynthetische Glukokortikoide. Besonders wirkungssteigernd ist die Einführung von Fluoratomen ins Steroidgerüst.

Bufexamac (Parfenac®, Bufederm® Creme) ist eine synthetische Verbindung ohne Sterangerüst (tert. Butyldiphenylpiperidin) mit entzündungshemmender Wirkung und wird als „Kortisonersatz" zur Behandlung chronischer Ekzeme wie Neurodermitis angeboten. Bufexamac verursacht Kontaktdermatitis und allergische Hautreaktionen.

Unerwünschte Wirkungen

Eine unphysiologisch hohe Konzentration von Kortisol im Plasma über längere Zeit führt zu einer Vielzahl von Nebenwirkungen, da Kortisol fast an allen

Tab. 42.2 Gebräuchliche Glukokortikoide und Cushing-Schwelle.

Wirkstoff	Handelsname	Wirkungsstärke	Cushing-Schwelle	Mineralwirkung
Kortisol	Hydrocortison®	1	50 mg/d	1
Kortison	Cortison Ciba®	0,8	60 mg/d	0,8
Prednison	Decortin®	4	7,5 mg/d	0,6
Prednisolon	Decortin H®	4	7,5 mg/d	0,6
Methylprednisolon	Urbason®	5	6 mg	< 0,1
Triamcinolon	Volon®	5	6 mg/d	< 0,1
Dexamethason	Fortecortin®	30	1,5 mg/d	< 0,1
Betamethason	Celestan®	30	1 mg/d	< 0,1
Fluocortolon	Ultralan®	5	7,5 mg/d	< 0,1

Tab. 42.3 Nebenwirkungen und Kontraindikationen bei Kortisontherapie.

Nebenwirkung	Kontraindikation
Cushing-Syndrom: gerötetes Vollmondgesicht, Stammfettsucht, Akne, Hirsutismus	kosmetisch
Schwächung der Infektabwehr, Verschlechterung lokaler oder generalisierter Entzündungen	entzündliche Infekte, Tbc, Gefahr von Pilzinfektionen
Aktivierung von Magen-Darm-Ulzera (Steroidulzera). In Abhängigkeit von der Kortisondosis kann es schon nach wenigen Tagen bei disponierten Patienten zu Magengeschwüren kommen.	Magenulkusanamnese
Die Stimulation der Glukoneogenese durch Kortikoide kann bei Disponierten einen Steroiddiabetes auslösen.	Diabetes mellitus
Osteoporose nach mehrmonatiger Therapie. An der Entstehung sind die Stickstoffbilanz (Osteoidabbau) und die negative Ca^{2+}-Bilanz beteiligt (Hemmung der Ca^{2+}-Resorption im Darm). Anabolika und Zufuhr von Kalzium können die Osteoporose nicht verhindern.	Osteoporose, Nierensteine
Die Retention von Na^+ und Wasser führt zu Ödemen und Hypertonie. K^+-Ausscheidung durch mineralokortikoide Wirkung spielt nur bei Kortisol eine nennenswerte Rolle, bei synthetischen Steroiden kaum. Jedoch kann es nach monatelanger Behandlung mit hohen Dosen Glukokortikoid auch hier zu Kaliumverlust mit Muskelschwäche, Herzrhythmusstörungen und metabolischer Alkalose kommen. Die Na^+- und Wasserretention führt zu Ödemen, Hypertonie und Verschlechterung der Herzinsuffizienz.	Herzinsuffizienz
Besonders unter Fluorkortisol kann es zu Muskelschwäche und Muskelatrophie kommen (Steroidmyopathie). Betroffen sind von allem die Muskeln an Becken- und Schultergürtel, aber auch die Kehlkopfmuskulatur (Heiserkeit bei Asthmatikern).	Myodystrophien
Zentralnervöse Reaktionen sind Unruhe, Nervosität, Euphorie, Depressionen, Schweißausbruch.	Depressionen
Weitere unerwünschte Wirkungen sind Thrombosen und Embolien, Gerinnungsstörungen, Hautblutungen, Granulationshemmung, Wachstums- und Heilungsstörungen, Steigerung des Augeninnendrucks, Steigerung des Hirndrucks, Linsentrübung, Muskelkrämpfe durch Kalziummangel, Hypophysensuppression, NNR-Suppression, Appetitsteigerung.	Thromboseneigung, schlecht heilende Wunden, Alter < 10 Jahren, Glaukom

Stoffwechselprozessen in irgendeiner Form beteiligt ist. Die physiologische Menge an Kortisol (Hydrokortison) liegt beim Erwachsenen bei 25 mg/d. Bei Stress liegt die Konzentration bei 100–200 mg/d. Einige Nebenwirkungen der Glukokortikoide sind dosisabhängig, andere korrelieren mit der Behandlungsdauer.

Angeblich ist der Mundsoor die häufigste Nebenwirkung bei inhalativer Glukokortikoidtherapie (Prüfungsfrage IMPP). Bei inhalativen Glukokortikoiden wie Beclometason-dipropionat, Budesonid, Flunosolid und Fluticason-17-propionat treten kaum systemische NW auf, da lokale Anwendung. Systemische NW nur bei falscher Inhalation (z. B. Verschlucken). Lokale NW sind Heiserkeit durch Myopathie der Kehlkopfmuskulatur, Mundtrockenheit und Mundsoor (5 %), vermeidbar durch Spühlen des Mundes nach Inhalation.

Interaktionen

Barbiturate, Primidon, Rifampicin und Phenytoin sind Enzyminduktoren für Cytochrom P_{450} und schwächen die Wirkung der Glukokortikoide ab. Antikonzeptiva und Östrogene verlängern die Wirkungsdauer der Glukokortikoide durch Verzögerung der Metabolisierung. Aufgrund ihrer kaliuretischen Wirkung verstärken einige Glukokortikoide die Digitaliswirkung und die Hypokaliämie von Schleifendiuretika und Thiaziddiuretika.

42.2 Mineralokortikoide

Wirkstoffe

Zur Therapie mit Mineralokortikoiden steht nur 9-α-Fluorkortisol = Fludrokortison (Astonin H®) zur Verfügung. Es hat eine Wirkungsstärke von 20 % gegenüber Aldosteron und kann oral verabreicht werden.

Pharmakokinetik

Das wichtigste natürliche Mineralokortikoid ist **Aldosteron.** Täglich werden in der Zona glomerulosa 50–250 μg Aldosteron gebildet und in die Blutbahn ausgeschüttet. Die Plasmaeiweißbindung beträgt

65 %, die Plasma-HWZ 30 Minuten. Die Ausscheidung von Aldosteron erfolgt zu 85 % renal. Stimuliert wird die Aldosteronausschüttung durch vermindertes Blutvolumen, durch den Na^+/K^+-Quotienten und durch ACTH.

Wirkungen

Aldosteron und andere Mineralokortikoide fördern am distalen Nierentubulus die Na^+-Rückresorption im Austausch gegen K^+ und H^+. Die natriumretinierende Wirkung von Aldosteron ist 3000-mal stärker als die von Kortisol, dafür ist seine antiphlogistische Potenz minimal.

Indikationen

- Substitution von Mineralokortikoiden bei primärer NN-Insuffizienz (M. Addison)
- Adrenogenitales Syndrom
- Therapieresistente Hypotonie.

Nebenwirkungen der Mineralokortikoide sind Hypokaliämie, metabolische Alkalose und Blutdruckanstieg. Aldosteron kann durch Spironolacton (Aldactone®) kompetitiv gehemmt werden. Mineralokortikoide führen nicht zu Hypernatriämie und verursachen keine Ödembildung.

43 Antidiabetika

IMPP-Hits

Sulfonylharnstoffe, Wirkungen, Mechanismus, Interaktionen
Metformin, Wirkungen, Nebenwirkungen
Insulin, Wirkungen, Pharmakokinetik und Interaktionen
Acarbose, Wirkungen

Lernziel!

Hier lernen Sie den Zuckerstoffwechsel und seine krankhaften Entgleisungen in Form von Diabetes mellitus I und II kennen. Sie werden vertraut gemacht mit den medikamentösen Therapiemöglichkeiten dieser Erkrankung. Sie lernen die oralen Antidiabetika aus der Gruppe der Sulfonylharnstoffe und der Biguanide sowie die verschiedenen Insulinpräparationen kennen. Ferner werden die wichtigsten Interaktionen von Pharmaka mit den Diabetesmedikamenten aufgezeigt. Am Ende des Kapitels sollten Sie Wirkungen, Nebenwirkungen und Interaktionen der Antidiabetika kennen sowie in groben Zügen über Vor- und Nachteile der verschiedenen Insulinpräparate Bescheid wissen.

43.1 Diabetesformen

Der Blutzuckerspiegel wird in engen Grenzen geregelt. Für die Homöostase ist das Zusammenspiel einer Reihe von Hormonen verantwortlich. Insbesondere sind dies Insulin, Glukagon, Adrenalin, Thyroxin, STH und Glukokortikoide. Bei Abweichungen der Glukosekonzentration nach unten (Hypoglykämie) oder nach oben (Hyperglykämie, Diabetes mellitus) kommt es zu schweren Stoffwechselstörungen und Folgeerkrankungen. Die häufigste Störung des Glukosestoffwechsels ist der **Diabetes mellitus**, an dem etwa **6–8** % der Bevölkerung leiden. Von einem Diabetes mellitus spricht man, wenn der Nüchternzucker über 120 mg/dl (6,7 mmol) liegt oder wenn er nach Zuckerbelastung über 160 mg/dl steigt. Das wichtigste Hormon des Intermediärstoffwechsels ist das **Insulin.** Es regelt den Stoffwechsel von Glukose, Fettsäuren und Aminosäuren in der Zelle, insbesondere in Muskelzellen und Fettzellen.

Nach klinischen Gesichtspunkten wird der Diabetes mellitus in verschiedene Formen unterteilt.

- **A) Primäre Diabetesformen**
  - **Diabetes mellitus Typ I (Insulinmangeldiabetes, juveniler Diabetes).** Ursache ist eine Schädigung der β-Zellen des Pankreas. Auslöser können Virusinfekte und Autoantikörper gegen Inselzellen des Pankreas sein.
    Die deutsche multizentrische Studie BABYDIAB (Dt. Ärzteblatt, Jg. 98, Heft 19, 2001) lieferte neue Erkenntnisse zum immunologischen Geschehen bei der Entstehung des Diabetes mellitus Typ I.

Untersucht wurden Neugeborene, von denen ein Elternteil an Diabetes mellitus Typ I erkrankt war. Bereits im ersten Lebensjahr kommt es zum Auftreten von Autoantikörpern gegen pankreatische Inselzellen. Sind im zweiten Lebensjahr zwei oder alle drei Autoantikörpertypen vorhanden, so ist mit dem sicherem Auftreten eines Diabetes mellitus Typ I noch vor dem 10. Lebensjahr zu rechnen. Gegen Insulin gerichtete Antikörper treten zuerst auf. Die Ausweitung der Immunantwort auf die als Antigene wirkenden Enzyme Glutamatdecarboxylase und Tyrosinphosphatase-IA-2 ist eine wichtige Voraussetzung für das Fortschreiten der Erkrankung in Richtung eines klinisch manifesten Diabetes und kann als Indikator der Inselzellzerstörung dienen. Auch genetische Faktoren beeinflussen die Entstehung von Autoantikörpern gegen die pankreatischen Inselzellen. Kinder mit den HLA-Genotypen DR 3/4 oder DR 4/4 haben zehnmal häufiger Inselantikörper vor dem dritten Lebensjahr als Kinder mit anderen Genotypen.
Bei der Entstehung des Typ-I-Diabetes lassen sich ein fulminanter und ein schleichender Verlauf unterscheiden. Bei der Verlaufsform vom fulminanten Typ entwickeln sich die Antikörper explosionsartig und führen noch vor dem dritten Lebensjahr zum Ausbruch des Diabetes.
Der Typ-I-Diabetes wird auch als **I**nsulin **D**ependent **D**iabetes **M**ellitus (**IDDM**) bezeichnet.

- **Diabetes mellitus Typ II (Erwachsenendiabetes, nicht insulinabhängiger Diabetes).** Ursachen sind ein relativer Insulinmangel mit Störung der Insulinsekretion und/oder Defekte an Insulinrezeptoren bzw. Verminderung der Rezeptorzahl.
- **Typ IIa** ohne Adipositas
- **Typ IIb** mit Adipositas.

Der Typ-II-Diabetes wird auch als **N**on **I**nsulin **D**ependent **D**iabetes **M**ellitus (**NIDDM**) bezeichnet.

Merke!
Diabetes mellitus ist eine chronische Stoffwechselstörung aufgrund verminderter Insulinbildung oder verminderter Insulinwirksamkeit.

- **B) Sekundäre Diabetesformen.**
  - Pankreaserkrankungen (Pankreatitis)
  - Endokrinopathien mit vermehrter Bildung von Hormonen, die Insulin antagonisieren (Glukagon, Glukokortikoide, Katecholamine oder Somatotropin).
  - Malnutrition (Mangelernährung)
  - Pharmakotherapie (Betablocker, Glukokortikoide, Diuretika).

Therapie

Das Ziel jeder Diabetestherapie ist die Normalisierung des Blutzuckers, da nur so die Spätfolgen vermieden werden können. An erster Stelle steht die **Diabetesdiät** und an zweiter Stelle die **Pharmakotherapie.**

Ein dauerhaft zu hoher Blutzucker kann je nach Diabetestyp durch Substitution von Insulin oder durch orale Antidiabetika oder durch beides zusammen behandelt werden.

43.2 Insulin

Chemie

Insulin wird in den β-Zellen der Langerhans-Inseln im Pankreas gebildet. Es ist ein Proteohormon, das aus 51 Aminosäuren, die in zwei Ketten (A + B) angeordnet sind, besteht. Die beiden Ketten sind über Disulfidbrücken miteinander verbunden. Insulin ist nicht artspezifisch. Die chemischen Unterschiede der Insuline verschiedener Tierarten (Schwein, Rind, Schaf) sind so gering, dass sie auch beim Menschen wirken. So sind beispielsweise beim Rinderinsulin nur drei Aminosäuren gegenüber dem Humaninsulin verändert, bei Schweineinsulin nur eine Aminosäure. Je weniger die Aminosäuresequenz eines Tierinsulins vom Humaninsulin abweicht, desto geringer ist seine Antigenität.

Pharmakokinetik

Insulin wird aus **Proinsulin** durch Abspaltung des **C-Peptids** gebildet. Die Regulation der Insulinsekretion ist sehr kompliziert und hängt von einer Reihe von Hormonen und Neurotransmittern ab. Die Insulintagesproduktion des gesunden Erwachsenen beträgt 40 IE Insulin, entsprechend 1,8 mg. Die Plasma-HWZ von menschlichem Insulin beträgt 6–10 Minuten. Natürliches Insulin eignet sich aufgrund seiner kurzen Halbwertszeit nicht zur alleinigen Dauertherapie des Diabetes mellitus, da der Patient mindestens 5-mal täglich injizieren müsste. Bei intravenöser Anwendung setzt die Wirkung von Insulin sofort ein, bei subkutaner Gabe nach 30–40 Minuten.

Insulin hat eine kurze Plasma-HWZ (5–10 min), die biologische HWZ jedoch beträgt 2 Stunden. Eine orale Gabe von Insulin ist nicht möglich, da es ein Protein ist und im Magen denaturiert wird. Die Applikation erfolgt s.c. und bei Notfällen wie Ketoazidose intravenös. Die Gabe als Nasenspray ist noch im Erprobungsstadium.

Insulin wird in den Leberzellen und in den Tubuluszellen der Niere abgebaut. Zu einem geringen Teil auch in Muskel- und Fettzellen. Die Eliminations-HWZ von Insulin beträgt 5–10 Minuten.

Wirkungen

Insulin fördert die Synthese von Glykogen, Lipiden und Proteinen (anabole Wirkung), und es hemmt die Glykogenolyse, die Lipolyse, die Ketogenese und die Proteolyse. Hauptwirkorte für Insulin sind die Zellen von Leber, Muskel und Fettgewebe.

Insulin fördert die Aufnahme von Glukose, Aminosäuren, Fettsäuren und Kalium in die Zelle durch Stimulation von **Insulinrezeptoren** auf der Zellmembran.

Die Wirkungen des Insulins werden durch Insulinrezeptoren auf der Zellmembran vermittelt. Der Insulin-Rezeptor-Komplex wandert in die Zelle und katalysiert dort die Phosphorylierung von Enzymen. Der Glukosetransport durch die Zellmembran wird unter dem Einfluss von Insulin verbessert. Insulin regelt den Bedarf der Zelle an Glukose, Fettsäuren und Aminosäuren. Die Zahl der Insulinrezeptoren wird in Abhängigkeit von der Insulinkonzentration verändert. Bei hoher Insulinkonzentration vermindert sich die Rezeptorzahl (Downregulation), bei Insulinmangel erhöht sich die Rezeptorzahl (Upregulation). Eine so genannte **Insulinresistenz** kann auftreten, wenn Insulinantikörper im Blut vorhanden sind, wenn die Rezeptorzahl vermindert ist oder wenn am Rezeptor eine fehlerhafte Informationsübertragung vorliegt. Die Insulinresistenz bei der diabetischen Ketoazidose wird vermutlich durch einen Defekt am Insulinrezeptor verursacht. Bei Vorliegen einer Insulinresistenz beträgt der Insulinbedarf ein Vielfaches des normalen, in der Regel mehr als 200 IE/d.

Insulin hat **anabole** Wirkungen:

- **Glukosetransport.** Insulin senkt den Blutglukosespiegel durch Erhöhung der Zellwandpermeabilität für Glukose und durch Aktivierung des Glukosemetabolismus. Insulin aktiviert Enzyme und induziert die Synthese von Enzymen der Glykolyse. Insulin beschleunigt die Reaktionen des Pentosephosphat-Shunts und hemmt die Enzyme der Glukoneogenese. Insulin steigert die Glykogensynthese in Leber und Muskel.
- **Aminosäuretransport.** Insulin beschleunigt den aktiven Transport von Aminosäuren in die Zellen. Diese Wirkung ist unabhängig vom Glukosetransport.
- **Steigerung der Proteinsynthese.** Durch direkte Wirkung auf die Ribosomen steigert Insulin die Proteinsynthese. Dieser Vorgang ist unabhängig vom Aminosäuretransport.
- **Elektrolyte.** Insulin verstärkt den K^+-Einstrom in die Zelle.
- **Fettstoffwechsel.** Insulin steigert die Fettsynthese und hemmt die Lipolyse.

Eselsbrücke

Insulin treibt den Zucker ins Fett.

Bei **Insulinmangel** steigen die freien Fettsäuren im Blut an, es kommt zu einer Zunahme freier Ketonkörper und zu metabolischer Azidose.

Die wichtigsten Zielgebiete des Insulins sind Leber, Muskel- und Fettgewebe. Bei einem Mangel an Insulin kommt es zu einem komplexen Krankheitsbild, dem Diabetes mellitus („Zuckerharnruhr"). Diagnostisches Kennzeichen des Diabetes mellitus ist die Erhöhung des Blutglukosespiegels. Die Tabelle 43.1 zeigt Faktoren, die die Insulinfreisetzung fördern.

Tab. 43.1 Wirkstoffe, die die Insulinfreisetzung fördern.

Chemische Gruppe	Wirkstoffe
Zucker	Glukose, Mannose, Ribose
Hormone	STH, ACTH, Glukagon
Aminosäuren	Leucin, Arginin
Pharmaka	Sulfonylharnstoffe
Ketone, Fettsäuren	Laurinsäure, Propionsäure, Buttersäure

Indikationen

Die Gabe von Insulin ist angezeigt bei Typ-I- und bei normalgewichtigen Typ-II-Diabetikern, wenn Diät und orale Antidiabetika nicht mehr ausreichend wirken sowie bei Typ-II-Diabetes von Schwangeren, da hier orale Antidiabetika kontraindiziert sind. Ferner bei Coma diabeticum und bei außergewöhnlichen Stoffwechselbelastungen (Stress, Traumen, Infektionen) von Typ-II-Diabetikern, die sonst mit oralen Antidiabetika ausreichend eingestellt sind.

Therapie mit Insulinen

Wegen der kurzen Wirkungsdauer des Altinsulins werden die therapeutischen Insuline als Retardpräparate oder als Gemisch von Retardzubereitung und Altinsulin angeboten. Eine Retardierung oder Wirkungsverlängerung erreicht man durch Verminderung der Löslichkeit des Insulins. Dies geschieht durch Zusatz von Aminoquinurid, Protaminsulfat, Zink, Humanglobulin, NPH (neutrales Protamin Hagedorn) oder durch Kristallisation des Insulins.

Man unterscheidet ultrakurz wirkende Insuline, Normalinsuline (Altinsulin), mittellang wirkende Insuline (Intermediärinsuline) und Langzeitinsuline (Depotinsuline). Zusätzlich gibt es noch Kombinationsinsuline, bei denen ein mittellang oder lang wirkendes Insulin mit Altinsulin gemischt vorliegt. Es steht eine Reihe von Retard- bzw. Depotinsulinen zur Verfügung, die allesamt nur subkutan und nie intravenös injiziert werden dürfen (Tab. 43.2).

Da Tierinsuline antigen wirken können, wird heute hauptsächlich **Humaninsulin** eingesetzt, das von genmanipulierten E.-coli-Stämmen gebildet wird.

Wirkstoffe

Zur Verfügung stehen Tierinsuline aus dem Pankreas von Rind, Schwein oder Schaf sowie gentechnisch von E. coli produziertes humanes Insulin. Tierinsuline sind seit vielen Jahrzehnten im Einsatz. Sie

Tab. 43.2 Pharmakokinetik verschiedener Insuline.

Gruppe	Zusammensetzung	Handelsname	Wirkungsbeginn	Wirkungsdauer
Normalinsuline	Insulin normal (Rind)	Insulin Hoechst®	30 min	5– 8 h
	Insulin normal (Schwein)	Insulin S Hoechst®	30 min	5– 8 h
	Insulin human	Actrapid Human®	30 min	5–7 h
ultrakurz wirksame Insuline	Insulin lispro	Humalog® 100 Lilly	15 min	2–5 h
	Insulin aspartat	Novo Rapid®	15 min	3–5 h
Intermediärinsuline	Insulin-Amino-quinurid (Rind)	Depot-Insulin Hoechst®	1–2 h	10–14 h
	Insulin-Amino-quinurid (Schwein)	Depot-Insulin S Hoechst®	1–2 h	10–14 h
	Insulin human Protaminsulfat	Insulin Protaphan HM®	1–2 h	10–14 h
Langzeitinsuline	Insulin human NPH	Huminsulin Basal®	2–4 h	16–22 h
	Insulin human (Verzögerungsinsulin)	Ultratard HM®	2–4 h	24–36 h
	Insulin glargin	Lantus®	2–4 h	24 h
Kombinations insuline	Altinsulin + Verzögerungsinsulin 10/90, 20/80, 30/70, 40/60, 50/50	Insulin Actraphane® Novo Nordisk®	0,5–1 h	14–20 h

sind billiger als Humaninsulin, können aber antigen wirken und zu einem Wirkungsverlust führen. Insuline der Wahl sind daher heute die Humaninsuline, die seit Beginn der 80er Jahre zur Verfügung stehen und mittlerweile einen Marktanteil von 95 % erobert haben. Am billigsten ist Rinderinsulin, am teuersten Humaninsulin.

Zur Therapie verwendetes, reines Insulin wird unabhängig von seiner Herkunft (Rind, Schwein, E. coli) als **Altinsulin** oder **regular Insulin** bezeichnet. Seine Aktivität wird im Tierversuch standardisiert. 1 IE Insulin ist die Menge Insulin, die bei einem 2 kg schweren, 24 Stunden hungernden Kaninchen innerhalb von 3 Stunden den Blutzucker von 120 auf 45 mg/dl senkt.

Merke!
1 mg Altinsulin entspricht 20–25 IE.

Ultrakurz-Insuline (Insulin lispro und Insulin aspart)

Seit kurzem sind gentechnisch veränderte, sehr kurz wirkende Insuline auf dem Markt. Sie wirken doppelt so rasch und halb so lang wie Altinsulin und müssen unmittelbar vor dem Essen injiziert werden. Sie sind sehr gut steuerbar, haben aber den Nachteil, dass sie vor **jeder** Mahlzeit gegeben werden müssen.

Insulintherapie mittels Insulinpumpe

Eine tragbare Infusionspumpe für Insulin erfordert einen hohen Betreuungsaufwand, eine intelligente Mitarbeit des Patienten und ist teuer. Sie kommt daher nur bei schwer einstellbaren Diabetikern Typ I, meist Jugendlichen, in Betracht.

Merke!
Der Insulinbedarf eines Typ-I-Diabetikers liegt bei 0,7 IE/kg KG und Tag.

Der Insulinbedarf hängt von den Lebensumständen ab. Folgende Einflüsse **vermindern** den Insulinbedarf:
- körperliche Belastung, Sport
- Alkohol
- Hypothyreose
- Insuffizienz von Leber, Niere und Hypophyse
- kalorienreduzierte Diät, Fasten

Ein **erhöhter** Insulinbedarf liegt vor bei:
- Inaktivität
- Essen
- fieberhaften Infekten
- Pubertät
- Schwangerschaft
- Hyperthyreose
- M. Cushing
- Postaggressionssyndrom (Polytrauma, Operationen).

Unerwünschte Wirkungen

Humaninsulin hat keine NW, nur bei Überdosierung kann es zur Hypoglykämie und Gewichtszunahme kommen.

Die **Hypoglykämie** äußert sich durch Schwäche, Heißhunger, Müdigkeit, Nervosität, Zittern, Schweißausbruch und Konzentrationsstörungen. Bei starker Hypoglykämie mit einem Blutzucker < 40 mg/dl kommt es zu organischem Psychosyndrom, Bewusstlosigkeit und Muskelkrämpfen (Insulinschock). Dieser Zustand ist lebensbedrohlich für das ZNS, kann aber in Minutenschnelle durch Injektion von 10 ml 20 %iger Glukose behoben werden. Anschließend werden langsam resorbierbare Kohlenhydrate (Brot) oral verabreicht. Gefürchtet sind **nächtliche Hypoglykämien** im Schlaf. Sie führen zu zerebralen Schäden und werden durch zu lang wirkende Insuline oder orale Antidiabetika hervorgerufen. Ist die Hypoglykämie durch ein Insulinom verursacht, dann kann die Insulinfreisetzung mit dem Kaliumkanalöffner Diazoxid (Hypertonalum®) gehemmt werden.

Tierische Insuline können zu allergischer Sensibilisierung und **Insulinresistenz** auf dieses Insulin führen. Die Therapie besteht im Insulinwechsel. Die Allergie kann vom Soforttyp oder vom verzögerten Typ sein. Es können Insulinantikörper im Blut auftreten, die in der Lage sind, hunderte von Insulineinheiten zu binden. Ursache der Allergien können das Insulin selbst (Proteohormon!) oder Verunreinigungen bei der Präparation sein.

Alle Insuline können bei häufiger subkutaner Injektion an der gleichen Stelle zu **Lipodystrophie** führen.

Wird ein entgleister Diabetes mit hohen Insulindosen behandelt, dann kann es zu einer Hypokaliämie kommen, da Insulin das K^+ in die Zellen treibt. Folge können Herzrhythmusstörungen und Verstärkung der Digitaliswirkung sein.

Kontraindikationen

Insulin darf nicht gegeben werden bei Hypoglykämie, Insulinallergie Typ I und Insulinom.

Interaktionen

Bei gleichzeitiger Gabe von Insulin mit anderen Medikamenten kann die Wirkung von Insulin verstärkt oder abgeschwächt werden. Nicht-β_1-selektive Betablocker (β-Adrenozeptor-Antagonisten) können bei einem mit Insulin behandelten Diabetiker eine Hypoglykämie verstärken, weil sie die glukosemobilisierende Wirkung von Adrenalin hemmen, welches bei Hypoglykämie reflektorisch ausgeschüttet wird. Auch Cyclophosphamid verstärkt die blutzuckersenkende Wirkung von Insulin. Dagegen schwächen folgende Pharmaka die Wirkung von Insulin ab: Chlorpromazin, Glukokortikoide, Diuretika, Sympathomimetika und Schilddrüsenhormone. Weitere Medikamente zeigt Tabelle 43.3.

Tab. 43.3 Interaktionen von Pharmaka mit Insulin.

Erhöhter Insulinbedarf	Verminderter Insulinbedarf
trizyklische Antidepressiva	Alkohol
Kortikosteroide, Cushing-Syndrom	Alphablocker
Diazoxid	Psychoanaleptika
fieberhafte Infekte	Betablocker
Glukagon	Hypothyreose
Hyperthyreose	körperliche Belastung
Lithiumsalze	Leberinsuffizienz
Östrogene	Lipidsenker (Fibrate)
Phenothiazine (Neuroleptika)	MAO-Hemmer
Pubertät, STH	Niereninsuffizienz
Schilddrüsenhormone	Phenylbutazon
Betasympathomimetika	Salicylate
Stress, Postaggressionssyndrom	Tetracyclin
Thiaziddiuretika, Furosemid	Zytostatika

43.3 Orale Antidiabetika

Zu den oralen Antidiabetika zählen Sulfonylharnstoffe, Biguanide, α-Glukosidase-Inhibitoren und Insulin-Sensitizer.

43.3.1 Sulfonylharnstoffe

Chemie

Sulfonylharnstoffe wurden aus den Sulfonamiden entwickelt. Chemisch handelt es sich um Säureamide der Sulfonsäure R-SO_3H. Als Amin fungiert der Harnstoff.

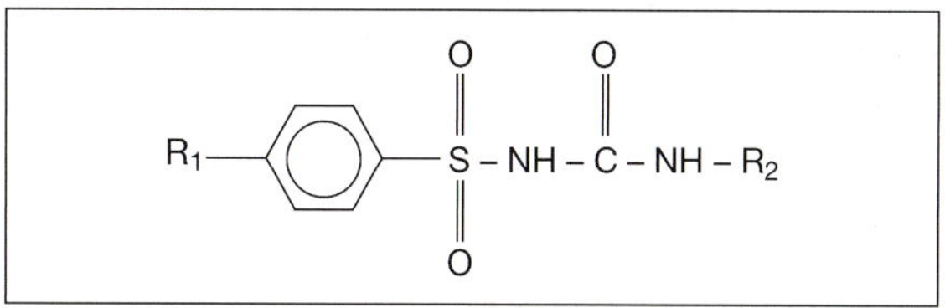

Formel 43.1 Gemeinsames Strukturelement der Sulfonylharnstoffe

Wirkstoffe

Typische Sulfonylharnstoffe zeigt die Tabelle 43.4.

Das Standardmedikament ist **Glibenclamid** (Euglucon®).

Tab. 43.4 Sulfonylharnstoff-Pharmaka.	
Wirkstoff	**Handelsname**
Tolbutamid	Orabet®, Tolbutamid R.A.N.®
Glibenclamid	Euglucon® Glucoreduct®
Gliquidon	Glurenorm®
Glipizid	Glibenese®
Glisoxepid	Pro Diaban®
Glibornurid	Glutril®, Gluborid®
Glimepirid	Amaryl®

Pharmakokinetik

Sulfonylharnstoffe werden nach oraler Gabe gut resorbiert und haben eine hohe Plasmaeiweißbindung (90–99 %). Die Halbwertszeit der Sulfonylharnstoffe ist sehr unterschiedlich und schwankt zwischen 1 und 36 Stunden. Der am häufigsten verordnete Sulfonylharnstoff ist Glibenclamid. Es hat eine HWZ von 10–12 h und eine sehr starke Wirkung im Vergleich zu anderen Sulfonylharnstoffpräparaten. Bei Neueinstellung mit Glibenclamid wird die volle Wirkungsstärke erst nach einer Woche erreicht, so dass eine Dosisanpassung erforderlich ist. Sulfonylharnstoffe werden in der Leber in verschiedener Weise metabolisiert und dann biliär und renal ausgeschieden. Die Tabelle 43.5 zeigt einige pharmakokinetische Daten wichtiger Sulfonylharnstoffe.

Wirkungsmechanismus und Wirkungen

Molekularer Angriffsort der Sulfonylharnstoffe ist der ATP-abhängige **K^+-Kanal** der Zellmembran. Sulfonylharnstoffe vermindern die Kaliumleitfähigkeit der Zellmembran. Dadurch kommt es zu vermehrtem Kalziumeinstrom in die Zelle über die Ca^{2+}-Kanäle. Kalzium setzt durch Exozytose Insulin aus den Zellgranula frei.

Der gesunde Erwachsene benötigt ca. 40 IE Insulin/d. Im Pankreas sind etwa 200 IE Insulin in den Granula der β-Zellen gespeichert. Sulfonylharnstoffe entleeren diese Granula und setzen darüber hinaus Insulin aus der Plasmaeiweißbindung frei. Ferner bewirken Sulfonylharnstoffe offenbar eine Zunahme der Insulinrezeptoren durch Hemmung der Downregulation sowie eine Sensibilitätszunahme der Insulinrezeptoren. Die Glukosetoleranz wird durch Sulfonylharnstoffe verbessert. **Wenn kein Insulin mehr gebildet wird, versagen die Sulfonylharnstoffe.** Auch wenn zunächst noch Insulin gebildet wird, erschöpft sich die Insulinbildung und damit die Wirkung dieser oralen Antidiabetika nach 1–3 Jahren. Ursachen für sekundäres Wirkungsversagen der Sulfonylharnstoffe können eine Downregulation der Insulinrezeptoren (periphere Insulinresistenz), ein ausgebrannter Pankreas oder Diätfehler des Patienten sein. Die Wirkung der Sulfonylharnstoffe wird am besten mit einem Vergleich deutlich: Wenn man ein krankes Pferd (Pankreas) schlägt, läuft es zunächst schneller, fällt dann aber bald tot um.

Wenn Sulfonylharnstoffe von Behandlungsbeginn an nicht wirken, spricht man von **Primärversagen.** Ursache kann ein Typ-I-Diabetes sein. Bei Wirkungsverlust nach mehreren Behandlungsjahren spricht man von **Sekundärversagen.** Dieses kann schon nach 1–2 Jahren auftreten. Nach 10 Jahren Therapie mit Sulfonylharnstoffen muss man mit 80 % Sekundärversagern rechnen. Beim Gesunden lösen Sulfonylharnstoffe eine Hypoglykämie aus.

Indikationen

Eingesetzt werden Sulfonylharnstoffe beim **Typ-II-Diabetes mit Insulinmangel**, insbesondere beim Altersdiabetes. Orale Antidiabetika sind bei Patienten sehr beliebt, da sie die Illusion einer einfachen und ausreichenden Behandlung ohne Diät bieten. Leider werden Sulfonylharnstoffe meist zu früh beim Typ-II-Diabetes verordnet. Zu früh heißt, vor Ausschöpfung der diätetischen Maßnahmen. Dadurch wird der vorhandene Hyperinsulinismus verstärkt und die Leistungskraft des Pankreas vorzeitig erschöpft. Außerdem werden Sulfonylharnstoffe meist zu lange verordnet, so dass der Übergang vom Typ-II-Diabetes in einen insulinpflichtigen Diabetes versäumt wird.

Unerwünschte Wirkungen

Sulfonylharnstoffe sind **gut verträgliche Medikamente**, die täglich millionenfach eingenommen werden. NW, die direkt auf den Arzneistoff zurückzufüh-

Tab. 43.5 Pharmakokinetische Daten wichtiger Sulfonylharnstoffe.			
Wirkstoff	**Wirkungsmaximum**	**Halbwertszeit**	**Relative Wirkungsstärke**
Tolbutamid	3–5 h	4–8 h	1
Glibenclamid	3–5 h	10–12 h	300
Glisoxepid	1 h	1–2 h	250
Glibornurid	5 h	8 h	40
Gliquidon	1,5 h	–	30
Glipizid	4 h	7 h	200

Tab. 43.6 Interaktionen von Sulfonylharnstoffen mit Medikamenten.

Wirkungsverstärkung durch	Wirkungsabschwächung durch
Allopurinol	Betasympathomimetika
Betablocker	Glukokortikoide
Alkohol	Schilddrüsenhormone
Salicylate	Östrogene
Phenylbutazon	Thiaziddiuretika und Furosemid
Cumarine	Phenytoin
Clofibrat	
Guanethidin	
Probenezid	
Chloramphenicol und andere Antibiotika	

ren sind, sind selten. Bei Überdosierung bzw. Gabe zur falschen Tageszeit führen Sulfonylharnstoffe zur Hypoglykämie. Die wichtigsten Nebenwirkungen der Sulfonylharnstoffe sind:

- gastrointestinale Beschwerden
- allergische Reaktionen der Haut
- allergische Reaktionen des Knochenmarks (Leukopenie, Thrombopenie, Agranulozytose)
- hämolytische Anämie
- Kreuzallergie mit Sulfonamiden
- blande Strumabildung (sehr selten)
- Alkoholunverträglichkeit durch Hemmung des Alkoholabbaus (Alkoholdehydrogenase) ähnlich dem Antabussyndrom
- Cholestase, Hepatitis
- Eine erhöhte kardiovaskuläre Mortalität wird diskutiert, ist aber nicht bewiesen.

Kontraindikationen für Sulfonylharnstoffe sind Schwangerschaft, Niereninsuffizienz, Leberinsuffizienz, diabetisches Koma, Sulfonamidallergie und Insulinmangeldiabetes Typ I.

Interaktionen

Eine Reihe von Pharmaka kann durch Enzymhemmung oder durch Verdrängung der Sulfonylharnstoffe aus der Plasmaeiweißbindung die blutzuckersenkende Wirkung dieser Antidiabetika bis zur Hypoglykämie verstärken. Auch eine Wirkungsabschwächung der Sulfonylharnstoffe durch andere Medikamente ist möglich (Tab. 43.6).

43.3.2 Repaglinid (NovoNorm®)

Chemisch gesehen ist Repaglinid zwar kein Sulfonylharnstoff, sondern ein Derivat der Benzoesäure, aber sein Wirkungsmechanismus entspricht dem der Sulfonylharnstoffe. Seine pharmakokinetischen Eigenschaften sind besser, und es ist leichter steuerbar. Repaglinid wird nach oraler Gabe sehr rasch resorbiert (30 min) und erreicht eine Bioverfügbarkeit von 60 %. Es wird in der Leber durch CYP3A4 vollständig metabolisiert und als Glukuronid zu 90 % biliär und zu 8 % renal eliminiert. Da die HWZ nur etwa 1 Stunde beträgt, kann es kaum zu Hypoglykämie kommen, wenn Repaglinid kurz vor der Mahlzeit eingenommen wird. Der Nüchternzucker wird kaum gesenkt, so dass nächtliche Hypoglykämien nicht zu befürchten sind.

Indikationen, **Nebenwirkungen** und **Kontraindikationen** entsprechen denen der Sulfonylharnstoffe, ebenso die **Interaktionen.**

43.3.3 Biguanide

Biguanide wurden früher häufig eingesetzt, dann aber wegen tödlicher NW zum größten Teil aus dem Handel gezogen. Verblieben ist als einziges Biguanid das **Metformin,** das eine Renaissance erlebt, jedoch nur bei strenger Indikationsstellung verordnet werden darf. Chemisch handelt es sich bei den Biguaniden um Derivate des Harnstoffs. Das Biguanidmolekül besteht aus 2 Molekülen Harnstoff, in dem der Sauerstoff durch Stickstoff ersetzt ist.

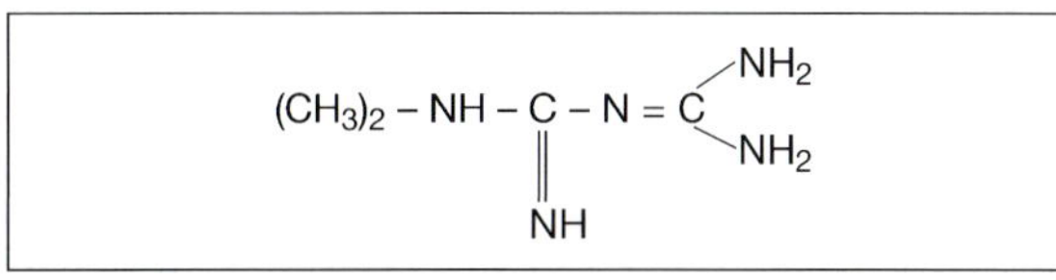

Formel 43.2 Metformin

Metformin (Glucophage®, Mediabet®)

Wirkungsmechanismus und Wirkungen

Biguanide wirken extrapankreatisch und verbessern die Wirkung des noch vorhandenen Insulins, ohne den Insulinspiegel zu erhöhen. Folgende Wirkungen werden beobachtet:

- Hemmung des aktiven Glukosetransports in die Darmzelle
- Verminderung der Glukoneogenese und Beschleunigung der Glykolyse in der Leber
- Beschleunigung des Übertritts von Insulin in die Muskelzelle, so dass eine bessere Glukoseutilisation resultiert (☞ Abb. 43.1)
- Förderung der Lipolyse → Gewichtsreduktion.

Biguanide wirken nur nach oraler Gabe und nur bei Diabetikern, die noch Insulin bilden. Der Insulinspiegel wird nicht erhöht. Bei Gesunden haben Biguanide keine Wirkung.

Pharmakokinetik

Metformin wird unverändert und fast vollständig renal eliminiert, weshalb seine HWZ von der Nierenfunktion abhängt. Bei gesunder Niere beträgt die HWZ 1–4 Stunden.

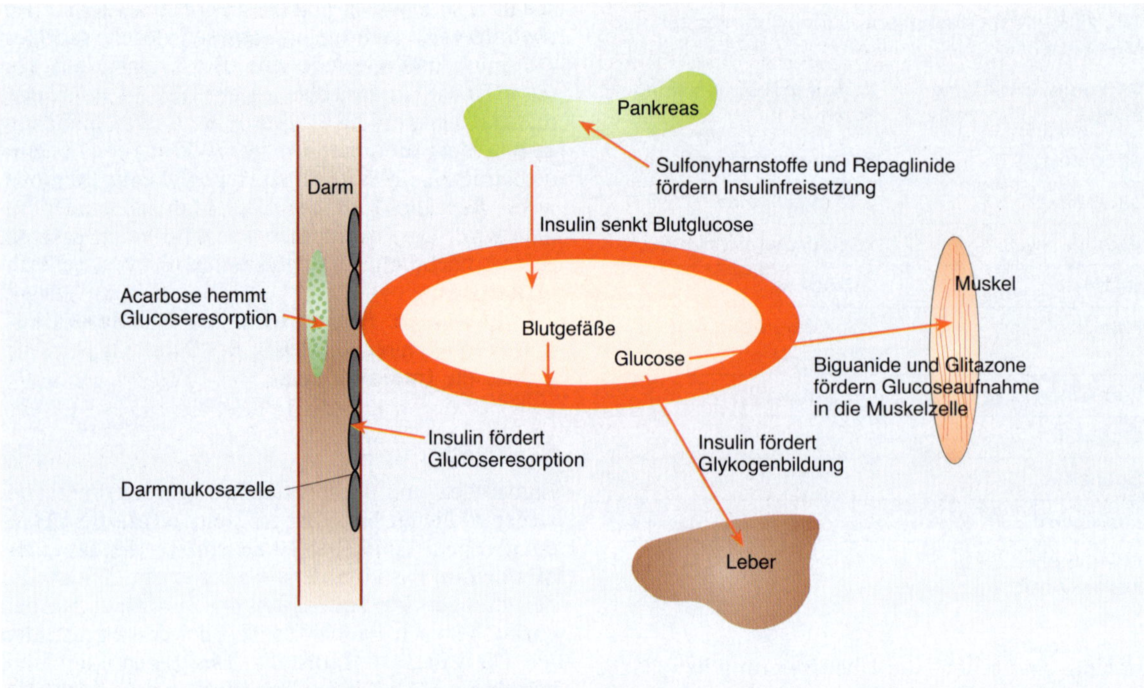

Abb. 43.1 Wirkungen von Insulin und Antidiabetika.

Indikationen

Indikation für Metformin sind nichtinsulinpflichtige Diabetiker Typ II, die Sulfonylharnstoffe nicht vertragen und kein Insulin spritzen wollen. Metformin kann mit Sulfonylharnstoffen oder mit Glitazonen kombiniert werden.

Unerwünschte Wirkungen

Metformin hemmt nicht nur den aktiven Glukosetransport, sondern auch andere aktive Transporte wie den von Aminosäuren und Ionen. Deshalb führen Biguanide häufig zu Durchfall, Erbrechen und Metallgeschmack im Mund.

Selten, aber lebensgefährlich ist jedoch die **Laktatazidose** durch vermehrte Laktatbildung im Muskel und Hemmung des Laktatabbaus in der Leber. Prädisponierende Krankheiten für die Ausbildung einer Laktatazidose sind:

- Pneumonie → respiratorische Azidose durch mangelhafte Abatmung von CO_2
- Niereninsuffizienz → mangelhafte Elimination von Säuren
- Herzinsuffizienz → Sauerstoffmangel im Gewebe, mangelhafte Nierenperfusion
- Alkoholismus → NAD^+-Mangel. NAD^+ wird für die Oxidation von Ethanol und von Laktat zu Pyruvat gebraucht.

Biguanide hemmen den Übertritt von Pyruvat in die Mitochondrien und die Glukoneogenese, bei der Pyruvat verbraucht wird. Biguanide hemmen die Resorption von Vitamin B_{12} und Folsäure. Bei Niereninsuffizienz besteht Kumulationsgefahr für Biguanide.

Kontraindikationen für Metformin sind Schwangerschaft, Niereninsuffizienz, Leberinsuffizienz, Alkoholismus, schlechte Sauerstoffversorgung und andere Stoffwechselentgleisungen, die die Entstehung einer Laktatazidose begünstigen, ferner ein Typ-I-Diabetes.

43.3.4 Insulin-Sensitizer (Glitazone)

Wirkungsmechanismus und Wirkungen

Chemisch handelt es sich bei dieser neuen Gruppe von oralen Antidiabetika um Thiazolidindione. Glitazone haben einen anderen Wirkungsmechanismus als alle bisher besprochenen oralen Antidiabetika. Sie stimulieren die intrazellulären PPAR-γ-Rezeptoren (Peroxisomal Proliferator Activated Receptors). Diese interagieren mit der DNA und steigern die Synthese von Proteinen, welche zur Homöostase des Glukose- und Lipidstoffwechsels beitragen. Durch vermehrte Bildung von Glukosetransportern wird die Glukoseaufnahme in die Zelle gesteigert. In der Leber wird die Glukoneogenese verringert und die Glykolyse erhöht. Es wird weniger Tumornekrosefaktor α gebildet, der als Teilursache der Insulinresistenz betrachtet wird.

Unter der Behandlung mit Glitazonen sinkt der Nüchternblutzucker und das HbA_{1c}. Die Konzentration von Triglyzeriden, freien Fettsäuren und C-Peptid sinkt, HDL-Cholesterin steigt.

Pharmakokinetik

Glitazone haben eine hohe Plasmaeiweißbindung und eine HWZ von 3–6 Stunden. Sie werden in der Leber metabolisiert und biliär eliminiert. Das Wirkungsmaximum wird erst nach 6–8 Wochen erreicht.

Merke!
Insulin-Sensitizer verringern die Insulinresistenz.

Indikation

Indikation für Glitazone allein oder in Kombination mit anderen oralen Antidiabetika ist Diabetes Typ II

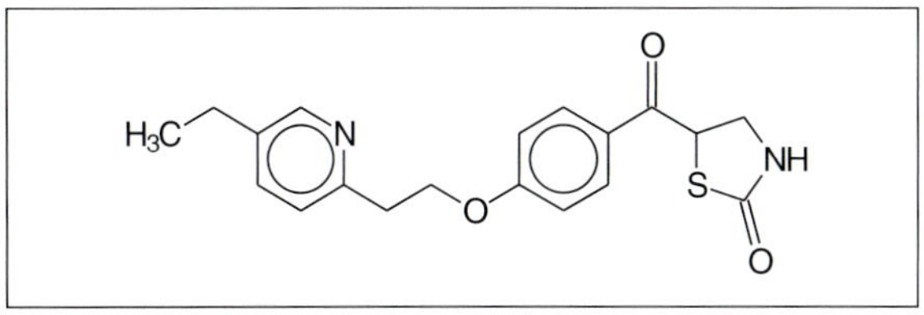

Formel 43.3 Pioglitazon

Die beiden ersten Glitazone auf dem Markt waren Rosiglitazon (Avandia®) und Pioglitazon (ACTOS®, ☞ Formel 43.3), Troglitazon ist in Vorbereitung.

Nebenwirkungen

Als unerwünschte Wirkungen werden Kopfschmerz, Wasserretention und vermehrte Atemwegsinfekte beobachtet. Bei Lebererkrankungen, Ketoazidose, Herzinsuffizienz und Schwangerschaft sind Glitazone kontraindiziert.

Gleichzeitige Gabe von NSAR verstärkt die Ödembildung.

43.3.5 α-Glucosidase-Hemmstoffe

Zur Zeit stehen zwei α-Glucosidase-Hemmstoffe für die Therapie zur Verfügung:
- Acarbose (Glucobay®)
- Miglitol (Diastabol®).

Acarbose ist schon seit mehr als 10 Jahren auf dem Markt, Miglitol wurde 1998 eingeführt.

Acarbose (Glucobay®)

Pharmakokinetik, Wirkungen

Acarbose ist ein Tetrasaccharid, bei dem Maltose durch Pseudomaltose ersetzt ist. Dadurch wird dieser Zucker im Darm nicht enzymatisch gespalten, sondern wirkt als kompetitiver Hemmstoff für die α-Glukosidasen, insbesondere für die Saccharase. Acarbose hat eine 10 000-mal stärkere Affinität zum Enzym Saccharase als das natürliche Substrat Saccharose und wird nur zu 1 % resorbiert. Acarbose verzögert die Spaltung von Poly-, Oligo- und Disacchariden im Dünndarm. Die Zuckerresorption sinkt und damit auch der Blutzuckeranstieg nach dem Essen. Der Insulinbedarf sinkt. Die STOP-NIDDM-Studie (1998–2001) an 1368 Patienten mit gestörter Glukosetoleranz ergab eine Senkung des Risikos kardiovaskulärer Komplikationen von 2,5 % in der Acarbose-Gruppe und eine signifikante Reduktion des Hypertonierisikos. Dies scheint die Hypothese zu bestätigen, dass postprandiale Hyperglykämie (Blutzuckerspitzen) Herzgefäßerkrankungen begünstigen.

Miglitol ist ein monomerer Aminozucker und hat die gleichen Wirkungen und Nebenwirkungen wie Acarbose.

Indikationen

Indikationen für Acarbose sind Typ-II-Diabetiker, die mit Sulfonylharnstoffen, Biguaniden oder Insulin behandelt werden. Die Zusatzmedikation mit Acarbose vermeidet Blutzuckerspitzen. Auch eine reaktive Hypoglykämie kann mit Acarbose behandelt werden. Der therapeutische Nutzen von Acarbose ist gering, die NW sind sehr lästig.

Unerwünschte Wirkungen

Die nichtresorbierten Zucker gären im Darm und führen in 50 % der Fälle zu Blähungen und Durchfall. Bei einschleichender Dosierung sind die NW geringer.

Anwendungsbeschränkung besteht bei Malabsorptionssyndrom und Schwangerschaft.

43.4 Andere orale Antidiabetika

Quellmittel wie Guar oder Pektin vermindern die Glukoseresorption, aber auch die Resorption von anderen Nährstoffen und von Medikamenten. Die **Indikation** für Quellmittel ist die gleiche wie für Acarbose. **Kontraindikationen** für Guar und Pektin sind Darmstenosen und Malabsorptionssyndrome.

44 Diabetes mellitus

44.1 Ursachen und Symptome der verschiedenen Diabetesformen

Der Diabetes mellitus ist definiert als chronische Stoffwechselkrankheit infolge unzureichender Bildung, Freisetzung oder Wirksamkeit von endogenem Insulin.

Man unterscheidet zwei Formen von Diabetes mellitus:

- **Typ-I-Diabetes (juveniler Diabetes oder IDDM = Insulin Dependent Diabetes Mellitus).** Der Typ-I-Diabetes tritt meist plötzlich im Kindes- oder Jugendalter auf. Ursachen sind eine genetische Disposition und die Zerstörung der β-Zellen im Pankreas durch Autoimmunprozesse oder Virusinfektionen (Masern, Mumps). Der Typ-I-Diabetes ist ein Insulinmangeldiabetes und muss mit Insulin behandelt werden.
- **Typ-II-Diabetes (Altersdiabetes oder NIDDM = Non Insulin Dependent Diabetes Mellitus).** Die Anzahl der Patienten mit Diabetes II nimmt weltweit ständig zu. Derzeit liegt die Prävalenz bei 8 %. Ursachen sind längere Lebenserwartung, Bewegungsmangel und Fastfood. In Präventionsstudien wurden Personen mit eingeschränkter Glukosetoleranz im Glukosebelastungstest erfasst und behandelt. Eine eingeschränkte Glukosetoleranz liegt vor, wenn der Plasmaglukosespiegel 2 h nach Aufnahme von 75 g Glukose im Bereich von 140–200 mg/100 ml liegt. In verschiedenen Präventionsstudien (DPP-Studie, DPS-Studie, STOP-NIDDM) konnte gezeigt werden, dass der Ausbruch von Diabetes II durch körperliche Aktivität und Ernährungsumstellung verzögert werden kann. In geringerem Maß lässt sich auch durch prophylaktische Gabe von Acarbose oder Metformin ein Diabetes II verzögern. (Dtsch. Ärzteblatt 2002; 99: A 3182—3189, Heft 47). Eine Studie des Deutschen Diabetes Forschungsinstituts Düsseldorf (DDFI) im Raum Augsburg an 1300 zufällig ausgewählten Personen (55–74 Jahre) ergab im Glukosetoleranztest eine Häufigkeit von 16,6 % Patienten mit Diabetes II. Die Erkrankung beginnt beim Typ-II-Diabetes schleichend, meist jenseits des 40. Lebensjahres. Dem Typ-II-Diabetes liegt meist eine Insulinresistenz zugrunde. Gestört ist der Glukosetransport in die Muskelzelle. Die Bauchspeicheldrüse versucht zunächst, die Insulinproduktion zu erhöhen, kann dies aber nicht lange durchhalten, so dass es zu einer relativen Pankreasinsuffizienz kommt. Durch den Hyperinsulinismus wird die Zahl der Insulinrezeptoren vermindert (Downregulation), so dass der Blutzucker noch weiter ansteigt. Bei Typ-II-Diabetikern handelt es sich typischerweise um übergewichtige Erwachsene. Ein Typ-II-Diabetes bei unter 18-Jährigen war früher eine Rarität, heute beobachtet man Diabetes II auch schon bei übergewichtigen Kindern. Mittlerweile hat Diabetes II bei Kindern und Jugendlichen eine höhere Inzidenz als Diabetes I. In 90 % der Fälle des Typ-II-Diabetes findet sich ein **erhöhter** Insulinspiegel, es liegt also kein Insulinmangel vor. Trotzdem ist gleichzeitig der Blutzucker erhöht. Man nennt diesen Zustand **metabolisches Syndrom.**

Die vielfältigen **Folgen des Insulinmangels** sind:

- Störung verschiedener Stoffwechselvorgänge
- diabetische Mikroangiopathie (Retinopathie)
- diabetische Makroangiopathie (Koronarien, Hirngefäße, Nierengefäße u. a.)
- diabetische Polyneuropathie
- organisches Psychosyndrom
- kardiale autonome Neuropathie
- diabetische Gastroparese
- diabetische Nephropathie mit Mikro- oder Makroalbuminurie (30–50 % der Typ-II-Diabetiker).

Die Spätfolgen des Diabetes lassen sich kaum beeinflussen, weshalb der rechtzeitigen, suffizienten Behandlung dieser Stoffwechselstörung große Bedeutung zukommt. (Behandlungskosten eines Diabetikers: ca. 5262 €/J, davon ca. 75 % für die Folgekrankheiten.) Diabetes verursacht keine Schmerzen, und die Patienten fühlen sich meist nicht krank. Die **Compliance** für Diät und Medikamente ist daher schlecht. Auch bei Diabetikern, die schon Spätschäden haben, ist die Compliance nicht gut.

Therapieprinzipien bei Diabetes I und II

Therapieziele sind die Beseitigung der Hyperglykämie, der Stoffwechselentgleisungen wie Ketoazidose, die Normalisierung der Blutzuckerregulation und die Verhinderung von Spätschäden.

Dazu dienen Diät, Patientenberatung, allgemeine Lebensführung (kein Stress, mäßige körperliche Belastung) und Medikamente.

Zur Kontrolle der Therapie werden Blutglukose, Uringlukose, Ketonkörper im Urin und HBA_{1C} herangezogen:

- Blutglukose nüchtern $> 80 < 120$ mg/100 ml und 130–160 mg/100 ml postprandial
- Uringlukose (24-h-Urin) < 20 mg/dl
- Ketonkörper im Urin negativ
- $HBA_{1C} < 6{,}5$ % des Gesamt-Hb.

Merke!
Therapieziele der Diabetesbehandlung sind die Verhinderung von metabolischer Entgleisung und die Verhinderung von Spätschäden.

Tabelle 44.1 zeigt die Ursachen eines erhöhten Insulinbedarfs.

Tab. 44.1 Ursachen eines erhöhten Insulinbedarfs.

Metabolisch	Adipositas Hypertriglyzeridämie Ketoazidose gesteigerte Glucosebildung
Endokrin	vermehrte Ausschüttung von STH, Glukagon, T_3/T_4, Kortisol, Östrogen
Immunologisch	Insulinantikörper
Medikamente	(☞ Tab. 43.4)

44.2 Therapie des Typ-II-Diabetes

Charakteristisch für den Typ-II-Diabetes ist das **metabolische Syndrom.** Man versteht darunter das gleichzeitige Vorliegen von Hyperinsulinämie, Insulinresistenz und Hypertriglyzeridämie. In der Regel handelt es sich um adipöse Patienten mit Hypertonie.

Merke!
Das metabolische Syndrom ist der Wegbereiter der Arteriosklerose.

Bei längerer Dauer des metabolischen Syndroms entsteht eine relative Insuffizienz der β-Zellen im Pankreas und ein Typ-II-Diabetes. Die Erstmanifestation liegt meist nach dem 40. Lebensjahr. Diabetes II macht 80 %. aller Diabetesformen aus. Wird bereits im metabolischen Stadium mit Gewichtsreduktion, Diät und Bewegung behandelt, tritt der Diabetes nicht auf. Ist der Diabetes schon manifest, dann ist das Therapieziel die **Verminderung der Insulinresistenz.** Dies wird ebenfalls durch Gewichtsreduktion, Diät und Sport erreicht. Damit lässt sich bereits in 90 % der Fälle ein normaler Blutzucker erreichen. Leider ist die Compliance schlecht, so dass zusätzlich Medikamente oder Insulin gegeben werden müssen.

Merke!
Insulin erzeugt Hunger.

Wenn übergewichtige Typ-II-Diabetiker Insulin spritzen, sinkt der Blutzuckerspiegel. Die Patienten bekommen Hunger, essen mehr als nötig, und das Übergewicht verstärkt sich.

Therapieschema I

Merke!
Die erste Therapiestufe besteht aus Metformin + Acarbose + Diät.

Acarbose vermindert die Glukoseresorption aus dem Darm und das Biguanid **Metformin** senkt den Blutglukosespiegel durch verbesserte Glukoseaufnahme in die Muskelzellen und durch verminderte Glukoseabgabe der Leber (Hemmung der Glukoneogenese). Bei dieser Behandlung wird verhindert, dass die ohnedies erhöhte Insulinausschüttung verstärkt wird. Biguanide wirken nur in Gegenwart von Insulin. Biguanide eignen sich gut für die Therapie von Adipösen mit Typ-II-Diabetes, da sie im Gegensatz zu Sulfonylharnstoffen und Insulin keine Gewichtszunahme verursachen. Voraussetzung für eine Therapie mit Metformin ist eine normale Nierenfunktion. Bei Beachtung der Kontraindikationen ist

Metformin ein zuverlässiges und sicheres Medikament.

Kontraindikationen sind:

- azidotische Stoffwechselstörungen
- Sauerstoffmangel im Gewebe z.B. bei Herzinsuffizienz
- Pankreatitis
- Einschränkung der Funktion von Leber und/oder Nieren
- Infektionskrankheiten mit Fieber
- konsumierende Erkrankungen (Tumore)
- Operationen (prä- und postoperativ)
- Alkoholismus
- Fastenkuren.

Bei unzureichender Blutzuckersenkung und Vorliegen einer Inuslinresistenz kann Metformin mit Insulinsensitizern wie Rosiglitazon oder Pioglitazon kombiniert werden. Die neue Gruppe der Insulinsensitizer oder Glitazone wie Rosiglitazon (Avandia®), Pioglitazon (Actos®) verringert die Insulinresistenz. Sie können also nur eingesetzt werden, wenn noch genügend Insulin gebildet wird. Chemisch handelt es sich um Thiazolidindione. Unter der Behandlung mit Glitazonen sinkt der Nüchternblutzucker und das HbA_{1c}. Die Konzentration von Triglyzeriden, freien Fettsäuren und C-Peptid sinkt, HDL-Cholesterin steigt. Für eine Bewertung dieser Gruppe liegen noch nicht genügend Daten vor.

Therapieschema II

Merke!
Die zweite Therapiestufe umfasst Sulfonylharnstoffe + Diät (+ Acarbose).

Wenn durch **Diät** und **Gewichtsreduktion** keine ausreichende Blutzuckersenkung gelungen ist, können **Sulfonylharnstoffe** eingesetzt werden. Sulfonylharnstoffe fördern die Insulinfreisetzung aus den β-Zellen des Pankreas, verhindern aber nicht das Fortschreiten des Untergangs der β-Zellen und die Abnahme der Insulinproduktion (Sekundärversagen). Sulfonylharnstoffe dürfen nur eingesetzt werden, solange sie ausreichend wirken, also der pp-Blutzucker nicht 160 mg/100 ml überschreitet. Natürlich muss auch der Urin zuckerfrei sein. Leider werden immer noch häufig Diabetiker über Jahrzehnte mit Sulfonylharnstoffen behandelt, obwohl die Glukose schon weit über 200 mg/100 ml liegt. Für kurze Zeit kann bei Sekundärversagen der Sulfonylharnstoff mit Insulin kombiniert werden (1 x/d). Wenn diese Kombination auch nicht mehr ausreichend wirkt, wird das Sulfonamid abgesetzt und ganz auf Insulin umgestellt. Der Wirkungsmechanismus aller Sulfonamide ist gleich, unterschiedlich sind Dosierung und Wirkungsdauer (☞ Tab. 44.2). Gliquidon hat eine kurze HWZ und lässt sich gut steuern. Man gibt es kurz vor den Mahlzeiten. Das seit 3 Jahren verfügbare Repaglinid wird überwiegend biliär eliminiert und kann daher auch bei Niereninsuffizienz eingesetzt werden.

Sulfonylharnstoffe sind gut verträgliche Medikamenten. Die häufigsten NW sind Hypoglykämie und Gewichtszunahme. Cholestatischer Ikterus und Blutbildveränderungen sind selten.

Merke!
Bei Hypoglykämie wird Glukose i.v. als Infusion gegeben oder 1 mg Glukagon (GlucaGen®) alle 6 Stunden i.m.

Acarbose (Glucobay®) oder Miglitol (Diastabol®) können zusätzlich gegeben werden, da sie Glukosidasen im Darm hemmen und die Glukoseresorption vermindern. Bei Langzeitbehandlung senkt Acarbose die HbA_{1C}-Konzentration. Der Lipasehemmer Orlistat (Xenical®) vermindert die Fettresorption aus dem Darm und führt zu einer besseren Gewichtsreduktion als Diät allein. Auch mit Orlistat kann auf eine Diät aber nicht verzichtet werden.

Therapieschema III

Merke!
Die dritte Therapiestufe besteht aus Sulfonylharnstoffen + Insulin + Diät oder Diät + Sulfonylharnstoff + Insulinsensitizer. Die Kombination Sulfonylharnstoff + Insulin gilt jedoch nur für eine Übergangsphase (s. Stufe II).

Glitazone wie Rosiglitazon (Avandia®), Pioglitazon (Actos®) verringern die Insulinresistenz. **Insulinsensitizer** werden hinzugefügt, wenn Sulfonylharnstoffe allein nicht ausreichend blutzuckersenkend wirken. Glitazone sind nicht zur Monotherapie zugelassen.

Therapieschema IV

Merke!
Die vierte Therapiestufe beinhaltet Insulin + Diät wie beim Typ-I-Diabetes.

Neuere Behandlungsmöglichkeiten des Typ-II-Diabetes

Seit kurzem sind zwei **ultrakurz wirkende Insuline** auf dem Markt, die sich vermutlich zu einem wichtigen Bestandteil der Therapie des Typ-II-Diabetes entwickeln werden. Sie werden in Stufe II oder III anstelle von Sulfonylharnstoff eingesetzt, können aber auch schon in Stufe I mit Biguanid kombiniert werden. Indikation ist ferner der Diabetes I. Das **Insulin Lispro** (Humalog 100® Lilly) ist ein halbsynthetisches Insulin, bei dem zwei Aminosäuren (Lysin und Pro-

Tab. 44.2 Dosierung und Pharmakokinetik oraler Antidiabetika.

Wirkstoff	Handelsname	HWZ (h)	Tagesdosis (mg/d)	Elimination renal/biliär (%)
Sulfonylharnstoffe				
Tolbutamid	Orabet®	5	500–1000	90/10
Glibenclamid	Euglucon®, Glib-ratiopharm®	2–5	3,5–10,5	50/50
Gliclazid	Diamicron®	12	80–240	70/30
Glibornurid	Gluborid®	8	12,5–75	65/35
Glimepirid	Amaryl®	5–6	1–6	62/38
Glisoxepid	Pro-Diaban®	2	2–16	75/25
Gliquidon	Glurenorm®	1,5	15–120	5/95
Derivate der Carbamoyl-Benzoesäure				
Repaglinid	NovoNorm®	1	1,5–16	8/92
Biguanide				
Metformin	Glucophage®, Meglucon®	1,5–4,5	850–2550	100/0

lin) in der Reihenfolge vertauscht wurden. Es hat eine Halbwertszeit von 1–3 Minuten und wirkt schneller als Normalinsulin. Der Spritz-Ess-Abstand vermindert sich auf 10 Minuten. Ein reaktiver Hyperinsulinismus tritt nicht auf. Das zweite ultrakurze Insulin **ist Insulin aspartat** (Novo Rapid®) mit einem Wirkungseintritt nach 1 min und einer Wirkungsdauer von 1–3 min.

Merke!

Betablocker, ACE-Hemmer, Salicylate und Alkohol verstärken die blutzuckersenkende Wirkung von oralen Antidiabetika. Glukokortikoide, Schilddrüsenhormone und Sympathomimetika vermindern die Wirkung von oralen Antidiabetika.

Die UKPD-Studie an Diabetikern ohne Herzinfarkt hat gezeigt, dass orale Antidiabetika bei richtiger Indikation und bei korrekter Blutzuckereinstellung bei Diabetes II einer Insulintherapie gleichwertig sind. Bei Metformin und Diät nahmen die Sekundärkomplikationen um 32 % ab, die Gesamtmortalität sank um 36 %. Der Sulfonylharnstoff Glibenclamid senkte die Folgekrankheiten des Diabetes um 12 %.

44.3 Therapie des Typ-I-Diabetes

Der Typ-I-Diabetes tritt in der Regel vor dem 40. Lebensjahr auf und ist insulinpflichtig, d. h., es muss einmal oder mehrmals am Tag **Insulin** parenteral verabreicht werden. Auf Diät und besondere Lebensführung kann aber trotzdem nicht verzichtet werden. Wichtig sind häufige kleine Mahlzeiten (ca. 6), die nicht mehr als 50 % Kohlenhydrate enthalten sollten. Schnell resorbierbare Kohlenhydrate (Saccharose, Fruktose, Glukose) sind verboten. Starre Diätpläne haben sich nicht bewährt. Besser und flexibler ist die Injektion von zusätzlichem Altinsulin entsprechend der Art und Menge der Mahlzeit. Körperliche Aktivität treibt den Zucker in die Muskeln und senkt die Blutglukose. Ständige Kontrolle der Blutzuckerwerte durch den Patienten ist erforderlich. Die Blutglukose muss ständig unter 160 mg/dl gehalten werden. Auch kurzfristige Überschreitungen dieses Limits führen zu Spätschäden. Eine Langzeitkontrolle der Einstellung ist mit Hilfe von **HbA_{1c}** möglich. Hierbei handelt es sich um ein glykolysiertes „degeneriertes" Hämoglobin, das nur bei überhöhtem Blutzucker auftritt. Es genügt, HbA_{1c} einmal im Quartal zu kontrollieren.

44.3.1 Auswahl des Insulinpräparats

Verwendet werden sollten nur noch hochgereinigte, gentechnisch hergestellte **Humaninsuline** oder hochreines Schweineinsulin. Der Insulinbedarf und die Anpassung des Insulintyps an das Bedarfsprofil werden durch Ausprobieren ermittelt. Als ungefähre Richtdosis kann man mit 0,7 IE/kg Körpergewicht rechnen. Der Insulinbedarf bei Ersteinstellung lässt sich am leichtesten durch dreimalige Gabe von **Altinsulin** ermitteln. Man kann aber auch gleich mit einem

Intermediärinsulin anfangen und die Anpassung mit Altinsulin verbessern. 50–70 % des Tagesbedarfs sollte in Form von Altinsulin gegeben werden, der Rest als Depotform. Je flexibler die Diabeteseinstellung sein soll, desto häufiger muss gespritzt werden. Mehr als 3 Injektionen täglich sind dem Patienten in der Regel nicht zumutbar. Am häufigsten wird die konventionelle Einstellung gewählt, bei der zu festen Tageszeiten 1 × früh und 1 × abends gespritzt wird. Beim flexiblen Schema wird 2 × täglich **Depotinsulin** subkutan injiziert. Hinzu kommt der mahlzeitenabhängige Insulinbedarf, der mit mehrmaliger Altinsulininjektion zugeführt wird. Dadurch ist zwar der Tagesablauf flexibler, aber die Anforderungen an Disziplin und Selbstkontrolle des Patienten sind erhöht.

Ersteinstellung

Bei der konventionellen Ersteinstellung gibt man 45 Minuten vor dem Frühstück 12–24 IE Intermediärinsulin, beispielsweise Depot-H-Insulin Hoechst®, bei dem 25 % Altinsulin und 75 % NHP-Insulin gemischt sind. In Abhängigkeit vom Blutzuckertagesprofil wird die Dosierung um 2–4 IE Insulin pro Tag geändert. Sind mehr als 40 IE Insulin/d erforderlich, dann werden 70 % der Tagesdosis morgens und 30 % abends verabreicht. Um den Basalbedarf zu decken, kann man abends auch ein lang wirkendes Verzögerungsinsulin geben. Zu vermeiden sind Insuline, die mitten in der Nacht ihr Wirkungsmaximum haben und zu **nächtlichen Hypoglykämien** führen. Diese treten bevorzugt morgens gegen 5 Uhr auf.

Im Jahr 2001 kam mit dem Insulin glargin (Lantus®) das erste lang wirkende Insulinanalogon auf den Markt, das gentechnisch aus E. coli hergestellt wird und bei dem die AS Asparagin in Position A 21 durch Glycin ersetzt ist. Im Vergleich zu Verzögerungsinsulin (NPH-Insulin) beobachtet man unter Lantus® eine gleichmäßigere Blutzuckersenkung über 24 Stunden und weniger nächtliche Hypoglykämien. Die HbA_{1C}-Werte konnten nicht verbessert werden.

Der Urinzucker allein genügt nicht für die Therapiekontrolle, da bei manchen Diabetikern erst bei einem Blutzucker über 250 mg/dl Zucker im Urin auftaucht. 1 IE Insulin verhindert 2 g Harnzucker. Durch die Einführung von **Insulin-Pens** wurde die Injektion für die Patienten sehr erleichtert. Die Nadel wird durch Federkraft auf Knopfdruck eingestochen. Im Pen sind Ampullen mit hochkonzentriertem Insulin enthalten, so dass der Vorrat mehrere Tage reicht. Der Patient braucht nur an der Wählvorrichtung die Zahl der Einheiten einzustellen, dann injiziert der Pen diese Anzahl. Ansonsten können spezielle Insulinspritzen verwendet werden, die insgesamt nur 1 ml fassen und in IE graduiert sind. Die Morgendosis des Insulins wird in die Bauchhaut (schnelle Resorption), die Abenddosis in den Oberschenkel injiziert (langsame Resorption). Die Einstichstelle sollte häufig gewechselt werden, um eine Lipodystrophie zu vermeiden.

Noch flexibler als die Insulininjektion ist die Insulinpumpe, die ein subkutanes Reservoir enthält und ständig Altinsulin abgibt, um den Basalbedarf zu decken. Zu den Mahlzeiten spritzt der Patient zusätzliches Altinsulin über die Pumpe. Dazu muss der Patient aber den Blutzucker vorher messen. In Vorbereitung sind Insulinnasensprays.

In der **Schwangerschaft** gelten besonders strenge Kriterien für die Diabeteseinstellung. Durch gute Einstellung der Mutter lassen sich Mortalität und Morbidität des Kindes erheblich senken. Orale Antidiabetika sind in der Schwangerschaft kontraindiziert.

Komplikationen der Insulintherapie

Trotz hochgereinigter Insuline kann immer noch die Bildung von **Insulinantikörpern** induziert werden, was sich durch massiven Anstieg des Insulinbedarfs bemerkbar macht. Wesentlich häufiger sind Hypoglykämien durch Überdosierung von Insulin oder durch Verabreichung von Insulin zur falschen Tageszeit. Auch ein falsches Retardierungsprofil des Insulins, versehentliche intramuskuläre oder intravenöse Injektion des Insulins, das Vergessen von Mahlzeiten, heftige körperliche Belastung und Verwechslung der Insulinkonzentration sind mögliche Fehlerquellen für einen falsch eingestellten Blutzucker. Bei hochfieberhaften Infekten (Influenza) mit Appetitlosigkeit kann der Insulinbedarf dennoch erhöht sein. Erforderlich ist eine enge Kontrolle des Blutzuckers und eine flexible Anpassung mit Altinsulin.

44.3.2 Weitere Therapiemöglichkeiten beim Typ-I-Diabetes

Beim frisch manifestierten juvenilen Diabetes kann bei einem Teil der Patienten durch immunsuppressive Behandlung mit Ciclosporin A (Sandimmun®) eine anhaltende Remission erreicht werden. Langzeitergebnisse liegen noch nicht vor.

44.4 Therapie und Prophylaxe der Stoffwechseldekompensation

Je nach Diabetestyp und Art der Behandlung sind verschiedene Stoffwechselentgleisungen möglich.

44.4.1 Diabetische Ketoazidose und ketoazidotisches Koma

Bei Vorliegen von hohem Blutzucker, gestörter Glukoseutilisation und akutem Insulinmangel kommt es zu verstärkter Lipolyse mit Anstieg von Fettsäuren und Ketonkörpern. Charakteristisch ist der **Acetongeruch.** Aceton ist ebenfalls ein Keton (CH_3-CO-CH_3). Ist der Stoffwechsel erst einmal entgleist, senken auch hohe Insulingaben den Zucker nicht. Die Situation ist lebensgefährlich. Symptome der diabetischen Ketoazidose sind Übelkeit, Erbrechen, Muskelschwäche, Durst, Polydipsie, Polyurie und Kußmaul-Atmung. Die Ketoazidose tritt in der Regel bei jungen Typ-I-Diabetikern auf. Der Blutzucker kann bis auf 700 mg/dl steigen. Hinzu kommt eine Exsikkose durch die osmotische Diurese. Therapieziele sind:

- **Ausgleich der Wasserverluste.** Dazu sind mehrere Liter physiologische NaCl-Lösung erforderlich, maximal 4 l/d
- **intravenöse Gabe von Insulin.** Falls erforderlich müssen mehrere hundert IE Altinsulin pro Tag gegeben werden. Am besten gibt man das Insulin über einen Perfusor.
- **Normalisierung des Elektrolythaushalts.** Dazu werden Kalium und Bicarbonat infundiert.

Merke!
Die Letalität der diabetischen Ketoazidose beträgt 10 %.

Eine wichtige Todesursache bei Ketoazidose ist das Hirnödem, das vorwiegend bei jungen Menschen auftritt. Die Behandlung erfolgt mit Mannitolinfusionen.

44.4.2 Diabetisches Koma, hyperosmolares Koma

Diese Stoffwechselentgleisung tritt meist bei älteren Diabetikern mit **Typ-II-Diabetes** auf. Auslöser ist häufig ein Infekt. Das vorhandene Insulin reicht aus, um eine Ketoazidose zu verhindern, aber es kommt zu Verlust von Wasser und Glukose über die Nieren. Als Folge stellen sich eine Hypovolämie und eine hyperosmolare **Exsikkose** ein. Der Blutzucker kann extreme Werte (1000 mg/dl) annehmen. Die Therapie des hyperosmolaren Komas unterscheidet sich von der der Ketoazidose. Beim hyperosmolaren Koma werden hypotone Lösungen infundiert, und das Insulin wird um ein Drittel niedriger dosiert (3 IE/h). Die Osmolalität der Infusionslösung richtet sich nach der Na^+-Konzentration im Plasma. Zusätzlich ist eine Kaliumsubstitution erforderlich. Bei einer Blutglukose < 300 mg/dl kann 5 %ige Glukoselösung infundiert werden.

44.4.3 Laktatazidose

Die Laktatazidose hat die höchste Letalität aller Stoffwechselentgleisungen des Diabetikers. Auslöser sind meist **Biguanide.** Bei der Laktatazidose steigen Laktat und Glukose im Blut an. Die Therapie besteht in der Infusion von Bicarbonat. Wenn nötig wird Insulin injiziert.

Merke!
Metformin kann bei azidotischer Stoffwechsellage eine Laktatazidose auslösen.

44.5 Diabetes und Schwangerschaft

Der Blutzucker muss in der Schwangerschaft besonders sorgfältig eingestellt werden. Der Nüchternzucker muss zwischen 70 und 120 mg/dl liegen und darf nach dem Essen keinesfalls 160 mg/dl überschreiten. Im ersten Trimenon ist der Insulinbedarf meist erniedrigt, im 2. und 3. Trimenon erhöht. Bei guter Einstellung sinkt die Rate für Spontanaborte und perinatale Mortalität auf die von nichtdiabetischen Müttern.

44.6 Neue Diabetesmedikamente in Erprobung

Nach jahrzehntelangem „Go slow" in der Diabetesforschung kommt nun Bewegung in diesen wichtigen Therapiebereich. Die Einführung des kurz wirkenden Lispro-Insulins Humalog® und des Sulfonylharnstoffs Glimepirid (Amaryl®) waren erst der Anfang neuer Antidiabetika, die hier kurz vorgestellt werden sollen.

Glimepirid (Amaryl®)

Glimepirid ist ein Sulfonylharnstoff, der die Insulinfreisetzung aus den Betazellen des Pankreas stimuliert und 1997 auf den Markt kam.

Pharmakokinetik

Glimepirid wird aus dem Magen-Darm-Trakt rasch resorbiert und hat eine hohe Bioverfügbarkeit (> 95 %). Die maximale Plasmakonzentration wird nach 2–3 Stunden erreicht, die Plasma-HWZ liegt je nach Dosis zwischen 3 und 9 Stunden. Glimepirid wird in der Leber metabolisiert, wobei auch ein aktiver Metabolit entsteht. Die Elimination erfolgt hauptsächlich über die Nieren, zu einem kleinen Teil auch über die Fäzes.

Wirkungen

Die Wirkung von Glimepirid ist mit der von Glibenclamid (Euglucon®) vergleichbar, allerdings scheinen etwas weniger häufig die bei Sulfonylharnstoffen gefürchteten Hypoglykämien aufzutreten. Die Nüchternwerte von Insulin und C-Peptid sind unter der Behandlung mit Glimepirid niedriger als bei Glibenclamidtherapie.

Unerwünschte Wirkungen

Die gefährlichste NW ist das Auftreten von Hypoglykämien (11 %). Daneben können Sehstörungen, Durchfall, Erbrechen und Übelkeit vorkommen. In seltenen Fällen kommt es zu Ikterus, Hepatitis, Allergien, hämolytischer Anämie sowie allergischer Vaskulitis.

Kontraindikationen sind Schwangerschaft und Stillzeit, Niereninsuffizienz, Lebererkrankungen, Pankreasresektion und Typ-I-Diabetes.

Repaglinid (NovoNorm®)

Repaglinid wurde 1998 zugelassen und bewirkt ähnlich wie Sulfonylharnstoffe eine gesteigerte Insulinfreisetzung aus der Bauchspeicheldrüse. Chemisch handelt es sich bei Repaglinid um ein Derivat der Benzoesäure. Repaglinid schließt die ATP-abhängigen Kaliumkanäle der insulinproduzierenden Zellen der Bauchspeicheldrüse und führt so zur Insulinabgabe ins Blut. Im Gegensatz zu den Sulfonylharnstoffen wie Glibenclamid (Euglucon®) wirkt es bei oraler Einnahme sehr schnell (ca. 30 min) und sehr kurz (ca. 1 Stunde) und erlaubt damit eine gute Steuerung.

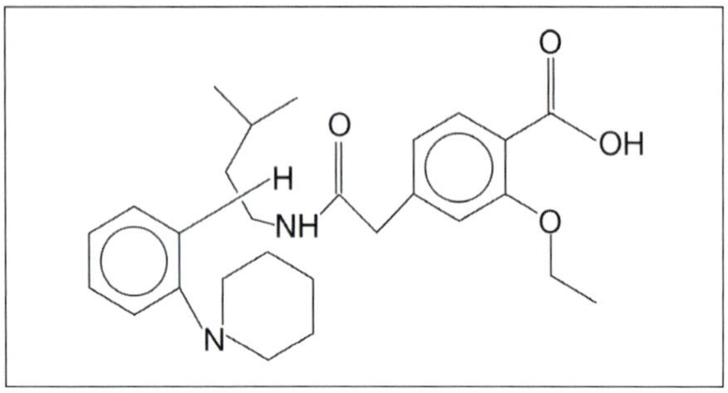

Formel 44.1 Repaglinid, ein Derivat der Benzoesäure

Insulinsensitizer

Als erster Vertreter dieser neuen Medikamentengruppe kam im Jahr 2000 der Wirkstoff **Rosiglitazon** (Avandia®) auf den Markt, und kurz darauf der zweite, **Pioglitazon** (Actos®).

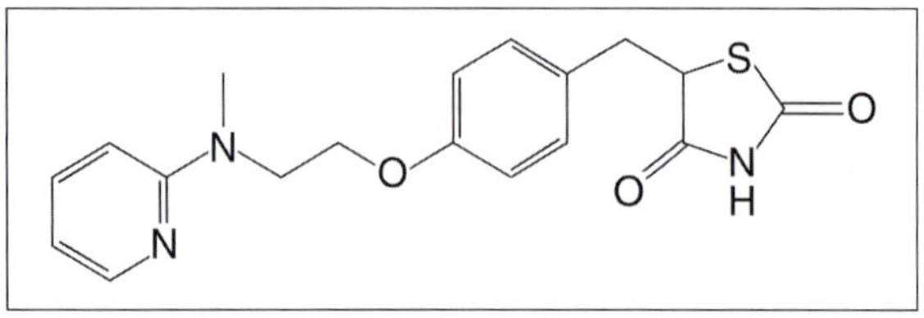

Formel 44.2 Strukturformel von Rosiglitazon

Die Struktur von Pioglitazon unterscheidet sich nur unwesentlich von der des Rosiglitazon. Beide werden mit dem Überbegriff **Glitazone** gekennzeichnet.

Von Glaxo Wellcome wurde ein weiteres Glitazon (Troglitazone) synthetisiert. Das Thiazolidindion soll demnächst unter dem Namen Romozin® auf den Markt kommen.

Pharmakokinetik

Beide Substanzen werden nach oraler Gabe rasch resorbiert und überwiegend in der Leber metabolisiert. Die Enzyme des Cytochrom-P_{450}-Systems scheinen nicht gehemmt zu werden. Interaktionen sind bislang keine bekannt.

Wirkungsmechanismus und Wirkungen

Alle Glitazone entfalten ihre Wirkung über den Rezeptor PPAR-γ (Peroxisom Proliferator Activated Receptors γ), der hauptsächlich im Kern von peripheren Muskel- und Fettzellen lokalisiert ist. PPAR-γ reguliert per Genexpression verschiedene Stoffwechselvorgänge des Kohlenhydrat- und Fettstoffwechsels. Glitazone greifen an verschiedenen Stellen in die intrazelluläre Insulinsignalkette ein. Im Ergebnis kommt es zu einer **Verbesserung des Glukosetransports** aus dem Blut in die Muskel- und Fettzellen sowie in die Leberzellen. Zudem wird die **Differenzierung von Prä-Adipozyten zu Adipozyten** gefördert. Dadurch gelangen mehr Lipide in die Fettzellen, der Plasmaspiegel von freien Fettsäuren und von Triglyzeriden sinkt. Die Lipolyse wird gebremst, die Zahl der Insulinrezeptoren steigt und die Insulinempfindlichkeit nimmt zu. Unter Monotherapie mit Glitazonen sinken der Nüchternblutzucker und der $HbA1_C$-Wert signifikant.

Indikationen

Rosiglitazon und Pioglitazon sind zugelassen für die Kombinationstherapie von Typ-II-Diabetikern, deren Blutzuckerspiegel sich trotz Monotherapie mit Metformin oder Sulfonylharnstoffen nicht ausreichend senken lassen. Glitazone dürfen bei übergewichtigen Diabetikern entweder mit Metformin kombiniert werden oder mit Sulfonylharnstoffen, wenn der Patient Metformin nicht verträgt.

Nebenwirkungen

Als häufigste NW traten Gewichtszunahme und Veränderung der Erythrozyten auf.

Kontraindikationen

Diabetiker mit Herzinsuffizienz oder Leberfunktionsstörungen sollten keine Glitazone nehmen.

Pramlintide (Symlin ™)

Die Bauchspeicheldrüse produziert neben Insulin und Glukagon auch das Hormon **Amylin,** das zusammen mit Insulin in die Blutbahn abgegeben wird. Es hat vielfältige, teilweise noch unbekannte Wirkungen. Beispielsweise verlangsamt es die Magen-Darm-Passage der Nahrung und hemmt die Glukagonfreisetzung. Typ-I-Diabetiker weisen neben einem Insulinmangel auch einen Amylinmangel auf. Die gleichzeitige Gabe von Insulin und Amylin flacht die nach dem Essen auftretenden Blutglukosespitzen ab. Amylin (Pramlintide) steht zur Zeit nur für die subkutane und nicht für die orale Gabe zur Verfügung. Auch bei Typ-II-Diabetes scheint Amylin eine Verbesserung der Stoffwechsellage zu bewirken. Zur Zeit ist Amylin (Symlin™) nur in den USA zugelassen.

Insulin-Aspartat (NovoRapid®)

Insulin-Aspartat ist ein Kurzzeitinsulin, das sehr rasch anflutet, so dass der Spritz-Ess-Abstand von 30 min entfällt. Die Wirkung hält nur kurz an. Es handelt sich um ein modifiziertes Insulin, bei dem die Aminosäure Prolin in Position 28 gegen die Asparaginsäure ausgetauscht ist.

Insulin glargin (Lantus®)

Seit Juni 2.000 steht das lang wirksame Insulin glargin als Injektionslösung zur Verfügung. Es handelt sich um ein modifiziertes Humaninsulin, bei dem in Position 21 der A-Kette die Aminosäure Asparaginsäure durch Glycin ersetzt wurde. Am Carboxylende der B-Kette hängen zwei zusätzliche Argininreste (B 31, B 32). Lantus® wird biotechnologisch von E. coli hergestellt.

Bei intravenöser Gabe hat Insulin glargin die gleiche Wirkungsstärke wie Humaninsulin. Die Wirkung hält länger an als die von intermediärem NPH-Insulin.

Proteinkinase-C-Inhibitoren

Hyperglykämie führt zur Aktivierung von Proteinkinasen C im Gewebe, die für die Folgeschäden des Diabetes in Gefäßen und Nerven mitverantwortlich sind. Ein Blocker gegen die β_1-Proteinkinase C ist noch im Forschungsstadium.

Neue Insulinpräparationen

Neue Insuline, die eine orale oder inhalative Verabreichung ermöglichen, sind noch in Erprobung. Das **HIM2** oder Hexyl-insulin-monoconjugate-2 wird bei oraler Gabe rasch resorbiert und erreicht nach 10 Minuten sein Wirkungsmaximum.

45 Beeinflussung des Haushalts der Sexualhormone

IMPP-Hits

- Gonadorelin: Wirkungen
- Östrogene: Indikationen
- Gestagene: Indikationen, Nebenwirkungen
- Hormonsubstitution in der Menopause
- Cyproteronacetat: Wirkungen und Indikationen

Lernziel!
In diesem Kapitel lernen Sie die wichtigsten Sexualhormone und ihre Regulation kennen. Sie sollten wissen, welche Wirkungen Östrogene und Androgene haben und wie man sie therapeutisch nutzen kann.

45.1 Einführung

Als **Sexualhormone** bezeichnet man die Hormone der Gonaden, also von Hoden und Ovarien. Die Gesamtheit der natürlichen und synthetischen männlichen Hormone bezeichnet man als **Androgene**. Bei den weiblichen Geschlechtshormonen unterscheidet man zwischen **Östrogenen** (natürliche + synthetische) und **Gestagenen** (natürliche + synthetische). Die Sexualhormone zählen zu den **Steroidhormonen,** deren Chemie bereits in Kapitel 42 besprochen wurde. Androgene, Östrogene und Gestagene werden nicht nur in den Gonaden, sondern in geringem Umfang auch in Nebennierenrinde und Plazenta gebildet.

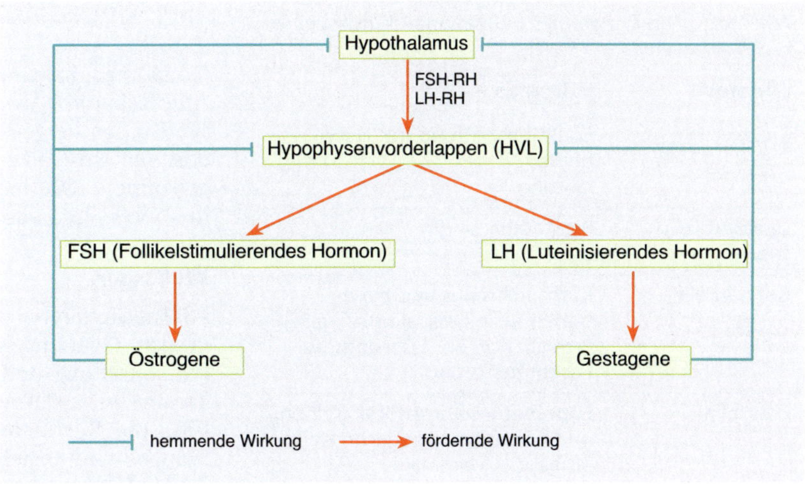

Abb. 45.1: Regulation der Sexualhormone.

45.2 Regulation der Sexualhormone

Wie bei anderen Hormonen geschieht auch die Regulation der Sexualhormone über eine Hierarchie von Hormonen aus Hypothalamus und Hypophyse. Die im Hypothalamus gebildeten Releasing-Hormone **FSH-RH** und **LH-RH** veranlassen die Hypophyse, die Hormone **FSH** und **LH** auszuschütten. Diese wiederum bewirken am Follikel bzw. am Corpus luteum die Bildung von Östrogenen und Gestagenen. Je höher der Blutspiegel der Sexualhormone Östrogen und Gestagen ist, desto stärker ist das negative Feedback auf die Hypophyse und den Hypothalamus. Die Abbildung 45.1 verdeutlicht diese Zusammenhänge.

45.3 Gonadorelin und Analoga

Gonadorelin (GnRH = LH-RH = Gonadoliberin) ist ein **Peptidhormon** aus 10 Aminosäuren, das in Neuronen des **Hypothalamus** gebildet und freigesetzt wird. Es gelangt auf dem Blutweg zum Hypophysenvorderlappen und bewirkt dort die Ausschüttung von **LH** und **FSH**, welche ihrerseits die Bildung und Freisetzung von Gestagenen (LH) und Östrogenen (FSH) in den Gonaden bewirken. Durch negatives Feedback hemmen Östrogene und Gestagene die Ausschüttung von FSH, LH und GnRH. Das natürliche Gonadorelin **GnRH** wird nicht kontinuierlich wie andere Hormone, sondern **stoßweise**, gewissermaßen im Bolus, alle 90 Minuten freigesetzt. Dieses physiologische Verhalten versucht man bei der Therapie zu imitieren.

Wirkstoffe

Da GnRH eine einfache Verbindung ist, kann es auch synthetisch hergestellt werden. Verwendet werden das natürliche GnRH und chemische Modifikationen. Die Peptidkette des GnRH wird durch Weglassen von Glycin auf 9 AS verkürzt, und die Struktur einzelner Aminosäuren wird verändert. Dadurch erhält man Releasing-Hormone mit unterschiedlichen Wirkprofilen. Die Tabelle 45.1 zeigt Releasing-Hormone, die als Pharmaka verwendet werden.

Wirkungsmechanismus und Wirkungen

Die Wirkung des **natürlichen GnRH** ist die Freisetzung von **Gonadotropinen.** Die unterschiedlichen Wirkungen und Indikationen der synthetischen Releasing-Hormone sind in Tabelle 45.2 zusammengefasst. Die **synthetischen** GnRH-Agonisten haben eine höhere Affinität zum Rezeptor als das natürliche Gonadorelin und werden von den Peptidasen langsamer abgebaut, deshalb ist ihre HWZ länger. Bei längerer Einnahme von GnRH-Agonisten kommt es zu Downregulation der Rezeptoren und zu einer Suppression des Gonadorelin. Die Konzentration der Sexualhormone nimmt ab. Durch künstliche Stimulation des Eisprunges mit Gonadorelin werden häufig Mehrlingsschwangerschaften ausgelöst.

Tab. 45.1 Therapeutisch verwendete Releasing-Hormone der gonadotropen Hormone.

Wirkstoff	Handelsname
Somatorelin (GnRH)	GHRH Ferring®
Corticorelin (GnRH)	CRH Ferring®
Gonadorelin	Kryptokur®, Lutrelef®, Relefact LH-RH®
Buserelin	Suprecur®, Profact Depot®, Profact nasal®
Goserelin	Zoladex®
Leukoprorelin	Enantone®, Trenantone®
Triptorelin	Decapeptyl®

Tab. 45.2 Wirkungen und Indikationen synthetischer GnRH-Agonisten.

Wirkstoff	Indikation
GnRH	Funktionsprüfung des Hypophysen-VL bei V.a. Wachstumsstörung
Leukoprorelin, Triptorelin	Prostatakarzinom
Gonadorelin	Kryptorchismus und hypothalamische Ovarialinsuffizienz, Provokation des Eisprungs bei Fertilitätsstörungen
Buserelin	Endometriose, Prostatakarzinom und hormonempfindliche Karzinome der Mamma

Pharmakokinetik

Das natürliche GnRH hat eine Halbwertszeit von 10 Minuten. Es wird hydrolysiert, und die entstehenden Aminosäuren werden renal eliminiert. Bestimmend für die Wirkungsdauer und die Wirkungsstärke der Releasing-Hormone sind die Aminosäuren in Position 6 und 10. GnRH-Agonisten können subkutan oder über die Nasenschleimhaut verabreicht werden. Eine orale Gabe ist wegen der Denaturierung im Magen nicht möglich.

Unerwünschte Wirkungen

Nebenwirkungen von GnRH-Agonisten sind Libidoverlust, Impotenz, Hitzewallungen, Depressionen und Osteoporose.

Kontraindikationen

Während der Schwangerschaft und der Stillzeit ist die Gabe von Gonadorelin oder GnRH-Agonisten kontraindiziert.

45.4 Gonadotrope Hormone

Gonadotropine sind Poly-Glykopeptide mit 200–300 Aminosäuren (AS). Sie können bislang noch nicht synthetisch hergestellt werden. Gonadotropine werden aus Urin oder aus der Hypophyse von Tieren gewonnen. Die menschlichen Gonadotropine sind in Tabelle 45.3 aufgeführt.

Wirkungen

FSH stimuliert bei der Frau die Bildung von Östrogen in den Ovarien, ferner das Follikelwachstum, die Follikelreifung und den Eisprung. Bei FSH-Mangel kommt es zu Amenorrhö. Beim Mann stimuliert FSH die Spermatogenese. Zur Therapie bei FSH-Mangel wird anstelle von FSH das HMG eingesetzt.

LH (ICSH) stimuliert beim Mann die Bildung von Testosteron und in geringem Ausmaß die Bildung von Östrogen im Hoden. Auch die Spermiogenese wird von LH stimuliert.

Bei der Frau wirken LH und FSH gleichsinnig und bewirken die Östrogenbildung, die Eireifung (Ovulation) und die Bildung des Corpus luteum.

Bei LH-Mangel tritt beim Mann ein Testosteronmangel auf, bei der Frau eine Amenorrhö. Bei beiden Geschlechtern führt LH-Mangel zu Fertilitätsstörungen. Zur Behandlung dieser Art von Fertilitätsstörung wird aber nicht FSH oder LH, sondern **HMG** eingesetzt, weil es leichter verfügbar ist.

HCG (Human Chorionic Gonadotropin) wirkt gleichsinnig wie LH und wird anstelle von LH zur Ovulationsauslösung bei sterilen Frauen eingesetzt. Beim männlichen Jugendlichen wird HCG zur Behandlung des Kryptorchismus verabreicht (Primogonyl®). Beim Mann dient HCG zur Behandlung der Oligo- oder Azoospermie.

Das Glykoprotein HCG wird von der Plazenta gebildet. Sein Nachweis im Urin mittels Schwangerschaftstest (B-Test®) gelingt bereits in der 2. Schwangerschaftswoche. HCG lässt sich auch aus dem Blut bestimmen.

Prolaktin (früher: **LTH**) ist ein Proteohormon aus 198 Aminosäuren, das ebenfalls im HVL gebildet wird, aber nicht zu den gonadotropen Hormonen

Tab. 45.3 Gonadotropine des Menschen (gonadotrope Hormone).

Hormon	Name	Bildungsort	Bemerkung
FSH	Follikel-stimulierendes Hormon, synonym: Follitropin	HVL	fördert Wachstum der Granulosazellen im Graaf-Follikel
ICSH	Interstitial Cell Stimulating Hormone	HVL	dem LH entsprechendes Hormon beim Mann
LH	luteinisierendes Hormon	HVL	Follikelreifung, Entwicklung des Corpus luteum, in dem dann Progesteron + Östrogen gebildet werden
HMG	Human Menopausal Gonadotropin	HVL	Gemisch aus LH + FSH
HCG	Human Chorion Gonadotropin	Plazenta	Mischung aus FSH+ LH und Prolaktin

zählt. Es stimuliert das Brustdrüsenwachstum und die Laktation. **TRF** (Thyreotropin Releasing Faktor) stimuliert die Prolaktinbildung und **PIF** (Prolactin Inhibiting Factor) hemmt die Prolaktinbildung. PIF ist identisch mit Dopamin. Beim Mann führt ein erhöhter Prolaktinspiegel zur Gynäkomastie. Die Prolaktinbildung im HVL kann mit Dopaminagonisten wie Bromocriptin gehemmt werden.

45.5 Östrogene

Chemie

Östrogene sind Steroidhormone (C_{18}), deren charakteristisches Kennzeichen ein **aromatischer Ring** (A) ist, der eine OH-Gruppe trägt (☞ Formel 45.1). Östrogene sind typisch weibliche Hormone und haben ihren Namen von Östron = Brunft. Sie sind für die Ausprägung der weiblichen Formen (Geschlechtsmerkmale, Fettverteilung) und die Fertilität verantwortlich. Die wichtigsten natürlichen Östrogene sind **Estradiol, Estron** und **Estriol.**

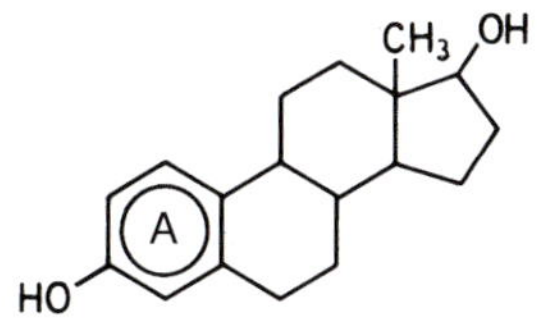

Formel 45.1 Strukturformel von Östradiol

Wirkungsmechanismus und Wirkungen

Östrogene kann man ebenso wie Androgene als Wachstumshormone oder Wuchsstoffe betrachten. Formal lassen sich genitale und extragenitale Wirkungen unterscheiden (Tab. 45.4). Die genitalen Wirkungen entfalten sich meist im Zusammenspiel mit Gestagenen. Östrogene wirken an intrazellulären Östrogenrezeptoren, die in zwei Isoformen α und β vorliegen. Östrogene werden überwiegend aus Testosteron und Androstendion gebildet, wobei das Enzym Aromatase eine wichtige Rolle bei der Bildung des aromatischen Ringes A spielt. FSH erhöht die Aktivität der Aromatase.

Merke!
Östrogenrezeptoren liegen in den beiden Isoformen α und β vor.

Pharmakokinetik

Die Synthese der Östrogene erfolgt auf Reiz von FSH in Ovar und Plazenta. In geringen Mengen werden sie auch in Nebennieren, Hoden und Fettgewebe synthetisiert. Im Plasma sind Östrogene an Transportproteine gebunden. Die Metabolisierung und Inaktivierung erfolgt in der Leber, hauptsächlich durch Hydroxylierung, anschließende Glukuronierung oder Sulfatierung und renale und biliäre Ausscheidung.

Östradiol, Östron und Östriol sowie ihre Ester sind auch oral wirksam, müssten aber wegen der raschen Metabolisierung (50 min für Östradiol) und wegen des hohen First-Pass-Effekts (90 %) in hohen Dosen verabreicht werden. Deshalb verwendet man zur oralen Therapie **(Antikonzeptiva)** halbsynthetische Östrogene, die durch Einführung von Alkylgruppen ins Steroidmolekül gewonnen werden und nicht so rasch abbaubar sind.

Am häufigsten wird 17-α-Ethinylestradiol und sein 3-Methyläther (Mestranol) zur oralen Therapie verwendet. **Depotpräparate zur Injektion** erhält man durch Veresterung der OH-Gruppen in Position 3 und 17 des Östradiols mit ungesättigten Fettsäuren

Tab. 45.4 Genitale und extragenitale Wirkungen der Östrogene.

Genitale Wirkungen der Östrogene	Extragenitale Wirkungen der Östrogene
Wachstum von Vulva, Vagina, Uterus, Zervix, Scheidenepithel, Mamma (primäre und sekundäre Geschlechtsmerkmale) vermehrte Sekretion von dünnflüssigem Zervixschleim (Farnkrautphänomen) Proliferation der Uterusschleimhaut, Vorbereitung der Nidation Bildung Graafscher Follikel im Ovar, Eisprung Stimulation des Brustdrüsenwachstums Zunahme von Libido und Kinderwunsch Eine hohe Konzentration von endogenem oder extern zugeführtem Östrogen hemmt die Bildung von FSH im HVL und von GnRH im Thalamus Laktation durch Hemmung von PIF (Prolactin Inhibiting Factor) und verstärkte Prolaktinsekretion	anabole Wirkungen auf Eiweiß- und Knochenstoffwechsel, Kalziumeinlagerung in den Knochen Schluss der Epiphysenfuge (zusammen mit Androgenen) erhöhte Produktion von Transportproteinen, Gerinnungsfaktoren und Enzymen Retention von Natrium und Wasser charakteristische Verteilung des subkutanen Fettgewebes (Oberschenkel, Hüften, Mamma) Erhöhung des Parasympathikotonus, Temperatursenkung, Blutdrucksenkung Vermehrung der Pigmentierung, Hemmung der Talgsekretion und des Talgdrüsenwachstums vermehrte Bildung von Serotoninrezeptoren Zunahme der HDL-Bildung in der Leber, Abnahme von LDL Abschwächung der Wirkung von Androgenen und Glukokortikoiden

Tab. 45.5 Typische östrogene Wirkstoffe.

Wirkstoff	Handelsname
Ethinylestradiol	Progynon C® und in Kombinationen
Estradiol	Estraderm TTS®
Mestranol = Ethinyl-estradiolmethyläther	Mestranol Jenapharm®, häufig in Kontrazeptiva
Estriol	Ovestin®, OeKolp®, Ortho-Gynest®
Estradiolvalerat	Progynon®-Depot, Progynova® Tbl.
Östrogene vom Pferd (konjugierte Östrogene)	Presomen®

(Carbonsäuren) unterschiedlicher Kettenlänge, beispielsweise Ölsäure, Valeriansäure oder Undecylsäure. Zur Östrogensubstitution werden auch Membranpflaster (TTS) angeboten (Tab. 45.5).

Indikationen

Indikationen für eine Therapie mit Östrogenen sind:
- Ovulationsauslösung bei anovulatorischen Zyklen
- Östrogensubstitution in der Postmenopause und bei Ovarialinsuffizienz
- primäre und sekundäre Amenorrhö in Kombination mit Gestagenen
- primäre Laktationshemmung und sekundäre Laktationshemmung („Abstillen“)
- Empfängnisverhütung zusammen mit Gestagen
- Pille danach; Östrogen verhindert Nidation bei rechtzeitiger, hochdosierter Gabe
- Prostatakarzinom
- Aknetherapie bei Frauen in Verbindung mit Cyproteronacetat
- lokale Anwendung von Östrogencreme oder -Ovula (OeKolp®, Ovestin®) bei Genitalatrophie alter Frauen und bei Labiensynechie kleiner Mädchen, aber auch bei Phimose
- überschießendes Längenwachstum bei Mädchen
- Behandlung der Uterushypoplasie und Dysmenorrhö.

Unerwünschte Wirkungen

Wie alle natürlichen Hormone haben auch Östrogene keine Nebenwirkungen, wenn sie in physiologischer Konzentration vorliegen. Anders ist es, wenn Östrogene als Medikamente von außen zugeführt werden. Dann können durch falsche Dosierung verschiedene unerwünschte Wirkungen auftreten:
- erhöhtes Thromboserisiko durch Abnahme von Antithrombin und Zunahme der Faktoren II, VI, IX und X (Beckenvenen, Lungenarterien, Sinusvenen im Gehirn). Bei Raucherinnen ist diese NW wesentlich häufiger
- Ödeme durch Retention von Na^+ und Wasser, Gewichtszunahme
- vorzeitiger Epiphysenschluss und Verminderung des Längenwachstums bei jungen Mädchen. Dieser Effekt kann auch therapeutisch genutzt werden, um das Längenwachstum zu bremsen
- Unterdrückung von Follikelbildung und Ovulation, Atrophie der Ovarien, aber Hyperplasie des Endometriums; verstärkte Zervixsekretion und Abnahme der Säurebildung in der Vagina. Als Folge treten vermehrt Infekte mit Trichomonaden und Pilzen auf
- Brustspannen und Größenzunahme der Mammae **(erhöhtes Brustkrebsrisiko)**
- Kopfschmerz, Übelkeit und Libidominderung
- Leberschaden, cholestatischer Ikterus. Anstieg der Triglyzeride
- Chloasma (braune Pigmentierung der Haut)
- beim Mann führen Östrogene zu Gynäkomastie und Hemmung der Spermatogenese
- erhöhtes Risiko für Endometriumkarzinom in der Postmenopause. Die Studien sind allerdings nicht eindeutig.

Kontraindikationen

Kontraindikationen für eine Therapie mit Östrogenen sind Endometriose, östrogensensible Tumoren, Uterus myomatosus, Lebererkrankungen, Pankreatitis, schwere Hypertonie, Sichelzellanämie, Thromboseneigung und Schwangerschaft. Vorsicht ist geboten bei Vorliegen von Varizen, diabetischer Angiopathie, MS, Tetanie, Herzinsuffizienz, Asthma bronchiale und Epilepsie.

Interaktionen

Barbiturate, Phenytoin, Carbamazepin, Rifampicin und Breitbandantibiotika erniedrigen den Östrogenspiegel. Bei gleichzeitiger Gabe von Östrogenen und oralen Antidiabetika und/oder Insulin ist die Glukosetoleranz vermindert.

45.6 Selektive Östrogenrezeptor-Modulatoren (SERM)

Natürliche und teilsynthetische Östrogene aktivieren sämtliche östrogenregulierten Gene, Antiöstrogene hemmen alle diese Gene. SERM sind Östrogenrezeptor-Agonisten, die nur Teilwirkungen hervorrufen. Der bislang einzige Vertreter dieser Gruppe ist **Raloxifen** (EVISTA®). Seine Wirkung kommt durch unterschiedliche Affinität zu den Subtypen α und β der Östrogenrezeptoren zustande. Auf der DNA bindet Raloxifen nicht an der Gensequenz, wo die Östrogene binden, sondern an andere DNA-Abschnitte, sog. Raloxifen-Response-Elemente. Beispielsweise enthält das Gen welches den transformierenden Wachstumsfaktor-β (TGF-β) kodiert, ein Raloxifen-Response-Element. TGF-β ist ein potenter

Osteoklastenhemmer, so dass Raloxifen zur Prophylaxe der Osteoporose in der Menopause eingesetzt wird. Nach oraler Gabe wird Raloxifen gut resorbiert, erreicht aber aufgrund eines starken First-Pass-Effekts nur eine Bioverfügbarkeit von 2 %. Die Plasmahalbwertszeit beträgt 28 Stunden, da das glukuronierte Raloxifen biliär sezerniert und im Darm wieder resorbiert wird.

Als **Nebenwirkungen** sind Hitzewallungen und Thrombosen zu nennen. Bei bekannter Thromboseneigung einer Patientin ist Raloxifen daher kontraindiziert.

45.7 Antiöstrogene (☞ 49.3.5)

Antiöstrogene sind synthetische Verbindungen, die zu einer kompetitiven Hemmung des Östrogens am Östrogenrezeptor führen. Therapeutisch verwendete Antiöstrogene sind in Tabelle 45.6 aufgeführt.

Tamoxifen hemmt das Östrogen kompetitiv am Östrogenrezeptor und wird hauptsächlich beim hormonsensiblen Mammakarzinom eingesetzt.

Clomifen ist ein partieller Östrogenantagonist und blockiert die Östrogenrezeptoren im Hypothalamus. Dadurch wird vermehrt Gonadorelin ausgeschüttet, und der Spiegel von LH und FSH steigt. Clomifen wird zur Ovulationsauslösung bei In-vitro-Fertilisation gegeben. Meist werden mehrere Eier gleichzeitig reif, was bei natürlicher Befruchtung zu Mehrlingsschwangerschaften führt.

Aminoglutethimid, Anastrozol, Letrozol, Exemestan, Formestan und Testolacton hemmen das Enzym Aromatase und verhindert so die periphere Östrogensynthese im Fettgewebe und im Tumorgewebe. In höheren Dosen hemmt es auch die Synthese von Gluko- und Mineralokortikoiden in der Nebenniere.

Nebenwirkungen

Unerwünschte Wirkungen der Aromatasehemmstoffe sind Müdigkeit, Schwäche, Appetitlosigkeit, Hypotonie, Hypothyreose, Magen-Darm-Beschwerden und Agranulozytose.

45.8 Gestagene

Unter dem Begriff Gestagene wird eine Gruppe von Sexualhormonen zusammengefasst, die nur zum Teil ähnliche Wirkungen wie das Progesteron haben.

Chemie

Von ihrer chemischen Struktur her haben die Gestagene große Ähnlichkeit mit Androgenen. Die verschiedenen Gestagene (☞ Formel 45.2) unterscheiden sich nur durch verschiedene Substituenten am D-Ring.

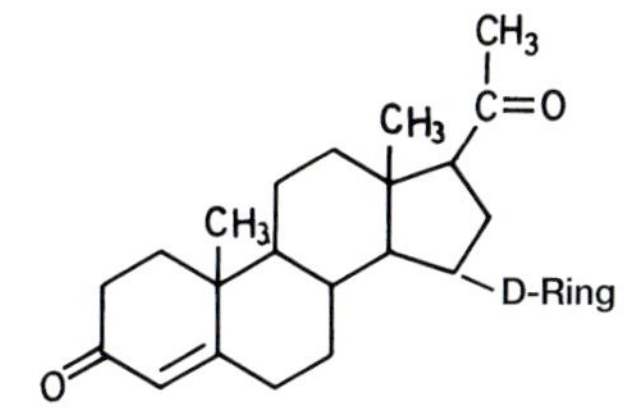

Formel 45.2 Strukturformel von Progesteron

Tab. 45.6 Antiöstrogene, reversible und irreversible Hemmstoffe der Östrogene.

Wirkstoff	Handelsname	Indikation
Reversible Hemmstoffe der Aromatase		
Aminoglutethimid	Orimeten®	Mamma-Ca, Cushing-Syndrom
Anastrozol	Arimidex®	hormonsensible Mamma-Karzinome
Letrozol	Femara®	hormonsensible Mamma-Karzinome
Irreversible Hemmstoffe der Aromatase		
Exemestan	AROMASIN®	hormonsensible Mamma-Karzinome
Formestan	Lentaron®	hormonsensible Mamma-Karzinome
Testolacton	Fludestrin®	hormonsensible Mamma-Karzinome
Antagonisten am Östrogenrezeptor		
Tamoxifen	Nolvadex®, Tamox®, Tamoxifen Hexal®	östrogensensibles Mammakarzinom
Toremifen	Fareston®	östrogensensibles Mammakarzinom
Partielle Antagonisten am Östrogenrezeptor		
Clomiphen	Clomhexal®, Clomifen-ratiopharm®	Ovulationsauslösung
Raloxifen	EVISTA®	Osteoporose in der Menopause

Wirkungsmechanismus und Wirkungen

Die meisten Effekte von Gestagen entfalten sich im Zusammenspiel mit Östrogen. Das natürliche Sexualhormon Progesteron ist an der Regulation fast aller Vorgänge der weiblichen Reproduktion bzw. des Menstruationszyklus beteiligt. Wirkort sind die intrazellulären Progesteronrezeptoren α und β, deren Stimulation zu Genexpressionen führt. Östrogene können die Bildung dieser Rezeptoren stimulieren. Im Zusammenspiel mit Östrogenen sorgen die Gestagene für die Befruchtung der Eizelle, für den Eitransport und für die Sekretionsphase der Uterusschleimhaut. Gestagenwirkungen im Detail sind:

- **genitale Wirkungen**
  - Viskositätserhöhung des Schleims in Tuben, Uterus und Zervix
  - Verlangsamung der Tubenperistaltik
  - Abschilferung des Vaginalepithels, Veränderung des Karyopyknoseindex, d.h., die Zahl der kernhaltigen Zellen im Epithel nimmt zu
  - Engstellung von Muttermund und Zervixkanal
  - Erhaltung der Schwangerschaft. Bei Progesteronmangel kommt es zum Abort
- **extragenitale Wirkungen**
  - Temperaturerhöhung in der zweiten Zyklushälfte
  - Hemmung von Aldosteron und Natriurese
  - Hemmung der Gonadotropinausschüttung, besonders von LH.

Pharmakokinetik

Das natürliche Gestagen oder Gelbkörperhormon ist das Progesteron (C_{21}). Es wird überwiegend im Corpus luteum des Ovars gebildet, aber auch in Plazenta, Nebenniere und Hoden. Progesteron ist eine wichtige Schlüsselverbindung im Stoffwechsel für die Synthese von Sexualhormonen (Androgene, Östrogene) und Nebennierenhormonen. Es wird im Plasma von Transportproteinen (Transcortin, Albumin) befördert und in der Leber metabolisiert. Wichtigstes Abbauprodukt ist das **Pregnandiol.** Die Metaboliten werden konjugiert und renal eliminiert. Wegen der raschen Metabolisierung und eines ausgeprägten First-Pass-Effekts eignet sich natürliches Progesteron nicht zur Therapie.

Tab. 45.7 Therapeutisch verwendete Gestagene.

Wirkstoff	Handelsname
Progesteronderivate	
Progesteron	Progestogel Gel®, Ultrogest® Kps., Crinone® Vaginalgel
Hydroxyprogesteron-capronat	Proluton® Depot, Progesteron-Depot® JENAPHARM
Medroxyprogesteron-acetat	Clinovir® Tbl., Depo-Clinovir®.Inj.-Lsg., MPA-Hexal® Tbl.
Chlormadinonacetat	Gestafortin® Tbl., Chlormadinon-JENA-PHARM® Tbl.
Medrogeston	Prothil® Tbl.
Dydrogesteron	Duphaston® Tbl
Megestrolacetat	Megestat® Tbl.
Nortestosteronderivate	
Norgestrel = Levonorgestrel	Microlut®, Duofem® Tbl., Mirena® IUP
Gestonoroncaproat	Depostat® Inj.-Lsg.
Norethisteron	Primolut Nor®Tbl. Gestakadin® Tbl.®
Norethisteron-Enantat	Noristerat® Inj.-Lsg.
Gestoden	als Kombination in Antikonzeptiva
Danazol	Winobanin®, Danazol-ratiopharm® Kps.
Etonogestrel	Implanon® Implantat (Wirkungsdauer 3 Jahre)
Prodrugs von Nortestosteronderivaten	
Lynestrenol	Orgametril®
Desogestrel	nur in Kombinations-präparaten (Antikonzeptiva)

Wirkstoffe

Wie die natürlichen Östrogene eignet sich auch das natürliche Gestagen Progesteron wegen seiner kurzen Wirkungsdauer nicht für die orale Behandlung. Eingesetzt werden teilsynthetische Gestagene. Progesteron kann auch lokal und parenteral angewandt werden.

Die **synthetischen** Gestagene unterscheiden sich qualitativ und quantitativ stark voneinander. Derivate des Progesterons haben meist noch geringe östrogene Wirkungen. Derivate des Nortestosterons haben eine geringe androgene Partialwirkung. Gebräuchliche Wirkstoffe zeigt Tabelle 45.7. Die Wirkung der teilsynthetischen Gestagene ist meist stärker als die von Progesteron.

Ferner sind Gestagene zusammen mit Östrogenen in zahlreichen Antikonzeptiva enthalten.

Indikationen

Indikationen für Gestagene sind Schwangerschaftsverhütung, Zyklusstörung durch Corpus-luteum-Insuffizienz (verkürzter Zyklus, Blutung in der zweiten Zyklushälfte), Endometriose, Dysmenorrhö, Menstruationsverschiebung, hormonabhängiges Mammakarzinom, Endometriumkarzinom und Prostataadenom.

Die **Endometriose,** also das Vorkommen von Gebärmutterschleimhaut außerhalb des Uterus, kann mit Gestagenen wie Norethisteronacetat (10–20 mg/d) behandelt werden, mit GnRH-Analoga oder mit Danazol (Winobanain®). Danazol ist ein 17-α-Ethinyl-Testosteron, hat zwar nur schwache androgene Wirkungen, dafür aber eine ausgeprägte antigonadotrope Wirkung.

Unerwünschte Wirkungen

Bei Überdosierung von Gestagenen können eine Reihe unerwünschter Wirkungen auftreten:
- Zyklusstörung, Menstruationsverzögerung, Ovulationsunterdrückung
- Veränderung des Scheiden-pH, erhöhte Infektionsgefahr
- Spannungsgefühl in der Mamma
- Kopfschmerz, Erbrechen, Durchfall
- Ödeme, Gewichtszunahme durch Retention von Natrium und Wasser
- Virilisierung bei der Frau und beim weiblichen Fetus
- Libidoverlust, Antriebsstörung, Depressionen
- Akne
- cholestatischer Ikterus.

Kontraindikationen für eine Therapie mit Gestagenen sind Schwangerschaft, gestagensensible Tumoren, Lebererkrankung, cholestatischer Ikterus und Thromboseneigung. Vorsicht ist geboten bei Varizen, Diabetes und Epilepsie.

45.9 Antigestagene

Das einzige momentan im Handel befindliche Antigestagen ist **Mifepriston** (Mifegyne®, RU-486). Chemisch gesehen handelt es sich um ein an C-11 substituiertes Norethisteronderivat. Mifepriston wirkt als kompetitiver Antagonist am Progesteronrezeptor und wird zum Schwangerschaftsabbruch (Abortivum) eingesetzt.

Obwohl es von Schering entwickelt wurde, ist es in Deutschland wegen ethischer Bedenken nicht auf dem Markt, kann aber in Frankreich, England und Schweden verordnet werden. Mifepriston führt zum Abbau der Uterusschleimhaut, verhindert die Nidation des Eis und hemmt die Funktion der Plazenta. Mifepriston ist das ideale Abtreibungsmittel, da es zuverlässig wirkt und leicht handhabbar ist (Einmalgabe). Um den Fetus auszutreiben, wird 48 Stunden nach Gabe von Mifepriston das Prostaglandin Miseprostol (Cytotec®, ☞ Kap. 24.6) gegeben.

Nebenwirkungen wie Übelkeit, Erbrechen, Bauchschmerzen und Blutungen gehen hauptsächlich auf das Konto von Miseprostol.

Antigestagene können prinzipiell auch als Antikonzeptiva eingesetzt werden, da sie die Eireifung verhindern, die Gonadotropine hemmen und die Proliferation des Endometriums verhindern.

45.10 Grundzüge der hormonalen Kontrazeption

Die schwangerschaftsverhütende Wirkung oraler Antikonzeptiva beruht auf dem Zusammenspiel zentraler und peripherer Mechanismen. Die wichtigsten Teilmechanismen sind die **Ovulationshemmung** und die Veränderung des **Zervixsekrets.** Nach Gabe von Antikonzeptiva werden Follikelreifung und Eisprung unterdrückt, und die präovulatorische Verflüssigung des Zervixsekrets bleibt aus, so dass die Spermien den Zervixpfropf nicht durchdringen können. Zusätzlich werden die für die Eipenetration zuständigen Spermienenzyme gehemmt. Die Tubenperistaltik wird beschleunigt. Antikonzeptiva sind die zuverlässigsten Verhütungsmittel mit einem Pearl-Index von 0,03–0,5. Zum Vergleich: Die Verwendung eines Kondoms hat einen Pearl-Index von 3–5.Aufgrund ihres Wirkungsmechanismus werden Antikonzeptiva auch als Ovulationshemmer bezeichnet.

Indikationen

Neben der Ovulationshemmung haben Antikonzeptiva weitere therapeutisch nutzbare Effekte. Indikationen für Antikonzeptiva sind Menstruationsstörungen, benigne Mammaerkrankungen, funktionelle Ovarialzysten, Endometrium- und Ovarialkarzinom und Hypermenorrhö mit Eisenmangelanämie.

Verordnung oraler Kontrazeptiva

Vor der Verordnung von Antikonzeptiva stehen Anamnese und Untersuchung. Gefragt wird nach schweren Erkrankungen, Menarche, Zyklusverlauf, letzter Periode, Schwangerschaften, Fehlgeburten, bisheriger Verhütung, Medikamentenanamnese, Risikofaktoren wie Hyperlipidämie, Leberstörungen, Diabetes mellitus, Gerinnungsstörungen, Nikotin, Blutdruck. Dann erfolgen die Blutdruckmessung und die gynäkologische Untersuchung. Bei Hinweisen in der Anamnese auf Erkrankungen wird eine Blutuntersuchung veranlasst.

Auswahl des Antikonzeptivums

Bei der Auswahl des Antikonzeptivums sind grundsätzlich Präparate mit niedrigem Östrogengehalt zu bevorzugen. Die Verschreibung höher dosierter Präparate richtet sich nach zusätzlichen Indikationen, beispielsweise dem Vorliegen einer Zyklusstörung. Bei der Auswahl des Gestagenanteils ist zu beachten, dass die Auswirkungen auf den Stoffwechsel möglichst gering bleiben (Fettstoffwechsel, Blutgerinnung). Frauen über 35 Jahren können Präparate mit niedrigem Gestagenanteil einnehmen. Bei jungen Mädchen mit instabilem Zyklus sollte der Gestagenanteil höher sein. Bei jungen Mädchen mit Akne hat sich Diane® bewährt, eine Kombination von Cyproteronacetat mit Ethinylestradiol. Je nach ihrer Zusammensetzung unterscheidet man verschiedene

Gruppen von Antikonzeptiva. Prinzipiell handelt es sich immer um eine Kombination von Östrogen und Gestagen in wechselnder Konzentration. Eine Ausnahme ist die **Minipille,** bei der der Verhütungseffekt nur mit Gestagen erzielt wird. Insgesamt sind über 50 Antikonzeptiva im Handel.

Tabelle 45.8 listet die wichtigsten Präparate zur Konzeptionsverhütung auf.

Die **Einphasenpräparate** oder Kombinationspräparate enthalten in jeder Tablette Östrogen und Gestagen in gleicher Menge. Sie gelten als die sichersten Antikonzeptiva, sind aber meist höher dosiert als andere. Eine Monatspackung enthält 21 Wirkstoffpillen. Zusätzlich können 7 Plazebopillen enthalten sein. Die Wirkstoffpillen werden vom 5. bis zum 25. Zyklustag gegeben. Vom 1.–5. und vom 25.–28. Tag werden die Plazebodragees eingenommen. Abgestufte Einphasenpräparate sind Kombinationspräparate mit besonders niedrigem Gestagenanteil. Wenn die 21 Wirkstoffdragees genommen sind, kommt es durch den Hormonabfall zu einer Entzugsblutung.

Zweiphasenpräparate oder Sequentialpräparate enthalten vom 5.–11. Zyklustag nur Östrogen oder Östrogen mit sehr wenig Gestagen. Vom 12. bis zum 25. Tag ist Östrogen und höher dosiertes Gestagen enthalten. Die Zuverlässigkeit ist geringer als bei den Einphasenpräparaten.

Dreiphasenpräparate sind dem weiblichen Hormonzyklus am besten angepasst und werden auch am besten vertragen. Frauen, die bei der Einnahme von Ein- oder Zweiphasenpräparaten über Nebenwirkungen klagen, vertragen die Dreiphasenpräparate meist gut. Dreiphasenantikonzeptiva enthalten drei verschiedene Pillen unterschiedlicher Zusammensetzung. Der Östrogenanteil ist in allen drei fast

Tab. 45.8 Antikonzeptiva.

Gruppe	Wirkstoffe (mg)	Handelsname
Nur Gestagen		
	Levonorgestrel 0,03	Microlut®
	Norethisteronenantat 200	Noristerat Injektionslsg.®
	Medroxyprogesteronacetat 150	Depo-Clinovir®
Einphasenpräparate		
	Lynestrenol 2,5 + Ethinylestradiol 0,05	Lyn-ratiopharm®
	Desogestrel 0,15 + Ethinylestradiol 0,03	Marvelon®
	Norethisteron 0,5 + Ethinylestradiol 0,03	Sinovula micro®
	Levonorgestrel 0,125 + Ethinylestradiol 0,03	Minisiston®
	Levonorgestrel 0,15 + Ethinylestradiol 0,03	Microgynon®
	Levonorgestrel 0,25 + Ethinylestradiol 0,05	Neogynon®
Zweiphasenpräparate		
	Ethinylestradiol 0,05 und Ethinylestradiol 0,05 + Lynestrenol 2,5	Ovanon®
	Levonorgestrel 0,05 + Ethinylestradiol 0,05 und Levonorgestrel 0,125 + Ethinylestradiol 0,05	Sequilar 21®
Dreiphasenpräparate		
hellbraun	Levonorgestrel 0,05 + Ethinylestradiol 0,03 und	
weiß	Levonorgestrel 0,075 + Ethinylestradiol 0,04 und	
ocker	Levonorgestrel 0,125 + Ethinylestradiol 0,03	Triquilar®
	Norethisteron + Ethynylestradiol in 3 verschiedenen Dosierungen	TriNovum®
Depotpräparate		
	Ethinylestradiol + Etonogestrel	Vaginalring, Nuvaring® 1 x im Monat

gleich, der Gestagenanteil steigt an. Zusätzlich können 7 Plazebos enthalten sein. Mit der Einnahme wird am 1. Tag der Blutung begonnen (1. Zyklustag).

Die **Minipille** (Microlut®) enthält nur Gestagen und ist das **unsicherste** orale Antikonzeptivum, da nur in 30 % der Fälle die Ovulation unterdrückt wird. Hauptwirkung ist die Schleimverdickung im Zervixkanal. **Depotgestagene** (Depot Clinovir®) wirken für 8–12 Wochen, sind dem Zyklus aber schlecht angepasst und führen häufig zu Schmierblutungen. Für alle Antikonzeptiva gilt, dass sie sehr regelmäßig eingenommen werden müssen. Bei manchen Präparaten (Microlut®) führt schon **ein** ausgefallener Tag zum Verlust des Schutzes. Bei Durchfall und durch Medikamenteninteraktion kann ebenfalls ein Wirkungsverlust des Antikonzeptivums eintreten.

Pille danach (Morning After Pill). Dies ist ein normales Antikonzeptivum aus Östrogen und Gestagen (Tetragynon®), nur doppelt so hoch dosiert. Die Einnahme muss innerhalb von 48 Stunden nach dem Verkehr erfolgen (2 Tabl. im Abstand von 12 h). Das Medikament verhindert die Nidation der befruchteten Eizelle (99,5 %). Alternativ kann bis zum 5. Tag ein Intrauterinpessar (IUP, „Spirale") eingelegt werden. Die Zuverlässigkeit des IUP ist geringer.

Nebenwirkungen

Die NW der Antikonzeptiva entsprechen denen von Gestagen und Östrogen zusammen: Müdigkeit, Ödeme, Brustspannen, Depressionen, Akne, Pigmentflecken, Nervosität, Vaginalmykose, Thrombosen (insb. bei Raucherinnen), in Einzelfällen Hypertonie.

Kontraindikationen für die Einnahme von Antikonzeptiva sind schwere Leberschäden, Mamma-Ca und schwere Hypertonie. Ferner Sichelzellanämie und Thrombosen.

Interaktionen

Barbiturate, Antiepileptika, Rifampicin und Antibiotika (Aminopenicilline, Tetrazykline) vermindern die Wirkung der oralen Antikonzeptiva.

45.11 Hormonsubstitution in Klimakterium und Menopause

Bei Frauen im mittleren Lebensalter (45–55) kommt es zu einer einschneidenden hormonellen Umstellung, dem so genannten Klimakterium. Der Östrogenspiegel fällt dramatisch ab, ebenso der Progesteronspiegel, dafür steigen die Gonadotropine an (Abb. 45.2).

Merke!
Das Klimakterium der Frau ist der Abschluss der Geschlechtsreife und der stufenweise Übergang ins Alter.

Das Klimakterium des Mannes ist wesentlich unauffälliger und schleichender, da der Testosteronspiegel langsam und kontinuierlich sinkt. Die Fertilität bleibt bis ins hohe Alter erhalten.

Das Nachlassen der Ovarialfunktion führt zu unregelmäßigen Blutungen, zu anovulatorischen Blutungen (Prämenopause) und schließlich zum Versiegen der Regelblutung (Menopause). Ein abruptes Aufhören der Menstruation kommt ebenfalls vor.

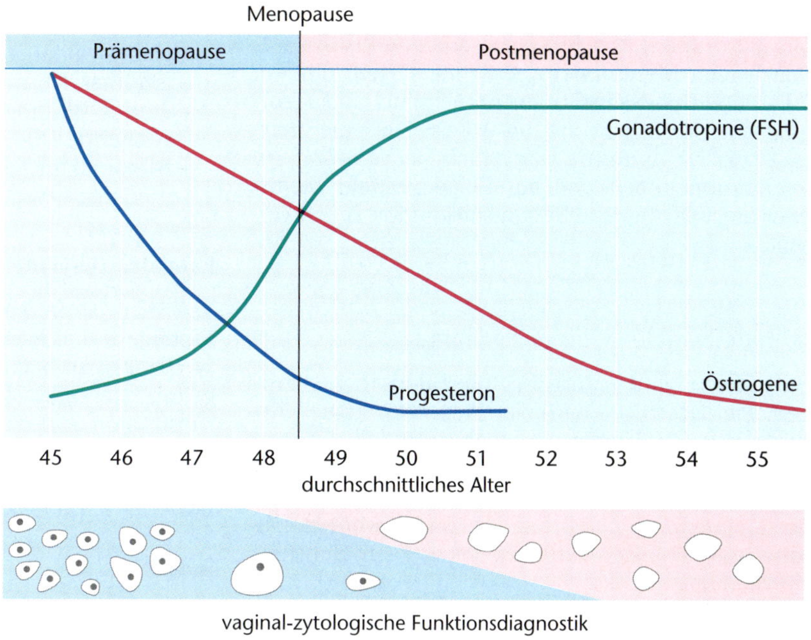

Abb. 45.2: Hormonänderung im Klimakterium (aus Bühling, Friedmann: Intensivkurs Gynäkologie, Elsevier Urban & Fischer, 2003).

Das klimakterische Syndrom der Frau kann Krankheitswert entwickeln. Symptome können sein:

- **psychische** und **vegetative Störungen** wie Nervosität, Schlafstörung, Schweißausbruch, Hitzewallungen, Schwindel, Herzklopfen, Depressionen, emotionale Labilität, Libidoverlust, hormonelle Migräne und Blutdruckerhöhung.
- **organische Veränderungen** wie Schleimhautatrophie von Vagina und Vulva, Osteoporose, Ödeme, Harninkontinenz und verminderte hepatische LDL-Clearance.

Das Risiko, eine KHK oder einen Herzinfarkt zu bekommen, gleicht sich dem der Männer an. 50 % der Frauen entwickeln eine Osteoporose, wenn nicht Östrogene substituiert werden. Durch die Substitution von Östrogenen werden die vegetativen Symptome gelindert oder verschwinden, die Osteoporosebildung sinkt, ebenso die Häufigkeit von Knochenfrakturen. Der verminderte Östrogenspiegel in der Postmenopause ist nicht die Ursache der Osteoporose, kann aber bei genetisch disponierten Frauen die Ausbildung einer Osteoporose beschleunigen. Bei Frauen ohne Wechseljahrbeschwerden verbessert die Östrogengabe die Lebensqualität nicht. Bei Langzeitgabe von Östrogen überwiegt der Schaden den Nutzen. (WHI-Studie = Women's Health Initiative 2002 und HERS-Studie = Heart and Estrogen/Progestagen Replacement Study). In diesen Studien zeigte sich, dass bei Frauen mit KHK die Zahl an Herzinfarkten, Schlaganfällen, Thromboembolien und Brustkrebs unter Östrogen- bzw. Östrogen-Gestagen-Substitution zunahm. Hormongabe (> 4 Jahre) in den Wechseljahren erhöht das Risiko von Mamma-Ca, stimuliert dessen Wachstum und verzögert dessen Diagnose, vermutlich durch erhöhte Strahlendichte des Brustgewebes. Im August 2003 wurde in „Lancet" eine Untersuchung veröffentlicht, nach der die Östrogensubstitution in England in den letzten 10 Jahren 20.000 zusätzliche Brustkrebsfälle verursacht hat. Die Verordnung von Presomen comp. und Kliogest, den beiden Marktführern, sank im letzten Jahr um 30 %. Das Bundesinstitut für Arzneimittel und Medizinprodukte (BfArM) hat im August 2003 die pharmazeutische Industrie schriftlich aufgefordert in Fachinformationen und auf Beipackzetteln deutlicher auf Risiken der Hormonsubstitution hinzuweisen.

Hormontherapie in der Menopause

Substituiert wird natürliches oder tierisches Östrogen. Pferdeöstrogen hat beim Menschen keine Wirkung auf den Uterus, wirkt aber auf die übrigen Symptome. Natürlich sollten auch Frauen, bei denen die Gebärmutter und/oder die Ovarien operativ entfernt wurden, mit Östrogenen behandelt werden. Die Tabelle 45.9 zeigt Präparate, die sich zur Substitutionstherapie eignen.

Die zusätzliche Gabe von Gestagenen in der zweiten Zyklushälfte wird empfohlen, um eine Hyperproliferation der Uterusschleimhaut zu unterbinden und die Entstehung von Endometriumkarzinomen zu verhindern. Die Substitution kann kontinuierlich (Kliogest®, Estragest TTS®) oder sequenziell (Cyclo-Menorette®, Cyclo-Progynova®) erfolgen. Bei sequenzieller Substitution kommt es allerdings zu einer Entzugsblutung, die sich nur durch kontinuierliche Gestageneinnahme verhindern lässt. Unter dieser Therapie kommt es zu einer Atrophie des Endometriums. Bei der sequenziellen Kombination Östrogen/Gestagen wird vom 5–25 Tag 1 Dragee gegeben, anschließend 7 Tage Pause.

Bei fehlender Gebärmutter werden Östrogene allein kontinuierlich gegeben. Hier sollte keine Kombination Östrogen/Gestagen gegeben werden.

Bei Frauen mit erhöhtem Brustkrebsrisiko ist der Östrogenmodulator Raloxifen zu bevorzugen. Lang dauernde Östrogensubstitution scheint die Entstehung von Mamma-Tumoren zu begünstigen, die Gesamtmortalität dagegen sinkt.

Merke!
Bei Mamma-Ca, Uterus-Ca und hormonsensiblen anderen Tumoren ist eine Hormonsubstitution kontraindiziert.

Die Vor- und Nachteile einer Östrogensubstitution müssen im Einzelfall abgewogen werden:

- **Vorteile**
  - Verbesserung der Lebensqualität
  - Verminderung des Osteoporoserisikos
  - Senkung von LDL (10–15 %)
  - Erhöhung von HDL (10–15 %)
  - Senkung des KHK-Risikos (40 %)
  - Senkung des Risikos für Endometrium-Ca (nur bei Östrogen-Gestagen-Kombination)
- **Nachteile/Risiken**
  - Übelkeit, Gewichtszunahme, Brustschmerzen
  - Hautpigmentierung, Kopfschmerz, Migräne
  - erhöhtes Thrombembolierisiko (dosisabhängig)
  - uterine Blutungen
  - vermehrte Bildung von Angiotensinogen
  - Blutdruckanstieg
  - erhöhtes Brustkrebsrisiko.

Raloxifen (EVISTA®)

Raloxifen ist ein sog. selektiver Östrogen-Rezeptor-Modulator und hat agonistische und antagonistische Wirkungen an beiden Isoformen α und ß der Östrogenrezeptoren. Er stellt eine Alternative zur Hormonsubstitution in der Menopause dar, weil er selektive, agonistische Wirkung auf den Knochen- und Lipidstoffwechsel hat und zusätzlich eine geringe antagonistische Wirkung auf Endometrium und Brustdrüse.

Indikation

Indikation für Raloxifen ist die Prävention und Behandlung der Osteoporose in der Postmenopause.

Tab. 45.9 Hormone und andere Wirkstoffe zur Behandlung des Klimakteriums und der Menopause.

Wirkstoff	Handelname	Dosierung (mg/d)	Darreichung
Östrogene			
Östradiol	Estraderm TTS®	0,025–0,1	Pflaster
Östradiol	Estrifam®	2–4	oral
Östradiol	AERODIOL®	300 μg	Nasenspray
Östradiolvalerat	Progynova®	0,5–2	Dragees
konjugierte Östrogene vom Pferd	Presomen®	0,3–1,25	Dragees
Östriol	Estriol Ovulum®	0,5	Ovula
Östriol	Ovestin®	0,15–0,5	Creme
Östrogen-Gestagen-Kombinationen			
Östradiolvalerat + Prasteronenantat	Gynodian Depot®	4/200	i.m. alle 4 Wo.
sequenziell			
Östradiolvalerat + Levonorgestrel	Cyclo-Menorette®	0,5	Dragees
Östradiolvalerat + Norgestrel	Cyclo-Progynova®	2/0,5	Dragees
Kontinuierlich			
Estradiolvalerat + Norethisteronacetat	Mericomb®	2/1	Filmtabletten
Estradiol + Norethisteronacetat	Kliogest®	2/1	Filmtabletten
Estradiol + Norethisteronacetat	Estragest TTS®	0,025/0,25	Pflaster
Selektiver Östrogen-Rezeptor-Modulator			
Raloxifen	EVISTA®	60 (1 Tabl.)	Tabletten
Hormone (androgen + gestagen + östrogen)			
Tibolon	Liviella®	2,5 (1 Tabl.)	Tabletten

Seine Wirkung scheint mit der einer Östrogensubstitution vergleichbar zu sein. Die Knochendichte nimmt zu, LDL-Cholesterin nimmt ab. Das Risiko für Mamma-Ca sinkt um 50 %! Leider hat Raloxifen als NW ein erhöhtes Thromboserisiko. Klimakterische Beschwerden können verstärkt werden.

Tibolon (Liviella®)

Tibolon ist ein neues Hormon mit Steroidgrundgerüst, das sowohl androgene als auch gestagene Wirkungen aufweist. Seine Metaboliten entwickeln östrogene Wirkungen.

Indikation für Tibolon sind klimakterische Beschwerden. Langzeiterfahrungen liegen nicht vor.

Nebenwirkungen sind uterine Blutungen, Brustspannen, Kopfschmerz, Migräne, Ödeme, Übelkeit, depressive Verstimmung und Hirsutismus.

Kontraindikationen sind schwere Leberfunktionsstörungen, Thromboembolie und hormonsensible Tumore.

45.12 Androgene

Androgene werden hauptsächlich in den Leydig-Zwischenzellen des Hodens gebildet, aber auch in der NNR und in den Ovarien. Das bekannteste und wichtigste Androgen ist **Testosteron** (C_{19}). Im chemischen Aufbau unterscheidet sich Testosteron vom Progesteron nur durch einen Substituenten am D-Ring (☞ Formel 45.3).

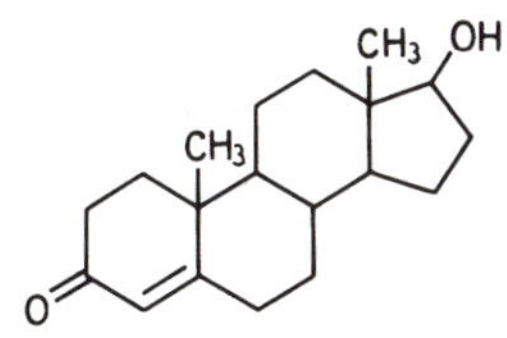

Formel 45.3 Strukturformel von Testosteron

Wirkungsmechanismus und Wirkungen

Androgene wirken ebenso wie andere Steroidhormone über intrazelluläre Rezeptoren. Der Hormon-Rezeptor-Komplex wandert ins Zellinnere. Dort wird Testosteron in die aktive Form 5 α-Dihydrotestosteron umgewandelt. Dieses hat die stärkste androgene Wirkung. Im Zellkern bewirkt der aktivierte Hormon-Rezeptor-Komplex über eine m-RNA-Bildung die Synthese von Proteinen und Enzymen.

Die verschiedenen Androgene zeigen an den verschiedenen Zielorganen unterschiedliche Wirkungsstärken. Die wichtigsten **Wirkungen** der Androgene sind:

- Ausbildung der sekundären Geschlechtsmerkmale beim männlichen Jugendlichen. Bartwuchs, Stimmbruch durch Kehlkopfwachstum, Zunahme von Libido, Knochenreifung mit Längenwachstum und Epiphysenschluss
- Förderung des Wachstums von Prostata und Samenblasen (aber auch Wachstumsförderung von Prostatatumoren)
- Förderung der Spermiogenese in den Hoden. Unterstützung der FSH-Wirkung
- Vermehrung der Muskelproteine und des Eiweißstoffwechsel (anaboler Effekt)
- positive Bilanz von Stickstoff, K^+, Ca^{2+}, Phosphat, Sulfat und Chlorid. Retention von Mineralien und Einbau der Mineralien in den Knochen
- Steigerung des Gefühls von Leistungsfähigkeit. Höhere Dosen von Testosteron erhöhen die Libido, aber nicht die Fertilität
- Stimulation der Erythropoese durch Freisetzung von Erythropoetin.

Pharmakokinetik

Androgene werden in der Leber abgebaut, wobei alle Metaboliten eine Ketogruppe an C_{17} haben. Daher bezeichnet man sie als 17-Ketosteroide. Die Ketosteroide werden konjugiert und über die Nieren ausgeschieden. Die HWZ von Testosteron beträgt im Plasma 11 Minuten. Androgene unterliegen einem First-Pass- Effekt, der bei Testosteron am ausgeprägtesten ist. Testosteron ist zu 98 % an Plasmaprotein gebunden. Nur das freie Hormon ist wirksam.

Die Regulation der Androgensekretion wird von Gonadorelin (Hypothalamus) und LH (Hypophyse) gesteuert. Die Androgenausschüttung unterliegt einer zirkadianen Rhythmik mit einem Maximum am Vormittag und ist auch jahreszeitlich verschieden (Anstieg im Frühjahr). Bei schweren psychischen Belastungen und Stress sinkt die Androgenbildung. Pro Tag werden vom Körper eines erwachsenen Mannes 7 mg Testosteron gebildet und wieder abgebaut. Eine Speicherung im Hoden findet nicht statt.

Wirkstoffe

Wie die anderen Sexualhormone unterliegt auch Testosteron einem hohen First-Pass-Effekt und ist nicht zur oralen Gabe geeignet, wohl aber für eine transdermale Applikation mit der sich bei abendlicher Anwendung ein gut angepasster Hormonspiegel erreichen lässt. Seit 2003 ist auch ein Testosterongel im Handel. Für die Therapie mit Androgenen sind verschiedene chemisch modifizierte Androgene mit langer Wirkungsdauer im Handel. Die Tabelle 45.10 zeigt einige Wirkstoffe.

Indikationen für eine Therapie mit Testosteron sind:

- primärer und sekundärer Hypogonadismus
- Oligozoospermie
- hormonell bedingte Impotenz
- Klimakterium des Mannes
- Mammakarzinom der Frau
- Pubertas tarda
- übermäßiges Längenwachstum (vorzeitiger Epiphysenschluss mit Testosteron).

Wird nach längerer Androgenbehandlung das Medikament plötzlich abgesetzt, dann kommt es zu einem Reboundphänomen mit einer überschießenden Spermiogenese. Ursache ist eine verminderte Empfindlichkeit der Androgenrezeptoren im Hypothalamus.

Nebenwirkungen

Unerwünschte Wirkungen einer Behandlung mit Androgenen sind bei der Frau Hirsutismus, Kehlkopfvergrößerung (tiefe Stimme), Klitorisvergrößerung und Störung der Regelblutung. **Nebenwirkungen** bei beiden Geschlechtern sind Akne, Libidosteigerung, Stimmungsschwankungen, Aggressivität, Retention von Wasser und Natrium, Hypertonie, Ödeme, Haarausfall, vorzeitiger Epiphysenschluss und cholestatischer Ikterus. Bei Membranpflastern können Hautreizungen auftreten. Bei Kindern und bei Männern mit Leberinsuffizienz kann Testosteron eine Gynäkomastie auslösen, da es in der Leber zu Östrogenen umgebaut wird. Mesterolon (Proviron®) hat diese feminisierende Wirkung nicht.

Tab. 45.10 Typische androgene Wirkstoffe.

Wirkstoff	Handelsname	Darreichung
Testosteron Testosteron	ANDRODERM®, Testoderm® AndroGel ®	Membranpflaster Gel
Mesterolon	Proviron®	Tabletten
Testosteronundecanoat	Andriol®	Kapseln
Testosteronenanthat	Testoviron-Depot®, Testosteron-Depot® JENAPHARM	Inj.-Lsg. (i.m.)
Testosteronpropionat	Testoviron-Depot 50®, Testosteronpropionat® Eifelfango	Inj.-Lsg. (i.m.)

Androgene hemmen die Gonadotropinfreisetzung aus dem HVL und können nach Absetzen endokrine Regulationsstörungen wie beispielsweise Impotenz hinterlassen.

Kontraindikationen für eine Androgentherapie sind Prostatatumoren, Schwangerschaft (Virilisierung des Fetus) und schwere Hypertonie.

45.13 Anabolika und Dopingmittel

Das natürliche Androgen Testosteron hat eine proteinanabole Wirkung. Aber wegen seiner virilisierenden Effekte ist es bei Frauen und Kindern therapeutisch nicht nutzbar. Die sexualstimulierende Wirkung von Testosteron kann bei älteren Männern unerwünscht sein.

Durch chemische Modifikationen des Testosteronmoleküls ist es gelungen, Steroidhormone zu erzeugen, die den gleichen anabolen Effekt haben, aber eine geringere virilisierende Wirkung aufweisen. Diese Testosteronderivate werden als **anabole Steroide** oder kurz als **Anabolika** bezeichnet.

Wirkungen

Die virilisierenden Wirkungen der Anabolika sind zwar schwächer als beim Testosteron, aber stark genug, um unerwünschte Wirkungen hervorzurufen. Die wichtigsten Eigenschaften der Anabolika sind:
- positive Stickstoffbilanz
- Beschleunigung der Wachstumsprozesse und Muskelaufbau
- Stimulierung der Erythropoese
- Retention von Kalzium, Phosphat, Kalium, Kreatinin und Wasser (Ausnahme Mesterolon).

Wirkstoffe

Anabolika, die in der Humanmedizin therapeutisch verwendet werden zeigt die Tabelle 45.11.

Pharmakokinetik

Anabolika weisen hinsichtlich Resorption, Verteilung und Metabolisierung deutliche Unterschiede auf. Bei oraler Gabe werden sie rasch über den Dünndarm resorbiert und gelangen in die Leber. Während Testosteron dort bereits beim ersten Durchgang fast vollständig metabolisiert wird, sind Anabolika durch die zusätzlichen Gruppen an C_{17} besser gegen enzymatischen Abbau geschützt. Insbesondere die Wirkung der 17-β-Hydroxysteroid-Dehydrogenasen wird behindert, und der Abbau zu anabol inaktiven 17-Ketosteroiden erfolgt langsamer.

Trotzdem hält die Wirkung anaboler Steroide nur wenige Stunden an. Um eine mehrmalige orale Gabe täglich zu vermeiden, wurden **Steroid-Ester** entwickelt, die parenteral gegeben und nur langsam hydrolysiert werden, so dass der Wirkspiegel bis zu einer Woche aufrechterhalten wird. Je längerkettig der Ester, desto länger ist im Allgemeinen die Wirkungsdauer.

Tab. 45.11 Handelsübliche Anabolika.

Wirkstoff	Handelsname
Metenolonenantat	Primobolan Depot®, Primobolan S® Tabl.
Nandrolondecanoat	Deca-Durabolin®
Clostebolacetat	Megagrisevit mono®
Mesterolon	Proviron®

Indikationen

Indikationen für eine Therapie mit Anabolika sind:
- Untergewicht und Appetitlosigkeit in der Rekonvaleszenz
- reduzierter Allgemeinzustand im Alter, Tumorerkrankungen, zytostatische Therapie oder Bestrahlung
- chronische Erkrankungen von Leber und Niere
- Muskeldystrophie
- Osteoporose
- aplastische Anämie.

Unerwünschte Wirkungen

In therapeutischer Dosierung sind die NW von Anabolika geringer als die von Testosteron. In der Bodybuilderszene jedoch, wo wesentlich höhere Dosen verabreicht werden, treten häufig alle bei den Androgenen (☞ Kap. 45.12) beschriebenen NW auf. Die meisten Nebenwirkungen der Anabolika und Androgene beruhen auf ihrer **gonadotropinhemmenden Wirkung.**

Die Sensibilität von Frauen gegenüber Androgenen ist sehr unterschiedlich, bei manchen führen schon geringe Dosen zu Virilisierung. Besonders empfindlich sind Mädchen vor der Pubertät und Frauen nach der Menopause. Stimmvertiefung wurde bereits nach einmaliger Injektion eines Androgens beobachtet. **Stimmvertiefung und Alopezie bei Frauen** sind **meist irreversibel,** Hirsutismus und Klitorishypertrophie teilweise reversibel.

Aufgrund der antigonadotropen Wirkung von anabolen Steroiden sind Zyklusstörungen bei Frauen häufig. Man beobachtet verkürzte oder verlängerte Zyklen, Hemmung der Ovulation, Oligo- und Amenorrhö sowie dysfunktionelle Blutungen. Die Störungen sind dosisabhängig.

Bei Männern wird die Spermatogenese gehemmt bis zur Hodenatrophie (reversibel). Androgene und Anabolika fördern das Wachstum von Prostatakarzinomen.

Androgene, die in Position 17 alkyliert und nicht verestert sind, wie beispielsweise das Methyltestosteron, verursachen häufig Leberschäden. Man beobachtet histologische Leberzellschäden und intrahepatische Cholestase bis zum cholestatischen Ikterus. Bilirubin, alkalische Phosphatase und die Transaminasen steigen an. Methyltestosteron ist in Deutschland nicht mehr im Handel, wohl aber in anderen Ländern.

Nach Langzeitbehandlung mit Anabolika wurden hepatozelluläre Karzinome beobachtet, meist bei Patienten mit hämatologischen Erkrankungen.

Kontraindikationen

Anabolika dürfen nicht bei Prostatakarzinomen und Leberfunktionsstörungen angewendet werden.

Doping

Bekannt geworden sind Anabolika durch ihren Missbrauch zur Steigerung sportlicher Leistungsfähigkeit. (Steigerung von Kraft und Schnelligkeit.) Leistungssport und Bodybuilding haben weltweit zu einem riesigen Markt für Anabolika gesorgt. Verwendet werden nicht nur Medikamente aus der Humanmedizin, sondern auch Präparate aus der Tiermedizin. Substanzen, die in Deutschland schon lange vom Markt sind, wie Stanozol (Stromba®) sind in anderen Ländern noch erhältlich, beispielsweise in Spanien unter dem Namen Estanozolol (Winstrol®).

Die meisten Anabolika werden illegal aus osteuropäischen Ländern, Thailand, Ägypten oder Spanien nach Deutschland eingeführt. Zunehmende Bedeutung gewinnt der Vertrieb über das Internet aus den USA. Anabole Steroide die auf der Dopingliste des IOC (Internationales Olympisches Komitee) stehen, sind:

- Androstendion
- Boldenon
- Clostebol
- Danazol

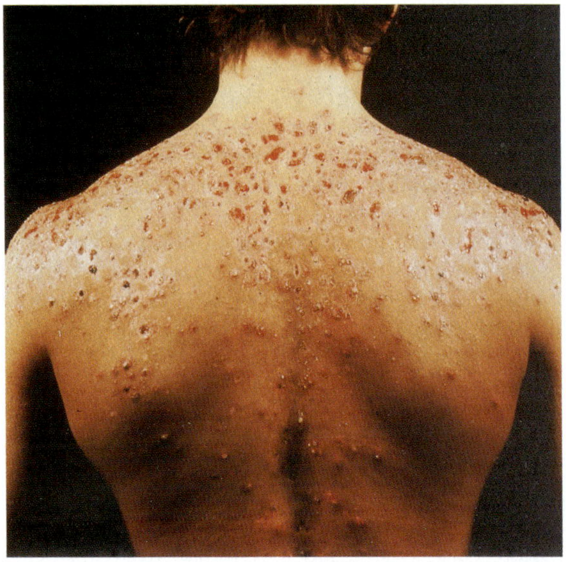

Abb. 45.3: Ausgeprägte Steroidakne bei einem Bodybuilder nach Einnahme von Anabolika (die Abbildung wurde freundlicherweise von Prof. Franke, Deutsches Krebsforschungszentrum Heidelberg, zur Verfügung gestellt).

- Dehydrochlormethyltestosteron
- Dehydroepiandrosteron (DHEA)
- Dihydrotestosteron
- Drostanolon
- Fluoxymesteron
- Formebolon
- Gestrinon
- Mesterolon
- Metandienon
- Metenolon
- Methandriol
- Methyltestosteron
- Miboleron
- Nandrolon
- Norethandrolon
- Oxandrolon
- Oxymesteron
- Oxymetholon
- Stanozolol
- Testosteron
- Trenbolon.

Auf der Liste befinden sich auch chemisch oder pharmakologisch verwandte Substanzen. Weitere Infos unter: www.sportunterricht.de.

Weitere Dopingmittel

Neben Anabolika sind folgende Substanzklassen vom IOC verboten:

- Stimulanzien (Amphetamine, Sympathomimetika)
- Narkotika (Opioide, Pentazocin)
- Diuretika (Furosemid, Triamteren, Spironolacton, Hydrochlorothiazid)
- Peptid- und Glykoproteinhormone (Eyrthropoetin, ACTH, Somatotropin, Choriongonadotropin).

Aus der Gruppe der Stimulanzien ist das Asthmamittel **Clenbuterol** (Spiropent®) sehr beliebt, da es nicht nur die Atemwege erweitert, sondern auch einen muskelanabolen Effekt als Nebenwirkung hat. Beispielsweise wurde Kathrin Krabbe wegen dieses Medikaments für Wettkämpfe gesperrt.

Das Nierenhormon **Erythropoetin** (EPO) (☞ Kap. 20.3) und **Darepoetin,** ein synthetisch modifiziertes Erythropoetin, stimulieren die Bildung von Erythrozyten und erlauben so eine vermehrte Sauerstoffaufnahme. Beide werden gern zum Doping missbraucht.

Somatotropin, das menschliche Wachstumshormon HGH, wird von Bodybuildern häufig angewendet. Allerdings stimuliert es nicht nur das Muskelwachstum, sondern auch das Knochenwachstum (Akromegalie!) und das Wachstum des Herzmuskels, was zu Herzerweiterung, Herzrhythmusstörungen und Herztod führen kann.

Anabolika führen auch ohne körperliches Training in gewissem Umfang zu vermehrter Muskelmasse, umgekehrt ist durch körperliches Training ohne Anabolika der Körperbau eines Bodybuilders, wie er in vielen Zeitschriften dargestellt wird, kaum zu erreichen. Eine unangenehme NW stellt auch die sog. Steroidakne dar (☞ Abb. 45.3).

45.14 Antiandrogene

Antiandrogene sind kompetitive Hemmstoffe der Androgene am Androgenrezeptor.

Wirkstoffe

Die Tabelle 45.12 zeigt gebräuchliche Antiandrogene.

Chemie. Chemisch handelt es sich bei Cyproteronacetat um ein Steroidhormon, genauer um ein Derivat des Hydroxyprogesteron. Flutamid ist eine synthetische Verbindung, die sich vom Toluidin ableitet.

Cyproteronacetat hat antiandrogene Wirkung und gleichzeitig starke Gestagenwirkung. Androcur® hemmt daher auch die Gonadotropinausschüttung, Flutamid nicht.

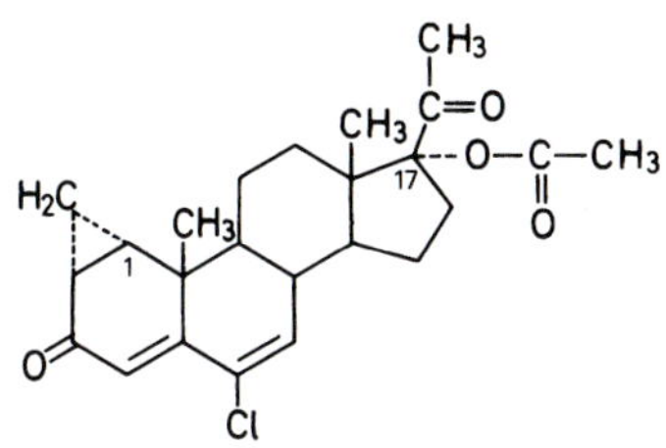

Formel 45.4: Strukturformel von Cyproteronacetat.

Indikationen für eine Therapie mit Antiandrogenen sind Prostatakarzinom, Hirsutismus der Frau, Akne, Alopezie der Frau, Hypersexualität, Pubertas praecox bei Knaben, ferner sexuelle Deviationen bei Triebtätern (medikamentöse Kastration).

Nebenwirkung der Antiandrogene ist die Hemmung der Spermatogenese. Zu Behandlungsbeginn klagen die Patienten über Adynamie und Müdigkeit, ferner kann es zur Gynäkomastie und zu Depressionen kommen. Im Tierversuch konnten mit Cyproteronacetat Leberkarzinome ausgelöst werden.

Kontraindikationen für Antiandrogene sind Lebererkrankungen, Schwangerschaft, Stillzeit und Störungen der Spermatogenese.

Tab. 45.12 Therapeutisch verwendete Antiandrogene.

Wirkstoff	Handelsname®
Cyproteronacetat	Androcur® Virilit®
Flutamid	Fugerel® Flutamid-STADA®
Bicalutamid	Casodex ®

45.15 5α-Reduktasehemmer

Testosteron wird mithilfe des Enzyms 5α-Reduktase zu 5α-Dihydrotestosteron reduziert. Dieses Hormon entfaltet an vielen Organen, z. B. Prostata und Haarfollikel, eine stärkere Wirkung als Testosteron. Durch Hemmung der 5α-Reduktase, von der 2 Isoenzyme vorhanden sind, kann eine antiandrogene Wirkung erzielt werden. Androgene Wirkungen durch Testosteron werden nicht beeinträchtigt. Die Wirkstoffe **Finasterid** (Proscar® 5 mg Tabl.) und **Dutasterid** (AVODART®) hemmen die 5α-Reduktase (Typ 2) und werden zur Behandlung der benignen Prostatahyperplasie eingesetzt. Beide Verbindungen senken das prostataspezifische Antigen (PSA) um 50 %. Das Risiko eines akuten Harnverhaltens sinkt um 2,4 % innerhalb von 2 Jahren. Während Finasterid schon seit 1994 im Handel ist, kam Dutasterid erst 2003 dazu. Es hat eine wesentlich längere Halbwertszeit (3–5 Wochen) im Vergleich zu Finasterid (6–8 h) und wird zu 90 % metabolisiert, u. a. von CYP3A4 in der Leber. Dutasterid bietet keine therapeutischen Vorteile gegenüber Finasterid.

Finasterid steht in schwächerer Dosierung auch zur Behandlung der androgenen Alopezie zur Verfügung (Propecia® 1 mg Tabl.). Der Haarwuchs setzt durch Gabe von Propecia® in Maßen wieder ein, aber nur, solange das teure Präparat eingenommen wird (Jahrestherapiekosten ca. 650 €).

46 Beeinflussung des Kalziumhaushalts und des Knochenstoffwechsels

IMPP-Hits

- Hyperkalzämie: Ursachen und Therapie
- D-Hormone: Indikationen und unerwünschte Wirkungen
- Indikationen von Calcitonin und Parathormon

Lernziel!

Hier lernen Sie den Kalziumstoffwechsel kennen und die Hormone, die ihn regeln. Sie sollten die Wirkungen von Kalzium, Vitamin D, Parathormon und Calcitonin sowie ihren therapeutischen Einsatz und die Nebenwirkungen bei Überdosierung kennen.

46.1 Kalziumstoffwechsel

Der menschliche Organismus enthält im Mittel 800 mval Kalzium/kg Körpergewicht. Dies entspricht bei einem Körpergewicht von 70 kg einem Gesamtbestand von 112 mol oder 4480 g! Zwischen dem Verhalten der Alkaliionen und der Kalziumionen Ca^{2+} im Organismus besteht ein wichtiger Unterschied:

Merke!

Alkaliionen sind intra- und extrazellulär fast frei beweglich, Ca^{2+} nicht.

Mehr als **90 %** des **Gesamtkalziums** ist im **Knochen** als Ca-Phosphat oder Ca-Carbonat gebunden und steht im Austausch mit dem Ca^{2+} des ECR. Der Kalziumgehalt des ECR wird so fein reguliert, dass man von einer biologischen Konstante spricht. Die mittlere Ca^{2+}-Konzentration im Plasma beträgt 2,2–2,6 mmol/l. 45–50 % davon liegen ionisiert vor, der Rest ist an Proteine gebunden. Im ICR ist der ionisierte Anteil erheblich niedriger (1 % des Gesamtkalziums). 5–10 % des Kalziums liegen in Komplexform vor. Die Konzentration des ionisierten Kalziums hängt von der Gesamt-Ca^{2+}-Konzentration, von der Plasmaeiweißmenge, vom Blut-pH und von der Konzentration an Chelatbildnern ab. Alkalose vermindert und Azidose steigert den Ionisationsgrad des Kalziums.

46.2 Therapeutische Verwendung von Kalzium

Pharmakokinetik

Kalzium wird nach oraler Gabe nicht in beliebigen Mengen resorbiert, da die Resorption im Dünndarm von Vitamin D und von Parathormon in Abhängigkeit

Tab. 46.1 Organwirkungen des Kalziums.

Organ	Wirkung
Herz	positive Inotropie, Verstärkung positiv inotroper Pharmaka wie Digitalis
Nervensystem	erhöhte Erregbarkeit bei Ca^{2+}-Mangel. Die Reizschwelle erregbarer Membranen hängt von der Kalziumkonzentration im ECR ab. Nebennierenmark und Hypophysenhinterlappen können nur in Anwesenheit von Ca^{2+}-Ionen Hormone ausschütten (Adrenalin, Oxytocin, ADH).
Muskulatur	Im Muskel ist Kalzium wesentlich für die Stabilisierung des Membranpotenzials und für die elektromechanische Kopplung verantwortlich. Kalziummangel führt am Muskel zu Spontanaktivität und zu Tetanie mit Parästhesien. Bei schwerer Hypokalzämie können generalisierte Krämpfe und Bewusstlosigkeit auftreten. Bei Hyperkalzämie kommt es zu Muskelschwäche und Obstipation.
Gefäße	Kalzium vermindert die Kapillarpermeabilität und erweitert die Hautgefäße, was sich bei intravenöser Injektion als Wärmegefühl bemerkbar macht.
Blut	Ca^{2+} wirkt als Katalysator an verschiedenen Stellen des Blutgerinnungssystems.
Immunsystem	Kalzium wirkt antiallergisch.
Knochen	Regulation des Kalziumstoffwechsels durch Parathormon, Calcitonin und andere Hormone.

vom Körperbedarf gefördert wird. Eine Hemmung der Kalziumresorption kommt auch durch Salzbildung mit Nahrungsbestandteilen zustande. Organische Kalziumsalze werden gut resorbiert. Anorganische Kalziumsalze sind meist schwer löslich (Kalziumsulfat) oder giftig (Kalziumchlorid). Kalzium wird über die Niere in Komplexform ausgeschieden. Bei Niereninsuffizienz steigt der Kalziumspiegel an.

Merke!
Alkalose vermindert, Azidose erhöht den Plasmaspiegel des freien Ca^{2+}.

Neben dem pH sind auch die Konzentration des Plasmaeiweißes und die Menge an Chelatbildnern für die Konzentration an ionisiertem Ca^{2+} maßgebend.

Wirkungen

Kalzium hat im Körper eine Vielzahl von Wirkungen. Die wichtigsten Wirkungen an den verschiedenen Organen zeigt die Tabelle 46.1.

Wirkstoffe

Die Tabelle 46.2 zeigt handelsübliche Kalziumpräparate, die zur Kalziumsubstitution eingesetzt werden.

Indikationen

Kalziumverbindungen werden bei Kalziummangel, erhöhtem Kalziumbedarf (Schwangerschaft), bei Hyperventilationstetanie (relativer Kalziummangel) und bei allergischen Reaktionen eingesetzt.

Unerwünschte Wirkungen

Schnelle intravenöse Injektion von Kalzium erweitert die Hautgefäße und führt zu unangenehmem Wärmegefühl. Eine parenterale Kalziumzufuhr verstärkt die Wirkung von Digitalis und kann zu bedrohlichen Herzrhythmusstörungen führen. Chronische parenterale Überdosierung kann zu Hyperkalzämie, Kalzinose und Nierensteinen führen. Bei Vorliegen eines Milch-Alkali-Syndroms kann auch eine orale Kalziumtherapie zu Hyperkalzämie führen, was beim Gesunden nicht möglich ist. Intramuskuläre Injektion von Kalziumverbindungen verursacht heftige brennende Schmerzen und sollte vermieden werden.

Tab. 46.2 Pharmaka zur Kalziumsubstitution.

Wirkstoff	Handelsname
Kalziumglukonat	Calcium Sandoz® Inj.-Lsg., frubiase calcium T® Trinkampullen
Kalziumaspartat	Calciretard® Inj.-Lsg. + Tabl.
Kalziumcarbonat	Calcium-dura®, Calcium STADA®, Calcium-Verla® Brausetbl.
Kalziumorotat	Calciumorotat®
Kalziumlaktobionat	frubiase calcium forte 500® Trinkampullen
Kalziumfolinat	Calciumfolinat-Hexal® Kps., Leucovorin® Inj.-Lsg., Ribofolin® Kps.

Kontraindikationen

Bei Hyperkalzämie, Niereninsuffizienz und Digitalisintoxikation darf kein Kalzium gegeben werden.

Interaktionen

- Kalziumverbindungen vermindern die Resorption von Tetrazyklinen aus dem Darm.
- Ionisiertes Kalzium bildet mit Natriumcitrat oder EDTA Komplexe.
- Hyperkalzämie verstärkt die Digitaliswirkung.
- Kalzium antagonisiert die Wirkung von Magnesium an der neuromuskulären Endplatte und im ZNS.

46.3 Störungen des Kalziumhaushalts

46.3.1 Hyperkalzämie

Merke!
Von einer Hyperkalzämie spricht man, wenn der Kalziumspiegel im Blut über 2,6 mmol/l liegt.

Ursachen oder **Erkrankungen**, die zur **Hyperkalzämie** führen können, sind:
- primärer und sekundärer Hyperparathyreoidismus
- Freisetzung von Ca^{2+} aus den Knochen durch Knochentumoren, Osteoporose oder M. Paget
- Vitamin-D-Intoxikation
- M. Boeck
- Hyperthyreose
- Milch-Alkali-Syndrom (durch Antazida)
- Akromegalie
- Nebenniereninsuffizienz
- falsch dosierte Kalziuminfusionen.

Symptome einer Hyperkalzämie können sein:
- Gewichtsabnahme, Anorexie oder Appetitlosigkeit
- Obstipation, Meteorismus, Polyurie und Polydipsie (Durst), Nierensteine, Übelkeit, Erbrechen
- psychische Symptome und Herzrhythmusstörungen (nur bei hoher Konzentration).

Therapie der Hyperkalzämie

Wenn keine Niereninsuffizienz vorliegt, werden mehrere Liter physiologischer **NaCl-Lösung** infundiert, der 1–3 Ampullen **Furosemid** (Lasix®) 40 mg zugesetzt werden. Dadurch kommt es zu einer gesteigerten Diurese, die auch Kalzium ausschwemmt. Ferner wird ein Komplexbildner wie **EDTA** oder Natriumcitrat infundiert, um das Kalzium zu binden. EDTA ist nephrotoxisch. Auch die orale Gabe eines Kationentauschers wie **Calcisorb**® kann sinnvoll sein, um Kalziumionen im Darm zu binden.

Glukokortikoide hemmen die Kalziumresorption, und Calcitonin (Karil®) fördert die Ca^{2+}-Einlagerung in den Knochen. Das Zytostatikum Mithramicin hemmt die Mobilisierung von Ca^{2+} aus den Knochen.

Bei sehr hohem Serumkalzium und bei Niereninsuffizienz muss der Patient dialysiert werden. Dies geschieht mittels Hämodialyse oder Peritonealdialyse.

46.3.2 Hypokalzämie

Merke!
Von einer Hypokalzämie spricht man, wenn der Kalziumspiegel niedriger als 2,1 mmol/l ist.

Auslösende **Krankheiten** für eine **Hypokalzämie** sind:
- Hypoparathyreoidismus
- Niereninsuffizienz
- Malabsorption und Vitamin-D-Mangel
- Diuretika und Laxanzienabusus
- akute Pankreatitis
- Infusion von Citratblut
- paraneoplastisches Syndrom bei calcitoninproduzierenden Tumoren.

Zu den **Symptomen** einer Hypokalzämie zählt die neuromuskuläre Übererregbarkeit mit tonischen Krämpfen. Das **Chvostek-Zeichen** (Fazialisreflex) und das **Trousseau-Zeichen** (Pfötchenstellung bei Karpalkompression) sind positiv. Im EKG ist die QT-Zeit verlängert.

In der täglichen Praxis ist allerdings eine **scheinbare** Hypokalzämie sehr häufig, die so genannte **Hyperventilationstetanie.** Ausgelöst durch Angst oder Schmerz kommt es zu Hyperventilation, verstärkter CO_2-Abgabe über die Lunge, Alkalisierung des Bluts und Verschiebung des Ca^{2+} nach intrazellulär. Im Gesicht, an den Unterarmen und an der Atemmuskulatur treten Parästhesien und Muskelkrämpfe auf. Der Patient glaubt, ersticken zu müssen, und gerät in Panik, ebenso seine Angehörigen. Therapie der Wahl ist die langsame Injektion von 10–20 ml Calcium Sandoz® 10 %ig. Bewährt hat sich auch die Rückatmung aus einem Plastiksack. Bei einer Hypokalzämie ohne tetanische Symptome erfolgt die Kalziumsubstitution oral mit Brausetabletten.

Interaktionen

Antazida, Laxanzien, Quellstoffe, Eisensulfat und Komplexbildner (EDTA, Citrat) vermindern die Kalziumresorption. Bei gleichzeitiger Gabe von

Tab. 46.3 Therapeutisch verwendete Calcitoninpräparate.

Wirkstoff	Handelsname
Calcitonin des Lachses	Karil® Nasenspray + Inj.-Lsg., Calcihexal® Inj.-Lsg., Calcitonin-AZU® Nasenspray
Calcitonin des Menschen	Cibacalcin® Inj.-Lsg.

Kalzium und Magnesiumsalzen wird die Magnesiumresorption gehemmt, da beide Ionen dasselbe Carriersystem benutzen. Die Hemmung der neuromuskulären Erregung durch eine Hypermagnesiämie im Blut kann durch intravenöse Gabe von Kalzium aufgehoben werden.

46.4 Calcitonin/Parathormon

Calcitonin ist ein **Polypeptidhormon** (32 AS), das in den C-Zellen (parafollikuläre Zellen) der Schilddrüse gebildet wird. Es kann auch gentechnisch hergestellt werden. Calcitonin vom Lachs oder Aal ist wirksamer als Humancalcitonin (☞ Tab. 46.3).

Wirkstoffe

Pharmakokinetik

Nach parenteraler Gabe erfolgt der Wirkungseintritt sehr rasch. Die HWZ beträgt 4–12 Minuten. Eine orale Gabe ist nicht möglich (Peptid!). Humanes Calcitonin und Lachscalcitonin werden renal eliminiert (Tab. 46.3).

Wirkungen

Calcitonin stimuliert die Adenylatcyclase in Niere und Knochen. Die verschiedenen Wirkungen von Calcitonin sind:

- langsame Senkung des Ca^{2+} im Serum, keine Akutwirkung. Calcitonin ist der Gegenspieler des Parathormons
- Hemmung von Osteoklasten und der Freisetzung von Ca^{2+} aus den Knochen. Es fördert die Einlagerung von Kalziumphosphat in den Knochen
- zentrale Schmerzdämpfung bei Osteoporoseschmerzen
- Hemmung der Bildung von Pankreassaft.

Indikationen

M. Paget, Osteoporose, Schmerzen bei Knochentumoren, Hyperkalzämie, primärer Hyperparathyreoidismus und eine akute Pankreatitis sind Indikationen für eine Calcitonintherapie.

Unerwünschte Wirkungen

Nebenwirkungen einer Therapie mit Calcitonin sind Übelkeit, Erbrechen, Wärmegefühl, Flush. Selten treten Allergien und Erhöhung der **alkalischen Phosphatase (AP)** auf.

Kontraindikationen für Calcitonin sind Stillzeit und Hypokalzämie.

Parathormon (PTH) ist der Gegenspieler des Calcitonins und wird in den Epithelkörperchen gebildet. Parathormon fördert die Aufnahme von Kalzium in die Knochen und die Rückresorption von Ca^{2+} in der Niere. Ferner stimuliert PTH die 1α-Hydroxylase in der Niere, die die Synthese von D_3-Hormon katalysiert. PTH ist ein Polypeptidhormon, das von Rindern gewonnen werden kann. Besser verträglich und billiger ist es allerdings, statt PTH das **Dihydrotachysterol** einzusetzen, das als AT 10® im Handel ist.

46.5 D-Hormone (Calciferole)

Die Verbindungen der D-Gruppe, die früher als Vitamine bezeichnet wurden, nämlich **Ergocalciferol** (Vitamin D_2) und **Colecalciferol** (Provitamin D_3) sind nur die Vorstufen zum eigentlich wirksamen **1,25-Dihydroxycolecalciferol** (Calcitriol, D_3-Hormon), das in der Niere gebildet wird und ebenso wie die Kortikoide als Hormon einzustufen ist. Ausgangsstoff für die Synthese von D-Hormonen ist das Desmethylsterol.

Anmerkung: Die ursprüngliche Schreibweise von Cholecalciferol, Cholesterol und analogen Verbindungen begann mit Ch, da der Name aus dem Griechischen Chol = Galle stammt. Mittlerweile setzt sich die Schreibweise ohne h durch.

Die Synthesekette der D-Hormone beginnt mit Acetyl-CoA und verläuft über eine Reihe von Zwischenstufen, von denen die wichtigsten in Abbildung 46.1 dargestellt sind.

Die Bildung der D-Hormone wird durch Hypokalzämie, Hypophosphatämie und durch Parathormon stimuliert (☞ Abb. 46.2). Das Parathormon stimuliert die Hydroxylase in der Niere, was zur Bildung von Calcitriol führt, welches 20-mal stärker wirksam ist als Vitamin D_3.

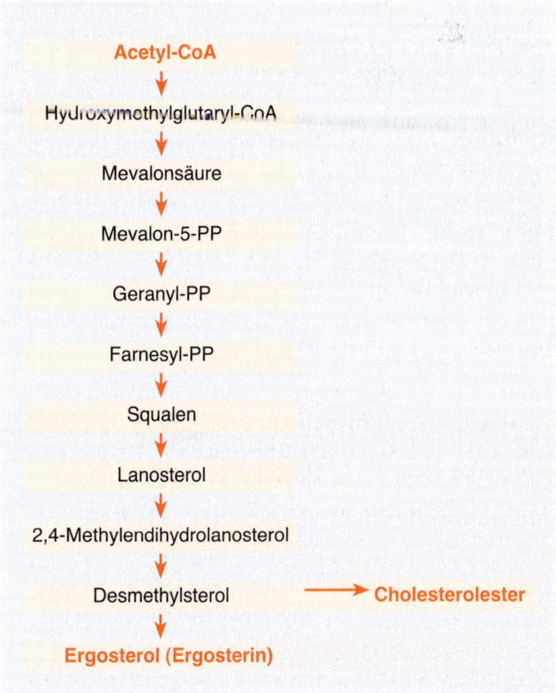

Abb. 46.1: Synthesekette der D-Hormone von Acetyl-CoA zum Ergosterol.

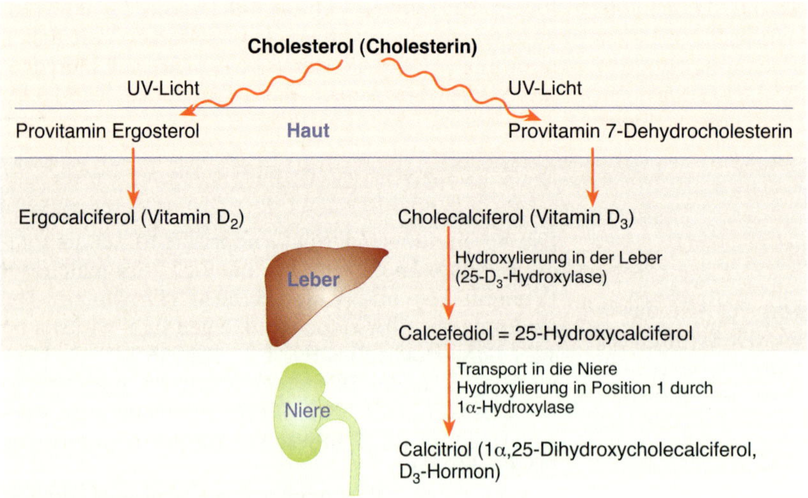

Abb. 46.2: Synthesewege der D-Hormone.

Wirkstoffe

Die Tabelle 46.4 zeigt gebräuchliche Pharmaka zur Substitution mit D-Hormonen.

Pharmakokinetik

Die meisten Lebensmittel enthalten nur geringe Mengen Colecalciferole. Die wichtigsten Vertreter sind D_2, D_3 und D_4. Beim D_1 handelt es sich um einen Molekülkomplex, der unter anderem D_2 enthält. Die durchschnittliche Nahrungszufuhr von D_2 und D_3 reicht weder beim Kind noch beim Erwachsenen aus, um den Bedarf zu decken. Der Tagesbedarf liegt beim Kind bei 500 IE und beim Erwachsenen bei 200 IE. Daher muss der Organismus zusätzlich D_3 bilden. Dies geschieht in der Haut. Substrat ist **7-Dehydrocholesterin,** aus dem mit Hilfe von UV-Strahlung D_3 synthetisiert wird. Bei fehlendem Sonnenlicht können D-Mangelzustände auftreten; dies ist insbesondere bei Afrikanern der Fall, die in Europa leben. Fisch, Leber, Butter, Hefe und Eigelb enthalten am meisten D-Hormone.

D-Hormone sind lipophil und werden nach oraler, kutaner oder intravenöser Gabe gut resorbiert (80 % bei oraler Gabe). Bei Fettstuhl ist die Darmresorption vermindert. Die HWZ von D_3 beträgt 12 Stunden. Im Blut sind die D-Hormone an α-Globuline und an Albumin gebunden und werden in Leber, Niere, Darm, Muskel und Fettgewebe gespeichert. Intravenös verabreichtes D_3 wird im RES von Leber und Niere zu 25-Hydroxycholecalciferol umgewandelt. Dieses hat jedoch nur in pharmakologischen Dosen eine Wirkung. Die physiologische Wirksubstanz ist das **1,25-Dihydrocholecalciferol.**

Tab. 46.4 Handelsübliche D-Hormone.

Wirkstoff	Handelsname
Colecalciferol	Vigantoletten® 500/1000, Vigantol®, Ospur D_3®
Colecalciferol + NaF	D-Fluoretten® 500/1000 Fluor-Vigantoletten®, Zymaflor D®
Calcitriol	Rocaltrol®, Bocatriol®, Decostriol®
Calcifediol	Dedrogyl®

Wirkungsmechanismus und Wirkungen

D-Hormone sind den Steroidhormonen nicht nur strukturell ähnlich, sie wirken auch über einen ähnlichen Mechanismus. Über **Rezeptoren wird im Zellkern** die Synthese von Proteinen und Enzymen veranlasst. Insbesondere Proteine des Kalziumstoffwechsels sind betroffen. In der Darmmukosazelle und in den Osteoklasten wird das Ca^{2+}-Transportsystem aktiviert, wahrscheinlich durch Bildung eines kalziumbindenden Proteins (aktiver Transport!). Die Kalziumresorption aus dem Darm steigt, die Kalziumfreisetzung aus dem Knochen ebenfalls. Der Plasmakalziumspiegel steigt. In der Niere fördern die D-Hormone die Kalziumrückresorption und die Phosphatausscheidung. **Parathormon** wirkt gleichsinnig wie D-Hormone, **Calcitonin** wirkt antagonistisch dazu. D-Hormone und Parathormon haben eine Wirkungslatenz von Stunden bis Tagen und eignen sich nicht zur Akuttherapie von Kalziummangelzuständen. Die Wirkungsstärke der D-Hormone: Calcitriol > Calcefediol > Colecalciferol.

Merke!

D-Hormone, Parathormon und Calcitonin sorgen zusammen für die Homöostase des Kalzium- und Phosphatspiegels im Blut.

Bei einem Mangel an D-Hormonen ist die Ca^{2+}-Resorption vermindert, der Blutspiegel des Ca^{2+} sinkt ab. Es kommt zu einem sekundären Hyperparathyreoidismus und zu Kalziummobilisation aus dem Knochen, der zur Dekalzifizierung der Knochen und zur Kalzifizierung parenchymatöser Organe führen kann.

Indikationen

Therapeutische Verwendung finden D-Hormone zur Rachitisprophylaxe bei Kindern, seltener bei Erwachsenen. Von der 2. Lebenswoche an gibt man 400–1000 IE/d.

Patienten mit chronischen Nierenerkrankungen entwickeln in der Regel auch eine renale Osteopathie, da die Niere zu wenig D_3-Hormon bildet. Man substituiert daher Calcitriol (1,25-Dihydroxycholecalciferol).

Unerwünschte Wirkungen

Bei länger dauernder Überdosierung von D-Hormonen, beispielsweise im Rahmen einer Rachitisprophylaxe, kann es zu Knochenentkalkung (Osteomalazie), Wachstumsstörung und zu Todesfällen kommen. Durch die erhöhte renale Ausscheidung von Kalziumphosphat können sich Nierensteine bilden. Klinische Symptome einer D-Intoxikation sind Übelkeit, Schlaflosigkeit, Durst, Kopfschmerz, Müdigkeit, Muskelschwäche und Gelenkschmerzen. Der hohe Kalziumspiegel kann die Arteriosklerose begünstigen und Herzrhythmusstörungen auslösen.

Kontraindikationen für eine Therapie mit D-Hormonen sind Hyperkalzämie und ein primärer Hyperparathyreoidismus. Vorsicht ist geboten bei Schwangeren und bei Nierensteinpatienten.

Interaktionen können bei gleichzeitiger Gabe von D-Hormonen und Benzothiadiazindiuretika auftreten, die die Hyperkalzämie verstärken. Antazida hemmen die Phosphatresorption. Glukokortikoide antagonisieren die D-Vitamine im Darm und vermindern die Kalziumresorption.

46.6 Fluorid

Pharmakokinetik

Die löslichen Fluoride werden im Darm sehr gut resorbiert und in Knochen und Zähnen eingelagert. Löslich sind nur die Alkalifluoride. Die HWZ beträgt 4 Stunden. Fluorid wird hauptsächlich renal ausgeschieden und neigt nicht zu Kumulation.

Wirkungen

Das Halogen Fluor wird in Form von löslichen Salzen wie Natriumfluorid (NaF) als Medikament eingesetzt. Meist gibt man es als fixe Kombination zusammen mit D-Hormonen (D-Fluoretten®).

Indikationen

Fluorid wird zur Rachitisprophylaxe und zur Osteoporosebehandlung verwendet. In Spuren sind Fluoride im **Trinkwasser** enthalten. In vielen westlichen Ländern wie den USA wird Fluorid seit Jahrzehnten dem Trinkwasser zugesetzt (1 mg/l). Auf diese Weise konnte die Häufigkeit von Karies um 30–70 % gesenkt werden. In Deutschland ist dies nicht möglich, weil dazu eine Verfassungsänderung nötig wäre. Fluor fördert die Mineralisierung der Zähne und härtet den Zahnschmelz. Bei Überdosierung entsteht Fluorose, die sich in fleckigen Zähnen äußert. Im Knochen werden die OH-Gruppen des Apatits durch F^- ersetzt, und es entsteht der härtere Fluoroapatit.

Interaktionen

Die gleichzeitige Gabe von Magnesium- oder Kalziumsalzen hemmt die Resorption von Fluorid, da Erdalkalifluoride alle schwerlöslich sind (CaF_2, MgF_2 ↓).

47 Antimikrobiell wirksame Substanzen

IMPP-Hits

- Penicillin, Wirkung, NW, Pharmakokinetik
- Amoxicillin, Clavulansäure, Wirkungen, Kinetik
- Carbapeneme: Pharmakokinetik, Wirkungsmechanismus
- Makrolide, Lincosamide: Pharmakokinetik, Indikationen, Nebenwirkungen
- Aminoglykoside: Pharmakinetik, Wirkungen, Nebenwirkungen
- Tuberkulotika: Wirkmechanismen und Indikationen der eingesetzten Medikamente
- Virustatika und Interferone
- Systemische Antimykotika

Lernziel!

Hier erwartet Sie ein umfangreiches und wichtiges Kapitel. Sie lernen zunächst die wichtigsten Antibiotika kennen, ihr Wirkungsspektrum gegen Bakterien und ihre Einsatzgebiete. Ferner werden Sie mit Chemotherapeutika vertraut gemacht, die gegen Tuberkulose und gegen Protozoen wirken, insbesondere mit Malariamitteln und mit Mitteln gegen Pilze und Würmer. Zuletzt lernen Sie die neuesten virushemmenden Medikamente kennen, die mittlerweile eine bedeutende Rolle bei der Behandlung von HIV-Infektionen spielen.

47.1 Einführung

Chemotherapeutika

Chemotherapeutika sind in der Regel synthetische Verbindungen, die gegen Einzeller, Parasiten und Tumorzellen eingesetzt werden. Zu den Chemotherapeutika zählen beispielsweise Mittel gegen Trichomonaden oder Malaria.

Antibiotika

Antibiotika sind Naturstoffe. Sie werden von Mikroorganismen (meist Pilzen) gebildet und sind gegen andere Mikroorganismen (meist Bakterien) wirksam. Die Begriffe Chemotherapeutika und Antibiotika sind nicht scharf getrennt, da auch Antibiotika synthetisch hergestellt oder modifiziert werden können. Auch die Abgrenzung Chemotherapeutika – Zytostatika ist nicht eindeutig.

Bakterizidie

Man versteht unter Bakterizidie die Abtötung von Bakterien. Wenn ein Antibiotikum Bakterien in der Ruhephase und in der Wachstumsphase abtötet, spricht man von **primärer Bakterizidie.** Werden nur Erreger in der Proliferationsphase abgetötet, spricht man von **sekundärer Bakterizidie.** Die **minimale bakterizide Konzentration** (MBK) ist die Konzentration eines Antibiotikums, die 99,9 % einer Bakterienkultur in vitro abtötet. Bei intaktem Immunsystem genügen normalerweise bakteriostatische Antibiotika, da das Immunsystem die Abtötung übernimmt. Bei Immundefekten (Aids, Sepsis, Neugeborene) sind bakterizide Antibiotika indiziert.

Beispiele für **primär bakterizide** Antibiotika sind:
- Aminoglykoside (Gentamycin, Framycetin)
- Gyrasehemmer (Norfloxacin, Ciprofloxacin)

Beispiele für **sekundär bakterizide** Antibiotika sind:
- β-Lactam-Antibiotika (Penicilline, Cephalosporine)
- Glykopeptidantibiotika (Vancomycin, Teicoplanin).

Bakteriostase

Unter **Bakteriostase** versteht man die Hemmung der Vermehrung von Bakterien. Ruheformen der Bakterien werden nicht geschädigt.

Beispiele für **bakteriostatische Antibiotika** sind:
- Makrolidantibiotika: Erythromycin, Azithromycin
- Lincosamide: Lincomycin
- Sulfonamide: Sulfamethoxazol, Sulfadiazin
- Chloramphenicol: Chloramphenicol).

Resistenz

Resistenz ist die Widerstandsfähigkeit eines Keims gegen ein Antibiotikum. Ein Keim, der gegen ein bestimmtes Antibiotikum oder Chemotherapeutikum resistent ist, kann von diesem nicht abgetötet oder geschädigt werden und vermehrt sich weiter. Man unterscheidet eine Reihe verschiedener Resistenzen, die in Tabelle 47.1 aufgeführt sind.

Persister

Persister sind Bakterien, die eine antibiotische Therapie überleben, ohne resistent zu sein, weil sie in einer Ruheform oder in einer zellwandlosen Listerform (L-Form) vorliegen. Diese Eigenschaft nennt man auch **Persistenz.**

Tab. 47.1 Formen der Resistenz.

Art der Resistenz	Definition
natürliche Resistenz	Die ganze Bakterienspezies ist von Anfang an gegen ein Antibiotikum resistent; genetische Eigenschaft.
primäre Resistenz	Einzelne Stämme einer Bakterienspezies sind aufgrund einer Mutation von Anfang an, d. h. ohne vorherigen Antibiotikakontakt gegen ein Antibiotikum resistent und werden unter der Antibiotikatherapie selektioniert. Die nichtresistenten Stämme sterben ab.
sekundäre Resistenz	Die ganze Bakterienspezies ist zunächst sensibel auf ein Antibiotikum. Im Lauf der Therapie treten aber Mutationen mit resistenten Stämmen auf. Die sekundäre Resistenz kann in einem oder in mehreren Schritten auftreten.
Kreuzresistenz	Ein Erreger ist gegen mehrere Antibiotika resistent, auch wenn er nur mit einem davon Kontakt hatte. Die Kreuzresistenz kann vollständig oder unvollständig sein.

Infektion

Gelingt es Bakterien oder anderen Organismen, die Barrieren von Haut- oder Schleimhaut zu durchdringen und ins Körpergewebe vorzustoßen, dann liegt eine **Infektion** vor. Bei geringer Keimzahl und bei geringer **Virulenz** (Aggressivität) der Keime gelingt es dem Immunsystem in der Regel, die Eindringlinge zu überwältigen und abzutöten, ohne dass Krankheitszeichen auftreten. Vermehren sich die Keime rascher, als sie vom Immunsystem abgetötet werden, dann kommt es zu einer **Infektionskrankheit** mit Entzündungszeichen und Fieber.

Gramnegativ/Grampositiv

Bakterien lassen sich mit der Färbung nach Gram unterschiedlich anfärben. Grampositive Bakterien haben eine dickere und anders zusammengesetzte Zellwand. Die gramnegativen Bakterien haben zwar eine dünnere Mureinwand, aber außen auf der Wand befindet sich eine Schicht aus Proteinen, Lipopolysacchariden und Lipoproteinen, die ihnen toxische Eigenschaften verleiht.

47.2 Antimikrobiell wirksame Substanzen, Antibiotika

Antibiotika haben ihren Namen von anti bios, d. h. gegen das Leben. Die Wirkungsmechanismen von Antibiotika sind vielfältig:

- **Störung der Synthese der Zellwand:**
  - Penicilline
  - Cephalosporine
  - Bacitracin
  - Fosfomycin
  - Vancomycin
- **Schädigung der Zytoplasmamembran:**
  - Nystatin
  - Amphotericin B
  - Polymyxin
  - Streptomycin
- **Hemmung der bakteriellen Proteinsynthese:**
  - Rifampicin
  - Aminoglykoside
  - Tetrazykline
  - Chloramphenicol
  - Erythromycin
  - Clindamycin
  - Lincomycin
  - Fusidinsäure
- **Hemmung von Stoffwechselreaktionen**:
  - Sulfonamide
  - Trimethoprim
  - PAS
- **Störung der Nukleinsäuresynthese**
  - Chinolone (Gyrasehemmer)
  - Rifampicin
  - Sulfonamide
  - Flucytosin
  - antivirale Polymerasehemmer.

Eine Reihe von Antibiotika können Blutbildstörungen verursachen, die jedoch meist reversibel sind. Beispiele sind:

- Amoxicillin-Clavulansäure: Anämie, Thrombozytopenie, Leukopenie
- Ceftriaxon: Eosinophilie (6 %), Leukopenie (2,1 %), Anämie, Thrombozytopenie
- Cefuroxim: Anämie (10 %), Leukopenie
- Levofloxacin: Anämie (0,5 %) Thrombozytopenie
- Vancomycin: Thrombozytopenie (0,1 %)
- Oxacillin, Piperacillin: Leukopenie
- Imipenem, Aztreonam: Leukopenie
- Linezolid: Anämie, Retikulozytopenie, Thrombozytopenie
- Chloramphenicol: irreversible aplastische Anämie (1 : 50.000).

47.3 β-Lactam-Antibiotika

Wirkstoffe

Die Tabelle 47.2 zeigt die wichtigsten Penicilline.

Tab. 47.2 Gebräuchliche Penicilline.

Wirkstoff	Handelsname	Darreichung
Penicillin G		
Benzylpenicillin = Penicillin G	Penicillin Grünenthal®	i.m. + i.v.
Benzylpenicillin-Benzathin	Tardocillin® (Depot), Penicillin Heyl®	nur i.m.
Oralpenicilline mit fehlender oder geringer Penicillinasefestigkeit		
Phenoxymethylpenicillin = Penicillin V	Isocillin®, Arcasin®, Megacillin®	oral
Propicillin Kalium	Baycillin®	oral
Penicillinasefeste Isoxazolylpenicilline		
Oxacillin	Stapenor®	oral, penicillinasefest
Dicloxacillin	Dichlor-Stapenor®	oral, penicillinasefest
Flucloxacillin Na	Staphylex®	oral, penicillinasefest
Aminopenicilline (Breitbandpenicilline)		
Ampicillin	Binotal® Ampicillin STADA®	oral + parenteral
Amoxicillin	Amoxypen® Clamoxyl®	oral + parenteral
Bacampicillin (Ciclacillin)	Ambacamp®	Oral
Carboxamidopenicilline (Acylaminopenicilline, Carbapeneme)		
Mezlocillin Na	Baypen®	nur parenteral
Azlocillin Na	Seguropen®	nur parenteral
Piperacillin Na	Pipril®	nur parenteral

Chemie

Gemeinsames und namengebendes Merkmal aller β-Lactam-Antibiotika ist der β-Lactam-Ring. Zur Gruppe der β-Lactam-Antibiotika zählen die Penicilline (Pename), die Cephalosporine (Cephame, Cepheme) sowie die Monobactame und die Peneme (Carbapeneme).

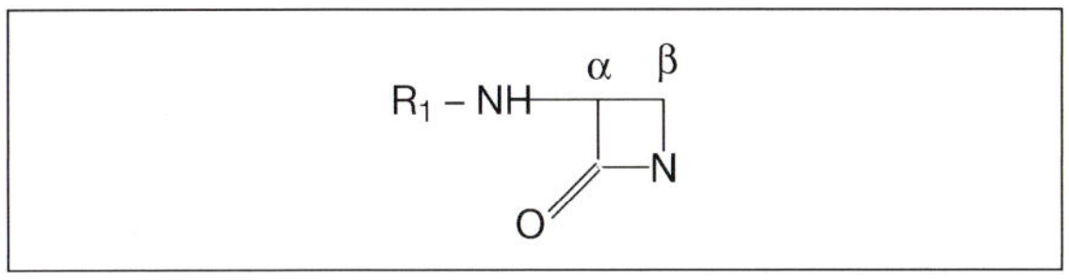

Formel 47.1 β-Lactam-Ring

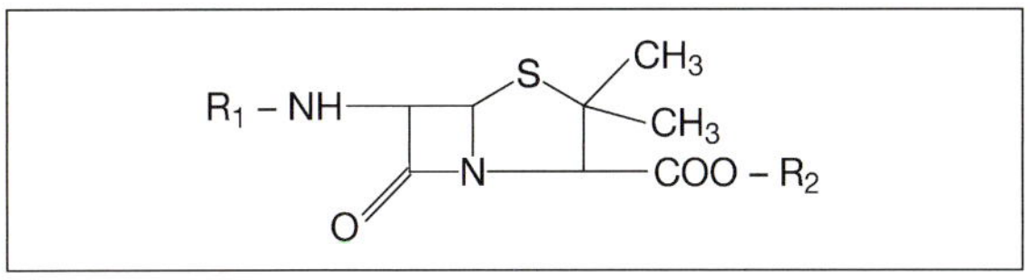

Formel 47.2 6-Aminopenicillansäure (R_2 = H)

Die wichtigsten β-Lactam-Antibiotika sind die Penicilline. Grundgerüst der Penicilline ist die 6-Aminopenicillansäure bzw. sind ihre Salze. Sie besteht aus 2 annelierten Ringen, dem β-Lactam-Ring und einem Thiazolidinring. Die einzelnen Penicilline unterscheiden sich durch das Kation (Na^+, K^+) bzw. die Base, mit der die Carboxylgruppe reagiert (R_2). Der Substituent R_1 bestimmt die pharmakologischen Eigenschaften des Antibiotikums, beispielsweise Stabilität und Wirkungsdauer.

Das erste natürliche Penicillin wurde aus dem Schimmelpilz **Penicillium notatum** isoliert. Mittlerweile werden viele Penicilline halbsynthetisch hergestellt, den Grundstoff liefern aber immer noch Pilzkulturen.

Wirkungsmechanismus und Wirkungen

Penicilline hemmen die **Mureinsynthese der Bakterienzellwand** und zwar auf der Stufe der Querverknüpfung der Peptidoglykanstränge. Penicilline binden sich irreversibel an die Transpeptidase. Nur proliferierende Bakterien (G_2) verlieren ihre Mureinwand, werden osmotisch labil und fallen autolysierenden Enzymen anheim (→ Zelltod). Die Wirkung der Penicilline ist sehr selektiv für Murein, aber nicht zytotoxisch für menschliche Zellen. L-Formen und Persister können eine Penicillintherapie überleben. Das Wirkungsspektrum der einzelnen β-Lactam-Antibiotika ist sehr unterschiedlich. Einige haben ein breites Spektrum gegen grampositive und gramnegative Keime, andere wirken fast ausschließlich auf grampositive Bakterien und einige überwiegend gegen gramnegative Erreger oder nur auf einen speziellen Keim.

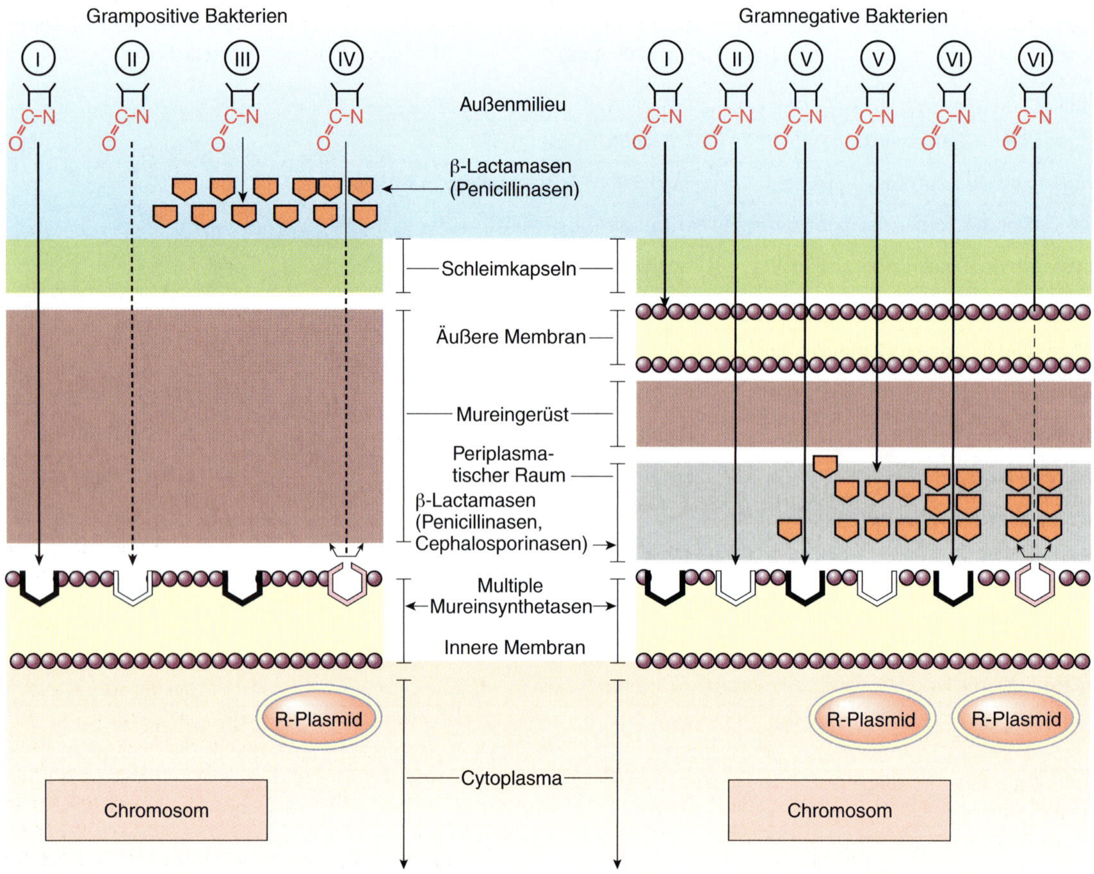

Abb. 47.1 Zellwandaufbau von grampositiven und gramnegativen Erregern sowie Penetrationsverhalten verschiedener β-Lactam-Antibiotika (Seitenkette I–VI) zu den Zielenzymen, den Mureinsynthetasen, auch PBP (Penicillin-bindende Proteine) genannt. I: z. B. Penicillin G (grampositiv: gute Pentration); II: z. B. Ampicillin (grampositiv: mäßige Penetration; gramnegativ: gute Penetration); III: Inaktivierung Penicillinase-labiler Penicilline, z. B. durch Staphylokokken; IV: z. B. Oxacillin (Penicillinase-stabile, hier aber ohne Affinität zu verändertem PBP, d. h., dieses Bakterium ist resistent gegen das Penicillinase-stabile Penicillin); V: z. B. Mezlocillin: a) gute Wirkung bei wenig β-Lactamasen, B) Wirkungsverlust bei verändertem PBP (aus Forth, Henschler, Rummel: Allgemeine und spezielle Pharmakologie und Toxikologie, Elsevier Urban & Fischer 2005).

Der Wirkungstyp der β-Lactam-Antibiotika ist bakterizid, jedoch werden nur proliferierende Keime abgetötet. Eine Resistenzentwicklung erfolgt langsam und kann auf der Bildung von β-Lactamasen, auf Membranveränderungen oder auf veränderten Penicillin-Bindungsproteinen beruhen (☞ Abb. 47.1).

Pharmkokinetik wichtiger Penicilline

A) Parenterale Penicilline

Benzylpenicilline können nicht oral gegeben werden, da der β-Lactam-Ring im sauren Milieu leicht hydroylsiert wird (Magensaft!). Manche Bakterien bilden das Enzym Penicillinase, das den Ring ebenfalls spaltet. Die Halbwertszeit von **Penicillin G** beträgt nur 30 Minuten, es wird daher in der Regel als Depotpräparat in Form schwer löslicher Salze i.m. injiziert. Penicillin G verteilt sich gut in parenchymatösen Organen wie Lunge, Leber und Nieren, schlecht dagegen in Muskel, Knochen, Nerven, ZNS und Liquor (max. 20 % des Serumspiegels). Die Elimination erfolgt unverändert zu 80 % über **tubuläre Sekretion** in der Niere. Dieser Teilmechanismus ist durch Probenecid hemmbar. 20 % der renalen Elimination erfolgt durch glomeruläre Filtration. Eine Niereninsuffizienz führt zu erheblicher Verzögerung der Elimination (Dosisreduktion). Nur bei gestörter Elimination (Niereninsuffizienz) wird Penicillin G auch teilweise in der Leber metabolisiert (keine Enzyminduktion).

Azlocillin, Mezlocillin und **Piperacillin** gehören zur Gruppe der **Acylaminopenicilline** (Carboxamidopenicilline), sind weder säure- noch penicillinasefest, haben aber ein breites Wirkungsspektrum und eine wesentlich stärkere Wirkung als andere Penicilline. Sie werden sehr schlecht oral resorbiert (5 %) und stehen nur für parenterale Anwendung zur Verfügung. Die HWZ liegt zwischen 1 und 1,5 h. Acylaminopenicilline wurden für die Behandlung von gramnegativen Problemkeimen wie Pseudomonas und Proteus entwickeln und penetrieren rasch in die Bakterienzellwand.

Azlocillin eignet sich auch für die Behandlung von Infektionen mit dem Problemkeim Pseudomonas, ist aber nicht mehr im Handel. Auch **Piperacillin** wirkt gegen Pseudomonas aeruginosa und andere Anaerobier wie Bacteroides fragilis. Die Wirksamkeit von **Mezlocillin** entspricht etwa der von Aminopenicillinen. Carboxyamidopenicilline enthalten in der Seitenkette eine Carboxamidgruppe, die Teil einer Harnstoffstruktur -HN-CO-NH- ist. Daher werden sie auch als Acylureidopenicilline bezeichnet.

B) Oralpenicilline

Folgenden Penicilline können oral gegeben werden:
- Amoxicillin → Amoxypen®, Clamoxyl®
- Ampicillin → Binotal®, Ampicillin STADA®
- Phenoxymethylpenicillin = Penicillin V → Isocillin®, Arcasin®, Megacillin®
- Propicillin Kalium → Baycillin®
- Bacampicillin (Ciclacillin) → Ambacamp®
- Oxacillin → Stapenor® (penicillinasefest)
- Dicloxacillin → Dichlor-Stapenor® (penicillinasefest)
- Flucloxacillin Na → Staphylex® (penicillinasefest).

Amoxicillin ist das am häufigsten verordnete Oralpenicillin und ein Derivat der 6-Aminopenicillansäure (☞ Formel 47.2). Es hat von allen Oralpenicillinen die beste Resorption (70–80 %) und wird nur zu 10 % metabolisiert. Der größte Teil wird unverändert renal ausgeschieden, so dass auch im Urin wirksame Konzentrationen erreicht werden. Daher kann Amoxicillin auch bei Harnwegsinfekten eingesetzt werden. Da Amoxicillin nicht penicillinasefest ist, wird es gern mit Clavulansäure kombiniert, ein Strukturverwandter von Penicillansäure. Clavulansäure hat nur geringe bakteriostatische Wirkung, hemmt aber die β-Lactamasen Typ II–V, insbesondere die von Bakterienplasmiden codierten β-Lactamasen, so dass Amoxicillin von den Bakterien nicht gespalten und inaktiviert werden kann.

Ampicillin ist schlecht wasserlöslich. Es ist säurestabil, wird aber nur zu 40 % resorbiert, so dass im Darm eine hohe Antibiotikakonzentration entsteht, die die Darmflora schädigen kann. Ampicillin sollte daher parenteral gegeben werden. Die Plasma-HWZ beträgt 1–2 h, also doppelt so viel wie bei Penicillin G (Benzylpenicillin). Ampicillin war der erste Vertreter der Aminopenicilline, die sich von der 6-Aminopenicillansäure ableiten (☞ Formel 47.2). Ampicillin wird zu 50 % metabolisiert. Durch Veresterung mit Ethoxycarbonyloxy-ethylester lässt sich Ampicillin in ein Prodrug verwandeln und seine Resorption verbessern. Der Ester heißt Bacampicillin (Ambacamp®) und wird fast vollständig resorbiert und rasch zu Ampicillin metabolisiert.

Ampicillin wirkt gegen die gleichen Keime wie Benzylpenicillin (Kokken, grampositive Stäbchen) und zusätzlich gegen gramnegative Bakterien wie Hämophilus, E. coli, Campylobacter und Proteus mirabilis (Breitspektrumpenicillin).

> **Merke!**
> Alle Aminopenicilline sind säurefest, aber nicht penicillinasefest.

Propicillin und **Penicillin V** (Phenoxymethylpenicillin) sind säurefest, werden also im Magen nicht gespalten. Die Resorption beträgt nur 50–60 %, so dass mehrere Gramm pro Tag verabreicht werden müssen. Das Wirkungsspektrum ist das gleiche wie bei Penicillin G. Die Wirksamkeit ist jedoch um 50–75 % geringer als die von Benzylpenicillin.

Die **Isoxazolylpenicilline Oxacillin, Dicloxacillin** und **Flucloxacillin** sind penicillinasefest und säurefest und können oral gegeben werden. Der β-Lactam-Ring ist durch eine sperrige Seitenkette vor enzymatischer Spaltung geschützt. Die Resorption liegt zwischen 40 und 70 %, die HWZ zwischen 30 und 60 Minuten. Die Plasmaeiweißbindung beträgt 90 % und liegt höher als bei anderen Penicillinen. Die Wirksamkeit der Isoxazolylpenicilline beträgt nur 1–10 % derjenigen von Benzylpenicillin, und sie wirken nicht gegen gramnegative Erreger. Hinzu kommt, dass sie bei Bakterien Penicillinasebildung induzieren können.Ihre Anwendung ist auf Staphylokokkeninfekte beschränkt. Einige Staphylokokkenstämme binden aufgrund eines veränderten Proteins keine penicillinasefesten Penicilline, so dass diese wirkungslos sind. Man spricht von einer **Methicillinresistenz**, da Methicillin der erste Vertreter dieser Penicillingruppe war.

> **Merke!**
> Penicilline haben eine große therapeutische Breite.

Indikationen

Penicilline wirken hauptsächlich gegen grampositive Keime und werden eingesetzt bei:
- akuten eitrigen Infektionen wie eitriger Angina, Sinusitis, Bronchitis oder Otitis media
- Angina Plaut vincenti
- Chemoprophylaxe bei akutem rheumatischem Fieber
- Gonorrhö und Lues
- Diphtherie
- Erysipel
- Impetigo.

Benzylpenicillin (Penicillin G) wirkt gut gegen:
- grampositive Kokken wie Streptokokken und Pneumokokken, aber meist nicht gegen Enterokokken (Resistenz)
- gramnegative Kokken wie Gonokokken und Meningokokken

- grampositive Stäbchen wie Corynebacterium diphteriae, Clostridien, Bazillus anthracis
- Spirochaeten wie Borrelia burgdorferi, Treponema pallidum, Treponema vincentii.

Gegen gramnegative Stäbchen und die meisten Staphylokokken wirkt Benzylpenicillin nicht.

Penicillin V, Aminopenicilline und Carboxypenicilline haben gute Wirkung gegen:
- Neisseria gonorrhoeae
- Neisseria meningitis
- Diplococcus pneumoniae
- Streptococcus pyogenes
- Staphylococcus aureus
- Enterokokken
- Corynebacterium diphtheriae
- Clostridium tetani
- Treponemen.

Penicillinasefeste Penicilline wie **Isoxazolylpenicillin** wirken gut gegen:
- Staphylococcus aureus
- Corynebakterium diphteriae
- Clostridium tetani
- Treponemen.

Die Wirkung bei anderen Keimen ist geringer. Gegen das Bakterium Streptococcus pyogenes beobachtet man weltweite Penicillinresistenzen.

Bei Verdacht auf eine bakterielle Meningitis (☞ Kap. 48.7) durch Meningokokken oder Pneumokokken wird mit Penicillin G als Mittel der Wahl begonnen, noch bevor das Antibiogramm vorliegt. Eine Meningitis bei Säuglingen wird häufig durch B-Streptokokken, E. coli und andere gramnegative Stäbchen ausgelöst. Auch hier ist Penicillin G das Mittel der Wahl. Eine Alternative wäre Cefotaxim. Chloramphenicol ist bei Meningitis ein Reservetherapeutikum und 2. Wahl.

Unerwünschte Wirkungen

Insbesondere bei lokaler Anwendung verursachen Penicilline häufig **Allergien.** Die Spaltstücke des Penicillins wirken als Haptene. Auch bei mehrmaliger oraler und parenteraler Anwendung treten Allergien bis hin zum anaphylaktischen Schock auf. An der Haut beobachtet man meist Urtikaria, seltener ausgeprägte Arzneimittelexantheme, die wochenlang anhalten. Ferner können allergisches Asthma und Anaphylaxie auftreten. Alle Allergietypen kommen vor: Sofortreaktion, zytotoxische Reaktion, zelluläre Reaktion und Serumkrankheit. Insbesondere, wenn schon Nahrungsmittelallergien auf Schimmel oder ein Schimmelpilzasthma bekannt sind, sollte auf Penicilline verzichtet werden.

Vor allem penicillinasefeste Penicilline verursachen **Kreuzallergien** mit Cephalosporinen. Werden bestimmte Erreger wie Treponema pallidum (Lues) oder Salmonella typhi (Typhus) mit Penicillin abgetötet, dann kann es zur **Herxheimer-Reaktion** kommen. Man versteht darunter ein fieberhaftes, allergisches Geschehen, das durch freigesetzte Bakterientoxine ausgelöst wird.

Bei intravenöser Gabe von Penicillinen kann das so genannte **Hoigné-Syndrom** mit Angst und Atemnot auftreten. Ursache sind Mikroembolien in der Lunge.

Weitere Nebenwirkungen sind Durchfall, Übelkeit und die Begünstigung von Mundsoor als Sekundärinfektion.

In sehr hohen Dosen (30 g/d) oder bei Penicillinvergiftung wirken Penicilline neurotoxisch. Es kommt zu Krämpfen und Bewusstseinsstörungen. Besonders gefährdet sind Epileptiker und Patienten mit Schädel-Hirn-Trauma.

Kontraindikationen

Bei Penicillinallergie dürfen Penicilline nicht gegeben werden. Bei bekannter Allergie auf Cephalosporine ist Vorsicht geboten, da Kreuzallergie möglich ist. Bei Infektionen mit Viren, Rickettsien, Pilzen, Tuberkelbakterien und Protozoen sind Penicilline kontraindiziert, da sie nur Nebenwirkungen, aber keine Wirkungen verursachen.

Interaktionen

Die gleichzeitige Gabe von Penicillinen führt zur Wirkungsverstärkung von Cumarinen und Salicylaten. Penicilline mindern die Wirkung oraler Antikonzeptiva.

Hemmstoffe der β-Lactamase

Clavulansäure, Sulbactam und **Tazobactam** sind chemische Verwandte der Penicillansäure und hemmen die β-Lactamase von penicillinasebildenden Keimen, insbesondere von Staphylokokken. Sie werden mit Lactamase-empfindlichen Penicillinen kombiniert, so dass die Bakterien das Antibiotikum nicht inaktivieren können. β-Lactamase-Inhibitoren binden irreversibel an β-Lactamase, genauer an deren aktives Zentrum, wobei der β-Lactam-Ring geöffnet wird und das Enzym acetyliert wird. Diese Esterbindung wird nur sehr langsam hydrolysiert. Die Inaktivierung des Enzyms geht also einher mit der Zerstörung des Inhibitors. Solche Verbindungen (bzw. Pharmaka) bezeichnet man als **Suizidinhibitoren.**

Lactamaseinhibitoren haben allein **keine antibakterielle Wirkung.** Die Halbwertszeit beträgt 75 min und entspricht in etwa der des Penicillins. Die orale Resorption von Clavulansäure beträgt 50–90 %. **Nebenwirkungen** sind Übelkeit und Durchfall.

Sulbactam (Combactam®) liegt als Monosubstanz für Infusionen vor und kann mit β-Lactamase-empfindlichen Antibiotika bedarfsgerecht gemischt werden.

Kombinationspräparate aus Antibiotika und β-Lactamase-Hemmstoffen sind:
- Amoxicillin + Clavulansäure: Augmentan®, Amoxi-Clavulan STADA®, Amoxidura®
- Piperacillin + Tazobactam: Tazobac®
- Ampicillin + Sulbactam: Unacid®

- Sultamicillin = Di-Ester aus Ampicillin und Sulbactam: Unacid® PD oral.

Der Ester wird fast vollständig resorbiert und in der Darmwand hydrolytisch gespalten.

47.4 Monobactame, Carbapeneme, Cephalosporine

Chemie

Die Grundstruktur der Cephalosporine ist die **7-Aminocephalosporansäure.** Sie besteht aus einem β-Lactam-Ring und einem 6-gliedrigen Dihydrothiazinring. Monobactame haben nur den β-Lactam-Ring. Peneme haben die gleiche Struktur wie Penicilline, nur dass der schwefelhaltige 5-Ring eine Doppelbindung enthält.

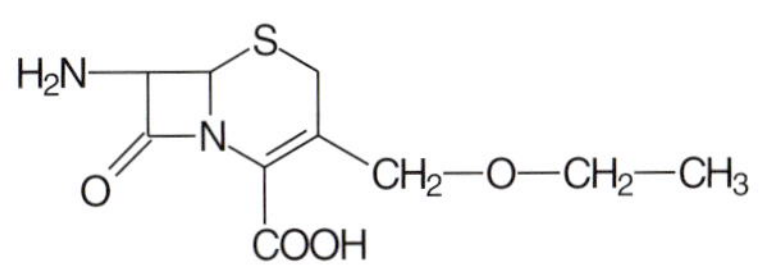

Formel 47.3 7-Aminocephalosporansäure

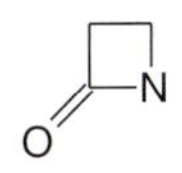

Formel 47.4 Monobactame

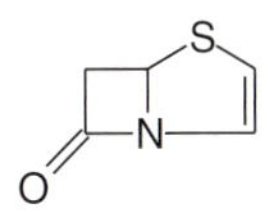

Formel 47.5 Peneme

47.4.1 Monobactame

Monobactame werden von Bakterien gebildet und bestehen nur aus einem β-Lactam-Ring. Therapeutisch verwendet wird nur **ein** synthetisches Präparat, das parenteral gegeben werden muss. **Aztreonam** (Azaktam®) wirkt vorwiegend auf gramnegative Bakterien und bindet sich selektiv an das PBP3 (penicillinbindendes Protein) der Bakterien. Es ist gegenüber den meisten β-Lactamasen stabil und gilt als Reservetherapeutikum für resistente Erreger.

Aztreonam wird oral nicht resorbiert. Die Plasmaeiweißbindung liegt bei 50 %. In den meisten Organen wird eine wirksame Konzentration erreicht. Aztreonam wird teilweise zu inaktiven Metaboliten abgebaut, der Großteil wird unverändert über die Niere ausgeschieden, so dass auch im Urin wirksame Konzentrationen erreicht werden.

Unerwünschte Wirkungen

Die wichtigste Nebenwirkung von Aztreonam ist eine lokale Entzündung bei parenteraler Gabe. In 2 % der Fälle treten Allergien auf. Insgesamt ist Aztreonam ein gut verträgliches Medikament.

47.4.2 Carbapeneme (☞ Formel 47.5)

Carbapeneme sind β-Lactam-Antibiotika mit breitem Wirkungsspektrum. Therapeutisch verwendete Vertreter der Carbapeneme sind Imipenem (Zienam®), Meropenem (Meronem®) und das neue Ertapenem (Invanz®).

Pharmakokinetik

Imipenem wird oral schlecht resorbiert und nur mäßig an Plasmaeiweiß gebunden. Die Gabe muss intravenös erfolgen. Die Anreicherung im Gewebe ist gut, im Liquor schlecht. In der Niere werden bis zu 75 % durch Ringspaltung inaktiviert. Verantwortlich für die Spaltung ist das Enzym **Dihydropeptidase,** das allerdings durch gleichzeitige Gabe des **Inhibitors Cilastatin** gehemmt werden kann. Dadurch steigt der Anteil von unverändertem und antibakteriell wirksamem Imipenem im Urin auf 70 % der verabreichten Dosis. Imipenem ist stabil gegen β-Lactamasen. Ertapenem kann nur intravenös gegeben werden und hat eine starke Plasmaeiweißbindung.

Wirkungen

Imipenem und Meropenem hemmen die Zellwandsynthese von grampositiven und gramnegativen Bakterien und wirken gut gegen Problemkeime wie Chlamydien, Mykobakterien, Legionellen und Pseudomonas. Sie gelten als Reservetherapeutika bei schweren Wundinfekten.

Die **Nebenwirkungen** von Imipenem sind ähnlich wie die der Breitspektrumcephalosporine. Man beobachtet Allergien sowie neurotoxische und nephrotoxische Reaktionen, ferner Übelkeit, Erbrechen und Durchfall.

Ertapenem (Invanz®) ist ein neues β-Lactam-Antibiotikum aus dieser Gruppe, das 2002 zugelassen wurde. Es muss intravenös gegeben werden und eignet sich zur Behandlung von intraabdominellen Infektionen, Pneumonien und akuten gynäkologischen Infektionen. Ertapenem wirkt gegen ein breites Spektrum von grampositiven und gramnegativen Aerobiern und Anaerobiern:

- **grampositive Keime:**
  - Staphylokokken (einschl. St. aureus)
  - Streptokokken (pneumoniae, pyogenes)
- **gramnegative Keime:**
  - Citrobacter freundii
  - Enterobacter aerogenes
  - Escherichia coli
  - Haemophilus influenzae
  - Klebsiellen
  - Proteus mirabilis

- Bacteroides fragilis
- Clostridien.

47.4.3 Cephalosporine

Die natürlichen Cephalosporine aus Schimmelpilzen haben nur eine schwache antibakterielle Wirksamkeit. Durch Einführung verschiedener Substituenten in die 7-Amino-cephalosporansäure wurde in den letzten 25 Jahren eine große Zahl von Cephalosporinantibiotika mit höherer Wirkungsstärke und breiterem Wirkungsspektrum synthetisiert. Eine weitere Verbesserung brachte die Entdeckung der Cephamycine (7α-Methoxy-cephalosporine), die von Streptomycesarten gebildet werden. Der momentan einzige Vertreter dieser Gruppe ist das Cephoxitin (MEFOXITIN®). Es wirkt auch auf anaerobe Keime und ist weitgehend unempfindlich gegen Lactamase.

Wirkstoffe

Es gibt verschiedene Einteilungsversuche für die große Gruppe der Cephalosporine. Die Tabelle 47.3 zeigt die Klassifizierung nach Generationen. Eine andere Einteilung ist die nach pharmakodynamischen und pharmakokinetischen Eigenschaften. Danach lassen sich 6 Gruppen unterscheiden:

- Basiscephalosporine zur parenteralen Gabe mit geringer β-Lactamase-Stabilität
- Übergangscephalosporine zur parenteralen Gabe mit erhöhter β-Lactamase-Stabilität
- Anaerobiercephalosporine zur parenteralen Gabe mit hoher β-Lactamase-Stabilität
- Breitspektrumcephalosporine zur parenteralen Gabe mit hoher β-Lactamase-Stabilität
- ältere Oralcephalosporine mit geringer β-Lactamase-Stabilität

Tab. 47.3 Wichtige Cephalosporine.

Wirkstoff	Handelsname	Darreichung	Bemerkung
Cephalosporine der 1. Generation (Cefazoline)			
Cefalotin			außer Handel
Cefazolin	Basocef®, Elzogram®	intravenös	Basiscephalosporin
Cefazedon			außer Handel
Cefradin			außer Handel
Cephalosporine der 2. Generation (Cefuroxime)			
Cefuroxim	Zinacef®, Cefuhexal®	i.v. und i.m.	
Cefmandol	Mandocef®	i.v. und i.m.	
Cefotiam	Spizef®	i.v. und i.m.	
Cefoxitin	Mefoxitin®	i.v. und i.m.	wirksam gegen Anaerobier
Cefalexin	Oracef® ,Ceporexin®	oral	
Cefadroxil	Grüncef®, Cedrox®	oral	
Cefaclor	Cefaclor STADA®, Panoral®	oral	
Cephalosprine der 3. Generation (Cefoxatime)			
Cefotaxim	Cefotaxim AZU , Claforan®	i.v. und i.m.	Breitspektrum-Cephalosporin
Cefmenoxim	Tacef®		außer Handel
Ceftazidim	Fortum®	i.v. und i.m.	Breitspektrum-Cephalosporin
Ceftriaxon	Rocephin®	i.v. und i.m.	Breitspektrum-Cephalosporin
Cefepim	Maxipime®	i.v.	Breitspektrum-Cephalosporin
Cefodizim	Opticef®	i.v.	Breitspektrum-Cephalosporin
Ceftibuten	Keimax®	oral	neueres Oralcephalosporin
Cefuroximaxetil	Zinnat®, Elobact®	oral	neueres Oralcephalosporin
Cefpodoximproxetil	Orlefox®, Podomexef	oral	neueres Oralcephalosporin
Cefetametpivoxil	Globocef®	oral	neueres Oralcephalosporin
Cefixim	Cephoral®, Suprax®	oral	neueres Oralcephalosporin

- neuere Oralcephalosporine mit erhöhter β-Lactamase-Stabilität.

Pharmakokinetik

Die meisten Cephalosporine werden oral nur ungenügend resorbiert und müssen parenteral gegeben werden. Aber auch die Oralcephalosporine haben nur eine Resorption von 40–60 %. Die Plasmaeiweißbindung der Cephalosporine schwankt zwischen 10 % (Ceftazidim) und 95 % (Ceftriaxon). Die Organkonzentration der Cephalosporine ist niedriger als der Serumspiegel. Eine Ausnahme bilden Nieren und Leber, wo eine gewisse Anreicherung der Cephalosporine erfolgt. Im Liquor werden nur geringe Antibiotikakonzentrationen erreicht. Die Metabolisierung liegt je nach Cephalosporintyp zwischen 1 und 40 %. Die wichtigste Reaktion ist die Deacetylierung. Cephalosporine ohne Acetylgruppe werden überwiegend unverändert renal eliminiert, weshalb bei Niereninsuffizienz eine Dosisanpassung erfolgen muss. Bei der Metabolisierung geht die antibiotische Wirksamkeit verloren. Der größte Teil der Cephalosporine wird jedoch unverändert renal ausgeschieden, so dass auch im Urin antibiotisch wirksame Konzentrationen erreicht werden.

Wirkungsmechanismus

Ebenso wie Penicilline hemmen die Cephalosporine die Zellwandsynthese von Bakterien. Gehemmt werden gramnegative und grampositive Keime. Cephalosporine sind penicillinasefest, können aber von anderen β-Lactamasen, beispielsweise von den Cephalosporinasen, gespalten werden. Die oralen Cephalosporine sind säurefest.

Indikationen und Wirkungsspektrum

Basiscephalosporine (Cephalosporine der 1. Generation) wirken gut gegen grampositive Kokken, auch gegen penicillinasebildende Staphylokokken und Enterobakterien (E. coli, Klebsiella pneumoniae). Sie sind unwirksam gegen Problemkeime wie Pseudomonas und kaum wirksam gegen β-Lactamase-bildende gramnegative Keime. Der einzige parenterale Vertreter der Basiscephalosporine ist das Cefazolin (Basocef®). Sein Wirkungsspektrum entspricht etwa dem von Ampicillin, und es wird an Stelle von Penicillinen bei unkomplizierten Infekten eingesetzt.

Zu den oralen Basiscephalosporinen zählen Cefalexin (Oracef®), Cefaclor (Panoral®) und Cefadroxil (Grüncef®), ihr Wirkungsspektrum entspricht dem von Cefazolin.

Cefaclor (Panoral®) wird gern als Saft bei Kindern mit Streptokokken oder Pneumokokkeninfekten eingesetzt (Sinusitis, Bronchitis, Tonsillitis).

Übergangscephalosporine (Cephalosporine der 2. Generation) wirken wie Basiscephalosporine auf grampositive Keime, aber auch gegen gramnegative Stäbchen wie Haemophilus influenzae und Neisseria. Sie sind unwirksam gegen Pseudomonas aeruginosa, Enterokokken, Mykoplasmen und Chlamydien. Vertreter dieser Gruppe sind Cefuroxim, Cefotiam und Cefamandol.

Cephalosporine der 3. Generation umfassen Anaerobiercephalosporine, Breitspektrumcephalosporine, neuere Oralcephalosporine und sonstige Cephalosporine wie Cefsulodin (Pseudocef®). Sie haben ein breiteres Wirkungsspektrum und eine bessere Wirksamkeit gegen gramnegative Bakterien als die 1. und 2. Generation. Ceftazidim hat eine gute Wirkung gegen Pseudomonas. Indikationen sind lebensbedrohliche Infektionen.

Unerwünschte Wirkungen

Die unerwünschten Wirkungen der Cephalosporine sind:

- **allergische Reaktionen** (1–4 %) wie bei Penicillinen. In 5–10 % der Behandlungsfälle treten Kreuzallergien mit Penicillinen auf
- **lokale Irritationen.** Bei oraler Gabe Magen-Darm-Beschwerden, bei parenteraler Gabe lokale Entzündungen und Phlebitis
- **Nephrotoxizität** und **Neurotoxizität** in hoher Dosis
- **Störung der Darmflora,** Superinfektionen
- Hemmung des Vitamin-K-Stoffwechsels
- selten Granulozytopenie und Thrombozytopenie.

47.5 Aminoglykosidantibiotika

Aus Pilzen wie Streptomyces oder Micromonospora werden Aminoglykoside mit antibiotischer Wirkung isoliert. Gemeinsames Strukturmerkmal der Aminoglykoside ist ein Aminozucker, das **Aminocyclitol,** an das zwei oder drei Zucker oder Aminozucker gebunden sein können. Nach Art und Verknüpfung der Zucker kann man die Aminoglykoside in Gruppen unterteilen. Bei den Handelspräparaten handelt es sich teilweise um Gemische. Aminoglykosidantibiotika sind basische und stark polare Verbindungen (Polykationen).

Wirkstoffe

Die Tabelle 47.4 zeigt typische Aminoglykoside.

Pharmakokinetik

Aminoglykoside sind stark polare Verbindungen und werden über Haut und Schleimhäute kaum resorbiert (2–3 %). Aminoglykoside haben eine sehr geringe Plasmaeiweißbindung und halten sich nur extrazellulär auf. Die Penetration durch die Blut-Hirn-Schranke ist gering, die Plazentaschranke wird gut überwunden. Aminoglykoside werden nur in geringem Umfang metabolisiert und überwiegend unverändert renal ausgeschieden. Aminoglykoside eignen sich daher auch zur Behandlung von Harnwegsinfekten. Die Plasma-HWZ der Aminoglykoside beträgt 2–3

Tab. 47.4 Aminoglykosidantibiotika.

Gruppe	Wirkstoff	Handelsname	Indikationen
Streptomycingruppe	Streptomycin	Strepto-Fatol®	Tuberkulose, Brucellose, Endocarditis lenta
Neomycingruppe	Neomycin Framycetin Paromomycin	Bykomycin®, Nebacetin® Leukase® Humatin®	Konjunktivitis, Otitis, Dermatitis
Kanamycingruppe	Kanamycin Amikacin Tobramycin	Kanamytrex® Biklin® Gernebcin®, TOBRA-cell®	bakterielle Keratokonjunktivitis, Reserveantibiotikum bei schweren Infektionen wie Osteomyelitis, Nephritis
Gentamycingruppe	Gentamycin Netilmycin Spectinomycin	Refobacin®, Gencin® Certomycin® Stanilo®	Konjuktivitis, Osteitis Gonorrhö

Stunden. Manche Aminoglykoside haben eine extrem lange HWZ (bis zu 30 Tage), da sie sich in einzelnen Kompartimenten, beispielsweise im Innenohr oder in den Tubuluszellen der Niere anreichern. Dort kann es dann zu Kumulation kommen. Bei Niereninsuffizienz muss die Dosis des Aminoglykosids reduziert werden. Aminoglykoside werden lokal (Haut, Darmschleimhaut) oder parenteral (i.m. und i.v.) angewendet.

Wirkungen

Aminoglykosidantibiotika wirken bakterizid und bakteriostatisch durch Hemmung der Proteinsynthese an den Ribosomen. Die Proteinsynthese und die Zellmembransynthese der Bakterien werden gehemmt. Aminoglykoside werden mittels eines aktiven, sauerstoffverbrauchenden Transportmechanismus in die Bakterienzelle eingeschleust und wirken daher nur bei aeroben Bakterien. Aminoglykoside haben ein breites Wirkungsspektrum, vor allem gegen gramnegative Keime. Eine Reihe von Bakterien besitzen eine natürliche Resistenz gegen Aminoglykoside. Aminoglykoside wirken gegen Staphylokokken, aber nicht gegen Streptokokken. Unter einer Therapie mit Aminoglykosiden kann eine rasche Resistenzbildung eintreten, die meist auf der Bildung von inaktivierenden Enzymen durch die Bakterien beruht.

Merke!
Aminoglykoside haben eine geringe therapeutische Breite.

Unerwünschte Wirkungen

- **Nephrotoxisch.** Durch Kumulation des Aminoglykosids in den Tubuluszellen der Nierenrinde kommt es zu reversibler Nierenschädigung mit zunehmender Niereninsuffizienz. Im Extremfall treten Tubulusnekrosen und Nierenversagen auf. Symptome der Nierenschädigung sind Proteinurie, sowie Zellen und Eiweißzylinder im Urin. Andere nephrotoxische Medikamente wie Amphotericin B oder Vancomycin dürfen nicht gleichzeitig gegeben werden.

Merke!
Eine Aminoglykosidtherapie bei Niereninsuffizienz erfordert Drug Monitoring.

- **Ototoxisch.** Durch Kumulation von Aminoglykosiden in der Endolymphe des Innenohrs kommt es zur Schädigung der Sinneszellen und des N. statoacusticus. Die auftretenden Gleichgewichtsstörungen werden zunächst durch Augenkontrolle kompensiert. Tinnitus und Schwerhörigkeit sind zunächst reversibel, bei längerer Aminoglykosideinnahme aber irreversibel und können auch nach Absetzen des Medikaments noch fortschreiten. Besonders gefährdet sind Patienten mit vorgeschädigtem Gehör sowie der Fetus in der Schwangerschaft, da Aminoglykoside plazentagängig sind.
- **Neurotoxisch.** Aminoglykoside behindern die Freisetzung von Acetylcholin an der motorischen Endplatte und wirken curareähnlich und neurotoxisch. Dieser Effekt tritt bei hochdosierter intravenöser Gabe von Aminoglykosidantibiotika auf. Die Wirkung von Muskelrelaxanzien wird durch Aminoglykoside verstärkt. Myasthenia gravis ist eine Kontraindikation für Aminoglykoside. Antidot ist Ca^{2+} intravenös.
- **Allergen.** Allergien und Blutbildstörungen in hoher Dosis.

Merke!
Durch hochdosierte tägliche Einmalgabe und Dosisreduktion bei Niereninsuffizienz lassen sich die toxischen Nebenwirkungen vermindern, da die Kumulationsgefahr sinkt.

Kontraindikationen

Bei Innenohrschädigung, schwerer Niereninsuffizienz, Myasthenia gravis, Schwangerschaft und in der Stillzeit dürfen Aminoglykosidantibiotika nicht verabreicht werden.

Interaktionen

Aminoglykoside verstärken die Wirkung von Muskelrelaxanzien und Hypnotika.

Furosemid, Etacrynsäure und Cephalosporine verstärken die Neuro- und Nephrotoxizität der Aminoglykoside.

Das Mischen von Aminoglykosiden mit Penicillinen oder Cephalosporinen in der Infusion führt zu chemischer Inaktivierung der β-Lactam-Antibiotika.

47.6 Chinolone, Gyrasehemmstoffe

Chemie

Gyrasehemmer sind Verbindungen aus drei oder vier 6-Ringen. Das gemeinsame Strukturelement zeigt die Formel 47.6. Die Gyrasehemmer der 2.– 4. Generation (Tab. 47.5) sind alle fluorierte Verbindungen und werden als **Fluochinolone** bezeichnet, wobei R_3 = Fluor (Formel 47.6).

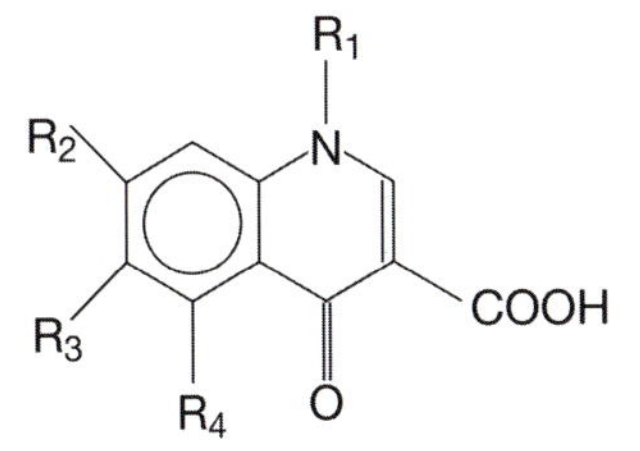

Formel 47.6 Gemeinsames Strukturelement neuer Gyrasehemmer

Wirkungsmechanismus und Wirkungen

Die Chinolone hemmen die Replikation der Bakterien-DNA. Die DNA-Replikation erfolgt durch einen Multienzymkomplex der u. a. Topoisomerase IV („unwinding enzyme") und die DNA-Gyrase (Topoisomerase II) enthält. Aufgabe dieses Komplexes ist es, die Zucker-Phosphat-Bindungen in beiden DNA-Strängen zu spalten, DNA-Doppelstränge zu trennen und zu spiralisieren. Gyrasehemmer stören diesen Vorgang, so dass die DNA zu voluminös für die Bakterienhülle wird. Gyrasehemmer hemmen zusätzlich die Topoisomerase IV, welche die Trennung der neu synthetisierten DNA-Stränge bewirkt. Die Topoisomerase II ist für die Verdrillung (Supercoiling) der DNA-Stränge zuständig. Beide Topoisomerasen (II und IV) sind Tetramere aus je 2 A- und B-Untereinheiten.

> **Merke!**
> Gyrasehemmer hemmen die Topoisomerase II und verhindern so das Verschließen und Verdrillen von DNA-Strängen.

Gyrasehemmer wirken in der G_2- und in der G_0-Phase der Zellteilung. Die menschliche DNA hat eine andere chromosomale Konfiguration und wird nicht gehemmt.

In Abhängigkeit von der Wirkstoffkonzentration und Stoffwechsellage der Bakterien wirken Gyrasehemmer überwiegend **bakterizid.** Fluochinolone haben neben der Gyrasehemmung noch zusätzliche Wirkungsmechanismen, wirken stärker und haben ein breiteres Wirkungsspektrum als die Gyrasehemmer der 1. Generation. Die Wirkung der Gyrasehemmer wird vermindert durch

- anaerobes Milieu
- saures Milieu
- langsames Bakterienwachstum
- Protein- und RNA-Synthese-Inhibitoren
- Chelatbildung mit Metallionen.

Wirkstoffe

Die Tabelle 47.5 zeigt typische Gyrasehemmstoffe.

Die Wirkungsstärke der Fluochinolone aus der 1. und 2. Generation vermindert sich in der Reihenfolge Ciprofloxacin > Ofloxacin > Enoxacin > Pefloxacin.

Die nichtfluorierten Gyrasehemmstoffe der 1. Generation haben ein schmales Wirkungsspektrum, eine geringe Wirkungsstärke, eine ungünstige Pharmakokinetik und eine rasche Resistenzentwicklung. Hinzu kommt, dass wirksame Konzentrationen nur im Urin erreicht werden. Nichtfluorierte Gyrasehemmer der 1. Generation sind Nalidixinsäure, Pipemidsäure und Cinoxacin. Sie eignen sich nur zur Therapie der akuten Harnwegsinfektion. Auch einige fluorierte Gyrasehemmer der 2. Generation wie Norfloxacin, Pefloxacin und Enoxacin erreichen keine wirksame Konzentration im Gewebe und eignen sich nur zur Behandlung von Harnwegsinfekten.

Pharmakokinetik

Die Gyrasehemmer werden bei oraler Gabe meist gut resorbiert (→ Tab. 47.6). Mit Ausnahme von Norfloxacin liegt ihre Bioverfügbarkeit bei 85 %. Die Plasmaeiweißbindung und die Verteilung der Gyrasehemmer im Körper sind sehr unterschiedlich. Einige Präparate erreichen auch in Knochen und Prostata wirksame Konzentrationen (Ofloxacin, Enoxacin). Im Liquor werden nur geringe Konzentrationen erreicht. Das Ausmaß der Metabolisierung ist sehr unterschiedlich und hat Einfluss auf die Halbwertszeit. Kurze Halbwertszeiten haben Norfloxacin (3–5 h), Ciprofloxacin (3–5 h), Ofloxacin (5–7 h) und Clinafloxacin (6 h).Fleroxacin und Moxifloxacin haben lange Halbwertszeiten (10 bzw. 10–15 h).

Tab. 47.5 Typische Gyrasehemmer.

Gruppe	Wirkstoff	Handelsname	Bemerkung
Gyrasehemmer der 1. Generation			
	Nalidixinsäure	nicht mehr im Handel	Harnwegstherapeutikum
	Pipemidsäure	Deblaston®	Harnwegstherapeutikum
	Cinoxacin	Cinoxacin 500®	Harnwegstherapeutikum
Gyrasehemmer der 2. Generation			
	Norfloxacin	Barazan®, Norfloxacin STADA®	Harnwegstherapeutikum
	Pefloxacin	Peflacin®	Harnwegstherapeutikum
	Enoxacin	Enoxor®	Harnwegstherapeutikum
	Ciprofloxacin	Ciprobay®	Standardchinolon
	Ofloxacin	Tarivid®	Standardchinolon
	Levofloxacin	Tavanic®	Standardchinolon
	Fleroxacin	Quinodis®	Standardchinolon
Gyrasehemmer der 3. Generation			
	Sparfloxacin	Zagam®	grampositive + atypische Bakterien
Gyrasehemmer der 4. Generation			
	Moxifloxacin	Avalox®	wirksam gegen Anaerobier
	Clinafloxacin	Rapzid®	wirksam gegen Anaerobier
	Gatifloxacin	Bonoq®	Breitband-Chinolon (zugelassen 2001)
	Trovafloxacin*	Trovan®	außer Handel
	Grepafloxacin*	Vaxar®	außer Handel
	Nadifloxacin	Nadixa®	Lokalbehandlung der Akne

*Grepafloxacin und Trovafloxacin mussten 1999 wenige Monate nach der Einführung wegen massiver Nebenwirkungen vom Markt genommen werden.

Meist werden die Chinolone hydroxyliert und glukuronidiert. Die Eliminierung erfolgt über die Nieren durch glomeruläre Filtration und tubuläre Sekretion. Letztere ist durch Probenecid hemmbar. Gyrasehemmer mit geringer Metabolisierungsrate können bei Niereninsuffizienz leicht kumulieren.

Indikationen

Die Gyrasehemmer der 1. und 2. Generation lassen sich nur bei Harnwegsinfekten einsetzen und wirken gegen E. coli, Proteus und Enterobakter. Norfloxacin wirkt gegen die meisten gramnegativen Stäbchen, einschließlich Pseudomonas aeruginosa. Ciprofloxacin, Fleroxacin und Ofloxacin wirken gegen Salmonellen, Enterobakterien und Haemophilus influenzae, aber kaum gegen Staphylokokken und Streptokokken. Ciprofloxacin wirkt zusätzlich gegen Pseudomonas.

Der einzige Gyrasehemmer der 3. Generation ist Sparfloxacin. Er kann bei Harnwegsinfekten und bei Infekten der Atemwege, der Galle und der Augen eingesetzt werden und wirkt gegen die meisten aeroben grampositiven und gramnegativen Keime (Pseudomonas, Legionellen, Chlamydien, Mykoplasmen). Sparfloxacin ist gegen grampositive Keime wirksamer als gegen gramnegative Keime.

Die Gyrasehemmer der 4. Generation (Clinafloxacin, Moxifloxacin) weisen eine zusätzliche Wirkung gegen Anaerobier auf und werden auch bei Pneumonie und chronischer Bronchitis eingesetzt.

Einige Kokkenarten haben eine primäre Resistenz gegen Chinolone. Bei Typhus abdominalis haben Fluochinolone das Chloramphenicol abgelöst. Durch Haemophilus influenzae hervorgerufene chronische Bronchitis spricht ebenfalls gut auf Fluochinolone an, insbesondere auf Moxifloxacin.

Unerwünschte Wirkungen

Die Nebenwirkungen der Gyrasehemmer sind vielfältig, aber reversibel, wenn das Medikament abgesetzt wird.

Tab. 47.6 Pharmakokinetische Daten wichtiger Gyrasehemmer.

Wirkstoff	Orale Resorption	Plasma eiweißbindung	Metabolisierung	Wirksame renale Exkretion	Eliminations-HWZ
Nalidixinsäure	80–90 %	70–90 %	90 %	10 %	1–2 h
Ciprofloxacin	55–85 %	25–40 %	–	50 %	4–5 h
Enoxacin	80 %	40 %	–	50 %	3–9 h
Norfloxacin	50 %	15 %	20 %	20–30 %	3–4 h
Ofloxacin	95 %	5 %	< 10 %	70–100 %	5–7 h

- In 8–15 % der Fälle treten gastrointestinale Beschwerden auf.
- In bis zu 10 % der Fälle kommt es zu allergischen Hautreaktionen und allergischen Ödemen, selten zu allergischer Vaskulitis. Gyrasehemmer sind **phototoxisch.** Bei intensiver UV-Exposition (Sonne, Bräunungsstudio) treten Hautexantheme auf, meist sonnenbrandähnliche Reaktionen.
- Bedeutsam ist die **Neurotoxizität** (5 %) der Gyrasehemmstoffe. Insbesondere bei Überdosierung oder Kumulation kommt es zu Kopfschmerzen, Schwindel, Unruhe, Schläfrigkeit, Geschmacks-, Geruchs-, Seh- und Hörstörungen. Besonders bei alten Patienten kann es zu psychotischen Symptomen und zu Krampfanfällen kommen. Als Ursache wird die Hemmung der Bindung von GABA an den GABA-Rezeptor angenommen. Dieser Effekt ist bei den verschiedenen Chinolonen unterschiedlich stark ausgeprägt.
- Gelenk- und Muskelschmerzen sind durch **Knorpelschädigung** (keine Kinder behandeln!) bedingt.
- Bei Vorliegen eines Glucose-6-Phosphatdehydrogenasemangels kann es zu einer hämolytischen Anämie kommen.
- Nierenschäden durch Ausfallung von Chinolonen im Tubulussystem mit Kristallurie treten auf.
- Selten treten Hyperglykämie und Haarausfall auf.
- Gyrasehemmer verlängern die Wirkung von Theophyllinen.

Kontraindikationen für Gyrasehemmer sind Schwangerschaft, Epilepsie und eine Allergie auf Chinolone. Kinder und Jugendlich dürfen bis zum Ende der Wachstumsphase nicht mit Antibiotika dieser Wirkstoffgruppe behandelt werden, um Knorpelschäden zu vermeiden. Vorsicht ist geboten bei Niereninsuffizienz und Lebererkrankungen sowie Erkrankungen des ZNS wie Epilepsie. Sparfloxacin und Moxifloxacin sind kontraindiziert bei Herzrhythmusstörungen.

47.7 Tetrazykline

Chemie

Tetrazyklinantibiotika werden teils aus Streptomycesarten gewonnen, teils halbsynthetisch hergestellt. Der chemische Grundkörper der Tetrazykline besteht aus 4 (tetra) annelierten Ringen. Strukturmerkmal ist ein Naphthacen-Ringsystem mit variablen Substituenten an 4 verschiedenen Positionen (Formel 47.7). Tetrazykline sind bei pH 7 nur gering wasserlöslich, weshalb ihre HCl-Salze eingesetzt werden. Ferner sind sie in Lösung instabil, weshalb Magnesiumsalze als Stabilisatoren zugesetzt werden. Mit vielen zwei- und dreiwertigen Kationen (z. B. Fe^{2+}, Ca^{2+}, Mg^{2+}, Cu^{2+}, Zn^{2+}) bilden die Tetrazykline Chelatkomplexe.

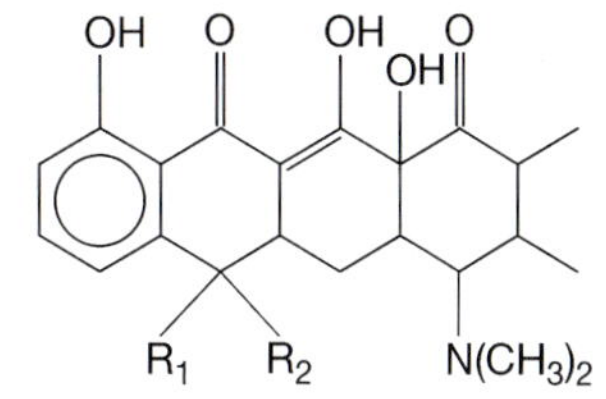

Formel 47.7 Tetrazyklinstruktur

Pharmakokinetik

Bei oraler Gabe werden alle Tetrazykline gut und so rasch resorbiert, dass ein therapeutischer Blutspiegel erreicht wird. Die Resorptionsrate schwankt zwischen 65 % (Dimethylchlortetracyclin) und 90 % (Doxycyclin, Minocyclin). Schwermetallionen und Ca^{2+} hemmen die Resorption. Die Plasmaproteinbindung, das Verteilungsvolumen, die Gewebegängigkeit sowie die Elimination der Tetrazykline sind von der unterschiedlichen Lipophilie der einzelnen Präparate bestimmt. Tetrazykline reichern sich in Lunge, Leber, Nieren, Knochen und in schnell wachsendem Gewebe an. Im Liquor und im Kammerwasser des Auges werden nur mäßige Tetrazyklinkonzentrationen erreicht. Minocyclin erreicht auch im ZNS nennenswerte Konzentrationen. In der Milch erreichen Tetrazykline 50 % der Serumkonzentration. Auch die Plazenta ist für Tetrazykline kein Hindernis. Im Talg der Talgdrüsen werden ebenfalls wirksame Tetrazyklinkonzentrationen erreicht. Diesen Effekt macht man sich bei der Aknebehandlung mit Tetrazyklin oder Minocyclin zunutze.

Die Metabolisierungsrate der Tetrazykline ist gering, und die Metaboliten sind nur teilweise bekannt. Die Elimination erfolgt über die Nieren. Ein beachtlicher Teil des Tetrazyklins gelangt über die Leber in die Galle, wo eine Anreicherung stattfindet. In der Galle kommt es durch den alkalischen Gallensaft zu teilweisem Wirkungsverlust. Mit der Galle gelangen die Tetrazykline in den Darm. Minocyclin und Doxycyclin haben mit 15 bzw. 20 Stunden die längste Halbwertszeit, so dass eine tägliche Einmalgabe ausreichend ist. Sie können auch bei Niereninsuffizienz gegeben werden, da wegen des enterohepatischen Kreislaufs die Kumulationsgefahr geringer ist als bei den älteren Tetrazyklinen. Wegen ihrer schlechten Wasserlöslichkeit müssen Tetrazykline zur parenteralen Gabe in öligen Lösungsmitteln gelöst werden.

Merke!
Tetrazykline unterliegen teilweise dem enterohepatischen Kreislauf.

Wirkungsmechanismus und Wirkungen

Tetrazykline hemmen ebenso wie die Aminoglykoside die **Proteinsynthese** der Bakterien, in dem sie sich an die 30S-Untereinheiten der Ribosomen anlagern und so eine Kettenverlängerung bei der Proteinsynthese verhindern. Tetrazykline wirken intra- und extrazellulär **bakteriostatisch,** nicht bakterizid. Sie haben ein sehr breites Wirkungsspektrum gegen grampositive und gramnegative Keime. Verschiedene Keime wie Pseudomonas, Proteus und Mykobakterien haben eine primäre Resistenz gegen Tetrazykline.

Indikationen

Tetrazykline werden seit Jahrzehnten millionenfach verordnet, weil sie gut verträgliche, hochwirksame Breitbandantibiotika sind. Leider treten in letzter Zeit wegen ihres missbräuchlichen Einsatzes in der Viehzucht vermehrt sekundäre Resistenzen auf. Primär resistent sind Pseudomonas, Proteus und Anaerobier. Gut wirksam sind Tetrazykline bei Borrelien, Chlamydien, Rickettsien, Brucellen, Mykoplasmen und Legionellen.

Doxycyclin und **Tetrazyklin** werden bei Pneumonien und unspezifischer Urethritis (Chlamydien) mit gutem Erfolg eingesetzt. Weitere Indikationen sind Cholera, Ruhr, Leptospirose, Tularämie, Borreliose und Rickettsiosen.

Minocyclin wird bei schwerer Akne und bei Rosacea gegen das Corynebakterium Akne eingesetzt.

Wirkstoffe

Von den vielen Mitgliedern der Tetrazyklingruppe sind heute nur noch die in Tabelle 47.7 aufgeführten Verbindungen in therapeutischem Gebrauch.

Tab. 47.7 Handelsübliche Tetrazykline.

Wirkstoff	Handelsname
Tetrazyklin	Tetracyclin Wolff®, Tetracyclin ratiopharm®
Doxycyclin	Vibramycin®, Doxyhexal®, Azudoxat®
Minocyclin	Klinomycin®, Akne-Puren®, Durakne®

Unerwünschte Wirkungen

Tetrazykline wirken lokal reizend auf Haut und Schleimhäute (Stomatitis, Proktitis). Bei intravenöser Gabe kann es zu Thrombophlebitis kommen.

Tetrazykline sind **phototoxisch** und führen zur Sensibilisierung der Haut gegen UV-Strahlung. Diese Reaktion ist in Ländern mit intensiver Sonneneinstrahlung häufig zu beobachten. Die Patienten bekommen bereits nach kurzer Sonnenexposition ein intensives Hauterythem, das wie ein starker Sonnenbrand aussieht. Auch ohne Sonne kann es zu allergischen Hautreaktionen wie Urtikaria oder Arzneimittelexanthem (selten) kommen.

Tetrazykline bilden mit Ca^{2+} schwer lösliche Komplexe, die **irreversibel in den Zähnen** und reversibel in den Knochen eingelagert werden. Bei Kindern kommt es zu fleckiger Verfärbung der Zähne.

Bei kleinen Kindern kann eine reversible, intrakranielle Drucksteigerung auftreten (selten).

Ein Teil der Tetrazykline wird nicht resorbiert und kann im Darm zu Störung der Darmflora mit Meteorismus, Diarrhö und Übelkeit führen, ferner zu einer Superinfektion (Infektionswandel) mit Pilzen und Bakterien.

In hoher Dosis sind Tetrazykline hepatotoxisch und hemmen die Proteinbiosynthese. Ferner sind eine Fettakkumulation in der Leberzelle durch verminderte Fettausschleusung (Verminderung der Apolipoproteine), ein Transaminasenanstieg, ein Ikterus und verminderte Gerinnungsfaktoren möglich. Tetrazyklin hat eine höhere Nephrotoxizität als Doxycyclin.

Blutbildveränderungen wie Leukopenie oder Thrombopenie sind sehr selten.

Bei Brucellose und Leptospirose kann es zur Herxheimer-Reaktion kommen.

Eine häufige Nebenwirkung von Minocyclin ist Schwindel.

Kontraindikationen

Tetrazykline dürfen während der Stillzeit, bei Tetrazyklinallergie sowie bei schweren Leber- und Nierenfunktionsstörungen nicht gegeben werden. Strenge Indikationsstellung ist bei Kindern und Schwangeren erforderlich.

Merke!
Keine Tetrazykline in der Schwangerschaft und bei Kindern bis zum Abschluss der Zahnentwicklung (10. Lebensjahr) verabreichen! Verordnung nur bei vitaler Indikation.

Interaktionen

Die Wirkung der Tetrazykline wird durch Antazida, Milch, Eisensalze und Aktivkohle abgeschwächt, da diese Stoffe die Resorption der Tetrazykline verschlechtern.

Tetrazykline verstärken die Wirkung von oralen Antidiabetika und Antikoagulanzien.

Barbiturate, Carbamazepin, Phenytoin und Alkohol schwächen die Wirkung der Tetrazykline. Ursache ist eine Enzyminduktion, die durch diese Stoffe ausgelöst wird.

Tetrazykline erhöhen den Digitalisspiegel und verstärken die Toxizität von Methotrexat.

Tetrazykline schwächen die Wirkung von Antikonzeptiva durch Unterbrechung des enterohepatischen Kreislaufs.

47.8 Makrolide und Lincosamide

Chemie

Die **Makrolidantibiotika** werden aus Streptomycesstämmen isoliert. Es handelt sich um basische Verbindungen, die aus einem großen 12- bis 14-gliedrigen Lactonring bestehen, der ein oder zwei Aminozucker trägt. Erythromycin ist als Base und in Form seiner Ester schlecht wasserlöslich und wenig stabil. Eingesetzt werden natürliche (Erythromycin) und halbsynthetische Makrolide (Clarithromycin, Roxithromycin und Azithromycin). Letztere haben eine höhere Säurestabilität.

Lincosamide (Lincomycine) werden ebenfalls aus Streptomycesstämmen isoliert. Chemisch handelt es sich um Säureamide aus Aminooctose, Lincosamin und einer zyklischen Aminosäure. Lincosamide sind gut wasserlösliche, stabile Verbindungen. Aus der Gruppe der Lincosamide hat nur noch Clindamycin eine therapeutische Bedeutung.

Wirkstoffe

Die Tabelle 47.8 zeigt die wichtigsten Handelspräparate dieser Antibiotikagruppe. Im Jahr 2002 wurde als erster Vertreter der neuen Gruppe der Ketolide das Telithromycin (Ketek®) zugelassen. Es weist zwar das Ringsystem der Makrolide auf, in Position 3 befindet sich aber eine Ketogruppe anstelle der I-Cladinose. Dadurch ist Telithromycin säurestabil und wirkt stärker gegen Erreger, die auf Makrolide und Penicillin resistent sind. Es wirkt gegen die häufigsten typischen und atypischen Erreger von Atemwegsinfekten und ist zur Behandlung von Bronchitis. Pneumonie, Tonsillitis und Sinusitis zugelassen.

Pharmakokinetik

Erythromycin (basisch) und die meisten Erythromycinester werden nur unzureichend aus dem Darm resorbiert. Die Resorption der säurestabilen Ester ist gut, sie werden aber erst nach Spaltung in der Blutbahn wirksam. Die unterschiedliche Geschwindigkeit der **Esterspaltung** führt zu schwankenden Wirkspiegeln des Antibiotikums. Erythromycin wird in säurefesten Kapseln verabreicht, so dass es erst im Darm resorbiert wird. Die Resorptionsrate liegt bei 50–60 %. Roxithromycin wird zu 75 %, Clarithromycin zu 50 % und Azithromycin zu 37 % resorbiert. Die enterale Resorption von Lincosamid ist unsicher und stark abhängig von der Nahrungsaufnahme. Sie liegt zwischen 15 und 55 %. Die Resorption von Clindamycin ist weniger nahrungsabhängig und liegt bei 75–90 %.

Die Proteinbindung von Erythromycinen und Lincosamiden ist unterschiedlich. Die Gewebsverteilung

Tab. 47.8 Makrolidantibiotika und Lincosamide.

Wirkstoff	Handelsname	Halbwertszeit	Bioverfügbarkeit
Makrolide			
Erythromycin	Erythrocin®, Pädiathrocin®, Eryhexal®	1,5–3 h	25–50 %
Clarithromycin	Klacid®, Mavid®, Cyllind®	5 h	55 %
Roxithromycin	Rulid®, Roxigrün®	10–12 h	75 %
Azithromycin	Zitromax®, Ultreon®	12 h	40 %
Spiramycin A	Rovamycine®, Selec®	4	?
Lincosamide			
Josamycin	Wilprafen®		
Lincomycin	Albiotic®		
Clindamycin	Sobelin®, Clindahexal®, Clindamycin ratiopharm®	2,5 h	80 %
Ketolide			
Telithromycin	Ketek®		

Tab. 47.9 Pharmakokinetische Daten von Makroliden und Lincosamiden.

Wirkstoff	Resorption	Plasma-eiweißbindung	Metabolisierung	Stabilität
Erythromycin-Base	20–50 %	45–75 %	40–50 %	nicht säurefest
Erythromycin-Estolat	90–95 %	2–5 %	–	säurestabil
Azithromycin	37 %	12–50 %	Gering	säurestabil
Clarithromycin	50–55 %	70 %	?	säurestabil
Roxithromycin	75 %	95 %	30–40 %	säurestabil
Josamycin	50 %	15 %	40–50 %	säurestabil
Lincomycin	15–55 %	70–80 %	> 50 %	säurestabil
Clindamycin	75–90 %	70–95 %	55–80 %	säurestabil

ist bei allen Erythromycinen gut. Erythromycine reichern sich in Lunge, Leber, Prostata, Galle, Leukozyten und Makrophagen an, Lincosamide erreichen eine hohe Konzentration im Knochen. Alle passieren die Plazenta und die Milchschranke. Makrolide werden teilweise in der Leber metabolisiert. Durch Demethylierung entstehen **aktive Metabolite.** Die Ausscheidung erfolgt überwiegend über die Galle, nur 5–10 % werden über die Nieren ausgeschieden. Hingegen werden die Lincosamide zu 50 % unverändert renal ausgeschieden, der Rest wird in der Leber metabolisiert und mit der Galle ausgeschieden. Sowohl Makrolide als auch Lincosamide erreichen nur geringe Konzentrationen im Liquor. Lincosamide gelten als Reservetherapeutika und können oral oder i.m. verabreicht werden. Erythromycine können nur oral gegeben werden. In der Tiermedizin gibt es auch parenterale Darreichungen. Die Tabelle 47.9 zeigt pharmakokinetische Daten von Makroliden und Lincosamiden.

Wirkungsmechanismus und Wirkungen

Makrolidantibiotika und Lincosamide hemmen die **Proteinsynthese** der Bakterien durch Anlagerung an die 50S-Untereinheiten der Ribosomen. Auf eukaryotische Zellen haben sie keine Wirkung. Beide Antibiotikatypen wirken nur **bakteriostatisch** und haben ein ähnliches Erregerspektrum wie Penicillin G oder Tetrazykline.

Indikationen

Makrolidantibiotika wirken gut gegen aerobe und anaerobe grampositive Bakterien (Streptokokken, Bacillus anthracis, Propionibakterien), einige gramnegative Bakterien (Haemophilus, Legionella, Bordetella, Brucella) und gegen Bakterien ohne Zellwand (Rickettsien, Chlamydien, Mykoplasmen).

Erythromycine und Lincosamide werden gegen Streptokokken eingesetzt, wenn eine Penicillinallergie vorliegt, sowie bei atypischen Pneumonien mit Legionella, Chlamydia, Haemophilus oder Mykoplasmen, Keuchhusten (Bordetella pertussis) therapeutisch verwendet, ferner bei unspezifischer Urethritis (Chlamydia), Akne (Corynebacterium acne) und bei Erysipel (Streptococcus).

Unerwünschte Wirkungen

Makrolide und Lincosamide sind **gut verträgliche** Antibiotika. In 5 % der Fälle kommt es zu gastrointestinalen Störungen. Allergien sind sehr selten (Urtikaria, Ekzeme). Es handelt sich dann immer um Gruppenallergien. Selten beobachtet man eine cholestatische Hepatitis und reversible Hörstörungen. Die intramuskuläre Injektion von Lincosamid kann schmerzhafte lokale Reizungen verursachen. Bei intravenöser Gabe von Lincosamid kann es zu Blutdruckabfall und Kreislaufkollaps kommen. Sehr selten ist die pseudomembranöse Kolitis, die eine Indikation für eine Therapie mit Metronidazol und Vancomycin ist.

Kontraindikationen sind schwere Lebererkrankungen und Allergie auf Makrolide bzw. Lincosamide. Schwangerschaft ist keine Kontraindikation.

Interaktionen

Makrolide, Lincosamide und Chloramphenicol beeinträchtigen sich gegenseitig in ihrer Bindung an die Ribosomen. Makrolide binden an das Eisenion im Cytochrom P_{450} in der Leber und hemmen die Metabolisierung anderer Medikamente. Wegen möglicher chemischer Reaktionen sollten Makrolide nicht in Infusionen mit anderen Antibiotika gemischt werden.

Makrolide verzögern die Elimination und verstärken die Wirkung von Warfarin, Cumarinen, Theophyllin, Carbamazepin, Methylprednisolon, Ciclosporin A, Digoxin und Mutterkornalkaloiden.

Gleichzeitige Nahrungsaufnahme, Kaolin, Pectin und Cyclamat hemmen die Resorption, insbesondere von Lincomycin.

Fosfomycin (Fosfocin®, Infectofos®)

Fosfomycin wird zwar ebenfalls von Streptomycesarten gebildet, unterscheidet sich aber in seiner Struktur von allen anderen Antibiotika. Es handelt sich um ein Epoxid des Propans. Fosfomycin ist ein Reserveanbiotikum gegen Staphylokokken, Streptokokken und Entero-bakter und wirkt bakterizid. Es hemmt die Synthese der Peptidoglykane und wird durch aktiven Transport ins Bakterium aufgenommen. Fosfomycin hat eine Plasmahalbwertszeit von 2 Stunden und reichert sich gut in Geweben und Liquor an. Die Elimination erfolgt überwiegend unverändert renal.

Indikation ist hauptsächlich Osteomyelitis, verursacht von Staphylokokken.

47.9 Glykopeptidantibiotika

Chemie

Zu den Glykopeptidantibiotika zählen **Vancomycin** und **Teicoplanin.** Vancomycin wird aus Streptomyces orientalis gewonnen. Chemisch handelt es sich um ein trizyklisches Glykopeptid, das in Form eines Hydrochlorids gut wasserlöslich und stabil ist.

Teicoplanin wird aus dem Pilz Actinoplanes teichomyceticus gewonnen und stellt ein Gemisch aus sechs verwandten Glykopeptiden dar. Es hat eine tetrazyklische Struktur und enthält andere Zucker als Vancomycin.

Wirkstoffe

Die Tabelle 47.10 zeigt handelsübliche Glykopeptide.

Pharmakokinetik

Vancomycin wird aus dem Gastrointestinaltrakt kaum resorbiert und muss intravenös gegeben werden. Die Plasmaeiweißbindung beträgt 10–50 %. Vancomycin wird unverändert renal eliminiert. Die HWZ beträgt beim Gesunden 7 Stunden, beim niereninsuffizienten Patienten jedoch mehrere Tage. Die Gewebsverteilung von Vancomycin ist gut. Im Liquor werden keine wirksamen Konzentrationen erreicht, im Knochen nur mäßige Konzentrationen.

Teicoplanin ist zu 90 % an Plasmaprotein gebunden und hat eine 10-mal längere Eliminations-HWZ als Vancomycin. Auch Teicoplanin muss i.v. gegeben werden und wird renal eliminiert.

Tab. 47.10 Therapeutisch verwendete Glykopeptidantibiotika.

Wirkstoff	Handelsname
Vancomycin	Vancomycin ratiopharm®, VANCO®
Teicoplanin	Targocid®

Wirkungsmechanismus und Wirkungen

Vancomycin hemmt die **Mureinsynthese** der Zellwand von grampositiven Bakterien, indem es die Quervernetzung von Peptidoglykanketten verhindert. Es tritt keine Bakteriolyse ein, die Keime sterben aber trotzdem ab, weil die Permeabilität der Zellwand erhöht ist. Noch besser ist die **bakterizide Wirkung,** wenn Vancomycin mit Aminoglykosiden kombiniert wird.

Vancomycin bindet im Gegensatz zu Penicillinen nicht an Bakterienenzyme, sondern an Bestandteile der Bakterienwand. Deshalb tritt keine Kreuzresistenz mit Penicillinen auf. Vancomycin wirkt in der Proliferationsphase (G_2) bakterizid und gilt als **Reservetherapeutikum**.

Teicoplanin hat denselben Wirkungsmechanismus wie Vancomycin, aber eine stärkere Wirkung.

Indikationen

Vancomycin hat ein enges Wirkungsspektrum und wirkt nur auf aerobe und anaerobe grampositive Kokken und Stäbchen. Es hat eine gute Wirkung gegen penicillinresistente Staphylokokken, Streptokokken und Enterokokken, wenngleich in letzter Zeit Resistenzbildung zu beobachten ist. Vancomycin und Teicoplanin sind Reserveantibiotika, beispielsweise bei schweren Staphylokokkeninfektionen, die auf Methicillin nicht ansprechen. Vancomycin wird auch zur Behandlung der pseudomembranösen Kolitis eingesetzt, verursacht von Clostridium difficile.

Unerwünschte Wirkungen

Vancomycin ist lokal sehr schlecht verträglich und wirkt **nephrotoxisch** und **ototoxisch.** Bei rascher Infusion wirkt Vancomycin kardiodepressiv und führt zu Herzinsuffizienz und Blutdruckabfall. Allergische Hautreaktionen sind nicht selten. Man beobachtet juckende, rote Exantheme durch Histaminfreisetzung, vor allem an Oberkörper und Nacken (Red-Neck-Syndrom), ferner Übelkeit und Erbrechen.

Kontraindikationen für Vancomycin sind Allergien, Innenohrschädigung, Schwangerschaft und Nierenversagen.

Die Nebenwirkungen von Teicoplanin entsprechen denen von Vancomycin. Die lokale Reizung ist etwas geringer.

47.10 Peptidantibiotika und Fusidinsäure

Die Antibiotika dieser Gruppe werden nur zur Lokalbehandlung, nicht zur systemischen Therapie eingesetzt.

Wirkstoffe

Zur Gruppe der Peptidantibiotika zählen Polymyxin B (Polymyxin B® Pfizer), Colistin (Colistin®) und Bacitracin (Nebacetin®).

Polymyxin B

Polymyxin B wirkt bakterizid durch Reaktion mit Phospholipidkomponenten der Zytoplasmamembran von Bakterien. Es wird wegen seiner schweren nephro- und neurotoxischen Nebenwirkungen nicht systemisch eingesetzt. Bei oraler Gabe wird es kaum resorbiert, jedoch kann bei lokaler Wundbehandlung eine Resorption stattfinden.

Indikationen für Polymyxin B sind Tracheobronchitis, verursacht durch Pseudomonas aeruginosa, bei künstlich beatmeten Patienten (Aerosolbehandlung). Zur lokalen Wundbehandlung sollte es nicht eingesetzt werden, da es das lokale Immunsystem schädigt und die Wundheilung verzögert.

Colistin

Das Medikament wird zur Harnblasenspülung und zur Darmdekontamination bei Leberzirrhose und Leukämie eingesetzt.

Bacitracin

Bacitracin ist ein Polypeptidkomplex, der gut auf grampositive Bakterien wirkt. Sein Wirkungsmechanismus ist ähnlich wie der von Polymyxin B. Auch Bacitracin ist nephrotoxisch und nicht systemisch anwendbar. Bei lokaler Gabe ist die Resorption gering. Der Wirkstoff ist in verschiedenen Lutschtabletten zur Behandlung von Racheninfekten enthalten, beispielsweise in Frubienzym®. Bei mehrfacher Anwendung kann eine allergische Sensibilisierung auftreten, außerdem wird das Pilzwachstum begünstigt.

Fusidinsäure (Fucidine®)

Das Medikament wird aus Fusidium coccineum gewonnen und ist der einzige Vertreter der Steroidantibiotika, d.h., es enthält ein Steroidgrundgerüst.

Pharmakokinetik: Nach oraler Gabe wird Fusidinsäure langsam resorbiert und zu 90 % an Plasmaeiweiß gebunden. Die Plasma-HWZ beträgt 4–6 Stunden. Fusidinsäure wird in der Leber metabolisiert und biliär ausgeschieden. Die renale Elimination ist gering.

Wirkungen: Fusidinsäure hemmt die Proteinsynthese der Bakterien an den Ribosomen und wirkt bakteriostatisch. Besonders empfindlich sind Staphylokokken und Streptokokken.

Indikationen: Fusidinsäure dient der Begleitbehandlung zusammen mit anderen Antibiotika bei Osteomyelitis durch Staphylokokken und Lokalbehandlung bei Follikulitis und Ulcus cruris.

Nebenwirkungen von Fusidinsäure können Granulozytopenie und Thrombozytopenie sein.

47.11 Oxazolidinone

Oxazolidinone sind Heterozyklen, bei denen Sauerstoff- und Stickstoffatome zusammen mit Kohlenstoffatomen Ringe bilden.

Linezolid (Zyvoxid®)

Linezolid ist der erste Vertreter einer neuen Gruppe von synthetischen Antibiotika und wurde 2002 in Deutschland zugelassen. Chemisch handelt es sich um ein Oxazolidinon (☞ Formel 47.8).

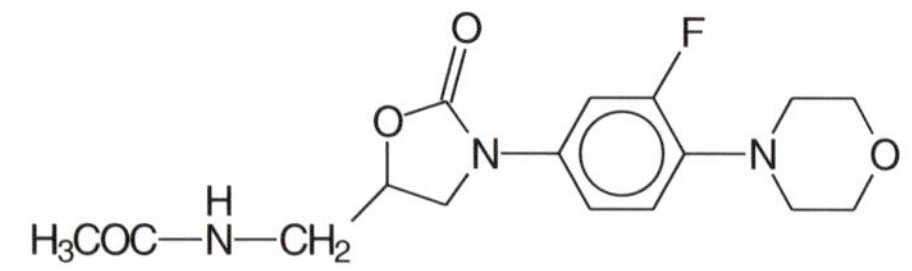

Formel 47.8 Linezolid

Wirkungsmechanismus

Linezolid hemmt die Proteinsynthese der Bakterien durch Bindung an die 50S-Untereinheit der Ribosomen. Die Resistenzentwicklung scheint langsam zu erfolgen. Nach oraler Gabe wird Linezolid vollständig resorbiert und erreicht eine Plasmaproteinbindung von 31 %. Die Halbwertszeit liegt bei 5–7 Stunden. Metabolisiertes und unverändertes Linezolid wird renal eliminiert.

Indikationen

Indikationen für Linezolid sind Infektionen mit grampositiven Bakterien (Streptokokken, Staphylokokken und Pneumokokken) von Lunge, Haut und Weichteilen.

Nebenwirkungen

Unerwünschte Wirkungen von Linezolid können sein: Kopfschmerz (2,1 %), Diarrhö (4,2 %), Übelkeit (3,3 %) und Candidiasis (1,1 %). Ferner wurde ein reversibler Anstieg der Transaminasen und der Pankreasenzyme beobachtet. In einer amerikanischen Studie an 55.000 Patienten mit Linezolidbehandlung traten 72 Fälle von Blutbildveränderungen wie Neutrophilie, Eosinophilie, Hb-Abfall und Thrombozytopenie auf. Selten kam es zu schweren Nebenwirkungen wie Hypertonie, Pankreatitis und Nierenversagen.

Kontraindikationen

Kontraindiziert ist Linezolid bei Patienten, die gleichzeitig MAO-Hemmer, SSRI, trizyklische Antidepressiva, Triptane, Dopamin oder Sympathomimetika einnehmen oder an Psychosen, Phäochromozytom, Thyreotoxikose oder unkontrollierter Hypertonie leiden.

47.12 Chloramphenicol (Paraxin®, Chloramsaar®)

Chemie

Das Antibiotikum Chloramphenicol (☞ Formel 47.9) wurde ursprünglich aus Streptomycesarten gewonnen, wird heute aber synthetisch hergestellt. Chemisch handelt es sich um ein Amid der Dichloressigsäure. Die Analogverbindung Thiamphenicol ist nicht mehr im Handel.

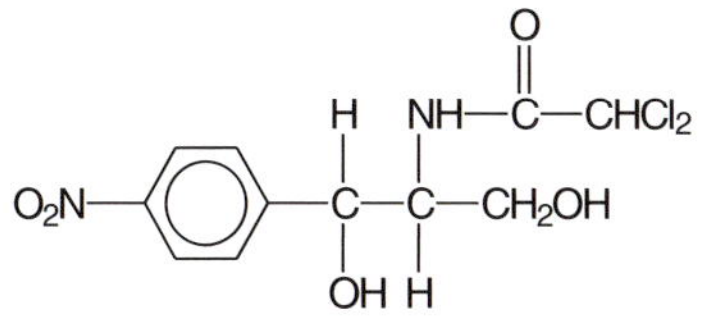

Formel 47.9 Chloramphenicol

Pharmakokinetik

In Form der freien Base ist **Chloramphenicol** gut wasserlöslich, schmeckt aber sehr bitter. Daher werden Ester oder Estersalze des Chloramphenicols verwendet. Chloramphenicolpalmitat ist geschmacksneutral, aber schlechter wasserlöslich. Chloramphenicolester müssen erst durch **Esterasen** gespalten werden, bevor das freie Chloramphenicol wirksam werden kann. **Thiamphenicol** ist ein synthetisches Derivat mit besserer Stabilität als Chloramphenicol.

Chloramphenicol wird nach oraler Gabe zu über 90 % resorbiert und zu etwa 50 % an Plasmaprotein gebunden. Es verteilt sich gleichmäßig in den Organen und erreicht auch im Liquor und im Kammerwasser des Auges eine hohe Konzentration, die bei 50 % der Serumkonzentration liegt. Plazenta- und Milchschranke sind für Chloramphenicol kein Hindernis. Die Halbwertszeit beträgt 3–4 Stunden. Die Elimination erfolgt zu 90 % metabolisch. Der größte Teil des Chloramphenicols wird in der Leber glukuronidiert, ein kleiner Teil desacetyliert oder dehalogeniert. Die Nitrogruppe wird im Darm reduziert. Die Ausscheidung erfolgt zu 90 % renal, wobei das restliche, unveränderte Chloramphenicol glomerulär filtriert wird und das Glukuronid tubulär sezerniert wird. 10 % werden über die Galle ausgeschieden.

Wirkungsmechanismus und Wirkungen

Chloramphenicole binden reversibel an die 50S-Untereinheit von Bakterienribosomen. Dies führt zur Hemmung der Peptidyltransferase und zur Hemmung der Proteinsynthese der Bakterien. Beim Menschen kann Chloramphenicol die mitochondriale Proteinsynthese hemmen. Auf diese Wirkung des Chloramphenicols und des Thiamphenicols wird die dosisabhängige Beeinträchtigung der Hämatopoese beim Menschen zurückgeführt. Chloramphenicol hat ein breites Wirkungsspektrum gegen gramnegative und grampositive Keime und wirkt bakteriostatisch auf extra- und intrazelluläre Erreger. Das Wirkungsspektrum ähnelt dem der Tetrazykline. Chloramphenicol gilt als **Reservetherapeutikum** und wird hauptsächlich in Entwicklungsländern und im Ostblock verwendet. Mit Makroliden kommt es zu kompetitiver Hemmung, da die Bindungsstellen am Ribosom eng beieinander liegen und eine gegenseitige sterische Hemmung der beiden Antibiotika eintritt.

Indikationen

Chloramphenicol wird als Mittel der 2. Wahl bei Typhus, Paratyphus, Salmonellosis, Shigellenruhr, Meningitis und Hämophilus-influenzae-Pneumonie eingesetzt. Chloramphenicol wirkt gut gegen Salmonellen, Escherichia coli, Shigellen, Haemophilus, Neisseria gonorrhoeae, Neisseria meningitidis, Diplococcus pneumoniae, Rickettsien und Chlamydien. Bei Augeninfekten kann Chloramphenicol auch lokal in Form von Tropfen oder Salbe eingesetzt werden.

Unerwünschte Wirkungen

Die gefährlichste Nebenwirkung des Chloramphenicols ist eine allergische oder genetisch bedingte **Knochenmarksschädigung,** die dosisabhängig auftritt und in 50 % der Fälle tödlich verläuft. Die Inzidenz liegt zwischen 1 : 10 000 und 1 : 600 000. Man beobachtet eine Granulozytopenie, Thrombozytopenie oder aplastische Anämie, die etwa 6 Wochen nach Behandlungsbeginn auftritt.

Von der allergischen Knochenmarkschädigung zu unterscheiden ist eine reversible, dosisabhängige **Hemmung der Erythropoese** mit Abnahme der Eisenbindungskapazität und Anstieg des Serumeisens. Zugrunde liegt eine Hemmung von Enzymen der Proteinsynthese in den Mitochondrien.

Eine **lokale Reizung im Darm** mit Übelkeit, Erbrechen und Diarrhö und eine lokale Reizung an der Einstichstelle bei parenteraler Gabe mit Phlebitis können auftreten.

Selten – nach langer Behandlung – kann eine **Neurotoxizität** mit peripherer und zentraler Neuropathie auftreten. Man beobachtet Geschmacks- und Sehstörungen, Kopfschmerzen, Verwirrtheit und eine Neuritis des N. opticus.

Bei einem Leberschaden kumuliert Chloramphenicol durch die Verminderung der Glukuronidierung. Bei Föten und Neugeborenen liegt eine physiologische Glukuronidierungsschwäche vor. Durch die Kumulation von Chloramphenicol kommt es zum berüchtigten **Grey-Syndrom** mit Erbrechen, Meteorismus, Atemdepression, Zyanose und Kreislaufkollaps. Der Ausgang ist häufig tödlich.

Es kann ein **cholestatischer Ikterus** auftreten. Auch bei Niereninsuffizienz kumuliert das Chloramphenicol. Bei der Behandlung von Typhus mit Chloramphenicol kann es zur **Herxheimer-Reaktion** kommen.

Tab. 47.11 Reserveantibiotika.

Wirkstoff	Handelsname
Imipenem	Zienam®
Aztreonam	Azactam®
Chloramphenicol	Paraxin® Inj.-Lsg, Chloramsaar® Kps., Aquamycetin N Augentropfen
Clindamycin	Sobelin® Kps., Inj.-Lsg., Aclinda® Kps., Clindahexal Kps., Inj.-Lsg
Lincomycin	Albiotic® Fertigspritzen, Kps., Sirup
Vancomycin	Vancomycin® Trockensubstanz, Vancomycin-ratiopharm®
Teicoplanin	Targocid® Trockensubstanz
Fosfomycin	Infectofos® Trockensubstanz, Monuril® Granulat
Fusidinsäure	Fucidine® Creme, Salbe, Gaze, Tabletten
Ciprofloxacin	Ciprobay® Tbl., Inf.-Lsg., Ciprohexal® Tabl.
Ofloxacin	Tarivid® Tabl., Inf.-Lsg., Oflohexal® Tbl., Floxal® Augen-Tr.

Kontraindikationen

Kontraindikationen für Chloramphenicol sind Knochenmarkserkrankungen, Leberschäden, Niereninsuffizienz, Schwangerschaft und Stillzeit. Wegen seiner gefährlichen Nebenwirkungen wird Chloramphenicol nur noch als Reservetherapeutikum eingesetzt.

Interaktionen

- Chloramphenicol führt mit Makroliden und Lincosamiden zu einer gegenseitigen Wirkungsabschwächung.
- Chloramphenicol hemmt den Abbau von Tolbutamid, Dicoumarol, Phenytoin, Phenobarbital, Cyclophosphamid und anderen Medikamenten durch Blockierung von Cytochrom-P_{450}-Oxidasen.
- Paracetamol, Co-trimoxazol und Isoniazid erhöhen den Chloramphenicolspiegel durch verzögerte Glukuronidierung.
- Chloramphenicol schwächt die Wirkung von Antikonzeptiva.

Die Tabelle 47.11 zeigt wichtige Reserveantibiotika.

47.13 Sulfonamide

Chemie

Sulfonamide sind synthetische Verbindungen mit antimikrobieller Wirkung. Chemisch handelt es sich um Derivate des Sulfanilamids (☞ Formel 47.10). Die antimikrobielle Wirkung der Sulfonamide ist an das Vorhandensein einer freien Aminogruppe in Position 4 gebunden. Beide Stickstoffe können substituiert sein. Die Verbindung wird aber erst wirksam, wenn der Substituent an N4 abgespalten ist.

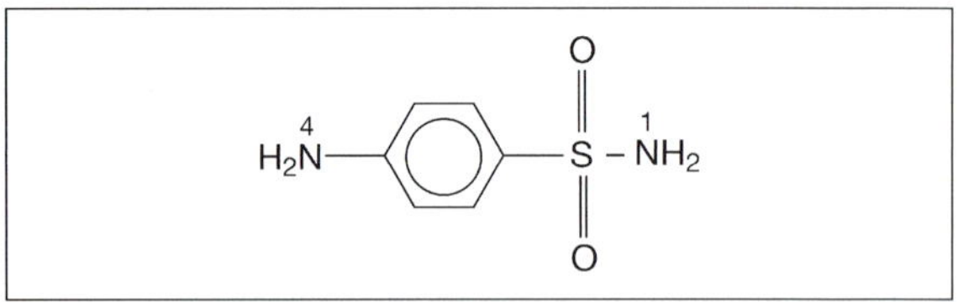

Formel 47.10 Sulfanilamid

Das erste therapeutisch verwendete Sulfonamid war Prontosil, ein Azofarbstoff, dessen bakterienhemmende Wirkung 1932 von G. Domagk entdeckt wurde. Es verursachte bei oraler Einnahme eine charakteristische Rotfärbung des Urins.

Wirkstoffe

Aufgrund ihrer erheblichen Resistenzentwicklung und ihrer Nebenwirkungen werden nur noch Sulfonamide eingesetzt, die sich mit Wirkungsverstärkern wie Pyrimethamin oder Diaminobenzylpyrimidin (ähnliche HWZ) kombinieren lassen. Verwendet werden mittellang wirkende Sulfonamide wie Sulfadiazin, Sulfamerazin und Sulfamethoxazol sowie das lang wirkende Sulfonamid Sulfalen (☞ Tab. 47.12).

Pharmakokinetik

Die Sulfonamide sind schwache Säuren mit geringer Wasserlöslichkeit. Die Natriumsalze der Sulfonamide sind zwar gut wasserlöslich, reagieren aber so stark alkalisch, dass sie nicht als Medikamente eingesetzt werden können. Die Resorption der meisten Sulfonamide erfolgt bei oraler Gabe schnell und zu 80–100 %. Der maximale Wirkspiegel wird nach 4–6 Stunden erreicht. Die Plasmaeiweißbindung und damit die Gewebsverteilung der Sulfonamide hängt vom p_K der Verbindung ab und schwankt zwischen 5 % und 90 %. Daher teilt man die Sulfonamide in Gruppen unterschiedlicher Wirkungsdauer ein. Sulfonamide verteilen sich gut im Gewebe und erreichen auch im Liquor nennenswerte Konzentrationen. Sulfadiazin erreicht im Liquor 40–60 %, Sulfalen 35–75 % der Gewebskonzentration. Milch- und Plazentaschranke werden überwunden, Abszesse werden kaum erreicht. Die Sulfonamide werden in unterschiedlichem Ausmaß metabolisiert und inaktiviert. Die wichtigste Metabolisierungsreaktion ist die Acetylierung an N4. Durch einen genetisch bedingten **Polymorphismus** der Acetyltransferasen unterscheidet man **langsame** und **schnelle Acetylierer.** Auch Ringoxidation der Sulfonamide und anschließende Glukuronidierung ist möglich. Die Elimination erfolgt fast ausschließlich über die Nieren durch glome-

Tab. 47.12 Handelsübliche Sulfonamide, die als Pharmaka eingesetzt werden.

Gruppe	Wirkstoff	Handelsname
Kurz wirkende Sulfonamide	Sulfacarbamid (2,5 h)	Euvernil® (nicht mehr im Handel)
Mittellang wirkende Sulfonamide (8–16 h)	Sulfadiazin (7–12 h) Sulfamethoxazol (10 h)	Sulfadiazin Heyl® in Eusaprim®
Lang wirkende Sulfonamide (> 16 h)	Sulfadioxin (> 16 h) Sulfalen (65 h)	in Fansidar® außer Handel Longum®
Schwer resorbierbare Sulfonamide	Sulfasalazin	Azulfindine®, Sulfasalazin Heyl®

ruläre Filtration und tubuläre Sekretion. Mittellang wirkende Sulfonamide werden zu 20–70 % unverändert renal ausgeschieden, erreichen wirksame Konzentrationen im Urin und eignen sich gut zur Behandlung unkomplizierter **Harnwegsinfekte.** Insbesondere Langzeitsulfonamide werden tubulär rückresorbiert. Die Eliminationshalbwertszeiten sind sehr unterschiedlich und abhängig von p_K, Proteinbindung und Verteilungsvolumen. Die meisten Sulfonamide haben ein p_K zwischen 4,8 und 6,8 und werden bei alkalischem Urin-pH besser ausgeschieden. Sulfonamide kumulieren bei Niereninsuffizienz.

Wirkungsmechanismus und Wirkungen

Sulfonamide wirken als Antimetaboliten in Bakterien, indem sie kompetitiv die **p-Aminobenzoesäure** vom Enzym Dihydropteroinsäuresynthetase verdrängen und so die Synthese der Dihydrofolsäure stören. Es kommt zu einem Mangel an Tetrahydrofolsäure, die als Überträger für C1-Reste dient, zu einer Störung von RNA- und DNA-Synthese und nachfolgend zur Störung bei der Synthese von Aminosäuren, Proteinen und Nukleotiden. Bei Bakterien setzt die Wirkung der Sulfonamide mit einer **Latenz** von mehreren Stunden ein. Beim Menschen kommt es zu keinen Störungen, da der Mensch die Folsäure nicht synthetisiert, sondern mit der Nahrung aufnimmt. Manche Bakterien nehmen Folsäure aus der Umgebung auf und sind resistent gegen Sulfonamide. Sulfonamide wirken bakteriostatisch

Zwischen den verschiedenen Sulfonamiden besteht **Kreuzresistenz.** In Anwesenheit hoher Konzentrationen von PAS (z. B. im Eiter) sind Sulfonamide wirkungslos. Sulfonamide wirken auf verschiedene grampositive und gramnegative Erreger. Sulfonamide wurden früher häufig als Monosubstanzen eingesetzt, da es kaum andere Antibiotika gab, was zu zahlreichen Resistenzentwicklungen führte.

Merke!
Die Kombination von Sulfonamiden führt zu additiver Wirkung.

Indikationen

Sulfonamide werden kaum noch als Monosubstanzen eingesetzt (Ausnahme:Trachom). Sulfadiazin wird zusammen mit Pyrethamin gegen Toxoplasmose gegeben. Die Kombination Sulfamethoxazol/Trimethoprim wird bei Harnwegsinfekten und zur Behandlung der Pneumocystis-carinii-Pneumonie eingesetzt.

Unerwünschte Wirkungen

- **Gastrointestinal.** Die häufigste Nebenwirkung der Sulfonamide sind Magen-Darm-Beschwerden, verursacht durch lokale Irritation der Mukosa. Die Patienten klagen über Übelkeit, Erbrechen, Magenschmerzen und Appetitlosigkeit.
- **Haut.** In 1–3 % der Fälle treten Hautallergien mit Erythemen oder einer phototoxischen Dermatitis auf, aber auch fixe Arzneimittelexantheme können vorkommen. Ein Lyell-Syndrom tritt selten auf.
- **Blut.** Als Anilinderivate können Sulfonamide bzw. ihre Metaboliten eine Methämoglobinämie oder eine hämolytische Anämie (insbesondere bei Glucose-6-Phosphatdehydrogenasemangel) auslösen. Säuglinge sind durch die Methämoglobinämie besonders gefährdet.
- **Lebertoxizität.** Bei disponierten Personen kann eine hepatische Porphyrie auftreten, ferner eine Verschlechterung von Lebererkrankungen durch Verdrängung von Bilirubin aus der Plasmaproteinbindung (Kernikterus bei Neugeborenen) und durch Blockierung von Metabolisierungskapazitäten durch Sulfonamide (insbesondere in der unreifen Leber von Neugeborenen).
- **Nephrotoxizität.** Es kommt zur Konkrementbildung der Metaboliten in den Nierentubuli und zu Mikrohämaturie. Abhilfe schafft eine Urinalkalisierung.
- **Neurotoxizität.** Sulfonamide können periphere und zentrale Nervenschäden verursachen.
  Symptome sind Kopfschmerzen, Müdigkeit, Depressionen und Parästhesien.

Kontraindikationen für Sulfonamide sind Sulfonamidallergie, Allergien gegen Paragruppen, Schwangerschaft, Stillzeit, Erythema exsudativum multiforme, schwere Blutbildveränderungen, Hämoglobinanomalien, dekompensierte Niereninsuffizienz, schwere Lebererkrankungen und akute hepatische Porphyrie.

Neugeborene mit Hyperbilirubinämie und Personen mit Glucose-6-Phosphatdehydrogenasemangel dürfen keine Sulfonamide einnehmen.

Interaktionen

Sulfonamide verstärken die Wirkung von Sulfonylharnstoffen, Cumarinen, Phenytoin, Salicylaten, Methotrexat und Thiobarbituraten durch Verdrängung aus der Plasmaeiweißbindung.

Die Wirkung der Sulfonamide wird durch Probenecid und durch Folsäureantagonisten verstärkt, Probenecid hemmt die renale Ausscheidung der Sulfonamide, und Folsäureantagonisten wirken synergistisch mit Sulfonamiden.

Eine Wirkungsabschwächung der Sulfonamide wird durch Procain und Benzocain (Lokalanästhetika) hervorgerufen, bei deren Abbau PAS frei wird und hemmend wirkt.

Penicilline und Sulfonamide schwächen sich gegenseitig in ihrer Wirkung.

47.14 Diaminopyrimidine

Chemie

Diaminopyrimidine sind basische Verbindungen von ausreichender **Wasserlöslichkeit** (☞ Formel 47.11).

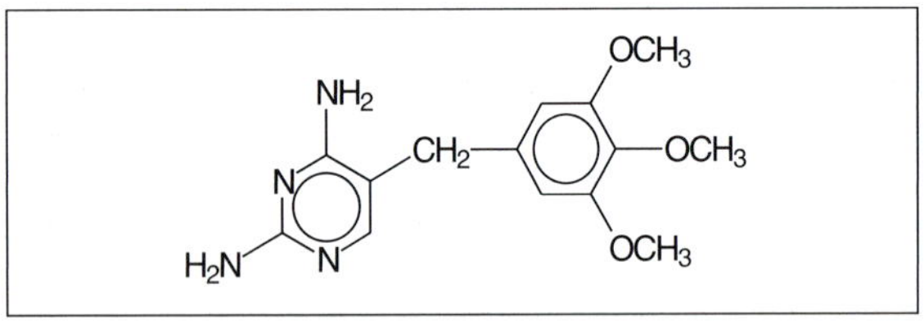

Formel 47.11 Trimethoprim

Wirkungsmechanismus und Wirkungen

Trimethoprim und die Modifikation Tetroxoprim sind **Folsäureantagonisten** und hemmen kompetitiv die Dihydro-Folsäurereduktase und damit die Umwandlung von Folsäure in ihre aktive Form THF. Trimethoprim hat eine besonders hohe Affinität zu Dihydrofolatreduktasen in Protozoen. Die Affinität von Trimethoprim zur Folsäurereduktase der menschlichen Zellen ist wesentlich geringer, so dass die Toxizität gering ist. Trimethoprim wirkt **bakteriostatisch.**

Die Kombination aus Trimethoprim + Sulfamethoxazol wird auch als Co-trimoxazol bezeichnet und hat ein breites Wirkungsspektrum. Die beiden Komponenten verhalten sich **synergistisch,** da sie beide an unterschiedlichen Stellen die Folsäuresynthese hemmen. Die Wirksamkeit wird verstärkt und die Resistenzentwicklung verzögert. Allerdings wurde Co-trimoxazol in den vergangenen Jahrzehnten sehr häufig eingesetzt, was die Resistenzentwicklung vieler Bakterienarten gefördert hat.

Tab. 47.13 Diaminopyrimidine und ihre Kombinationen.

Wirkstoffe	Handelsname
Trimethoprim	Infectotrimet®, TMP-ratiopharm®
Co-trimoxazol = Trimethoprim + Sulfamethoxazol (1 : 5)	Eusaprim®, Sigaprim®, Kephinol®, Cotrim-ratiopharm®, Bactoreduct®
Trimethoprim +Sulfamerazin	Berlocombin®
Tetroxoprim + Sulfadiazin	Sterinor®
Pyrimethamin	Daraprim®

Wirkstoffe

Der wichtigste Vertreter ist das Trimethoprim, das allein oder in Kombinationen verwendet wird. In Kombination mit Sulfonamiden hat es synergistische Wirkung und ist das Standardmedikament bei unkomplizierten Harnwegsinfekten, sowie bei Pneumonie durch Pneumocystis carinii. Die Tabelle 47.13 zeigt Trimethoprimkombinationen, die als Pharmaka eingesetzt werden. Pyrimethamin ist ebenfalls ein Hemmstoff der Folsäuresynthese und wird als Malariamittel eingesetzt.

Die Kombination von Trimethoprim mit Sulfamethoxazol ist eine chemotherapeutisch sehr wirksame Partnerschaft weil:

- die Eliminationshalbwertszeiten weitgehend übereinstimmen
- die Wirkungsmechanismen unterschiedlich sind
- das Spektrum sensibler Erreger erweitert wird
- die Resistenzentwicklung verzögert wird.

Pharmakokinetik

Trimethoprim wird oral sehr gut resorbiert und verteilt sich gut in allen Geweben und im Liquor, wo ca. 50 % der Serumkonzentration erreicht werden. In Lunge, Leber, Niere und Knochen kann Anreicherung stattfinden. Milchschranke und Plazenta sind kein Hindernis. Trimethoprim wird metabolisiert und hauptsächlich renal, z.T. auch über die Galle ausgeschieden. Die Kombination von Sulfamethoxazol und Trimethoprim ist besonders sinnvoll, da beide Verbindungen fast die gleiche Halbwertszeit haben. Trimethoprim hat ein größeres Verteilungsvolumen.

Indikationen

Diaminobenzylpyrimidine werden wegen der raschen Resistenzentwicklung nicht als Monoverbindungen eingesetzt. In Kombination mit Sulfonamiden werden sie zur Behandlung von Harnwegsinfekten oder Bronchitis sowie zur Behandlung der Pneumocystis-carinii-Pneumonie verwendet.

Unerwünschte Wirkungen

Trimethoprim hemmt auch beim Menschen die Folsäure und führt zu Anämie, Leukopenie und Thrombopenie. Weitere unerwünschte Wirkungen sind Magen-Darm-Störungen, Neuritis und Hautallergien.

Kontraindikation für Trimethoprim allein ist Schwangerschaft. Für die Kombinationen gelten die Kontraindikationen der Sulfonamide.

47.15 Nitroimidazole

Chemie

Nitroimidazole sind synthetische Verbindungen, die gegen **Protozoen** wirksam sind. Gemeinsames Strukturmerkmal dieser Chemotherapeutika ist ein Nitroimidazolring (☞ Formel 47.12).

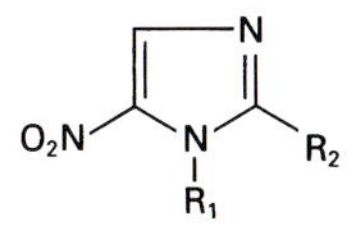

Formel 47.12 Strukturelement der Nitroimidazole

Wirkstoffe

Tabelle 47.14 zeigt therapeutisch verwendete Nitroimidazole.

Pharmakokinetik

Nitroimidazole sind lipidlöslich und werden rasch und vollständig aus dem Darm resorbiert. Ihre Plasmaeiweißbindung ist gering, ihre Verteilung in Gewebe und Liquor ist daher gut. Nitroimidazole werden teilweise metabolisiert (Metronidazol zu 40 %) und renal ausgeschieden. 60 % der Nitroimidazole werden unverändert über den Urin ausgeschieden. Lebererkrankungen verzögern die Elimination von Metronidazol. Die Halbwertszeit von Metronidazol beträgt 6–10 Stunden.

Wirkungsmechanismus und Wirkungen

Nitroimidazole wirken bakterizid auf **Protozoen** (Trichomonaden, Lamblien, Amöben) und **Anaerobier.** Nitroimidazole sind **Prodrugs** und werden in den Bakterien erst wirksam, wenn die Nitrogruppe reduziert ist. Die Metaboliten von Nitroimidazol hemmen die DNA- bzw. RNA-Polymerasen der Mikroorganismen. Eine primäre Resistenz gegen Nitroimidazol ist selten, wenn sie aber auftritt, handelt es sich um eine Parallelresistenz, d. h., sie gilt für die ganze Gruppe der Nitroimidazole. Beim Menschen ist die Konzentration der Nitratreduktase gering, so dass die Toxizität für die menschliche Zelle geringer ist. Eine karzinogene Wirkung der Nitroimidazole kann bei langer Therapiedauer aber nicht ausgeschlossen werden.

Tab. 47.14 Therapeutisch verwendete Nitroimidazolantibiotika.

Wirkstoff	Handelsname
Metronidazol	Clont®, Flagyl®, Metronidazol ratiopharm®
Tinidazol	Simplotan®
Nimorazol	Esclama®

Indikationen

Nitroimidazole wirken gegen Anaerobier, Entamoeba histolytica, Trichomonas und Lamblien.

Sie werden meist bei Vaginalinfekten mit diesen Einzellern eingesetzt. Die Behandlung erfolgt mit Vaginalovula oder mit Tabletten. Auch bei Lambliasis des Darms sind Nitroimidazole sehr wirksam. Metronidazol hat sich in Kombination mit Omeprazol und Antibiotika als wirksam bei der Eradikation von Helicobacter pylori erwiesen. Bei M. Crohn werden Nitroimidazole wegen ihrer immunsuppressiven Wirkung eingesetzt.

Unerwünschte Wirkungen

Im Tierversuch wirken Nitroimidazole mutagen und kanzerogen. Beim Menschen konnten diese Effekte nicht beobachtet werden. Beim Menschen kann es zu Übelkeit, Erbrechen und Metallgeschmack kommen, seltener zu Kopfschmerz, Schwindel, Ataxie und Parästhesien mit Juckreiz. Im Allgemeinen sind Nitroimidazole gut verträgliche Medikamente, sollten aber nicht länger als 10 Tage eingenommen werden.

Kontraindikation für Nitroimidazole ist eine Allergie auf Nitroimidazole, Schwangerschaft**,** Erkrankungen des ZNS (Neurotoxizität der Nitroimidazole), der Leber oder des Blutes.

Interaktionen

Nitroimidazole verstärken die Wirkung von Stoffen, die von den Monooxigenasen in der Leber abgebaut werden. Insbesondere zählen Alkohol, Cumarine und Phenytoin dazu.

47.16 Antituberkulotika, antimikrobielle Wirkstoffe gegen Mykobakterien

Zu dieser Gruppe zählen Chemotherapeutika und Antibiotika, die gegen Mykobakterien wirksam sind. Die wichtigsten von Mykobakterien verursachten Erkrankungen sind Tuberkulose (Mycobacterium tuberculosis), atypische Tuberkulose (Mycobacterium avium) und Lepra (Mycobacterium leprae).

Unter der Sammelbezeichnung **Antituberkulotika** werden Chemotherapeutika und Antibiotika zusammengefasst, die ausschließlich oder überwiegend zur Behandlung der Tuberkulose dienen. Sie gehören ganz unterschiedlichen chemischen Gruppen an. Die

Tab. 47.15 Antituberkulotische Medikamente.

Gruppe	Wirkstoff	Handelsname
1. Wahl (Basispräparate)	Isoniazid	Isozid®, Tebesium®
	Ethambutol	Myambutol®, EMB-Hefa®
	Rifampicin	Rifa®, Eremfat®, Rifampicin Hefa®
	Rifapentin	Priftin®
	Rifabutin	Alfacid®, Mycobutin®
	Streptomycin	Streptomycin Grünenthal® Strepto-Fatol®
	Pyrazinamid	Pyrafat®, Pyrazinamid Lederle®
2. Wahl (Reservemittel)	Prothionamid	Ektebin®, Peteha®
	Terizidon	Terizidon Fatol®
	Amikacin	Biklin®

Einteilung dieser Stoffe erfolgt meist nach der klinischen Wirksamkeit. Die Behandlung der Tuberkulose ist auch heute noch schwierig, so dass sie auch in den Industrieländern nicht ausgerottet werden konnte. Zu den Ursachen für die Schwierigkeiten bei der Behandlung der Tuberkulose zählen:

- hohe Widerstandsfähigkeit der Mykobakterien (grampositive, säurefeste Stäbchen)
- schnelle Resistenzbildung
- Einschluss der Mykobakterien in verkäsendes, schlecht durchblutetes Granulomgewebe
- verschiedene Zustandsformen der Bakterien
- lange Generationszeit (15–20 h)
- extrazellulär metabolisch aktive Bakterien
- intrazellulär metabolisch kaum aktiv
- Persister in Nekrosengewebe, die zu einer Reaktivierung des Herds führen können.

Eine antituberkulöse Therapie dauert zwischen 6 und 12 Monaten. In der Regel beginnt man mit einer medikamentösen **Dreierkombination,** um Resistenzentwicklungen und Persister zu vermeiden und alle Stadien der Bakterien zu schädigen.

Wirkstoffe

Nach ihrer Wirksamkeit und ihren Nebenwirkungen unterscheidet man Antituberkulotika der 1. und der 2. Wahl. Früher wurde nach Basis- und Reservestoffen unterschieden. Antituberkulotika der 1. Wahl sind Isoniazid, Ethambutol, Rifampicin, Streptomycin und Pyrazinamid. Die Tabelle 47.15 gibt einen Überblick über gebräuchliche Medikamente zur Tuberkulosebehandlung.

Isoniazid (INH; Isozid®)

Pharmakokinetik

Isoniazid (☞ Formel 47.13) ist eine gut wasserlösliche, stabile Verbindung, die gut aus dem Gastrointestinaltrakt resorbiert wird (90 %). Kationen und Zukker verschlechtern die Resorption. Die Plasmaproteinbindung ist gering, gute Verteilung im Gewebe. Auch die Blut-Liquor-Schranke wird gut passiert. Bei der Metabolisierung (50–90 %), entstehen aktive und inaktive Metaboliten (Giftung und Entgiftung) gleichzeitig. Wichtigster Schritt der Metabolisierung ist die Acetylierung von INH und die Spaltung des Acetyl-INH zu Isonicotinsäure. Je nach genetischer Disposition unterscheidet man langsame und schnelle Acetylierer. Durch Monooxigenasen können auch Radikale gebildet werden, die zu Leberschäden führen. Die Halbwertszeit von INH ist stark von der Leberfunktion abhängig und beträgt bei langsamen Acetylierern 2,5–7,5 Stunden. 30–40 % der weißen Bevölkerung sind langsame Acetylierer. Bei schnellen Acetylierern beträgt die HWZ des Isoniazid 1,1 Stunden. 50–95 % des INH bzw. seiner Metabolite werden über die Nieren ausgeschieden. Bei Langsamacetylierern mit Niereninsuffizienz besteht Kumulationsgefahr für INH.

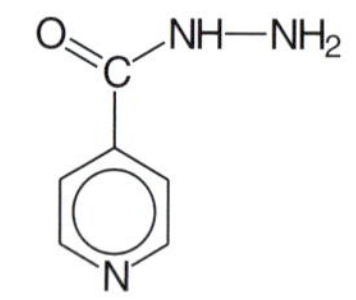

Formel 47.13 Isoniazid

Wirkungsmechanismus und Wirkungen

INH wirkt vermutlich durch Hemmung des bakteriellen Lipidstoffwechsels und durch Hemmung der Nukleinsäuresynthese. Isoniazid wird in Gegenwart von Sauerstoff zu Isonicotinsäure umgebaut, die anstelle von Nicotinsäure in NAD^+ eingebaut wird, das seine Wirkung verliert. Je nach metabolischer Aktivität der Tuberkelbakterien wirkt INH bakterizid oder bakteriostatisch.

Indikationen

INH ist das am häufigsten eingesetzte Tuberkulosemittel gegen Mycobacterium tuberculosis und M. bovis. Atypische Mykobakterien sind meist resistent gegen INH.

Unerwünschte Wirkungen

Typisch für INH sind die neurotoxischen Nebenwirkungen, die in bis zu 10 % der Fälle auftreten. Man beobachtet periphere und zentrale Polyneuropathien mit Parästhesien, Ataxie, Schwindel, Verwirrtheit, Sehstörungen und erhöhter Krampfneigung. Vermutet wird eine Interaktion von INH mit Pyridoxalphosphat (Vitamin B_6), das an der Synthese verschiedener Neurotransmitter beteiligt ist. Durch Substitution von Vitamin B_6 können diese Nebenwirkungen behandelt werden. Gefährdet sind insbesondere Alkoholiker und Diabetiker. In 5 % der Fälle kommt es zu gastrointestinalen Beschwerden, in 2 % zu allergischen Reaktionen. Leberschäden durch toxische INH-Metabolite und Blutbildstörungen sind selten. Alle Nebenwirkungen sind dosisabhängig.

Kontraindikationen

Kontraindikationen für INH sind Alkoholismus, schwere Leber- und Nierenschäden, Erkrankungen des ZNS und Allergie auf INH. Vorsicht ist geboten bei Schwangerschaft und in der Stillzeit.

Interaktionen

INH hemmt die Metabolisierung einer Reihe von Pharmaka wie Phenytoin, Primidon, Carbamazepin, Diazepame und Warfarin. Alkohol schwächt die INH-Wirkung. INH und Rifampicin zusammen sind wesentlich toxischer für die Leber als INH allein, da Rifampicin mikrosomale Oxigenasen induziert (Häufigkeit 13 %). Besonders betroffen sind langsame Acetylierer.

Rifampicin (Rifa®)

Rifampicin ist ein halbsynthetisches Antibiotikum des Rifampicin B, das aus Streptomyces mediterranei gewonnen wird. Rifampicin ist eine makrozyklische Verbindung, ähnlich den Makroliden, und löst sich gut in Wasser.

Pharmakokinetik

Rifampicin wird oral fast vollständig resorbiert und hat eine hohe Plasmaeiweißbindung (80 %). Es verteilt sich gut im Gewebe, dringt in die Zellen ein und erreicht auch im Liquor eine wirksame Konzentration. Rifampicin wird in Leber und Galle stark angereichert. Rifampicin wird zu 80 % metabolisiert. Hauptmetabolit ist das Desacetylrifampicin. Durch Enzyminduktion von Monooxigenasen beschleunigt Rifampicin seinen eigenen Abbau. Rifampicin und seine Metabolite werden zu 80 % über die Galle ausgeschieden. Das unveränderte Rifampicin unterliegt dem enterohepatischen Kreislauf. Der Rest wird über die Nieren eliminiert und färbt den Urin orangerot. Geringe Mengen Rifampicin werden mit Schweiß, Tränen, Speichel und Milch ausgeschieden und führen dort zu Rotfärbung. Die Halbwertszeit hängt von der Leberfunktion ab (2–12 h) und verkürzt sich im Therapieverlauf durch Enzyminduktion um bis zu 40 %.

Wirkungsmechanismus und Wirkungen

Rifampicin hemmt im Bakterium die Bildung der m-RNS durch Hemmung der RNS-Polymerase. Dadurch wird die **Proteinsynthese** gestört. In eukaryotischen Zellen wird die Polymerase nicht gehemmt. Rifampicin hat ein breites Wirkungsspektrum und wirkt **bakterizid** auf proliferierende, auf ruhende und auf persistierende Keime. Leider kommt es bei der Behandlung von Mykobakterien durch Konformationsänderung der RNS-Polymerase häufig zu Resistenzentwicklung (Einschrittresistenz, Sekundärresistenz). Rifampicin ist ein Antituberkulotikum der 1. Wahl.

Indikationen

Rifampicin kann allein oder in Kombination mit anderen Antituberkulotika gegen Tuberkulose, atypische Mykobakterien, Lepra und Meningokokkenmeningitis eingesetzt werden. Außerdem dient es der prophylaktischen Behandlung der Familienangehörigen von Meningokokkenpatienten.

Unerwünschte Wirkungen

- **Hepatotoxizität.** Die häufigste unerwünschte Wirkung ist mit 2,5 % eine Arzneimittelhepatitis, die besonders bei vorgeschädigter Leber (Alkohol, Medikamente) auftritt. Rifampicin hemmt die Bilirubinausscheidung und kann bei Therapiebeginn zu Ikterus führen, der dann nach Enzyminduktion wieder verschwindet.
- **Gastrointestinale Beschwerden** treten in 2 % der Fälle auf.
- **Neurotoxizität.** Mit einer Inzidenz von 1–5 % ist Rifampicin neurotoxisch. Man beobachtet Müdigkeit, Kopfschmerz, Muskelschwäche und Ataxie.
- **Allergien.** Ebenfalls mit 1–5 % treten allergische Reaktion wie Hautallergien, Arzneimittelfieber, interstitielle Nephritis, Leuko- und Thrombopenie und hämolytische Anämie auf. Auch das Flu-Syndrom gehört zu den allergischen Reaktionen und äußert sich durch grippeähnliche Symptome mit Fieber und Muskelschmerzen.

Kontraindikationen für Rifampicin sind Schwangerschaft, schwere Leberschäden und Allergie auf Rifampicin.

Interaktionen

Rifampicin ist ein **Induktor** des Cytochrom-P_{450}-Oxidasesystems und beschleunigt dadurch den Abbau einer ganzen Reihe von Pharmaka wie Digoxine, Kortikosteroide, Antikonzeptiva, D-Hormone, Antikoagulanzien, Sulfonylharnstoffe, Methadon, Barbiturate, Clofibrat, Cimetidin, Mexiletin, Chinidin, Propranolol, Verapamil, Azathioprin, Ciclosporin, INH und Rifampicin selbst.

Rifampicin führt zu einer **Wirkungssteigerung** von Aminoglykosiden und INH.

Rifampicin **antagonisiert** die Wirkungen von β-Lactam-Antibiotika, Sulfonamiden und Chinolonen.

Chloramphenicol und Disulfiram **vermindern** die biliäre Rifampicinausscheidung, Probenecid vermindert die renale Elimination von Rifampicin.

Pyrazinamid (Pyrafat®)

Pyrazinamid ist eine synthetische Verbindung mit ähnlicher Struktur wie Isoniazid und wirkt auf Mycobacterium tuberculosis **bakteriostatisch.** Im sauren Milieu (niederer pH) ist die Wirkung stärker. Pyrazinamid ist daher besonders effektiv gegen intrazelluläre Keime und Tuberkelbakterien in verkäsenden Nekrosen. Es senkt die Zahl der potenziellen Persister und damit die Rezidivrate.

Pharmakokinetik

Pyrazinamid wird nach oraler Gabe zu 80 % resorbiert und verteilt sich in allen Körperflüssigkeiten, einschließlich des Liquors. Im Blut ist Pyrazinamid zu 50 % an Plasmaeiweiß gebunden. Mehr als 70 % werden in der Leber desaminiert und hydroxyliert, die entstehende Pyrazincarbonsäure wird renal eliminiert. Die HWZ beträgt 4–10 h.

Wirkungsmechanismus und Wirkungen

Es wird vermutet, dass Pyrazinamid in den Nikotinamidstoffwechsel eingreift. Pyrazinamid wirkt intra- wie extrazellulär und in nekrotischem Gewebe bakterizid. Besonders gut ist die Wirkung von Pyrazinamid bei saurem pH auf alle Zustandsformen der Mykobakterien (wachsend, ruhend, Persister).

Indikationen

Pyrazinamid wirkt nur gegen Mycobacterium tuberculosis (Tbc). Wegen der raschen Resistenzbildung muss es mit anderen Antituberkulotika kombiniert werden.

Unerwünschte Wirkungen

Pyrazinamid ist neuro- und hepatotoxisch. Es kann eine Hyperglykämie und eine Hyperurikämie mit Gichtanfällen auslösen. Ferner können gastrointestinale Störungen und phototoxische Reaktionen der Haut auftreten.

Kontraindikationen für eine Behandlung mit Pyrazinamid sind Lebererkrankungen, Schwangerschaft, Gicht und Niereninsuffizienz.

Ethambutol (Myambutol®)

Ethambutol ist eine synthetische Verbindung, chemisch handelt es sich um ein substituiertes Ethyldiamin (☞ Formel 47.14).

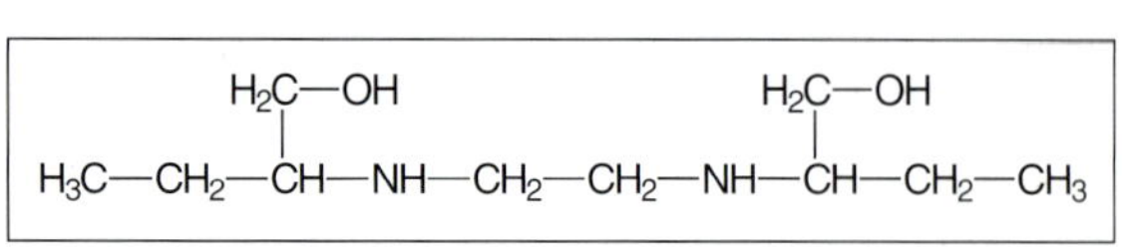

Formel 47.14 Ethambutol

Pharmakokinetik

Ethambutol ist gut wasserlöslich und wird nach oraler Gabe sehr gut resorbiert, nur geringfügig an Plasmaeiweiß gebunden und gut im Gewebe verteilt. Im Liquor ist die Anreicherung von Ethambutol geringer als im Gewebe, nur bei Meningitis können bis zu 50 % der Serumkonzentration erreicht werden. Eine Anreicherung von Ethambutol findet auch in der Lunge und in den Erythrozyten statt. Ethambutol wird teiloxidiert, glukuronidiert und überwiegend unverändert renal ausgeschieden (cave Niereninsuffizienz). Es gilt als Mittel der 1. Wahl, da es nur eine langsame Resistenzentwicklung zeigt.

Wirkungsmechanismus und Wirkungen

Der Wirkungsmechanismus ist nicht geklärt, vermutlich hemmt Ethambutol die RNS-Synthese und damit die Proteinsynthese der Bakterien. Es wirkt **bakteriostatisch** und zwar intra- wie extrazellulär und nur auf proliferierende Mykobakterien.

Indikationen

Tbc und atypische Mykobakterien.

Unerwünschte Wirkungen

- **Neurotoxizität** ist die wichtigste unerwünschte Wirkung von Ethambutol. Meist kommt es zu einer Neuritis des N. opticus, selten zu einer peripheren Neuritis. Es kommt zu Farbsehstörungen und Gesichtsfeldausfällen bis zum Zentralskotom. Die Störungen sind bei Therapieabbruch meist reversibel. Eine Optikusatrophie tritt selten auf.
- **Hyperurikämie.** Ethambutol und seine Metaboliten hemmen die Harnsäureausscheidung in der Niere und können so Gichtanfälle auslösen. Ethambutol ist nephrotoxisch und kann kumulieren.
- **Leberfunktionsstörungen** und **Allergien** treten selten auf. Gelegentlich klagen die Patienten über gastrointestinale Beschwerden.

Kontraindikationen sind Vorschädigung des N. opticus und Allergie auf Ethambutol.

Streptomycin (Strepto-Fatol®; ☞ 47.5)

Streptomycin ist ein Aminoglykosidantibiotikum aus Streptomycesstämmen und wirkt **bakterizid** auf Mykobakterien.

Pharmakokinetik

Streptomycin kann nur parenteral (i.m. und i.v.) gegeben werden. Es verteilt sich schlecht im Gewebe und hat eine geringe Liquorgängigkeit. Eine Anreicherung findet in der Endolymphe des Innenohrs statt. Streptomycin wird nicht metabolisiert und überwiegend renal eliminiert. Ein geringer Teil des Streptomycins wird über die Galle ausgeschieden.

Wirkungsmechanismus und Wirkungen

Streptomycin bindet an die 30S-Untereinheiten von Ribosomen und verursacht eine Fehlsteuerung der Proteinsynthese. Es wirkt vorwiegend auf extrazelluläre, proliferierende Keime in Geweben mit neutralem pH. In verkäsendem, saurem Nekrosengewebe wirkt Streptomycin nicht. In Kombination mit anderen Tuberkulostatika verstärkt sich die Wirkung von Streptomycin. Streptomycin zeigt eine schnelle Resistenzentwicklung (Einschrittresistenz).

Indikationen

Behandlung der Tbc in Kombination mit anderen Antituberkulotika, ferner Tularämie und Brucellose.

Unerwünschte Wirkungen

Streptomycin ist neurotoxisch (N. vestibularis) und nephrotoxisch. Es verursacht Allergien und Störungen der Hämatopoese.

Kontraindikationen

Bei Niereninsuffizienz, Schwangerschaft, Stillzeit und Innenohrschädigung darf Streptomycin nicht eingesetzt werden.

Therapie der Lepra

Lepra wird durch Mykobakterium leprae hervorgerufen. Wie bei Tbc begünstigen Unterernährung und schlechte Hygiene die Infektion. Die Infektiosität der Lepra ist gering, die Inkubation beträgt 2–5 Jahre, der Verlauf ist immer chronisch. Befallen wird nur die Haut, nicht die Organe. In Europa gibt es nur noch in Rumänien eine kleine Leprastation. Da Leprapatienten in der Regel arm sind und die Therapie teuer (14 €/d) und langwierig (2–5 J.) ist, gibt es weltweit immer noch 12 Millionen Leprakranke. Zur Behandlung der Lepra werden folgende Pharmaka eingesetzt:
- Diaphenylsulfon (Dapson-Fatol®, DDS®, DADPS®)
- Clofazimin (Lampren®)
- Rifampicin (Rifa®)
- Thalidomid (Contergan®, nicht in Deutschland).

Auch bei Lepra wird mit einer **Kombinationsbehandlung** begonnen. Die WHO-Empfehlung zur Behandlung der lepromatösen Lepra sieht vor:
- täglich
  - 100 mg Diaphenylsulfon
  - 600 mg Rifampicin
  - 50 mg Clofazimin
- 1 × im Monat
  - 300 mg Clofazimin.

47.17 Antimykotika

Chemie

Antimykotika sind Chemotherapeutika, die auf Pilze hemmend (fungistatisch) und abtötend (fungizid) wirken. Amphotericin B, Nystatin, Griseofulvin sind Antimykotika der ersten Stunde, die seit 40 Jahren im Einsatz sind. Bei diesen Stoffen handelt es sich um Antibiotika, die aus Streptomyces- oder Penicilliumarten isoliert wurden. Die neueren Antimykotika sind synthetische Verbindungen, meist Imidazolderivate, ferner Allylaminderivate, Morpholinderivate und Polyenderivate.

Einteilung der Pilzinfektionen

Nur etwa 1 Promille der bekannten Pilzarten ist humanpathogen. Pilze können Infektionen (Mykosen), Allergien oder Intoxikationen (Mykotoxine) hervorrufen.

Pilze sind Eukaryonten, haben einen Kern, Mitochondrien und eine Zellwand aus Zellulose und Chitin, daher verhalten sie sich anders als Bakterien. Die Einteilung der Pilze erfolgt am besten nicht nach biologischen, sondern nach therapeutischen Gesichtspunkten. Gebräuchlich ist das **D-H-S-System**, wobei die Buchstaben folgende Bedeutung haben:
- D = Dermatophyten (Trichophyten, Microsporon, Epidermophyten)
- H = Hefen (Candida, Kryptococcus)
- S = Schimmelpilze.

Mykosen, also Pilzinfektionen, werden klinisch in 5 Kategorien eingeteilt, die in Tabelle 47.16 aufgeführt sind.

Tab. 47.16 Klinische Einteilung der Mykosen.

Kategorie	Beschreibung	Beispiel
oberflächliche Mykose	umschriebene Veränderungen an Haut oder Haaren	Pityriasis versicolor
Hautmykosen	Infektion der Haut und ihrer Anhangsgebilde	Trichophytie
subkutane Mykose	Granulome, vor allem in den Tropen	Sporotrichose
systemische Mykose durch obligat pathogene Pilze	Aufnahme der Pilzsporen über die Lunge und hämatogene und lymphogene systemische Ausbreitung	Blastomykose
systemische Mykose durch fakultativ pathogene Pilze	bei Abwehrschwäche (Alter, Pneumonie, Aids) können opportunistische Systemmykosen auftreten. Fokus ist meist die Lunge.	Candidiasis Aspergillose Kryptokokkose

Tab. 47.17 Antimykotische Medikamente.

Chemische Gruppe	Wirkstoff	Handelsname	Art der Anwendung
Polyenantimykotika	Amphotericin B	Ampho-Moronal®, AmBisome®	systemisch
	Nystatin	Moronal®, Nystatin Lederle®, Nystaderm®	lokal
	Natamycin	Pimafucin®, Deronga®, Pima-Biciron N®	lokal
Pyrimidine	Flucocytosin	Ancotil®	systemisch
Pyridone	Ciclopirox	Batrafen®	lokal
Imidazole	Bifonazol	Mycospor®, Bifomyc® Bifon®	lokal
	Clotrimazol	Canesten®, Mycofug®, Antifugol®	lokal
	Econazol	Epi-Pevaryl®, Gyno-Pevaryl®	lokal
	Fenticonazol	Fenizolan®, Lomexin®	lokal
	Isoconazol	Travogen®	lokal
	Oxiconazol	Myfungar®, Oceral GB®	lokal
	Miconazol	Daktar®	lokal + systemisch
	Ketoconazol	Nizoral®, Terzolin®	lokal + systemisch
Triazole	Fluconazol	Diflucan®, Fungata®	lokal + systemisch
	Itraconazol	Sempera® , Siros®	lokal + systemisch
	Voriconazol	Vfend®	lokal + systemisch
Benzofurane	Griseofulvin	Fulcin®, Gricin®, Likuden M®	systemisch
Allylamine	Terbinafin	Lamisil®	systemisch
	Naftifin	Exoderil®	lokal
Morpholine	Amorolfin	Loceryl®	lokal
Peptide	Caspofungin	Caspofungin MSD®	intravenös

Wirkstoffe

Antimykotika sind chemisch gesehen eine heterogene Gruppe verschiedener Substanzklassen (☞ Tab. 47.17). Die Einführung der Polyenantimykotika Amphotericin B und Nystatin sowie des Benzofurans Griseofulvin vor 40 Jahren war ein wichtiger Fortschritt in der antimykotischen Therapie. Eine weitere Verbesserung brachte später die Einführung der Imidazolpräparate, von denen die meisten nur lokal anwendbar sind, nur Miconazol und Ketonazol sind auch systemisch verwendbar. Mittlerweile ist mit der Gruppe der Triazole (Fluconazol, Itraconazol, Voriconazol) eine neue Generation oral anwendbarer Antimykotika mit breitem Wirkungsspektrum verfügbar, die besser verträglich sind.

Wirkungsmechanismen

Allylamine, Imidazole und Morpholine hemmen die Ergosterolbiosynthese, greifen aber an verschiedenen Stellen der Reaktionkette ein (☞ Abb. 47.2). Polyenantimykotika bilden mit Sterolen in der Zellmembran der Pilze Komplexe, ändern die Membraneigenschaften und beeinträchtigen Transportprozesse. Griseofulvin schädigt die Mikrotubuli in der Pilzzelle und hemmt die Mitose und den zellulären Stofftransport und nachfolgend die Zellwandsynthese. Flucytosin wird in der Pilzzelle unter Katalyse der Cytosindesaminase zu 5-Fluorouracil und weiter zu 5-Fluordesoxy-uridinmonophosphat metabolisiert und als falscher Baustein in die RNS eingebaut. Zusätzlich hemmt 5-Fluordesoxy-uridinmonophosphat die Thymidilatsynthetase, was zu einer Hemmung der DNA-Synthese führt.

Polyenantimykotika

Zu dieser Gruppe zählen Amphotericin B, Nystatin und Natamycin.

Amphotericin B (Ampho-Moronal®)

Amphotericin B ist ein makrozyklisches Lacton, ein Polyenantimykotikum, das aus Streptomyces nodosus isoliert wird. Es ist der einzige Vertreter der Polyene, der parenteral gegeben werden kann.

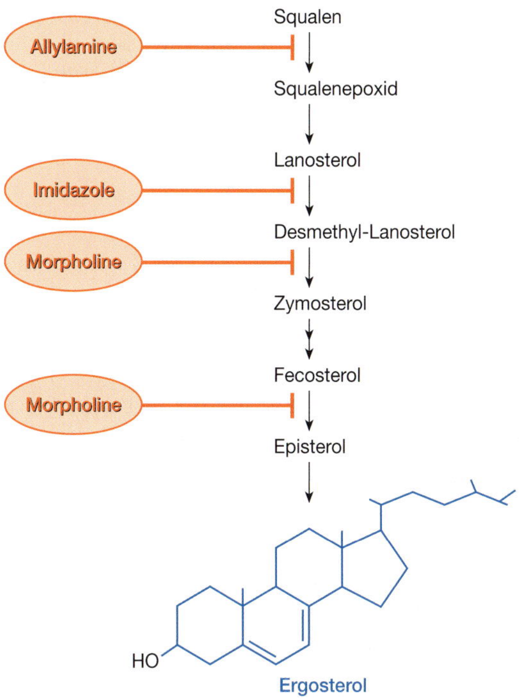

Abb. 47.2: Hemmwirkung verschiedener Antimykotika auf die Ergosterolbiosynthese (modifiziert n. E. Mutschler).

Pharmakokinetik

Amphotericin B wird schlecht resorbiert und wird in der Regel i.v. gegeben. Die Plasmaeiweißbindung beträgt 95 %, die HWZ 20 h. Amphotericin B verteilt sich schlecht im Gewebe und kommt kaum in den Liquor. Über den Metabolismus ist wenig bekannt. Die Ausscheidung erfolgt langsam (18–24 h) über die Niere. Liposomal verkapseltes Amphotericin B ist besser gewebegängig und weniger nephrotoxisch.

Wirkungsmechanismus und Wirkungen

Amphotericin B hat ein breites Wirkungsspektrum und kann lokal oder parenteral (intravenös, intrathekal) eingesetzt werden. Es wirkt in therapeutischer Dosis fungizid auf ruhende und proliferierende Keime, hat aber erhebliche Nebenwirkungen. Amphotericin B schädigt die Pilzzellmembran und führt durch Porenbildung zu einer Permeabilitätsänderung der Membran. Diese Wirkung ist selektiv für Pilze, da nur die Pilzzellwand **Sterole** enthält, mit denen Amphotericin B Komplexe bildet. Wegen der schlechten Gewebegängigkeit ist eine lange Therapiedauer von 4–8 Wochen erforderlich. Dermatophyten sind nicht empfindlich auf Amphotericin B. Resistenzentwicklung ist eine Rarität.

Indikationen

Systemtherapie von Organmykosen und lebensbedrohlichen generalisierten Mykosen, Inhalationstherapie bei Lungenmykosen.

Unerwünschte Wirkungen

Amphotericin B ist eine toxische Verbindung, die nur bei strenger Indikationsstellung gegeben werden sollte. Häufig treten nach Gabe von Amphotericin B Fieber, Schüttelfrost, Muskel- und Gelenkschmerzen, Nausea und Erbrechen auf. Amphotericin B ist **neurotoxisch** und verursacht Kopfschmerzen und Neuropathien. Ferner wirkt Amphotericin B **nephrotoxisch** (meist reversibel). Selten treten Leberschäden, Allergien und Elektrolytveränderungen auf. Wegen der Blutbildveränderungen müssen während der Therapie regelmäßige BB-Kontrollen erfolgen. Bei Injektion von Amphotericin B kommt es zu lokaler Reizung und zu Thrombophlebitis an der Einstichstelle.

Kontraindikationen

Bei schweren Funktionsstörungen von Leber oder Niere sowie während Schwangerschaft und Stillzeit darf Amphotericin B nicht gegeben werden.

Interaktionen

Synergistische Wirkung mit Flucytosin, antagonistische Wirkung mit Azolantimykotika.

Nystatin (Nystatin Lederle®)

Nystatin ist wie Amphotericin B ein makrozyklisches Lacton mit breitem Wirkungsspektrum, aber es ist wesentlich besser verträglich als Amphotericin B. Es wird oral kaum resorbiert und kann nur lokal zur Behandlung von Haut und Schleimhäuten eingesetzt werden. Besonders gut wirkt es auf **Candida albicans.** Es hemmt die Dihydrofolatreduktase. Hauptindikationen sind Mundsoor und Windeldermatitis.

Unerwünschte Wirkungen

Nur in extrem hohen Dosen werden Übelkeit und Durchfall beobachtet.

Natamycin (Pimafucin®)

Natamycin wird wie Nystatin nur lokal eingesetzt und wirkt auf Candida albicans, aber auch gegen andere Pilzen und gegen Trichomonaden.

Pyrimidinantimykotika

Flucytosin (5-Fluorcytosin; Ancotil Infusionslösung®)

Flucytosin ist ein Derivat der Pyrimidinbase Cytosin. Es hat ein schmales Wirkungsspektrum, das sich auf Candida, Kryptokokkus und Aspergillus beschränkt. Da 20–50 % der Candida-Arten eine primäre Resistenz gegen Flucytosin haben, ist eine Sensibilitätsprüfung vor Therapiebeginn empfehlenswert. Empfindlich auf Flucytosin sind nur Pilze die das Enzym Cytosindesaminase bilden. Flucytosin wird gern mit Amphotericin B kombiniert, um die Resistenzentwicklung zu bremsen. Die Wirkung beruht auf Störung der RNS- und DNS-Synthese durch Einbau des falschen Nukleotids. Flucytosin wird oral sehr gut resorbiert (90 %), aber nur gering an Plasmaeiweiß gebunden (5 %). Es ist gut gewebegängig und erreicht auch im Liquor nennenswerte Konzentrationen. Die HWZ liegt bei 3–6 h. 95 % des Flucytosins werden unverändert renal ausgeschieden, so dass die Substanz bei Niereninsuffizienz kumuliert.

Unerwünschte Wirkungen

Flucytosin ist wesentlich besser verträglich als Amphotericin B. Man beobachtet gastrointestinale Störungen, Leberschädigung mit Transaminasenanstieg, allergische Hautreaktionen und, in hohen Dosen, auch allergische Knochenmarksreaktionen mit Leuko- und Thrombozytopenie. Cytarabin hemmt die Wirkung von Flucytosin.

Kontraindikationen für Flucytosin sind Schwangerschaft, Stillzeit und Knochenmarkschädigung.

Azole (Imidazole und Triazole)

Azole sind synthetische Verbindungen mit breitem Wirkungsspektrum, die meist lokal bei Hautmykosen eingesetzt werden. Triazole wie Fluconazol (Diflucan®) werden auch oral bei systemischen Mykosen verabreicht. Alle Azolantimykotika hemmen der Ergosterolsynthese in der Pilzzelle (☞ Abb. 47.2) und wirken fungistatisch. Clotrimazol, Miconazol und einige andere Azole wirken zusätzlich fungizid. Der Wirkungseintritt der Azole erfolgt langsam, so dass sie sich zur Akutbehandlung lebensbedrohlicher Pilzinfektionen nicht eignen. Tabelle 47.17 zeigt die im Handel befindlichen Azole.

Imidazolantimykotika

Die meisten Imidazole eignen sich nur zur Lokalbehandlung von Haut- und Nagelpilz. Prototyp und ältester Vertreter dieser Gruppe ist **Clotrimazol.** Ketonazol war das erste Imizadolantimykotikum, das auch oral gegeben werden kann. Später kam Miconazol dazu.

Pharmakokinetik

Die Pharmakokinetik der einzelnen Imidazole ist unterschiedlich, obwohl kaum Unterschiede in der Wirkung bestehen. So wird **Miconazol** oral nur gering resorbiert. Es wird lokal als Creme oder als Puder angewendet. Auch eine intravenöse Gabe ist möglich. Miconazol hat eine hohe Plasmaeiweißbindung und wird in der Leber durch oxidative Desalkylierung abgebaut (80 %). Im Liquor wird keine nennenswerte Konzentration erreicht. Die Ausscheidung der inaktiven Metaboliten erfolgt vorwiegend über die Galle.

Ketoconazol wird oral gut resorbiert, besonders bei saurem pH, und steht in Form von Creme, Lösung und Tabletten zur Verfügung. Die Plasmaeiweißbindung beträgt 85 %, die Gewebeverteilung ist gut. Ketoconazol wird in Haaren, im Nagelbett und im Bindegewebe angereichert. Die Metabolisierung erfolgt in der Leber und die Ausscheidung über die Galle. Ketoconazol zeigt keine Kumulation bei Niereninsuffizienz.

Triazolantimykotika

Triazole sind eine junge Gruppe von oral anwendbaren Antimykotika. Der erste Vertreter war Fluconazol (1992), es folgten Itraconazol und Voriconazol. Chemisches Kennzeichen von Fluconazol ist ein Ring mit drei Stickstoffatomen, der Triazolring. Fluconazol wird bei oraler Gabe sehr gut resorbiert, kann aber auch lokal gegeben werden. Die Gewebegängigkeit ist gut, und es werden auch im Liquor hohe Wirkstoffkonzentrationen erreicht. Fluconazol hat eine sehr lange HWZ (bis 4 Tage) und eine gute Verträglichkeit.

Wirkungsmechanismus und Wirkungen

Azole führen durch Hemmung des Syntheseschritts Methylendihydroanosterol → Desmethylsterol und durch Hemmung der Cytochrom-P_{450}-Enzyme zu Membrandefekten an der Pilzzelle. Imidazole wirken in therapeutischer Dosis **fungistatisch**, in hoher Dosis fungizid. Clotrimazol (Canesten®) wirkt auf Hefen und auf Fadenpilze. Miconazol und Ketoconazol wirken hauptsächlich auf Candida, Dermatophyten und Schimmelpilze. Das Wirkungsspektrum der Triazole ist unterschiedlich. Fluconazol und Voriconazol wirken gut gegen Candida und Kryptokokken. Itroconazol wirkt auf Candida schwächer, aber gut auf Aspergillus und Histoplasma.

Indikationen

Triazole werden bei lokalen und systemische Candidainfektionen und bei Kryptokokkenmeningitis eingesetzt.

Unerwünschte Wirkungen

- **Imidazole.** Bei lokaler Gabe kann Hautreizung mit Rötung, Brennen und Jucken auftreten (selten). Kontaktdermatitis wird auf Additive zurückgeführt, nicht auf den Wirkstoff. Bei oraler Gabe können allergische Reaktionen und hämolytische Anämie auftreten (selten). Am häufigsten treten gastrointestinale Beschwerden wie Übelkeit, Durchfall oder Bauchschmerzen auf. Gelegentlich Kopfschmerz, reversibler Anstieg der Leberenzyme, Schwindel, Photophobie, Parästhesien. Sehr selten Gynäkomastie, Thrombopenie, Alopezie und Impotenz.

Kontraindikationen für Imidazole sind Schwangerschaft und Lebererkrankungen.

- **Triazole.** Im Vergleich zu den systemischen Antimykotika der 1. Generation ist bei Fluconazol, Voriconazol und vor allem Itraconazol die Gefahr einer Leberschädigung wesentlich geringer. Fluconazol ist auch bei systemischer Anwendung ein gut verträgliches Medikament. Gelegentlich kommt es zu Magen-Darm-Beschwerden, Hautallergie und Kopfschmerzen, in Einzelfällen zu einem Transaminasenanstieg. Alle Azole können teratogen wirken und sind in der Schwangerschaft kontraindiziert.

Interaktionen

Flucytosin verstärkt die Wirkung von Amphotericin B. Rifampicin schwächt die Wirkung der Azole ab. Da die Resorption der Azole pH-abhängig ist (insbesondere bei Ketoconazol), können Antazida, Säureblocker und Anticholinergika die Resorption vermindern. Azole führen zu Enzyminduktion in der Leber (Cytochrom P_{450}) und können daher die Wirkung von Sulfonylharnstoffen, Antikoagulanzien, Antiepileptika und anderen Medikamenten abschwächen (s.a. Rifampicin). **Ketoconazol** blockiert CYP3A4, verzögert so die Elimination von Ciclosporin und erhöht seine Nephrotoxizität. Ferner hemmt es die Biotransformation von Chinidin, Ergotamin, Terfenadin, Warfarin und einigen Benzodiazepinen.

Benzofuranantimykotika

Griseofulvin (Fulcin S/- 500®)

Griseofulvin wird aus Penicilliumarten gewonnen.

Wirkungsmechanismus und Wirkungen

Griseofulvin schädigt die Mikrotubuli der Pilzzelle und damit die Mitose („Spindelgift") sowie den Stofftransport in der Zelle, was zu einer Störung der Zellwandsynthese führt. Griseofulvin eignet sich besonders zur Behandlung von Fadenpilzbefall (Dermatophyten) von Haut, Haaren und Nägeln. Sensibel sind Trichophyten, Microsporonarten und Epidermophyten. Bei langsam wachsenden, verhornenden Strukturen ist meist eine orale Langzeittherapie erforderlich.

Pharmakokinetik

Griseofulvin ist sehr lipophil und schlecht wasserlöslich. Es steht nur oral zur Verfügung und wird zu etwa 70 % im Duodenum resorbiert. Die Resorption wird durch fettreiche Mahlzeiten beschleunigt. Die HWZ beträgt 20 Stunden. Griseofulvin reichert sich in Keratin an. Griseofulvin wird in der Leber metabolisiert und zu 75 % in Form von inaktiven Metaboliten renal ausgeschieden.

Indikation für Griseofulvin ist eine Infektion mit Dermatophyten, wenn eine lokale Therapie mit Antimykotika nicht ausreichend ist.

Unerwünschte Wirkungen

Griseofulvin ist **neurotoxisch.** Man beobachtet Kopfschmerzen, Schwindel, Sehstörungen, Verwirrung und Psychosen. Alkohol verstärkt die Neurotoxizität. Besonders bei vorgeschädigter Leber ist Griseofulvin **hepatotoxisch.** Ferner verursacht es gastrointestinale Beschwerden, Hautallergien, LE und Photosensibilisierung.

Kontraindikationen für Griseofulvin sind Schwangerschaft, Porphyrie und Lebererkrankungen.

Griseofulvin induziert Cytochrom-P_{450}-Enzyme und beschleunigt den Abbau anderer Medikamente.

Allylaminantimykotika

Zu dieser Gruppen zählen Terbinafin und Naftifin. Beide Verbindungen hemmen die Squalenepoxidase (☞ Abb. 47.2).

Terbinafin (Lamisil®)

Terbinafin wird nach oraler Gabe ausreichend resorbiert, unterliegt aber einem starken First-Pass-Effekt. Die Plasmaproteinbindung beträgt 99 %, die Halbwertszeit mehrere Tage. Terbinafin hat nur eine geringe Affinität zum Cytochrom-P_{450}-System und macht daher kaum Interaktionen mit Pharmaka oder Hormonen.

Indikation für Terbinafin ist die orale Behandlung von Hautinfektionen mit Dermatophyten, wenn eine Lokaltherapie nicht ausreicht.

Als **Nebenwirkungen** werden leichte gastroenterale Beschwerden angegeben. Selten sind heftige Hautreaktionen und Geschmacksstörungen.

Naftifin (Exoderil®)

Naftifin wirkt wie Terbinafin gegen Dermatophyten, schwächer gegen Candida. Es hat einen so starken First-Pass-Effekt, dass es nicht oral gegeben werden kann, sondern nur zur Lokaltherapie von Haut und Schleimhaut eingesetzt wird.

Morpholinantimykotika

Der einzige Vertreter dieser Gruppe ist Amorolfin (Loceryl®). Es hat ein breites Wirkungsspektrum gegen Dermatophyten und dimorphe Pilze. Amorolfin hemmt die Enzyme Δ_{14}-Reduktase und Δ_8 Δ_7-Isomerase und damit die Ergosterolsynthese (☞ Abb. 47.2). Es werden falsche Sterole in die Membran der Pilzzelle eingebaut und so ihre Funktion beeinträchtigt. Amorolfin wird ausschließlich lokal zur Behandlung von Haut- und Nagelpilz eingesetzt.

Pyridonantimykotika

Der einzige Vertreter dieser Gruppe ist Ciclopirox (Batrafen®), ein Breitspektrumantimykotikum zur Lokalbehandlung von Haut und Nagelpilz.

Neue Antimykotika

Caspofungin (Caspofungin MSD®)

Caspofungin wurde 2002 zugelassen. Es handelt sich um ein halbsynthetisches Lipopeptid aus dem Pilz Glarea lozoyensis. Caspofungin hemmt die Synthese von ß-(1,3)-d-Glucan, welches ein Hauptbestandteil in der Zellwand vieler Fadenpilze und Hefen ist, aber in der Zellwand von Säugetieren nicht vorkommt. Caspofungin wirkt **fungizid** und führt zum Absterben der Hyphen. Bisher wurden noch keine Resistenzen beobachtet.

Pharmakokinetik

Nach intravenöser Gabe wird Caspofungin zu 97 % an Albumin gebunden, metabolisert und über Urin und Fäzes ausgeschieden. Die Verteilung beeinflusst die Plasmaclearance mehr als Metabolisierung und Elimination. Eine eindeutige Halbwertszeit anzugeben ist nicht möglich, da drei Phasen mit unterschiedlichen Halbwertszeiten unterscheidbar sind: eine kurze Alphaphase, eine Betaphase von 9–11 Stunden und eine Gammaphase von 45 Stunden. Caspofungin hemmt keine Enzyme des Cytochrom-P_{450}-Systems und führt auch nicht zu Enzyminduktion. Caspofungin ist in glukosehaltigen Lösungen nicht stabil.

Indikationen

Indikationen für Caspofungin sind invasive Aspergillosen bei Erwachsenen, die auf Amphotericin B und/ oder Itraconazol nicht ansprechen. Vor allem Patienten mit schwachem Immunsystem (Tumoren, HIV, Zytostatikatherapie) sind von systemischen Infekten durch Candida (75 %) oder Aspergillus bedroht. Die Letalität der Candidasepsis liegt bei 40 %, die der Aspergillussepsis bei 90 %, auch wenn eine Behandlung mit Amphotericin B erfolgt. Caspofungin wirkte in 36 % der Fälle, in denen andere Antimykotika versagt hatten, und in 70 % der Fälle, die andere Antimykotika nicht vertragen hatten.

Nebenwirkungen

Nebenwirkungen von Caspofungin sind Fieber (2,9 %), Phlebitis an der Einstichstelle (2,9 %), Übelkeit (2,9 %), Erbrechen (2,9 %) und Flush.

Kontraindikationen sind Schwangerschaft, Stillzeit und Allergie auf Caspofungin.

47.18 Antiprotozoenmittel

Antiprotozoenmittel sind Medikamente gegen Einzeller wie Amöben, Trichomonaden, Lamblien, Toxoplasmose und Trypanosomen. Ein Teil der Antiprotozoenmittel wird in Kapitel 47.15 besprochen (Nitroimidazole). Hier sollen hauptsächlich die **Antimalariamittel** dargestellt werden. Wichtige humanpathogene Protozoen zeigt die Tabelle 47.18.

Tab. 47.18 Humanpathogene Protozoen und ihre Überträger.

Erreger	Erkrankung	Überträger/Infektionsquelle	Vorkommen
Trypanosomen (Flagellaten)			
T. gambiense	Schlafkrankheit	Tsetsefliegen	Afrika
T. rodesiense	Schlafkrankheit	Tsetsefliegen	Afrika
T. cruzi	M. Chagas	Raubwanzen	Südamerika, Brasilien
Leishmaniosen (Flagellaten)			
L. donovani	Kala-Azar	Sandmücken	Tropen und Subtropen
L. brasiliensis	Espundia = Geschwür	Sandmücken	Tropen und Subtropen
L. tropica	Orientbeule	Sandmücken	Tropen und Subtropen
Trichomonaden (Flagellaten)			
Trichomonas vaginalis	Kolpitis, Urethritis	Körperhöhlen, Darm	weltweit
Plasmodien (Sporozoen)			
Plasmodium falciparum	M. tropica	Anophelesmücken	Tropen und Subtropen
Plasmodium vivax	M. tertiana	Anophelesmücken	Tropen und Subtropen
Plasmodium malariae	M. quartana	Anophelesmücken	Tropen und Subtropen
Toxoplasmose (Sporozoen)			
Toxoplasma gondii	Toxoplasmose	Katzenkot, rohes Fleisch	weltweit
Pneumocystis carinii	Pneumonie	supprimiertes Immunsystem	weltweit
Amoebiasis (Amoeben)			
Entamoeba histolytica	Amöbenruhr	fäkal-oral	Tropen und Subtropen

Tab. 47.19 Malariamittel und ihre Wirkungen. ((NEU))

Entwicklungsstadium des Malariaerregers	Wirkstoff	Handelsname	Wirkung
Gewebsschizonten	Primaquin,	Primaquin Bayer®	Hemmung von Proteinsynthese und DNS
	Proguanil	Paludrine®	Hemmung der Dihydrofolatreduktase
	Pyrimethamin	Daraprim®	Hemmung der Dihydrofolatreduktase
Hypnozoite	Primaquin	Primaquin Bayer®	Hemmung von Proteinsynthese und DNS
Blutschizonten	Chloroquin,	Resochin®	Hemmung der Hämpolymerase
	Mefloquin,	Lariam®	Hemmung der Hämpolymerase
	Chinin	Chinium hydrochloricum®	Hemmung der Hämpolymerase
	Halofantrin	Halfan®	Hemmung der Hämpolymerase
	Proguanil,	Paludrine®	Hemmung der Nukleinsäuresynthese
	Atovaquon	Wellvone®	Hemmung der Nukleinsäuresynthese
	Doxycyclin	Doxycyclin Wolf®	Hemmung der Proteinsynthese an Ribosomen
Gametozyten	Primaquin	Primaquin Bayer®	Hemmung von Proteinsynthese und DNS
Sporozyten	keiner bekannt		

Die Malaria ist die wichtigste Protozoenerkrankung und eine der bedeutendsten Infektionskrankheiten überhaupt, von der jährlich hunderte von Millionen Menschen in Südamerika, Afrika und Asien betroffen sind. Die Beschreibung der verschiedenen Malariaerreger und ihrer Entwicklung findet sich in Kapitel 48.

Die Chemotherapie der Malaria ist schwierig, da die Erreger verschiedene Entwicklungsphasen durchlaufen und es kein Medikament gibt, das in allen Phasen wirksam ist. Außerdem kommt es häufig zu Resistenzentwicklung. Nach ihrem Angriffspunkt bzw. Wirkungsmechanismus kann man verschiedene Gruppen von Malariamitteln unterscheiden (Tab. 47.19).

Interaktionen verschiedener Antimalariamittel. Chinin verstärkt die Wirkung oraler Antikoagulanzien. Chloroquin und Mefloquin verstärken die Wirkung von Digoxin und Folsäureantagonisten und vermindern die Resorption von Ampicillin. Zusammen mit Phenylbutazon steigt das Risiko einer exfoliativen Dermatitis. Die Gabe von Chloroquin und Mefloquin zusammen mit Kortikoiden führt zu verstärktem Auftreten von Blutbildveränderungen.

Chinin (Chininum hydrochloricum®)

Chinin ist in der Rinde des Chinabaums als Naturstoff enthalten und schon seit Jahrhunderten als Antimalariamittel in Gebrauch. Die Herstellung synthetischer Präparate verdrängte Chinin aus der Malariatherapie, doch durch das Auftreten resistenter Plasmodiumstämme erlebt Chinin eine therapeutische Renaissance.

Pharmakokinetik

Chinin wird nach oraler Gabe gut und schnell resorbiert. Es wird zu 70 % an Plasmaeiweiß gebunden und hat sein Wirkungsmaximum nach 1–3 h. In Notfällen kann auch Chininhydrochlorid intravenös gegeben werden. Chinin wird zum größten Teil in der Leber metabolisiert, nur 10 % werden unverändert über die Niere ausgeschieden. Die Resistenzbildung unter Chininbehandlung ist gering.

Wirkungsmechanismus und Wirkungen

Chinin hemmt die Hämpolymerase der Plasmodien. Diese benötigen die Erreger, um eine Anlagerung von Hämmetaboliten an die Membran der Blutschizonten zu verhindern. Blutschizonten hämolysieren das Hämoglobin der Wirtserythrozyten, um Aminosäuren zu gewinnen. Dabei entsteht Ferriprotoporphyrin IX, das von der Hämpolymerase zu Hämozin polymerisiert und in der Nahrungsvakuole abgelagert wird. Chinin schädigt die Blutschizonten aller Plasmodiumarten. Da auf andere Antimalariamittel wie Chloroquin häufig Resistenzen auftreten, hat Chinin wieder an Bedeutung gewonnen.

Indikationen

Einsatzgebiet für Chinin sind schwere Malariaformen, vor allem resistente Stämme von Plasmodium falciparum (M. tropica).

Unerwünschte Wirkungen

Für alle Malariamedikamente gilt, dass die Abgrenzung der Medikamenten-NW von den Malariasymptomen schwierig ist.

Nebenwirkungen von Chinin können sein:

- gastrointestinale Beschwerden wie Übelkeit, Erbrechen, Durchfall, Bauchschmerzen
- allergische Hautausschläge, allergisches Asthma, allergische Knochenmarksstörung mit Thrombopenie und Leukopenie bis zu Agranulozytose, ferner intravasale Hämolyse (Schwarzwasserfieber) bei Malaria tropica und Glucose-6-Phosphatdehydrogenasemangel
- Neurotoxizität mit Kopfschmerz, Schwindel, Verwirrtheit und Schädigung von Seh- und Hörnerv. Man beobachtet Doppeltsehen, Visusminderung, Farbensehen, ferner Tinnitus und Schwerhörigkeit
- Blutdruckabfall bis zum Schock und Herzrhythmusstörung (Ähnlichkeit mit Chinidin!).

Kontraindikationen

Chinin darf nicht gegeben werden bei Tinnitus, Erkrankung des N. opticus, Glucose-6-Phosphatdehydrogenasemangel, Myasthenia gravis und Schwangerschaft.

Chloroquin (Resochin®)

Chemisch handelt es sich um ein 4-Aminochinolin.

Pharmakokinetik

Chloroquin wird bei oraler Gabe gut resorbiert und zu 50 % an Plasmaeiweiß gebunden. Chloroquin reichert sich in Leber, Niere, Lunge, Milz, Gehirn und Erythrozyten an und hat eine sehr lange HWZ (1–2 Monate). Chloroquin wird teilweise in der Leber metabolisiert und renal ausgeschieden. Die therapeutische Wirkung ist gut, doch sind in den letzten Jahren häufig resistente Plasmodien aufgetreten.

Wirkungsmechanismus und Wirkungen

Chloroquin wirkt toxisch auf die Blutschizonten aller 4 Malariaerreger durch Hemmung der Hämopolymerase. Eine Infektion mit Plasmodium falciparum, das keine Hypnozoite bildet, kann mit Chloroquin geheilt werden, sofern keine Resistenzentwicklung eintritt.

Indikationen

Neben der Malariabehandlung wird Chloroquin als Basistherapeutikum bei chronischer Polyarthritis und bei systemischem LE eingesetzt.

Unerwünschte Wirkungen

Chloroquin ist relativ gut verträglich und kann auch in der Schwangerschaft eingesetzt werden. Die Nebenwirkungen sind dosisabhängig. Schwere NW treten bei hoher Dosis auf. Nebenwirkungen von Chloroquin können sein:

- **gastrointestinale Beschwerden** wie Übelkeit, Erbrechen, Durchfall, Bauchschmerzen
- **allergische Hautausschläge,** Photosensibilisierung, allergische Knochenmarksstörung mit Thrombopenie und Leukopenie bis hin zur Agranulozytose. Ferner beobachtet man bei Glucose-6-Phosphatdehydrogenasemangel eine intravasale Hämolyse
- **Neurotoxizität** mit Kopfschmerz, Schwindel, Verwirrtheit und Schädigung von Seh- und Hörnerv. Man beobachtet Doppeltsehen, Visusminderung und Farbensehen, ferner Tinnitus und Schwerhörigkeit
- **Hornhauttrübung** am Auge (Keratopathie) durch Einlagerung von Chloroquin (meist reversibel) und Retinopathie (irreversibel). Die Retinopathie macht sich zunächst durch Rotsehen, später durch Skotome bemerkbar.

Kontraindikationen

Chloroquin darf nicht verabreicht werden bei Retinopathie, Knochenmarkserkrankungen, Myasthenia gravis und Glucose-6-Phosphatdehydrogenasemangel.

Halofantrin (Halfan®)

Halofantrin ist schon seit 1970 bekannt, wurde aber erst 1991 in den Markt eingeführt. Chemisch unterscheidet es sich von anderen Antimalariamitteln. Es handelt sich um ein substituiertes Phenanthren. Der Wirkungsmechanismus von Halofantrin ist nicht genau geklärt, es scheint aber eine Hemmwirkung auf die Hämpolymerase zu haben.

Pharmakokinetik

Halofantrin wird nach oraler Gabe langsam und mit starken interindividuellen Schwankungen resorbiert. Fettreiche Mahlzeiten verbessern die Resorption. Halofantrin eignet sich wegen seiner kurzen Halbwertszeit (24 h) nur zur Behandlung, aber nicht zur Prophylaxe der Malaria. Es wird teilweise metabolisiert, wobei auch ein aktiver Metabolit mit längerer HWZ entsteht. Die Elimination findet hauptsächlich über die Fäzes statt.

Indikationen

Halofantrin gilt als Notfallmedikament zur Malariabehandlung aller Typen in Ländern mit hoher Resistenzhäufigkeit (Philippinen). Zur Prophylaxe eignet es sich wegen seiner kurzen Wirkungsdauer nicht.

Unerwünschte Wirkungen

- gastrointestinale Beschwerden wie Übelkeit, Erbrechen, Durchfall, Bauchschmerzen
- allergische Hautausschläge, Photosensibilisierung
- Neurotoxizität mit Kopfschmerz, Schwindel, Verwirrtheit
- Herzrhythmusstörungen durch chinidinartigen Effekt.

Kontraindikationen sind Herzrhythmusstörungen mit QT-Verlängerung und Schwangerschaft.

Mefloquin (Lariam®)

Mefloquin ist ein Chinolinderivat, das zwei Trifluormethylgruppen und einen Piperazinring als Substituenten trägt. Es hemmt die Hämpolymerase und ist sehr wirksam gegen Blutschizonten von multiresistenen Plasmodium-falciparum-Stämmen.

Pharmakokinetik

Mefloquin wird nach oraler Gabe gut resorbiert und zu 95 % an Plasmaeiweiß gebunden. Es reichert sich in den Erythrozyten an und hat eine HWZ von 3 Wochen. Die Elimination erfolgt hauptsächlich über Galle und Darm, nur ein geringer Teil wird unverändert renal ausgeschieden.

Indikation ist die Behandlung und Prophylaxe von Malaria tropica.

Nebenwirkungen

Die Nebenwirkungen von Mefloquin gleichen denen von Chloroquin. Zentralnervöse Störungen sind häufig. Mefloquin steht im Verdacht Angstpsychosen, Wahnvorstellungen und Suizidalität auszulösen.

Pyrimethamin (Daraprim®)

Chemisch handelt es sich um ein Diaminopyrimidinderivat.

Pharmakokinetik

Pyrimethamin wird fast vollständig resorbiert und zu 80 % an Plasmaeiweiß gebunden. Es verteilt sich gut im Gewebe und hat eine Plasma-HWZ von 4 Tagen. Pyrimethamin reichert sich in Nieren, Lunge und Milz an. Es wird zum größten Teil unverändert eliminiert.

Wirkungsmechanismus und Wirkungen

Pyrimethamin hemmt die Dihydrofolsäurereduktase. Leider entwickelt sich aufgrund seines Wirkungsmechanismus rasch eine Resistenz. Durch Kombination mit dem Sulfonamid **Sulfadoxin** verringert sich die Resistenzentwicklung und verstärkt sich die Wirkung, weil Sulfadoxin durch Hemmung der PAS ebenfalls in den Folsäurestoffwechsel der Protozoen eingreift. Die Kombination beider Verbindungen (Fansidar®) wurde zur Therapie und Prophylaxe der chloroquinresistenten Malaria tropica eingesetzt. Wegen seiner Nebenwirkungen ist Fansidar® nicht mehr im Handel.

Pyrimethamin wirkt schizontozid und sporontozid gegen Gewebsschizonten und Gametozyten aller Plasmodiumarten und wird auch zur Behandlung der Toxoplasmose eingesetzt.

Indikationen

Pyrimethamin dient der Behandlung und Prophylaxe von Malaria tropica bei Chloroquinresistenz.

Nebenwirkungen

Pyrimethamin ist relativ gut verträglich. Neuropathien sind selten. Nebenwirkungen von Pyrimethamin können sein:

- gastrointestinale Beschwerden wie Übelkeit, Erbrechen, Durchfall, Bauchschmerzen
- allergische Hautausschläge, Photosensibilisierung, sehr selten Lyell-Syndrom, allergische Knochenmarksstörung mit Thrombopenie, Leukopenie bis Agranulozytose
- Neurotoxizität mit Kopfschmerz, Schwindel, Verwirrtheit und Schädigung von Seh- und Hörnerv. Man beobachtet Doppeltsehen, Visusminderung, Farbensehen, ferner Tinnitus und Schwerhörigkeit
- Leberfunktionsstörungen, Cholestase, Transaminasenanstieg.

Kontraindikationen

Während der Schwangerschaft, bei Erkrankungen des hämatopoetischen Systems und bei bekannter Allergie gegen Pyrimethamin darf Pyrimethamin nicht gegeben werden.

Primaquin (Primaquine® Bayer)

Primaquin ist ein Aminochinolin, das nicht im Apothekenhandel erhältlich ist.

Pharmakokinetik

Primaquin wird aus dem Darm vollständig resorbiert, verteilt sich aber schlecht im Gewebe und hat eine kurze HWZ (4–10 h). Primaquin wird überwiegend in der Leber metabolisiert.

Wirkungsmechanismus und Wirkungen

Primaquin wirkt als einziges Antimalariamittel gegen Gewebsschizonten und Hypnozoite, in geringerem Umfang auch auf Gametozyten. Es hat keine Wirkung auf Blutschizonten, daher eignet es sich nicht zur Behandlung des akuten Malariaanfalls. Primaquin lagert sich an die DNS-Doppelhelix der Plasmodien und verursacht eine Synthesehemmung.

Indikationen

Primaquin wird zur Rezidivprophylaxe der Malaria tertiana eingesetzt, meist in Kombination mit Chloroquin.

Nebenwirkungen

Primaquin hat eine Reihe starker Nebenwirkungen und wird meist in Kombination mit anderen Malariamedikamenten gegeben:

- gastrointestinale Beschwerden wie Übelkeit, Erbrechen, Durchfall, Bauchschmerzen
- allergische Hautausschläge, Photosensibilisierung, allergische Knochenmarksstörung mit Thrombopenie, Leukopenie bis Agranulozytose, ferner intravasale Hämolyse bei Glucose-6-Phosphatdehydrogenasemangel
- Methämoglobinbildung
- Neurotoxizität mit Kopfschmerz, Schwindel, Verwirrtheit, Krämpfe.

Die **Kontraindikationen** sind mit denen des Chloroquin identisch.

Proguanil (Paludrine®)

Chemisch handelt es sich bei Proguanil um ein Biguanid, das als Prodrug im Körper zum Wirkstoff Cycloguanil metabolisiert wird. Die Metabolisierung unterliegt genetisch bedingten Schwankungen. Die Halbwertszeit von Proguanil beträgt 20 Stunden, die Eliminierung erfolgt renal. Proguanil hemmt die Nukleinsäuresynthese von Blutschizonten und hat einen langsamen Wirkungseintritt.

Indikationen

Indikationen von Proguanil sind die Malariaprophylaxe (zusammen mit Chloroquin) und die Therapie der Malaria (zusammen mit Atovaquon). Da Proguanil gut verträglich ist, kann es auch bei Schwangeren zur Malariaprophylaxe eingesetzt werden.

Nebenwirkungen sind gelegentlich gastrointestinale Beschwerden und Stomatitis. Allergische Reaktionen sind selten.

Atovaquon (Wellvone®)

Chemisch handelt es sich um ein Naphtochinon, das keine strukturelle Verwandtschaft mit anderen Malariamitteln hat. Atovaquon hemmt die Nukleinsäuresynthese und wirkt gegen Blutschizonten. Es hemmt Enzyme der Atmungskette und wirkt auch auf andere Protozoen wie Pneumocystis carinii.

Pharmakokinetik

Atovaquon ist eine lipophile Verbindung. Ihre Resorption bzw. Bioverfügbarkeit unterliegt starken Schwankungen. Die Plasmaproteinbindung beträgt 99 %, die Halbwertszeit 2–3 Tage. Atovaquon wird unverändert fäkal eliminiert.

Indikationen

Indikation für eine Therapie mit Atovaquon ist die unkomplizierte Malaria tropica, insbesondere in Gebieten mit Chloroquinresistenz. Proguanil verstärkt die Wirkung von Atovaquon.

Nebenwirkungen sind gastrointestinale Beschwerden und Kopfschmerzen.

Experimentelle Malariawirkstoffe

Fosmidomycin, ein Antibiotikum, das schon von 25 Jahren entwickelt wurde, aber nie in den Handel kam, blockiert im Apicoplasten der Plasmodien die Synthese essenzieller Isoprenoide und lässt sie absterben. Anders als höhere Lebewesen synthetisieren Plasmodien, Algen und verschiedene Bakterien das Isopentyl-Diphosphat (Isoprenoid-Vorstufe) nicht aus Acetyl-CoA, sondern aus Pyruvat und Glyceraldehydrophosphat (MEP-Weg). Im Tierexperiment tötet Fosmidomycin auch multiresistente Plasmodien zuverlässig ab. Die Substanz kann oral gegeben werden und schein gut verträglich zu sein (Hassan Jomaa, Gießen).

47.19 Anthelminthika

Anthelminthika sind Stoffe, die auf **Würmer** giftig wirken und sie abtöten (vermizid) oder zum Verlassen des Wirts zwingen (vermifug). Gut behandelbar sind Würmer und ihre Larven nur, solange sie sich im Darm aufhalten. Wurminfektionen haben eine enorme gesundheitliche Bedeutung. Etwa 1 Milliarde Menschen sind von Spülwürmern (Ascaris) befallen,

Tab. 47.20 Therapeutisch eingesetzte Anthelminthika.

Wurmart	Wirkstoff	Handelsname
Bandwürmer (Cestoden)	Niclosamid	Yomesan®
	Praziquantel	Cesol®, Cysticide®
Fadenwürmer (Nematoden)	Mebendazol	Vermox®, Surfont®
	Pyrantel	Helmex®
	Albendazol	Eskazole®
	Thiabendazol	Mintecol® (USA)
	Pyrvinium embonat	Molevac®, Pycron®
	Ivermectin	Mectizan® (USA und England)
	Diethylcarbamazin	Hetrazan® Lederle
	Piperazin	Piperazin Citrate (England)
Saugwürmer (Trematoden)	Praziquantel	Cesol®
	Oxamniquin	Mansil® (nicht in Deutschland)
	Metrifonate	Dipterex® (in Afrika)

700 Millionen von Hakenwürmern (Ankylostoma). Dazu kommen weitere hunderte von Millionen Menschen, die von anderen Würmern befallen sind. Die häufigsten Wurmarten in Mitteleuropa sind Spulwürmer, Madenwürmer und Bandwürmer.

Wirkstoffe

Die Tabelle 47.20 zeigt typische Anthelminthika.

47.19.1 Mittel gegen Bandwürmer (Cestoden)

Praziquantel (Cesol®)

Pharmakokinetik und Wirkungsmechanismus

Praziquantel (☞ Formel 47.15) wird nach oraler Gabe rasch resorbiert und metabolisiert und unterliegt einem starken First-Pass-Effekt. Die Plasma-HWZ beträgt 1–3 h, die Elimination erfolgt vorwiegend renal. Praziquantel lähmt die Muskulatur von Askariden (Spulwürmer) und Oxyuren (Madenwürmer) durch Dauerdepolarisation der motorischen Endplatte. Die Würmer verlieren den Halt und werden mit dem Kot ausgeschieden.

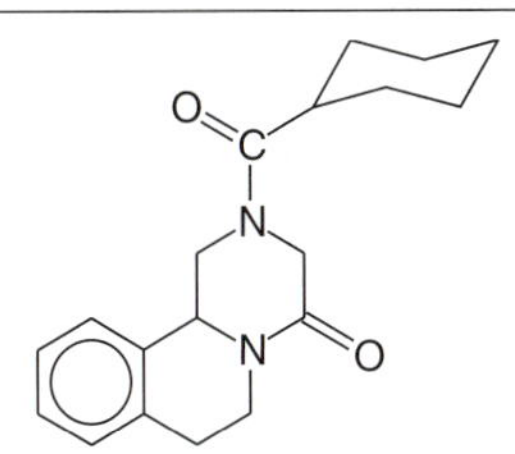

Formel 47.15: Praziquantel

Indikationen

Praziquantel ist das Mittel der Wahl gegen Bandwürmer, es wirkt aber auch sehr gut gegen Schistosomen (Trematoden). Auch zur Behandlung der Zystizerkose (Zystizerken = Larven des Schweinebandwurms) kann es eingesetzt werden.

Nebenwirkungen

Praziquantel ist gut verträglich. Gelegentlich treten gastrointestinale Beschwerden, Kopfschmerz, Müdigkeit und Urtikaria auf.

Niclosamid (Yomesan®)

Niclosamid wird vornehmlich gegen Bandwürmer eingesetzt. Es wird nach oraler Gabe kaum resorbiert und verursacht keine systemischen Nebenwirkungen. Niclosamid hemmt die Glukoseaufnahme in die Wurmzellen sowie die anaerobe Glykolyse. Der Wurm verliert seine Abwehrkraft, kann sich nicht mehr an der Darmschleimhaut festhalten und wird mit dem Stuhl ausgeschieden oder verdaut. Bandwurmeier werden nicht abgetötet, daher muss beim Schweinebandwurm zusätzlich ein Abführmittel gegeben werden, um eine Zystizerkose zu verhindern.

Nebenwirkungen sind gelegentlich Darmbeschwerden.

47.19.2 Mittel gegen Fadenwürmer (Nematoden)

Zur Familie der Fadenwürmer gehören verschiedene Gattungen und Arten von Würmern, beispielsweise die Madenwürmer **(Oxyuris)**, die Spulwürmer **(Ascaris)**, die Trichinen **(Trichinella spiralis)**, die Hakenwürmer **(Ancylostoma-Arten)**, der Zwergfadenwurm **(Strongyloides stercoralis)** und der Medinawurm **(Dracunculus medinensis)**.

Wirkstoffe

Die wichtigsten Verbindungen, die gegen Nematoden eingesetzt werden, sind:
- Pyrantel
- Mebendazol
- Albendazol
- Tiabendazol
- Ivermectin
- Diethylcarbamazin
- Pyrvinium
- Piperazin.

Pyrantelembonat

Pyrantel gilt als Mittel der 1. Wahl bei Infektionen mit Ascaris, Oxyuriasis und Ankylostoma. Pyrantel wirkt an der Wurmmuskulatur depolarisierend und führt zu spastischer Lähmung, tötet den Wurm aber nicht ab. Pyrantel wird aus dem Darm kaum resorbiert (< 10 %) und ist gut verträglich. Gelegentlich geben Patienten Schwindel und Kopfschmerzen an. Bei Schwangeren und Kleinkindern wurde Pyrantel nicht geprüft.

Mebendazol (Vermox®)

Mebendazol wird aus dem Darm kaum resorbiert und hat einen ausgeprägte First-Pass-Effekt. Es wirkt gegen Fadenwürmer (insb. Peitschenwurm) und Bandwürmer. Mebendazol hemmt die Glukoseaufnahme in die Wurmzellen und zusätzlich den Glykogenabbau.

Bei massivem Wurmbefall kann es zu **Wurmkoliken** kommen. Allergische Reaktionen sind selten. In der Schwangerschaft ist Mebendazol kontraindiziert, da eine geringe Menge resorbiert, metabolisiert und renal ausgeschieden wird.

Tiabendazol (Mintezol®)

Tiabendazol wird nach oraler Gabe gut resorbiert, metabolisiert und renal ausgeschieden. Der Wirkungsmechanismus ist unklar. Tiabendazol hat ein breites Wirkungsspektrum und ist das Mittel der Wahl gegen den Zwergbandwurm und gegen Trichinen. Tiabendazol wirkt **vermizid.** Die abgetöteten

Trichinen werden phagozytiert und können Allergien verursachen. Wirksam ist Tiabendazol auch gegen Peitschenwürmer, Oxyuren, Ascaris und Dracunculus medinensis.

Unerwünschte Wirkungen von Tiabendazol sind Magen-Darm-Beschwerden, Kopfschmerz, Schwindel und Blutdruckabfall.

Albendazol (Eskazole®)

Albendazol ist der dritte Vertreter der Benzimidazole. Es dient vor allem der Chemotherapie der Echinokokkose, wobei eine Streuung der Zysten verhindert wird, eine Heilung aber meist nicht möglich ist. Wirksam ist es auch gegen Hakenwürmer, Peitschenwürmer, Spulwürmer und Trichinen. Albendazol wird nach oraler Gabe resorbiert und unterliegt einem starken First-Pass-Effekt. Die Halbwertszeit beträgt 8 Stunden. **Nebenwirkungen** sind gastrointestinale Störungen, Kopfschmerz, Schwindel, Haarausfall und Hautausschlag.

Ivermectin (Mectizan®)

Ivermectin ist ein makrozyklisches Lacton, das von Streptomyces avermibilis gebildet wird. Es wirkt sehr gut gegen Nematoden und ist das Mittel der Wahl bei Onchocerciasis. Hier führt es zum Absterben der Microfilarien, aber nicht des reifen Wurms. Bei Ascaris wirkt Ivermectin durch Lähmung der Würmer (Öffnung der Chloridkanäle). **Nebenwirkungen** treten kaum auf, da Ivermectin die Blut-Hirn-Schranke nicht passiert und es nur 2-mal jährlich in niederer Dosis verabreicht wird.

Diethylcarbamazin (Hetrazan®, nicht im Apothekenhandel)

Diethylcarbamazin wird nach oraler Gabe rasch resorbiert und erreicht seine maximale Plasmakonzentration nach 1–2 Stunden. Es wird fast vollständig metabolisiert und zu 70 % renal eliminiert. Die HWZ beträgt 8 Stunden. **Indikationen** sind Infektionen mit Fadenwürmern (Filarien).

Diethylcarbamazin wirkt **vermizid,** die Zerfallsprodukte der Würmer können allergische und entzündliche Reaktionen hervorrufen. **Nebenwirkungen** der Substanz selbst können Kopfschmerz, Schwindel, Tremor und Krämpfe sein.

Pyrvinium (Molevac®)

Pyrvinium ist gut verträglich und sehr gut wirksam gegen Oxyuren. Es hemmt Enzyme im Kohlenhydratstoffwechsel der Würmer. Wegen ihres breiteren Wirkungsspektrums wird jedoch meist den Benzimidazolen Mebendazol, Albendazol und Tiabendazol der Vorzug gegeben.

Piperazin

Piperazin ist seit 1949 im Handel und gilt heute als 2. Wahl bei Befall mit Fadenwürmern. Es verursacht eine Hyperpolarisation an der Muskelmembran des Wurms und lähmt ihn. Er wird dann durch die Darmperistaltik abtransportiert. Piperazin ist ein Antagonist von Pyrantel. **Indikationen** sind Ascaris und Oxyuren.

47.19.3 Mittel gegen Saugwürmer (Trematoden)

Pathogene Vertreter der Sauwürmer sind vor allem einige Schistosomaarten (Pärchenegel). Schistosoma haematobium ruft die Bilharziose hervor, Schistosoma mansoni befällt den Darm.

Das Mittel der Wahl gegen Saugwürmer der Gattung Schistosoma ist **Praziquantel** (☞ Kap. 47.19.1).

Ein weiteres Mittel gegen Schistosoma mansoni ist **Oxamniquin.** Die Substanz ist in Deutschland nicht registriert, der Wirkungsmechanismus nicht geklärt. Oxamniquin wird oral gut resorbiert, metabolisiert und renal eliminiert. Als **Nebenwirkungen** treten hauptsächlich zentralnervöse Störungen auf.

47.20 Virustatika

Virustatika sind Stoffe die die Virusvermehrung hemmen. Die Bezeichnung Virus kommt aus dem Lateinischen und bedeutet Gift. Chemisch handelt es sich meist um Derivate von Nukleinsäuren oder um Glykoproteine (Interferone). Da Viren keinen Metabolismus haben, sondern den Reproduktionsapparat von lebenden Zellen zur Vermehrung benutzen, ist die Bekämpfung von Viren bis heute unbefriedigend. Alle bekannten antiviralen Pharmaka wirken **virustatisch,** sie hemmen die Vermehrung der Viren, können sie aber nicht inaktivieren („abtöten"). Die **Vermehrung der Viren** lässt sich in verschiedene Schritte unterteilen, welche Ansatzpunkte zur Pharmakotherapie liefern:

- Adsorption des Virus an die Wirtszelle
- Penetration durch die Zellmembran mittels Endozytose
- Auflösung der Virushülle und Freisetzung der Erbinformation des Virus (RNS oder DNS)
- Transskription der Virus-NS in mRNA und Beginn der Enzymsynthese („frühe Proteine")
- Replikation der Virus-NS
- Synthese der Strukturproteine der Virushülle („späte Proteine")
- Zusammenbau von Hülle und Erbinformation (Reifung, Assemblierung)
- Ausschleusung der neuen Viren durch Exozytose.

Virusinfektionen können unterschiedliche Verläufe nehmen:

- **lytische Infektion:** Zerstörung der Wirtszelle nach der Virusreplikation
- **persistierende Infektion:** ständige Virusproduktion. Die Wirtszelle kann sich sogar teilen

- **latente Infektion:** keine Virusreplikation. Die Virus-NS ist ins Genom der Wirtszelle integriert und kann bei Gelegenheit aktiviert werden (Herpes simplex, Varicella-Zoster). Bei der latenten Infektion gibt es keine Möglichkeit, mit Pharmaka einzugreifen.

Wirkungsmechanismen

Mit Ausnahme des neuen Fusionshemmers Enfuvirtid (Fuzeon®) greifen virustatische Pharmaka alle erst ein, wenn das Virus schon in der Zelle ist. Medikamente, die die Adhäsion verhindern, sind bis jetzt nicht verfügbar. Wirkungsmechanismen von Virustatika sind:

- Hemmung der Verschmelzung von Virushülle mit der Zellmembran (Enfuvirtid)
- Hemmung des Uncoating
- Hemmung der Nukleinsäuresynthese des Virus
- Hemmung der HIV-Protease
- Hemmung von Reifung und Freisetzung.

Einen Überblickt gibt Tabelle 47.20.

Fusionshemmer

Enfuvirtid (2003) ist der erste Vertreter einer neuen Wirkstoffgruppe und hemmt die Verschmelzung der HIV-Virushülle mit der Zellmembran von CD4+, insbesondere von T-Helferzellen. Das Eindringen des Virus wird behindert und die Vermehrung reduziert.

Hemmung des Uncoating

Das einzige Virustatikum, das mit diesem Mechanismus wirkt ist **Amantadin.** Für Aggregation und Uncoating der Virushülle und für den Golgi-Apparat der Exosomen ist das Protein M_2 erforderlich. Es bildet einen Ionenkanal, durch den Protonen transportiert werden. Amantadin blockiert diesen Protonenkanal.

Hemmung der Nukleinsäuresynthese

Eine Reihe von Virustatika unterschiedlicher chemischer Struktur, die gegen Herpesviren, CMV oder HIV wirken, hemmen Polymerasen und behindern dadurch die Synthese der viralen Nukleinsäure. Als Medikamente eingesetzt werden:

Chemisch veränderte Nukleoside

Hierbei handelt es sich um Nukleoside, bei denen die Pyrimidin- bzw. die Purinbase oder der Zuckeranteil verändert wurde, so dass sie als Antimetabolite wirken. Sie werden wie die natürlichen Nukleoside zu Triphospaten phosphoryliert und hemmen kompetitiv die Polymerasen. **Aciclovir, Zidovudin** und **Didanosin** werden als falsche Nukleotide in die wachsende Kette eingebaut und führen zum Kettenabbruch (Chain Terminator).

Ältere Hemmstoffe der Nukleinsäuresynthese wie **Idoxuridin, Trifluridin** und **Vidarabin** hemmen virale und zelluläre Polymerasen unspezifisch und eignen sich daher nicht zu einer systemischen Therapie.

Ribavirin ist ein Nukleosidderivat, das nicht die Polymerasen hemmt, sondern die Inosin-Monophosphat-Dehydrogenase und damit die Bildung von Guanosin-Monophosphat (GMP), das Bestandteil von RNA- und DNA-Viren ist.

Nichtnukleosidische Hemmstoffe (Efavirenz, Nevirapin)

Diese synthetischen Verbindungen binden ohne Aktivierung direkt an die reverse Transkriptase von HIV-1 und verhindern die Anlagerung des Substrats ans aktive Zentrum des Enzyms durch allosterische Behinderung. Humane DNA-Polymerasen und die reverse Transkriptase von HIV-2 werden nicht behindert.

Derivate des Pyrophosphat (Foscarnet)

Foscarnet muss intrazellulär aktiviert werden und lagert sich dann an die Akzeptorstelle von Pyrophosphat, so dass dieses nicht mehr von der wachsenden Nukleinsäurekette abgespalten werden kann. Resultat ist eine Hemmung der nukleosidischen Polymerasen.

Hemmung der HIV-Protease

Einige neuere Virustatika wie Saquinavir, Ritonavir und Nelfinavir wirken durch spezifische Hemmung der HIV-Protease. Dieses virale Enzym spaltet ein Vorläuferprotein in kleinere Einheiten. Wenn die Spaltung verhindert wird, bilden sich defekte Viruspartikel. Proteaseinhibitoren sind auch in der Spätphase der HIV-Infektion wirksam.

Hemmung der Virusfreisetzung

Bei der Freisetzung der replizierten Viren aus der Zelle spielt das Enzym Neuramidase in der Virushülle eine entscheidende Rolle. Es spaltet von Glykoproteinen und Glykolipiden Sialinsäurereste ab. Neuramidaseinhibitoren wie **Oseltamivir** und **Zanamivir** sind Derivate der Sialinsäure und binden ans aktive Zentrum der Neuramidase, wodurch das Enzym gehemmt wird. Da das aktive Zentrum nicht der Mutation unterliegt, kommt es bei Neuramidasehemmstoffen nicht zu Wirkungsverlust.

Wirkstoffe

Alle in Tabelle 47.21 aufgeführten Stoffe wirken mehr oder minder stark hemmend auf die Virusvermehrung, führen aber nicht zu totaler Elimination des Virus. Die Wirkung der Virustatika ist nicht selektiv antiviral, sondern auch zellschädigend.

Tab. 47.21 Therapeutisch verwendete Virustatika.

Wirkstoff	**Handelsname**	**Indikation/Viren**	**Wirkungsmechanismus**
Amantadin	Symmetrel® Tabl.	Influenza A	Hemmung des Uncoating, Blockade Protonenkanal
Nukleosidanaloga			
Aciclovir	Zovirax® Tabl./Creme	Herpesviren (HV)	Hemmung der viralen Nukleinsäuresynthese
Idoxuridin	Virnunquent® Salbe	HV	Hemmung der viralen Nukleinsäuresynthese
Trifluridin	TFT Thilo® Lsg. 1 %	HV	Hemmung der viralen Nukleinsäuresynthese
Vidarabin	Vidarabin Thilo® Lsg. 3 %	HV	Hemmung der viralen Nukleinsäuresynthese
Tromantadin	Viru-Merz® Creme	HV	Hemmung der viralen Nukleinsäuresynthese
Penciclovir	Vectavir® Creme	HV	Hemmung der viralen Nukleinsäuresynthese
Valaciclovir	Valtrex® Tabl.	Herpes zoster	Hemmung der viralen Nukleinsäuresynthese
Brivudin	Helpin® Tabl.	Herpes zoster	Hemmung der viralen Nukleinsäuresynthese
Famciclovir	Famvir® Tabl.	Herpes zoster	Hemmung der viralen Nukleinsäuresynthese
Brivudin	Zostex® Tabl.	Herpes zoster	Hemmung der viralen Nukleinsäuresynthese
Cidofovir	Vistide® Inf.-Lsg.	Zytomegalie (CMV)	Hemmung der viralen Nukleinsäuresynthese
Ganciclovir	Cymeven® Inf.	CMV-Keratitis	Hemmung der viralen Nukleinsäuresynthese
Valganciclovir	Valcyte® Tabl.	CMV-Keratitis	Hemmung der viralen Nukleinsäuresynthese
Fomivirsen	Vitravene® Injek.-Lsg.	CMV-Retinitis	
Ribavirin	Virazole® Tabl.	Hepatitis C, RSV	
Nukleosidische Inhibitoren der reversen Transkriptase			
Abacavir	Ziagen® Tabl.	HIV	Hemmung der viralen Nukleinsäuresynthese
Didanosin	Videx® Tabl.	HIV	Hemmung der viralen Nukleinsäuresynthese
Lamivudin	Zeffix® Tabl.	HIV, Hepatitis B	Hemmung der viralen Nukleinsäuresynthese
Stavudin	Zerit® Kaps.	HIV	Hemmung der viralen Nukleinsäuresynthese
Tenofovir	Viread® Tabl.	HIV (Zusatzmedikament)	Hemmung der viralen Polymerasen
Zidovudin	Retrovir® Tabl./Inf.	Retroviren, HIV	Hemmung der viralen Nukleinsäuresynthese
Zalcitabin	HIVID-Roche® Tabl.	HIV	Hemmung der viralen Nukleinsäuresynthese
Adefovir	HEPSERA® Tabl.	Hepatitis B	Hemmung der HBV-DNA-Polymerase

Tab. 47.21 Therapeutisch verwendete Virustatika. (Fortsetzung)

Wirkstoff	Handelsname	Indikation/Viren	Wirkungsmechanismus
Derivate des Pyrophosphat			
Foscarnet	Foscavir® Inf.-Lsg.	CMV, Herpes	Hemmung der viralen Nukleinsäuresynthese
Nichtnukleosidische Inhibitoren der reversen Transkriptase			
Efavirenz	SUSTIVA® Kaps.	HIV	Hemmung der viralen Nukleinsäuresynthese
Nevirapin	Viramune® Tbl.	HIV	Hemmung der viralen Nukleinsäuresynthese
Proteaseinhibitoren			
Indinavir	CRIXIVAN® Kaps.	HIV	Hemmung der HIV-Protease
Nelfinavir	VIRACEPT® Tabl./Pulver	HIV	Hemmung der HIV-Protease
Ritonavir	Norvir® Kaps.	HIV	Hemmung der HIV-Protease
Saquinavir	INVIRASE® Kaps.	HIV	Hemmung der HIV-Protease
Fusionshemmer			
Enfuvirtid	Fuzeon®	HIV	Hemmung der Membranverschmelzung
Interferone			
Interferon-α-2a	Roferon-A® Inf.	Hepatitis B +C	Hemmung von Reifung und Freisetzung
Interferon-α-2b	Intron-A® Inf.	Hepatitis B +C	Hemmung von Reifung und Freisetzung
Neuramidaseinhibitoren			
Zanamivir	Relenza® Pulver	Influenza A+B	Hemmung von Reifung und Freisetzung
Oseltamivir	Tamiflu® Kps.	Influenza A+B	Hemmung von Reifung und Freisetzung

47.20.1 Virustatika zur Behandlung der Influenza

Amantadin (PK-Merz®, Amantadin ratiopharm®, Aman®)

Pharmakokinetik und Wirkungen

Amantadin wird oral sehr gut resorbiert und durchdringt die Blut-Hirn-Schranke. Seine Halbwertszeit beträgt etwa 15 Stunden. Amantadin wird unverändert renal ausgeschieden. Es verhindert das Eindringen von Influenza-A-Viren in die Zelle (Uncoating). Daneben greift es in den Dopaminstoffwechsel des Gehirns ein und wird als Antiparkinsonmittel verwendet.

Indikation für Amantadin ist die Behandlung der Influenza A im Frühstadium.

Unerwünschte Wirkungen

Bei Gabe von Amantadin können gastrointestinale Beschwerden und anticholinerge Wirkungen wie Mundtrockenheit auftreten. Amantadin ist neurotoxisch und kann zu zentraler Erregung, Verwirrtheit und Krampfanfällen führen.

Kontraindikationen

Kontraindiziert ist Amantadin bei Epilepsie, schweren Erkrankungen von Leber und Niere sowie in Schwangerschaft und Stillzeit.

Zanamivir (Relenza®)

Zanamivir ist ein Virustatikum mit neuem Wirkmechanismus, das 1998 zur Behandlung der Influenza A und B zugelassen wurde. Zanamivir ist ein selektiver **Inhibitor der Neuramidase,** einem Oberflächenprotein des Influenzavirus, das eine Schlüsselrolle bei der Ausbreitung des Virus in der Lunge innehat: Mit dem Oberflächenprotein Hämagglutinin ist das Virus in der Lage, die Zellen des menschlichen Respirationstrakts zu erkennen und sich dann über Neuraminsäure oder Sialinsäure selektiv an diese Zellen zu binden. Anschließend wird das Virus in die Zelle eingeschleust und kann sich vermehren. Die neuen Viren werden wie Knospen von der Wirtszelle abgeteilt, bleiben aber mittels Sialinsäure an der Zellmembran haften. Erst nach Aktivierung der virusspezifischen Neuraminidase wird die Sialinsäure enzymatisch gespalten, und das Virus löst sich ab und kann andere Zellen infizieren. Zanamivir blockiert diese Ablösung durch Hemmung der Neuramidase.

Pharmakokinetik

Zanamivir wird als Pulver zur Inhalation angeboten, da es oral schlecht resorbiert wird.

Nebenwirkungen sind grippeähnliche Symptome. Bei schwerem Asthma bronchiale ist Vorsicht geboten und bei Schwangerschaft ist Zanamivir wegen fehlender Erfahrung kontraindiziert.

Oseltamivir (Tamiflu®)

Oseltamivir ist wie Zanamivir ein neues (2002) Virustatikum aus der Gruppe der Neuramidaseinhibitoren. Es ist ein Prodrug, das nach oraler Gabe gut resorbiert wird und zu der wirksamen Verbindung Oseltamivircarboxylat metabolisiert wird. Diese ist gut gewebsgängig und erreicht auch in der Lunge wirksame Konzentrationen. Oseltamivircarboxylat wird unverändert renal eliminiert. Die Halbwertszeit beträgt 6–10 Stunden, die Bioverfügbarkeit 75 %. Bei Niereninsuffizienz ist die Verfügbarkeit erhöht, bei Leberinsuffizienz erniedrigt.

Indikationen

Indikationen für Oseltamivir ist die Therapie und die Prophylaxe von Influenza A und B. Bei frühzeitigem Therapiebeginn verkürzt Oseltamivir die Krankheitsdauer um einen Tag und verhindert Komplikationen der Bronchien und des Mittelohrs. Bei prophylaktischer Gabe senkt Oseltamivir bei Kontaktpersonen die Erkrankungshäufigkeit um 92 %.

Nebenwirkungen sind Übelkeit und Erbrechen zu Behandlungsbeginn, ansonsten ist die Verträglichkeit gut.

47.20.2 Virustatika zur Behandlung von Herpes, Herpes zoster und Zytomegalie

Herpesviren sind DNA-Viren. Ihre wichtigsten pathogenen Vertreter sind Herpes-simplex-Viren (HSV-1 und HSV-2), das Varicella-Zoster-Virus (VZV), das Zytomegalievirus (CMV) und das Epstein-Barr-Virus. Alle Virustatika, die gegen Herpesviren eingesetzt werden, sind Nukleosidanaloga, mit Ausnahme von Foscarnet.

Aciclovir, Penciclovir und Brivudin werden von viralen Kinasen zu Nukleotiden phosphoryliert, so dass sie nur in infizierten Zellen wirksam werden. Ganciclovir und Cidofovir werden von Zellkinasen phosphoryliert und haben ein breiteres Wirkungsspektrum. Sie wirken auch gegen CMV, das aufgrund schwacher viraler Kinasewirkung das Aciclovir nicht aktivieren kann.

Aciclovir (Zovirax®) und Valaciclovir (Valtrex®)

Aciclovir ist ein Guanosinderivat, das gegen Herpes-simplex- und Varicella-Zoster-Viren eingesetzt wird. Aciclovir ist eine gut verträgliche Substanz, die selektiv auf virusinfizierte Zellen wirkt.

Wirkungsmechanismus

Aciclovir hemmt die DNA-Polymerase des Virus und damit dessen Vermehrung. Die Affinität zur Virus-DNA-Polymerase ist 1000-mal größer als zur DNA-Polymerase der Säugetierzellen.

Pharmakokinetik

Aciclovir wird oral nur mäßig resorbiert (Bioverfügbarkeit 10–30 %), kann aber auch intravenös gegeben werden. Valaciclovir ist ein Prodrug von Aciclovir und wird besser resorbiert (55 %). Durch Hydrolyse entsteht im Organismus Aciclovir und die Aminosäure Valin. Die Ausscheidung erfolgt größtenteils unverändert über die Niere und kann durch Probenecid gehemmt werden. Die Eliminations-HWZ beträgt 3 Stunden und kann bei Niereninsuffizienz auf 12–15 Stunden verlängert sein.

Indikationen

Indikationen für eine orale Therapie mit Aciclovir ist der Herpes labialis. Bei systemischen Herpesinfektionen und bei Herpes zoster wird Aciclovir intravenös gegeben. Die orale Gabe von Valaciclovir ist indiziert bei Herpes genitalis und Herpes zoster und zur Prophylaxe bei Aids-Patienten oder transplantierten Patienten. Auch lokale Gabe bei Herpes Keratitis des Auges ist möglich.

Das Herpes-simplex-Virus kann von der Mutter auf das Neugeborene übertragen werden und beim Kind eine Herpesenzephalitis mit schweren zerebralen Defekten hervorrufen. Die Herpesenzephalitis wird mit Aciclovir behandelt. Bei HIV-Patienten und Transplantatempfängern, die eine Langzeitbehandlung mit Aciclovir benötigen, können resistente Herpesviren auftreten, denen meist die Thymidinkinase fehlt.

Unerwünschte Wirkungen

Nach Gabe von Aciclovir kann es zu Nierenschädigung mit einem reversiblen Anstieg von Kreatinin und Harnstoff kommen. Aciclovir kann in den Nierentubuli auskristallisieren. Selten kommt es unter Aciclovir zu gastrointestinalen Beschwerden und Hautallergien. In hoher Dosis können Müdigkeit, Verwirrtheit und Tremor auftreten.

Kontraindikationen für Aciclovir sind Schwangerschaft und Stillzeit.

Penciclovir (Vectavir®), Famciclovir (Famvir®) und Brivudin (Zostex®)

Alle drei Virustatika werden nur gegen Herpes simplex und Herpes zoster eingesetzt.

Pharmakokinetik

Famciclovir ist ein **Prodrug** und wird in der Darmmukosa und in der Leber zum Guaninnukleosid Penciclovir metabolisiert. Nach oraler Gabe wird es gut resorbiert und erreicht eine Bioverfügbarkeit von 70 %. **Penciclovir** wird wie Aciclovir durch eine Thymidinkinase in ein Monophospat und in weiteren enzymatischen Schritten in ein Triphosphat umgewandelt, das dann die Hemmwirkung entfaltet. Diese enzymatische Aktivierung erfolgt in den Viren schneller als in menschlichen Zellen, so dass deren DNA kaum geschädigt wird. Famciclovir wird mit einer HWZ von 2 Stunden unverändert renal eliminiert.

Penciclovir ist wegen seiner schlechten Resorption nur als Creme zur Lokalbehandlung verfügbar. Auch **Brivudin** wird oral gut resorbiert, unterliegt aber einem starken First-Pass-Effekt, so dass es nur eine Bioverfügbarkeit von 30 % erreicht. Brivudin hat eine Plasmaeiweißbindung von 96–99 % und eine Halbwertszeit von 12 Stunden. Seine Metaboliten und die unveränderte Substanz werden renal und fäkal eliminiert.

Indikationen

Indikationen für Famciclovir sind Infektionen mit HSV-1 und HSV-2 sowie Herpes zoster. Insbesondere die Dauer der Zosterneuralgie ist nach Therapie mit Famciclovir um mehrere Monate verkürzt. Indikationen für Brivudin sind HSV-1 und Herpes zoster. Penciclovir dient der Lokalbehandlung von Herpes simplex (HSV-1).

Unerwünschte Wirkungen

Famciclovir hat ähnliche Nebenwirkungen wie Aciclovir bei oraler Gabe, ist aber ein gut verträgliches Medikament. 5–10 % der Patienten klagen über Kopfschmerz oder Übelkeit. Seltene NW sind Durchfall, Somnolenz und Pruritus. Interaktionen sind keine bekannt.

Ganciclovir (Cymeven®), Valganciclovir (Valcyte®) und Cidofovir (VISTIDE®)

Wirkungsmechanismus, Pharmakokinetik

Ganciclovir ist ein Guaninderivat, das in die DNA von Viren und Zellen eingebaut wird und deren Replikation verhindert. Die Selektivität von Ganciclovir ist gering, seine Toxizität daher hoch. Ganciclovir wird ausschließlich gegen Zytomegalieviren, insbesondere CMV-Retinitis, eingesetzt. Ganciclovir kann nur intravenös angewendet werden, da die orale Resorption nur 5 % beträgt. Die HWZ liegt bei 2–3 h, die Elimination erfolgt unverändert renal. Wirkungen, Indikationen und Nebenwirkungen von **Cidofovir** entsprechen denen von Ganciclovir. Die aktive Form von Cidofovir ist ein Diphosphat, nicht ein Triphospat wie bei Ganciclovir.

2002 wurde **Valganciclovir** zugelassen, ein **Prodrug** von Ganciclovir. Es kann oral gegeben werden und erreicht eine Bioverfügbarkeit von 60 %. Wirkungen, Indikationen und Nebenwirkungen entsprechen denen von Ganciclovir.

Unerwünschte Wirkungen

Ganciclovir ist zytotoxisch, teratogen und kanzerogen. Nebenwirkungen sind gastrointestinale Beschwerden wie Übelkeit, Erbrechen und Durchfall. Ganciclovir ist nephrotoxisch, hepatotoxisch und neurotoxisch. Ganciclovir kann eine Knochenmarksdepression mit Leukopenie und Thrombozytopenie verursachen.

Kontraindikationen für Ganciclovir sind Schwangerschaft und Erkrankungen von Blut, Leber, Nieren.

Foscarnet (Foscavir®)

Foscarnet ist eine einfache Verbindung aus Phosphorsäure und Ameisensäure (☞ Formel 47.16).

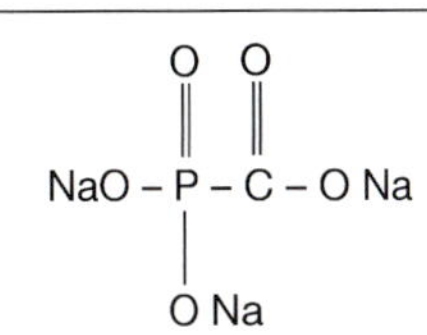

Formel 47.16 Strukturformel von Foscarnet-Na

Pharmakokinetik

Foscarnet muss infundiert werden und verteilt sich gut in Geweben und Organen. Im Liquor werden 50 % der Plasmakonzentration erreicht. Die Plasmaeiweißbindung beträgt 15 %, eine Metabolisierung erfolgt nicht. 20 % der Verbindung bleiben über Monate im Knochen gebunden. Die Eliminations-HWZ liegt bei 3–6 h, es wird glomerulär und tubulär ausgeschieden.

Wirkungsmechanismus und Wirkungen

Foscarnet hemmt reversibel und nichtkompetitiv die DNA-Polymerasen von Viren, teilweise auch die reverse Transkriptase, indem es sich an die Bindungsstellen von Pyrophosphat bindet.

Indikationen sind Zytomegalieviren (CMV), Herpesviren (bei Resistenz gegen Aciclovir), HIV und Hepatitis-B-Viren.

Unerwünschte Wirkungen

Foscarnet ist eine toxische Verbindung, die fast alle Organsysteme schädigt:

- **Nephrotoxisch.** Bei 20–30 % der Patienten kommt es zu Nierenschädigung mit Niereninsuffizienz.
- **Gastrointestinal.** Häufig treten Übelkeit, Erbrechen, Bauchschmerzen und Durchfall auf.
- **Blut.** Bei 25 % der Patienten sinkt der Hb, ferner treten Hypokalzämie und Hyperphosphatämie auf.

- **Neurotoxisch.** Es treten Kopfschmerzen, Parästhesien, Tremor, Ataxie, Unruhe und Angst auf.
- **Knochen.** Aktivierung der Osteoklasten.
- **Allergien** (16 %) und **Temperaturanstieg** (60 %)
- **mutagen, kanzerogen.**

Kontraindikationen für Foscarnet sind Nierenschäden, Schwangerschaft und Stillzeit.

47.20.3 Virustatika zur Behandlung von RSV und Hepatitis C

Ribavirin (Rebetol®)

Ribavirin ist schon seit 1993 unter dem Handelsnamen Virazole® zur Therapie des Respiratory Syncytial Virus (RSV) auf dem Markt, wurde aber erst 1998 auch für die orale Therapie der chronischen Hepatitis C zusammen mit Interferon α-2b (Intron A®) zugelassen. Ribavirin ist ein Guanosinnukleosidanalogon, das zum Triphosphatnukleotid metabolisiert wird. Es hemmt die Synthese von Guanosinmonophosphat und die mRNA-Verkappung. Hierbei handelt es sich um das Anfügen von modifiziertem Guanosin an die mRNA, wodurch die Translation ermöglicht wird. Humane mRNA ist kaum betroffen, die Replikation von RSV, HCV und Lassaviren (Lassafieber) wird behindert.

Ribavirin wirkt auch auf Influenza-, Herpes-, und HIV-Viren virusstatisch. Ribavirin ist momentan das einzige Virustatikum, das RNS- und DNS-Viren hemmt. Es wirkt aber nicht auf Retroviren. Bei HIV-Patienten, die mit Zidovudin oder Stavudin behandelt werden, kann sogar eine Verschlechterung eintreten.

Indikationen für Ribavirin sind schwere Infektionen mit RSV bei Kindern mit Herzvitien und/oder bronchopulmonaler Dysplasie. Ferner Hepatitis C und Lassa-Fieber. Ribavirin wird als Pulver zur Inhalation verabreicht. Eine Alternative zu Ribavirin ist **Palivizumab** (Synagis®), ein monoklonaler Antikörper.

Nebenwirkungen sind grippeähnliche Symptome, Verschlechterung der Lungenfunktion und Blutdruckabfall. Ribarivin ist teratogen und daher in der Schwangerschaft kontraindiziert.

47.20.4 Virustatika zur Behandlung von Retroviren

Das bekannteste und berüchtigste Retrovirus ist das HIV = humanes Immundefizienz-Virus, das 1980 seinen Siegeszug um die Welt antrat und von dem mehrere Unterformen bekannt sind (z.B. HIV-1 und HIV-2). Das Virus zerstört die T-Helferzellen. Retroviren enthalten RNA, die aber mittels der viruseigenen reversen Transkriptase in der Wirtszelle in DNA umgeschrieben („Retro"!) und ins Zellgenom integriert wird. Die infizierten Wirtszellen produzieren Virus-RNA und Virusproteine, die mittels HIV-Protease gespalten wird.

Virustatika gegen HIV hemmen die reverse Transkriptase oder die HIV-Protease. Aufgrund der raschen Resistenzentwicklung liefert eine Kombinationstherapie die besten Ergebnisse (ähnlich wie bei Tbc).

Nukleosidische Reverse-Transkriptase-Inhibitoren (NRTI)

Hierzu zählen:

- Abacavir: Ziagen®
- Adefovir: HEPSERA®
- Didanosin = Dideoxyinosin = DDI Videx®
- Lamivudin = 3 TC Epivir®
- Stavudin = D4T Zerit®
- Fenofovir = Viread®
- Zalcitabin = Dideoxycytidin = ddC HIVID Roche®
- Zidovudin = Azidothymidin = AZT Retrovir®.

Wirkungsmechanismus und Wirkungen

Zidovudin und die anderen NRTI sind **Antimetaboliten.** Sie müssen in der Wirtszelle aktiviert, d.h. in Azidothymidintriphosphat überführt werden. Die Triphosphate haben zur reversen Transkriptase, einer DNA-Polymerase, eine höhere Bindungsaffinität als zu anderen DNA-Poylmerasen. Die Triphosphate binden an der Substratbindungsstelle der reversen Transkriptase. Die Wirkung von Zidovudin beschränkt sich daher auf Retroviren (HIV). Ist das Azidothymidintriphosphat in die DNA des Provirus eingebaut, dann stoppt dessen Nukleinsäuresynthese, da die Azidogruppe keine Verknüpfung mehr eingehen kann (Chain Terminator). Zidovudin hemmt nur neu in die Wirtszelle eindringende HIV-Viren. Die schon im Zellgenom integrierten HIV-DNA-Proviren sind weiter aktiv.

Innerhalb der Gruppe der NRTI besteht Kreuzresistenz.

Pharmakokinetik

Zidovudin wird oral gut resorbiert und verteilt sich im Gewebe und im Liquor. Auch eine intravenöse Gabe ist möglich. Die Bioverfügbarkeit beträgt 50–75 %, die Halbwertszeit ist sehr kurz (1 h), so dass die Verbindung alle 4 Stunden verabreicht werden muss. Zidovudin wird in der Leber glukuroniert und renal ausgeschieden.

Abacavir, Lamivudin, Stavudin und Zalcitabin erreichen eine Bioverfügbarkeit von durchschnittlich 85 %. Didanosin hat die schlechteste Bioverfügbarkeit (30–40 %). Die Halbwertszeiten liegen zwischen 1 und 3 Stunden, Lamivudin hat die längste HWZ mit 3–7 Stunden.

Indikationen für alle NRTI ist die Behandlung von HIV-Infektionen als Kombinationstherapie.

Nebenwirkungen

Die Nebenwirkungen von Zidovudin sind dosisabhängig.

- **Gastrointestinal.** Ziduvudin kann gastrointestinale Beschwerden wie Übelkeit, Erbrechen und Durchfall verursachen.
- **Neurotoxisch.** Zidovudin kann Kopfschmerz, Schlaflosigkeit, Myalgie und Parästhesien auslösen.
- **Hepatotoxisch.**
- **Hämatotoxisch.** Zidovudin wirkt toxisch auf das Knochenmark. Symptome sind Granulozytopenie und megaloblastische Anämie. Weitere NW sind Fieber, Hautallergie und lokale Reizungen.
- **Myopathien.**

Die anderen NRTI machen seltener Blutbildstörungen als Zidovudin, dafür können Pankreatitis und Neuropathien ausgelöst werden. Abacavir kann anaphylaktische Reaktionen auslösen. Am besten verträglich sind Lamivudin und Stavudin.

Kontraindikationen für Zidovudin sind Schwangerschaft, Bluterkrankungen sowie Leber- und Nierenerkrankungen.

Didanosin (Videx®)

Didanosin ist das erste Virustatikum gegen HIV, das bei Zidovudinunverträglichkeit als Alternative zugelassen ist. Chemisch handelt es sich um ein Derivat des Nukleosids Inosin.

Pharmakokinetik

Die Bioverfügbarkeit von Didanosin nach oraler Gabe schwankt beträchtlich (Durchschnitt 35 %). Didanosin hat eine geringe Plasmaeiweißbindung (< 5 %), ist liquorgängig (50 %), wird in der Leber zu 80 % metabolisiert und renal ausgeschieden. Seine Plasma-HWZ beträgt 1 h, die intrazelluläre HWZ 12–24 h.

Wirkungsmechanismus und Wirkungen

Wie Zidovudin agiert Didonosin als **Antimetabolit** und ist nicht selbst viruzid. Es wird in der Wirtszelle rasch in die aktive Verbindung 2,3-Didesoxyadenosin-5-Triphosphat überführt. Diese bindet an die reverse Transkriptase von HIV und anderen Retroviren.

Didanosin wirkt auch gegen Zidovudin-resistente Retroviren. Im Gegensatz zu Zidovudin schädigt Didanosin das Knochenmark nicht.

Indikationen für Didonosin sind Retroviren.

Unerwünschte Wirkungen

Didanosin ist ebenfalls eine toxische Substanz. Im Einzelnen beobachtet man folgende Nebenwirkungen:

- **Pankreatitis** (10 %) bei Langzeitbehandlung
- **periphere Neuropathien** (30–40 %) nach mehreren Monaten. Die Störungen sind bei Dosisreduktion reversibel
- Hyperurikämie, Retinadepigmentierung.

Kontraindikationen für Didanosin sind Pankreatitis, Allergie gegen Didanosin, Schwangerschaft und Stillzeit.

Tenofovir (HEPSERA®)

Tenofovir-Disoproxilfumarat ist ein **Prodrug.** Wirksubstanz ist Tenofovirdiphosphat. Dieses hemmt die viralen Polymerasen durch Bindungskonkurrenz mit dem natürlichen Substrat Desoxyribonukleotid und wird in die DNA eingebaut, was zum Kettenabbruch führt.

Pharmakokinetik

Nach oraler Gabe wird Tenofovir schnell resorbiert und erreicht eine Bioverfügbarkeit von 25 %. Die intrazelluläre HWZ beträgt 10 h. Die höchste Konzentration findet sich in Nieren und Leber. Tenofovir wird zu 70–80 % unverändert renal eliminiert und nicht an CYP metabolisiert.

Indikationen

Tenofovir darf nur in Kombination mit anderen antiviralen Wirkstoffen eingesetzt werden, wenn diese allein nicht ausreichen, um die Virusvermehrung zu hemmen.

Nebenwirkungen

Häufigste Nebenwirkung (30 %) sind gastrointestinale Beschwerden. Kreuzresistenzen mit anderen Hemmstoffen der reversen Transkriptase sind möglich.

Nichtnukleosidische Reverse-Transkriptase-Inhibitoren (NNRTI)

Efavirenz (SUSTIVA®) und Nevirapin (Viramune®)

Beide Substanzen müssen nicht aktiviert werden, sondern binden direkt an die reverse Transkriptase von HIV-1 nahe der Substratbindungsstelle und wirken durch allosterische Hemmung. Die reverse Transkriptase von HIV-2 und humane DNA-Polymerasen werden nicht blockiert. Aufgrund ihrer unterschiedlichen Bindungsstellen am Enzym wirken NRTI und NNRTI synergistisch.

Pharmakokinetik

Nach oraler Gabe erreicht Nevirapin eine Bioverfügbarkeit von 93 %, Efavirenz nur 42 %. Beide haben eine lange Plasmahalbwertszeit von 25–30 bzw. 40–55 Stunden. Nevirapin hat eine Plasmaproteinbindung von 60 %, Efavirenz eine von 98 %. Beide Substanzen werden unter Beteiligung von CYP3A4 metabolisiert und renal eliminiert. Efavirenz und Nevirapin sind Enzyminduktoren für CYP3A4 und können die Wirkungsdauer anderer Pharmaka (z. B. Antikonzeptiva, Methadon) verkürzen.

Bei beiden Substanzen erfolgt eine rasche Resistenzentwicklung durch Änderung der Aminosäuresequenz in der reversen Transkriptase des Virus. Efavirenz und Nevirapin zeigen vollständige Kreuzresistenz untereinander und partielle Kreuzresistenz gegenüber NRTI.

Indikationen

Kombinationsbehandlung von HIV-Infektionen.

Nebenwirkungen sind Hautreaktionen, die teils schwere Verlaufsform annehmen (Lyell-Syndrom, Stevens-Johnson-Syndrom), ferner Übelkeit, Erbrechen und Leberfunktionsstörungen.

HIV-Proteasehemmer

Indinavir (Crixivan®), Nelfinavir (VIRACEPT®), Ritonavir, Saquinavir (INVIRASE®)

Wirkungsmechanismus

Alle Verbindungen haben eine starke **virustatische** Wirkung und wirken mit Ausnahme von Indinavir auf HIV-1 und HIV-2. Indinavir wirkt nur auf HIV-1. Wirkungsmechanismus ist die spezifische Hemmung der viralen HIV-Protease.

Chemisch handelt es sich um komplizierte synthetische Verbindungen (☞ Formel 47.17).

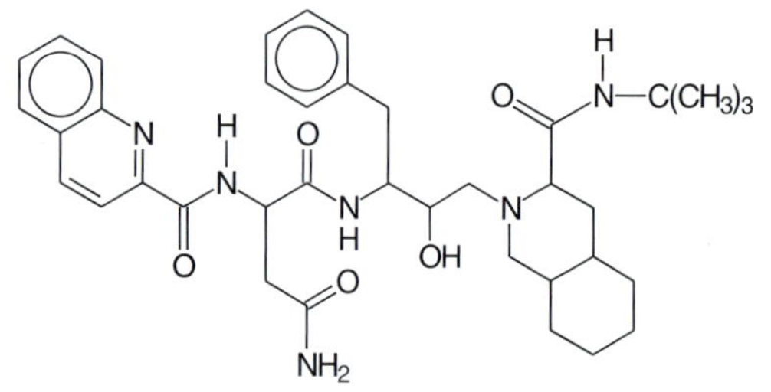

Formel 47.17 Saquinavir

Auch gegenüber Proteasehemmern kann sich Resistenz entwickeln. Wenn sie auftritt, besteht Kreuzresistenz innerhalb der Gruppe.

Pharmakokinetik

Saquinavir hat aufgrund eines starken First-Pass-Effekts eine sehr geringe Bioverfügbarkeit, Indinavir 30 %, Nelfinavir und Ritonavir haben eine gute Bioverfügbarkeit. Die Plasmahalbwertszeiten schwanken zwischen 1,5 und 5 Stunden, nur Saquinavir hat eine HWZ von 13 Stunden. Die Plasmaproteinbindung der Proteasehemmer liegt bei 98 %, die von Indinavir bei weniger. Alle Verbindungen werden in der Leber durch CYP3A4 weitgehend metabolisiert.

Indikationen

Kombinationsbehandlung von HIV-Infektionen.

Nebenwirkungen

Nebenwirkungen sind gastrointestinale Störungen, leichte zentralnervöse Symptome und Neuropathien. Selten sind Allergien (Ritonavir) und Nierensteine (Indinavir).

Kontraindikationen

Kontraindikationen sind schwere Lebererkrankungen und hämolytische Anämie (Indinavir).

Interaktionen

HIV-Proteasehemmer können eine Reihe von Interaktionen mit anderen Pharmaka verursachen, so dass deren Aktivität steigen oder sinken kann. Auch bei gleichzeitiger Gabe mehrerer HIV-Proteasehemmer kommt es zu Interaktionen: Ritonavir erhöht die Bioverfügbarkeit von Saquinavir.

Fusionshemmer

Enfuvirtid (Fuzeon®)

Enfuvirtid ist der erste Vertreter dieser neuen Wirkstoffgruppe (2003). Es handelt sich um ein Polypeptid aus 36 AS und muss 2 x/d s.c. injiziert werden. Das Verschmelzen der Virushülle von HIV mit der Membran von T-Helferzellen wird behindert. Die Eliminations-HWZ beträgt 4 Stunden, der Metabolismus ist noch nicht untersucht.

Indikationen

Enfuvirtid ist ein Reservemittel und ergänzt eine antiretrovirale Kombinationstherapie bei HIV-1-Infektion, wenn zuvor die Behandlung mit mindestens je einem nukleosidalen und nichtnukleosidalen Hemmstoff der reversen Transkriptase versagt hat. Bei 24-wöchiger Anwendung reduziert Enfuvirtid die HI-Viruslast stärker (um 96–98 %) als eine antivirale Kombinationstherapie (78–83 %). Eine Senkung der Mortalität ist nicht nachgewiesen. Enfuvirtide verdoppelt die Therapiekosten.

Nebenwirkungen

Rötungen und Entzündungen an der Einstichstelle sind häufig. Infektionskrankheiten, insbesondere Pneumonie, treten unter Enfuvirtid häufiger auf, verglichen mit retroviraler Kombinationstherapie. Häufig sind auch periphere Neuropathien (9 %), Muskelschmerzen (5 %) Angst, Depressionen, Schlaflosigkeit (6–11 %) und erhöhte Enzymwerte von Leber und Pankreas (5–8 %). Enfuvirtid kann schwere Allergien mit Hautausschlag, Fieber, Schüttelfrost und Blutdruckabfall hervorrufen. Resistenzentwicklung ist möglich, Kreuzresistenz mit anderen Virustatika ist nicht bekannt.

47.20.5 Virustatika zur Lokalbehandlung

Eine Reihe von Virustatika kann wegen ihrer Toxizität nur lokal eingesetzt werden. Tabelle 47.22 zeigt die Wirkstoffe.

Die meisten dieser Verbindungen sind Nukleosidanaloga und hemmen die virale Nukleinsäuresynthese

Tab. 47.22 Lokale Virustatika.

Wirkstoff	Handelsname	Darreichung	Indikation
Aciclovir	Zovirax®	Tabl./Creme	Herpesviren (HV)
Idoxuridin	Virunquent®	Salbe	HV
Trifluridin	TFT Thilo®	Lsg. 1 %	HV
Vidarabin	Vidarabin Thilo®	Lsg. 3 %	HV
Tromantadin	Viru-Merz®	Creme	HV
Tromantadin	Viru-Merz-Serol®	Gel	HV
Penciclovir	Vectavir®	Creme	HV
Podophyllotoxin	Condylox®	Lösung	Feigenwarzen

47.21 Interferone

Interferone sind körpereigene **Glykoproteine,** die bei Virusinfekten gebildet werden und die Virusreplikation behindern (☞ Kap. 51.2). Man unterscheidet α-, β- und γ-Interferone. α-Interferone werden in Leukozyten gebildet, β-Interferone in Fibroblasten und γ-Interferone in T-Lymphozyten. Da es sich bei Interferonen um Eiweißstoffe handelt, können sie nur parenteral verabreicht werden. Die HWZ der Interferone ist kurz (2–4 h). Die Metabolisierung erfolgt in der Leber. Interferone wirken speziesspezifisch.

Wirkstoffe

Wirkungen und Indikationen

Interferone wirken nicht auf die Viren direkt, sondern verbessern die Abwehr der Wirtszelle, so dass diese die m-RNA hemmen kann.

Als Medikamente werden Interferone gentechnisch gewonnen und gegen Herpes-, Varizellen- und Hepatitisviren eingesetzt (Tab. 47.23). Die Dosierung erfolgt in **IE** (internationale Einheiten). Interferone können lokal oder systemisch eingesetzt werden. Eine Indikation für lokale Behandlung sind Hautmetastasen des malignen Melanoms. Eine systemische Therapie kommt nur bei schweren Virusinfekten in Frage, die anders nicht unter Kontrolle zu bringen sind. Systemische Indikationen sind die chronisch-aggressiven Hepatitiden B, C und D, Condylomata accuminata durch das HP-Virus (Human Papilloma-Virus) und das Kaposi-Sarkom bei Aids-Patienten.

Interferone werden seit mehr als 20 Jahren zur Behandlung akuter Schübe von multipler Sklerose (MS) eingesetzt. Eine entzündungshemmende Wirkung im Schub ist für Interferon-β 1b (Betaferon®), Interferon-β 1a (Avonex®) und Interferon-α 2a (Roferon A®, nicht zugelassen für MS) nur für das erste Therapiejahr nachgewiesen. Bislang ist jedoch nicht geklärt, ob der Krankheitsverlauf aufgehalten wird. Eine Therapie mit Interferonen ist extrem teuer und kann mehrere Tausend Euro pro Tag betragen.

Unerwünschte Wirkungen

Nach Gabe von Interferonen beobachtet man grippeähnliche Symptome mit Muskelschmerzen, Abgeschlagenheit und Müdigkeit. Interferone induzieren die Bildung von Antikörpern. Interferone können eine Leukopenie und eine Thrombozytopenie verursachen. Weitere mögliche NW der Interferone sind psychoorganische Veränderungen wie Angst, Depressionen und Verwirrtheit.

Tab. 47.23 Therapeutisch verwendete Interferone.

Wirkstoff	Handelsname	Indikation
Interferon-α 2b	Intron A®	chron. Hepatitis B + C Haarzellenleukämie, CML Kaposi-Sarkom
Peginterferon-α 2b	Pegintron®	Hepatitis C
Interferon-α 2a	Roferon®	wie Interferon-α 2b
natürliches Interferon-β	Avonex®	in Schüben verlaufende multiple Sklerose
Interferon-β 1b	Betaferon®	in Schüben verlaufende multiple Sklerose
humanes Interferon-β	Fiblaferon®	Virusenzephalitis, Herpes zoster genitalis, Varizellen bei Immunschwäche
Interferon-γ 1b	Imukin®	chronische Granulomatose

48 Therapie von Infektionskrankheiten mit antimikrobiellen Substanzen

48.1 Allgemeine Regeln zur Therapie mit Antibiotika

Die Chemotherapie von Infektionskrankheiten verfolgt den Zweck, die Vermehrung pathogener Keime zu hemmen (**bakteriostatische Wirkung**) oder diese Keime abzutöten (**bakterizide Wirkung**) und so die körpereigene Abwehr zu unterstützen. Damit Antibiotika wirksam werden können, müssen sie in ausreichend hoher Konzentration mit dem Erreger in Kontakt kommen, die minimale Hemmkonzentration (MHK) bzw. die minimale bakterizide Konzentration (MBK) muss überschritten werden. Die Konzentration am Wirkort hängt ab von der Resorption, der Diffusion, der Plasmaeiweißbindung und der Elimination des Pharmakons. Gehirn, Knochen, Körperhöhlen und Abszesse sind für Antibiotika schlecht zugänglich. Der Erreger muss auf das Antibiotikum empfindlich sein und darf keine Resistenzen aufweisen.

Bakteriostatische Antibiotika sind Chloramphenicol, Erythromycine, Sulfonamide und Tetrazykline.

Bakterizide Antibiotika sind Penicilline (β-Lactam-Antibiotika), Aminoglykoside und Fluorchinolone. Die bakterizide Wirkung hängt von der Wirkstoffkonzentration, der Wachstumsphase der Bakterien, der Einwirkdauer und anderen Faktoren ab.

Bisher haben sich auf alle Antibiotika sekundäre **Resistenzen** entwickelt, deshalb muss durch strenge Indikationsstellung und exakte Antibiotikawahl versucht werden, die Häufigkeit der Resistenzentwicklung möglichst niedrig zu halten. Mittlerweile sind Stämme von Staphylococcus aureus bekannt geworden, die selbst auf Reservetherapeutika wie Vancomycin resistent sind. Bei Infektionen mit solchen Keimen sind die antibiotischen Therapiemöglichkeiten stark eingeschränkt, die Infektion verläuft oft letal. Bakterien, die eine antibiotische Therapie überleben, ohne eine sekundäre Resistenz zu entwickeln, nennt man **Persister.**

Ideal wäre ein **kultureller Erregernachweis** vor Beginn der Antibiotikatherapie, dies ist in der Regel aber nicht machbar. Die Basis der Entscheidung ist daher zunächst die **„kalkulierte Chemotherapie"** (Legler 1977), bei der folgende Fragen zu klären sind:

- Ist eine sofortige Chemotherapie überhaupt erforderlich ? In der Praxis werden bis zu 90 % der Antibiotika ohne ausreichende Indikation verschrieben.
- Wie häufig werden beim vorliegenden Krankheitsbild bestimmte Erreger nachgewiesen?
- Wie ist die Resistenzlage für die in Frage kommenden Erreger?
- Wie ist der Zustand der körpereigenen Abwehr und der Allgemeinzustand?
- Mit welchen Nebenwirkungen muss gerechnet werden?

Antibiotika können prophylaktisch – beispielsweise bei bestimmten Operationen – oder therapeutisch gegeben werden.

Merke!

Leitsätze für die Antibiotikatherapie sind:

- Fieber allein ist keine Indikation für ein Antibiotikum.
- Versuch der Erregerisolierung und Antibiogramm vor Therapiebeginn, bei unklarem Fieber Anlegen einer Blutkultur.
- Antibiotikum wechseln oder absetzen, wenn es nach drei Tagen nicht angesprochen hat. Überprüfung der Diagnose. Vielleicht handelt es sich um eine Pilzinfektion oder eine ständig erneuerte Infektion durch Abszess, Katheter oder Fremdkörper.
- Antibiotikumgabe so kurz wie möglich, aber so lang wie nötig, um Resistenzen zu vermeiden.
- Lokale Antibiotikatherapie ist fast immer falsch bzw. schädlich, verzögert den Heilungsprozess und kann durch Desinfektionsmittel ersetzt werden.
- Nach Möglichkeit immer die gleichen Antibiotika verwenden, mit denen man Erfahrung gesammelt hat.
- Vor jeder Antibiotikatherapie Allergien ausschließen.
- Kontrolle der Serumspiegel bei Antibiotika mit geringer therapeutischer Breite (Aminoglykoside).
- Wirkt das Antibiotikum auch bei saurem pH und unter anaeroben Bedingungen?
- Kombinationspräparate und Breitbandantibiotika nur einsetzen, wenn unbedingt nötig, d.h., wenn der Erreger unbekannt ist.
- Keine parenterale Gabe, wenn auch orale Therapie möglich ist.
- Dosisanpassung bei eingeschränkter Funktion von Niere oder Leber, ferner bei Kindern, Alten und Schwangeren.

Zur Steigerung der Wirkung, Verringerung der Dosis und zur Verminderung von Nebenwirkungen können verschiedene Antibiotika kombiniert werden. Allgemein gilt: **keine bakteriziden und bakteriostatischen Antibiotika kombinieren**, da sie oft antagonistisch wirken (Tab. 48.1 und 48.2).

Merke!

Zwei bakteriostatische Antibiotika wirken **additiv**. **Zwei bakterizide** Antibiotika können **synergistisch** oder **additiv** wirken.

Eine Reihe von Bakterien wie Mykobakterien, Listerien, Brucellen, Salmonellen, Treponema, Legionellen und Chlamydien dringen in die Zellen ein. Es muss daher sichergestellt werden, dass das verwendete Antibiotikum auch ausreichende intrazelluläre Konzentrationen erreicht.

Eine Reihe von Antibiotika wird renal eliminiert und bedarf bei stark **eingeschränkter Nierenfunktion** einer Dosisreduktion. Die wichtigsten zeigt die Tabelle 48.3. Die Dosisanpassung kann durch Verminderung der Einzeldosen oder durch Verlängerung der Dosisintervalle erfolgen.

Tab. 48.1 Sinnvolle Antibiotikakombinationen.

Antibiotikum 1	Antibiotikum 2	Antibiotikum 3
Breitspektrumpenicilline	Aminoglykoside	
Breitspektrumpenicilline	Aminoglykoside	Clindamycin
Cephalosporine	Aminoglykoside	
Cephalosporine der 2. und 3. Generation	Metronidazol	
Clindamycin	Aminoglykosid	
Amphotericin B	Flucytosin	
Trimethoprim	Sulfamethoxazol	

Tab. 48.2 Nicht sinnvolle Kombinationen.

Antibiotikum 1	Antibiotikum 2	Antibiotikum 3
Imipenem + Penicilline +	Metronidazol Sulfonamid oder	 Tetrazyklin oder Chloramphenicol
Cephalosporine +	Sulfonamid oder	Tetrazyklin oder Chloramphenicol
Gyrasehemmer +	Clindamycin oder Vancomycin	Erythromycin oder Doxycyclin
Eryhtromycin +	Clindamycin oder Doxycyclin	
Penicilline +	Cephalosporine	

Bei **eingeschränkter Leberfunktion** sollten folgende hepatotoxische Antibiotika bzw. Chemotherapeutika nicht gegeben werden: Sulfonamide, Fluorchinolone, Flucloxacillin, Chloramphenicol, Clindamycin, Erythromycin, Trimethoprim, Isoniazid, Rifampicin und Pyrazinamid. Die Dosis folgender Antibiotika muss reduziert werden: Azlocillin, Mezlocillin, Cefotaxim und Metronidazol.

Erlaubte und kontraindizierte Medikamente in der **Schwangerschaft** sind:

Erlaubt: Penicilline, Cephalosporine, Erythromycin-Base, Ethambutol, Clavulansäure, Fusidinsäure.

Tab. 48.3 Dosisanpassung von Antibiotika bei eingeschränkter Nierenfunktion (Clearance < 20 ml/min).

Wirkstoff	Handelsname	Stärke der erforderlichen Dosisanpassung
Aminoglykoside	Biklin®, Refobacin® u. a.	++
Amoxicillin	Clamoxyl®	+
Aztreonam	Azabactam®	++
Cefazolin	Elzogram®	+
Cefepim	Maxipime®	++
Cefotaxim	Claforan®	++
Cefuroxim	Zinnat®	++
Ciprofloxacin	Ciprobay®	+
Clarithromycin	Klacid®	+
Cotrimoxazol	Eusaprim	+
Imipenem + Cilastin	Zienam®	++
Levofloxacin	Tavanic®	++
Loracarbef	Lorafem®	++
Meropenem	Meronem®	++
Norfloxacin	Barazan®	+
Ofloxacin	Tarivid®	++
Penicillin G	Penicillin Grünenthal®	+
Piperacillin	Pipril®	+
Sultamicillin = Ampicillin + Sulbactam	Unacid®	++
Teicoplanin	Targocid®	++
Tetrazyklin	Achromycin®	+
Ticarcillin + Clavulansäure	Betabactyl®	++
Vancomycin	Vancomycin CP Lilly®	++

Merke!

Penicilline passieren die Plazentaschranke und erreichen im Embryo 25 % der mütterlichen Plasmakonzentration.

Erlaubt bei strenger Indikationsstellung: Roxitromycin, Azitromycin.

Kontraindiziert: Tetrazykline, Chloramphenicol, Gyrasehemmer, Eryhtromycin-Estolat, Amphotericin B, Griseofulvin, Ketokonazol oral, Streptomycin, Rifampicin, Clarythromycin (keine Ergebnisse), Gentamycin.

Kontraindiziert in der Embryonalperiode: Clindamycin, Nalidixinsäure, Nitrofurantoin.

Kontraindiziert 4 Wochen vor der Geburt und in der Stillzeit: Sulfonamide, Gyrasehemmer, Cotrimoxazol.

Einen Überblick über die Antibiotikawahl bei wichtigen Infektionskrankheiten gibt nachfolgende Liste:

Akute Bronchitis: Azitromycin, Moxifloxacin, Doxycyclin, Amoxycillin, Cefadroxil, Co-trimoxazol.

Lobärpneumonie: Azitromycin, Doxycyclin. Bei Klebsiellen Cefotaxim.

Atypische Pneumonie, z. B. Legionella oder SARS: Azitromycin oder Doxycyclin.

Schwere Pneumonie: Azitromycin (Clarythromycin) + Cefotaxim oder Ciprofloxacin + Rifampicin.

Nosokomiale Pneumonie: Imipenem oder Cefotaxim + Gentamycin oder Ciprofloxacin.

Tonsillitis: Azitromycin, wenn kein Eiter zu sehen. Bei eitriger Tonsillitis Amoxicillin + Clavulansäure.

Sinusitis: Amoxicillin + Clavulansäure oder Cefadroxil oder Moxifloxacin.

Otitis externa: Flucloxacillin oder Ciprofloxacin. Gut wirksam bei Pseudomonas ist Framycetin lokal und Clindamycin i.m.

Otitis media: Amoxycillin +Clavulansäure oder Azitromycin.

Eitrige Meningitis: Penicillin G + Cefotaxim + Gentamycin. Reservemittel Chloramphenicol.

Endokarditis durch **Streptokokken:** Penicillin G + Gentamycin oder Vancomycin.

Endokarditis durch **Staphylokokken:** Flucloxacillin + Gentamycin.

Endokarditis durch **Enterokokken:** Amoxicillin + Gentamycin oder Vancomycin.

Endokarditis-Prophylaxe: Amoxycillin + Clavulansäure oder Azitromycin oder Clindamycin.

Erysipel: Penicillin V oder Azitromycin.

Harnwegsinfekte: Kinder Co-trimoxazol, evtl. Amoxicillin; Erwachsene Ciprofloxazin, Norfloxacin, evtl. Co-trimoxazol oder Amoxicillin.

Osteomyelitis: Cefazolin+ Clindamycin oder Ciprofloxacin + Clindamycin.

48.2 Infektionen der Luftwege

Infektionen der Atemwege sind die häufigsten Infektionen überhaupt. Meist handelt es sich um Virusinfektionen.

Merke!

Nosokomiale Infektionen sind Infektionen, die im Krankenhaus erworben wurden.

Nosokomiale Infektionen sind häufig durch einen schwereren Verlauf gekennzeichnet, da in Krankenhäusern häufig desinfiziert wird und nur sehr widerstandsfähige bzw. resistente Keime überleben. Jüngstes Beispiel einer nosokomialen Infektion ist die Legionärskrankheit in einem KH in Frankfurt/Oder (Juli 2003), bei der 6 Patienten starben. Sie hatten sich mit verseuchtem Duschwasser infiziert. Nosokomiale Infektionen erfordern meist den Einsatz anderer Antibiotika als eine ambulante Therapie.

48.2.1 Tonsillitis, Sinusitis und Otitis media

Eine **Tonsillitis** ist eine Entzündung der Rachenmandeln. Verursacher sind Viren oder Bakterien. Bei Infektionen mit Bakterien spricht man von eitriger **Angina tonsillaris.** Erreger sind meist β-hämolysierende Streptokokken der Gruppe A. Der Nachweis erfolgt durch Rachenabstrich und ASL-Schnelltest. Da Streptokokken lebensgefährliche Komplikationen wie Endocarditis lenta, Nephritis und Peritonsillarabszess verursachen können, muss antibiotisch behandelt werden. In der Regel wird oral behandelt. Man gibt bei Erwachsenen 3 × 600.000 IE Penicillin V (Megacillin®) für 8–10 Tage. Bei penicillinasebildenden Erregern behandelt man mit 3 × 500 mg Amoxycillin + Clavulansäure (Augmentan®). Parenteral gibt man 1 × 1 Mio. IE Penicillin G/d (Penicillin Grünenthal®). Bei akuter Sinusitis und Otitis media haben sich Azithromycin (Zitromax®) und Augmentan® bewährt. Alternativ kann Ampicillin + Sulbactam (Unacid®) oder Moxifloxacin (Avalox®) gegeben werden. Bei chronischer Sinusitis wird die Infektion meist von Pilzen unterhalten, daher ist hier die Gabe von Fluconazol (Diflucan®) 1x 200 mg/d wirksamer als eine antibiotische Therapie.

48.2.2 Bronchitis

Die **akute Bronchitis** ist meist durch Viren verursacht. Die Patienten haben zwar einen rasselnden Husten, aber einen klaren Schleim. Die Virusbronchitis wird nicht antibiotisch behandelt. Erst, wenn sich der Schleim gelb oder grün färbt und der Patient Fieber hat, handelt es sich um eine bakterielle Bronchitis, die antibiotisch behandelt werden sollte. Bei Asthmatikern mit akuter Bronchitis sollte die Indikation großzügiger gestellt werden. Häufig geht der Bronchitis ein Racheninfekt oder eine Sinusitis voraus und erst durch den sog. „Etagenwechsel", d. h. die absteigende Infektion, kommt es zur Bronchitis. Häufige Erreger einer **bakteriellen Bronchitis** sind Pneumokokken, Streptokokken und Haemophilus influenzae. Insbesondere bei Kindern können auch Bordetella pertussis, Chlamydien, Mycoplasma pneumoniae und Moraxella catarrhalis auftreten. Bei **eitrigen Infektionen** oder Infektionen mit Haemophilus influenzae gibt man 3 × 500 mg Amoxycillin oral. Bei Penicillinallergie gibt man 1 × 500 mg Azithromycin (Zitromax®) oral für 3 Tage, bei **Kindern** je nach Alter 3 × 125 mg oder 3 × 250 mg Cefaclorsaft (Panoral®) oder 3 × 40 mg Trimethoprim + 200 mg Sulfamethoxazol (Eusaprim®). Die Resistenz von Pneumokokken gegen Doxycyclin nimmt ständig zu, deshalb sollte es bei Pneumokokkenbronchitis nicht mehr gegeben werden. Eine Alternative stellen Fluorchinolone wie Levofloxacin (Tavanic®) oder Moxifloxacin (Avalox®) dar.

Die **chronische Bronchitis,** z. B. des Rauchers, wird nicht antibiotisch behandelt, sondern symptomatisch mit Mukolytika, beispielsweise mit Acetylcystein (Fluimucil®). Erst bei akuter Exazerbation mit Fieber und gefärbtem Sputum verfährt man wie bei der akuten Bronchitis. Bei **Bronchiolitis obliterans** verbessert die Langzeitgabe von 250 mg/d Azitromycin die Lungenfunktion signifikant.

48.2.3 Pneumonie

Die **Lungenentzündung** ist auch heute noch eine lebensgefährliche Erkrankung, die aber gut behandelbar ist. Bevor Antibiotika zur Verfügung standen, starben ca. 40 % der an Pneumonie Erkrankten. Je nach Ausdehnung des Infektionsherds in der Lunge unterscheidet man die **Bronchopneumonie** von der **Lobärpneumonie,** der **interstitiellen Pneumonie** und der **Halbseitenpneumonie.** Tritt eine Lungenentzündung bei einem ansonsten gesunden Menschen auf, spricht man von Primärpneumonie, ist sie die Folge einer schweren Grundkrankheit, von sekundärer Pneumonie. Unter **atypischer Pneumonie** versteht man Lungeninfektionen durch Mykoplasmen, Chlamydien und Legionellen. Insbesondere die Bronchopneumonie beginnt zunächst meist als Virusinfektion. Ein Erregernachweis bei Pneumonien ist schwierig.

Bei **bakteriellen Pneumonien,** die außerhalb der Klinik erworben sind, treten als Erreger meist Pneumokokken, Chlamydien, Mykoplasmen und Moraxellen auf, bei abwehrgeschwächten Patienten auch Legionellen, Pseudomonas, Pneumocystis carinii, Viren und Pilze.

Häufigste Erreger bei Kindern sind Staphylokokken, Pneumokokken (Streptococcus pneumoniae), Haemophilus influenzae und Klebsiella pneumoniae.

SARS

Im März 2003 trat erstmals eine bis dato unbekannte Pneumonie auf, das sog. **schwere akute respiratorische Syndrom** (SARS). Seinen Ausgang nahm die Erkrankung in der südchinesischen Provinz Guangdong, und sie wurde von Touristen über Hongkong in kurzer Zeit weltweit verbreitet. B. Fleischer vom Hamburger Bernhard-Nocht-Institut für Tropenmedizin gelang es Ende März 2003, den Erreger als Mitglied der Familie der Coronaviren zu identifizieren. Diese Viren sind weltweit bei Tier und Mensch verbreitet, waren bislang aber nur als Erreger leichterer Erkältungskrankheiten bekannt. Die Entstehung der neuen, stark virulenten Mutante wurde durch schlechte hygienische Verhältnisse und das enge Zusammenleben von Mensch und Tier in Südchina begünstigt. Der erste SARS-Infizierte war ein Koch, der auf die Zubereitung von Zibetkatzen (Schleichkatze) spezialisiert war. Von dieser Tierart sprang der Virus auf den Menschen über. Die Inkubationszeit beträgt maximal 10 Tage. Die Übertragung geschieht durch Tröpfcheninfektion und durch Schmierinfektion, da sich der Virus auch im Darm vermehrt und ausgeschieden wird. Eine wirksame antibiotische Behandlung gibt es nicht, die Therapie erfolgt symptomatisch durch Beatmung und Sauerstoffgabe, die Mortalität liegt bei 4 %.

Legionella

Eine Legionellenpneumonie wurde erstmals 1976 beschrieben, als Veteranen der „American Legion" sich in einem Luxushotel in Philadelphia trafen und an Lungenentzündung erkrankten (182 Patienten). 2003 traten mehrere Legionellenpneumonietodesfälle in einer Klinik in Frankfurt/Oder auf. Etwa 30 % der Legionella-Pneumonien tritt in Kliniken auf. Die offizielle Statistik wies für 2002 413 Erkrankungen mit Legionella in Deutschland aus, wovon 34 starben (8,3 %). Das Robert-Koch-Institut schätzt die tatsächliche Erkrankungshäufigkeit aber 20-mal so hoch. Legionella vermehrt sich in warmem Wasser von 25–50 Grad und wird durch Vernebelung (Dusche) oder Klimaanlage ausgestreut und eingeatmet. Häufig wird Legionella nicht rechtzeitig erkannt und mit falschen Antibiotika therapiert.

Therapie

Bei **primärer Pneumonie, interstitieller Pneumonie** und **atypischer Pneumonie,** die ambulant erworben wurde, gibt man:

1 × 500 mg Azithromycin oder 2 × 500 mg Clarithromycin. Alternativ 2 × 100 mg Doxycyclin oder 1 × 400 mg Moxifloxacin.

Bei Kindern hat sich auch 2 × 250 mg Cefaclor (Panoral®) bewährt, auch Oralpenicilline sind möglich, aber nicht 1. Wahl.

Die Behandlungsdauer bei primärer Pneumonie erstreckt sich in der Regel über 5–10 Tage, abhängig vom eingesetzten Antibiotikum.

Nosokomiale Pneumonien

Bei **Chlamydieninfekten** oder **Mykoplasmen** können Makrolide mit Doxycyclin kombiniert werden. Bei **lebensbedrohlichen Pneumonien** kann Erythromycin mit einem Basiscephalosporin (z. B. Cefotiam i.v.) kombiniert werden. Bei **Aspirationspneumonien** gibt man besser Penicilline wie Imipenem oder Meropenem, weil es meist zur Abszessbildung kommt. Bei **AIDS-Patienten** hat sich die Kombination Cephalosporin + Aminoglykosid bewährt. Erreger ist hier häufig Pneumocystis carinii. Bei **Beatmungspatienten** sind die Erreger der Pneumonie Hospitalkeime, meist Pseudomonas, und sie erfordern eine hochdosierte Behandlung mit Cephalosporinen und Gentamycin. Bei Klebsiellen hat sich Cefotaxim bewährt, bei Legionella Azithromycin oder Ciprofloxacin.

Kasuistik

Ein Hausarzt besucht einen 37-jährigen Mann mit hohem Fieber und heftigem Husten. Er diagnostiziert eine Lobärpneumonie. Die Gabe von Penicillin G ist nicht möglich, da der Patient hierauf früher mit einem schwer beherrschbaren anaphylaktischen Schock reagiert hatte.
Als Alternative steht ein Wirkstoff aus der Gruppe der Cephalosporine (beispielsweise Cefaclor) zur Verfügung. Kreuzallergien zwischen beiden Wirkstoffgruppen betragen 5–8 %.

48.3 Infektionen des Gastrointestinaltrakts

Es sind über 100 darmpathogene Keime bekannt, die Durchfallerkrankungen auslösen können. In Frage kommen Viren und Bakterien. Die häufigsten **bakteriellen** Erreger der Gastroenteritis sind pathogene Escherichia coli, Salmonellen, Shigellen, Campylobacter jejuni und Yersinia enterocolica. Im Magen findet sich Helicobacter pylori.

48.3.1 Enteritis

Bei Darminfekten ist eine antibiotische Behandlung in der Regel nicht indiziert, bei Salmonellen ist sie sogar ein Kunstfehler, da unter antibiotischer Therapie – z. B. mit Penicillin – die Rate der Dauerausscheider auf das Dreifache steigt. Auch bei Ruhr, Cholera und leichten Yersinieninfekten werden keine Antibiotika gegeben. Bei **Typhus** kann mit Amoxicillin, Erythromycin oder Co-trimoxazol behandelt werden. Bei **Amöbiasis** wird mit dem schwer resorbierbaren Kontaktamöbizid Diloxanidfuroat (Furamid®) oder mit Metronidazol (Clont®) behandelt. In jedem Fall ist vor Beginn einer antibiotischen Enteritisbehandlung ein Antibiogramm erforderlich.

Bei abwehrgeschwächten Patienten kann eine antibiotische Therapie der Enteritis indiziert sein:

- **Salmonellen.** Ampicillin oder Ciprofloxacin i.v., bei Kindern Ceftriaxon (Rocephin®), Reserveantibiotikum ist Chloramphenicol
- **Yersinien.** Bei septischen Verläufen Co-trimoxazol, Aminoglykoside oder Doxycyclin
- **Vibrio cholerae.** Co-trimoxazol, Tetrazyklin
- **Clostridium difficile.** Metronidazol, bei Versagen Vancomycin oder Teicoplanin
- **E. coli, enterotoxinbildende Stämme.** Co-trimoxazol
- **Campylobakter.** Erythromycin oder Chinolone
- **Shigellen.** Amoxicillin + Clavulansäure oder Ciprofloxacin oder Co-trimoxazol.
  Reserveantibiotikum ist Chloramphenicol
- **Amöben** und **Lamblien.** Metronidazol.

Durch die Antibiotikatherapie kann es zu Selektion von Clostridium difficile und zur Ausbildung einer **pseudomembranösen Kolitis** kommen. Therapiert wird gegen diesen Erreger mit **Vancomycin** oder Metronidazol. Eine pseudomembranöse Kolitis kann insbesondere bei Behandlung mit Cephalosporinen, Ampicillin, Amoxicillin, Tetrazyklin und Clindamycin auftreten, aber auch mit zahlreichen anderen Antibiotika.

In der Regel lassen sich primäre Enteritiden mit Nahrungskarenz, Flüssigkeitszufuhr und Kohletabletten innerhalb von 2 Tagen in den Griff bekommen, ohne dass Antibiotika nötig sind. Bei Salmonelleninfekten sind häufig Infusionen erforderlich, da der Flüssigkeitsverlust erheblich ist (> 3 Liter) und meist Erbrechen vorliegt.

48.3.2 Cholezystitis und Cholangitis

Infektionen der Gallenwege treten in 90 % der Fälle durch Abflussbehinderung bei **Cholelithiasis** auf. Die häufigsten Erreger der Gallenwegsinfektion sind E. coli (40–70 %), Klebsiellen, Proteusstämme, Salmonellen, Enterokokken und Streptokokken. Therapie der Wahl ist die **Cholezystektomie.** Da bei fieberhaften Infekten aber in der Regel nicht operiert wird, muss zunächst antibiotisch behandelt werden. In Frage kommen 4 × 2 g/d Mezlocillin (Baypen®) oder 3 × 2 g/d Ampicillin (Binotal®) oder 1 × 1–2 g/d Ceftriaxon (Rocephin®) i.v. oder 3 × 2 g/d Cefotiam (Spizef®) i.v., **eventuell kombiniert mit** Aminoglykosiden, um das Spektrum der Anaerobier abzudecken.

48.3.3 Peritonitis

Die Peritonitis oder Bauchfellentzündung ist eine lebensgefährliche Infektion, gekennzeichnet durch Bauchschmerz, Abwehrspannung und Fieber ≥ 41 °C. Ursachen können Perforationen von Magen, Darm oder Appendix sein. Geeignete Antibiotika sind:

- Ampicillin + Sulbactam (Unacid®)
- Amoxicillin + Clavulansäure (Augmentan®)
- Cefotaxim (Claforan®, Cefotaxim Abbott®) oder andere Cephalosporine

- Metronidazol (Clont®) + Gentamycin (Refobacin®)
- Ciprofloxacin (Ciprobay®)
- Imipenem + Cilastin (ZIENAM®).

Die Therapie erfolgt parenteral.

48.4 Infektionen des Urogenitaltrakts

Harnwegsinfekte sind bei Frauen wesentlich häufiger (90 %) als bei Männern, da die kurze Harnröhre Keimaszension erleichtert. Die häufigste Urogenitalinfektion ist die **Zystitis.** Prädisponierend sind periphere Durchblutungsstörungen mit kalten Füßen. Bei unkomplizierter Zystitis bzw. Harnleiterinfekt tritt kein Fieber auf. Bei Pyelonephritis oder Nephritis findet sich immer Fieber (39–40 °C).

48.4.1 Zystitis und Pyelonephritis

Bei Harnwegsinfekten, die außerhalb der Klinik erworben wurden und nicht durch Katheter eingeschleppt sind, handelt es sich in 70 % der Fälle um Infektionen mit E. coli. Die restlichen Fälle werden von Enterokokken, Klebsiellen, Enterobakter und Proteus verursacht. In der Regel handelt es sich um Monoinfektionen. Wird eine Zystitis nicht behandelt, kann es – insbesondere bei Schwangeren – zu Keimaszension und Pyelonephritis kommen. **Allgemeinmaßnahmen** sind vermehrte Flüssigkeitszufuhr (3 l/d) und Warmhalten der Füße.

Erste Wahl bei der antibiotische Therapie von Zystitis und Pyelonephritis ist **Co-trimoxazol.** Bei Sulfonamidallergie oder Schwangerschaft werden **Gyrasehemmer** verabreicht. Es werden 2 × 1 Tabl. Co-trimoxazol (Eusaprim forte®) für 3–6 Tage gegeben. Für Kinder steht Co-trimoxazol als Saft zur Verfügung. Stoßtherapien für 1–3 Tage sind unsicher. Auch die Gabe von 2 × 500 mg Ciprofloxacin (Ciprobay®) oder Norfloxacin (Norfloxazin-ratiopharm®) 2 x 400 mg ist möglich. Beide Gyrasehemmer stehen nicht in Darreichungen für Kinder zur Verfügung. Die Behandlung mit Penicillin gilt als zweite Wahl. Man gibt 2 × 1 g Amoxycillin (Clamoxyl®), eventuell kombiniert mit Clavulansäure (Augmentan®). Bei Schwangeren dürfen weder Sulfonamide noch Gyrasehemmer gegeben werden. Man gibt Amoxicillin. Bei Vorliegen einer Penicillinallergie muss auf Cephalosporine oder Azithromycin ausgewichen werden.

Harnwegsinfekte mit Problemkeimen werden mit Ciprofloxacin, Cefixim, Mezlocillin oder Gentamycin behandelt.

Chronische Harnwegsinfekte bei Männern müssen über mehrere Wochen behandelt werden.

In der **Schwangerschaft,** insbesondere in den ersten 4 Monaten, dürfen folgende Antibiotika **nicht** verwendet werden: Co-trimoxazol, Doxycyclin, Aminoglykoside, Gyrasehemmer und Nitrofurantoin.

Behandelt wird mit Amoxycillin oder Cephalosporinen, bei Chlamydieninfekten mit Erythromycin.

Bei **chronisch-rezidivierender Zystitis** sollte nach der Antibiotikabehandlung mit Norfloxacin, Ciprofloxacin oder Co-trimoxazol ein Behandlungsversuch mit Schwarzkümmelöl gemacht werden. Schwarzkümmelöl, das in Kapselform im Handel ist, enthält das ätherische Öl Nigelon-Semohepreпinon und die ungesättigte Fettsäure Gamma-Linolensäure, die antiseptische bzw. antiallergische Wirkungen haben.

Man gibt 2 × 500 mg/d Schwarzkümmelöl für 4–6 Monate.

Die **unspezifische Urethritis** wird durch Chlamydien oder Mykoplasmen verursacht, die am besten auf Doxycyclin (2 × 10 mg/d) oder Azithromycin (1 × 500 mg/d) ansprechen. Bei **Prostatitis** wird bis

Tab. 48.4 Therapie der Gonorrhö.

Therapieform	Antibiotikum
eintägige Behandlung (Therapie der Wahl)	
	1 × 2 g Spectinomycin (Stanilo®) i.m. oder
	1 × 250 mg Ceftriaxon (Rocephin®) i.m. oder
	1 × 0,5 g Ciprofloxacin (Ciprobay®) oral
mehrtägige Therapie	
 – –	1 × 2 Mio. IE Benzylpenicillin (Penicillin G Grünenthal®) i.m. – bei Männern für drei Tage – bei Frauen für sechs Tage oder
	2 × 100 mg Doxycyclin oral
Therapie in der **Schwangerschaft**	1x 500 mg Azithromycin für 3 Tage oder
	Cefuroxim (Zinnat®) 1 × 1,5 g/d i.m. für 7 Tage
Therapie bei **penicillinresistenten Gonokokken**	1 × l 2 g Spectinomycin (Stanilo®) i.m.
Therapie bei **zusätzlicher Chlamydieninfektion**	zusätzlich 2 × 100 mg Doxycyclin (Vibramycin®) für 2 Wochen

zum Vorliegen des Antibiogramms mit Doxycyclin behandelt, später meist mit Penicillinen.

Bei **eingeschränkter Nierenfunktion** muss bei fast allen Antibiotika (Ausnahme: Doxycyclin) die Dosis reduziert werden. Die **Pyelonephritis** wird ebenfalls mit Fluochinolonen oder mit Ampicillin + Sulbactam (Sultamicillin, Unacid®) behandelt. Bei Pseudomonasinfekten ist Gentamycin (Refobacin®) erforderlich.

48.4.2 Gonorrhö

Die Gonorrhö ist die häufigste Geschlechtskrankheit und wird durch Neisseria gonorrhoeae verursacht. Das Leitsymptom ist eitriger Ausfluss aus der Harnröhre. Die Therapie ist in Tabelle 48.4 aufgeführt.

48.5 Infektionen von Haut und Weichteilen

Werden oberflächliche Verletzungen mit lokalen Antibiotika behandelt, so dauert die Heilung doppelt so lange wie ohne Antibiotikum. Antibiotika dringen weder in die Haut ein, noch werden sie resorbiert, sondern sie schwächen nur die lokale Immunabwehr und haben ein hohes Allergiepotenzial. Wenn eine Wunde infiziert ist und eine antibiotische Therapie erforderlich wird, dann sollte **systemisch** behandelt werden. Hauterkrankungen, bei denen eine Antibiotikatherapie indiziert ist, sind schwere Akne, Impetigo, Erysipel und Phlegmone. Abszesse sind keine Indikation für Antibiotika. Nach Abszesseröffnung und Entleerung sind ebenfalls keine Antibiotika mehr erforderlich. Bei **eitrigen Infekten** gibt man penicillinasefeste Penicilline wie Flucloxacillin oder ein Cephalosporin, bei **Akne** Tetrazyklin oder Minocyclin und bei **Erysipel** Penicillin G oder Azitromycin. Bei der **Lyme Borreliose** werden Erythromycin, Azithromycin oder Doxycyclin verwendet und bei **Erythrasma,** das durch das Corynebacterium minutissimum verursacht wird, gibt man Doxycyclin oral oder Tetrazyklinsalbe lokal.

Bei **tiefen Weichteilinfektionen** wie Gasbrand und anderen Clostridieninfektionen wird zunächst das Infektionsgebiet breit geöffnet, und dann gibt man hohe Dosen (10–20 Mio./d) Penicillin G parenteral, bei Penicillinallergie Cephalosporine oder Vancomycin. Bei Infektionen mit Clostridium tetani ist eine Antibiotikatherapie meist wenig effektiv, weil die Erreger über die Blutbahn nicht erreicht werden. Sensibel ist der Tetanuserreger auf Penicillin G, Cephalosporine und Clindamycin.

48.6 Infektionen des Bewegungsapparats (insbesondere Osteomyelitis)

Eine **Osteomyelitis** ist eine Infektion des Knochenmarks. Die Erreger sind meist Staphylokokken, seltener Streptokokken, Klebsiellen oder Salmonellen. Sie können über die Blutbahn oder auf direktem Weg durch offene Frakturen in den Knochen gelangen. Es ist schwierig, mit einem Antibiotikum eine ausreichende Konzentration im Knochen zu erreichen. Deshalb muss meist das Knochenmark freigelegt, die Nekrosen ausgeräumt und das Antibiotikum direkt im Knochen appliziert werden. Dies geschieht z. B. mit einer Gentamycin-Pallakos-Kette. Eine systematische Antibiotikatherapie erfolgt gemäß Antibiogramm.

In Frage kommen:

3–4 × 2 g/d Flucloxacillin/d (Staphylex®) als Infusion oder

3–4 × 2 g/d Amoxicillin + Clavulansäure (Augmentan®).

Bei Penicillinresistenz gibt man

3 × 2 g/d Cefazolin(Gramaxin®) i.v. oder

3–4 × 600 mg/d Clindamycin i.v. (Sobelin®).

Insbesondere Clindamycin erreicht hohe Konzentrationen im Knochen. Auch Fusidinsäure erreicht hohe Konzentrationen im Knochen, entwickelt aber rasch Resistenzen und wird daher mit anderen Antibiotika kombiniert. Bei Pseudomonasinfekten hat sich die Kombination Azlocillin + Gentamycin bewährt.

48.7 Septische Infektionen

Unter einer **Sepsis** oder Bakteriämie versteht man eine generalisierte bakterielle Infektion des Körpers über die Blutbahn, ausgehend von einem Infektionsherd. Eine Sepsis ist eine lebensgefährliche Erkrankung mit Fieberschüben bis 40 °C und schwer beeinträchtigtem Allgemeinzustand. Erforderlich sind mehrfache Blutkulturen und Resistenzbestimmungen. Die Sepsis wird durch Angabe des Infektionsherds bzw. der Eintrittspforte und des Erregers genauer charakterisiert. Da eine Sepsis sofortiges Handeln nötig macht, wird nach Abnahme der Blutproben sofort mit einer antibiotischen Behandlung begonnen, die auch die Grunderkrankung berücksichtigt. Bewährt haben sich folgende Kombinationen:

- Breitbandpenicillin + Cephalosporin: z. B. Mezlocillin oder Piperacillin + Cefotiam
- Cephalosporin + Aminoglykosid: z. B. Ceftazidim + Gentamycin oder Tobramycin
- Cephalosporin + Fluochinolon: z. B. Ceftazidim + Ciprofloxacin
- Cephalosporin + Carbapenem: z. B. Ceftazidim + Imipenem (Meropenem).

Bei **toxischem Schocksyndrom** durch Streptokokken oder Staphylokokken hat sich Clindamycin (Sobelin®) bewährt.

48.8 Meningitiden

Erreger der **Meningitis** oder Hirnhautentzündung sind meist Kokken (Meningo-, Pneumo- und Streptokokken) und Haemophilus. Die Diagnose wird anhand der Liquorpunktion und des Erregernachweises gestellt. Auch bei der Meningitis kann das Ergebnis der Liquorkultur nicht abgewartet werden. Man beginnt sofort mit einer antibiotischen Therapie.

- **Meningokokkenmeningitis und Pneumokokkenmeningitis.** Mittel der Wahl ist Benzylpenicillin (Penicillin G) in hoher Dosis (20–40 IE/kg/d für 14 Tage). Es kommt in ausreichender Konzentration ins Hirn, da bei Meningitis die Blut-Hirn-Schranke durchlässiger ist. Bei Penicillinallergie wird Cefotaxim (Claforan®) oder Aztreonam (Azabactam®) i.v. eingesetzt.
- **Haemophilusmeningitis.** Insbesondere bei Kindern wird mit Ampicillin oder 200 mg/kg KG/d Cefotaxim (Claforan®) behandelt. Bei Vorliegen von β-Lactamase-bildenden Stämmen muss auf Chloramphenicol ausgewichen werden, mit einer maximalen Dosis von 25 mg/kg KG (Grey-Syndrom!).
- **Staphylococcus-epidermidis-Meningitis.** Mittel der Wahl ist Vancomycin (Vancomycin-ratiopharm®).

Meningitis durch andere gramnegative Bakterien wird mit Gentamycin + Cefotaxim behandelt.

48.9 Endokarditis und Myokarditis

Die **Endokarditis** oder Herzinnenhautentzündung kann durch verschiedene Bakterien hervorgerufen werden, daher ist immer ein Erregernachweis anzustreben.

- **α-hämolysierende Streptokokken (30–40 %):** Mittel der Wahl ist Benzylpenicillin (Penicillin Grünenthal®)
- **Streptococcus faecalis (20 %):** Ampicillin + Aminoglykosid, z. B. Binotal® + Refobacin®
- **Staphylokokken (20 %):** Flucloxacillin (Staphylex®) 6–12 g/d als Infusion oder Cephalosporine

Tab. 48.5 Wirkungsspektrum wichtiger Antibiotika.

Erreger	Antibiotikum
Chlamydien	Cephalosporine, Tetrazykline, (Erythromycin)
Clostridien	Cephalosporine, Carbenicillin, Penicillin G, Erythromycin, Lincomycin
Corynebacterium diphtheriae	Cephalosporine, Penicillin G, Erythromycin, Lincomycin, Tetracyclin
Streptococcus pneumoniae	Cephalosporine, Penicillin G, Erythromycin, Lincomycin, Tetracyclin, Chloramphenicol, Sulfonamide
E. coli	Cephalosporine, Chloramphenicol, Sulfonamide, Tetrazyklin, Streptomycin, Gentamycin, Neomycinsulfat
Haemophilus influenzae	Cephalosporine, Ampicillin, Chloramphenicol, Erythromycin, Lincomycin, Tetrazyklin
Haemophilus pertussis	Cephalosporine, Ampicillin, Chloramphenicol, Erythromycin, Lincomycin, Tetrazyklin, (Sulfonamide)
Klebsiella	Cephalosporine, Chloramphenicol, Streptomycin, Tetrazyklin, Neomycin
Mycobacterium tuberculosis	Rifampicin, Streptomycin
Mykoplasma	Erythromycin, Doxycyclin
Neisseria gonorrhoeae	Penicillin G, Cephalosporine, Tetrazykline, Chloramphenicol, Sulfonamide, Streptomycin, Gentamycin, Erythromycin, Lincomycin, Fusidinsäure
Neisseria meningitidis	Penicillin G, Cephalosporine, Tetrazykline, Chloramphenicol, Sulfonamide, Streptomycin, Gentamycin, Erythromycin, Lincomycin, Fusidinsäure
Proteus	Ampicillin, Cephalosporine, Chloramphenicol, Sulfonamide, Streptomycin
Rickettsien	Tetrazykline, Chloramphenicol, Azithromycin
Salmonellen	Ampicillin, Amoxycillin, Ciprofloxacin, Gentamycin, Chloramphenicol
Shigellen	Sulfonamide, Ampicillin, Ciprofloxacin, Ofloxacin, Tetrazykline, Gentamycin
Staphylococcus aureus	Cephalosporine, Fluoxacillin, Clindamycin, Tetrazykline, Chloramphenicol
Streptococcus faecalis	Penicillin G, Erythromycin, Tetrazykline, Clindamycin
Streptococcus pyogenes	Penicillin G, Cephalosporine, Erythromycin, Tetrazykline, Clindamycin
Treponema pallidum	Penicillin G, Carbenicillin, Cephalosporine, Tetrazykline

- **Gramnegative Bakterien:** ß-Lactam-Antibiotika + Gentamycin.

Zur **Prophylaxe** bei Herzpatienten, die sich operativen Eingriffen an Lunge oder Zähnen unterziehen müssen, werden 3 g Amoxicillin (Amoxypen®) eine Stunde vor dem Eingriff gegeben.

Die **Myokarditis** oder Herzmuskelentzündung wird in der Regel durch Viren wie Influenzavirus oder Coxsackievirus verursacht. Persistierende kleine Entzündungsherde können auch noch nach Jahren zum plötzlichen Herztod führen („rätselhafter" Tod von Leistungssportlern). Eine kausale Therapie gibt es nicht.

48.10 Infektionen bei Vorliegen einer Granulozytopenie

Bei einer **Granulozytopenie** ist die Abwehr geschwächt, und es kann leicht zu Infektionen durch opportunistische Keime kommen, die beim Gesunden nicht erfolgen würden. Häufige Erreger sind Pseudomonas aeruginosa, E. coli, Klebsiella und Staphylokokken oder mehrere Keime zusammen. Zur Vorbeugung bringt man den Patienten in eine keimarme Umgebung bzw. Isolierstation. Bei erfolgter Infektion wird in der Regel mit einer antibiotischen Kombinationstherapie behandelt:

- Breitbandpenicillin + Cephalosporin: z. B. Mezlocillin oder Piperacillin + Cefotiam
- Cephalosporin + Aminoglykosid: z. B. Ceftazidim + Gentamycin oder Tobramycin
- Imipenem + Aminoglykosid: z. B. ZIENAM® + Gentamycin.

Einen Überblick über das Wirkungsspektrum wichtiger Antibiotika gibt Tabelle 48.5.

48.11 Tuberkulose

Die Tuberkulose ist eine Infektionserkrankung durch Mycobacterium tuberculosis und befindet sich auch in Deutschland wieder auf dem Vormarsch. Die Chemotherapie orientiert sich an der Empfindlichkeit der verschiedenen Mykobakterienstämme. Eine primäre Resistenz findet man bei 5–10 % der Stämme. Vor allem in den USA beobachtet man eine Zunahme von Mehrfachresistenzen, insbesondere bei HIV-Patienten.

Bei Organtuberkulosen (Lunge, Pleura, Nieren, Darm), einschließlich der Meningitis, wird mit einer **Kombinationstherapie aus 3–4 Antituberkulotika** begonnen.

Merke!
INH, PTH, PZA und RMP erreichen die Meningen.

Medikamente der 1. Wahl: Isoniazid (INH), > Rifampicin (RMP), Pyrazinamid (PZA), > Ethambutol (EMB) > Streptomycin (SM).

Medikamente der 2. Wahl: Protionamid (PTH), p-Aminosalicylsäure (PAS).

Medikament der 3. Wahl: Tetrazyklin.

Die initiale Dreier- oder Viererkombination wird 2–3 Monate durchgeführt, dann kann für weitere 4–9 Monate mit einer Zweierkombination weitertherapiert werden. Jedes Antituberkulotikum wird nur einmal am Tag gegeben und nach Körpergewicht dosiert. Als Therapiekontrolle dient die Sputumkultur. Meist wird noch eine einjährige Sicherungsphase mit einer Monosubstanz angeschlossen. Sinn der Kombination ist die Verhinderung von Resistenzen, die bei einer Monotherapie sehr rasch auftreten würden.

Merke!
Eine Viererkombination reduziert nachweislich die Quote der Primärversager.

INH, Rifampicin und Pyrazinamid wirken tuberkulozid, die anderen Medikamente tuberkulostatisch.

Ein gebräuchliches Schema ist folgende Kombination:

Tab. 48.6 Wichtige Tuberkulosemedikamente und ihre Dosierung.

Wirkstoff	Abkürzung	Handelsname	Tagesdosis oral (mg/kg/KG)
Isoniazid	INH	Isozid®	5–10
Rifampicin	RMP	Rifa®	8–12
Pyrazinamid	PZA	Pyrafat®	30–35
Ethambutol	EMB	Myambutol®	20–25
Streptomycin	SM	Streptomycin Grünenthal®	15–20 parenteral
Rifabutin	–	Alfacid®	4–6
Protionamid	PTH	Ektebin®	5–7,5
Sparfloxacin	SPA	Zagam®	4–8

- Isoniazid + Rifampicin täglich
- sowie zusätzlich Streptomycin und Ethambutol alternierend.

Bei Unverträglichkeit kann Ethambutol durch PAS ersetzt werden.

Bei Infektionen mit atypischen Mykobakterien, die in zunehmendem Maß bei AIDS-Patienten auftreten, sprechen Tuberkulostatika schlecht an. Man muss sich meist nach den Resistenzbestimmungen richten. Begonnen wird mit der Kombination RMP + SM. Daneben können auch Antibiotika wie Clarithromycin (Klacid®) oder Sparfloxacin (Zagam®) versucht werden. Die Dosierung von Antituberkulotika zeigt die Tabelle 48.6.

48.12 Syphilis (Lues)

Syphilis ist eine Geschlechtskrankheit, verursacht durch Treponema pallidum. Die deutsche Bezeichnung für Lues ist „harter Schanker". In den vergangenen Jahrhunderten fielen schon Millionen Menschen dieser Infektionskrankheit zum Opfer. Erst nach Einführung von Penicillin in die medizinische Therapie war es möglich, diese Krankheit wirksam zu bekämpfen. In den 90er Jahren gab es nur noch etwa 1000 Neuerkrankungen pro Jahr in Deutschland. Mittlerweile ist die Syphilis wieder auf dem Vormarsch, wie Gerd Gross, Vorsitzender der Deutschen Gesellschaft für Sexually Transmitted Disease (Dt. STD) mitteilte. Die Neuerkrankungen liegen z.Z. bei 3000/Jahr. Ursachen sind promiske Homosexuelle, die 60 % der Erkrankten ausmachen, und Prostituierte aus dem Osten, wo die Syphilis wesentlich häufiger ist.

Merke!
Zu einer Geschlechtskrankheit gehören immer drei (H.J. Heite).

Die Syphilis verläuft in Phasen (I–III), wobei der Arzt heutzutage aufgrund der guten Behandlungsmöglichkeiten nur noch Stadium I (Primärstadium) oder Stadium II (Sekundärstadium) zu Gesicht bekommt. Mittel der Wahl in allen Stadien ist **Penicillin G.** Man gibt im Luesstadium I und II 1 × 1,2 Mio./d Benzathin-Penicillin G oder Clemizol-Penicillin G i.m. für 12 Tage. Bei Neugeborenen, die bei der Geburt von der Mutter angesteckt wurden, gibt man Cefuroxim. Im Luesstadium III wird 1 × 2,4 Mio./pro Woche Benzathin-Penicillin G oder Clemizol-Penicillin G i.m. für 3 Wochen oder 1 × 1 Mio./d Clemizol-Penicillin G i.m für 3 Wochen verabreicht. Bei Penicillinallergie wird 3 Wochen mit 200 mg Doxycyclin/d behandelt.

Durch die Toxinfreisetzung kann es am ersten Behandlungstag zu einer Herxheimer-Reaktion mit Fieber und Schüttelfrost kommen.

48.13 Pilzerkrankungen

Obwohl Pilzerkrankungen aufgrund der Laienpresse in aller Munde sind, kommen Pilzinfektionen nicht häufiger oder ausgeprägter vor als früher. Pilze wachsen – wenn überhaupt – oberflächlich auf Haut- und Schleimhäuten. Nur bei schweren Grunderkrankungen und Immunstörungen kann es zu Organmykosen, wie z. B. der Aspergillose der Lunge, kommen. Systemmykosen nehmen weltweit zu, hauptsächlich aufgrund der vielen Aids-Patienten.

Pilze leben auch beim Gesunden auf Haut und Schleimhäuten. Erst bei Verletzungen und Abwehrschwäche können sie auch in die Zellen eindringen. Candida und Schimmelpilze können zu Systemmykosen führen. Zur antimykotischen Therapie werden hauptsächlich die in Tabelle 48.7 aufgeführten Substanzen verwendet.

Klinisch unterscheidet man vier Gruppen von Pilzinfektionen, die unterschiedliches Vorgehen verlangen:

• Dermatophyten (Fadenpilze)	Haut, Nägel und Haare
• Hefen	Haut und Schleimhäute
• Schimmelpilze	Lunge
• dimorphe Pilze	Organmykosen.

Amphotericin B ist wirksam gegen die meisten Pilzarten, einschließlich Candida, und ist trotz seiner Nebenwirkungen immer noch das Mittel der Wahl bei schweren Systemmykosen. Grundkrankheiten wie Diabetes mellitus und Immundefekte müssen beachtet werden.

Merke!
Antibiotika, Zytostatika und Glukokortikoide, sowie schwere Infekte wie HIV oder Tuberkulose können das Entstehen systemischer Mykosen begünstigen.

Amphotericin B ist gegen die meisten Pilzarten einschließlich Candida wirksam. Resistente Stämme sind selten. Amphotericin B wird wegen seiner Nierentoxizität nur bei schweren generalisierten Mykosen gegeben, und zwar als Infusion. Man beginnt einschleichend und steigert auf 1 mg/kg KG/d. Die Behandlung muss über 4–6 Wochen fortgeführt werden; eine Gesamtdosis von 4 g sollte nicht überschritten werden.

Nystatin ist wirksam gegen Sprosspilze wie Candida und Aspergillus, in hoher Konzentration auch gegen Dermatophyten. Domäne ist die Candidainfektion von Mundschleimhaut, Darmschleimhaut und Vagina. Nystatin wird kaum resorbiert und nur lokal als Creme, Puder, Lösung und Vaginalcreme eingesetzt.

Flucytosin ist vor allem gegen Candida, Cryptococcus und Aspergillus wirksam und kann lokal und systemisch eingesetzt werden. Da bei ca. 10 % der Pilze eine Primärresistenz auf Fluorcytosin besteht,

Tab. 48.7 Antimykotika zur systemischen und topischen Behandlung.

Gruppe	Wirkstoff	Handelsname	Indikationen	Pilzart
Systemische Antimykotika				
Polyenantimykotika	Amphotericin B	Ampho-Moronal®	Kryptokokkose, Candidosen, Sporotrichose, Aspergillose	Sprosspilze (Hefen), Dimorphe Pilze, Fadenpilze
	Nystatin	Moronal®	Candida	Hefen
Pyrimidine	Flucytosin	Ancotil®	Kryptokokkose, Candidosen	Sprosspilze
Triazole	Fluconazol	Diflucan®	Candidosen, Kryptokokkosen	Sprosspilze
	Voriconazol	Vfend®	Aspergillose	Fadenpilze
Imidazole	Itraconazol	Sempera®, Siros®	Aspergillose, Kryptokokkose	Candida, dimorphe Pilze, Fadenpilze
	Ketoconazol	Nizoral®	dito	Candida, Dermatophyten
Benzofurane	Griseofulvin	Fulcin S 500®	Oberflächenmykosen wenn Lokaltherapie nicht wirksam war	Trichophyten, Microsporon
Lokale Antimykotika				
Imidazole	Clotrimazol	Canesten®	Oberflächenmykosen	Candida, Dermatophyten
	Miconazol	Daktar®	dito	Candida, Dermatophyten
	Bifonazol	Mycospor®	dito	Candida, Dermatophyten
	Econazol	Epi-Pecaryl®	dito	Candida, Dermatophyten
	Oxyconazol	Oceral®	dito	Candida, Dermatophyten
Naphtalinderivat	Tolnaphtat	Tonoftal®	dito	Candida, Dermatophyten

muss vor der Behandlung eine Resistenzprüfung erfolgen. Eine systemische Behandlung erfolgt oral mit 6–10 g/d über 4–6 Wochen. Da es während der Behandlung rasch zu einer Resistenzentwicklung kommen kann, wird es meist mit Amphothericin B kombiniert.

Clotrimazol wirkt gegen Hefen und Fadenpilze und wird in der Regel lokal bei Vaginalmykosen eingesetzt. Auch bei Hautinfektionen mit Candida, Dermatophyten und Pityriasis wird es lokal als Creme verwendet. Resistenzen und Nebenwirkungen sind selten. Eine systemische Anwendung ist nicht möglich.

Miconazol, Ketoconazol, Itraconazol, Bifonazol, Fluconazol gehören zur Gruppe der Imidazolverbindungen und wirken gegen Sprosspilze (Hefen), Schimmelpilze und Dermatophyten. Sie können lokal als Cremen, Lösungen und Puder oder systemisch oral angewendet werden. Bei Trichophyten der Haut gibt man 1 × 200 mg/d Fluconazol für 1 Woche. Insbesondere das neue Fluconazol ist auch oral gut verträglich und wird bei Vaginalmykosen als Einmalgabe verabreicht.

Griseofulvin ist nur bei Dermatophyteninfektionen indiziert und kann nur oral angewendet werden. Es wirkt gegen Trichophyten (Fadenpilze), Microsporon und Epidermophyten. Bei Candida ist es nicht indiziert. Es lagert sich ins Keratin von Nägeln und Haaren ein und dringt nur langsam vor. Deshalb muss es mehrere Wochen gegeben werden.

Tolnaftat wird zur Lokalbehandlung von Dermatomykosen, Tinea pedis und Pityriasis versicolor eingesetzt. Es hemmt die Ergosterolsynthese. Außer gelegentlicher Allergie sind keine Nebenwirkungen bekannt.

48.14 Protozoonosen

Protozoonosen sind Erkrankungen, die durch Protozoen verursacht werden. Wichtige Krankheitserreger dieser Gruppe sind Plasmodien, Trypanosomen, Leishmanien, Trichomonaden, Lamblien und Amöben.

48.14.1 Malaria

Weltweit sind ca. 500 Millionen Menschen an Malaria erkrankt. Nach Angaben der WHO sterben jährlich etwa 1 Million Menschen an Malaria. Es gibt verschiedene Formen von Malaria, die durch unterschiedliche Erreger verursacht werden. Überträger ist in jedem Fall die weibliche **Anophelesmücke.** Diese ist auf feuchtwarme Gebiete angewiesen, so dass die Malaria in der Regel eine Tropenkrankheit ist (mal aria = schlechte Luft). Noch im vorigen Jahrhundert gab es auch in Deutschland Malariagebiete. Tabelle 48.8 zeigt die verschiedenen Malariaformen.

Der **Entwicklungszyklus der Plasmodien** ist kompliziert. Die Vermehrung geschieht in Leber (Gewebsschizonten) und Erythrozyten (Blutschizonten). Jedes Mal, wenn eine neue Generation frei wird, reagiert der Körper mit Fieber. Die Malariaerreger können in folgenden **Zustandsformen** vorliegen:

- 1. Gewebsschizonten in der Leber
- 2. Hypnozoite (Ruheform in der Leber)
- 3. Blutschizonten in den Erythrozyten
- 4. Gametozyten
- 5. Sporozoite
- 6. Merozoite.

Malariamedikamente wirken alle gegen die Zustandsform 1. Die Kombination Pyrimethamin + Sulfadioxin (Fansidar®) wirkt gegen die Formen 1 und 2, ist aber nicht mehr im Handel. Primaquin wirkt gegen die Formen 1–4. Kein Medikament wirkt gegen die Zustandsformen 5 oder 6.

Aufgrund zunehmender Resistenzen durch häufigen Medikamenteneinsatz müssen immer öfter Kombinationen eingesetzt werden. Zur **Prophylaxe** werden eingesetzt:

- Chloroquin 1x 0,5 g/Woche
- Mefloquin 1x 0,25 g/Woche
- Proguanil 0,2 g/d, kombiniert mit Chloroquin
- Doxycyclin 0,1 g/d.

Pyrimethamin (Daraprim®), das früher ebenfalls zur Malariatherapie eingesetzt wurde, wird jetzt in Kombination mit einem Sulfonamid zur Behandlung der Toxoplasmose eingesetzt.

Zur **Rezidivprophylaxe,** vor allem bei Malaria tertiana und M. tropica, wird Primaquin (15 mg/d) für 2 Wochen eingesetzt.

Zur Behandlung der **akuten Infektion** in Gebieten **ohne Chloroquinresistenz** wird eingesetzt:

- **Chloroquin,** alle Malariaformen: 4 x 500 mg innerhalb von 2 Tagen (1–6–24–48 h).

Zur Behandlung der **akuten Infektion** in Gebieten **mit Chloroquinresistenz** werden eingesetzt:

- **Chininsulfat** bei Malaria tropica: 1–1,25 g/d für 7 Tage (außer Handel in Deutschland)
- **Chininsulfat + Doxycyclin:** 2 × 0,1 g/d für 7 Tage
- **Mefloquin,** alle Malariaformen, wenn Resistenz auf andere Mittel vorliegt: Dosierung: 0,75 g, nach 6 h 0,5, nach 12 h 0,25 g
- **Halofantrin,** alle Malariaformen: 4 × 1,5 g (1-tägige Behandlung). Die Behandlung wird nach einer Woche wiederholt.

Mefloquin (Lariam®) ist zur Zeit das einzige Antimalariamedikament zur Prophylaxe und Therapie der Malaria mit uneingeschränkter Wirksamkeit gegen **multiresistente Formen** der Malaria tropica und der anderen Malariaformen.

Mefloquin sollte nicht zusammen mit Tranquilizern oder Antiepileptika eingenommen werden. Ernsthafte Nebenwirkungen sind selten. Häufige NW sind Übelkeit und Schwindel.

Doxycyclin (Vibramycin®) ist indiziert zur Malariaprophylaxe, wenn eine Unverträglichkeit von Mefloquin besteht. Die Dosis ist 100 mg/d einen Tag vor der Reise, während der Reise und vier Wochen nach Reiseende. Die Kombination mit Chloroquin ist nicht nötig. Allerdings ist zu beachten, dass in Ländern mit starker UV-Strahlung häufig eine **photoallergische Hautreaktion** mit starker Hautrötung auftritt. Schwangere im 1. Trimenon und Kinder unter 8 Jahren sollten Doxycyclin nicht nehmen.

Chloroquin (Resochin®) wird eingesetzt, wenn die Gabe von Mefloquin oder Doxycyclin nicht möglich ist. Die Dosis ist 1 × 500 mg/Woche für Erwachsene, beginnend eine Woche vor Reiseantritt, während der Reise und vier Wochen nach Beendigung der Reise. Afrikareisende südlich der Sahara sollten zusätzlich Proguanil (Paludrine®) nehmen in einer Dosis von 200 mg/d.

Tab. 48.8 Formen der Malaria.

Malariaform	Erreger	Eigenschaften
Malaria tropica	Plasmodium falciparum	gefährlichste Form, kein fester Rhythmus der Fieberschübe
Malaria tertiana	Plasmodium vivax Plasmodium ovale	jeden 3. Tag Fieber jeden 3. Tag Fieber
Malaria quartana	Plasmodium malariae	jeden 4. Tag Fieber

Halofantrin (Halfan®) eignet sich nur zur Akutbehandlung. Die Deutsche Tropenmedizinische Gesellschaft (DTG) empfiehlt, Halofantrin trotz guter Wirksamkeit nur unter klinischer Überwachung einzusetzen, da **bedrohliche Herzrhythmusstörungen** auftreten können. Für Schwangere und Kinder unter 10 Jahren ist Halofantrin kontraindiziert.

Proguanil (Paludrine®) ist ein neueres Malariamedikament. Chemisch handelt es sich um ein Biguanid. Es eignet sich besonders bei Langzeitaufenthalt und für Schwangere oder Stillende. Die Einnahme erfolgt wie bei Chloroquin. Proguanil ist im Allgemeinen gut verträglich. Seltene Nebenwirkungen sind Magenschmerzen, Kopfschmerzen, Benommenheit, verschwommene Sicht und Hautausschlag.

Atovaquon und Proguanil (Malarone®) ist ein orales Kombinationspräparat aus 250 mg Atovaquon und 100 mg Proguanil. Es wirkt gegen Blutschizonten. Es eignet sich nicht zur Prophylaxe, sondern **nur zur Behandlung der akuten unkomplizierten Malaria tropica,** insbesondere in Gebieten mit Resistenzen anderer Malariamedikamente gegen Plasmodium falciparum. Nebenwirkungen sind leichte Allgemeinstörungen wie bei Proguanil allein.

Artemether + Lumefantrin (Riamet®) ist ein neues Malariamittel, das 1999 in der Schweiz auf den Markt kam. Es wurde von Novartis zusammen mit dem Institut für Mikrobiologie in Peking aus einem traditionellen chinesischen Naturheilpräparat entwickelt, das aus einer Artemisia-Art gewonnen wird. Chemisch handelt es sich um eine Kombination aus dem Pflanzenextrakt Artemether und Lumefantrin, einem synthetischen Wirkstoff. Riamet® steht in Tablettenform zur Verfügung und wirkt gegen **Malaria tropica im Frühstadium.** Das Kombinationspräparat eignet sich **nicht zur Prophylaxe.** Der Fortpflanzungszyklus der Malariaparasiten wird unterbrochen. Riamet® ist gut verträglich und kann auch Kindern gegeben werden. Insbesondere bei Reisen in Resistenzgebiete eignet sich das Präparat gut.

Artemisinderivate sind neben Artemether auch Artesunat (Tab. 48.9).

48.14.2 Toxoplasmose

Die Toxoplasmose ist eine Infektionserkrankung, die durch den Erreger **Toxoplasma gondii** verursacht wird. Der Endwirt, in dem die Entwicklung von Toxoplasma gondii stattfindet, ist die Katze. Zwischenwirte sind Säugetiere, Vögel und der Mensch. Infektionsquellen sind mit Oozyten verunreinigte Nahrungsmittel, insbesondere rohes Fleisch und Katzenkot. Toxoplasma gondii kann diaplazentar auf den Fötus übertragen werden.

Beim Erwachsenen verläuft die Erkrankung meist unauffällig mit grippeähnlichen Symptomen und einer Lymphdrüsenschwellung. Gefährlich ist der Erreger bei immungeschwächten Personen und in der Schwangerschaft. Wenn Toxoplasma auf den Fötus übertragen wird, kann es zu Enzephalitis, Hydrozephalus, Mikrozephalus und intrazerebralen Verkalkungen kommen. Bei Vorliegen von Immundefekten kann es auch bei Erwachsenen zu Enzephalitis kommen, ferner zu Pneumonie und Myokarditis.

Therapie der Wahl im akuten Stadium der Toxoplasmose ist **Co-trimoxazol.** Man gibt 2 × 1 Tabl. Eusaprim forte®.

Tab. 48.9 Dosierung und Indikation von Antimalariamitteln.

Wirkstoff	Handelsname	Indikation	Dosierung Erw.	Dosierung Kinder
Mefloquine	Lariam®	Prophylaxe in Gebieten mit Resistenz gegen Chloroquin	1 × 250 mg/Wo	5 mg/kg
Doxycylin	Vibramycin®	Alternative zu Mefloquine	1 × 100 mg/d	2 mg/kg > 8 Jahre
Chloroquin	Resochin®	in Gebieten ohne Resistenz Prophylaxe	1 × 500 mg/Wo	8,3 mg/kg pro Wo
Proguanil	Paludrine®	zusammen mit Chloroquin als Alternative zu Mefloquin oder Doxyclyclin	1 × 200 mg/d	50 mg/d < 2 Jahre 100 mg/d 2–6 Jahre 200 mg/d > 10 Jahre
Halofantrin	Halfan®	nur Akutbehandlung	3 × 500 mg/d	3 × 8 mg/kg/d > 10 Jahre
Atovaquon + Proguanil	Malrone®	Prophylaxe	1 × 250 mg/Wo	
Chinin	Chininum Hydrochl.Merck®	nur Akutbehandlung	3 × 500 mg/d	3 × 10 mg/kg/d
Artemether + Lumefantrin	Riamet®	nur Akutbehandlung	Fachinformation	

Bei chronischer Infektion gibt man eine Kombination aus Pyrimethamin (Daraprim®) und Sulfadiazin (Sulfadiazin Heyl®) für 3–6 Wochen in einer Dosierung von 25 mg Pyrimethamin und 4 g Sulfadiazin pro Tag.

Im ersten Trimenon der Schwangerschaft sind Sulfonamide kontraindiziert, daher muss man auf Clindamycin (Lincomycine) oder Spiramycin (Makrolide) ausweichen. Man gibt 4 × 450 mg/d Clindomycin (Sobelin®) oder 2–4 g/d Spiramycin (Selectomycin®) oral.

48.14.3 Amöbiasis

Das Protozoon Entamoeba histolytica siedelt sich zunächst im Darm an und vermehrt sich in der nichtinvasiven Minutaform. Diese wandelt sich in die invasive Magnaform, welche die Darmschleimhaut schädigt und zu schwerem Durchfall führt, der sog. **Amöbenruhr.** Allerdings sind nur 10 % der Erreger pathogen. Über das Pfortadersystem können die Amöben auch die Leber und andere Organe befallen. Amöbiasis ist in tropischen Ländern eine häufige Erkrankung, kommt aber auch in Deutschland vor. Dauerausscheider sind möglich.

Eine akute Amöbenruhr wird mit Nitroimidazolen therapiert. Man gibt 3 × 750 mg Metronidazol/d (Clont®) oder 2 × 1 g Nimorazol/d (Esclama®) für 10 Tage. Bei Amoebiasis muss höher dosiert werden als bei Trichomoniasis.

Asymptomatische Träger der Minutaform werden mit Tetrazyklin behandelt. Man gibt 3 × 250 mg Tetrazyklin HCl (Tetracyclin Wolff®) für 8 Tage oder Erythromycin (Erythrocin®). Bei Organbefall und Leberabszess wird mit Metronidazol und Chloroquin behandelt: 3 × 750 mg Metronidazol (Clont®) für 10 Tage, anschließend 1 × 500 mg Chloroquin (Resochin®) für 2 Wochen.

48.14.4 Trichomoniasis

Trichomonaden sind Einzeller, die häufig Vaginalinfekte verursachen. Behandelt wird mit 3 × 250 mg Metronidazol (Clont®) für 10 Tage.

48.15 Wurmerkrankungen

Wurmerkrankungen treten in der Regel unter unhygienischen Verhältnissen (verschmutze Lebensmittel), bei engem Umgang mit Tieren und bei Verzehr von rohem Fleisch auf. Häufig sind Wurminfektionen in Entwicklungsländern, aber auch in Industrieländern sind sie nicht selten. Der weltweite Befall mit Spulwürmern wird auf 30 % der Bevölkerung geschätzt. Häufige Verursacher von Wurminfektionen sind:

- **Cestoden** (Bandwürmer) wie Rinder-, Schweine-, Hunde- und Fischbandwurm
- **Nematoden** (Fadenwürmer) wie Spulwurm (Ascaris), Madenwurm (Oxyuris), Hakenwurm (Ancylostoma duodenalis), Trichinen (Trichinella spiralis) und Peitschenwurm (Trichuris trichura)
- **Trematoden** (Saugwürmer), z. B. der Blasen-Pärchenegel Schistosoma haematobium.

Therapie der Wurmerkrankungen

Bandwürmer

- 1 × 2 g Niclosamid (= 1 × 4 Tbl. Yomesan®) oder
- 1 × 10–20 mg/kg KG Praziquantel (= 1 × 6 Tabl. Cesol®) bei Erwachsenen.

Praziquantel eignet sich auch zur Behandlung des Finnenstadiums (Zystizerkose oder Echinokokkose) bei Bandwurminfektionen. Die Zystizerkose wird vom Schweinebandwurm, die Echinokokkose vom Hunde- oder Fuchsbandwurm verursacht.

Fadenwürmer

Bei Infektion mit **Ascaris, Trichinella, Oxyura** oder **Trichura** gibt man 2 × 100 mg Mebendazol/d (= 2 × 1 Tabl. Vermox®) für 3 Tage. **Oxyuren** lassen sich auch gut behandeln mit 1 × 5 mg/kg KG Pyrviniummembonat (= 1 × 8 Tabl. Molevac® beim Erwachsenen, bei Kindern Gabe als Suspension). Bei **Ascariden** wird 1 × 750 mg Pyrantelembonat (= 1 × 3 Tabl. Helmex®) eingesetzt. **Spulwurmerkrankungen** (Ascaris) und **Hakenwürmer** sind empfindlich auf 1 × 10 mg Pyrantelembonat (= 1 × 3 Tabl. Helmex® bei Erwachsenen, bei Kindern als Saft).

Saugwürmer

Bei Infektion mit Saugwürmern (Schistosoma) gibt man 1 × 20 mg/kg KG Praziquantel (= 1 × 9 Tabl. Cesol®).

48.16 Viruserkrankungen

- Viren bestehen nur aus Erbmaterial (DNS oder RNS) und einer Proteinhülle. Sie verfügen meist über keine Enzymsysteme und müssen daher den Syntheseapparat und die „Rohstoffe" (Aminosäuren, Nukleotide) der Wirtszelle benutzen. Eine Hemmung der Virusreproduktion bedeutet also immer auch einen Eingriff in die Wirtszelle. **Aciclovir, Ganciclovir, Zidovudin, Vidarabin, Didanosin, Zalcitabin, Ribavirin, Idoxuridin und Trifluridin** sind synthetische Nukleoside und stören den Aufbau von Virus-DNS bzw. Virus-RNS.
- **Amantadin** greift nicht in den Stoffwechsel der Wirtszelle ein, sondern wirkt auf die Virusmembran und verhindert das Eindringen des Virus in die Wirtszelle.
- **Interferone** sind Glykoproteine, die von virusinfizierten Wirtszellen gebildet werden und die Virusvermehrung in benachbarten Zellen hemmen.

Da es sich um physiologische Verbindungen handelt, treten Nebenwirkungen nur bei exogener Zufuhr hoher Dosen auf. Die meisten Virusinfektionen lassen sich mit Hemmstoffen nicht beeinflussen (virale Atemwegsinfekte, Röteln, Masern, Mumps, Influenza B).

Systemische Virustatika kommen nur bei vitaler Indikation und bei Augeninfekten mit Herpesviren zum Einsatz.

Indikationen für Virustatika sind:

- Herpesviren: Aciclovir (Zovirax®) (lokal, oral, i.v.) oder Famciclovir 2 × 250 mg
- Herpes labialis: Penciclovir (Vectavir®) lokal
- Zoster: Famciclovir (Famvir®) 2 × 250 mg
- Influenza-A-Infektion: Amantadin (PK-Merz®) 3 × 100 bis 3 × 200 mg/d
- Influenza A + B: Zanamivir (Relenza®) 2 × 10 mg per inhalatione oder Oseltamivir (Tamiflu®) 2 × 75 mg oral
- Respiratory Syncytial Virus (RVS): Ribavirin (Rebetol®) 2 × 500 mg oral
- Hepatitis C: Ribavirin (Rebetol®) 2 × 500 mg oral oder Lamivudin (Epivir®) 2 × 150 mg
- Zytomegalie-Retinitis: Cidofovir (Vistide®) i.v. 5 mg/kg/KG über 1 h, 1 ×/Wo
- Zytomegalie (CMV): Ganciclovir (Cymeven®) 3 × 1 g oral, 2 ×/d 5 mg/kg/KG
- **HIV:** Lamivudin (Epivir®) 2 × 150 mg oral oder
  - Zidovudin (Retrovir®) 2 × 250 mg oral oder
  - Indinavir (Crixivan®) 3 × 800 mg oral oder
  - Efavirenz (Sustiva®) 1 × 600 mg oral.

Interferone sind indiziert bei Herpesviren im Auge, Hepatitis-B- und -C-Viren.

HIV (Human Immundeficiency Virus)

Die zur Zeit gefährlichste Virusinfektion mit der höchsten Mortalität ist die **HIV-Infektion.** Seit Jahren wird fieberhaft nach Medikamenten gesucht, um dieser Erkrankung Einhalt zu bieten. Die meisten Stoffe aus der Gruppe der synthetischen Nukleoside wurden erst nach dem Auftreten von Aids entwickelt. Bis jetzt ist kein Stoff bekannt, der die Erkrankung ausheilt, wohl aber kann die Virusvermehrung gebremst und der Krankheitsverlauf verzögert werden. Aids-Patienten sind häufig nicht nur Überträger von HI-Viren, sondern auch von Hepatitis-C-Viren. Die Tabelle 48.10 gibt einen Überblick über die zur Zeit verfügbaren medikamentösen Therapieansätze.

Eine Zusammenfassung der Zahlen der HIV-/Aids-Epidemie zeigen die Tabelle 48.11 und die Abbildung 48.1

HIV-Medikamente sind ein boomender Markt, so dass jedes Jahr mehrere Medikamente gegen Retroviren auf den Markt kommen. Manchmal handelt es sich auch um Schnellschüsse wie beim Nonnucleosid-Reverse-Transcriptase-Inhibitor (NNRTI) Delaviridine von Upjohn oder beim Proteasehemmer Amprenavir von Glaxo-Wellcome, denen in Europa 1999 die Zulassung verweigert wurde, da die Studiendaten zur Zulassung nicht ausreichten.

Ein neuer vielversprechender Therapieansatz ist die selektive Hemmung der HIV-Protease mit Proteasehemmern wie Saquinavir (Invirase®), Indinavir (Crixivan®) und Ritonavir (Norvir®), die seit kurzem zu Verfügung stehen. Die erste Substanz dieser Gruppe war Saquinavir und kam 1995 in den USA

Tab. 48.10 Antivirale Medikamente zur Behandlung der HIV-Infektion.

Wirkstoffname	Handelsname	Wirkungsmechanismus	Dosierung/Tag
NRTI (Nukleosid-Reverse-Transkriptase-Inhibitor)			
Abacavir	Ziagen®	Hemmung der reversen Transkriptase	2 × 300 mg
Didanosin (ddi)	Videx®	Hemmung der reversen Transkriptase	2 × 200 mg
Lamivudin (3TC)	Epivir®	Hemmung der reversen Transkriptase	2 × 150 mg
Stavudin (ddC)	Zerit®	Hemmung der reversen Transkriptase	2 × 40 mg
Zalcitabin (d4T)	HIVID® Roche	Hemmung der reversen Transkriptase	3 × 0,75 mg
Zidovudin (AZT)	Retrovir®	Hemmung der reversen Transkriptase	6 × 200 mg
Proteasehemmer			
Indinavir (IDV)	Crixivan®	Proteaseemmer	3 × 800 mg
Ritonavir (RTV)	Norvir®	Proteasehemmer	2 × 600 mg
Nelfinavir (NVP)	Viracept®	Proteasehemmer	3 × 750 mg
Saquinavir (SQV)	Invirase®	Proteasehemmer	3 × 600 mg
NNRTI (Non Nukleosid Reverse Transkriptase Inhibitor)			
Efavirenz (EFV)	Sustiva®	Hemmung der reversen Transkriptase	1 × 600 mg
Nevirapin (NVP)	Viramune®	Hemmung der reversen Transkriptase	1 × 200 mg

Tab. 48.11 Gesamtzahlen der HIV-/Aids-Epidemie (WHO, Dezember 2003).

HIV/Aids	Betroffene	Anzahl	Schwankungsbreite
HIV-Neuinfizierte im Jahr 2003	Erwachsene	4,2 Mio.	3,6–4,8 Mio.
	Kinder < 15 Jahre	700.000	590.000–810.000
Gesamt		5 Mio.	4,2–5,8 Mio.
Menschen weltweit mit HIV oder Aids	Erwachsene	37 Mio.	36–48 Mio.
	Kinder < 15 Jahre	2,5 Mio.	2,1–2,9 Mio
Gesamt		40 Mio.	34–46 Mio
Aids-Tote im Jahr 2003	Erwachsene	2,5 Mio.	2,1–2,9 Mio.
	Kinder < 15 Jahre	0,5 Mio.	420.000–580.000
Gesamt		**3 Mio.**	
Zahl der Aids-Toten von Beginn der Epidemie bis Ende 2001	Erwachsene	17,5 Mio.	2,1–2,9 Mio.
	Kinder < 15 Jahre	4,3 Mio.	
Gesamt		**21,8 Mio.**	

auf den Markt. Die HIV-Protease spaltet Polypeptide, die von der Wirtszelle produziert wurden und die für die Virusreifung nötig sind. Bei Hemmung der HIV-Protease durch Saquinavir unterbleibt die Neuinfektion von Wirtszellen und die bereits infizierten Zellen produzieren nichtinfektiöse Viruspartikel. Menschliche Proteasen werden erst in 10 000fach höherer Konzentration gehemmt, so dass das Medikament relativ gut verträglich ist. Noch besser sind die Ergebnisse, wenn Saquinavir mit Zidovudin oder Zalcitabin kombiniert wird, die die reverse Transskriptase hemmen und so ebenfalls die Neuinfektion verhindern. Es kommt zur synergistischen Wirkung. Die Resistenzbildung ist gering.

Es wird mit einer Vielzahl von Kombinationen der verschiedenen Hemmstoffe der Retroviren experimentiert, meist mit Kombinationen aus 2 oder 3 Verbindungen (HAART = Highly Active Antiretroviral Therapy). Am häufigsten ist die Kombination Zidovudin + Lamivudin und zusätzlich Indinavir oder ein anderer Proteaseinhibitor. Aufgrund der raschen Änderung der Wirkstoffe und der Kombinationsmöglichkeiten ist die Behandlung der HIV-Infektion den Spezialisten vorbehalten, die sich im Internet austauschen. Websites sind: www.hiv.net oder www.medscape.com.

Auch Antibiotika wie Rifabutin oder andere Stoffe werden mit Virustatika kombiniert.

HIV-Medikamente in Vorbereitung

In klinischer Erprobung ist Enfuvirtide (Fuzeon®), der erste Vertreter einer neuen Gruppe von Virustatika, die sog. Fusionsinhibitoren. Enfuvirtide bindet an ein Protein namens gp41 auf der HIV-Oberfläche und verhindert so das Andocken des HIV an der T-Zelle. Enfuvirtide muss mit anderen Virustatika kombiniert werden und zeigt eine rasche Resistenzentwicklung. Enfuvirtide ist ein Protein und muss 2 ×/d parenteral verabreicht werden.

Behandlung des Zoster

Entscheidend für den Therapieerfolg ist der Behandlungsbeginn innerhalb der ersten 72 Stunden nach Auftreten der ersten Symptome. Für Kinder ist nur Aciclovir (Zovirax®) zur oralen Therapie zugelassen. Für Erwachsene sind die Substanzen Brivudin (Zostex®), Famciclovir (Famvir Zoster®), Valaciclovir (Valtrex®) und Aciclovir (Zovirax®) zugelassen, wobei die ersten drei eine signifikant bessere Wirkung auf die Dauer des akuten Zosterschmerzes haben als Aciclovir. Die Behandlungsdauer beträgt 7 Tage.

Behandlung der Influenza A + B

Influenza oder Grippe wird durch verschiedene Influenzaviren hervorgerufen und hat schon hunderte Millionen von Menschen das Leben gekostet. Allein die Grippeepidemie Anfang 2003 in Deutschland hat schätzungsweise 15.000 Menschen getötet.

Symptome der Grippe sind Fieber bis 40 °C über mehrere Tage, Gliederschmerzen, schweres Krankheitsgefühl und eventuell trockener Husten. Eine spezifische Therapie gibt es nicht. Die beste Behandlung ist Vorbeugung durch Grippeimpfung (ADDIGRIP®, Inflexal S 2002/2003®). Einen Behandlungsfortschritt stellt auch Oseltamivir (Tamiflu®) dar, das seit kurzem zur Verfügung steht.

Frühsommer-Meningo-Enzephalitis (FSME)

FSME wird in Deutschland meist durch Arboviren verursacht. Überträger sind Zecken (Gattung Ixodes),

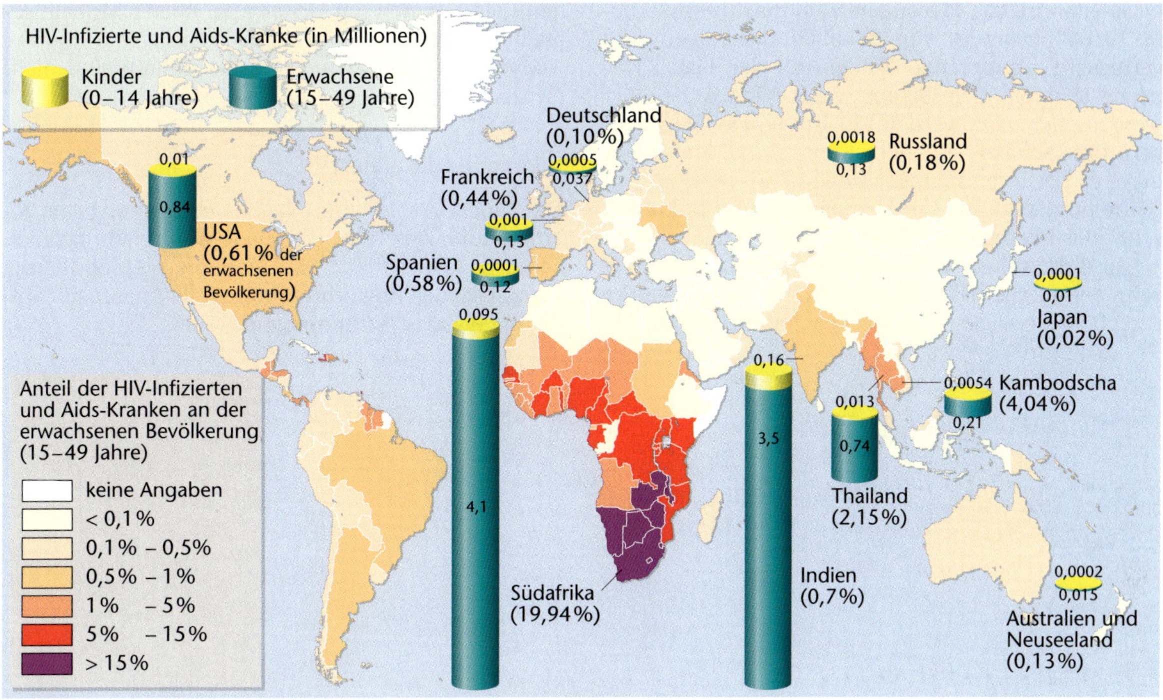

Abb. 48.1: Weltweites Auftreten von Aids nach Daten der WHO.

die nach dem Blutsaugen unbrauchbare Bestandteile des Bluts in die Wunde injizieren, zusammen mit verschiedenen Erregern wie Viren, Borrelien oder Rickettsien. In Deutschland werden pro Jahr etwa 300 Fälle von FSME registriert. Die Therapie ist symptomatisch. FSME lässt sich durch rechtzeitige Impfung vermeiden (Encepur® Behring). Borreliose ist eine Infektion mit Bakterien, tritt wesentlich häufiger als FSME auf und lässt sich mit Azithromycin (Zitromax®) gut behandeln, wenn es frühzeitig gegeben wird. Ein Borrelienimpfstoff ist an der Uni Freiburg in Vorbereitung.

Lit.: Krickau, W., Helfrich, J.: Zeckenborreliose: Vorbeugung, Diagnose, Behandlung. Südwestverlag München 2003.

48.17 Seltene Infektionserkrankungen und Tropenkrankheiten

Listeriose

Die Listeriose ist eine **Zoonose** und befällt meist Ziegen, Schafe, Rinder, Hühner und Schweine, kann aber auch von diesen Tieren direkt oder mittels Haustieren auf den Menschen übertragen werden. Kuhmilch, Ziegenmilch und Käse sind mögliche Ansteckungsherde. Erreger ist der Einzeller **Listeria monocytogenes.** Therapieresistente Fieberschübe über Wochen sollten immer auch an eine Listeriose denken lassen. Mittel der Wahl ist **Metronidazol (Clont®).** Die Symptome entsprechen denen einer leichten Grippe. In seltenen Fällen kann eine **Listeriosemeningitis** auftreten.

Q-Fieber

Das Q-Fieber oder die Balkangrippe wird durch **Rickettsien (Coxiella burnetii)** verursacht. Q-Fieber tritt weltweit auf. Auch in Deutschland ist sie nicht selten, wird aber nicht immer erkannt. Q-Fieber ist eine **meldepflichtige Erkrankung.** Die Symptome ähneln einer schweren Grippe. Das Fieber steigt über Wochen gegen Abend immer wieder auf 39–40 °C. Der Patient fühlt sich elend, kann nicht essen und schwitzt sehr heftig. Er hat heftige Nacken-Kopf-Schmerzen, die aber nicht von den Meningen, sondern von den Nackenmuskeln ausgehen und gut auf Neuraltherapie ansprechen. Die Rikettsien werden von Ziegen, Rindern, Hunden, Ratten, Kamelen und einer Reihe anderer Tiere übertragen. Die **Übertragung** erfolgt durch **Inhalation** oder durch **Milch.**

Mittel der Wahl ist Doxycyclin (Vibramycin®) 200 mg/d für 10 Tage oder Chloramphenicol.

Atypische Mykobakteriosen (Tuberkulosen)

Neben Mycobacterium tuberculosis, dem menschenpathogenen Tuberkelbazillus, gibt es noch **Mycobacterium avium** und **Mycobacterium bovis,** die in seltenen Fällen auch für Menschen pathogen wirken können. Ein weiteres atypisches Mykobakterium ist beispielsweise das **Mycobacterium maritimum.** Dieses wird bevorzugt von Schaben übertragen und verursacht ulzerierende Beulen auf der Haut. Daneben können auch Organe wie die Lunge befallen werden. Schaben werden als Krankheitsüberträger gern unterschätzt, sind aber wahre Bakterienschleudern, da bei ihnen sowohl Vormagen als auch Magen pH-neutral sind und der Vermehrung von Bakterien sehr gute Bedingungen bieten.

Die **Behandlung** von atypischen Tuberkulosen ist **sehr schwierig.** Die üblichen Antituberkulostatika sprechen kaum an. Bei Mycobacterium maritimum kann ein Versuch mit Doxycyclin über 3 Monate gemacht werden.

Mycobacterium avium und maritimum sind nicht meldepflichtig.

Tularämie (Hasenpest)

Die Tularämie ist eine Nagetiererkrankung aus Sibirien und Amerika, die auch Menschen befallen kann. In Deutschland ist Tularämie **meldepflichtig.** Erreger ist das Bakterium Francisella tularensis. Mittel der Wahl ist **Streptomycin.**

49 Beeinflussung des Tumorwachstums

IMPP-Hits

- Folsäureantagonisten: Wirkungen, Wirkmechanismus, Indikationen, NW
- Azathioprin, Wirkungen, Wirkungsmechanismus
- Bleomycin: Wirkungsmechanismus
- Cyclophosphamid, Wirkungsmechanismus, Nebenwirkungen
- Mercaptopurin, Cisplatin und Vincristin, Wirkungen

Lernziel!

In diesem Kapitel lernen Sie den Einsatz von Zellgiften zur Tumorbekämpfung kennen. Sie werden erkennen, dass mit unterschiedlichen chemischen Stoffen, die ganz verschiedene Wirkungsmechanismen haben, das gleiche Ziel erreicht wird, nämlich die Hemmung des unkontrollierten Wachstums von Tumorzellen. Nach Bearbeitung dieses Kapitels sollten Sie Wirkungen und Nebenwirkungen der wichtigsten Zytostatika kennen, sowie ihre Indikationen bei den verschiedenen Tumorarten.

49.1 Definition und Wachstumscharakteristika von Tumoren

Ein Tumor ist eine Anhäufung von Zellen, die sich der Wachstumskontrolle des Organismus entzogen haben und sich ungehemmt vermehren. Die Regulation durch Gewebshormone ist gestört. Tumoren können gutartig (benigne) oder bösartig (maligne) sein. **Benigne Tumoren** wachsen verdrängend, sie sind gut abgrenzbar, und ihre Zellen sind hochdifferenziert. **Maligne Tumoren** wachsen infiltrierend und zerstören gesundes Gewebe. Ihre Zellen sind undifferenziert und atypisch. Typisches Merkmal maligner Tumoren ist ihre Fähigkeit, auszustreuen und Tochtergeschwülste (**Metastasen,** Filiae) zu bilden, sowie ihre Rezidivneigung. Synonym zu Tumor werden die Ausdrücke **Neoplasma** oder Geschwulst gebraucht. Bösartige Tumoren bezeichnet man z. B. als **Karzinome** oder **Sarkome.** Eine Heilung von bösartigen Tumoren ist nur möglich, wenn alle malignen Zellen zerstört werden. Tumorzellen leben wie Parasiten, sie unterscheiden sich jedoch von gesunden Zellen viel weniger als körperfremde Organismen, wie beispielsweise Bakterien. Meist sind Tumorzellen allerdings so stark verändert, dass sie vom Immunsystem als fremd erkannt (Antigen) und bekämpft werden. Eine Zytostatikatherapie hemmt nicht nur die Tumorzellen, sondern auch diese Immunabwehr. Die Geschwindigkeit des Wachstums des Gesamttumors hängt ab von der Zahl der in der Teilungsphase befindlichen Zellen, von der Gewebeart (rasch wachsendes oder langsam wachsendes Gewebe), vom Generationszyklus der Tumorzellen und von der Lebensdauer der Tumorzellen, die gegenüber gleichartigen gesunden Zellen verlängert sein kann.

Merke!
Die Lebensdauer und die Vermehrung einer Zellpopulation von gesunden Zellen und auch von Tumorzellen ist ein Gleichgewicht von Zellteilung und Zelltod (Aptoptose).

Beim Zellzyklus werden verschiedene Phasen unterschieden. Diese sind:
- Mitosephase = M-Phase = Teilungsphase (kürzeste Phase)
- Interphase, unterteilt in:
  - G_1-Phase oder Wachstumsphase (G = Growth)
  - S-Phase oder Synthesephase
  - G_2-Phase oder Wachstumsphase 2
  - G_0-Phase oder Ruhephase.

Der Zelltyp bestimmt die Dauer des Zellzyklus, und die beträgt im Mittel 48 h (15–20 h). Positive Regulatoren wie Wachstumsfaktoren, Zykline und Kinase beschleunigen den Zellzyklus, negative Regulatoren wie die Proteine p53 oder Retinoblastom-Genprodukt hemmen den Zellzyklus. Durch negative Regulatoren kann der Zellzyklus an den Restriktionspunkten 1 (Ende der M-Phase) und 2 (Ende der S-Phase) angehalten werden.

Die **Apoptose** ist ein programmierter Zelltod, der es dem Organismus erlaubt, defekte oder nicht benötigte Zellen zu eliminieren. Sowohl gesunde als auch Tumorzellen verfügen über sog. Todesrezeptoren (TNFR, FASR), die durch Liganden wie TNF oder FAS aktiviert werden können, so dass die Zelle durch Proteasen und DNAsen aufgelöst und phagozytiert werden kann. Viele Tumorzellen bilden antiapoptotische Proteine wie BCL-2 und verhindern so eine Apoptose.

Auch in einem Tumor sind die meisten Zellen in der **Ruhephase G_0** oder in der **Wachstumsvorbereitungsphase G_1.** Diese kann je nach Zelltyp Stunden oder Jahre betragen. In diesen Phasen sind Tumorzellen von Zytostatika kaum angreifbar. In der **S-Phase = Synthesephase** der DNA, in der **G_2-Phase = Wachstumsphase** und in der **M-Phase = Mitosephase** sind die Zellen mit Zytostatika angreifbar. Diese drei Phasen dauern jedoch nur jeweils wenige Stunden. Je kleiner der Tumor, desto weniger Zellen sind in den Phasen G_0 oder G_1. D.h. je kleiner der Tumor, desto vulnerabler ist er für Zytostatika. Man versucht daher vor einer Zytostatikatherapie, den Tumor durch Operation oder Bestrahlung zu verkleinern.

Tumorentstehung (☞ 52.18)

Gesunde Zellen können durch erworbene oder angeborene Mutationen der DNA zu Tumorzellen werden. Mögliche Mechanismen sind:
- Inaktivierung von Tumorsuppressorgenen beispielsweise p53, das Zellen mit DNA-Schäden eliminiert
- Aktivierung von Proto-Onkogenen zu Onkogenen, die dann unkontrolliertes Wachstum veranlassen. Proto-Onkogene kontrollieren normales Wachstum und Differenzierung von Zellen.

Charakteristische Eigenschaften von Tumorzellen bzw. Tumoren sind:
- unkontrolliertes Wachstum
- tumoreigenes Blutgefäßsystem
- Entdifferenzierung der Zellen und Verlust spezifischer Zellfunktionen
- invasives Wachstum
- Metastasierung.

49.2 Allgemeine Wirkungen von Zytostatika, Tumortherapie

Zytostatika sind **Zellgifte**, die immer nur einen gewissen Prozentsatz der Tumorzellen abtöten. Selbst bei einer Reduktion eines Tumors um 99,9 % bleiben immer noch viele Millionen Tumorzellen übrig, von denen jede einzelne im Prinzip wieder einen Tumor bilden könnte. Daher wird in Zyklen, also mehrfach, mit Zytostatika behandelt. Bei dieser intermittierenden Therapie werden zwischen den Zytostatikagaben Pausen eingelegt, und es werden verschiedene Zytostatika kombiniert, um die Tumorzellen in verschiedenen Stadien zu schädigen **(Polychemotherapie).** Von einer **totalen Remission** spricht man, wenn 99 % der Tumorzellen vernichtet sind. Dies ist jedoch keine Heilung. Zytostatika wirken unspezifisch und greifen auch gesunde Zellen an. Nur wenn die Tumorzellen eine hohe Teilungsrate haben, ergibt sich eine scheinbare Selektivität des Zytostatikums. Neuerdings versucht man, den Tumor immunologisch zu markieren und dann an Antikörper gekoppelte Zytostatika selektiv auf den Tumor zu lenken. Es gibt Krebsarten wie Leukämie oder Hodenkrebs, bei denen sich mit einer Zytostatikatherapie eine Heilungsrate von 90 % erreichen lässt. Bei den meisten anderen malignen Tumoren aber ist die Zytostatikatherapie allein nicht erfolgreich. Neben fehlender Selektivität und Unterdrückung der Immunabwehr haben Zytostatika noch den Nachteil der **Resistenzentwicklung** der Tumorzellen. Besonders bei niedriger Dosierung verliert das Zytostatikum nach längerer Behandlungsdauer seine Wirksamkeit, man therapiert daher hochdosiert und stoßweise, damit sich der geschädigte Organismus, insbesondere das Knochenmark, wieder erholen kann. Als **Ursachen der Zellresistenz** kommen in Frage:

- enzymatische Inaktivierung des Zytostatikums
- veränderte Spezifität der Tumorzelle
- gesteigerte DNA-Reparatur der Tumorzellen
- Eröffnung alternativer Biosynthesewege in der Tumorzelle
- verringerte Aufnahme des Zytostatikums in die Tumorzelle
- verstärkte oder beschleunigte Ausschleusung des Zytostatikums aus der Tumorzelle.

Eine vielversprechende neue Anwendung von Zytostatika ist die organselektive **Zytostatikainfiltration** mit einem Katheter, beispielsweise bei Lungenkarzinom. Dabei wird das Medikament direkt in das arterielle Gefäßgebiet des Tumors injiziert, die Gefäße der Peripherie und der umliegenden gesunden Organe werden kurzfristig abgeklemmt. Dadurch kann das Zytostatikum höher dosiert werden.

Bei der Chemotherapie von Tumoren unterscheidet man zwischen:

- **kurativer Chemotherapie** (akute Leukämie (stadienabhängig), Hodenkarzinom, Chorionkarzinom), bei der eine Heilung oder Totalremission eintreten kann
- **palliativer Chemotherapie**, bei der das Tumorwachstum nur verzögert werden kann.

Nebenwirkungen

Die „Basis"-Nebenwirkungen sind bei allen Zytostatika weitgehend gleich, da alle Gewebe geschädigt werden. Darüber hinaus weisen einige Zytostatika substanzspezifische zusätzliche Nebenwirkungen auf.

Die **„Basis"-Nebenwirkungen** sind:

- heftige Übelkeit, Erbrechen, Allergien, Schwitzen, Fieber, Appetitlosigkeit, Durchfall, reduziertes Allgemeinbefinden, Haarausfall
- Knochenmarksdepression mit Anämie, Leukopenie und Thrombopenie
- Immunsuppression mit erhöhter Infektgefahr
- Schädigung von Haut und Schleimhäuten
- Schädigung von Ovulation und Spermatogenese (Keimbahn)
- Schädigung von Leber und Niere und Harnwegen
- mutagen, teratogen, kanzerogen.

Kontraindikationen für alle Zytostatika sind die ersten drei Monate der Schwangerschaft, da alle mutagen, teratogen und embryotoxisch wirken können. Notfalls muss die Schwangerschaft abgebrochen werden, wenn das Leben der Mutter in Gefahr ist. Bei zytostatischer Behandlung **vor** der Schwangerschaft scheint das Missbildungsrisiko für das Kind nicht erhöht zu sein.

49.3 Hemmstoffe des Tumorwachstums

49.3.1 Alkylanzien (alkylierende Zytostatika)

Alkylanzien oder Alkylierungsmittel sind Verbindungen, die normalerweise bei chemischen Synthesen eingesetzt werden, um Alkylreste (Methyl, Ethyl) in andere Moleküle einzuführen. In lebenden Zellen beruht ihre Wirkung vornehmlich auf der Alkylierung von Nukleinsäuren. Therapeutisch verwendet Alkylanzien zeigt die Tabelle 49.1

Zu den Alkylanzien zählen:

- Derivate von Stickstofflost
- Chlorambucil und Melphalan
- Ethylenimine (Aziridine)
- Busulfan und Treosulfan
- Derivate des N-Nitrosoharnstoffs
- Platinkomplexe
- weitere Alkylanzien.

Wirkungsmechanismus und Wirkungen

Alkylanzien sind Alkylierungsmittel, die phasenunspezifisch eine Vielzahl von Zellfunktionen schädigen und zwar in jedem Stadium des Generationszyklus, wenn sie ausreichend hoch dosiert sind. Besonders stark gehemmt wird die Mitose in G_2. Alkylanzien übertragen Alkylreste auf funktionelle Gruppen wie z. B. -COOH, $-NH_2$, -SH und Phosphat. In allen Fällen handelt es sich um eine nukleophile Substitution am Alkylierungsmittel mit kovalenter Bindung. Da sowohl Proteine als auch DNS und RNS solche Gruppen tragen, sind die Schäden vielfältig. An der DNA kommt es zur Veränderung der Basen und zu falscher Basenpaarung, ferner zu DNA-Vernetzung und Chromosomenbrüchen. Aber auch Enzyme und andere Proteine werden geschädigt. Besonders wichtig ist die Alkylierung von Guanin am Stickstoff N_7 der DNA. Die meisten Alkylanzien übertragen Dichloräthylamin oder Äthylenamingruppen.

Derivate von Stickstofflost

Lost (Dichlordiethylsulfid, ☞ Kap. 52.5.3) ist ein Kampfgas, Stickstofflost (Dichlordiethylmethylamin) ist ebenfalls ein giftiges Reizgas und die Muttersubstanz der 1,3,2-Oxazaphosphorine (Cyclophosphamid, Ifosfamid, Trofosfamid).

Tab. 49.1 Alkylanzien.

Wirkstoff	Handelsname	Chemische Charakterisierung	Indikationen
Busulfan	Myleran®	Tetramethylendimetansulfonat	chron. myeloische Leukämie, Polycytaemia vera
Cyclophosphamid	Endoxan®, Cyclostin®, Cyclo-cell 50®	Oxazaphosphinan-Derivat	Leukosen, M. Hodgkin, Non-Hodgkin-Lymphome, Plasmozytom, Bronchial-Ca, Mamma-Ca, Ovarial-Ca
Trofosfamid	Ixoten®	Oxazaphosphinan-Derivat	wie Cyclophosphamid
Isofosfamid	Holoxan®, IFO-cell®	Oxazaphosphinan-Derivat	Hodentumoren, Weichteilsarkome, Bronchial-Ca, Zervix-Ca, Ovarial-Ca
Chlorambucil	Leukeran®	subst. Aminophenyl-Buttersäure	chron. lymphatische Leukämie, M. Hodgkin, Mamma-Ca, Ovarial-Ca
Melphalan	Alkeran®	subst. Aminophenyl-Propansäure	Plasmozytom, Melanome, Seminome, Mamma-Ca, Ovarial-Ca
Carmustin	Carmubris®, BCNU®	substituierter Nitrosoharnstoff	Hirntumoren, M. Hodgkin
Lomustin	Cecenu®	substituierter Nitrosoharnstoff	Hirntumoren, M. Hodgkin
Nimustin	ACNU®	substituierter Nitrosoharnstoff	Hirntumore, M. Hodgkin
Thio-TEPA	Thiotepa-Lederle®	Tris-aziridinyl-phosphinsulfid	Blasentumoren, maligne Exsudate von Pleura und Peritoneum
Cisplatin	Cisplatin medac®, Platinex®, Cisplatin Hexal®	cis-Diamindichlorplatin	Ovarial-, Zervix-, Endometrium-Ca, Prostata-Ca, Hoden-Ca, Blasen-Ca, Bronchial-Ca, Melanome, Sarkome, Plattenepithel-Ca, Tumoren im Kopf-und Halsbereich, kolorektales Ca zusammen mit Fluorouracil
Carboplatin	Carboplat® Ribocarbo-L® Carboplatin-Hexal®	Cyclobutan-dicarbonsäure-platindiamin	wie Cisplatin
Procarbazin	Natulan®	Hydrazinderivat	M. Hodgkin, Lymphosarkom, Retikulosarkom
Dacarbazin	Detimedac®	Imidazolcarboxamid	M. Hodgkin, Melanom
Temozolomid	Temodal®	Triazen	Hirntumoren, z. B. Glioblastom

Cyclophosphamid (Endoxan®)

Cyclophosphamid ist ein Prodrug, d. h., dass die aktive Form erst nach Spaltung in der Leber (CYP2B6) entsteht (Giftung). Es entsteht zunächst 4-Hydroxy-Cyclophosphamid und dann durch Abspaltung von Acrolein das N,N-Bis-(2-chlorethyl)-phosphorsäurediamid und weitere aktive Metaboliten. Cyclophosphamid ist das am häufigsten verwendete alkylierende Zytostatikum.

Merke!
Zytostatika schädigen schnell wachsende Gewebe wie Darmepithel und Knochenmark besonders stark.

Indikationen

Cyclophosphamid wird gegen eine Vielzahl von Tumoren eingesetzt (☞ Tab. 49.1), meist in Kombination mit anderen Zytostatika. Wegen seiner immunsuppressiven Wirkung wird es auch bei Autoaggressionskrankheiten und zur Verhinderung der Transplantatabstoßung verwendet.

Nebenwirkungen
Basis-NW + hämorrhagische Zystitis durch toxische Metaboliten. Neutralisierbar durch Mesna (Uromilexan®).

Trofosfamid (Ixoten®)

Trofosfamid besitzt drei Chlorethyl-Seitenketten und unterliegt einer komplizierten Bioaktivierung in der Leber (CYP3A4). Zunächst entstehen die Prodrugs Cyclophosphamid und Ifosmamid, die ebenfalls bioaktiviert werden müssen. Bei der Bioaktivierung entsteht das toxische Acrolein (H_2C=CH-COH), das über die Niere ausgeschieden wird und eine hämorrhagische Zystitis bzw. Blasen-Ca verursachen kann. Durch gleichzeitige Gabe von Mesna (Uromitexan®) lässt sich Acrolein in eine untoxische Additionsverbindung überführen, die ebenfalls renal eliminiert wird. Zusätzlich verringert Mesna (Na^+-2-Mercaptoethansulfonat) den Abbau von 4-OH-Cyclophosphamid im Urin. Als **Nebenwirkung** von Mesna können Allergien vom Spättyp auftreten.

Trofosfamid ist nur oral verfügbar. Es wirkt wie Cyclophosphamid, hat aber eine schwächere immunsuppressive Wirkung. Es wird bei soliden Tumoren und bei Hämoblastosen zur Palliativbehandlung eingesetzt.

Ifosfamid (Holoxan®)

Ifosfamid ist ein Isomer von Cyclophosphamid, wirkt ähnlich wie Cyclophosphamid und muss ebenfalls bioaktiviert werden. Ifosfamid kann nur intravenös verabreicht werden und hat eine geringere knochenmarkschädigende Wirkung. Allerdings ist die ZNS-Toxizität höher als bei Cyclophosphamid. Man beobachtet Somnolenz, Halluzinationen und Krampfanfälle. Ursache ist die Bildung von Chloracetaldehyd durch verstärkte Oxidation der Chlorethyl-Seitenkette. Isofamid wird zur Behandlung solider Tumoren eingesetzt, die gegen Cyclophosphamid resistent sind.

Chlorambucil und Melphalan

Chlorambucin (Leukeran®) ist ein Derivat der Buttersäure und kann oral gegeben werden.

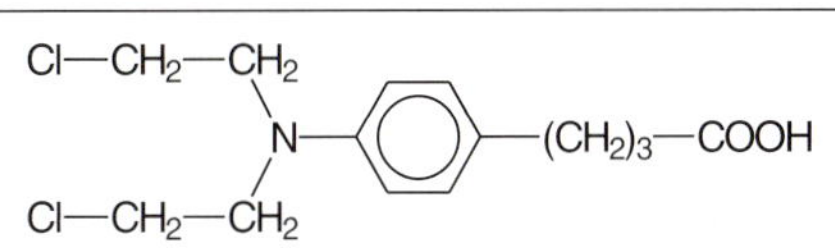

Formel 49.1 Chlorambucil

Melphalan (Alkeran®) hat eine ähnliche chemische Struktur, ist ein Derivat der Aminosäure Phenylalanin und wird ebenfalls oral verabreicht.

Indikationen für diese beiden Zytostatika sind Mammakarzinom, Ovarialkarzinom und maligne Lymphome (☞ Tab. 49.1). Chlorambucil kann auch als Immunsuppressivum eingesetzt werden.

Ethylenimine (Aziridine)

Thiotepa (Thiotepa Lederle®)

Verbindungen dieser Gruppe haben ein ähnliches Wirkungsspektrum wie Stickstofflostderivate, aber geringere Bedeutung. Einziger Vertreter ist Thiotepa (Formel 49.2).

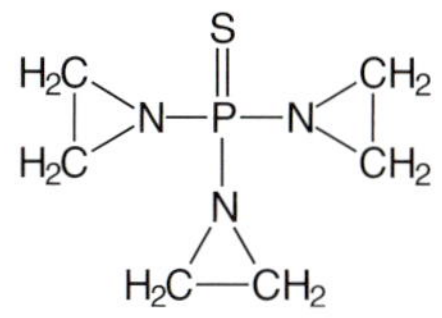

Formel 49.2 Thiothepa

Indikationen für Thiotepa sind Mammakarzinom, Ovarialkarzinom und chronische Leukämien. Es kann auch lokal bei Blasenkarzinom oder Pleurametastasen angewendet werden.

Busulfan und Treosulfan

Busulfan (Myleran®) ist ein Disulfonat und hemmt bevorzugt Vorläuferzellen im Knochenmark. Busulfan wird oral gegeben und unterliegt einer Metabolisierung durch die Glutathion-S-Transferase mit großen interindividuellen Schwankungen der Clearance. Es wird als Zytostatikum bei chronisch-myeloischer Leukämie sowie zur Konditionierung bei Knochenmarkstransplantationen eingesetzt.

Wichtigste **Nebenwirkung** ist die venöse Verschlusskrankheit der Leber (VOD) und Lungenfibrose.

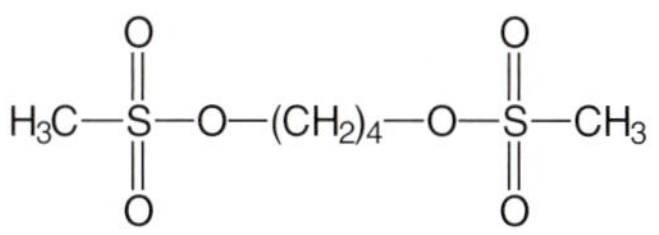

Formel 49.3 Busulfan

Treosulfan (Ovastat®) hat die gleiche Struktur wie Busulfan, enthält aber zusätzlich zwei OH-Gruppen in der Kohlenstoffkette. Es wird zu einem reaktiven Epoxid bioaktiviert. **Indikation** für Treosulfat ist die palliative Therapie epithelialer Ovarialkarzinome.

Derivate des N-Nitrosoharnstoffs

Carmustin, Lomustin, Nimustin

Nitrosoharnstoff ist eine reaktive Verbindung, die in der Chemie für Synthesen eingesetzt wird. Die von Nitrosoharnstoff abgeleiteten Zytostatika wirken als Alkylierungsmittel. Ihre Abbauprodukte hemmen zusätzlich die DNA-Polymerase und die Reparatur von DNA-Schäden. N-Nitrosoharnstoffderivate enthalten neben der Nitrosogruppe-NO noch mindestens einen Chlorethylrest bzw. einen weiteren organischen Rest.

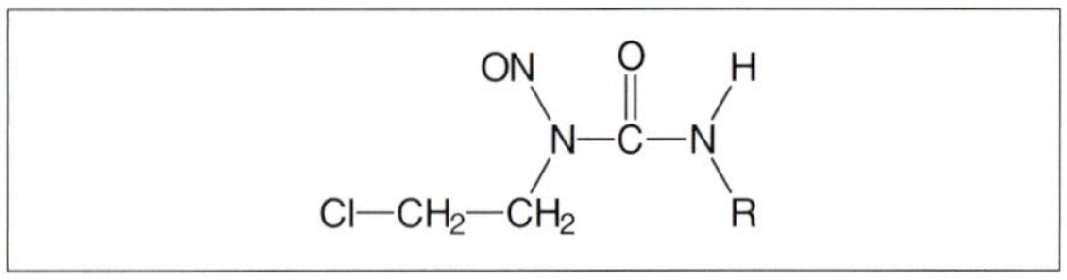

Formel 49.4 Grundkörper der N-Nitrosoharnstoffe

Als Zytostatika eingesetzt werden **Carmustin** (Carmubris®), **Lomustin** (Cecenu®) und **Nimustin** (ACNU®) Alle drei Verbindungen sind lipophil, dringen gut ins ZNS ein.

Indikationen für Nitrosoharnstoffe sind Hirntumoren und M. Hodgkin.

Nebenwirkungen sind schwere Knochenmarksschäden, wodurch ihr Einsatz einschränkt ist.

Platinkomplexe

Cisplatin, Carboplatin, Oxaliplatin

Alle drei Verbindungen gehören im weiteren Sinne zu den Alkylanzien. Sie enthalten 2-wertiges Platin als Zentralatom und bilden in wässriger Lösung elektrophile Aquokomplexe, welche das eigentlich wirksame Prinzip darstellen. Ihre Wirkung ist phasenunspezifisch und besteht in der Vernetzung von Einzelsträngen der DNA. Carboplatin und Oxaliplatin sind stabiler als Cisplatin (☞ Formel 49.5), weshalb ihre Wirkung langsamer eintritt und länger anhält.

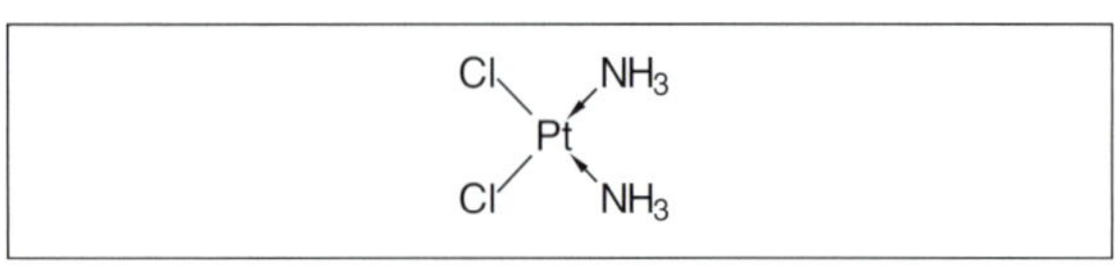

Formel 49.5 Cisplatin

Pharmakokinetik

Cisplatin (Platinex®, Platiblastin®) hat eine ausgeprägte Proteinbindung und eine schlechte orale Resorption. Es wird, wie alle Alkylanzien, kovalent gebunden und muss i.v. verabreicht werden. Carboplatin (Carboplat®) und Oxaliplatin (ELOXATIN®) haben zwar eine etwas bessere orale Resorption, werden aber ebenfalls als intravenöse Infusion verabreicht.

Indikationen

Platinkomplexe werden bei einer Vielzahl von Tumoren eingesetzt, insb. bei Hoden-, Endometrium-, Ovarial-, Blasen-, Prostata- und Bronchialkarzinomen sowie bei malignem Melanom, Plattenepithel-Ca und bei Sarkomen (☞ Tab. 49.1). Beim Hodentumor junger Männer ist mit Platinkomplexen in vielen Fällen eine komplette Remission möglich. Oxiplatin ist als Zytostatikum zur First-Line-Therapie für metastasierende kolorektale Karzinome zugelassen (in Kombination mit Fluorouracil und Folinsäure).

Unerwünschte Wirkungen

Cisplatin ist ototoxisch und nephrotoxisch. Weitere Nebenwirkungen sind Knochenmarksdepression, Übelkeit und Erbrechen. Bei Carboplatin ist die Ototoxizität und die Nephrotoxizität geringer, ebenfalls die Übelkeit, aber die Knochenmarksdepression ist stärker (dosislimitierend). Daher müssen bei Carboplatin die Therapieintervalle länger sein. Oxaliplatin zeigt die typischen NW der Platinkomplexe und zusätzlich eine Neurotoxizität peripherer sensorischer Nerven (dosislimitierende NW). Nach 8 Behandlungszyklen tritt bei > 75 % der Patienten eine Neurotoxizität auf.

Zur Abschwächung der Toxizität von Platinkomplexen kann Amifostin (Ethyol®) eingesetzt werden, ein Prodrug, das zu einem Thiol metabolisiert wird. Eine Vorbehandlung mit Amifostin reduziert die Nephrotoxizität von Cisplatin. Eine gleichzeitige Gabe von 1,5 g/m^2 Glutathion scheint die Neurotoxizität von Oxaliplatin abzuschwächen.

Weitere Alkylanzien

Procarbazin (Natulan®)

Procarbazin ist ein Hydrazinderivat (☞ Kap. 52.18.2), das im Körper bioaktiviert wird (Giftung). Wirkungen sind Chromatinbrüche und DNA-Schädigungen. Procarbazin eignet sich zur zytostatischen Behandlung des M. Hodgkin, des Lymphosarkoms und verschiedener Retikulosarkome. Es kann oral gegeben werden.

Dacarbazin (Detimedac®)

Dacarbazin muss intravenös gegeben werden und ist indiziert bei M. Hodgkin und bei metastasierendem malignem Melanom.

Temozolomid (Temodal®)

Temozolomid ist ein Prodrug, das nach spontaner Hydrolyse und Decarboxylierung Methyldiazoniumionen freisetzt, welche guaninreiche DNA-Abschnitte angreifen. Temozolomid wird oral gut resorbiert, hat eine hohe Bioverfügbarkeit, durchdringt die Blut-Hirn-Schranke und wird in der Leber nicht metabolisiert.

Aufgrund seiner Liquorgängigkeit eignet es sich zur Behandlung von Hirntumoren. Häufigste Nebenwirkungen sind Übelkeit und Erbrechen.

49.3.2 Antimetabolite

Antimetabolite hemmen oder stören lebenswichtige Synthesen. Antimetabolite sind Abwandlungen körpereigener Verbindungen und können aufgrund ihrer

Tab. 49.2 Zytostatisch wirksame Antimetabolite.

Wirkstoff	Handelsname	Chemische Charakterisierung	Indikationen
Folsäureantagonisten			
Methotrexat	Methotrexat-Lederle®, MTX-hexal®, O-trecat®	Folsäurederivat	Lymphome, akute lymphatische Leukämie, Chorionepitheliom, Bronchial-Ca, Cervix-Ca, Mamma-Ca, Sarkome, Ovarial-Ca, Non-Hodgkin-Lymphom, Autoimmunerkrankungen (pcP, Lupus erythematodes u. a.)
Purinantagonisten			
6-Mercaptopurin	PuriNethol®	synth. Purinbase	akute lymphatische + akute myeloische Leukämie
Thioguanin	Thioguanin Glaxo-Wellcome®	synth. Purinbase	akute lymphatische + akute myeloische Leukämie, chron. myeloische Leukämie
Cladribin	Leustatin®	Chlordesoxyadenosin	Haarzell-Leukämie
Fludarabin	Fludara®	fluoriertes Nukleosid	chron. lymphatische Leukämie B-Zell-Typ
Pentostatin	Nipent®	Hypoxanthinderivat	Haarzellen-Leukämie bei Erwachsenen zur Monotherapie
Pyrimidinantagonisten			
5-Fluorouracil	5-FU-Hexal®	fluoriertes Uracil	Karzinome von Kolon, Rektum, Mamma, Ösophagus, Kopf, Hals, Leber, Pankreas und Harnblase
Capecitabin	Xeloda®	fluoriertes Pyrimidin-nukleosid	Kolorektal-Ca zur First-Line-Behandlung
Cytarabin	Alexan®, ARA-cell®	Isomer von Cytidin	akute myeloische + lymphatische Leukämie und Non-Hodgkin-Lymphom
Gemcitabin	Gemzar®	Difluor-Cytarabin	Adeno-Ca des Pankreas, nicht-kleinzelliges Bronchial-Ca

strukturellen Ähnlichkeit mit Stoffwechselprodukten die Enzyme der Nukleinsäuresynthese hemmen oder zur Bildung funktionsunfähiger Makromoleküle führen. Sie wirken phasenspezifisch, vorwiegend auf S- und G_1-Phase, aber unspezifisch auf alle sich schnell teilenden Zellen.

Wirkstoffe

Die Tabelle 49.2 zeigt die wichtigsten Antimetabolite, die als Zytostatika eingesetzt werden.

Folsäureantagonisten

Methotrexat (Methotrexat Lederle®, MTX-Hexal®, Methotrexat medac®, O-trexat®)

Methotrexat ist derzeit das einzige Zytostatikum aus der Gruppe der Folsäureantagonisten. Seine Struktur unterscheidet sich nur durch zwei Substituenten von der Folsäure und besitzt eine wesentlich höhere Affinität zur Dihydrofolsäurereduktase.

Wirkungsmechanismus

Methotrexat hemmt die Dihydrofolsäurereduktase und die Thymidilatsynthase. Zusätzlich hemmt Methotrexat die Umwandlung von Dihydrofolsäure zu Tetrahydrofolsäure (THF). Durch die Enzymhemmung wird der wichtige C_1-Stoffwechsel (☞ Kap. 20.2) gestört, und dadurch die Synthese von DNA, RNA, ATP und Enzymen. Methotrexat hat zu den verschiedenen Geweben eine unterschiedliche Affinität. Unter Einwirkung des Enzyms Folylpolyglutamatsynthetase werden aus Methotrexat Polyglutamate gebildet, die in der Zelle zurückgehalten werden („trapping") und ebenfalls die Dihydrofolsäurereduktase hemmen. Darüber hinaus löst Methotrexat ein genetisches Programm aus, das den programmierten Zelltod (Apoptose) zur Folge hat, indem die Produktion des CD95L-Moleküls ausgeschaltet wird. Dieses bindet an das Protein CD 95, das aus der Oberfläche vieler Zellen, auch der Tumorzellen, ragt. Der Kontakt von CD 95-L mit CD 95 löst eine Kette von Reaktionen aus, an deren Ende der Zelltod steht. Auch die sterbenden Zellen produzieren noch CD 95-L und leiten so die Apoptose der Nachbarzellen ein. Die Entdecker dieses Mechanismus, K.H. Debatin und P. Krammer erwarten von dieser Entdeckung (1996) die gezielte Entwicklung neuer Krebsmedikamente.

Wirkungen

Methotrexat wirkt zunächst vorwiegend auf die Tumorzellen, dann auch auf gesunde Zellen. Einer THF-Verarmung und Zerstörung gesunder Zellen kann man durch rechtzeitige Gabe des Antidots Folinsäure (Leukovorin®, Rescuvolin®) vorbeugen. Maßgebend für Zeitpunkt und Dosierung ist der Methotrexatspiegel im Plasma. Methotrexat kann oral oder intravenös (40–80 mg/m^2) verabreicht werden.

Indikationen

Indikationen für Methotrexat sind Leukämien, Sarkome und Karzinome (☞ Tab. 49.2), aber auch Autoimmunerkrankungen wie Polyarthritis rheumatica, Dermatomyositis, Lupus erythemathodes, schwere Psoriasis und Colitis ulcerosa.

Nebenwirkungen

Die wichtigsten Nebenwirkungen von Methotrexat sind Knochenmarkschädigung und Schädigung der Darmmukosa. Ferner Enzephalopathie und Schädigung von Nieren und Leber.

Antagonisten von Purinbasen

Zu den Purinderivaten gehören **Mercaptopurin, Tioguanin, Azathioprin, Cladribin, Fludarabin** und **Pentostatin.**

6-Mercaptopurin (Puri-Nethol®)

6-Mercaptopurin kann als Derivat des Adenin (Ersatz von -NH_2 durch -SH) oder des Hypoxanthin (Ersatz von -OH durch SH) betrachtet werden.

Wirkungsmechanismus

6-Mercaptopurin wird zu 6-Mercaptopurin-ribonukleotid bioaktiviert und wirkt als kompetitiver Antagonist bei der Purinbiosynthese. Es hemmt verschiedene Enzyme (Adenylsuccinat-Synthetase, Phosphoribosylpyrophosphatamido-Transferase) und hemmt so die Synthese von DNA und RNA. Außerdem wird 6-Mercaptopurin zu 30 % als falsches Nukleotid in die DNA eingebaut.

Pharmakokinetik

6-Mercaptopurin wird nach oraler Gabe schnell resorbiert. Seine HWZ im Blut beträgt ca. 90 Minuten. Es unterliegt dem normalen Purinbasenstoffwechsel und wird von Thiopurinmethyltransferase methyliert, anschließend mittels Xanthinoxidase oxidiert und damit inaktiviert. Die Aktivität der Thiopurinmethyltransferase unterliegt einem **genetischen Polymorphismus.** Bis zu 10 % der Patienten haben eine verringerte Enzymaktivität (Dosisreduktion!). Endprodukt ist Mercaptoharnsäure, die mit dem Urin ausgeschieden wird. Allopurinol hemmt die Xanthinoxidase und den Abbau von 6-Mercaptopurin, was dessen Toxizität erhöht (Dosisreduktion erforderlich!). In Tumorzellen ist die Xanthinoxidasewirkung häufig sehr niedrig, so dass Mercaptopurin dort stärker wirkt als in gesunden Zellen.

> **Merke!**
> Allopurinol wird zur Behandlung der sekundären Hyperurikämie bei Zytostatikabehandlung eingesetzt.

Indikationen für 6-Mercaptopurin sind akute Leukämien.

Zu den Basis**nebenwirkungen** der Zytostatika kommen bei 6-Mercaptopurin noch sekundäre Hyperurikämie und toxische Leberschäden hinzu.

Azathioprin (Imurek®)

Azathioprin wird in der Leber zu Mercaptopurin bioaktiviert (Giftung), wird aber nicht als Zytostatikum, sondern nur als Immunsuppressivum bei Organtransplantationen und Autoimmunkrankheiten eingesetzt.

Tioguanin (Thioguanin-Glaxo-Wellcome®)

Tioguanin wird wie Mercaptopurin bioaktiviert und in ein Ribonukleotid umgebaut. Seine Wirkungen sind ähnlich wie die des Mercaptopurins. Bei Mangel an Thiopurinmethyl-Transferase ist eine Dosisreduktion erforderlich. Bei genetisch bedingten Störungen des Harnsäurestoffwechsels wie Lesh-Nyhan-Syndrom sollte Tioguanin nicht eingesetzt werden.

Indikationen und **Nebenwirkungen** entsprechen denen von Mercaptopurin.

Cladribin (Leustatin®)

Cladribin ist ein chloriertes Dexoxyadenosin mit hoher Affinität zu lymphoiden Zellen. **Indikation** ist die Haarzell-Leukämie. Cladribin kann von Adenosindeaminase nicht abgebaut werden, kumuliert als Chlordesoxyadenosin-Triphosphat in der Zelle. Es wird in die DNA als falsches Nukleotid eingebaut und hemmt zusätzlich die Reparaturenzyme der DNA. Cladribin wird intravenös verabreicht. Wichtigste **Nebenwirkung** ist die Knochenmarksdepression. Bei Patienten, die mit Alkylanzien vorbehandelt wurden, ist besondere Vorsicht angezeigt. Bei Niereninsuffizienz ist Cladribin kontraindiziert.

Fludarabin (Fludara®)

Fludarabin ist ein fluoriertes Derivat des Virustatikums Vidarabin (☞ Kap. 47.20). Es hemmt die

DNA-Polymerase und die Ribonukleotidreduktase. Fludarabin wird als Infusion verabreicht. **Indikationen** sind chronisch-lymphatische Leukämien (CLL) vom B-Zelltyp bei Patienten, die auf Alkylanzien nicht ansprechen und eine ausreichende Knochenmarksreserve haben.

Wichtigste **Nebenwirkung** von Fludarabin ist die Knochenmarksdepression. Bei Niereninsuffizienz ist Fludarabin kontraindiziert.

Pentostatin (Nipent®)

Pentostatin ist ein Nukleosid mit einem Siebenring in der Base. Es hemmt insbesondere T-Zellen und wird bei Haarzell-Leukämie eingesetzt, weil bei dieser Erkrankung die Adenosindesaminase eine hohe Aktivität hat, und Pentostatin dieses Enzym hemmt. Als Folge steigt die Konzentration von Desoxy-ATP und hemmt die DNA-Synthese unter Mitwirkung von Ribonukleotidreduktase. Pentostatin kann i.v. im Bolus oder als Infusion gegeben werden. Die **Nebenwirkungen** sind vielfältig, erwähnenswert, neben den zytostatikaüblichen NW, ist das häufige Auftreten von Hautallergien und Photoallergien sowie von Herpes simplex.

Antagonisten von Pyrimidinbasen

Zu dieser Gruppe zählen **Fluorouracil, Cytarabin** und **Gemcitabin.**

5-Fluorouracil (5-FU Lederle®, O-fluor®, Ribofluor®)

5-Fluorouracil wird zu 5-Fluordesoxyuridin-Monophosphat (5-dUMP) bioaktiviert und blockiert die Thymidilatsynthetase und damit die Methylierung von Desoxyuridylsäure zu Thymidylsäure. 5-Fluorouracil ist ein Antagonist von Thymidin und Uracil und hemmt die DNA-Synthese. Zusätzlich wird 5-Fluordesoxyuridin-Monophosphat als falsches Nukleotid in die RNA eingebaut. 5-dUMP hat eine 300- bis 400-mal stärkere Affinität als das natürliche Uracilnukleotid. Die Inaktivierung erfolgt durch Dihydropyrimidindehydrogenase (DPD).

Da dieses Enzym einen **genetischen Polymorphismus** aufweist (☞ Mercaptopurin), ist eine individuelle Dosierung erforderlich, um Intoxikationen zu vermeiden. Durch Hemmung der Uridinphosphorylase entwickelt sich Resistenz. 5-Fluorouracil wird i.v. oder als Infusion (500 mg/m^2), bei **Lebertumoren** auch intraarteriell verabreicht. Obwohl die orale Resorption gut ist, werden orale Darreichungen nicht angeboten.

Indikationen

5-FU wird bei soliden Tumoren eingesetzt (☞ Tab. 49.2). Bei kolorektalen Tumoren wird 5-FU mit Leukovoin kombiniert, das den intrazellulären Dihydrofolatspiegel erhöht. Zur Behandlung der aktinischen Keratose werden Salben (Efudix®, Actino-Hermal®) eingesetzt.

Nebenwirkungen

5-FU ist kardiotoxisch, neurotoxisch und myelotoxisch. Weitere besondere NW sind Ataxien, Photodermatitis und Angina pectoris.

Capecitabin (Xeloda®)

Capecitabin ist ein Prodrug, das zu 5-FU bioaktiviert wird. Capecitabin erreicht hohe Gewebskonzentrationen und kann oral gegeben werden. **Indikationen** sind Mamma-Ca, Colon-Ca und Leber-Ca. Capecitabin hemmt CYP2C9 und vermindert die Wirkung oraler Antikoagulanzien.

Cytarabin (Alexan®, ARA-cell®, Udicil®)

Cytarabin ist ein Nukleosid aus Cytosin und Arabinose (statt Ribose) und wird im Körper phosporyliert und als falsches Nukleotid in die DNA eingebaut. Es hemmt die DNA-Replikation und die DNA-Poylmerase (kompetitive Hemmung). **Indikationen** sind Leukämien (☞ Tab. 49.2), insbesondere das refraktäre Non-Hodgkin-Lymphom, refraktäre nicht-lymphatische Leukämie, refraktäre lymphoblastische Leukämie, Rezidive akuter Leukämien und sekundäre Leukämien nach vorausgegangener Chemotherapie. Cytarabin wird als Infusion verabreicht (100–200 mg/m^2/d).

Nebenwirkungen

Cytarabin ist lungentoxisch und kann eine Ataxie hervorrufen. Ferner das Cytarabinsyndrom, bestehend aus Fieber, Muskelschmerz, Konjunktivitis und makulopapulösem Exanthem. Cytarabin ist in der Schwangerschaft kontraindiziert

Gemcitabin (Gemzar®)

Gemcitabin oder Difluor-Cytarabin wird intrazellulär zu Di- und Triphosphatnukleotiden bioaktiviert. Gemcitabin-DP hemmt die Reaktion Cytidindiphosphat → Desoxycytidindiphosphat (dCDP), so dass dCDP nicht in die DNA eingebaut werden kann. Gemcitabin-TP hemmt die RNA-Synthese.

Indikationen für Gemcitabin sind Pankreaskarzinome und nichtkleinzellige Bronchialkarzinome. Gemcitabin wird als Infusion verabreicht (1000 mg/m^2/d).

49.3.3 Zytostatisch wirkende Naturstoffe

Es gibt eine Reihe von Inhaltsstoffen aus höheren Pflanzen und Pilzen, die als Zytostatika Verwendung finden. Formal lassen sich diese Verbindungen in **Mitosehemmstoffe** und **Antibiotika** unterteilen. Streng genommen sind auch Hormone Naturstoffe, ihnen ist aber ein eigenes Kapitel gewidmet.

Mitosehemmstoffe

Verwendet werden die **Vincaalkaloide** aus dem Immergrün (Vinca rosea), **Podophyllontoxin** aus der Alraune, **Taxane** aus der Rinde der pazifischen Eibe und **Colchicin** aus der Herbstzeitlosen (☞ Kap. 36.3). Die Tabelle 49.3 zeigt verschiedene zytostatisch wirksame Naturstoffe.

Wirkstoff	Handelsname
Vinblastin	Velbe®, Cellblastin®
Vincristin	Vincristin Bristol®, cellcristin®, FARMISTIN®
Vindesin	Eldisine®
Vinorelbin	Navelbine®
Podophyllotoxin	Podophyllin®
Paclitaxel	Taxol®
Colchicin	Colchicum dispert®

Tab. 49.3 Zytostatisch wirksame Naturstoffe.

Wirkungsmechanismus und Wirkungen

Vincaalkaloide wirken bereits in geringer Konzentration als **Mitosehemmstoffe.** Sie binden an Tubulinproteine, unterdrücken die Mikrotubulinbildung und damit die Bildung des Spindelapparats. Vincaalkaloide wirken also phasenspezifisch in der Mitosephase. Die Zellteilung in der Metaphase unterbleibt („Mitosearrest"). In höherer Konzentration werden die Chromosomen direkt geschädigt. Trotz großer struktureller Ähnlichkeit unterscheiden sich die Vincaalkaloide in ihrer Wirkung.

Colchicin (Colchicum dispert®)

Wegen seiner geringen therapeutischen Breite wird Colchicin nicht als Zytostatikum, sondern nur zur Gichttherapie eingesetzt. Colchicin hemmt ebenfalls den Aufbau der Kernspindeln.

Vincaalkaloide

Vinblastin und **Vincristin** sind reine Naturstoffe, **Vindesin** und **Vinorelbin** sind chemisch veränderte Naturstoffe. Trotz großer struktureller Ähnlichkeit unterscheiden sich die Vincaalkaloide in Pharmokokinetik, Wirkung und Toxizität. Die Plasma-HWZ beträgt für Vinblastin und Vindesin 24 h, für Vincristin 85 h und für Vinorelbin 40 h. Alle werden biliär und renal eliminiert.

Indikationen

- **Vincristin** (Vincristin medac®, Vincristinsulfat Hexal®, cellcristin®, FARMISTIN®)

Vincristin wirkt bei akuter Leukämie und Lymphosarkom besser als Vinblastin. Weitere Tumoren für Vincristin sind Hodgkin und Non-Hodgkin-Lymphome, Mamma-Ca, Bronchial-Ca, Rhabdomyosarkom, Wilms-Tumor, Neuroblastom und malignes Melanom.

- **Vinblastin** (cellblastin®, Velbe®, Vinblastinsulfat GRY®)

Vinblastin wird bei akuter lymphatischer Leukämie, Lymphomen, M. Hodgkin, Mamma-Ca, Chorion-Ca, Hoden-Ca (2. Wahl), Melanom und Kaposi-Syndrom (2. Wahl) als Infusion eingesetzt.

- **Vindesin** (Eldisine®)

Vindesin wird bei akuten Leukämien, chronisch-myeloischer Leukämie, malignen Lymphomen, malignen Melanomen und nichtkleinzelligem Bronchial-Ca als Infusion eingesetzt. Mamma-Ca und Plattenepithel-Ca sprechen zwar an, es liegen aber nicht genug Erfahrungen vor.

- **Vinorelbin** (Navelbine®)

Vinorelbin wird bei nichtkleinzelligem Bronchial-Ca und beim metastasierenden Mamma-Ca intravenös gegeben.

Unerwünschte Wirkungen

Vincaalkaloide sind neurotoxisch, und zwar Vincristin stärker als Vinblastin. Durch Schädigung der Neurotubuli (Protein) wird der Fluss des Axoplasmas gestört. Es kommt zu peripherer Neuropathie und zu Störungen der neuromuskulären Übertragung. Erste Anzeichen sind Reflexabschwächung und Schwächung der Augenmuskeln. Auch Ataxie, zentralnervöse Störungen und Schäden an den Hirnnerven können auftreten. Die Knochenmarkschädigung ist schwächer als bei anderen Zytostatika. Vincablastin kann photoallergische Hautreaktionen verursachen. Die Neurotoxizität von Vinorelbin soll am geringsten sein.

Podophyllotoxin (Condylox-Lösung®)

Podophyllin wird gegen Papilomaviren (Warzen) lokal eingesetzt.

Etoposid (ETO CS®), ist ein Derivat von Podophyllotoxin und wird als Infusion verabreicht.

Indikationen

In Kombination mit anderen Zytostatika wird Etoposid eingesetzt bei: kleinzelligem und nichtkleinzelligem Bronchial-Ca, Hodgkin- und Non-Hodgkin-Lymphomen, myeloischer Leukämie bei Kindern und Erwachsenen, Hodentumoren, Chorion-Ca und Ovarial-Ca.

Die **Nebenwirkungen** sind wesentlich geringer als bei anderen Zytostatika.

Taxane

Taxane sind Naturstoffe aus der Rinde von Eiben. Therapeutisch genutzt wird Paclitaxel (Taxol®) aus der pazifischen Eibe (Taxus brevifolia) und das chemisch modifizierte Docetaxel (Taxotere®).

Wirkungsmechanismus

Taxane beschleunigen zunächst die Bildung der Mikrotubuli des Spindelapparats (G_2-Phase), binden dann aber an die β-Tubulinuntereinheit und verhindern den Abbau des Spindelapparats (Desaggregationshemmung), so dass in der Mitosephase keine funktionstüchtigen Kernspindeln zur Verfügung stehen. Taxane blockieren die G_2- und die M-Phase, was zum Zelltod führt. Unter einer Therapie mit Taxanen kann sich eine Resistenz entwickeln, die vermutlich auf der Bildung des P-Glykoproteins und auf Konformationsänderung des Tubilindimers beruht.

Pharmakokinetik

Paclitaxel hat eine Plasmaproteinbindung von 90 % und wird in der Leber hydroxyliert (CYP3A4). Ein geringer Teil wird unverändert mit dem Urin eliminiert. Die Halbwertszeit beträgt 6–13 Stunden.

Indikationen

Paclitaxel wirkt bei Cisplatin-resistenten Karzinomen von Ovarien und Mamma. Weitere Indikationen sind Tumoren im HNO-Bereich, Lymphome, malignes Melanom und nichtkleinzelliges Bronchialkarzinom.

Docetaxel wird eingesetzt als Monotherapeutikum bei Patientinnen mit metastasierendem Mamma-Ca bzw. lokal fortgeschrittenem Mamma-Ca, das auf andere Zytostatika nicht angesprochen hat oder rezidiviert. Taxane werden als Infusion verabreicht.

Nebenwirkungen

Taxane sind myelotoxisch und verursachen teils schwere Allergien durch Histaminfreisetzung. Ferner verursachen sie periphere Neuropathien und Herzrhythmusstörungen. Die Histaminausschüttung lässt sich durch Vormedikation mit Glukokortikoiden und Antihistaminen vermeiden.

Zytostatisch wirksame Antibiotika

Einige Antibiotika werden wegen ihrer Toxizität nicht zur Therapie von Bakterieninfekten, sondern als Zytostatika eingesetzt. Die Tabelle 49.4 zeigt diese Wirkstoffe und ihre Indikationen.

Wirkungsmechanismus und Wirkungen

Die in Tabelle 49.4 aufgeführten Antibiotika haben neben ihrer inhibitorischen Wirkung auf das Wachstum von Mikroorganismen auch einen zytotoxischen Effekt auf andere Zellen. Sie werden an Polynukleotide gebunden, lagern sich zwischen benachbarte Basenpaare der DNA-Doppelhelix (Interkalation) und verhindern so die Replikation von DNA und RNA. Nachfolgend wird die Proteinbiosynthese gehemmt. Mitomycin wird erst nach metabolischer Giftung als Alkylans wirksam.

Dactinomycin (LOVAC-COSMEGEN®, Actinomycin D®)

Wirkungsmechanismus

Dactinomycin bindet kovalent an die DNA und hemmt die RNA-Synthese. Weitere vermutliche Wirkungen sind die Bildung von Radikalen und die Hemmung der Topoisomerase II. Dactinomycin ist ein stark wirksames Zytostatikum und wird intravenös verabreicht (400–600 μg/kg/d).

Indikationen

Dactinomycin wird eingesetzt bei Wilms-Tumor, Ewing-Sarkom, Hoden-Ca, Rhabdomyosarkom und Chorion-Ca.

Tab. 49.4 Zytostatisch wirksame Antibiotika.

Wirkstoff	Handelsname	Chemische Klassifizierung	Ursprung
Dactinomycin (Actinomycin D)	Lyovac-Cosmegen®, Actinomycin D	Phenoxazon	Actinomyces
Daunorubicin	Daunoblastin®, Daunorubicin R.P	Anthrachinon	Streptomyces coeruleorubidus
Doxorubicin (Adriamycin)	Adriblastin®, Doxorubicin Hexal ®	Naphtacen-Chinon	Streptomyces
Idarubicin	Zavedos®	Anthrachinon	Streptomyces
Epirubicin	Farmorubicin®	Anthrachinon	Streptomyces
Mitomycin	Mitomycin C®, Mitomedac®, Ameticyne ®	Chinon	Streptomyces caespitosus
Bleomycin	Bleomycin Hexal®, BLEO-Cell®	Glykopeptid	Streptomyces verticillus
Mitoxantron	Novantron®, Onkotrone®	Antrachinon	synthetische Verbindung
Amsacrin	Amsidyl®	Acridinderivat	synthetische Verbindung

Nebenwirkungen

Dactinomycin ist lungentoxisch, verursacht Panzytopenien bis hin zur aplastischen Anämie und kann eine venöse Verschlusskrankheit der Leber verursachen.

Anthracycline

Die Namen aller Mitglieder dieser Gruppe enden auf -rubicin. Alle Verbindungen sind Antibiotika und wichtige Zytostatika, die von Streptomycesarten synthetisiert werden. Die zytostatische Wirkung ist am stärksten in der S-Phase.

Wirkungsmechanismus

Die Wirkung der Anthracycline beruht auf verschiedenen Mechanismen:
- Einbau in die DNA und Hemmung der RNA-Synthese
- Hemmung der Topoisomerase II und Induktion von Strangbrüchen
- Radikalbildung unter Mitwirkung von Eisenionen und nachfolgende Brüche der Doppelhelix
- Bindung an Zellmembranen und Veränderung der Membraneigenschaften.

Indikationen

- **Doxorubicin** (Adrimedac®, Adriblastin®, DOXO-cell®, Caelyx®, Doxorubicin Hexal®):

Doxorubicin ist indiziert bei kleinzelligem Bronchial-Ca (SCLC), Mamma-Ca, Ovarial-Ca, Harnblasen-Ca als Rezidivprophylaxe, Osteosarkom, Weichteilsarkom, Ewing-Sarkom, Hodgkin- und Non-Hodgkin-Lymphom, akuter lymphatischer und akuter myeloischer Leukämie, Endometrium-Ca, Wilms-Tumor, papillärem und follikulärem Schilddrüsen-Ca, Neuroblastom und fortgeschrittenem Magenkarzinom.

- **Daunorubicin** (Daunoblastin®, Daunorubicin R.P.):

Daunorubicin wird eingesetzt bei akuter lymphatischer (ALL) und akuter myeloischer Leukämie (AML) bei Kindern und Erwachsenen.

- **Liposomales Daunorubicin** (DaunoXome®):

Dieses Präparat enthält ebenfalls Daunorubicin, aber gebunden an Liposomen. Es wird beim Kaposi-Sarkom eingesetzt.

- **Idarubicin** (Zavedos®):

Idarubicin ist das 4-Desmethoxyderivat von Daunorubicin, hat eine höhere Lipophilie und wirkt daher stärker als andere Anthracycline. Idarubicin wird meist mit Cytarabin kombiniert und wird zur Remissionsinduktion der akuten myeloischen Leukämie bei Erwachsenen eingesetzt.

- **Epirubicin** (Farmorubicin®, EPI-cell®):

Epirubicin ist ein Isomer (Epimer) von Doxorubicin mit ähnlichen Indikationen wie Doxorubicin, aber mit geringerer kardiotoxischer Wirkung.

Alle Anthracycline werden als Infusionslösung verabreicht.

Unerwünschte Wirkungen

Anthracycline machen das Vollbild der „Basisnebenwirkungen" und sind zusätzlich kardiotoxisch.

Amsacrin (Amsidyl®) und Mitoxantron (Novantron®, Onkotrone®)

Beide Verbindungen sind weder Antibiotika noch Naturstoffe, sondern einfache synthetische Verbindungen (☞ Tab. 49.4), die aber einen ähnlichen Wirkungsmechanismus haben wie die Anthracycline und deshalb hier erwähnt werden. Sie wirken durch Einbau (Interkalation) in die DNA. Mitoxantron hemmt ferner die Topoisomerase II. Radikalbildung spielt anscheinend kaum eine Rolle.

Indikationen für Mitoxantron sind akute lymphatische und myeloische Leukämie, Lymphome und Mamma-Ca. Amsacrin wird nur bei Leukämien eingesetzt.

Bleomycin (BLEO-cell, Bleomycin Hexal®, Bleomycin Mack)

Bleomycin ist ein Glykopeptid aus Streptomyces verticillus, wirkt durch Interkalation in die DNA, durch Radikalbildung und Hemmung der DNA-Ligase.

Indikationen sind Hodentumoren, maligne Lymphome und Plattenepithelkarzinome. Bleomycin hat nur geringe myelodepressive Nebenwirkungen. Substanzspezifische NW sind Sklerodermien, Pneumonie und Lungenfibrose.

Mitomycin (Mitomedac®, Ametycine®, Mitomycin C)

Mitomycin wird von Streptomyces caespitosus synthetisiert und wirkt durch Alkylierung der DNA sowie durch Radikalbildung. **Indikationen** sind Karzinome von Pankreas, Magen, Ösophagus und Harnblase.

49.3.4 Hemmstoffe der Topoisomerase

Um die Replikation der verdrillten DNA zu erleichtern, spalten bestimmte Enzyme einen oder beide DNA-Stränge in Teilstücke und fügen sie nach der Replikation wieder zusammen. Enzyme, die das bewerkstelligen heißen reverse Nukleasen oder Topoisomerasen. Topoisomerase I bindet nur an einen DNA-Strang, Topoisomerase II an beide Stränge gleichzeitig. Einige Zytostatika hemmen gezielt diese Enzyme und bewirken Strangbrüche der DNA und Zelltod. In vielen Tumoren ist die Aktivität der Topoisomerasen erhöht, so dass sie von diesen Zytostatika bevorzugt geschädigt werden. Allerdings können Topoisomerasehemmstoffe auch Leukämien und Tumoren auslösen. Hemmstoffe der Topoisomerasen wirken untereinander und mit Alkylanzien bzw. Platinkomplexen synergistisch und werden in der Tumortherapie häufig eingesetzt.

Tab. 49.5 Als Zytostatika verwendete Hemmstoffe der Topoisomerase.

Wirkstoff	Handelsname	Chemische Charakterisierung	Wirkung
Topotecan	Hycamtin®	Alkaloid Camptothecin	Topoisomerase I
Irinotecan	Campto®	Alkaloid Camptothecin	Topoisomerase I
Etoposid	ETO-CS, Eto-GRY®, Etomedac®	Podophyllotoxin-Derivat	Topoisomerase II
Etoposidphosphat	Etopophos®	Podophyllotoxin-Derivat	Topoisomerase II
Teniposid	VM 26 Bristol	Podophyllotoxin-Derivat	Topoisomerase II

Auch Actinomycine (Dactinomycin) und Anthracycline hemmen die Topoisomerasen, aber bei diesen Zytostatika ist es nur eine Teilwirkung. Zytostatika, bei denen die Hemmung der Topoisomerase die Hauptwirkung darstellt, sind in Tabelle 49.5 zusammengefasst.

Indikationen

- **Topotecan (Infusion)** metastasierendes Ovarialkarzinom, wenn eine Primär- oder Folgetherapie mit anderen Zytostatika nicht angesprochen hat.
- **Irinotecan** (stärker als Topotecan): zusammen mit 5-Fluorouracil bei fortgeschrittenen Karzinomen des Kolons oder Rektums, als Monotherapeutikum, wenn 5-Fluorouracil versagt hat.
- **Etoposid** und **Etoposidphosphat** (in Kombination mit anderen Zytostatika): kleinzelliges und nichtkleinzelliges Bronchial-Ca, Hodgkin- und Non-Hodgkin-Lymphome, myeloische Leukämie bei Kindern und Erwachsenen, Hodentumoren, Chorion-Ca und Ovarial-Ca.
- **Teniposid:** Hodgkin- und Non-Hodgkin-Lymphome, Hirntumoren und Blasenkarzinom.

Nebenwirkungen

Substanzspezifische NW für Topotecan ist eine intestinale Mukositis. Auch bei Irinotecan zwingt heftige Diarrhö (20 %) häufig zum Abbruch der Therapie. Bei Etoposid sind besonders Knochenmarkdepression, anaphylaktische Reaktionen, Herzrhythmusstörungen und Blutdruckabfall zu erwähnen.

49.3.5 Hormone und Hormonantagonisten in der Tumortherapie

Hormone sind keine Zytostatika, können aber bei mäßig entdifferenzierten Tumoren, die noch Hormonrezeptoren tragen, deren Wachstum hemmen. Hormonsensible Tumoren sind vor allem:

- Prostatakarzinom
- Mammakarzinom
- Uteruskarzinom.

Bei hormonsensiblen Tumoren können verschiedene körpereigene Hormone eingesetzt werden. Verwendet werden **Gonadotropin-Releasing-Hormone, Glukokortikoide, Östrogene, Antiöstrogene**, und **Antiandrogene.** Welche Hormone bzw. welche Hemmstoffe von Hormonen zum Einsatz kommen, hängt von den Rezeptoren der Tumorzellen ab. Eine Behandlung mit Hormonantagonisten bezeichnet man als **kompetitive Therapie,** eine Behandlung mit Hormonen (meist gegengeschlechtlich) nennt man **additive Therapie.** Die Entfernung von hormonbildenden Drüsen (Hoden, Ovar, NN) wird als **ablative Therapie** bezeichnet.

Wirkstoffe

Tabelle 49.6 zeigt die wichtigsten therapeutisch verwendeten Hormone und Hormonhemmstoffe, die zur Tumorbehandlung eingesetzt werden.

Hormone des Hypothalamus

Synthetisch veränderte Derivate des natürlichen Hypothalamushormons **Gonadorelin** (Gonadoliberin) wirken stärker als das natürliche Hormon und werden zur palliativen Therapie von Prostatakarzinomen und Mammakarzinom eingesetzt. Zu Beginn steigt LH (Luteotropin) und FSH (Follitropin) und damit der Testosteronspiegel, aber bald erfolgt eine Downregulation der Testosteronrezeptoren, und es resultiert eine antigonadotrope Wirkung.

Therapeutisch verwendete Wirkstoffe sind:

- Buserelin (Profact® Depot 2/3) s.c. Fertigspritze mit Stäbchenimplantat alle 2–3 Monate
- Goserelin (Zoladex®) s.c. Fertigspritze mit Stäbchenimplantat alle 3 Monate
- Triptorelin (Decapeptyl® Depot) s.c. oder i.m. Fertigspritze mit Retardmikrokapseln 1-mal pro Monat.

Vorteilhaft, im Vergleich zu Östrogenen, ist die geringe feminisierende Wirkung bei Männern und geringere kardiovaskuläre Komplikationen wie Thrombosen oder Myokardinfarkt.

Nebenwirkungen

Zu Behandlungsbeginn kommt es zu einer Verstärkung der Tumorsymptome (Anstieg von Testosteron!) und Knochenschmerzen. Gleichzeitige Gabe von Antiandrogenen lindert die Beschwerden. Bei Frauen mit Mamma-Ca kommt es nicht zu einer Anfangsverschlechterung. Weitere NW sind Hitzewallungen,

Tab. 49.6 Pharmaka zur Behandlung hormonsensibler Tumoren.

Wirkstoff	Handelspräparat	Klassifizierung
Buserilin	Profact®	Gonadorelin-Analogon
Goserelinacetat	Zoladex®	Gonadorelin-Analogon
Triptorelin	Decapeptyl®	Gonadorelin-Analogon
Prednison	Decortin®	teilsynthetisches Glukokortikoid
Ethinylöstradiol	Progynon C®	teilsynthetisches Östrogenhormon
Estramustin	Estractyl®, Multosin®, Prostamustin®	Estradiol-Carbaminsäureester
Fosfestrol	Honvan®	Diethylstilböstrodiphosphat
Tamoxifen	Nolvadex®	Antiöstrogen, Stilben
Toremifen	Fareston®	Antiöstrogen, Stilben
Aminoglutethimid	Orimeten®, Rodazol®	Aromatasehemmer
Anastrozol	Arimidex®	Aromatasehemmer
Letrozol	Femara®	Aromatasehemmer
Exemestan	AROMASIN®	Aromatasehemmer
Formestan	Lentaron®	Aromatasehemmer
Testolacton	Fludestrin®	Aromatasehemmer
Medroxyprogesteron	Clinovir®	teilsynthetisches Gestagenhormon
Gestonoron	Depotstat®	teilsynthetisches Gestagenhormon
Testolacton	Fludestrin®	teilsynthetisches Androgen
Cyproteronacetat	Androcur®	Antiandrogen
Flutamid	Fugerel®, Apimid®, Flumid®	Antiandrogen
Bicalutamid	Casodex®	Antiandrogen

Libidoverlust, Ödeme, Myalgie und Seborrhö. Langzeitanwendung kann zur Verschlechterung einer Osteoporose führen.

Östrogene

Östrogene begünstigen das Wachstum bestimmter Mammakarzinome und werden durch Antiöstrogene (Tamoxifen) gehemmt.

Fosfestrol (Honvan®) ist eine synthetische Verbindung, ein Prodrug, das erst nach der Dephosphorylierung wirksam wird, an Östrogenrezeptoren bindet und Östrogenwirkung entfaltet. **Estramustin** (Multosin®) ist ein Ester aus Estradiol und Stickstofflost. Früher wurden Wirkstoffe mit Östrogenwirkung häufig beim Prostatakarzinom eingesetzt, seit Einführung der Gonadoliberine und Antiandrogene sind sie in den Hintergrund gedrängt worden.

Nebenwirkungen der Östrogene beim Mann sind Wassereinlagerung, Thrombosen, Herzinsuffizienz, Myokardinfarkt, Gynäkomastie, Cholestase, Libidoverlust und Hitzewallungen. Bei Frauen stehen kardiovaskuläre NW und Vaginalblutungen im Vordergrund.

Antiöstrogene

Zu den Antiöstrogenen zählen die **Östrogen-Rezeptorantagonisten** und die **Aromatasehemmer.**

Antagonisten am Östrogenrezeptor

Tamoxifen (Novaldex®, Tamofen®, Tamoxifen ratiopharm®, Tamoxasta®)

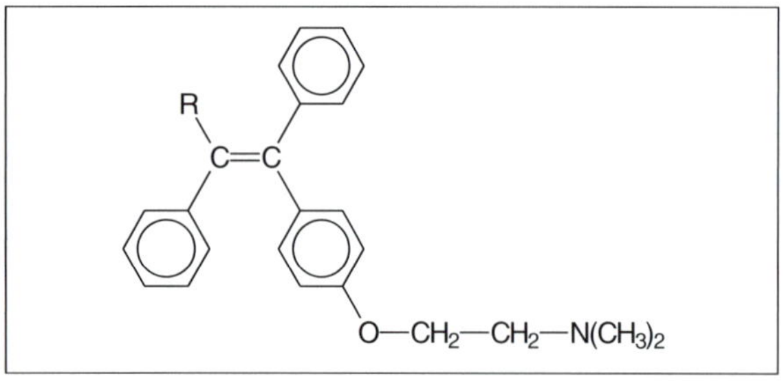

Formel 49.6 Tamoxifen

Tamoxifen ist ein Stilbenderivat, bindet an periphere Östrogenrezeptoren und hemmt deren Wirkung (kompetitiver Antagonist). Gehemmt wird die Expression östrogenregulierter Gene, beispielsweise solcher, die für die Bildung von Wachstumsfaktoren und für Promotoren der Angiogenese zuständig sind. Es gibt Hinweise auf eine direkte Induktion der Apoptose durch Tamoxifen. Tamoxifen hat eine geringe ISA. Wenn der Tumor keine oder mutierte Östrogenrezeptoren hat, oder wenn die Signaltransduktion in der Tumorzelle verändert ist, dann wirkt Tamoxifen nicht hemmend (Resistenz), eventuell sogar wachstumsfördernd auf den Tumor.

Tamoxifen wird nach oraler Gabe (20–40 mg) langsam resorbiert und hat eine Halbwertszeit von 7 Tagen. Es wird in der Leber metabolisiert (CYP3A4) und vorwiegend biliär eliminiert. Es entstehen aktive Metabolite.

Indikation für Tamoxifen ist die adjuvante Therapie von hormonabhängigem, metastasierendem Mammakarzinom.

Nebenwirkungen von Tamoxifen sind Magen-Darm-Beschwerden, Kopfschmerz, Wassereinlagerung, Hitzewallungen, Endometriumhyperplasie, Vaginalblutungen, Thrombozyotopenie (selten) und erhöhte Inzidenz von Endometrium-Ca, für die vermutlich die aktiven Metaboliten mitverantwortlich sind. Insgesamt ist Tamoxifen relativ gut verträglich, so dass auch eine prophylaktische Gabe bei Frauen mit familiär gehäuftem Auftreten von Mamma-Ca versucht wird.

Toremifen (Fareston®) ist eine geringfügige Modifikation von Tamoxifen und bietet keine Vorteile. Wirkungen, Indikationen und Nebenwirkungen entsprechen denen von Tamoxifen.

Hemmstoffe der Aromatase

Aromatase ist ein Enzymkomplex, der eine wichtige Rolle bei der Östrogensynthese spielt. FSH stimuliert die Bildung der Aromatase. Der Enzymkomplex findet sich in den Ovarien, im Muskel- und Fettgewebe sowie in Tumorzellen des Mammakarzinoms. Eine Reihe von Verbindungen hemmt die Aromatase und senkt den Blutspiegel von Östradiol und Östron. Nichtsteroidale Aromatasehemmstoffe hemmen das Enzym reversibel, steroidale Hemmstoffe binden an die Andockstelle von Androstendion und hemmen irreversibel.

Reversible Hemmstoffe der Aromatase

Therapeutische Verwendung finden:

- Aminoglutethimid (Rodazol®, Orimeten®) 2- bis 4-mal 1 Tabl./d mit 250 mg
- Anastrozol (Arimidex®) 1 x 1 Tabl./d mit 1 mg
- Letrozol (Femara®) 1 x 1 Tabl./d mit 2.5 mg.

Aminoglutethimid hemmt die Aromatase im peripheren Gewebe, aber nicht im Ovar. Nach oraler Gabe 250–500 mg/d) wird Aminoglutethimid rasch resorbiert (75 %), metabolisiert und renal eliminiert. Die Halbwertszeit beträgt anfangs 13 h, später 7 h.

Indikation für Aminoglutethimid ist das Mammakarzinom in der Postmenopause.

Nebenwirkungen sind Schwindel, Übelkeit, Ataxie, Hautausschlag und Müdigkeit.

Aminoglutethimid verursacht eine Enzyminduktion und beschleunigt die Elimination von Tamoxifen. Die beiden Antiöstrogene wirken nicht synergistisch.

Wirkungen und Indikationen von **Anastrozol** und **Letrozol** entsprechen denen von Aminoglutethimid.

Irreversible Hemmstoffe der Aromatase

Die Verbindungen dieser Gruppe haben ein Sterangerüst und binden kovalent an die Aromatase. Therapeutische Verwendung finden:

- **Exemestan** (AROMASIN®) (intramuskuläre Gabe)
- **Formestan** (Lentaron®) (orale Gabe)
- **Testolacton** (Fludestrin®) (orale Gabe).

Formestan wird als **Suizidinhibitor** bezeichnet (ebenso wie Clavulansäure, ☞ Kap. 47.4.3), weil die Hemmwirkung erst durch Zerfall des Inhibitors aufgehoben wird.

Indikation für irreversible Aromatasehemmer ist das fortgeschrittene Mamma-Ca bei postmenopausalen Frauen.

Nebenwirkungen

Häufigste NW bei Formestan sind Entzündungen an der Einstichstelle. Bei Exemestan und Testolacton stehen Allgemeinsymptome wie Müdigkeit, Magen-Darm-Störungen, Schwindel und Hitzewallungen im Vordergrund.

Gestagene

Gestagene oder Gelbkörperhormone sind Sexualhormone, die überwiegend im Corpus luteum gebildet werden, aber auch in der Nebenniere und in den Hoden. Sie hemmen Tumorzellen des Endometriumkarzinoms, des fortgeschrittenen Mammakarzinoms, des Prostatakarzinoms und des Hypernephroms. Zur Tumortherapie werden eingesetzt:

- **Medroxyprogesteronacetat** (Farlutal®, MPA Hexal®, MPA-Noury®) (orale Gabe 1 g/d)
- **Megestrolacetat** (Megestat®) (orale Gabe 160–320 mg/d).

Der Wirkungsmechanismus ist nur unvollständig bekannt. Wichtig scheint die Verminderung von Östrogenrezeptoren in Tumorzellen, die beschleunigte Oxidation von Östradiol und eine verminderte Östrogenbildung zu sein.

Nebenwirkungen sind Amenorrhö, Gewichtszunahme, Thrombosen und Vaginalblutungen.

Antiandrogene

Androgene begünstigen das Wachstum von Prostatatumoren. Eine Hemmung dieser Hormone reduziert das Tumorwachstum. Androgene lassen sich durch Antiandrogene, durch Östrogene oder durch GnRH hemmen. Antiandrogene wie Cyproteronacetat (Androcur®), Bicalutamid (Casodex®) oder Flutamid (Apimid®) binden an Androgenrezeptoren, haben aber keine ISA. Cyproteronacetat hat zusätzlich gestagenartige Wirkungen und hemmt die Testosteronproduktion.

Nebenwirkungen

Die häufigste NW von Antiandrogenen ist eine Gynäkomastie. Ferner: Übelkeit, Appetitlosigkeit, verringerte Libido, Leberschäden und verringerte Spermatogenese. Potenzstörungen sind mit Flutamid und Bicalutamid seltener.

Glukokortikoide

Glukokortikoide haben eine **antiproliferative** und eine **immunsuppressive** Wirkung. Sie können bei Leukämien, Lymphomen, Hirntumoren und Mammakarzinomen eingesetzt werden. In Tumorzellen wurden Glukokortikoidrezeptoren nachgewiesen. Glukokortikoide hemmen auch die ACTH-Bildung und reduzieren damit vermutlich auch die Östrogenbildung.

Sonstige Zytostatika

Asparaginase (Erwinase®) und Pegaspergase (Oncaspar®)

Den Tumorzellen einiger Leukämien und Lymphome fehlt die Asparaginsynthetase, die die Reaktion Asparagin → Asparaginsäure katalysiert. Durch Zufuhr von Asparaginase verarmt die Tumorzelle an Asparagin und wächst langsamer, es erfolgt jedoch rasche Resistenzentwicklung.

Tretinoin oder Vitamin-A-Säure (Vesanoid®)

Bekannt ist Tretinoin als Aknemedikament. Es ist aber auch zur Behandlung der akuten Promyelozytenleukämie zugelassen. Tretinoin bindet an Proteine im Zytoplasma und wird in den Zellkern geschleust, wo es den Retinolsäurerezeptor aktiviert und damit Gene für Zellwachstum und Differenzierung.

49.3.6 Neue Tumormedikamente

Auch in der Tumortherapie gewinnen biotechnologisch hergestellte Medikamente immer mehr an Bedeutung. Die Molekularbiochemie liefert ständig neue Erkenntnisse über Aufbau und Stoffwechsel von Tumorzellen, die in gentechnischen Labors für die Entwicklung neuer Wirkstoffe genutzt werden.

Antikörper gegen Tumorzellen

Auch Tumorzellen tragen Antigene, die mit maßgeschneiderten Antikörpern reagieren und die Tumorzellen schädigen.

Rituximab (Mabthera®)

Rituximab ist ein monoklonaler Antikörper, der mit CD20-Antigenen auf Tumorzellen reagiert. **Indikationen** sind therapierefraktäre bzw. rezidivierende follikuläre Lymphome.

Nebenwirkungen sind Verminderung von B-Zellen, Fieber und allergische Reaktionen.

Trastuzumab (Herceptin®)

Trastuzumab ist ein monoklonaler Antikörper gegen den Wachstumsfaktorrezeptor Her2/neu auf Tumorzellen von Mammakarzinomen.

Zytokine

Eine Reihe von Zytokinen wirken wachstumshemmend und zytotoxisch und werden als Tumormedikamente eingesetzt (☞ Tab. 49.7).

Pharmaka, die noch in Vorbereitung sind und deren Markteinführung für 2003 bzw. 2004 geplant ist, zeigt die Tabelle 49.8.

Hemmstoffe der Tyrosinkinase

Seit 2001 ist **Imatinib** (Glivec®) für die Sekundärbehandlung der chronisch-myeloischen Leukämie (CML) zugelassen. Chemisch handelt es sich um ein Phenylaminopyridin-Derivat. 2003 wurde die Indikation auf Primärbehandlung von CML erweitert. Die Überlebensraten unterscheiden sich bis jetzt

Tab. 49.7 Zytokine zur Behandlung von Tumoren.

Wirkstoff	Handelsname	Indikationen
Interferon α2a	Roferon®-A	Nierenzell-Ca und Melanom
Interferon α2b	Intron A®	Haarzell-Leukämie, Lymphome, Melanome, Nieren-Ca, Kaposi-Sarkom
Interferon β	Fiblaferon®	undifferenziertes Nasopharynx-Ca
Tumornekrosefaktor (TNF)	Beromun®	Weichteilsarkome
Aldesleukin	Proleukin®	Nieren-Ca, Melanome

Tab. 49.8 Krebsmedikamente in Vorbereitung.

Wirkstoff	Indikation	Wirkungsmechanismus
Avastin	Darmkrebs	bremst Gefäßwachstum und Blutversorgung des Tumors
Bexxar	Lymphdrüsenkrebs	Carrier für radioaktive Atome
Erbitux	Darmkrebs	blockiert Signalstoffe für Krebszellenwachstum
Genasense	verschiedene Karzinome	Wirkungsverstärkung von Zytostatika
Provenge	Prostatakarzinom	Immunstimulator
Satraplatin	Prostatakarzinom	blockiert Zellteilung
Tarceva	Bronchialkarzinom	blockiert Signalstoffe für Krebszellenwachstum
Yondelis	verschiedene Karzinome	verhindert DNS-Reparatur

noch nicht von einer Therapie mit Interferon α, jedoch scheint Imatinib wesentlich besser verträglich zu sein. Imatinib kann mit Interferon α oder Cytarabin kombiniert werden.

Wirkungsmechanismus

Imatinib hemmt die Aktivität der Tyrosinkinase Bcr-Abl, die bei CML-Patienten durch Mutation des Gens bcr-abl gebildet wird und stärker wirkt als die normale Tyrosinkinase. Das mutierte Enzym stimuliert die Proliferation weißer Blutzellen. Imatinib blockiert die Bindung von ATP an die Tyrosinkinase und verhindert so die Phosphatierung von Proteinen. Resultat ist die Apoptose der mutierten Zelle. Zusätzlich hemmt Imatinib die Tyrosinaseaktivität des PDGF-Rezeptors (Platelet Derived Growth Factor).

Pharmakokinetik

Imatinib wird nach oraler Gabe gut resorbiert und erreicht eine Bioverfügbarkeit von 98 %. Die Metabolisierung erfolgt in der Leber durch CYP3A4. Dabei entsteht u. a. als aktiver Metabolit ein demethyliertes Piperazinderivat. 68 % werden über die Fäzes ausgeschieden, die HWZ beträgt 18 Stunden.

Nebenwirkungen

Die häufigsten NW sind Übelkeit (56 %), Erbrechen (33 %), Durchfall (24 %), Muskelschmerzen (11 %), Muskelkrämpfe (33 %) und Hautrötung (25 %). Weitere NW sind Anorexie, Kopfschmerzen und Ödeme (Lungenödem, Pleuraerguss, Aszites). Häufig sind auch Blutbildveränderungen wie Neutropenie, Thrombozytopenie und Anämie.

50 Die Pharmakotherapie von Tumoren

50.1 Prinzipien der Tumortherapie

Die Pharmakotherapie von Tumoren mit Zytostatika unterscheidet sich wesentlich von der medikamentösen Therapie anderer Erkrankungen:

- Zytostatika sind immer toxisch und zwar für krankes wie für gesundes Gewebe.
- Zuverlässige Testverfahren in vitro für eine Dosis-Wirkungs-Beziehung gibt es nicht.
- Art und Dosierung der Zytostatika orientiert sich nicht nur an der Art des Tumors, sondern auch an seiner Ausbreitung (Stadium) und an Kontraindikationen des Patienten.
- Die Behandlung erfolgt in Zyklen, die empirisch ermittelt wurden. Im Rahmen einer solchen schematisierten Behandlung werden Zytostatika auch dann gegeben, wenn im Moment keine Krankheitszeichen nachweisbar sind (Vollremission).
- Ebenso wie die antivirale Therapie gehört auch die zytostatische Therapie in die Hand von Spezialisten.

Man kann drei Arten **pharmakologischer Tumortherapie** unterscheiden:

- Chemotherapie mit Zytostatika
- Therapie mit Hormonen und Antihormonen
- Immuntherapie.

Unter **Chemotherapie** versteht man eine Tumorbehandlung mit Zytostatika.

Daneben haben nach wie vor die **chirurgische Therapie** und die **Radiotherapie** ihren Platz. Je nach Therapieziel oder Therapiemöglichkeit bei der Tumorbehandlung unterscheidet man zwischen **kurativer** Therapie (Heilung), **palliativer** Therapie (Verbesserung der Lebensqualität und Verlängerung der Lebenserwartung) und **adjuvanter** Therapie (Verhinderung von Rezidiven oder Metastasen).

50.2 Prinzipien der Polychemotherapie

Zytostatika sind Zellgifte und haben eine geringe therapeutische Breite. Man kann sie daher nur kurzzeitig einsetzen. Um möglichst viele Tumorzellen zu schädigen, müssen sie in einer möglichst hohen, gerade noch erträglichen Dosis verabreicht werden. In der Regel wird eine intermittierende Stoßtherapie angewandt, um die Nebenwirkungen so gering wie möglich zu halten. Gesundes Gewebe erholt sich nach einem Zytostatikastoß schneller als Tumorgewebe. Als **Kontrolle** dient die Leukozytenzahl. Bei einer Leukozytenzahl unter 2000/mm^3 darf kein Zytostatikum mehr gegeben werden, sondern es muss die Erholung des Knochenmarks abgewartet werden, bevor ein neuer Stoß erfolgt.

50.2.1 Intermittierende Stoßtherapie

Dieser Therapie liegt folgende Überlegung zugrunde: Eine kurzzeitige hochdosierte Anwendung soll möglichst alle Tumorzellen in den S- und G_2-Phasen abtöten. Anschließend kommt es zu einem vermehrten Übergang von Tumorzellen aus der G_0-Phase in die S-Phase **(Recruitment).** Ein weiterer Zytostatikastoß soll auch diese Zellen abtöten. Die Wirksamkeit der Stoßtherapie lässt sich durch die Vorbehandlung mit Mitosehemmstoffen steigern, weil dadurch die Teilung der Tumorzellen synchronisiert wird.

50.2.2 Monotherapie

Im Allgemeinen wird nicht nur ein einzelnes Zytostatikum eingesetzt, sondern eine Kombination aus mehreren gleichzeitig, da Tumoren schnell Resistenzen entwickeln können. Dabei muss die Kombination von Anfang an eingesetzt werden, ähnlich wie bei der Tuberkulosebehandlung. Es bringt nichts, erst mit einer Monotherapie zu beginnen und dann bei mangelhafter Wirkung ein zweites Zytostatikum zuzufügen. Die Resistenz entsteht durch Selektion widerstandsfähiger Tumorzellen. Folgende **Mechanismen der Resistenzentwicklung** sind möglich:

- Verlust eines aktivierenden Enzyms
- Induktion eines gehemmten Enzyms, z. B. forcierte DNA-Reparatur
- Veränderung der Membranpermeabilität
- Verlust der Affinität des Zytostatikums zu Enzymen oder Zellstrukturen
- Ausbildung von Stoffwechselumgehungswegen (Folsäurehemmstoffe).

50.2.3 Kombinationstherapie

Durch die Kombination von Zytostatika mit unterschiedlichem Wirkungsmechanismus kann die Dosis und damit die Toxizität der Einzelsubstanz gesenkt werden. Zusätzlich werden Tumorzellen in unterschiedlichen Phasen geschädigt. Die Resistenzentwicklung wird verzögert. Die Behandlung erfolgt in der Regel nach festgelegten Schemata, die empirisch gewonnen wurden. So hat sich bei akuter Leukämie das VAMP-Schema bewährt, eine Kombination aus Vincristin, Amethopterin, Mercaptopurin und Prednisolon.

Um die Selektivität der Zytostatika für Tumorzellen zu verbessern, wurden in den letzten Jahren große Anstrengungen unternommen. Experimentiert wird vor allem mit monoklonalen Antikörpern, an die Zytostatika oder Radioisotope gebunden sind und die sich dann am oder im Tumorgewebe anreichern sollen. Die erreichbare Zytostatikakonzentration ist aber gering, und solide Tumoren werden nicht erreicht. Ein anderer Therapieversuch beinhaltet die Enzymeinschleusung in den Tumor per Antikörper, um dann ein inaktives Zytostatikum als Prodrug zu geben, das erst im Tumor von dem Enzym zum wirksamen Zytostatikum gespalten wird.

Wirkstoffe

Wirkstoffe zur Pharmakotherapie von Tumoren werden in der Regel nach der ACT-Klassifikation der WHO eingeteilt (ACT = Anatomical Therapeutic Chemical). Die wichtigsten Tumortherapeutika zeigen die Tabellen 50.1 bis 50.6 und Abb. 50.1.

50.2.4 Risiken

Die meisten Nebenwirkungen der Zytostatika sind nicht von ihrer therapeutischen Wirkung, der Schädigung schnell wachsender Gewebe, zu trennen.

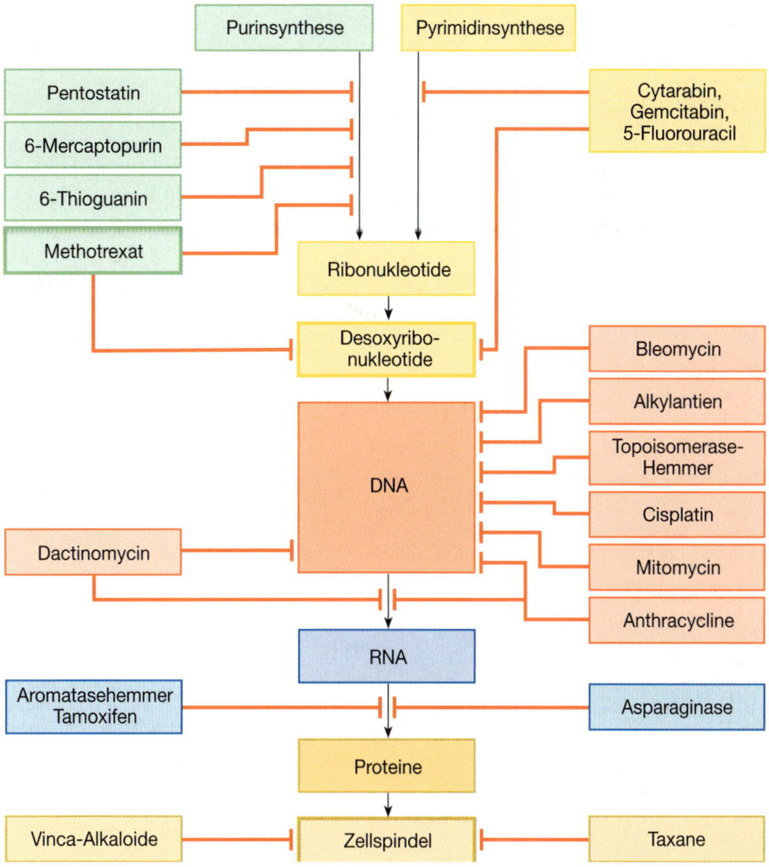

Abb. 50.1: Wirkorte verschiedener Zytostatika, modifiziert n. F. Bolling, M. Nourbakhsh.

Tab. 50.1 Alkylanzien.

Wirkstoff	Handelsname	Indikationen	Dosierung (mg)
Derivate des Stickstofflost			
Cyclophosphamid	Endoxan®, Cyclostin®, Cyclo-cell 50®	Leukosen, M. Hodgkin, Non-Hodgkin-Lymphome, Plasmozytom, Bronchial-Ca, Mamma-Ca, Ovarial-Ca	200–300 i.v.
Trofosfamid	Ixoten®	wie Cyclophosphamid	100 oral
Isofosfamid	Holoxan®, IFO-cell®	Hodentumoren, Weichteilsarkome, Bronchial-Ca, Zervix-Ca, Ovarial-Ca	50–60/kg/KG i.v.
Chlorambucil	Leukeran®	chron. lymphatische Leukämie, M. Hodgkin, Mamma-Ca, Ovarial-Ca	0,1/kg/d oral
Alkylsulfonate			
Busulfan	Myleran®	chron. myeloische Leukämie, Polycytaemia vera	0,06/kg KG/d oral
Melphalan	Alkeran®	Plasmozytom, Melanome, Seminome, Mamma-Ca, Ovarial-Ca	0,15 mg/kg/KG für 5 d i.v. 0,2 mg/kgKG für 5 d oral
Treosulfan	Ovastat®	epitheliales Ovarial-Ca	s. Fachinfo
Derivate des Nitrosoharnstoffs			
Carmustin	Carmubris®, BCNU®	Hirntumoren wie Glioblastom, Medulloblastom, Astrozytom, Ependynom, Hirnmetastasen multiples Myelom, maligne Lymphome, M. Hodgkin	$200/m^2$ i.v.
Lomustin	Cecenu®	Hirntumoren, M. Hodgkin	s. Fachinfo
Nimustin	ACNU 50®	Hirntumoren, M. Hodgkin	2–3 mg/kg/KG i.v.
Ethyleniminderivate (Aziridine)			
Thio-TEPA	Thiotepa-Lederle®	Blasentumoren, maligne Exsudate von Pleura und Peritoneum, Mamma-Ca, Ovarial-Ca, chron. Leukämien, M. Hodgkin	30–60 mg i.v. 1 ×/Wo

Tab. 50.2 Platinverbindungen und andere Zytostatika.

Wirkstoff	Handelsname	Indikationen	Dosierung (mg)
Cisplatin	Cisplatin medac®, Platinex®, Cisplatin Hexal®	Ovarial-, Zervix-, Endometrium-Ca, Prostata-Ca, Hoden-Ca, Blasen-Ca, Bronchial-Ca, Melanome, Sarkome, Plattenepithel-Ca, Tumoren im Kopf- und Halsbereich, kolorektales Ca zusammen mit Fluorouracil	$50–120/m^2$ i.v. alle 3–4 Wo
Carboplatin	Carboplat®, Ribocarbo-L®	wie Cisplatin	$400/m^2$ i.v.
Oxaliplatin	ELOXATIN®	metast. Dickdarm-Ca, Magen-Ca	$85/m^2$ i.v.
Procarbazin	Natulan®	M. Hodgkin, Lymphosarkom, Retikulosarkom	$100/m^2$ oral für 10–14 Tage
Dacarbazin	Detimedac®	M. Hodgkin, malignes Melanom, Leiomyosarkom, Fibrosarkom, Rhabdomyosarkom	s. Fachinfo
Temozolomid	Temodal®	Hirntumoren, z. B. Glioblastoma multiforme	$200/m^2$ oral

Tab. 50.3 Zytostatisch wirksame Antimetabolite.

Wirkstoff	Handelsname	Indikationen	Dosierung (mg)
Folsäureantagonisten			
Methotrexat	Methotrexat-Lederle®, MTX-hexal®, O-trecat®	Lymphome, akute lymphatische Leukämie, Chorionepitheliom, Bronchial-Ca, Cervix-Ca, Mamma-Ca, Sarkome, Ovarial-Ca, Non-Hodgkin-Lymphom, Autoimmunerkrankungen (pcP, Lupus erythematodes u. a.)	s. Fachinfo, nur nach Dosierschema
Purinantagonisten			
6-Mercaptopurin	PuriNethol®	akute lymphatische + akute myeloische Leukämie	2,5/kg/KG oral
Thioguanin	Thioguanin Glaxo-Wellcome®	akute lymphatische + akute myeloische Leukämie, chron. myeloische Leukämie	100–200/m² KOF oral
Cladribin	Leustatin®	Haarzell-Leukämie	0,09/kg/KG i.v.
Fludarabin	Fludara®	chron. lymphatische Leukämie B-Zell-Typ	s. Fachinfo
Pentostatin	Nipent®	Haarzellen-Leukämie bei Erwachsenen zur Monotherapie	4/m² KOF i.v. alle 2 Wo
Pyrimidinantagonisten			
5-Fluorouracil	5-FU-Hexal®	Karzinome von Kolon, Rektum, Mamma, Ösophagus, Kopf, Hals, Leber, Pankreas und Harnblase	12/kg/KG/d i.v.
Capecitabin	Xeloda®	Kolorektal-Ca zur FirstLine-Behandlung	2 × 1250/m² KOF/d
Cytarabin	Alexan®, ARA-cell®	akute myeloische + lymphatische Leukämie und Non-Hodgkin-Lymphom	s. Fachinfo
Gemcitabin	Gemzar®	Adeno-Ca des Pankreas, nichtkleinzelliges Bronchial-Ca	1000/m² KOF i.v. 1 × Wo

KOF = KörperOberFläche

Tab. 50.4 Zytostatisch wirksame Naturstoffe.

Wirkstoff	Handelsname	Indikationen	Dosierung (mg)
Vinblastin	cellblastin®, Velbe®	maligne Lymphome, Hodentumor, Mammakarzinom	3,7/kg/KG i.v. 1 × Wo
Vincristin	Vincristin Bristol®	akute Leukämie, Lymphosarkom, Bronchial-Ca	2/kg/KG i.v. 1 × Wo
Vindesin	Eldisine®	maligne Lymphome, Sarkome, Bronchialkarzinom	3/m² KOF i.v.
Paclitaxel	Taxol®	Ovarial-Ca, maligne Lymphome, Sarkome, Bronchial-Ca, Mammakarzinom, malignes Melanom	175/m² KOF i.v.

Tab. 50.5 Zytostatisch wirksame Antibiotika.

Wirkstoff	Handelsname	Indikationen	Dosierung (mg)
Dactinomycin	Lyovac-Cosmegen®	Wilms-Tumor, Rhabdomyosarkom, Ewing-Sarkom, Hoden-Ca, Uterus-Ca (Chorion-Ca)	15 μg/kg KG/d i.v.
Daunorubicin	Daunoblastin®, DaunoXome®	akute lymphatische Leukämie (ALL), akute myeloische Leukämie (AML), Kaposi-Syndrom	40/m²/KOF alle 2 Wo
Doxorubicin (Adriamycin)	Adriblastin®, Doxorubicin Hexal®	Bronchial-Ca (kleinzelliges), Mamma-Ca, Harnblasen-Ca, Osteosarkom, Weichteilsarkom, Ewing-Sarkom, Hodgkin-Lymphom, ALL, AML, multiples Myelom, Endometrium-Ca, Wilms-Tumor, Schilddrüsen-Ca, Neuroblastom	50–80/m² KOF i.v. alle 3 Wo
Idarubicin	Zavedos®	akute myeloische Leukämie (AML, ANLL)	15–30/d oral, 12/m² KOF i.v.
Epirubicin	Farmorubicin®, EPI-cell ®	Mamma-Ca, Ovarial-Ca, Magen-Ca, Bronchial-Ca (kleinzellig), Weichteilsarkom	75–90/m² KOF i.v. alle 3 Wo
Mitomycin	Mitomycin C®, Mitomedac®, Ameticyne ®	Blasen-Ca, Magen-Ca, Bronchial-Ca, Pankreas-Ca, Kolon-Ca, Rektum-Ca, Mamma-Ca, Leberzell-Ca, Zervix-Ca, Ösophagus-Ca, CML, Osteosarkom	s. Fachinfo i.v., i.a.
Bleomycin	Bleomycin Hexal®, BLEO-Cell®	Hodentumoren, Hodgkin- + Non-Hodgkin-Lymphome, meist in Kombination	s. Fachinfo i.v., i.m.
Mitoxantron	Novantron®, Onkotrone®	Mamma-Ca, Non-Hodgkin-Lymphome, chron. myeloische Leukämie, Prostata-Ca (hormonresistent)	s. Fachinfo
Amsacrin	Amsidyl®	AML, ALL	90/m² KOF für 5 d

Tab. 50.6 Pharmaka zur Behandlung hormonsensibler Tumoren.

Wirkstoff	Handelspräparat	Indikationen	Dosierung (mg)
Goserelinacetat	Zoladex®	Mamma-Ca, Prostata-Ca	10,8 alle 3 Mo. s.c.
Buserelin	Profact® Hoechst	Prostata-Ca, Mamma-Ca (Prämenopause)	6,6–9,9 alle 2–3 Mo.
Leuprorelin	Trenantone®	Mamma-Ca in der Prämenopause	3,75 i.m. 1 ×/Mo.
Prednison	Decortin®	akute Leukämie beim Kind	s. Fachinfo
Fosfestrol	Honvan®	metastasierendes Prostata-Ca	1200 i.v. für 10 d oder 3 × 360/d oral
Polyestradiolphosphat	Estradurin®	Prostata-Ca	80–160 i.m. alle 4 Wo.
Tamoxifen	Nolvadex®	Mamma-Ca	20–40/d oral
Toremifen	Fareston®	metastasierendes Mamma-Ca	1 × 60/d oral
Medroxyprogesteron	Clinovir®	Mamma-Ca, Endometrium-Ca	300–1000/d oral
Testolacton	Fludestrin®	Mamma-Ca	3—4 × 50/d oral
Cyproteronacetat	Virilit®	Prostata-Ca und Behandlung mit LHRH	2 × 50/d oral
Flutamid	Fugerel®	Prostata-Ca	3 × 250/d oral

Zu den **Frühreaktionen** zählen:
- Erbrechen
- Übelkeit
- Schwitzen
- Frösteln
- Allergien.

Zu den **Spätreaktionen** gehören:
- Knochenmarkdepression mit Abfall von Leukozyten, Thrombozyten und Erythrozyten
- Haarausfall und Hautpigmentierung
- Atrophie von Mund- und Darmschleimhaut, Ulzera, Stomatitis
- Appetitlosigkeit, Bauchschmerzen, Durchfälle
- Schädigung der Keimbahn (Ovulation, Spermatogenese) und des Fötus
- Leberfibrose und -zirrhose
- Mutationen, Karzinomauslösung
- Immunsuppression und erhöhte Infektanfälligkeit gegen Bakterien, Viren und Pilze
- Hyperurikämie, Gichtniere, Niereninsuffizienz.

Substanzspezifische Nebenwirkungen sind hämorrhagische Zystitis (Cyclophosphamid), Osteoporose und megalozytäre Anämie (Methotrexat), Polyneuropathie (Vincristin, Fluorouracil), Kardiotoxizität (Doxorubicin, Fluorouracil), Cholestase und Leberzellnekrose (6-Mercaptopurin), Nierenschäden (Cisplatin) und Lungenfibrose (Bleomycin, Busulfan).

Die individuelle Empfindlichkeit auf Zytostatika ist sehr unterschiedlich, außerdem ist die therapeutische Breite gering. Daher kann eine zytostatische Therapie in der Regel nur stationär erfolgen.

50.2.5 Supportive Therapie

Die supportive Therapie dient dazu, die Nebenwirkungen der Zytostatikatherapie zu mildern. Es handelt sich also um eine symptomatische Therapie. Häufige Erkrankungen und ihre Behandlung sind:
- **Infektionen.** Die Leukopenie und die Immunsuppression begünstigen opportunistische Infektionen. Daher werden häufig Antibiotika prophylaktisch gegeben. Schwieriger ist die Verhinderung und Behandlung von Virusinfekten und Pilzinfektionen wie die Lungenaspergillose.
- **Anämien.** Durch die Knochenmarkschädigung und durch Hemmung der DNA-Synthese (Folsäurehemmstoffe) kommt es zur Anämie, die am besten durch Transfusion von Erythrozytenkonzentrat behandelt wird, wenn der Hb unter 8 g/100 ml abfällt. Wirksam ist auch die hochdosierte Gabe von Erythropoetin = Epoetin (Erypro®), aber der Hb-Anstieg setzt verzögert ein, und die Therapie ist wesentlich teurer.
- **Neutropenien**. Die Wachstumsfaktoren r-metHuG-CSF (Filgrastim®) und rHuG-CSF (Lenograstim®) werden in einer Dosis von 5 μg/kg/d subkutan verabreicht, bis sich die Leukozytenzahl wieder normalisiert hat (☞ Kap. 51.2.1). Durch den Einsatz von G-CSF und Knochenmarktransplantationen ist es möglich, die Zytostatika höher zu dosieren.
- **Hyperurikämie.** Durch den Zerfall von Tumorgewebe und Blutzellen fällt eine große Menge Harnsäure an (sekundäre Gicht). Behandelt wird mit 300 mg Allopurinol und 2–3 l Wasser/d.
- **Übelkeit, Erbrechen.** Dies ist die häufigste Nebenwirkung. Sie kann so stark werden, dass die Therapie unterbrochen werden muss. Normale Antiemetika wie Dimenhydrinat, Metoclopramid (4 × 20 mg/d) oder Triflupromazin sind oft nicht ausreichend. Man gibt Serotoninantagonisten wie Ondansetron (Zofran®), Tropisetron (Navoban®) oder Granisetron (Kevatril®) Auch der Dopaminantagonist Alizaprid (Vergentan®) ist wirksam, verursacht aber häufig einen Blutdruckabfall und ist daher zweite Wahl.
- **Schmerzen.** Bei fortgeschrittenem Tumor müssen meist Morphine wie MST-Mundipharm® eingesetzt werden. Knochenschmerzen bei Skelettmetastasen lassen sich durch Röntgenbestrahlung schnell lindern. Die gleichzeitige Gabe von Opioiden mit Neuroleptika vom Phenothiazintyp oder Antidepressiva hilft, die Analgetikadosis zu reduzieren.
- **Hyperkalzämie** bei Knochenmetastasen. Standardtherapie bei Hyperkalzämie durch Tumoren ist die Gabe von Biphosphonaten wie Clodronat, Ibandronat oder Pamidronat (☞ Kap. 37.6)

50.3 Hormontherapie

Das Wachstum einiger Tumoren wird von Hormonen gefördert; so können beispielsweise Mammakarzinome mit Östrogenrezeptoren auf Östrogen und Prostatakarzinome mit Androgenrezeptoren auf Androgene reagieren. Manche Tumoren können mit Hormonen im Wachstum gehemmt werden, z. B. bestimmte Karzinome von Mamma, Endometrium, Prostata und Lymphdrüsen.

Mammakarzinom

Zunächst werden der solide Primärtumor und die befallenen Lymphdrüsen chirurgisch entfernt, dann wird das Gebiet bestrahlt. Das weitere Vorgehen hängt vom Lebensalter der Patientin ab. In der **Prämenopause** folgt eine Polychemotherapie mit Zytostatika und die Gabe von LH-RH-Agonisten wie Goserelin, Buserelin oder Leuprorelin (☞ Tab. 50.6), wenn das Tumorgewebe Östrogenrezeptoren aufweist.

In der **Postmenopause** werden hormonsensible Tumore mit Antiöstrogenen wie 10–30 mg/d Tamoxifen (Tamoxifen-ratiopharm®) behandelt. Bei Versagen dieser Therapie stellt man auf Aromatasehemmer wie Letrozol (Femara®) oder Anastrozol (Arimidex®) um. Auch Androgene (Testoviron®), Aminoglutethimid (2 × 250 mg Orimeten®) und Medroxyprogesteron (Clinovir®) kommen infrage.

Prostatakarzinom

Androgene fördern das Wachstum von Prostatatumoren, Antiandrogene hemmen es. Eine antiandrogene Wirkung kann erreicht werden durch:

- Entfernung der Hoden (Orchiektomie)
- Gabe von Östrogenen oder LH-RH-Agonisten wie Buserelin oder Goserelin (Zoladex®), welche die Testosteronbildung vermindern und weniger NW haben als Antiandrogene. Buserelin kann als Nasenspray (Suprecur®) oder als Depotimplantat (Profact® Depot) verabreicht werden, Goserelin nur als Depotimplantat
- Hemmung der Testosteronbildung durch Aminoglutethimid (Orimeten®)
- Gabe von Antiandrogen und Rezeptorblockade mit Cyproteronacetat (Virilit®) 0,3 g/Woche oder Flutamid (Fugerel®) 3 × 0,25 g/d bei fortgeschrittenem, inoperablem Prostata-Ca anstelle einer Orchiektomie.

Akute lymphatische Leukämie bei Kindern

Glukokortikoide wie Prednisolon (Solu-Decortin®) hemmen die Mitose von Lymphozyten und können zusätzlich zur zytostatischen Therapie eingesetzt werden.

50.4 Prognose

Remission

Die Tumorgröße und die Tumorausdehnung (Staging) werden vor und nach der Therapie mit Zytostatika oder Hormonen festgestellt. Dabei sind folgende Zustände möglich:

- **komplette Remission** = Verschwinden des nachweisbaren Tumors bei 2 Kontrolluntersuchungen im Abstand von 4 Wochen oder länger
- **partielle Remission** = Verkleinerung des Tumors um mindestens 50 %
- **No Change** = Abnahme des Tumors um weniger als 50 % oder Zunahme um weniger als 25 %.
- **Progress** = Zunahme des Tumors um mehr als 25 % oder neue Metastasen.

Die besten Behandlungserfolge bei der Zytostatikatherapie erzielt man bei malignen Erkrankungen des hämatopoetischen Systems, beim juvenilen Hodenkrebs und beim Chorionepitheliom. Solide Tumoren sprechen schlecht an (ca. 20 %), da viele Tumorzellen in der G_0-Phase sind und vom Zytostatikum nicht erreicht werden. Die adjuvante Chemotherapie ist dagegen erfolgreicher. Hierunter versteht man eine Zytostatikatherapie im Anschluss an die chirurgische Entfernung oder an die Zerstörung eines Tumors durch Bestrahlung.

Die Hormontherapie von Tumoren erzielt keine Heilung, sondern nur kurzzeitige Remissionen. Nur wenige Tumoren sind hormonsensibel.

Gute Erfolge werden mit Zytostatika bei folgenden Tumoren erzielt, bei einzelnen Tumoren bestehen bis 90 % Heilungschancen:

- Lymphogranulomatose (M. Hodgkin)
- akute Lymphoblastenleukämie
- chronisch-myeloische Leukämie
- chronische Lymphadenose
- Chorionepitheliom
- Ovarialkarzinom
- Hodenkarzinom
- Wilms-Tumor.

Remissionen können bei folgenden Tumoren erreicht werden:

- Mammakarzinom
- Prostatakarzinom
- Korpuskarzinom
- Myeloblastenleukämie
- Lymphosarkom
- Retikulosarkom
- Plasmozytom.

Geringe Erfolge erzielen Zytostatika bei:

- Magenkarzinom
- Kolonkarzinom
- Rektumkarzinom
- Pankreaskarzinom
- Bronchialkarzinom
- Nierenkarzinom
- Kollumkarzinom.

50.5 Therapie ausgewählter Tumorarten

Beim **kolorektalen Karzinom** führt eine Chemotherapie mit 5-Fluorouracil (5-FU) intravenös oder oral als Prodrug (Capecitabin) gegenüber alleinigen supportiven Maßnahmen zu einer signifikant verlängerten Überlebenszeit und Reduktion tumorbedingter Symptome. 5-FU kann mit Irinotecan oder mit Oxaliplatin kombiniert werden.

Kinder mit Krebserkrankungen haben heute eine Heilungschance von mehr als 75 %. Dieser Erfolg beruht wesentlich auf den seit 25 Jahren kontinuierlich durchgeführten Therapieoptimierungsstudien der Gesellschaft für Pädiatrische Onkologie und Hämatologie (GPOH). Die Inzidenz für maligne Erkrankungen bei Kindern unter 15 Jahren liegt in Deutschland bei 13,7 pro 100.000.

Die Inzidenz des **hepatozellulären Karzinoms** nimmt zu und stellt häufig ein therapeutisches Problem dar. Leberteilresektion und Lebertransplantation kommen nur für einen kleinen Teil der Patienten infrage. Durch Thermoablation konnten bessere Ergebnisse erzielt werden. Für hypervaskularisierte Lebertumoren ist die transarterielle Chemo-Embolisation (TACE) gut geeignet. Voraussetzung ist eine gute Leberfunktion. Die TACE wird meist mit Lipiodol als Embolisat und Doxorubicin als Zytostatikum durchgeführt. Eine zusätzliche systemische Chemotherapie bietet kaum Vorteile und erhöht die Überlebensrate nicht. Bei kleinen (< 5 cm) singulären Lebertumoren kann auch die perkutane Ethanolinjektion (PEI) angewandt werden.

51 Beeinflussung des Immunsystems

IMPP-Hits

Ciclosporin: Pharmakokinetik, Wirkungen und Wirkungsmechanismen
Azathioprin: Indikationen, NW

Lernziel!

Dieses Kapitel gibt einen zusammenfassenden Überblick über Medikamente zur immunsuppressiven Therapie bei verschiedenen Erkrankungen und bei Organtransplantationen. Sie werden in die Lage gesetzt Immunsuppressiva wie Glukokortikoide oder Zytostatika, die schon an anderer Stelle besprochen wurden, einzuordnen und mit anderen Substanzen dieser Gruppe zu vergleichen. Sie lernen Eigenschaften, Wirkungen und Indikationen einer Reihe wichtiger natürlicher und synthetischer Immunsuppressiva und Immunmodulatoren kennen, insbesondere von Ciclosporin, dem Standardtherapeutikum zur Verhinderung von Abstoßungsreaktionen bei Organtransplantaten.

51.1 Immunsuppressiva

Immunsuppressiva sind Medikamente oder Stoffe, die das Immunsystem spezifisch oder unspezifisch hemmen, d.h. Immunreaktionen verschiedenen Typs unterdrücken (☞ Kap. 25). Entsprechend ihrem Wirkungsmechanismus kann man Immunsuppressiva in aktivierungshemmende und zytotoxische Verbindungen unterteilen. Bei Immunreaktionen reagieren nie alle Lymphozyten, sondern nur einige wenige spezifische Lymphozytenklone. Ideal wären spezifische Antagonisten für diese Klone. Das ist bisher nicht möglich, da die Zahl der unterschiedlichen Lymphozytenrezeptoren auf 10^8 geschätzt wird.

Indikationen

Immunsuppressiva schwächen allergische Reaktionen vom zellulären, zytotoxischen Typ ab. Indikationen für eine immunsuppressive Therapie sind:

- schwere Formen der Allergie, insb. Typ II und IV
- Organtransplantationen zur Verhinderung der Abstoßungsreaktion
- Leukämie
- Autoimmunerkrankungen und Kollagenosen wie Lupus erythematodes, Sklerodermie, Dermatomyositis, allergische Vaskulitis, Myasthenia gravis, Colitis ulcerosa, autoimmunhämolytische Anämie
- chronisch-aggressive Hepatitis
- chronische Glomerulonephritis, Lipoidnephrose, Goodpasture-Syndrom

Tab. 51.1 Therapeutisch verwendete Immunsuppressiva.

Wirkstoff	Handelsname	Klassifizierung	Wirkung
Glukokortikoide			
Methylprednisolon	Urbason®	Glukokortikoid	aktivierungshemmend
Dexamethason	Fortecortin®	Glukokortikoid	aktivierungshemmend
Polypeptide und Makrolide			
Ciclosporin	Sandimmun®	Oligopeptid	aktivierungshemmend
Tacrolismus	Prograf®	Makrolidantibiotikum	aktivierungshemmend
Sirolimus	Rapamune®	Rapamycein	aktivierungshemmend
Zytostatika			
Chlorambucil	Leukeran®	alkylierendes Zytostatikum	zytostatisch
Azathioprin	Imurek®	Purinantagonist	zytostatisch
Methotrexat	Methotrexat Lederle®	Folsäureantagonist	zytostatisch
Cyclophosphamid	Endoxan®	alkylierende Zytostatikum	zytostatisch
Antikörper			
Muromonab-CD3	Orthoclone OKT 3®	monoklonaler Antikörper	hemmt T-Lymphozyten
Basiliximab	Simulect®	monoklonaler Antikörper	hemmt Interleukin-2
Daclizumab	Zenapax®	Immunglobulin G1	blockiert Interleukin-2-Rezeptor
Infliximab	Remicade®	chimäres IgG	hemmt TNF-α
Etanercept	Enbrel®	chimäres Protein	hemmt TNF-α
Anti-T-Zellserum IgG2	Lymphoglobulin®	IgG2	Antikörper
Plasmaproteine Kaninchen	Tecelac®	IgG	Antikörper
Plasmaproteine Kaninchen	Thymoglobulin®	IgG	Antikörper
Andere Pharmaka			
Mycophenolat mofetil	CellCept®	Mykophenolsäure	Enzymhemmung

- chronisch-rheumatische Erkrankungen wie chronische Polyarthritis oder Arthritis psoriatica
- M. Basedow, M. Addison, Myxödem, Thyreotoxikose
- Myasthenia gravis, multiple Sklerose, chronische Polyradikulitis.

Wirkstoffe

Die Tabelle 51.1 zeigt gebräuchliche immunsuppressive Pharmaka.

Die meisten dieser Stoffe kommen wegen ihrer Nebenwirkungen nur bei schweren, sonst nicht beherrschbaren Immunreaktionen zum Einsatz.

Wirkungsmechanismus

Der Wirkungsmechanismus der verschiedenen immunsuppressiven Substanzen ist sehr unterschiedlich und wird bei den einzelnen Verbindungen besprochen.

51.1.1 Glukokortikoide (☞ 42)

Glukokortikoide hemmen die Bildung von Antikörpern und werden meist mit anderen Immunsuppressiva kombiniert. Ihre Wirkung beruht auf der Hemmung der Transskription von Zytokinen (IL-1, IL-2, IL-6 u. a.), deren Synthese von Transskriptionsfaktoren reguliert wird. Transskriptionsfaktoren, wie beispielsweise das Protein NF-κB, binden an Gene. Glukokortikoide hemmen Immunreaktionen in der Frühphase.

51.1.2 Polypeptide und Makrolide

Ciclosporin (Sandimmun®, Ciclosporin A)

Ciclosporin ist ein zyklisches Peptid aus 11 Aminosäuren und wird aus dem Pilz Tolyplocladium inflatum isoliert, der in einer Flechte in Norwegen entdeckt wurde.

Wirkungsmechanismus und Wirkungen

Ciclosporin dringt in T-Zellen ein und hemmt die Freisetzung der Interleukine IL-1 und IL-2 aus T-Helferzellen. Ciclosporin hemmt humorale und zelluläre Immunreaktionen. In den T-Zellen bindet Ciclosporin an das Protein Ciclophilin. Dieser Komplex hemmt den kalziumabhängigen Enzymkomplex Calcineurin-Calcimodulin, eine Proteinphospatase. Folge ist die Hemmung der Translokation eines nukleären Faktors in den Zellkern und nachfolgend die Hemmung von IL-2. Die Phagozytose von Bakterien wird kaum gehemmt.

Pharmakokinetik

Die Bioverfügbarkeit von Ciclosporin nach oraler Gabe schwankt zwischen 20 und 50 %, so dass die Therapie durch Kontrolle des Plasmaspiegels überwacht werden muss. Ciclosporin wird fast vollständig metabolisiert und über Galle und Urin eliminiert. Die Halbwertszeit liegt bei 6–16 Stunden.

Indikationen

Ciclosporin ist kaum myelotoxisch und wird bei Organtransplantationen und Knochenmarktransplantationen eingesetzt. Nach Nieren-, Herz-, Leber-, Pankreas- und Lungentransplantationen muss der Patient das Medikament in der Regel jahrelang oder lebenslang einnehmen. Die orale Erhaltungsdosis liegt bei 2–6 mg/kg KG Sandimmun®. Ciclosporin kann auch parenteral gegeben werden. Weitere Indikationen sind Uveitis, schwere Psoriasis und Glomerulonephritis.

Nebenwirkungen

Die wichtigste Nebenwirkung von Ciclosporin ist die Nephrotoxizität (dosisabhängig) mit Anstieg von Kreatinin und Harnstoff. Ferner können reversible Störungen der Leberfunktion mit Anstieg von Bilirubin und Leberenzymen auftreten. Häufig sind auch Hypertrichose, Tremor, Kopfschmerzen, Gingivitis und Magen-Darm-Probleme. Seltener sind Myokardischämie, Leukopenie und Neuropathien. Zusammen mit Glukokortikoiden treten Ödeme, Hyperglykämie, Hyperurikämie und Hypertonie auf.

Kontraindikationen

Bei Nierenfunktionsstörungen, Tumoren, schweren Infekten und in der Stillzeit darf Ciclosporin nicht gegeben werden. Ciclosporin sollte nicht mit anderen Immunsuppressiva oder nephrotoxischen Substanzen kombiniert werden.

Interaktionen

Wechselwirkungen zwischen Ciclosporin und anderen Pharmaka sind sehr häufig. Von mindestens 80 Medikamenten und Stoffgruppen sind Interaktionen bekannt. Am häufigsten sind nephrotoxische Interaktionen (Aminoglykoside, Colchicin, Danazol, Fluconazol, Ketoconazol, Lovastatin, Makrolidantibiotika, Methyltestosteron, Nicardipin und Sulfonamide). Mit einer Reihe anderer Medikamente kommt es zu Wirkungsabschwächung oder Wirkungsverstärkung.

Ein **erhöhter Ciclosporinspiegel** tritt z. B. auf in Kombination mit Azathioprin, Cyclophosphamid, Diltiazem, Doxycyclin, Fluconazol, Isradipin, Josamycin, Verapamil, Erythromycin, Nicardipin und Norfloxazol.

Ein **erniedrigter Ciclosporinspiegel** tritt auf in Kombination mit Barbituraten, Carbamazepin, Ethambutol, INH, Metamizol, Phenobarbital, Phenytoin und Primidon.

Tacrolimus (Prograf®)

Tacrolimus ist ein Makrolid aus Streptomyces tsukubaenis und wirkt ähnlich wie Ciclosporin hemmend auf die Sekretion von Interleukinen (IL-1 bis IL-4). Die Komplexbildung erfolgt allerdings mit FK-Bindungsprotein-12 (FKBP-12). Dieser Komplex hemmt den Calcineurin-Calcimodulin-Komplex. Zusätzlich hemmt Tacrolimus die Aktivierung von B-Zellen.

Die immunsuppressive Wirkung von Tacrolimus ist stärker als die von Ciclosporin. Nach oraler Gabe hat Tacrolimus eine stark schwankende Bioverfügbarkeit (5–50 %), weshalb wie bei Ciclosporin ein Drugmonitoring erforderlich ist. Tacrolimus wird in der Leber (CYP3A4) vollständig zu einer Reihe von Metaboliten abgebaut, von denen einer so aktiv ist wie die Muttersubstanz. Die Halbwertszeit liegt zwischen 4 und 40 Stunden.

Indikationen

Bei Lebertransplantationen scheint Tacrolimus hinsichtlich Mortalität und Komplikationen dem Ciclosporin überlegen zu sein. (O'Grady, J.G. et al.: Lancet 2002; 360: 1119–25).

Mittlerweile wird Tacrolimus in den USA bei 70 % der Lebertransplantationen und bei 50 % der Nierentransplantationen eingesetzt, obwohl es sehr teuer ist (24 €/d).

Tacrolimus wird ebenso wie Pimecrolimus als Salbe zur Behandlung der Neurodermitis eingesetzt. Beide sind wegen ihrer Nebenwirkungen Reservemittel.

Nebenwirkungen

Tacrolimus ist phototoxisch und kanzerogen. Mit Ausnahme von Gingivahyperplasie und Hypertrichose (Hirsutismus) beobachtet man die gleichen Nebenwirkungen wie bei Ciclosporin.

Sirolimus (Rapamune®)

Sirolimus ist ein Makrolid, das von Streptomyces hygroscopius synthetisiert wird.

Sirolimus bindet wie Tacrolimus an FKBP-12. Dieser Komplexe bindet an TOR-Proteine, die bei der Signaltransduktion von IL-2 eine Rolle spielen. Gehemmt werden T- und B-Zellen.

Indikation ist die Prophylaxe von Organabstoßungsreaktionen.

Häufige **Nebenwirkungen** sind Lymphozele, Diarrhö, Anämie, Thrombozytopenie, Gelenkschmerzen, Hypercholesterinämie und Hypertriglyzeridämie.

51.1.3 Zytostatika

Alle Zytostatika wirken immunsuppressiv (☞ Kap. 49), aber viele sind so toxisch, dass sie nicht als Immunsuppressiva, sondern nur bei vitalen Indikationen wie Karzinomen eingesetzt werden. Zytostatika, die als Immunsuppressiva therapeutisch verwendet werden sind:

- Methotrexat (MTX-Hexal®) (☞ Kap. 49.3.2)
- Cyclophosphamid (Endoxan®) (☞ Kap. 49.3.1)
- Azathioprin (Imurek®) (☞ Kap. 49.3.2)
- Mycophenolat-mofetil (CellCept®).

Wirkungsmechanismen

- Azathioprin ist ein Purinantagonist und hemmt die DNS-Synthese.
- Mycophenolat-mofetil hemmt die Inosinmonophosphat-(IMP-)Dehydrogenase.
- Methotrexat ist ein Folsäureantagonist und hemmt viele Synthesewege mit C_1-Übertragung.
- Cyclophosphamid alkyliert die Nukleinsäurebasen.

Azathioprin (Imurek®, Azathioprin ratiopharm®, Azafalk®, ZYTRIM®)

Azathioprin ist ein Nitroimidazol, ein Derivat des 6-Mercaptopurins (☞ Kap. 49.3.2), und wird im Körper langsam und gleichmäßig zu 6-Mercaptopurin metabolisiert. Dies macht aber nur einen Teil der Wirkungen von Azathioprin aus. Vermutet wird, dass unverändertes Azathioprin an SH-Gruppen bindet und zusätzliche immunsuppressive Wirkungen hervorruft.

Indikationen

Indikationen für Azathioprin sind Autoimmunerkrankungen wie chronisch-aggressive Hepatitis, chronische Polyarthritis, Lupus erythematodes, autoimmunhämolytische Anämie, Dermatomyositis, Panartheriitis nodosa, M. Crohn, Colitis ulcerosa und thrombozytopenische Purpura. Ferner wird Azathioprin bei Organtransplantationen eingesetzt. Azathioprin kann oral (1–4 mg/kg/d) oder intravenös verabreicht werden.

Nebenwirkungen

Azathioprin schädigt die Hämatopoese (Anämie, Thrombozytopenie, Leukopenie), verursacht allergische Reaktionen und Allgemeinsymptome wie Erbrechen, Durchfall, Fieber, Muskel- und Gelenkschmerzen. Selten kommt es zu Cholestase, Pankreatitis und Lebervenenverschluss.

Kontraindikationen

Bei schweren Knochenmarkerkrankungen, stark eingeschränkter Funktion von Leber oder Nieren und während Schwangerschaft und Stillzeit darf Azathioprin nicht gegeben werden.

Interaktionen

Xanthinoxidasehemmstoffe wie Allopurinol hemmen die Biotransformation von Azathioprin und erhöhen dessen Toxizität. Azathioprin verringert die Wirkung von nichtdepolarisierenden Muskelrelaxanzien und verstärkt die Wirkung von depolarisierenden Muskelrelaxanzien wie Suxamethonium.

Mycophenolat-mofetil (CellCept®)

Mycophenolat-mofetil ist ein chemisch verändertes Derivat der Mycophenolsäure, die von Penicillium glaucum synthetisiert wird. Es wird zu Mycophenolsäure bioaktiviert, welche die IMP-Dehydrogenase und nachfolgend die Purinsynthese hemmt. Ergebnis ist eine Hemmung der Lymphozytenproliferation und der Antikörperbildung.

Indikationen

Mycophenolat-mofetil wird in Kombination mit Ciclosporin und Glukokortikoiden zur Prophylaxe von Abstoßungsreaktionen allogener Transplantate (Herz, Leber, Nieren) oral verabreicht.

Nebenwirkungen

Mycophenolat-mofetil hat zahlreiche unerwünschte Wirkungen, von denen die wichtigsten (Häufigkeit > 10 %) sind: Sepsis, Leukopenie, Thrombozytopenie, Anämie, Candidose, Herpes, Harnwegsinfekte, Durchfall, Erbrechen und Bauchschmerzen. Seltener (< 10 %) sind: Fieber, Störungen des Mineralhaushalts, Ödeme, Hypertonie oder Hypotonie, Magenulzera, Anstieg der Leberenzyme, Pneumonie und zentralnervöse Störungen.

51.1.4 Antikörper

Antikörper sind gegen Antigene auf Zellenmembranen gerichtet und können als Zytostatika (☞ Kap. 49.3.7) oder als Immunsuppressiva eingesetzt werden. Verwendet werden monoklonale Antikörper wie Basiliximab, Muromonab, Infliximab und Daclizumab sowie polyklonale Antikörper wie Lymphoglobulin® und Tecelac®.

Monoklonale Antikörper

Basiliximab (Simulect®)

Wirkungsmechanismus

Basiliximab ist ein monoklonaler Antikörper aus humanem IgG1 und Anti-CD25-Antikörpern der Maus. Er bindet selektiv an die α-Subunite (CD25) des IL-2-Rezeptors (IL = Interleukin) auf der Oberfläche aktivierter T-Zellen und verhindert das Andocken von IL-2. Die Zellproliferation aktivierter T-Zellen wird gehemmt, nicht aber die von ruhenden T-Zellen. Basiliximab war der erste monoklonale Antikörper, der zur immunsuppressiven Therapie zugelassen wurde.

Indikationen

Basiliximab wird mit Ciclosporin und Glukokortikoiden kombiniert und zur Vorbeugung von Transplantatabstoßungen eingesetzt. Er wird intravenös verabreicht und hat eine Halbwertszeit von 7 Tagen.

Nebenwirkungen

Basiliximab ist relativ gut verträglich und nicht toxisch. Man beobachtet (> 20 %) Schmerzen, Ödeme, Verstopfung, Anämie, Harnwegsinfekt, Hypertonie, Kopfschmerz und Hyperkaliämie. Eine Zunahme von malignen Erkrankungen oder Infekten wurde nicht beobachtet.

Kontraindikationen

Bei Auftreten von anaphylaktischen Reaktionen muss die Therapie abgebrochen werden und darf auch später nicht fortgesetzt werden. Weitere Kontraindikationen sind Schwangerschaft und Stillzeit.

Daclizumab (Zenapax®)

Daclizumab war der zweite monoklonale Antikörper auf dem Markt. Wirkungen, Indikationen und Nebenwirkungen entsprechen denen von Basiliximab.

TNF-α-Antagonisten (☞ 34.3.7)

Etanercept (Enbrel®)

Etanercept ist ein lösliches Protein aus 934 Aminosäuren. Es ist zusammengesetzt aus dem extrazellulären Teil des humanen p75-TNF-Rezeptors und aus dem FC-Anteil von humanem IgG_1. Etanercept bindet spezifisch an TNF-α und verhindert, dass TNF α an zellständige Rezeptoren binden und die Produktion der Interleukine IL-1 und IL-6 veranlassen kann.

Die Halbwertszeit beträgt 100–150 Stunden. Behandelt wird mit 25 mg subkutan 2 × wöchentlich.

Indikationen

Indikationen für Etanercept sind mäßige bis schwere rheumatoide Arthritis, die auf andere Basistherapeutika nicht ausreichend anspricht, sowie M. Crohn. Allein oder in Kombination mit Methotrexat führt Etanercept zu rascher und deutlicher Besserung der Entzündungsreaktion.

Nebenwirkungen

Häufige Nebenwirkungen (40 %) sind lokale Reizungen (Rötung, Schwellung, Pruritus) und Atemwegsinfekte. 10 % der Patienten bilden IgG- oder IgM-Antikörper gegen doppelsträngige DNA. In Einzelfällen wurden Blutbildstörungen beobachtet. Langzeiterfahrungen liegen nicht vor.

Kontraindikationen

Bei schweren Infektionen ist Etanercept kontraindiziert.

Infliximab (Remicade®)

Infliximab ist ein rekombinant hergestellter monoklonaler Antikörper, der gegen den Tumornekrosefaktor TNF-α gerichtet ist. Der konstante Teil dieses chimären Immunglobulins besteht aus humanem IgG1, der variable Teil aus Antikörper der Maus. Infliximab bindet freies und membranständiges TNF-α und lysiert TNF-α-bildende Zellen. Die Halbwertszeit beträgt 9–10 Tage. Infliximab wird meist zusammen mit Methotrexat als Infusion verabreicht.

Indikationen

Infliximab ist indiziert bei Patienten mit rheumatoider Arthritis, die nur ungenügend auf DMARDs und Methotrexat angesprochen haben. Ferner bei schwerem Morbus Crohn, der sich mit Glukokortikoiden und anderen Immunsuppressiva nicht beherrschen lässt.

Nebenwirkungen

Bei wiederholter Anwendung treten Antikörper gegen Infliximab auf, die durch Dosiserhöhung und Gabe von Methotrexat reduziert oder verhindert werden können.

Weitere unerwünschte Wirkungen sind Reizung an der Einstichstelle, Fieber, Müdigkeit, Brustschmerz, Übelkeit und gehäufte Atemwegsinfekte. In seltenen Fällen wurden Lymphome und Blutbildungsstörungen beobachtet.

Kontraindikationen sind schwere Infekte, Allergie gegen Mausproteine, Schwangerschaft und Stillzeit.

Muromonab-CD3 (Orthoclone® OKT 3)

Muromonab-CD3 ist ein monoklonaler Antikörper der Maus, bindet an die ε-Kette des CD3-Proteins von T-Lymphozyten und hemmt die Signaltransduktion und die Funktion der T-Lymphozyten. Muromonab-CD3 ist ein stark wirksames Immunsuppressivum.

Indikationen sind steroidresistente, akute Abstoßungsreaktionen von allogenen Transplantaten (Herz, Nieren, Leber).

Nebenwirkungen

Da das Präparat Fremdeiweiß von der Maus enthält, können Antikörperbildung und Wirkungsverminderung sowie allergische Reaktionen auftreten. Typisch sind grippeähnliche Symptome und allergische Reaktionen bis zur Anaphylaxie, die 30–60 Minuten nach i.v. Gabe auftreten und auf der Freisetzung von Zytokinen aus aktivierten Lymphozyten und Monozyten beruhen. Man beobachtet hohes Fieber, Schüttelfrost, Kopfschmerz, Erbrechen, Durchfall, Tremor, Bronchospasmus und Atemnot bis zum Atemstillstand, Kreislaufkollaps, Herzrhythmusstörungen, Angina pectoris, Myokardinfarkt, Herzstillstand, Lungenödem, Enzephalopathie, Krampfanfälle und andere zentralnervöse Störungen. Im Blutbild findet man eine Leukopenie, Neutropenie, Lymphopenie und aplastische Anämie. Hinzu kommen gehäufte Infekte und Bildung maligner Tumoren, wie sie auch bei anderen Immunsuppressiva auftreten können.

Kontraindikationen

Bei Allergie auf Mäuseproteine und während Schwangerschaft und Stillzeit darf Muromonab-CD3 nicht gegeben werden.

Polyklonale Antikörper

Antilymphozytenglobuline werden aus Tieren (meist Pferden oder Kaninchen) gewonnen, indem man ihnen humane Lymphozyten als Antigen injiziert und die gebildeten Antikörper als Immunserum isoliert. Therapeutisch verwendet werden:
- Lymphoglobulin® = Immunserum vom Pferd. Das Anti-T-Zell-Immunserum enthält IgG_2
- Tecelac® = Plasmaproteine vom Kaninchen
- Thymoglobulin® = IgG aus Kaninchen.

Polyklonale Antikörper werden als Infusion verabreicht und führen rasch zu einer starken Lymphozytopenie.

Indikationen

Indikationen für polyklonale Antikörper sind Vorbeugung und Therapie von Transplantatabstoßungen bei Transplantationen von Herz, Niere, Knochenmark und Pankreas. Lymphoglobulin wird auch zur Behandlung der aplastischen Anämie eingesetzt. Es empfiehlt sich, vor der Infusion einen Intrakutantest durchzuführen (Allergie!).

Nebenwirkungen

Nebenwirkungen sind Störungen der Hämatopoese (Leukopenie, Thrombozytopenie, Anämie), Durchfall, Erbrechen, Schmerzen, Thrombosen an der Einstichstelle, Ödeme, Allergien und Antikörperbildung. Fieber tritt häufig auf.

Kontraindikationen

Bei Allergien gegen Proteine vom Pferd bzw. Kaninchen, bei schlechtem Allgemeinzustand und während Schwangerschaft und Stillzeit dürfen polyklonale Antikörper nicht verabreicht werden.

51.2 Immunmodulatoren, Zytokine

Immunmodulatoren sind Stoffe, die die Aktivität des Immunsystems beeinflussen. In der Regel handelt es sich um natürliche Substanzen. Immunmodulatoren sind zu unterscheiden von Immunsuppressiva und Zytostatika, die nicht modulieren, sondern massiv unterdrücken und schädigen. Die Grenze zwischen Immunsuppressiva und als Pharmaka eingesetzten Immunmodulatoren ist nicht immer scharf zu ziehen, da sie ebenfalls erhebliche Nebenwirkungen entfalten können.

Die wichtigsten natürlichen Immunmodulatoren gehören zur Gruppe der Zytokine (☞ Tab. 50.2). Zytokine sind Proteine oder Glykoproteine, die über membranständige Rezeptoren regulierend wirken. Lösliche Zytokinrezeptoren und Zytokinantagonisten verhindern systemische Effekte von Zytokinen.

Zu den Zytokinen zählen:
- Interleukine
- Chemokine
- Tumornekrosefaktoren
- Interferone
- Kolonie-stimulierende Faktoren (CSF)
- Transforming Growth Factor β
- Lymphokine.

Zytokine sind Proteine oder Glykoproteine, die über membranständige Rezeptoren regulierend wirken. Lösliche Zytokinrezeptoren und Zytokinantagonisten verhindern systemische Effekte von Zytokinen.

51.2.1 Therapeutisch eingesetzte, natürliche immunmodulierende Substanzen

Rekombinantes humanes Interleukin-2

Aldesleukin (Proleukin®) ist ein gentechnisch hergestelltes und modifiziertes Interleukin-2, dessen biologische Aktivität der von natürlichem IL-2 entspricht. Es aktiviert T-Zellen, B-Lymphozyten und Killerzellen (NK) und kann Zytotoxizität gegen NK-resistente Tumorzellen induzieren.

Indikation für Aldesleukin ist das metastasierende Nierenkarzinom. Auch bei Aids kann es vorübergehend die Immunreaktion verbessern.

Nebenwirkungen

Die Liste der Nebenwirkungen ist lang, da praktisch alle Organe betroffen sind: Hautallergien, Magen-Darm-Störungen, Husten, Lungenembolie, Hypotonie, Ödeme, Tachykardie, Myokardinfarkt, Fieber,

Tab. 51.2 Natürliche Immunmodulatoren aus der Gruppe der Zytokine (modifiziert n. E. Mutschler).

Bezeichnung	Vorkommen	Wirkungen
Interleukine (IL)		
IL-1	Makrophagen, Monozyten, Fibroblasten	Entzündung, Fieber, Aktivierung von T- und B-Zellen
IL-2	T-Zellen, TH1-Zellen	regen Wachstum von B- und T-Zellen an und die Bildung von IL-1
IL-3	T-Zellen, Mastzellen	regen Wachstum hämatopoetischer Zellen an
IL-4	T-Zellen, Mastzellen	steigern Synthese von Immunglobulinen
IL-5	T-Zellen, Mastzellen, Makrophagen	aktivieren B-Zellen
IL-6	Makrophagen, Fibroblasten	Entzündung, Fieber, Aktiv. von T-und B-Zellen
IL-7	Thymuszellen, Fibroblasten	Wachstum + Reifung von Vorläuferzellen B + T
IL-8	T-Zellen, Makrophagen, Fibroblasten	Chemotaxis, Aktivierung neutrophiler Granolozyten
IL-9	TH2-Zellen	Proliferation von T-Zellen
IL-10	THO- + TH2-Zellen, Makrophagen	Aktivierung und Proliferation von B-Zellen
IL-11	Fibroblasten	Hemmung der Adipozyten
IL-12	Makrophagen, B-Zellen	stimuliert Produktion von IFN-γ in T-Zellen
IL-13	aktivierte T-Zellen, TH2-Zellen	Proliferation von B-Zellen
IL-14	B-Zellen, T-Zellen	Proliferation von B-Zellen
IL-15	Muskel, Lunge, Herz, Nieren, Plazenta	T-Zell-Wachstumsfaktor
IL-16	T-Zellen-Fraktion CD8+	Chemotaxis
IL-17	T-Zellen-Fraktion CD4+	Entzündung
IL-18	Osteoklasten, Keratinozyten, Cu-Zellen	Induktion von IFN-γ
Insgesamt sind über 70 Interleukine bekannt		
Interferone (IFN)		
IFN-α	Makrophagen, Lymphozyten	Viren, Zytolyse, Hemmung Zellwachstum
IFN-β	Fibroblasten, Epithelzellen	Zytolyse, z.B. von virusinfizierten Zellen
IFN-γ	T-Zellen, TH1-Zellen	Aktivierung von Makrophagen, Hemmung von Zellwachstum, Zytolyse
Tumornekrosefaktoren (TNF)		
TNF-α	Makrophagen, T-Zellen, TH1-Zellen	Entzündung, Wachstumsfaktor, Zytolyse
TNF-β	T- und B-Zellen	Wachstums- und Differenzierungsfaktor
Koloniestimulierende Faktoren (CSF)		
Erythropoetin (EPO)	Niere, Leber	stimulieren Vorstufen von Erythrozyten
Thrombopoetin (TPO)	Niere, Leber, Muskel, Knochenmark	Wachstum von Megakaryozyten
Granulozyten (G-CSF)	Makrophagen, Fibroblasten	Wachstum von Vorläufern neutrophiler Granulozyten
Makrophagen (M-CSF)	Makrophagen, Lymphozyten u.a.	Wachstum von Vorläufern von Monozyten

Kopf- und Gelenkschmerzen, Parästhesien, Depressionen, Halluzinationen. Wichtig sind die Blutbildveränderungen. Man beobachtet Anämie, Lymphopenie, Thromobozytopenie, und Granulozytopenie. Charakteristisch ist das Kapillar-Leck-Syndrom mit Wassereinlagerung, einschließlich des interstitiellen Lungenödems.

Interferone

Interferone sind (Glyko-)Proteine, die je nach Bildungsort in drei Gruppen eingeteilt werden:

- α-Interferon (IFN-α) wird in verschiedenen Zellen des lymphatischen Systems gebildet.
- β-Interferon (IFN-β) wird von Fibroblasten und Epithelzellen gebildet.
- γ-Interferon (IFN-γ) wird von T-Lymphozyten und T-Helferzellen gebildet.

IFN-α und IFN-β wirken am gleichen Rezeptor, IFN-γ hat seinen eigenen Rezeptor.

Wirkungsmechanismus und Wirkungen

Der Wirkungsmechanismus ist nur teilweise bekannt. Die antivirale Wirkung beruht auf der Aktivierung zytoplasmatischer Enzyme, welche dann die Proteinsynthese der Viren hemmen und zum Abbau von Nukleinsäuren führen. Von Viren befallene Zellen produzieren Interferone und setzen sie frei. Die Interferone binden an Oberflächenrezeptoren von nichtbefallene Zellen und regen die Bildung einer Proteinkinase an, die einen sog. Initiationsfaktor inaktiviert. Dieser Faktor ist für die Bindung von t-RNA an die Ribosomen nötig. Resultat ist die Hemmung der Translation. Zusätzlich stimulieren Interferone die Bildung der 2', 5'-Oligoadenylat-Synthetase, die eine Nuklease aktiviert, welche ihrerseits r-RNA und m-RNA abbaut.

Interferone hemmen das Zellwachstum, aktivieren Killerzellen, T-Lymphozyten und Makrophagen und fördern die Bildung von MHC-Molekülen und Fc-Rezeptoren, so dass fremde Zellen vom Immunsystem besser erkannt werden können.

Wirkstoffe und Indikationen

Die therapeutisch verwendeten Interferone zeigt die Tabelle 50.3. Mit Ausnahme von humanem Interferon-β werden alle Interferone rekombinant hergestellt. Alle müssen parenteral appliziert werden, nur humanes Interferon-β steht auch als Gel zur Verfügung. Die Halbwertszeit der Interferone schwankt zwischen 40 Minuten (IFN-α 2a) und 10 Stunden (IFN-β 1a).

Merke!
Interferone schützen nicht die virusinfizierten Zellen, sondern die gesunden Nachbarzellen.

Tumornekrosefaktoren (TNF)

Die beiden bekannten Zytokine TNF-α und TNF-β werden an unterschiedlichen Stellen gebildet (☞ Tab. 50.2), haben aber weitgehend gleiche Wirkungen: Sie hemmen das Zellwachstum und induzieren Zellapoptose. TNF-α ist zusätzlich ein wichtiger Entzündungsmediator.

Tab. 51.3 Therapeutisch verwendete Interferone und ihre Indikationen.

Name	Handelsname	Indikationen
IFN-α 2a	Roferon-A®	Hepatitis B + C, Haarzell-Leukämie, chron. myeloische Leukämie, Nieren-Ca, Non-Hodgkin-Lymphom
IFN-α 2b	Intron A®	chron. Hepatitis B + C, chron. myeloische Leukämie, follikuläre Lymphome, malignes Melanom, MS, Kaposi-Syndrom, Karzinoid
IFN-β 1a	Avonex®	akuter Schub einer MS
IFN-β 1b	Betaferon®	akuter Schub einer MS
IFN-γ 1β	Imukin®	chron. Granulomatose (septische Granulomatose)
IFN-β human	Fiblaferon®	Virusenzephalitis, Herpes zoster generalisiert, Innenohrinfekte mit Viren, undifferenziertes Nasopharynxkarzinom
	Fiblaferon® Gel	Condylomata acuminata
IFN-alfacon-1	Inferax®	chron. Hepatitis C
Peginterferon α2b	Pegintron®	chron. Hepatitis C bei Unverträglichkeit von Ribavirin

Zur Zeit sind drei synthetische Hemmstoffe von TNF-α als Medikamente zur Behandlung von rheumatoider Arthritis und M. Crohn zugelassen:
- Etanercept (Enbrel®) (☞ Kap. 34.3.7)
- Infliximab (Remicade®) (☞ Kap. 34.3.7)
- Adalimumab (Humira®).

Kolonie-stimulierende Faktoren (CSF)

Therapeutische Verwendung finden:
- Erythropoetin = Epoetin alpha (Erypro 2000®) und Epoetin beta (NeoRecormon®) (☞ Kap. 20.3) zur Behandlung der Anämie und als Dopingmittel
- Granulozyten-Makrophagen-koloniestimulierender Faktor (GM-CSF). Die Wirkung entspricht dem Namen. Handelspräparat ist Molgramostim (Leukomax®)
- Granulozyten-koloniestimulierender Faktor (G-CSF). Handelspräparate sind Neupogen®, Lenograstim®, Filgrastim® und Granozyte®.

Indikationen für G-CSF (Filgastrim®) und M-CSF (Molgramostim) ist die Behandlung einer angeborenen oder erworbenen Neutropenie, insbesondere der Leukopenie unter Zytostatikatherapie.

Nebenwirkungen sind Allergien, Fieber, Knochenschmerzen und Blutdruckabfall. Typisch für Molgramostim ist das „Erstdosis-Phänomen", das 15–180 min nach der Injektion auftritt und gekennzeichnet ist durch Blutdruckabfall, Tachykardie, Angst, Fieber, Schüttelfrost und Rückenschmerzen.

Kontraindikation. Bei myeloischer Leukämie dürfen CSF nicht gegeben werden.

51.2.2 Körperfremde immunmodulierende Substanzen

Anakinra (Kineret®) (☞ 34.3.7)

Anakinra ist ein Interleukin-(IL-1)-Rezeptor-Antagonist und kann auch als Immunmodulator betrachtet werden. **Indikation** ist die Behandlung der rheumatoiden Arthritis zusammen mit Methotrexat. Anakinra ist relativ gut verträglich. **Nebenwirkungen** sind lokale Reizungen an der Einstichstelle, Neutropenie (2,4 %) und vermehrt Infektionen.

Glatirameracetat (Copaxone®)

Glatirameracetat ist ein polymerisiertes Gemisch der vier wichtigsten Aminosäuren (Glutamin, Lysin, Alanin, Tyrosin) des myelinbasischen Proteins (MBP). Glatirameracetat wird streng subkutan zur Behandlung von akuten Schüben der MS in einem frühen Stadium eingesetzt.

Wirkungsmechanismus

Glatirameracetat bindet an MHC-Proteine und beeinflusst vermutlich die Immunreaktion der MS, indem es das Autoantigen aus seiner Bindung an den MHC-Komplex und an spezifische Effektor-T-Zellen verdrängt. Die Zahl der spezifischen Suppressorzellen steigt. Die Wirkung setzt erst nach 3 Monaten ein. Pharmakokinetische Daten gibt es keine.

Nebenwirkungen

Die häufigste NW sind Reizungen an der Einstichstelle sowie die sofort auftretende Postinjektionsreaktion mit Luftnot, Angst und Herzjagen.

Inosiplex (Delimmun®)

Inosiplex ist ein Inosinderivat, dessen Wirkmechanismus nicht geklärt ist. Vermutet wird eine Steigerung der Zytotoxizität von Killerzellen und eine Aktivierung von T-Zellen und Makrophagen. **Indikationen** sind Virusinfekte, insbesondere Herpes simplex. Die Wirksamkeit ist fraglich. Das Metabolisierungsprodukt Inosin kann zur Erhöhung der Harnsäure führen.

Levamisol (Ergamisol®)

Levamisol ist ein Phenylimidazol, das angeblich T-Lymphozyten und Makrophagen stimuliert.

Indikation: Levamisol wird zusammen mit 5-Fluoruracil zur adjuvanten Therapie bei fortgeschrittenem Kolonkarzinom eingesetzt.

Nebenwirkungen sind Schlafstörungen, Unruhe, Übelkeit, Erbrechen, Obstipation oder Durchfall, Geschmacksstörungen sowie Thrombozytopenie und Agranulozytose.

Weitere Immunmodulatoren

Bakterienlysate aus Enterococcus faecalis werden seit Jahrzehnten zur sog. Symbioselenkung der Darmflora eingesetzt (Symbioflor®), die Wirkung ist fragwürdig, da niemand sagen kann, wie eine normale Darmflora zusammengesetzt sein muss und in welche Richtung gelenkt werden soll. Ähnliches gilt für Bakterienlysate aus E. coli, die zur Vorbeugung von Harnwegsinfekten angeboten werden (Uro-Vaxom®, Uro-Munal®).

Auch Pflanzenextrakte aus Sonnenhut (Echinacea) sollen immunstimulierend wirken und werden gern bei Erkältungskrankheiten verordnet (Echinacea STADA®, Echinacea-ratiopharm®).

52 Giftstoffe und Karzinogene

(☞ 53 Therapie der Vergiftungen)

IMPP-Hits

- Vergiftung mit Cholinesterasehemmern/Insektiziden
- Vergiftung, Entgiftung: Zyanide
- Vergiftungen mit Blei, Tetraäthylblei
- Vergiftung mit Äthanol, Methanol
- Vergiftung mit Detergenzien
- Vergiftung mit Morphinen, Kinetik
- Vergiftung mit Quecksilberverbindungen, Kadmium und Thallium
- Vergiftung mit Reizgasen

Lernziel!
In diesem Kapitel lernen Sie die Giftstoffe kennen, die am häufigsten zu Vergiftungen führen. Sie sollten von etwa 40 Giftstoffen die Symptome, den Wirkungsmechanismus der Vergiftung und die Behandlung kennen. Ferner sollten Sie nach Durcharbeitung dieses Abschnitts vertraut sein mit den allgemeinen Grundlagen der Vergiftungsbehandlung sowie mit der Handhabung spezifischer Antidote.

52.1 Giftstoffe

Gifte sind Substanzen, die biologische Systeme dosisabhängig schädigen. Die Wirkungsmechanismen sind so vielfältig, dass sie nicht allgemein besprochen werden können. Sie finden sich bei den jeweiligen Giften. Für Vergiftungen besteht keine Meldepflicht, so dass statistische Daten schwer zu bekommen sind. Aber es lässt sich sagen, dass Medikamente als Vergiftungsursache an der Spitze stehen, sowohl bei akzidentellen Vergiftungen als auch bei Suizidversuchen. Führend sind Psychopharmaka, Hypnotika und Analgetika. Bei Vergiftungen durch andere Stoffe stehen Kohlenmonoxid, Insektizide und Alkohol an der Spitze. Bei Vergiftungen im Kindesalter stehen Haushaltsreiniger (Säuren, Laugen, Lösungsmittel) im Vordergrund. Aber auch unsorgfältig aufbewahrte Medikamente sind häufige Vergiftungsursachen. Insbesondere die bunten Kapseln von Tranquilizern sind attraktiv für Kleinkinder. Pro Jahr kommt es etwa zu 30 000 Vergiftungen bei Kindern, wovon die Hälfte auf Medikamente entfällt. Vergiftungen durch giftige Pflanzen wie Goldregen (Cytisin) oder Tollkirsche (Scopolamin) spielen in der heutigen Zeit kaum eine Rolle.

Massenvergiftungen durch Giftstoffe sind hierzulande selten, wenn man Salmonellenenteritiden und Staphylokokkentoxine in Lebensmitteln ausschließt. Als Ursachen kommen hauptsächlich in Frage:

- Methanolvergiftung durch selbstgebrannten Alkohol (Indien, Türkei, Russland)
- Pestizide durch Unfälle in chemischen Fabriken (Seveso, Bopal)
- Industrieabwässer (Herbizide, Basel)
- Verbrennung von Kunstdünger (Nitrose-Gase)
- Terroranschläge mit Kampfgasen (Sarin, Tabun etc., Japan 1995)
- Defekte in den Filtern von Müllverbrennungsanlagen (Dioxine)
- Pilzvergiftungen durch Knollenblätterpilze.

52.2 Grundlagen der Vergiftungsbehandlung

Im Verlauf jeder akuten Vergiftung kommt es – mehr oder minder rasch – zu einer Beeinträchtigung oder Aufhebung der Vitalfunktionen Herz-Kreislauf, Atmung, Temperaturregulation und Stoffwechsel. Deshalb steht bei jeder Vergiftung die Erhaltung der Vitalfunktionen an erster Stelle, erst dann folgen weitere Maßnahmen. Für die Elementarbehandlung der Vitalfunktionen gilt die **ABC-Regel:**

- **A**temwege freimachen
- **B**eatmung, Gabe von O_2 insb. bei CO-Vergiftung und toxischem Lungenödem
- **C**irculation.

Für die Erstbehandlung akuter Vergiftungen gilt die Fünf-Finger-Regel:

- **Elementarhilfe,** Erhaltung der **Vitalfunktionen**
- **Entgiftung**
- **Antidotbehandlung**
- **Transport**
- **Asservierung.**

Atemhilfe. Die wichtigste Erstmaßnahme bei jeder Vergiftung ist die **Prüfung der Atmung.** Die klinischen Zeichen des Sauerstoffmangels wie Zyanose oder Hyperkapnie sind bei Vergiftungspatienten nicht verlässlich. So fehlt die Zyanose zum Beispiel bei Anämie, Kohlenmonoxidvergiftung und Blausäurevergiftung.

Die Atemwege werden freigelegt; wenn nötig wird der Patient mit dem Ambubeutel beatmet. Mund-zu-Mund-Beatmung sollte nur im Notfall angewendet werden, da Kontaktgifte (E 605) oder Atemgifte (CO, HCN) auch den Helfer vergiften können.

Es folgt das Abhören der Lunge. Eine Intubation ist bei obstruktiven, peripheren und zentralen Atemstörungen indiziert. Bei Verätzungen der Trachea mit Säuren oder Laugen ist eine Intubation kontraindiziert.

Herz-Kreislauf-Hilfe

Bei **Herzstillstand** erfolgen externe Herzmassage, Defibrillation und die Injektion von Adrenalin verdünnt 1 : 500 i.v.

Adrenalin kann im Notfall auch in den Beatmungstubus geträufelt werden, weil es über die Schleimhaut resorbiert wird. Eine prophylaktische Digitalistherapie kann nach Bestimmung des Serumkaliums begonnen werden.

Zur **Schockbehandlung** werden Plasmaexpander wie Hydroxyäthylstärke (HAES) oder Dextrane infundiert. Elektrolyte sind zur Kreislaufhilfe ungeeignet. Sie sind aber indiziert bei großem Flüssigkeitsverlust durch Erbrechen oder Durchfall. Dann sollte man isotonische Kochsalzlösung, Tutofusin® oder Glucose 5 %ig geben. Der Schock ist gekennzeichnet durch niedrigen Blutdruck (< 80 mmHg systolisch), raschen Puls (> 120/min) und kalte schwitzende Haut. Der **Schockindex** ist die Verhältniszahl Puls zu systolischem Blutdruck. Wenn diese Zahl größer 1 ist, dann sollte mit einer Volumensubstitution begonnen werden. Die Infusionslösungen sollten nach Möglichkeit körperwarm sein, und der Patient muss in Decken oder Folie gewickelt werden, um eine Unterkühlung infolge des zentralisierten Kreislaufs zu vermeiden.

Erst wenn die Vitalfunktionen unter Kontrolle sind, folgt die Identifikation des Gifts und die Dekontamination. Um eine weitere Giftaufnahme wirkungsvoll verhindern zu können, muss man wissen, um welchen Stoff es sich handelt und wie er aufgenommen wurde. Über die Haut als Kontaktgift? Oral? In die Augen? Bei Flüssigkeiten wie Putzmittel empfiehlt es sich, einen Urinstix mit Wasser anzufeuchten und den pH der Lösung zu bestimmen. Es darf aber keine Zeit mit Suchen verschwendet werden, wenn das Gift nicht auf Anhieb zu finden ist. Erst wenn der Patient versorgt oder auf dem Weg ins Krankenhaus ist, wird das Gift gesucht und asserviert. Wenn keines zu finden ist, wird Erbrochenes eingesammelt. Bei Putz- und Reinigungsmitteln sind in der Regel keine Inhaltsstoffe auf dem Etikett deklariert. Hier kann es nützlich sein, den Hersteller oder die Vergiftungszentrale anzurufen. Es versteht sich von selbst, dass der Helfer oder Arzt mit Handschuhen arbeitet.

Dekontamination und Verhinderung der Resorption

Die Entfernung des Gifts bzw. die Verhinderung weiterer Resorption (primäre Giftentfernung) ist eine der wichtigsten und effektivsten Maßnahmen. Nach Art und Lokalisierung der Vergiftung kann man unterscheiden:

- Gasvergiftung → Entfernung des Patienten aus der Giftzone
- Hautvergiftung → Spülen und Gabe von lokalen Antidoten
- orale Vergiftung → Erbrechen, Magenspülung, Darmentleerung, Adsorbenzien
- Augenvergiftung → Spülen.

Insbesondere **Aktivkohle** (Carbo medicinalis) ist ein **universelles Entgiftungsmittel,** da es eine sehr große Oberfläche hat und erhebliche Mengen verschiedener Gifte (z. B.: lösliche Quecksilbersalze wie $HgCl_2$, Salicylsäure oder Strychnin) adsorbieren kann. Aktivkohle ist chemisch inaktiv und hat keine Nebenwirkungen. Man gibt 0,5–1 g pro kg Körpergewicht oral oder über eine Magensonde. Die Gabe von Kohle kann mit Natriumsulfat (Glaubersalz) kombiniert werden (forcierte Diarrhö). Bei sehr hydrophilen anorganischen Salzen wie $CuCl_2$ ist Aktivkohle unwirksam. Bei Vergiftungen mit Säuren, Laugen, Detergenzien sowie bei Darmverschluss oder Perforation von Magen oder Darm ist medizinische Kohle kontraindiziert.

Auch der enterohepatische Kreislauf mancher Gifte lässt sich durch wiederholte Gabe von Aktivkohle unterbrechen.

Spezielle Adsorbenzien sind die Minerale **Bentonit** und **Silikaterde** (Kieselgur) die bei Vergiftungen mit Dipyridin-Herbiziden (Diquat, Mofamquat) eingesetzt werden können.

Hautgifte

Bei einer Vergiftung über die Haut wird die betroffene Hautpartie mit Wasser ausgiebig gewaschen und gespült, wenn der Giftstoff nicht identifiziert ist. Bei manchen Giften wie Anilin, Bor, Phenolen, Nikotin und Alkylphosphaten können Wasser und Seife verwendet werden. Bei Verätzungen mit Laugen und Säuren sollte keine Seife benutzt werden. Polyäthylenglykollösung wirkt hygroskopisch und entzieht der Haut Wasser. Eine Hautentgiftung kann manchmal auch mit **lokalen Antidoten** erreicht werden, die mit dem Gift zu schwer löslichen Salzen oder zu untoxischen Verbindungen reagieren. Beispiele sind:

- Formaldehyd + Ammoniumcarbonat → Hexamethylentetramin (teilw. wasserlöslich)
- Natriumfluorid (NaF) + Kalziumglukonat → Kalziumfluorid
- Oxalsäure + Kalziumglukonat → Kalziumoxalat
- Kupfersalze (z. B. $CuCl_2$) + Kaliumhexycyanoferrat (II) → Cu-Hexacyanoferrat-Komplex
- Silbernitrat + NaCl → Silberchlorid
- Bariumsalze (z. B. $BaCl_2$) + Natriumsulfat → Bariumsulfat $BaSO_4$
- Brom + Natriumthiosulfat → NaBr + $NaSO_4$
- Jod + Natriumthiosulfat → NaJ + $NaSO_4$
- Detergenzien + Silikonlösung → Entschäumung (keine chemische Reaktion)
- gelöste Gifte + Aktivkohle → Adsorption (keine chemische Reaktion).

Eine Giftneutralisation bei Vergiftungen mit Laugen oder Säuren ist nur unter strengen Auflagen möglich. Nie direkt Säuren (Essigsäure) oder alkalische Lösungen (Natron) zur Neutralisation verabreichen, da die Neutralisierungswärme Verbrennungen an Haut oder Schleimhaut verursachen kann. Immer mit viel Wasser verdünnen. Bei Säureverätzungen können Antazida wie Maaloxan® gegeben werden.

Augenkontamination

Wenn ätzende oder giftige Lösungen in die Augen gelangt sind, darf nur mit klarem Wasser gespült werden. Kortisontropfen o.Ä. dürfen nicht verabreicht werden. Zur Spülung werden die Augenlider mit den Fingern auseinander gehalten oder das Oberlid ektropioniert. Der Patient hat in der Regel Schmerzen und schließt das Auge krampfhaft, daher sind meist Helfer und lokalanästhetische Augentropfen erforderlich. Das Auge wird mit mindestens einem Liter Wasser kontinuierlich gespült. Gut eignet sich eine Infusionsflasche mit Schlauch.

Orale Vergiftungen

Bei oraler Giftaufnahme sollte der Magen möglichst rasch entleert werden.

Erbrechen auslösen

Bei nicht bewusstseinsgetrübten, gesunden Patienten kann Erbrechen durch **Rachenreizung** ausgelöst werden (Finger in den Hals stecken). Manche Personen sind sehr resistent gegen die Rachenreizung, so dass das Erbrechen mit **Apomorphin** ausgelöst werden muss. Erwachsene erhalten 0,1 mg/kg KG Apomorphin s.c. Apomorphin hat erhebliche Nebenwirkungen wie Kreislaufkollaps, Atemdepression und Krämpfe. Antidot ist Naloxon. Alle deutschen Apotheken sind verpflichtet, Apomorphinampullen (1 ml) als Notfallarzneimittel vorrätig zu halten. In geringer Dosierung wird Apomorphin seit 2002 als Potenzmittel angeboten (Uprima®, Ixense®).

Bei Kindern unter 6 Jahren gibt man Sirup Ipecacuanha, der die Alkaloide Emetin und Cephalin enthält. Je nach Alter gibt man 10–20 ml. Sirup Ipecacuanha wirkt schleimhautreizend und stimuliert das Brechzentrum im ZNS. Die Wirkung setzt erst nach 30 Minuten eine. Manche Gifte reizen die Magenschleimhaut oder das Brechzentrum und lösen selbst Erbrechen aus.

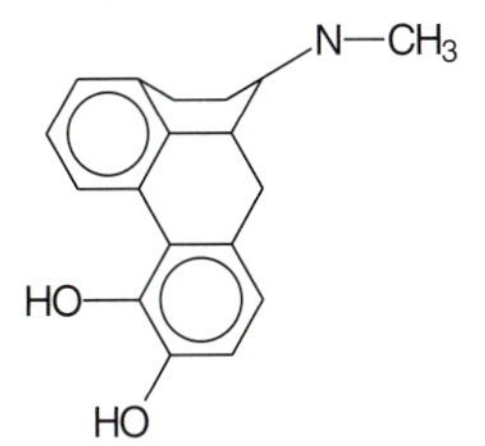

Formel 52.1: Apomorphin

Die früher empfohlene Gabe von Salzwasser wird nicht mehr angeraten, da es bei Kindern zu einer NaCl-Vergiftung kommen kann. Auch bei Erwachsenen kann eine Hypernatriämie auftreten, wenn der Magen nicht rechtzeitig entleert wird.

Beim Erbrechen wird der Magen meist nur ungenügend entleert, und es besteht die Gefahr einer Aspiration, so dass diese Methode nur infrage kommt, wenn keine Klinik in der Nähe ist, die eine Magenspülung durchführen kann.

Kontraindikationen für Erbrechen sind Bewusstseinstrübung, ausgeschalteter Husten- oder Schluckreflex, Krämpfe, Verätzungen mit Säuren und Laugen, schäumende Flüssigkeiten wie Waschpulver oder Duschgel, Benzin, Petroleum, Terpentin und Vergiftungen mit Antiemetika.

Magenspülung

Eine Magenspülung stellt für den Patienten eine erhebliche Belastung dar, weshalb die EACCT (European Association of Poison Control Centers and Clinical Toxicology) insbesondere bei Kindern der Gabe von Aktivkohle den Vorzug gibt.

Eine Magenspülung kann durchgeführt werden, wenn die Giftaufnahme nicht länger als 2 Stunden (flüssige Gifte) bzw. 4 Stunden (Barbiturate) zurückliegt. Insbesondere Schlaftabletten, Carbamazepin oder Antidepressiva können lange im Magen als Klumpen liegen bleiben. Barbiturate verzögern die Magenentleerung. Vor der Magenspülung empfiehlt sich die Gabe von Wasser und Aktivkohle. Bewusstlose Patienten müssen vor der Magenspülung intubiert werden. In der Regel werden durch Magenspülung maximal 30 % der aufgenommen Giftmenge entfernt.

Eine Magenspülung sollte nur bei besonders giftigen Verbindungen wie Phosphorsäureester (Insektizide) oder Dipyridiniumverbindungen (Herbizide) durchgeführt werden.

Durchführung der Magenspülung

- Zahnprothesen entfernen
- venösen Zugang schaffen
- 1 mg Atropin i.v. gegen Laryngospasmus
- Bauchlagerung
- eventuell Intubation (Tubus blockieren wegen der Aspirationsgefahr)
- ca. 18 mm dicken weichen Schlauch vorsichtig durch den Ösophagus in den Magen schieben, bis Mageninhalt herausläuft
- mit warmen Wasser spülen, bis die Spülflüssigkeit klar ist.

Die Schlauchlänge bemisst sich nach dem Abstand von der Nasenwurzel bis zum Xiphoid plus eine Handbreit. Wenn der Magen leer ist, wird eine Suspension von 3–4 Esslöffel Carbo medicinalis in Wasser instilliert, der Schlauch abgeklemmt und herausgezogen. **Risiken** der Magenspülung sind: Aspirationspneumonie, Beschleunigung der Passage durch den Pylorus, Vagusreizung mit Herzrhythmusstörung, Magenperforation und Wasserintoxikation bei Kindern.

Es sollten **keine Milch** oder andere Flüssigkeiten gegeben werden, da Milch die Resorption lipophiler Gifte verstärkt. Mit einer beschleunigten Darmpassage (Laxanzien) kann die Entgiftung gefördert werden.

Zur Entfernung von Giften, die bereits in tiefere Darmabschnitte gelangt sind, hat sich die orale Gabe von Natriumsulfat, Sorbitollösung oder Paraffin (nur bei Halogenkohlenwasserstoffen und lipophilen Giften) bewährt. Die osmotischen Laxanzien binden Wasser im Darm und führen zu schmerzlosem Durchfall. Man gibt 1–2 Esslöffel **Natriumsulfat** und mindestens 1 Liter Wasser. Magnesiumhaltige Laxanzien und Rizinusöl sind kontraindiziert, da sie die Giftresorption beschleunigen können. Auch hier kann wieder Kohle zusätzlich gegeben werden. Die Zeit, die von der oralen Gabe bis zur Ausscheidung der Kohle vergeht, heißt „Kohlezeit".

Die Gabe einer isotonen Elektrolytlösung über eine Magensonde direkt in den Darm (orthograde Darmspülung) ist schweren Giften vorbehalten, die nicht an Aktivkohle binden und in den Dünndarm gelangt sind. Bei manchen Giften kann ein hoher Darmeinlauf indiziert sein.

Merke!
Eselsbrücke: Magen-Darm-Wäsche.

Beschleunigte Elimination nach erfolgter Resorption

- **Forcierte Diurese.** Wenn sich das Gift schon in der Blutbahn befindet und renal eliminierbar ist, kann über eine forcierte Diurese versucht werden, die Ausscheidung zu beschleunigen und die tubuläre Rückresorption zu verhindern. Voraussetzung ist eine normale Nierenfunktion. Nierengängige Gifte sind zum Beispiel Schlafmittel, Thallium, Methanol, Chinin und Salicylate.

  Man unterscheidet die Wasserdiurese von der osmotischen Diurese. Bei der **Wasserdiurese** werden pro Tag etwa 10 Liter physiologische Kochsalzlösung infundiert, die mit etwas Kalium (40–80 mmol) versetzt werden. Bei der **osmotischen Diurese** werden ca. 10 Liter 5- bis 10 %ige Mannitollösung per Infusion verabreicht. Wenn die Diurese nicht richtig in Gang kommt, gibt man 20–100 mg Furosemid i.v. Wichtig ist eine **Bilanzierung,** d.h. die Messung von infundierter Lösungsmenge und ausgeschiedener Urinmenge. Die Differenz sollte 500 ml nicht überschreiten. Der Kaliumspiegel muss kontrolliert werden. **Indikationen** für eine forcierte Diurese sind Vergiftungen mit:
  - Lithiumsalzen (Urin neutral)
  - Phenobarbital, Salicylate, Phenoxyessigsäuren (☞ Kap. 52.11) (Urin alkalisch).

Die forcierte Diurese ist nicht so effektiv wie extrakorporale Entgiftung (z.B. Hämoperfusion) und hat Nebenwirkungen, insb. Elektrolytstörungen (Hypokaliämie, Hypervolämie).

Kontraindikationen für eine forcierte Diurese sind Herzinsuffizienz, Lungenödem, Niereninsuffizienz (Kreatinin > 3 mg%), Schock und Hirnödem.

Änderung des Urin-pH-Werts. Manche Gifte werden rascher eliminiert, wenn der Urin-pH geändert wird (☞ Kap. 2.5). So werden Barbiturate, Phenytoin, Carbamazepin und Salicylate rascher ausgeschieden, wenn der Urin mit Natriumhydrogencarbonat alkalisiert wird. Eine Ansäuerung ist mit Ascorbinsäure möglich.

- **Hyperventilation.** Giftgase oder flüchtige organische Lösungsmittel können durch forcierte Atmung beschleunigt eliminiert werden.
- **Hämoperfusion.** Bei der Hämoperfusion wird Arterienblut mit Heparin versetzt, extrakorporal über Aktivkohlefilter oder Polystyrolharzfilter (Amberlite XAD-4) geleitet und dann intravenös zurückgeleitet. Die Hämoperfusion erfordert einen geringeren aparativen Aufwand als die Hämodialyse. Sie ist eine direkte Filtration des Bluts und entfernt lipophile Gifte meist effektiver. Die Methode ist sehr wirksam, entfernt aber nicht nur Giftstoffe, sondern auch Cholesterin, Leukozyten (10 %) und Thrombozyten (30 %) aus dem Blut. Pharmaka bzw. Gifte, die **durch Hämoperfusion entfernt** werden können, sind: Digoxin, Chinidin, Isoniazid, Lidocain, Methotrexat, Phenytoin, Theophylline, Disopyramid, Phosphorsäureester und Herbizide. Digitoxin und trizyklische Antidepressiva haben ein großes Verteilungsvolumen und lassen sich kaum entfernen.

Merke!
Je geringer das Verteilungsvolumen einer Substanz und je höher ihre Plasmaeiweißbindung, desto wirksamer ist die Hämoperfusion.

Nebenwirkungen der Hämoperfusion sind Gerinnungsstörungen durch Heparin, Leuko- und Thrombozytopenie, Elektrolytstörungen und Blutdruckabfall.

- **Hämodialyse.** Die Hämodialyse ist eine wirksame Methode zur raschen Entfernung dialysierbarer Gifte. Bei diesem Verfahren wird Blut aus der Arterie entnommen, mit Heparin versetzt und über Membranen geleitet, die von Dialyseflüssigkeit umspült sind. Eine Reihe von Giftstoffen diffundiert in die Dialyseflüssigkeit. Dies sind in der Regel hydrophile, nierengängige Stoffe bzw. nierentoxische Gifte. Das gereinigte Blut wird in die Vene zurückgepumpt. Die Dialyse wird auch bei Patienten mit Niereninsuffizienz eingesetzt, wenn eine forcierte Diurese nicht infrage kommt, oder bei sonstigem schlechtem Allgemeinzustand (Herz, Lunge, Stoffwechsel). Eine **Indikation** für die Dialyse sind auch Giftstoffe die von Aktivkohle schlecht adsorbiert werden. **Hämodialysierbare Gifte** sind beispielsweise: Ethanol, Ethylenglykol, Isopropanol, Methanol, Arsen, Barbiturate, Salicylate, Pyrazolone, Thiocyanate, Kalium, Lithiumsalze, Glutethimid, Chinin und Amanitin. Nicht dialysierbar sind Hypnotika, Psychopharmaka, Herbizide und Insektizide.

Gut dialysierbar sind Stoffe, die folgende Eigenschaften aufweisen:
- geringes Molekulargewicht
- geringes Verteilungsvolumen
- geringe Plasmaeiweißbindung
- lange Plasmahalbwertszeit.

Kontraindiziert ist eine Hämodialyse bei Gerinnungsstörungen. Die Kombination von Hämoperfusion und Hämodialyse verbessert die Ergebnisse. Wenn eine Hämodialyse nicht möglich oder der Kreislauf sehr schlecht ist, kann eine Peritonealdialyse indiziert sein, die allerdings nicht so effektiv ist wie die Kombination von Hämoperfusion und Hämodialyse.

- **Austauschtransfusion.** Bei Giften, die die Erythrozyten zerstören (Seifenhämolyse), kann man einen Blutaustausch vornehmen.
- **Plasmapherese** ist ein Entgiftungsverfahren, bei dem Blut entnommen und in Blutzellen und Plasma separiert wird. Das vergiftete Plasma wird verworfen und die Blutzellen werden zusammen mit Frischplasma reinfundiert. Das Verfahren ist aufwendig und wird nur angewendet bei schweren Vergiftungen, wenn eine Hämoperfusion nicht infrage kommt.
- **Abfangen des Gifts aus dem enterohepatischen Kreislauf.** Gifte, die über die Galle ausgeschieden und im Darm rückresorbiert werden, können mit Adsorbenzien wie Aktivkohle oder Cholestyramin (Quantalan®) im Darm abgefangen und ausgeschieden werden. Dem enterohepatischen Kreislauf unterliegen z. B. Antidepressiva, Cumarine und Digitalisglykoside.
- **Vergiftungsbehandlung mit Antidoten.** Für eine ganze Reihe von Giften gibt es mehr oder weniger spezifische Gegengifte (Antidote), von denen die wichtigsten in Tabelle 52.1 zusammengestellt sind. Diese Stoffe inaktivieren das Gift, erleichtern die Elimination oder antagonisieren seine Wirkung.

Tab. 52.1 Kompetitive oder funktionelle Antidote.

Vergiftung mit	Antidot	Dosis	Nebenwirkung
ACh-Esterasehemmer	Atropinsulfat	100–200 mg i.v.	Tachykardie, Mydriasis
Alkaloide	Kaliumpermanganat	300 ml 0,1 % zur Magenspülung	–
Alkylphosphate (E605)	Atroponsulfat	100–200 mg i.v.	Tachykardie, Mydriasis
Amanitin (Pilzgift)	Silibinin (Legalon®)	20 mg/kg pro Tag als Infusion	Flush
Anilin	Methylenblau	20 ml 0,1 % i.v.	Schwindel, Hypotonie
Antikoagulanzien Cumarintyp	Vitamin K (Konakion®)	20–40 mg i.v.	–
Antimon und Arsen	DMPS	2,5 mg/kg	Erbrechen, Krämpfe
Atropin, Scopolamin	Physostigmin (Anticholium®)	1–10 mg i.v., initial 2 mg	Erbrechen, Inkontinenz
Benzin, Benzol, Heizöl	Paraffinöl	200 ml	Durchfall
Benzodiazepine	Flumazenil, Anexate®	0,2 mg i.v.	Übelkeit, Erbrechen
Bleiverbindungen	EDTA, Titriplex®	10–15 mg/kg pro Tag	Hypertonie, Nierenschaden
Bleiverbindungen	D-Penicillamin Metalcaptase®	600 mg/d oral	Exanthem, Fieber, Nephropathie, Leukopenie
Botulinustoxin	Botulismus Antitoxin Behring®	250 ml i.v.	allergische Reaktionen
Cäsium	Eisen-(III-)hexacyanoferrat, Radiogardase-Cs®	10–20 g oral pro Tag	Erbrechen
Cyanide und Blausäure	Natriumthiosulfat Cobalt-EDTA 4-Dimethylaminophenol 4-DMAP®	10–15 ml 10 %ig i.v. 300–600 mg i.v. 4 mg/kg i.v.	Übelkeit Übelkeit

Tab. 52.1 Kompetitive oder funktionelle Antidote. (Fortsetzung)

Vergiftung mit	Antidot	Dosis	Nebenwirkung
Digitalis	Digitalis-Antitoxin Digitalis Antidot BM®	6 × 80 mg i.v.	Allergie gegen Schafeiweiß
Eisensalze	Desferroxamin Desferal®	6–8 g oral 2 g i.m.	Blutdruckabfall, Allergie
Heparin	Protaminsulfat Protamin Roche®	5 ml i.v. (1 ml inaktiviert 5000 IE Heparin	allergische Reaktionen
Insulin	Glucagen®		
Morphine, Opiate	Naloxon, Narcanti®	1 mg i.v.	Erbrechen
Methämoglobinbildner	Toluidinblau	2–4 mg/kg i.v.	Blaufärbung der Haut
Methotrexat	Calciumfolinat Calciumfolinat®	6–12 mg i.v.	Magen-Darm-Beschwerden
Nitrofarbstoffe	Toluidinblau	2–4 mg/kg i.v.	Blaufärbung der Haut
Organische Phosphate	Obidoxim, Toxogonin®	250 mg i.v.	Hitzegefühl
Paracetamol	Acetylcystein Fluimucil Antidot®	150 mg/kg i.v.	Allergien, Tachykardie
Parasympatholytika z. B. Atropin	Pyridostigmin Prostigmin®	1–5 mg i.v.	Kreislaufstörung Salivation
Phosgen	Methenamin	0,1–0,2 ml/kg i.v.	Übelkeit, Erbrechen
Quecksilberverbindungen	DMPS Heyl® Dimaval®	100 mg alle 1–2 h i.v. 3–4 × 100 mg oral	Fieber
Schlangengifte	Schlangenserum Behring®	10–50 ml i.m. oder i.v.	Allergien
Schwefelwasserstoff H_2S	4-Dimethylaminophenol 4-DMAP®	4 mg/kg i.v.	Übelkeit, Durchfall Bronchospastik
Succinylcholin	Serum-Cholinesterase	1–2 Amp. i.v.	–
Thallium	Eisen-(III-)hexacyano- ferrat, Antidotum Thallii®-Heyl	3–20 g oral pro Tag	Erbrechen, Durchfall
Waschmittel	Siliconentschäumer Bayer	20–40 ml 5 %ig ,oral	–
Wismut, Nickel, Antimon	Dimercaptopropansul- fonsäure, DMPS®	2,5 mg/kg i.m.	Erbrechen, Krämpfe
Zink, Chrom, Mangan, Plutonium	Calcium-trinatriumpen- tetat, Ditripentat Heyl®	1 Amp. 5 ml (1 g) i.v.	Fieber, Exanthem, Nieren- affektion

52.3 Schwermetalle

Die meisten Schwermetallionen bilden mit den entsprechenden Liganden Komplexe. So reagieren sie insbesondere mit den Sulfhydrylgruppen (-SH) der Proteine, was fatale Folgen haben kann, wenn es sich um ein Enzymprotein handelt. In entsprechender Konzentration sind **alle Schwermetallionen** toxisch, doch kommt nur einigen Metallen und ihren Salzen toxikologische Bedeutung zu. Bei den meisten Schwermetallen besteht kaum Vergiftungsgefahr, weil sie zu selten vorkommen, zu gering konzentriert oder zu schwer löslich sind. Viele Metalle sind als Elemente ungiftig, weil sie nicht resorbiert werden können. Ganz anders dagegen ist die Situation, wenn sie in Form von wasserlöslichen **Salzen** (Nitrate, Chloride) vorliegen. Schwermetallsulfate und Oxide sind fast alle unlöslich. Besonders gefährlich sind Schwermetalle in Form von organischen **Komplexen** (metallorganische Verbindungen), wie z. B. Bleitetraäthyl oder Nickeltetracarbonyl, weil diese Verbindungen lipophil sind und leicht auch über die Haut resorbiert werden. Folgenden Schwermetallen kommt eine gewisse Bedeutung bei Vergiftungen zu:

Blei, Thallium, Quecksilber, Wismut, Gold, Silber, Zinn, Kadmium, Zink, Kupfer, Kobalt, Nickel, Mangan, Uran, Chrom, Wolfram, Arsen, Antimon, Selen.

Bei den meisten Metallen kann es nur an industriellen Arbeitsplätzen zu Vergiftungen kommen. Viele Metalle treten aufgrund ihrer chemischen Verwandtschaft in Gruppen auf, so z. B. Arsen und Antimon oder Blei und Thallium. Die Giftwirkungen der Schwermetallverbindungen sind vor allem an den kleinen Gefäßen zu beobachten. Es kommt zur spastischen Lähmung der glatten Muskulatur der Kapillargefäße und zur Schädigung des Magen-Darm-Kanals, was sich in Übelkeit, Durchfällen und Koliken äußert. Eine Reihe von Metallen, wie z. B. Blei, Wismut und Quecksilber, führt zu einer toxischen Gingivitis mit einem charakteristischen Zahnfleischsaum aus Metallsulfid. Meist sind auch Leber und Niere geschädigt, da sie die giftigen Verbindungen metabolisieren bzw. eliminieren. Quecksilber, Wismut und Uran werden hauptsächlich in der Niere angereichert. Arsen und Antimon werden in der Leber gespeichert, Blei und Strontium in den Knochen. Bemerkenswert ist ferner die Neigung vieler Schwermetallverbindungen, sich jahrelang in **Gewebsdepots** abzulagern. Die Therapie von Schwermetallvergiftungen erfolgt in der Regel mit Komplexbildnern wie EDTA (☞ Formel 52.2) oder D-Penicillamin (☞ Formel 52.3).

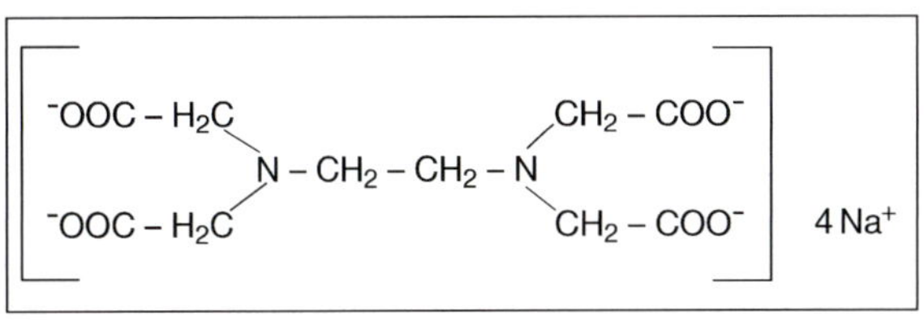

Formel 52.2 Natriumsalz der Ethylendiamintetraessigsäure

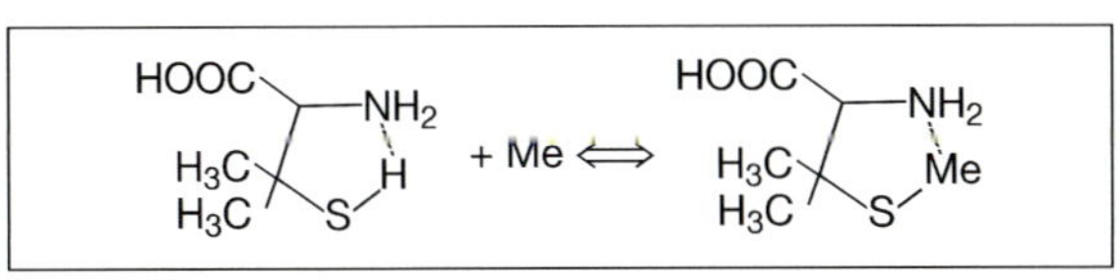

Formel 52.3 D-Penicillamin als Komplexbildner mit Metallatomen

Chelate sind Komplexverbindungen von mehrwertigen Metallionen mit mehrbindigen organischen Molekülen, die als Liganden bezeichnet werden. Das Metallion wird von den Liganden wie ein Käfig umschlossen. Die Komplexbildung ist eine reversible Reaktion, die mit dem Massenwirkungsgesetz beschrieben werden kann. Je stabiler der Komplex ist, desto größer ist auch die Bildungskonstante. Als Bindungsstellen innerhalb der organischen Moleküle fungieren hauptsächlich -SH-, $-NH_2$- und -OH-Gruppen. Ein **Chelatbildner** muss folgende **Eigenschaften** besitzen, wenn er therapeutisch nutzbar sein soll:

- eine hohe Bildungskonstante für toxische Metalle und eine niedrige für körpereigene Metallionen
- hydrophile und lipophile Eigenschaften, um auch Giftdepots zu erreichen
- renale oder biliäre Eliminierbarkeit des Komplexes
- Stabilität des Komplexes bei physiologischem pH (6,9–7,4), um eine Dissoziation in den Nierentubuli zu verhindern
- Ungiftigkeit des Chelatbildners
- keine Metabolisierung des Chelatbildners.

Dieser Wunschkatalog wird leider von keinem Chelatbildner vollständig erreicht. Die Tabelle 52.2 zeigt Indikationen für Chelatbildner.

52.3.1 Blei

Vergiftungsmöglichkeiten

Bleivergiftungen sind die wichtigsten **gewerblichen** Vergiftungen. Vergiftungsmöglichkeiten sind Herstellung und Recycling von Bleiakkumulatoren (Pb, PbO_2), Bleigläsern (PbO), bleihaltigen Rostschutzfarben (Pb_3O_4), Keramikglasuren und Bleiwasserrohren. Das früher als Antiklopfmittel im Benzin verwendete Bleitetraäthyl wurde durch Benzol ersetzt. Auch die Bleivergiftungen von Setzern kommen seit Einführung des Computersatzes kaum noch vor.

Über die Nahrung nimmt ein Erwachsener ca. 30–40 µg Blei pro Tag auf. Milch steigert die Resorption.

Tab. 52.2 Indikationen der wichtigsten, therapeutisch verwendeten Chelatbildner.

Chelatbildner	Indikation	Kontraindikation
Na-Ca-EDTA (EDTA)	Blei geringe Wirkung bei: Cu, Mn, Pu, Hg, U, Zn	
Ca-Trinatriumpentat	Pb, Pu geringe Wirkung bei: Cd, Fe, Au, Zn, Mn	
DMPS (Dimercaptopropan-natrium-sulfonat)	Arsen, Quecksilber, Gold Antimon, Wismut, Chrom	Blei, Selen, Tellur
D-Penicillamin	Blei, Kupfer, Quecksilber, Gold, Kobalt, Zink	
Eisen-(III-)hexacyanoferrat	Thallium, Caesium	
Deferoxaminmesilat	Eisen	

Pharmakokinetik

Die meisten und schwersten Bleivergiftungen entstehen bei der **Inhalation** von fein verteiltem Blei oder seinen Verbindungen in Form von Dampf oder Staub. Orale Vergiftungen sind selten, da Blei größtenteils mit dem Stuhl wieder ausgeschieden wird. Für die orale Aufnahme wurde eine **MAK** (maximale Arbeitsplatzkonzentration) von **1 mg** festgesetzt, während sie für die Inhalation nur 0,1 mg/m³ beträgt! Tetraäthylblei wird gut über die Haut resorbiert. Bei gleicher Exposition tritt die Bleivergiftung beim Alkoholiker rascher ein. Der Bleiblutspiegel beträgt beim Gesunden 0,2–0,6 mg/l (= 0,2–0,6 µg/ml). Bei Werten über 1 mg/l ist mit Vergiftungssymptomen zu rechnen. Im Blut gelöstes Blei ist zu 95 % an Erythrozyten gebunden. Ein Großteil des aufgenommenen Bleis wird in der Leber abgefangen und gelangt mit der Galle in die Fäzes, ein kleiner Teil wird über die Niere eliminiert. Die renale Ausscheidung kann bei Vergiftung auf das Zehnfache steigen. Übersteigt der Blutspiegel die eliminierbare Menge, dann wird Blei im Organismus gespeichert und zwar überall dort, wo Kalzium ist, also hauptsächlich in den Knochen (92–95 % der Gesamtmenge). Nieren und Leberepithelien speichern nur 0,1–0,4 %. In den Depots kann Blei Monate oder Jahre liegen bleiben, jedoch bedeutet das Vorhandensein von Bleidepots nicht unbedingt eine Bleivergiftung, da Blei in den Depots als schwer lösliches Salz vorliegt und nicht in Form freier Ionen. Bei ständiger Bleiaufnahme über längere Zeit erschöpft sich die Bindungsfähigkeit der Depots, und es kommt zu Vergiftungssymptomen. Latente **Bleidepots** lassen sich durch Infusion von $CaNa_2$-EDTA mobilisieren. Die Speicherung von Bleiverbindungen in Zahnfleisch und ZNS spielt mengenmäßig keine Rolle.

Wirkungsmechanismus der Bleivergiftung

Bleiionen hemmen die Enzyme der Porphyrinsynthese, hauptsächlich die δ-**Aminolävulinsäure-Dehydratase.** Dadurch kommt es zu einer erhöhten Ausscheidung von Koproporphyrin III und von δ-Aminolävulinsäure im Urin, was zur Diagnostik und Kontrolle herangezogen wird. Der Normalwert für Koproporphyrin III beträgt 0,29 mg%. Weitere Angriffsorte sind die glatten Muskelzellen in Gefäßen und Darm sowie efferente motorische Nerven.

Wirkungen der Bleivergiftung an verschiedenen Organsystemen

Der Regelfall ist die chronische Bleivergiftung, akute Bleivergiftungen spielen kaum eine Rolle. Typisch ist der schleichende Beginn der Symptomatik bei chronischer Bleivergiftung. Die wichtigsten klinischen **Symptome** in der Reihenfolge ihrer Häufigkeit sind:
- Schwächegefühl
- Appetitlosigkeit
- Müdigkeit
- Nervosität
- Tremor
- Übelkeit
- Gewichtsverlust
- Kopfschmerzen
- Obstipation
- Magenbeschwerden
- Koliken
- Streckerparese
- Impotenz, Amenorrhö
- Bleiblässe (Anämie und Gefäßkonstriktion)
- **Blut.** Im Knochenmark hemmt Blei den Einbau des Eisens ins Protoporphyrin und führt dadurch zur **Anämie.** Der Hb liegt zwischen 9 und 13 mg/dl; der Färbeindex ist erhöht. Im Blutausstrich beobachtet man vermehrt Retikulozyten und basophil getüpfelte Erythrozyten, die jedoch nicht pathognomonisch sind, da sie auch bei Vergiftungen mit Zink, Silber und Anilin zu finden sind. Thalassämiepatienten sind besonders empfindlich gegenüber Bleivergiftungen.
- **Nervensystem.** Bei chronischen Bleivergiftungen werden die peripheren motorischen Neurone geschädigt. Betroffen sind hauptsächlich die Nerven der Extensoren der stark beanspruchten Muskeln im Radialis- und Peroneusgebiet. Als Frühsymptom beobachtet man eine Streckerschwäche der Hand. Typisch ist eine schmerzlose motorische **Polyneuritis** bei intakter Sensibilität. Im ZNS kommt es zur Bleienzephalopathie (Encephalopathia saturnina) mit Erregung, Verwirrtheit, Halluzinationen, Krämpfen und Koma. Teilursache sind Gefäßspasmen im Gehirn. Der genaue Mechanismus der Nervenschäden ist nicht geklärt.
- **Gastrointestinaltrakt und Niere.** Blei schädigt die Gefäße und die glatten Muskelzellen. Es kommt zu Obstipation, Koliken, Erbrechen und Magenulzera. An der Niere führen die Gefäßschäden zur Bleischrumpfniere und zur **Bleinephritis.**
- **Haut und Schleimhäute.** Die spastische Kontraktur der Arteriolen und Kapillaren führt zum gelbgrauen Bleikolorit, woran auch eine subikterische Verfärbung und die Anämie beteiligt ist. Bei chronischen Vergiftungen bildet sich ein 1–2 mm breiter, grauer Saum aus Bleisulfid im Zahnfleisch.
- **Knochen.** Bei Kindern kann Bleivergiftung zur Störung des Knochenwachstums an der Epiphysenfuge führen.

Therapie der akuten Bleivergiftung

- Magenspülung mit Aktivkohle und Natriumsulfat
- Penicillamin i.v.

Therapie der chronischen Bleivergiftung

- Kalzium-Natrium-EDTA-Infusionen (1 g/d) zum Abfangen der Bleiionen als Chelatkomplex (Pb-EDTA)
- zusätzlich Penicillamin i.v. Der Komplex ist besser nierengängig als die Bleiionen.
- Symptomatisch gegen den Kolikschmerz gibt man Papaverin oder Buscopan®, gegen die Anämie Vitamin-B-Komplex und Folsäure i.m, gegen Erregungszustände Chlorpromazin.

Dimercaprol ist kontraindiziert, da es mit Blei keinen stabilen nierengängigen Komplex bildet und das Tubulusepithel schädigt. Blei ist **nicht dialysierbar,** da es nicht frei im Blut schwimmt, sondern intrazellulär gespeichert wird. Die Therapie muss über mehrere Wochen geführt werden, bis sich die Koproporphyrin-III-Ausscheidung normalisiert hat. Am schnellsten verschwinden die Koliken. Auch die neurologischen Symptome verschwinden nach einigen Monaten. Die Schrumpfniere ist nicht reversibel.

Tetraäthylblei

Tetraäthylblei ist eine wasserklare, ölige Flüssigkeit mit einem Siedepunkt von 20 °C. Es ist lipophil und löst sich nicht in Wasser. Früher wurde es auch in Deutschland als Radikalbildner im Benzin verwendet, so dass vor allem Automechaniker Kontakt mit diesem Stoff hatten. Tetraäthylblei wird leicht über Haut und Lunge resorbiert und schädigt besonders das **Nervensystem.** Bei akuten Vergiftungen kommt es nach 1–12 Stunden zu Übelkeit, Erbrechen, Blutdruckabfall, Absinken der Körpertemperatur, Delirium, manischen Erregungszuständen und Krämpfen. Bei hoher Dosis kann der Tod schon nach 12 Stunden eintreten. Die Haut muss mit Wundbenzin von Tetraäthylblei befreit werden. Ein spezifisches Antidot gibt es nicht, EDTA kann nicht verwendet werden.

52.3.2 Quecksilber

Quecksilber (Hg = Hydrargyrum) ist das einzige Metall, das bei Raumtemperatur flüssig ist.

Vergiftungsmöglichkeiten

Quecksilber findet sich hauptsächlich in Gewerbebetrieben und Laboratorien. Bei der Herstellung von Beizen, Farben (HgO), pyrotechnischen Artikeln ($HgCNO_2$), Spiegeln (Hg), Thermometern und Quecksilberdampflampen wird Quecksilber benötigt. In zahntechnischen Labors kommt es beim Erhitzen von Amalgam (Quecksilberlegierung) zu Vergiftungen, ebenso bei der Entsorgung von Amalgamabscheidern. In der Landwirtschaft werden quecksilberorganische Verbindungen zur Behandlung von Saatgut als Fungizid verwendet und können so in die Nahrungskette gelangen. Verwendet werden Dimethylquecksilber, Diäthylquecksilber, Alkoxyäthylquecksilber (Upsulun®) und CH-Hg-Kresol-Natrium (Germisan®). Die brasilianischen Goldsucher verwenden exzessive Mengen metallisches Quecksilber, um den ausgewaschenen Goldstaub in Goldamalgam zu überführen. Dieses wird anschließend so lange trocken erhitzt, bis das Quecksilber verdampft ist und reines Gold in der Pfanne liegt. Auf diese Weise haben sich nicht nur Tausende von Goldsuchern vergiftet, sondern auch die ganze Umgebung des Goldgräberlagers ist zerstört. Oxidation von Hg führt zu HgO, einem schwer löslichen Pulver.

Pharmakokinetik

- **Resorption. Metallisches Quecksilber** ist bei oraler oder rektaler Aufnahme ungiftig. Deshalb Ruhe bewahren, wenn eine Mutter in Panik mit ihrem Kind in die Praxis kommt und sagt, dass das Quecksilberthermometer im Popo abgebrochen ist. Nur bei sehr langem Verweilen im Gewebe kann metallisches Quecksilber langsam resorbiert werden. Quecksilber hat eine hohe Oberflächenspannung und zerteilt sich leicht in viele kleine Kügelchen. Am besten lässt sich metallisches Quecksilber mit Sägemehl einsammeln. **Quecksilberdämpfe** dagegen sind schon in geringer Konzentration toxisch und werden über die Lunge rasch resorbiert. Ebenso sind die ein- und zweiwertigen **Quecksilbersalze** toxisch und können über die Haut und den Magen-Darm-Trakt resorbiert werden. Quecksilberstäube und Quecksilbersalze reichern sich hauptsächlich in Niere, Milz und Leber an. Die Hg^{2+}-Verbindungen sind giftiger als die Hg^{+}-Verbindungen. Früher wurden I- und II-wertiges Quecksilberchlorid als Medikamente benutzt, Hg_2Cl_2 (Kalomel) als Abführmittel und $HgCl_2$ (Sublimat) zur Behandlung der Gonorrhö. Heute werden sie nicht mehr verwendet, ebenso wie quecksilberhaltige Diuretika und quecksilberhaltige Salben zum Ausbleichen von Sommersprossen („Schwanenweiß") obsolet sind. Wie beim Blei sind auch beim Quecksilber die metallorganischen Verbindungen wie Dimethyl-Hg oder Diäthyl-Hg lipophil und besonders giftig. Sie werden leicht über die Lunge, die Haut und den Magen-Darm-Trakt resorbiert, gelangen schnell ins periphere und zentrale Nervensystem und reichern sich dort an. **Anorganische Quecksilberverbindungen** reichern sich bevorzugt in der Niere an.
- **Elimination.** Quecksilber wird vor allem über die Nieren, aber auch über den Dickdarm, die Speicheldrüsen und über die Haut ausgeschieden. Hg kann im RES längere Zeit gespeichert werden. Bei Urinwerten von über 40 µg Hg muss nach einer Vergiftungsquelle gefahndet werden (Normalwert 10 µg). Bei schweren Vergiftungen findet man bis zu 40 mg Hg/l Urin. Die orale Dosis letalis beträgt beim Sublimat zwischen 0,2 und 1 g.

Wirkungsmechanismus

Ebenso wie alle Schwermetalle reagiert auch Quecksilber mit den SH-Gruppen von Enzymen, bevorzugt mit Enzymen der Niere.

Symptome der akuten Vergiftung mit anorganischen Quecksilberverbindungen

Akute Quecksilbervergiftungen kommen meist durch **Sublimat** zustande. Diese Verbindung wirkt stark ätzend auf Haut und Schleimhäute und führt bei oraler Aufnahme zu heftigem Erbrechen. Bei größeren Mengen kommt es zu Kolliquationsnekrosen der Haut bzw. Schleimhaut, ähnlich wie bei Laugenverätzungen. Die Verätzungen können an der Glottis zu einem Glottisödem und zum Ersticken führen.

An der Niere verursacht Sublimat zunächst eine vorübergehende Polyurie, die bald in Oligurie und Anurie übergeht, weil die Nierentubuli nekrotisch werden. Ohne Therapie tritt der Tod nach einer Woche ein. Im Lauf von Stunden entwickelt sich eine Colitis mucomembranosa mit heftigen Durchfällen und Koliken, die unbehandelt ebenfalls zum Tod führen kann.

Therapie

Die Therapie der akuten Hg-Vergiftung besteht in der Verhinderung der Resorption von Hg durch orale Gabe von **Eiweißpulver** mit möglichst vielen schwefelhaltigen Aminosäuren (Cystein, Methionin), da sich Hg-Ionen an die SH-Gruppen binden. Außerdem wird 40–60 g **Aktivkohle** gegeben und eventuell eine vorsichtige **Magenspülung** durchgeführt. Quecksilber hat eine starke Proteinbindung und ist deshalb schlecht dialysabel. Ferner injiziert man zunächst Acetylcystein i.v., da es schnell wirkt, später injiziert man **DMPS** (Dimercaptopropan-Natriumsulfonat) oder D-Penicillamin i.v. zur Komplexbildung, aber nur, wenn die Nierenfunktion erhalten ist. Dieser stabile Komplex lässt sich durch Hämodialyse gut entfernen, wird aber auch renal ausgeschieden.

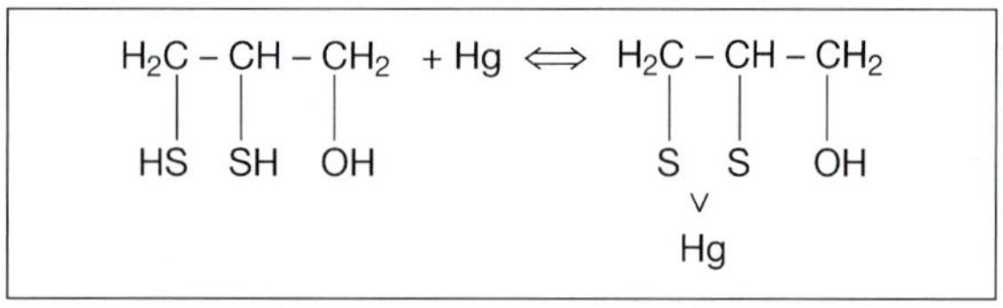

Formel 52.4 Reaktion von Quecksilber mit Dimercaprol (2,3-Dimercapto-propanol)

DMPS (DMPS-Heyl®, Dimaval®, Mercuval®) ist besser verträglich als das heute nicht mehr gebräuchliche Dimercaprol (2,3-Dimercaptopropanol). DMPS wirkt auch als Antidot bei Arsen, Antimon, Chrom, Kobalt, Blei und Kupfer, wenn auch nicht so gut wie bei Quecksilber. **Nebenwirkungen** von DMPS sind Fieber, Schüttelfrost, Hautreaktionen und Transaminasenerhöhung.

Bei akuten Vergiftungen mit organischen Quecksilberverbindungen sollte kein DMPS gegeben werden, da es die Ausbreitung des Hg ins ZNS begünstigt.

Zur Behandlung der Kolitis gibt man Buscopan®, Analgetika und Kortison, ferner Elektrolytinfusionen.

Symptome bei akuter Vergiftung mit organischen Quecksilberverbindungen

Hier stehen nicht gastrointestinale, sondern zentralnervöse Symptome im Vordergrund. Man beobachtet Kopfschmerzen, Erregung, Tremor, Krämpfe, Ataxie, Lähmungen sowie Hör- und Sehstörungen.

Therapie

Die Behandlung der organischen Hg-Vergiftung erfolgt durch Injektion von Acetylcystein.

Symptome der chronischen Quecksilbervergiftung

Bei der chronischen Quecksilbervergiftung, die sich über Jahre hinziehen kann, stehen die **neurologischen Schäden** im Vordergrund. Die Patienten klagen zu Beginn über Reizbarkeit, Kopfschmerz und Vergesslichkeit. Es tritt ein feinschlägiger Tremor der Hände auf (Schriftprobe!), später auch Zuckungen der Augenlider und der Zunge. Es kommt zu verstärkter Speichelbildung und Metallgeschmack im Mund. Im fortgeschrittenen Stadium der Vergiftung kommt es zu einer merkwürdigen nervösen Unrast der Patienten, die man als **Erethismus mercurialis** bezeichnet. Der Kranke braust bei jeder Kleinigkeit auf und erledigt alle Arbeiten in hektischem Tempo. Hinzu kommen Schlaflosigkeit, Adynamie, Depression, Unentschlossenheit, Libidoverlust, Parästhesien und Ataxie. Die neurologisch betonten, chronischen Hg-Vergiftungen kommen heutzutage meist durch organische Quecksilberverbindungen zustande. Am Zahnfleisch bildet sich ein schwarzer Quecksilbersaum.

Therapie

Die Therapie der chronischen Hg-Vergiftung erstreckt sich über Wochen; die neurologischen Schäden sind nur teilweise reversibel:

- mehrmals täglich 2,5 mg/kg KG DMPS i.m.
- Sedativa gegen Unruhe, z. B. Atosil®, 10 Tage lang 600 mg/d Penicillamin oral
- Vitamin-B-Komplex und Folsäure i.m. zur Nervenregeneration
- Antiparkinsonmittel gegen Tremor.

52.3.3 Thallium

Vergiftungsmöglichkeiten

Wichtigste Vergiftungsquelle ist **Rattengift**, z. B. Zeliopaste®, das Tl_2SO_4 enthält und frei käuflich ist. Es kommen akzidentelle oder suizidale Vergiftungen vor. Früher wurde Thalliumacetat als Enthaarungsmittel und zur Luesbehandlung eingesetzt, wobei es zu Vergiftungen kam. In der Umgebung von Zementwerken und Müllverbrennungsanlagen kann sich Thallium anreichern. In der Nuklearmedizin werden radioaktive Thalliumverbindungen für die Myokardszintigraphie eingesetzt.

Pharmakokinetik

Giftig sind vor allem die **einwertigen** Thalliumverbindungen (Thalloverbindungen) wie Thallium-(I-)Acetat oder Thallium-(I-)Sulfat. Die Dosis letalis schwankt stark und beträgt beim Erwachsenen ca. 1 g Thalliumsulfat. Die **dreiwertigen** Thalliumverbindungen (Thalli-Verbindungen) werden im Körper zu einwertigen Tl-Verbindungen reduziert. Im Stoffwechsel wird Tl^+ wie K^+ behandelt und über den aktiven Transport der Na/K-ATPase in die Zelle geschleust. In der Niere wird Tl^+ im proximalen und distalen Tubulus rückresorbiert. Die Resorption von Thallium erfolgt über den Magen-Darm-Trakt und unterliegt einem enterohepatischen bzw. enteroenteralem Kreislauf. Diese Tatsache macht man sich bei der Antidotbehandlung zunutze. Die Speicherung von Thallium erfolgt in Niere, Haut, Nägeln und Haaren (Thalliumnachweis). Die Ausscheidung erfolgt langsam über Niere (45 %) und Darm (55 %), was die Nierenschäden erklärt, die Thallium verursacht. Die HWZ von Thallium im Körper beträgt 2 Wochen, und Tl kann bei Vergiftungen monatelang im Urin nachgewiesen werden.

Symptome der Thalliumvergiftung

Vergiftungen mit Thallium zeigen Ähnlichkeit mit Bleivergiftungen. Es ist das typische Gift für chronische Vergiftungen in kleinen, regelmäßigen Dosen, weshalb es bei Kriminalromanautoren sehr beliebt ist. Etwa 10 Stunden nach der Giftaufnahme treten Übelkeit, Erbrechen und Darmkoliken auf. Nach einem relativ beschwerdefreien Intervall von 2–3 Tagen kommt es erneut zu Krämpfen und zu Obstipation, die von Durchfällen und Magenkrämpfen gefolgt wird. Es kann zu Hypertonie und Herzrhythmusstörungen kommen. Hält die Giftzufuhr an, dann kommt es nach 1–2 Wochen zu **Polyneuritis** und Schädigung des N. opticus, die zur Erblindung führen kann. Das neurologische Vollbild der Thalliumvergiftung nach etwa drei Wochen ist gekennzeichnet durch eine **Enzephalitis** mit zentralen Lähmungen, gestörter Motorik, Halluzinationen, Adynamie und Euphorie. Nach etwa zwei Wochen beginnt der **Haarausfall** und die Lunulastreifen an den Nägeln zeichnen sich ab. Die Haare fallen beim Kämmen in Büscheln aus, was zur Alopecia totalis führen kann.

Therapie

- Magenspülung mit 1 %iger NaJ-Lösung
- Eisen-(III-)Hexacyanoferrat (Berliner Blau) oral zur Unterbrechung des enterohepatischen Kreislaufs
- Natriumsulfat als Laxans
- forcierte Diurese
- B_{12}-Injektion gegen die Polyneuropathie
- Einlauf bei Obstipation
- Hämodialyse.

52.3.4 Arsen

Vergiftungsmöglichkeiten

Vergiftungen mit Arsen kommen hauptsächlich bei Agatha Christie vor, sind ansonsten aber selten. Für Vergiftungen kommen metallisches Arsen (As), Arsenik (As_2O_3), Arsenwasserstoff (= Arsin, AsH_3) und organische Arsenverbindungen in Frage. Arsenhaltige Schädlingsbekämpfungsmittel sind mittlerweile verboten, arsenhaltige Medikamente, wie Salvarsan®, sind obsolet. Vergiftungsmöglichkeit besteht bei der Verhüttung von Erzen. Chronische Arsenvergiftungen durch Trinkwasser kommen in China, Indien, Bangladesh und Chile vor.

Pharmakokinetik

Die Resorption kann über die Lunge oder parenteral erfolgen. Arsen verschwindet rasch aus dem Blut und wird in den Organen abgelagert:

- Leber > Niere > Darm > Milz > Lunge.

Bei chronischer Vergiftung wird Arsen in Haaren, Nägeln, Knochen und Haut (fahles Hautkolorit) abgelagert. Die Haaranalyse kann auch noch postmortal zum **Arsennachweis** dienen. Die Elimination erfolgt bevorzugt über die Niere.

Symptome der akuten Arsenvergiftung

- Kopfschmerz
- Übelkeit, Gastroenteritis mit wässrigem Durchfall (Reiswasserstuhl) und erheblichem Elektrolytverlust
- Hämolyse, Hämaturie, Oligurie
- Die Vasodilatation und die Kapillarschädigung führen zu Ödemen und Schock.

Therapie

Die Therapie besteht in der Gabe von Wasser und Aktivkohle, Magenspülung und Elektrolytinfusionen sind sinnvoll. Eine Hämodialyse ist nicht nötig. **Antidot** ist **DMPS** Besonders rasch verlaufen Vergiftungen mit Arsenwasserstoff. Arsin ist ein stinkendes Gas, das neben Allgemeinsymptomen wie Übelkeit und Erbrechen rasch zur Hämolyse führt, die so stark sein kann, dass die Niere durch die Hämoglobinurie geschädigt wird. Hier ist eine Hämodialyse und die Transfusion von Blut indiziert.

Symptome der chronischen Arsenvergiftung

Bei chronischer Vergiftung kommt es zu **Polyneuritis** und Muskelatrophie, in schweren Fällen zu zentraler Atemlähmung. An der Haut beobachtet man Hyperkeratosen und Hyperpigmentierungen und Haarausfall, am Zahnfleisch einen dunklen Saum aus Arsensulfid. Arsen ist kanzerogen und kann mit einer Latenz von Jahrzehnten zu Tumoren an Leber, Lunge und Haut führen.

Therapie

Die Therapie besteht in der Auflösung der Arsendepots mit DMPS. Es scheint, dass auch die Langzeitgabe von 100–200 µg/d Selen bei chronischer Arsenvergiftung zu einer signifikanten Senkung der Arsendepots führt.

52.3.5 Goldverbindungen

Für den Normalbürger ist eine Goldvergiftung unerschwinglich. Vergiftungsmöglichkeiten bestehen in Galvanisierbetrieben, die mit löslichen Goldverbindungen wie z. B. Goldcyanatkomplexen umgehen. Metallisches Gold ist chemisch fast inert und verursacht keine Vergiftungen. In der Medizin haben Goldverbindungen in der Rheumatherapie Bedeutung. Bei korrekter Anwendung kommt es jedoch nicht zu echten Vergiftungen, sondern hauptsächlich zu allergischen Reaktionen. Gold kann jahrelang gespeichert werden. **Antidote** sind Dimercaptopropan-Sulfonat (DMPS) und **D-Penicillamin.** Symptome von Vergiftungen mit Goldverbindungen oder Nebenwirkungen sind:

- Hautreaktionen, Ekzeme, Erytheme, reversibler Lupus erythematodes, Auriasis (bronzefarbene Haut)
- Glomerulonephritis, Hämaturie, Albuminurie
- Knochenmarkschädigung, Agranulozytose
- Enteritis und Stomatitis
- cholestatische Hepatose mit Ikterus
- Retinopathie durch Ablagerung von Goldsulfid.

52.3.6 Eisen

Vergiftungsmöglichkeiten

Eisenvergiftungen betreffen meist Kinder. Vergiftungen mit **Eisen-II-Verbindungen** sind gefährlicher, da Fe^{2+}-Verbindungen besser aus dem Darm resorbiert werden als Fe^{3+}-Verbindungen. Eisensalze sind farbig und fast alle gut wasserlöslich, was sogar auf die Sulfate zutrifft. Als Vergiftungsquelle kommen Medikamente zur Anämiebehandlung und Galvanisierbetriebe in Frage. Diese verwenden gelbes und rotes **Blutlaugensalz.** Besonders giftig sind metallorganische Eisenverbindungen wegen ihrer Lipophilie. Die Dosis letalis liegt für Kinder bei 3–10 g Eisen-II-Sulfat. Die chronische Eisenvergiftung führt zur Hämochromatose der Leber.

Symptome

Die akute Eisenvergiftung verläuft in zwei Phasen:

- **Phase 1:** 30–120 Minuten nach oraler Aufnahme kommt es zu Kopfschmerzen, Hitzewallungen und heftigem hämorrhagischem Erbrechen, Durchfall und Koliken. Dann entwickelt sich ein schwerer Schockzustand, in dem ca. 25 % der Patienten sterben.
- **Phase 2:** Überlebt der Patient den Schock, kommt es nach ca. 20 Stunden zu einem erneuten plötzlichen Kollaps mit Cheyne-Stokes-Atmung, Konvulsionen und toxischer Hepatitis.

Eisen blockiert Enzyme des Zitronensäurezyklus und führt zu schweren Schäden am Nervensystem und an der Leber.

Therapie der Eisenvergiftung

- **Magenspülung** mit Aktivkohle
- 3–5 g **Desferrioxamin** in Wasser gelöst oral als Antidot
- **Schocktherapie**
- **Dialyse** nur bei Nierenversagen
- Auch die Hämochromatose wird mit Desferal® behandelt und ist teilweise reversibel.

52.3.7 Wismut

Wismutverbindungen werden schon seit vielen Jahrzehnten in der Magentherapie eingesetzt. Seit der Entdeckung von Helicobacter pylori erleben Wismutsalze eine Renaissance. Verwendet werden basisches Wismutnitrat, basisches Wismutsalycilat und Wismutaluminat. Es wird nur in geringen Mengen aus Magen und Darm resorbiert und ist von geringer Toxizität. Bei chronischen Vergiftungen beobachtet man **Nierenschäden** und **Enzephalopathien. Antidot** ist DMPS. Bei akuten Vergiftungen gibt man Wasser und Kohle und löst Erbrechen aus.

52.3.8 Kadmium

Kadmium bildet schwerlösliche farbige Salze. So ist z. B. Kadmiumsulfat intensiv gelb und wird für Farben und Keramikglasuren verwendet. Verwendet wird es außerdem in Nickel-Kadmium-Batterien. Über Müllverbrennungsanlagen und Klärschlamm aus Kläranlagen gelangt Kadmium in die Umwelt und in die Nahrungskette. Wegen der schlechten Löslichkeit werden Kadmiumverbindungen kaum oral resorbiert (8 %). Man beobachtet Übelkeit und Durchfall. Metallische Kadmiumdämpfe entstehen beim Elektroschweißen von Nickel-Kadmium-Stahl und können zu Lungenödem und Bronchiolitis führen. Bei chronischen Vergiftungen beobachtet man Schleimhautschäden im Nasen-Rachen-Raum (Kadmiumschnupfen), Riechstörungen, Nierenschäden mit Proteinurie, da sich Kadmium im Nierengewebe anreichert, und Knochenschädigungen. Kadmiumverbindungen werden in den Zahn eingebaut und verursachen dort einen charakteristischen gelben Saum am Zahnhals. Im Tierversuch sind Kadmiumdämpfe kanzerogen und führen zu Bronchialkarzinomen. Ein spezifisches Antidot ist nicht bekannt. Komplexbildner wie EDTA oder Ca-Trinatriumpentetat sind nur schwach wirksam. Die Therapie erfolgt symptomatisch.

52.4 Säuren, Laugen und Detergenzien

Im Haushalt werden normalerweise nur schwache Säuren wie Essigsäure oder Zitronensäure verwendet, die an der Haut nicht zu Verätzungen führen. In der chemischen Industrie, in Laboratorien und in Galvanisierbetrieben dagegen werden sehr starke Säuren verwendet, die in Sekunden zu schweren Verätzungen an Haut, Schleimhaut und Augen führen. Wichtige Säuren sind:
- Salzsäure
- Schwefelsäure
- Salpetersäure
- Chromsäure.

Haushaltsreiniger und Rohrreiniger enthalten hochkonzentrierte Alkalihydroxide, die mit Wasser starke ätzende Laugen ergeben.

52.4.1 Säuren und Laugen

Säuren denaturieren die Hautproteine und bilden so eine Schutzschicht gegen tieferes Eindringen der Säure. Es kommt zwar zu Narbenbildung, aber die Perforationsgefahr ist geringer als bei Laugenverätzungen. Säureverätzungen heilen relativ schnell, mit Ausnahme von Salpetersäureverletzungen. Säuren werden über Haut und Schleimhaut resorbiert und können zu Gewebsazidose führen. In der Lunge führen eingeatmete Säuredämpfe zum Bronchospasmus.

Laugen führen zu einer **Kolliquationsnekrose** des Gewebes, d. h. zu einer „Verflüssigung". Sie dringen tief ins Gewebe ein und verursachen schlecht heilende Wunden. Bei Ösophagusverätzungen besteht Perforationsgefahr, ebenso am Auge.

Therapie von Verätzungen durch Säuren und Laugen

Säuren und Laugen neutralisieren sich. Unter teilweise erheblicher Wärmeentwicklung entsteht Wasser und ein Salz. Bei Hautverätzungen kann man diese Neutralisation versuchen, nicht dagegen, wenn Säure oder Lauge in den Magen gelangt sind (Gasentwicklung, lokale Überhitzung). Laugenverätzungen der Haut werden mit Essigsäure gewaschen, Säureverätzungen mit Natron oder Soda. Allgemein wird mit möglichst viel klarem Wasser gespült. Bei Magenspülungen ist wegen der Perforationsgefahr Vorsicht geboten. Bei oraler Säurevergiftung ist ein Therapieversuch mit flüssigen Antazida wie Maaloxan® angezeigt.

Merke!
Säuren koagulieren, Laugen kolliquieren.

52.4.2 Detergenzien

Detergenzien sind oberflächen- und waschaktive Verbindungen. Unter dem Oberbegriff Detergenzien summiert man beispielsweise **Seifen** und **anionische Tenside.** Seifen sind langkettige Carbonsäuren und Tenside sind meist langkettige sulfonierte Fettsäuren oder Amine. Beispiele für Tenside sind Waschpulver und Geschirrspülmittel. Sie sind wenig toxisch, aber gefährlich durch Schaumbildung in Lunge und Magen → **Aspirationsgefahr.** Tenside sind besser hautverträglich als Alkaliseifen. Wenn Seifen oder Tenside in die Blutbahn gelangen, wie dies beim Seifenabort der Fall ist, führen sie zur Hämolyse und Methämoglobinbildung. Die Hämolyseprodukte können die Nierentubuli verstopfen. Außerdem kann es zu Embolien und Gerinnungsstörungen kommen (DIC-Syndrom).

Therapie

Die Therapie erfolgt symptomatisch mit Flüssigkeitszufuhr, Entschäumerlösung (**Dimeticon,** Aegrosan®), die Schockbekämpfung mit Plasmaexpandern, Adrenalin und Kortison. Das Auslösen von Erbrechen ist kontraindiziert. Bei starker Hämolyse sollte eine Blutaustauschtransfusion erfolgen.

52.5 Gase und Aerosole

Giftige Gase sind besonders gefährlich, da sie unsichtbar und geruchlos sein können und immer schnell über die Lunge in den Organismus gelangen. Aerosole sind feine Tröpfchen in Gas, z. B. als Spray. Gase kann man grob in drei Kategorien einteilen:
- 1. Gase ohne Gift- und Reizwirkung (Edelgase, Stickstoff)
- 2. Giftgase ohne Reizwirkung (Kohlenmonoxid, Kohlendioxid, Schwefelwasserstoff)
- 3. Giftige Reizgase (Nitrose-Gase, Schwefeldioxid, Phosgen).

Diese Einteilung liefert Hinweise zur Therapie. Beispielsweise ist bei Reizgasvergiftung eine Therapie mit Glukokortikoiden indiziert, bei Giftgasen ohne Reizwirkung wie Schwefelwasserstoff (H_2S) ist dies sinnlos. Hier ist die Gabe von Sauerstoff sinnvoll.

Insbesondere bei Bränden können eine Reihe verschiedener Giftgase freigesetzt werden, in Abhängigkeit von den Konstruktionsmaterialien und der Möblierung:
- Schwelbrände von organischen Materialien wie Holz → CO und CO_2
- Polyurethanschäume → Nitrose-Gase
- Acrylate (Plexiglas) → HCN
- PVC (Kunststoffrohre, Bodenbelag) → HCl
- Teflon → HF
- chlorierte Lösungsmittel wir Tetrachlorethylen → $COCl_2$ (Phosgen)
- Holz, Kohle, Heizöl → SO_2
- Spanplatten → H_2CO (Formaldehyd).

Tab. 52.3 Symptome der Kohlenmonoxidvergiftung in Abhängigkeit von der Hb-CO-Konzentration.

HbCO (in %)	Symptome
5–10	leichte Einschränkung der Sehfähigkeit, Senkung der Flimmerfrequenz
10–20	Kopfschmerz, Mattigkeit, Unwohlsein, Belastungsdyspnoe, Tachykardie, Tinnitus
20–30	Schwindel, Bewusstseinstrübung, Muskelhypotonie, Muskellähmung
30–40	Rosafärbung der Haut, Bewusstlosigkeit, flache Atmung, Kreislaufkollaps
40–60	tiefe Bewusstlosigkeit, Lähmung, Cheyne-Stokes-Atmung
60–70	Tod innerhalb von 10–60 min, Atemdepression, hypoxische Krämpfe, Azidose, Myokardschaden, Leberschaden, ZNS-Ausfälle

52.5.1 Kohlenmonoxid

Vergiftungsmöglichkeiten

Kohlenmonoxid (CO) ist auch im Alltag ein häufiges Gas. Es entsteht bei allen unvollständigen Verbrennungen von organischem Material, also bei Verbrennung von Holz, Kohle, Benzin und Zigaretten. Ist genügend Sauerstoff für die Verbrennung vorhanden, wird CO weiter zu Kohlendioxid (CO_2) oxidiert. Gefährlich sind Kohleöfen in kleinen, schlecht gelüfteten Räumen. CO ist ein farb- und geruchloses Gas und besonders gefährlich, weil es keine Warnwirkung hat. Es hat die gleiche Dichte wie Luft und bildet keine Schichten wie z. B. CO_2, das sich am Boden sammelt. In der Industrie ist CO ein häufig verwendetes Synthesegas. Im Stadtgas ist es heutzutage nicht mehr enthalten. In den Auspuffgasen von Autos ist CO in erheblicher Konzentration enthalten und wird zu Suiziden missbraucht.

Pharmakokinetik

Kohlenmonoxid wird mit der Atemluft inhaliert und diffundiert durch die Alveolenmembran zunächst ins Blutplasma und dann in die Erythrozyten, wo es sich rasch und fest ans Hämoglobin bindet. Die Bindung ist reversibel und gehorcht dem Massenwirkungsgesetz.

Merke!

Die Affinität von CO zum Hämoglobin ist 300-mal stärker als die von O_2.

Da Kohlenmonoxid schlecht wasserlöslich ist, erfolgt die Diffusion durch die Alveolenmembran relativ langsam. Je höher die CO-Konzentration ist, desto rascher erfolgt der Vergiftungseintritt: Während bei einer CO-Konzentration von 0,01 Vol.% in der Atemluft nach zwei Stunden erst 8 % CO-Hämoglobin vorliegen, sind es bei einer CO-Konzentration von 0,1 % nach der gleichen Zeit schon 50 % COHb! Je tiefer und rascher geatmet wird, desto rascher erfolgt die Vergiftung, so dass Kinder mehr gefährdet sind als alte Menschen. Wichtig ist auch der Sauerstoffverbrauch des Gewebes. Je höher der Bedarf ist, desto größer ist die CO-Toxizität. Bei Patienten mit Anämien kommt es früher zu Vergiftungserscheinungen, da weniger Hb zur Verfügung steht.

Wirkungsmechanismus

CO verdrängt den Sauerstoff, ohne die Wertigkeit des Häm-Eisens (Fe^{2+}) zu ändern. Ein Hämoglobinmolekül kann maximal 4 CO-Moleküle binden, wobei jedes folgende CO-Molekül schwerer gebunden wird als das vorausgegangene (Haldane-Effekt). Kohlenmonoxid bindet sich auch an Myoglobin und an Cytochrom P_{450}, aber 100-mal schlechter.

Symptome der Kohlenmonoxidvergiftung

Alle Symptome erklären sich aus dem Sauerstoffmangel und dem Kohlendioxidüberschuss im Gewebe. Tabelle 52.3 zeigt die wichtigsten Vergiftungssymptome von CO.

Als **Spätschaden** kommt es zu Blutungen und Erweichungsherden im ZNS, der sog. **Leukenzephalopathie.** Besonders betroffen ist der Hirnstamm. Man beobachtet Parkinsonismus, Epilepsien, motorische Störungen und Ausfallerscheinungen der Hirnnerven (Sehen, Geruch, Geschmack etc.). Am Herzen treten Myokardnekrosen auf. Patienten mit Kohlenmonoxidvergiftung haben als Leichen hellrote Totenflekken, was bei der Leichenschau ein wichtiges Merkmal darstellt („schöne Leiche").

Therapie der Kohlenmonoxidvergiftung

Der Patient wird umgehend aus der vergifteten Atmosphäre entfernt und mit reinem Sauerstoff beatmet. Steht kein Sauerstoff zur Verfügung, muss der Patient hyperventilieren oder forciert beatmet werden. Ansonsten sind Schockprophylaxe, Nierenüberwachung, Normalisierung der Körpertemperatur und Azidosebekämpfung symptomatische Maßnahmen.

52.5.2 Blausäure und Cyanide

Reine, wasserfreie Blausäure (früher Cyansäure) ist eine farblose Flüssigkeit, die nach bitteren Mandeln riecht und bei 26 °C siedet, also einen hohen Dampfdruck hat. Die Salze der Blausäure heißen Cyanide. Wichtig sind vor allem die leicht wasser- und säurelöslichen Salze Kaliumcyanid (KCN) und Natriumcyanid (NaCN). Toxisch wirkt in allen Fällen das Cyanidion CN^-. Blausäure dient als wichtiger Ausgangsstoff für die Synthese einer Reihe von organischen Verbindungen. Die Cyanide werden bei der Gold- und Silbergewinnung sowie in Galvanisierbetrieben zur Komplexbildung eingesetzt. Auch aus einigen natürlichen Glykosiden wie den Kernen von Steinobst und aus Mandeln kann in geringen Mengen HCN freigesetzt werden. Beim Verbrennen von Hartspiritus (Hexamethylentetramin) entstehen ebenfalls große Mengen HCN. Bei Schwelbränden des Kunststoffs Acrylnitril (Plexiglas) wird ebenfalls HCN frei. Zu Vergiftungen kommt es in chemischen Labors, Galvanisierbetrieben, metallverarbeitenden Betrieben und in der Landwirtschaft durch Schädlingsbekämpfungsmittel. In der Medizin können hohe Dosen des Antihypertensivums Nitroprussidnatrium zu Cyanidvergiftungen führen.

Pharmakokinetik

Die Aufnahme kann oral oder per Inhalation über die Lunge erfolgen. Beim Einatmen von Blausäuredampf treten die ersten Symptome schon nach Sekunden auf. Bei oraler Aufnahme von Cyaniden muss im Magen erst Blausäure freigesetzt werden, was einige Minuten dauert. Auch im Magen wird HCN gut resorbiert und gelangt schnell in den Pfortaderkreislauf. Die Dosis letalis beträgt beim Erwachsenen 60 mg HCN oder 1,5 g KCN (Zyankali). Kleine Mengen verursachen keine Vergiftungserscheinungen.

Wirkungsmechanismus und Wirkungen

Das Cyanidion ist ein guter **Komplexbildner.** Im Körper bindet es sich bevorzugt an die Fe^{3+}-Ionen in den Enzymen der Atmungskette wie der Cytochromoxidase, dadurch können keine Elektronen mehr auf den Sauerstoff übertragen werden, und die Zellatmung kommt zum Erliegen („innere Erstickung"). Die Zelle kann keine energiereichen Phosphate mehr bereitstellen. Die Komplexbildung ist reversibel. Außerdem verfügt der Organismus über einen natürlichen Entgiftungsmechanismus für Cyanid, so dass es nicht zu Kumulation kommen kann: Cyanid wird mit Schwefel zum relativ harmlosen Rhodanidion (SCN^-) umgesetzt. Die Reaktion wird vom Enzym Rhodanase katalysiert. Das Gleichgewicht liegt auf Seiten des Rhodanidions. Limitierender Schritt ist das Schwefelangebot. Pro Stunde wird etwa 1 mg CN^- entgiftet.

Vergiftungssymptome

- Kopfschmerz
- Hitzegefühl im Hals
- Angst, Lufthunger
- kurze Hyperpnoe
- Kollaps und Apnoe
- Bewusstlosigkeit
- hypoxische Krämpfe
- Hautrötung, da der Sauerstoff ungenutzt aus den Arterien in die Venen gelangt.

Therapie

Die Therapie besteht in sofortiger Entfernung des Patienten aus der vergifteten Atmosphäre und Sauerstoffbeatmung. Ferner injiziert man **4-Dimethylaminophenol** (DMAP) i.v., um eine Methämoglobinbildung herbeizuführen. CN^- bindet stärker an Methämoglobin als an die Cytochromoxidase (Gleichgewichtsreaktion). Man kann bis zu 30 % des Hämoglobins in Methämoglobin überführen. Auch Natriumnitrit kann als Methämoglobinbildner eingesetzt werden, ist aber nicht so effektiv. Methämoglobinbildner oxidieren das Eisen-(II-)Ion des Häm zum Eisen-(III-)Ion. Dieses dreiwertige Eisenion konkurriert mit dem dreiwertigen Eisen der Cytochromoxidase um das CN^--Ion. Der Cyanomethämoglobinkomplex muss umgehend entgiftet werden. Dies geschieht durch i.v. Injektion von **Natriumthiosulfat.** Dadurch wird das Cyanidion ins Rhodanidion SCN^- überführt:

$$Na_2S_2O_3 + CN^- + O \Leftrightarrow SCN^- + Na_2SO_4$$

Formel 52.5 Natriumthiosulfat überführt das Cyanidion in das Rhodandion SCN^-.

Das Cyanid lässt sich mit Vitamin B_{12} (Hydroxycobalamin) oder mit Cobalt-EDTA komplexieren. Wenn man rasch zur Stelle ist, kann man den Magen mit Kaliumpermanganat spülen. $KMnO_4$ oxidiert das Cyanid.

52.5.3 Reizgase und chemische Kampfstoffe

Reizgase und Kampfgase schädigen Lungen und Schleimhäute direkt durch **Denaturierung** der Proteine. Die Krankheitsbilder werden nicht von den spezifischen chemischen Eigenschaften der Reizgase bestimmt, sondern hauptsächlich von ihrer Wasserlöslichkeit. Gasmoleküle mit guter Wasserlöslichkeit wie Ammoniak, Fluor, Formaldehyd oder HCl-Gas schlagen sich auf den feuchten Schleimhäuten schnell nieder und bleiben meist auf den oberen Respirationstrakt beschränkt. Bei mittlerer Wasserlöslichkeit (Chlor, Brom, SO_2) werden auch Bronchien und Bronchiolen erreicht; bei schlechter Wasser-, aber guter Lipidlöslichkeit (Ozon, Phosgen, NO_2) gelangen die Gase bis in die Alveolen und in die Blutkapillaren.

Wichtige Reizgase sind:

- Nitrose-Gase
- Phosgen
- Ozon
- Schwefeldioxid und Schwefeltrioxid

- Halogenwasserstoffgase (HCl, HF, HBr)
- Formaldehyd
- Ammoniak
- Lost
- Chlorgas (Cl_2), Fluorgas (F_2) und die Dämpfe von Brom und Jod.

Nitrose-Gase

Stickstoff bildet mit Sauerstoff eine Reihe von Oxiden. Die meisten sind sehr labil. Von praktischer Bedeutung als Reizgas sind nur Stickstoffmonoxid (NO) und Stickstoffdioxid (NO_2). Das Monoxid wird an der Luft sofort zum Dioxid oxidiert. Stickstoffdioxid ist ein braunes Gas und ein typisches Reizgas. Nitrose-Gase sind endotherme Verbindungen, die sich bei verschiedenen chemischen Prozessen, z.B. bei der Salpetersäureherstellung, bilden. Ferner bilden sie sich bei der thermischen Zersetzung von Nitraten bei Bränden, beim Schweißen und bei Gewittern in der Erdatmosphäre. Brände von Kunstdünger entwickeln große Mengen nitroser Gase. NO_2 findet sich ferner in Autoabgasen, Tabakrauch und in Futtersilos durch bakterielle Zersetzung.

Phosgen ($COCl_2$)

Phosgen ist ein farbloses, muffig riechendes Reizgas, das aus Kohlenmonoxid und Chlor hergestellt wird und häufig für die Synthese organischer Verbindungen, wie Farbstoffe und Isocyanate, eingesetzt wird. Es kommt in Stahlflaschen in den Handel. Gewerbliche Vergiftungen sind selten. Private Vergiftungen sind noch seltener. In Frage kommen Brände in chemischen Reinigungen, wenn halogenierte Kohlenwasserstoffe zersetzt werden (Tetrachlorkohlenstoff, Tetrachloräthen). Phosgen wurde im Ersten Weltkrieg als Kampfgas eingesetzt.

Ozon (O_3)

Ozon (O_3) ist eine Modifikation des Sauerstoffs und wie dieses ein **Zellgift,** das noch stärker oxidierend wirkt als normaler Sauerstoff. Ozon ist bei Raumtemperatur ein bläuliches, charakteristisch riechendes Gas. Ozon ist eine stark endotherme, labile Verbindung, die bei Raumtemperatur nur in geringer Konzentration hergestellt werden kann und zur Luft- und Wasserentkeimung eingesetzt wird. Aber auch bei Heilpraktikern ist die Ozontherapie als unspezifische Reiztherapie sehr beliebt. Ozon bildet sich in der Atmosphäre unter UV-Einstrahlung. Durch die Verseuchung der Atmosphäre mit Frigenen (Fluorchlorkohlenwasserstoffe) ist die Ozonbildung besonders hoch, da diese Stoffe als Katalysator der Ozonbildung wirken. Ozon bildet sich ferner beim Elektroschweißen. Vergiftungen sind selten.

Chlorwasserstoff (HCl), Fluorwasserstoff (HF)

Chlorwasserstoff und Fluorwasserstoff sind farblose, stechend riechende Gase, die sich sehr gut in Wasser lösen und dort aggressive Säuren bilden (HCl, HF). Beide Gase werden in der chemischen Industrie in großem Umfang verwendet. Bei Hausbränden mit chlorhaltigen Kunststoffen wie PVC (Rohre, Haushaltwaren) entsteht HCl-Gas. Auch die elementaren Halogengase wie Chlor (Cl_2) und Brom (Br_2) wirken stark ätzend.

Schwefeldioxid (SO_2)

Schwefeldioxid riecht schon in geringer Konzentration stechend und ist ein farbloses Reizgas, das mit Wasser schweflige Säure (H_2SO_3) bildet. In der Industrie wird es hauptsächlich für die Gewinnung von Schwefelsäure gebraucht, meist ist SO_2 aber ein unerwünschtes Abfallprodukt bei der Verbrennung von Holz, Kohle, Heizöl und Benzin. Jährlich werden Millionen Tonnen in die Atmosphäre geblasen und führen in Großstädten zu giftigem Smog. Schwefeltrioxid (SO_3) ähnelt in Eigenschaften und Wirkung dem SO_2.

Formaldehyd (H_2CO)

Formaldehyd ist ein stechend riechendes Reizgas, das sich sehr gut in Wasser löst. Die wässrige Lösung heißt Formalin und wird als Konservierungsmittel verwendet. Formaldehyd polymerisiert gern und wird deshalb für die Produktion von Spanplatten eingesetzt. Solche Platten dürfen wegen der Formaldehydausgasung nicht mehr in Innenräumen verwendet werden, da Formaldehyd im Tierversuch kanzerogen ist. Formaldehyd wird im Körper zu Ameisensäure oxidiert, die ebenfalls giftig ist.

Ammoniak (NH_3)

Ammoniak (NH_3) ist ein stechend riechendes Gas, das sich gut in Wasser löst und bis in die Alveolen gelangt. Es wird in der chemischen Industrie in großem Umfang als Synthesegas eingesetzt und bildet den Ausgangsstoff für Kunstdünger, z.B. Ammoniumnitrat.

Lost (Senfgas)

Senfgas war eines der ersten Kampfgase im Ersten Weltkrieg („Gelbkreuz"). Chemisch handelt es sich um ein Chloralkylsulfid (Dichlordiäthylsulfid). Es ist lipophil und führt an Haut und Schleimhäuten zu Blasenbildung, an der Lunge zu toxischem Lungenödem und Ersticken. Im Zweiten Weltkrieg verfügten sowohl die Nazis als auch die Alliierten über Tausende von Tonnen Giftgas, darunter auch Lost, das im Lauf des Krieges von beiden Parteien in Adria, Atlantik und Ostsee versenkt wurde und heutet noch vorhanden ist. Immer wieder ziehen Fischer verklumptes Senfgas aus dem Meer und verletzen sich. Vergiftungen sind auch bei der Entsorgung alter Kampfgasgranaten möglich. Lost ist kanzerogen.

Stickstoff-Lost

Stickstoff-Lost ist ebenfalls ein Reizgas. Chemisch handelt es sich um ein tertiäres Alkylamin, also um eine lipophile Verbindung. Methyl-di(chloräthyl) amin wurde im 1. Weltkrieg als Kampfgas und später als Chemotherapeutikum bei Tumoren eingesetzt.

Therapie der Reizgasvergiftungen

Die lokalen Reizerscheinungen wie Augenbrennen, Rachenbrennen und Husten sind meist schnell wieder verschwunden oder leicht in den Griff zu bekommen. Schlimmer sind die **Lungenverätzungen.** Da meist die Alveolarepithelien geschädigt werden und sich ein Lungenödem bildet, ist das Krankheitsbild schwer zu beeinflussen. Allgemeine Richtlinien sind:

- Sedierung, Unterdrückung des Hustenreflexes mit Codein und Antihistaminen
- Inhalation von Glukokortikoiden (Auxiloson® Dosierspray) zur Lungenödemprophylaxe
- Sauerstoffgabe, keine Flüssigkeit
- Furosemid i.v.
- Digitalis bei Herzinsuffizienz.

Die Patienten müssen stationär behandelt werden, da sich das Lungenödem mit einer Latenz von 12–48 Stunden entwickeln kann. Das volle Bild eines toxischen Lungenödems mit Atemnot, Verschleimung, Husten und Bronchitis entwickelt sich meist nach einem Tag. Todesursache ist meist Ersticken, da die Lunge „im Ödem ertrinkt“. Insbesondere bei Kampfgasvergiftungen werden ganze Gewebefetzen der Lunge ausgehustet.

52.6 Methämoglobinbildner

Wirkungsmechanismus und Wirkungen

Wird das zweiwertige Eisenion Fe^{2+} im Hämoglobin oxidiert, so entsteht **Methämoglobin,** das den Sauerstoff O_2 nicht mehr reversibel binden kann, da Fe^{3+} kovalente Bindungen ausbildet. Auch ohne Vergiftung entsteht im Organismus ständig etwas Methämoglobin, das aber von der Methämoglobinreduktase (Diaphorase) wieder zu Hämoglobin reduziert wird, so dass nie mehr als 1 % Methämoglobin vorhanden ist. Ursache der Methämoglobinbildung ist die Oxidation durch Sauerstoff. Der für die Reduktion nötige Wasserstoff wird mit Hilfe der Glucose-6-Phosphatdehydrogenase bereitgestellt. Bei hoher Konzentration von Methämoglobin beobachtet man Zyanose, Atemnot und Braunfärbung von Urin und Blut. Klinische Symptome treten bei einem Methämoglobinanteil im Gewebe von 10–20 % auf. Die Schwere des Sauerstoffmangels entspricht der von Kohlenmonoxid (☞ Tab. 52.3). Der Tod tritt bei einem Methämoglobinanteil von 60–80 % durch die sog. innere Erstickung ein. Pro Stunde kann die Diaphorase etwa 10 % Methämoglobin reduzieren. Außer Sauerstoff gibt es eine ganze Reihe von Zellgiften, die direkt oder indirekt zur Methämoglobinbildung führen:

- a) **Direkte Methämoglobinbildner.** Die Verbindungen dieser Kategorie reagieren direkt, d.h. ohne metabolische Veränderungen mit dem Hämoglobin. Nitrite, Nitrate, Chlorate, Perchlorate und Nitrobenzol sind direkte Methämoglobinbildner. Nitrate werden durch Mikroben im Darm zu Nitriten reduziert und entfalten dann ihre toxische Wirkung. Auch Nitroglycerin wird zu Nitriten metabolisiert.
- b) **Indirekte Methämoglobinbildner.** Hierzu zählen beispielsweise die Anilinderivate Phenacetin und Paracetamol, ferner Sulfonamide, Nitrofurantoin, Prilocain, das Malariamittel Primaquin sowie die Redoxfarbstoffe Methylenblau und Toluidinblau. Diese Verbindungen werden erst im Körper durch Oxidation oder Reduktion aktiviert.

Therapie

Ziel ist die Reduktion von Fe^{3+} zu Fe^{2+} im Häm. Dazu verwendet man Redoxfarbstoffe wie Methylenblau oder Thionin. Diese Verbindungen sind zwar selbst Methämoglobinbildner, sie stellen aber auch den für die Reduktion von NADP nötigen Wasserstoff bereit. Es stellt sich ein Gleichgewicht ein, bei dem die Reduktion überwiegt (8 %).

Merke!

I Methylenblau + $HbFe^{3+}$-OH ⇔ Leukomethylenblau + $HbFe^{2+}$-O_2

II Leukomethylenblau + $NADP^+$ ⇔ NADPH + Methylenblau.

In leichteren Fällen genügt **Ascorbinsäure** als Antioxidans. In schweren Fällen ist eine **Blutaustauschtransfusion** und Beatmung erforderlich.

52.7 Alkohole

Alkohole sind aliphatische Kohlenwasserstoffe, die eine oder mehrere **OH-Gruppen** tragen. Je länger die Kette des Kohlenwasserstoffs ist, um so lipophiler ist das Molekül und umso mehr ähnelt die Vergiftung einer Kohlenwasserstoffvergiftung. Die wichtigsten Alkohole sind Methanol (CH_3-OH) und Äthanol (CH_3-CH_2-OH). Beide sind wichtige Lösungsmittel und Synthesemoleküle in der chemischen Industrie. Dennoch sind gewerbliche Vergiftungen selten. Mit Abstand die häufigste Vergiftung sind Trinkexzesse mit äthanol- oder methanolhaltigen Getränken.

52.7.1 Äthanol

Vergiftungsmöglichkeiten

Die meisten kennen diese Möglichkeiten aus eigener Erfahrung. Alkohol ist seit Jahrtausenden Bestandteil berauschender Getränke. Äthanol ist so alltäglich, dass Alkohol synonym mit Äthanol verwendet wird, obwohl Äthanol nur einer von zahllosen Alkoholen ist. Der Konsum wird in Liter Äthanol pro Kopf und Jahr berechnet. In Ländern wie Deutschland, Frankreich oder Spanien kommen da gigantische Mengen zusammen. Die Gefahr einer Alkoholvergiftung ist besonders hoch, wenn schnell auf nüchternen Magen getrunken wird. Vergiftungen durch Inhalation von Alkoholdämpfen in der Industrie sind eine Rarität.

Pharmakokinetik

Die Resorption von Äthanol erfolgt zu 20 % aus dem Magen und zu 80 % aus dem Dünndarm. Die resorbierte Menge hängt stark von Magen- und Darmfüllung ab. Die Resorption erfolgt schnell (1 h). Äthanol verteilt sich bevorzugt in Geweben mit hohem Wasseranteil und zwar fast gleichmäßig in ICR und ECR. Die Verteilung ist auch von der Organdurchblutung abhängig. Wie wir alle wissen, gelangt Äthanol auch ins ZNS und durchdringt die Plazentaschranke. Die Blutalkoholmenge wird nach Widmark in Promille gemessen, wobei gilt:

> Aufgenommene Menge Äthanol in Gramm = kg Körpergewicht × 0,7 × Blutalkohol-Promille oder umgeformt:
>
> $$\text{Promille} = \frac{\text{aufgenommener Alkohol (g)}}{0,7 \times \text{kg Körpergewicht}}$$
>
> Bei Frauen wird der Faktor 0,6 genommen.

Formel 52.6 Widmark-Formel

Der Alkoholanstieg erfolgt nicht linear, wie Abbildung 52.1 zeigt.

Die Elimination beginnt sofort nach der Aufnahme. Etwa 10 % werden unverändert über Niere, Lunge und Haut ausgeschieden. 65 % des Äthanols wird in der Leber langsam metabolisiert. Äthanol wird von der Alkoholdehydrogenase zunächst zum (giftigen) Acetaldehyd oxidiert und dann weiter zu Essigsäure. Diese gelangt in den Zitronensäurezyklus und wird dort weiter zu CO_2 und Wasser zerlegt. Aufgrund seiner Metabolisierung im Zitronensäurezyklus wirkt Alkohol als Energielieferant (7 kcal/g). Etwa 25 % des Alkohols wird in den Mikrosomen oxidiert. Der Wasserstoffakzeptor ist hier H_2O_2. Dieses MAOS-System unterliegt der Enzyminduktion bei häufigem Alkoholgenuss (MAOS = mitochondriales alkoholoxidierendes System) (Abb. 52.2). Der Alkoholabbau lässt sich mit einer Kinetik nullter Ordnung beschreiben, d.h., pro Zeiteinheit wird die gleiche Menge abgebaut. Beim Mann sind das 0,1 g Alkohol/kg KG und Stunde oder 0,15 ‰ pro Stunde. Dadurch lässt sich der Alkoholgehalt bei Delikten leicht auf die Tatzeit zurückrechnen. Bei der Frau werden ca. 0,085 g/kg KG und Stunde abgebaut.

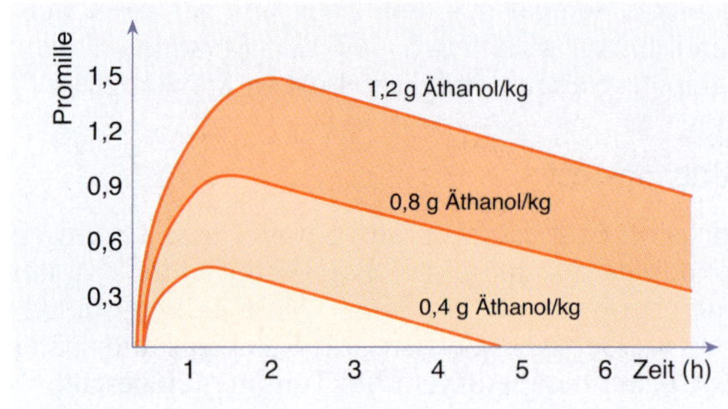

Abb. 52.1: Anstieg und Abfall des Blutalkoholspiegels pro Zeiteinheit in Promille.

Akute Wirkungen des Äthanols

- **ZNS.** Alkohol hemmt inhibitorische und exzitatorische Neurone im ZNS, wobei die inhibitorischen empfindlicher sind und zuerst gehemmt werden. Mit Äthanol lassen sich alle Stadien der Narkose auslösen, die aber nicht steuerbar sind. Zunächst kommt es zu einer Belebung von motorischen und psychischen Funktionen, bei einem Blutalkoholspiegel von über 2 ‰ überwiegt die hypnotische, lähmende Wirkung des Alkohols. Bei weiterer Steigerung der Blutalkoholkonzentration kommt es zur Atemlähmung. In Einzelfällen sind Personen noch mit 5 ‰ ansprechbar. Die Tabelle 52.4 zeigt die Äthanolwirkungen in Abhängigkeit vom Promillegehalt.
- **Gefäße.** Durch Depression des Vasomotorenzentrums im ZNS kommt es zu einer Dilatation der Hautgefäße mit trockener heißer Haut, so dass die Gefahr der Auskühlung besteht. Trotz der Blutumverteilung in die Peripherie steigen Blutdruck und HMV an. Die Koronarien werden nicht erweitert.
- **Niere.** Die Diurese wird durch Hemmung des ADH im Hypophysenhinterlappen gesteigert. Hemmend wirkt nur der Alkohol und nicht Zusatzstoffe im Getränk. Die erhöhte Flüssigkeitsausscheidung beim Bier ist durch die große aufgenommene Flüssigkeitsmenge verursacht.
- **Leber.** Bei akuter Intoxikation führt der Verbrauch von NAD^+ und $NADP^+$ zu Azidose und einer Hemmung der Glykolyse. Gehemmt werden auch die oxidative Desaminierung der Aminosäuren und die Fettsäureoxidation. Gesteigert werden die Fettsäuresynthese, die Triglyceridsynthese und die Lipolyse in den Fettzellen. Die Leberzellen werden mit Fett überschwemmt, was bei chronischem Alkoholabusus erst zur (reversiblen) Fettleber, dann zur chronischen Fettleber und weiter zur Leberzirrhose führt. Gleichzeitig herrscht eine Hypoglykämie.

Tab. 52.4 Symptome in Abhängigkeit vom Promillegehalt an Äthanol.

Promille	Symptome
0,2	Reflexe und Aufmerksamkeit gesteigert
0,5	Finger-Nase-Versuch gestört, Rombach positiv
0,6	beginnende Sprechstörung, Raum- und Gleichgewichtssinn vermindert
0,8*	Grenze der Fahrtüchtigkeit, Reaktionszeit nimmt ab
1,0	Selbstbewusstsein und Libido nehmen zu, Euphorie, Redefluss
1,5	Zurechnungsfähigkeit aufgehoben, Bewusstseinstrübung, Aggressivität, Potenz nimmt ab, schwere motorische Koordinationsstörungen
2,0	Amnesie
3,0	Narkose
3,5	Areflexie, Lebensgefahr
4–5	Todesgefahr

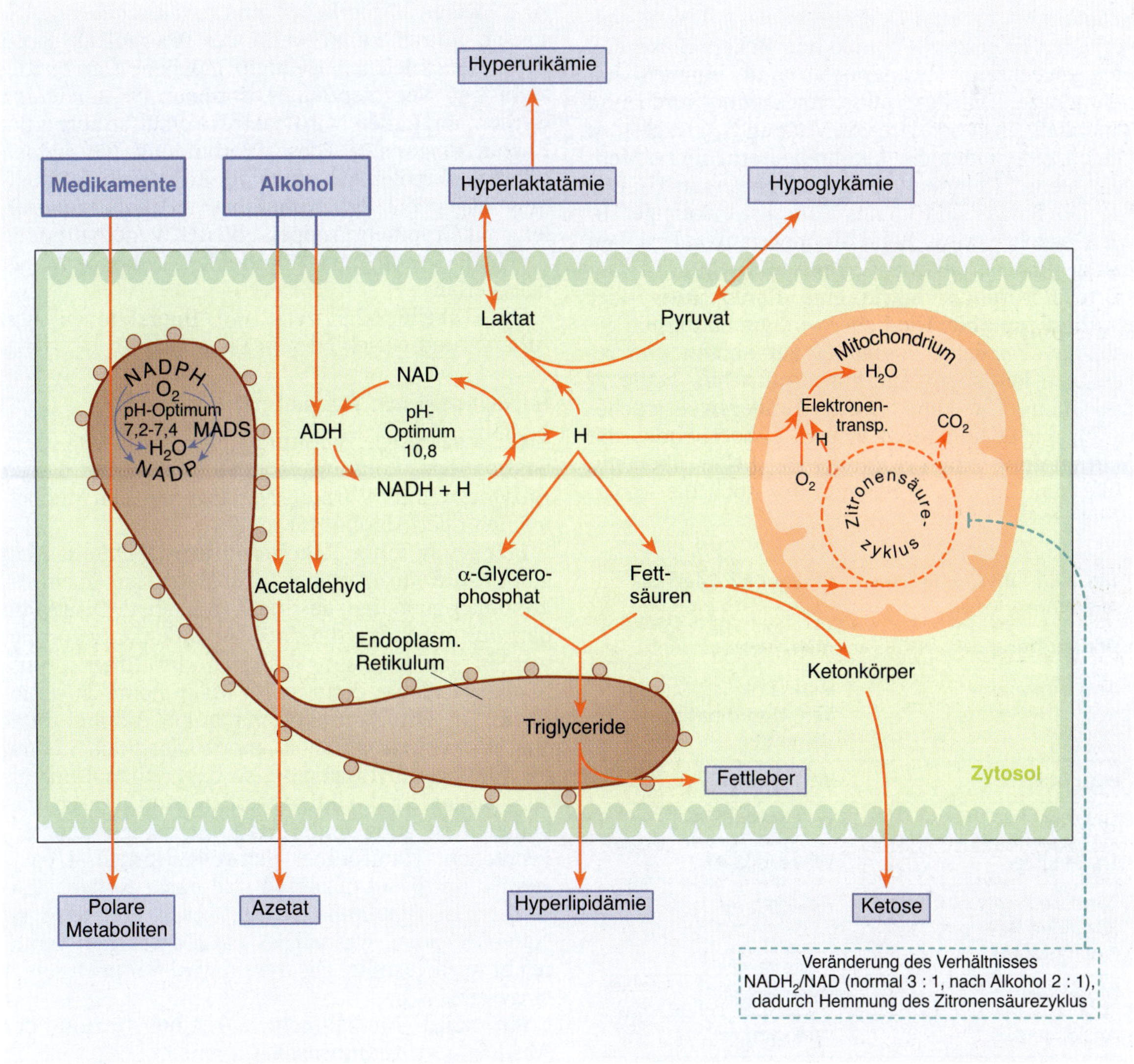

Abb. 52.2: Wege des intrazellulären Alkoholabbaus und seine Folgen für den Stoffwechsel (verändert nach J. Eisenburg).

- **Magen-Darm-Trakt.** In geringen Dosen steigert Alkohol die Magensaft- und Magensäuresekretion. In hohen Dosen wird die Sekretion der Magensäure gehemmt. Im Darm hemmt Äthanol den ATPase-abhängigen aktiven Transport der Aminosäuren und damit ihre Resorption in die Mukosazellen.
- **Atmung.** Die Atmung wird beschleunigt, was zu Hyperventilation und Alkalose führen kann (Hyperventilationstetanie). Nur in sehr hohen Dosen kommt es zu Atemlähmung.

Chronische Wirkungen des Äthanols

Die chronischen Vergiftungen mit Ethanol sind medizinisch genauso bedeutsam wie die akuten Vergiftungen. Alkohol ist ein **Genussgift** mit **Suchtpotenzial.** Häufiger Alkoholgenuss führt zu körperlicher und psychischer Abhängigkeit. Leitsymptom bei Alkoholismus ist morgendliche Übelkeit. Es kommt ferner zu Gefühlslabilität, Angst, Depressionen, Halluzinationen bis zum Delirium tremens. Das Sozialverhalten ist gestört, Freunde und Bekannte werden oft gewechselt. Zwangsideen und Aggressivität nehmen zu. Die Resorption von Aminosäuren und Vitaminen, insbesondere von Vitamin B_{12}, ist gestört. Gleichzeitig nimmt der Alkoholiker erhebliche Mengen „leerer“ Kalorien auf, so dass er keinen Hunger hat. Die Folgen sind Vitamin- und Eiweißmangel sowie Gewichtsverlust. Beim Alkoholkranken bestehen häufig eine chronische Gastritis und Enteritis (gestörte Resorption) sowie eine **Pankreatitis** oder **Kardiomyopathie.** Die Leber wird am häufigsten geschädigt. Zunächst kommt es zur akuten und reversiblen Fettleber, dann zur chronischen Fettleber und dann zur Leberfibrose (Bindegewebswucherung), die unaufhaltsam in eine **Leberzirrhose** mit Schrumpfung und Verhärtung der Leber übergeht. Hilfe kann in diesem Stadium nur noch die Lebertransplantation bringen. Folge der Leberzirrhose sind **Ösophagusvarizen** mit tödlichen Blutungen. Ferner metabolische Schädigung durch Ammoniakbildung und hormonelle Störungen durch verzögerten Abbau von Steroidhormonen. Der Östrogenspiegel steigt, wodurch eine **Gynäkomastie** ausgelöst werden kann. Durch Schädigung des ZNS kommt es zu vielfältigen organischen Psychosyndromen, zum **Korsakow-Syndrom,** zu Tremor und Ataxie sowie zu Hirnblutungen **(Wernicke-Enzephalopathie).** Auch die peripheren Nerven werden geschädigt, Markscheiden und Achsenzylinder zerfallen, und es kommt zur Ausbildung einer typischen **Polyneuropathie.** In hohen Dosen ist Alkohol bzw. Acetaldehyd kanzerogen. Man beobachtet vermehrt Tumoren an Mund, Rachen, Kehlkopf, Ösophagus und Leber.

Tab. 52.5 Interaktionen von Äthanol mit Medikamenten.

Wirkstoffgruppe	Interaktion
Antihistaminika	Wirksamkeit↑, Müdigkeit, Koordinationsstörungen
Hypnotika	Wirksamkeit↑
Sedativa	Wirksamkeit↑
Tranquilizer	Wirksamkeit↑
Zentrale Antihypertensiva (Clonidin, Reserpin, Guanethidin)	Kollaps
Morphine	Wirksamkeit↑
Antiepileptika	Wirksamkeit↑
Sulfonylharnstoffe	Wirkung von Äthanol↑

Therapie des chronischen Alkoholismus

Die Behandlung erfolgt in der Regel stationär, da es zu schweren körperlichen und psychischen Entgleisungen führen kann, wenn der Alkohol abgesetzt wird. Ausschleichen ist nicht möglich! Der Entzug kann mit Neuroleptika (Distraneurin®) unterstützt werden. In Italien wird γ-Hydroxybuttersäure zum Entzug eingesetzt. Diese Verbindung hat jedoch selbst Suchtpotenzial. Nach der körperlichen Entgiftung folgen die Psychotherapie und Lebensumstellung mit Gesprächsgruppen und der Weiterbetreuung durch die Anonymen Alkoholiker. Alkohol ist gut dialysierbar.

Die Tabelle 52.5 zeigt die Interaktionen von Äthanol und verschiedenen Pharmaka.

Interaktionen von Äthanol mit Pharmaka

Medikamente wie Barbiturate, die von MAOS abgebaut werden, konkurrieren mit Alkohol um dessen Enzyme, was zur Wirkungsverlängerung von Medikamenten oder Alkohol führt.

Erzeugung einer Alkoholunverträglichkeit. Man gibt **Disulfiram**-(Antabus®-)Tabletten, um einem Alkoholiker zu helfen, abstinent zu bleiben. Disulfiram darf nur mit Einverständnis des Patienten verordnet werden (niemals die Tabletten der Ehefrau aushändigen, die sie dann ihrem Mann heimlich verabreicht), da Disulfiram zusammen mit Alkohol tödliche Wirkungen entfalten kann. Disulfiram hemmt die Alkoholdehydrogenase, so dass Äthanol nur bis zum Acetaldehyd oxidiert werden kann. Dieser Acetaldehyd ist giftig und verursacht heftige Übelkeit, Erbrechen, Hautrötung, Schweißausbruch, Hyperventilation, Blutdruckabfall und einen Kollaps. Zusätzlich ist Disulfiram selbst toxisch und führt zu Nervenschäden, weshalb es nie längere Zeit verabreicht werden sollte. Disulfiram wird nur noch selten eingesetzt.

Ein neues Medikament zur Unterstützung der Abstinenz ist **Acamprosat** (Campral®).

Absinth

Eine Sonderform der Alkoholintoxikation ist die Absinthintoxikation. Absinth ist ein Kräuterschnaps, der 1769 erfunden wurde, in Deutschland von 1923–1991 verboten war. Er enthält aromatische Öle aus Anis, Fenchel, Zitronenmelisse und Wermut (Artemisia absinthum). Letztere enthält das Neurotoxin Thujon. Durch die EU wurde Absinth wieder zugelassen und erlebt auch in Deutschland eine Renaissance. Wirkungen des Terpenderivats Thujon sind Halluzinationen, Krämpfe und psychische Veränderungen bis hin zum Suizid. Es scheint, dass Thujon im ZNS an den Cannaboidrezeptoren wirkt.

52.7.2 Methanol

Vergiftungsmöglichkeiten

Methanol ist sehr viel giftiger als Äthanol. Es dient als Lösungsmittel für Beizen, Lacke und Polituren. Vergiftungen entstehen meist durch Verwechslung mit Äthanol oder durch selbst gebrannten Schnaps (Kartoffelschnaps, Obstschnaps), wenn nicht fraktioniert destilliert wird. Die **letale Dosis** liegt bei 30–50 g, also bei einer Dosis, die fast zehnmal geringer als beim Äthanol ist.

Pharmakokinetik

Die Resorption erfolgt wie bei Äthanol oral, über die Lunge oder über die Haut. Ein Teil wird unverändert über die Lunge wieder abgeatmet. Methanol wird von der Alkoholdehydrogenase zu **Formaldehyd** (giftig) und weiter zu **Ameisensäure** (ebenfalls giftig) oxidiert, die nicht weiter abgebaut oder verwertet werden kann. Die Tatsache, dass die Abbauprodukte giftiger sind als der Ausgangsstoff, bezeichnet man als Giftung. Die Oxidation verläuft langsamer als beim Äthanol. Die Vergiftungssymptome zeigen sich erst nach 18–24 Stunden. Das Maximum der Ameisensäurekonzentration ist erst nach zwei Tagen erreicht.

$$CH_3OH \xrightleftharpoons[-2H^+]{\text{Akoholdehydrogenase}} H_2C=O \xrightleftharpoons{<O>} H-COOH$$

Formel 52.7 Oxidation von Methanol zu Formaldehyd und Ameisensäure

Vergiftungssymptome

Zu den Symptomen zählen Übelkeit, Erbrechen, Bauchkrämpfe. Charakteristisch sind Sehstörungen durch direkte Schädigung des **N. opticus** bis zur Erblindung (Amaurose). Die narkotische Wirkung ist geringer als bei Äthanol. Eine schwere metabolische Azidose durch die Ameisensäure und die Milchsäure kann auftreten. Diese Azidose ist auch meistens die Todesursache. Auch Oligurie ist ein Symptom der Methanolvergiftung.

Therapie

- Magenspülung mit Carbo medicinalis
- Infusion von Natriumhydrogencarbonat
- Infusion von Ethanol (1 Promille), um Methanol kompetitiv von der Alkoholdehydrogenase zu verdrängen
- Hoch dosierte Gabe von Folsäure zur Steigerung der Elimination von Methanol.

Methanol und seine Oxidationsprodukte Formaldehyd und Ameisensäure lassen sich gut dialysieren. Methanolvergiftungen treten jedoch in der Regel in Gegenden auf, in denen eine Dialyse nicht zu Verfügung steht (z. B. Indien, Türkei, Russland) oder die Leute zu arm sind, diese zu bezahlen.

52.7.3 Glykole

Glykole sind mehrwertige Alkohole. Beispiele sind Ethylenglykol, 1,2-Propylenglykol und Glycerin.

Glykol (Ethylenglykol) ist ein zweiwertiger Alkohol, der als Frostschutzmittel verwendet wird. Glykol wird ebenso wie Ethanol von der Alkoholdehydrogenase zu giftigen Aldehyden, Glykolsäure (eine Aldehydcarbonsäure) und Oxalsäure oxidiert und führt nach ca. 12 Stunden zu einer **metabolischen Azidose** und zu **Nierenschädigung** bis zum **Nierenversagen.**

Merke!
Bei Methanol, Ethanol und Glykolen bewirkt die Alkoholdehydrogenase eine Giftung.

Die Therapie besteht in der Verhinderung der Resorption aus dem Darm mit **Aktivkohle** und der Verhinderung der Metabolisierung von Glykol durch **Gabe von Ethanol,** das die Alkoholdehydrogenase kompetitiv hemmt. Auf die gleiche Weise wirkt **Fomepizole** (4-Methylpyrazol). In schweren Fällen wird eine Hämodialyse durchgeführt.

Die Einnahme größerer Mengen **Glycerin** führt zur **Hämolyse.**

52.8 Lösungsmittel

Organische Lösungsmittel sind lipophil, d. h. gut fettlöslich und gut fettlösend. Meist sind sie auch sehr flüchtig, haben also einen hohen Dampfdruck. Lösungsmittel gehören ganz unterschiedlichen chemischen Gruppen an und werden oft auch als Gemische eingesetzt, z. B. als Universalverdünner für Farben und Lacke. Anwendungen sind Metallentfettung in der Industrie, chemische Reinigung von Textilien, Klebstoffe, Farben und Lacke. Alle organischen Lösungsmittel entfetten die Haut, reizen die Schleimhäute, werden leicht resorbiert und dringen leicht ins ZNS ein, wo sie narkotische Zustände hervorrufen können und deshalb als Suchtmittel missbraucht werden (Schnüffeln von Lösungsmitteln).

Die narkotische Wirksamkeit nimmt in der Regel in folgender Reihe ab:

Halogenalkan > Alkyläther > Alkohol > Alkane.

Die Lösungsmittel selbst führen kaum zu chronischen Vergiftungen, wohl aber ihre Metabolite, die zu Schädigungen des peripheren und zentralen Nervensystems, des Leber- und Nierenparenchyms und eventuell auch von Herz und Gefäßen führen. Bei der Therapie steht immer eine rasche Entgiftung im Vordergrund.

52.8.1 Vergiftungen mit Benzol

Benzol ist eine farblose Flüssigkeit mit charakteristischem Geruch und hohem Dampfdruck. Chemisch handelt es sich um einen aromatischen Kohlenwasserstoff C_6H_6. Es ist ein viel gebrauchtes Lösungsmittel bei Verarbeitung und Herstellung von Gummi, Lacken, Bodenwachs, Harzen und Druckerfarben. Als Antiklopfmittel wird es dem Autobenzin zugesetzt. Ferner ist es in vielen Reinigungsmitteln enthalten. Aufgrund seiner **Toxizität** und **Kanzerogenität** wird sein Gebrauch in der Industrie immer mehr eingeschränkt. In der chemischen Industrie und in Labors kann man aber auf Benzol nicht verzichten, da es der Ausgangsstoff vieler Synthesen ist und auch als Lösungsmittel unersetzlich ist. Gefährdet sind daher vor allem Arbeiter in der chemischen Industrie und Kfz-Arbeiter. Alkylsubstituierte Benzole wie **Toluol** oder **Xylol,** die ebenfalls häufige Lösungsmittel sind, sind weit weniger toxisch, da bei der Metabolisierung keine Epoxide gebildet werden und die abbauenden Enzyme an den Seitenketten angreifen können und für eine rasche Entgiftung sorgen.

Eng verwandt mit Benzol ist das **Phenol,** das als Desinfektionsmittel und bei organischen Synthesen (Kunststoffe, Kunstharze, Farben) Verwendung findet. Es wirkt lokal stark ätzend und verursacht an Haut und Schleimhäuten Nekrosen. Höherwertige Phenole wie Trikresylphosphat werden als Weichmacher für Kunststoffe und Schmiermittel verwendet. Sie wirken mit einer Latenz von mehreren Wochen als Nervengifte.

Pharmakokinetik

Benzol wird über die Haut und über die Schleimhäute von Darm und Lunge rasch resorbiert und reichert sich schnell in Fettgewebe, ZNS und im Knochenmark an. 50 % des Benzols wird über die Lunge ausgeschieden, die andere Hälfte wird metabolisiert. In der Leber bildet sich zunächst ein Epoxid, das dann zu Phenol oder Diphenol weiterreagiert. Diese werden zu Glukuroniden, Sulfaten und Phenylmercaptursäure umgebaut und über die Niere ausgeschieden. Für die kanzerogene Wirkung des Benzols ist vermutlich das Epoxid verantwortlich (Giftung).

Symptome der akuten Benzolvergiftung

Die orale Aufnahme von mehr als 0,5 ml/kg oder die Inhalation von mehr als 1000 ppm über einen längeren Zeitraum (> 0,5 h) erzeugt euphorische Rauschzustände, Kopfschmerzen, Schwindel, später Übelkeit und Erbrechen. Im Vordergrund stehen die **ZNS-Symptome.** Höhere Dosen verursachen Krämpfe, Bewusstlosigkeit und Herzrhythmusstörungen. Der Tod kann durch zentrale Atemlähmung oder Kreislaufversagen eintreten. Wird die Vergiftung überlebt, erholt sich der Patient rasch.

Symptome der chronischen Benzolvergiftung

Bei wiederholter, lang dauernder Exposition ist Benzol ein **Blutgift,** das sich im Knochenmark anreichert und dort die Erythropoese, die Leukopoese und die Thrombopoese hemmt. Anämie, Leukopenie und Thrombozytopenie können allein oder zusammen auftreten. Die Symptome können mit einer Latenz auftreten und auch nach Ende der Exposition jahrelang anhalten. Man beobachtet vermehrt chronisch-myeloische Leukämien bei Patienten mit chronischer Benzolvergiftung. Typisch für eine chronische Benzolvergiftung ist eine aplastische Anämie.

Therapie der Benzolvergiftung

Die Therapie der akuten und der chronischen Benzolvergiftung erfolgt symptomatisch. Bei aktuter Vergiftung durch Inhalation wird mit Sauerstoff beatmet und die Herz-Kreislauf-Funktion unterstützt. Bei oraler Benzolvergiftung wird durch Gabe von Aktivkohle versucht, die Resorption zu vermindern. Eine Magenspülung ist wegen der Aspirationsgefahr nicht empfehlenswert. Der Darm wird mit Paraffinöl und gleichzeitiger Gabe von salinischen Abführmitteln entgiftet. Benzol ist dialysabel.

52.8.2 Benzine

Benzine sind technische Gemische aus Dutzenden bis Hunderten von verschiedenen Kohlenwasserstoffen, die durch Erdöldestillation gewonnen werden. Die Alkane überwiegen. Je nach Siedepunkt der jeweiligen Crackfraktion unterscheidet man:

- Petroläther 40–70 °C
- Leichtbenzin 70–90 °C
- Lackbenzin 90–120 °C
- Schwerbenzin 120–150 °C
- Petroleum 150–300 °C.

Alle dienen als erstklassige Lösungsmittel für Öle, Fette und Harze sowie als Kraftstoffe. Test- und Waschbenzine sind gereinigte Leichtbenzine und sind weitgehend frei von aromatischen Verbindungen.

Häufigste **Vergiftungsquelle** ist das Einatmen von Benzindämpfen in geschlossenen Räumen; bei Kindern sind Vergiftungen auch durch Trinken möglich.

Pharmakokinetik

Alkane sind lipophil und werden leicht über Haut und Schleimhäute resorbiert, wenn sie kurzkettig sind. Ab C_{12} ist die Resorption schlecht und ab C_{16} findet praktisch keine Resorption mehr statt, so dass man Paraffinöl ohne Gefahr oral geben kann. Alkane reichern sich in Fett- und Nervengewebe an und werden unverändert über die Lunge in drei Phasen ausgeschieden. Eine Metabolisierung findet aufgrund der chemischen Reaktionsträgheit praktisch nicht statt. **Hexan** kann zu Hexanol oxidiert werden, das neurotoxisch wirkt (Giftung).

Symptome der akuten Benzinvergiftung

Die Dosis letalis liegt bei etwa 5–10 ml Leichtbenzin/kg Körpergewicht. Neurologische und zentrale Wirkungen stehen im Vordergrund. Zunächst tritt ein Rauschzustand mit Erregung und tonisch-klonischen Krämpfen auf, später Koma, Reflexverlust und Atemlähmung. Obwohl Benzin nicht ätzend ist, kommt es doch zu Schleimhautschäden. Bei oraler Aufnahme sind Übelkeit und Erbrechen häufig, bei Aspiration von flüssigem Benzin kann es zur Bronchopneumonie kommen.

Symptome der chronischen Benzinvergiftung

Bei Lösungsmittelsüchtigen stehen die degenerativen Schäden an peripherem und zentralem Nervensystem im Vordergrund mit Polyneuropathie, organischem Psychosyndrom mit Vergesslichkeit, Neurasthenie und Persönlichkeitsabbau, Depressionen und Delirien. Lungengewebsschäden treten ebenfalls auf.

Therapie

Die Therapie ist wie bei der Benzolvergiftung symptomatisch.

Schwefelkohlenstoff (Kohlenstoffdisulfid)

Schwefelkohlenstoff CS_2 ist kein Kohlenwasserstoff, da er nur aus Kohlenstoff und Schwefel besteht. CS_2 ist eine klare Flüssigkeit, die penetrant nach faulem Rettich riecht. Schwefelkohlenstoff wird **als technisches Lösungsmittel** verwendet und kann über Haut und Schleimhäute resorbiert werden. Im Körper kann CS_2 mit Aminogruppen – insbesondere von Peptiden – zu Thiocarbamaten reagieren:

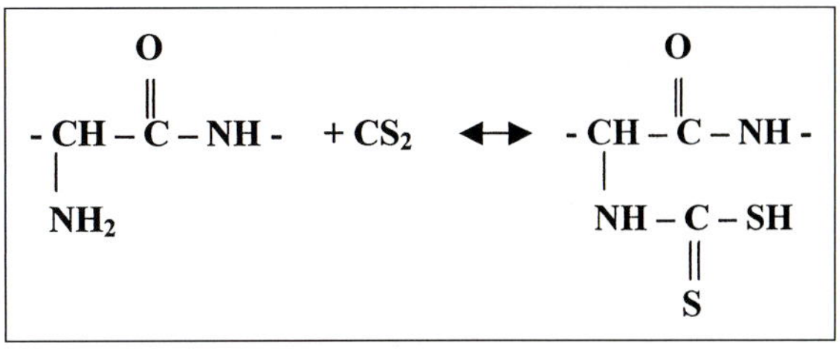

Formel 52.8 Bildung eines Thiocarbamats aus Schwefelkohlenstoff und einer Peptidgruppe

Schwefelkohlenstoff ist ein starker Inhibitor der Monooxygenasen, der Dopadecarboxylase und der Dopa-β-Oxidase. Wird CS_2 zusammen mit Äthanol aufgenommen, dann kommt es zu einem Syndrom ähnlich wie bei Disulfiram und Äthanol. Man beobachtet starke Hautrötung, Schweißausbruch, heftige Kopfschmerzen, Dyspnoe mit Hyperventilation, Herzklopfen und Kreislaufkollaps. Dieses so genannte **„Antabus-Syndrom"** kann auch von Kalkstickstoffdünger ausgelöst werden. Ein Antidot für CS_2-Vergiftung gibt es nicht, die Therapie ist symptomatisch.

52.8.3 Chlorierte Alkane und Alkene

Je mehr Wasserstoffatome der Alkane durch Chlor ersetzt werden, desto größer ist die narkotische Wirkung. Ähnliches gilt für die Substitution mit Brom oder Fluor. Jodverbindungen sind sehr instabil.

Als Lösungsmittel von Lacken, Klebemitteln, als Fleckenwasser, als Verdünner (Patex, Tippex), als Abbeizer (Methylenchlorid), als Kühlmittel (Freone, Frigene), als Lösungsmittel in der chemischen Reinigung (Tetrachlorethen) sind halogenierte Kohlenwasserstoffe die am weitesten verbreiteten und häufigsten Lösungsmittel in Industrie und Haushalt. Auch als Suchtmittel für Lösungsmittelschnüffler sind sie beliebt. Die Tabelle 52.6 zeigt häufig verwendete Halogenkohlenwasserstoffe.

Tab. 52.6 Wichtige aliphatische Chlorkohlenwasserstoffe.

Chemische Gruppe	Verbindung	Summenformel
Gesättigte Halogenkohlenwasserstoffe	Methylenchlorid	CH_2Cl_2
	Chloroform	$CHCl_3$
	Tetrachlorkohlenstoff	CCl_4
	1,1,1-Trichloräthan	CH_3-CCl_3
	1,1,2-Trichloräthan	$CHCl_2$-CH_2Cl
	Tetrachloräthan	$CHCl_2$-$CHCl_2$
	1,2-Dichloräthan	CH_2Cl-CH_2Cl
Ungesättigte Halogenkohlenwasserstoffe	Trichloräthylen	CCl_2=$CHCl$
	Tetrachloräthen	CCl_2=CCl_2
	Vinylchlorid	CH_2=$CHCl$

Pharmakokinetik und Wirkungen der halogenierten aliphatischen Kohlenwasserstoffe

Trotz ihrer großen chemischen Ähnlichkeit verhalten sich die verschiedenen Halogenkohlenwasserstoffe im Organismus sehr verschieden. Ein Teil ist sehr toxisch und verursacht Parenchymschäden an Leber und Niere, andere nicht. Aufnahme, Verteilung und Elimination der unveränderten Verbindungen verhalten sich wie die Inhalationsnarkotika (☞ Halothan, Kap. 17.1).

Unterschiede in der Wirkung der Halogenkohlenwasserstoffe ergeben sich aufgrund des Dampfdrucks und der Metabolisierung. Eine Giftung kann erfolgen durch Radikalbildung und Kohlenmonoxidbildung.

Prototyp des Radikalbildners ist **Tetrachlorkohlenstoff CCl_4.** Die Monooxigenasen in der Leber spalten von CCl_4 ein Chloratom ab, wodurch freie Radikale entstehen:

- $CCl_4 \leftrightarrow CCl_3 \bullet + Cl \bullet$.

Die Radikale sind sehr reaktiv und greifen bevorzugt Fettsäuren an, wobei Fettsäureradikale entstehen. Diese reagieren mit Sauerstoff zunächst zu Fettsäureperoxiden und dann zu Hydroperoxiden. Beide sind instabil und kurzlebig, haben aber genug Zeit, um an sämtlichen Membranen mit den Membranlipiden zu reagieren, die Zellwand zu schädigen und so Zellenzyme freizusetzen: Die Zelle stirbt ab.

Methylenchlorid kann zu Kohlenmonoxid umgebaut werden:

- $CH_2Cl_2 + \langle \mathbf{O} \rangle \rightarrow CO + 2\ HCl$.

Halogenkohlenwasserstoffe, die metabolisiert werden, führen nach der oralen oder inhalativen Aufnahme rasch zu **Leberparenchymschäden** (GOT ↑, GPT ↑, LDH ↑). Nach 1–2 Tagen kommt es zu einer schmerzhaften Leberschwellung mit Fettleber und Ikterus und später zum Leberkoma. Bei schweren Vergiftungen überwiegen die Symptome der **Nierenschädigung** an Parenchym und Tubulus mit Oligurie, Anurie und Urämie. Die narkotische Wirkung macht sich nur zu Beginn bemerkbar oder fehlt ganz. Bei Vergiftungen mit Chloroform, Methylenchlorid und Trichloräthylen dominiert die **narkotische Wirkung,** die bis zur Atemlähmung führen kann, lange bevor Parenchymschäden an Leber oder Niere auftreten.

Auch Herzrhythmusstörungen durch verstärktes Ansprechen auf Sympathikusreize sind möglich.

Pharmakokinetik und Wirkungen der ungesättigten Halogenkohlenwasserstoffe

Halogenalkene werden mit Hilfe von Monooxigenasen in der Leber zu Epoxiden oxidiert. Diese sind giftig und reaktiv, reagieren aber schnell weiter zu weniger giftigen Verbindungen. So entsteht aus Trichloräthylen das Chloralhydrat, ferner Trichloräthanol und Trichloressigsäure, die rasch glukuroniert oder sulfatisiert und über die Niere ausgeschieden werden. **Epoxide** sind **kanzerogen** und **mutagen.** Bei chronischen Vergiftungen mit Vinylchlorid, das der Ausgangsstoff für PVC ist, beobachtet man vermehrt das Auftreten von Lebersarkomen, die ansonsten sehr selten sind. Bei Erhitzen von Trichloräthen an heißem Metall entsteht Phosgen (☞ Kap. 52.5.3).

Halogenierte Äthylene und Methylenchlorid führen zu heftigen Reizungen an Augen und Schleimhäuten. An der Lunge kann es zum Lungenödem wie bei Reizgasen kommen.

Therapie von Halogenkohlenwasserstoff-Vergiftungen

Die Therapie erfolgt symptomatisch, wie beim Benzol besprochen, oder durch Hämoperfusion mit Aktivkohle, was allerdings längere Zeit erfordert, da die Halogenkohlenwasserstoffe nur in geringer Konzentration im Blut vorliegen und aus den Fettspeichern nachdiffundieren müssen.

52.9 Halogenierte aromatische Kohlenwasserstoffe

Typische Wirkstoffe sind halogenierte Biphenyle, Dibenzofurane und Dioxine. Bei den Biphenylen (synonym Diphenylen) sind zwei Benzolringe über eine Einfachbindung miteinander verbunden. Einer oder beide Benzolringe können mit Halogenatomen substituiert sein. Polychlorierte Biphenyle (PCB) wie das Tetrachlordiphenyl sind ölige Flüssigkeiten, die z.B. als Kühlmittel in Transformatoren eingesetzt werden. Furane und Dioxane sind zyklische Äther mit einem bzw. zwei Sauerstoffatomen.

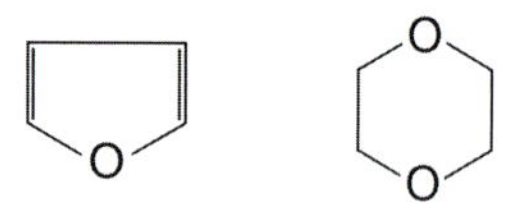

Formel 52.9 Strukturformel von Furan und Dioxan

Bekannt geworden sind jedoch Verbindungen, die sich von diesen beiden Grundbausteinen ableiten lassen, die Dibenzofurane und die Dioxine.

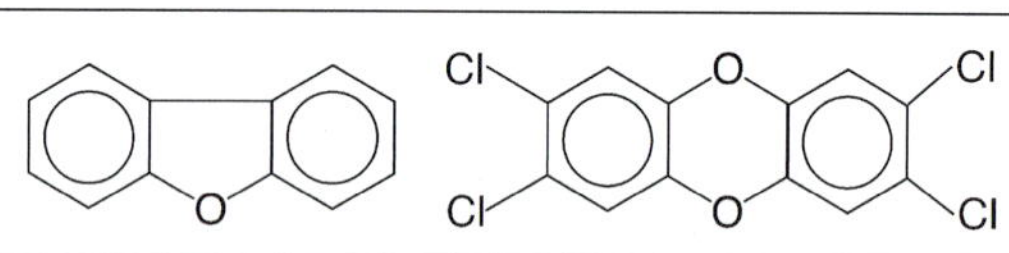

Formel 52.10 Strukturformeln Dibenzofuran und Tetrachlordibenzodioxin (TCDD)

Beide entstehen bei Verbrennungen in Haushalt und Industrie, in Müllverbrennungsanlagen und Ziegeleien, aber auch bei der Synthese von Herbiziden wie der Trichlorphenoxyessigsäure. Unfälle in chemischen Fabriken, die solche Herbizide herstellen, haben in Seveso und Bhopal große Mengen Dioxine freigesetzt, die noch nach Jahrzehnten die Umwelt vergiften. Insbesondere **Dioxine** sind auch thermisch sehr resistent und zerfallen erst bei Temperaturen über 1000 °C. Auch im Zigarettenrauch sind in geringen Mengen Dioxine enthalten. Die HWZ der Dioxine im Menschen wird auf 5–10 Jahre geschätzt. Dioxine sind extrem giftig und **kanzerogen.** Auch über die Nahrung können Dioxine in den menschlichen Organismus gelangen, wie der belgische Dioxinskandal 1999 zeigte (dioxinverseuchtes Futtermehl).

Vergiftungssymptome

Dioxine führen an der Haut zu einer therapieresistenten Chlorakne und in der Leber zu Zellschädigung und Störung der Porphyrinsynthese, was an der erhöhten Ausscheidung von pathologischen Porphyrinen erkennbar ist. Das Allgemeinbefinden der Vergiftungsopfer ist erheblich beeinträchtigt: Starre der Stamm- und Extremitätenmuskulatur, Leberkoma, Atemlähmung. Tetrachlordibenzodioxin (TCDD) ist ein Enzyminduktor, der insbesondere das Enzymsystem der Cytochrom-P_{450}-Oxidase aktiviert. Aber auch andere Enzyme der Biotransformation werden induziert. Dioxine sind keimschädigend und kanzerogen. Als gefährlichstes Dioxin gilt TCDD. Die **Therapie** ist symptomatisch: Giftentfernung, Laxanzien, Diuretika.

52.10 Insektizide

Insektizide sind eine Untergruppe der Pestizide und dienen der Vergiftung von schädlichen Insekten, hauptsächlich von Käfern, die die Ernte schädigen. Es sind über 1400 Pestizide bekannt und in Gebrauch. Zu den Pestiziden gehören:

- Ascaride (Mittel gegen Milben)
- Algizide (Mittel gegen Algen)
- Vogel-Repellents
- Avicide (Vogelgifte)
- Bakterizide (Bakteriengifte)
- Insekten-Repellents
- Chemosterlitantien(Sterilisierungsmittel)
- Fungizide (Mittel gegen Pilze)
- Säugetier-Repellents
- Herbizide (Mittel gegen Unkraut)
- Nematizide (Mittel gegen Würmer)
- Viruzide (Mittel gegen Viren)
- Rodentizide (Mittel gegen Nagetiere)
- Molluscizide (Mittel gegen Mollusken).

Einen Überblick gibt: http://www.hclrss.demon.co.uk/class_pesticides.html.

In den letzten Jahrzehnten wurden Millionen Tonnen Pestizide ins Ökosystem eingeschleust, so dass auch für den Menschen ernsthafte Vergiftungsgefahr besteht, da die meisten dieser Gifte schwer abbaubar sind und sich über die Nahrungskette anreichern, bis sie schließlich im Menschen kumulieren (Abb. 52.3). Wichtig sind vor allem die Insektizide, von denen es verschiedene chemische Gruppen gibt:

- chlorierte zyklische Kohlenwasserstoffe
- organische Phosphorsäureester
- Carbaminsäureester
- Pyrethrine und Pyrethroide.

52.10.1 Chlorierte zyklische Kohlenwasserstoffe

Chlorierte zyklische Kohlenwasserstoffe werden verwendet als Insektizide, Akarizide (Milben), Nematizide, Fungizide und Herbizide. Eingesetzt werden aliphatische und aromatische halogenierte Ring-

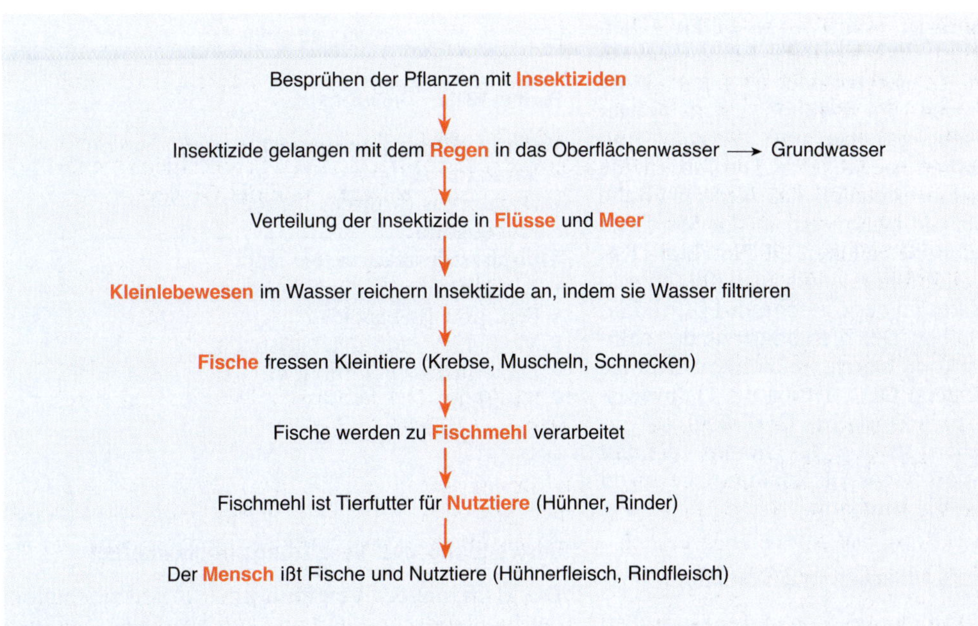

Abb. 52.3: Nahrungskette und DDT-Kreislauf.

systeme, die sich nicht in eine Gruppe einordnen lassen. Besonders bekannt und berüchtigt sind p,p'-Dichlordiphenyl-trichlorethan (= Chlorphenotan, DDT) und Hexachlorcyclohexan (Lindan®), ferner Hexachlor-hexahydro-endo-exo-di-methanonaphthalin (Aldrin) und Dieldrin, ebenfalls ein Naphthalinderivat.

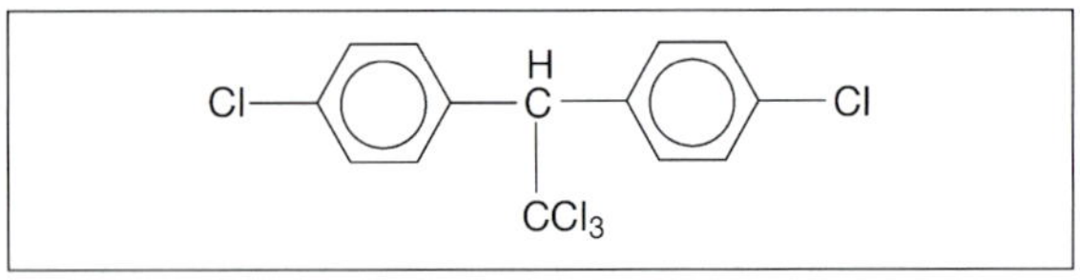

Formel 52.11 DDT

Lindan® wird als Holzschutzmittel gegen Insektenfraß eingesetzt und hat in Wohnhäusern zu vielen Vergiftungen geführt. In Deutschland ist die Herstellung seit ein paar Jahren verboten, in Frankreich wird es aber weiterhin produziert und – dank EWG – in Europa und Übersee verteilt. Vergiftungsmöglichkeiten bestehen vornehmlich in der Landwirtschaft, da Insektizide per Pumpe und Zerstäuber versprüht werden. Dies geschieht bei kleinen Flächen mit kleinen Tankwagen, bei großen Flächen per Flugzeug. Je nach Windrichtung gelangen die Insektizide so auch direkt in Wohngebiete statt auf das Feld. DDT und andere Pestizide sickern unverändert ins Oberflächen- und Grundwasser und gelangen über die Nahrungskette bis zum Menschen.

Pharmakokinetik und Wirkungsmechanismus

Alle chlorierten zyklischen Kohlenwasserstoffe sind sehr **lipophil** und lösen sich schlecht in Wasser. In fester Form werden sie von der unverletzten Haut kaum resorbiert. Sie werden gut über Haut und Schleimhäute resorbiert, wenn sie in Fetten, Ölen oder Wachsen gelöst sind. Über die Lunge können sie in Dampfform, als Aerosol oder als feiner Staub aufgenommen werden. Sie reichern sich in Fettgewebe, Gehirn, Nerven, Leber und Herz an und sind noch nach Jahren nachweisbar. Die Insektizide sind Nervengifte und erreichen das Nervengewebe über die Blutbahn. Sie lagern sich in die Membran der Nervenzelle ein und hemmen die **Natrium-/Kaliumpumpe.** Die chlorierten zyklischen Kohlenwasserstoffe sind Induktoren des Cytochrom-P_{450}-Oxidasesystems in der Leber. Der Metabolismus der chlorierten Pestizide ist komplizierter und nimmt oft lange Zeit in Anspruch, beim DDT beträgt die Halbwertszeit 1 Jahr! Die letale Dosis bei DDT liegt bei Erwachsenen zwischen 10 und 30 Gramm. Werden Fettdepots mobilisiert (Gewichtsabnahme), gelangen die Gifte wieder in die Blutbahn.

Akute Vergiftungen, Ursachen und Symptome

Die **Neurotoxizität** an motorischen und sensorischen Nerven ist für alle zyklischen chlorierten Kohlenwasserstoffe ziemlich gleich: Etwa eine Stunde nach oraler Aufnahme größerer Mengen tritt eine Taubheit der Zunge auf, es folgen Parästhesien an Extremitäten und Rumpf, dann zentrale Symptome wie Unruhe, Reizbarkeit und Schwindel. Beginnend mit Trismus und Tremor kommt es zu tonisch-klonischen Krämpfen und schließlich zu Paralyse und Atemlähmung. Als Spätschäden können motorische und sensible Lähmungen zurückbleiben. Chronische Vergiftungen verursachen **Leber-** und **Nierenschäden.** Ursachen akuter Vergiftungen können Suizide, Unfälle in der chemischen Industrie und unsachgemäße Handhabung in der Landwirtschaft sein.

Therapie

Eine spezifische Therapie ist nicht bekannt. Der Patient wird beatmet, und die Krämpfe werden mit Diazepam bekämpft. Über Dialyse und Hämoperfusion gibt es wenig Erfahrung.

52.10.2 Organische Phosphorsäureester

Merke!
Alkylphosphate sind irreversible Hemmstoffe der Cholinesterase.

Alkylphosphate enthalten ein fünfwertiges Phosphoratom als Zentralatom und sind Derivate der Phosphorsäure. Zusätzlich enthalten sie meist noch ein Schwefelatom.

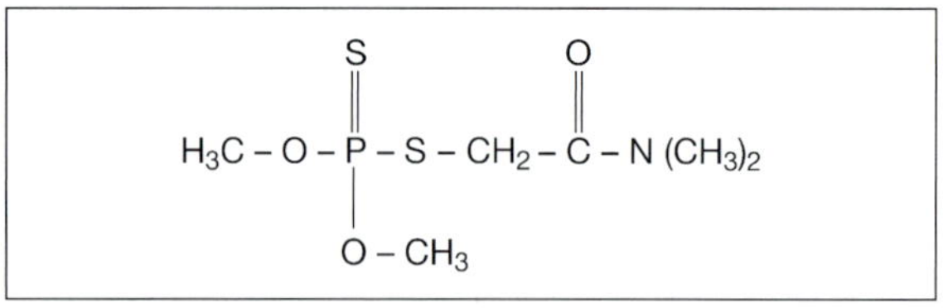

Formel 52.12 Dimethoat

Wichtige **Phosphorsäureester** sind:
- Paraoxon (E 600®)
- Dichlorvos (Mutox®, Nogos®)
- Fluostigmin.

Thiophosphorsäureester sind:
- Nitrostigmin (E 605®, Folidol®)
- Fenthion (Lebaycid®)
- Methyldemeton (Metasystox®)
- Dimethoat (Dimethoat 40)
- Parathion
- Bromophos
- Sarin
- Tabun.

Verwendung und Vergiftungsmöglichkeiten

Die Mehrzahl der Vergiftungen erfolgt akzidentell in der Landwirtschaft und im Gartenbau beim Sprühen der Insektizide, wenn keine ausreichende Schutzkleidung getragen wird. Kinder können sich vergiften, wenn die Stoffe unsachgemäß aufbewahrt werden. E 605 wird für Selbstmorde und Morde verwendet. E 605 ist an seiner blaugrünen Warnfarbe erkennbar. Die letale Dosis beträgt 0,1–0,2 Gramm.

Vergiftungen können auch heute wieder mit chemischen Kampfstoffen wie Sarin oder Tabun, zwei hochgiftigen Phosphorsäureestern aus dem Zweiten Weltkrieg, die durch Terroristen und verbrecherische Regime (Irak) wieder zu trauriger Aktualität gelangt sind, erfolgen. Außerdem lagern noch Tausende von Tonnen dieser Kampfstoffe auf dem Grund der Ostsee, wo sie gegen Ende des Zweiten Weltkriegs versenkt wurden und jetzt mühsam geborgen und unschädlich gemacht werden müssen. Das so genannte Golfkriegssyndrom, von dem 160.000 US-Soldaten, die am Golfkrieg beteiligt waren, betroffen sind, wird auf den Kontakt mit Sarin zurückgeführt. Symptome des Golfkriegssyndroms sind Merk-, Konzentrations- und Koordinationsstörungen, verursacht durch zentrale neurologische Schäden durch geringe Dosen von Sarin. Sarin ist der Isopropylester der Methylfluorphosphorsäure und Tabun der Äthylester einer Cyandimethylaminophosporsäure (Formel 52.13 und 52.14).

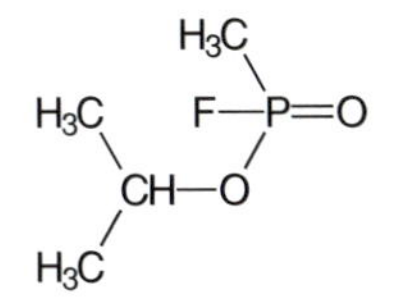

Formel 52.13 Sarin: geruchloses Gas

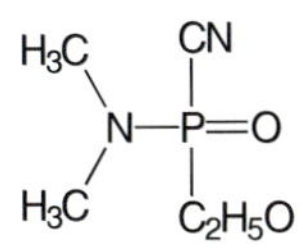

Formel 52.14 Tabun

Pharmakokinetik und Wirkungsmechanismus

Organische Phosphorsäureester sind wirkungsvolle **Kontaktgifte**, die über die Haut, den Magen-Darm-Trakt und die Lunge gut und schnell resorbiert werden und schnell über die Blutbahn ins ZNS gelangen. Die öligen oder kristallinen Verbindungen sind schlecht wasserlöslich, aber **gut fettlöslich.** Zum Teil besitzen sie schon bei Zimmertemperatur einen hohen Dampfdruck. Alkylphosphate, die eine Thiogruppe enthalten, werden durch metabolische Umwandlung noch toxischer (Giftung), wobei der Schwefel durch Sauerstoff ersetzt wird (P = S → P = O). Phosphorsäureester sind viel leichter abbaubar als zyklische Chlorkohlenwasserstoffe. Durch **Esterhydrolyse** wird die Toxizität des Alkylphosphats drastisch verringert. Katalysator ist die Serumcholinesterase. Wird die Cholinesterase durch andere Alkylphosphate gehemmt, so resultiert eine überadditive Kombinationswirkung der Gifte. Andere Entgiftungsmechanismen sind die Umwandlung einer Esterbindung in eine Thioesterbindung, Sulfoxidation von Schwefelatomen in der Seitenkette und Oxidation von Alkylresten, wobei polare OH-Gruppen ins Molekül eingeführt werden.

Der **Vergiftungsmechanismus** ist gut bekannt und bei allen organischen Phosphorverbindungen gleich: Sie hemmen mehr oder minder stark und mehr oder minder lang die **Cholinesterasen** in Blut und Geweben, indem sie durch Phosphorylierung das aktive Zentrum des Enzyms blockieren. Es bildet sich eine Phosphorsäure-Ester-Bindung aus, die wesentlich stabiler ist als die Acetylcholin-Ester-Bindung. Im Gehirn dauert es 50 Tage, bis diese Phosphorsäure-Ester-Bindung durch Hydrolyse wieder gespalten und das Enzym wieder freigesetzt ist.

Merke!

Phosphorsäureester sind nichtkompetitive Hemmstoffe für ACh.

Symptome der akuten Vergiftung mit Phosphorsäureestern

Die Vergiftungssymptome treten bei oraler Aufnahme bereits 5–10 Minuten nach der Resorption auf und werden durch die hohe Konzentration des Acetylcholins hervorgerufen. Es kommt zu einer endogenen

Tab. 52.7 Symptome der Vergiftung mit organischen Phosphorsäureestern.

Parasympathische Wirkungen	Wirkungen an Ganglien und motorischer Endplatte
Tränenfluss, Speichelfluss, erhöhte Bronchialsekretion und Bronchospasmus	Muskelsteife, besonders in Nacken und Gesicht
Erhöhte Magen-Darm-Sekretion, erhöhte Peristaltik → Erbrechen, Durchfall, Koliken	Tremor, Muskelzuckungen, tonisch-klonische Krämpfe
Miosis, Akkommodationsstarre	Sprachstörungen
Sehstörungen	Parästhesien, psychische Veränderungen, Verwirrtheit
Bradykardie, Vasodilatation	Bewusstseinsstörungen, Angst, Ataxie
Blutdruckabfall, Kollaps	Atemlähmung zentral und peripher Schweißausbruch

Acetylcholinvergiftung. An der motorischen Endplatte werden muskarinische und nikotinische Rezeptoren erregt, was sich in **Muskelzuckungen** äußert. ZNS-Wirkungen sind Ataxie, Tremor, Krämpfe, Koma und **Atemlähmung.** Bei kutaner Resorption können Stunden vergehen, bis Symptome auftreten. Tabelle 52.7 zeigt die Wirkungen im Überblick.

Therapie der Vergiftung durch organische Phosphorsäureester

- Entfernung von noch nicht resorbiertem Gift. Bei Vergiftung über die Haut wird die Haut mit Wasser und Seife gewaschen und dann mit 1%iger Natriumhydroxidlösung und mit Alkohol gespült (Handschuhe anziehen!). Verunreinigte Kleider werden entfernt. Bei oraler Giftaufnahme erfolgt eine Magenspülung mit Wasser und Aktivkohle.
- Beatmung, Azidosebehandlung, Ödemausschwemmung der Lunge, Krampflösung mit Diazepam.
- Kompetitive Hemmung der ACh-Rezeptoren mit Atropinsulfat. 2–5 mg alle 10 Minuten i.v., bis die vegetativen Erscheinungen (Miosis, Bradykardie, Schwitzen) zurückgehen. Pupillenkontrolle! Gegen die Wirkung des ACh an n-Rezeptoren hilft Atropin nichts. Hierfür muss die neuronale Acetylcholinesterase regeneriert werden. Dies versucht man mithilfe von Oximen wie Obidoxim, die eine Phosphorylierung der ACh-Esterase verhindern. Als Antidot wird Obidoxim (Toxogonin®) verwendet, eine Pyridiniumverbindung. Sie darf nicht wie Atropin nach Wirkung dosiert werden, da sie in höherer Dosis selbst hemmend auf die Cholinesterase wirkt. Man gibt initial 250 mg i.v. Obidoxim darf nicht gleichzeitig mit Atropin gegeben werden. Nach Aufnahme größerer Giftmengen wirkt Obidoxim nur unzureichend.
- Bei Vergiftungen mit E 605 (Parathion) werden mit der Hämoperfusion gute Ergebnisse erzielt.

52.10.3 Carbaminsäureester (Carbamate)

Diese Insektizide sind Derivate der Carbaminsäure (Aminoameisensäure).

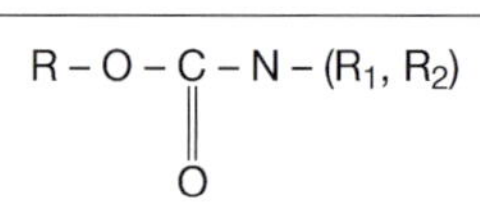

Formel 52.15 Grundstruktur der Carbamate

Wichtige Carbamate sind:
- Bendicarb (Multamat®, Seedoxim FHL®)
- Butoxicarboxim (Pflanzen Paral®)
- Methomyl (Lannate®)
- Proxopur (Baygon®, Blattanex®)
- Physostigmin
- Pyridostigmin
- Neostigmin.

Vergiftungsmöglichkeiten und Wirkungen

Die Vergiftungsmöglichkeiten sind die gleichen wie bei anderen Insektiziden. Neostigmin wird zur Wirkungsverkürzung polarisierender Muskelrelaxanzien in der Anästhesie eingesetzt. Physostigmin und Pyridostigmin werden zur Behandlung der Darmatonie als indirekte Parasympathomimetika (☞ Kap. 4.2) eingesetzt. Physostigmin, Pyridastigmin und Neostigmin sind reversible Hemmstoffe der Cholinesterase. Auch Carbamate hemmen das aktive Zentrum der Acetylcholinesterase, allerdings verläuft die Hydrolyse und Inaktivierung der Carbamate in Minutenschnelle und so vollständig, dass eventuelle Vergiftungssymptome rasch wieder verschwinden. Die Enzymhemmung ist reversibel. Die Symptome sind die gleichen wie bei einer Organophosphatvergiftung und in Tabelle 52.7 aufgeführt.

Therapie der Carbamatvergiftung

Es werden hohe Dosen **Atropin** gegeben, aber keine Oxime, da die Hemmung reversibel ist.

52.10.4 Pyrethrine und Pyrethroide

Pyrethrine sind Giftstoffe aus Chrysanthemen, **Pyrethroide** sind chemisch stabilisierte Pyrethrine. Letztere sind für Insekten und Menschen giftiger. Beide Gruppen bewirken eine verlängerte Öffnungszeit spannungsabhängiger Natriumkanäle in der Nervenzellmembran und lösen lang anhaltende Folgen von Nervenimpulsen aus.

Pyrethrine und viele Pyrethroide werden kaum von Haut und Schleimhaut resorbiert, aber gut nach oraler Aufnahme und sehr gut über die Lunge, wenn sie verdampft werden. Deshalb sind die häufig verwendeten elektrischen Verdampfer, die in die Steckdose gesteckt und mit imprägnierten Stix bestückt werden, nicht harmlos. Allerdings werden Pyrethroide rasch metabolisiert und inaktiviert. Die Plasmahalbwertszeit beträgt 12–24 Stunden.

Merke!
Pyrethrine und Pyrethroide sind Nervengifte.

Pyrethroide werden als Insektengifte gegen Läuse und Flöhe eingesetzt, ferner gegen Milben und als Repellents gegen Mücken.

52.11 Herbizide

Zur Bekämpfung von Unkraut werden hauptsächlich folgende Verbindungen eingesetzt:
- 2,4-Dichlorphenoxyessigsäure
- 2,4,5-Trichlorphenoxyessigsäure
- 2,4,5-Trichlorphenoxypropionsäure.

Wirkungsmechanismus und Vergiftungsmöglichkeiten

Diese Verbindungen hemmen in der Pflanze das Wachstumshormon **Auxin** (Indolyl-3-Essigsäure). Bei der Synthese der Chlorphenoxyessigsäuren entsteht als Verunreinigung das toxische Dioxin TCDD. Obwohl die Toxizität der Phenoxyessigsäuren für den Menschen relativ gering ist, haben sich akzidentelle und suizidale Vergiftungen ereignet. Beim Menschen dürften etwa 10 Gramm Herbizid erforderlich sein, um Vergiftungssymptome auszulösen.

Vergiftungssymptome und Therapie

Das klinische Bild wird von einer Starre der Stamm- und Extremitätenmuskulatur beherrscht. Es folgen Erbrechen, Koma und Atemlähmung. Eine spezifische Therapie ist nicht bekannt. Symptomatisch werden die Patienten beatmet und eine Krampflösung versucht.

52.12 Bispyridiniumverbindungen

Bispyridiniumverbindungen sind wichtige **Herbizide.** Chemisch handelt es sich um zwei Pyridiniumringe, die über eine Einfachbindung miteinander verknüpft sind. Verwendet werden hauptsächlich:
- Paraquat (Gramoxon®)
- Diquat (Reglone®).

Bispyridiniumverbindungen hemmen die Photosynthese der Pflanzen, indem sie die Reduktion von NADP verhindern. Durch Paraquat haben sich bereits zahlreiche tödliche Vergiftungen ereignet, da es auch von Hobbygärtnern zum Entfernen von Gras und Unkraut verwendet wird.

Symptome

- **Phase I.** Bei Kontakt mit Lösungen dieser Gifte entstehen mit einer Latenz von mehreren Stunden zunächst schmerzfreie Ulzerationen und Blasen auf der Haut, die narbig abheilen. Bei oraler Aufnahme bildet sich ebenfalls nach einer Latenz eine ulzeröse Gastritis und eine Enteritis.
- **Phase II.** Es folgen eine toxische Nephritis, Leberzellnekrosen und Myokardnekrosen, die auch EKG-Veränderungen hervorrufen.
- **Phase III.** Nach etwa 10 Tagen kommt es zu einer Bronchiolitis obliterans, Lungenfibrose und Wabenlunge. Die Fibrinauflagerung auf den Alveolen und Lungenblutungen können zur Erstickung führen. Im Knochenmark wird die Erythropoese gehemmt, und es bildet sich eine Anämie.

Bispyridiniumverbindungen sind Radikalbildner, die Sauerstoffradikale und aggressive Peroxide erzeugen.

Therapie

Spezifische Antidote sind nicht bekannt. Eine rasche Entfernung des Giftes von Haut und Magen ist ratsam. Weitere Maßnahmen sind eine Magenspülung mit Aktivkohle, Abführen und die forcierte Diurese. Eine Dialyse und Hämoperfusion sollte möglichst bald begonnen werden, um die Organnekrosen zu verhindern. Glukokortikoide sollen die Fibrinbildung in der Lunge verhindern.

52.13 Tabak

Tabak ist seit Jahrhunderten ein Genussgift. Tabakrauch entsteht durch unvollständige Verbrennung von getrockneten Blättern der Tabakpflanze. Im Tabakrauch sowie im Tabakteer lassen sich Hunderte von organischen Verbindungen nachweisen, von denen Dutzende toxisch und kanzerogen sind. Tabakrauch und auch Kautabak führen zu lokaler Reizung von Augen, Haut und Schleimhäuten mit Augenrötung, gelben Nikotinfingern und Raucherhusten. Für die kanzerogene Wirkung konnte noch keine Einzelsubstanz dingfest gemacht werden, vermutlich wirkt der Tabakrauch co-kanzerogen. Tatsache ist jedenfalls, dass das Risiko starker Raucher, an **Lungenkrebs** zu erkranken, 5-mal so hoch ist wie bei Nichtrauchern. Auch andere Krebsarten, die bei Nichtrauchern selten auftreten, kommen bei Raucher gehäuft vor: **Kehlkopfkrebs, Blasenkrebs.** Die Inzidenz von Koronarerkrankungen mit allen Folgen ist beim Raucher doppelt so hoch. Cholesterin und Triglyzeride sind erhöht. Magen-Darm-Geschwüre sind beim Raucher häufiger. Nikotin durchdringt die Plazentaschranke und führt beim Fötus zu Vergiftungen. Das Geburtsgewicht der Kinder von Raucherinnen ist geringer, die Frühgeburtsrate doppelt so hoch wie bei nicht rauchenden Müttern. Die Missbildungsrate ist erhöht, was auch durch rauchende Väter verursacht sein kann. In stark verrauchten Räumen, wie z.B. in Lokalen, inhaliert auch der Nichtraucher unfreiwillig bis zu 5 Zigaretten pro Abend; daher gibt es mittlerweile in den USA ein Rauchverbot für alle öffentlichen Gebäude, und auch viele Restaurants lassen nur Nichtraucher zu oder weisen Raucherecken aus.

52.13.1 Nikotin

Die Wirkungen des Nikotins werden ausführlich in Kapitel 5.2.1 besprochen.

52.13.2 Weitere Inhaltsstoffe des Tabakrauchs

Lokal reizend wirken vor allem Phenole, Aldehyde, Ketone, Säuren, Basen und Ammoniak.

Stoffwechselgifte sind Methanol, niedere Aldehyde, Nitrosamine, Phenole, Blausäure und Schwefelwasserstoff.

Kanzerogen können wirken:
- aromatische Kohlenwasserstoffe
- polyzyklische Kohlenwasserstoffe
- Nitrosamine, Nitrosoverbindungen

- Epoxide
- Radikale
- Nickelcarbonyl und andere metallorganische Verbindungen.

Giftgase wie Kohlenmonoxid führen zu Sauerstoffmangel.

52.14 Tierische Gifte

Gifte sind im ganzen Tierreich zu Wasser und an Land verbreitet. Gift dient den Tieren als Schutz vor Fressfeinden oder zum Lähmen der Beute. Nesseltiere, Quallen, Fische, Lurche, Amphibien, Schlangen, Spinnen, Krebse, Skorpione und Insekten bilden Gifte ganz unterschiedlicher chemischer Struktur und Wirkung. In Europa gibt es keine tödlichen Tiergifte, wenn man den allergischen Schock auf Gifteiweiße außer Betracht lässt.

52.14.1 Hautflüglergifte

Die in Europa wichtigsten giftigen Hautflügler (Hymenopteren) sind:

- Bienen
- Wespen
- Hornissen.

Die Biene kann nur einmal stechen, Wespen und Hornissen mehrmals. Der Stechapparat besteht aus einem Stachel und einer Giftblase. Im Gift der Hymenopteren findet sich hauptsächlich Histamin, Serotonin, Acetylcholin, Kinine, Phospholipasen und Polypeptide. Die biogenen Amine rufen einen lokalen Schmerz und Juckreiz hervor, aber keine systemische Intoxikation.

Im **Bienengift** sind verschiedene Polypeptide enthalten. Melittin und Apamin führen zu Hämolyse, Steigerung der Gefäßpermeabilität und Muskelkontraktionen an Herz, Darm und Skelettmuskel durch Blockierung der neuromuskulären Übertragung. Das MCD-Peptid verletzt die Membran der Mastzellen und setzt Histamin frei. Hyaluronidase sorgt für eine Aufweichung des Gewebes und Phospholipase A und B greifen die Erythrozytenmembran an und wirken hämolysierend.

Im **Gift der Wespen und Hornissen** sind die Polypeptide des Bienengifts nicht enthalten, statt dessen Kinine und das Enzym Phospholipase B.

Wirkungen der Hautflüglergifte. Auch wenn sie in die Blutbahn und ins ZNS gelangen, führen Hymenopterengifte in Europa nicht zu systemischen Vergiftungsreaktionen, sondern nur zu lokalen Schwellungen, Rötungen und Schmerzen. Anaphylaktischer Schock und Todesfälle treten nur auf, wenn schon früher eine Sensibilisierung erfolgt ist, nie beim ersten Stich. In der Regel handelt es sich um eine **Typ-I-Allergie** vom Soforttyp auf Eiweißbestandteile im Gift. Sie tritt in Minutenschnelle ein und äußert sich in Atemnot durch Bronchokonstriktion, kalte schwitzende Haut und Blutdruckabfall. Die Therapie besteht in der Gabe von Adrenalin, Antihistaminen und Kalzium i.v. Kortison wirkt im Akutfall zu langsam. Ansonsten erfolgt eine Schockbehandlung mit Volumensubstitution. Wenn eine Bienengiftallergie bekannt ist, sollte der Patient immer ein Antihistamin in Tropfenform mit sich tragen (z.B. Fenistil®-Tropfen).

52.14.2 Schlangengifte

Tödliche Giftschlangen gibt es in Südamerika, Asien, Australien und Afrika, aber nicht in Europa. Die gefährlichste, aber nicht tödliche, europäische Schlange ist die Kreuzotter. Jedoch kommen auch in Europa tödliche Schlangenbisse durch importierte Schlangen vor, da manche Menschen Klapperschlangen und andere Giftschlangen im Wohnzimmer halten. Von den etwa 3500 bekannten Schlangenarten gelten **375** als giftig. Extrem giftig sind Korallenschlange, schwarze Mamba, grüne Baumschlange, Kobra und Klapperschlange. Als giftigste Schlange der Welt gilt die australische Taipanschlange. Die Giftmenge eines Bisses genügt, um 100 Menschen zu töten.

Inhaltsstoffe von Schlangengiften

Die Giftstoffe sind sehr zahlreich und von Schlange zu Schlange verschieden. Es lassen sich nur große Gruppen von Wirkstoffen angeben:

- **Basische Peptide** mit Molgewichten von 6–7000 Dalton, die als Neurotoxine wirken, indem sie die Nikotinrezeptoren blockieren. Die Wirkung ist wie bei Curare eine Muskellähmung. Diese Wirkung erlaubt es der Schlange, in aller Ruhe ihr Opfer zu fressen, ohne dass dieses im Maul zappelt.
- **Kardiotoxische Polypeptide,** die an der Membran von Herz- und Muskelzelle angreifen.
- **Koagulin** im Schlangengift ist ein Eiweiß, das beim Opfer Fibrinogen zu Fibrin umwandelt und zu einer Verbrauchskoagulopathie führt.
- **Trypsinähnliche Enzyme** im Schlangengift aktivieren die Thrombinbildung.
- **Phospholipase A** bildet aus dem Lecithin in der Zellmembran das Lysolecithin und zerstört die Zellmembran → Hämolyse, Zellnekrose, Neurotoxizität.
- **Hyaluronidasen** weichen das Gewebe auf und erleichtern die Giftpenetration.
- **Proteasen**, insbesondere im Viperngift, stören das Gerinnungssystem und führen zu lokaler Zerstörung von allen Schichten der Gefäße, insbesondere des Endothels, so dass die Gefäße brüchig werden und Hämatome auftreten.
- **Polypeptide** führen zu Mastzelldegranulation und der Freisetzung von Histamin, Bradykinin und Serotonin.

Symptome und Therapie von Schlangenbissen

Die **Symptome** hängen von der Art der Schlange ab und ergeben sich aus den oben genannten Inhaltsstoffen. In den meisten Fällen treten schmerzhafte lokale

Entzündungen und Nekrosen, Gerinnungsstörungen, Thrombosen, Hämorrhagien, Kreislaufschock und Lähmungen auf. Bisse tropischer Vipern sind meist besonders giftig.

Die **Therapie** besteht in sofortiger Verhinderung der Resorption. Dabei hilft das Abbinden von Extremitäten oder das Kühlen mit Eis und ein Hautschnitt. Tiefe Schnitte, wie sie in Abenteuerfilmen zu sehen sind, oder Ausbrennen haben sich nicht bewährt. Eine lokale Blutung verhindert spätere Ulzera. Die wirksamste Therapie ist natürlich das passende **Schlangen-Antiserum,** falls es zur Hand ist. Das kann schwierig werden, denn Sera sind Eiweißlösungen, müssen kühl gelagert werden und haben eine geringe Lebensdauer. Außerdem sollte man wenigstens ungefähr die Schlangenart bestimmen können. Für europäische und afrikanische Schlangengifte gibt es das Schlangengift-Immunserum Behring®, das aus Pferdeserum gewonnen wird. Für die südostasiatische Kobra gibt es ein eigenes Serum, das Schlangengift-Immunserum Twyford®, das aus der Ziege gewonnen wird. Nebenwirkungen können allergische Reaktionen auf Fremdeiweiß sein, wenn schon eine Sensibilisierung z. B. auf Pferdeeiweiß vorliegt. Ansonsten ist die Therapie symptomatisch: Schockprophylaxe, Beatmung, Antibiotikagabe und Tetanus-Immunglobulin (Passivimpfung).

52.14.3 Amphibiengifte

Auch Frösche, Lurche und Kröten bilden Toxine, die in der Haut gespeichert sind und bei Kontakt freigesetzt werden. Zu systemischen Intoxikationen kommt es in der Regel nicht, wohl aber zu schmerzhaften lokalen Reizungen. Bekannt geworden sind in letzter Zeit die **Bufotoxine** der Kröte, weil sie als Rauschmittel missbraucht wurden. Sie haben digitalisähnliche Wirkung. Die Aufnahme erfolgt über die Mundschleimhaut durch Abschlecken der Kröte.

Die Haut des kolumbianischen Pfeilgiftfrosches enthält **Batrachotoxin,** ein Steroidalkaloid, das den spannungsabhängigen Na^+-Kanal von erregbaren Zellmembranen öffnet. Batrachotoxin ist auch für den Menschen ein tödliches Nervengift. Ein weiteres Gift aus der Haut von Pfeilfröschen ist das Epibatidin, das eine analgetische Wirkung hat, mehrere hundert Mal stärker als Morphin.

Ein ebenfalls in sehr geringer Menge tödliches Gift ist das **Tetrodotoxin,** ein Nervengift, das von kalifornischen Molchen und von Kugelfischen (japanisch: Fugu) gebildet wird. Tetrodotoxin blockiert selektiv den spannungsabhängigen Na^+-Kanal. Wegen dieser selektiven Wirkung wird es in der Neurophysiologie zu Forschungszwecken eingesetzt.

Bei Vergiftungen mit Tetrodotoxin, beispielsweise durch Verzehr von Kugelfisch, tritt der Tod rasch ein, ein Gegenmittel gibt es nicht. Weitere Giftfische und andere giftige Meerestiere zeigt die Tabelle 52.8.

52.15 Pilzgifte

Pilze sind Weltmeister in der Synthese komplizierter Verbindungen, man denke nur an Antibiotika und Ciclosporin, die in der Medizin segensreiche Wirkungen entfalten. Aber auch die von Pilzen synthetisierten Gifte sind sehr wirkungsvoll und heimtückisch. Die für Vergiftungen medizinisch relevanten Giftstoffe können in vier Gruppen eingeteilt werden:

- 1. **Parenchymgifte.** Grüner Knollenblätterpilz, Aspergillus flavus

Tab. 52.8 Giftfische, giftige Quallen und Seeigel (modifiziert n. Andreas Schaper, Giftinformationszentrum Nord).

Name	Vorkommen	Lokalisierung	Toxine	Symptome
Petermännchen	Mittelmeer, Atlantik	Rückenflossen	Proteine, Serotonin	heftiger lokaler Schmerz
Echiichtys spp.	Nord- und Ostsee		Trachinin u. a.	Schmerz
Rotfeuerfisch	Indischer Ozean, Rotes Meer	Flossen	Acetylcholin u. a.	lokale Reizung
Steinfisch	Asien, Ostaustralien	Flossen	Stonustoxin	extrem schmerzhaft
Synanceia spp.			Protein 150 000 Dalton	kardiale + neurolog. Symptome
Stachelrochen	tropische Meere	Schwanzstacheln	Proteine	lokale Reizung
Dasyatidae	Flüsse in Südamerika			
Seeigel	alle Weltmeere	Stacheln		lokale Reizung
Quallen (Feuerqualle, Würfelqualle)	alle Weltmeere	Tentakelproteine, Nesselkapseln		teilw. sehr schmerzhaft, Todesfälle

- 2. **Gifte mit lokaler Reizwirkung auf den Magen-Darm-Trakt.** Satanspilz, Speitäubling, Riesenrötling
- 3. **Muskarinhaltige Pilze mit Parasympathikuserregung.** Fliegenpilz, Pantherpilz, Trichterlinge, Risspilze
- 4. **Toxische Isoxazole mit zentralnervöser Wirkung.** Fliegenpilz und Pantherpilz. Diese Substanzen führen zu Halluzinationen und zentraler Erregung und werden als Rauschmittel missbraucht.

Neben diesen Giftpilzen gibt es in Deutschland auch etwa 200 essbare Pilze.

Merke!

Alle Pilze sind essbar, manche allerdings nur einmal im Leben.

52.15.1 Gift des Knollenblätterpilzes

Der grüne Knollenblätterpilz (Amanita phalloides) und der weiße Knollenblätterpilz (Amanita verna) sind mit Abstand die giftigsten heimischen Pilze. Sie enthalten die Giftstoffe α- und ß-**Amanitin** sowie **Phalloidin,** die auch für Erwachsene tödlich sind. Bisher wurden aus dem grünen Knollenblätterpilz 13 verschiedene Toxine isoliert. Es handelt sich durchweg um **atypische Peptide,** die aus seltenen Aminosäuren bestehen, die in der Nahrung sonst nicht vorkommen und die für die Proteasen des Körpers nicht spaltbar sind. Obendrein sind Amanitine und Phallotoxine noch kochfest, gehen also beim Zubereiten von Pilzgerichten nicht kaputt. Für den unkundigen Pilzsammler sehen junge Knollenblätterpilze aus wie Wiesenchampignons und werden deshalb immer wieder verwechselt.

Wirkungen und Symptome der Vergiftung mit Knollenblätterpilzen

Amanitine hemmen bereits in sehr geringer Konzentration die Nukleinsäuresynthese durch Angriff auf die DNS-abhängige RNS-Polymerase II im Nukleolus des Zellkerns. Dadurch erklärt sich der verzögerte Eintritt der Giftwirkung. Die Folge ist eine gestörte Proteinsynthese, was sich vor allem in parenchymatösen Organen wie Leber und Niere bemerkbar macht. Phallotoxine werden schlecht resorbiert und führen an der Leberzelle zu Membranschäden, Potenzialverlust und Leberschwellung. Phallolysine sind giftige Peptide, die hämolytisch wirken. Amanitin ist hitzestabil und zerfällt beim Kochen nicht.

Symptome

8–24 Stunden nach der Pilzmahlzeit kommt es zu Erbrechen, schweren Durchfällen und Bauchkrämpfen. Dieses gastrointestinale Stadium dauert 1–2 Tage und kann unbehandelt zu Exsikkose und Tod führen. Es folgt die hepatorenale Phase, die gekennzeichnet ist durch Leberschwellung mit Ikterus, Leberzellnekrosen Hämorrhagien, Tubulusnekrosen an den Nieren, Nekrosen an Nebennieren, Herz- und Skelettmuskel. Zum Tod führt meist das **Leberkoma,** seltener eine Urämie.

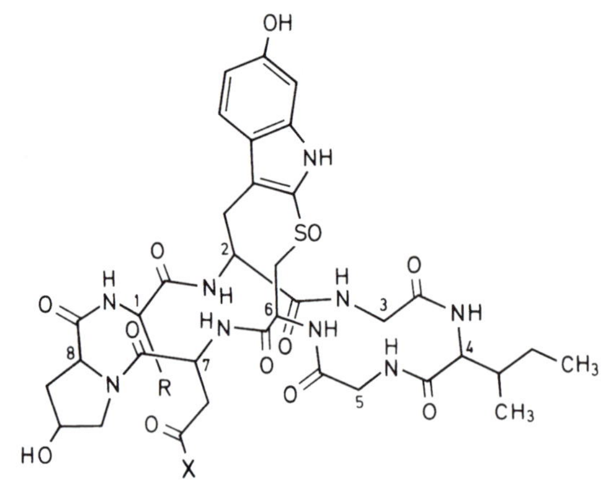

Formel 52.16 α-Amanitin

Therapie

- Magenspülung auch noch nach Stunden, da Pilze schwer verdaulich sind
- Osmotische Laxanzien und Elektrolytsubstitution
- Hämoperfusion über Ionenaustauscherharze, bevor die hepatorenale Phase erreicht ist
- Ein spezifisches Antidot ist nicht bekannt, doch scheint Silibinin eine Schutzwirkung für die Leberzellwand zu entfalten. Man gibt Legalon® i.v.

52.15.2 Aflatoxine

Wichtigster Produzent der Aflatoxine ist der Schimmelpilz **Aspergillus flavus,** der als Fluch der Pharaonen Berühmtheit erlangte: Beim Öffnen des Grabes von Tutanchamun starben mehrere der Archäologen innerhalb von Monaten. Dies wurde als Fluch des Pharao für die Grabschändung gedeutet. Wie sich später herausstellte, war die Ursache jedoch eine allergische Alveolitis, verursacht von Aspergillus flavus, der über Jahrtausende in der Gruft bzw. auf der Mumie überlebt hatte. Der Tod hätte sich mit Atemschutzmasken vermeiden lassen. Bei oraler Aufnahme schädigen die Aflatoxine Leber, Nieren und Blut. Sie hemmen die Synthese von DNS, RNS und den Purinstoffwechsel. Chemisch handelt es sich um einen polyzyklischen Äther aus 5 annelierten Ringen und 4 Ätherbrücken. Im Tierversuch sind Aflatoxine **mutagen** und **kanzerogen.**

Es gibt Hinweise, dass Aflatoxin B_1 auch beim Menschen kanzerogen wirkt und Lebertumoren verursacht. Die Höchstmenge für Aflatoxin B_1, die in Lebensmitteln enthalten sein darf, wurde in Deutschland auf 5 mg/kg festgesetzt. Aflatoxin B_1 wird im Metabolismus epoxidiert. Das aggressive Epoxid reagiert mit Guanin in RNA und DNA.

52.16 Pflanzengifte und Giftpflanzen

Vergiftungen durch die Inhaltsstoffe einheimischer Pflanzen kommen meist bei Kindern vor. Einige Giftpflanzen erleben in der Drogenszene eine Renaissance. Beliebt sind die atropinhaltigen Pflanzen wie **Stechapfel, Tollkirsche oder Bilsenkraut,** die früher zur Herstellung von Hexensalben verwendet wurden und jetzt übers Internet verkauft werden. Meist werden sie in Form von Tee oder Aufguss zubereitet. Die Wirkung ist unvorhersehbar, da die Pflanzenteile unterschiedliche Wirkstoffmengen enthalten. Die wichtigsten einheimischen Giftpflanzen zeigt Tabelle 52.9, die Therapie ist in Tabelle 52.10 aufgeführt.

Tab. 52.9 Einheimische Giftpflanzen und ihre Wirkstoffe.

Pflanze	Botanischer Name	Inhaltsstoffe	Vergiftungssymptome
Gefleckter Schierling	Conium maculatum	Coniin	Wirkung an Ganglien nikotinartig, an Muskeln curareartig. Lähmung der Beinmuskulatur, Erbrechen, Durchfall, Lähmung der Atemmuskulatur, Tod durch Ersticken bei erhaltenem Bewusstsein
Tollkirsche	Atropa belladonna	L-Hyosciamin + L-Hyoscin (Scopolamin)	☞ Atropin (Kap. 53.1)
Stechapfel	Datura strammonium	L-Hyosciamin + L-Hyoscin (Scopolamin)	☞ Atropin (Kap. 53.1)
Engelstrompete	Suavolens	L-Hyosciamin + L-Hyoscin (Scopolamin)	☞ Atropin (Kap. 53.1)
Bilsenkraut	Hyoscyamus niger	L-Hyosciamin + L-Hyoscin (Scopolamin)	☞ Atropin (Kap. 53.1)
Alraune	Mandragora officinarum	L-Hyosciamin + L-Hyoscin (Scopolamin)	☞ Atropin (Kap. 53.1)
Nachtschatten	Solanum nigrum	Atropin	☞ Atropin (Kap. 53.1)
Bocksdorn	Lucius barbarum	Atropin	☞ Atropin (Kap. 53.1)
Jasmin, gelber	Gelsemium semper virens	Atropin	☞ Atropin (Kap. 53.1)
Kartoffel	Solanum tuberosum	Atropin (Solanin) in unreifen Kartoffeln	☞ Atropin (Kap. 53.1)
Brechwurz	Strychnos nux vomica	Strychnin (Indolalkaloid)	starke Erregung, Halluzinationen, Euphorie, Muskelzittern, tonische Krämpfe mit Opisthotonus, Risus sardonicus, Protrusio bulbi, Dyspnoe, Zyanose, Tod durch Ersticken oder Herzversagen
Eibe	Taraxacum	Taxan	Übelkeit, Erbrechen
Maiglöckchen	Convallaria majalis	Convallariaglykoside (Digitalis)	(☞ Kap. 53.1 und 9.2)
Herbstzeitlose	Colchicum autumnale	Colchicin	Übelkeit, Durchfall
Adonis		Digitalis	(☞ Kap. 53.1)
Aronstab	Arum maculaltum	Saponine, Blausäure	Hämolyse, Schäumung und Membranschädigung durch Saponin, Atemlähmung durch HCN (☞ Kap. 52.5.2)
Küchenschelle	Anemona pulsatilla	Saponine	

Tab. 52.9 Einheimische Giftpflanzen und ihre Wirkstoffe. (Fortsetzung)

Pflanze	Botanischer Name	Inhaltsstoffe	Vergiftungssymptome
Klee	Trifolium weiß und rot	Saponine, Blausäure	
Rosskastanie	Aesculus hippocastanum	Saponine, Aescin	Membranschädigung, Hämolyse
Christrose	Helleborus niger	Saponine, Digitalis	
Eisenhut	Aconitum	Aconitin	Parästhesien, Gelb-grün-Sehen, Schwindel, Übelkeit, Erbrechen, Durchfall, Koliken, Krämpfe, Lähmungen, Erregung, Halluzinationen, Herzrhythmusstörungen, Schock, Atemlähmung
Rittersspornarten	Delphinium	Aconitin	
Fingerhut	Digitalis purpurea	Digitalisglykoside	(☞ Kap. 53.1)
Ginster	Genista	Acetylcholin	Schwitzen, Speichelfluss, Miosis, Durchfall, Koliken, Bradykardie, Schock, Krämpfe, Lähmungen, Herzstillstand
Betelnuss		Acetylcholin	(☞ Kap. 4.1)
Hahnenfußarten	Ranunculaceae	Digitalisglykoside, Saponine	(☞ Kap. 53.1)
Hedericharten	Raphanus raphanistrum	Senföle, Blausäure	(☞ oben und Kap. 52.5.2)
Lebensbaum	Tuja	Krampfgifte, Ätherische Öle	Übelkeit, Erbrechen, Krämpfe, Durchfall, Tachy- oder Bradykardie, Erregung, Lähmung, Nierenversagen, Leberschädigung
Oleander	Nerium oleander	Digitalis, ätherische Öle	
Pfaffenhütchen	Euonymus	Digitalis, ätherische Öle	
Salomonsiegel	Polygonatum adoratum	Digitalis (in den Beeren)	
Rhabarber	Rhizoma rei	Oxalsäure, Abführmittel	Durchfall, Magenschmerzen
Schlafmohn	Papaver somniferum	Opiate	☞ Kap. 53.1
Schöllkraut	Cheliponium majus	Papaverin	☞ Kap. 33.2
Vogelbeere	Sorbus ancuparia	Abführmittel in den Beeren	Durchfall, Übelkeit, Koliken, Schock
Wickenarten	Vitia	Blausäure	☞ Kap. 52.5.2
Kronwicke	Coronilla caria	Digitalis	
Goldregen	Laburnum anagroides	Cytisin	wie Nikotin (☞ Kap. 5.2.1)
Zypressenwolfsmilch (Euphorbia cyparissias)	Phorbol + Phorbolester	hautreizend, kanzerogen, nekrotisierende Gastroenteritis, Nierenschäden möglich	
Weihnachtsstern	Euphorbia pulcherima	Porbolester, schwach giftig	Übelkeit, Erbrechen

Tab. 52.10 Therapie verschiedener Pflanzenvergiftungen.

Inhaltsstoffe	Therapie
Rizinolsäure, Antrachinone, Crotonöl	Erbrechen kurz nach Giftaufnahme, viel Wasser trinken, Kohle, Plasmaexpander
Acetylcholin	Kaliumpermanganatlösung trinken, Erbrechen, Kohle, Natriumsulfat, Beatmung. Antidot Atropin. Bei Krämpfen Diazepam
Aconitin	Erbrechen, Magenspülung, Kohle, Plasmaexpander, Diazepam bei Krämpfen, Klinikeinweisung
Ätherische Öle	Erbrechen, Magenspülung, Wasser, Kohle, Natriumsulfat, Buscopan bei Koliken
Colchicin	Erbrechen, Magenspülung mit Kaliumpermanganat, Kohle, Natriumsulfat, Wärme, Schocklagerung, Buscopan gegen Koliken, Diazepam gegen Muskelkrämpfe. Keine Opiate
Coniin	Kaliumpermanganatlösung trinken, Erbrechen, Wasser, Kohle, Natriumsulfat. Forcierte Diurese, Plasmaexpander, Beatmung bei Atemlähmung
Saponine	Entschäumer Dimeticon (Aegrosan®), Paraffinöl, Magenspülung, Nierenfunktion überwachen
Phorbolester	symptomatisch

52.17 Bakterielle Gifte

Viele Bakterien sind in der Lage, Toxine, giftige Eiweißstoffe, zu bilden, z. B. die Salmonellen, Streptokokken, Staphylokokken, Clostridium tetani, Corynebacterium diphtheriae, Vibrio cholerae und andere.

52.17.1 Botulinustoxin

Das Bakterium **Clostridium botulinum** bildet unter anaeroben Bedingungen auf tierischen und pflanzlichen Nahrungsmitteln Botulinustoxine, von denen sechs serologische Typen (A bis F) bekannt sind. Gefährdet sind vor allem Fleisch-, Wurst- und Bohnenkonserven. Der Name Botulinus leitet sich aus dem Lateinischen butulus = Wurst ab. Die Toxine sind **Proteine,** die durch Kochen (mind. 10 min) zerstörbar sind. Im Magen werden die Toxine ebenfalls denaturiert, aber leider nicht vollständig. Botulinustoxin ist eines der stärksten bekannten Gifte. Bereits 8 µg genügen bei oraler Aufnahme, um einen Erwachsenen zu töten. Bei Inhalation sind sogar nur 0,008 µg erforderlich (oral 0,1 µg/kg KG; Inhalation 0,0001 µg/KG). Die Toxine werden rasch ans Gewebe gebunden, von wo sie sich nur mit großen Mengen Antitoxin wieder lösen lassen. Botulinustoxin ist ein Neurotoxin und hemmt die Freisetzung von Acetylcholin an der präsynaptischen Membran sämtlicher parasympathischer Neurone und Ganglien sowie an der motorischen Endplatte und an den sympathischen Ganglien.

Botulinustoxin hemmt die ACh-Freisetzung an cholinergen Synapsen und lähmt quergestreifte und glatte Muskulatur. Bei therapeutischer Anwendung setzt die Wirkung 2–5 Tage nach i.m. Injektion ein und hält etwa 3 Monate an.

Symptome und Therapie der Botulinusvergiftung

Das **klinische Bild** entwickelt sich aus voller Gesundheit plötzlich und ohne Fieber etwa 6–18 Stunden nach der Aufnahme. Zunächst treten unspezifische Symptome wie Übelkeit, Erbrechen, Mundtrockenheit und Bauchschmerzen auf. Es folgen Störungen der Hirnnerven. Man beobachtet Ptose, Doppeltsehen, Schluck- und Sprechstörungen, Ophthalmoplegie, Akkommodationsstörungen und Mydriasis, ferner einen paralytischen Ileus und eine Blasenatonie. Der Tod tritt nach 4–10 Tagen durch **Atemlähmung** ein. Die Letalität beträgt 10 %. Botulinustoxin hemmt die ACh-Freisetzung an cholinergen Synapsen und lähmt quergestreifte und glatte Muskulatur. Bei therapeutische Anwendung setzt die Wirkung 2–5 Tage nach i.m. Injektion ein und hält etwa 3 Monate an.

Die **Therapie** dauert wochenlang und besteht in künstlicher Beatmung, parenteraler Ernährung und der Gabe von **Botulismus-Antitoxin Behring®** in hohen Dosen, um die weitere Gewebebindung von Toxin zu verhindern. Trotzdem ist die Prognose schlecht. Dialyse und Hämoperfusion sind nutzlos.

Neuerdings gibt es das Toxin von Clostridium botulinum auch als Medikament (BOTOX®) in Form einer Injektionslösung. Indikationen sind Torticollis spasmodicus, Blepharospasmus und Gesichtsdystonien. BOTOX® wird als Lifestylemedikament zur kosmetischen Faltenbehandlung missbraucht („Botox-Party").

In entsprechender Verdünnung kann Botulinustoxin auch hilfreiche Wirkungen entfalten: Neuerdings wird es zur Besserung der Akinese bei M.-Parkinson-Patienten injiziert.

Merke!
Botulinusvergiftungen sind meldepflichtig.

52.17.2 Tetanustoxin

Das anaerobe Bakterium Clostridium tetani lebt in der Erde und bildet ein toxisches **Protein** von hohem Molekulargewicht (150 000 Dalton). Bei verschmutzten Verletzungen kann das Tetanusbakterium in tiefere Gewebsschichten gelangen und sich dort unter Luftabschluss vermehren. Besonders gefährdet sind Beschäftigte in der Landwirtschaft. Tetanustoxin ist ein **Nervengift.** Es gelangt über die Blutbahn und über periphere Nerven ins ZNS, wo es sich an inhibitorische Neurone in den Vorderhörnern des Rückenmarks bindet und deren hemmenden Einfluss aufhebt.

Symptomatik und Therapie der Tetanustoxinvergiftung

4–14 Tage nach der Infektion entwickelt sich eine spastische Lähmung, beginnend mit der Kiefer- und Zungenmuskulatur. Es folgen die Nacken-, Rücken- und Bauchmuskeln. Es treten **klonisch-tonische Krämpfe** der befallenen Muskeln auf. Der Körper ist durch den starken Zug der Rückenstrecker nach hinten gebogen. Die Gesichtsmuskulatur ist so gestrafft, dass die Zähne entblößt werden (Risus sardonicus). Die Extremitäten sind meist nicht betroffen. Der Tod erfolgt durch **Atemlähmung** oder durch Komplikationen wie Lungenentzündung.

Die **Therapie** erfolgt symptomatisch mit wochenlanger Beatmung, parenteraler Ernährung, Muskelrelaxanzien und Antibiotika. Es gibt ein Antidot (Tetagam N®), das aber nur die noch zirkulierenden Toxine neutralisieren kann, nicht dagegen die schon ans Gewebe gebundenen. Trotz den seit Jahrzehnten propagierten Impfkampagnen und Schulimpfungen kommt es in Deutschland immer noch zu etwa 100 Tetanusinfektionen pro Jahr, wovon die Hälfte der Patienten stirbt. Die aktive Impfung besteht aus 3 × 0,5 ml Tetanol®. Die zweite Impfung erfolgt 4 Wochen nach der ersten, die dritte 6 Monate nach der zweiten. Nach 6–8 Jahren sollte die Immunisierung aufgefrischt werden.

52.17.3 Choleratoxin

Vibrio cholerae ist ein besonders aggressives Darmbakterium, das nicht wie die meisten anderen Durchfallerreger auf der Mukosa bleibt, sondern mit Hilfe des Enzyms Mucinase die Darmschleimhaut durchdringt und schwer schädigt, so dass es innerhalb von Stunden zu blutigen Durchfällen und hohen Elektrolytverlusten kommt. Unbehandelt ist Cholera oft tödlich. Zusätzlich bildet dieser Erreger ein **Toxin,** das aus zwei Untereinheiten A und B aufgebaut ist. Beide schädigen die Zellmembran auf unterschiedliche Weise. Peptidkette B bindet sich an Gangliosidlipide der Zellmembran, Peptidkette A bewirkt eine ADP-Ribosylierung der α-Untereinheit eines aktivierenden G-Proteins und stimuliert die cAMP, welche für den aktiven Membrantransport zuständig ist. Auch die Toxine von Salmonellen und Shigellen wirken über den gleichen, G-Protein-vermittelten Mechanismus und lösen eine sekretorische Diarrhö aus.

52.18 Chemische Karzinogene

In den vergangenen 150 Jahren ist es den Industriestaaten gelungen, die Infektionskrankheiten als Todesursache weitgehend zurückzudrängen. 1975 starben weniger als 1 % der Bevölkerung an Infektionen oder Parasitenkrankheiten. Die Lebenserwartung hat gegenüber dem vorigen Jahrhundert um 30 Jahre zugenommen. Damit hat sich aber auch das Spektrum der Krankheiten verschoben. Früher gab es zwar auch Karzinomerkrankungen, aber die meisten Menschen wurden nicht alt genug, um sie zu bekommen. Heute sind über 20 % aller Todesfälle von Krebserkrankungen verursacht. Lungenkrebs steht an erster Stelle. Er ist zehnmal häufiger als vor 100 Jahren. Trotz der Häufigkeit sind nur Einzelmechanismen der Krebsentstehung bekannt. Krebs bleibt die größte Herausforderung der Medizin.

Chemische Karzinogene sind schon seit 1775 bekannt. Damals beschrieb Pott die Entstehung von Skrotumkarzinomen bei englischen Schornsteinfegern. Der Anteil der Umwelteinflüsse bei der Krebsentstehung wird auf 70–90 % geschätzt, wobei auch Viren, Strahlen und kanzerogene Verbindungen eingeschlossen sind.

Merke!
Karzinogene sind Stoffe, die das Auftreten von Krebserkrankungen begünstigen.

Im engeren Sinn sind Karzinogene Substanzen oder Verbindungen, die normale Zellen in Tumorzellen umwandeln, indem sie die DNA verändern. Karzinogene sind Mutagene. Karzinogene zeigen eine kumulative Wirkung und haben in der Regel eine lange Wirkungslatenz (10–20 Jahre). Viele Karzinogene sind Präkanzerogene und werden erst durch Biotransformation zum mutagenen Kanzerogen. **Präkanzerogene** sind beispielsweise:

- polyzyklische aromatische Kohlenwasserstoffe wie Benzo(a)pyren
- aromatische Amine wie o-Toluidin, Diphenylamin, Benzidin, 2-Aminonaphtylamin
- N-Nitrosoverbindungen wie Nitrosamine, Nitrosamide und Nitrosoharnstoffe
- Alkylierungsmittel (☞ Kap. 49) insb. Epoxide wie Ethylenoxid, Halogenäther und Stickstoff-Lost
- Aflatoxine aus Aspergillus flavus

- Pyrrolizidine (z. B. Senecionin, ein Alkaloid aus Kreuzkraut)
- Aristolochiasäure aus der Pflanze Aristolochia clematis
- Schwermetallionen von Beryllium (Be), Kadmium (Cd), Chrom (Cr), Nickel (Ni), Blei (Pb).

Merke!

Ein primäres Karzinogen, das ohne vorherige Metabolisierung krebserregend wirkt, ist Stickstoff-Lost.

Promotoren sind Verbindungen die zwar das Tumorwachstum fördern, aber selbst keine Karzinogene sind. Beispiele sind Phorbolester aus Crotonöl wie 12-Tetradecanoyl-phorbol-13-acetat (TPA). Auch Dioxine haben Promotorfunktion, sind aber zusätzlich kanzerogen. Hormone wie Östrogen, können bei Mammakarzinomen als Promotoren wirken.

Chemische Karzinogene erreichen den Organismus über die Lunge durch Inhalation, über die Haut oder über die Nahrung. Der Anteil chemischer Karzinogene bei der Krebsentstehung wird auf 50 % geschätzt. Seit 1915 setzte eine intensive Suche nach chemischen Karzinogenen ein, und es wurden vor allem Teer, Pech und Russ getestet. Erst 1930 wurde ein chemisches Karzinogen als Reinsubstanz dargestellt und getestet, das **1,2,5,6-Dibenzanthracen.** In der Folge wurden immer mehr aromatische und aliphatische Verbindungen als kanzerogen erkannt.

Merke!

Als Krebs bezeichnet man eine lokale zelluläre Entartung, bei der einige Zellen ihre für den Organismus notwendigen spezifischen Funktionen verlieren und sich unkontrolliert vermehren (Entdifferenzierung).

Der entstehende Tumor infiltriert und destruiert umgebendes gesundes Gewebe und kann hämatogen oder lymphogen metastasieren. Da der menschliche Organismus über mindestens 12 Billionen Zellen verfügt, degenerieren laufend Zellen, die aber vom gesunden Immunsystem eliminiert werden können.

52.18.1 Allgemeine pathobiochemische Gesichtspunkte

Die Transformation normaler Zellen in Krebszellen verläuft in mindestens zwei Schritten:

- 1. In der **Initialphase** verwandelt ein Karzinogen eine gesunde Zelle in eine latente Tumorzelle. Dieser Schritt ist **irreversibel.** Die latente Tumoreigenschaft wird durch Zellteilung weitergegeben. Das Karzinogen in dieser Phase wird **Initiator** genannt. Es wirkt nach dem Alles-oder-nichts-Gesetz, d. h. dosisunabhängig. Der Initiator muss eventuell mehrfach einwirken. Initiatoren sind mutagen und bilden kovalente Bindungen zu DNS und RNS. Als Initiatoren betrachtet man z. B. Epoxide, Urethan und Benzpyren.
- 2. In der **Promotionsphase** werden latente Tumorzellen selektiert. Dies kann durch chemische Verbindungen oder andere Faktoren (Strahlung, Viren, Hormone) geschehen. Ein **Promotor** ist eine Substanz, die latente Tumorzellen in manifeste Tumorzellen überführt. Diese Promotion kann sich Jahrzehnte hinziehen, ohne dass der Promotor noch vorhanden sein muss. Promotoren sind z. B. Tetrachlorkohlenstoff und Phenobarbital. Die Promotionsphase gilt als **reversibel.** Die Promotion kann z. B. in der Änderung des Zellstoffwechsels bestehen. Promotoren haben keine mutagene Wirkung und bilden keine kovalenten Bindungen mit DNS oder RNS.

Merke!

Der Promotor ist wirkungslos, wenn nicht vorher der Initiator tätig war.

Co-Karzinogene sind Verbindungen, die die Wirkung eines Karzinogens verstärken, also synergistisch wirken. Beispielsweise kann ein Co-Karzinogen eine Enzyminduktion von Monooxygenasen bewirken und damit die Bildung eines Kanzerogens aus Präkanzerogen beschleunigen. Auch die Hemmung der Entgiftung von Stoffwechselverbindungen der Präkanzerogene kann die kanzerogene Wirkung verstärken. Ein Beispiel ist die Hemmung von Glutathion.

Co-Karzinogen und **Promotor** sind nicht dasselbe, werden aber manchmal synonym gebraucht. Es gibt Co-Karzinogene die keine Promotionswirkung haben. Co-Karzinogene können mutagen wirken, müssen aber nicht. Komplette Karzinogene wirken als Initiator und Promotor gleichzeitig, d. h., sie können allein Krebs auslösen. Für Karzinogene kann man keine Grenzdosis wie für Gifte angeben.

Teilung, Wachstum und Differenzierung der gesunden Zelle wird von Gewebshormonen gesteuert, von denen es eine große Zahl gibt. Die Tumorzelle entzieht sich diesem Steuerungsmechanismus und produziert ihre eigenen Wachstumsfaktoren und/oder die dazu passenden Rezeptoren, was zu ungehemmter Vermehrung führt. Den Übergang einer gesunden Zelle in eine Tumorzelle bezeichnet man als **Progression,** kranke Gene, die Tumorzellen erzeugen, nennt man **Onkogene** (eigentlich onkogene Gene). Proto-Onkogene sind DNA-Abschnitte, die die Synthese wichtiger Proteine wie Wachstumsfaktoren oder Membran-Rezeptor-Protein codieren. Die Mutation eines Proto-Onkogens kann die Aktivität von Onkogenen verstärken. Auslöser für die Veränderung von Proto-Onkogenen können Karzinogene, Genamplifikation, Translokation und Viren (z. B. Papillomavirus) sein.

52.18.2 Molekulare Grundlagen der Krebsentstehung durch chemische Karzinogene

In den meisten Fällen müssen chemische Karzinogene aktiviert werden, bevor sie wirken können. Organische Karzinogene werden im Organismus in elektrophile Reagenzien umgewandelt, die dann mit der DNS als Alkylanzien reagieren können. So wird z. B. 3,4-Benzpyren in der Zelle von Arylhydrolasen an verschiedenen Stellen hydroxyliert, um besser ausgeschieden werden zu können. Es kann aber auch versehentlich in ein Epoxid verwandelt werden. Dieses ist kanzerogen und reagiert mit allem, was in seine Nähe kommt, also mit Proteinen und Nukleinsäuren.

Aromatische Amine und Azoverbindungen werden durch Hydroxylierung am Stickstoff aktiviert, während Nitrosamine nur karzinogen werden, wenn sie an einem α-C-Atom hydroxyliert werden. Sie können über verschiedene Stufen zu Carbeniumionen zerfallen, die wiederum Nukleinsäuren und Proteine alkylieren. Alle untersuchten Karzinogene wirken auch mutagen. Der Umkehrschluss ist nicht erlaubt, da Mutagene meist an Bakterien erprobt werden, Kanzerogene dagegen an Säugetieren. Ebenso wie die molekularen Mechanismen der Krebsentstehung sind auch die Mechanismen der meisten Mutagenwirkungen ungeklärt. Einige konnten jedoch aufgeklärt werden. Es zeigt sich, dass **chemische Mutagene** die **Nukleinbasen verändern** oder direkt in die **DNS** eingebaut werden. Die Veränderung der Nukleinbausteine kann in der Umwandlung von Atomgruppen bestehen oder im Abspalten ganzer Basen von der Desoxyribose bzw. Ribose. Chemische Mutagene verursachen meist eine **Genmutation.** Ein bekanntes Mutagen ist Nitrit, das Aminogruppen in OH-Gruppen umwandelt. So entsteht mit Nitrit aus Cytosin das Uracil, aus Guanin das Xanthin. Dadurch paaren sich die falschen Basen, der genetische Triplettcode wird verändert, und es entstehen Nonsensproteine. Die Reparaturenzyme der DNS sind überfordert. Es kommt zu bleibenden Fehlern. Die Wirkung der Alkylierung betrifft hauptsächlich Purine, besonders Guanin. Besonders reaktiv und daher auch mutagen sind Radikale, auch Sauerstoffradikale, die mit allem reagieren, was ihren Weg kreuzt. Indirekte Beweise für die Mutagenität einer Verbindung sind das Auftreten von Chromosomenanomalien und vermehrte Tumorentstehung bei Patienten mit einem erblichen Defekt der DNS-Reparaturenzyme.

Verbindungen, die die Plazentaschranke durchdringen, was für die meisten chemischen Verbindungen kein Problem ist, können natürlich auch am Fötus teratogen wirken.

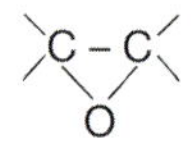

Formel 52.17 Grundstruktur eines Epoxids

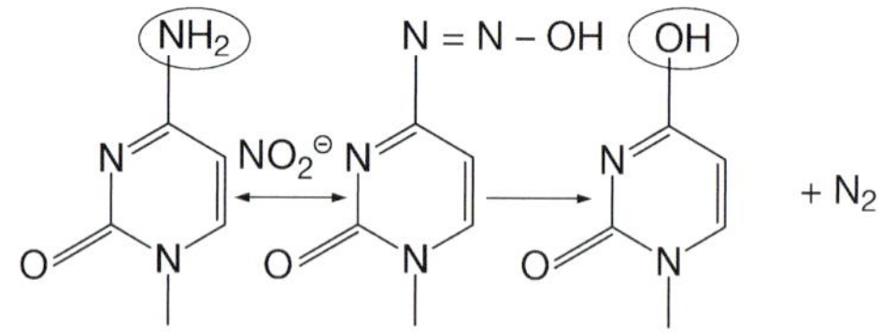

Formel 52.18 Umwandlung von Cytosin in Uracil durch das Nitrition

52.18.3 Einzelne wichtige Karzinogene

Bis heute sind über 1000 karzinogene chemische Verbindungen bekannt und einige Tausend weitere gelten als verdächtig. Chemische Karzinogen kommen gehäuft vor bei aromatischen Kohlenwasserstoffen, bei Aminen sowie bei Azo- und Nitroverbindungen. Bei den Aliphaten sind es vorwiegend die Hydrazine, Azo- und Azoxyverbindungen sowie N-Nitrosoverbindungen. Dazu sämtliche Alkylierungsmittel. Beim Menschen sind nur etwa 30 Karzinogene sicher nachgewiesen (meist durch Berufskrankheiten), während die anderen nur aus Tierexperimenten bekannt sind. Auch in der Natur synthetisierte Verbindungen können Kanzerogen sein. So ist das Aflatoxin B1, das der Pilz Aspergillus flavus erzeugt, eines der stärksten Kanzerogene. Die Tabelle 52.11 zeigt wichtige Kanzerogene.

Der Anteil der von den Berufsgenossenschaften anerkannten Krebserkrankungen steigt seit 20 Jahren an: Waren 1980 noch 121 Fälle registriert, wurden 1997 bereits 1807 registriert. Ursachen sind frühere Expositionen gegenüber Asbest bzw. Uranerz in den Bergwerken der Wismut AG in der DDR, deren Arbeiter nach der Wiedervereinigung zu den westdeutschen BGs kamen.

Die Tabelle 52.12 zeigt die von der BG als Berufserkrankungen anerkannte Krebserkrankungen und deren Auslöser. Zu dieser Statistik (Dtsch. Ärztebl. 2003;100 A35–40; Heft 1–2) muss gesagt werden, dass sie nur die Spitze des Eisbergs darstellt, da die Anerkennung als Berufskrankheit extrem schwierig ist und aus Kostengründen von den Berufsgenossenschaften häufig verweigert wird. Beispiel ist die Steinstaublunge, an der Tausende von Bergleuten leiden, von denen aber nur 231 in der Statistik auftauchen.

Tab. 52.11 Wichtige chemische Kanzerogene.

Chemische Gruppe	Beispiele	Vorkommen
Aromatische Kohlenwasserstoffe	Benzol Phenanthren Benzpyren 1,2,5,6-Dibenzanthracen Dimethylbenzanthracen	Ruß, Teer, Autoabgase
Aromatische Amine	Benzidin 4-Aminobiphenyl Naphthylamin o-Toluidin	chemische Synthese
Azoverbindungen	Naphthyldiazo-Naphthalin Azobisäthylen	Farbenherstellung
Nitroverbindungen	p-Nitrodiphenyl	chemische Synthese
N-Nitroso-Verbindungen	Dimethylnitrosamin Methyl-Phenyl-N-Nitrosamin Nitrosomethylharnstoff N-Nitroso-Piperidin	Bildung aus Aminen mit Nitrit, ubiquitär Tabakrauch
Hydrazine	Hydrazin Dimethylhydrazin Diphenylhydrazin	chemische Industrie
Alkylierungsmittel	Dimethylsulfat Diäthylsulfat Jodoform Benzylchlorid Diazomethan	Zytostatika chemische Synthese
Alkaloide	Pyrrazolizidine	Astern, Bohnen
Phenylpropane	Safrol	Lorbeergewächse
Glykoside	Ranunculin	Hahnenfußgewächse
Aristolochia	Aristolochasäure	Naturheilpräparate
Pilze	Aflatoxin	Schimmel
Schwermetalle	Arsen, Nickel, Kadmium Chromate	Metalllegierungen, Verbrennung Farben, Gerberei, Zement, Galvanisierung
Silikate	Asbest	Bau, Isoliermaterial

Tab. 52.12 Als Berufserkrankungen anerkannte Krebserkrankungen und ihre Auslöser.

Kanzerogen	Erkrankungen	Häufigkeit (1978–1997)
Chrom und seine Verbindungen	Bronchial-Ca, Nasen-Ca, Karzinome der oberen Atemwege	145
Arsen und seine Verbindungen	Bronchial-Ca, Hautkrebs, Karzinome der oberen Atemwege	101
Aromatische Amine	Karzinome der ableitenden Harnwege	728
Halogenkohlenwasserstoffe	Leberkarzinom, Karzinome der ableitenden Harnwege	60
Benzol, Benzolderivate, Styrol	Leukämie	286
Halogenierte Alkyl-, Aryl oder Alkylaryloxide	Bronchial-Ca, Karzinome der ableitenden Harnwege, Magen-Darm-Ca, Kehlkopf-Ca, Haut-Ca, Nasen-Ca	80

Tab. 52.12 Als Berufserkrankungen anerkannte Krebserkrankungen und ihre Auslöser. (Fortsetzung)

Kanzerogen	Erkrankungen	Häufigkeit (1978–1997)
Quarzstaub (Silikose)	Bronchial-Ca	231
Asbeststaub (Asbestose)	Bronchial-Ca, Kehlkopf-Ca, Mesotheliome	4972
Nickel und seine Verbindungen	Bronchial-Ca, Kehlkopf-Ca, Nasen-Ca	81
Kokereigase	Bronchial-Ca, Kehlkopf-Ca, Karzinome der oberen Atemwege	148
Stäube von Eichen- und Buchenholz	Adenokarzinome der inneren Nase	311
Ruß, Rohparaffin, Teer, Anthracen, Pech	Hautkrebs, Bronchial-Ca, Kehlkopf-Ca, Karzinome der ableitenden Harnwege, Magen-Darm-Ca, Leukämie, Leber-Ca, Pleura-Mesothelium	124
Ionisierende Strahlen (Radar!)	Bronchial-Ca, Leukämie, Haut-Ca, Pleuramesotheliom	2086
Infektionskrankheiten wie Hepatitis B oder C	Leberzell-Ca	0

53 Die Pharmakotherapie der Vergiftungen

53.1 Arzneimittel

Trizyklische Antidepressiva (☞ Kap. 28)

Vergiftungen mit Antidepressiva sind selten, können aber in hohen Dosen zu tödlichen Herzrhythmusstörungen führen. Die Hämodialyse scheint nicht wirksam zu sein, wohl aber die **Hämoperfusion mit Aktivkohle.** Symptome sind Krampfanfälle, Hypothermie und Herzrhythmusstörungen, die aufgrund der langen Wirkungsdauer der Antidepressiva tagelang anhalten können. Eine symptomatische Therapie mit Physostigmin, Diazepam und Betablocker hat sich bewährt.

Atropin (☞ Kap. 4)

Eine Vergiftungsmöglichkeit ist das Einnehmen von Spasmolytika. Bei einer Vergiftung kommt es zu peripheren und zentralen Symptomen. Leitsymptome sind die warme, trockene Haut, Mundtrockenheit, Mydriasis und Halluzinationen.

Eselsbrücke

Rot, heiß, trocken und verwirrt.

Ferner beobachtet man:

- **Herz:** Tachykardie durch Beschleunigung von Erregungsbildung und AV-Überleitung
- **ZNS:** Erregung durch Atropin, Halluzinationen, Hemmung des Atemzentrums, Sedierung durch Scopolamin und antiemetische Wirkung
- **Gefäße:** Erweiterung der Hautgefäße
- **Schweißdrüsen:** Verminderung der Schweißbildung, insgesamt warme, trockene Haut
- **Bronchien:** leichte Broncholyse, Verminderung der Bronchialsekretion
- **Magen-Darm-Trakt:** Verminderung von Tonus und Motilität
- **Gallenwege:** Tonusminderung
- **Augen:** Mydriasis, Steigerung des Augeninnendrucks
- **Harnblase:** Tonusminderung, Miktionsbeschwerden, Harnsperre.

Antidot bei Atropinvergiftungen ist **Physostigmin.** Zusätzlich gibt man **Betablocker** und Diuretika, eventuell hilft eine Urinansäuerung (Aminprotonierung). Bei Erregungszuständen werden Benzodiazepine gegeben, ansonsten sind Kühlung, Verdunkelung und Sauerstoffgabe sinnvoll.

Barbiturate (☞ Kap. 28)

Exemplarisch für narkotisch wirkende Hypnotika werden die Symptome der Barbituratvergiftung dargestellt. Eine Intoxikation mit Barbituraten verursacht zentrale Atemlähmung, Hypothermie, Kreislaufversagen, Niereninsuffizienz und Mydriasis. Der Tod tritt bei oraler Vergiftung nach 1–4 Tagen ein, die Prognose ist wegen der langen Wirkungsdauer der Barbiturate schlecht. Die Patienten sterben meist an Herzversagen, Nierenversagen oder Komplikationen wie Pneumonie. Die Therapie besteht in **Magenspülung, forcierter Diurese** und **Hämoperfusion,** dadurch lässt sich die Elimination wesentlich beschleunigen. Ansonsten wird eine Schockbehandlung durchgeführt, Wärme und Sauerstoff sind sinnvoll. Durch Alkalisierung des Urins mit Kalium-Natriumhydrogencitrat (Uralyt U®) oder Infusion von Natriumbicarbonat lässt sich die renale Eliminierung von Barbituraten beschleunigen.

Benzodiazepine (☞ Kap. 28)

Vergiftungen mit Benzodiazepinen führen selten zum Tod. Auch bei Einnahme der 30fachen Normaldosis kommt es selten zu Atemstillstand. Man beobachtet ein organisches Psychosyndrom. Der Patient schläft 3–4 Tage. Die Therapie erfolgt symptomatisch. Man kann auch den Benzodiazepinantagonisten **Flumazenil** (Anexate®) i.v. geben. Er verdrängt die Benzodiazepine vom Benzodiazepinrezeptor. Bei Hypnotika vom Barbiturattyp ist er wirkungslos. Die Wirkung setzt sehr rasch ein, dauert aber wegen des starken First-Pass-Effekts nur ca. zwei Stunden. Eingesetzt wird dieser kompetitive Antagonist auch zur Aufhebung von Benzodiazepinnarkosen.

Betablocker (☞ Kap. 3)

Vergiftungen mit Betablockern verursachen an verschiedenen Organsystemen Symptome:

- **Bewegungsapparat:** Muskelkrämpfe, Muskelschwäche
- **Nervensystem:** Müdigkeit, Kopfschmerz, Schwindel, Schwitzen, Schlafstörung, Halluzination, Depression, Parästhesie
- **Augen:** Konjunktivitis, verminderte Tränenbildung
- **Gastrointestinaltrakt:** Mundtrockenheit, Bauchschmerz, Durchfall
- **Stoffwechsel:** Verschlechterung eines Diabetes, Verstärkung einer Hypoglykämie
- **Herz-Kreislauf-System:** Bradykardie, AV-Block, Angina pectoris, Herzinsuffizienz, Hypotonie, Durchblutungsstörung
- **Atemwege:** Bronchospasmus.

Die Therapie umfasst das Auslösen von Erbrechen, Magenspülung und die Gabe von Glukagon und Atropin.

Digitalisglykoside (☞ Kap. 9)

Symptome der Digitalisintoxikation sind Herzrhythmusstörungen, Übelkeit, neurotoxische Störungen und Anstieg des Serumkaliums. Die Behandlung umfasst folgende **Maßnahmen:**

- Absetzen der Digitalisierung und aller Diuretika bei Überdigitalisierung.
- Magenspülung und Aktivkohle bei akuter Digitalisvergiftung. Zu beachten ist, dass dabei durch Vagusreizung im Ösophagus eine Bradykardie ausgelöst werden kann. Atropin sollte bereitgehalten werden.
- Infusion von Kalium zur Stabilisierung der Membran der Herzzellen.
- Phenytoin und Lidocain i.v. wirken antifibrillatorisch und vermindern Extrasystolen.
- EDTA-Na^+ i.v. reduziert Ca^{2+}.
- Cholestyramin ist ein Ionenaustauscher, der Gallensäuren im Darm bindet und den enterohepatischen Kreislauf unterbricht. Dadurch wird Digitoxin vermehrt ausgeschieden. Cholestyramin wird oral mit viel Wasser verabreicht.
- Atropin i.v. bei Bradykardie.
- **Digitalisantitoxin** per Infusion (Digitalis Antidot BM®). Diese Antikörperfragmente aus Schafserum binden Digoxine und Digitoxin zu unwirksamen Antigen-Antikörper-Komplexen und wirken schnell. Ein Allergietest vor der Infusion ist empfehlenswert. Andere Nebenwirkungen sind nicht bekannt.

Eisenverbindungen (☞ Kap. 20)

Orale Eisen-(II-) und Eisen-(III-)Verbindungen sind schleimhautreizend und ätzend. Es kommt zu Magenbeschwerden, Übelkeit, Krämpfen, Obstipation oder Durchfall. Symptome der Eisenvergiftung sind Kopfschmerz, Hitzegefühl und Erbrechen wenige Stunden nach Eisenaufnahme. Weiterhin kann ein Blutdruckabfall bis zum Schock auftreten, hämorrhagisches Erbrechen und hämorrhagischer Durchfall. Wird diese akute Phase überlebt, kommt es nach 24 Stunden zu erneutem Blutdruckabfall, Hepatitis und Krämpfen mit Atemlähmung. Therapeutisch wird eine **Magenspülung** mit Natriumhydrogencarbonat zur Bildung von schwerlöslichem Eisencarbonat vorgenommen. Aktivkohle oder Eiweißlösung dient der Adsorption, als spezifisches Antidot wird der Komplexbildner **Desferrioxamin** (Desferal®) i.v. verabreicht.

Lithium (☞ Kap. 28.5)

Symptome sind Erbrechen, Krämpfe, Ataxie, Diabetes insipidus und Herzrhythmusstörungen. Die Therapie erfolgt mittels **forcierter Diurese** oder Dialyse.

Neuroleptika (☞ Kap. 28)

Zu den **Symptomen** einer Neuroleptikavergiftung gehören Schläfrigkeit bis zum Koma, Delirien, Dystonien, Krampfanfälle, Blutdruckabfall, Anstieg der Herzfrequenz, Mydriasis, Herzrhythmusstörungen bis zum Kammerflimmern. Tödlich sind Vergiftungen mit Neuroleptika in der Regel nur, wenn gleichzeitig Alkohol oder Hypnotika eingenommen werden.

Die **Therapie** besteht aus Entgiftung, symptomatischer Behandlung und Antidotgabe. Zur Entgiftung dient eine Magenspülung mit Aktivkohle. Das medikamentöse Auslösen von Erbrechen gelingt meist nicht, da Neuroleptika eine starke antiemetische Wirkung haben. Hämoperfusion und forcierte Diurese sind wegen der hohen Plasmaeiweißbindung wenig wirksam. Wichtig für die Prognose sind vegetative Symptome wie Blutdruckabfall oder Hypertonie und Herzrhythmusstörungen. Eine Hypotonie wird mit Noradrenalin- oder Dopamininfusionen behandelt. **Adrenalin** ist wegen der Adrenalinumkehr, die die Hypotonie verstärkt, **kontraindiziert.** Die Frühdyskinesien können mit i.v. Gabe von Biperiden (Akineton®) gestoppt werden. Bei wiederholten epileptischen Anfällen hilft Diazepam i.v.

Opiate (☞ Kap. 33)

Bei **Intoxikationen** kommt es zu Atemdepression mit Zyanose, Koma, Miosis, Absinken der Körpertemperatur, Harnsperre und Tonusverlust der Muskulatur. Eine Areflexie, eine Bradykardie, ein Blutdruckabfall und ein Kreislaufkollaps können auch auftreten.

Die **Therapie** der Opiatvergiftung besteht in künstlicher Beatmung, Aufhebung der Opiatwirkung durch i.v. Gabe von 0,4–2 mg des Morphinantagonisten **Naloxon** (Narcanti®). Naltrexon (Nemexin®) steht nur in oraler Form zu Verfügung und eignet sich nicht zur Vergiftungsbehandlung. Die vegetativen Symptome lassen sich mit **Clonidin** (Catapressan®) dämpfen, da dieser α_2-Adrenozeptor-Agonist die erhöhte Noradrenalinausschüttung bekämpft.

Paracetamol (☞ Kap. 34)

Frühsymptome der Paracetamolvergiftung nach einigen Stunden sind Schwindel, Erbrechen und Bauchschmerzen. Das Bewusstsein ist nicht beeinträchtigt.

Merke!
Aus den Frühsymptomen lässt sich nicht auf die Schwere der Vergiftung schließen.

Dann folgt eine **Übergangsphase** mit Besserung für 1–2 Tage und leichtem Anstieg der Leberenzyme. Nach 3–5 Tagen erscheint das **Vollbild** der toxischen Leberschädigung mit starkem Anstieg der Leberenzyme, Ikterus, Zellnekrosen, Ammoniakenzephalopathie und Nierenversagen. Die Ursache dafür sind toxische Metaboliten, die bei hoher Paracetamoldosis neben den normalen Abbauprodukten gebildet werden. Sie entstehen durch Oxidation am Cytochrom-P_{450}-System. Die Dosis letalis liegt zwischen 15 und 20 g. Personen mit vorgeschädigter Leber wie Alkoholiker sind besonders gefährdet.

Die **Therapie** besteht in **Magenspülung,** Gaben von Aktivkohle, Hämoperfusion oder Hämodialyse (nur glukuroniertes Paracetamol ist dialysabel). Als Antidot wird **Acetylcystein** gegeben, dessen SH-Gruppen reaktive Metaboliten binden und inaktivieren. Je früher die Behandlung beginnt, desto besser ist die Prognose.

Salicylate (☞ Kap. 34)

Die **Salicylatvergiftung** ist gekennzeichnet durch Salicylismus und Störungen des Säure-Basen-Haushalts. Zunächst tritt eine Frequenzsteigerung und Vertiefung der Atmung ein, da Salicylsäure in der Medulla oblongata wie CO_2 (bzw. Kohlensäure) behandelt wird → Hyperventilation, CO_2-Verlust → respiratorische Alkalose → erhöhte Bicarbonatausscheidung über die Niere, aber Retinierung von Säuren → metabolische Azidose. Später kommt durch die Atemdepression noch eine respiratorische Azidose dazu. Behandelt wird mit **Infusionen von Bicarbonat** und **KCl.** Dadurch wird die Azidose kompensiert und der Urin alkalisiert, was zu einer besseren Salicylatausscheidung führt. In schweren Fällen sollte eine **Beatmung** und **Hämodialyse** durchgeführt werden, da Salicylat gut dialysabel ist. Symptome sind Übelkeit, Erbrechen, Schwindel und Krämpfe.

Unter **Salicylismus** versteht man zentrale toxische Wirkungen der Salicylate. Die Patienten klagen über Ohrensausen (Tinnitus), Schwindel (Vertigo) und Schwerhörigkeit. Verantwortlich dafür ist eine Druckerhöhung im Labyrinth. Auch dauernder Hörverlust ist möglich. Salicylismus tritt hauptsächlich bei älteren Patienten auf.

53.2 Gewerbliche Haushalts- und Umweltgifte (☞ 52)

53.3 Gifte von Tieren, Pilzen und Bakterien (☞ 52)

53.4 Besonderheiten bei Vergiftungen im Kindesalter

Säuglinge und Kleinkinder sind gegenüber Giften besonders empfindlich. Dies hat eine Reihe von Gründen:

- geringe Körpermasse
- hoher Stoffwechsel und viele schnell wachsende Zellen
- geringer Hautschutz, gute Hautresorption
- unausgereiftes Enzymsystem in der Leber
- Mangel an Methämoglobinreduktase
- höhere Bioverfügbarkeit von Pharmaka bei Kindern, bessere Resorption
- geringere Plasmaeiweißbindung.

Die Kombination gute Resorption, mangelhafte Entgiftung und erhöhte Gefahr der Methämoglobinbildung macht Kinder besonders anfällig für Vergiftungen. Insbesondere bei folgenden Medikamenten ist Vorsicht geboten:

- **Atropin** und andere Parasympatholytika: verminderte Aktivität der Esterasen in der Leber
- **Antihistaminika** und **Antiemetika:** erhöhte Gefahr zentraler Erregung und Atemdepression
- **Morphine:** erhöhte Gefahr der Atemdepression
- **Chloramphenicol:** Grey-Syndrom durch Glukuronidierungsschwäche
- **Salicylate:** Gefahr der Atemdepression
- **Eisenpräparate:** empfindliche Darmmukosa, erhöhte Resorption
- **Desinfektionsmittel:** erhöhte Hautresorption, schnelles Erreichen toxischer Konzentrationen
- **Nitrite, Primaquin, Nitrofurantoin** und **Sulfonamide** führen zu Methämoglobinbildung.

54 Besonderheiten der Pharmakotherapie im Kindesalter und im höheren Lebensalter

In verschiedenen Lebensaltern können Medikamente pharmakodynamisch und pharmakokinetisch unterschiedliche Wirkungen entfalten (paradoxe Arzneimittelreaktionen, veränderte Dosierung). Die pharmakokinetischen Parameter Resorption, Verteilung, Metabolisierung und Elimination unterliegen altersabhängigen Schwankungen.

54.1 Besonderheiten der Pharmakotherapie im Kindesalter

Kinder haben andere physiologische und biochemische Gegebenheiten als Erwachsene:

- große Oberfläche bei kleiner Masse
- erhöhte Resorption über die Haut
- größeres ECR als Erwachsene
  - Im Verhältnis zur Körperoberfläche ist beim Kind der ECR größer als beim Erwachsenen. Durch den großen ECR müssen hydrophile Medikamente höher dosiert werden, d. h. es muss eine höhere Dosis pro kg Körpergewicht gegeben werden. Dies gilt beispielsweise für Betablocker. Bei Säuglingen beträgt der ECR 50 % des KG, bei Kindern < 1 Jahr 25 % (Erw. 20–25 %)
- geringere Fett- und Muskelmasse
- hoher Stoffwechsel und hoher Flüssigkeitsumsatz
- geringere Plasmaeiweißmenge
- Hydroxylierungs- und Glukuronidierungsschwäche der Leber im 1. Monat
- verminderte renale Elimination im 1. Monat, verlängerte Plasma-HWZ
- höhere intestinale Resorption in den ersten Lebenswochen
- verminderte Enzymaktivitäten
- stark verminderte Produktion von Magensäure bis zum 3. Lebensjahr.

Merke!
Kinder sind keine „kleinen Erwachsenen".

Bei mangelhafter **Flüssigkeitszufuhr** trocknen Kinder schnell aus, und die Pharmakonkonzentration steigt unzulässig an. Das **Plasmaeiweiß** bindet weniger Medikamente, so dass deren Wirkung stärker ist. Dies gilt für Sulfonamide und Sulfonylharnstoffe. Medikamente, die zur Verdrängung des Bilirubins aus der Plasmaeiweißbindung führen, wie Phenytoin, können einen Kernikterus auslösen. Die Metabolisierung durch **Enzyme** in Leber und Gewebe ist vermindert (Esterasen, Oxidasen, Glukuronidasen), die Verweildauer lipophiler Substanzen verlängert. Die Bioverfügbarkeit von Medikamenten mit First-Pass-Effekt ist durch den langsamen Abbau in der Leber erhöht. Vom 1. bis zum 8. Lebensjahr ist die Biotransformation im Vergleich zum Erwachsenen sogar höher.

Die **glomeruläre Filtration** ist in den ersten sechs Lebensmonaten durch verdickte Basalmembranen eingeschränkt. Die tubuläre Sekretion ist ebenfalls erniedrigt, das kann zur Kumulation von nierengängigen, wasserlöslichen Medikamenten führen. Nach dem 6. Lebensmonat gleicht sich die Elimination der von Erwachsenen an. Die **Resorption** über Haut und Schleimhäute ist erhöht. Durch den Methämoglobinreduktasemangel kann es zur erhöhten Methämoglobinbildung kommen. Die Wärmeregulation ist labil, so dass die Gefahr von Überhitzung und Unterkühlung besteht.

Dosierung von Medikamenten im Kindesalter

Leider existieren für viele Medikamente keine Dosierungsregeln für Kinder (z. B. Betablocker), so dass experimentiert werden muss. Allgemein gültige Regeln gibt es nicht. Meist wird nach Kilogramm Körpergewicht dosiert, was aber zu Über- sowie Unterdosierungen führen kann. So benötigt man bei Betablockern ein Vielfaches der Erwachsenendosis (bezogen auf Kilogramm Körpergewicht.) Die Mengen Dosis/kg Körpergewicht werden bei manchen Medikamenten, beispielsweise Antibiotika, von den Pharmaherstellern angegeben.

Merke!
Nur 20 % der Arzneimittel sind auch für Kinder zugelassen.

Man kann auch nach der **Körperoberflächenregel von Harnack** dosieren. Bezugspunkt ist die Erwachsenendosis; davon wird entsprechend dem Kindesalter ein Bruchteil genommen, z. B. bei einem 6 Monate alten Kind 20 % der Erwachsenendosis. Nachteil der Methode ist, dass man eine Vergleichstabelle braucht und rechnen muss.

$$\text{Normaldosis}_{\text{KIND}} = \frac{\text{Normaldosis}_{\text{ERWACHSENER}} \times \text{Körperoberfläche}_{\text{KIND}}}{1{,}73}$$

Formel 54.1

Tab. 54.1 Medikamente, die im Kindesalter kontraindiziert oder mit besonderer Vorsicht zu verwenden sind.

Wirkstoff	Unerwünschte Wirkung
ACE-Hemmer	Kreislaufkollaps, Nierenversagen. ACE-Hemmer kontraindiziert!
Sulfonamide	hohe Plasmaeiweißbindung. Verdrängung von Bilirubin aus der Plasmaeiweißbindung, Gefahr des Kernikterus.
Sulfonylharnstoffe	hohe Plasmaproteinbindung
Chloramphenicol	Kumulation durch Glukuronidierungsschwäche, Grey-Syndrom.
Tetrazykline	Einlagerung in die Zähne (braune Flecken) und in Knochen. Ferner vermehrte Liquorbildung und Hydrozephalus beim Neugeborenen. Kontraindikation von Geburt bis zum 8. Lebensjahr
Aminoglykoside	Neurotoxisch, besonders für Gehörnerv
Cotrimoxazol	Hemmung der THF-Bildung aus Folsäure, Anämie
Morpin und Opioide	verstärkte Atemdepression
Salicylate	verstärkte Atemdepression
Metoclopramid	Dyskinesien. Dimenhydrinat ist vorzuziehen
H_1-Rezeptorenblocker	verstärkte Atemdepression
Indometazin	Verminderung der glomerulären Filtration, Nierenversagen
Furosemid	Nephrocalcinose beim Frühgeborenen
Glukokortikoide	Verzögerung des Knochenwachstums, Minderwuchs. Keine Zäpfchen! Schwankende Resorption
Vitamin A	Zunahme des Kopfumfangs bei Überdosierung, teratogen
Digoxin	verlängerte Plasma-HWZ, Herzrhythmusstörungen, Hirnblutung
Theophyllin	sehr geringe therapeutische Breite. Keine Zäpfchen geben wegen der schwankenden rektalen Resorption
ASS	erhöhtes Blutungsrisiko, Reye-Syndrom Paracetamol ist vorzuziehen
Ibuprofen	erhöhtes Blutungsrisiko, Reye-Syndrom
β_2-Sympathomimetika	unzureichende Wirkung, vermutlich aufgrund eines Mangels an β_2-Rezeptoren
Diazepam	geringes Ansprechen oder paradoxe Wirkung
Erythromycin + Clarithromycin	verstärken die Wirkung von Theophyllin
Neuroleptika	häufiger Dyskinesien, Hemmung des Wärmezentrums. Die Behandlung erfolgt mit Biperiden (Akineton®)
Phenobarbital	Erregungszustände durch paradoxe Reaktion (psychomotorische Unruhe)
Phenylhydantoin	Kleinhirnschädigung
α-Sympathomimetika	Kreislaufkollaps durch Nasentropfen
Gyrasehemmer	Knorpelschäden an Gelenken und Epiphysen im Tierversuch
Sauerstoff	Linsenschädigung am Auge
Diuretika	Exsikkose, Wirkungsverstärkung anderer Pharmaka

Eine einfachere Berechnung liefert die Formel:

$$\text{Normaldosis}_{\text{KIND}} = \frac{\text{Normaldosis}_{\text{ERWACHSENER}} \times \text{Körperoberfläche}_{\text{KIND}}}{\text{Alter}_{\text{KIND}} + 12}$$

Formel 54.2

Die Erklärung der Einnahme von Medikamenten sollte immer schriftlich erfolgen, da Eltern kranker Kinder häufig sehr aufgeregt sind und mündliche Erklärungen nur bruchstückhaft wahrnehmen. Eine Erklärung von Wirkungen (gegebenenfalls auch NW) der verordneten Medikamente verbessert die Compliance, ebenso die Einnahme zusammen mit den Mahlzeiten. Nach Möglichkeit sollten Medikamente oral gegeben werden, da die rektale Resorption unsicher ist und Injektionen nur im Notfall erfolgen sollten.

54.2 Besonderheiten der Pharmakotherapie im höheren Lebensalter

Der Medikamentenverbrauch steigt mit zunehmendem Alter. Es werden nicht nur häufiger Medikamente genommen, sondern es werden aufgrund der **Multimorbidität** meist mehrere Medikamente gleichzeitig genommen. Über 60-Jährige leiden etwa dreimal so häufig unter Nebenwirkungen wie jüngere Patienten. Ursachen sind unter anderem der veränderte Metabolismus im Alter und fehlende pharmakologische Daten über Medikamentenwirkungen bei alten Menschen. In Mannheim wurde ein Zentrum für Gerontopharmakologie gegründet (Wehling, Gladisch), das die Ursachen von Nebenwirkungen und Interaktionen der Pharmakotherapie bei alten Menschen erforschen soll. Todesfälle bei alten Menschen durch Medikamenteninteraktionen oder falsche Dosierung sind häufig.

Besonderheiten der Physiologie und Biochemie im Alter und Ursachen für gehäufte Nebenwirkungen sind insbesondere:

- **Resorptionsverminderung** durch Verminderung von Peristaltik, Durchblutung, Säureproduktion und Schleimhautatrophie.
- **Gewebsverteilung:** Änderung der Kompartimente, Abnahme von ECR und Körperwasser, Abnahme der Muskelmasse, relative Zunahme des Fettgewebes, Verminderung des Plasmaeiweiß durch Minderung der Synthese und Abnahme der Durchblutung von Geweben und Organen.
- **Metabolismus:** Die Biotransformation sinkt durch Abnahme des Lebergewebes, der Organdurchblutung und der oxidativen Enzymaktivitäten. Dadurch kommt es zu einer verlängerten Wirkungsdauer der Medikamente und zu einer höheren Bioverfügbarkeit (z. B. Betablocker, Kalziumantagonisten). Die Reaktionen des Phase-II-Stoffwechsels, wie Glukuronidierung oder Sulfatierung, sind meist normal. Medikamente wie Propranolol, Metoprolol, Propafenon, Verapamil und Nifidepin erfordern Dosisreduktion.
- **Elimination:** verminderte Nierendurchblutung, Abnahme von GFR und tubulärer Sekretion → eingeschränkte Nierenfunktion, Kumulationsgefahr nierengängiger Medikamente. Auch bei normalem Kreatinin kann die GFR bis auf 50 ml/min vermindert sein, da auch die Muskelmasse vermindert ist und somit weniger Kreatinin anfällt. Bei problematischen Medikamenten muss der Serumspiegel bestimmt werden, da der Kreatininspiegel nicht zuverlässig und die GFR nicht bekannt ist. Anhaltspunkte für die Dosierung liefern auch Alter, Geschlecht und Körpergewicht.
  Nierenschädigende Medikamente wie Sulfonamide, Aminoglykoside und Goldverbindungen sollten vermieden werden. Penicillin erreicht bei eingeschränkter GFR keine ausreichende Konzentration im Urin und sollte bei Harnwegsinfekten nicht eingesetzt werden. Sulfonamide kumulieren bei Niereninsuffizienz. Digitalisglykoside (Digoxine, aber nicht Digitoxin) können bei eingeschränkter Niereninsuffizienz kumulieren. Gleiches gilt für Antibiotika und Sulfonamide, besonders wenn sie mit Sulfonylharnstoffen (oralen Antidiabetika) kombiniert werden. Medikamente wie Aminoglykoside, Amphotericin B, Gyrasehemmer, Vancomycin, Atenolol und Digoxin erfordern Dosisreduktion.
- **Stoffwechsel:** Neigung zu Hypoglykämie und Elektrolytstörungen, z. B. Hypokaliämie, Hypokalzämie und Hypomagnesiämie, Eisenmangel. Diuretika verschlechtern den Elektrolythaushalt. Pyrazolone können zu vermehrter Retention von Natrium und Wasser führen.
- **Vitaminmangel und Anämien:** Bei Vitamin-K-Mangel (einseitige Ernährung mit Süßspeisen) und Cumarintherapie besteht ein erhöhtes Blutungsrisiko.
- **Temperaturregulation:** Gefahr der Unterkühlung, Hypothermie durch Phenothiazine.
- **Vermindertes Körperwasser und Exsikkose:** Alte Leute trinken meist zu wenig und trocknen leicht aus. Fatale Folgen haben ACE-Hemmer bei exsikkierten Patienten, es kommt zu Blutdruckabfall und Kollaps. Diuretika verstärken die Exsikkose und erhöhen die Thrombosegefahr.
- **Herzinsuffizienz** ist im Alter häufig und kann latent oder manifest sein. In beiden Fällen vermindert sich die Nierendurchblutung und die Elimination nierengängiger Medikamente. Bei eingeschränkter Nierenfunktion sollte Digoxin durch Digitoxin ersetzt werden, das hauptsächlich über die Leber metabolisiert wird. Erhöhte Neigung zu orthostatischer Dysregulation.

- **Lungenfunktion.** Die Vitalkapazität nimmt im Alter auch ohne Erkrankungen der Atemwege ab. Bei Bronchitis, Bronchiektasen, Asthma und Lungenemphysem ist die Ateminsuffizienz noch stärker und die Gefahr der Atemdepression durch Medikamente größer.
- **Zerebrale Durchblutungsstörung,** z. B. infolge Arteriosklerose oder Mikroinfarkten, kann sich als Unruhe, Schlaflosigkeit und Depression äußern. Statt mit Psychopharmaka zu therapieren, sollte die Sauerstoffversorgung und die Durchblutung des Gehirns verbessert werden (Digitalisierung, ASS, Atemübungen). Folgende Medikamente können die Hirnfunktion verschlechtern und organische Psychosyndrome auslösen: Hypnotika und Benzodiazepine, Morphine, Antidepressiva, Neuroleptika, Antiparkinsonmittel, Kortikosteroide, Antirheumatika, Antihypertensiva, Parasympatholytika, Theophyllin, Cimetidin.
- **Periphere Durchblutungsstörungen:** Durch die altersbedingte Versteifung der Gefäßwände erfolgt die Durchblutungsregulation nur noch in geringem Maß über Gefäßdilatierung bzw. -verengung, sondern über die Änderung des Herzminutenvolumens. Bei Blutdrucksenkung durch Antihypertensiva besteht die Gefahr der peripheren Minderdurchblutung (Claudicatio intermittens, Angina pectoris).
- **Arzneimittelinteraktionen** sind häufig, da meist mehrere Medikamente gleichzeitig genommen werden. **Paradoxe Arzneimittelreaktionen** kommen im Alter häufiger vor. Dazu zählen Erregung auf Benzodiazepine und Barbiturate, Müdigkeit auf Psychoanaleptika (Captagon).
- **Compliance:** Vergesslichkeit, zu viele Medikamente, Angst vor Nebenwirkungen und die Unfähigkeit, alte Gewohnheiten aufzugeben, machen eine konsequente Pharmakotherapie schwierig. Medikamente werden vergessen oder zu oft genommen. Auch wenn der Arzt ein Präparat absetzt, besteht die Möglichkeit, dass der Patient sich das Medikament besorgt und weiter einnimmt, weil er nicht darauf verzichten will. Am besten sind **schriftliche Dosierungspläne,** Pillendosen und Aufsichtspersonen zur Kontrolle sowie möglichst wenig Medikamente und möglichst Einmalgabe (Retardpräparate).

Merke!
Je höher das Kreatinin ist, desto geringer sollte die Dosierung der nierengängigen Pharmaka sein.

Dosierungsempfehlungen im Alter

Es ist grundsätzlich eine individuelle Dosierung erforderlich, allgemein gültige Regeln gibt es nicht. Empfehlenswert sind eine einschleichende Dosierung und das Vermeiden von abruptem Absetzen. Für einige Medikamente wie Digitalis, Theophyllin, Antiepileptika und Aminoglykoside kann der Plasmaspiegel zur Kontrolle herangezogen werden. Bei renal eliminierten Pharmaka sollte die glomeruläre Filtrationsrate (GFR) bestimmt werden. Ersatzweise kann man sich an der Formel von Cockroft und Gault orientieren:

$$CL_{Kr}(ml/min) = \frac{(140 - Alter[a]) \times Gewicht\ (kg)}{f \times Serumkreatinkonzentration[\mu mol/l]}$$

Formel 54.3

CL_{Kr} = Kreatinin-Clearance, $f_{Männer} = 72$ und $f_{Frauen} = 85$

55 Die Pharmakotherapie in Schwangerschaft und Stillperiode

55.1 Einführung

Am Beipackzettel der Medikamente kann man sich nicht orientieren, wenn man erfahren möchte, ob ein Medikament in der Schwangerschaft eingesetzt werden kann. Aus juristischen Gründen steht selbst beim harmlosesten Kräuterpräparat die Formel: „Obwohl bis jetzt keine Schäden in der Schwangerschaft bekannt geworden sind, sollte das Medikament in der Schwangerschaft nicht gegeben werden." Der Hersteller ist aus dem Schneider, die Verantwortung trägt der Arzt. Aber auch in der Schwangerschaft kann häufig nicht auf Medikamente verzichtet werden. Es gilt abzuwägen, ob die unbehandelte Krankheit oder die Nebenwirkungen des Medikaments den größeren Schaden anrichten.

Merke!
Insbesondere bei neu eingeführten Medikamenten fehlen zuverlässige Daten über die möglichen Risiken für Schwangere bzw. die Feten, daher sollten neue Medikamente nicht in der Schwangerschaft gegeben werden.

Zu berücksichtigen ist nicht nur der veränderte Stoffwechsel und Hormonhaushalt der Schwangeren, sondern vor allem die **Entwicklung des Fötus,** der wesentlich empfindlicher ist als der mütterliche Organismus und ganz anders reagiert. Bei richtiger Indikationsstellung und kurzfristiger Gabe sind die meisten Medikamente unschädlicher als Alkohol oder Nikotin in der Schwangerschaft. Dennoch sollte nicht jede Befindlichkeitsstörung gleich mit der chemischen Keule behandelt werden. Kopfschmerzen, Schwangerschaftserbrechen, vegetative Dystonie und andere Regulationsstörungen sprechen gut auf Akupunktur an und sind für Mutter und Kind unschädlich.

Merke!
Grundsätzlich können alle Stoffe bzw. Medikamente die Plazenta durchdringen (überwiegend durch Diffusion).

Für Medikamente, die den Embryo oder Fetus schädigen und zu Missbildungen führen können, verwendet man die Begriffe **embryotoxisch** oder **teratogen** (= missbildend). Plazenta und Milchschranke sind für die meisten Medikamente durchlässig und erreichen in teils beachtlicher Konzentration auch den Fötus bzw. den Säugling, insbesondere wenn bei der Mutter eine Niereninsuffizienz oder eine Lebererkrankung vorliegt.

Merke!
Die Embryonalphase reicht vom 1.–4. Monat, die Fetalphase vom 5. Monat bis zur Geburt.

Auch physiologische Metabolisierungs- und Eliminierungsschwäche des Kindes führt zu einer erhöhten Pharmakonkonzentration. Die Milchschranke besteht nur aus der Basalmembran. Demzufolge werden lipophile Pharmaka leichter durchgelassen. Schwache Basen reichern sich in der Milch an, da die Milch gegenüber dem Plasma (pH 7,4) leicht sauer ist (pH 7). Pharmaka mit geringer Plasmaeiweißbindung gelangen ebenfalls leichter in die Milch. Für sehr kleine hydrophile Moleküle mit einem Molgewicht von weniger als 200 Dalton ist die Basalmembran kein Hindernis. Der Durchtritt der Stoffe durch die Milchschranke bzw. Plazenta geschieht hauptsächlich durch Diffusion und ist daher konzentrationsabhängig.

Merke!
Auch im Fruchtwasser können sich Pharmaka anreichern und Depotwirkung entfalten.

Tab. 55.1 Teratogene Medikamente.

Wirkstoff	Schaden beim Embryo, Fötus oder Neugeborenen
ACE-Hemmer	Fruchttod im Tierversuch
Äthanol	Wachstumsstörung, Dysmorphie, Mikrozephalie
Alkylanzien	Organfehlbildung, Fruchttod, Urogenitalfehlbildung
Aminoglykoside	neurotoxisch für den Gehörnerven
Antidepressiva (tri- + tetrazyklisch)	Fehlbildungen an Herz und ZNS
Anabolika	Virilisierung, vorzeitige Skelettreifung
Antiepileptika	Gesichtsdysmorphie, Störung des Neuralrohrs
Barbiturate	ZNS-Fehlbildung, Lippen-Kiefer-Gaumenspalte, Floppy-Infant-Syndrom
Biguanide	Laktatazidose, Fehlbildungen, Folsäurehemmung
Kaliumantagonisten	Skelettmissbildungen in hohen Dosen
Carbamazepin	ZNS-Fehlbildung, Lippen-Kiefer-Gaumenspalte, Floppy-Infant-Syndrom
Clonazepam	ZNS-Fehlbildung, Lippen-Kiefer-Gaumenspalte, Floppy-Infant-Syndrom
Chloramphenicol	Grey-Syndrom
Cisplatin	Missbildungen der Gliedmaßen, Herz, Fruchttod
Cumarine	Skelettmissbildungen, Blutungen, Fruchttod
Diazepam	ZNS-Fehlbildung, Lippen-Kiefer-Gaumenspalte, Floppy-Infant-Syndrom
Diethylstilbestrol	Zervixkarzinom
Diuretika	Wachstumsstörung
Folsäureantagonisten	Fruchttod, Dysraphien
Folsäuremangel	Lippen-Kiefer-Gaumenspalte
Ganciclovir	s. Virostatika
Glukokortikoide	Wachstumshemmung, NN-Insuffizienz
Goldpräparate	Missbildungen an ZNS und Kiefer
Gyrasehemmer	Gaumenspalten im Tierversuch
Jodid	Thyreotoxikose
Lithiumsalze	Missbildungen an Herz und ZNS
Mefloquin	Chromosomenschädigung, Anenzephalie
Nikotin	Abortgefahr
Opioide	Atemdepression
Phenacetin	Methämoglobinbildung
Phenylbutazon	Kernikterus
Phenytoin	Wachstumshemmung, Gaumenspalte, Dysmorphie, Mikrozephalie
Pyrimethamin	Chromosomenschädigung, Anenzephalie
Salicylate	Blutungen, vorzeitiger Schluss des Ductus Botalli
Sulfonamide	Kernikterus
Sulfonylharnstoffe	Fruchttod, Verdacht auf Missbildungen
Tetrazykline	Schädigung der Zahn- und Knochenentwicklung
Thyreostatika	Kretinismus, Struma
Valproinsäure	s. Antiepileptika

Tab. 55.1 Teratogene Medikamente. (Fortsetzung)

Wirkstoff	Schaden beim Embryo, Fötus oder Neugeborenen
Virostatika (DNA-Hemmer)	Wachstumshemmung, Gaumenspalte, Organaplasien
Vitamin A	Missbildungen an ZNS und Augen in hohen Dosen
Vitamin D	Aortenstenose in hohen Dosen
Zytostatika	multiple Missbildungen, Fruchttod

Frauen mit Diabetes mellitus, Hyperthyreose, Epilepsie, Hypertonie bzw. Eklampsie sowie Rauschgiftsüchtige, Alkoholikerinnen und Raucherinnen haben eine höhere Rate fehlgebildeter Kinder bzw. häufigere Aborte. Alle Medikamente aus der Tabelle 55.1 sind in der Schwangerschaft kontraindiziert. Eine Ausnahme stellen die Vitamine A und D in physiologischer Dosierung dar.

Merke!

Besonders sensibel sind die ersten 4 Schwangerschaftsmonate, in denen die Anlage und Ausprägung der Organe erfolgt.

- **Schwangere Diabetikerinnen** sollten auf Insulin umgestellt werden, da Sulfonylharnstoffe und Biguanide kontraindiziert sind.
- **Schwangere Epileptikerinnen** sind schwierig zu behandeln, da eigentlich alle Antiepileptika kontraindiziert sind. Am harmlosesten sind noch Carbamazepin und Primidon, notfalls können Barbiturate eingesetzt werden.
- Bei **Hyperthyreose** dürfen nie Thyreostatika allein gegeben werden, weil sie die Schilddrüsenentwicklung des Fötus hemmen. Sie müssen mit Thyroxin kombiniert werden.
- Die **Hypertonie** kann mit selektiven β_1-Blockern, α-Methyldopa und Dihydralazin behandelt werden. Wie bei allen Hypertonikern sollte die Blutdrucksenkung schonend erfolgen.
- **Drogenabhängige** müssen mit Methadon substituiert werden, eventuell muss auch das Neugeborene mit Methadon substituiert werden.

55.2 Mögliche Schädigungen durch Medikamente (☞ Tab. 55.1)

Je nach Entwicklungsphase bzw. Alter der Frucht sind folgende Schädigungen möglich:
- Fruchttod und Abort
- Fehlbildungen
- Organschäden und Funktionsstörungen
- Wachstumsstörungen
- Adaptationsstörungen (z. B. Grey-Syndrom, Atemdepression).

Fruchttod und Abort durch Medikamente

Ein Fruchttod kann durch folgende Medikamente ausgelöst werden:
- Zytostatika
- Chloramphenicol und Streptomycin
- hohe Dosen von Chinin
- Vitamin-K-Antagonisten → innere Blutungen beim Fetus → Fruchttod
- Raucherinnen haben eine doppelt so hohe Abortrate wie Nichtraucherinnen.
- Für Glukokortikoide ist Fruchttod nur im Tierversuch nachgewiesen.

Fehlbildungen durch Medikamente

Leider lassen sich Fehlbildungen durch Medikamente im Tierversuch nicht auf den Menschen übertragen, da Dosierung und Metabolismus zu verschieden sind. Aber es gibt auch keine Methode, im Tiermodell gewonnene Erkenntnisse über Fehlbildungen beim Menschen auszuschließen. Hinzu kommt, dass medikamentös induzierte Fehlbildungen nur 2–7 % über der allgemeinen Fehlbildungsrate liegen, was statistisch nicht signifikant ist. Gesichert als Verursacher von Fehlbildungen sind:
- Thalidomid → Phokomelie
- Androgene → Virilisierung weiblicher Feten
- Clomifen → ZNS-Fehlbildungen
- Vitamin-K-Antagonisten → Anomalien von Skelett und Schädel
- Alkohol → kraniofaziale Dysmorphie, Organfehlbildungen
- Folsäureantagonisten → Lippen-Kiefer-Gaumenspalte, Hydrozephalus, Spina bifida, Neuralrohrdefekte
- Trimethoprim, Pyrimethamin → interferieren mit Folsäurestoffwechsel
- Thyreostatika → Entwicklungsstörungen des ZNS
- Amantadin → kardiovaskuläre Fehlbildungen
- Lithium → kardiovaskuläre Fehlbildungen
- Vitamin D in hohen Dosen → kardiovaskuläre Fehlbildungen
- Retinoide (Isotretionin, Acitretin) → verschiedene Fehlbildungen
- Phenylhydantoin u. a. Antiepileptika → Wachstumsstörung, Mikroenzephalie, Dysmorphie
- Appetitzügler → kardiovaskuläre Fehlbildungen.

Organschäden und Funktionsstörungen

Diese treten bevorzugt durch Hormontherapie in der Spätphase der Schwangerschaft auf:

- Androgene, Anabolika, Gestagene → Virilisierung, Herzfehlbildungen, Skelettreifung
- Diethylstilbestrol → Unfruchtbarkeit, Adeno-Ca (Latenz 15–22 Jahre)
- Thyreostatika → Struma beim Fötus, Dysplasie der SD
- Aminoglykosidantibiotika → Schädigung des N. acusticus
- Ethambutol → Schädigung des N. opticus
- ACE-Hemmer → Ossifikationsstörung Schädel, Dysplasie Nierentubuli
- ASS → erhöhtes Blutungsrisiko im letzten Trimenon.

Wachstumsstörungen durch Medikamente

Diese werden beobachtet bei Zytostatika, Glukokortikoiden, Diuretika, Propranolol, Tetrazyklinen, Alkoholmissbrauch, Raucherinnen und Kokainmissbrauch.

Adaptationsstörungen

Hierunter versteht man durch Medikamente oder Drogen ausgelöste Störungen, die während oder kurz vor der Geburt von der Mutter genommen wurden. Bekannt ist die Atemdepression durch Opioide, Barbiturate und Benzodiazepine. Ferner systemische Effekte von Lidocain, das Grey-Syndrom durch Chloramphenicol und die NN-Insuffizienz des Fötus nach Glukokortikoidtherapie. Orale Antidiabetika können beim Fötus eine Hypoglykämie auslösen.

55.3 Arzneitherapie in der Stillperiode (☞ Tab. 55.2)

In der Stillzeit gelten die gleichen Einschränkungen für eine Pharmakotherapie der Mutter wie in der Schwangerschaft, da die meisten Medikamente die Blut-Milch-Schranke durch Diffusion passieren.

Falls eine Behandlung mit kontraindizierten Medikamenten in der Stillzeit nicht zu umgehen ist, muss das Stillen z. B. mit Bromocriptin abgebrochen werden (Tab. 55.2).

Paracetamol, Penicillin, Cephalosporine, Erythromycin, Dimenhydrinat, Clemastin, Phenothiazin, Betablocker, Dihydralazin und Heparin können auch in der Schwangerschaft gegeben werden.

Tab. 55.2 In der Stillzeit kontraindizierte Medikamente.

ACE-Hemmer	Erythromycin
Aminoglykoside	Hydantoine
Amiodaron	Jodid
Anabolika und Androgene	Lithium
Barbiturate	Methadon
Biguanide	Methamizol
Cyproteronacetat	Metoclopramid
Clonazepam	Minoxidil
Chloramphenicol	Propyphenazon
Chlorpromazin	Salicylate
Chlorthalidon	Streptomycin
Chinolone	Sulfonamide
Clonidin	Sulfonylharnstoffe
Cumarine	Tetrazykline
Doxepin	Thyreostatika
Östrogene	Zytostatika
Ethambutol	

56 Grundzüge des Rezeptierens und der Arzneiverordnung

56.1 Gesetzliche Grundlagen

Die Verordnung, Verschreibung und Abgabe von Arzneimitteln wird in einer Reihe von Gesetzen geregelt. Dies sind insbesondere:
- Arzneimittelgesetz (AMG)
- Sozialgesetzbuch (SGBV)
- Gesundheitsreformgesetz (GRG)
- Gesundheitsstrukturgesetz (GSG)
- Heilmittelwerbegesetz (BGBI)
- Deutsches Arzneibuch (DAB).

Chemische Stoffe, die zur Pharmakotherapie eingesetzt werden, sind apothekenpflichtig und nach § 2 AMG als Arzneimittel zu betrachten. Wenn dieselbe chemische Verbindung (z. B. Salicylsäure) für andere Zwecke eingesetzt wird, dann kann sie auch von anderen Stellen, wie z. B. dem Chemikalienhandel, abgegeben werden. Eine Reihe von Präparaten wie Vitamine, Kräutertees und Nahrungsergänzungsstoffe dürfen als frei verkäufliche Stoffe auch außerhalb von Apotheken, z. B. in Supermärkten oder Drogerien abgegeben werden. Verordnungen über die Apothekenpflicht- oder -freiheit von Arzneimitteln erlässt das BfArM (Bundesinstitut für Arzneimittel und Medizinprodukte).

56.2 Verschreibung von rezeptpflichtigen Arzneimitteln

Auch bei den apothekenpflichtigen Arzneimitteln unterscheidet man zwei Gruppen:
- verschreibungspflichtige (Rp bzw. BtM) Arzneimittel
- die nicht verschreibungspflichtigen Arzneimittel.

In Deutschland sind die meisten Medikamente rezeptpflichtig (verschreibungspflichtig). Arzneimittel, die neue Wirkstoffe enthalten, sind grundsätzlich verschreibungspflichtig (§ 49 AMG). Nach 5 (3) Jahren endet die automatische Verschreibungspflicht. Alle verschreibungspflichtigen Arzneimittel sind in der **Verordnung über verschreibungspflichtige Arzneimittel** zusammengestellt. Sie wird laufend überarbeitet und alle 6 Monate veröffentlicht. In Arzneimittelverzeichnissen wie der „Roten Liste" oder der „Gelben Liste" sind rezeptpflichtige Arzneimittel mit **Rp** gekennzeichnet. **Apothekenpflichtige Arzneimittel** tragen die Bezeichnung **Ap.** Diese dürfen auch ohne Rezept abgegeben werden. Aufgrund der Sparpolitik im Gesundheitswesen nimmt die Selbstmedikation (englisch: OTC = Over The Counter) ständig zu.

Merke!
Alle verschreibungspflichtigen Arzneimittel sind auch apothekenpflichtig.

Das Deutsche Arzneibuch (DAB) und das Europäische Arzneibuch haben Gesetzescharakter. Sie enthalten die chemische Charakterisierung der Arzneimittel sowie die Vorschriften zur Herstellung von Rezepturen. Die Standardisierung der aufgeführten Arzneimittel wird als „offizinell" bezeichnet.

Ein **Rezept** ist eine schriftliche und verbindliche Anweisung des Arztes an den Apotheker, welches Arzneimittel an den Patienten abgegeben werden soll oder welches Medikament zubereitet werden soll. Heutzutage lassen nur noch Hautärzte Medikamente zubereiten. Dazu müssen das Mischungsverhältnis der Komponenten und die Zubereitung aufs Rezept geschrieben werden. Juristisch ist das Rezept eine **Privaturkunde.** Diebstahl und Fälschung von Rezepten sind kriminelle Delikte und werden bestraft.

In der Regel bekommt allerdings der Arzt, der sich die Rezepte hat stehlen lassen, mehr Probleme (unsorgfältige Aufbewahrung) als der Dieb, bei dem es sich meist um einen Drogenabhängigen handelt.

Privatrezepte

Ein Privatrezept unterliegt keiner Formularvorschrift. Es kann auf einem Blatt Papier ausgefertigt werden und muss lediglich Name, Adresse und Berufsbezeichnung des Arztes (Arzt, Tierarzt, Zahnarzt) enthalten, sowie den Namen des Patienten und die Bezeichnung und Menge des Medikaments. Ferner Datum und Unterschrift des Arztes. Die Signatur (S), also die Anweisung, wie das Arzneimittel einzunehmen ist, ist nur für BtM-Rezepte Pflicht, aber immer empfehlenswert. Gleiches gilt für die Adresse des Patienten. Auch die Angabe einer Gültigkeitsdauer ist nicht Pflicht.

Kassenrezepte

Kassenrezepte sind standardisiert und enthalten zusätzlich die Kassennummer des Arztes, die Versicherungsdaten des Patienten sowie kassentechnische Felder zum Ankreuzen, z. B. „frei" oder „Sprechstundenbedarf", „Hilfsmittel" oder „Rentner".

Das Rezept muss leserlich und unmissverständlich ausgefüllt werden. Dies ist nicht nur ein Gebot der Höflichkeit gegenüber dem Apotheker, sondern dient dazu, Schaden vom Patienten fernzuhalten (falsche Medikamentenabgabe). **Handschriftlich** muss nur die **Unterschrift** sein, der Rest kann mit Schreibmaschine oder Computerdrucker ausgefüllt werden. Prinzipiell kann der Arzt beliebige Mengen von Medikamenten verordnen, außer bei Betäubungsmitteln. In der Regel werden aber die fertig abgepackten **Originalpackungen** (OP) verordnet und nicht etwa 23 Tabletten, obwohl der Apotheker verpflichtet wäre, diese abzuzählen. Gibt es vom Wirkstoff Tabletten mit unterschiedlichem Wirkstoffgehalt, z. B. 5 und 10 mg, dann muss auch die Wirkstoffmenge pro Tablette auf dem Rezept angegeben werden. Fehlt diese Angabe, gibt der Apotheker grundsätzlich die schwächste Form ab.

In den letzten Jahren wurde versucht, die **Packungsgrößen** zu standardisieren, was aber nur unvollständig gelungen ist. Die kleinste Packung ist N1, die mittlere N2 und die größte N3. Leider ist nicht bei allen Medikamenten die gleiche Zahl Tabletten in N1 oder N2 oder N3 enthalten, so dass der Arzt zusätzlich wissen muss, wie viele Tabletten jeweils enthalten sind.

Fehlt die Angabe der Menge oder Packungsgröße N, dann gibt der Apotheker grundsätzlich die kleinste Packung ab.

Auf dem Privatrezept bzw. dem Kassenrezept kann eine Reihe von lateinischen Zusätzen für den Apotheker angebracht werden. Die wichtigsten sind:

- aut idem: oder dasselbe = anderes Fertigpräparat mit gleichem Wirkstoff in gleicher Dosierung
- aut simile: oder Ähnliches = Medikament ähnlicher Wirkung
- signa (S): bezeichne = schriftliche Gebrauchsanweisung durch Apotheker.
  Zusätzlich zu den obigen Angaben kann das Rezept noch **Vorschriften zur Einnahme** enthalten, z.B „3 × 1 Tablette täglich". Diesem Hinweis wird der Buchstabe S vorausgestellt. Er bedeutet **Signa** und verpflichtet den Apotheker, diese Signatur auf die Packung zu schreiben.
- noctu: nachts = wenn ein Rezept nachts ausgestellt wurde. Befreit den Patienten von der Nachtgebühr des Apothekers
- sine confectione: ohne Verpackung = Apotheker händigt dem Patienten nur das Medikament ohne Schachtel und ohne Beipackzettel aus.
  Die Originalpackungen enthalten einen **Beipackzettel** mit Wirkungen, Nebenwirkungen und Indikationen. Leider sind die meisten Beipackzettel nur für den Arzt gedacht, aber der Patient liest sie und nimmt das Medikament nicht, weil er die vielen Nebenwirkungen fürchtet. Besser wären getrennte Beipackzettel für Arzt und Patient. Wenn man verhindern möchte, dass der Patient einen Beipackzettel erhält, muss man auf dem Rezept vermerken: „sine confectione". Dann nimmt der Apotheker den Beipackzettel heraus.
- ana partes aequales: zu gleichen Teilen = bei Rezepturen
- ad: bis = bei Rezepturen z. B. ad 100ml = auf 100 ml auffüllen
- necesse: notwendig = z. B. bei Verordnungen die Höchstmengen überschreiten.

2002 wurde vom Gesetzgeber eine **Aut-idem-Regelung** für Kassenrezepte erlassen, wonach der Apotheker auch ohne Zusatz von „aut idem" auf dem Rezept ermächtigt ist, ein Vergleichspräparat abzugeben. Falls der Arzt das verhindern möchte, muss er es ausdrücklich auf dem Rezept vermerken.

> **Merke!**
> Kassen- und Privatrezepte gelten nur einmal und können nicht wiederholt eingelöst werden.

Der Zusatz DAB muss angebracht werden, wenn standardisierte Stoffe in festgelegter Konzentration abgegeben werden sollen, z. B. Ameisensäure DAB.

Die Preisregelung für kassenärztliche Rezepte war in den letzten Jahren aufgrund diverser Kostendämpfungsinitiativen von Chaos für alle Beteiligten gekennzeichnet und hat sich in 6 Jahren 5-mal geändert. Seit 1994 gilt, dass der Patient zuzahlen muss. Der aktuelle Stand (2004) ist, dass Kinder bzw. Jugendliche unter 18 Jahren von Zuzahlungen und Rezeptgebühren bei den gesetzlichen Krankenkassen befreit sind. Für Erwachsene gelten folgende Zuzahlungsregeln:

Arzneimittelpreis bis 50.- €: Zuzahlung 5 €

Arzneimittelpreis 50–100 €: Zuzahlung 10 % des Arzneimittelpreises

Arzneimittelpreis über 100 €: Zuzahlung 10 €.

Bei chronischen Erkrankungen beträgt die Einkommensgrenze 1 % des Bruttoeinkommens, bei akut Erkrankten 2 %. Privatrezepte müssen vom Patienten voll bezahlt werden. Er kann sich das Geld aber von der Privatversicherung wieder erstatten lassen. Die Erstattungspraxis ist meist großzügiger als bei gesetzlichen Krankenkassen.

Verschreiben von Betäubungsmitteln – Betäubungsmittelverordnung

Betäubungsmittel müssen auf speziellen Formularen verordnet werden, die nur beim Bundesamt für Arzneimittel und Medizinprodukte (BfArM) erhältlich sind. Die Handhabung der Formulare ist so kompliziert und lästig, dass die meisten Ärzte sich weigern, Betäubungsmittel zu verordnen.

Rechtsgrundlagen

Die Handhabung von Betäubungsmitteln (BtM) ist im Betäubungsmittelgesetz (BtMG) sowie in der Betäubungsmittel-Verschreibungsverordnung (BtMVV), im Fünften Sozialgesetzbuch (SGB V), in der Bundesärzteordnung (BÄO) und in Bekanntmachungen geregelt, insgesamt ein Wust von Gesetzen und Verordnungen.

Betäubungsmittel

Stoffe mit Abhängigkeits- und Missbrauchspotenzial werden aus historischen Gründen als Betäubungsmittel bezeichnet und in der Anlage des BtMG einzeln aufgeführt, da es keine Definition gibt. Ärzte dürfen Betäubungsmittel verordnen oder verabreichen, wenn dies begründet ist.

Begründete und nicht begründete Verschreibung

Als **begründet** gilt eine BtM-Verschreibung, wenn der Arzt aufgrund seiner Untersuchungen zu der Überzeugung gekommen ist, dass die Anwendung nach den anerkannten Regeln der ärztlichen Wissenschaft zulässig und geboten ist und der mögliche Schaden, den der Patient durch das BtM erleiden könnte, medizinisch vertretbar ist.

Eine Substitution bei Drogenabhängigen kann, muss aber nicht eine begründete Verordnung sein.

Tab. 56.1 Betäubungsmittel nach BtMG.

Wirkstoff	Handelsname (Auswahl)	Verschreibbare Höchstmenge pro 30 d (mg)
Buprenorphin	Temgesic®	150
Codein	Codeinphospat®	40.000
Dihydrocodein	DHC 60 Mundipharma®	40.000
Dronabinol	Marinol®, Dronabinol®	500
Fenetyllin	Captagon®	2500
Fentanyl	Durogesic®	1000
Hydrocodon	Dicodid®	1200
Hydromorphon	Dilaudid®	5000
Levacetylmethadol	Orlaam®	2000
Levomethadon	L-Polamidon®	1500
Methadon	Methaddict®	3000
Methylphenidad	Ritalin®	1500
Modafinil	Vigil®	12.000
Morphin	MST Mundipharma®, Morphin ratio®	20.000
Opiumtinktur	——	40.000
Opiumextrakt	——	2000
Oxycodon	Oxygesic®	15.000
Pentazocin	Fortral®	15.000
Pethidin	Dolantin®	10.000
Phenmetrazin	——	
Piritramid	Dipidolor®	6000
Tilidin	—— * Inj.-Lsg.	18.000

* Tilidin ist als Valoron N® auf normales Rezept zu verordnen, da es einen Opiatantagonisten enthält.

Als **nicht begründet** gilt eine BtM-Verordnung, wenn auch ungefährliche Medikamente ausreichend sind oder wenn die BtM-Menge nicht gerechtfertigt ist oder bei Missbrauchsgefahr.

Umfang der Verschreibungsberechtigung

Ein Arzt darf BtM verschreiben für:
- Patienten
- den Praxisbedarf bei Bereitschaftsdiensten oder Notfällen
- den stationären Bereich eines Krankenhauses
- die Ausrüstung von Kauffahrtschiffen (nur mit besonderer Berechtigung)
- den Rettungsdienst (nur mit besonderer Berechtigung).

Höchstmengen der Verschreibungsfähigkeit

Für alle im BtMG aufgeführten BtM sind Höchstmengen angegeben, die der Arzt maximal auf einem BtM-Rezept verordnen kann. Ferner sind die Handelsnamen und die Darreichungsformen aufgeführt. Die Tabelle 56.1 zeigt die im BtMG-Anhang aufgeführten Betäubungsmittel und ihre Höchstmengen.

Angaben auf dem Rezeptformular

Ein BtM-Rezept für einen Patienten oder für den Praxisbedarf muss folgende Angaben enthalten:
- Name, Vorname und Adresse des Patienten (Straße, Hausnummer, Ortschaft) oder den Vermerk „Praxisbedarf“
- Ausstellungsdatum
- Arzneimittelbezeichnung einschließlich Gewichtsmengen pro Verpackungseinheit
- Menge des Arzneimittels in Gramm oder Milliliter, Stückzahl, Packungsgröße
- Gebrauchsanweisung mit Einzel- und Tagesgabe
- Vermerk, ob dem Patienten eine schriftliche Gebrauchsanweisung übergeben wurde
- Zahl der Anwendungstage bei Substitutionsbehandlung (maximal 7 Tage)
- zusätzliche Kennzeichnungen: A = besonderer Einzelfall, S = Substitution, K = Kauffahrtschiff, N = Notfall
- Name des Arztes, Berufsbezeichnung, Anschrift (Straße, Hausnummer, Ortschaft, Telefonnummer
- Unterschrift des Verschreibers oder Vertreters, in diesem Fall mit dem Zusatz „I.V.“

Nachweis und Aufbewahrung von BtM-Rezepten

Die Durchschläge von BtM-Rezepten müssen **3 Jahre aufbewahrt** werden, ebenso die kompletten Rezepte bei fehlerhafter Ausfüllung. Zusätzlich muss eine Liste mit fortlaufender Aufzeichnung der numerierten Rezepte geführt werden.

Genaue Angaben zur BtM-Verordnung und die Formblätter finden sich im Anhang der Roten Liste.

Literaturverzeichnis

Allgemein

H. Gülker, Leitfaden zur Therapie der Herzrhythmusstörungen, de Gruyter Verlag Berlin, New York 1989

H. Lüllmann, K. Mohr, A. Ziegler, Taschenatlas der Pharmakologie, Thieme Verlag Stuttgart, New York 2001

G. Fülgraff und D. Palm (Hrsg.), Pharmakotherapie, Klinische Pharmakologie, Urban & Fischer-Verlag, München 2001

F. Daschner, Antibiotika am Krankenbett, Springer Verlag Berlin 1996

M. Alexander, C.J. Estler, F. Legler, Antibiotika und Chemotherapeutika, Wissenschaftliche Verlagsgesellschaft Stuttgart 1995

K. Fricke, Neue Arzneimittel, Wissenschaftliche Verlagsgesellschaft Stuttgart 2002

Vom Verdacht zur Diagnose, A.V.I Arzneimittel Verlag Berlin 1992

Arzneimittel Kursbuch A.V.I. Arzneimittel Verlag Berlin 2002

Bundesverband der pharmazeutischen Industrie (Hrsg.) Rote Liste 2003, Cantor Verlag Aulendorf 2003

Heizmann, Trautmann, Marre, Antiinfektiöse Chemotherapie, Wissenschaftliche Verlagsgesellschaft Stuttgart 1996

Lüllmann H., Mohr, K. (früher Kuschinsky, G.), Kurzes Lehrbuch der Pharmakologie und Toxikologie, Thieme Verlag Stuttgart 2001

W. Fort, D. Henschler, W. Rummel, K. Starke, Allgemeine und Spezielle Pharmakologie und Toxikologie, Urban & Fischer Verlag 2001

C.J. Estler, Pharmakologie und Toxikologie, Schattauer Verlag Stuttgart 2000

E. Mutschler, Geisslinger, G., Arzneimittelwirkungen, Wissenschaftliche Verlagsgesellschaft Stuttgart 2001

Bell, E., Grünwald, F., Radiojodtherapie Springer, Berlin 1999

Hampel, R., Diagnostik und Therapie von Schilddrüsenfunktionsstörungen, UNI-MED-Verlag Bremen 2000

Schwabe, U., Paffrath, D. (Hrsg.), Arzneiverordnungsreport 2002, Springer, Berlin 2003

Schauder, Ollenschläger, Ernährungsmedizin, Urban & Fischer, München, 2003

S. Moeschlin (Hrsg.), Klinik und Therapie der Vergiftungen Thieme Verlag Stuttgart 1986

J. Hardman, L.S. Goodman, A. Gilman, The Pharmakological Basis of Therapeutics Schattauer Verlag Stuttgart 2002

O. Benkert, H. Hippius, Kompendium der Psychiatrische Pharmakotherapie, Springer Verlag Berlin 2003

W. List, P.M. Osswald, I. Hornke (Hrsg.), Komplikationen und Gefahren in der Anaesthesie, Springer-Verlag Berlin 2003

G.A. v. Harnack, Pädiatrische Dosistabellen, Wissenschaftliche Verlagsgesellschaft, Stuttgart 1989

Kapitel 13

13.1 Deutsche Liga zur Bekämpfung des hohen Blutdruckes e.V. Heidelberg www.parität.org/hochdruckliga/indexv4.htm **Literaturzusammenfassung siehe dort (1 bis 292)**

13.2 ALLHAT Officers and Coordinators: JAMA 2000, 283: 1967-75

13.3 ALLHAT Officers and Coordinators: JAMA 2002, 288: 2981-97

13.4 U. Schwabe, D. Pfaffrath (Hrsg.) Arzneiverordnungsreport 2002 Springer Berlin Heidelberg 2003

13.5 Robert A. Phillips, Robert A. Kloner, Richard H. Grimm, J. Clin. Hypertens 5(1); 17-23, 30, 2003

13.6 Rubin, L.J. Bosentan therapy or pulmonary arterial hypertension. N. Engl. J. Med. 346, 896-903 (2002)

13.7 E. Spiekerkoetter, H. Fabel, M.M. Hoeper, Behandlung der schweren pulmonalen Hypertonie Deutsches Ärzteblatt, Jg. 98, Heft 33, 2001

13.8 Ghofrani, H.A. et al.: Sildenafil for treatment of lung fibrosis and pulmonary hyertension: a randomised controlled trial. Lancet 360, 895-900 (2002)

13.9 Herbert Löllgen, Primärprävention kardialer Erkrankungen, Dtsch. Ärzteblatt Heft 15, 11. April 2003

Kapitel 23

23.1 Schwabe, Pfaffrath (Hrsg.), Arzneiverordnungsreport 2002, Springerverlag Berlin-Heidelberg 2003

23.2 Deutsche Gesellschaft für Angiologie, Gesellschaft für Gefäßmedizin, Leitlinien zur Diagnostik und Therapie der arteriellen Verschlußkrankheit der Becken-Beinarterien, Sonderdruck VASA Band 30 Suppl. 57 Verlag Hans Huber, Bern 2001

23.3 F. Spengel, T.M. Brown, J. Poth and P. Leherr, Naftidrofuryl can enhence the quality of life in patients with intermittent claudication, VASA 1999:28:207-212

Kapitel 37

37.1 Emery, P. et al.: Rheumatology 2000; 39: 655 – 65.

37.2 Kremer, J.M. et al.: Ann. Intern. Med. 2002; 137: 72633.

37.3 Schumacher Jr., H.R. et al.: Randomised double blind trial of etoricoxib and indometacin in treatment of acute gouty arthritis. Br. Med. J. 324, 1488 – 1492 (2002).

37.4 Sorbera, L.A. et al.: Valdecoxib and Parecoxib Sodium. Drugs of the Future 26, 133 – 140 (2001).

37.5 Novartis Pharma Jahrestagung EULAR, Stockholm 2002.
37.6 Dachverband deutschsprachiger wissenschaftlicher osteologischer Gesellschaften (DVO).

Kapitel 40

R. Hampel, Diagnostik und Therapie von Schilddrüsenfunktionsstörungen, UNI-MED-Verlag Bremen 2000
E. Bell, F. Grünwald, Radiojodtherapie, Springer-Verlag Berlin/Heidelberg 2000
Meng W., Scriba P.C., Jodversorgung in Deutschland, Dtsch. Ärzteblatt 2002;99; A2560-2564 (Heft 29)

Kapitel 48

48.1 Krickau W., Helfrich, J. Zeckenborreliose: Vorbeugung, Diagnose, Behandlung. Südwestverlag München 2003

Kapitel 51

OGrady J.G. et al.: Lancet 2002; 360: 1119-25)

Internetadressen Pharma Cool Websites for Pharmakology

Suchmaschinen

Google	http://www.google.de
Altavista	http://www.altavista.com/
Clinical Pharmakology	http://www.cponline.gsm.com/
Deutsche Suchmaschine	http:www.fireball.de
Hotbot Suchmaschine	http://www.hotbot.lycos.com
Go Suchmaschine	http://www.go.com/
Lycos Suchmaschine	http://www.lycos.de
Internetzugang gratis	http://www.lycos.de/commundo.de
Yahoo Pharmakology	http://www.yahoo.com/Health/Pharmacology/

Datenbanken

Arzneimitteldatenbank IfAp-Index	http://www.medizin-forum.de/
Clinical Pharmakology	http://www.cponline.gsm.com/
DIMDI (gebührenpflichtig)	http://www.dimdi.de
Drug Info Net	http://www.druginfonet.com
Enzyklopädia Britannica	http://www.eb.com/
Galaxie Datenbank	http://galaxy.einet.net/galaxy/Medicine/Therapeutics.html
Gelbe Liste	http://www.gelbe-liste.de
Giftnotrufzentralen Deutschland	http://www.giftinfo.uni-mainz.de/Giftinfo-D.html
Giftpilze Datenbank	http://www.meb.uni-bonn.de
Nat. Library of Medicine	http://www.nlm.nih.gov/
Heilpflanzen Datenbank	http://www.med-online.de
Heilpflanzendatenbank	http://www.herbalgram.org/
Mental Disorders	http://www.mentalhealth.com
Pathogene Mikroorganismen (FDA)	http://vm.cfsan.fda.gov
Poison Information Center Mainz	http://www.giftinfo.uni-mainz.de/
Psychopharmaka	http://www.mentalhealth.com
RxList Generic Information	http://www.rxlist.com/cgi/generic/
US Pharmakopeia	http://www.healthanswers.com
Vidal Dictionary	http://www.usp.org/

Links

Anaesthesie WEB Links (Gasnet)	http://meds.queensu.ca
BigYellow (16 Mio US-Firmen)	http://www.bigyellow.com
Food and Drug Administration	http://vm.cfsan.fda.gov/list.html
Hyperreal Drugs Archive	http://www.erowid.org/psychoactives/psychoactives.shtml
Medical Matrix	http://www.medmatrix.org/reg/login.asp

Software und Studienmaterial gratis

Drug Monograph Service WHO	http://www.cponline.gsm.com/
Kurs in Pharmacokinetics und Biopharmaceutics	http://157.142.72.143/
Healthmatrix (Shareware) Internet Healt Resources in Hypertext	ftp.gac.edu (Zugangsberechtigung nötig)
Mental Health Software	ftp//ftp.iupui.edu/pub/psychiatry (Zugangsberechtigung nötig)
Novartis Studentenservice	http://www.pharma.de.novartis.com/

Phenylethylamine (Amphetamine)	http://www.erowid.org/library/books.online/pihkal/pihkal.shtml
Rote Liste Demoversion	http://www.brainware.de/dorlw.html
Shareware	http://www.shareware.com/
USC Lab Applied Pharmakokinetics Software	http://www.usc.edu/hsc/lab_apk/

Zeitungen, Journale und CD-ROMs

Arzneimittel-Informationssysteme	http://www.medizin-forum.de
Arzneitelegramm	http://www.arznei-telegramm.de
British Medical Journal BMJ	http://www.bmj.com/
Deutsches Ärzteblatt	http://www.aerzteblatt.de/
Deutsche Apothekerzeitung	http://www.deutscher-apotheker-verlag.de
FDA News	http://www.fda.gov/opacom/hpnews.html
JAMA	http://www.ama-assn.org/
Kosmos	http://www.kosmos.de/index.htm
natur	http://www.natur.de/
Pharmakritik	http://www.infomed.org/pharma-kritik/
Pharmazeutische Zeitung	http://www.pharmazeutische-zeitung.de/
Scientific American	http://www.sciam.com/
Spektrum der Wissenschaft	http://www.spektrum.de/
The Lancet	http://www.thelancet.com/

Buchhandlungen, Internetversender und Verlage

Elsevier Urban & Fischer	http://www.elsevier-deutschland.de
Englische Medizinbücher	http://www.elsevierhealth.com
Englische Bücher für Medizinstudenten	http://www.fleshandbones.com
Amazon	http://www.amazon.de
Bücher	http://www.buecher.de
Verzeichnis medizinischer Zeitschriften	http://www.huberag.ch/
Elsevier Science	www.sciencedirect.com
Gelbe Liste Homepage	http://www.gelbe-liste.de/index.htm
Rote Liste	http://www.rote-liste.de

Organisationen

American Association of Pharmaceutical Scientists	http://www.aaps.org/
American Medical Association	http://www.ama-assn.org/
Deutsche Gesellschaft für Mykologie	http://www.ncc-mannheim.net
FDA (Food and Drug Administration)	http://vm.cfsan.fda.gov/list.html
FDA Center for Drug Evaluation	http://www.fda.gov/cder/
WHO	http://www.who.int/

Pharmakologische Fragensammlungen und Quiz

Pharmakokinetics Multimedia Teaching	http://157.142.72.143/

Stichwortartikel und Monographien

Angiotensin II Receptors	http://www.crcpress.com/
Ecstasy	http://ecstasy.org/
Neurochemicals Catalog	http://www.alexis-corp.com/
Infos zu Antibiose	www.zct-berlin.de
Info zu AIDS	www.hiv.net oder www.medscape.com s

Pharmazeutische Firmen

Asta Medica AG	http://www.astamedica.de/
Astra-Zeneca	http://www.astra.com/
Azupharm GmbH	http://www.azu.de/
Basotherm GmbH	http://www.medworld.de/
Bayer AG	http://www.bayer.de/

Beiersdorf AG	http://www.beiersdorf-medical.com/
Biotest AG	http://www.biotest.de/
Boehringer Ingelheim KG	http://www.medworld.de/
Bristol-Mayers Squibb GmbH	http://www.med.de
Cascan GmbH	http://www.cascan.de/
Ciba-Geigy GmbH	http://www.ciba.de/
ct-Arzneimittel GmbH	http://www.ct-berlin.de/
Eli Lilly	http://www.lilly.com/
Glaxo Wellcome GmbH	http://www.glaxowellcome.co.uk
Heel GmbH	http://www.heel.de/
Henning Berlin GmbH	http://www.henning.de/
Hermal Kurt Herrmann	http://www.hermal.de/
Heumann Pharma GmbH	http://www.heumann.de/
Hexal AG	http://www.hexal.de/
Hoechst AG	http://www.hoechst.de/
Hoffmann-La Roche AG	http://www.roche.com/
Immuno GmbH	http://www.immuno.de/
Jenapharm GmbH	http://www.jenapharm.de/
Knoll Deutschland GmbH	http://www.knoll-deutschland.de/
Dr. Loges + Co. GmbH	http://www.loges.de/
Merck KGaA	http://www.merck.de/
Organon GmbH	http://www.organon.de/
Pascoe GmbH	http://www.pascoe.de/
Pfizer GmbH	http://www.pfizer.de/
G. Pohl-Boskamp GmbH	http://www.pohl-boskamp.de/
Ratiopharm GmbH	http://www.ratiopharm.de/
Sandoz AG	http://www.sandoz.de/
Schaper & Brümmer GmbH	http://www.schaper-bruemmer.de/
Schering AG	http://www.schering.de/
Schwarz Pharma GmbH	http://www.schwarzpharma.de/
Stada Arzneimittel AG	http://www.stada.de/
Steigerwald GmbH	http://www.steigerwald.de/
Togal München	http://www.togal.de/
Dr. Karl Thomae GmbH	http://www.medworld.de/
Vectorpharma	http://www.vectorpharma.com

Register

A

B

D

E

F

G

H

I

L

M

N

P

Q

R

S

T

U

V

W